John Zhou

Chinesische Medizin Kompendium

Mit 778 Abbildungen und 3 Registern

OZV

Bad Pyrmont - Beijing

www.ost-zhou-verlag.de

Wichtiger Hinweis für den Benutzer:

Die Philosophie des Tao und des Yin und Yang fußt auf dem Axiom des immerwährenden Wandels. Das gilt auch für die Medizin, die sich ständig weiter entwickelt. Der Autor dieses Werkes hat gründlich recherchiert und allergrößte Sorgfalt auf die in diesem Werk gemachten Angaben zur Therapie verwandt, die dem derzeitigen Erkenntnisstand entsprechen. Für Angaben über Dosierungsanweisungen und Applikationsformen können vom Verlag und Autoren jedoch keine Gewähr übernommen werden. Der Leser kann daher nicht von seiner Verantwortung entbunden werden, bei verschreibungspflichtigen Präparaten die Indikation, Dosierung und Nebenwirkungen stets aufs Neue zu überprüfen. Wenn man die Methoden, die in diesem Buch beschrieben sind, an Patienten anwenden will, so tut man dies auf eigene Verantwortung und Haftung.

Anschrift des Autors
Dr. med. John Zhou
Forstweg 39
31812 Bad Pyrmont

Weitere Veröffentlichungen des Autors zum Thema in deutscher Sprache:

- Chinesische Frakturenlehre. Chin. Med. 9, Heft 2, 41 – 47, 1994, Urban & Vogel GmbH
- Das M. piriformis-Syndrom. Chin. Med. 12, Heft 1, 9 – 14, 1997, Urban & Vogel GmbH
- Praktisches Qigong, 1995, OZV
- Lehrbuch der Premoprehension (chinesische manuelle Therapie), gemeinsam mit Herrn Prof. Dr. Manfred Porkert, Universität München, 1996, Verlag Phainon Editions & Media GmbH, Acta Medicinae Sinensis.
- Die theoretisch-praktischen und kulturellen Hintergründe für die Unterschiede zwischen chinesischer und westlicher Frakturenlehre (Inaugural-Dissertation, Mikroedition, Verlag Hänsel-Hohenhausen, 1996)
- Die Gecko-Ball Akupressur-Gymnastik, 2000, OZV
- TCM im Spiegel der Wissenschaft, raum & zeit, Nr 123 Mai/Juni 2003, Ehlers Verlag GmbH
- Die Sprache der chinesischen Medizin, raum & zeit, Nr 128 Mai/Juni 2004, Ehlers Verlag GmbH

Herstellung: Prof. Frank Chow
Programmplanung: Dr. Maria Baukhage
Lektorat: Karl-Hermann Schmitt, Walter Zanker
Zeichnungen: Wei Sun
Umschlaggestaltung: José Torres

Originalausgabe
1. Auflage April 2004

Vogelreichsweg 38
31812 Bad Pyrmont
Telefon: 05281/17656
Fax: 05281/961008
eMail: ost-zhou-verlag@t-online.de
Homepage: http://www.ost-zhou-verlag.de
ISBN 3-9809443-0-1

Layout und Satz: Grafik Lou Chow, Qian Men Main Street East 2, 100051 Beijing
Druck: Werbedruck Aug. Lönneker, Warteweg 40, 37627 StadtoldendorfPrinted in Germany

Vorwort

Dieses Buch ist eine komplette systematische Abhandlung über alle Disziplinen der chinesischen Medizin, wie sie heute in China praktiziert wird. Es liefert nicht nur eine detaillierte Beschreibung der gesamten chinesischen Medizin, sondern stellt auch die der chinesischen Medizin zugrunde liegenden kulturellen Hintergründe dar, insbesondere die chinesische Philosophie, die die Basis für die Betrachtungsweise des Menschen und damit für die Medizin bildet.

Der spezifische Ansatz der chinesischen Medizin ist ganzheitlich. Man stelle sich die Erkenntnis als Pyramide vor, dann gilt: Je weiter oben an der Spitze das Erkenntnismodell liegt, desto ganzheitlicher ist es. Je tiefer, desto spezialisierter und weiter gefächert. Die chinesische Medizin mit ihrem induktiv-synthetischen Denken betrachtet den Menschen von oben nach unten in ganzheitlicher Weise, während die moderne Medizin mit ihrem kausal-analytischen Denken den Menschen auf einer wesentlich tieferen Ebene der Pyramide betrachtet. Hier ist die Ebene wesentlich größer, was bedeutet, dass das Wissen wesentlich breiter in Spezialgebiete gefächert ist, als weiter oben. Und je größer die Fläche umso größer ist die Gefahr, den Überblick zu verlieren. Die Erkenntnisse der chinesischen Medizin sind daher kompakt. Sie befinden sich auf der Pyramiden-Spitze, während die Erkenntnisse der modernen Medizin spezialisiert sind und sich näher an der Pyramiden-Basis befinden. Aus diesem Grunde hat die Medizin im Westen immer einen ausschließlichen Charakter. Man kann entweder Internist oder Chirurg oder Orthopäde sein, aber nicht alle drei Fachrichtungen gleichzeitig vertreten. Die medizinischen Erkenntnisse sind alle spezialisiert. Die Erkenntnisse der chinesischen Mediziner sind nicht so spezialisiert. Die chinesische Medizin wurde zwar in Akupunktur, Qigong, manuelle Therapie, Arzneitherapie, Diätetik und Orthopädie differenziert, aber die einzelnen Disziplinen sind eng miteinander verbunden. Der Mediziner behält den Überblick gemäß der chinesischen Philosophie.

Dies spricht vor allem für einen Geist der Harmonie, der überhaupt ein wesentliches Kennzeichen chinesischer Kultur ist. Deshalb muss ein chinesischer Arzt mindestens einen Überblick aller Erkenntnisse der chinesischen Medizin haben. Spezialistentum ist im Westen gang und gäbe. Und so ist das Problem bei der Ausbildung eines westlichen Mediziners in chinesischer Medizin schon vorprogrammiert: Der Mediziner müsste vor diesen Studien erst wieder lernen, den Menschen in seiner Gesamtheit zu sehen und die Krankheit nicht mehr als ein Phänomen betrachten, das unabhängig von dem Individuum zu sehen ist, das diese Krankheit hat. So hilfreich einzelne Therapieformen wie Akupunktur sich in bestimmten Fällen auch zeigen mögen, wenn der Therapeut es nicht versteht, sowohl den Menschen in seinem Gesamtzusammenhang zu erfassen und die chinesische Medizin in ihrer Vielschichtigkeit aber auch Komplexität dem Patienten dienstbar zu machen, wird er im Endeffekt doch nur mit der Stange im Nebel stochern.

Das Interesse an chinesischer Medizin steigt immer mehr, jährlich lassen sich rund 1,5 bis 2 Millionen Menschen in Deutschland mit Akupunktur behandeln, die Akupunktur-Praxen schossen wie Pilze aus dem Boden. Allerdings übernehmen die gesetzlichen Krankenkassen einen Teil der Therapiekosten nur gegen die Vorlage eines entsprechenden Fortbildungszertifikates der Bundesärztekammer. Daher wird heute, um eine solide Ausbildung zu gewährleisten, die Mindestausbildung von 140 auf 350 Stunden angehoben. Das ist ein erster Fortschritt, dennoch kann sich auch in 350 Stunden nicht das Wissen angesammelt haben, das in einer Ausbildung in China vermittelt wird. Der Einwand, dass ein Arzt ja immerhin im Thema stecke, kann bestenfalls für das Grundstudium gelten, denn bei der gesamten Behandlung von der Diagnose bis hin zur Therapie geht der chinesische Arzt mit einem vollkommen anderen Blickwinkel vor.

Primärer Zweck dieses Werkes ist es, die chinesische Medizin nach dem ursprünglich ganzheitlichen Denkkonzept der chinesischen Philosophie darzustellen und die gesamten spezifischen Methoden und Disziplinen der chinesischen Medizin dem Westen zugänglich zu machen. Auf diese Weise können alle ernsthaft an chinesischer Medizin Interessierten aus diesem Buch sowohl die gesamte chinesische Medizin erlernen als auch Einblicke in die chinesische Philosophie und in die Kultur erhalten. Wenn wir lernen wollen, was den Baum der chinesischen Medizin über viele Jahrtausende aufrechterhält, müssen wir nicht nur den Baum, sondern auch die Wurzeln betrachten, dort werden sich uns die Antworten erschließen. Wenn wir den Baum der chinesischen Medizin ganz bis in seine Wurzeln erforschen, werden wir verstehen, dass die Eigenschaft der chinesischen Medizin unauslöschlich geprägt wurde durch die Philosophie, die Kultur und die Geschichte einer Jahrtausende andauernden Betrachtungsweise der Natur. Alle Disziplinen der chinesischen Medizin haben ihre eigene, einzigartige Einheit, und dass diese in Harmonie miteinander sein müssen, ist eines der grundlegenden Gesetze. Yin und Yang – jeder der beiden Aspekte stellt die Bedingung

für die Existenz des anderen dar und keiner von beiden kann für sich alleine existieren. Alle Disziplinen der chinesischen Medizin sind miteinander verwoben.
Der erste Teil des Buches befasst sich mit den theoretischen Grundlagen der chinesischen Medizin und der chinesischen Diagnostik. Die Abschnitte 2 bis 6 des Buches beschäftigen sich mit den einzelnen Disziplinen. Der zweite Teil behandelt die Akupunktur mit 172 häufig verwendeten Foramina. Der dritte Teil beschäftigt sich mit der chinesischen manuellen Therapie und Selbstmassage mit 63 Tuina-Manipulationsverfahren sowie 36 Verfahren der Selbstmassage. Der vierte Teil erklärt, wie in der chinesischen Orthopädie Frakturen und Weichteilverletzungen behandelt werden. Der fünfte Teil zum Thema Qigong stellt 27 häufig verwendete Übungen vor. Der sechste Teil über chinesische Diätetik schließt sich mit häufig gebräuchlichen Lebensmitteln an. Der siebte Teil zur chinesischen Pharmakologie und klassischen Rezeptur beinhaltet 236 Kräuter und 157 Rezepturen. Im achten Teil finden sich klinische Anwendungsbeispiele nach der chinesischen Medizin. Sie befassen sich mit 65 allgemeinen und inneren Krankheitsbildern und 68 orthopädischen Krankheitsbildern. Der Bereich der Orthopädie ist die einzige Disziplin, die sowohl westliche als auch chinesische Medizin vereinbaren kann, da sie auf der gleichen anatomischen Grundlage basiert. Die Krankheitsbilder sind fast alle identisch. Die Krankheitsbilder der westlichen inneren Medizin haben nach der chinesischen Medizin eine ganz andere Diagnose. Diese Krankheitsbilder müssen nach den acht Leitkriterien der chinesischen Medizin neu diagnostiziert werden. Aus diesem Grund können wir nicht alle Krankheitsbilder darstellen. Der neunte Teil befasst sich mit der traditionellen chinesischen Kultur und den wichtigsten chinesischen Denkrichtungen mit 23 Schlüsselgeschichten. Um die chinesische Medizin voll würdigen zu können, müssen wir den ausschließlichen Charakter des kausal-analytischen Denkens ablegen, d.h. nicht nur die praktische Anwendung der einzelnen Disziplinen in der chinesischen Medizin anstreben. Man ist gefordert, alle Disziplinen einschließlich der chinesischen Philosophie zu verstehen und in die klinische Anwendung und Forschung zu integrieren. Wenn wir nun das ganze Erbe der chinesischen Medizin im Auge behalten wollen, dürfen wir die verschiedenen Disziplinen der chinesischen Medizin sowie ihre Denkweise nicht trennen. Dieses Buch leistet dazu einen Beitrag, indem es alle Disziplinen der chinesischen Medizin und chinesischen Philosophie miteinander verbindet und in einen ganzheitlichen Sinnzusammenhang stellt.
Diese umfassende Bearbeitung hat in ihrer Darstellung in der zusammengefassten und damit begrenzten Sichtweise den Nachteil, dass sie nicht alle Aspekte im gleichen Umfang und mit gleicher Tiefe berücksichtigen kann. Mir ist bewusst, dass dadurch Kritikfelder entstehen können, die einerseits zu Austausch und fruchtbarer Diskussion führen, andererseits aber auch angreifbar machen können, zumal die Tatsache, dass völlig andere Denksysteme wie das der chinesischen Medizin, wenn sie mit den gleichen Denkstrukturen und Vorgaben wie die westliche Medizin betrachtet werden, nur schwer erfassbar und erschließbar sind und daher anfechtbar erscheinen.
Ein chinesisches Sprichwort lautet: Einen Backstein hinwerfen, um einen Jadestein herauszulocken.
Mein Anliegen ist es, dass durch meinen Beitrag in Form dieses Buches an chinesischer Medizin interessierte Menschen ins Gespräch kommen und dadurch noch bessere Abhandlungen zu diesem Thema in deutscher Sprache im Laufe der Zeit auf den Markt kommen mögen.

Bad Pyrmont, den 1. März 2004

John Zhou

Inhaltsübersicht

Kompendium der chinesischen Medizin

Inhaltsverzeichnis

Parabeln

Anhang

Einführung: Chinesische Medizin im Spiegel der Wissenschaft

Heute sprechen immer mehr Erkenntnisse für die Wirksamkeit der chinesischen Medizin. Das Interesse an chinesischer Medizin ist in den letzten Jahrzehnten gewaltig gestiegen. Überall auf der Welt sind Akupunktur-Praxen entstanden. Eine Versichertenbefragung der Barmer Ersatzkasse hat ergeben, dass 82 Prozent der Patienten ihre Akupunkturbehandlung als erfolgreich einschätzen. Bei 60 Prozent habe der Arzt diese Methode empfohlen, weil die Schulmedizin nicht den gewünschten Erfolg gebracht habe, so der Vorstandsvorsitzende der Barmer Ersatzkasse, Dr. med. Eckart Fiedler.

Die Grenzen der Schulmedizin in vielen Bereichen sind auch der Grund, warum man immer noch nach anderen Methoden sucht, obwohl die westliche Medizin heute bereits ein sehr hohes wissenschaftliches Niveau erreicht hat. Man interessiert sich daher besonders für die chinesische Medizin. Doch während sich die einen über die Erfolge in der Praxis freuen, kritisieren andere einen mangelnden wissenschaftstheoretischen Ansatz. Ihre Hauptargumente sind: Die Theorien der chinesische Medizin konnten durch westliche medizinische Forschung bisher nicht belegt werden. So gäbe es beispielsweise bislang keine wissenschaftlich fundierten Beweise für die Existenz des Qi, auf dem die chinesische Medizin im Wesentlichen beruht. Auch die schon im ersten vorchristlichen Jahrtausend entwickelten Theorien der chinesischen Medizin seien kaum weiterentwickelt worden und würden bis heute nahezu unverändert gelten. Daher sei die chinesische Medizin nicht nur zu laienhaft, sondern auch unentwickelt und habe kein wissenschaftliches Potenzial. Zu diesem Thema möchte ich Folgendes ausführen:

Die chinesische Medizin ist sehr wohl eine wissenschaftliche Disziplin, aber sie ist nur in einem ganzheitlichen Denkkonzept zu verstehen. Wenn sich die Menschen auf das Gebiet der chinesischen Medizin begeben, müssen sie ihre Denkgewohnheit unter der Anleitung der modernen Medizin und des kausalanalytischen Denkens abstreifen. Sonst bleibt dieses Unterfangen ergebnislos. Die Gründe dafür liegen darin, dass sich das Konzept der westlichen Medizin aus den Beobachtungen der messbaren materiellen Welt entwickelt hat. Und solange sie lediglich unseren Alltag betreffen, sind auch die Theorien mit der Praxis verträglich, aber in den alltagsfernen Bereichen der Makro- und Mikrowelt greifen diese Theorien nicht mehr sofort, weil für die moderne Medizin der somatische Mensch aus Organen, Gewebe und Zellen besteht. Was letztlich nicht mehr messbar wahrgenommen werden kann, wird ignoriert. Unter dieser materialistischen Orientierung des Galileischen Weltbildes hat die moderne Medizin zu einer extremen Überbewertung des Molekularkonzeptes geführt. Die chinesische Medizin ist eine wissenschaftliche Disziplin des Unsichtbaren mit extremen Werten von Raum und Zeit. Deshalb muss die Forschung über die chinesische Medizin unter der westlichen Medizin erfolglos bleiben. Erst in unserer Zeit beginnen sich Erklärungsmöglichkeiten für die Wirkungsweise abzuzeichnen und das dank neuester wissenschaftlicher Erkenntnisse moderner Physiker, die unser altes, lange als endgültig geltendes wissenschaftliches Weltbild erweitert haben. In diesem Artikel versuche ich zuerst mittels der Geometrie die Wissenschaftlichkeit der chinesischen Medizin und die Unterschiede zwischen chinesischer und westlicher Medizin zu erklären. Die darstellende Geometrie eignet sich dafür sehr gut, weil sie im Mittelpunkt der chinesischen Kultur steht und einen starken Einfluss auf die westliche Denkweise ausübt.

Kosmische Geometrie - Yin und Yang mit acht Trigrammen

Man kann sich nicht mit chinesischer Medizin beschäftigen, ohne etwas über das „Yijing" (I-Ging), das Buch der Wandlung zu erfahren. Die chinesische Medizin verdankt ihren multidimensionalen Charakter einem Ordnungsmuster, an dem sich das ganze chinesische Denken orientiert. Es handelt sich dabei um eine kolossale geometrische Form, welche die ganze Welt in symbolischen Elementen wie Bildern, Zeichen und Begriffen widerspiegelt. Sie kann als Weltmodell gesehen werden. Diese wichtigste chinesische geometrische Form ist das Acht-Trigramm (Abb. 1). Es stammt aus dem bereits 900 v. Chr. verfassten Yijing. Die Symbolik des Acht-Trigramms, die in China als kosmische Geometrie bezeichnet wird, besteht aus Yin und Yang mit

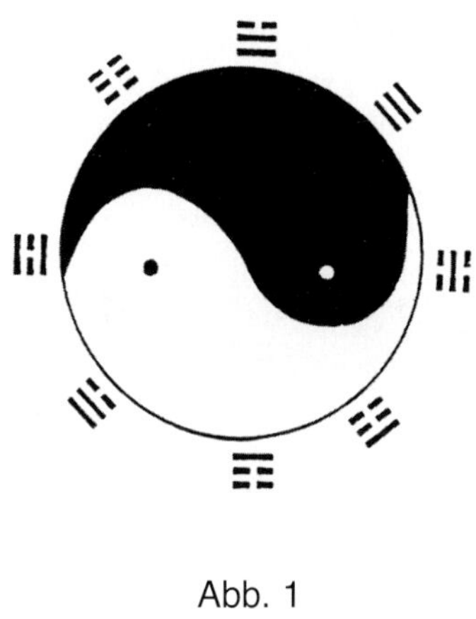

Abb. 1

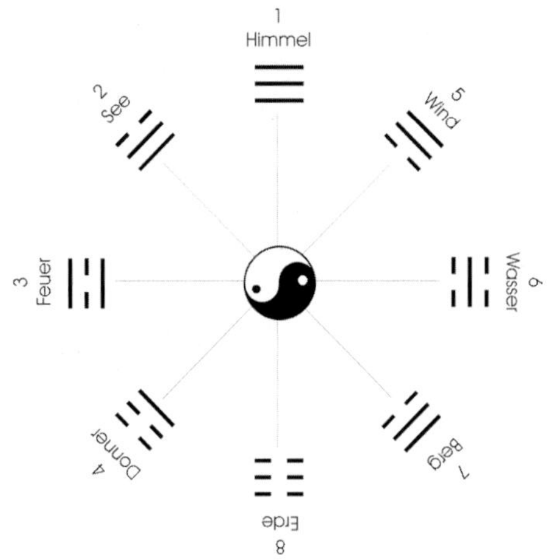

Abb. 2

acht Trigrammen. Ein Trigramm ist eine von unten nach oben zu lesende Anordnung von drei Linien, die durchgehend oder unterbrochen sein können. Die unterbrochenen Linien stehen dabei für Yin, die durchgehenden für Yang. Die acht Trigramme mit ihrer jeweils speziellen Linien-Anordnung stehen symbolisch für Himmel, Wind, Wasser, Berg, Erde, Donner, Feuer und Teich (Abb. 2).

Durch eine Verdoppelung des Acht-Trigramme-Kreises entstand das Acht-Hexagramm-System. Jedem Trigramm wurde ein weiteres zugeordnet, so dass acht Trigramm-Paare einen Kreis um das Yin- und Yang-Symbol bilden. Das Hexagramm besteht aus sechs durchgehenden oder unterbrochenen Linien (Abb. 3).

Die beiden Acht-Trigramm-Kreise sind immer in Bewegung. Im Yijing heißt es „Das Universum dreht sich, gleichzeitig drehen sich die beiden Acht-Trigramm-Kreise

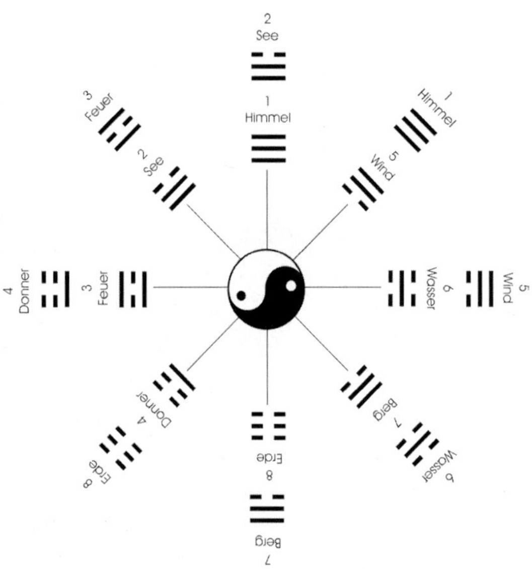

Abb. 3

auch". Die moderne Physik hat erkannt, dass alle Phänomene in dieser Welt dynamisch zusammenhängen. Diese Vorstellung ist im Yi Jing schon lange bekannt. Die verschiedenen Kombinationen der beiden Trigramm-Kreise bilden 64 Hexagramme (Abb. 4), die alle Erscheinungen des Universums - von der mikrokosmischen bis zur makrokosmischen Ebene symbolisieren. Sie bilden ein Modell der Umwelt, das für jede ihrer auftretenden Konstellationen einen Schlüssel in Gestalt einer symbolischen Passform bereithält. Indem die formale Konstruktion des Symbols logisch nachvollzogen wird, ist die Konstellation der Umwelt zu verstehen. Mittels Hexagrammen können so Aussagen zu bestimmten Stituationen gemacht werden. Bestimmte Hexagramme spiegeln z.B. je nach Kombination der Trigramme Harmonie oder Disharmonie wider. Herrscht

	☰	☷	☳	☵	☶	☴	☲	☱
☰	1	11	34	5	26	9	14	43
☷	12	2	16	8	23	20	35	45
☳	25	24	51	3	27	42	21	17
☵	6	7	40	29	4	59	64	47
☶	33	15	62	39	52	53	56	31
☴	44	46	32	48	18	57	50	28
☲	13	36	55	63	22	37	30	49
☱	10	19	54	60	41	61	38	58

Abb. 4

zwischen den Trigrammen enge Übereinstimmung, das bedeutet Yin und Yang sind im harmonischen Zusammenspiel, dann versinnbildlicht das Hexagramm eine erfreuliche Entwicklung, Harmonie und Gesundheit. Besteht zwischen ihnen ein Missklang, dann steht das Hexagramm für eine unerfreuliche Entwicklung, Disharmonie und Krankheit.

Das Yijing-System geht letztendlich von der Zielvorstellung aus, dass der Mensch sich erfolgreich an die Umwelt anpasst. Es repräsentiert eigentlich die Strukturen der Natur im menschlichen Körper sowie alle anderen menschlichen Situationen und zeigt uns, wie wir in Übereinstimmung mit den Kräften der Natur und der Wirklichkeit handeln und vor uns liegende Schwierigkeiten sowie Krankheiten überwinden können. Diese Situationen werden hierbei nicht statisch gesehen, sondern als Stadien in einem kontinuierlichen Fluss. Sämtliche Situationen des menschlichen Lebens und alle Krankheitsbilder können mithilfe

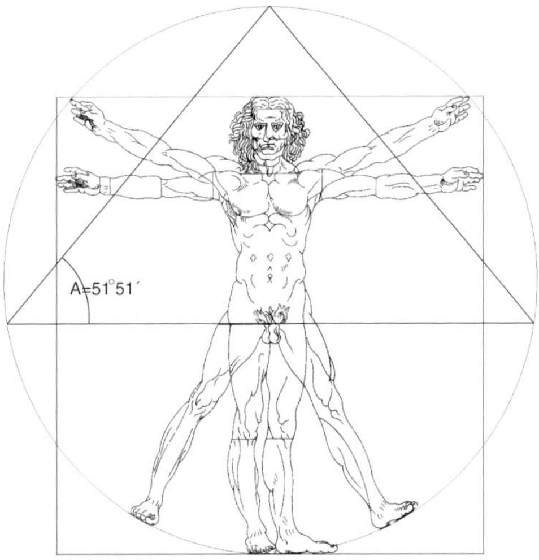

Abb. 6

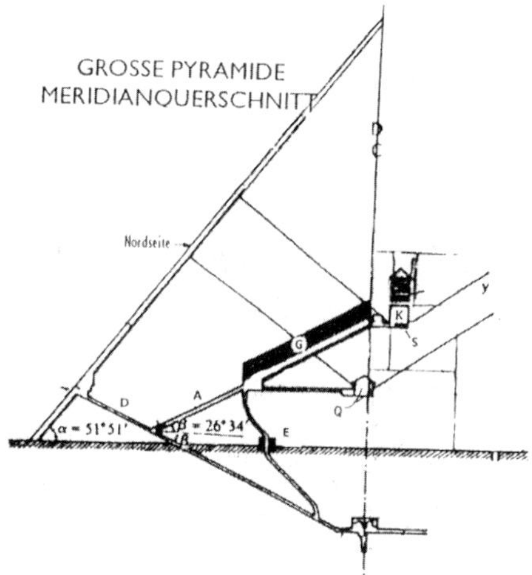

Abb. 6

des Yijing-Systems erfasst werden. Wie die Symbole der Mathematik besitzen auch die Symbole der Hexagramme den Vorzug, von der Sprache unabhängig und damit universal gültig zu sein.

Yijing überliefert uns ein kosmisches Grundmuster in systematischen Bildern. Diese Darstellung ist so fundamental und universal, dass ihre Bedeutung nach Meinung der Chinesen weit über den Rahmen der chinesischen Kulturgeschichte hinausreicht. Einige europäische Wissenschaftler betreiben zwar vergleichende kosmische

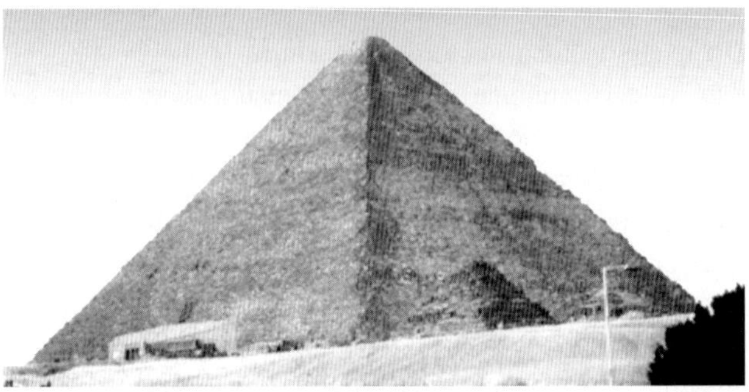

Abb. 5

Geometrieforschung, berücksichtigen die Yijing Symbole dabei jedoch nicht, weil sie zu wenig über deren Bedeutung wissen. Die acht Trigramme des Yijing repräsentieren nur eine dynamische Eigenschaft des Musters der Natur. Die Zusammenhänge von Statik und Dynamik sind im Yijing anhand eines weiteren Symbols, der Großen Pyramide, repräsentiert.

Die Große Pyramide – andere Seite der Kosmischen Geometrie

Es gibt noch eine weitere wichtige geometrische Form in unserer Welt, der vor allem der Westen große Aufmerksamkeit zollt, die Cheops-Pyramide (Abb. 5). Zuerst stellen wir uns die Frage, was die Pyramide eigentlich bedeutet. Das Rätsel der Pyramiden hat schon Generationen von Menschen beschäftigt. Viele vermuten in ihrer Geometrie grundlegende kosmische oder natürliche Proportionen. Würde man Erde und Mond beispeilsweise direkt aufeinander legen und ein Dreieck ziehen zwischen Mondmittelpunkt und zwei gegenüberliegenden Äquatorseiten, so bekäme man einen Winkel von exakt 51´ 51´´. Und genau dieser Winkel ist in der Cheops-Pyramide zu finden (Abb. 6).[1] Die Schlussfolgerung liegt nahe, dass die Erde, das Sonnensystem und die menschlichen Energiefelder geometrische Verbindungen aufweisen, die in der Cheops-Pyramide verknüpft sind.[2] Manche sagen, dass in den Pyramiden eine geometrische Wissenschaft der kosmischen Kräfte verborgen sei. Andere behaupten, dass Pyramiden in verschlüsselter Form die gesamte menschliche Geschichte darstellen, nicht nur die Geschichte der Vergangenheit, sondern auch die der Zukunft. Es gibt Forscher, die meinen, dass Pyramiden eine Botschaft aus einer anderen Dimension seien. Ich möchte von einem anderen Ansatz ausgehen. Ich sehe, dass die Pyramide ein kosmisches Grundmuster darstellt. Und zwar ist die Pyramiden-Form ein Schlüssel zu zwei Welten: zu unserer dreidimensionalen Realität wie auch zu einer höheren vierdimensionalen Welt. In der Tat haben wir bislang nur die Pyramide als ein kolossales Muster aus

[1] Vgl. Melchizedek, Die Blume des Lebens, Deutsche Ausgabe, S. 249
[2] Vgl. oben, S. 250

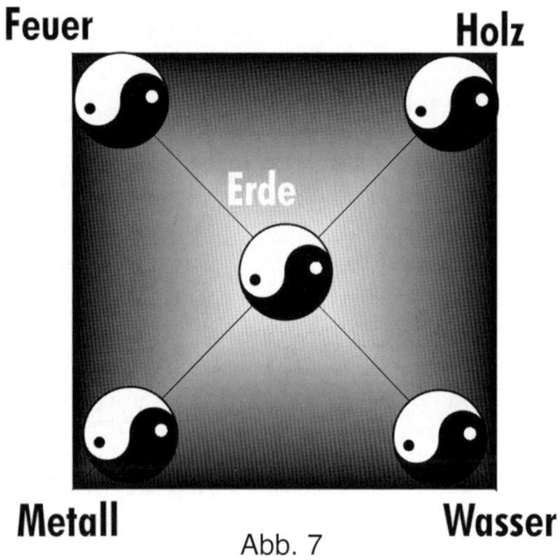

Abb. 7

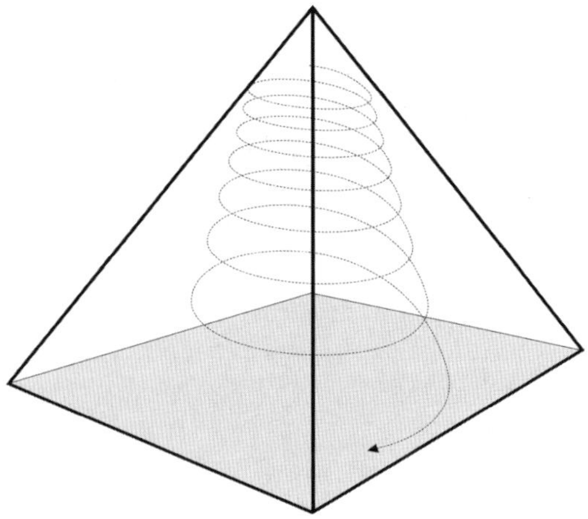
Abb. 10

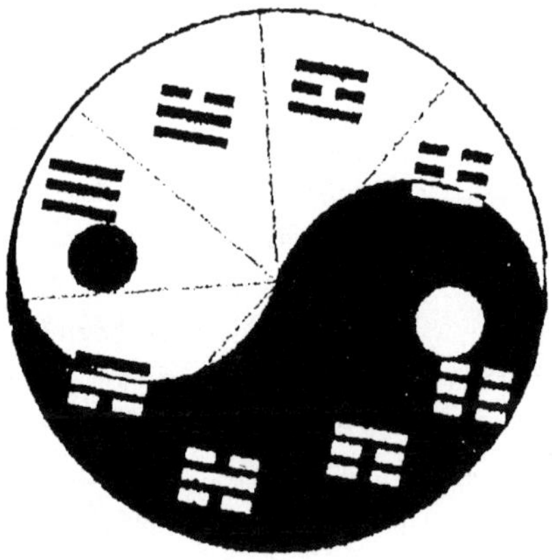
Abb. 8

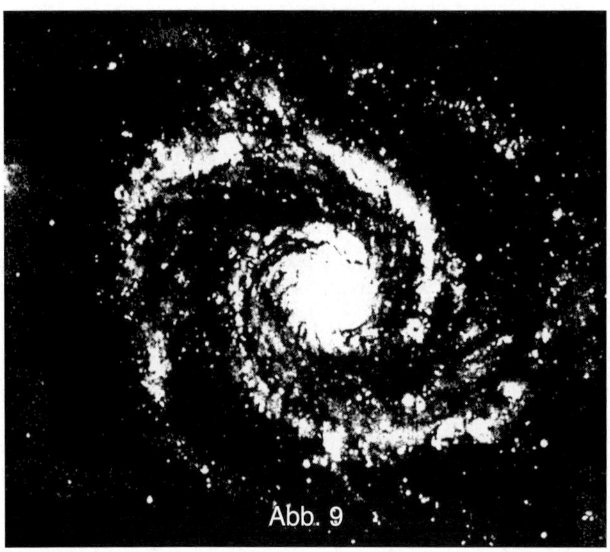
Abb. 9

symbolischen Korrelationen der dreidimensionalen Welt betrachtet. Die acht Trigramme jedoch repräsentieren ihren vierdimensionalen dynamischen Charakter.

Betrachtet man die Pyramide von oben, sieht man nicht nur ein Dreieck sondern vier Dreiecke, ein Quadrat (Abb. 7). Dies ist die von den Chinesen so genannte kosmologische Sequenz, die aus der Darstellung der fünf dynamischen Energiefelder entstanden ist. Sie spiegelt, wie die Fünf Wandlungsphasen, den menschlichen Körper wider. Die vier Dreiecke sind durch die vier Pole dieses Achsenkreuzes dargestellt und werden mit den Begriffen Holz – Feuer – Metall – Wasser belegt. Die Schnittpunkte, der Ursprung, der Ort der Vermischung, die Verwandlung der Einheit und der Undifferenziertheit, der Mittel- und Drehpunkt werden mit Erde bezeichnet. In dieses statische Symbol der Pyramide gelangt Bewegung, wenn wir in der Mitte der Pyramide noch ein Achsenkreuz einfügen und den Rahmen entfernen (Abb. 8). Dann bildet sich ein berühmter Stern, den die Chinesen als ein kleines Universum betrachten. Wenn man das (Abb. 7/8) mit der Spiralgalaxie aus Abb. 9 vergleicht, kann man einen Zusammenhang erkennen. In den Stern werden später dann noch die acht Trigramme eingefügt. Die acht Linien stellen das Gerüst der acht Trigramme dar, und das Quadrat ist die Grundfläche der von oben betrachteten Pyramide. In der Mitte ist der Treffpunkt von Yin und Yang. In dieser Mitte ist ein unendlicher Kreis der energetisch-vertikalen Wechselwirkungen von Yin und Yang. Sie zeigt das Yin und Yang mit Acht Trigrammen als ein Bild des dynamischen Musters der Natur (Abb. 10) und symbolisiert eine vierdimensionale Realität.

Über die ursprünglichen Entwicklungsprozesse des Acht Trigrammesystems steht im Yijing: „Taiji erzeugt die zwei Rituale (Eryi). Die zwei Rituale erzeugen die vier Richtungen (sixiang). Die vier Bilder erzeugen die Acht Trigramme

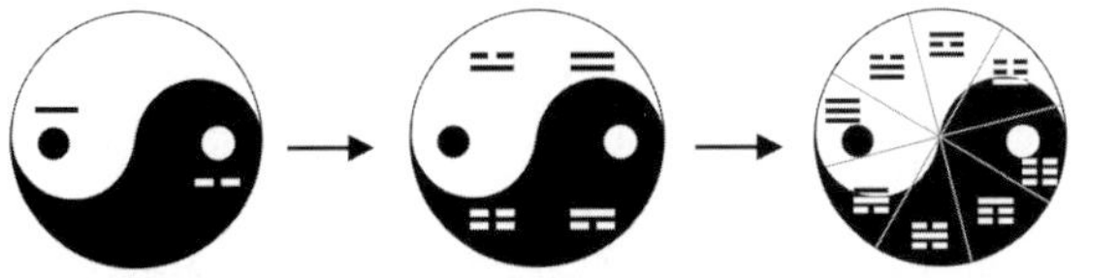

Taiji erzeugt die zwei Rituale — Die zwei Rituale erzeugen die vier Bilder — Die vier Bilder erzeugen die acht Trigramme

Abb. 11

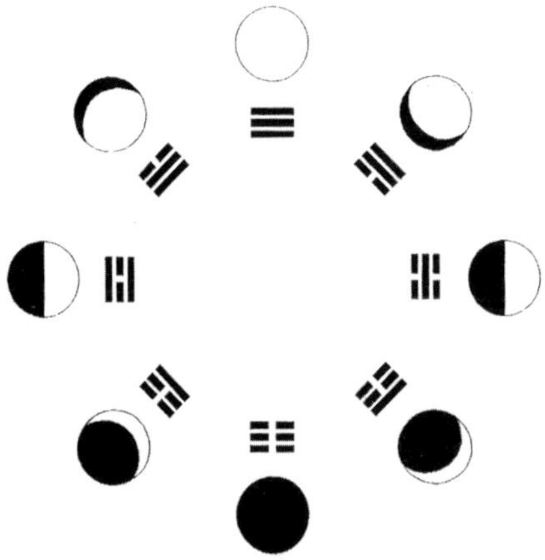

Abb. 12

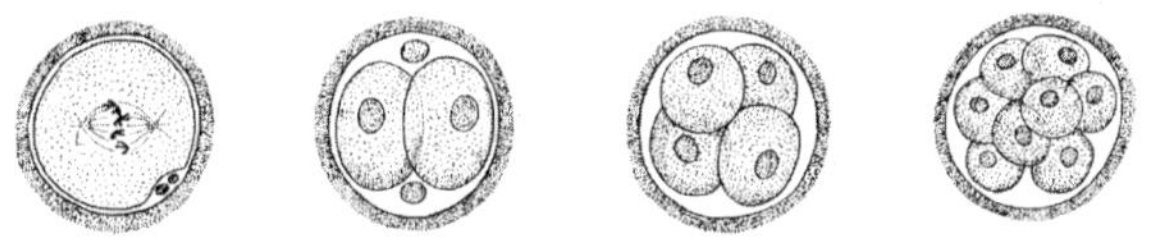

Die menschliche Eizelle — Die ersten beiden Zellen — Die ersten vier Zellen — Die ersten acht Zellen

Abb. 13

(Abb. 11). Zu diesem Thema äußern sich viele Gelehrte. Z.B. sagen manche, dass die ursprüngliche Konstruktion des Acht-Trigrammesystems nach der Erscheinungsstruktur des Mondwandels gedacht ist (Abb.12). Manche sagen, die Entwicklungsprozesse der Acht Trigramme sind nach den Entwicklungsprozessen aller Lebewesen gedacht. Sie sind wie eine Messlatte des Universums, die allen Lebewesen anliegt, diese geometrische Form von Acht Trigrammen, die sich durch uns hindurch zieht, schon seit wir noch mikroskopisch klein waren. Unser Leben, unser Aufbau hängt von den Formen des Acht-Trigrammesystems ab. So beginnt alles uns bekannte Leben als Kugel, nämlich als Eizelle. Dann geht es weiter zum Chromosom, es werden zwei Zellen gebildet, dann werden wir zu einem Tetraeder und zu vier Zellen, dann zu zwei ineinander geschobenen Tetraedern – einem sternförmigen Tetraeder – mit acht Zellen (Abb. 13). Meiner Meinung nach entspricht ursprünglich der Entwicklungs-prozess des Acht-Trigrammesystems dem Entwicklungs-prozess von der Pyramide zu den Acht Trigrammen. Die angesetzte Entwicklung des Acht-Trigrammesystems gliedert sich in vier Stufen, nämlich: Der Ausgangspunkt ist die absolute Einheit oder Ganzheit, die Spitze der Pyramide, in der alle Gegensätze vollkommenen aufgehoben sind. Daraus ent-wickelt sich die Zweiheit der Zwei Rituale (Eryi), die durch die gebrochene (Yin) und die ungebrochene (Yang) Linie dargestellt wird (Abb. 14.1). Die Verhaltensmuster der Zwei Rituale erzeugen die vier Richtungen, d.h. vier Seiten von der Pyramide nämlich Ost, West, Nord, Süd (Abb. 14.2). Durch Einfügen noch eines Kreuzes um eine dynamische Bewegung zu symbolisieren, werden die dreiteiligen Linienkombinationen (Acht Trigramme) erzeugt (Abb. 14.3).

Wie bereits erwähnt, können die Großen Pyramide und die Yijing Symbole auf zweierlei Weisen betrachtet werden. Entweder werden bei der Ansicht von der Seite aus die einzelnen Schichten sichtbar oder bei der Ansicht von oben die gesamte Pyramide. So wechselt die Dimensionalität der Wahrnehmung von dreidimensional zu vierdimensional. Von der Seite aus sehen wir die Pyramide als Dreieck, welches nach unten hin breiter, nach oben hin schmaler wird. So betrachtet stellt sie – symbolisch - alle Dinge im dreidimensionalen Raum dar. Außerdem zeigt sie das Yin und Yang in seiner statischen Form, wobei der obere Abschnitt dem Yang und der untere dem Yin entspricht (Abb. 15). Von oben dagegen sehen wir die Pyramide als Yin und Yang mit Acht Trigrammen in seiner dynamischen Form. Die Pyramide stellt - symbolisch - die Dinge im vierdimensionalen Raum dar.

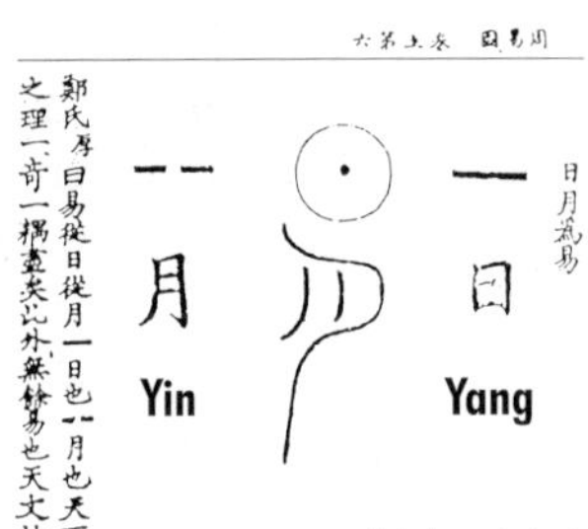

Abb. 14.1

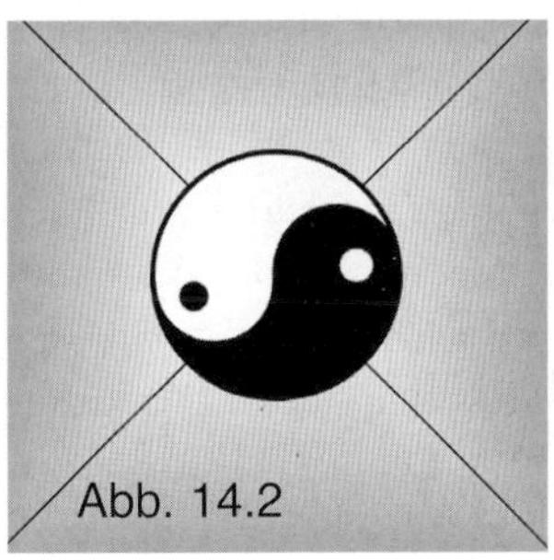

Abb. 14.2

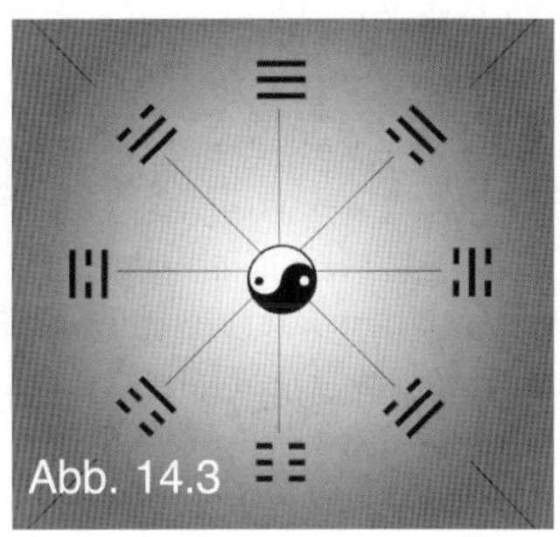

Abb. 14.3

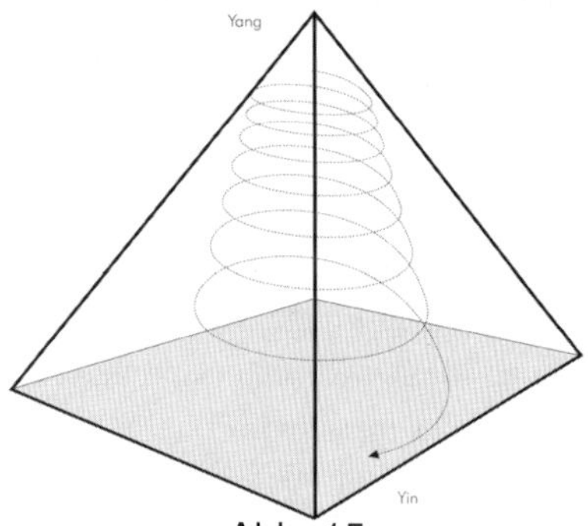

Abb. 15

Kosmische Geometrie und Medizin

Wenn man mittels der Geometrie sieht, wie elementar das Yijing-Symbol ist, kann man sich vorstellen, welche Bedeutung es für die Entstehung der chinesischen Medizin hatte. Das bedeutet, dass sich die chinesische Medizin in der Pyramide auf der vertikalen dynamischen Seite befindet. Der Blick von oben auf die Pyramide erlaubt es, die chinesische Medizin im Überblick zu sehen. Die acht Leitkriterien in der chinesischen Medizin entsprechen genau den acht Trigrammen, nämlich: Yin = Erde, Yang = Himmel, Calor = Feuer, Algor = Wasser, Intima = See, Extima = Berg, Depletion = Wind, Repletion = Donner. Aber wenn wir sie von der lateralen statischen Seite der Pyramide in der dreidimensionalen Welt beobachten, dann können wir sie nur in der Pyramidenspitze sehen. Da die vertikalen und lateralen Seiten von der Pyramidenspitze her vereinigt sind, erfassen sie sowohl dynamisch wie auch statisch alle Pyramidenanteile; deshalb steht die Pyramidenspitze für absolute Einheit, Ganzheitlichkeit, Yin und Yang in Harmonie und entspricht damit dem Tao. Der zentrale Begriff des Tao als allumfassendes Prinzip kommt in allen chinesischen Denkrichtungen vor. Im philosophischen Sinn bedeutet Tao die Grundregel der Natur, nämlich Harmonie von Yin und Yang. Die chinesische Medizin arbeitet genau auf dieser Ebene. So steht gleich zu Beginn des bekannten medizinischen Werkes „Innerer Klassiker des Gelben Fürsten“: „Die Menschen des hohen Altertums kannten das Tao. Sie orientierten sich an Yin und Yang und erzielten Harmonie“.

Die Unterschiede zwischen der modernen Medizin und der chinesischen Medizin bestehen, geometrisch betrachtet, darin, dass die moderne Medizin die Pyramide in ihrer statischen Form von der lateralen Seite der dreidimensionalen Welt betrachtet, während die chinesische Medizin die Pyramide in ihrer dynamischen Form von oben nach unten wahrnimmt. Die chinesische Medizin entspricht dem Tao. Beider Entwicklung ist kreisförmig, so dass sich die chinesische Medizin und das Tao immer im Wandel befinden. Nicht entwickelt werden die beiden hingegen, wenn die Pyramide nur von der Seite aus gesehen wird und so haben sich die Erkenntnisse vom Tao im laufenden Jahrtausend insgesamt nicht ausgeweitet. Die allgemeine Wissenschaft dagegen breitet sich ständig weiter aus. Ihre Entwicklungsgeschichte entspricht dem Blick auf die Pyramidenseite: Sie verläuft geradlinig von der Spitze der Pyramide (Yang) aus zu der sich verbreiternden Basis (Yin). Entsprechend der statischen Seite von Yin und Yang wird unsere Naturwissenschaft zunehmend komplexer (Abb. 16). Schon Lao zi sagte: „Wer das Wissen übt, erweitert es täglich“. Weiter fuhr er jedoch fort: „Wer das Tao übt, vermindert täglich.“ Wenn wir diese zwei Sätze mit Geometrie erklären, trifft der letzte Satz „Wer das Tao übt, vermindert täglich“ genau auf die chinesische Medizin zu, wie mithilfe der Geometrie veranschaulicht werden kann. Da die chinesische Medizin auf dem Tao, den Grundregeln der Natur basiert und die Grundregeln der Natur stets unverändert bleiben, wie auch immer sich die menschliche

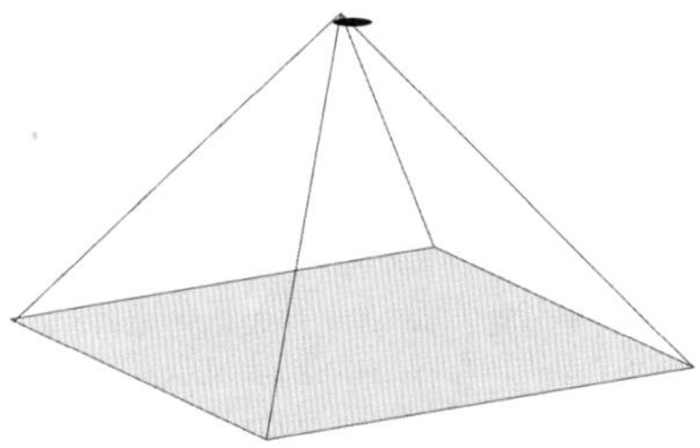

Abb. 16

Gesellschaft ändert, bleibt die chinesische Medizin immer auf der Pyramidenspitze (der Ausgangspunkt der taoistischen Naturbetrachtung) und verwendet bis in die heutige Zeit die gleichen Theorien, mit denen sie auch schon im ersten vorchristlichen Jahrtausend arbeitete.

„Wer das Wissen übt, erweitert täglich“ trifft demgegenüber genau auf die moderne Medizin zu. Denn die moderne Medizin ist kompliziert, weil sie nicht die Grundregeln der Natur betrachtet, sondern nur die komplexen Zusammenhänge von der Naturwissenschaft. Die Naturwissenschaft ist in der Tat eines der Mittel, mit denen die Menschen versuchen, sich von der Natur unabhängig zu machen. Wie Aristoteles sagte: „Wenn die Natur dem Bedarf des Menschen nicht entgegen wirken soll, muss der Mensch etwas gegen die Natur unternehmen. Die Wissenschaft ist ein Mittel, um die Natur zu überlisten.“

Das Konzept der modernen Medizin gründet vor allem auf der Erforschung der Pathogenese, d.h. es werden be stimmte Veränderungen in Organen, Geweben und Zellen untersucht. Deshalb stützen sich alle von moderner Medizin angewandten Erkenntnisse auf technische Apparate. Diese Medizin entwickelt durch radiologische, nuklearmedizinische, endoskopische oder mikrobiologische Verfahren eine große Leistungsfähigkeit darin, kleinste organische Befunde zu erfassen. Die Therapie basiert zumeist auf der Anwendung von Gegenmitteln (Vernichtung von kranken Zellen und Gewebe). Mit dem wissenschaftlichen Fortschritt entwickelt sich die moderne Medizin sehr schnell, und je tiefer die wissenschaftliche Forschung in einen Sachverhalt eindringt, um so spezieller werden auch die gewonnenen Erkenntnisse, und um so größer werden Spezialisierungen in der Ausbildung. Damit geht ihr Weg auf der Pyramidenfläche immer weiter nach unten. Deshalb bleibt die moderne Medizin auf der Pyramidenbasis, und befasst sich nur mit den Pyramidenseiten. Das ist der Ausgangspunkt des Galileischen Postulates, Beobachtungen zu quantifizieren. Eine solche Quantifizierung kann freilich nur durch genaueste und sicherste Messung erreicht werden. Deshalb fordert Galilei „das Messbare zu messen und das Nichtmessbare messbar zu machen." Und so wird man in der modernen Medizin überall mit Maß und Messung konfrontiert.

Qi in der Theorie der Medizin und der Physik

Warum ist die Forschung der chinesischen Medizin unter der Anleitung der modernen Medizin immer ergebnislos? Die Gründe dafür sind, dass die beiden Konzepte in zwei ganz verschiedenen geometrischen Ebenen liegen. Die moderne Medizin basiert auf den Naturwissenschaften, deshalb befindet sie sich auf der lateralen Ebene. Was wird von der lateralen Ebene bestimmt? Die Antwort ist klar: Das Stoffliche, das Materielle, das Somatische, die Vergangenheit, die Quantität – verbunden vor allem mit der Vorstellung von Bakterien und Viren als Hauptkrankheitsverursacher.

Die eigentliche Qualität, das Qi (Energie), das Geistige, wurde aus der modernen Medizin eliminiert. Die chinesische Medizin basiert auf dem Yijing, deshalb befindet sie sich auf der vertikalen Ebene. Was wird von der vertikalen Ebene bestimmt? Die Antwort lautet: Qualitäten, Funktion, Gegenwart, Seele und Dynamik, nämlich Qi (Energie). Solche Dinge können wir mit normalem Auge nicht wahrnehmen, deshalb liegt der entscheidende Punkt am Sehen und Nichtsehen. Auch darin liegen die Unterschiede zwischen chinesischer Medizin und moderner Medizin. Z.B. ist in der Vorstellung der Chinesen der ganze Körper von Qi gefüllt, als auch von Qi umhüllt und stellt ein komplexes Energiesystem dar. Die chinesische Medizin sagt, dass durch den ununterbrochenen Kreislauf des Qi in den Leitbahnen die inneren Organe genährt werden. Der dauernde, ungestörte Fluss des Qi ist Voraussetzung für die Gesundheit. Wenn der Qi-Fluss beeinträchtigt ist oder die energetischen Impulse verschiedenster Frequenzen gestört werden, kommt es zur Entstehung einer Krankheit. Das Qi steht nicht nur für die physiologische Funktion, sondern auch für die Krankheitsentstehung. Die Vorstellungen vom menschlichen Energiesystem in der chinesische Medizin, ausgedrückt im „Qi", konnten durch westliche medizinische Forschung bisher nicht nachgewiesen werden. Die wichtigste Prämisse der westlichen Naturwissenschaft aber lautet, nur Sichtbares ist gültig und somit auch therapierbar. Ein Phänomen wie das Qi, welches eine formlose Substanz in einem feinstoffliches System ist, wurde von der klassischen Physik demzufolge bis vor kurzem als nicht vorhanden erklärt.

Was jedoch interessant ist: Während die Phänomene der chinesischen Medizin für die klassische Physik völlig außerhalb der wissenschaftlichen Grenzen lagen, kommt die moderne Physik ihnen sehr nahe. Wir wissen alle, dass das klassische Physikmodell nur für Objekte gilt, die aus einer großen Anzahl von Atomen bestehen, und auf Erscheinungen beruht, die mit den physischen Sinnen erfassbar sind. Ist diese Bedingung nicht gegeben, so muss die klassische Physik durch die Quantentheorie ersetzt werden. „Nach der Quantentheorie sehen wir im normalen Leben die Einheit aller Dinge nicht eigentlich, sondern teilen die Welt nur in getrennte Objekte. Diese Unterteilung reicht, um mit unserem alltäglichen Leben umzugehen, aber sie ist eigentlich kein Grundzug der Wirklichkeit."[1] Wir können beispielsweise mit unseren Augen die Atome nicht wahrnehmen. Wir können niemals einen atomaren Vorgang mit Sicherheit voraussagen; wir können lediglich die Wahrscheinlichkeit seines Auftretens berechnen.[2] Die Quantentheorie hat somit die klassischen Begriffe von festen Körpern relativiert. Auf der subatomaren Ebene lösen sich die Festkörper auf, und diese Bilder stellen die Wahrscheinlichkeit von Qi dar. Untersuchungen der Beobachtungsprozesse in der Atomphysik zeigen, dass das Qi wahrscheinlich aus nicht wahrnehmbarer Form von Materie besteht. [3]

Die ganze theoretische Grundlage der chinesischen Medizin ist auf einer übersinnlichen durch Qigongmeditation geschulten Wahrnehmung aufgebaut. Durch regelmäßiges konzentriertes Qigong-Meditieren entwickeln sich unsere geistigen Wahrnehmungskräfte. Diese werden im Westen als Imagination, Inspiration und Intuition bezeichnet, in China als „hellsichtige Augen". „Hellsichtige Augen" sind in der Lage, die Gegenstände von einem höher dimensionalen

[1] Vgl. Capra,Das Tao der Physik, S.132
[2] Vgl. oben, S. 67
[3] Vgl. oben, S. 212

Standpunkt aus zugleich von allen Seiten zu beobachten. Von der Vorderseite aus können sie zugleich die Hinterseite, die linke und die rechte Seite sehen. Das bedeutet: Die „hellsichtigen Augen" können die Gegenstände wie aus der Vogelperspektive betrachten. Daher repräsentiert das Yijing-Symbol die große Pyramide von oben nach unten, um eine höhere Dimension zu symbolisieren. Denn die Meditation, auf der die ganze Grundlage der chinesischen Medizin aufgebaut ist, ist eigentlich eine geistige Aktivität. Die moderne Physik begreift die geistige Aktivität des Meditierens als geistige Energie, die der Schnelligkeit der Licht-geschwindigkeit entspricht. „Immer, wenn man physikalische Vorgänge beschreibt, in denen Geschwindigkeiten sich der Lichtgeschwindigkeit nähern, muss die Beschreibung die Relativitätstheorie berücksichtigen."[1] Für viele gilt die Ansicht der chinesischen Medizin mit der klassischen Physik als unvereinbar, nicht so mit der Relativitätstheorie. Beispielsweise ist in der klassischen Physik der Raum unveränderlich und die Zeit eine selbständige Einheit. In der chinesischen Medizin dagegen kann man nie vom Raum sprechen, ohne die Zeit einzubeziehen. Alle Therapien in der chinesischen Medizin hängen von Zeit und Raum ab. In ähnlicher Weise ist für die Relativitätstheorie der Raum nicht unveränderlich und die Zeit keine selbständige Einheit. Beide hängen eng zusammen und bilden die vierdimensionale Welt.[2] Die Relativitätstheorie überschreitet die klassischen Begriffe, indem sie zu einer höheren Dimension übergeht, der vierdimensionalen Raumzeit.

Die Naturbeobachtung durch Meditation in der chinesischen Medizin ist auch in der modernen Physik lange bekannt. Denn klassische Begriffe sind – wie allgemein bekannt – auf atomarem Niveau unzureichend, weshalb die Atomphysik immer den menschlichen Beobachter und dessen Bewusstsein einschließt. Diese Einbeziehung des Beobachters in den Versuchsvorgang heißt in der Quantentheorie, „Beobachter" durch „Teilnehmer" zu ersetzen. Im Grunde ist auch die chinesische Medizin wie die atomare Welt nicht ohne die Grundlage der Relativitätstheo-rie zu verstehen.

Weiterhin ist die relativistische Raumzeit-Realität entsprechend der Erfahrung der chinesischen Medizin dynamisch, weil für die moderne Physik Objekte gleichzeitig Vorgänge und alle Formen dynamische Strukturen sind. Auch die Energie Qi ist mit den Theorien der modernen Physik zu erklären, während die klassische Physik es als reine Spekulation erachtet. Sind nach klassischen Vorstellungen Energie und Masse völlig voneinander getrennte Begrifflichkeiten, stellen sie in der in der vierdimensionalen Welt der Relativitätstheorie lediglich zwei Seiten derselben Medaille dar. Masse kann hier als diskontinuierliches Teilchen auftreten. Das beweist, die chinesische Medizin ist nicht spekulativ oder irrational, sondern eine Wissenschaft der vierdimensionalen Welt.

Nach Erkenntnis der modernen Physik sind alle in der dreidimensionalen Welt wahrnehmbaren Dinge nur laterale Projektionen der vertikalen Informationsströme der vierdimensionalen Welt. So müssen wir die gesamte dreidimensionale raumzeitliche Erscheinung der lebenden Energie in der vierdimensionalen Welt verstehen. Daher ist die chinesi-sche Medizin nur zu begreifen, wenn wir das Wesen der allen messbaren Erscheinungen zugrunde liegenden vertikal-energetischen Prozesse erfassen.

Die chinesische Medizin ist auf Qi, einer Wahrnehmung der vierdimensionalen Wirklichkeit aufgebaut. Unsere offensichtliche Welt ist die Welt Newtons. Unsere Erfahrung und Denkweise haben sich in dieser dreidimensionalen Welt entwickelt, deswegen fällt uns der Umgang mit der vierdimensionalen Realität sehr schwer, d.h. von der Seite der dreidimensionalen Welt her können wir die vierdimensionale Eigenschaft der Welt nicht sehen. Der moderne Physiker hat die vierdimensionale Raum-Zeit durch den abstrakten mathematischen Formalismus erfasst. Die chinesische Medizin hatte die vierdimensionale Raum-Zeit längst durch „übersinnliche" Fähigkeiten von inneren Kräften erfahren. Derartige Fähigkeiten sind eigentlich keine „übernatürlichen" Kräfte, sondern die ursprünglich allen Menschen eigenen inneren, intuitiven Instinktkräfte. Nur weil der Mensch sich während der Entwicklung der Gesellschaft immer mehr auf die sichtbaren Dinge konzentriert hat und die Kräfte nach außen gerichtet hat, verkümmerten sein Instinkt und seine inneren Kräfte mit der Zeit. Das Yijing-System nimmt sich deshalb die Geometrie zu Hilfe, um die Vierdimensionalität zu erklären.

Zusammenfassung

Die Symbole Yin und Yang mit acht Trigrammen des Yijing stehen für den Blick von oben auf die Pyramide bzw. für eine dynamische, vierdimensionale Raumzeit-Realität (Abb. 1). Die Pyramide von unten betrachtet (Abb. 23) zeigt uns eine dreidimensionale Realität, die laterale Komponente des Seins. Es ist sehr kompliziert, die Pyramide mit dreidimensional orientiertem rationalen Denken der modernen Medizin in ihren Einzelheiten zu erklären. Betrachtet man sie aber mit chinesisch-ganzheitlichem Denken von oben, ist sie wieder einfach zu begreifen, obwohl eine weitere Dimension hinzukommt. Die chinesische Medizin behandelt folglich nur an der Pyramidenspitze. Denn es gilt das Denkprinzip der Ganzheit: Wie oben, so unten; wie unten so oben. Wenn Yin

[1] Vgl. Capra, Das Tao der Physik, S.76
[2] Vgl. oben, S. 61

und Yang in der Spitze schief sind, dann wird auch die ganze Pyramide schief, wenn Yin und Yang in der Spitze in Ordnung gebracht werden, dann wird die ganze Pyramide in Ordnung gebracht. Es funktioniert wie ein Lenkrad im Wagen. Als Beispiel mag ein schief stehender Wohnwagen dienen: Während die westliche Disziplin an den schrägen Möbeln ansetzt, aus denen die Tassen fallen, und sie mit Keilen ausrichtet, steuert die chinesische Medizin den Wohnwagen auf eine ebene Fläche, um ihn wieder ins Lot zu bringen. Die Tassen bleiben nach beiden Methoden stehen. Aber die chinesische Medizin hat die wirkliche Ursache beseitigt. Die moderne Medizin und die chinesische Medizin verkörpern auch Unterschiede in den Komplikationen und Einfachheiten. Sie sind der Gegensatz zweier Aspekte von Yin und Yang, nach der Yin-und-Yang-Theorie. Die Komplementarität bei gleichzeitigem Gegensatz, das heißt jeder der Gegensätze bedeutet zwei Aspekte von Yin und Yang, die die Bedingung für die Existenz des anderen darstellen und keiner von beiden kann für sich alleine existieren. Die Einfachheit und Kompliziertheit, beide sind notwendig zum Erhalt des Lebens. Für jedes Ding aber ist die Kompliziertheit, wie sie die Naturwissenschaft und Technologie ausmacht, nur vorübergehend und daher relativ, während die Einfachheit wie Sonne und Mond, Tag und Nacht bedingungslos, ewig und daher absolut ist.

Wenn man die gesamte menschliche Geschichte betrachtet, erkennt man, dass der menschliche Geist auf zwei Arten denken kann, auf die kausal-analytische Weise und die induktiv-synthetische. Die beiden verschiedenen Denkweisen finden sich auch in der Medizin. Während das induktiv-synthetische Denken im Westen oft zugunsten des kausal-analytischen abgewertet wird, ist man dagegen im Osten sehr viel mehr am Zusammenwirken, an natürlicher Harmonie interessiert.

Verfolgt man den historischen Weg der Medizin, kann man den Unterschied zwischen chinesischer und moderner Medizin so definieren: Die chinesische Medizin entwickelte sich seit dem 3. Jh. v. Chr. und entfaltete sich während des folgenden Jahrtausends zu einem geschlossenen, medizintheoretischen System von hoher Leistungsfähigkeit.[1] Sie mobilisiert unsere eigene Heilungskraft, arbeitet mit der Natur bzw. vorwiegend symbiotisch. Das Krankheitsgeschehen wird in der chinesischen Medizin nicht als reparaturbedürftige Organerkrankung lokalisiert, sondern als eine Störung des Gesamtgleichgewichts der Yin- und Yang-Anteile verstanden. Heilung bedeutet offensichtlich die Rückführung des Yin und Yang von der gestörten Regulation zur ungestörten und eignet sich in erster Linie für Funktionsstörungen und chronische Erkrankungen. Viele Ärzte im Westen erkennen jetzt die Notwendigkeit, auch im Westen die chinesische Medizin einzusetzen. Die moderne Medizin repräsentiert innerhalb der westlichen Naturwissenschaften eine Disziplin, die erst seit dem 19. Jahrhundert entscheidende Impulse gegeben hat. Sie betätigt sich vorwiegend antibiotisch, das heißt fremdes Leben (Bakterien usw.) vernichtend, und eignet sich in erster Linie für Akuterkrankungen. Als Notfallmedizin hat die moderne Medizin wirklich grandiose Erfolge, und auch viele historische Krankheiten und Seuchen unter Kontrolle gebracht, sowie die Lebenserwartung in vielen Ländern erhöht.

Beide, die westliche wie auch die chinesische Medizin, stellen also nicht kontroverse, sprich unvereinbare, sondern komplementäre medizinische Systeme dar. Sie haben zwar verschiedene Denkansätze, Grundlagen und diagnostische Verfahren sowie unterschiedliche Therapien und haben beide ihre Vor- und Nachteile. Die Begegnung der westlichen mit der chinesischen Medizin kann aber gerade deswegen für beide Seiten nur fruchtbar sein und ihnen neue therapeutische Anregungen bieten.

[1] Vgl. Porkert,

Teil 1: Die theoretischen Grundlagen der chinesischen Medizin

Kapitel I: Die Grundnormen der Polarität – Yin und Yang

Einer der Grundgedanken der chinesischen Medizin ist, dass Mensch und Natur nicht voneinander getrennt sind, sondern dass der Mensch in vielfältiger Weise von den sichtbaren und unsichtbaren Kräften der Natur beeinflusst wird. Grundlage dieser Einsicht waren die seit Jahrtausenden durchgeführten Beobachtungen der Umwelt und des Klimas und deren Auswirkungen auf die Landwirtschaft. Diese detaillierte Naturbetrachtung ist die Grundlage aller chinesischen Erkenntnisse, was seinen Niederschlag bis in Form und Bedeutung der chinesischen Schriftzeichen gefunden hat. Das chinesische Schriftzeichen Guan (Beobachtung) besteht aus zwei Schriftzeichen. Der linke Teil von Guan ist das Schriftzeichen You (Wiederholung). Der rechte Teil von Guan ist das Schriftzeichen Jian (Schauen). Deshalb ist die ursprüngliche Bedeutung des Schriftzeichens Guan (Beobachtung) „wiederholt Schauen". Im Taoismus steht dieses Schriftzeichen Guan sogar für „taoistischen Tempel", was zeigt, wie wichtig der Begriff „Guan" für die taoistische Philosophie ist. Nicht nur im Taoismus sondern in allen chinesischen Schulen gilt die Beobachtung als Basis des Wissens. Die Chinesen sind der Meinung, dass tiefere, grundlegendere Erkenntnisse nicht aus rein logischen Betrachtungen des eigenen Denkens erwachsen, sondern nur aus der Beobachtung der Natur gewonnen werden können. Erkenntnis ist unmöglich ohne Beobachtung der Natur. Letztlich hat alles Wissen seinen Ursprung in der Naturbetrachtung. Zu tieferer Erkenntnis gelangt man allerdings oft erst, wenn das aus diesen Beobachtungen gewonnene Wissen in praktischen Anwendungen überprüft und gegebenenfalls aufgrund weiterer Beobachtungen ergänzt oder korrigiert wird. Diese Form der Erkenntnisgewinnung gehört also zu den Grundlagen der chinesischen Tradition und des chinesischen Denkens. Durch derartige Naturbeobachtungen fanden die Chinesen bereits vor Jahrtausenden heraus, dass in der Natur ständig Veränderungen in ganz bestimmtem Rhythmen auftreten – für jeden offensichtlich sind einige zentrale Rhythmen: der regelmäßige Wechsel der Jahreszeiten, von Wärme und Kälte, Tag und Nacht, Wachstum und Vergehen. Diesen Wechsel polarer Kräfte macht man sich heute allerdings kaum noch bewusst. In China werden diese gegensätzlichen Qualitäten Yin und Yang genannt. Die Bezeichnungen Yin und Yang sollen zuerst auf die sonnige Südseite und die schattige Nordseite der Berge angewandt worden sein. Da die beiden Seiten eines Berges aber eine untrennbare Einheit bilden wie die beiden Seiten einer Münze, wurden die Begriffe Yin und Yang stets als die beiden Hälften eines Ganzen verstanden. In diesem Sinne wurden die Begriffe schließlich auf alle polaren Gegensätze in der Natur übertragen: Plus und Minus, Mann und Frau, Licht und Dunkelheit. Diese Ordnungspaare, die in allen Erscheinungen der Welt gefunden werden können, stärkten bei den Chinesen die Vorstellung von einer übergeordneten natürlichen Ordnung, auf deren Gesetze man sich einstellen muss.

„Yijing", das Buch der Wandlungen, enthält die in 3.000 Jahren gesammelten Spruchweisheiten Chinas auf dem Gebiet der Natur- und Lebenskunde. Die im „Yijing" verwandten Yin und Yang Symbole dienten ursprünglich dem Wahrsagen. Der eigentliche Text des Buches besteht aus einer Reihe von Orakelsprüchen, die archetypische Grundsituationen des Lebens beschreiben und einen Rat zum angemessenen Handeln enthalten. Fast alles, was in der über 3000 Jahre alten chinesischen Geschichte an großen und wichtigen Gedanken gesagt wurde, ist teils durch dieses Buch angeregt worden, teils hat es rückwirkend auf die Deutung der oft symbolischen verschlüsselten Aussagen des Buches Einfluss genommen. Es spiegelt die Auffassung wider, dass alles auch das menschliche Leben auf unterschiedliche Kombinationen der polaren Kräfte von Yin und Yang zurückgeführt werden kann. Die beiden Hexagramme aus 6 – Chien und Kun aus 6 - - repräsentieren das reine Yang bzw. das reine Yin, alle anderen sind Kombinationen der beiden Grundkräfte, die entweder unterbrochen (dargestellt als: - -) oder durchgehend (dargestellt als: –) sind. Die insgesamt 64 Hexagramme des „Yijing" beinhalten alle möglichen Kombinationen dieser beiden Linienarten. Durchgehende Linien stellen Yang dar, den männlichen oder aktiven Aspekt der Natur, und unterbrochene Linien Yin, den weiblichen oder passiven, empfangenden Aspekt. Allgemein betrachtet bedeutet demnach der Begriff „Yin und Yang" soviel wie „Kräfteverteilung", „Kräftegleichgewicht", „Kräftekonstellation" aber auch „polare Energie", „polarisierte Energie" oder auch einfach Polarität.[1] Im Bereich der philosophisch-spekulativen Literatur findet sich dieses Begriffspaar vermutlich zuerst (4. Jh. v. Chr.) bei Lao Zi: „Alle Wesen tragen das ruhende Yin und umfassen das bewegende Yang. Der vermittelnde Lebensodem bewirkt die harmonische Vereinigung".

Die Forderung im Naturverständnis des Taoismus, die Regeln des Yin und Yang zu kennen, hat die

[1] Porkert, Theoretischen Grundlagen der chinesischen Medizin, S. 14

Weiterentwicklung dieses Denksystems maßgeblich bestimmt. Die Entwicklung der chinesischen Medizin ist daher auch vom Taoismus beeinflusst. Die Suche nach dem langen Leben, ja selbst nach der körperlichen Unsterblichkeit, ist für den religiösen Taoismus seit der Han-Zeit charakteristisch. Dabei finden verschiedene Verfahren Anwendung, deren Ziel es ist, die Lebensenergien zu erhalten und die Kräfte des Todes auszutreiben. Für das Aufrechterhalten der Harmonie, die für den Taoisten das Ziel aller Bemühungen ist, wurden viele Methoden entwickelt, z.B. Qigong, pharmazeutische und alchemistische Methoden, klimatherapeutische und diätetische Methoden. Sie haben alle nur ein Ziel, nämlich: die Polarität, d.h. das Yin und Yang des Individuums auszugleichen.

Aufgrund der Forderung, diese Regeln des Yin und Yang zu kennen, will man die Natur verstehen, hat die Yin- und Yang-Lehre auch die chinesische Medizin ihrer Zeit sehr stark geprägt. Im Jahre zwischen 500 und 300 v. Chr. wurde der Begriff des Yin und Yang erstmals in dem ältesten medizinischen Werk verwendet: In dem Buch „Innerer Klassiker des Gelben Fürsten“ (Huang Di Nei Jing) wird betont: „Wenn Yin und Yang ausgeglichen sind, finden Körper und Seele harmonisch zusammen.” In diesem Sinne sagt die chinesische Medizin: Jeder Mensch hat Yin-Anteile und Yang-Anteile. Yin und Yang sind nie absolut, sondern immer relativ zu verstehen. Auf jeder Stufe befindet sich beides, sowohl Yin als auch Yang. Beides ist notwendig zur Erhaltung des Lebens, und der Mensch ist nur dann gesund, wenn beide Teilkräfte harmonisch zusammen spielen. Wenn diese beiden Teilkräfte Yin und Yang in einem gestörten Verhältnis zueinander stehen, also das Ungleichgewicht der Teilkräfte zu stark sein sollte, ist der Mensch krank. Der zentrale Ansatz der chinesischen Medizin ist also, Yin und Yang des menschlichen Körpers so zu erhalten, dass sie in einem harmonischen Verhältnis stehen und zusammenspielen.

Komplementarität bei gleichzeitigem Gegensatz von Yin und Yang

Die Yin-und-Yang-Lehre weist zwei hervorstechende Merkmale auf. Das erste ist Komplementarität bei gleichzeitigem Gegensatz. Das zweite ist Austausch bei gleichzeitiger Opposition. Die Komplementarität bei gleichzeitigem Gegensatz von Yin und Yang bedeutet, dass jeder der beiden Aspekte die Bedingung für die Existenz des anderen darstellt und keiner von beiden für sich alleine existieren kann.[1] Dieser Begriff der Komplementarität kommt ursprünglich aus der modernen Physik. Er wurde von zuerst Niels Bohr in der modernen Physik eingeführt. Bohr hat diese Einheit der Gegensätze auch auf der subatomaren Ebene gefunden, wo Teilchen sowohl zerstörbar als auch unzerstörbar sind, wo Energie und Materie lediglich verschiedene Aspekte desselben Phänomens sind. Das beobachtete Phänomen, dass Licht und Atomteilchen sowohl als Teilchen als auch als Welle in Erscheinung treten können, betrachtete er als zwei komplementäre, d.h. sich ergänzende Beschreibungen derselben Realität. Jede ist nur teilweise richtig und hat einen begrenzten Anwendungsbereich. Für die volle Beschreibung der atomaren Wirklichkeit werden beide Bilder benötigt. Bohr hat auch bemerkt, dass der Begriff der Komplementarität auch außerhalb der Physik seine Berechtigung hat. Zum Beispiel gäbe es ohne den Tag auch keine Nacht. Man kann nicht von Temperatur sprechen, ohne kalt und heiß mit einzubeziehen. In der Komplementarität greift Bohr – ohne es ausdrücklich zu sagen – auf die schon vor zweitausendfünfhundert Jahren entwickelte chinesische Gedankenwelt zurück: auf die Einsicht, dass gegenteilige Begriffe in polarer – oder komplementärer – Beziehung zueinander stehen.

So steht im „Dao De Jing“: „Sein und Nichtsein erzeugen einander. Schwer und leicht vollenden einander. Lang und kurz gestalten einander. Hoch und tief verkehren einander. Vorher und nachher folgen einander.“

Nach diesem Prinzip kommt es dann zum Vorschein: Wo es Licht gibt, ist auch Dunkelheit, wo es Gutes gibt, ist auch Schlechtes; wo es Befürworter gibt, gibt es auch Gegner. Alle Dinge können nur vergleichbar existieren, und alle Dinge sind nie absolut, sondern relativ wie Tag und Nacht, Sonne und Mond. Die chinesische Philosophie vertritt die Meinung, dass das Gesetz von Yin und Yang das grundlegende Gesetz des Kosmos ist. Dieses Gesetz gilt überall, in der Natur und auch in der menschlichen Gesellschaft. Wenn die Menschen Probleme im Leben lösen, müssen sie ihre Ideen in Übereinstimmung mit der Gesetzmäßigkeit des Yin und Yang bringen, anderenfalls erleiden sie Niederlagen. Das heißt, wenn ein Mensch sich mit etwas beschäftigt, die Umstände der betreffenden Sache und deren Yin-und-Yang-Charakter aber nicht begriffen hat, dann kennt dieser Mensch auch nicht die Gesetzmäßigkeiten dieser Sache und weiß demnach auch nicht, wie er sie erfolgreich bewältigen kann. Um das zu verstehen, hilft eine alte chinesische Geschichte: Eine Frau hat ein familiäres Problem, denn ihr Mann hat eine Geliebte. Sie versteht dies nicht, denn sie selbst ist viel schöner als die Geliebte, achtet sehr auf sich und ist zu ihrem Mann sehr lieb und zuvorkommend. Warum betrügt ihr Mann sie dann? Sie geht zu einem weisen Mann, um sich einen Rat zu holen. Der Weise gibt ihr den Rat, sich ab sofort für einen Monat nicht mehr zu schminken und für ihren Mann nicht besonders schön zu machen. Nach Ablauf dieses Monats soll sie noch

[1] Vgl. Wühr, Quintessenz der Chinesischen Akupunktur und Moxibustion, deutsche Ausgabe, S. 9

einmal zu dem Weisen kommen. Die Frau macht alles so, wie der Weise ihr geraten hat und geht nach einem Monat erneut zu ihm. Dieser sagt zu ihr: „Beginne nun, Dich wieder schön zu machen und Dich zu pflegen, halte aber zu Deinem Mann Distanz“. Der Ehemann hatte in diesem Monat seine Ehefrau häufig verspottet, weil sie sich vernachlässigte. Als seine Frau sich wieder schminkt und sich schön macht, versteht er selbst nicht, wie er seine attraktive Frau betrügen konnte. Warum hat die Frau ihren Mann wieder für sich gewinnen können? Die Idee des weisen Mannes war ganz einfach. Nach der Yin- und-Yang-Theorie repräsentierte die ständige Makellosigkeit der Ehefrau nur eine Seite. Für die Ausgewogenheit der beiden Aspekte aber bedurfte es auch des Gegensatzes, um, wie in diesem Fall, das Interesse des Mannes an seiner Frau wieder zu wecken. Keiner der beiden Aspekte kann für sich alleine existieren. Die Yin-und-Yang-Lehre ist eine dialektische Methode. Das bedeutet, dass sie die den Dingen innewohnenden Yin-und Yang-Konflikte, also die polaren Widersprüche analysiert. Die Voraussetzung für das Gelingen im Denken und Handeln ist, die jeweiligen Yin-und-Yang-Widersprüche wirklich zu verstehen.

Austausch bei gleichzeitiger Opposition von Yin und Yang

Der Austausch bei gleichzeitiger Opposition von Yin und Yang bezeichnet den dynamischen Aspekt der polaren Gegensätze. Zum Beispiel sind Gewinn und Verlust, Reichtum und Armut, Glück und Unglück nicht unveränderbar festgelegt, sondern in einem Zustand ständiger Umwandlung. Yin und Yang vollziehen eine immer wieder von neuem beginnende Transformation. Diese ständige Wandlung ist der Quell aller Veränderung und allen Lebens. Der Wechsel der vier Jahreszeiten ist ein offensichtliches Beispiel, aber auch im Menschen selbst vollzieht sich diese Transformation schon mit jedem Ein- und Ausatmen. Eine bekannte chinesische Geschichte gibt dafür ein Beispiel aus dem täglichen Leben: „Ein alter Herr, der in China an der Mandschurei-Grenze lebte, hatte eines Tages Pech, denn sein Pferd lief ihm davon. Zwei Tage später kam nicht nur sein eigenes Pferd zurück, sondern ihm folgte auch noch ein fremdes Pferd. Aber dieses Glück war nicht von langer Dauer. Zwei Tage darauf fiel sein Sohn von dem fremden Pferd und brach sich ein Bein. Aber dieses erwies sich dennoch als glücklicher Umstand, denn dadurch wurde sein Sohn nicht zum Militärdienst im China-Mandschurei-Krieg einberufen.“ So sagte Lao Zi: „Das Unglück ist es, worauf das Glück beruht; das Glück ist es, worauf das Unglück lauert.“

Die chinesische Philosophie ist der Ansicht, dass es zwischen Yin und Yang sowohl Wechsel als auch Ruhe gibt, und das bewirkt die Bewegung und Veränderung der Dinge. Für jedes Ding ist die Ruhe des Yin und Yang bedingt, zeitweilig, vorübergehend und daher relativ, während die Veränderung zwischen Yin und Yang absolut ist. Deshalb betrachtet die chinesische Philosophie ein Problem nicht nur, indem es den Sachverhalt in seine einzelnen Aspekte zerlegt, sondern auch in seiner Gesamtheit. Man muss erlernen, die Probleme umfassend zu betrachten, nicht nur die guten oder schlechten Seiten der Dinge zu sehen, sondern auch ihre Kehrseite. Unter bestimmten Bedingungen kann Schlechtes zu guten Ergebnissen und Gutes zu schlechten Ergebnissen führen. Daher gibt es das Sprichwort: „Abwarten und Tee trinken“ oder „Kommt Zeit, kommt Rat“.

Warum legt die ganze chinesische Erziehung größten Wert auf Nachsicht, Geduld und Toleranz? Die Gründe liegen darin, dass infolge des gegenseitigen Wechselspiels von Yin und Yang der Verlust oder der Gewinn eines Aspektes unweigerlich den anderen Aspekt beeinflusst. Ein bekanntes Beispiel dafür ist die Geschichte des berühmten Feldmarschalls Han Xin der Han-Dynastie, der ganz China erobert hat. Als er jung war, wurde er vom Nachbarn als Feigling betrachtet, weil er gerne Schwerter trug, sie aber nicht benutzte. Als Han Xin jedoch eines Tages in die Stadt ging, trat ihm ein Gauner in den Weg und sagte zu ihm: „Äußerlich bist du zwar groß, aber innerlich feige. Wenn du mutig bist, wagst du mich zu töten? Wozu trägst du ein Schwert? Wenn du nicht wagst, mich zu töten, musst du durch meine Beine kriechen.“ Han Xin dachte, wer Kleinigkeiten nicht duldet, wird große Pläne nicht schaffen. Deshalb kroch er tatsächlich durch die Beine des Gauners. Obwohl Han Xin so gedemütigt wurde, war er in Wirklichkeit der stärkste Mann in ganz China. Nur weil er in der Lage war, das Schwerste vom Schweren zu ertragen und vermeintlich Unaufhaltbares auszuhalten. Deshalb konnte er später große Erfolge erreichen. Das bedeutet in unserem Leben: Wer nicht verliert, der gewinnt auch nicht. Gewinn bedeutet gleichzeitig auch Verlust. Lao Zi beschreibt den Transformationsprozess: „Was du zusammendrücken willst, das musst du erst richtig sich ausdehnen lassen. Was du schwächen willst, das musst du erst richtig stark werden lassen. Was du vernichten willst, das musst du erst richtig aufblühen lassen. Wenn du nehmen willst, dem musst du erst richtig geben. Das heißt Klarheit über das Unsichtbare. Das Weiche siegt über das Harte. Das Schwache siegt über das Starke.“

Kapitel II: Die fünf Wandlungsphasen und Wandlungsphasensequenzen

Zugehörigkeit der Welt zu den fünf Wandlungsphasen

Während die Erkenntnis der polaren Kräfte Yin und Yang leicht nachvollzogen werden kann, fällt das mit dem System der fünf Grundqualitäten der Elemente und ihrer Wandlungsphasen zunächst schwerer. Auch das System der fünf chinesischen Elemente Holz, Feuer, Erde, Wasser und Metall wurde aus der Naturbeobachtung heraus entwickelt. Die Formen ihrer Umwandlung und Beeinflussung untereinander spielen ebenfalls eine zentrale Rolle in allen alten chinesischen Wissenschaften.

Nach der Theorie der Wandlungsphasen können alle Naturphänomene und alles, was im Universum existiert, diesen fünf Qualitäten zugeordnet werden. Schon sehr früh wurden daher Kataloge aufgestellt, die den fünf Elementen jeweils bestimmte Grundeigenschaften und Qualitäten zuordnen (Abb. 1.1).

Die fünf chinesischen Elemente werden keineswegs als materielle Grundbausteine der Materie angesehen. Vielmehr beschreiben sie qualitative Beziehungen und ewig fließende Energiefelder. Wenn man die fünf Wandlungsphasen als reale Stoffe ansieht, verfälscht man den Sinn, da es sich nur um Symbole für sich in einander umwandelnde dynamische Prozesse handelt. Die fünf Wandlungsphasen sind nur Hilfsmittel, Werkzeuge für die eindeutige Beschreibung der Wirklichkeit, nicht aber selbst schon eine Beschreibung der Wirklichkeit! Deshalb besitzen sie, losgelöst von empirischen Daten, zu deren Beschreibung sie verwendet werden, keinerlei absolute Bedeutung.[1] Ihr einziger Zweck ist es, Aussagen und Regeln, die aus der Beobachtung dynamischer Vorgänge gewonnen wurden, zu klassifizieren und in eine allgemeiner verständliche symbolische Sprache zu fassen.[2]

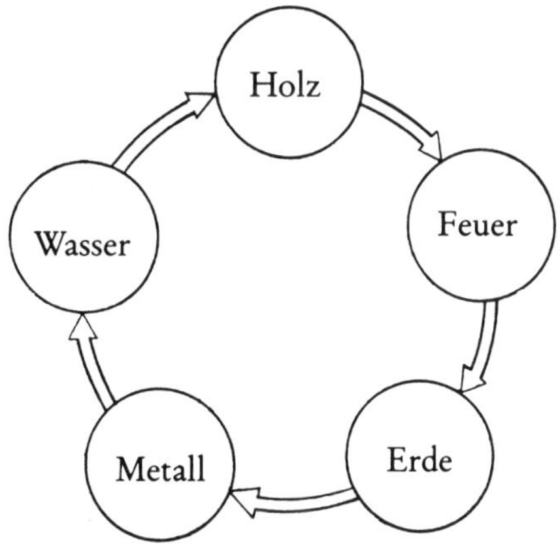

Abb. 1.2a

Die gegenseitige Erzeugung und Bändigung von fünf Wandlungsphasen

Das zweite Hauptmerkmal der fünf Wandlungsphasen entsteht aus dem polaren Wirken von Yin und Yang innerhalb der fünf Elemente. Alle regelmäßigen kosmischen Prozesse lassen sich, wie zuvor beschrieben, aus dem Zusammenspiel von Erzeugung (Yang) und Bezwingung (Yin) erklären. Das Yang wirkt bezogen auf die fünf Wandlungsphasen in Richtung einer Erzeugungsreihenfolge und zwar erzeugt jedes Element ein anderes nach folgendem Zyklus: Holz – Feuer – Erde – Metall – Wasser – Holz. Diese Beziehung der gegenseitigen Erzeugung wird auch „Mutter-Sohn-Beziehung" genannt (Abb. 1.2a).

Im Gegensatz zu diesem Yang-Antrieb wirkt Yin in Richtung einer Bändigungsreihenfolge, und zwar hemmt jedes Element auch ein anderes und das nach dem Zyklus:

Fünf Wandlungsphasen	Organ-Funktionskreis ZANG	Organ-Funktionskreis FU	Sinnesorgane (Öffner)	Gefühle	Jahreszeiten	Farbe	Himmelsrichtung
Holz	Leber	Galle	Auge	Zorn	Frühling	Grün	Ost
Feuer	Herz	Dünndarm	Zunge	Freude	Sommer	Rot	Süd
Erde	Milz	Magen	Mund	Nachdenken	Spätsommer	Gelb	Mitte
Metall	Lunge	Dickdarm	Nase	Sorgen	Herbst	Weiß	West
Wasser	Niere	Blase	Ohr	Angst	Winter	Schwarz	Nord

Abb. 1.1

[1] Vgl. Porkert, Neues Lehrbuch der chinesischen Diagnostik, S. 43
[2] Vgl. oben, S. 43

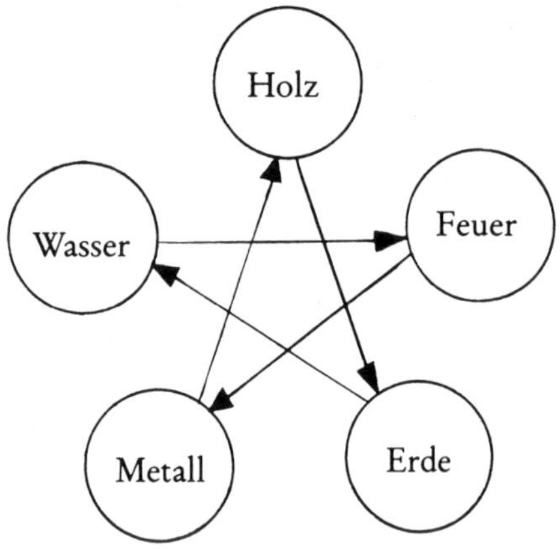

Abb. 1.2b

Holz – Erde – Wasser – Feuer – Metall – Holz (Abb. 1.2b).

Weder Erzeugung noch Bezwingung sind entbehrlich. Ohne Erzeugung würde es keine Geburt und Entwicklung geben; ohne Bezwingung würde übermäßiges Wachstum ungut enden. Zum Beispiel erzeugt Holz auf einer Seite Feuer, auf der anderen Seite hemmt es Erde, während Erde wiederum Metall erzeugt und gleichzeitig auch Wasser beschränkt. In Erzeugung wohnt Beschränkung und in Hemmung existiert Erzeugung. Sie bekämpfen einander und arbeiten gleichzeitig miteinander. Damit wird ein verhältnismäßiges Gleichgewicht zwischen Erzeugung und Hemmung und dem normalen Wachstum erhalten und die Entwicklung von Dingen sichergestellt.

Die Verwendung der fünf Wandlungsphasen in der chinesischen Kunst

Auch die chinesische Kunst wurde von der Theorie der fünf Wandlungsphasen geprägt. Auch sie versucht, die Idee der kosmischen Harmonie in der Polarität des Yin und Yang und die gegenseitige Förderung und Hemmung der fünf Wandlungsphasen auszudrücken. Ein Beispiel ist der chinesische, klassisch-mythologische Roman „Die Reise nach Westen". Mit spannenden Geschichten voller Magie und großen Taten schildert Wu Cheng En die Reise des chinesischen Mönchs Xuan Zang nach Indien, um das buddhistische Sanskrit an den Kaiserhof zu holen. Darüber hinaus erzählt Wu Cheng En auch von göttlichen Wesen und ihren Kämpfen mit den Dämonen. Die Theorie der fünf Wandlungsphasen ist im ganzen Roman enthalten und wird sowohl für die Entwicklung der Geschichte als auch für die Beschreibung der Charaktere genutzt. Die Hauptperson Sun Wu Kong ist der Wandlungsphase Feuer = Seele zugeordnet, sein buddhistischer Meister Xuan Zang der Wandlungsphase Wasser = Niere. Sun Wu Kong verfügt über besondere übernatürliche Fähigkeiten, wie z.B. mit nur einem Sprung, einer Rolle legt er 18.000 km zurück. Dies ist ein Symbol für das Feuer und die Willenskraft. Der Meister Xuan Zang hat keine besonderen Fähigkeiten, aber er ist gutherzig. Das ist ein Symbol für Wasser und Sanftmut. Auf Grund seiner besonderen Fähigkeiten kann Sun Wu Kong jeden besiegen, sogar alle himmlischen Generäle. Er wird nur durch Xuan Zang gebändigt. Die Gründe dafür liegen darin, dass Sun Wu Kong dem Feuer entspricht und Xuan Zang dem Wasser. Gemäß dem Grundsatz der fünf Wandlungsphasen-Theorie hemmt Wasser das Feuer. Im Hintergrund steht der Natur-Grundsatz von „gegenseitiger Förderung und Hemmung". Weiches besiegt Hartes und Schwaches besiegt Starkes.

Die Popularität der fünf Wandlungsphasen-Theorie liegt

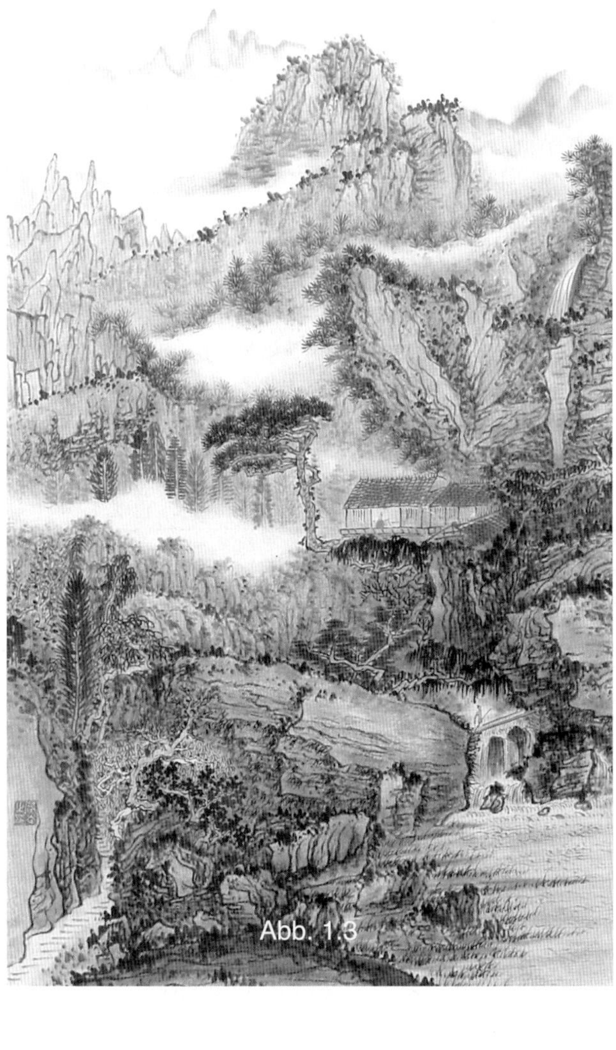

Abb. 1.3

auch darin, dass sie oft in der chinesischen Malerei angewandt wurde. In der chinesischen Malerei wird das harmonische Zusammenspiel der fünf Wandlungsphasen durch die Darstellung einer Landschaft beschworen, deren Schönheit mit der Harmonie und Proportion zusammenhängt. Der Künstler schließt alle fünf Wandlungsphasen ein und drückt sie in einer umfassenden Realität aus, so z.B. stehen Bäume symbolisch für das Element Holz; Menschen, Häuser und Sonne verkörpern das Feuer, Berg bedeutet Erde, Felsen verweisen auf das Element Metall, und ein Bach symbolisiert das Wasser-Element. Dynamik wird durch Wind ausgedrückt. Das Bild repräsentiert so eine Ganzheit, eine Harmonie der Natur, in der alle fünf Wandlungsphasen in einem angemessenen Maß zu ihrer Umgebung dargestellt werden. Die Natur wird damit zum Gleichnis für Harmonie und Gleichgewicht der fünf Wandlungsphasen. Das Landschaftsbild wird zu einem Mikrokosmos, in dem alle fünf Wandlungsphasen enthalten sind und der als ideales Modell für den Kosmos dient (Abb. 1.3).[1]

Die Verwendung der fünf Wandlungsphasen in der chinesischen Medizin

Die Anwendung von den fünf Wandlungsphasen in der chinesischen Medizin ist seit 206 v. Chr. belegt. Bestimmte Teile des „Innern Klassiker des Gelben Fürsten (Huang Di Nei Jing)“ beziehen sich schon auf die fünf Wandlungsphasen. Wie z.B. „Der o. Leber öffnet sich in den Augen; der o. Herz öffnet sich in der Zunge.“ Jeweils eines der Sinnesorgane wurde hier einem Organ und einer der fünf Wandlungspha-sen zugeordnet. In der chinesischen Medizin wird die Theorie von den fünf Wandlungsphasen also dazu benutzt, die Physiologie und Pathologie des menschlichen Körpers zu erklären, und genauere Diagnosen zu stellen. Die gegenseitige Erzeugung zwischen den fünf Wandlungsphasen kann benutzt werden, um die Beziehungen zwischen den Organfunktionskreisen zu erläutern. Zum Beispiel ernährt die Essenz des Nierenfunktionskreises (Wasser) den Leberfunktionskreis (Holz), was als „Wasser erzeugt Holz“ bezeichnet wird. Der Leberfunktionskreis (Holz) lagert Blut, um den Herzfunktionskreis (Feuer) zu ernähren; dieses wird als „Holz erzeugt Feuer“ bezeichnet. Der Herzfunktionskreis (Feuer) erwärmt den Milzfunktionskreis (Erde), dieses wird „Feuer erzeugt Erde“ genannt. Der Milzfunktionskreis (Erde) transformiert und verteilt Nahrungsessenz, um den Lungenfunktionskreis aufzufüllen (Metall), dieses wird „Erde erzeugt Metall“ genannt. Der Lungenfunktionskreis (Metall) produziert die Wasserkanäle des Nierenfunktionskreises (Wasser), was wir „Metall erzeugt Wasser“ nennen. Die gegenseitige Hemmung der fünf Wandlungsphasen kann benutzt werden, um die gegenseitigen Einschränkungsbeziehungen zwischen den inneren Organe zu erklären, zum Beispiel zerstreut sich der Lungenfunktionskreis (Metall) und senkt die Energie so ab, um den Überschwang des Leberfunktionskreises (Holz) zu unterdrücken, was als Holzeinschränkendes Metall bezeichnet wird. Der Leberfunktionskreis (Holz) regelt die Stagnation des Qi des Milzfunktionskreises (Erde), dieses wird als erdeinschränkendes Holz bezeichnet. Die Funktionskreise Milz und Magen (Erde) transportieren, verteilen und transformieren die Nährstoffe und können den Überlauf des Wassers, die Überaktivität des Nierenfunktionskreises (Wasser) verhindern, was als Wassereinschränkende Erde bezeichnet wird. Der Nierenfunktionskreis (Wasser) kann die Hyperaktivität des Herzfunktionskreises (Feuer) verhindern, was als Feuereinschränkendes Wasser erklärt wird.

Während die von den fünf Wandlungsphasen vorausgesetzten anatomisch-physiologischen Beziehungen in der modernen westlichen Medizin als rein spekulativ gelten, finden sich in der modernen Physik ganz ähnliche Vorstellungen. Je tiefer die Wissenschaftler in die Materie eindrangen, umso mehr mussten sie erkennen, dass die Materie nichts anderes ist als ein komplexes Gebilde sich überlagernder Schwingungsfelder. Nicht ein einzelner Kern oder ein einzelner stofflicher Baustein bestimmt die Eigenschaft einer Materie, sondern ein komplexes Geflecht innerer und äußerer Anziehungs- und Abstoßungskräfte zwischen den Atomgebilden ist dafür verantwortlich. Kein Bestandteil der Materie existiert für sich isoliert, sondern alles steht in Beziehung zueinander und beeinflusst sich gegenseitig. Das Universum ist keine Ansammlung materieller Objekte, sondern ein kompliziertes Gewebe von Beziehungen zwischen den verschiedenen Teilchen eines einheitlichen Ganzen.[2] Ein derartiges Beziehungsgeflecht aber wird auch durch die verschiedenen Zusammenhänge in der Theorie der fünf Wandlungsphasen beschrieben.

[1] Vgl. Kaptchuk, Das große Buch der chinesischen Medizin, S. 30
[2] Vgl. Capra, Das Tao der Physik, S. 133

Kapitel III: Die Sprache der chinesischen Medizin

Wenn sich die Menschen auf das Gebiet der chinesischen Medizin begeben, brauchen sie zwar nicht die chinesische Sprache zu erlernen, müssen aber Kenntnisse über den Charakter der chinesischen Sprache erwerben. Denn das Denken ist abhängig von der jeweiligen Sprache, jede Erkenntnis enthält ihre ursprüngliche Sprache, die sie definiert und die nicht zufällig dazu benutzt wird, Erkenntnisse zu schaffen. Deshalb war am Anfang immer die Sprache – durch Sprachen werden Kulturen geschaffen und weitergegeben. Die unterschiedlichen Kulturen in der Welt lassen sich nicht von den unterschiedlichen Sprachen trennen, aus denen sich ihr kultureller Kontext zusammensetzt. Das ist der Grund warum die meisten Europäer, die die chinesische Medizin lernen, denken, dass die Gebrauchssprache undeutlich und verwirrend ist und mitunter sogar unlogisch zu sein scheint. Diese sprachlichen Ungenauigkeiten stellen für die meisten Menschen ein großes Hindernis dar, um die chinesische Medizin zu erlernen. Dies gilt vor allem für jene, die mit dem kulturellen Hintergrund Chinas nicht vertraut sind. Denn von ihm leitet sich die chinesische Medizin ab.

Wenn wir uns mit diesem Thema beschäftigen, müssen wir uns zuerst die Unterschiede zwischen den westlichen Sprachen und der chinesischen Sprache vergegenwärtigen. Vereinfacht könnte man sagen: Chinesisch ist eine räumliche Sprache. Die westlichen Sprachen sind zeitliche. Die westlichen Sprachen sind durch ein System von Lauten (Phonemen) gekennzeichnet, die sich wie ein Musikstück entfalten. Die chinesische Sprache hingegen ist ein System von Bildern. Sie vermittelt uns ein visuelles Feld, das eher ein Gemälde repräsentiert.[1] Die Problematik mit der Vieldeutigkeit dieser Bildsprache wird dadurch verursacht, dass die chinesische Sprache dahin tendiert, alle Bedeutungen eines Begriffs oder eben eines Bildes auf einmal zu repräsentieren. Sie kann viele Informationen in einzelne Wörter packen. Damit vermittelt sie auch eine tiefere Schicht, die sich erst bei genauem Betrachten eines Bildes auftut und in der die oberflächliche Information verankert ist. Die chinesische Sprache hat eine Vorliebe für das Implizite, Konzise und tendiert dazu, eine Information extrem zu kondensieren und auf prägnante Weise wiederzugeben. Zudem scheint das Chinesische insofern paradox zu sein, als ein Begriff zum einen ein Bild sehr prägnant formulieren, zum anderen aber weitere Bedeutungen beinhalten kann. Nehmen wir als Beispiel das Schriftzeichen „àn": Die chinesischen Worte setzen sich zumeist aus zwei oder drei Zeichen zusammen. Das Wort „àn" besteht aus drei Teilen: Die linke Seite des Wortes ist das Zeichen „shou" (Abb. 1.4) und bedeutet Hand. Dieses Zeichen kommt in vielen Worten vor, die mit Hand zu tun haben. Die rechte Seite ist das Zeichen „an" (Abb. 1.5), das wiederum aus zwei Zeichen besteht. Der obere bedeutet Dach. Dieses Zeichen kommt in vielen Worten vor, die sich auf Familiäres beziehen. Darunter steht das Zeichen „nü". Wenn „nü" alleine steht, bedeutet es Frau. Das Wort „an" bildet daher eine Beziehung zwischen dem Dach eines Hauses und einer Frau in dem Haus. Stehen nur diese beiden Zeichen zusammen, entsteht das Wort „an", das soviel wie „Frieden" bedeutet. Der Begriff verweist also auf die Bedeutung „Frieden" und auf die Information, „dass ein Haus mit einer Frau darin mit Frieden assoziiert wird". Das Wort „àn", das aus den oben genannten drei Zeichen besteht, hat viele Bedeutungen, unter anderem „drücken, „zügeln", „gemäß". Die unterschiedlichen Bedeutungen hängen alle vom Kontext ab. Gleichzeitig weist keinerlei Veränderung im Erscheinungsbild auf die unterschiedliche Sinngebung hin. Wird es mit dem Wort „mo" verwendet, bedeutet es „Massage" („anmo"). Wird es mit dem Wort „li" verwandt, bedeutet es „vernunftgemäß" („anli"). Wird es mit dem Wort „mai" benutzt, bedeutet es „Puls tasten" („anmai"). Ein chinesischer Satz setzt sich aus einer Reihe solcher Worte zu-

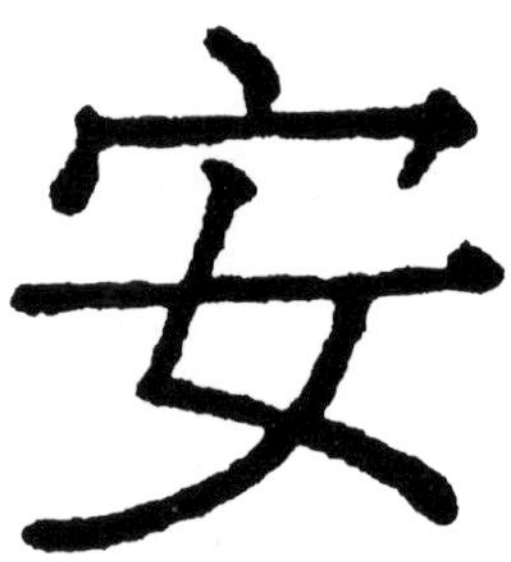

Abb. 1.4

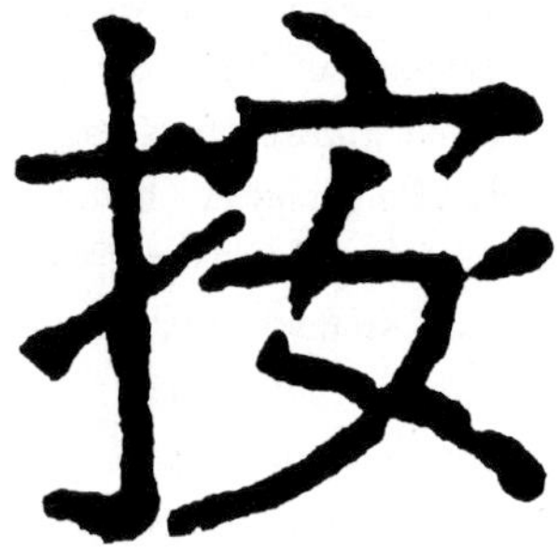

Abb. 1.5

[1] Vgl. Zhang Yu Huang, Den Drachen reiten, S. 23

sammen, die in einer dynamischen Bedeutung zueinander stehen. Die Chinesen verstehen diese unterschiedlichen Bedeutungen auf eine Art und Weise, wie sie mit den jeweiligen Kontextfeldern verschmelzen. Diese kontextuelle Abhängigkeit führt die chinesische Sprache zu einem weiteren Charakteristikum, das man als ganzheitliches Denken bezeichnet. Diese Einheit braucht eine Abstraktion, die per Definition über allem steht und somit alles Beliebige umfasst. Darum ist die chinesische Sprache im Wesentlichen eine Abstraktion.

Die Art und Weise der Gebrauchssprache der chinesischen Medizin lässt sich nicht nur zum Holismus der chinesischen Zeichen zurückverfolgen, sondern auch zum multidimensionalen Charakter der chinesischen Medizin. Die chinesischen Mediziner sind gewohnt, einen undeutlichen und bisweilen unlogischen Stil mit einer medizinischen Bedeutung zu assoziieren, weil der Bereich, in dem die chinesische Medizin arbeitet, von einer lebendigen mikroskopischen Welt bestimmt ist. Da die chinesische Medizin keine messende Definition hat, benutzt sie eine Sprache, die allgemein verständlich und allgemein bestimmbar ist. Hierfür ist gerade Chinesisch geeignet. Denn diese Sprache repräsentiert nicht nur einen ganzheitlichen Standard, sondern auch einen multidimensionalen Charakter.

Die westliche Medizin entwickelte sich vor dem Hintergrund einer auf mathematische Logik gegründeten Wissenschaftlichkeit und einer eindeutig definierten Sprache. Die westliche Medizin ist um strenge Wissenschaftlichkeit bemüht und steht völlig auf deren logischem Fundament. Im Gegensatz zur chinesischen Medizin zielt die westliche auf klare Definitionen und eindeutige Zusammenhänge, indem sie die Bedeutung ihrer Worte klar begrenzt und sie in Übereinstimmung mit den Gesetzen der Logik strukturiert. Die westliche Medizin besteht also aus einem System von Begriffen und Symbolen, die eine Landkarte der Wirklichkeit zeichnen. Diese Landkarte beschreibt aber nur eine Wirklichkeit. Um diese eine Wirklichkeit zu formulieren, ist eine formale Logik unabdingbar. In der chinesischen Medizin war man sich hingegen immer bewusst, dass die Wirklichkeit die Grenzen der Sprache überschreitet und mit Logik und normalen Begriffen alleine nicht zu beschreiben ist. Ihr Interesse ist vor allem auf die die direkten Einsichten in das Wesen der Wirklichkeit gerichtet – nicht auf die Beschreibung der Erfahrung dieser Wirklichkeit. Die Wirklichkeit, die die chinesische Medizin erfährt, ist keine oberflächliche, die unser gewöhnliches Leben beschreibt, sie bleibt unbestimmt und undifferenziert. Und so besteht die chinesische Medizin darauf, die Wirklichkeit weder in ein logisches System zu zwängen, noch sie mit klar umrissenen und eindeutig abgegrenzten Worten zu beschreiben. Lao Zi, der diese Wirklichkeit das Tao nennt, drückte es folgendermaßen aus: „Das Tao, das ausgedrückt werden kann, ist nicht das ewige Tao.“

Es ist sicherlich schwer für die meisten Wissenschaftler, die das kausal-analytische Denkverfahren verinnerlicht haben, die chinesische Medizin zu verstehen. Die einzigen Naturwissenschaftler, die Verständnis für die Sprach-probleme der chinesischen Medizin haben, sind die modernen Physiker. Die Widersprüche in der Atomphysik entziehen die Vorgänge einer Beschreibung mit logischen und exakten Begriffen – eine auffallende Parallele zur chinesischen Medizin. Die Erfahrungen der subatomaren Wirklichkeit erscheinen wie die der chinesischen Medizin zunächst paradox und können nicht durch logisches Denken verstanden werden. So sagte schon Fritjof Capra: „Immer wenn das Wesen der Dinge vom Intellekt analysiert wird, muss es absurd oder paradox erscheinen.“ Dies hat die chinesische Medizin schon immer erkannt, für die westliche Wissenschaft ist es eine neue Erfahrung.

Mit Hilfe der hoch entwickelten modernen Technik ist die moderne Physik in der Lage, von einer Schicht zur anderen in die weit jenseits unserer Welt liegenden mikroskopischen Dimension einzudringen. Gleichzeitig müssen die Physiker die Bilder unserer wahrnehmbaren Welt und die dadurch geprägten Begriffe der Alltagssprache immer mehr aufgeben. Denn die subatomare Welt liegt jenseits des Wahrnehmungsvermögens unserer Sinne und damit unseres Vorstellungsvermögens. Dieses Wissen über die Materie ist nicht mehr von direkten Sinneseindrücken bestimmt. Und daher reicht unsere gewöhnliche Sprache, die ihre Bilder der Welt der Sinne entnimmt, nicht mehr aus, um die sub-atomaren Vorgänge zu beschreiben.[1] Die Grenzen unseres Vorstellungsvermögens sind überschritten und auch logische Ableitungen aus Altbekanntem greifen nicht. Wie die chinesische Medizin hat es jetzt auch die moderne Physik mit einer nicht erfahrbaren und nicht vorstellbaren Realität zu tun. Und wie die chinesische Medizin muss sie sich jetzt mit den paradoxen Aspekten dieser Erfahrung auseinandersetzen.

Mit der westlichen Physik, die dem kausal-analytischen Denken entspringt, und der chinesischen Medizin, die dem induktiv-synthetischen Denken entspringt, treffen sich jetzt beide Arten des Wissens und Erkennens in einem Gebiet. Untersuchungen aus der Atomphysik zeigten, dass das Qi, das in der chinesischen Medizin eine zentrale Rolle spielt, wahrscheinlich aus nicht wahrnehmbarer Form von Materie besteht.[2] Die chinesische Medizin ist anscheinend auf Quanten in einer vierdimensionalen Wirklichkeit aufgebaut. Unter dem Aspekt der westlichen Wissenschaft ist dies sich-

[1] Vgl. Capra, Das Tao der Physik, S. 49
[2] Vgl. oben, S. 212

er die interessanteste Erklärung. Es hat sich damit eine Verbindung zwischen den beiden verschiedenen Ausgangspunkten des Denkens ergeben. Die Unterschiede liegen nicht in der Erkenntnis der Realität sondern lediglich in der Vorgehensweise. Während die Physik Einsicht durch Experimente und Erklärungsmodelle, die auf logischen Schlussfolgerungen fußen, zu gewinnen sucht, erlangt die chinesische Medizin ihr Wissen lediglich durch innere Einsicht. Darüber hinaus können wissenschaftliche Experimente jederzeit und von jedermann wiederholt werden, während die Erfahrung in der chinesischen Medizin individuell ist und auch die verschiedenen Zeiten und Orte berücksichtigt. Ein „ceteris paribus", das bei westlichen Experimenten angenommen wird, um einer Variablen auf den Grund zu kommen, gibt es in der chinesischen Medizin nicht. Deshalb ist sich die chinesische Medizin auch bewusst, dass alle ihre Beschreibungen der Wirklichkeit keine allgemeine Gültigkeit haben. Allerdings halten sich die Abweichungen in Grenzen, so dass man sagen kann, die Wirklichkeit ist nur an den Rändern ungenau und abstrakter formuliert. Der Vorteil der Abstraktion liegt in ihrer Fähigkeit, das Dasein einfacher erklären zu können. Je abstrakter eine Formulierung ist, desto mehr Ereignisse kann sie umfassen, und umso mehr das Konzept von der Einheit alles Seienden aufnehmen und verallgemeinern. Dafür ist das abstrakte Konzept der Allmacht nötig. So z.B. ist das chinesische Wort „Feuer" nur ein abstraktes Symbol. Es kann sowohl alle steigenden Temperaturen einschließen als auch andere Ereignisse, die keinen materiellen Bezug haben – auch Reizbarkeit und Zorn können als Feuer bezeichnet werden. Gleiches gilt auch für die sechs Krankheitsauslösenden Faktoren (Agenzien) Wind, Kälte, Feuchtigkeit, Sommerhitze und Trockenheit. Auch diese sind nicht mit den Erfahrungen unserer Alltagswelt deckungsgleich. Unter solchen Begriffen versteht die chinesische Medizin zwar durchaus etwas Adäquates wie beispielsweise Wind oder Feuer – aber eben nicht in unserer dreidimensionalen Welt, sondern in einer höheren Dimension. Von einer höheren Dimension aus muss auch die Sprache mit einer hohen Abstraktion aufrechterhalten werden. Je höher die höhere Dimensionsebene, desto weiter sind die Vorstellungen vom täglichen Leben entfernt, und desto schwerer können sie mit konkreten Begriffen erklärt werden. Genauso verhält es sich auch bei dem chinesischen Orbiskonographie-System. Dieses kennt zwar Organbegriffe wie Leber, Herz, Milz, Lungen oder Nieren – diesen werden aber keine konkret scharf abgrenzbaren Organe zugeordnet. So versteht es unter Lunge neben dem Atmungsorgan vor allem auch die Haut und die Schleimhäute. Der Leber sind außerdem auch die emotionalen Aktivitäten zugeordnet. Das Herz wird auch als Hauptorgan für die Steuerung der geistigen Aktivitäten und der gesamten physiologischen Funktion des Gehirns angesehen. Aufgrund dieser Unterschiede zur Begrifflichkeit der westlichen Medizin wird bei der Übersetzung von Schriften aus der chinesischen Medizin immer der Begriff „Funktionskreis" (respektive der lat. Begriff Orbis oder kurz o.) vorangestellt, denn unter dieser Funktionskreis-Organ-Oberfläche verbergen sich vielschichtige Bedeutungen. Um Verwechslungen und Missverständnisse bei der Übersetzung der Schriften der chinesischen Medizin zu vermeiden, werden lateinische Begriffe verwendet. Sie sind für Mediziner verständlich und verdeutlichen den Unterschied zwischen dem Wind der Alltagserfahrung und dem ventus der chinesischen Medizin. Um Verwechslungen zwischen den Organen der westlichen Medizin und den chinesischen Funktionskreis-Organen zu vermeiden wird der Funktionskreis in der westlichen Sprache durch das lateinische Wort Orbis gekennzeichnet.

[1] Vgl. Porkert, Neues Lehrbuch der chinesischen Diagnostik, S. 23

Kapitel IV: Systeme Orbiskonographie (Zang Xiang)

Wie wir bereits wissen, spielt die Beobachtung die bedeutendste Rolle in der chinesischen Erkenntnistheorie, denn sie ist die Grundlage allen Wissens. Nach dem Denkprinzip der Ganzheit: Wie außen – so innen, wie klein – so groß, wird der menschliche Körper in der chinesischen Medizin als Mikrokosmos des gesamten Universums angesehen. Sun Simiao, der am meisten verehrte Arzt Chinas aus der Tang-Dynastie, schildert: „Der Kosmos kennt fünf Wandlungsphasen; der Mensch hat fünf Orbes. Der Kosmos hat Tag und Nacht; der Mensch wacht und schläft. Der Kosmos hat 365 Grad; der Mensch hat 365 Knochen."

Bei der systematischen Beobachtung der in dem menschlichen Körper sich entfaltenden Lebensäußerungen beinhaltet diese Beobachtung sowohl die äußere Welt durch die Augen als auch die innere Welt durch die innere Einkehr in der Meditation. Diese fügen sich zu einem Bild, chinesisch Zang Xiang, griechisch Orbis, zusammen.

Die Orbes (Funktionskreise) der chinesischen Medizin verknüpfen zwei Vorstellungen, nämlich einerseits ein stofflich umrissenes Organ, andererseits die auf dieses bezogene qualitativ energetische Phänomen. Die Orbes sind nicht in erster Linie quantitativ ausgerichtet. Ihre biologischen Funktionen ähneln den aus westlichen analytischen Verfahren gewonnenen Organbildern, gleichen ihnen aber nicht ganz.[1] Die Parallele zwischen westlicher Medizin und chinesischer Medizin scheint überraschend im Hinblick auf die sehr unterschiedlichen Beobachtungsvorgänge. Die Anatomie und Physiologie der westlichen Medizin ist eine detaillierte Beschreibung der materiellen Dimension des menschlichen Wesens. Das chinesische Zang-Fu-(Orbis-) Modell unterscheidet sich davon grundsätzlich. Es geht von einem dynamischen System voneinander abhängiger Mechanismen, Funktionen aus, und beschäftigt sich mehr mit den allgemeinen Funktionen des lebendigen Organismus als das westliche Modell wie mit einer strukturierten „Landkarte". Das heißt, das Wissen der westlichen Medizin basiert auf Beobachtungen einer materiellen Dimension der Anatomie und Physiologie, während die chinesische Medizin ihr Wissen nur durch innere Beobachtung in der Meditation erlangt. Die Orbes sind eigentlich die Existenzformen des Körpers in einer anderen Dimension, denn die menschlichen Körper haben in anderen Dimensionen auch ihre unterschiedlichen Existenzformen. Darin liegt heute auch eine Schwierigkeit bei der westlichen Betrachtungsweise der chinesischen Medizin, denn westliche Medizin kann jederzeit von jedermann wiederholt werden, während chinesische Medizin nur wenigen Menschen zu bestimmten Anlässen vorbehalten ist, da diese alte Lehre auf einer unmittelbaren Wahrnehmung der übersinnlichen Wirklichkeiten aufgebaut ist. Diese besonderen Fähigkeiten besitzen heutzutage nur wenige Menschen.

Insgesamt werden in der chinesischen Medizin fünf Zang (Speicherorbes) und sechs Fu (Durchgangsorbes) unterschieden. Ihnen werden alle biologischen Funktionen und krankhaften Entgleisungen nach Yin und Yang sowie den fünf Wandlungsphasen zugeordnet. Die chinesische Medizin sagt sehr wenig über die Orbes als Strukturen, aber zu einem Orbiskonogramm gehört eine große Zahl von Bestimmungsstücken. Unter diesen sind als wichtig zu nennen:

- die Grundfunktionen
- Sinnesorgane und Körperöffnungen
- Leitbahnen

Zang Fu (Organfunktionsbereiche)

Die oo. Herz (Xin) und Dünndarm (Xiaochang) Cardialorbis und Tenuintestinalorbis

Der o. Herz entspricht der Wandlungsphase Feuer. Die Grundfunktion des o. Herz ist die Steuerung aller aktiven Lebensäußerungen, sowohl der motorischen als auch der geistigen und intellektuellen Aktivitäten.[2] In der chinesischen Medizin bezeichnet man dies als konstellierende Kraft (Shen). Wenn der o. Herz gesund ist, kann man die Eigenschaften seiner Persönlichkeit auf konstruktive Weise einsetzen. Der o. Herz verbindet sich besonders mit dem Gefühl der Freude. So kann übermäßige Freude auch den o. Herz beeinträchtigen.

Energetisch hat der o. Herz die Aufgabe, das Qi aus der Nahrung (Gu Qi) ins Blut umzusetzen und Qi in den Leitbahnen zu regulieren.

Der o. Herz hat auch die Aufgabe, das Blut und die Gefäße zu kontrollieren. Eine gesunde Funktion des o. Herz bewirkt einen guten Blutkreislauf.

Zwischen dem Blut und den Körpersäften besteht ein ständiger Austausch. Deshalb spiegelt sich die Arbeit des o. Herz in der Funktion der Schweißproduktion.

Der o. Herz steht in einer engen Beziehung zur Zunge, die chinesische Medizin sagt dazu: Das Herz öffnet sich in der Zunge, deshalb zeigt sich die Herzfunktion in der Zunge – insbesondere an der Zungenspitze.

In der modernen Medizin wird der Herzbeutel als äußere schützende Hülle des Herzens angesehen. Dies spiegelt sich

[1] Porkert, Theoretischen Grundlagen der chinesischen Medizin, S.

[2] Vgl. Wühr, Quintessenz der Chinesischen Akupunktur und Moxibustion, deutsche Ausgabe, S. 20

in der chinesischen Medizin wieder. Der Herzbeutel ist eng mit dem o. Herz verbunden. Er kann z.B. die Hitze abhalten, um den o. Herz zu schützen.

An den o. Herz knüpft auch der o. Dünndarm an. Beide sind durch die Wandlungsphase Feuer qualifiziert. Die Hauptfunktion des o. Dünndarm ist die Ausscheidung der über die Nahrung aufgenommenen Energien in feine und grobe, feste und flüssige. Die Störungen des o. Dünndarm sind bei der Dysfunktion des o. Milz in Bezug auf Transport und Umwandlung mit eingeschlossen.

Die oo. Leber (Gan) und Galle (Dan) – hepatischer Orbis und Fellealorbis

Der o. Leber entspricht der Wandlungsphase Holz. Die Grundfunktionen des Funktionsbereichs Leber sind die Speicherung des Xue (Blut). Der o. Leber besitzt die Funktionen der Regulierung des Volumens des zirkulierenden Blutes. So muß er bei erhöhter lebhafter Aktivität des zirkulierenden Blutvolumens die benötigte Menge freisetzen und bei der Ruhephase die überflüssige Menge lagern. Bei einem gesunden o. Leber erhält der Körper eine gute Blutversorgung und wird auch stark und flexibel. Er beeinflusst daher auch die Menstruation, deshalb hängen viele gynäkologische Krankheiten mit dem o. Leber zusammen.

Dem Funktionsbereich Leber zugeordnet sind auch emotionale Aktivitäten, deren Labilität die Vorbedingung für Zorn und Depression ist. Eine gesunde Funktion des o. Leber bewirkt eine Harmonie der Gefühle. Umgekehrt können Zorn und Depressionen auch der Funktion des o. Leber schaden.

Die Aufrechterhaltung des unbehinderten Qi-Flusses ist bei weitem die wichtigste Aufgabe des o. Leber. Das bedeutet, dass der o. Leber verantwortlich ist für die harmonischen funktionellen Aktivitäten des Körpers.[1]

Der o. Leber kontrolliert das Yin (Muskeln und Sehnen), denn das Yin und das Blut des o. Leber ernähren die Muskeln und Sehnen, indem sie diese in ihrem normalen Zustand von Kontraktion und Entspannung halten. Deswegen sind die Muskeln und Sehen frei in ihrer Elastizität, wenn der o. Leber gesund ist.

Der o. Leber steht in einer engen Beziehung zu den Augen, die chinesische Medizin sagt dazu: Der o. Leber öffnet sich in den Augen. Deshalb kann dieses zu Augenproblemen führen, wenn das Blut des o. Leber Mängel aufweist.

Die Leitbahn des o. Leber knüpft auch an den o. Galle an. Beide sind durch die Wandlungsphase Holz qualifiziert. Die Hauptfunktion des o. Galle ist die Speicherung und Exkretion der Galle in den Darm, um die Verdauung zu unterstützen.

Die oo. Milz (Pi) und Magen (Wei) – Lienalorbis und Stomachorbis

Die oo. Milz und Magen entsprechen der Wandlungsphase Erde. Die Hauptfunktionen des o. Milz sind die Verdauung, Verarbeitung und Aufnahme in den Stoffwechsel sowie die Steuerung des Transportes und Umwandlung der Nahrungsessenz.[2] Sie nimmt die Nahrungsessenz (Gu Qi) aus dem Magen auf und transportiert sie in die oo. Herz und Lunge zur Umwandlung in Qi und Xue. In der chinesischen Medizin wird diese Funktion als „Trennung von Klarem und Trübem" formuliert.

Aus der Nahrung werden aktive Energien gebildet, die dem als reines, nach oben strebendes Qi weitergegeben werden, aus welchem wiederum alle Organe ihre Energien ziehen. Hier wird die erworbene Konstitution gebildet und wird als „Wurzel der erworbenen Konstitution" bezeichnet.

Der o. Milz hat auch die Aufgabe, das Qi durch den Körper zu transportieren, denn das braucht die gesunde Muskulatur. Wenn der o. Milz beeinträchtigt ist, kann das Qi die Muskeln nicht ernähren, was sich in Müdigkeit und schwachen Muskeln zeigt.

Der o. Milz reguliert die Zirkulation des Blutes in den Gefäßen. Wenn der o. Milz beeinträchtigt ist, kann dies zu Blutverlusten, z.B. in Stuhl oder Urin führen.

Der o. Milz und der Mund arbeiten bei der Aufnahme, dem Transport und der Umwandlung von Nahrung zusammen. Die chinesische Medizin sagt dazu: Der o. Milz öffnet sich im Mund.

Wenn der o. Milz normal ist, wird der Geschmackssinn ausgeprägt, und die Lippen sind feucht und rosig.

Der o. Milz ist auch mit dem o. Magen verbunden. Beide sind durch die Wandlungsphase Erde qualifiziert. Die Hauptfunktion des o. Magen ist die Aufnahme und das Zerspalten von Nahrung. Die oo. Milz und Magen bilden das System der Verdauung. Die normal Funktion des o. Magen ist, Qi nach unten zu schicken. Wenn diese Funktion beeinträchtigt ist, bricht das Qi nach oben aus. Dies führt zu Aufstoßen, Schluckauf, Übelkeit.

Die oo. Lunge (Fei) und Dickdarm (Dachang) – Pulmonalorbis und Crassintestinalorbis

Der o. Lunge entspricht der Wandlungsphase Metall. Die Hauptfunktionen des o. Lunge sind zum einen die Kontrolle der Atmung, zum anderen die Aufnahme von Qi und die

[1] Vgl. Wühr, Quintessenz der Chinesischen Akupunktur und Moxibustion, deutsche Ausgabe, S. 21
[2] Vgl. oben, 21

Beherrschung des Qi. Der o. Lunge ist hauptsächlich Atmungsorgan, im Unterschied zur modernen Medizin ist die Lunge nach Ansicht der chinesischen Medizin auch dafür verantwortlich, nicht nur Sauerstoff, sondern auch Qi aus dem Himmel zu entnehmen. Der o. Milz sendet die Nahrungsessenzen zur Lunge, wo sie sich mit dem reinen, aus der Luft eingeatmeten Qi vermischen. Dann sorgt die Lunge dafür, dass das Qi im ganzen Körper verteilt wird. Die Dysfunktion des o. Lunge kann zu einer Verlegung der Atmungswege, zu Husten und Auswurf führen.

Der o. Lunge hat auch die Aufgabe der Abwehr schädlicher Einflüsse; er kann das Abwehr-Qi und Xue in alle Körperteile verteilen. Der o. Lunge steht in direkter Verbindung mit der Außenwelt und ist daher besonders anfällig für das Eindringen äußerer Agenzien. Ein gesunder o. Lunge schützt vor dem Eindringen „äußerer Agenzien" wie Algor, Ventus usw. Wenn diese Funktion beeinträchtigt ist, ist der Körper leicht anfällig für Krankheiten, die durch „klimaverändernde Einflüsse" verursacht werden.

Der o. Lunge hat infolge seiner Lage auch die Funktion der Absenkung des Qi und soll das säubernde Qi hinabführen. Der o. Lunge sendet reines Qi zum o. Niere hinunter. Diese Beziehung zwischen den oo. Lunge und Niere ist unerlässlich für die Atmung. Wenn die absinkende Funktion des o. Lunge geschwächt ist, kann dies zu Husten und sogar zu Asthma führen.

Der o. Lunge reguliert auch den Wasserhaushalt. Die verteilende und hinabführende Funktion des o. Lunge wandelt zum Teil die Körpersäfte in Schweiß und zum Teil leitet sie diese nach unten zur Niere und Blase.[1] Ein normaler o. Lunge sorgt für einen gesunden Flüssigkeitshaushalt, während eine geschädigte Funktion des o. Lunge zu Schwellungen und Ödemen führt.

Andere Aufgaben des o. Lunge sind die Kühlung und gleichzeitige Befeuchtung der Oberfläche, also der Haut und anderer Organe. Deshalb kann dieses zu rauer und trockener Haut führen, wenn der o. Lunge angegriffen ist. Die Nase wird als Öffnung der Lunge angesehen. Die chinesische Medizin sagt dazu: Der o. Lunge öffnet sich in der Nase. So beeinflusst der o. Lunge auch den Geruchssinn.

Der o. Lunge ist auch mit dem o. Dickdarm verbunden. Beide sind durch die Wandlungsphase Metall qualifiziert. Deshalb muss bei der Behandlung des o. Lunge in der chinesischen Medizin also auch der Dickdarm behandelt werden. Die Hauptfunktion des o. Dickdarm ist die Annahme von verbrauchtem Verdauungsmaterial, das bereits durch die oo. Magen und Dünndarm weitergeleitet wurde. Der o. Dickdarm erhält das Unreine zur weiteren Reinigung, um saubere Flüssigkeit zu extrahieren.

Die oo. Niere (Shen) und Blase (Pang Guang) – Renalorbis und Vesikalorbis

Der o. Niere entspricht der Wandlungsphase Wasser. Hier sitzt auch die angeborene Konstitution, alle Anlagen sind hier gespeichert. Die Hauptfunktionen des o. Niere sind die Speicherung von Jing (struktive Lebensessenzen), das über die Fortpflanzung, das Wachstum und die Entwicklung herrscht.[2] Jing wird auch als das Yin des o. Niere bezeichnet. Wie schon beschrieben, besteht Jing (struktive Lebensessenzen) aus zwei Teilen: 1. Das angeborene Jing wird von den Eltern geerbt. 2. Das erworbene Jing wird aus der Nahrung gewonnen. Jing hat großen Einfluss auf den o. Niere in Bezug auf Fortpflanzung und Entwicklung. Im Werk „Unbefangene Fragen im Innern Klassiker des Gelben Fürsten" steht schon geschrieben: „Im Alter von 14 bei Frauen und 16 bei Männern erblüht das Qi des o. Niere. Bei Frauen setzt in diesem Alter die Menstruation ein, und bei Männer die Fähigkeit zur Samenerzeugung." Wenn die Funktionen des o. Niere beeinträchtigt sind, kann dies zu verzögertem Wachstum, zu Impotenz und Unfruchtbarkeit führen.

Der Yang-Anteil des o. Niere ist wichtig für das Durchwärmen des ganzen Körpers. Man spricht in der chinesischen Medizin deshalb vom Mingmen-Feuer (Lebensfeuer) unter dem Wasserkessel. Er verleiht dem Menschen die nötige Basis und ein Fundament. Wenn das Yang des o. Niere geschwächt ist, ist auch das Mingmen- Feuer betroffen, woraus sich generelle Kälteempfindlichkeiten oder sexuelle Störungen ergeben.

Der o. Niere ist auch verantwortlich für die Produktion von Knochen und Knochenmark, das im Kopf das Gehirn formt. Denn das Mark steht mit den Hirnstrukturen in Verbindung. So ergeben sich aus einer starken Funktion des o. Niere stabile Knochen und ein leistungsfähiges Gehirn.

Des Weiteren ist eine Hauptaufgabe des o. Niere die Regulation der Flüssigkeitszirkulation im Körper. Die klaren, nützlichen Körpersäfte schickt er wieder zum o. Lunge. Die unreinen, trüben Körpersäfte schickt er in die Blase, um den Urin zu bilden.

Der o. Niere hilft auch dem o. Lunge bei der Annahme des Atem-Qi. Die Verteilung des Sauerstoffes an den ganzen Körper hängt nicht nur von dem o. Lunge ab, sondern auch von der Funktion des o. Niere. Wenn die Kontrolle der Funktion des o. Niere beeinträchtigt ist, kann das Qi nach oben entweichen und zu Atmungsprobleme wie Asthma führen.

Die Hörfunktion ist auch abhängig von dem o. Niere. Die chinesische Medizin sagt dazu: Der o. Niere öffnet sich in den Ohren. Wenn das Qi des o. Niere einen Mangel aufweist,

[1] Vgl. Wühr, Quintessenz der Chinesischen Akupunktur und Moxibustion, deutsche Ausgabe, S. 23
[2] Vgl. oben, S. 23

kann das zu Ohrensausen und Taubheit führen.

Der o. Niere ist eng mit dem o. Blase verbunden. Beide sind durch die Wandlungsphase Wasser qualifiziert. Die Hauptfunktionen des o. Blase sind die vorübergehende Speicherung von Urin und die Ausscheidung von Urin aus dem Körper, wenn sich eine bestimmte Menge angesammelt hat. Diese Funktionen des o. Blase kommen unter Mithilfe des Qi des o. Niere zustande.

Drei Calorium (San Jiao) – Dreifacherwärmer

Drei Calorium ist kein eigentlicher Orbis, sondern ein Durchgangsorbis und ist in drei Teile unterteilt: Das obere Calorium ist die Zusammenfassung der oo. Herz und Lunge. Das mittlere Calorium ist eine Zusammenfassung der oo. Milz und Magen. Das untere Calorium ist eine Zusammenfassung der oo. Niere und Blase. Es ist für die Regulation des gesamten Säfteumlaufs zuständig.[1]

Gehirn (Nao)

Die chinesische Medizin hat schon lange um die Beziehung zwischen dem Gehirn und der geistigen Aktivität gewusst. Zum Beispiel wird bereits im „Unbefangene Fragen im Innern Klassiker des Gelben Fürsten" das Gehirn wie folgt beschrieben: „Der Kopf ist die Quelle von geistigen Aktivitäten." So wurde in der chinesischen Medizin schon damals das Gehirn mit geistigen Aktivitäten verbunden. Obwohl die chinesische Medizin eine gewisse Kenntnis von der Physiologie des Gehirnes gehabt hat, glaubt man doch, dass geistige Aktivitäten und Bewusstsein aus verschiedenen Zang Fu (Orbis) resultieren. Die chinesische Medizin sagt dazu, dass das o. Herz für das Bewusstsein und das Verständnis zuständig ist, und die Existenz von Freude sicherstellt. Der o. Lunge lagert die Traurigkeit. Die oo. Milz und Magen erzeugen das Denken. Der o. Leber ist für Zorn zuständig. Der o. Niere ist für Schrecken zuständig. Der o. Galle verbindet sich mit dem Mut einer Person beim Treffen von Entscheidungen.

Gebärmutter (Zi Gong)

Die Gebärmutter ist das Organ, in dem sich die Menstruation bildet und der Fötus ernährt wird. Im Großen und Ganzen ist das Qi des o. Niere eines Mädchens reif und ihre Gebärmutter wird völlig entwickelt, wenn sie das Alter von 14 erreicht hat. Die Gebärmutter ist mit dem o. Niere verbunden. Nur wenn das Qi des o. Niere reichlich vorhanden ist, kann die Menstruationsperiode regelmäßig auftreten und die Befruchtung und das Wachstum des Fötus ermöglicht werden. Deshalb wird bei einer Frau von 49 Jahren das Qi des o. Niere aufgebraucht sein. Die Menstruation wird unregelmäßig werden und sie kommt in die Wechseljahre.

Die Beziehung zwischen den Organfunktionsbereichen

Da die Anatomie im alten China nur einen sehr untergeordneten Stellenwert hatte, war die genaue Kenntnis der Lage einzelner Organe nicht so wichtig. Man interessierte sich viel mehr für die Wechselwirkung zwischen den verschiedenen Bereichen des Körpers. Die chinesische Medizin war an der Beschreibung der Anatomie nicht interessiert, nicht nur weil sie damals noch keine Chirurgie kannte, sondern weil das chinesische Denken induktiv-synthetische Verbindungen herstellt und sich primär für Funktionen interessiert.

Die Beziehung zwischen den oo. Leber (Gan) und Lunge (Fei) – Hepatischer Orbis und Pulmonalorbis

Der o. Lunge liegt im oberen Calorium. Das Qi des o. Lunge verteilt und steigt hinab während der o. Leber im unteren Calorium liegt und sein Qi verteilt und hochsteigt. Nur wenn das Qi von beiden ordnungsgemäß auf- bzw. absteigt, können die auf- bzw. absteigenden Bewegungen des Qi des ganzen Körpers normal aufrechterhalten werden. Die Leber-Leitbahn verläuft durch das Zwerchfell und geht in den o. Lunge vom unteren Teil her. Wenn sich das Qi des o. Leber durch eine Stauung in Feuer wandelt und das Feuer entlang der Leber-Leitbahn zum o. Lunge sendet, verbrennt das Yin des o. Lunge. Dieses zeigt sich in Brustschmerzen, Zorn, Husten mit Dyspnoe und anderen Symptomen. Auf der anderen Seite verursacht eine Fehlfunktion des o. Lunge im Bereich Verteilung und Hinabsenden von Qi Trockenheit und Hitze, die nach unten führt. Dieses beeinträchtigt die Funktion des o. Leber im Hinblick auf Regulation und Fluss der vitalen Energie und des Blutes und resultiert in Husten, diffusen Schmerzen und einem Völlegefühl in der Region des Brust, Benommenheit, Kopfschmerz und weiteren Symptomen.

Die Beziehung zwischen den oo. Leber (Gan) und Milz (Pi) – Hepatischer Orbis und Lienalorbis

Die Wandlungsphase Holz entspricht dem o. Leber. Die

[1] Vlg. Engelhardt / Hempen, Chinesische Diätetik, S. 646

Wandlungsphase Erde entspricht den oo. Milz und Magen. Das Holz hemmt die Erde. Daher führt die Erkrankung des o. Leber auch zu Appetitlosigkeit, Völlegefühl und Blähungen. Der o. Leber hat die Aufgabe, den Fluss der vitalen Energie und des Xue geschmeidig zu halten und diesen zu regulieren. Der o. Milz hat die Aufgabe des Transportes, der Verteilung und der Umformung von Nährstoffen sowie der Förderung des Wasserstoffwechsels. Wenn die Funktion des o. Leber normal ist, verlaufen auch die Aufgabe des o. Milz, nämlich Nahrungsessenz nach oben zu senden und den Qifluss nach oben aufrecht zu erhalten, sowie die Aufgabe des Magens, Nahrung nach unten zu senden, ganz normal und ruhig. Die Milz kann dann ihre Aufgaben des Transportes und der Verteilung von Nährstoffen und Wasser ordnungsgemäß versehen. Dieses sichert eine reichhaltige Quelle von Nahrungsessenz, die gleichmäßig zum o. Leber weitergeleitet wird. So ist der o. Leber gut versorgt und kann die Aufgaben der Regulation und des reibungslosen Flusses von Qi und Xue gut erfüllen. Kommt es zu einer Störung der Leberfunktionen, zieht dieses eine Störung der Aufgaben von oo. Milz und Magen nach sich, was letztlich zu einer Fehlkoordination zwischen dem o. Leber und den oo. Milz und Magen führt und gekennzeichnet ist durch ein Völlegefühl in der Brust, wenig Appetit, Blähungen, und Unwohlsein, Bauchschmerzen, Diarrhöe und anderen Symptomen. Auf der anderen Seite kann eine Störung des o. Milz ebenso eine Beeinträchtigung des o. Leber nach sich ziehen. Zum Beispiel führt eine Fehlfunktion des o. Milz im Hinblick auf die Transport- und Verteilungsaufgaben von Wasser und Nährstoffen zu einem ungenügenden Vorhandensein von vitaler Energie und Blut, was wiederum zu einer Unterversorgung der Leber führt und sich in einer Schwäche des Blutes der Leber äußert. Die Hitze, die sich durch Feuchtigkeit im o. Milz angestaut hat, beeinträchtigt die Aufgabe der Leber und der Galle und verursacht Ikterus.

Die Beziehung zwischen den oo. Herz (Xin) und Leber (Gan) – Cardialorbis und Hepatischer Orbis

Dem o. Herz wird die Eigenschaft zugeschrieben für die mentalen Aktivitäten verantwortlich zu sein. Der o. Leber hat die Aufgabe, das Qi und das Blut zu besänftigen und zu regulieren. Beide werden in Beziehung zu den mentalen Aktivitäten und dem Gemütszustand gesetzt. Der o. Leber entspricht der Wandlungsphase Holz. Holz unterhält das Feuer. Wenn zuviel Holz vorhanden ist, kann sich das Feuer ungehindert ausbreiten. Das Feuer entspricht dem o. Herz. Daher ist die Erkrankung des o. Leber oft mit Hitzeempfinden, schnellem Puls und Brustbeklemmungsgefühl verbunden.

Auf der anderen Seite beeinträchtigen sie sich auch gegenseitig. Ein Beispiel: Ein Patient mit Ardor durch Depletion von Yin des o. Herz kann Symptome von Herzbeschwerden wie Unruhe, Schlaflosigkeit genauso zeigen wie Symptome von Leberbeschwerden wie Zappeligkeit, Unruhe oder leichte Erregbarkeit. Ein Patient mit Vorherrschen des Yang im o. Leber kann Symptome von Leberbeschwerden wie z. B. Kopfschmerzen, Schwindel und Unruhe zeigen sowie Symptome von Herzstörungen wie z. B. Herzklopfen, Schlaflosigkeit und so weiter.

Der o. Herz kontrolliert die Blutzirkulation. Der o. Leber speichert Blut. Nur wenn genug Blut des o. Herz vorhanden ist, kann der o. Leber Blut speichern. Wenn im o. Leber ungenügend Blut vorhanden ist, reicht das Blut des o. Herz ebenfalls nicht aus. Daher treten die Symptome bei einem Defizit des Blutes des o. Herz immer in Verbindung mit einer Schwäche des Blutes des o. Leber auf.

Die Beziehung zwischen oo. Herz (Xin) und Lunge (Fei) – Cardialorbis und Pulmonalorbis

Die oo. Herz und Lunge befinden sich beide im oberen Calorium. Der o. Herz kontrolliert die Blutzirkulation. Der o. Lunge kontrolliert das Qi. Die oo. Herz und Lunge sind voneinander abhängig und können nur so existieren, dasselbe gilt für die Blutzirkulation und das Qi. Die Blutzirkulation hängt von der treibenden Kraft des Qi ab. Gleichzeitig benötigt das Qi die Blutzirkulation für seinen Transport und die Verteilung. Pathologisch gesehen führt ein Defizit von o.-Lunge-Qi und ein Mangel an Zong Qi zu einem Kraftverlust, um das Blut voranzutreiben, und führt somit letztlich zu einer Stagnation des Blutes, was wiederum ein dumpfes Gefühl in der Brust, Kurzatmigkeit, Zyanose der Lippen und eine dunkelrote Zunge verursacht. Ein Defizit des o.-Herz-Qi und eine Stagnation des Blutes kann die Funktion der o. Lunge beeinträchtigen und somit Husten, Asthma, Kurzatmigkeit und ein dumpfes Gefühl in der Brust nach sich ziehen.

Die Beziehung zwischen den oo. Herz (Xin) und Milz (Pi) – Cardialorbis und Lienalorbis

Der o. Herz kontrolliert die Blutzirkulation. Der o. Milz hat die Aufgabe, Blut zu produzieren und für den Blutfluss in den Gefäßen zu sorgen. Die Beziehung zwischen dem o. Herz und dem o. Milz zeigt sich hauptsächlich in der Produktion und Zirkulation des Blutes. Physiologisch gesehen ist das Blut des Herzens gut versorgt, wenn der o. Milz seine Funktionen des Transportes und der Verteilung von Nährstoffen und Wasser gut erfüllt sowie ausreichend Nährstoffe für das Wachstum und die Entwicklung bereitstellt.

Eine gute Blutversorgung des Herzens stellt wiederum ausreichend Nährstoffe aus dem Blut für den o. Milz bereit und sichert die Transport- und Verteilungsfunktion des o. Milz. Der Blutfluss in den Gefäßen hängt aber nicht nur von der antreibenden Kraft des Qi des o. Herz ab, sondern auch von der Funktion des Qi des o. Milz, das den Blutfluss in den Gefäßen sicherstellt.

Eine Unterversorgung des Herzens mit Blut kann aus einer Fehlfunktion des o. Milz hinsichtlich seiner Transport- und Verteilungsaufgabe von Nährstoffen und Wasser resultieren sowie des Fehlens von adäquaten Nährstoffen für das Wachstum und die Entwicklung oder aber auch eine Fehlfunktion des o. Milz im Hinblick auf die Aufrechterhaltung des Blutflusses in den Gefäßen sein. Die Aufgaben des o. Milz wie Transport, Verteilung und Umformung von Nährstoffen sowie Förderung des Wasser-Stoffwechsels können beeinträchtigt werden durch mentale Sorgen, Ängste und eine Schwäche des Blutes und Qi des o. Herz. Eine Unterversorgung des Blutes des Herzens und eine Fehlfunktion der Milz im Hinblick auf Transport- und Umformungsaufgaben können Symptome wie Schlaflosigkeit, Herzklopfen und Appetitlosigkeit verursachen. Dieses wird in der chinesischen Medizin als „Defizite des o. Herz und des o. Milz“ bezeichnet.

Die Beziehung zwischen den oo. Herz (Xin) und Niere (Shen) – Cardialorbis und Renalorbis

Der o. Herz mit der Eigenschaft des Yang liegt im oberen Calorium und wird dem Feuer gemäß der Theorie der fünf Wandlungsphasen zugeschrieben. Der o. Niere mit der Eigenschaft des Yin liegt im unteren Calorium. Ihm wird, gemäß der Fünf-Wandlungsphasen-Theorie, das Wasser zugeordnet. Wenn die physiologischen Funktionen normal sind, steigt das Feuer des o. Herz hinab zum o. Niere, um dessen Yang (die vitale Funktion) zu nähren und die Flüssigkeit zu wärmen. Zur gleichen Zeit steigt die Flüssigkeit des o. Niere hoch zum Herzen, um das Yin (die vitale Essenz) des o. Herz zu nähren, damit das Yang des o. Herz nicht zu stark wird. Die oo. Herz und Niere haben, wie es in der chinesischen Medizin genannt wird, eine Beziehung der gegenseitigen Abhängigkeit und Einschränkung, die durch gegenseitige Unterstützung und Hemmung gekennzeichnet ist. Wenn das Feuer des o. Herz nicht ausreicht, um den o. Niere zu wärmen, entsteht ein Übermaß an Wasser infolge des Mangels des o.-Niere-Yangs was wiederum das o. Herz angreifen kann. Dieses wird als „Herzbeschwerden verursacht durch Wasser“ bezeichnet. Wenn die Nierenflüssigkeit nicht ausreicht und nicht in der Lage ist, nach oben zu steigen, um das Yin des o. Herz zu nähren, wird das Yang des o. Herz zu stark, was sich in Symptomen wie geistiger Unruhe, Schlaflosigkeit sowie traumreichem Schlaf äußert. Dieses wird als „Zusammenbruch der normalen physiologischen Koordination zwischen oo. Herz und Niere“ bezeichnet.

Die Beziehung zwischen den oo. Niere (Shen) und Lunge (Fei) – Pulmonalorbis und Renalorbis

Der o. Lunge erfüllt die Aufgabe, Luft zu holen. Der o. Niere hat die Funktion der Kontrolle und Förderung der Energie. Die oo. Lunge und Niere koordinieren die Ausführung der Atembewegung. Eine Störung der oben genannten Funktion des o. Niere im Hinblick auf eine Depletion ihres Qi oder eine Depletion des Qi des o. Lunge ist der Grund für eine Atemnot.

Der o. Lunge ist die höchste Quelle der Wasserzirkulation. Nur durch die Funktion des o. Lunge der Aktivierung des Flusses von vitaler Energie, Blut- und Körperflüssigkeit sowie der Reinigung von eingeatmeter Luft und ihrer Weiterleitung nach unten kann die Nahrungsessenz im oberen Teil des Körpers in alle Bereiche des Körpers verteilt werden und die durch den Stoffwechsel produzierte Flüssigkeit zum o. Niere geleitet werden und anschließend ausgeschieden werden.

Der o. Niere hat die Funktion, den Wasserstoffwechsel zu bestimmen. Nur durch diese Funktion kann Wasser, das vom oberen Bereich des Körpers in den o. Niere kommt, in saubere, klare Flüssigkeit unterteilt werden. Klare Flüssigkeit fließt zurück durch den Körper über das dreiteilige Calorium. Die schmutzige Flüssigkeit wird zu Urin und über die Harnleiter ausgeschieden. Eine Fehlfunktion des o. Lunge im Bereich der Aktivierung und Drainage des Flusses von vitaler Energie und Körperflüssigkeit und eine Fehlfunktion des o. Niere im Beherrschen des Wasserstoffwechsels kann den normalen Wasserstoffwechsel beeinträchtigen. Aber nicht nur das; die beiden beeinträchtigen häufig auch einander, resultierend aus einer schweren Störung des Wasserstoffwechsels, was sich z. B. in einem sehr ernsten Husten und asthmatischer Atmung beim Schlafengehen äußert.

Ferner ernähren sich das Yin (vitale Essenz) der oo. Lunge und Niere gegenseitig. Eine längere Zeit von Depletion des Yin der Lunge kann das Yin des o. Niere schwächen. Eine Schwäche und Beeinträchtigung des Yin des o. Niere kann wiederum zu einem ungenügenden Yin der Lunge führen. In jedem Fall äußert sich eine Depletion des Yin der oo. Lunge und Niere in einem trockenen Husten, Heiserkeit, Fieber, Nachtschweiß und Rückenschmerzen. Durch die Behandlung dieser Symptome wird sowohl das Yin der Lunge als auch das der Niere wieder aufgefüllt.

Energetik

Die chinesische Medizin hat primär Lebensvorgänge, Dynamik im Blick. Folgerichtig sind daher alle Systeme nur Mittel zur Beeinflussung energetischer Abläufe. Um die unterschiedliche Energie zu bestimmen, dienen ihnen die folgenden Begriffe des Jing, Shen, Xue, Ying und Wei, von denen jedes zweidimensional wirkt, sowohl in der dreidimensionalen Welt als auch in der vierdimensionalen Welt.

Jing (Struktivpotential)

Jing ist jene struktive Lebensessenz, die als materielles Substrat die konkrete Verwirklichung im menschlichen Körper ist, wie z.B. die Samenflüssigkeit. Sie ist die Grundlage allen organischen Lebens. Es gibt verschiedene Arten von Jing. 1. Das angeborene Jing bildet die Grundlage für das vorgeburtliche Wachstum in der Gebärmutter. 2. Das nachgeburtliche Jing nimmt man mit den Speisen und Getränken zu sich. Das angeborene Jing wird durch die Vereinigung der Sexualenergie gebildet. Das nachgeburtliche Jing wird durch die oo. Milz und Magen gewonnen und ergänzt das angeborene Jing. Bei Kindern ist Jing für das Wachstum, die Entwicklung und sexuelle Reifung verantwortlich. Bei Erwachsenen ermöglicht Jing die Zeugung. Bei Depletion Jing ist der Körper anfällig für Erkrankungen. Die Stärke des Jing bestimmt die grundlegende Konstitution.

Shen (konstellierende Kraft)

Shen ist für das menschliche Bewusstsein zuständig. Shen gilt gemeinsam mit Qi und Jing als die drei Schätze des menschlichen Körpers. Sie ist jene aktive Energie, die aus dem vierdimensionalen Umfeld in den menschlichen Geist einströmt und dessen einmalige Individualität aufbaut – damit die geistige Kraft aufrechterhalten wird. Ist Shen kräftig, strotzt der Mensch vor Energie: Er ist fit, klar und hellwach.

Xue

Xue ist eine stoffliche Energie. Xue wird häufig mit Blut übersetzt, umfasst aber neben dem Blut auch die wichtigsten stofflichen Körpersäfte. Nach chinesischer Medizin wird das Blut auf zwei Arten hergestellt. 1. Speisen und Getränke werden von dem o. Milz aus in Blut umgewandelt. 2. Das Knochenmark ist am Prozess der Blutproduktion beteiligt. Die wichtigste Funktion des Blutes ist, dass es durch seinen kontinuierlichen Kreislauf durch den Körper Nährstoffe in alle Organe und Strukturen transportiert. "Im engeren Sinne beinhaltet der Begriff xue nach westlichem Verständnis die Wirkungen der Mikrozirkulation auf die Funktion der Gewebe und das Interstitum."[1] Xue und Qi stehen also in enger Beziehung zueinander. Die chinesische Medizin sagt dazu: Das Qi kommandiert das Blut; ist das Qi in Bewegung, fließt das Blut; stagniert das Qi, so stagniert auch das Blut – deshalb heißt es auch: Blut kann ohne Qi nicht fließen, Qi kann ohne Blut nicht gehalten werden.

Jin Ye (Körpersäfte)

Jin Ye sind die anderen organischen Flüssigkeiten, die den Körper befeuchten und schmieren. Sie entstehen bei der Nahrungsaufnahme durch die oo. Milz und Magen. Es gibt zwei Arten solcher Körpersäfte. Der leichte und klare Körpersaft ernährt die Muskeln und befeuchtet die Haut. Der dickflüssige und schwere Körpersaft schmiert die Gelenkflächen und durchtränkt das Gehirn.

Ying (Bauenergie)

Ying Qi bezeichnet jene Energiepotenzen, die am stärksten mit Xue verbunden sind. Es zirkuliert in den Qi Leitbahnen und bewegt sich mit dem Blut in seinen Bahnen. Ying Qi ist für den Aufbau und die Erhaltung der somatischen Grundlagen zuständig. Mit seiner Hilfe werden die aus der Nahrung gewonnenen Nährstoffe in Xue umgewandelt und stellen ein Transportmedium zwischen den Organ-Funktionsbereichen dar.

[1] Greten, Kursbuch Traditionelle Chinesische Medizin, S. 25

Kapitel V: Sinarteriologie Leitbahnensystem (Jing Luo).

Die zentrale Rolle in der chinesischen Medizin spielt das Konzept des Qi. Während die westliche Medizin einen experimentellen Nachweis fordert, um ein Konzept anzuerkennen, reicht es der chinesischen Medizin völlig, wenn das Konzept mit den Erfahrungswerten übereinstimmt.

Das Qi in der chinesischen Medizin

Das Qi ist für die Chinesen eine Art universelle Lebensenergie, die sowohl den gesamten Kosmos durchströmt, als auch im Mikrokosmos wirksam ist. Im Menschen wirkt das Qi als aktive Energie. Diese Energieform ist – zumindest derzeit – nicht durch westliche physikalische Messmethoden nachweisbar. Dennoch gibt es genügend Anhaltspunkte aus dem Bereich der chinesischen Therapie, die ein Konzept sinnvoll erscheinen lassen, wonach sich Qi im Körper in bestimmten Bahnen bewegt, die Qi-Leitbahnen oder manchmal auch noch Meridiane genannt werden. Bei vielen Krankheiten untersuchen chinesische Ärzte den Energiefluss, um die Ursachen dieser Krankheiten herauszufinden. Werden beispielsweise Blockaden entdeckt, die den Energiefluss auf einer bestimmten Qi-Leitbahn hemmen, entstehen Probleme in dem zugehörigen Organ. Hier gilt es also nach der chinesischen Medizin nicht, das Organ zu behandeln, vielmehr muss die Blockade gelöst werden, damit das Organ wieder richtig arbeiten kann.

Je nach Funktion werden mehrere Arten von Qi unterschieden: 1. Zhen Qi (qi merum) ist eine generelle Bezeichnung für das „positive Qi", das aus der Ursprungsenergie und guten Taten entsteht. Dieser grundlegende Energiezustand ist eine harmonische Substanz und steht sowohl für die normale physiologische Funktion als auch für die Abwehrkräfte. 2. Xie Qi (qi heteropathien) ist eine generelle Bezeichnung für das „negative Qi", das aus der Ursprungsenergie und schlechten Taten entsteht. Diese Energieform ist eine unharmonische Substanz, die sowohl für die physiologisch funktionellen Störungen als auch für die geschwächte Abwehrkraft ursächlich ist. 3. Wei Qi (qi defensivum), das an der Körperoberfläche zirkuliert, ist eine Abwehrenergie. Es schützt den Organismus vor schädigenden Einflüssen der äußeren Welt. 4. Yuan Qi (qi primum) geht aus dem o. Nieren hervor und bezeichnet die Ursprungsenergie, eine angeborene Konstitution, die von den Eltern geerbt wird. 5. Zong Qi (qi genuinum) sammelt sich im Brustkorb und bezeichnet eine Kombination aus dem Atmungs-Qi, das nach der Geburt aus der Luft aufgenommen wird, und der Ernährungsenergie. Seine Hauptfunktion ist die Steuerung der gleichmäßigen Bewegung von Atmung und Herzrhythmus. 6. Gu Qi (qi frumentarium) bezeichnet das Nahrungs-Qi, der aus der Nahrung gewonnen wird, in den Gefäßen zirkuliert und die Organe versorgt. 7. Zang Qi (qi orbis) bezeichnet das Organe-Qi. Die Funktion eines jeden Organ-Funktionskreises wird durch sein Qi definiert. Die chinesische Medizin nimmt an, dass jeder Organ-Funktionskreis sein eigenes Qi besitzt, wie z.B. Herz-Qi, Lungen-Qi.

Qi Leitbahnen

Das Qi der chinesischen Medizin stellt eine Energieform dar, die physikalisch nicht nachweisbar ist. Da eine der wichtigsten Prämissen der westlichen Wissenschaften lautet, nur messbare Phänomene für gültig zu erklären, wird die Theorie von der Existenz dieses Qi weitgehend abgelehnt. Aber die Welt enthält viel mehr, als wir mit dem äußeren, dem physischen Auge wahrnehmen können.

Das erklärte Ziel der Physik ist, den Urgrund aller Dinge zu erkennen.[1] Mittels moderner Technik schauen wir aber im normalen Leben weniger auf das Verbindende, die Einheit und damit auf den Urgrund aller Dinge, sondern teilen die Welt nur in getrennte Objekte. Diese Unterteilung reicht, um mit unserer alltäglichen Umgebung umzugehen, aber sie beschreibt nicht einen Grundzug der Wirklichkeit. Einem weiteren Grundzug versucht man in der Grundlagenforschung wie der Hochenergie-Physik auf die Schliche zu kommen. Hier steht die Frage nach einer Grundkraft im Vordergrund, aus der sich die anderen bislang nicht vereinbaren Kräfte ableiten. Hier ist man immer kleineren Teilchen auf der Spur, die sich der direkten Nachweisbarkeit entziehen. So liegt die Vermutung nahe, dass auch das Qi wahrscheinlich aus nicht wahrnehmbarer Form von Materie besteht. Die Theorie von der Existenz des Qi könnte noch durch ein weiteres Phänomen untermauert werden: In den zwanziger Jahren unseres Jahrhunderts meinten die meisten Astronomen, dass die Anziehung der Sternhaufen zu einer allmählichen Verzögerung der kosmischen Expansion führen müsse. Aber die weit entfernt explodierenden Sterne wiesen darauf hin, dass sich die Expansion des Universums eher beschleunigt, d.h. das Universum müsste von einer noch unbekannten, unsichtbaren Form der Energie erfüllt sein, die der Schwerkraft entgegen wirkt. Die dafür verantwortliche Kraft könnte das Qi sein.

Während man auf der einen Seite nach Urkräften sucht,

[1] Vgl. Capra, Das Tao der Physik, S.16

von denen man weiß, dass sie wirken, ist man auf der anderen Seite nicht bereit, im täglichen Leben die Wirkung dieser Kräfte anzuerkennen. „Akupunkturnadeln verändern den Hormonhaushalt“ oder ähnliche Aussagen zielen darauf ab, das Bild der westlichen Medizin als in sich schlüssig zu bewahren und Ahnungen von komplexeren oder tieferen Zusammenhängen und Ursachen erst gar nicht gedeihen zu lassen. Mag sein, dass sich die Hormonausschüttung verändert – aber was ist Ursache und was ist Wirkung? We Dscheng, der Ministerpräsident der Tang-Dynastie sagt: „Hörst du alle an, dann bist du dir im klaren, schenkst du nur einem Glauben, wirst du im Dunkeln tappen.“ Er verstand, dass Einseitigkeit falsch ist. Will man die Dinge ergründen, muss man sich vor Einseitigkeit hüten. Man muss alle Seiten in Betracht ziehen, sonst wird über dem Baum eben doch der Wald vergessen. Wer nach Osten ausschaut, der sieht den Westen nicht. Wer nach Süden blickt, der sieht den Norden nicht. Seine Gedanken verlaufen allein in eine bestimmte Richtung. Wie ein Frosch sitzt er in einem Brunnen und sagt: „Der Himmel reicht nicht über den Brunnenrand hinaus“. Wenn die Menschen ihre Freiheit in der Natur erlangen wollen, müssen sie natürlich auch ihre Gedanken in Übereinstimmung mit den Gesetzmäßigkeiten der Natur bringen. Wenn man, womit man sich auch immer beschäftigt, die näheren Umstände nicht begriffen hat, denn erkennt man auch nicht die Gesetzmäßigkeiten dieser Dinge. Bei einer solchen Vorgehensweise ist es unmöglich, durch Forschungsarbeit die Realität zu erfassen. Das Denken der Menschen muss sich den Umständen der Wirklichkeit anpassen. Wir müssen es erlernen, die Dinge allseitig zu betrachten, nicht nur die eine Seite der Dinge zu sehen, sondern all ihre Facetten. Die Wirklichkeit ist ein endloses, untrennbares, komplex-dynamisches Beziehungsnetz, eine vierdimensionale Welt, in der es keine geraden Linien oder völlig regelmäßige Formen gibt, das im subatomaren Bereich alle möglichen Differenzen in einer komplementären Einheit erfasst, dass sich jedoch nicht durch objektive Beobachtung erkennen lässt.[1] Mit anderen Worten: Diese Realität können wir nicht vollständig nur mit dem begrifflichen kausal-analytischen Denken beschreiben oder verstehen, sondern auch induktiv-synthetisches Denken und Schöpfungen unseres Geistes sind erforderlich. Wenn man die ganze menschliche Geschichte studiert, erkennt man, dass der menschliche Geist auf zwei Arten denken kann, oft das rationale (kausal-analytische) Denken und intuitive (induktiv-synthetische) Denken genannt. Beide sind die Gegensätze der zwei Aspekte von Yin und Yang. Nach der Yin-und Yang-Theorie: Keiner von beiden, Yin und Yang, kann für sich alleine existieren. Die rationale Denkweise (kausal-analytisches Denken) ist wie die Zweige des Baumes, während die intuitive (induktiv-synthetisches Denken) wie die Wurzel des Baumes ist. Heutzutage wird die intuitive, induktiv-synthetische Denkweise oft zugunsten der wissenschaftlichen, rationalen Denkweise abgewertet, so dass ihre Bemühungen nur auf den Blättern ruhen statt auf den Wurzeln. Das ist auch Einseitigkeit, wenn man alles bejaht oder alles verneint, und entspricht nicht der Realität. In der Tat hat die chinesischen Medizin schon seit dem 3. Jh. v. Chr., abgesehen von ihrer hochwirksamen Therapie, einen höheren Bewusstseinszustand erreicht. Nicht nur durch ihre dialektische Philosophie, sondern auch durch ihre wissenschaftliche Erkenntnis, indem sie die dreidimensionale Welt überschreitet und eine höhere vierdimensionale Realität erlebt und schon zu dem Begriff von Raum und Zeit führt. In der chinesischen Medizin kann man nie vom Raum sprechen, ohne die Zeit einzubeziehen, und auch umgekehrt. Dieses wurde erstmals im Westen erwähnt im Sinne der Relativitätstheorie, nämlich dass der Raum nicht dreidimensional ist und die Zeit keine selbständige Einheit. Beide hängen eng zusammen und bilden eine vierdimensionale Welt. Die Begriffe wie Raum und Zeit oder Energie liegen heute jedoch unserer ganzen Weltanschauung zugrunde, und mit immer mehr wissenschaftlichen Erkenntnissen auf diesem Gebiet begann auch die Annäherung zwischen westlicher und chinesischer Gedankenwelt.

Entdeckung der Qi Leitbahnen durch das Qigong

Die chinesische Weltanschauung hat sich schon seit je stark an der ganzheitlich vierdimensionalen Welt orientiert. So hat die chinesische Medizin viel Wert auf das Qigong gelegt, dessen meditative Elemente der zunächst oberflächlichen Betrachtungsweise der Welt neue Horizonte eröffnet und dessen Möglichkeiten, das Qi des Menschen zu konzentrieren und dynamisieren, eine Verbindung zu den tiefen Ursprüngen und Wirkungsweisen der Natur schafft. Nach jahrzehntelanger intensiver Qigongübungen hatten die alten Qigongmeister einen für uns nicht mehr nachvollziehbaren Zugang zu der Natur. Sie hatten sich ein Verständnis in die tiefen Zusammenhänge der natürlichen Gegebenheiten erarbeitet, mit dem sie auch in der Lage waren, die Qi-Leitbahnen zu erkennen und die Krankheiten in vierdimensionaler Welt sowie in ihrer Ursächlichkeit zu behandeln.

[1]Vgl. Küng,H. / Ching, J.; Christentum und Chinesische Religion, S. 295

Ein wesentlicher Faktor für diese tieferen Wahrnehmungskräfte ist das Himmelsauge oder auch Dritte Auge, das sich nach der Qigong-Lehre oberhalb der Stelle zwischen den Augenbrauen befindet. Dass hinter diesem Himmelsauge mehr als ein Mythos steckt, erklären die Erkenntnisse der Qigong Meister, die einen Kanal in einer anderen Dimension von dieser Stelle direkt zur Zirbeldrüse gefunden haben. Und exakt diese Zirbeldrüse besitzt die ähnliche organische Struktur eines menschlichen Auges. Wie funktioniert dieses dritte Auge? Das Sehprinzip eines Menschen mit normalen Augen gleicht dem Prinzip eines Fotoapparates. Mit der Änderung der Entfernung und der Lichtstärke wird der Augapfel entsprechend eingestellt, wobei Bilder im hinteren Teil des Großhirns mittels der Sehnerven abgebildet werden. Bei den Himmelsaugen sieht man nicht mit Augen, sondern direkt mit der Zirbeldrüse. Bei normalen Menschen ist der Hauptkanal des Himmelsauges von der anderen Dimension blockiert, so dass man die Dinge nicht in der anderen Dimension sehen kann. Das Qigong zielt darauf ab, dieses zwar vorhandene aber brachliegende Auge zu öffnen. Es gibt auch eine spürbare Reaktion, die beim Sich-Öffnen des Himmelsauges auftritt. Man kann sogar spüren, wie sich die Stelle am oberen Ende des Nasenbeins strafft, als ob sich die Muskeln zusammenzögen und nach innen bohrten. Dieses durch Qigong trainierte Auge verfügt allerdings über andere Wahrnehmungskräfte. Es ist sensibilisiert für das Qi. Deshalb konnten die Qigong-Meister bereits vor 2100 Jahren das Qi-System des Menschen beschreiben. Und auch die heutigen Meister nehmen dieses Qi-System so wahr, wie es in der chinesischem Medizin beschrieben ist.

Die Wahrnehmung mit dem dritten Auge hat nichts mit Übernatürlichkeit zu tun. Es wird lediglich eine Fähigkeit erworben, die wenige Menschen von Geburt an haben, die sich aber jeder aneignen kann. Wie scharf das Himmelsauge eines Menschen sieht, hängt davon ab, wieviel essentielle Energie er besitzt. Je mehr essentielle Energie man besitzt, desto mehr Schärfe bekommen die Bilder. Deshalb fällt es Kindern unter sechs Jahren leicht, das Himmelsauge zu öffnen, denn ein Kind wird von dieser materiellen Welt wenig beinflusst und seine angeborene essentielle Energie ist gut erhalten. Über dem Siegeszug der Naturwissenschaft, die sich auf mess- und zählbare Fakten beschränkt, ist das Interesse an nur qualitativer Wertung – weil unwissenschaftlich – verlorengegangen. Da heute alles, was nicht in Zahlen und Formeln festgehalten werden kann, als subjektiv verworfen wird, wird die Betrachtung von Qi mit dem dritten Auge abgelehnt.

Nicht dass die Naturwissenschaft grundsätzlich die Funktion der Zirbeldrüse als drittes Auge ablehnen würde, derzeit werden sogar Experimente durchgeführt, um deren Lichtempfindlichkeit zu beweisen. Solange indess die Messtechnik der Naturwissenschaften nicht ausreicht, um bestimmte Kräfte oder Funktionszusammenhänge experimentell nachzuweisen, gelten entsprechende Theorien für viele Skeptiker als Utopien. Und selbst plausible Indizienbeweise werden abgelehnt. Wie Heisenberg schon sagte, können sich neue Theorien nur dadurch durchsetzen, dass skeptische aber hochdekorierte Wissenschaftler, die als Autoritäten gelten, sterben.

Im Beispiel des dritten Auges wurde nicht nur herausgefunden, dass sich die Zirbeldrüse und die Netzhaut strukturell ähnlich sind, aus immunhistochemischer Sicht wäre es sogar plausibel, dass die Zirbeldrüse lichtempfindlich ist. Und ein Experiment mit einem blinden Fisch ließ aufhorchen: Wurde ein Lichtstrahl auf den Kopf dieses Fisches gelenkt, und zwar oberhalb der Zirbeldrüse, reagierte der Fisch. Nachdem die Zirbeldrüse zerstört wurde, gab es keine Reaktionen mehr.

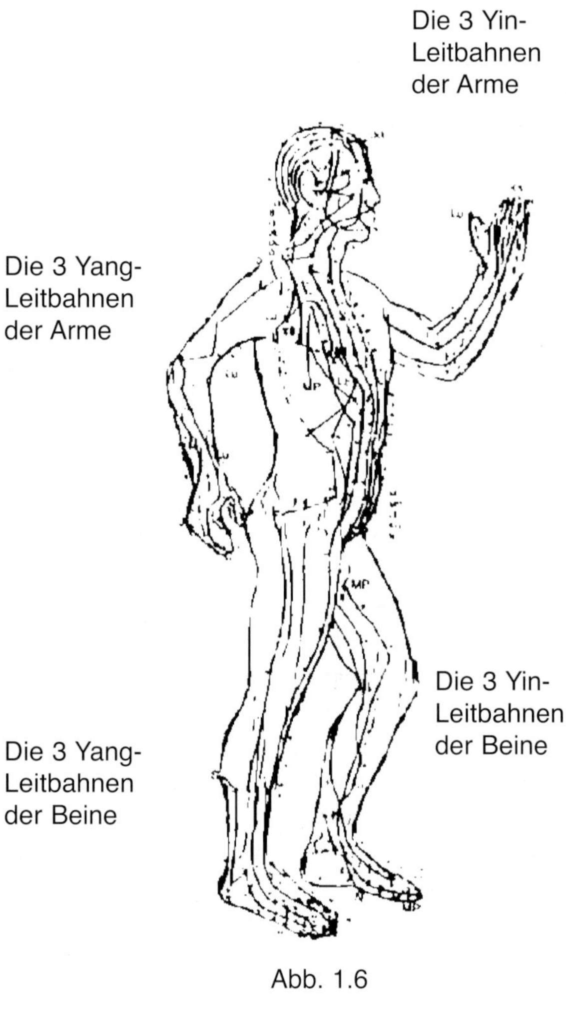

Abb. 1.6

14 Haupt-Leitbahnen

In der chinesischen Medizin ist genau beschrieben, wie das Qi in bestimmten Leitbahnen durch den Körper fließt. Danach gibt es 12 Haupt-Leitbahnen, die jeweils den Namen des Organ-Funktionskreises tragen, mit dem sie verknüpft sind: Die 3 Yin-Leitbahnen der Arme beginnen in der Achselgegend und ziehen zu den Fingerspitzen (Herz, Lunge, Kreislauf-Sexus). Die 3 Yang-Leitbahnen der Arme beginnen an den Fingerspitzen und ziehen zum Gesicht (Dickdarm, 3-Fach-Erwärmer, Dünndarm). Die 3 Yang-Leitbahnen der Beine beginnen im Gesicht und ziehen zu den Zehenspitzen (Magen; Gallenblase, Blase). Die 3 Yin-Leitbahnen der Beine beginnen an den Zehenspitzen und führen zum Rumpf (Nieren, Leber, Milz) (Abb. 1.6).

Lungen-Leitbahn (Shoutaiyin Fei-jing) Cardinalis pulmonalis

Die Lungen-Leitbahn beginnt im Bereich der Bauchhöhle, zieht von dort abwärts, wo sie an den o. Dickdarm trifft. Anschließend kehrt sie nach oben, führt durch das Zwerchfell und verbindet sich mit dem o. Lunge. Von hier zieht sie hinauf zur Kehle tritt dann unter dem Schlüsselbein hindurch an die Oberfläche des Arms. An der Innenseite des Oberarms verläuft sie zur Ellenbogenkehle, entlang der vorderen Seite des Unterarmes, führt über die große Pulsader am Handgelenk hinweg und zieht von dort über den Daumenballen zur Spitze des Daumens. Ein Seitenzweig läuft über dem Handgelenk ab und zieht zur äußeren Seite des Zeigefingers, wo er sich mit der Dickdarm Leitbahn verbindet (Abb.1.7).

Dickdarm-Leitbahn (Shouyangming Dachangjing) Cardinalis intestini crassi

Die Dickdarm-Leitbahn beginnt auf der Spitze des Zeigefingers und verläuft auf der äußeren Seite des Zeigefingers, zwischen Daumen und Zeigefinger hindurch an die Außenseite des Unterarms. Im Ellbogenbereich führt sie schließlich um das Gelenk herum an die Außenseite des Oberarms zum höchsten Punkt der Schulter. Dann geht sie durch die o. Lunge und das Zwerchfell zum Dickdarm. Der andere Ast steigt am Hals empor, zieht durch die Wange und zu den Zähnen. Dann tritt er aus dieser hervor an die Oberlippe und kreuzt die gegenüberliegende Seite der Nase (Abb. 1.8).

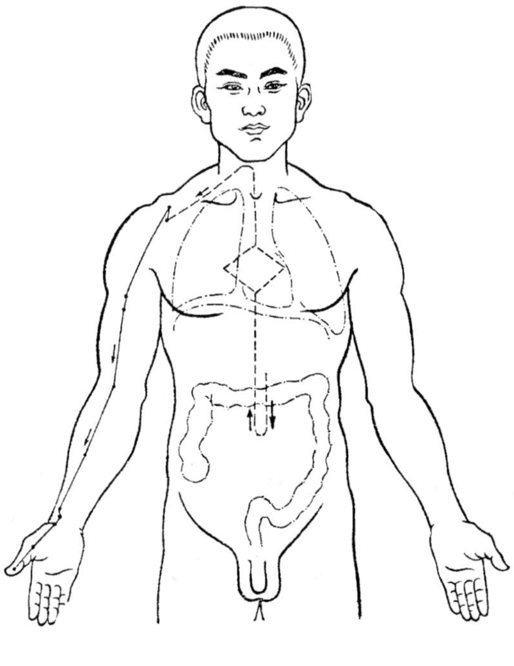

Abb. 1.7

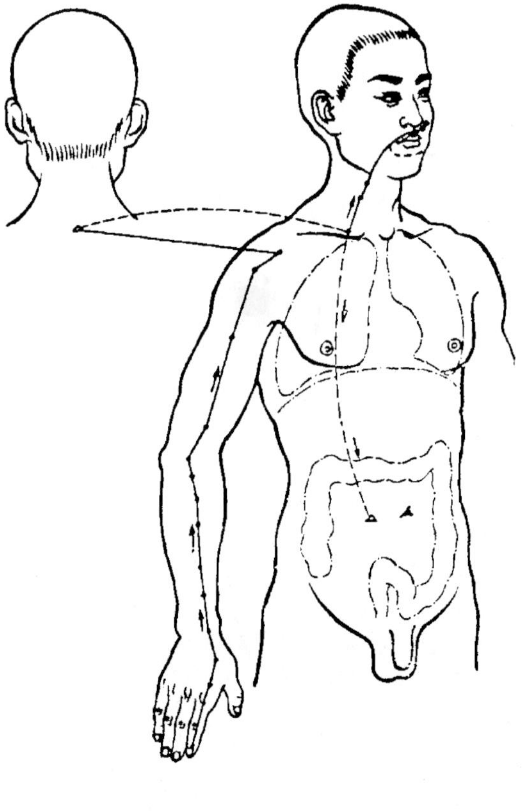

Abb.1.8

Magen-Leitbahn (Zuyangming Weijing) Cardinalis stomachi

Die Magen-Leitbahn beginnt an der Basis des Nasenflügels, zieht von hier zur Nasenwurzel und verbindet sich im inneren Augenwinkel mit der Blasen-Leitbahn. Von dort verläuft sie seitlich der Nase nach unten, um den Mundwinkel herum und unterhalb der Unterlippe bis zu deren Mitte. Hier kehrt sie sich wieder um und läuft vor dem Ohr zur Schläfe hinauf. Die Verzweigung zieht vom Unterkiefer, am Hals seitlich nach unten und durch das Zwerchfell trifft sie sich mit den oo. Milz und Magen. Von dort verläuft sie über den Oberschenkel zur äußeren Seite des Knies und über die Vorderseite des Unterschenkels abwärts und über die Mitte des Fußrückens bis zur äußeren Seite der zweiten Zehe. Ein weiterer Seitenzweig verlässt die Abzweigung, tritt in die Falte der großen Zehe, wo er sich mit der Milz-Leitbahn trifft. (Abb. 1.9).

Milz-Leitbahn (Zutaiyin Pijing) Cardinalis lienalis

Die Milz-Leitbahn beginnt auf der Innenseite der großen Zehe, verläuft über die hintere Seite des Unterschenkels und Oberschenkels nach oben und tritt in den Bauchbereich ein. Dort läuft sie nach innen zu ihrem zugehörigen Organ, dem

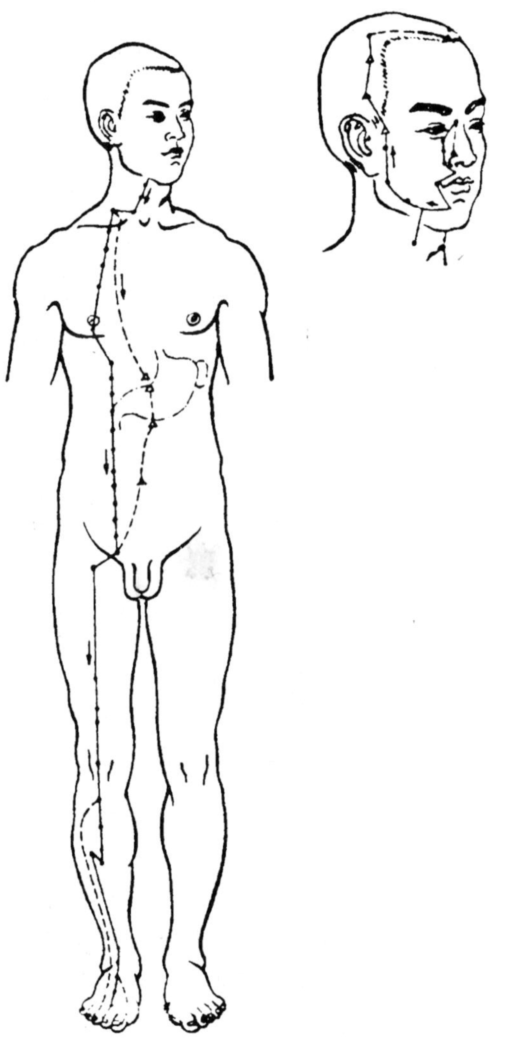

Abb. 1.9

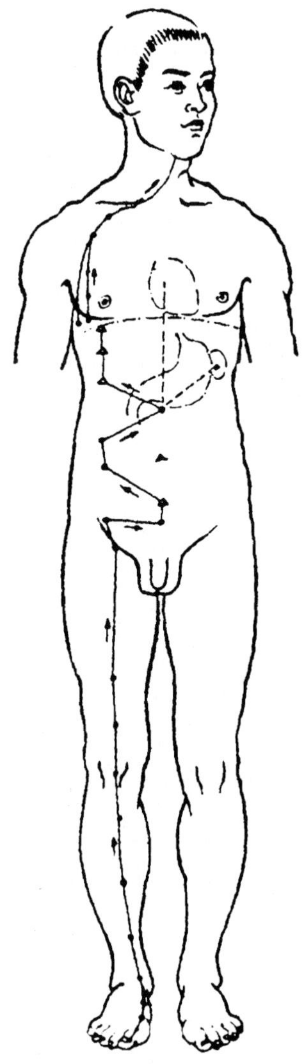

Abb. 1.10

o. Milz und verbindet sich auch mit dem o. Magen. Von dort steigt sie auf nach oben entlang der Speiseröhre in die Mundregion. Der Zweig vom o. Magen läuft nach oben und fließt in das Herz ein, wo er sich mit der Herz-Leitbahn verbindet (Abb. 1.10).

Herz-Leitbahn (Shoushaoyin Xinjing) Cardinalis cardialis

Die Leitbahn beginnt in der Herzregion, läuft durch das Zwerchfell, knüpft an den o. Dünndarm an. Ein Seitenzweig verläuft vom o. Herz entlang der Speiseröhre nach oben und stellt eine Verbindung mit den Augen her. Die Haupt-Leitbahn verläuft über die Brust in der Achselhöhe. Von dort läuft sie entlang der Innenseite des Arms über den Ellbogen. Dann steigt sie weiter entlang der hinteren Grenze der Mittellinie des inneren Unterarmes ab, kreuzt die Handinnenfläche und endet an der inneren Spitze des kleinen Fingers, wo sie sich mit der Dünndarm-Leitbahn trifft (Abb. 1.11).

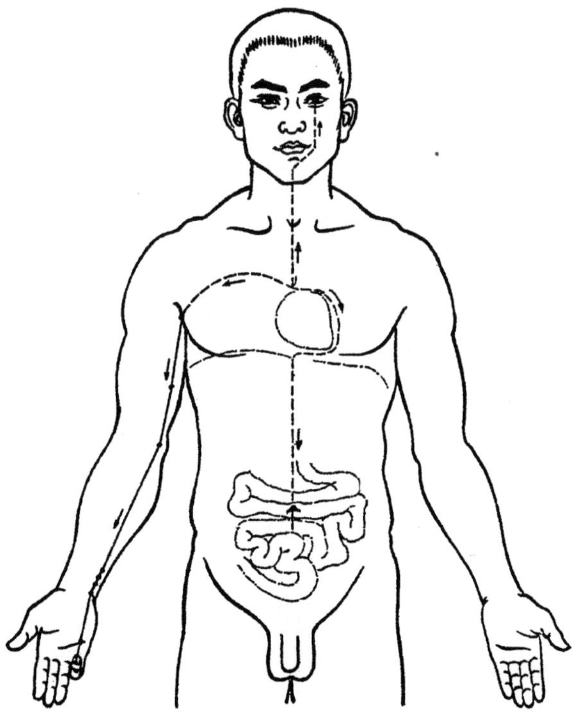

Abb. 1.11

Dünndarm-Leitbahn (Shoutaiyang Xiaochangjing) Cardinalis intestini tenuis

Die Dünndarm-Leitbahn beginnt an der äußeren Spitze des kleinen Fingers, und verläuft entlang der Hinterseite des Unterarms und des Oberarms über die Schulter zum Rücken. Hier teilt sie sich in zwei Äste, von denen der eine durch die oo. Herz und Magen verläuft. Der andere Ast steigt entlang der Seite des Halses zur Wange und den Augen hinauf, bevor er in das Ohr eintritt. Ein kurzer Ast zweigt auf der Wange ab und läuft zum inneren Augenwinkel, wo er sich mit der Blasen-Leitbahn verbindet (Abb. 1.12).

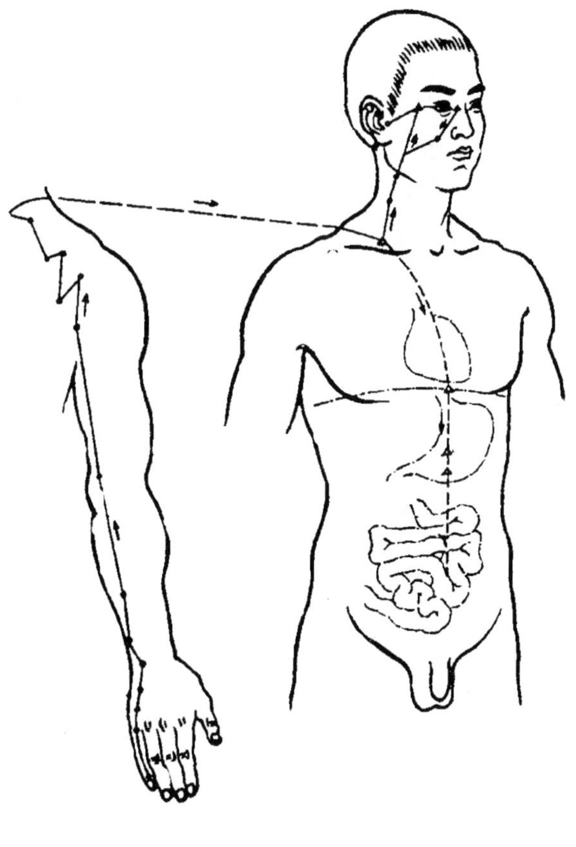

Abb. 1.12

Blasen-Leitbahn (Zutaiyang Pangguangjing) Cardinalis vesicalis

Die Blasen-Leitbahn beginnt am inneren Augenwinkel und zieht über die Stirn auf das Schädeldach. Ein Seitenzweig zieht an der Spitze des Ohres vorbei. Die unmittelbare Fortsetzung der Leitbahn strahlt in das Gehirn, tritt aus diesem wieder hervor und zieht über den Hinterkopf nach unten und gabelt sich im Nacken. Von dort verläuft sie parallel zur Wirbelsäule nach unten, und knüpft an die oo. Niere und Blase an.

Ein Seitenzweig verläuft am Schulterblatt weiter nach außen und zieht parallel zum anderen Ast ebenfalls nach unten und über das Gesäß. Beide Äste führen über die Hinterseite des Oberschenkels und erreichen die Kniekehle. Von dort ziehen sie an der Rückseite bis zur Mitte der Wade, verlaufen auf der äußeren Seite des Unterschenkels abwärts zur Ferse und von hier schließlich zur Spitze der kleinen Zehe, wo sie sich mit der Nieren-Leitbahn treffen (Abb. 1.13).

Nieren-Leitbahn (Zushaoyin Shenjing) Cardinalis renalis

Die Nieren-Leitbahn beginnt an der unteren Seite der kleinen Zehe, kreuzt die Fußsohle, zieht den Rist entlang und kreist rückwärts um den inneren Knöchel. Von dort steigt sie an der inneren Seite des Beins nach oben, dringt in die Wirbelsäule ein und verbindet sich schließlich mit den oo. Nieren und Blase. Ein anderer Ast beginnt im o. Niere und steigt durch den o. Leber, das Zwerchfell und den o. Lunge, dann läuft er entlang der Kehle zur Wurzel der Zunge. Ein kleinerer Ast verläuft durch den o. Lunge, betritt den o. Herz und trifft sich in der Brust mit der Kreislauf-Sexus-Leitbahn (Abb. 1.14).

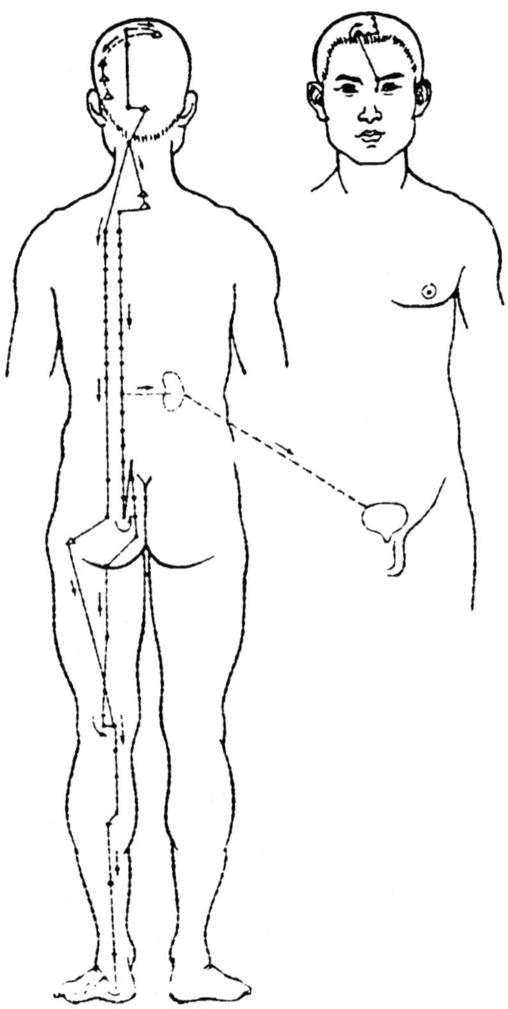

Abb. 1.13

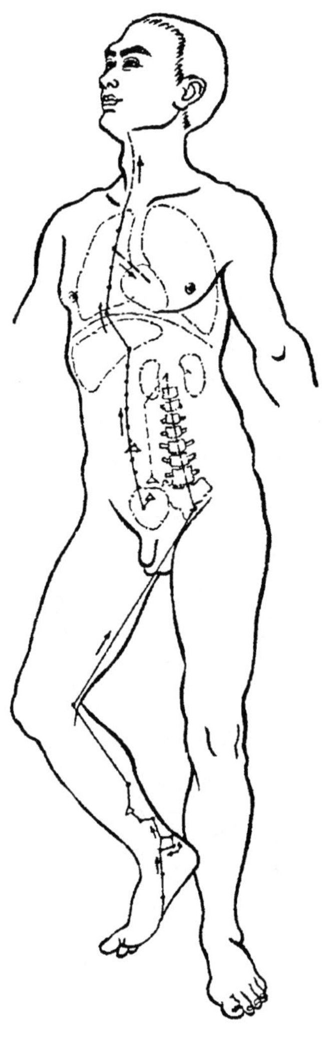

Abb. 1.14

Kreislauf-Sexus Leitbahn (Shaojueyin Xinbaojing) Cardinalis pericardialis

Die Kreislauf-Sexus-Leitbahn entspringt in der Brust und dem ihr zugehörigen Organ, dem Herzbeutel, verläuft durch das Zwerchfell nach unten und trifft den o. 3-Erwärmer. Ein weiterer Ast, der auf der Brust entsteht, durchquert die Brust und kreist um die Achselhöhle, verläuft an der Innenseite des Arms zur Handinnenfläche. Dort geht er entlang des Mittelfingers zu dessen Spitze. Ein anderer Zweig entspringt an der Handinnenfläche, zieht entlang des Ringfingers zu dessen Spitze, wo er sich mit der 3-Erwärmer-Leitbahn verbindet (Abb.1.15).

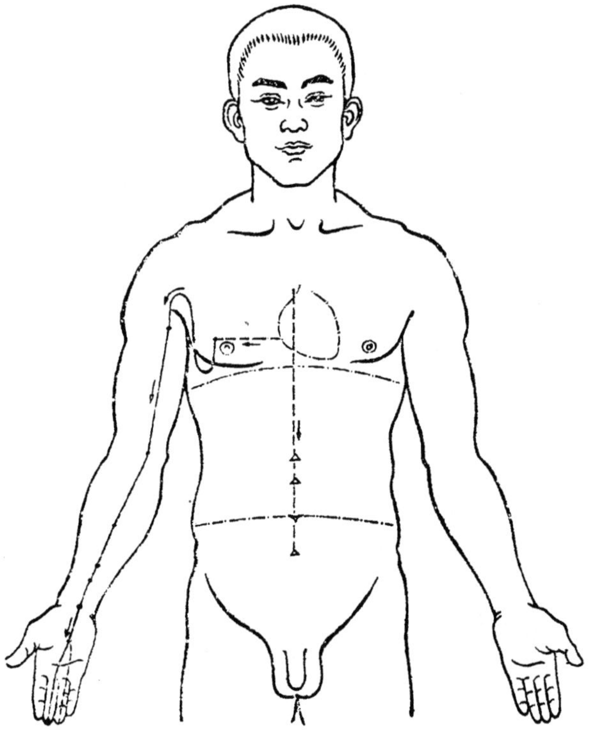

Abb.1.15

Drei-Erwärmer-Leitbahn (Shoushaoyang Sanjiaojing) Cardinalis tricalorii

Die 3-Erwärmer-Leitbahn beginnt an der Spitze des Ringfingers, verläuft über den Handrücken und den Unterarm hinauf und entlang der hinteren Seite des Oberarms zur Schulter. Von dort tritt sie unter dem Brustbein in die Brust ein. Der innere Ast zieht durch das Zwerchfell weiter abwärts und vereint den o. Drei-Erwärmer. Ein Zweig steigt an der Seite des Halses nach oben, erreicht den hinteren Rand des Ohres und umkreist innerlich das Gesicht. Hinter dem Ohr kommt ein kurzer Ast, der durch das Ohr führt und zum äußeren Ende der Augenbraue tritt und sich dort mit der Gallen-Leitbahn verbindet (Abb. 1.16).

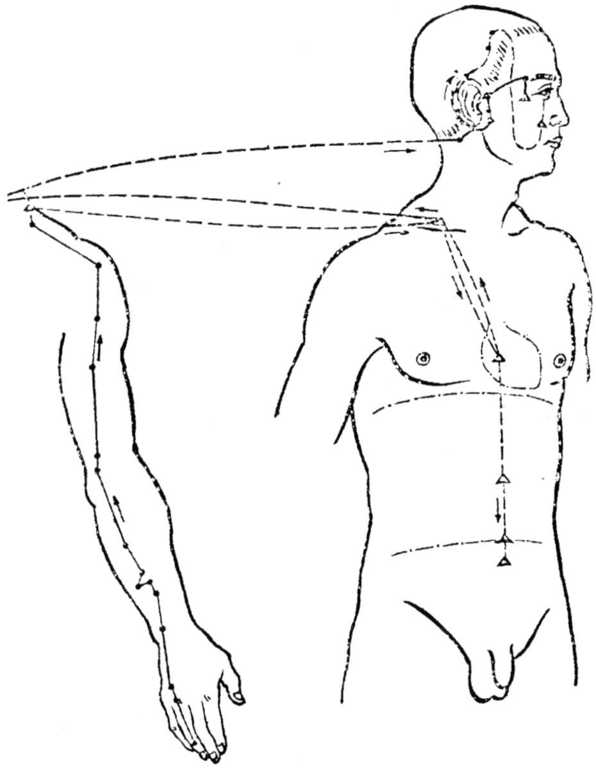

Abb.1.16

Gallen-Leitbahn (Zushaoyang Danjing) Cardinalis fellea

Die Gallen-Leitbahn beginnt am äußeren Augenwinkel, zieht über die Schläfe empor an die Haargrenze, geht im Zick-Zack über die Seite des Kopfes zum Scheitelpunkt der Schulter. Von dort führt sie vor der Achsel nach unten zur Hüftgegend. Der zweite Ast, der am äußeren Augenwinkel abzweigt, läuft über Hals und Brust nach unten zum o. Leber und dem zugehörigen Organ, der Galle. Dann verläuft er auf der unteren Seite des Bauches, wo er sich in der Hüftgegend mit dem anderen Ast trifft. Von dort aus zieht er an der Außenseite des Beins bis vorne am äußeren Knöchel vorbei und endet auf der äußeren Seite der Spitze der 4. Zehe. Ein weiterer Seitenzweig läuft am Fußrücken aus und tritt zur großen Zehe, wo er sich mit der Leber-Leitbahn verbindet (Abb. 1.17).

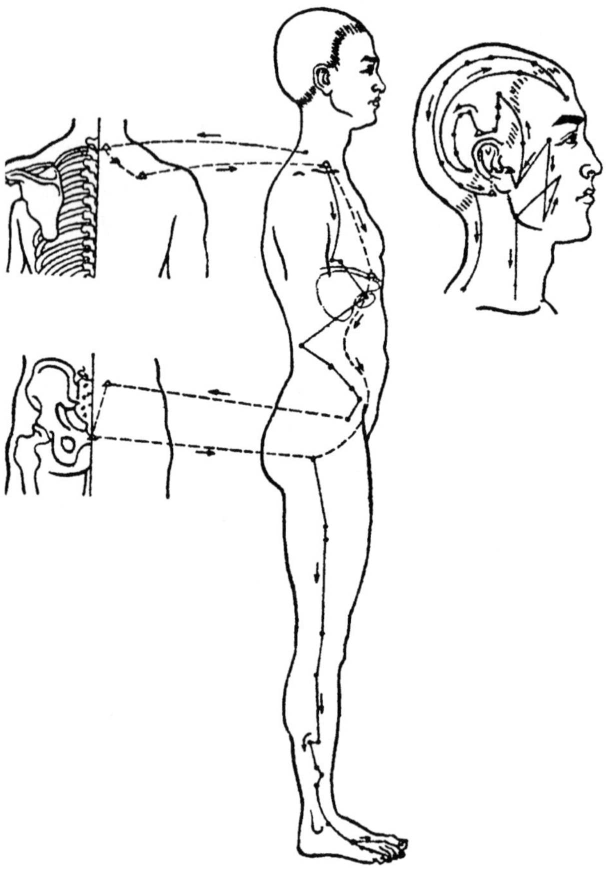

Abb.1.17

Leber-Leitbahn (Zujueyin Ganjing) Cardinalis hepatica

Die Leber-Leitbahn beginnt auf der Spitze der großen Zehe; verläuft über den Fußrücken und vor dem inneren Knöchel entlang der inneren Seite des Beins zur Schamgegend. Von dort zieht sie über das Hypogastrium der Genitalien und verbindet sich mit dem o. Leber. Sie durchquert dann das Zwerchfell, strahlt in die Rippen aus und verläuft über die Rückseite vom Kehlkopf zum Kopf. Dort zieht sie zur Augenregion und erreicht schließlich den Scheitel. Ein Seitenzweig zieht in die Augenregion ab und tritt zur Innenseite der Mundöffnung. Ein anderer Seitenzweig verknüpft den o. Leber mit dem o. Lunge (Abb. 1.18).

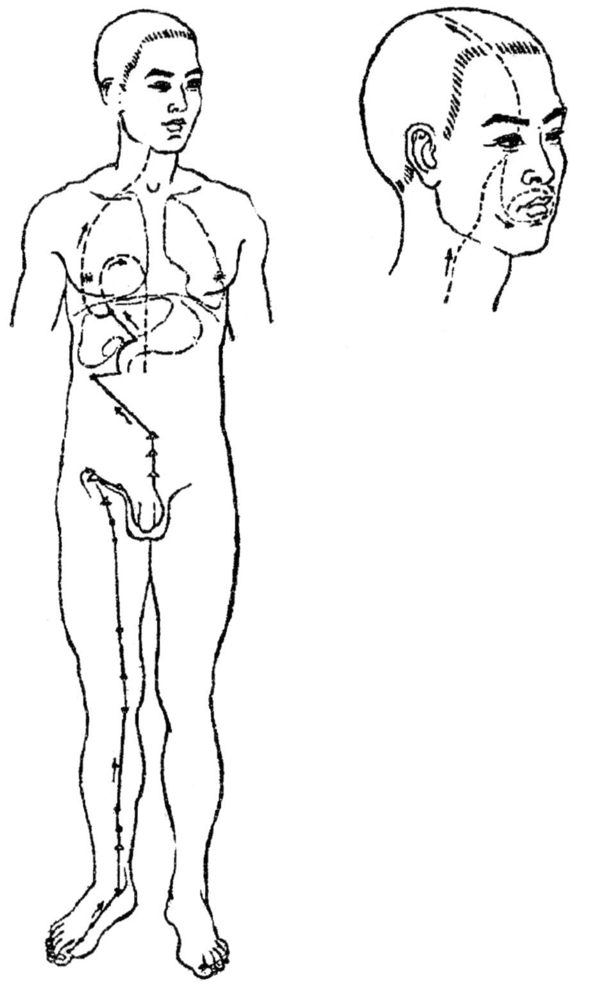

Abb.1.18

Die acht außerordentlichen Leitbahnen (Cardinales impares)

Die acht außerordentlichen Leitbahnen (cardinales impares) sind nicht direkt mit den Zang-Fu-Orbes (Organfunktionskreise) verbunden. Sie verknüpfen die zwölf Hauptleitbahnen und helfen bei der Zirkulation des Qi und Xue in allen Körperteilen. Sie agieren als Energiespeicher für die zwölf Hauptleitbahnen, die sich nach Bedarf regulieren und spielen so auch eine wichtige Rolle bei der Erhaltung der Gesundheit. Die acht außerordentlichen Leitbahnen sind

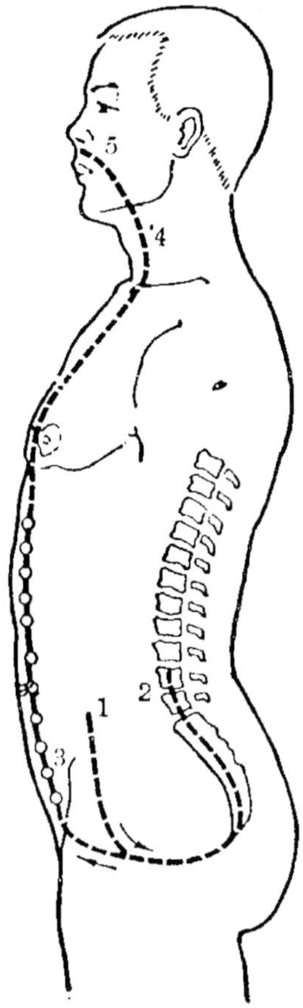

Abb.1.19

Leitbahn des Stürmenden (Chong mai) Die Sinarteria impedimentalis

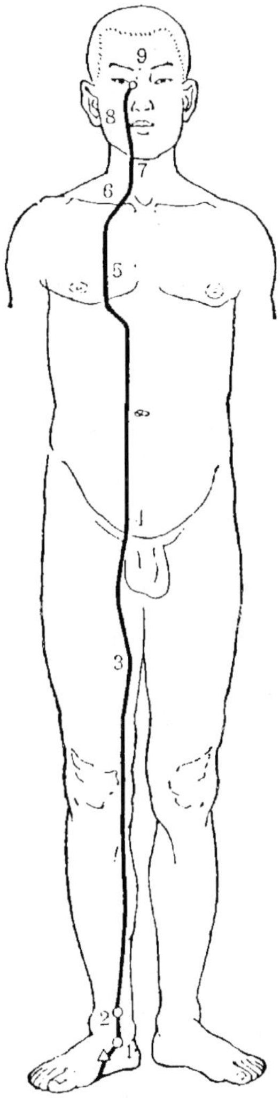

Abb.1.20

Haltenetz Yin (Yinwei) Die Sinarteria retinens Yin

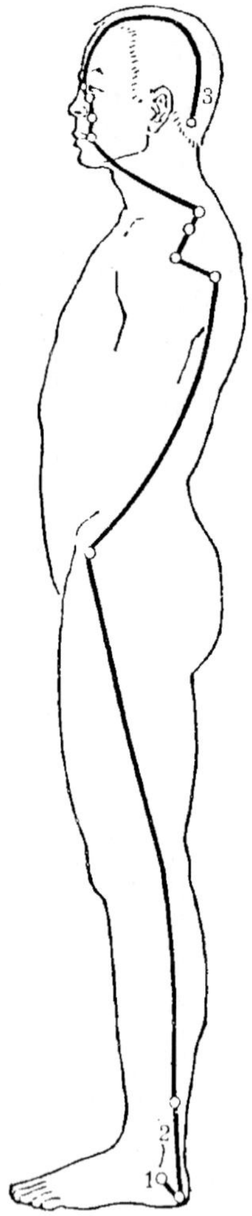

Abb.1.21

Leitbahnen des Emporziehenden Yang (Yangqiao) Die Sinarteria ascendens Yang

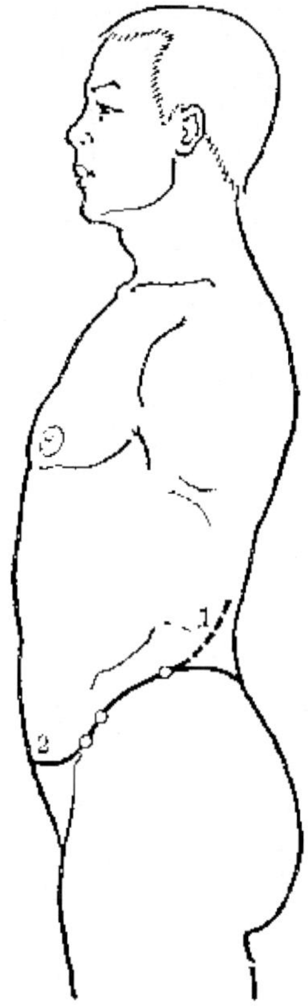

Abb.1.22

Leitbahnen der Gürtel (Daimai) Die Sinarteria zonalis

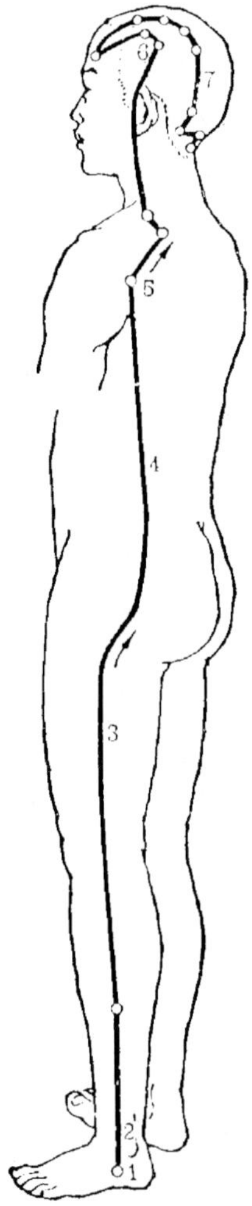

Abb.1.23

Haltenetz Yang (Yangwei)
Die Sinarteria retinens Yang

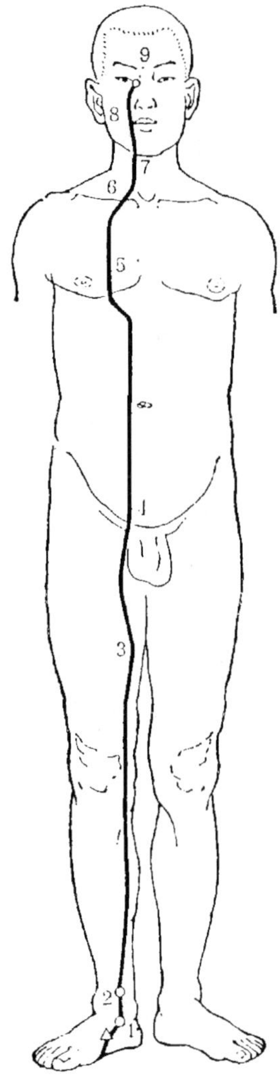

Abb.1.24

Leitbahnen des Emporziehenden Yin (Yinqiao)Die Sinarteria ascendens Yin

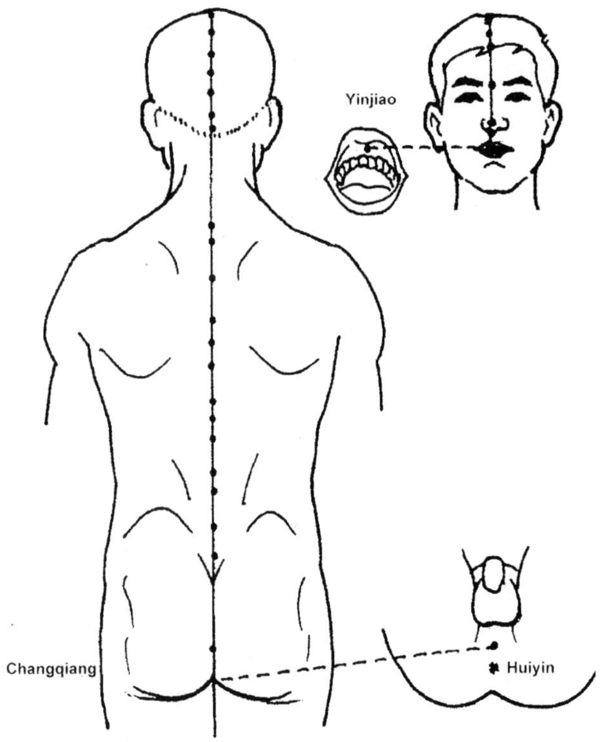

Abb.1.25

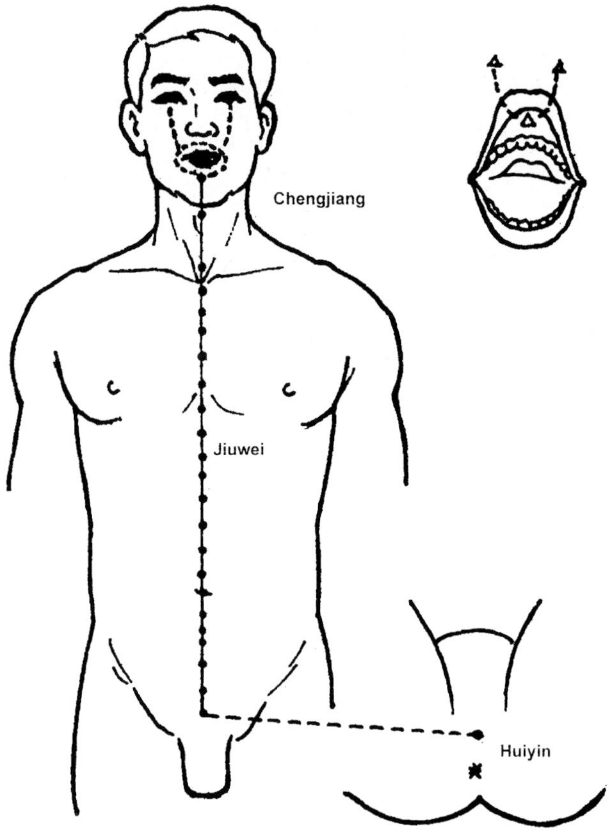

Abb.1.26

Lenkergefäß (Dumai) Sinarteria-regens

Das Lenkergefäß beginnt in der Beckenhöhle und verläuft entlang der Mitte der Wirbelsäule aufwärts in das Gehirn. Anschließend läuft es über das Schädeldach, die Stirn und Nasenbasis und endet im oberen Zahnfleisch. Ein innerer Ast steigt von der Beckenhöhle zu den Nieren (Abb. 1.25).

Konzeptionsgefäß (Renmai) Sinarteria respondens

Das Konzeptionsgefäß beginnt in der Beckenhöhle und steigt durch die Genitalien nach oben und über den Bauch auf zur Brust und zum Unterkiefer und erreicht über das Gesicht die Augen (Abb. 1.26).

Kapitel VI: Krankheitsursachen (Agenzien)

1. Äußere Agenzien

Die chinesische Nosologie ist außerordentlich einfach. Man unterscheidet hauptsächlich drei Krankheits-Ätiologien, nämlich 1. äußere Agenzien, 2. innere Agenzien und 3. neutrale Agenzien. Die äußeren Agenzien (hier vor allem die „sechs klimaverändernden Einflüsse") sind: Ventus (Wind), Algor (Kälte), Aestus (Sommerhitze), Humor (Feuchtigkeit), Ariditas (Trockenheit) und Ardor (Feuer).

Ventus (krankheitsverursachender Wind)

Die chinesische Medizin versteht unter Ventus zum einen Krankheiten, die durch äußeren Wind verursacht werden. Sie befallen vor allem den o. Lunge. Ein typisches Beispiel ist die Erkältung. Diese wird als äußerer Ventus bezeichnet. Einer der wichtigsten auslösenden Faktoren für „äußere-Ventus-Krankheiten" ist das dem Wind ausgesetzt sein nach Schwitzen oder das Schlafen in Zugluft. Die Poren an der Körperoberfläche sind geöffnet, deswegen kann der Wind durch die Hülle des Körpers eindringen, und so können Symptome wie Schüttelfrost, plötzliches Fieber, Kopfschmerzen, Niesen und Husten sowie Nasenverstopfung auftreten. Des weiteren bezeichnet Ventus Krankheiten, die durch plötzliche Veränderungen, Schwankungen und Bewegung gekennzeichnet werden, z.B. der wandernde Gelenkschmerz, Frösteln, plötzlicher Kollaps usw. Diese werden von der chinesischen Medizin als innerer Ventus bezeichnet. Da Ventus durch die Wandlungsphase Holz qualifiziert wird, entspricht deshalb der innere Ventus meistens den Krankheiten des o. Leber, was zu Krankheiten wie Epilepsie oder Schlaganfall führen kann. Ventus kann sich mit jedem anderen krankheitsverursachenden Faktor verbinden und dann zu Komplexsymptomen wie algor venti, calor venti, humor venti führen – insbesondere mit Algor, weil er die ganze Abwehrkraft lahm legt.

Algor (Kälte-Schädigung)

Die chinesische Medizin versteht unter Algor einerseits Krankheiten, die durch niedrige äußere Temperatur verursacht werden. Wir alle wissen, dass die verschiedenen Körperzustände durch Temperaturwechsel verändert werden können. So wie beispielsweise Wasser bei niedriger Temperatur zu Eis und bei erhöhter zu Dampf wird, verändern sich auch die Qi-Leitbahnen. Durch Kälte ziehen sich die Qi-Leitbahnen zusammen, und dadurch blockiert das Abwehr-Qi. Ein ungestörter Fluss des Qi ist aber die Voraussetzung für die Gesundheit. Wenn die Abwehr des Qi-Flusses beeinträchtigt ist, kann dadurch die Entstehung einer Krankheit begünstigt werden. In diesem Fall kann Algor an der Körperoberfläche auftreten und dann Symptome wie Frösteln, Fieber, Kopfschmerzen, Nasenverstopfung, Husten, usw. erzeugen. Andererseits geht es bei Algor um Krankheiten, die durch Yangmangel verursacht werden. Algor ist durch die Wandlungsphase Wasser qualifiziert und durch Zusammenziehen, Behinderung und Stauung gekennzeichnet. Es bezeichnet mithin die Hemmung von Aktion, Verlangsamung der Dynamik und Bewegung sowie ein Einfrieren von körperlichen Funktionen. Algor kann auch in tiefere Schichten vordringen und zu einer Zusammenziehung der Qi-Leitbahnen und einer Verlangsamung der Zirkulation von Qi und Xue führen. Die typischen Symptome sind z.B. Rückenschmerzen, Kälteschmerz und Starrheit, Schwäche und Durchfall.

Humor (Feuchtigkeit)

Humor ist durch die Wandlungsphasen Wasser und Erde qualifiziert und wird durch ein Übermaß an Wasser verursacht. Man unterscheidet äußeren Humor und inneren Humor. Äußerer Humor wird meistens durch ein extrem nasskaltes Klima oder durch das Wohnen an nassen Orten verursacht. Dies kann zu Rheuma führen. Innerer Humor wird meistens durch eine Ernährung mit viel Fett, Zucker und kalorienhaltigen Speisen begünstigt. Dadurch wird der Milz- und Magenfunktionsbereich überfordert, weil Humor die Transport- und Umwandlungsfunktion beeinträchtigt. Die typischen Symptome sind Schweregefühl im Kopf, Schwindel, Trägheit, Mattigkeit, Völlegefühl in der Brust, Gedunsenheit, Schwellung, Miktionsstörung, Übelkeit, Blähbauch und Durchfall, die Absonderung des Körpers wird klebrig und dickflüssig sein und es können Ekzeme und andere Hautreaktionen auftreten.

[1]Vgl. Porkert / Zhou, Premoprehension, S. 20

Aestus (Sommerhitze)

Aestus ist durch die Wandlungsphase Feuer qualifiziert und weist deshalb eine sich ungebremst übersteigernde Dynamik mit überhöhten Temperaturen auf.[1] Sie tritt meist im Hochsommer auf und ist damit mit Ardor verwandt. Sie trocknet die Körpersäfte und führt zur Schwäche des Qi. Zur typischen Aestus-Symptomatik gehören Fieber, Benommenheit, Atemnot und übermäßiges Schwitzen.

Ariditas (Trockenheit)

Ariditas ist durch die Wandlungsphasen Feuer und Metall qualifiziert und tritt oft im Spätherbst wegen mangelnder Luftfeuchtigkeit auf. Ariditas ist in der Lage den Körpersaft, vor allem das Yin des Funktionskreises Lunge zu verbrauchen und hängt mit Ardor zusammen. Typische Symptome sind trockene, rauhe Haut, Trockenheit des Mundes und der Nase, Schüttelfrost ohne Schweiß, trockener Husten und Halsschmerzen.

Ardor (Feuer)

Ardor ist durch die Wandlungsphase Feuer qualifiziert, gilt als eine Steigerung von Calor und bedeutet eine extreme Entfesselung von Aktivität und Dynamik des Feuer-Prozesses. Ardor führt zu hohen Flüssigkeitsverlusten, verbraucht das Yin und die nährenden Säfte. Ardor hat hauptsächlich drei Ursachen, 1. ein extrem heißes Klima, z. B. durch Sommerhitze, 2. eine Ernährung mit zu viel scharfen Gewürzen oder Alkohol und 3. psychische Störungen wie geistige Übererregtheit. Typische Symptome von Ardor sind: Infektiöse oder entzündliche Krankheiten mit hohem Fieber, starker Durst, Unruhe und Obstipation.

Einer der Grundgedanken der chinesischen Medizin im Allgemeinen ist, dass Mensch und Natur eng zusammenhängen. Dies bedeutet, dass das tägliche Leben entsprechend den klimatischen Änderungen der vier Jahreszeiten variiert werden sollte. Im Frühjahr und Sommer beispielsweise erwacht das Yang-Qi und alles ist voll von Leben; Menschen sollten früh aufstehen und spät zu Bett gehen, um auf die aktive Kraft vom Frühling und Sommer zu reagieren. Im Herbst und Winter beginnt das Yang-Qi schwächer und das Yin-Qi stärker zu werden, das Wetter ist kälter und alles geht zurück; Menschen sollten vorsichtig mit Wind und Kälte umgehen, früh zu Bett gehen und später aufstehen, um wie das Lagerungs-Qi auf den Winter zu reagieren.

Bei der Betrachtungsweise der sechs klimaverändernden Einflüsse in der chinesischen Medizin ist eine prinzipielle Ähnlichkeit zur westlichen Medizin (Bakteriologie und Virologie) erkennbar. Aber die Unterschiede zwischen der modernen Medizin und der chinesischen Medizin bestehen darin, dass die moderne Medizin vor allem Bakterien und Viren als Hauptkrankheitsverursacher sieht, während die chinesische Medizin die klimaverändernden Einflüsse, vor allem Wind und Kälte, als krankheitsverursachende Faktoren versteht. Meiner Meinung nach haben beide, die westliche wie auch die chinesische Medizin, Recht. Nehmen wir die Erkältung als Beispiel. Ohne Zweifel sind bei Erkältungen Bakterien oder Viren die Hauptkrankheitsursache. Bakterien oder Viren allein haben keine Dynamik, sie können den Körper eines Menschen nicht selbständig angreifen. Sie müssen mit Hilfe des Windes als Träger verbreitet werden, um in den menschlichen Körper zu gelangen. Welche Rolle spielt Kälte in diesem Zusammenhang? Die Kälte schwächt die menschlichen Abwehrkräfte. Durch Kälte ziehen sich die Gefäße zusammen und dadurch werden die Leitbahnen blockiert.

Schon im Buch „Innerer Klassiker des Gelben Fürsten" steht geschrieben: „Ventus rangiert unter allen sechs klimaverändernden Einflüssen an erster Stelle. Oft wird er der Anführer der Rebellion genannt. Dringen Ventus und Algor in den Körper ein, sträuben sich die Haare, die Poren verschließen sich, und es tritt Fieber auf." Deshalb empfiehlt die chinesische Medizin, vorsichtig mit den klimaverändernden Einflüssen umzugehen. Ventus-Calor im Frühjahr, Aestus im Sommer, Ariditas im Herbst und Algor im Winter haben alle etwas mit den klimatischen Änderungen von der äußeren Welt der vier Jahreszeiten zu tun. Meistens zum Wechsel der Jahreszeiten, wenn das Wetter im Umschwung ist, treten Beschwerden auf. Die Ausbreitung von epidemischen Krankheiten wird auch vom Klima beeinflusst und scheint in bestimmten Jahreszeiten, wie z.B. Grippe im Winter und Cholera im Sommer, gehäuft vorzukommen. Deswegen muss epidemischen Krankheiten in bestimmten Jahreszeiten vorgebeugt werden. Die Ausbreitung von epidemischen Krankheiten kommt häufiger vor, wenn nicht normale klimatische Zustände herrschen, wie warmes Wetter in einer kalten Jahreszeit oder kühles Wetter in einer heißen Jahreszeit. Folglich muss sich der Mensch vor Wind und Kälte schützen. Sun Si Miao sagte schon im Jahre 625 n. Chr.: „Die Kühle darf man nicht im Durchzug genießen, darf nicht ohne Decke schlafen, denn während man vorübergehendes Vergnügen genießt, betritt schon Ventus die Haut", (aus: Wichtige Rezepturen, die 1000 Goldstücke wert sind).

2. Innere Agenzien

Der Unterschied zwischen westlichem und chinesisch-ätiologischem Denken liegt jedoch darin, dass in der chinesischen Medizin die Ursache von Krankheiten nicht nur außerhalb, sondern auch innerhalb des Menschen liegt. Die chinesischen Philosophen betrachten die äußeren Ursachen nur als Bedingungen der Veränderung und die inneren Ursachen als deren Grundlage, wobei die äußeren Ursachen nur durch die inneren Ursachen wirken. Was sind nun die inneren Ursachen? Das sind Emotionen.

Die durch Emotionen hervorgerufenen physiologischen Veränderungen stehen heutzutage auch im Mittelpunkt des Interesses moderner Psychologie. Es wurde festgestellt, dass die physiologischen Veränderungen zur gleichen Zeit mit der Emotion auftreten. Ein Beispiel: Nachdem ein äußerer Reiz wahrgenommen wurde, wird die Information zugleich an unsere Hirnrinde und unser peripheres Nervensystem weitergeleitet. Während die Hirnstrukturen für das Entstehen der Emotion an sich verantwortlich sind, aktiviert das periphere Nervensystem in Zusammenhang mit bestimmten zerebralen Verbindungen unseren Organismus und regt ihn dazu an, auf einen äußeren Reiz entsprechend zu reagieren. Das heißt also, dass die Emotion im selben Moment eintritt wie die physiologischen Veränderungen. Über den Einfluss von Emotionen auf unser Verhalten und auf physiologische Veränderungen kann jedoch kein Zweifel bestehen. Jeder Moment unseres Lebens ist in irgendeiner Form von Emotionen geprägt.

Da es im chinesischen Denken schon immer keine genaue Unterscheidung zwischen Körper und Geist, Materie und Energie gab, sind die Emotionen und auch Qi, eine energetische Konstellation. In der Tat hat die chinesische Medizin seit ihren Anfängen ihren Wert auf den psychologischen Aspekt von Krankheit und Gesundheit gelegt. Die Besonderheit des chinesisch-ätiologischen Denkens liegt jedoch darin, dass die psychologische Disharmonie als verursachender Faktor für körperliche Krankheiten verstanden wird. Die sieben krankheitsverursachenden Emotionen sind: Freude, Zorn, Sorge, Grübeln, Trauer, Furcht und Schrecken, eben sieben psychologische Phänomene.

Die sieben Emotionen entsprechen selbstverständlich auch den Wandlungsphasen und verletzen daher auch die jeweils korrespondierenden Organ-Funktionskreise. Der „Innere Klassiker des Gelben Fürsten“ sagt in diesem Zusammenhang: „Zorn verletzt den o. Leber, übermäßige Freude verletzt den o. Herz, Trauer verletzt den o. Lunge, Sorgen verletzen die oo. Milz und Magen, Angst und Schrecken verletzen den o. Nieren. Dieses sind „die sieben seelischen Faktoren“ in der chinesischen Medizin, d.h. das menschliche Gefühl kann eine Art Substanz erzeugen. Diese Substanz ist wie die elektrischen Wellen des Gehirns. Aber ihre Form hängt von der Emotion ab. Im Kapitel 39 des „Inneren Klassiker des Gelben Fürsten“ heißt es: „Zorn verursacht aufwärtsgerichtetes Qi, übermäßige Freude verlangsamt das Qi, Trauer führt zum Konsum von Qi, Angst verursacht abwärtsgerichtetes Qi, Schrecken bringt das Qi durcheinander, Sorgen verursachen die Stagnation des Qi.“ Die sieben Emotionen sind physiologische Phänomene und verursachen unter normalen Bedingungen keine Krankheiten. Nur wenn die Gefühle nicht normal, also übermäßig sind und den Regeln der Emotionen zuwider gelebt werden, können sie zu Krankheiten führen. Im folgenden Text fassen wir die Hauptkennzeichen eines emotionellen Agens zusammen.

Denken und Sorgen

Das Sorgen ist im Grund eine Art von Denken. Das Denken ist wichtig für uns Menschen. Wie z.B. Konfuzius sprach: „Er überlege alles erst dreimal, ehe er sich zum Handeln entschließe“ (Gespräch 5,20). In allen Angelegenheiten müssen wir unseren Verstand gebrauchen und nachdenken. Warum aber sagt die chinesische Medizin: „Sorgen verletzen die oo. Milz und Magen“? Das Denken der Menschen muss sich den objektiven Umständen anpassen. Man darf nicht der Fantasie freien Lauf lassen, ohne Rücksicht auf die objektiven erlaubten Bedingungen seine Ideen ausdenken, sonst erleidet man in der Praxis Niederlagen. Wenn man unter Niederlagen leidet, bekommt man Sorgen. Konfuzius sprach: „Wer nicht das Ferne bedenkt, dem naht Betrübnis“ (Gespräch 15,11). Das ferne Denken bezieht Konfuzius nicht nur auf Raum und Zeit, sondern auch auf die Richtigkeit, d.h. auch wer nicht das Richtige bedenkt, dem sind Sorgen nahe. Sorgen sind durch die Wandlungsphase Erde als die Stagnation der Energie gekennzeichnet, da sie in den oo. Milz und Magen zuviel Qi binden. Zur typischen Symptomatik gehören Müdigkeit, Abmagerung oder Übergewicht, Impotenz, Obstipation oder Diarrhöe, Blähungen, Appetitlosigkeit. Deshalb soll man nicht nur denken, sondern „richtig“ denken.

Die chinesische Philosophie meint dazu: Das richtige Denken der Menschen kann nur aus zwei Quellen herrühren, aus der Praxis und aus dem Lernen. In ihrer gesellschaftlichen Praxis nehmen die Menschen an verschiedenen Arbeiten teil, sie sammeln reiche Erfahrungen, sowohl durch Erfolge als auch durch Misserfolge. Erfahrung ist aber nur sinnliche Erkenntnis. Wenn sinnliche Erkenntnis sich angehäuft hat, dann tritt ein Sprung ein und sie verwandelt sich in rationale Erkenntnis, d.h. in Ideen. Es handelt sich also um einen Erkenntnisprozess von der Materie zum subjektiven Bewusstsein. Ob dieses Bewusstsein die Gedanken, die Regeln der objektiven Welt richtig widerspiegelt, weiß man noch nicht. Dafür braucht es den reziproken Erkenntnisprozess vom Bewusstsein zum Material, d.h., die von der objektiven Materie zum subjektiven Bewusstsein gewonnenen Erkenntnisse müssen wieder auf die Praxis angewandt werden, um zu sehen, ob diese Ideen zu dem gewünschten Erfolg führen können. Zu einer richtigen Erkenntnis gelangt man oft erst mit vielfacher Wiederholung der Übergänge von der Praxis zur Erkenntnis und von der Erkenntnis zur Praxis. Der Erkenntnisgewinn aus Erfahrungen und das Ziehen von Nutzen aus Erfahrungen zur Bewältigung der eigenen Umwelt heißt Lernen. Dabei geht es jedoch nicht nur um jene praktischen Erfahrungen. Die praktische Beschäftigung ist Lernen, aber Lesen ist auch ein Lernen. Die objektiven Umstände ändern sich ständig, unsere Gedanken müssen immer der neuen Lage entsprechen.

Da wir nicht alle Situationen selbst erleben können, müssen wir lesen. Wir können auch über Lesen die Dinge kennen lernen, die wir nicht aus eigener Erfahrung kennen.

Das Lernen ist daher die zweite Quelle vom richtigen Denken der Menschen. Wie wir alle wissen, ist das Lernen ein Prozess, der das ganze Leben über andauert. Es beeinflusst nicht nur die menschliche Entwicklung, sondern auch die biologischen und psychologischen Veränderungen. Lernen gebiert richtiges Nachdenken, richtiges Nachdenken gebiert Weisheit, und „Weisheit macht frei von Sorgen". So spricht Konfuzius (Gespräch 10,28). Da Lernen eine Voraussetzung für richtiges Denken ist, glaubt Konfuzius, dass das Lernen Vorrang vor dem Denken hat. Konfuzius sprach: „Ich habe oft den ganzen Tag nicht gegessen und die ganze Nacht nicht geschlafen, um nachzudenken. Es nützt nichts; besser ist es, zu lernen" (Gespräche 15,3).

Zorn

Zorn ist durch die Wandlungsphase Holz als eine überspannte Potenzziehung von Aktivität gekennzeichnet. Zur Wandlungsphase Holz gehören auch Mut und Anstrengung. Die Unterschiede zwischen den beiden Emotionen liegen nur darin, dass die Anstrengung sich nach innen richtet, obwohl der Wunsch, sich anzustrengen, auch aus den äußeren Bedingungen resultiert. Im Gegensatz dazu richtet sich der Zorn meistens nach außen, kann aber manchmal auch in Form einer Autoaggression nach innen gerichtet sein. Häufig entsteht Zorn aber im Konflikt mit einem anderen Menschen oder aus unerfüllten Machtwünschen und kann eine zerstörerische Gewalt beinhalten. Zorn ist eine Folge von Konflikt oder Angriff. Er ist eine typisch männliche und heiße Emotion. Er erfüllt aber auch eine adaptive Funktion, d.h., Zorn erzeugt Hitze und Kraft, um bei Konflikten den eigenen Willen durchzusetzen und sich gegen Ungerechtigkeit zu wehren. Somit hat Zorn als Antriebsmittel bei Konflikten durchaus eine positive Qualität, obwohl er allgemein als eine nicht erwünschte Emotion gilt.

Konflikte sollten nicht nur negativ betrachtet werden, denn sie haben auch eine konstruktive Seite. Die Konflikte, die innerhalb der menschlichen Gesellschaft bestehen, sind eigentlich die Widerspiegelung der in der Gesellschaft vorhandenen Widersprüche. Die chinesische Philosophie vertritt die Meinung, dass es zwischen Gegensätzen sowohl Einheit als auch Konflikt gibt. Daraus resultiert die Veränderung der Natur. Gäbe es in der Gesellschaft keine Widersprüche und keine Konflikte zur Lösung dieser Widersprüche, dann würde die Lebendigkeit der menschlichen Gesellschaft aufhören. Wenn man auf Widersprüche stößt, dann meistens in Form von Konflikten mit anderen Menschen. Der Sinn des Konflikts zwischen den Menschen liegt darin, dass die Menschen durch den Konflikt Fehler entdecken. Fehler sind in jeder Gesellschaft und bei jedem Menschen unvermeidbar, aber die Menschen wollen möglichst wenige begehen. Nur die Menschen sind imstande, ihre Nachteile aufzugeben und die Vorteile zu bewahren. Wir alle wissen: Man muss das Gesicht regelmäßig waschen, sonst wird das Gesicht schmutzig. Auch unser Geist kann schmutzig werden, auch hier muss man „waschen". Der Buddhismus sagt: „Der Leib ist der Erleuchtungsbaum, der Geist gleicht einem klaren Spiegel. Müh dich, ihn allezeit abzuwischen! Halte ihn staubfrei!" Nach dem Buddhismus muss man ständig an eigenen Fehlern Kritik üben, ebenso wie man, um sauber zu sein, täglich sein Gesicht wäscht. Es ist leichter einen Fehler bei anderen Menschen zu entdecken, als sich selbst Fehler einzugestehen. Daher braucht man den Konflikt mit anderen Menschen. Wenn ein Fehler begangen wurde, muss er korrigiert werden. Daher braucht man Anstrengung um die Fehler zu korrigieren. Warum sagte Konfuzius: „Glatte Worte und einschmeichelnde Mienen sind selten vereint mit Sittlichkeit" (Gespräche 1,3). Weil Kritik nicht schön ist, wie schon das Sprichwort, „Bittere Medizin ist gut für die Krankheit, harte Kritik ist gut für die Entwicklung", sagt. Aber die meisten Menschen verstehen die Kritik nicht in diesem Sinn, sondern als persönlichen Angriff. Dadurch kommt Zorn auf, der sich auf die oo. Leber und Galle bezieht. Typische Symptomatik: Zornesausbrüche, Kopfschmerzen, Schwindelanfälle, Blähungen und Appetitlosigkeit.

Freude und Leid

Freude ist durch die Wandlungsphase Feuer als überreizte Aktivität qualifiziert. Trauer ist durch die Wandlungsphase als potentielle Struktivität qualifiziert. Die chinesische Medizin sagt dazu: Freude verletzt das Herz. Leiden verletzt die Lunge. Durch Trauer wird der entsprechende Organ-Funktionskreis Lunge affiziert. Typische Symptomatik: Teilnahmslosigkeit, viel Auswurf, Husten und Kurzatmigkeit. Durch Freude wird der entsprechende Organ-Funktionskreis Herz affiziert. Typische Symptomatik: Herzklopfen, Brustbeklemmungsgefühl, Unruhe, Schlafstörungen, Kurzatmigkeit und übermäßiger Appetit. Man kann verstehen, dass die Traurigkeit die Lunge verletzt, aber viele Menschen verstehen nicht, warum auch Freude der Gesundheit schaden kann. Die Gründe liegen darin, dass – egal um was es sich handelt – zuviel nie gut ist. Ein Beispiel: Essen, Trinken und Sexualität sind existenzielle Bedürfnisse und allgemeine Ziele des Lebens. Diese Ziele zu erfüllen macht Freude, aber werden solche existenziellen Freuden im Übermaß konsumiert, kann es zu gesundheitlichen Beeinträchtigungen kommen, und das führt zu einer Belastung und Erschöpfung des o. Herz. Darüber hinaus gibt es Freuden, die noch schlimmere Folgen haben können, beispielsweise die Schadenfreude oder die pervertierte Freude. Solche Freuden schaden nicht nur der Gesundheit, sondern erzeugen „Xie", negative Energie.

Für die westliche Mentalität ist es schwierig zu verstehen, dass der Buddhismus überhaupt nicht von Freuden redet, sondern von Barmherzigkeit. Barmherzigkeit bedeutet, dass man am Leiden eines anderen Menschen mitleidvoll Anteil nehmen soll, so als beträfe es einen selbst. Die westliche Psychologie dagegen unterscheidet zwischen Mitleid (das bringt nicht weiter, denn dann leidet der Betreffende fremdes Leid und das hilft niemandem) und Mitgefühl. Der Buddhismus spricht nicht von Freude, denn im Buddhismus ist irdisches Leben leidvoll: Geburt, Alter, Krankheit und Tod, es gibt gar nichts zu freuen. In den kanonischen Schriften heißt es: „Grenzenlos ist das Meer von Leiden, doch wer zurückkehrt, für den ist das Ufer nah". Der Konfuzianismus redet zwar von Freude, aber diese Freude ist keine ich-bezogene Freude. Sie entsteht durch Hilfsbereitschaft, Selbstlosigkeit und Uneigennützigkeit. Nur wer solche Freuden kennt, wird gemäß dem Konfuzianismus ein edler Mensch mit hohen moralischen Qualitäten, ein Mensch, der allen Menschen Nutzen bringt und dadurch auch selbst Freuden genießt. Konfuzius sprach: „Es gibt dreierlei Freuden, die von Nutzen sind, und dreierlei Freuden, die von Übel sind. Freude an der Selbstbeherrschung, Sittlichkeit und Kunst, Freude am Tao und an der Gutherzigkeit sowie Freude an vielen würdigen Freunden: Das ist von Nutzen. Freude an Hochmut, Freude am Luxus, Freude an Schwelgerei: Das ist von Übel", (Gespräche 16,5). Man kann auch sagen: Was Konfuzius nicht fördert, ist die ich-bezogene Freude an Grundbedürfnissen wie Essen und Sex. Die Freude, die Konfuzius fördert, ist eine von Ich-Bezogenheit und eigenen Interessen befreite Freude: „Der edle Mensch freut sich der Sittlichkeit, der Gemeine freut sich des materiellen Gewinns. Der edle Mensch bedenkt die Konsequenzen seiner Taten, der Gemeine bedenkt nur, welchen Gewinn ihm seine Taten bringen können." „Der Edle freut sich der inneren Werte, der Gemeine freut sich des Irdischen; der Edle freut sich über das Tao, der Gemeine sucht die Gunst", (Gespräche 4,11).

Warum sind sowohl der Buddhismus als auch der Konfuzianismus nicht für die ich-bezogenen Freuden? Die Gründe dafür liegen darin, dass ich-bezogene Freuden auch ich-bezogene Leiden nach sich ziehen. Wenn die Freude sich nur auf sich selbst bezieht, trifft das Leiden auch nur einen selbst. Freuden sind bedingt, zeitweilig und vorübergehend und unvermeidlich sind auch die Leiden. Wir alle wissen, dass die Freude eine Emotion ist, die jeder Menschen haben möchte und zwar so häufig wie möglich. Im Gegensatz zur Freude wollen wir das Leiden nicht haben. Aber die meisten wissen nicht, dass die Freude im Leiden steckt und Leiden steckt wiederum in der Freude. Nach den chinesischen Philosophen bedeuten Freude und Leiden zwei gegensätzliche Aspekte von Yin und Yang. Die Yin und Yang Lehre vertritt die Meinung, dass es zwischen den einander widersprechenden Gegensätzen immer sowohl Yang – Freude, Zufriedenheit als auch Yin – Leiden, Unzufriedenheit gibt und das bewirkt die Entwicklung und Veränderung. Man kann nicht nur Freude haben. Man denkt oft, wenn ich viel Geld hätte, wäre ich glücklich. Ich kann dann machen, was ich will und habe nur Freude. In der Tat hängt die Freude nicht mit materiellen Dingen zusammen. Ein Yin-und-Yang-Gesetz lautet: „Komplementarität bei gleichzeitigem Gegensatz". Egal wieviel Geld man auch hat, wie hoch das Amt auch ist, es bedeutet nicht unbedingt Freude. In allen Gesellschaftsschichten findet man Leiden, und in verschiedenen Schichten gibt es verschiedene Widersprüche. In den höheren Schichten gibt es die Widersprüche der höheren Schichten, in der Wohlstandsgesellschaft gibt es die Widersprüche der Wohlstandsgesellschaft. Die kleinen Leute haben kleine Probleme, die großen haben große Probleme, obwohl die Probleme der kleinen Leute für diese schwerer wiegen. Widersprüche gibt es überall, jedoch entsprechend der verschiedenen Eigenschaften der Menschen ist auch der Charakter der Widersprüche verschieden. Das bedeutet: Jeder Mensch wird mit Leiden konfrontiert, wenn er Freude erleben möchte, denn Freude bedeutet die Erfüllung von Wünschen. Das Gefühl der Freude ist häufig mit Wunschlosigkeit, Zufriedenheit, Problemlosigkeit und der Vorstellung, glatt, reibungslos und zügig zum Ziel zu kommen, verbunden. Das chinesische Wort für Freude, „Kuai Huo", bedeutet in der direkten Übersetzung „schnell (Kuai) und frei (Huo)". Erst wenn man Schwierigkeiten durch Mühe überwunden, und damit einen Wunsch realisiert hat, fühlt man sich frei. Aber diese Freude bleibt nicht ewig, weil man immer neue Wünsche hat. Wünsche zu erfüllen, bedeutet wiederum auch mit Leiden konfrontiert zu werden. Das Gefühl des Leidens ist häufig mit unerfüllten Wünschen, Unzufriedenheit, Widersprüchen, Reibereien und verzögertem Erreichen des Ziels verbunden. Die Grundursache der Entwicklung der Menschheit liegt gerade an dieser inneren Widersprüchlichkeit von Freude und Leiden. Diese sind es, die Bewegung und Entwicklung der Dinge verursachen. Wenn es diese Widersprüchlichkeit nicht gäbe, hätte man gleich alles geschafft. Dann hat man auch keine Freude mehr nach dem Erfolg. Wir haben alle solche Erfahrungen gemacht: Bekommen wir nicht, was wir wollen, sind wir unglücklich. Bekommen wir zu leicht, was wir wollen, sind wir auch unglücklich. Wenn wir alle Ziele erreichen, werden wir in noch mehr Unglück gestürzt. In Wirklichkeit werden wir weniger unglücklich, wenn wir nicht alles erreichen, was wir wollen! Denn so lange haben wir noch Hoffnung. Die Hoffnung ist immer mit Freude verbunden. Die Freude wird durch Einschränkung, Leiden, Mängelgefühl und Unzufriedenheit erzeugt. Deshalb ist für jeden Menschen die Freude, die Zufriedenheit zeitlich begrenzt und vorübergehend, während das Leiden, die Unzufriedenheit und das Mangelgefühl ewig ist.

Die moderne Medizin hat die gleiche Ansicht zu diesem Thema. Sie vertritt die Auffassung, dass Freude oder Traurigkeit eigentlich biologische Phänomene und eine Frage der Chemie sind. Die chemische Botschaft besteht aus Hormonen, die von bestimmten Drüsen ausgeschieden werden.[1] Sie beeinflussen unseren Gemütszustand, wie z.B. Östrogene, die für den sexuellen Reifungsprozess verantwortlich sind. Das hormonelle endokrine System beeinflusst nicht nur Sexualverhalten und Gemütszustand, sondern hat auch einen gewissen Einfluss auf unsere Gedanken. Umgekehrt können aber auch unsere Gedanken und Reize der äußeren Welt unsere Hormone beeinflussen. Hat man beispielsweise einen erotischen Gedanken, so stimuliert das Gehirn den Hypothalamus, der diesen Reiz an die Hypophyse weiterleitet und auf die Geschlechtsdrüsen einwirkt. Er bringt diese dazu, Sexualhormone auszuschütten, welche wiederum das Gehirn und das Verhalten beeinflussen. Der Hypothalamus regt zur Befriedigung bestimmter Grundbedürfnisse, wie Hunger, Durst und Sexualtrieb an. Wenn ein Bedürfnis befriedigt ist, schüttet der Hypothalamus den Neurotransmitter Dopamin aus. Dieser sorgt für Wohlbefinden, Freude bzw. Sättigung. Dieses Wohlbefinden ist natürlich nicht für immer, nach einer Weile bekommt man wieder ein neues Bedürfnis, das befriedigt werden muss. Dann schüttet der Hypothalamus wieder chemische Substanzen aus. So geht es immer weiter. Deshalb wird man nie zufrieden, wenn man die Freude nicht in geistigen Werten, sondern nur in körperlichen Bedürfnissen sucht. Das beweist, was Konfuzius vor zweitausend Jahren schon sagte: „Die verschiedenen Bewegungen des Herzens werden durch äußere Dinge veranlasst." Das „menschliche Gehirn" aber ist sehr gefährdet: „Die Dinge, durch die der Mensch bewegt wird, finden kein Ende; wenn seine Zuneigungen und Abneigungen nicht reguliert werden. Dann verändert er sich entsprechend der Natur der Dinge, die ihm gegenübertreten; er nimmt das geistige Prinzip in seinem Inneren und gibt den körperlichen Begierden nach", (Buch der Riten).Wenn man die Werte nicht auf die eigenen körperlichen Bedürfnisse legt, sondern auf geistige Dinge wie Glauben, Hingabe, dann wird man zufrieden gestellt und bekommt auch Freude. Diese Freude währt allerdings nicht nur zeitweise, sondern ewig. Deshalb sagen die Konfuzianer: „Des anderen Glück sei auch dein Glück, des anderen Unglück sei auch dein Unglück." Mit anderen Worten: Wir sollen uns über den Erfolg oder das Wohlergehen eines anderen Menschen ebenso freuen, als wäre es unser Erfolg, und wir sollen am Unglück eines anderen Menschen mitleidvoll Anteilnahme nehmen, als beträfe es uns selber.

Worüber sich westliche und chinesische Medizin einig sind, ist die Tatsache, dass sowohl physiologische als auch psychologische Veränderungen nicht bei allen Menschen gleich sind. Das heißt, die gleiche Emotion ruft nicht bei allen Menschen dieselben körperlichen Reaktionen hervor. Die Gründe liegen darin, dass die Gemütszustände von unserem Gehirn selbst beherrscht werden können. Dieses scheint die Psychologie durchaus zu bestätigen. Viele medizinische Studien haben gezeigt, dass zwischen dem Hypothalamus

[1] Vgl. Barbara Sureda Caldentey, Psychologie, Deutsche Ausgabe, S. 57

und unserem Wohlbefinden ein enger Zusammenhang besteht. Der Hypothalamus steht an der Spitze des endokrinen Systems, jenen Drüsen, die sich an der Gehirnbasis befinden. Sie sind wichtige Drüsen, die eine besondere Rolle bei der emotionalen Erregung spielen. Der Hypothalamus empfängt vom Gehirn eine Botschaft, die ihn veranlasst, Hormone an die Hypophyse zu liefern, welche das Gefühl anregen. Wird dieser Bereich angeregt, so empfinden wir ein Gefühl der Freude. In biologischer Hinsicht spielen die Großhirnrinde und das Hormonsystem eine besondere Rolle beim menschlichen Verhalten. Ohne das Zusammenspiel der Gedanken und Hormone gäbe es auch keine emotionale Erregung. Das heißt, die Gedanken können unseren Gemütszustand kontrollieren. Seit langem definiert die chinesische Kultur den Menschen als ein vom Herzen regiertes Lebewesen. Im Buch der Riten heißt es: „Alle Veränderungen der Töne sind durch das Herz bedingt; und die Aktivitäten des Gedankens werden durch äußerliche Dinge hervorgerufen. Die so hervorgerufenen Aktivitäten manifestieren sich im Ton. Musik ist die Hervorbringung der Veränderungen der Töne. Deren Ursprung liegt in den Aktivitäten des Gedankens, der nur durch äußere Dinge beeinflusst wird.“

Da die Gefühle sich nicht leicht zügeln lassen; können sie sich manchmal nicht selbst kontrollieren und brauchen deshalb den Verstand als Kontrollinstanz. Der Gemütszustand wie Freude und Trauer, Ärger und Zorn muss sich in einer gesellschaftlich anerkannten Form äußern. Mit „gesellschaftlich anerkannter emotioneller Form“ ist das gemeint, was im Konfuzianismus als „Regulierung gemäß den Anforderungen der Menschlichkeit“ bezeichnet wird und bedeutet: weder Zurückhaltung noch Überschwang, der Gedanke muss unter Kontrolle gehalten werden. Man bemüht sich immer, „Maß und Mitte“ einzuhalten und meidet nicht nur extreme Gefühlsbewegungen wie Hass, Zorn, Angst sondern auch Freude und Leidenschaft. Denn die Yin-und-Yang-Lehre besagt, dass die Freude im Leiden steckt und Leiden in der Freude. Eine Sache schlägt in ihr Gegenteil um, wenn sie auf die Spitze getrieben wird. Auf Freude folgt Leid. „Ist die Freude in der Stube, lauert das Leid im Flur“. Je höher man hinaufklettert, desto schlimmer kann man hinunterstürzen. Deshalb sollte man auf keinen Fall extreme Gefühlszustände zulassen. Das nennt man auch Harmonie oder den goldenen Mittelweg.

Furcht und Schrecken

Furcht und Schrecken sind durch die Wandlungsphase als potentielle Struktivität qualifiziert und bringen die Energie des Organ-Funktionskreises Niere durcheinander. Der o. Niere verliert die Kontrolle über den unteren Körper, was zu unwillkürlichem Harn führt. Bei Angst zieht sich das Qi zurück, dadurch schließen sich die 3-Erwärmer. Wenn diese sich schließen, zirkuliert das Qi nicht und die Flüssigkeit sammelt sich also im unteren Körper.

Man kann Angst nach den Kategorien akut und chronisch klassifizieren.

Ein gewisses Maß an akuter Angst zu verspüren, ist normal. Angst ist schließlich für unser Überleben notwendig. Man weiß, dass viele körperliche Reaktionen durch akute Angst im Körper ausgelöst werden: Muskelanspannung; schnelleres Atmen, das zu vermehrter Sauerstoffaufnahme führt, beschleunigter Herzschlag zum Zwecke der ausreichenden Blutversorgung, usw. All diese Reaktionen sind nur darauf ausgerichtet, im entscheidenden Moment alle Energie zu akkumulieren. Der Organismus bereitet sich darauf vor, die Flucht anzutreten. Ohne diese Reaktionen wäre unser Überleben gefährdet.[1] Aber ab welchem Punkt wird Angst zu einem Problem? Normalweise ist der Mensch dazu fähig, eine Situation erst verstandesmäßig zu überprüfen, bevor er mit Angst reagiert. Wenn ein Mensch eine Schwäche des Organ-Funktionskreises Niere hat, dann neigt er jedoch zu übertriebenen Angstzuständen, die ihm das Führen eines normalen Lebens unmöglich machen. Als typische Symptomatik treten aus physiologischer Sicht Inkontinenz, gestörte Atmung, Herzklopfen, Zittern, Lähmung, Ödeme und Impotenz auf.

Chronische Angst hat jedoch nicht nur eine adaptive Funktion, sondern auch ein Signal, das uns zeigt, dass etwas nicht stimmt. Konfuzius sprach: „Der edle Mensch macht sich keine Sorgen und fürchtet sich nicht. Da er nichts getan hat, dessen er sich schämen müsste, warum sollte er sich Sorgen machen oder sich fürchten?“ (Gespräche 14,5). An dieser Stelle ist Angst mit Justiz verwoben. Denn egal in welcher Gesellschaft: Wer etwas Schlechtes tut, wird bestraft. Deshalb wird die Macht des Staates auch mit der Angst verankert. Wenn man weiß, dass man etwas Schlechtes getan hat und bestraft werden kann, dann nimmt die chronische Angst automatisch extreme Ausmaße an. Der von dieser chronischen Angst Betroffene weiß, dass diese Bestrafung nur im Zusammenhang mit bestimmten Situationen auftritt und setzt alles daran, diese Situationen zu meiden. Er ist so erheblich in seiner Lebensqualität eingeschränkt. Zur typischen Symptomatik, die eher psychologisch bedingt ist, gehören Unentschlossenheit, Ratlosigkeit, Verfolgungswahn und die Wahrnehmung spezifisch unangenehmer Gefühle.

[1]Vgl. Barbara Sureda Caldentey, Psychologie, Deutsche Ausgabe, S. 167

3. Neutrale Agenzien

Neben den sechs klimaverändernden Einflüssen und den sieben Emotionen werden die anderen Einflüsse zu krankheitsbedingenden Faktoren als neutrale Agenzien bezeichnet. Damit gemeint sind: seelische und körperliche Überanstrengung, sexuelle Ausschweifungen, Diätfehler.

Überanstrengung (Stress)

Wissenschaftler der University of Helsinki haben 812 Person 25 Jahre lang beobachtet: Bei denjenigen, die unter dauerhaftem Stress standen, verdoppelte sich die Gefahr eines Herzinfarktes. Die Wissenschaft hat entdeckt, dass jedes Lebewesen eine eigene biologische Uhr hat. Eine häufige Umstellung dieser biologischen Uhr schadet der Gesundheit. Besonders bei älteren Menschen ist nur wenig Flexibilität vorhanden, so dass ihre biologische Uhr bereits bei kleinen Veränderungen schnell aus dem Rhythmus gerät. Zu viel Stress resultiert oft aus dem Umstand, dass die Betroffenen nicht gemäß ihrer biologischen Uhr leben, sondern ihr Rhythmus von äußeren Faktoren, wie z.B. geschäftlichen Terminen bestimmt wird. Somit können sie einfache Gesundheitsregeln wie der halbstündigen Bewegung in frischer Luft am Morgen und einem Mittagsschlaf von einer halben Stunde nicht befolgen. Wissenschaftler haben herausgefunden, dass ein täglicher Mittagsschlaf von 20 – 30 Minuten das Risiko eines Herzinfarktes mit tödlichem Ausgang um 30% reduziert, denn gerade in der Mittagszeit befindet sich der Blutdruck auf einem eher niedrigen Niveau, der Mittagsschlaf bietet einen zusätzlichen Schutz für das Herz. Die amerikanische Raumfahrtbehörde NASA fand auch heraus, dass 30 Minuten Mittagsschlaf die Reaktions- und Konzentrationsfähigkeit ihrer Piloten erhöht. Die chinesische Medizin hat schon vor langem erkannt, dass Stress eine wichtige Krankheitsursache ist, aber sie hat ihre Erkenntnis nicht durch wissenschaftliche Untersuchungen erhalten, sondern durch philosophische Überlegungen. Die chinesischen Philosophen betrachten das Extrem in jeder Beziehung als eine Fehlhaltung, denn dies bedeutet, dass einer von den normal wirkenden und zusammengehörenden Yin-und-Yang-Gegensätzen im Übermaß vorhanden ist. Konfuzius sagte: „Zu viel ist gerade so (falsch) wie zu wenig", (Gespräche 11,15). Alle Dinge verändern sich von der Quantität zur Qualität. Jenseits seiner Grenze verkehrt sich jedes Ding in sein Gegenteil. Ein Zuviel an Freude erreicht einen Punkt, an dem man keine Freude mehr spürt, das gleiche gilt auch für alle anderen Dinge, so z.B. waren die Menschen noch nie so reich wie heute, aber so habgierig waren die Menschen auch noch nie wie heute. So satt waren die Menschen noch nie wie heute, aber so unersättlich waren Menschen auch noch nie wie heute. So viel wissend und spezialisiert waren Menschen noch nie wie heute, aber so sehr die Übersicht verloren haben Menschen auch nie wie heute. So hoch entwickelt waren Menschen noch nie wie heute, aber so viele Probleme hatten Menschen auch noch nie wie heute. Die Grundidee des Konfuzianismus kommt in der so genannten „goldenen Mitte" zum Ausdruck. Aber auf welchem Weg können wir sie erreichen? Die Antwort lautet: durch das Aufgeben des Haftens an den Dingen. Das (An-) Haften an Dingen bedeutet, dass man bewusst und zielstrebig an materiellen Dingen festhält, um möglichst viel Gewinn zu erzielen und Verlust zu vermeiden. Das führt bei den Menschen zur seelischen und körperlichen Überanstrengung und kann wiederum zu einer Schädigung des Qi führen, so dass die Gefühle aus dem Gleichgewicht geraten.

Das Haften an Dingen wird im Buddhismus als Hauptgrund des Leidens betrachtet. Warum spielt nun das (An-)Haften an Dingen hier eine so wichtige Rolle? Die Gründe dafür liegen darin, dass das Gesetz von Yin und Yang das grundlegende Gesetz des Universums ist. Yin und Yang sind nur symbolhafte Begriffe mit Bezug auf den menschlichen Geist. Yang bedeutet Freude, Einheit, Frieden, Zufriedenheit, Gewinn, Reichtum usw. Yin bedeutet im Gegensatz, Kampf, Unzufriedenheit, Verlust, Armut usw. Eine der Theorien der Yin-und-Yang-Lehre heißt: „Austausch bei gleichzeitiger Opposition". Das bedeutet wiederum die Gegensätze zweier Aspekte, z.B. Gewinn und Verlust, Reichtum und Armut, Glück und Unglück, Freude und Leiden sind nicht feststehend, sondern in einem Zustand der dauernden (Um-) Wandlung, d.h. wer nicht verliert, gewinnt auch nicht. Gewinn bedeutet gleichzeitig auch Verlust. Denn Yin und Yang sind von Natur aus Zwillinge. Unzufriedenheit, Verlust und Verzicht gehören zum Leben. Dieses Gesetz gilt überall, in der Natur, in der menschlichen Gesellschaft und im Denken des Menschen. Wenn der Mensch „eigensinnig" nur an Gewinn, Reichtum und Vergnügen festhält, so bedeutet dies, dass er gegen die Yin-und-Yang-Regeln, gegen die Naturgesetze, handelt. Das kann zum Ungleichgewicht von Yin und Yang führen und dadurch entsteht Unordnung. Konfuzius sagte daher: „Wer bei seinen Handlungen immer auf Vorteil aus ist, zieht sich viel Groll zu." Die meisten Menschen verstehen dieses Naturgesetz nicht, deshalb tendiert der Mensch im Großen und Ganzen dahin, dass ein Gewinn ohne Verlust bestehen kann: Licht ohne Dunkelheit oder Vergnügen ohne Schmerzen. Einnehmen so viel wie möglich, Ausgeben so wenig wie möglich. Wenn jemand eine Million hätte, wäre er trotzdem unzufrieden, denn er würde zwei Millionen haben wollen. Man „bekommt den Hals nicht voll". Mehr, mehr, mehr. Haben, haben, haben. So geht es immer weiter und so kämpft mancher Mensch sein ganzes Leben lang, um die objektive Realität und die materiellen Dinge zu gewinnen. Stress entsteht also gerade durch dieses Haften an Dingen. Natürlich brauchen wir, um unsere Existenz zu sichern, die materiellen Dinge. Aber die Frage ist, wie viel wir wirklich brauchen. Viele Menschen kämpfen ihr ganzes Leben um diese Dinge. Zum Schluss stellen sie dann fest, dass sie viele Dinge doch nicht brauchen.

Heutzutage werden materielle Dinge oft mit Glück verwechselt. Warum sprach Konfuzius: „Gewöhnliche Speise zur Nahrung, Wasser als Trank und den gebogenen Arm als Kissen: auch dabei kann man glücklich sein; aber ungerechter Reichtum und Ehren dazu sind für mich nur flüchtige Wolken." (Gespräche 7.15)? Wir erkennen an, dass das Geistige vom Materiellen, das Bewusstsein vom objektiven Dasein bestimmt wird; doch gleichzeitig müssen wir auch anerkennen, dass das Geistige auf das Materielle, das Bewusstsein auf das objektive Dasein zurückwirkt. Freude oder Leid für einen Menschen ist zwar abhängig von den objektiven Bedingungen, hängt aber entscheidend von dem subjektiven Gefühl ab. Beispielsweise schmeckt einem hungrigen Menschen alles gut, einem gesättigten Menschen schmeckt nichts gut. Die subjektive Empfindung zu Freude und Leid existiert nur im Vergleich. Freude und Leid erzeugen einander. Wenn man erst Leid erlebt hat, ist man viel leichter zufrieden. Umgekehrt gilt das auch. Diese Vergleichserlebnisse erfährt man nicht nur durch die eigene Lebensgeschichte, sondern auch im Vergleich der eigenen Situation mit der anderer Menschen. Eigentlich könnten die meisten Menschen unserer Gesellschaft mit ihrem Leben zufrieden sein, denn diese Gesellschaft besitzt 70% des Sozialproduktes der ganzen Menschheit. In der Tat sind wir, wenn wir Essen haben, Kleidung besitzen, in einer Wohnung leben, reicher als 75 Prozent der Menschen dieser Welt. Wenn wir noch Geld auf der Bank haben, gehören wir zu den privilegiertesten acht Prozent dieser Erde. Wenn wir das bedenken, wie können wir uns da beklagen? Warum gibt es bei uns immer so viel Unzufriedenheit? Die meisten Menschen tendieren dahin, Minderwertigkeitsgefühle und Neid zu empfinden, wenn sie auf Menschen treffen, denen es besser geht als ihnen selbst. Das ist die Triebkraft des Neids. Die Unzufriedenheit kommt auch vom Neid und daher, dass wir uns mit anderen Menschen vergleichen und nur die Menschen sehen, denen es besser als uns selbst geht. Dabei übersehen wir, dass viele Menschen viel schlechter leben als wir. Deshalb sagt ein chinesisches Sprichwort: „Wer genügsam ist, ist stets frohgestimmt."

Konfuzius sagt: „Tod und Leben haben ihre Bestimmung, Reichtum und Ansehen kommen vom Himmel." (Gespräche 12,5). Was dem Menschen gehört, das kommt von alleine. Was ihm nicht gehört, kann er sowieso nicht erwerben. Deshalb soll man nicht selber streben, sondern den Umständen entsprechend leben, wie der Weise das vollbringen, was notwendig ist, und genau in dem Augenblick aufhören, da die Grenze erreicht ist. Die Frage ist, wo die Grenze liegt? Wann soll man aufhören? Dies ist für die Menschen sehr schwer zu erkennen. Es liegt in den Eigenschaften des Menschen, dass es, solange die Möglichkeit besteht, noch mehr zu bekommen, ihm schwerfällt, einen Rückzieher zu machen. Ein Beispiel ist das Glücksspiel: Solange der Spieler Geld hat, hört er nicht auf. Selbst nach einem Gewinn strebt er nach mehr, anstatt es dabei bewenden zu lassen. Aufzuhören bedeutet für den Spieler Verzicht und vermeintlichen Verlust. Der Mensch muss aber einen Verzicht annehmen können. Das fällt den meisten schwer, denn Verzicht wird nur ungern geübt. In der Tat ist es so: Wenn der Mensch wirklich auf etwas verzichtet, wird er eine völlig neue Chance entdecken. Ein chinesisches Sprichwort sagt: „Ein Schritt zurück ist ein unendliches Meer und ein grenzenloser Himmel." Ein Gleichnis finden wir in der Tierwelt. Eine Libelle hatte sich in einem Raum verirrt und versuchte verzweifelt, wieder nach draußen zu gelangen. Sie flog über eine Stunde immer wieder vor das Fenster bis zur völligen Erschöpfung, ja sogar bis zum Tod. Eigentlich hätte sie nur ein Stück weiter zur Seite fliegen müssen, um einen Ausweg zu finden. Uns Menschen geht es oft ähnlich wie der Libelle, die die Glasscheibe nicht wahrnehmen konnte und wie besessen einen Ausweg suchte. Wir glauben häufig, einen Ausweg gefunden zu haben, um dann letztendlich doch festzustellen, dass es sich um eine Sackgasse handelt. Dabei genügt oft ein Schritt zurück, um eine andere Lösung finden zu können. Deshalb wird im Taoismus und Buddhismus immer wieder betont, wie wichtig die nicht eigensinnige Anhaftung sowie das Ausüben von Verzicht ist.

Xie (Heteropathie)

Nach der chinesischen Medizin gibt es zwei energetische Zustände. Das „positive Qi" ist eine harmonische und das „negative Qi" eine unharmonische Substanz. Das sogenannte „positive Qi" steht sowohl für die normale physiologische Funktion als auch für die Abwehrkräfte. Es wird in der chinesischen Medizin kurz als „Zheng" (Orthopathie) bezeichnet. Das „negative Qi" steht sowohl für die physiologisch funktionellen Störungen als auch für die geschwächte Abwehrkraft. Es wird in der chinesischen

Medizin kurz als „Xie“ (Heteropathie) bezeichnet.

Warum spielt das Qi eine so große Rolle? Der Grund liegt darin, dass der Mensch als Teil des Kosmos sich den Klima-Veränderungen der äußeren Welt anpassen muss. Der Mensch bleibt nur dann gesund, wenn seine Abwehrkräfte („Zheng“, positives Qi) die Krankheiten verursachende Klimaveränderung abwehren kann. Die Bakterien können in den Körper eines Menschen eindringen, weil das positive Qi („Zheng“, Abwehrkräfte) zu schwach und nicht in der Lage ist, sich gegen die Bakterien zu wehren. Das bedeutet gleichzeitig auch, dass das negative Qi (Xie) zu stark ist. Ein überwiegend negatives Qi (Xie) ruft ein unharmonisches Umfeld im Körper hervor und ist für die Bakterien ein idealer Nährboden. Das sind die wichtigsten Ursachen für die Erkrankung des Menschen.

Wie entstehen die verschiedenen Qi-Zustände des Menschen? Antwort: Der Qi-Zustand des Menschen hängt von seiner geistigen Haltung ab. Wir bekommen ein „positives Qi“ (Zheng), wenn wir gute Gedanken haben wie Nächstenliebe, Mitgefühl, Wahrhaftigkeit, Natürlichkeit und Geduld. Aber wir bekommen ein „negatives Qi“ (Xie), wenn wir schlechte Gedanken haben, wie Neid, Habgier, Hass und vor allem die eigensinnige Anhaftung an Dingen.

Sexuelle Ausschweifungen

Sexuelle Ausschweifung bedeutet, dass jemand viel mehr Sex macht, als er eigentlich braucht. Sowohl Männer als auch Frauen haben sexuelles Verlangen. Die sexuelle Handlung verfolgt nicht nur das Ziel der Fortpflanzung, sondern wirkt durch die sexuellen Hormone entspannend auf Körper und Geist und sorgt für eine erfrischende Durchblutung. Wir benutzen deshalb den Sex als Beruhigungsmittel, nicht nur um einzuschlafen, sondern auch um Konflikte zu lösen und gute Laune zu erhalten. Vom Standpunkt der westlichen Psychologie aus muss der Sexualtrieb entwickelt werden, damit sich der Mensch voll entfalten kann. Wie viel aber braucht der Mensch? Manche modernen Wissenschaftler meinen, dass wöchentlicher Sex einen der Hauptfaktoren für ein gesundes Leben darstellt. Psychologen der Universität in Pennsylvania fanden 1999 zwar heraus, dass Studenten, die weniger als einmal wöchentlich Sex praktizierten, ein schlechteres Immunsystem hatten, aber keine Studie belegt, dass weltentsagende Mönche oder Nonnen häufiger erkranken.

In der chinesischen Kultur wird Sexualität nicht als Bestandteil einer entfalteten Persönlichkeit angesehen, sondern nur allein als Reproduktionsmittel. Vor allem in der chinesischen Medizin führt eine übermäßige sexuelle Aktivität zur Schädigung von Jing. Der Begriff Jing wird in der chinesischen Medizin sowohl mit Samen als auch mit Lebensessenz übersetzt. Deshalb kann sexuelle Aktivität auch riskant sein. Das gilt besonders für den Mann. Gleich nachdem er den Samenerguss erreicht hat, fühlt er sich erschöpft und müde. Wenn er zu oft Samen verliert, wird dadurch der Lebensessenz geschadet, was zu Schwäche der Extremitäten, Impotenz, Mattigkeit und Lustlosigkeit führt. Das ist auch der Grund, warum der Mann beim Geschlechtsverkehr nur einmal zum Höhepunkt gelangt, eine Frau aber mehrere Höhepunkte haben kann. Daher behandelt die chinesische sexuelle Kultur Themen des Erlangens von Gesundheit mittels sexueller Praktiken fast ausschließlich aus dem Blickwinkel des Mannes. Er braucht nur darauf zu achten, sich beim Sex vor dem Verlust des Samens zu schützen.

Nach chinesischer Medizin spürt man das natürliche Nachlassen der sexuellen Aktivitäten und körperliche Veränderungen mit zunehmendem Alter, d.h., wenn man älter als 40 Jahre ist, stärker. Daher soll man sich bei der Sexualität zurückhalten. Sun Si Miao, einer der bedeutendsten chinesischen Ärzte, sagte: „In seinen Zwanzigern kann ein Mann seinen Samen alle acht Tage verlieren; in seinen Vierzigern alle sechzehn Tage; in seinen Fünfzigern alle zwanzig Tage. In seinen Sechzigern sollte er seinen Samen behüten. ... Ich möchte die Menschen dazu bringen, ihre sexuelle Begierde zu zügeln und ihre Energie zu bewahren.“ Nach Sun Si Miao achten Menschen, die wissen, wie sie ihre Energie behüten können, darauf, ihre sexuelle Begierde zu zügeln, wenn sie zu viel Energie haben. Sie geben sich keinen übermäßig sexuellen Genüssen hin, da ihnen diese nach und nach die Energie stehlen. Wenn man sexuellen Genüssen freien Lauf lässt, dann wird es wie mit dem Licht der Öllampe sein: Das Öl wird sich schnell verbrauchen. Wenn es gelingt, die sexuellen Begierden zu kontrollieren, dann kann das Öl bewahrt werden, indem das Licht heruntergedreht wird.

Die meisten Menschen werden von ihren sexuellen Begierden bestimmt, daher sagt der Konfuzianismus, dass man sich nicht von seinen instinktiven Begierden übermannen lassen darf. Der Konfuzianismus stellt sich den normalen menschlichen Wünschen diametral entgegen und sagt: „Sich selbst überwinden und sich den Regeln des Li zuwenden“, d.h., gegen die Begierden angehen, so dass man sich von seinen sexuellen Trieben befreit. Das kann wirklich funktionieren, denn wenn sexuelle Reize lange Zeit ausbleiben, versiegen auch Phantasien und Begierden. Je weniger Sex, desto geringer das Bedürfnis danach.

Die Einstellung zum Sex wurde in China in erster Linie

vom Konfuzianismus beeinflusst. Der Konfuzianismus nimmt gerade eine den gewöhnlichen sexuellen Begierden des Menschen entgegengesetzte Haltung ein. Der Taoismus dagegen rät dazu, nicht mit den Instinkten zu kämpfen, sondern die Begierden anzunehmen und somit über ihnen zu stehen.

Sun Si Miao sagte auch: „Man kann auch nicht ohne Sex leben. Wenn man seine sexuellen Bedürfnisse unterdrückt, finden sie auf eine entartete Weise Ausdruck, es wird nur noch schwieriger, sie zu kontrollieren, und man wird an Samenerguss und trübem Urin leiden. Daraus kann sich eine Krankheit entwickeln." Diese Haltung kommt im Wesentlichen aus der taoistischen Lehre von der Harmonie mit der Natur, denn die sexuelle Handlung ist naturgegeben. Wird sie unterdrückt, rotiert sie in dem Körper, ohne ein Ventil zu finden, und kehrt sich damit gegen die Natur. Man muss nur die rechte Methode, mit Sex umzugehen, kennen. Im Taoismus der sexuellen Handlung ist dies der Weg, um Yin und Yang zu harmonisieren.

Statt mit Gewalt die Zügelung des sexuellen Bedürfnisses zu fordern, entwickelten die Taoisten Methoden darüber, wie man Sexualität harmonisch gestalten könnte, so dass sie die Gesundheit der Menschen fördert. Eine zentrale Theorie der taoistischen sexuellen Methoden besteht darin, bei dem Geschlechtsverkehr keinen Samen zu verlieren, der männliche Orgasmus soll nicht zu 100 Prozent erreicht werden, sondern nur bis zu 99 Prozent, also kurz vor dem Gipfel der Erregung. Bewegt der Mann sich dann nur noch wenig und atmet dabei langsam, so kann er den Orgasmus so lange anhalten, wie er es wünscht. Dann fällt der Mann ins tiefste Tal der Entspannung. Diese Art von Geschlechtsverkehr kann stundenlang dauern, ohne dass es zum Samenerguss kommt. Durch die Zurückhaltung des Orgasmus kann die Energie der beiden Partner lange kreisförmig ineinander fließen. Sowohl der Mann als auch die Frau können die sexuellen Freuden so total wie möglich genießen und immer feinfühliger werden. Aber diese Methode ist nicht dazu da, die sexuelle Genusssucht zu befriedigen, sondern sie zu transformieren. Sex soll nicht einfach Sex bleiben, sondern muss in meditative Erfahrung verwandelt werden. Auf diese Weise geben sich die Partner die Energie gegenseitig, männliches Yang und weibliches Yin werden miteinander verbunden und verschmelzen, die Zweiheit von Yin und Yang ist nicht mehr vorhanden, sondern wird Einheit. Dadurch geht keine Energie verloren. Im Gegenteil, durch diese tief entspannte Begegnung mit der entgegengesetzten Energie von Yin und Yang erhält der Partner neue Energie. Wenn man das Tao wirklich versteht und die richtige Methode praktiziert, dann befindet man sich auf dem Weg zum gesunden Leben. Dies wurde in den Kultivierungskreisen als die Doppelkultivierung von Mann und Frau bezeichnet und funktionierte auch wirklich. Aber auf der anderen Seite barg sie auch eine Gefahr, nämlich die, dem Menschen eine sexuelle Bahn frei zu machen. Wenn man diese sexuelle Methode nicht richtig beherrscht, dann wird man leicht auf Abwege geraten. Es ist nicht leicht, willentlich den Orgasmus zu lenken. Viele Männer sind nicht in der Lage der instinktiven Begierde – nämlich der Zeugung von Kindern – zu widerstehen. Viele der chinesischen Kaiser haben die taoistischen sexuellen Methoden praktiziert und sich anstatt Gesundheit nur Krankheit geholt. Wie bekannt ist, sind die meisten chinesischen Kaiser nicht alt geworden. Denn visuelle Reize stimulieren die sexuelle Begierde. Je mehr man hat, desto mehr möchte man. Das kann die Menschen zu sexuellen Exzessen führen. Deshalb wurden die taoistischen sexuellen Methoden nicht offiziell von den Chinesen empfohlen.

Diätfehler

Im Jahre 300 v. Chr. wurde die gesunde Ernährung in dem ältesten medizinischen Werk betont und zwar in dem Buch „Innerer Klassiker des Gelben Fürsten" (Huang Di Nei Jing). Dort ist geschrieben: „Der Mensch sollte auf seine Ernährung achten, damit er gesund bleibt." Da die oo. Milz und Magen für die Aufarbeitung der verdauten Nahrung und für die Gewinnung der Nahrungsenergie verantwortlich sind, werden diese beiden Funktionskreise am ehesten durch Diätfehler beeinträchtigt. Die chinesische Diätetik betont bei der Ernährung das Gleichgewicht und rät ab von Extremen. Der folgende Absatz stellt die häufigsten auftretenden Diätfehler dar.

Die Neigung zu einer bestimmten Ernährungsform

Die Vorliebe für eine bestimmte Art von Nahrung gilt als Diätfehler. Um sowohl das normale Wachstum und die Entwicklung als auch die physiologischen Funktionen des Körpers zu unterstützen sind verschiedene Arten von Nährstoffen erforderlich.

Es ist daher von vorrangiger Bedeutung die Ernährungsform so zu regulieren, dass eine einseitige, von bestimmten Vorlieben beherrschte Ernährung zugunsten einer abwechslungsreichen, gemischten Kost vermieden wird.

Zunächst einmal unterscheidet die chinesische Diätetik fünf unterschiedliche Geschmacksrichtungen, nämlich scharf, sauer, süß, bitter und salzig. Diese fünf

Geschmacksrichtungen haben jeweils einen Bezug zu einem speziellen Organ-Funktionskreis.

Das wird auch in der folgenden Aussage ausgedrückt: „So wie jeder Mensch eine Vorliebe für eine bestimmte Musikrichtung, eine Farbe, einen Geruch oder einen Geschmack hat, so steht jede Geschmacksrichtung mit einem bestimmten Organ-Funktionskreis in Verbindung (Innerer Klassiker des Gelben Fürsten, Kap. 9). Die fünf Geschmacksrichtungen bzw. – vorlieben werden wie folgt zugeordnet: „Sauer" wird dem o. Leber zugeschrieben, „bitter" dem o. Herz, „süß" dem o. Milz, „scharf" dem o. Lunge und „salzig" dem o. Niere. So kann nur eine Diät mit ausgewogenen Anteilen der fünf Geschmacksrichtungen die „Knochen stärken, die Muskeln weich und dehnfähig halten, das Qi und Blut sanft zirkulieren lassen, die Abwehrkraft in Gang halten und eine ausgewogene und harmonische Funktion der fünf Organ-Funktionskreise aufrecht erhalten".

Im Gegensatz dazu führt der übermäßige Genuss einer einzelnen Geschmacksrichtung zu einer Anhäufung im Körper. Dies führt im Laufe der Zeit zu einem pathologischen Übermaß von Qi in einem Organ-Funktionskreis und begünstigt somit die Fehlfunktion von den inneren Organ-Funktionskreisen, z.B. schadet zu viel Salz dem o. Nieren und der Wasser regulierenden Funktion, was wiederum zu Übergewicht führen kann. Heute wissen wir, dass der Fettansatz immer mit Flüssigkeitszurückhaltung verbunden ist (1 Gramm Salz bindet 100g Flüssigkeit). Zu viel Salz stört also den Flüssigkeitshaushalt.

Die Aufnahme von Nahrungsmitteln ohne Berücksichtigung der Zeit und Konstitution des Einzelnen

Ob ein Nahrungsmittel für den menschlichen Körper gut ist oder nicht, hängt nicht nur von dem Nahrungsmittel allein ab, sondern auch vom Zeitpunkt der Einnahme. Um dies zu verdeutlichen, hier ein Beispiel: Ein Musikstück besteht aus verschiedenen Tönen. Eine gelungene Komposition entsteht nur dann, wenn die Reihenfolge der Töne gut gewählt ist und harmonisch ineinander greift. Ein weiteres Beispiel: Der Zeitpunkt, wann eine Person ein Glas Wasser zu sich nimmt, bestimmt über das Wohlbefinden. Trinkt man das Wasser vor dem Essen, stillt es den ersten großen Appetit und infolgedessen isst man weniger. Trinkt man das Wasser nach dem Essen, verdünnt es die Verdauungssäfte, erschwert somit den Verdauungsprozess und es kommt zur Gewichtszunahme. Das gilt auch für die Nahrungsaufnahme. Ein ausgiebiges Frühstück ist gut für die Gesundheit während ein zu opulentes Abendessen vermieden werden sollte, weil es den Körper während des nächtlichen Regenerationsprozesses zu stark belastet. Die meisten Menschen machen die gleichen Diätfehler. Sie frühstücken zu wenig und essen zu viel zu Abend. Morgens haben die meisten Menschen zu wenig Zeit zum Essen, daher wollen sie abends gutes Essen genießen, um nach den Anstrengungen des Tages zu entspannen. Aber medizinisch gesehen ist das nicht richtig, denn Yang-aktive Energie nimmt gegen Mittag zu und beim Sonnenaufgang ab. Aus diesem Grund sollte man kräftig frühstücken, weil der Körper viel Energie verbraucht, aber zum Abend nur wenig essen, damit der Magen nachts leer ist und man ruhig schlafen kann. Nach moderner Ernährungswissenschaft wurde folgende Kalorienaufteilung befürwortet: Das Frühstück sollte 30 – 35% der gesamten Tageskalorienmenge ausmachen, das Mittagessen 40% und das Abendessen 25 – 30%.

So wie Nahrungsmittel sich hinsichtlich der Geschmacksrichtungen unterscheiden, so variieren Menschen hinsichtlich ihres Gesundheitszustandes. Aus diesem Grund sollten die Nahrungsmittel gemäß den Bedürfnissen des Einzelnen ausgesucht werden.

Diejenigen, die dem Feuer oder Repletio Typ entsprechen, sollten leichte Kost mit einem befeuchtenden Effekt zu sich nehmen, wie z.B. Obst, Gemüse, Hirse, Bohnen, Milch sowie Eier. Dieser Typus sollte vorsichtig mit Nahrungsmitteln umgehen, die Wärme erzeugen und Hitze fördern wie z.B. Pfeffer, Chili, Rind- und Lammfleisch. Menschen, die Übergewicht haben, sollten den Schwerpunkt auf eine leichte, entwässernde Kost legen, wie beispielsweise Früchte, Gemüse, Hirse und Sojabohnen und nur sehr selten fetthaltige Nahrung, die eine Wasseransammlung und Gewichtszunahme bewirkt, wie z.B. Süßigkeiten und Milchprodukte zu sich nehmen.

Diejenigen, die einen Mangel an Yang haben, sollten verstärkt Nahrungsmittel, die einen wärmenden Charakter haben und scharf sind, zu sich nehmen. Dazu gehören z.B. Fisch, Geflügel, Rind- und Lammfleisch sowie Gewürze wie Ingwer und Chili. Es ist für diesen Typus nicht günstig, kalte Fleischgerichte, kalte Getränke sowie Obst zu essen. Die meisten älteren Menschen befinden sich in einem Zustand von übermäßigem Yang-Qi und einer Unterversorgung mit Yin-Essenz. Daher ist es für ältere Menschen empfehlenswert auf leichte Kost zu achten, die das Yin nähren wie Obst, frisches Gemüse, Milch, Eier und Tofu-Produkte. Nahrungsmittel, die einen wärmenden Charakter haben, scharf sind und dadurch Yang fördern, sollten vermieden werden.

Nicht angemessene Quantität und Qualität an Nahrung

Wir alle wissen, dass unser menschlicher Körper abhängig ist von nahrhaften Substanzen aus den

Nahrungsmitteln. Diese sind notwendig zur Produktion von Energie und Blut um den normalen Lebensprozess aufrecht zu erhalten. Ein Mangel an Essen und Flüssigkeit führt zu einer Erschöpfung der Produktionsquelle von Energie und Blut, was wiederum das Entstehen von Krankheiten begünstigt. Aber wir bedenken nur selten, dass ein Übermaß an Essen und Getränken auch zu einer Schädigung der Gesundheit führen kann. Unser menschlicher Körper entspricht dem Prinzip der Bewässerung in der Landwirtschaft: Die Menge der Bewässerung wird gemäß den Bedürfnissen der Setzlinge dosiert, zuviel könnte der Ernte schaden. Weil Essen und Trinken Freude macht, isst der Mensch in der Regel immer zu viel, wenn die objektiven Bedingungen es erlauben. Deshalb ist die Unterernährung meistens objektiv bedingt, die Überernährung meistens subjektiv bedingt. Übermäßiges Essen führt zwar zu einem befriedigenden Völlegefühl, schadet aber letztlich der Gesundheit und führt nicht nur zu Übergewicht, sondern auch zu einem Ungleichgewicht des Qi in den oo. Milz und Magen. Alle Experten für Diätetik haben die Betonung auf eine „angemessene Menge an Nahrung" gelegt: Es ist gut zu essen, um das Hungergefühl aufzuheben, aber ein Zuviel begünstigt die Entstehung von Krankheiten. Aus diesem Grunde wurde die Meinung vertreten, dass „Menschen 30% Hunger ertragen und nur 70% ihres Hungers stillen sollten". So ist es also besser, eher zu wenig zu essen, als das Maß durch Völlerei zu überschreiten. Dies genau ist der richtige Weg zur Gesundheitserhaltung.

Das Thema der Gesundheitserhaltung in der chinesischen Diätetik lautet: Für leichtes Essen, leichte Kost und gegen fettes Fleisch und Auszugsmehl, denn „fettes Fleisch und starker Wein" können die oo. Milz, Magen und den Darm verletzen. Das heißt nicht, dass man kein Fleisch essen darf. Aber die Frage ist, wann? Im Winter kann man mehr Fleisch essen, denn während der drei Wintermonate, die die kälteste Jahreszeit darstellen, überwiegt die Yin-Energie, während die Yang-aktive Energie nur unzureichend vorhanden ist. Gemäß der chinesischen Medizin-Theorie zieht sich im Winter alles zurück und die Yang-aktive Energie des Menschen ruht demzufolge auch. Dieses ist die beste Zeit für Menschen, Fleisch zu sich zu nehmen, um ihre Energie zu ergänzen. Der Winter ist die beste Zeit, um die Schwäche zu kompensieren. Rind- und Schaffleisch kann im Winter verwandt werden, um die oo. Milz und Magen wieder zu kräftigen. Aber während der drei Sommermonate ist es sehr heiß und die Verdauungsfunktion nimmt ab; die Menschen sollten während dieser Zeit leichtverdauliche Kost zu sich nehmen und Fleisch, fette sowie schwere Speisen meiden. Wassermelonen haben beispielsweise die Eigenschaft „Sommerhitze zu vertreiben und übermäßigen Durst zu löschen, zum Herbstanfang sollte man aber keinen Heißhunger auf Melonen, Obst und kalte Getränke entwickeln, um eine Beeinträchtigung der oo. Milz und Magen zu verhindern".

Einer der Grundgedanken, der die chinesische Medizin beherrscht, lautet, dass Mensch und Natur eng miteinander verbunden sind. Das bedeutet, dass man die Essensmuster in verschiedenen Lebensabschnitten mit dem Jahreszeitenwechsel in Einklang bringen muss. Jüngere Menschen können mehr essen, denn sie befinden sich im Wachstum und brauchen viele Nährstoffe. Die oo. Milz und Magen sind bei Kindern empfindlich und vertragen deshalb keine zu kalten Speisen oder große Mengen an Nahrungsmitteln. Deshalb verweigern die meisten kranken Kinder instinktiv die Nahrungsaufnahme. Ältere Menschen haben meistens einen schwachen Verdauungsapparat und vertragen deshalb wie die Kinder auch keine großen Mengen an Nahrungsmitteln und Fleisch. Sie sollen leichtes Essen, leichte Kost zu sich nehmen. Gemüse, Brühe und Brei geben dem Körper Kraft, ohne ihn mit überflüssigen Pfunden zu belasten. Man kann auch einfach sagen: Jugendliche können ruhig mehr essen, ältere Menschen sollen maßvoll essen. Das entspricht der Natur des menschlichen Körpers. Viele ältere Menschen machen gerade das Gegenteil. Als sie jünger waren, hatten sie nicht genügend Geld und konnten nicht alles essen, was sie wollten. Als älterer Mensch hat man meistens die finanziellen Mittel, um alles zu essen, worauf man Appetit hat. Das ist ein großer Diätfehler. und verursacht häufig Bluthochdruck, Diabetes und Gefäßerkrankungen.

Heutzutage bezeichnet man solche Erkrankungen als Zivilisationskrankheiten. Ich aber meine, dass die eigentliche Bezeichnung „unzivilisierte" Krankheiten lauten müsste, da sie häufig durch Unwissenheit verursacht werden. In Anlehnung an das Sprichwort „Wissen ist Macht" würde ich sogar so weit gehen zu sagen „Wissen ist Gesundheit". Daraus resultierend gibt es ein einfaches Rezept, um diese Diätfehler zu vermeiden, das aus zwei Worten besteht: wenig und langsam. Ich habe im vorausgehenden Absatz bereits erläutert, wie wichtig das maßvolle Essen ist. Aber wie kann man den Appetit zügeln? Die beste Methode ist das langsame Essen, denn der Wunsch nach Nahrungsaufnahme ist ein relativ kurzer Zeitraum. Wird diese Zeitspanne durch hastiges Essen unterschritten, setzt kein Sättigungsgefühl ein und man isst mehr als der Körper eigentlich benötigt. Durch langsames Essen wiederum und gründliches Kauen wird dem Körper die ausreichende Menge an Nahrung zugeführt, die er braucht.

Kapitel VII: Die chinesische Diagnostik

Die diagnostischen Verfahren der modernen Medizin stützen sich auf technische Apparate und sind alle um Präzision und strenge Wissenschaftlichkeit bemüht. Denn das abendländische Denken bemüht sich um kausal-analytische Verbindungen und orientiert sich primär an Maß und Substrat.[1] Nach westlichem Ansatz wird Krankheit meist durch materielle Einflüsse wie Mikroorganismen hervorgerufen. Nach diesem Ansatz kann eine Diagnose nur durch exakte Messung sichergestellt werden. Deswegen wird man in der modernen Medizin überall mit Maß und Messung konfrontiert. Die westliche Medizin sucht nach messbaren Befunden, und entwickelte durch radiologische, nuklearmedizinische, endoskopische, mikrobiologische oder klinisch-chemische Verfahren eine große Leistungsfähigkeit darin, kleinste, verborgenste organische Befunde zu erfassen. Doch diese Wissenschaft muss begrenzt bleiben, denn von dieser Diagnostik kann nur das Stoffliche, das Materielle, das Somatische, die Quantität bestimmt werden. So wie präzise Informationen über den somatischen Körper sehr nützlich sind, dürfen sie nicht als Maß aller Dinge betrachtet werden, um nicht den Blick zu versperren auf die individuellen Besonderheiten des Patienten. Als einfaches Beispiel diene hier ein Magenproblem, das messtechnisch bei zwei Patienten gleich ist. Bei dem einen Patient ist das Problem durch einen Konflikt hervorgerufen (das Qi des o. Leber überwältigt den o. Magen), beim anderen hingegen durch eine Retention von Nahrung. Während die westliche Medizin beide – messtechnisch gleiche – Organstörungen identisch behandeln würde, hätte die chinesische Medizin eher die Probleme, die zu den gemessenen organischen Störungen führen, im Auge und würde beide Patienten völlig unterschiedlich therapieren.

Besonders wichtig ist bei der chinesischen Medizin die klinische spezifische Anpassung, mit anderen Worten: Die individuellen Besonderheiten des Patienten und seiner Krankheit müssen nach den Gesichtspunkten der chinesischen Diagnostik aufgeschlüsselt werden. Der chinesische Arzt bedient sich der vier diagnostischen Verfahren (sehen, hören, befragen, tasten), überdenkt alle durch sie gesammelten Hinweise, um aus ihrer Sicht Krankheiten im Sinne von Störungen der Energie zu diagnostizieren. Hierbei geht er von der Oberfläche immer weiter in die Tiefe. Er konzentriert sich nicht einfach auf die Symptome, sondern vielmehr auf die übergeordneten Faktoren, die hinter den Symptomen stehen und gelangt dadurch zu einer Diagnose. Dann fasst er seinen Entschluss und arbeitet einen Behandlungsplan aus. Das ist ein ganzer Prozess, durch den diagnostische Verfahren der chinesischen Medizin Hinweise über den Patienten gewinnen lassen. Der entscheidende Zug der chinesischen Diagnostik ist, dass der ärztliche Beobachter nicht nur für die Beobachtung der Eigenschaften eines Patienten notwendig ist, sondern vorrangig gehalten ist, diese Eigenschaften des Patienten zu interpretieren. Für die chinesische Diagnose ist eine Krankheit ein Teil des Wechselspiels zwischen der Umwelt und dem Menschen selbst. Symptome sind nur im Zusammenhang mit der Wechselwirkung des Objekts mit dem Beobachter von Bedeutung. Hier finden wir eine auffallende Parallele zu der modernen Physik. Mit Heisenbergs Worten: „Was wir beobachten, ist nicht die Natur selbst, sondern Natur, die unserer Art der Fragestellung ausgesetzt ist". In der Atomphysik ist es genau so wie in der chinesischen Medizin, der Beobachter entscheidet, wie er die Messungen aufstellt, und diese Anordnung entscheidet bis zu einem gewissen Grad die Eigenschaften des beobachteten Objekts. Wird die Versuchsanordnung verändert, ändern sich die Eigenschaften des beobachteten Objekts ebenfalls.[2]

Die chinesische Philosophie fordert, sich vor Einseitigkeit zu hüten. Einseitigkeit bei der Betrachtung heißt Aspekte auszuschließen. Das Objekt der Betrachtung wird dadurch verzerrt wiedergegeben. Wollte man beispielsweise eine Pyramide auf ein dreidimensionales Objekt reduzieren, hätte der Betrachter, der sie vom Profil sieht, ein Dreieck zum Ergebnis während derjenige, der sie von oben betrachtet, ein Quadrat sehen würde. Von seinem Blickwinkel aus hat jeder Beobachter die Argumente auf seiner Seite. Aber nur, wer das Objekt in seiner Ganzheit betrachtet, wird ihm gerecht. Deshalb ist der grundsätzliche Ansatz der chinesischen Diagnostik ganzheitlich: Die Krankheit soll nicht nur als Organerkrankung lokalisiert, sondern als eine Störung des Gesamtgleichgewichts des menschlichen Organismus verstanden werden. Sie darf sich also nicht in einer bloßen Zusammenstellung von Daten erschöpfen, sondern soll den Menschen in seiner Ganzheit erfassen und sich vor allem hüten, durch spezielle Betrachtung eines einzigen Aspektes einseitig zu sein.

[1] Vgl. Porkert, Klinische Chinesische Pharmakologie, S. 29
[2] Vgl. Capra, Das Tao der Physik, S. 141

1. Inspektion – die Diagnose durch den Augenschein

Die Inspektion ist die Diagnose durch Augenschein. Sie beinhaltet die Beobachtung der konstellierenden Kraft (shen), der Hautfarbe und der Zunge. Man kann sich nach solchen Erscheinungsweisen richten, die in allen Aspekten des Körpers zum Ausdruck kommen.

Inspektion der konstellierenden Kraft (Shen)

Shen ist jene Kraft, welche die energetische Situation gestaltet. Sie befasst sich direkt mit jenen Erscheinungen des Patienten, die im Augenblick vorhanden sind. Diese Untersuchung kann man zwar nicht messen, wohl aber positiv wahrnehmen. Wenn z.B. ein Mensch uns spontan sympathisch oder unsympathisch ist, so liegt auch das an den Energie-Schwingungen, die wir spüren. Das wurde in der chinesischen Diagnostik als Wangshen (Inspektion der konstellierenden Kraft) bezeichnet. Zeichen für die ausreichende Stärke von Shen sind:

Klarer, fester Ausdruck der Augen

Klares Denken

Festigkeit des Gewebes

Klare Artikulation der Sprache

Harmonischer Rhythmus der Atmung

Gute Koordination aller Bewegungen

Wenn diese Zeichen fehlen oder sich verändern, wenn z. B. ein unklarer und schwacher Ausdruck der Augen, eine undeutliche Sprache oder eine unregelmäßige Atmung beobachtet werden, dann ist die konstellierende Kraft vermindert.

Inspektion der Hautfarbe

Farbüberlagerungen der Haut können in verschiedenen Varianten auftreten.[1] Krankhafte Gesichtsfarben werden wie folgt definiert: Auf Grund der fünf Wandlungsphasenkonventionen und Orbiskonographie ergeben sich eindeutige Korrelationen zwischen Gesichtsfarbe, Krankheitsursachen und Organ-Funktionskreisen, und zwar wie folgt

Gesichtsfarbe	Hinweis auf
rot	Calor oder Affekionen des Funktionskreises Herz
gelb	Humor oder Depletion des Funktionskreises Milz
weiß	Algor oder Depletion oder Affektionen des Funktionskreises Lunge
schwarz	Dolor oder Depletion des Funktionskreises Niere
blaugrün	Ventus oder Affektionen des Funktionskreises Leber

Topologie und Zuordnungen

Vom Standpunkt der Holographie, ist ein lokaler Teil repräsentativ für den ganzen Körper. Das Gesicht ist natürlich keine Ausnahme. Die Chinesen hatten schon lange erkannt, dass die unterschiedlichen Teile des Gesichts verschiedenen Organ–Funktionskreisen entsprechen.
Es gibt eine enge Verbindung zwischen dem Gesicht und den Organ-Funktionskreisen. Hier ist eine klassische Zuordnung der Gesichtsregionen zu den Organ-Funktionskreisen genannt. Es entspricht:

Gesichtsregion	Entsprechung
Die linke Wange	o. Leber
Die rechte Wange	o. Lunge
Die Mittelstirn	o. Herz
Die Nasenmitte	o. Milz
Die Nasenspitze	o. Magen
Das Kinn	o. Niere

1Vgl. Porkert/Zhou, Premoprehension, S.171

Inaugenscheinnahme der Gestalt und Haltung

So sind Rückschlüsse möglich von	auf
Krümmung der Wirbelsäule	Depletion des o. Nieren
Muskelatrophien	Depletion des o. Leber
Schwellungen der Gelenke	Stasen von Qi und Xue
Gelenkdeformationen	Schädigungen des o. Nieren
Schwerfällig Beugung	Blockierung des Qi und Xue
Mangelnde Koordination	Erschöpfung von Qi und Xue
Halbseitiger Lähmung	vento percussio=Schlaganfall

Inaugenscheinnahme von Augen und Lidern

Das Auge ist als Sinnesorgan dem o. Leber zugeordnet, die Lider dem o. Milz. Rötung der Augenwinkel lässt auf Ardor im o. Herz schließen. Eine sich vorwölbende Iris deutet auf Ardor im o. Leber hin. Geschwürige Lider sind ein Zeichen von Ardor im o. Milz. Ein im Ganzen gerötetes Auge weist auf ventusbedingten Calor in dem o. Leber hin. Auffallend klare und weiße Skleren deuten auf Algor. Bleiche Augenwinkel deuten auf Defizienz des Xue. Auffallend glänzende Lider zeigen Pituita an. Dunkelfärbung der Lider ist ein Zeichen für Depletion des o. Niere. Schwellung des Unterlids im Senium deutet auf Verfallen des Qi des o. Niere. Stark geweitete Pupillen bei unscharfer Sicht weisen auf Defizienz des Qi des o. Niere.

Inaugenscheinnahme der Nase

Die Nase entspricht als spezifische Körperöffnung dem o. Lunge. Sie ist für Atmung und Energiehaushalt zuständig und ist daher mit dem Brustraum verbunden. Probleme der Nase hängen oft mit der Lunge zusammen. Eine chronisch verstopfte Nase verweist auf Humor und Pituita. Nasenflügelatmung deutet auf mächtigen Ardor im o. Lunge. Dicker, trüber, gelber Nasenfluss ist ein Zeichen von Calor venti. Dünner, klarer, weißer Nasenfluss ist ein Zeichen von Algor venti.

Inaugenscheinnahme von Lippen, Zähnen und Rachen

Die Lippen entsprechen der Projektion der oo. Milz und Magen. Im Hinblick darauf weisen tiefrote Lippen auf Repletion oder Calor; tiefrote, zugleich trockene Lippen weisen auf Ardor, infolgedessen die Säfte geschädigt sind. Blassrote Lippen deuten auf Depletion oder Algor. Bläulich bis schwärzliche Lippen deuten auf extremen Algor. Grün-bläuliche Lippen deuten auf Ventus. Die Zähne spiegeln, genau wie Knochen, die Perfektion des o. Niere wider. Andererseits wird das Zahngebiet auch von den Dickdarm- und Magen-Leitbahnen berührt. Daher wird verständlich, dass Zahnausfall auf Depletion des o. Niere hinweist. Rotes, geschwollenes und zugleich schmerzhaftes Zahnfleisch lässt auf Repletion in den oo. Magen und Dickdarm schließen. Rötung oder Schwellung des Rachens weisen auf Calor im oo. Lunge und Magen.

Inspektion der Zunge

Genau wie die Inspektion der Hautfarbe kann jede Störung eine Veränderung der Zunge zur Folge haben. Hinweise auf die Eigenschaft der Krankheit können erkannt werden, indem die Farbe, die Form und im Zustand der Trockenheit oder Feuchtigkeit sowohl der Zungenkörper als auch der Zungenbelag beobachtet werden. Da die Schleimhaut auf der Zunge sehr dünn und durchsichtig ist, ist die Zunge wie ein Spiegel für körperliche Veränderungen.

Inspektion der Zungenkörpers

Bei der Inspektion des Zungenkörpers sind dessen Farbe, Gestalt und Bewegungscharakteristik zu registrieren. Der Zungenkörper des Gesunden zeigt ein mittleres, frisches Rot und ist mäßig feucht. Er kündet von reichlicher Blutzufuhr in der Zunge, was durch harmonisch fließendes Qi und Xue gewährleistet ist. Bei Krankheit sind folgende Abweichungen zu beobachten:

Farbe des Zungenkörpers

Ist der Zungenkörper:	so bedeutet dies:
weiß	Depletion des Yang oder des Blutes
blass-bläulich	Algor oder Depletion des Qi
weich und zartrot	Depletion des Qi, Calor oder Depletion des Yin
blutrot	Calor oder Repletion
schwärzlich rot	Stagnation in irgendeiner Form
blau	ein kritisches Zeichen oder Depletion von struktiver Energie
scharlachrot	Ardor und Repletion
intensiv scharlachrot	Ardor hat Xue affiziert
tief dunkelrot	Ardor o. Herz

Ist die Zungenspitze	so bedeutet dies:
purpurn und feucht	Stauungen des Xue
geschrumpft	Erschöpfung des Yin
stachelig	Ardor
blau	Defizienz struktiver Energien

Gestalt des Zungenkörpers

Zeigt der Zungenkörper	so bedeutet dies:
Derbheit	Repletion
Zartheit	Depletion
Schräglage	Blockade der Netzbahnen durch Ventus
Steifheit	Calor des o. Herz
Zittern	Depletion des Qi und Xue
Glätte	Depletion des Qi
Rauheit	Calor
eine schwammige Struktur	Depletion des Yang oder Humor
Risse	Schädigung der Säfte
Risse und Röte	Depletion des o. Niere-Yin
Gedunsenheit	Pituita
Schrumpfung	Erschöpfung der struktiven Energie

Haltung der Zungenkörpers

Ist der Zungenkörper	so deutet dies auf:
bebend	Ardor oder Ventus des o. Leber
hart, steif, rot	Calor oder Depletion des Qi und Yin
schief	Apoplektische Zustände
hervorstreckend	Repletion des o. Herz

Inspektion des Zungenbelags

Die Entstehung des Zungenbelags ist primär durch die Energie des o. Magen, im pathologischen Fall durch Projektionen von Heteropathien bedingt. Der gesunde Zungenbelag erscheint dünn, weißlich, gleichmäßig über den ganzen Zungenköper ausgebreitet. Im Sommer kann der Zungenbelag etwas dick sein. Veränderungen des Zungenbelags spiegeln Wandlungen in der Funktionslage der Orbes wider.

Farbe des Zungenbelags

Ist der Zungenbelag:	so ist zu schließen auf:
weiß	Extima oder Algor
weiß, zugleich dünn und schlüpfrig	Humor und Algor
weiß, zugleich dick und schlüpfrig	Pituita und Humor
weiß, zugleich trocken	Schädigung der Säfte
gelb, zugleich dick	Calor oder Intima
gelb, zugleich schlüpfrig	Calor und Humor
gelb, zugleich trocken	Ardor und Schädigung der Säfte
gelb, zugleich blaurote Flecken	Stasen des Xue
schmutzig gelb	Calor in den oo. Milz und Magen
grauschwarz, zugleich schlüpfrig	Depletion Yang oder Algor
grauschwarz, zugleich trocken	Ardor infolge einer Depletion von Yin
schwarz	Erkrankungen des o. Niere

Wenn der Zungenbelag sich von weiß zu gelb verwandelt und schließlich zu schwarz oder von einem dünnen zu einem dicken Belag verändert und von einem feuchten zu einem trockenen oder aber er verwandelt sich von einem weißen zum roten, dann zum Tiefrot und einem Purpurrot, zeigt dies in der Regel, dass Änderungen sich von der Extima zur Intima, von Algor zu Calor, von einer leichten zu einer schweren Erkrankung entwickelt haben. Eine gegenteilige Entwicklung von Zunge und Zungenbelag zeigt eine Verbesserung der Krankheit und der Nachbildung von Körperflüssigkeit an.

Topologie und Zuordnungen der Zunge

Wie alle anderen Körperteile wird auch die Zunge in eine bestimmte Verbindung mit den Organ-Funktionskreisen gebracht, und zwar:

Die Zungenwurzel entspricht den oo. Niere und Blase.
Die Zungenspitze entspricht den oo. Herz und Lunge.
Die Zungenränder entsprechen dem o. Leber.
Die Zungenmitte entspricht den oo. Milz und Magen.

Die Inaugenscheinnahme des Ohres

Das Ohr entspricht dem o. Niere. Das Aussehen der Ohrmuschel gibt daher Aufschluss über die Verfassung des Qi des o. Niere. Eine massig fleischige und mattglänzende Ohrmuschel lässt auf ein ausreichendes Qi im o. Niere schließen.[1] Eine geschrumpfte, wie vertrocknet wirkende Ohrmuschel auf die Schwäche des Zheng Qi. Blasse Ohrmuscheln sind ein Zeichen von Algor, bläuliche bis schwärzliche ein Zeichen von Schmerzen im Gefolge von Ventus oder Algor.

[1]Vgl. Porkert / Zhou, Premoprehension, S.178

Die Inaugenscheinnahme des Kopfhaars

Das Kopfhaar ist auch dem o. Niere zugeordnet. So deutet volles, reinfarbenes Haar auf Stärke des Qi im o. Niere. Vergilbendes Haar zeigt eine Defizienz des Xue. Haarausfall ist ein Zeichen für ein verfallendes Qi im o. Niere.

Die Inspektion des Zeigefingers in der Pädiatrie

Am Kleinkind werden die wichtigen Verfahren der chinesischen Diagnostik, wie die Zungen- und Pulsdiagnose, nur beschränkt angewandt. Deshalb hat die Diagnose der Finger, insbesondere der Innenseite des Zeigefingers, die bei Kindern bis zum 3. Lebensjahr sehr differenzierte Aufschlüsse liefert, besondere Wichtigkeit. Denn in diesem zarten Alter ist die aktive Projektion der vitalen Funktionen auf die Körperoberfläche zugleich intensiv und differenziert.

Topologie und Manipulation des Zeigefingers

Man unterscheidet an der Innenseite des Zeigefingers, von der Endphalanx beginnend, Clusa des Lebenslos, Clusa des Qi und Ventus-Clusa. Dabei rechnet man die Ventus-Clusa (Feng Guan) der Grundphalanx zum System der Netzbahnen den ganz oberflächlichen Störungen zu; die Clusa des Qi (Qi Guan) der Mittelphalanx zu den Hauptleitbahnen des o. Herz, dennoch in die Intima wirkenden Störungen; die Clusa des Lebens (Ming Guan) den tief greifenden und ernsten, die Orbes und ihr Substrat affizierenden Störungen zu. Um die Zeichnung und Farbveränderung gut sichtbar zu machen, streicht der Diagnostizierende mit dem Daumen kräftig mehrmals in proximaler Richtung über die Innenseite des passiv gestreckten kindlichen Zeigefingers (Abb. 1.27).

Aussehen des Zeigefingers

Die Innenseite des Zeigefingers ist beim gesunden Kind rosig, mit einer leicht gelblichen Farbnuance. Treten Beschwerden auf, so deutet das Fortbestehen des Pastelltons auf eine leichte, das Auftreten kräftiger Farben auf eine schwere Erkrankung.

Bezogen auf die Leitkriterien, äußern sich Extima- und Intimaaffektionen durch die relative Tiefe der Zeichnung: eine oberflächliche Zeichnung weist auf eine extimale Affektion, eine tiefe auf eine solche der Intima. Algor und Calor erschließen sich aus einer Kombination des vorangehenden Kriteriums von Oberflächlichkeit und Tiefe und der Qualität der Rottönung der Linien:

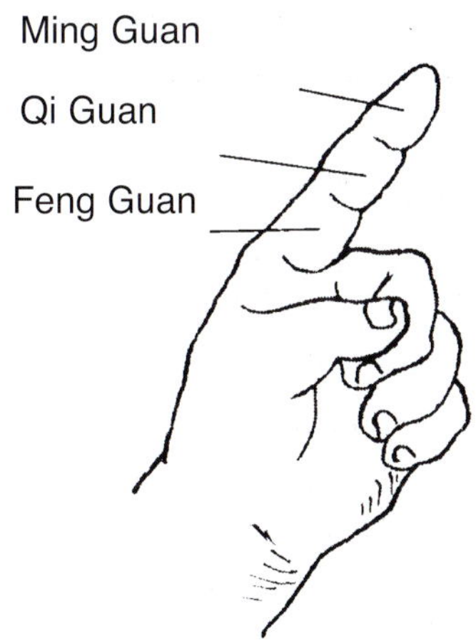

Abb. 1.27

- Blassrote, u. U. auch scharlachrote Linien, die oberflächlich erscheinen, deuten auf Algor oder auf depletiven Algor.

- Intensiv rote, purpurrote, bräunlich rote Linien zeigen Calor an.

- Ist die grünliche Deversanz stärker als die rote, so äußert sich darin Ventus, und damit ein emphatischer Bezug auf den o. Leber, also auf Spastizität und Schmerzen.

- Wirken die nach dem Streichen des Fingers auftretenden Linien selbst gestaut, so ist dies ein Zeichen von Repletion und das ist in der Pädiatrie stets ein Zeichen für ernste, tiefsitzende Erkrankungen.

- Verlängern und vertiefen sich die Linien auf den einzelnen Clusae, so ist auf eine Vertiefung, Verschlimmerung der Krankheit zu schließen.

- Werden die Linien kürzer und leichter; so bewegt sich die Störung in die Extima und es tritt Besserung ein.

Zum Aussehen des Zeigefingers
vgl. Porkert/Zhou,
Premoprehension, S.179

2. Die Beurteilung durch Gehör und Geruch

Der chinesische Begriff „Wen" bezeichnet gleichermaßen das Gehör und die akustische Beurteilung der Stimme, aber auch die Geruchswahrnehmung und die geruchsmäßige Wahrnehmung der Ausscheidungen.

Stimme, Sprache

Eine rauhe oder dröhnende Stimme ist in der Regel ein Zeichen von Repletion im Gefolge von exogenem Calor oder einer mächtigen Calor-Heteropathie. Eine leise, schwache Stimme deutet auf Depletion.[1]

Heteropathien in der Extima äußern sich in einer lauten, kraftvollen, zunächst leichtflüssigen, später schwerfälligen Sprache.

- Stottern weist auf Blockaden der Leitbahnen oder der Netzbahnen durch Ventus-Pituita hin.
- Calor bedingt Geschwätzigkeit. Algor bedingt Redeunlust oder Wortkargheit.
- Depletion führt zu einem schwachen, leisen, oft unterbrochenen Sprachfluss. Repletion bedingt eine laute und polternde Stimme.
- Murmeln mit sich selbst weist auf eine Störung des Bewusstseins oder des Verstandes hin.
- „Wirre Reden", d. h. zusammenhangloser Redefluss im Verein mit gedämpftem Sensorium, deuten auf Repletion.
- Heteropathien der Intima bedingen eine leise, ängstliche, zunächst schwerfällige, später flüssige Rede.

Die Stimme des Kindes

Man beurteilt Zeichen von	**als**
lautem Weinen	Repletion
leisem und schwachem Weinen	Depletion
schrillem Schreien	Schmerzen
anhaltendem Klagen und Wimmern	schwere Krankheit

[1] Vgl. Porkert / Zhou, Premoprehension, S.180
Zum Klang des Atems und Hustens, Vgl. auch oben, S. 181

Klang des Atems und Hustens

Eine laute, geräuschvolle Atmung ist im Allgemeinen ein Zeichen von Repletion. Eine leise, kaum hörbare Atmung ist im Allgemeinen ein Zeichen von Depletion.

Keuchatmung (Chuan): Die Atmung ist erschwert, erfolgt durch den Mund, mit hochgezogenen Schultern; der Patient erträgt das Liegen nicht. Diese Zeichen können sowohl auf Repletion wie auf Depletion deuten.

Repletives Keuchen ist äußerst geräuschvoll, beschleunigt und tritt auf der Grundlage einer kräftigen Konstitution bei Calor im o. Lunge oder bei Pituita-Blockaden auf.

Das depletive Keuchen geht mit einem eher verlangsamten Atemrhythmus bei einem sich müde fühlenden, leise sprechenden, häufig seufzenden Patienten einher.

Husten weist in erster Linie auf eine Affektion des o. Lunge, und auf exogenen, ventischen Algor – wenn der Husten laut und rauh klingt – und gleichzeitig klarer, weißer Auswurf und eine Verstopfung der Nase beobachtet wird:

- in Calor – wenn der Husten gedämpft klingt, der Auswurf gelb und dick, dabei schwer löslich ist;
- in Algor oder Humor in Verbindung mit Pituita – wenn der gedämpft klingende Husten leicht größere Mengen Auswurfs herausbefördert;
- in Depletion – wenn zwar ein Hustenreiz verspürt wird, der Drang sich aber nur in einigen heftigen Atemzügen oder Hüsteln äußert;
- in Repletion – wenn der Husten anfallsweise auftritt und u. U. von Hämoptoe begleitet ist;
- in Ardor – wenn der Husten niemals Schleim, sondern allenfalls etwas klebrige Flüssigkeit herausbefördert.

Geruch von Schweiß und Ausscheidungen

Geruch ist ein Zeichen, dass entweder eine Ventus-, Calor- oder Humor-Heteropathie sich längere Zeit hindurch in der Haut (d. h. in der Widerspiegelung des o. Lunge) angesammelt hat und dabei die Säfte verändert. Ein auffallend übler Mundgeruch deutet auf Calor im Funktionskreis Magen hin. Ein auffallend penetranter

Schweißgeruch bedeutet Calor ventus im Funktionskreis Lunge. Ein intensiver Geruch der Ausscheidungen deutet auf Ardor. Ein übler und fauliger Geruch bedeutet Repletion. Ein weniger übler, aber scharfer Geruch ist ein Zeichen für Depletion. Ein schwacher Geruch der Ausscheidungen bedeutet Algor.

3. Patientenbefragung

Die Befragung des Patienten oder seiner Angehörigen soll außer den allgemeinen Daten für das Krankenblatt Aufschluss über jene Faktoren bringen, die auf anderem diagnostischen Wege ungenügend oder überhaupt nicht erfassbar sind, z. B. über subjektive Eindrücke, in der Vergangenheit liegende Krankheiten, Behandlungen, Unfälle, über die Lebensgewohnheiten usw. Auch bei der Anamnese der westlichen Medizin ergeben sich viele Fragen unmittelbar aus dem Gang der Untersuchung. Auf jeden Fall sollten bei jeder Erstdiagnose zumindest folgende Punkten gefragt werden: 1. Temperaturempfinden, 2. Schweiße, 3. Schmerz, 4. Stuhlgang und Miktion, 5. Appetit, Durst, 6. Atmung, 7. Gesicht und Gehör, 8. Müdigkeit und Schlaf, 9. frühere Krankheiten und ihre Behandlung, 10. weibliche Regel.[1] Die Befragung des Patienten ist besonders wichtig, um die Beschwerden des Patienten genau einzuordnen und eine Diagnose stellen zu können.

Temperaturempfinden

Die Frage nach dem subjektiven Temperaturempfinden ist ein grundlegendes Element jeder Diagnose und steht deshalb in der Regel am Anfang der Befragung. Es können auftreten:

- Frieren („kältescheu"-Wuhan) ist eine allgemeine subjektive Kälteempfindung, die unabhängig von gegebener Wärme der Kleidung und der Umgebung auftritt. Man deutet es als Zeichen von Depletion Yang.

- Frösteln („windabscheu"-Wufeng), das ist eine subjektive Kälteempfindung auf der Haut, die eine „Gänsehaut" hervorruft, als ob man einem starken Luftzug ausgesetzt wäre. Ein solches Zeichen bedeutet Algor ventus und Extima.

- Quälende Hitze („hitzeabscheu"-Wure), d. h. die subjektive Empfindung drückender Hitze, unabhängig von Körper- und Umgebungstemperatur sowie Kleidung, wird als Zeichen von Depletion Yin beschrieben.

- Fieber (Fare) ist eine objektive, oft auch subjektiv wahrgenommene Temperaturerhöhung des ganzen Körpers über das physiologische Maß hinaus. Dies weist auf Calor venti und Extima hin.

- Periodisches Fieber (Chaore) ist intermittierendes, anfallsweise oder periodisch wiederkehrendes Fieber, gelegentlich von Schüttelfrost begleitet. Dies können Zeichen für Calor Intima sein.

Aus den Auskünften über das Temperaturempfinden sind Rückschlüsse möglich auf Depletion des Yin oder des Yang, auf Affektionen in Extima oder Intima, exogene oder endogene Störungen.

Schweiß

Schweiß zeigt stets eine Verschiebung im dynamischen Gleichgewicht von aktiven Impulsen und struktiven Potenzen einer Person an. Schweiß bildet sich also sowohl, wenn die Aktivität über das Maß der ihr die Wage haltenden Struktivität gesteigert wird, als auch, wenn die verfügbaren struktiven Ressourcen geschmälert sind. Im ersten Fall würde man Redundanz des Yang oder Calor, im zweiten Fall Depletion des Yin diagnostizieren.

Bei exogenen Störungen kann Schweiß oder Schweißlosigkeit auftreten. Schweißlosigkeit ist dann ein Zeichen von extimaler Repletion, bei der die Poren sich nicht öffnen können. Vermehrte Schweißabsonderung ist ein Zeichen für extimale Depletion, bei der die Poren nicht geschlossen werden können. Spontane Schweiße bei geringster Belastung deuten auf Depletion des Yang. Schweiße während des Schlafs sind Zeichen von Depletion des Yin.

[1] Vgl. Porkert / Zhou, Premoprehension, S.180
[2] ZumTemperaturempfinden, Vgl. auch oben, S. 182
[3] Zum Schmerzenempfindung, Vgl. auch oben, S. 184

Schmerzempfindung

- Aus der Sicht der chinesischen Medizin deutet absolut jede Schmerzempfindung auf eine Hemmung, Behinderung, Blockade des Qi-Flusses, also der Entfaltung der vitalen Dynamik. Darüber hinaus lassen sich folgende Modalitäten unterscheiden:

- Stechender Schmerz: das Gefühl, als ob man mit einer Nadel oder einem spitzen Gegenstand gestochen wird. Befund: Stasen des Xue.

- Ortsfester Schmerz: Tritt er in Gelenken auf, ist der Befund Algor; wird er intermittierend im Rumpf empfunden, so ist auf Stasen des Xue zu schließen.

- Schwellungsschmerz: eine Schmerzempfindung, die vom Gefühl des Drucks, der Spannung, der Beklemmung oder der Völle begleitet ist. Diese Schmerzmodalität im Brustraum und Epigastrium lässt auf Stasen und Stauungen des Qi des o. Leber schließen.

- Umherwandernde Schmerzen: Schmerzempfindungen dieser Art wechseln fortgesetzt den Ort. Beobachtet man sie in den Gelenken, so deuten sie auf Ventus; treten sie im Brustraum und Epigastrium auf, so zeigen sie eine momentane Einstauung des Qi an.

- Schmerz mit Kälteempfindung: Wird bei dieser Modalität der Schmerz durch Wärmeanwendung gelindert, so lautet der Befund: Algor bzw. Depletion des Yang, der aktiven Energie.

- Brennender Schmerz: Eine Schmerzempfindung, die als Brennen oder Hitze zu charakterisieren ist und das dringende Verlangen nach Kühlung auslöst. Befund: mächtiger Calor bei Depletion des Yin.

- Reißender, schneidender Schmerz: Bei dieser Modalität des Schmerzes hat der Patient das Gefühl, als ob ein Messer in den Körper gestoßen wird. Befund: Heteropathien, die zu mächtiger Repletion in den Leitbahnen führen.

- Diffuser, unbestimmter, dumpfer Schmerz: eine schwer definierbare Modalität der Schmerzen von geringer Intensität. Befund: allgemeiner Verfall der vitalen Ressourcen, somit je nach diagnostischem Kontext, Depletion der Struktivität bzw. des Xue sowie der Aktivität und des Qi.

- Lastende, drückende Schmerzen: Schmerzen in den Gliedern sind von einem Gefühl der Schwere, des Drucks und der Abgeschlagenheit begleitet. Befund: chronischer Humor hat zu Stauungen des Qi geführt.

- Spannungs- und Erschöpfungsgefühl („Muskelkater“): Diese Schmerzmodalität ist durch die Verbindung von Spannung, Schwäche und Empfindlichkeit charakterisiert. Bei Auftreten dieser Empfindungen im ganzen Körper ist auf extimale Humor-Affektionen zu schließen; konzentrieren sie sich auf Lenden und Knie, so deuten diese Zeichen auf Depletion des o. Niere.

- Entleertheitschmerz: Die Schmerzempfindungen gehen mit einem Gefühl völliger Kraftlosigkeit und Vernichtung einher. Diese Modalität deutet auf allgemeine Schmälerung und Defizienz der vitalen Ressourcen, also von struktiven und aktiven Energien, von Qi und Xue bei Depletion des o. Niere.

- Zugleich brennender und klopfender Schmerz begleitet akute Calor-Befunde (bei Entzündungen).

- Spastische Schmerzen zeigen alle Arten von Ventus-Befunden an. Treten solche Schmerzen anhaltend und mit großer Intensität auf, so sind überdies somatische Traumen vorhanden. Deren Bestehen wird durch Schwellungen angezeigt. Ruft die Palpation über dem Knochen eine intensive Schmerzempfindung hervor, so ist auf eine Fraktur mit massiver Repletion zu schließen.

- Schmerzen durch Zugkraft verschlimmert: Bandriss. Schmerzen durch Druck verschlimmert: Repletion, Stauungen des Qi und des Blutes. Schmerzen durch Druck gebessert: Depletion. Schmerzen durch Wärme gebessert: Algor. Schmerzen durch Kälte gebessert: Calor. Nachts kontinuierliche Schmerzen: Intima. Schmerzen durch Bewegung verbessert: Extima.

Zu Schmerzempfindung, vgl. Porkert / Zhou, Premoprehension, S.185

Kopfschmerzen

- Kopfschmerz, durch Kälte gebessert, weist auf ventische Calor-Heteropathien.

- Das Gefühl der Einschnürung des Kopfes bei allgemeiner Prostration und Gliederschwere lässt auf ventische Humor-Heteropathien schließen.

- Kopfschmerz, über längere Zeit anhaltend, doch in der Intensität wechselnd, zeigt endogene Heteropathien an.

- Dumpfe Kopfschmerzen, durch Stress gesteigert, weist auf Depletion des Qi. Dumpfe Kopfschmerzen, zugleich Schwindel und blasser Teint, weisen auf Depletion des Xue.

- Kopfschmerz bei gleichzeitigem Entleertheitsgefühl, zeigt Depletion des Xue und Qi.

- Rückenschmerzen und Schwäche der Beine zeigt Depletion des o. Niere an.

- Kopfschmerz mit Schwindel, Schweregefühl, Blähungen und wässrigem Stuhl weist auf Depletion des o. Milz.

- Stechender Kopfschmerz, auf eine Stelle beschränkt, zeigt Stasen des Xue an.

- Die Empfindung als sei der Kopf eingezwängt zusammen mit allgemeinem Beklemmungsgefühl bei klebrigem Zungenbelag, deutet auf Pituita bzw. Humor-Heteropathien.

- Diffuser Kopfschmerz bei bitterem Mundgeschmack, Trockenheit des Mundes sowie Durst zeigt Ardor im o. Leber an.

- Kopfschmerz im Zusammenhang mit der weiblichen Regel weist gewöhnlich auf eine Defizienz des o.-Leber-Yin; in deren Gefolge schlägt das o.-Leber-Yang ungebändigt nach oben und bedingt im Kopf eine lokale Repletion.

- Es bestehen ziemlich präzise Beziehungen zwischen den topologischen und sonstigen Modalitäten der Kopfschmerzen und den Leitbahnen.

- Kopfschmerzen, die wiederholt auf Nacken und Rücken ausstrahlen, deuten auf Tai Yang (die Sinarteriae Yang Maioris, Dünndarm-Blasen-Leitbahnen) hin. Stirnkopfschmerz, Supraorbitalschmerz, weist auf Yang Ming (die Sinarteriae Splendoris Yang, Dickdarm- und Magen-Leitbahnen) hin.

- Schläfenkopfschmerz, (oft bohrend in der Nähe des Foramens G 3) weist auf Shao Yang (die Yang Minoris, 3-Erwärmer/Gallen-Leitbahnen) hin.

- Kopfschmerz mit Gliederschwere, gespanntem Abdomen, spontanen Schweißen, weist auf Tai Yin (die Sinarteriae Yin Maioris, Lungen- und Milz-Leitbahnen) hin.

- Innenkopfschmerz, auf den Zahn ausstrahlend bei Zyanose der Nagelfelder, deutet auf Shao Yin (die Sinarteriae Yin Minoris, Herz- und Niere-Leitbahnen) hin.

- Scheitelkopfschmerz, auf die Schläfen ausstrahlend, mitunter von Aufstoßen und Übelkeit begleitet, deutet auf Jue yin (die Sinarteriae Yin Flectentis, Kreislauf-Sexus und Leber-Leitbahnen) hin.

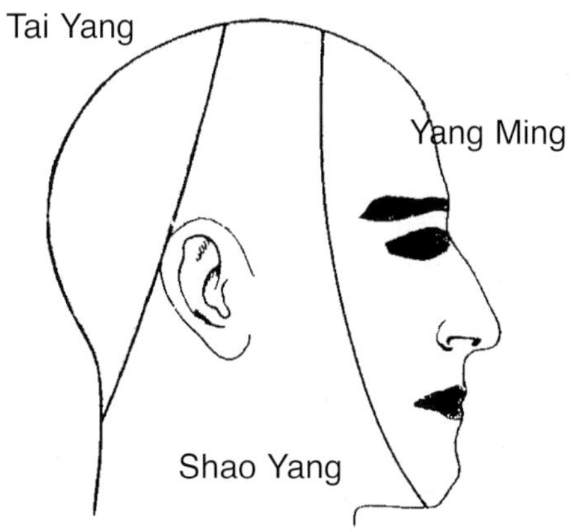

Abb. 1.28

Im Allgemeinen weisen akute Kopfschmerzen auf Repletion, die durch einen äußeren Faktor induziert wird; chronische Kopfschmerzen weisen oft auf Depletion der Intima. Anhaltender, starker Kopfschmerz begleitet von Spannungsschmerzen im ganzen Körper bei Fieber deutet auf die Entfaltung exogener Heteropathien hin. Kopfschmerz verbunden mit Nackensteife, durch Wind und Kälte exazerbiert, lässt auf ventischen Algor schließen.

Schwindel als ein den Kopfschmerzen verwandtes Symptom

Auch der Schwindel ist akut und chronisch durch Repletion bzw. Depletion bedingt. Plötzlicher, heftiger Schwindel ist ein repletives Symptom, das auf emporlodernden Ardor des o. Leber oder auf nicht mobilisierte Pituita weist. Chronisches Auftreten von Schwindel ist entweder ein Zeichen von Depletion, vor allem im Renalorbis, oder von Pituita, welche die Entfaltung des Qi hemmt.

Schmerzen im Thorax[1]

Schmerzen im Thoraxbereich weisen in der Regel auf Affektionen der oo. Herz und Leber. Schmerzen, zugleich Druck, Spannungsgefühl, Beklemmungsgefühl im Thorax verbunden mit Atemnot, auf Schultern und Rücken ausstrahlend, wird als Thorax-Okklusion (Xiongbi) bezeichnet, somit auf Stasen des Qi und des Xue, und weisen in diesem Bereich primär auf Depletion des Yang, Pituita, auch Depletion des Qi.

- Schmerzen im Thorax, zugleich Fieber und Keuchatmung zeigen Calor oder Repletion des Pericardialorbis an.

- Schmerzen im Thorax, dabei Schweiße im Schlaf, Husten, der gelben, zähen Schleim herausbefördert, begleiten Depletion der pulmonalen Struktivität.

- Schmerzen im Bereich der freien Rippen, zugleich Völlegefühl, Reizbarkeit oder Depression weisen auf Affektionen des o.-Leber-Qi. Ähnliche Schmerzen mit Ikterus, also gelblichem Teint, gelben Skleren sind als Calor- bzw. Humor-Affektion der oo. Leber und Galle zu diagnostizieren.

- Schmerzen im Bereich der freien Rippen, stechend und klar umschrieben, weisen auf Stasen der individualspezifisch struktiven Energien (Xue) sowohl im o. Leber als auch in seinen Leitbahnen.

- Brennender Schmerz im gleichen Bereich, zugleich Rötung des Gesichts und der Skleren, weist auf Ardor und resultierende Stauungen im o. Leber und seinen Leitbahnen.

- Brennende Schmerzen im Bereich der freien Rippen, zugleich Fieber und Schweiße während des Schlafs, weisen auf Depletion der oo.-Lebe- und Niere-Struktivität hin.

Bauchschmerzen

Druckempfindlichkeit=Repletion, Besserung durch Druck=Depletion, Besserung durch Wärmeanwendung= Algor, Besserung durch Kühlung=Calor. Depletion wird auch durch mäßig starke Schmerzen angezeigt, die langsam, ganz allmählich einsetzen.

Überdies weisen Schmerzen in der Nabelgegend und das Auftreten verschieblicher Kongelationen auf Wurmbefall, Schmerzen im Unterbauch und bei Miktionsstörungen auf Harnverhaltung hin.

Leibschmerzen der Frau post partum weisen in der Regel auf Depletion des Xue (infolge Blutverlustes) oder auf Stauungen des Xue in den Leitbahnen.

Schmerzen in verschiedenen Bereichen des Körpers

- Diffuse Schmerzen im ganzen Körper treten oft im Zusammenhang mit exogenem ventischem Algor auf; sie sind also die Zeichen einer extimalen Heteropathie.

- Allgemeine Körperschmerzen, zugleich allgemeines Schweregefühl und das Gefühl, als ob der Kopf eingezwängt sei, deuten auf Humor-Heteropathien im o. Milz, somit im Fleisch.

- Körperschmerzen, nach langer Krankheit und Bettlägerigkeit auftretend, sind der Ausdruck von Depletion und Stauungen von Qi und Xue.

- Okklusionen (Gelenk- und Gliederschmerzen, „Bi") treten auf bei Ventus-, Algor- oder Humor-Heteropathien; differentialdiagnostisch muss man

[1] Zum Schmerzen im Thorax, vgl. Porkert / Zhou, Premoprehension, S.187

unterscheiden:

- Ortsfesten Schmerz, begleitet von Gliederschwere und Abgeschlagenheit, nennt man „haftende Okklusion“ (zhaobi), die im Wesentlichen durch Humor bedingt ist.

- Wandernde Schmerzen, die bald in diesem, bald in jenem Gelenk auftreten, nennt man „wandernde Okklusion” (xingbi); sie ist im Wesentlichen durch Ventus bedingt.

- Heftige und stechende Schmerzen, über lange Zeit ortsfest, nennt man “schmerzhafte Okklusion” (tongbi); diese ist im Wesentlichen durch Algor bedingt.

Lendenschmerzen

Lendenschmerzen deuten überwiegend auf Affektionen des Renalorbis. Differentialdiagnostisch sind zu unterscheiden:

- Anhaltende Schmerzen, in ihrer genauen Lokalisation und Eigenart aber schwer bestimmbar, bei Kraftlosigkeit der Lenden und im Verein mit reichlichem, hellem Urin und Durchfall sowie Kälte der Lendengegend, sind Zeichen von Depletion des o.-Niere-Yang.

- Ähnliche Schmerzen im Verein mit Stuhlverstopfung, wenig dunklem Urin, wiederholten aktiven Kongestionen in Kopf und Oberkörper (bedingt durch emporlodernden depletiven Ardor) weisen auf Depletion des o.-Niere-Yin.

- Lendenschmerz mit dem Gefühl „als säße man im Wasser“ oder „als trüge man ein schweres Gewicht um den Leib gebunden“ im Verein mit Gliederschwere, bei trübem oder feuchtem Wetter und im Sitzen verschlimmert, deuten auf Humor.

- Schmerzhaftigkeit und Steifheit der Lenden am Morgen deutlich, im Verlauf des Tages nachlassend, zeigen Stasen von Qi und Xue und Verspannungen der Muskulatur an.

- Rückenschmerzen, auch solche die in Schultern und Nacken ausstrahlen, weisen auf Dünndarm-Leitbahnen hin. Halten sie über längere Zeit an, ist auch an Depletion des o. Niere oder an ventischen Humor zu denken – was die Differentialdiagnose zeigen muss.

Verstopfung (Obstipation)

Unter Verstopfung versteht man die verzögerte Kotentleerung des Darms. Dieses weist grundsätzlich entweder auf eine Säfte-Defizienz im Bereich des Unteren Caloriums, also vor allem in den oo. Dickdarm und Dünndarm hin oder, gegenpolig, auf ein hinfälliges Yang im gleichen Bereich.

- Eine repletive Verstopfung mit Säfte-Defizienz infolge von Calor, wird durch Symptome wie periodisches Fieber, Durst, Reizbarkeit, trockene Zunge mit gelbem Belag, hartem gespannten Bauch, nahegelegt.

- Eine depletive Verstopfung, gleichfalls mit Defizienz der Säfte, tritt im Alter oder bei Frauen post partum auf, wenn das Xue, also die individualspezifisch struktive Energie geschmälert ist.

- Auf algorische Verstopfung weisen Zeichen wie ein grünlich-bleicher Teint und das Verlangen nach heißen Getränken hin.

- Eine Qi-Verstopfung ist verbunden mit Aufstoßen, Flatulenz, Blähungen, Rumoren im Darm, Schmerzen in den Flanken und saitenförmigem Puls. Sie entsteht durch die Stagnation der funktionellen Aktivität des Qi, eine Fehlfunktion des Darms im Hinblick auf die Transportaufgabe und die Anhäufung von nicht ausgeschiedenen Nahrungsresten.

Durchfall (Diarrhöe)

- Diarrhoe, bedingt durch verdorbene Lebensmittel, äußert sich in Bauchschmerzen, Rumoren im Darm, nach faulen Eiern riechendem Stuhlgang, Schmerzen werden nach dem Stuhlgang gelindert, Aufstoßen verbunden mit saurem Geruch und einem schlüpfrigen Puls. Diese Symptome sind das Resultat eines Ungleichgewichtes der oo. Milz

Zu Lendenschmerzen, vgl. Porkert / Zhou, Premoprehension, S.189

und Magen auf Grund übermäßigen Essens und Trinkens oder verdorbener Nahrungsmittel. Dieses führt zu einer Fehlfunktion der oo. Milz und Magen im Hinblick auf ihre Transport- und Verdauungsfunktion. Die vitalen Inhaltsstoffe von Flüssigkeit und Nahrung können nicht entsprechend aufgenommen und über den Darm transportiert werden.

- Durchfall mit dem Gefühl von brennender Hitze am Anus während der Defäkation und sehr übelriechendem Kot deutet auf Calor.

  - Durchfall mit Bauchschmerzen, kalten Extremitäten, weißer Zunge, fadem Mundgeschmack weist auf Algor der Intima.

  - Zunächst harter, dann durchfälliger Stuhl weist oft auf Depletion des o. Milz, bedingt durch eine Humor-Heteropathie.

  - Morgendurchfälle (vor Sonnenaufgang) deuten auf Depletion des o.-Niere-Yang.

Miktion

- Eine auffallend gesteigerte Urinmenge deutet auf eine Defizienz der aktiven Energien.

  - Wenn diese vermehrte Urinausscheidung allerdings mit fortwährend großem Durst und gesteigerter Flüssigkeitsaufnahme einhergeht, weist das auf Depletion der oo. Leber und Niere (Diabetes).

  - Vermehrter Urin ohne Durst ist ein Zeichen von Depletion des o. Niere.

  - Eine deutlich verringerte Urinausscheidung weist oft auf eine Schädigung der Säfte durch Calor.

  - Häufige Ausscheidung geringer Mengen dunklen Urins deutet auf Calor im unteren Calorium.

  - Häufige Ausscheidung von hellem, klarem Urin weist auf depletiven Algor im unteren Calorium.

  - Haufige Ausscheidung kleinster Urinmengen (Harnträufeln) ist ein Zeichen von Calor der Intima, der zu Depletion der Struktivität (Yin) geführt hat.

Zur Miktion, vgl. Porkert / Zhou, Premoprehension, S.190

- Erschwerte Miktion ist im Allgemeinen ein Zeichen von Calor.

- Bettnässen bzw. Urininkontinenz bei Erwachsenen ist gewöhnlich durch depletiven Algor im unteren Calorium oder – nach schwerer Krankheit – durch eine Schädigung des Yuan Qi bedingt.

- Totale Urinverhaltung ist (soweit nicht klare somatische Befunde gegeben sind) bedingt durch mehr oder weniger extreme Depletion des Qi im o. Blase.

Durst

- Fortgesetzter, starker Durst weist im Allgemeinen auf Calor hin.

- Fader Mundgeschmack, Verlangen nach Getränken, die dann doch nicht genossen werden, deutet auf Algor.

- Großer Durst, zugleich wirre Reden und fehlender Stuhlgang weisen auf repletiven Calor.

- Fortwährendes Verlangen nach Getränken, die immer nur schluckweise genossen werden, ist entweder ein Zeichen von Depletion der Mitte oder von humorinduziertem Calor.

- Verlangen nach heißen Getränken kann entweder 1. durch eine mächtige Humor-Heteropathie oder 2. durch depletiven Algor oder durch Pituita in der Leibesmitte bedingt sein.

- Durst nach Erbrechen weist auf eine deutliche Schmälerung der Säfte.

Hunger, Appetit, Speisenaufnahme

Auskünfte über den Appetit und die Nahrungsaufnahme erleichtern die Beurteilung der Funktionen der oo. Milz und Magen. Nahrungsidiosynkrasien zeigen oft Schwächen oder Überfunktionen spezifischer Orbes an. Die Abnahme oder Zunahme des Appetits ist bei den meisten Krankheitsbildern ein Indikator nicht nur für die Stärke des Qi des o. Magen, sondern mittelbar für die Stärke der Orthopathie überhaupt, somit meist auch ein Gradmesser für die Schwere der Krankheit.

- Verminderter Appetit deutet auf Schmälerung der aktiven Energien in den oo. Milz und Magen.

- Zunahme des Appetits ist ein Zeichen erneuter Kräftigung dieser Energien.

- Subjektive Besserung durch Nahrungsaufnahme ist ein Zeichen, dass allgemeine Schwäche bestanden hat.

- Subjektive Verschlechterung durch Nahrungsaufnahme ist ein Zeichen umschriebener Repletion.

- Verminderter Appetit bei äußerer Störung weist auf Stauung des Qi in den oo. Milz und Magen.

- Verminderter Appetit bei innerer Störung ist ein Zeichen von Depletion in den oo. Milz und Magen.

- Fast völliger Appetitverlust zu Beginn einer Krankheit oder während einer leichten Krankheit weist auf eine Schädigung der aktiven Energien des o. Magen, die besonderer Aufmerksamkeit bedarf.

- Hunger und/oder Magerkeit trotz reichlicher Nahrungsaufnahme ist ein Zeichen mächtigen Ardors im o. Magen, der zwangsläufig eine Schädigung der struktiven Energie dieses Orbis nach sich zieht.

- Fehlender Appetit trotz Hungers weist auf eine Schädigung der struktiven Energien des o. Milz.

Mundgeschmack

Eine Geschmacksidiosynkrasie entsprechend dem zum Ikonogramm eines jeden Orbis gehörenden Sapor kann als diagnostischer Fingerzeig dienen; dieser darf aber nicht schematisch und ohne Rücksicht auf die Gesamtdiagnose in den Befund übernommen werden. [1]

- Bitterer Mundgeschmack ist ein Zeichen überströmender Energie des o. Galle.

- Saurer Mundgeschmack weist auf Calor im o. Leber.

- Scharfer Mundgeschmack zeigt Calor des o. Lungen an. Salziger Mundgeschmack deutet auf eine Calor-Affektion des o. Nieren.

- Süßlicher Mundgeschmack verrät, dass die trüben Energien des o. Milz nach oben überfließen.

- Fader Mundgeschmack deutet auf Humor im o. Magen, somit auf eine mangelhafte Umsetzung der Flüssigkeiten hin. Außerdem kann ein fader Mundgeschmack während der Rekonvaleszenz auftreten und auf eine noch bestehende Depletion des o. Magen (mit den gleichen Folgerungen) hinweisen.

Gehör

Das Gehör ist die primär dem o. Niere korrelierte Sinneswahrnehmung. Probleme der Ohren hängen mehr mit dem o. Niere, aber auch mit dem o. Leber zusammen. Ohrensausen mit hoher Frequenz weist auf einen emporschlagenden Ardor des o. Leber hin. Ohrensausen mit tiefer Frequenz weist auf Depletion des Yin des o. Niere hin. Ohrensausen unterscheidet im Allgemeinen die beiden Typen Depletion und Repletion. Plötzlich auftretendes, sehr intensives Ohrensausen oder Ohrenklingen, das durch eine vor das Ohr gehaltene Hand noch verstärkt wird, deutet auf Repletion. Allmählich sich einstellendes, verhältnismäßig schwaches Ohrensausen, das durch Abdecken des Ohres mit der Hand vermindert wird, weist auf Depletion.

Schwerhörigkeit wird im Allgemeinen durch Depletion des o. Niere-Yin und daraus resultierendem Mangel an Jing (Struktivenergie) ausgelöst. Das erklärt, warum Schwerhörigkeit besonders im Alter auftritt, wenn Jing ohnehin abnimmt. Aber auch Calor humidus in den oo. Leber und Galle gilt als Ursache für Schwerhörigkeit. Eine akute Taubheit mit Reizbarkeit, großem Durst und gerötetem Gesicht wird im Allgemeinen durch emporschlagenden Ardor des o. Leber verursacht. Eine langsam eintretende Taubheit mit Schwindel und Trockenheit der Augen ist entweder als Mangel des Xue des o. Leber zu verstehen oder sie zeigt eine Depletion des Yin der oo. Leber und Niere an.

[1] vgl. Porkert / Zhou, Premoprehension, S.192

Schlaflosigkeit

- Unregelmäßigkeiten im Schlaf-Wach-Rhythmus, und damit die häufigste Schlafstörung, weisen auf Affektionen des o. Herz, der Generalinstanz der Koordination aller vitalen Funktionen.

- Einschlafstörung mit Palpationen, Unruhe, traumreichem Schlaf, Schwäche in Lenden und Knien ist ein Zeichen von Disharmonie zwischen den oo. Herz und Niere.

- Schlaflosigkeit, wenn sie auf übermäßiges Nachdenken (Kogitation) folgt, lässt auf die Defizienz des Xue im o. Herz schließen.

- Geht Schlaflosigkeit mit Druck in der Leibesmitte, erschwerten Miktionen, keuchendem, unregelmäßigem Atem einher, so mag sie durch Störung des Qi-Mechanismus im o. Milz und daraus resultierendem Flüssigkeitsstau in der Körpermitte bedingt sein.

- Schlaflosigkeit mit Palpitationen bei Trockenheit des Mundes ist ein Zeichen von Depletion des Yin.

- Schlaflosigkeit im Alter ist in der Regel durch allgemeine Depletion und infolgedessen durch ungenügenden Rapport der Energien bedingt.

Schlafsucht

- Schläfrigkeit verbunden mit Schwindel, verschwommenem Sehen, Schweregefühl in den Gliedern, Druckgefühl in der Brust und fettigem Zungenbelag auf Grund des Eindringens von Pituita und Humor in den o. Milz und Depletion des Yang.

- Extreme Müdigkeit und Schlafbereitschaft begleitet von Kälteempfindlichkeit, kalten Gliedmaßen und schwachem, dünnen Puls weist auf eine Depletion des Yang der oo. Herz und Niere hin.

- Lustlosigkeit und Schläfrigkeit nach dem Essen verbunden mit schwacher Konstitution, Magersucht, Kurzatmigkeit und Erschöpfung sind ein Zeichen für eine Schwäche des o.-Milz-Qi verbunden mit einem Mangel an aufsteigendem Yang, der Kopf wird dadurch nicht ausreichend durchblutet.

Menstruationstörungen

In der chinesischen Diagnostik ist es sehr wichtig, Frauen nach ihrer Menstruation zu befragen hinsichtlich der Regelmäßigkeit der Menstruation, Blutungsmenge, Farbe des Blutes und Art des Flusses.

- Eine verfrüht eintretende Regel von roter, purpurroter bis schwärzlicher Farbe bei Trockenheit des Mundes, beschleunigten Pulsen, schmerzhaftem Unterleib weist auf Calor im Bereich des Xue.[1]

- Tritt die Regel erst in der zweiten Hälfte des Zyklus verfrüht ein, ist sie von heller Farbe bei normaler Mundfeuchtigkeit, verlangsamten Pulsen und schmerzhaftem Unterleib, so besteht eine Defizienz des Xue.

- Bestehen vor der Regel Schmerzen im harten und gespannten Unterleib, so ist auf Kongestion bzw. Stasis der aktiven wie struktiven Energien zu schließen.

- Bestehen nach der Regel Schmerzen im Unterleib ohne sonstige Symptome, kann auf endogenen Algor infolge Depletion des Xue geschlossen werden.

- Sofern eine Schwangerschaft ausgeschlossen ist, kann das Ausbleiben der Regel durch Erschöpfung oder Stauung des Xue, durch extreme Überanstrengung oder durch Blockaden des Qi in den oo. Leber und Milz bedingt sein.

- Eine Regel, die zwar eintritt, dann aber ins Stocken kommt, kann durch Erregung oder durch Algor-Perkussion gehemmt worden sein. Bei fiebrigen Erkrankungen ist ein Übergreifen von Calor auf das Xue denkbar.

- Reichlicher und klarer oder weißer und dünner Fluor albus deutet im Allgemeinen auf depletiven Algor oder Algor humidus. Ein gelblicher, dicker und übelriechender Fluor albus zeigt im allgemeinen repletiven Calor an, Fluor albus mit begleitendem Juckreiz beziehungsweise Empfindlichkeit der Scheide tritt oft mit Calor humidus auf.

[1] vgl. Porkert / Zhou, Premoprehension, S.193

4. Diagnose durch Tastung

In der chinesischen Diagnostik spielt die Palpation, die Tastung von Körper und Puls, eine wichtige Rolle. Berühmt ist die Pulsdiagnostik. So wird auch im Shi Ji (Historische Aufzeichnungen, 109 bis 91 v. Chr. geschrieben) berichtet, wie der berühmte Arzt Bian Que die Pulsdiagnostik benutzte. Und diese Pulsdiagnostik spielt eine besonders wichtige Rolle. Im alten China zeichnete sich ein guter Arzt bei Untersuchungen dadurch aus, dass er zuerst den Puls fühlte, bevor der Patient von seinen Beschwerden berichtete. Dieses wurde zum Leitkriterium in der Bewertung der Fähigkeiten

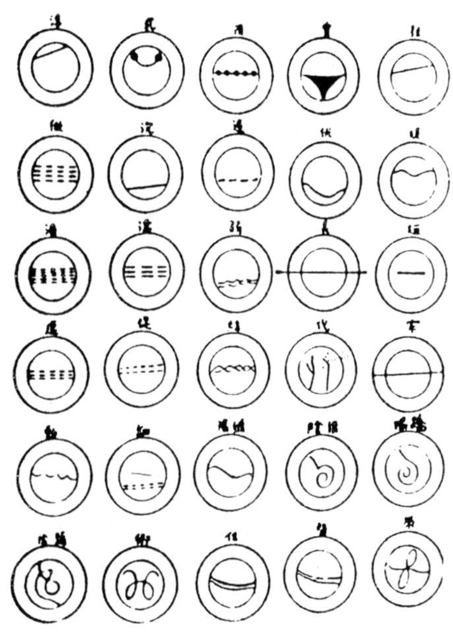

Abb.1.29

eines Arztes. Viele Patienten prüften den Arzt ihrer Wahl indem sie ihm komentarlos ihren Puls darboten und die Diagnose abwarteten. Stimmte die Beurteilung des Arztes mit ihren Symptomen überein, wurde der Arzt als fähig befunden.

Nach chinesischer Auffassung ist der Puls die Lagerstätte des Xue. Da der Puls an der Oberfläche des Körpers schlägt, ist die Krankheit mit größter Deutlichkeit in der obersten Ebene, d.h. unmittelbar unter der Haut bei leichtem Fingerdruck bereits spürbar. Diese Vorstellung stammt aus dem spezifischen Ansatz der chinesischen Medizin, die ganzheitlich ist. Sie beruht auf der Philosophie der taoistischen Vorstellung „so innen wie außen, so klein wie groß". Der Puls als Teil des Ganzen gibt danach physiologische Veränderungen innerhalb des Ganzen wider. Die Pulsdiagnostik vermittelt die Gesamtinformationen des Qi und Xue. Sie ist nicht nur imstande, die Krankheit ihrer Eigenschaft nach zu bestimmen, nämlich nach den acht Leitkriterien: Yin oder Yang, Algor oder Calor, Repletion oder Depletion, Extima oder Intima. Sie ist auch in der Lage, den Krankheitsort zu bestimmen.

In der chinesischen Pulsdiagnostik ist der Puls eng mit allen Organfunktionskreisen verbunden, das bedeutet, dass jede Veränderung im Organismus den Puls beeinflussen kann. Der Diagnostiker zählt nicht wie bei der Schulmedizin die Anzahl der Herzschläge, sondern unterscheidet und interpretiert bis zu 28 verschiedene Arten des Pulses (Abb. 1.29). Die Beurteilung des Pulses hängt von vielen Merkmalen ab, wie rechts oder links, oberflächlich oder tief, langsam oder schnell.

Die chinesische Pulstastung wird grundsätzlich mit dem Zeige-, Mittel- und Ringfinger einer Hand ausgeführt, indem man beim Patienten zunächst den Puls an dem einen, dann am anderen Arm tastet. Unter dem Zeigefinger liegt der Cun Puls (Cun = Zoll). Der Cun Puls wird daher auch als Zollpuls bezeichnet. Unter dem Mittelfinger der Guan Puls (Guan = Pass), daher auch Passpuls bezeichnet und unter dem Ringfinger der Chi Puls (Chi = Elle), daher auch Ellenpuls genannt. Wie dem Zungenkörper werden auch dem Puls spezielle Funktionskreise zugeordnet (Abb. 1.30).

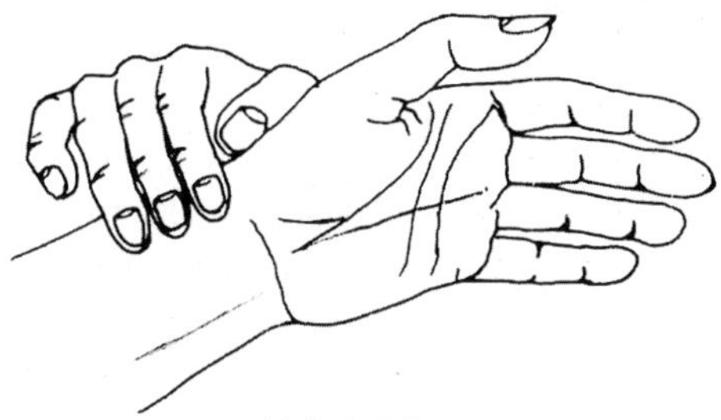

Abb.1.30

Zuordnung der Pulse

Als abgeklärt können folgende (Abb. 1.31) Zuordnungen gelten :

Pulsstelle	Hand	Orbisbezug
Erste	Rechts	Lunge
	Links	Herz
Zweite	Rechts	Magen
	Links	Leber
Dritte	Rechts	Niere
	Links	Niere

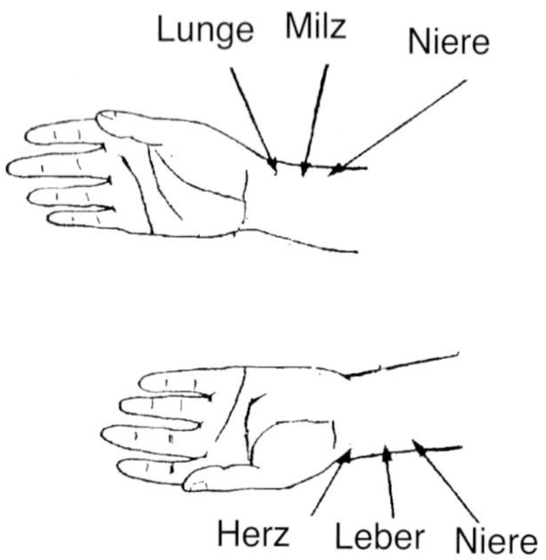

Abb. 1.31

So fassten die alten chinesischen Puls-Klassiker die Erfahrungen aus der Puls-Diagnostik zusammen. Hört der Herzpuls auf, springt er wie die Samen der Wasserlilie ohne Unterlass. Hört der Lungenpuls auf, zerfließt er und schlägt langsam wie fliegende Federn. Hört der Nierenpuls auf zu schlagen, so ist er unterbrochen, als schlage man mit dem Finger an einen Stein und pralle ab. Hört der Milzpuls auf, so schlägt er schwach und abwechselnd schnell und langsam. Das sind Anzeichen einer ernsthaften Krankheit. Pulsdiagnostik kann auch eine prognostische Aussage über die Krankheiten machen, wie z.B.: Ein Algor-Befund ist leicht heilbar, wenn der Puls kräftig ist, aber kritisch, wenn er schwach ist. Ein Schlaganfall ist leicht zu heilen, wenn der Puls langsam ist, aber kritisch, wenn er schnell ist.

Die meisten westlichen Mediziner finden, dass die Pulsdiagnose äußerst schwierig ist. Viele von diesen 28 verschiedenen Arten der Pulsbilder können sie nicht wahrnehmen. Aber die westliche Diagnose stützt sich eben auf objektive Befunde und bemüht sich, die Subjektivität des Arztes möglichst auszugrenzen. Doch genau um diese Subjektivität handelt es sich bei der Pulsdiagnose. Denn im Gegensatz zum westlichen diagnostischen Verfahren, das nur Messbares für gültig und existent erklärt, wird die chinesische Medizin vom Qi (Energie), einer Art feinstofflichem System, bestimmt, das mit technischen Messmethoden bislang nicht wahrgenommen werden kann. Doch die Subjektivität widerspricht nur scheinbar der Wissenschaftlichkeit, denn so wie die klassische Physik im subatomaren Bereich an ihre Grenzen stößt und nach der Heisenbergschen Unschärferelation das Messergebnis vom Beobachten und vom Beobachter abhängt, hängt auch die nach chinesischer Art gewonnene Diagnose vom Arzt ab. Der Arzt muss sein Bewusstsein bei der Tastung einbringen. Um Heisenberg zu zitieren: "Was wir beobachten, ist nicht die Natur selbst, sondern Natur, die unserer Art der Fragestellung ausgesetzt ist". Das bedeutet in diesem Sinne, dass der Arzt nicht nur die Eigenschaften des Patienten beobachtet, sondern die Hinweise, die sich durch seine Art der Fragestellung ergeben.

Die Pulsbilder

Zu den 28 verschiedenen Arten des Pulses in den chinesischen diagnostischen Verfahren gehören unter anderem Tiefe (die Ebenen des Puls), Frequenz, Geschwindigkeit, Rhythmus, Stärke, Breite und Länge. Der Puls zeigt nicht nur an, ob der Herzschlag in normalem Rhythmus erfolgt und die Elastizität der Arterien gewährleistet ist, sondern reflektiert die Funktionen des gesamten Organismus sowie des Blutkreislaufes. Der gesunde Puls wird in dieser Hinsicht als Durchschnittspuls bezeichnet. Folgende Pulsbilder sind bei häufig auftretenden Krankheiten zu finden.

- Oberflächlicher Puls (Fumai): Der Puls schlägt an der Oberfläche. Er ist nur auf der höchsten Ebene klar zu tasten, aber weniger tastbar auf der tiefen Ebene und wird erst bei nachlassendem Druck deutlich wahrnehmbar. Wenn wir diesen anhand moderner Medizin erklären, bedeutet der oberflächliche Puls eine Folge der Schwächung des Widerstandes der Blutgefäße durch Beschleunigung des Blutkreislaufes. Dies tritt oft im frühen Stadium einer Extima-Symptomatik auf, nämlich in einem Konflikt zwischen dem Organfunktionskreis und äußeren krankheitsverursachenden Faktoren.

- Tiefer Puls (Chenmai): Der Puls ist nur auf einer tieferen Ebene wahrzunehmen und wird erst bei starkem Druck tastbar. Im Gegensatz zum oberflächlichen Puls tritt der tiefe Puls in den meisten Fällen als eine Folge des stärkeren Widerstands der Blutgefäßwände, der durch einen niedrigen Blutdruck verursacht wird, auf. Er signalisiert eine energetische Schwäche und tritt oft in der chinesischen Diagnostik bei einer Intima-Symptomatik auf.

• Langer Puls (Changmai): Der Puls ist an Kopf und Schwanz gerade, überschreitet somit seinen Situs und kann über den Zeige- und Ringfinger hinaus getastet werden. Ein solcher Puls wird normalerweise nicht als Krankheitspuls gewertet, wenn er jedoch gespannt ist, so bedeutet dies in der chinesischen Diagnostik eine Repletion.

• Kurzer Puls (Duanmai): Der Puls ist in der Verlaufsrichtung der Arterie verkürzt und kann den Raum unter den drei Fingern nicht füllen. Nach Aussagen der modernen Medizin ist ein solcher Puls eine Folge des verzögerten Blutflusses und wird durch einen Mangel an Lebenskraft verursacht. Dies tritt in der chinesischen Diagnostik oft bei Depletion des Qi auf.

• Der erschöpfte Puls (Xumai): Der Puls ist kraftlos und schwach und fühlt sich wie ein leerer Ball an. Nach moderner Medizin ist ein solcher Puls in den meisten Fällen eine Folge von verringerter Blutzufuhr des Herzens, was von einer Kreislaufschwäche herrührt. Dies tritt in der chinesischen Diagnostik oft bei Depletion auf.

• Schleifender Puls (Semai): Der Puls kommt schleifend wie gebremst. Nach moderner Medizin zeigt ein solcher Puls genau wie ein verlangsamter Puls eine Kreislaufstörung infolge einer übermäßigen Ausscheidung in den Atmungswegen an. Dies tritt in der chinesischen Diagnostik oft nur bei Pituita-Befunden auf.

• Großer Puls (Damai): Der Puls ist breiter und länger als der gewöhnliche Puls. Laut der modernen Medizin ist ein solcher Puls eine Folge des erhöhten Blutdrucks, der von einer vermehrten Blutzufuhr vom Herzen herrührt. In der chinesischen Diagnostik bedeutet dies auch ein Übermaß und tritt oft bei Repletion auf.

• Schlüpfriger Puls (Huamai): Der Puls bewegt sich gleitend, schlüpfrig und fühlt sich wie mit Schmierflüssigkeit bedeckt an. Nach moderner Medizin ausgedrückt, ist ein solcher Puls in den meisten Fällen eine Folge eines beschleunigten Stoffwechsels, der durch einen gesteigerten Zufluss von Blut bewirkt wird. Dies tritt in die chinesische Diagnostik oft bei Humor auf oder bei Frauen während der Schwangerschaft.

• Saitenförmiger Puls (Xuanmai): Der Puls ist gespannt wie eine Lautensaite und schlägt kräftig gegen die Finger. Die moderne Medizin schreibt einem solchen Puls eine Schwächung der Elastizität der Blutgefäße zu, die durch Übererregung des Nervus vagus bewirkt wird. Dies tritt in der chinesischen Diagnostik oft bei Überaktivität vom Funktionsbereich des Leber-Yang auf.

• Beschleunigter Puls (Shuomai): Der Puls schlägt mit einer Frequenz von mehr als 5 Schlägen pro Atemzug. In der modernen Medizin bedeutet ein solcher Puls eine Folge der Beschleunigung der Blutbewegung, die durch eine Überfunktion des Organismus verursacht wird. Dies tritt in der chinesischen Diagnostik oft bei Calor auf.

• Verlangsamter Puls (Chimai): Der Puls schlägt mit einer Frequenz von weniger als 4 Schlägen pro Atemzug. In der modernen Medizin weist ein solcher Puls auf eine Hemmung im Stoffwechsel hin, die durch eine verringerte Temperatur bewirkt wird. Dies tritt in der chinesischen Diagnostik oft bei Algor auf.

• Verschwindender Puls (Ximai): Der Puls schlägt sehr schwach und fühlt sich wie ein Spinnennetz an. Nach moderner Medizin ausgedrückt ist dies eine Folge einer Entspannung der Arterie, die durch wenig Blutbewegung durch die Arterienenden bewirkt wird. Dies tritt in der chinesischen Diagnostik oft bei Depletion des Xue auf.

• Vibrierender Puls (Jinmai): Der Puls ist kräftig und fühlt sich wie ein straff verdrilltes Seil an. Die moderne Medizin schreibt solche Pulse einer Kreislaufstörung infolge von Schmerzen oder Aufregung zu. Dies tritt in der chinesischen Diagnostik oft bei Dolor als typisches Zeichen für Schmerzzustände auf.

• Zwiebelstengelförmiger Puls (Kongmai): Der Puls ist wie ein Lauchstengel. Er fühlt sich außen fest, innen leer an und ist nur an der Oberfläche und in der Tiefe tastbar. Wie die moderne Medizin aussagt, ist ein solcher Puls eine Folge des stärkeren Widerstands der Blutgefäßwände, die durch eine verringerte Blutzufuhr vom Herzen verursacht wird. Dies tritt oft bei Depletion der struktiven Energie und Xue auf.

- Sanfter Puls (Huanmai): Der Puls schlägt langsam, klein und nachgiebig. In der modernen Medizin bedeutet ein solcher Puls eine Folge einer verminderten Blutbewegung, die durch eine Unterfunktion des Organismus verursacht wird. Dies tritt in der chinesischen Diagnostik oft bei Depletion des Qi und Humor auf.

- Intermittierender Puls (Daimai): Der Puls ist langsam mit aussetzenden Schlägen. Die moderne Medizin schreibt eine solche Störung der ventrikuloatrialen Transmission zu. Dies tritt in der chinesischen Diagnostik oft bei Depletion oder Stasen des Qi und Xue oder einer Dolor-Symptomatik auf.

- Der Puls der Schwangeren: Es kommt häufig vor, dass Frauen gar nicht wissen, dass sie schwanger sind. Ist aber der Cun-Puls fein und tief, der Guan-Puls schlüpfrig, so ist dies ein Zeichen für Schwangerschaft.

Richtlinien für Pulse in den verschiedenen Faktoren

Viele Faktoren beeinflussen den physiologischen Puls. Die Pulsdiagnose in der chinesischen Medizin ist für jeden Menschen individuell unterschiedlich und hängt von Alter, Geschlecht, Zeit, Raum und vielen sonstigen Faktoren ab. Deshalb sollte die Pulsdiagnose im Ruhezustand erfolgen und nicht direkt nach körperlichen Anstrengungen oder direkt nach den Mahlzeiten verbunden mit Alkoholgenuss durchgeführt werden. Die Richtlinien für Pulse unter den verschiedenen Gegebenheiten müssen bei der Pulsdiagnose berücksichtigt werden. Ein Beispiel: Frauen oder ältere Menschen haben meistens einen dünnen, schwachen Puls, Männer oder jüngere Leute haben häufig einen großen, kräftigen Puls.

Im Frühling beginnen alle Dinge zu wachsen und sich zu entwickeln. Deshalb soll der Frühlingspuls leicht aber fest kommen und anwachsen wie eine Saite, die gespannt wird. Ist der Puls zu voll und zu stark, entsteht ein Extima-Syndrom. Ist der Puls zu zart und zu wenig voll, so entsteht ein Intima-Syndrom. Übermaß des Pulses führt den Menschen zu einem Repletion-Syndrom. Schwacher Puls zeigt ein Depletion-Syndrom an. Im Sommer blühen alle Dinge in voller Üppigkeit. Der Puls soll daher auch im Kommen üppig sein, im Weggehen schwächer. Ist er sowohl im Kommen als auch im Weggehen üppig, entsteht ein Extima-Syndrom. Ist er im Kommen nicht üppig, wohl aber im Weggehen, so entsteht ein Intima-Syndrom. Ein zu üppiger Puls lässt Ardor entstehen. Ein langsamer Puls lässt Algor entstehen. Im Herbst sind alle Dinge voll gereift und stehen zur Ernte bereit. Der Herbstpuls soll leicht und leer kommen und im Weggehen rasch sein. Kommt der Puls rauh, in der Mitte fest und zu beiden Seiten leer, so entsteht ein Extima-Syndrom. Kommt der Puls rasch, aber schwächlich, so entsteht ein Intima-Syndrom. Bei zu schwachem Puls entstehen Kurzatmigkeit und Husten mit blutigem Auswurf. Im Winter sind alle Dinge eingelagert. Der Winterpuls soll also tief sein und fest anschlagen. Schlägt er beim Kommen hart an wie an einen Stein, so entsteht ein Extima-Syndrom. Macht er beim Weggehen zu viele Schläge, so entsteht ein Intima-Syndrom. Ein Übermaß des Pulses bedeutet in diesem Fall Schmerzzustände aller Art.

Betastung

Ein zentraler Ansatz der chinesischen Medizin ist die Blockade-Lösung. Deshalb ist die Behandlung an der richtigen Stelle entscheidend. Um die richtige Blockadelösung zu finden, spielt das Abtasten an den betroffenen Körperregionen eine große Rolle. Dabei achtet man besonders auf den Spannungszustand der Muskulatur, Verhärtungen des Gewebes und druckschmerzhafte Stellen. Die diagnostische Tastung dient bei der chinesischen Medizin vor allem zur eindeutigen Ortung eines therapiewürdigen Punktes. Nachfolgend zeigen wir in Tabellenform, wie die Sensibilitätsveränderungen bestimmter Punkte auf Krankheiten hinweisen.

Stirnkopfschmerzen:	B 2, G 1
Schmerzen im Hinterkopfbereich:	G 20
Scheitelkopfschmerzen:	LG 20
Einseitiger Kopfschmerz:	G 8, G 1, G 20
Herzklopfen:	B 15
Magenschmerzen:	B 21
Bauchschmerzen:	KG 6, M 25, M 36, B 25
Ohrensausen:	G 2
Nasenverstopfung:	Di 20, B 2
Verliegen:	G 20, G 21
Halswirbelsäulen-Syndrom:	G 20, G 21
Schulterschmerzen:	Dü 11, G 21, L 1
Ellenbogenschmerzen:	Di 11
Schmerzen im Lumbalbereich:	B 23, B 25
Ischialgien:	B 31, G 29, G 30
Schmerzen im Knie:	Le 8, M 35, B 40

Kapitel VIII: Spezielle Normen bei der Differenzierung von Symptomatik

Differenzierung von Symptomatik entsprechend der Acht Leitkriterien

Warum sagt man, dass die chinesische Diagnostik kein Maß bestimmt, sondern nur eine Richtung – keine Quantitäten, sondern Qualitäten?[1] Die Gründe dafür liegen darin, dass in der Vorstellung der Chinesen der Mensch ein Qi ist – nach der modernen Physik ist es eine bestimmte energetische Konstellation in der subatomaren Welt, da das Qi eine im Augenblick stattfindende Erscheinung ist und direkt keiner messenden Definition und Bestimmung zugänglich ist. Deshalb wird das Qi in der chinesischen Medizin nur durch die Verwendung von Norm-Konventionen in allgemein nachprüfbarer Weise bestimmt. Die allgemeinverständliche Bestimmung der Krankheit wird in der chinesischen Medizin durch „acht Leitkriterien" gekennzeichnet. Diese acht Leitkriterien der chinesischen Medizin sind also direkte Normkonventionen zur eindeutigen Bestimmung der Richtung von Funktionsabweichungen, sie sind ein System zur Ordnung der Befunde einer chinesischen Diagnose. Sie sind Yin und Yang, Algor und Calor, Intima und Extrima, Depletio und Repletio vier Paare polarer Wertnormen, die dem Arzt eine erste allgemeine Qualifikation der Krankheitszeichen eines Patienten erlauben. Wir haben bereits kennengelernt, dass, wenn man die Pyramiden von oben nach unten betrachtet, man die acht Leitkriterien in der chinesischen Medizin sieht, genau den acht Trigrammen entsprechend, nämlich: Yin = Erde, Yang = Himmel, Feuer = Calor, Algor = Wasser, See = Intima, Extima = Berg, Wind = Depletio, Donner = Repletio (Abb. 1.32). Diese 4 Yin-und-Yang-Paare sind Leitkriterien, von denen ein vierdimensionales Raster gebildet wird und die als Normkonventionen bezeichnet wird. Sie sind das Eingangstor zur praktischen Anwendung der chinesischen Medizin.

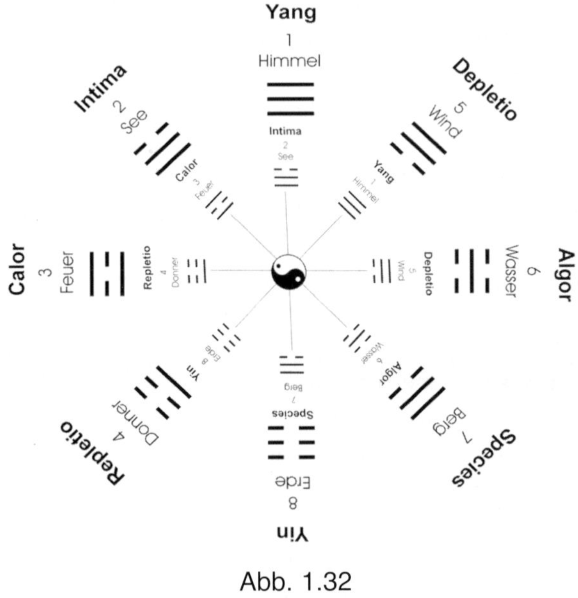

Abb. 1.32

Der erste Schritt zur Bewertung der Diagnosebefunde ist die Beurteilung der Eindringstufe einer Krankheit. Nämlich:

Intima und Extima zur Unterscheidung der aktuellen Bewegungsrichtung einer Störung:

Extima-Syndrome
Frösteln, Fieber, Kopfschmerzen, Nasenverstopfung, schmerzende Gelenke, oberflächlicher Puls, weißer Zungenbelag.

Intima-Syndrome
Fieber, Reizbarkeit, Durst, Bauchschmerzen, Völlegefühl in der Brust, Verstopfung, tiefer und schneller Puls, gelber Zungenbelag.

Eine weitere Richtungsbestimmung gibt die Bewertung der Temperatur einer Krankheit. Nämlich:

Algor und Calor zur Beschreibung und Qualifikation der Steigerung oder Verringerung einer Temperatur:

Algor-Syndrome
Frösteln, Bauchschmerzen, die durch Wärme verbessert werden; Durchfall, klarer reichlicher Urin, kalte Extremitäten,tiefer langsamer Puls, weißlicher und feuchter Zungenbelag.

Calor-Syndrome
Fieber, Durst, gerötetes Gesicht, rote Augen, Verstopfung, Reizbarkeit, konzentrierter Urin, schneller Puls, rote Zunge mit gelbem Belag usw.

[1] Vgl. Porkert, Klinische Chinesische Pharmakologie, S. 5

Die dritte zu differenzierende Qualität ist das vorhandene energetische Potential. Nämlich:
Depletion und Repletion zur Aussage über geschwächte oder im Übermaß abgespaltene Energien:

Depletion-Syndrome
Kraftlosigkeit, spontanes Schwitzen, Herzklopfen, Tinnitus, Kurzatmigkeit, bleicher Teint, Rückenschmerzen, blasse Zunge mit dünnem Belag, erschöpfter Puls.

Repletion-Syndrome
Völlegefühl im Bauch und Spannung in der Brust, raues Atmen, Bauchschmerzen, die sich bei Druck verschlimmern, Verstopfung, rote Zunge mit dickem Belag, großer Puls.

Die klinischen Befunde betreffend, gehören Repletion- und Calor-Syndrome hauptsächlich zu den Krankheitssyndromen Yang, während Depletion- und Algor-Syndrome hauptsächlich zu den Krankheits-Syndromen Yin gehören. Diese wurden in der chinesischen Medizin als acht leitende Kriterien bezeichnet. Sie sind im Rahmen der chinesischen Diagnostik die wichtigsten (qualitativen!) Normkonventionen. Dies zu klären und von den vordergründigen Symptomen zu den übergeordneten und allgemeinen Faktoren vorzudringen, ist Aufgabe der chinesischen Diagnose.

Differenzierung von Symptomatik entsprechend der Theorie von den Orbes (Zang Fu Bian Zheng)

Häufige auftretende Symptomatik des o. Leber (Gan) Hepatischer Orbis

Depletion des Xue des o. Leber

Drehschwindel, Kopfschmerzen, Taubheit der Gliedmaßen, Trockenheit der Augen, Schlaflosigkeit, Menstruationsstörung, blasse Zunge, tiefer und kleiner Puls.
Krankheitsmechanismus: Bei bestehender Depletion des Yin des Nierenfunktionsbereichs kommt es zu einer Verminderung des Xue des Leberfunktionsbereichs, was wiederum endogenen Ventus verursacht, so dass Drehschwindel und Taubheit der Gliedmaßen auftreten.

Depletion des Yin führt zu emporschlagendem Yang des o. Leber

Schwindel, Kopfschmerzen, Ohrensausen, Schlaflosigkeit, Reizbarkeit, Jähzorn, gerötetes Gesicht und Augen, Schmerzen in den Flanken, bitterer Geschmack, trockener Mund, Verstopfung, rote Zunge, gelber Zungenbelag, schneller und saitenförmiger Puls.

Krankheitsmechanismus: Das Yin des Leberfunktionsbereichs ist das Widerlager und die Gegensteuerung für das Yang des Leberfunktionsbereichs. Wenn das Yin des Leberfunktionsbereichs zu schwach ist, schlägt das Yang des Leberfunktionsbereichs wurzellos und ungebändigt nach oben. Das ist die Ursache von Schwindel, Kopfschmerzen, Schlaflosigkeit und Reizbarkeit.

Stagnation des Qi des o. Leber

Schmerzen in den Flanken, Beklemmungsgefühl auf der Brust, Aufstoßen, Schmerzen und Blähungen in der Magenregion, Menstruationsstörungen, saitenförmiger Puls.

Krankheitsmechanismus: Durch unterdrückte Emotionen kommt es zu einem Einstau des Qi, Wenn das Qi nicht abfließen kann, leidet darunter die harmonische Entfaltung seiner Funktion, was zu Schmerzen in den Flanken sowie Beklemmungsgefühl in der Brust führt.

Algor der Leber-Leitbahn

Schmerzen im Unterbauch, Hodenschwellung oder Schrumpfung des Strotums, feuchter Zungenkörper, weißer Zungenbelag, tiefer und gespannter Puls.

Krankheitsmechanismus: Die Leitbahn verläuft entlang den Geschlechtsorganen und der Unterbauchregion. Wenn Algor den Leberfunktionsbereich affiziert, führt dies zu

Blockaden der Leitbahnen und verursacht Schmerzen im Unterbauch, Hodenschwellung usw.

Häufige auftretende Symptomatik des o. Galle (Dan) Fellealorbis

Eindringen von Calor humidus des o. Leber und des o. Galle

Schmerzen im rechten Hypochondrium, Ikterus, bitterer Mundgeschmack, Übelkeit, Erbrechen, abdominale Spannung, klebriger Zungenbelag und saitenförmiger Puls

Krankheitsmechanismus: Die Hauptfunktion des o. Galle, nämlich die Gallenflüssigkeit zu speichern und abzusondern, hängt vom Leberfunktionsbereich ab. Durch die Unterdrückung des Qi des Leberfunktionsbereichs sowie durch übermäßigen Alkoholgenuss können sich Humor und Calor im o. Leber und o. Galle anhäufen, so dass die Gallenflüssigkeit nicht abgesondert werden kann. Ein Überfluss an Gallenflüssigkeit verursacht Gelbsucht. Da diese Symptomatik in enger Beziehung zum Leberfunktionsbereich steht, wird es auch als Calor humidus des o. Leber und des o. Gallen bezeichnet.

Häufige auftretende Symptomatik des o. Herz (Xin) Cardialorbis

Depletion Qi und Yang des o. Herz

Herzklopfen, Kurzatmigkeit, Schmerzen in der Brust, kalte Extremitäten, profuse Schweiße, blasse Lippen, blasse Zunge, kleiner Puls.

Krankheitsmechanismus: Übermäßiges geistiges Arbeiten oder lang anhaltende Krankheiten können zu Depletion Qi und Yang des o. Herz führen. Wenn das Qi im o. Herz schwach ist, kann es das Xue nicht normal weiterbefördern. Daraus resultieren Herzklopfen, Kurzatmigkeit und kleiner Puls. Wenn das Yang des o. Herz schwach ist, kann es den Körper nicht erwärmen. So können Befindlichkeitsstörungen wie kalte Extremitäten auftreten.

Depletion Xue und Yin des o. Herz

Herzklopfen, traumgestörter Schlaf, Reizbarkeit, Schweiße während des Schlafs auftretend, rote Zunge, kleiner und schneller Puls.

Krankheitsmechanismus: Ein Mangel an Yin des o. Herz, also der Säfte und der Bauenergie, führt oft zu Überaktivität von Yang, so dass die aktive Energie nach außen schlagen kann, woraus die oben genannten Befunde resultieren.

Emporschlagen des Ardor des o. Herz

Unruhe, Schlaflosigkeit, Trockenheit der Kehle und des Mundes, heftiger Durst, Palpitation, gerötetes Gesicht und Augen, Geschwürbildung, Schwellung des Mundes und der Zunge, tiefgelber Urin, rote Zungenspitze, schneller Puls.

Krankheitsmechanismus: Wenn der o. Herz durch aufgestaute Erregung geschädigt ist, kann seine Energie nicht abfließen und damit zu einer inneren Glut (Ardor) führen. Dadurch treten Unruhe, Schlaflosigkeit sowie Palpitationen auf. Da der o. Herz mit der Zunge in Verbindung steht, können auch Geschwüre sowie eine Schwellung des Mundes und der Zunge entstehen.

Stagnation des Xu des o. Herz

Schmerzen und Stiche in der Brust, die in die Schulter ausstrahlen. In schweren Fällen Zyanose der Lippen und Nägel, spontane Schweiße, kalte Hände und Füße, tiefrote Zunge oder purpurne Flecken auf der Zunge, rauher oder aussetzender Puls.

Krankheitsmechanismus: Die chinesische Medizin sagt dazu: Das Qi kommandiert das Xue; ist das Qi in Bewegung, fließt des Xue. Stagniert das Qi, so stagniert auch das Xue, deshalb heißt es auch: Xue kann ohne Qi nicht fließen, Qi kann ohne Xue nicht gehalten werden. Wenn das Qi nicht im erforderlichen Maße in der Herzleitbahn bewegt werden kann, äußert sich das als eine Stagnation des Xue im o. Herz.

Die Stauung des Xue behindert oft die Verteilung an Yang-Qi in der Brust, was Schmerzen in der Brust, spontane Schweiße, kalte Hände und Füße mit sich bringt.

Häufige auftretende Symptomatik des o. Milz (Pi) Lienalorbis

Depletion des Qi und o.-Milz-Yang

Appetitmangel, allgemeine Abmagerung, weiche Stühle, bleiches, blutleeres Gesicht, Blähungen, Aftervorfall, Hämorrhagien, blutige Stühle, blasse Zunge, tiefer und kleiner Puls. Wenn eine Depletion des Yang des o. Milz vorliegt, können Abneigung gegen Kälte, kalte Extremitäten sowie Ödeme zusätzlich zu den oben angeführten Symptomen auftreten.

Krankheitsmechanismus: Entweder durch unregelmäßige Nahrungsaufnahme, Diätfehler (kalte, zu süße oder zu fette Kost) oder durch geistige Überlastungen kann es zu einer Einschränkung des Transportes und der Umwandlungsfunktion kommen mit folgender Symptomatik wie

Appetitmangel, allgemeine Abmagerung, weiche Stühle. Die Funktion des o. Milz, das Blut in den Gefäßen zu halten, ist mit dem Qi der Milz verbunden. Daher kann eine Depletion von Milz-Qi zu Blutungen führen.

Eindringen von Algor humidus in den o. Milz

Kälte und Völlegefühl in der Magenregion; Besserung durch Wärme. Schweregefühl im Kopf und im Körper, allgemeine Mattigkeit, lockerer Stuhl, weißer, klebriger Zungenbelag, schlüpfriger Puls.

Eindringen von Algor humidus in den o. Milz ähnelt der Symptomatik des Eindringens von Calor humidus in den o. Leber und den o. Galle.

Krankheitsmechanismus: Durch Kälte und Feuchtigkeitsschädigungen wie feuchte Witterung, nasse Orte oder kalte Nahrung gerät der o. Milz in Bedrängnis. Seine Transport- und Umwandlungsfunktion kann sich also nicht ausreichend entfalten, das Qi der Milz wird dadurch eingestaut, und es kommt zu oben genannter Symptomatik.

Häufige auftretende Symptomatik des o. Magen (Wei) Stomachorbis

Depletion des o. Magen

Trockener Mund, Schmerzen im Epigastrium, Verstopfung, rote Zunge, wenig Belag, beschleunigter Puls.

Krankheitsmechanismus: Durch mangelnde Säfte im Verdauungstrakt charakterisiert.

Ardor des o. Magen

Hungergefühl nach den Essen, Durst, Erbrechen, Schwellung des Zahnfleisches mit Schmerzen, fauliges Aufstoßen, rote Zunge, trockener, gelber Belag, beschleunigter Puls

Krankheitsmechanismus: Durch Anhäufung von Calor im o. Magen. Calor verbraucht die Säfte und veranlasst das Qi des o. Magen aufzusteigen.

Algor des o. Magen

Schmerzen im Epigastrium, durch Wärme oder Druck gebessert, Erbrechen, Aufstoßen von klarer Flüssigkeit, weiße Zunge, klebriger Belag, langsamer Puls.

Krankheitsmechanismus: Bedingt durch rohe, kalte Speisen oder durch lang andauernde Krankheiten, die das Yang-Qi der oo. Milz und Magen verletzt.

Häufig auftretende Symptomatik des o. Lunge (Fei) Pulmonalorbis

Depletion des Qi des o. Lunge

Kurzatmigkeit, Dyspnoe, dünner Auswurf, schwacher Husten, bleiches, blutleeres Gesicht, Aftervorfall, kalte Gliedmaßen, blasse Zunge, weißer Belag, zarter und kleiner Puls.

Krankheitsmechanismus: Nach Überanstrengung oder langer Krankheit wird das Qi des o. Lunge geschmälert. Ein geschwächtes Qi des o. Lunge begünstigt Störungen wie oben aufgeführt.

Depletion des Yin des o. Lunge

Trockener Husten ohne Sputum oder mit geringem, klebrigem Sputum, das mit Blut vermischt ist. Nachmittags Fieber, Wangenrötung, Nachtschweiße, Hitzeempfindungen im Bereich der Fußsohlen und Handflächen, trockene und gerötete Zunge, zarter und beschleunigter Puls.

Krankheitsmechanismus: Depletion des Yin des o. Lunge verursacht inneren Ardor, welcher die Funktion, die die Säftezirkulation reguliert, verletzt. Daraus resultiert die Symptomatik wie oben beschrieben.

Eindringen von Algor Venti in den o. Lunge

Husten mit dünnem, klarem Auswurf, Frösteln, Fieber, kein Schweiß, Schmerzen in Kopf und Körper, verstopfte und laufende Nase, weißer Zungenbelag, oberflächlicher Puls.

Krankheitsmechanismus: Der o. Lunge ist besonders anfällig für das Eindringen äußerer Agenzien. Ein Algor venti hat den o. Lunge affiziert und blockiert schließlich seine normale Funktion. Das Wort Ventus weist auf den plötzlichen Beginn und die kurze Dauer der Erkrankung hin.

Eindringen von Calor venti in den o. Lunge

Husten oder Asthma, dicker, gelber Auswurf, Fieber, Schmerzen in der Brust, Trockenheit in der Nase oder blutiges bzw. eitriges Nasensekret, starker Durst, trockener Stuhl, gelber Zungenbelag, oberflächlicher und beschleunigter Puls.

Krankheitsmechanismus: Entweder hat Calor venti den o. Lunge affiziert und blockiert seine normale Funktion oder durch Algor venti verursacht, was sich später zu Calor entwickelt.

Ariditas greift den o. Lunge an

Trockener Husten, klebriges Sputum, Trockenheit in der Nase und im Hals, Fieber, Schmerzen in Kopf und Körper, gerötete Zungenspitze, dünner, gelblicher Zungenbelag, beschleunigter Puls.

Krankheitsmechanismus: Im Gefolge einer Ariditas- bzw. Calor-Affektion breitet sich Calor im Bereich des o. Lunge aus, wodurch vor allem seine kühlende Funktion leidet.

Retention von Pituita im o. Lunge

Husten, Auswurf von viel gelöstem, weißem, schaumigem Sputum, Asthma, Völlegefühl in der Brust, klebriger, weißer Zungenbelag, schlüpfriger Puls.

Krankheitsmechanismus: Wenn sich Pituita im o. Lunge ansammelt und die Durchgängigkeit des Qi blockiert, wird die Funktion der Verteilung und des Hinabführens nicht frei entfaltet. Dabei treten die oben genannten Symptome auf.

Häufige auftretende Symptomatik im o. Dickdarm (Dachang) Crassintestinalorbis

Calor humidus des o. Dickdarm

Bauchschmerzen, blutige eitrige Stühle mit Schleimauflagerungen. Anfangs dünnere, später kompaktere Stühle. Rote Zunge, gelber Belag, schlüpfriger und beschleunigter Puls.

Krankheitsmechanismus: Calor humidus häuft sich im o. Dickdarm an und blockiert die Durchgängigkeit des Qi, was die Funktion der Weiterleitung und Umwandlung stört.

Säftemangel des o. Dickdarm

Obstipation, trockener Mund, rissige Lippen, rote Zunge, trockener Zungenbelag, zarter Puls.

Krankheitsmechanismus: Calor hat den Dickdarm befallen, verbraucht die Säfte und blockiert die normale Funktion. Das ist die Ursache für die Obstipation.

Häufig auftretende Symptomatik der o. Niere (Shen) Renalorbis

Depletion des Qi des o. Niere

Kurzatmigkeit und Atemnot schon bei geringer Belastung, Husten, asthmatisches Atmen, häufiges und dringendes Uriniere, Polyurie, Schwächung der Lendenregion und der Kniegelenke, blasse Zunge, weißer Belag, tiefer und kleiner Puls.

Krankheitsmechanismus: Häufig nach langer Krankheit oder auf Grund einer schwächlichen Konstitution. Die Schwäche des Qi der Niere verursacht eine Unfähigkeit der Blase, die Urinausscheidung zu kontrollieren. Daher kommt das häufige und dringende Urinieren.

Depletion des Yang des o. Niere

Frösteln, Kälteempfindlichkeit, bleiches, blutleeres Gesicht, kalte Gliedmaßen, Ohrensausen, Impotenz, Ejaculatia praecox, Schmerzen im Lendenbereich, blasse Zunge, tiefer und fadenförmiger Puls.

Krankheitsmechanismus: Nach langer Krankheit oder bei konstitutioneller Schwäche wie auch nach sexuellen Exzessen kann eine Schädigung des Yang des o. Niere auftreten, so dass das Yang den Körper nicht mehr wärmt, was zu Frösteln und die Impotenz führt.

Depletion des Yin des o. Niere

Schwindel, Tinnitus, Vergesslichkeit, Schlafstörungen, nächtliches Schwitzen, Hitzeempfindungen an den Handtellern und Fußsohlen, schmerzhafte Lenden, Schwäche der Beine, trockener Mund, tiefroter Zungenkörper, fadenförmiger und schneller Puls.

Krankheitsmechanismus: Im Gefolge einer anhaltenden Krankheit wird das Yin des o. Niere geschwächt und verursacht dadurch innere Hitze, welche die Körperflüssigkeit verbraucht. Das Ergebnis sind nächtliches Schwitzen, Hitzeempfindungen an den Handtellern und Fußsohlen, auch Fieber am Nachmittag.

Häufige auftretende Symptomatik des o. Blase (Pangguang) Vesikalorbis

Calor humidus des o. Blase

Häufiges Wasserlassen und Harndrang, erschwerte Miktion mit spärlichem Urin und Blut im Urin, brennender Schmerz im Harnleiter, rote Zunge, gelber Zungenbelag, schlüpfriger und beschleunigter Puls.

Krankheitsmechanismus: Calor humidus verletzt den o. Blase, indem eine Störung der Funktionen der Speicherung und Ausscheidung von Urin verursacht wird. Dies bewirkt eine häufige und dringende Urinausscheidung.

Algor des o. Blase

Tröpfelnde Urinausscheidung, schwacher Urinstrom, Frösteln, Kälteempfindlichkeit, blasse Zunge mit weißem Zungenbelag, tiefer und fadenförmiger Puls.

Krankheitsmechanismus: Im Gefolge einer Unzulänglichkeit des Yang des o. Niere wird die Funktion des o. Blase geschwächt. Daraufhin entsteht eine Störung des o. Blase in Bezug auf die Ausscheidung von Urin. Befunde von Kälte folgen der Inanitas des Yang renale.

Kapitel IX: Behandlungsstrategien in der chinesischen Medizin und ihre kulturellen Hintergründe

Was ist eine Behandlungsstrategie? Der Ausdruck „Strategie" bezeichnet ursprünglich die Kriegskunst. Darunter versteht man eigentlich den Einsatz eines schlauen Mittels, mit dessen Hilfe man zu erreichen versucht, mit wenig Aufwand großen Erfolg zu erzielen. Sun Zi Bing Fa ist das erste Buch über die Kriegskunst im Altertum und ist eine der großen klassischen Abhandlungen über Kriegsführung. Der Autor, Sun Zi, war während der Qi-Dynastie (770 - 476 v. Chr.) General und ist heute weltweit als Meister der Kriegsführung bekannt.

Die westliche Wissenschaft hat immer einen ausschließlichen Charakter. Man kann entweder Philosoph, Physiker, Mediziner oder Militärexperte sein, aber nicht alles gleichzeitig. Die chinesische Wissenschaft ist nicht so streng. Was von außen als getrennt erscheint – Philosophie, Medizin, Militärstrategie – lässt sich, von innen betrachtet, als vielfältige Manifestation eines einzigen Paradigma erkennen.

Die Behandlungsstrategie der chinesischen Medizin wurzelt eigentlich in dem Boden, der von der Kunst des Krieges bereitet wurde. Die chinesischen Mediziner sehen die Bekämpfung der Krankheit wie eine medizinische Intervention, einen Krieg zwischen dem positiven Qi („Zheng"= Abwehrkräfte) und dem negativen Qi („Xie"= krankheitverursachende Faktoren). Deshalb muss sich jeder, der die chinesische Medizin verstehen will, mit diesem Thema auseinandersetzen.

Eines der besonderen Merkmale des Denkens der chinesischen Kriegskunst ist, dass sie gekennzeichnet ist durch ihre Bezogenheit auf die Natur. Eigentlich sind die Strategeme nur ein Instinkt des Menschen, eine Überlebenslist.

Nach den Taoisten wird der Mensch nur klug, wenn er der natürlichen Ordnung folgt, spontan handelt und ihrem intuitiven Wissen vertraut. Viele berühmte Strategeme in der Geschichte waren eigentlich nur spontane Ideen. Wenn man aber solche Strategeme genau analysiert, erkennt man, dass sie alle den Yin-und-Yang-Gesetzmäßigkeiten entsprechen.

Deshalb hängt die Grundlage der Strategeme allein von der Gesetzmäßigkeit des Yin und Yang ab.

Die chinesische Philosophie vertritt die Meinung, dass das Gesetz von Yin und Yang überall in der Natur gilt, in der menschlichen Gesellschaft und im Denken des Menschen. Zwischen den einander widersprechenden Gegensätzen von Yin und Yang gibt es sowohl Einheit als auch Kampf, und das bewirkt die Bewegung und Veränderung der Dinge. Widersprüche gibt es überall, jedoch entsprechend den verschiedenen Eigenschaften der Dinge ist auch der Charakter der Widersprüche verschieden.

Ein Strategem bedeutet, dass die den Dingen innewohnenden Widersprüche von Yin und Yang analysiert werden. Der Sinn der Strategeme besteht darin, die Gesetzmäßigkeit von Yin und Yang zu kennen und diese Gesetzmäßigkeit auszunutzen, um das Problem geschickt zu lösen und Verluste weitestgehend zu vermeiden. Deshalb darf man die Strategeme nicht von vornherein fest planen, denn der Gegensatz zweier Aspekten von Yin und Yang ist nicht festgelegt, sondern in einem Zustand der dauernden Umwandlung, und das strategische Denken der Menschen muss sich den veränderten Umständen anpassen.

Ein weiteres Merkmal der chinesischen Kriegskunst ist durch ihren „Sieg ohne Gewalt" gekennzeichnet.

Sun Zi betont, dass mithin das allerbeste Strategem nicht bedeutet, hundert Siege in hundert Schlachten zu erringen, sondern den Feind ohne Kampf zu unterwerfen. Folgende Geschichte kann diese Theorie besonders gut darstellen:

Im Jahr 208 n. Chr. war es dem Reichskanzler Kong Ming gelungen, Sun Quan, den Herrscher von Wu (Süd-China) für eine Koalition gegen Cao Cao, den Herrscher von Wei (Nord-China) zu gewinnen. Cao Cao lagerte mit seinem Heer, mehr als 200.000 Soldaten, am Nordufer des Yangtse-Flusses; Oberbefehlshaber Zhou Yu mit dem ihm befehligten Heer des Staates Wu am Südufer.

Kong Ming selbst arbeitete als Berater bei Zhou Yu.

Yu konnte nicht ertragen, daß Kong Ming noch klüger war als er selbst und so suchte er immer nach einer Gelegenheit, Kong Ming zu töten. Eines Tages sagte Zhou Yu zu Kong Ming: „Ich habe eine Aufgabe für Sie. Wir brauchen dringend Pfeile. Sie müssen uns unbedingt in 6 Tagen 30 000 Pfeile liefern". Zhou Yu wusste genau, dass es unmöglich war, in 6 Tagen 30 000 Pfeile zu produzieren. Er wartete darauf, dass Kong Ming ablehnte, denn dann hätte er Kong Ming wegen Befehlsverweigerung zum Tode verurteilen können. Aber Kong Ming versprach, seine Aufgabe zu erfüllen und zwar nicht in 6 Tagen, sondern in nur 3 Tagen.

Der Ministerpräsident Lussu von Wu war ein gutherziger Mann. Er ging heimlich zu Kong Ming und sagte: „Ich weiß, dass Zhou Yu eifersüchtig auf Sie ist. Er hat Ihnen mit Absicht diese Aufgabe gegeben. Er hat schon Befehle an den Rüstungsbetrieb gegeben, dass man nicht schnell arbeiten soll. Ich werde für Sie ein kleines Schiff besorgen – fliehen sie schnell!".

Kong Ming erwiderte: „Machen Sie sich keine Sorgen, ich werde übermorgen die 30 000 Pfeile liefern, aber dafür brauche ich Ihre Hilfe. Ich wäre sehr dankbar, wenn sie übermorgen um Mitternacht für mich 30 kleine Schiffe vorbreiten, und in jedes Schiff 10 mannsgroße Strohpuppen stellen und alle mit Wu-Uniformen bekleiden."

Nachdem 2 Tage vergangen waren, fragte Zhou Yu seine Leute, was Kong Ming inzwischen gemacht habe. Die Soldaten antworteten: „Er hat gar nichts getan, nur geschlafen."

Zhou lachte: „Dieses Mal habe ich ihn endlich erwischt. Morgen werde ich ihn köpfen." Als Lussu mit 30 kleinen Schiffen zu Kong Ming kam, lud dieser ihn ein, mit ihm die Pfeile abzuholen. Lussu wunderte sich zwar, fuhr aber trotzdem mit Kong Ming. Sie fuhren mit den 30 Schiffen direkt in Richtung Nordufer. Als Lussu die Cao Cao Flotte sah, befahl Kong Ming den Soldaten zusammen die Trommeln zu schlagen.

An diesem Tag war es gerade sehr nebelig und als Cao Cao die Trommeln hörte, aber die Schiffe nicht klar erkannte, glaubte er, dass es sich um einen Angriff der Wu-Truppen handele. Ein Hagel von Pfeilen prasselte auf die Strohpuppen-Soldaten nieder. Nach einer Weile befahl Kong Ming den Rückzug, ließ dann die Pfeile aus den Strohpuppen entfernen und erbeutete so mehr als 30 000 Pfeile.

Die chinesische Medizin ist, genauso wie die gesamte chinesische „Kriegskunst", methodisch durch die Gedanken von Lao Zi „das Weiche besiegt das Harte, das Schwache besiegt das Starke" geprägt. Deshalb gehören die Therapien der chinesischen Medizin zu den sanften Behandlungsmethoden. Der Therapeut verhält sich dabei so natürlich wie ein Fisch, der mit der Strömung schwimmt oder gleich einem geübten Holzschnitzer, der das Messer entlang der Struktur des Holzes führt, d.h. er macht dies nicht mit Gewalt, sondern durch die Kraft des Natürlichen und nach der Regel von Yin und Yang.

Behandlungsstrategien in der chinesischen Medizin

Folgende Regeln können als Basis für die Behandlungsstrategien gelten:

1. Auf die Wurzeln von Krankheiten soll die Behandlung zielen. Die Behandlung der bedingenden Faktoren (Agenzien) hat Vorrang vor der Behandlung der Symptome.

Diese Behandlungsstrategie kommt ursprünglich aus der Militärstrategie: „Will man eine Räuberbande fangen, fängt man zuerst den Anführer". Es geht darum, die Angriffsspitze auf den Anführer zu richten und ihn auszuschalten. Hat man den Anführer der Räuberbande ermittelt, dann löst dies eine Kettenreaktion in Bezug auf die Gesamtkonstellation aus und die Bande bricht zusammen. Nach der Yin-und-Yang-Theorie bedeutet dies:

Wenn ein Prozess mehrere Yin- und Yang-Widersprüche enthält, muss einer von ihnen der Hauptwiderspruch sein, der die führende und entscheidende Rolle spielt, während die übrigen nur eine untergeordnete Stellung einnehmen. Infolgedessen muss man bei einem mehr Widersprüche enthaltenden komplizierten Prozess den Hauptwiderspruch herausfinden. Sobald dieser festgestellt ist, kann man alle Probleme leicht lösen.

Das Allerwichtigste bei der Tuina ist es, die richtige Stelle zu behandeln. Diese Stelle ist meistens der druckempfindlichste Punkt und wird auch als Blockade-Punkt bezeichnet.

In der chinesischen Medizin heißt es: „Schmerz-Zustände werden durch Energie-Blockaden hervorgerufen".

Solche Punkte sind wie ein Anführer der Krankheit. Wenn man an solchen Punkten behandelt, kann man mit halbem Aufwand doppelten Effekt erzielen. Wenn man nicht an den richtigen Punkten behandelt, lässt sich mit doppeltem Aufwand aber nur der halbe Effekt erzielen.

Noch ein Beispiel: Wenn ein Wagen wegen eines Batterieschadens nicht anspringt, muss mit Hilfe eines anderen Wagens überbrückt werden. Dazu müssen die richtigen Pole an den Batterien verbunden werden, um die Kraft zu übertragen. Im übertragenen Sinne ist die intakte Batterie der Behandelnde, die Kabel sind die Energieüberträger, also die Leitbahnen. Werden die Batterien nicht richtig miteinander verbunden, findet keine Energieübertragung statt.

Die Dinge in der Welt sind kompliziert, sie werden von allen möglichen Faktoren bestimmt. Man muss die Probleme von allen Seiten betrachten und nicht nur von einer einzigen. Man kann keine treffenden Strategeme benutzen, wenn man mit den Dingen nicht vertraut ist, d.h. auch, man darf nicht im Streben nach dem Sieg die durch die objektiven Bedingungen gezogenen Grenzen überschreiten und seinen Ideen freien Lauf lassen, ohne Rücksicht auf die objektiven erlaubten Bedingungen.

Das bedeutet weiterhin, nicht gewaltsam Handlungen zu planen und durchzuführen, sondern die objektiven Bedingungen genau zu beachten und diese entsprechend auszunutzen.

2. Bei Kälte verwendet man eine Wärmetherapie. Bei Hitze verwendet man eine Kältetherapie. Bei Fülle verwendet man die Therapie, die Energie ausleitet. Bei Leere verwendet man die Therapie, die Energie ergänzt.

Diese Behandlungsstrategie kommt ursprünglich aus dem ältesten militärtheoretischen Buch der Welt von Sun Zi.

Im Krieg geht es darum, die Fülle (Yang) zu meiden und in die Leere (Yin) einzufallen. Methodisch gesehen ist die Behandlungsstrategie der chinesischen Medizin gerade das Gegenteil der Kriegskunst. Aber vom Denkprinzip aus gesehen sind beide im Grunde gleich. Einer der Grundgedanken, die die chinesische Medizin beherrschen, ebenso wie die Kriegskunst im Allgemeinen, lautet, dass der Mensch und die Natur miteinander verbunden sind.

Im Zentrum steht der Natur-Grundsatz von Yin und Yang, jenem Gegenspiel der Kräfte der Natur, die im Gleichgewicht gehalten werden sollen, d.h. dass der Mediziner sich mit den Regeln der Natur vertraut machen sollte und sich nach den Gesetzmäßigkeiten der Natur richtet.

Sun Zi erklärt in seinem Buch „Die Kriegskunst" offen, dass Gewalt oder Hinterlist nicht das Verhalten eines strategischen Beraters ist. Ein Strategem bedeutet, dass man an die Probleme nicht mit Gewalt herangeht, sondern aus Sicht der Yin-und Yang-Theorie die Methoden auf Grund einer Analyse der inneren Widersprüchlichkeit von Yin und Yang erarbeitet:

Yang (Fülle), d.h. die vom Feind besetzte Region meiden und stattdessen zum Yin (Leere), d.h. in die vom Feind verlassene Region, vordringen, so lautet eine etwas abstraktere Erläuterung dieses Strategems. Leere und Fülle sind zwei Grundbegriffe des chinesischen militärtheoretischen Denkens.

Ein Grundprinzip der chinesischen Medizin ist das Regulieren von Yin und Yang. Sie konzentriert sich nicht direkt auf die Erscheinungen, sondern vielmehr auf die übergeordneten Faktoren, nämlich den Yin-und-Yang-Widerspruch, der hinter den Erscheinungen steht.

Wie schon früher erwähnt, basiert die Behandlungsstrategie der chinesischen Medizin auf 8 leitenden Kriterieren, nämlich: Yin und Yang, Repletion und Depletion, Algor und Calor, Intima und Extima.

Die klinischen Befunde betreffend, gehören Repletio- und Calor-Syndrome hauptsächlich zu den Krankheits-Syndromen Yang, während Depletio- und Algor-syndrome hauptsächlich zu den Krankheits-Syndromen Yin gehören.

Deshalb sollte bei der Diagnose einer Krankheit immer auf ein Ungleichgewicht von Yin und Yang geachtet werden. Wenn die 8 leitenden Kriterien falsch diagnostiziert werden, wird die Behandlungsstrategie auch nicht korrekt sein, und daraufhin die Therapie auch nicht die erwünschte Wirkung zeigen

3. Bei akuten Erkrankungen behandelt man zuerst die Manifestation. Bei chronischen Erkrankungen behandelt man die Ursache.

Bei der Behandlung der Manifestation verwendet man eine starke Therapie. Bei der Behandlung der Ursache verwendet man eine milde Therapie.

Diese Behandlungsstrategie kommt ursprünglich von der berühmten politischen Strategie „sich mit fernen Staaten (Yin) anfreunden und Nachbarstaaten (Yang) angreifen".

Im Jahr 300 v. Chr. gab es in China viele kleine Staaten. Sie bekämpften sich gegenseitig. Der Berater des Jing Kaisers schlug vor, dass er sich mit fernen Staaten (Yin) anfreunden (Yang) und Nachbarstaaten (Yang) angreifen (Yin) solle. Der Jing Kaiser eroberte nach diesem Strategem die anderen Staaten nacheinander und vereinigte ganz China.

Bei diesem Strategem geht es im Grunde – genau wie bei der chinesischen Medizin – nur darum, Yin und Yang zu harmonisieren.

Warum behandelt der Arzt in der chinesischen Medizin bei akuten Erkrankungen zuerst die Manifestation? Die Manifestation bedeutet Nähe und eine Erkrankung an der Oberfläche (Yang). Somit sind die einzusetzenden Therapien meistens „angreifende" Methoden (Yin). Sie zielen darauf ab, die kranke Energie von der Oberfläche auszuleiten und zu vertreiben. Solche Behandlungen sind meistens für die akuten Erkrankungen geeignet. Beispiele hierfür sind Zustände von akutem Erbrechen. Hier soll man, ohne Rücksicht auf die Ursache, zuerst nur mit KS 6 die Symptome lindern.

Warum behandelt der Arzt in der chinesischen Medizin bei chronischen Erkrankungen zunächst die Ursache? Die chronischen Krankheiten bedeuten Ferne und Erkrankungen im Inneren (Yin), deshalb sind die Therapien eher sanfte Methoden (Yang). Sie zielen darauf ab, die eigenen Heilungskräfte zu mobilisieren, Beispiele hierzu sind Rückenschmerzen auf Grund von Depletion des Funktionskreises Nieren. In solchen Fällen werden die Symptome nur gelindert, wenn man die zugrunde liegende Ursache effektiv behandelt hat. Deshalb nehmen wir oft B 23, MP 6, M 36, um die gesamte Yin-und-Yang-Energie zu harmonisieren.

4. Krankheiten in der linken Körperhälfte behandelt man rechts, Krankheiten in der rechten Körperhälfte behandelt man links.

Diese Behandlungsstrategie kommt ursprünglich aus der Militärsstrategie „im Osten lärmen, im Westen angreifen". Unter dem Han-Kaiser führten sieben Feudalfürsten gemeinsam einen Aufstand durch und griffen den kaisertreuen General Zhou Yafu an, der sich in einer Stadt verschanzt hatte. Als die Truppen der Aufständischen die südöstliche Ecke der Stadt angriffen, erließ Zhou den Befehl, die Bewachung der nordwestlichen Ecke der Stadt zu verstärken. Kurz danach dirigierte der Gegner tatsächlich die Kerntruppe zur Nordwestecke der Stadt, wo er aber nichts ausrichten konnte.

Warum verwendet man in der chinesische Medizin dieses Strategem? Normalerweise verwendet man die Behandlungsstrategie, die von ihrer Eigenschaft her das Gegenteil einer Krankheit ist. So verwendet man z.B. Kälte zur Behandlung von Hitze, Hitze zur Behandlung von Kälte. Es gibt jedoch Fälle, in denen die Behandlung von der Regel der normalen Behandlung abweichen kann, d.h. man verwendet die Behandlungsstrategien, die von ihrer Eigenschaft her nicht das Gegenteil einer Krankheit sind. Denn die Krankheiten können auch mit einem scheinbaren Symptom auftreten, z. B. weist eine Krankheit ein scheinbares Repletion-Symptom auf, das aber in Wirklichkeit eine Depletion ist.

Diese Gründe sind sehr kompliziert und das liegt in folgendem begründet: In der Vorstellung der Chinesen ist der Mensch ein Qi, eine energetische Konstellation.

Das Qi hat auch Leben, es ist auch ein intelligentes Lebewesen und das gleiche gilt auch für das kranke Qi. Wenn jemand wieder gesund werden will, muss er sein krankes Qi beseitigen. Natürlich findet sich das kranke Qi damit nicht ab, es entstehen „falsche" Symptome, um die Mediziner zu verwirren.

Dem Grundgedanken nach ist dies das Strategem „im Osten lärmen, im Westen angreifen". Das ist ein Scheinangriff-Strategem. Wenn ein Krankheitsmuster falsch diagnostiziert wird, wird die Behandlungsstrategie nicht korrekt sein, die daraufhin angewandte Therapie wird auch nicht die erwünschte Wirkung haben. Deshalb ist es für eine richtige Behandlung unerlässlich, die falschen Symptome zu identifizieren.

Warum müssen wir bei der Tuina immer links und rechts gleichzeitig behandeln? Das ist auch ein Strategem. Weil Tuina eine tiefgreifende Therapie ist. Bei der Behandlung kann das Gewebe nicht unterscheiden, ob es sich um eine Verletzung oder eine Therapie handelt, deshalb zieht sich das Gewebe automatisch zusammen.

Wenn ein Gewebe verletzt ist, sendet der Nerv eine Nachricht an den Muskel und signalisiert diesem, sich zusammenzuziehen. Auf diese Weise stellt der Körper das Gewebe ruhig, damit es heilen kann. Aber durch einseitige Schonhaltungen – um den Schmerzen zu entkommen – verspannen sich die Muskeln noch mehr: Das wird in der chinesischen Medizin auch als Fülle bezeichnet. Es geht hier prinzipiell darum, die Fülle zu reduzieren und Leere zu ergänzen.

Links und rechts gleichzeitig zu behandeln, ist im Grund das Strategem „im Osten lärmen, im Westen angreifen". Das ist ein Täuschungsmanöver und zielt nur darauf ab, den einseitigen Schutz-Spasmus des Gewebes zu vermeiden.

Ein ähnliches Strategem ist „den Himmel täuschen und das Meer überqueren" und das Strategem „sichtbar die Holzstege wieder instand setzen, heimlich nach Chencang marschieren".

Im Jahre 589 v. Chr. wollte die Sui-Dynastie den südlich des Yangtse-Flusses gelegenen gegnerischen Staat Chen erobern. Vor dem Waffengang nahm der Sui-General Ruobi dreimal Truppenverschiebungen und Truppenkonzentration vor. Lediglich beim ersten Mal vermuteten die Heerführer des Staates Chen eine Angriffsabsicht und setzten ihre Truppen in höchste Alarmbereitschaft. Beim dritten Mal war Chens Wachsamkeit derart abgestumpft, dass die plötzliche Attacke von Sui kaum auf Widerstand stieß und mit einem vollen Erfolg endete.

Im Jahre 207 v. Chr. entsandte General Han Xin zur Verwirrung des Gegners Soldaten zur Instandsetzung der verbrannten Holzstege. General Zhang Dan lachte nur und meinte, es würden noch viele Jahre vergehen, bis die zerstörten Holzstege wieder benutzbar gemacht seien. General Han Xin plante jedoch in Wirklichkeit gar nicht, den Weg über die Holzstege einzuschlagen. Schon kurz nach Beginn der Reparaturarbeiten führte er die Hauptmacht insgeheim auf einer anderen Route nach Chencang. General Zhang Dan war überrumpelt und erlitt eine Niederlage.

Dies ist ein Täuschungsmanöver bezüglich des Zeitpunktes und wird in der TCM bei akuter posttraumatischer Bursitis und zur Behandlung der Ganglien verwendet.

Bei dieser Manipulation muss man schnell die Ganglien flach schieben. Auf Grund der Angst vor Schmerzen sind die Patienten sehr verkrampft. Dies behindert die Behandlung und deshalb massiert man zuerst sanft an der zu behandelnden Stelle, damit sich der Patient entspannt und drückt dann die Ganglien nach unten.

5. Bei der Erkrankung des Funktionskreises Herz behandelt man den Funktionskreis Leber

Diese Behandlungsstrategie kommt ursprünglich aus der Militärsstrategie „Wei belagern, um Zhao zu retten".

Im Jahre 632 v. Chr. griff der Staat Chu den Staat Zhao an. Zhao bat Jin um Hilfe. Wie konnte Jin denn da gegen Chu vorgehen? Ein Ratgeber von Jin wusste einen Ausweg. Jin solle Wei die mit Chu verbündeten Staaten angreifen. Chu werde dann seine Truppen aus Zhao abziehen, um Wei zu retten. So geschah es dann auch.

Diese Geschichte besagt: Alle Dinge sind miteinander verknüpft. So verhält es sich z.B. mit der gegenseitigen Verknüpfung von Fülle und Leere. Wenn man sich diese Verknüpfung zunutze macht, kann man eine grundlegende Veränderung im Kräfteverhältnis mit dem Feind herbeiführen und eine missliche in eine günstige Lage verwandeln.

Aus diesem Grund wird bei der Erkrankung des Funktionskreises Herz oft der Funktionskreis Leber behandelt. Nach der Theorie der fünf Wandlungsphasen entspricht der Funktionskreis Leber dem Element Holz. Holz unterhält das Feuer. Wenn zuviel Holz vorhanden ist, kann sich das Feuer ungehindert ausbreiten. Das Feuer entspricht dem Funktionskreis Herz. Daher ist die Erkrankung des Funktionskreises Herz oft mit Reizbarkeit, Wut und Brust-Beklemmungsgefühl, den Leber-Erkrankungssymptomen, verbunden. Aus diesem Grund setzt man zur Behandlung auch Punkte der Leber-Leitbahnen ein. Somit wird auch das Strategem „Wei belagern, um Zhao zu retten" in der medizinischen Praxis angewandt.

Die chinesische Medizin basiert darum, wie dargestellt, nicht ausschließlich auf der wissenschaftlichen Ebene, sondern sie befasst sich auch mit der Philosophie. Sie vereint in sich beide Seiten der menschlichen Natur – intuitive Weisheit und praktisches Wissen. Ihre Denkweise stellt sowohl philosophische als auch wissenschaftliche Verbindungen her. Sie beinhaltet immer diese zwei sich ergänzenden Aspekte.

6. Behandlung der Krankheit unter Berücksichtigung der Jahreszeit Umwelt und der individuellen Konstitution

Diese Behandlungsstrategie ist einer der wichtigsten Grundgedanken in allen Bereichen der chinesischen Kultur. Die Dinge in der Welt sind kompliziert, sie werden von allen möglichen Faktoren bestimmt.

Aber es sind drei Vorbedingungen für jedes erfolgreiche Vorhaben notwendig: 1. die richtige „himmlische" Zeit, 2. der günstige „erdige" Ort, 3. die guten menschlichen Beziehungen.

Es handelt sich bei allen drei Vorbedingungen um objektive Gesetzmäßigkeiten der Natur. Das bedeutet, wenn die Menschen ihre Freiheit in der Natur erlangen wollen, müssen sie natürlich auch ihre Gedanken in Übereinstimmung mit der Gesetzmäßigkeit der Natur bringen und sich den objektiven Bedingungen anpassen. Der Mensch darf nicht im Streben nach dem Sieg die durch die objektiven Bedingungen gezogenen Grenzen überschreiten und seinen Ideen freien Lauf lassen. Er kann nicht gewaltsam Handlungen vornehmen ohne Rücksicht auf die durch die objektiven Bedingungen erlaubten Grenzen.

Um die chinesische Medizin zu praktizieren, genügt es nicht, einfach nur die angebrachte Behandlungsstrategie auszuwählen. Die Behandlung muss sich auch an die Jahreszeit, an die Umgebung des Patienten und an den Charakter eines Patienten anpassen. Beispielsweise die Verwendung von Rezepten, die das Schwitzen induzieren, um die Species zu befreien. Die Art und Dosis der Arzneien, die im Sommer, in einem heißen Klima und für einen schwachen Patienten verschrieben werden, sollten erheblich weniger potent sein, als die Arzneien, die man zur Behandlung der gleichen Krankheit im Winter, in einem kalten Klima und für einen starken Patienten verwendet.

7. Unterschiedliche Behandlungen für die gleichen Krankheiten, gleiche Behandlung für unterschiedliche Krankheiten.

Die Methode der chinesischen Medizin ist die dialektische Methode. Sie bedeutet, dass die den Dingen innewohnenden Widersprüche analysiert werden. Diese Denkweise hat in China eine lange Tradition. Die konkrete Analyse einer konkreten Situation ist die Seele des chinesischen Denkens. Man zieht nicht simple Schlussfolgerungen vor, sondern dringt tief in die komplizierten Dinge ein und analysiert sie wiederholt.

Bei vielen Patienten wurde der Akupunkturpunkt M 36 sowohl für Durchfall als auch für Verstopfung angewandt. Der gleiche Durchfall hingegen wird bei verschiedenen Personen auf unterschiedliche Art und Weise behandelt. Solche Fälle sind in der Behandlung der chinesischen Medizin sehr häufig. Die Gründe dafür liegen darin, dass die chinesische Medizin sich nicht direkt auf die Krankheiten konzentriert, sondern vielmehr auf die übergeordneten Eigenschaften, die hinter den Krankheiten stehen.

Die Behandlungsstrategie wiederum basiert auf der einer Krankheit zugrundeliegenden Ursache. Ein Beispiel: Diarrhöe ist ein Krankheitsname, der im Sinn der modernen Medizin definiert wurde. Aber die Diarrhöe im Sinn der chinesischen Medizin hat viele verschiedene Eigenschaften, wie Eindringen von Algor humidus in den Funktionskreis Milz, Calor humidus im Funktionskreis Dickdarm, Depletion des Qi und Yang im Funktionskreis Milz, Depletion des Yang des Funktionskreises Niere.

Alle diese Typen benötigen eine völlig unterschiedliche Behandlungsstrategie. Umgekehrt wird die gleiche Behandlung bei noch so unterschiedlichen Krankheiten durchgeführt, wenn die gleiche pathogene Eigenschaft im Spiel ist.

Acht klassische Behandlungsverfahren

Grundsätzlich muss sich die Entscheidung zur Anwendung von chinesischer Medizin auf einer Differentialdiagnose im Rahmen der acht Leitkriterien gründen. Auf Grund dieser acht Leitkriterien hat der berühmte Arzt Cheng Zhong Ling (18. Jahrhundert) die verschiedenen klassischen Behandlungsverfahren in acht Behandlungsverfahren geordnet.

1. Die schweißtreibende Methode (Hanfa)

Die schweißtreibende Methode dient der Anregung der Schweißabsonderung, so dass sich die Poren öffnen und pathogene Einflüsse aus den oberflächlichen Schichten des Körpers mit dem Schweiß entlastet werden können.

Indikationen: Die schweißtreibende Methode ist angezeigt, wenn pathogene Faktoren wie Algor venti oder Calor venti sich in der Species festgesetzt haben und dort zu repletio führen.

2. Die auswerfende Methode (Tufa)

Die auswerfende Methode bezeichnet das Auswerfen von Schleim oder unverträglicher Nahrung, die aus dem Rachen, der Brust oder der Leibesmitte stammen.

Indikationen: Die auswerfende Methode ist angezeigt, wenn Schleim sich in der Brust anhäuft oder im Rachen festhängt.

3. Die abführende Methode (Xiafa)

Die abführende Methode ist das Abführen von Stuhlgang, um die Gedärme zu reinigen. Dadurch werden krankheitsauslösende Faktoren aus dem Körper ausgeleitet und Verdauungsblockaden aufgelöst.

Indikationen: Die abführende Methode ist angezeigt bei Obstipation, Wasseransammlungen in der Leibesmitte. Bei Obstipation im Senium aufgrund von unzureichenden Körpersäften ist das Abführen kontraindiziert.

4. Die harmonisierende Methode (Hefa)

Die harmonisierende Methode ist die Anwendung von Therapien zur Harmonisierung zwischen zwei oder mehr Funktionskreisen.

Indikationen: Die Harmonisierung ist angezeigt bei Wechsel von Hitze und Frösteln, Schwindel, Aufstoßen sowie Spannung der Brust.

5. Die wärmende Methode (Wenfa)

Die wärmende Methode bezeichnet die Anwendung von wärmeerzeugender Therapie, um Algor-Schädigungen aus dem Inneren zu vertreiben.

Indikationen: Die Erwärmung ist angezeigt bei allen Symptomen der Depletion von Yang und allen Symptomen einer Algor-Schädigung, wie bei Erkältung, Schmerzen.

6. Die kühlende Methode (Qingfa)

Die kühlende Methode bezeichnet die Anwendung von kälteerzeugender Therapie, um eine Calor-Schädigung aus dem Inneren zu vertreiben.

Indikationen: Die kühlende Methode ist angezeigt bei Calor mit Symptomen wie Fieber, Durst, Unruhe.

7. Die Methode die Ergänzung von Energie (Bufa)

Die Methode der Ergänzung von Energie ist die Anwendung einer tonisierenden Therapie, um Erschöpfungszustände von Qi und Xue zu ergänzen.

Indikationen: Die Zuführung von Energie ist angezeigt bei allen Symptomen der Depletion. Die Ursachen der Depletion können eine angeborene Schwäche des Qi sein sowie chronische Krankheiten, Alter, Fehlernährung oder Überbelastung.

8. Die Methode der Zerstreuung (Sanfa)

Die Methode der Zerstreuung zielt sowohl auf die Zerteilung als auch auf die Ableitung gestauter Energie.

Indikationen: Die Zerstreuung ist angezeigt bei allen Symptomen der Stagnation, wie blockierte Qi-Leitbahnen, Blut-Stasen, Nahrungsstagnation und Schleim.

2. Teil: Akupunktur und Moxibustion

Kapitel I: Historisches und Theorie der Akupunktur

Akupunktur und Moxibustion sind wichtige Behandlungsmethoden innerhalb der chinesischen Medizin.[1] Es werden Krankheiten auf folgende Weise behandelt: durch Stechen mit speziellen Akupunkturnadeln an vorgegebenen Stellen des Körpers oder mit entzündeter Moxawolle wird Hitze an diese Stellen appliziert. Beide Methoden sind auf Grund ihrer hohen Wirksamkeit in China seit Jahrtausenden weit verbreitet.

Die ersten Spuren der Akupunktur verlieren sich in der Steinzeit. Damals benutzten die Chinesen schon Steinnadeln und Bambussplitter zu Heilzwecken. Mit der Entwicklung der chinesischen Technologien wurden auch die Herstellungstechniken der Akupunkturnadeln verbessert. Die gefundenen Akupunkturnadeln aus den entsprechenden Metallen stammen aus einem Grab, das schon im 2. Jahrhundert v. Chr. angelegt worden war. Die Moxibustion wurde später bei der Akupunktur verwendet, als man erkannte, dass die Anwendung von Beifuss zur Wärmebehandlung Blockaden der Energieleitbahnen aufheben kann. Die Erwähnung von Akupunktur und Moxibustion findet man schon in dem ältesten chinesischen medizinischen Buch „Huang Di Nei Jing" (Innerer Klassiker des Gelben Fürsten). Es beschreibt das grundlegende Wissen über die Akupunktur, wie z.B. den Verlauf der Energieleitbahnen, Stichtechniken der Akupunkturnadeln, Indikationen für die Anwendung bestimmter Punkte.

Dem Werk „Innerer Klassiker des Gelben Fürsten" folgten in den anschließenden Dynastien mehrere darauf aufbauende Abhandlungen über Akupunktur und Moxibustion. Das erste ausführlichere klassische Werk ist „Zhen Jiu Jia Yi Jing" (Klassiker über Akupunktur und Moxibustion) von Huang Fumi (215 bis 282 n. Chr.). Dieses Buch, das auf dem Werk „Innerer Klassiker des Gelben Fürsten" aufbaut, beinhaltet eine verständliche Terminologie und eine klare topologische Beschreibung der Akupunkturpunkte und Hinweise auf ihre Wirkung.

Zu Beginn der Tang-Dynastie im 7. Jahrhundert, wurde der Akupunktur und Moxibustion in den berühmten medizinischen Kompendien „Qian Jin Yi Fang" (Wichtige Rezepturen, die tausend Goldstücke wert sind) von Sun Si Miao und „Wai Tai Mi Yao" (Geheime Besonderheiten der äußeren Terrasse) von Wan Tao breiten Raum gegeben. Die zwölf Hauptleitbahnen und die acht außerordentlichen Leitbahnen wurden in diesem Werk nach sorgfältiger Prüfung mit verschiedenen farbigen Illustrationen dargestellt. Die Illustrationen dieses Werkes können als beispielhafter Ausdruck einer nicht anatomisch substraktbezogenen, sondern als Modellvorstellung einer induktiv-synthetischen Betrachtung von Beziehungen gelten.

Die seit der Sun-Dynastie im 10. Jahrhundert allgemeine Verbreitung des Buchdrucks in China förderte auch die Entfaltung von Akupunktur und Moxibustion. Als erste inhaltlich präzise Veröffentlichung gilt das im Jahre 1026 herausgegebene Buch „Tong Ren Shu Xue Zhen Jiu Tu Jing" (Illustrierte Klassiker der Akupunktur und Moxibustion über die Foramina inductoria der Bronzefigur) vom medizinischen Mitglied der Akademie der Wissenschaften Wang Wei Yi. Im Jahre 1027 forderte Wang Wei Yi die Herstellung von zwei Bronzefiguren, auf denen alle zwölf Hauptleitbahnen und acht außerordentlichen Leitbahnen sowie die 354 Foramina verzeichnet waren, die fast bis heute dem Unterricht dienten. Der „Shi Si Jing Fa Hui" (Erläuterung der 14 Hauptleitbahnen) wurde in der Yuan-Dynastie 1341 n. Chr. von Hua Bo Ren veröffentlicht. Er ist ein verlässliches Nachschlagewerk für das Studium der Akupunktur und Moxibustion. In der nachfolgenden Min-Dynastie wurden weitere wichtige Bücher über die Akupunktur und Moxibustion herausgegeben, wie das berühmte 1601 von Yang Ji Zhou verfasste „Zhen Jiu Da Cheng" (Kompendium der Akupunktur und Moxibustion). Der Autor sammelte darin die klassische Literatur über die Akupunktur und Moxibustion der vorangegangenen Generationen, deren Aussage bis heute als zuverlässig und umfassend angesehen und daher noch immer konsultiert wird. Seit dem 17. Jahrhundert haben die Werke über die Akupunktur und die Moxibustion einen differenzierten Charakter angenommen.

Bis zum 19. Jahrhundert entwickelte sich die Chinesische Medizin als Bestandteil der chinesischen Kultur stetig und ohne Einfluss von außen weiter. Einen deutlichen Einschnitt bewirkte erst die zunehmende Präsenz des Westens, leider ausgelöst durch einen militärischen Angriff. Nachdem die Briten in den sogenanten Opiumkriegen (1840/1842) das Reich der Mitte niedergezwungen hatten, sahen sich China und bald darauf ganz Ostasien westlichen Einflüssen ausgesetzt, die zu einer kulturellen Entwurzelung führten. Die tausendjährige alte Tradition der chinesischen Medizin schien ihr Ende gefunden zu haben. Auch die Chinesen lehnten diese Methoden nun ebenfalls als Aberglauben ab. Im Jahre 1929 wurde die Chinesische Medizin sogar von der politischen Führung des Landes verboten.

[1] Vgl. Wühr, Quintessenz der Chinesischen Akupunktur und Moxibution, Deutsche Ausgabe, S. 1.

Theorie der Akupunktur

Seit dem 19. Jahrhundert hat die moderne Medizin entscheidende Impulse gegeben und so findet die chinesische Medizin besonders im 20. Jahrhundert nur schwer eine Übereinstimmung mit der modernen Medizin. Es gibt bereits fortschrittliche Arbeiten auf diesem Gebiet, wie z.B. von Prof. Heine, Anatomieprofessor an der Universität Witten-Herdecke. Er wies 1987 darauf hin, dass ca. 80 Prozent aller Akupunktur-Foramina anatomische Bezüge besitzen.[1] Trotzdem gibt es aber bis heute keine wissenschaftlich fundierten Beweise für die Existenz der Qi-Leitbahnen, auf die die Akupunktur und Moxibustion ganz wesentlich aufbaut. Die westlich orientierten chinesischen Ärzte versuchen die Modelle der Neurophysiologie und Biochemie als Voraussetzung für das Verständnis der Akupunktur und der Moxibustion mit einzubeziehen. Folgende Wirkungen der Akupunktur und Moxibustion gelten nach den Forschungsergebnissen der modernen Medizin als nachgewiesen: Nach Angaben der Wissenschaftler durchziehen ausschließlich an Akupunkturpunkten schlauchartige Gebilde die oberflächlichen Körperschichten. Diese Strukturen seien aus Polyglykanen aufgebaut und enthielten sehr viele Nervenfasern sowie Arterien und Venen. Somit besteht eine leicht veränderte elektrische Reizbarkeit des Gewebes, die die Grundlage für die besondere Empfindsamkeit der Foramina darstellen könnte. Bei der Nadelung würden körpereigene, morphiumähnlich wirkende Stoffe (Endorphine) freigesetzt, die die Empfindsamkeit des Körpers auf Schmerzen herabsetzen und dadurch Schmerzen lindern könnten. Auf Grund dieses nach wissenschaftlichen Kriterien gefundenen Wirkungsnachweises wollen sie die Akupunktur und Moxibustion nun in die Schmerztherapie der modernen Medizin integrieren. Aus diesen Gründen wird die Akupunktur im Westen hauptsächlich zur Schmerzbekämpfung eingesetzt. Diese Feststellung darf die chinesischen Mediziner nicht zu einer absoluten Ablehnung solcher Darstellungen verführen. So z.B. im „Zhong Yi Xue Gai Lun“ (Allgemeine Darstellung der chinesischen Medizin), das 1958 an der Nanjing Akademie für chinesische Medizin kompiliert worden war und die Akupunktur und Moxibustion doch völlig unbeeinflusst von der modernen Medizin darstellt.[2] So entstehen zum Thema der Akupunktur und Moxibustion einerseits Werke, die kausal-analytisches Denken und wissenschaftlichen Ansatz zum Ausgangspunkt ihrer Darstellung machen und andererseits Bücher, die auf dem induktiv-synthetischen Denken und den chinesischen Aussagen basieren und das Verständnis der chinesischen Medizin als Entsprechungssystem zugrunde legen.

Wie wir schon im 1. Teil erläutert haben: Nach Auffassung der chinesischen Medizin ist der Mensch ein Qi, eine energetische Konstellation. Durch den ununterbrochenen Kreislauf des Qi in den Leitbahnen werden die physischen Körper ernährt. Ein ungestörter Fluss des Qi in den Leitbahnen ist Voraussetzung für die Gesundheit. Wenn die energetischen Impulse verschiedenster Frequenzen, welche die Lebensfunktionen sicherstellen, gestört werden, dann kann dieses zu einer Schwächung der Lebenskraft und somit zu gesundheitlichen Störungen führen. Die Chinesen sprechen in diesen Fällen von Energieblockaden oder, dass die Teilkräfte Yin und Yang in einem gestörten Verhältnis zueinander stehen. Blockadelösung und Energieharmonisierung sind also die Schlüsselwörter bei der Akupunktur. Im Grunde geht es bei der Akupunktur nur um eine Reizsetzung. Durch diese Reizsetzung wird das Qi zum Fließen gebracht, blockierte Stellen werden frei gemacht und bewirken eine unmittelbar verbesserte Qi-Zirkulation. Die energetischen Blockaden, die eigentlichen Ursachen vieler Krankheiten, werden gelöst. Um diese Ziele zu erreichen, braucht die Akupunktur die richtige Punktauswahl. Ein Beispiel: Wenn ein Wagen wegen eines Batterieschadens nicht anspringt, muss mit Hilfe einer anderen Batterie Strom zugeführt werden. Dazu müssen die richtigen Pole an den Batterien verbunden werden, um die Kraft zu übertragen. Im übertragenen Sinne ist die intakte Batterie der Behandelnde, das Kabel der Energieüberträger, also die Leitbahnen. Werden die Batterien nicht richtig miteinander verbunden, findet keine Energieübertragung statt. Deshalb ist bei der Akupunktur die Behandlung an den richtigen Foramina entscheidend. Die Wissenschaftler haben herausgefunden, dass nur die Verwendung der richtigen Akupunktur Foramina zu positiven Behandlungsergebnissen geführt hat. Ein falscher Akupunkturpunkt zeigt nicht die gewünschte positive Wirkung.

[1]Vgl. Hempen, dtv-Atlas zur Akupunktur, S. 277
[2]Vgl. Porkert / Hempen, Systematische Akupunktur, S 10

Kapitel II: Foraminologie der Akupunktur

Die Foramina an den oberen Extremitäten

Di 4 (Hegu – Valles coniunctae – Vereinte Täler)

Lage: Der Punkt befindet sich in der Mitte des Mittelhandknochens des Zeigefingers in Richtung des Daumens (Abb. 2.1).

Wirkung: Ventus zerstreuend, die Extima lösend, die Netzbahnen durchgängig machend.

Anwendungen: Kopfschmerzen, Hypertonie, Zahnschmerzen, Halsschmerzen, Rötung der Augen, Verzerrung der Gesichtsmuskulatur.

Akupunktur-Technik: Senkrecht 0,5 – 1 PZ.

Moxibustion oder Energiespender: 5 – 15 Minuten.

Tuina-Manipulationen: Pression, Prehension.

Selbst-Tuina mit dem Gecko-Ball: Drücken gegen die Wand.

Bemerkungen: 1.Yuan-Quell-Foramen.2. Kontraindiziert während der Schwangerschaft

Di 5 (Yangxi – Rivulus yang – Yang Bach)

Lage: Der Punkt befindet sich auf dem Handrücken distal der Handgelenksfalte in einer Vertiefung, die von den beiden Daumenspannern gebildet wird (Abb. 2.1).

Wirkung: Ventus zerstreuend, die Sinnesöffnungen freimachend.

Anwendungen: Kopfschmerzen, Taubheit, Tinnitus, Zahnschmerzen.

Akupunktur-Technik: Senkrecht 0,5 – 0,8 PZ.

Moxibustion oder Energiespender: 5 – 15 Minuten.

Tuina-Manipulationen: Pression, Prehension.

Selbst-Tuina mit dem Gecko-Ball: Drücken gegen die Wand.

Bemerkung: Jing-Durchgangsforamen.

Di 11 (Quchi – Stagnum curvum – Gekrümmter Teich)

Lage: Am lateralen Ende der Ellenbogenfalte bei Beugung von 90° (Abb. 2.1).

Wirkung: Calor kühlend, Humor ausleitend, Qi und Xue harmonisierend.

Anwendungen: Fieber, Hypertonie, Schmerzen im Ellenbogen (Tennis-Ellenbogen), Lähmungserscheinungen der oberen Extremitäten.

Akupunktur-Technik: Senkrecht 1 – 1,5 PZ.

Moxibustion oder Energiespender: 5 – 20 Minuten.

Tuina-Manipulationen: Pression, Kompression, Rudikulation, Intermulsion.

Selbst-Tuina mit dem Gecko-Ball: Rollen an der Außenseite des Ellenbogens.

Bemerkung: He-Vereinigungspunkt.

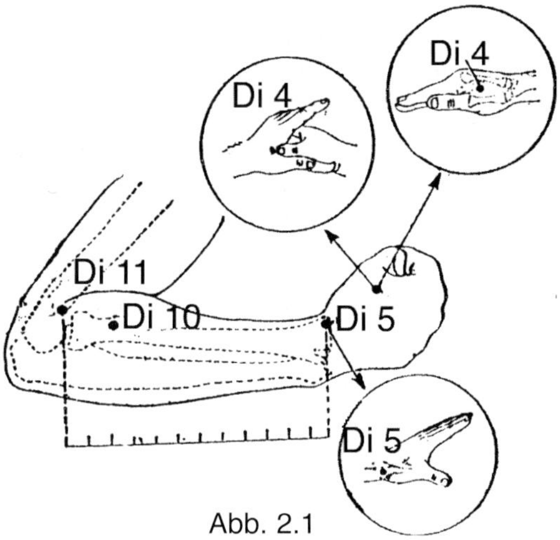

Abb. 2.1

Di 10 (Shousali – Vicus tertius manus – Dritter Weiler der Hand)

Lage: 2 PZ distal vom Foramen Di 11 (Abb. 2.1).

Wirkung: Humor venti ausleitend, Qi und Xue harmonisierend.

Anwendungen: Zahnschmerzen, Halbseitenlähmung, Rückenschmerzen, Bauchschmerzen, Diarrhoe.

Akupunktur-Technik: Senkrecht 0,8 – 1.2 PZ

Moxibustion oder Energiespender: 5 – 20 Minuten.

Tuina-Manipulationen: Pression, Kompression, Rudikulation, Intermulsion.

Selbst-Tuina mit dem Gecko-Ball: Rollen an der Außenseite des Ellenbogens.

Dü 6 (Yanglao – Senectus felix – Alte Versorgung)

Lage: Dü 6 erscheint, wenn man den Arm leicht anwinkelt und dabei seinen Handteller der Brust zuwendet, in der Knochenspalte auf der Radialseite des Proc. Styloideus ulnae im Gelenkspalt (Abb. 2.2).

Wirkung: Die Netzbahnen durchgängig machend, die Sicht klärend.

Anwendungen: Sehstörungen aller Art, Verlegen, Schmerzen im Handgelenk.

Akupunktur-Technik: Senkrecht 0,3 – 0,8 PZ

einstechen.

Moxibustion oder Energiespender: 5 – 10 Minuten.

Tuina-Manipulationen: Prehension.

Selbst-Tuina mit dem Gecko-Ball: Die Unterarme auf den Rücken legen, die Handflächen zeigen nach außen. Einen Ball zwischen den Punkt und dem Körper platzieren und mit dem Körpergewicht gegen die Wand drücken.

Dü 1 (Shaoze – Lacus minor – Kleiner Moorsee)

Lage: 0,1 PZ proximal vom Nagelwinkel der ulnaren Seite des kleinen Fingers (Abb. 2.2).

Wirkung: Die Milch zum Fließen bringend, Calor kühlend.

Anwendungen: Kopfschmerzen, Kollapsneigung, Ohnmacht, Halsschmerzen.

Akupunktur-Technik: Senkrecht 0.1 PZ einstechen, oder blutige Nadelung.

Moxibustion oder Energiespender: 2 – 5 Minuten.

Tuina-Manipulationen: Depsation.

Bemerkung: Jing-Brunnenpunkt.

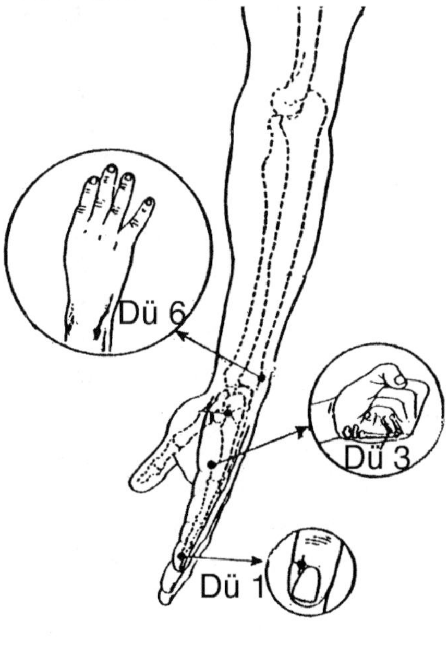

Abb. 2.2

Dü 3 (Houxi – Rivulus posterior – Hinterer Wasserlauf)

Lage: Eine Faust bilden. Das Foramen befindet sich seitlich hinter dem distalen Ende des fünften Mittelhandknochens (Abb. 2.2).

Wirkung: Die Leitbahnen freimachend, Dumai durchgängig machend, die Muskeln entkrampfend.

Anwendungen: Nackensteife, Schulter-Arm-Syndrom, Rückenschmerzen.

Akupunktur-Technik: Senkrecht 0,5 – 1 PZ einstechen.

Moxibustion oder Energiespender: 5 – 15 Minuten.

Tuina-Manipulationen: Prehension.

Selbst-Tuina mit dem Gecko-Ball: Eine Faust bilden. Die Unterarme auf den Rücken legen, der 5. Mittelhandknochen zeigt nach außen. Einen Ball zwischen dem Punkt und der Wand platzieren und mit dem Körpergewicht gegen die Wand drücken.

Bemerkung: Shu-Einfluss-Punkt, einer der acht Zusammenkunftspunkte, die mit dem Rücken und dem Dumai in Verbindung stehen.

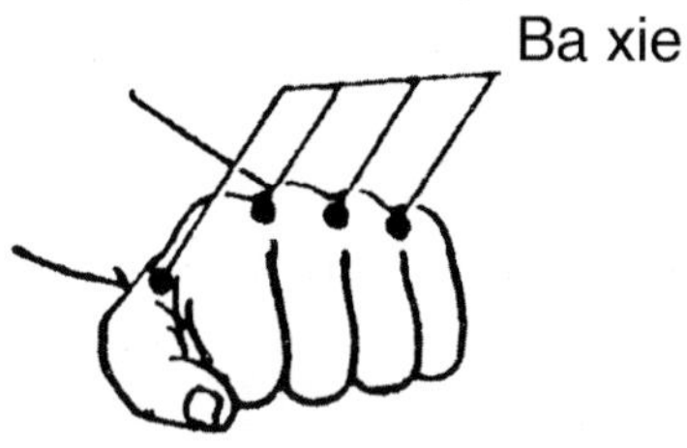

Abb. 2.3

Baxie (Octo heteropthias – 8 Schrägläufigkeiten)

Lage: Bei einer lockeren Faust auf dem Handrücken, auf den Häuten zwischen den fünf Fingern (Abb. 2.3).

Wirkung: Calor kühlend, die Muskeln und Sehnen lösend.

Anwendungen: Taubheitsgefühl der Finger, Reizbarkeit.

Akupunktur-Technik: Schräg 1 PZ einstechen.

Tuina-Manipulationen: Pression.

Selbst-Tuina mit dem Gecko-Ball: Rollen an der Hand.

Lu 7 (Lieque – Series intermissum – Reihe von Lücken)

Lage: Über dem Processus styloideus radii, 1,5 PZ proximal der Handgelenksfalte (Abb. 2.4).

Wirkung: Das Qi in dem o. Lungen harmonisierend, Ventus zerstreuend.

Anwendungen: Kopfschmerzen, Hemiplegie, Facialisparese, Halsschmerzen.

Akupunktur-Technik: Schräg nach oben 0,3 – 0,5 PZ einstechen.

Moxibustion oder Energiespender: 5 – 15 Minuten.

Tuina-Manipulationen: Prehension.

Selbst-Tuina mit dem Gecko-Ball: Drücken gegen die Wand.

Bemerkung: Luo-Anknüpfungspunkt, eine der acht Verbindungen und der Zusammenkunftspunkte, welche mit dem Renmai in Verbindung stehen.

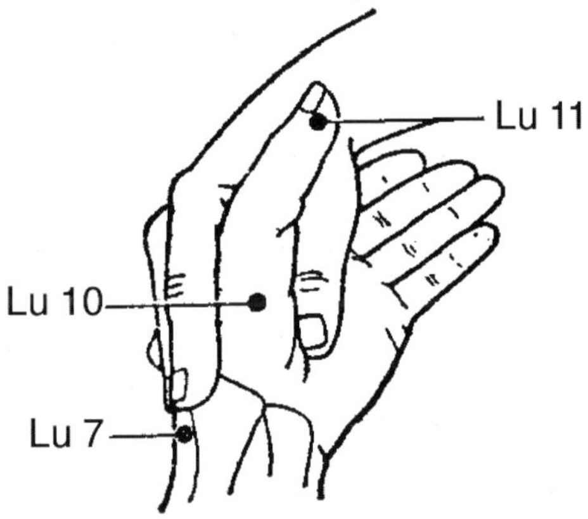

Abb. 2.4

Lu 10 (Yuji – Linea piscis – Fisch(bauch)grenze)

Lage: Auf dem Daumenballen, radial entsprechend der Mitte des Metakarpale (Abb. 2.4).

Wirkung: Calor kühlend, die Kehle freimachend.

Anwendungen: Fieber, Stimmverlust, Halsschmerzen, Husten.

Akupunktur-Technik: Senkrecht 0,5 – 0,8 PZ einstechen.

Moxibustion oder Energiespender: 5 – 10 Minuten.

Tuina-Manipulationen: Prehension.

Selbst-Tuina mit dem Gecko-Ball: 1. Drücken gegen die Wand.

Bemerkung: Ying-Punkt des Ausgießens.

Lu 11 (Shaoshang – Metallum structivum – Junges Shang)

Lage: An der Innen- und Oberseite des Daumens, ca. 0,1 PZ vom Daumennagel entfernt (Abb. 2.4).

Wirkung: Calor kühlend, die Leitbahnen freimachend, Kontravektionen absenkend.

Anwendungen: Unruhe, Ohnmacht, Fieber, entzündeter Hals, Husten.

Akupunktur-Technik: Senkrecht 0,1 PZ einstechen, gegen Fieber blutige Nadelung anwenden.

Moxibustion oder Energiespender: 5 – 10 Minuten.

Tuina-Manipulationen: Depsation.

Bemerkung: Jing-Brunnenpunkt.

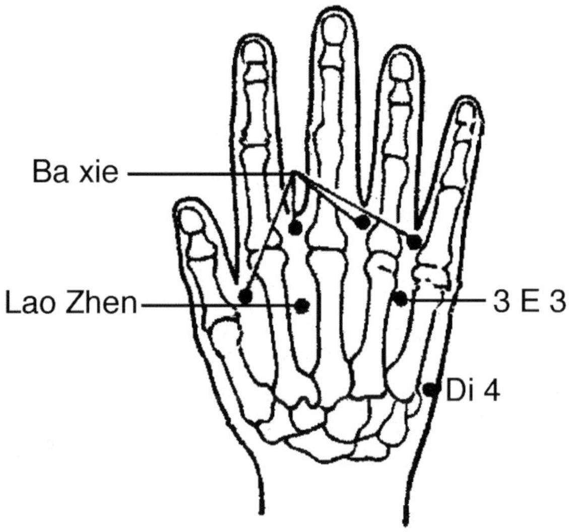

Abb. 2.5

3 E 3 (Zhongzhu – Insula media – Mittlere Insel)

Lage: Auf dem Handrücken zwischen 4. und 5. Metakarpale, in einer Vertiefung proximal vom Metacarpophalangeal-Gelenk (Abb. 2.5).

Wirkung: Die Netzleitbahnen durchgängig machend, Blockaden beseitigend, die Sinnesöffnungen freimachend.

Anwendungen: Kopfschmerzen, Tinnitus, Taubheit.

Akupunktur-Technik: Senkrecht 0,3 – 0,5 PZ einstechen.

Moxibustion oder Energiespender: 5 – 10 Minuten.

Tuina-Manipulationen: Prehension.

Selbst-Tuina mit dem Gecko-Ball: Die Unterarme auf den Rücken legen, die Handflächen zeigen nach außen. Einen Ball zwischen den Punkt und dem Körper platzieren und mit dem Körpergewicht gegen die Wand drücken.

Bemerkung: Shu-Einfluss-Punkt.

Dü 4 (Wangu – Foramen carpicum – Handgelenksknochen)

Lage: Das Foramen befindet sich an der Ulnarseite des Handtellers in einer Vertiefung zwischen der Basis des Os metacarpale V, dem Os hamatum und dem Os pisiforme (Abb. 2.5).

Wirkung: Die Extima öffnend, Calor ableitend, Pituita umwandelnd.

Anwendungen: Fieber ohne Schweiß, Nackensteife, Kopfschmerzen.

Akupunktur-Technik: Senkrecht 0,3–0,5 PZ einstechen.

Moxibustion oder Energiespender: 5 – 20 Minuten.

Tuina-Manipulationen: Prehension.

Selbst-Tuina mit dem Gecko-Ball: Wie oben.

Bemerkung: Yuan-Originalis-Punkt.

Luozhen (Distorsio colli – Nackenstarre)

Lage: Auf dem Handrücken zwischen dem 2. und 3. Metakarpalknochen, 0,5 PZ proximal vom Metakarpophalangealgelenk (Abb. 2.5)

Wirkung: Calor kühlend, die Muskeln und Sehnen lösend.

Anwendungen: Taubheitsgefühl der Finger, Reizbarkeit.

Akupunktur-Technik: Schräg 1 PZ einstechen.

Tuina-Manipulationen: Pression.

Selbst-Tuina mit dem Gecko-Ball: Rollen an der Hand.

Lu 9 (Taiyuan – Vorago maior – Großer Wasserschlund)

Lage: In der Vertiefung der distalen Handgelenksfalte lateral der A. radialis (Abb. 2.6).

Wirkung: Den o. Lunge stützend, das Qi harmonisierend.

Anwendungen: Husten, Halsschmerzen, Asthma, Handgelenkbeschwerden.

Akupunktur-Technik: Senkrecht 0,3–0,5 PZ einstechen.

Moxibustion oder Energiespender: 5 – 10 Minuten.

Tuina-Manipulationen: Pression, Prehension.

Selbst-Tuina mit dem Gecko-Ball: 1. Drücken gegen die Wand 2. Rollen am Unterarm und an der Hand.

Bemerkungen: 1. Shu-Einfluss-Punkt. 2. Yuan-Originalis-Punkt. 3. Einer der acht Punkte der Verbindung und der Zusammenkunft.

KS 7 (Daling – Tumulus magnus – Großer Grabhügel)

Lage: In der Mitte der Handgelenksfalte zwischen den beiden Sehnen des M. flexor carpi radialis (Abb. 2.6).

Wirkung: Den o. Herz regulierend, den o. Magen harmonisierend.

Anwendungen: Herzschmerzen, Magenschmerzen, Herzklopfen, Erbrechen, Brustbeklemmungsgefühl, Epilepsie.

Akupunktur-Technik: Senkrecht 0,5 – 0,8 PZ einstechen.

Moxibustion oder Energiespender: 5 – 15 Minuten.

Tuina-Manipulationen: Pression, Prehension.

Selbst-Tuina mit dem Gecko-Ball: 1. Drücken gegen die Wand 2. Rollen am Unterarm und an der Hand.

Bemerkungen: 1. Shu-Einfluss-Punkt. 2. Yuan-Originalis-Punkt.

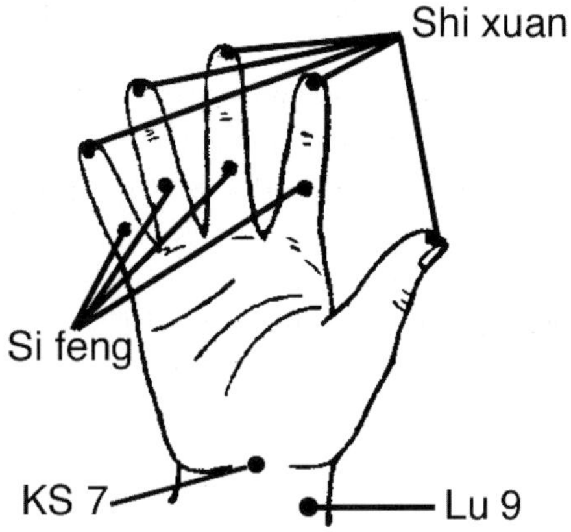

Abb. 2.6

Sifeng (Quattuor rimade articulares – 4 Fingergelenksspalten)

Lage: Auf der Handinnenfläche in der Mitte der proximalen Interphalangealgelenke von Zeige-, Mittel-, Ring- und kleinem Finger (Abb. 2.6).

Wirkung: Das Qi und Xue bewegend, die Netzbahnen durchgängig machend.

Anwendungen: Husten, Asthma, Verdauungsstörungen, arthritische Beschwerden.

Akupunktur-Technik: Senkrechte, blutige Nadelung mit der Dreikantnadel.

Tuina-Manipulationen: Depsation.

Selbst-Tuina mit dem Gecko-Ball: Die Unterarme auf den Rücken legen, die Handflächen zeigen nach außen. Einen Ball zwischen den Punkt und den Körper platzieren und mit dem Körpergewicht gegen die Wand drücken.

Shixuan (Decem (foramina) detractionis – Die zehn Drainagen)

Lage: In der Mitte der Fingerspitzen aller zehn Finger, 0,1 PZ distal des Nagels (Abb. 2.6).

Wirkung: Calor kühlend, aus Bewusstlosigkeit wiederbelebend.

Anwendungen: Fieber, Koma, Bewusstlosigkeit, Hitzeschlag, Halsschmerzen, Taubheit der Fingerspitzen.

Akupunktur-Technik: Senkrechte, blutige Nadelung mit der Dreikantnadel.

3E 4 (Yangchi – Stagnum yang – Teich des Yang)

Lage: Am Übergang von der Ulna zu den karpalen Knochen lateral der Sehne des m. extensor digitorum (Abb. 2.7).
Wirkung: Die Netzbahnen durchgängig machend, das Handgelenk freimachend.
Anwendungen: Schmerzen in der Schulter und im Arm, Taubheit, Schmerzen im Handgelenk.
Akupunktur-Technik: Senkrecht 0,3 – 0,5 PZ einstechen.
Moxibustion oder Energiespender: 5 – 10 Minuten.
Tuina-Manipulationen: Prehension.
Selbst-Tuina mit dem Gecko-Ball: Die Unterarme auf den Rücken legen, die Handflächen zeigen nach außen. Einen Ball zwischen den Punkt und dem Körper platzieren und mit dem Körpergewicht gegen die Wand drücken.
Bemerkung: Yuan-Originalis-Punkt.

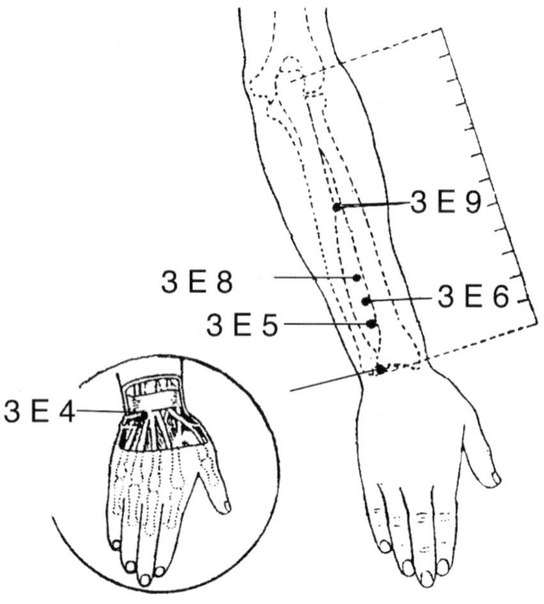

Abb. 2.7

3E 8 (Tongmen – Porta communicans – Verbindungspforte)

Lage: 4 PZ proximal des Foramen 3 E 4, zwischen dem Radius und der Ulna (Abb. 2.7).
Wirkung: Die Netzbahnen durchgängig machend, Sinnesöffnungen freimachend.
Anwendungen: Zahnschmerzen, Schmerzen in der Schulter und im Arm, Taubheit.
Akupunktur-Technik: Senkrecht 0,8 – 1.2 PZ einstechen.
Moxibustion oder Energiespender: 5 – 15 Minuten.
Tuina-Manipulationen: Prehension, Kompression.
Selbst-Tuina mit dem Gecko-Ball: Die Unterarme auf den Rücken legen, die Handflächen zeigen nach außen. Einen Ball zwischen den Punkt und den Körper platzieren und mit dem Körpergewicht gegen die Wand drücken.

3E 5 (Waiguan – Clusa externa – Äußeres Passtor)

Lage: 2 PZ unterhalb der Handgelenksfalte am Handrücken, in der Mitte des Unterarms (Abb. 2.7).
Wirkung: Die Netzleitbahnen durchgängig machend, Blockaden des Qi beseitigend.
Anwendungen: Verstopfung, Tinnitus, Taubheit, Zittern der Hand, Schmerzen in den Flanken.
Akupunktur-Technik: Senkrecht 0,5 – 1 PZ einstechen.
Moxibustion oder Energiespender: 5 – 15 Minuten.
Tuina-Manipulationen: Prehension, Kompression.
Selbst-Tuina mit dem Gecko-Ball: Wie oben.
Bemerkung: Luo-Anknüpfungspunkte, einer der acht Punkte der Verbindung und der Zusammenkunft.

3E 6 (Feihu – Tigris volans – Fliegender Tiger)

Lage: 3 PZ unterhalb der Handgelenksfalte am Handrücken, in der Mitte des Unterarms (Abb. 2.7).
Wirkung: Calor kühlend, die Verknotungen lösend, die Säfte in Umlauf bringend.
Anwendungen: Fieber, Verstopfung, Tinnitus, Taubheit.
Akupunktur-Technik: Senkrecht 0,8 – 1.2 PZ einstechen.
Moxibustion oder Energiespender: 5 – 15 Minuten.
Tuina-Manipulationen: Prehension, Kompression.
Selbst-Tuina mit dem Gecko-Ball: Wie oben.
Bemerkung: Jing-Durchgangspunkt.

3E 9 (Sidu – Incilis quarti – Vierter Abzugsgraben)

Lage: 5 PZ unterhalb des Olekranons, zwischen dem Radius und der Ulna (Abb. 2.7).
Wirkung: Die Netzleitbahnen im Kopfbereich durchgängig machend.
Anwendungen: Heiserkeit der Stimme, Halsschmerzen, Zahnschmerzen.
Akupunktur-Technik: Senkrecht 0,5 – 1 PZ einstechen.
Moxibustion oder Energiespender: 5 – 15 Minuten.
Tuina-Manipulationen: Prehension, Intermulsion.
Selbst-Tuina mit dem Gecko-Ball: Wie oben.

3 E 10 (Tianjing – Puteus caelestis – Brunnen des Himmels)

Lage: 1 PZ über dem Olekranon, bei Flexion der Ellbogen in einer Vertiefung (Abb. 2.8).
Wirkung: Das Qi bewegend, Humor venti zerstreuend.
Anwendungen: Kopfschmerzen, Verlegen, Schmerzen in der Schulter und im Arm, Taubheit.
Akupunktur-Technik: Senkrecht 0,5 – 1 PZ einstechen.
Moxibustion oder Energiespender: 5 – 15 Minuten.
Tuina-Manipulationen: Prehension, Kompression.
Selbst-Tuina mit dem Gecko-Ball: Rollen an der Oberarm-Außenseite.
Bemerkung: He-Vereinigungspunkt.

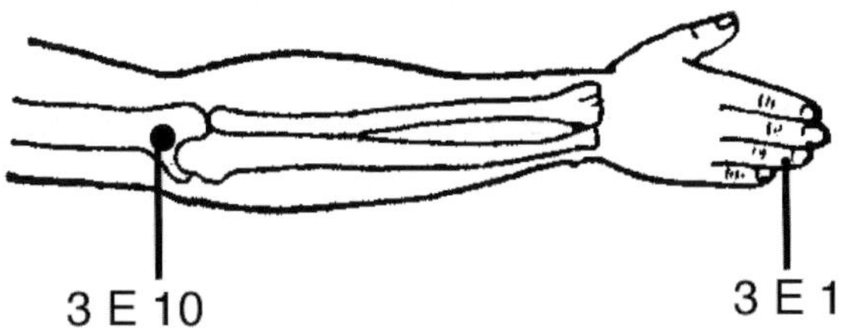

3 E 1 (Guanchong – Impedimentale clusae – Impedimental-Foramen des Passtors)

Lage: Auf der ulnaren Seite des Ringfingers, 0,1 PZ proximal des Nagelwinkels (Abb. 2.8).
Wirkung: Die Sinnesorgane öffnend, die Kehle freimachend, Calor kühlend.
Anwendungen: Fieber, Unruhe, gerötete Augen, Halsschmerzen, Kopfschmerzen.
Akupunktur-Technik: Senkrecht 0,1 PZ einstechen oder blutige Nadelung.
Moxibustion oder Energiespender: 2 – 5 Minuten.
Tuina-Manipulationen: Depsation.
Bemerkung: Jing-Brunnenpunkt.

Di 15 (Jianyu – Promontorium humeri – Spalt unter der Schulter)

Lage: Bei herabhängendem Arm ca. 2 PZ vom acromialen Ende der Clavicula nach unten im Knochenspalt (Abb. 2.9).
Wirkung: Ventus austreibend, die Netzbahnen durchgängig machend.
Anwendungen: Schulterschmerzen
Akupunktur-Technik: Schräg nach unten 0,8 – 1,5 PZ einstechen.
Moxibustion oder Energiespender: 5 – 15 Minuten.
Tuina-Manipulationen: Pression, Kompression, Rudikulation.
Selbst-Tuina mit dem Gecko-Ball: 1. Rollen am Schulter-gelenk. 2. Die Methode des Schiebens.

3 E 14 (Jianliao – Cella alae – Kellerloch der Schulter)

Lage: Das Foramen liegt in einer Vertiefung zwischen Akromion und Tuberculum maius humeri, in der Mulde ca. 1 PZ posterior Di 15 (Abb. 2.9).
Wirkung: Ventus zerstreuend, Algor ausleitend.
Anwendungen: Schulterschmerzen.
Akupunktur-Technik: Senkrecht 1 – 1,5 PZ einstechen.
Moxibustion oder Energiespender: 5 – 15 Minuten.
Tuina-Manipulationen: Prehension, Rudikulation.
Selbst-Tuina mit dem Gecko-Ball: Rollen an der Oberarm-Außenseite.

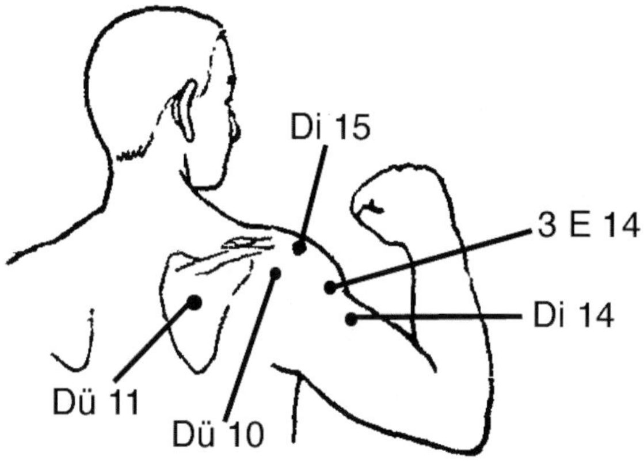

Abb. 2.9

Di 14 (Binao – Latus lacerti – Arm und Schulterblatt)

Lage: 7 PZ proximal des Foramens Di 11 (Abb. 2.9).
Wirkung: Die Netzbahnen durchgängig machend, die Sicht klärend.
Anwendungen: Schmerzen im Oberarm, Kurzsichtigkeit.
Akupunktur-Technik: Schräg aufwärts 0,8 – 1,5 PZ einstechen.
Moxibustion oder Energiespender: 5 – 15 Minuten.
Tuina-Manipulationen: Pression, Kompression, Rudikulation, Intermulsion.
Selbst-Tuina mit dem Gecko-Ball: Rollen an der Außenseite des Oberarms.

Dü 10 (Nao shu – Inductorium lacerti – Einflusspunkt des Armmuskels)

Lage: Das Foramen liegt am Unterrand der Spina scapulae senkrecht über der Achselfalte (Abb. 2.9).
Wirkung: Ventischen Humor ausleitend, Qi bewegend.
Anwendungen: Schmerzen in der Schulter, Verspannung der Nackenmuskulatur.

Akupunktur-Technik: Senkrecht 0,5 – 1,5 PZ einstechen.
Moxibustion oder Energiespender: 5 – 20 Minuten.
Tuina-Manipulationen: Kompression, Pression, Rudikulation, Frikation.
Selbst-Tuina mit dem Gecko-Ball: 1. Die Bälle werden am Schulterblatt platziert und dann durch den Druck des Körpergewichts gegen die Wand hin und her gerollt.

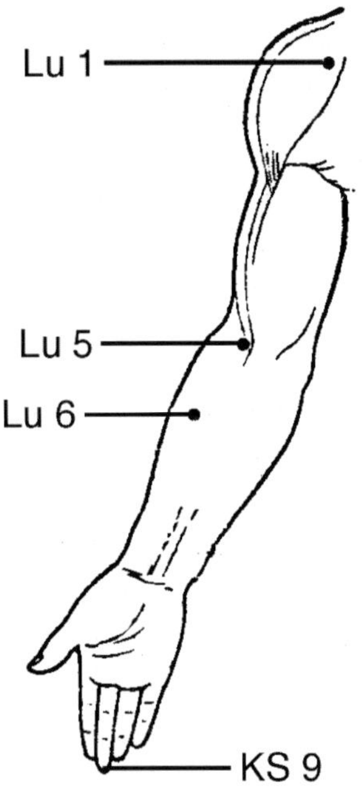

Abb. 2.10

Dü 11 (Tianzong – Genus caeleste – Geschlecht des Himmels)

Lage: Das Foramen liegt in der Mitte des Schulterblattes (Abb. 2.9).
Wirkung: Ventischen Humor lösend.
Anwendungen: Diffuse Schmerzen in der Schulter und am Rücken, Steifigkeit, Verspannung der Nackenmuskulatur.
Akupunktur-Technik: Senkrecht 0,5 – 1 PZ einstechen.
Moxibustion oder Energiespender: 5 – 15 Minuten.
Tuina-Manipulationen: Kompression, Pression, Rudikulation, Frikation.
Selbst-Tuina mit dem Gecko-Ball: 1. Die Bälle werden in der Mitte des Schulterblattes platziert und dann durch den Druck des Körpergewichts gegen die Wand hin und her gerollt. 2. Diagonales Klopfen. 3. Die Methode des Schiebens.

Lu 1 (Zhougfu – Aula media – Versammlungshalle der Mitte)

Lage: Im 1. Rippenzwischenraum unterhalb des äußeren Endes des Schlüsselbeines, 6 PZ außerhalb der Körper-Mittelline (Abb. 2.10).
Wirkung: Calor kühlend, die Extima offenhaltend, das Qi des o. Lunge stützend, Pituita umwandelnd.
Anwendungen: Schulterschmerzen, Husten, Schmerzen in der Brust.
Akupunktur-Technik: Schräg nach oben und außen 0,5 – 0,8 PZ einstechen.
Moxibustion oder Energiespender: 5 – 15 Minuten.
Tuina-Manipulationen: Pression, Kompression, Ein-Finger-Zen-Pression.
Selbst-Tuina mit dem Gecko-Ball: Rollen an der Innenseite des Arms.
Bemerkung: MU-Sammlungspunkte des o. Lunge.

Lu 5 (Chize – Lacus pedalis – Moorsee am Fußpunkt)

Lage: In der Mitte der Ellenbogenfalte, am radialen Rand der Bizepssehne (Abb. 2.10).
Wirkung: Humor ausleitend, Calor kühlend, das Qi des o. Lungen stützend.
Anwendungen: Husten, Keuchatmung, Ellenbogenschmerzen, Völlegefühl in der Brust.
Akupunktur-Technik: Senkrecht 0,8 – 1.2 PZ einstechen.
Moxibustion oder Energiespender: 5 – 10 Minuten.
Tuina-Manipulationen: Pression, Kompression, Rudikulation.
Selbst-Tuina mit dem Gecko-Ball: Rollen mit der Hand.
Bemerkung: He-Vereinigungspunkt.

Lu 6 (Kongzui – Extremitas cavi – Tiefe des Lochs)

Lage: Auf der radialen Innenseite des Unterarms, auf der Linie, welche das Foramen Lu 5 mit der Handgelenksfalte verbindet, 7 PZ über der Handgelenksfalte (Abb. 2.10).
Wirkung: Das Qi in dem o. Lunge absenkend, das Xue haltend.
Anwendungen: Halsschmerzen, Husten, Keuchhusten, Ellenbogenschmerzen.
Akupunktur-Technik: Senkrecht 0,5 – 1 PZ einstechen.
Moxibustion oder Energiespender: 5 – 15 Minuten.
Tuina-Manipulationen: Pression, Kompression, Prehension, Intermulsion.
Selbst-Tuina mit dem Gecko-Ball: 1. Drücken gegen die Wand: Die Unterarme auf den Rücken legen, die Handflächen zeigen nach außen. Einen Ball zwischen den

Punkt und der Wand platzieren und mit dem Körpergewicht gegen die Wand drücken.
Bemerkung: Xi-Spaltpunkte.

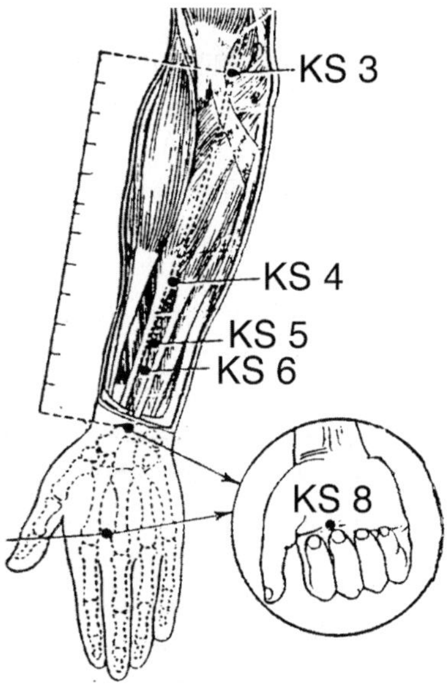

Abb. 2.11

KS 9 (Zhongchong – Impedimentale medium – Mittleres Impedimental-Foramen)

Lage: An der Spitze des Mittelfingers etwas näher der Speichenseite (Abb. 2.10).
Wirkung: Ardor kühlend, die Extima öffnend.
Anwendungen: Bewusstseinsverlust, Fieber, Herzschmerzen, Reizbarkeit, Steifheit der Zunge.
Akupunktur-Technik: Senkrecht 0,1 PZ einstechen oder blutige Nadelung.
Moxibustion oder Energiespender: 5 – 10 Minuten.
Tuina-Manipulationen: Depsation.
Bemerkung: Jing-Brunnenpunkt.

KS 8 (Laogong – Medium palmae – Mitte des Handtellers)

Lage: Bei geschlossener Faust zwischen der Spitze von Mittel- und Ringfinger (Abb. 2.11).
Wirkung: Calor kühlend, Ventus und Humor aus der Mitte ableitend.
Anwendungen: Herzklopfen, Erbrechen, Pilzinfektionen der Hand und des Fußes.
Akupunktur-Technik: Senkrecht 0,5 – 1 PZ einstechen.
Moxibustion oder Energiespender: 5 – 10 Minuten.
Tuina-Manipulationen: Pression, Prehension.
Selbst-Tuina mit dem Gecko-Ball: 1. Drücken gegen die Wand. 2. Rollen am Unterarm und an der Hand.
Bemerkung: Ying-Punkt des Ausgießens.

KS 4 (Ximen – Porta rimica – Spaltpforte)

Lage: 5 PZ breit unter der Handgelenksfalte in der Mitte der Innenseite des Arms (Abb. 2.11).
Wirkung: Die Leibesmitte freimachend, die oo. Herz und Lunge regulierend, Xue kühlend.
Anwendungen: Spannungsgefühl und Schmerzen in der Brust, blutiger Auswurf, Magenschmerzen, Herzklopfen, Epilepsie.
Moxibustion oder Energiespender: 5 – 15 Minuten.
Akupunktur-Technik: Senkrecht 0,5 – 1 PZ einstechen.
Tuina-Manipulationen: Pression, Prehension.
Selbst-Tuina mit dem Gecko-Ball: 1. Drücken gegen die Wand. 2. Rollen am Unterarm und an der Hand.
Bemerkung: Xi-Spaltpunkte.

KS 5 (Jianshi – Foramen intermedium – Zwischenträger)

Lage: 3 PZ breit unter der Handgelenksfalte in der Mitte der Innenseite des Arms (Abb. 2.11).
Wirkung: Das Qi im o. Herz regulierend, Pituita austreibend.
Anwendungen: Herzschmerzen, Magenschmerzen, Herzklopfen, Epilepsie, Ängstlichkeit, Brust-Beklemmungsgefühl.
Akupunktur-Technik: Senkrecht 0,5 – 1 PZ einstechen.
Moxibustion oder Energiespender: 5 – 15 Minuten.
Tuina-Manipulationen: Pression, Prehension.
Selbst-Tuina mit dem Gecko-Ball: 1. Drücken gegen die Wand. 2. Rollen am Unterarm und an der Hand.
Bemerkung: Jing-Durchgangspunkte

KS 6 (Neiguan – Clusa interna – Inneres Passtor)

Lage: 2 PZ breit unter der Handgelenksfalte in der Mitte der Innenseite des Arms (Abb. 2.11).
Wirkung: Die oo. Herz und Milz stützend, das Qi regulierend.
Anwendungen: Herzschmerzen, Magenschmerzen, Herzklopfen, Erbrechen, Brust-Beklemmungsgefühl.
Akupunktur-Technik: Senkrecht 0,5 – 1 PZ einstechen.
Moxibustion oder Energiespender: 5 – 15 Minuten.
Tuina-Manipulationen: Pression, Prehension.
Selbst-Tuina mit dem Gecko-Ball: 1. Drücken gegen die Wand. 2. Rollen am Unterarm und an der Hand.
Bemerkung: Luo-Anknüpfungspunkt, einer der acht Punkte der Verbindung und der Zusammenkunft, der mit dem Haltenetz Yin in Verbindung steht.

KS 3 (Quze – Lacus curvus – Gekrümmter Moorsee)

Lage: In der Mitte der Ellenbogenfalte radial neben der Sehne des M. biceps brachii (Abb. 2.11).

Wirkung: Die Brust freimachend, den o. Herz regulierend, Calor und Xue kühlend.

Anwendungen: Magenschmerzen, Übelkeit, Herzschmerzen, Herzklopfen, Unruhe, Schmerzen in den Ellbogen.

Akupunktur-Technik: Senkrecht 0,5 – 1 PZ einstechen. Moxibustion oder Energiespender: 5 – 15 Minuten.

Tuina-Manipulationen: Pression, Prehension.

Selbst-Tuina mit dem Gecko-Ball: Rollen mit der Hand.

Bemerkung: He-Vereinigungspunkt.

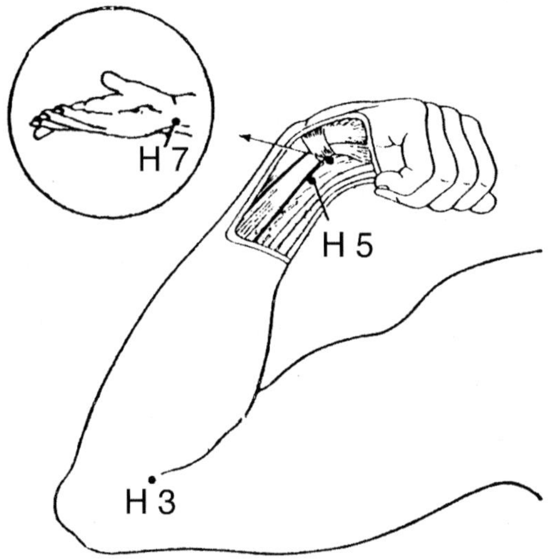

Abb. 2.12

H 7 (Shenmen – Impedimentale laetitae – Pforte des Shen)

Lage: Am inneren Ende der Handgelenksfalte kann eine Sehne deutlich ertastet werden (Abb. 2.12).

Wirkung: Das Qi im o. Herz stützend, Calor kühlend, die Netzbahnen durchgängig machend.

Anwendungen: Schlaflosigkeit, Reizbarkeit, Ängstlichkeit, Schweißausbrüche.

Akupunktur-Technik: Senkrecht 1 PZ einstechen.

Moxibustion oder Energiespender: 5 – 15 Minuten.

Tuina-Manipulationen: Pression, Prehension.

Selbst-Tuina mit dem Gecko-Ball: 1. Die Unterarme auf den Rücken legen, die Handflächen zeigen nach oben. Einen Ball zwischen den Punkt und der Wand platzieren und mit dem Körpergewicht gegen die Wand drücken.

2. Der Ball wird ganz außen an die Seite der Handgelenks-falte gelegt. Dann mit der Stirn dagegendrücken.

Bemerkung: Shu-Einfluss- und Yuan-Originalis-Punkt.

H 5 (Tongli – Vicus communicans – Verbindender Weiler)

Lage: 1 PZ proximal H 7 (Abb. 2.12).

Wirkung: Die Netzbahnen durchgängig machend, den o. Herz regulierend.

Anwendungen: Herzklopfen, Schwindel, Halsschmerzen, Schmerzen im Handgelenk.

Akupunktur-Technik: Senkrecht 0,5 – 1 PZ einstechen. Moxibustion oder Energiespender: 5 – 15 Minuten.

Tuina-Manipulationen: Pression, Prehension.

Selbst-Tuina mit dem Gecko-Ball: 1. Die Unterarme auf den Rücken legen, die Handflächen zeigen nach oben. Einen Ball zwischen den Punkt und der Wand platzieren und mit dem Körpergewicht gegen die Wand drücken.

Bemerkung: Luo-Anknüpfungspunkt.

H 3 (Shaohai – Mare minus – Kleineres Meer)

Lage: Medial in der Ellbogenfalte gelegen, bei gebeugtem Ellbogen oberhalb des medialen Epicondylus humeri (Abb. 2.12).

Wirkung: Die Netzbahnen durchgängig machend, Ventus zerstreuend.

Anwendungen: Herzschmerzen, Taubheit der Arme.

Akupunktur-Technik: Senkrecht 1 PZ einstechen.

Moxibustion oder Energiespender: 5 – 15 Minuten.

Tuina-Manipulationen: Pression, Prehension, Intermulsion.

Selbst-Tuina mit dem Gecko-Ball: Die Unterarme auf den Rücken legen, einen Ball zwischen den Punkt und der Wand platzieren und mit dem Körpergewicht gegen die Wand drücken.

Bemerkung: He-Vereinigungspunkt.

Die Foramina am Bauch und an der Brust

KG 22 (Tiantu – Ruina caelestis – Bresche des Himmels)

Lage: 0,5 PZ oberhalb des Sternums, in der Mitte der Fossa suprasternalis (Abb. 2.13).

Wirkung: Kontravektionen absenkend, die Kehle freimachend, Pituita umwandelnd.

Anwendungen: Aufstoßen, erschwerter Auswurf von Schleim, Asthma, Schluckauf.

Akupunktur-Technik: Zuerst 0.2 PZ senkrecht, dann 1 PZ schräg hinter dem Brustbein einstechen.

Moxibustion oder Energiespender: 5 – 15 Minuten.

Tuina-Manipulationen: Pression, Kompression.

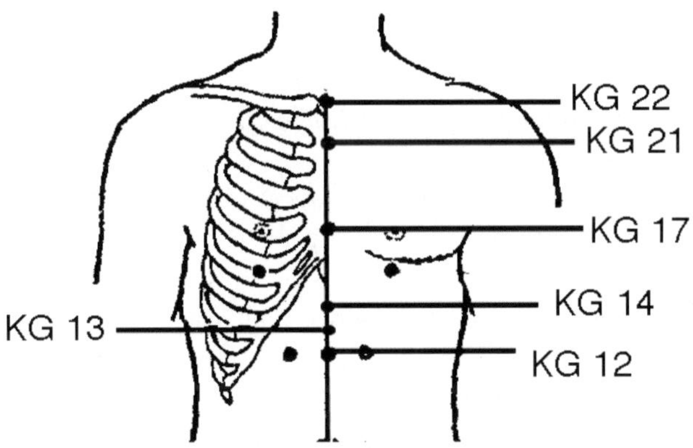

Abb.2.13

KG 21 (Xuanji – Dioptra mobilis – Visierrohr)

Lage: Auf der Mittellinie des Brustbeins, 1 PZ unterhalb von KG 22 (Abb. 2.13).

Wirkung: Die oo. Milz und Lunge harmonisierend, Kontravektionen absenkend, die Kehle freimachend.

Anwendungen: Schluckauf, Aufstoßen, Husten, Asthma.

Akupunktur-Technik: Quer 0,3 PZ einstechen.

Moxibustion oder Energiespender: 5 – 15 Minuten.

Tuina-Manipulationen: Pression, Kompression.

KG 17 (Danzhong – Atrium pectoris – Vorhof der Brust)

Lage: Auf dem Brustbein, in der Höhe des 4. Zwischenrippenraums (Abb. 2.13).

Wirkung: Pituita umwandelnd, das Qi harmonisierend, Husten stillend.

Anwendungen: Asthma, Schluckauf, Schmerzen in der Brust, Muttermilchmangel.

Akupunktur-Technik: Quer entlang der Haut nach unten 0,3 – 0,5 PZ einstechen.

Moxibustion oder Energiespender: 5 – 15 Minuten.

Tuina-Manipulationen: Ein-Finger-Zen-Pression, Pression, Kompression.

Selbst-Tuina mit dem Gecko-Ball: Rollen mit der Hand.

Bemerkungen: MU-Sammlungspunkt des o. Perikard-Sexus, er ist auch einer der acht Zusammenkunftspunkte, die das Qi beherrschen.

KG 14 (Juque – Conquisiorium cardiale – Sammlungspunkt des o. Herz)

Lage: Der Punkt liegt 6 PZ über dem Nabel (Abb. 2.13).

Wirkung: Den o. Magen harmonisierend, das Qi regulierend, sedierend.

Anwendungen: Schmerzen in der Herzregion, geistige Störungen, Epilepsie, Magenschmerzen.

Akupunktur-Technik: Senkrecht 0,5 – 1 PZ einstechen.

Moxibustion oder Energiespender: 5 – 15 Minuten.

Tuina-Manipulationen: Frikation.

Selbst-Tuina mit dem Gecko-Ball: Wie oben.

Bemerkung: MU-Sammlungspunkt des Herzens.

KG 13 (Shangwan – Foramen cardiacum – Ort des Mageneingangs)

Lage: Der Punkt liegt 5 PZ über dem Nabel (Abb. 2.13).

Wirkung: Die oo. Magen und Milz stützend, das Qi harmonisierend, Calor kühlend.

Anwendungen: Schmerzen im Mittelbauch, Übelkeit, Schlaflosigkeit, Unruhe, Magenschmerzen.

Akupunktur-Technik: Senkrecht 0,8 – 1,5 PZ einstechen.

Moxibustion oder Energiespender: 5 – 15 Minuten.

Tuina-Manipulationen: Frikation.

Selbst-Tuina mit dem Gecko-Ball: Wie oben.

KG 12 (Weimu – Conquisitorium stomachi – Sammlungspunkt für den o. Magen)

Lage: Der Punkt liegt 4 PZ über dem Nabel (Abb. 2.13).

Wirkung: Den o. Magen stützend, sein Qi regulierend, Kontravektionen absenkend.

Anwendungen: Schmerzen in der Magengegend, Spannungsgefühl in der Leibesmitte, Übelkeit und Brechreiz.

Akupunktur-Technik: Senkrecht 1 – 1,5 PZ einstechen.

Moxibustion oder Energiespender: 10 – 20 Minuten.

Tuina-Manipulationen: Frikation, Mulsion, Striktion.

Selbst-Tuina mit dem Gecko-Ball: Wie oben.

Bemerkung: MU-Sammlungspunkt des Magens.

M 21 (Liangmen – Porta septi – Tor der Scheidewand)

Lage: Am Oberbauch, 4 PZ oberhalb des Nabels und 2 PZ lateral der Leibesmittellinie (Abb. 2.14).

Wirkung: Die Netzbahnen durchgängig machend, Kiefersperre behebend, Ventus lösend.

Anwendungen: Magenschmerzen, Erbrechen, Spannung unter den Rippen.

Akupunktur-Technik: Senkrecht 0,8 – 1,2 PZ einstechen.

Moxibustion oder Energiespender: 5 – 15 Minuten.

Tuina-Manipulationen: Frikation, Mulsion, Striktion.

Selbst-Tuina mit dem Gecko-Ball: Bauchlage, einen Ball zwischen den Punkt und den Boden platzieren und mit dem Körpergewicht gegen den Boden drücken oder mit der Hand drücken und schieben.

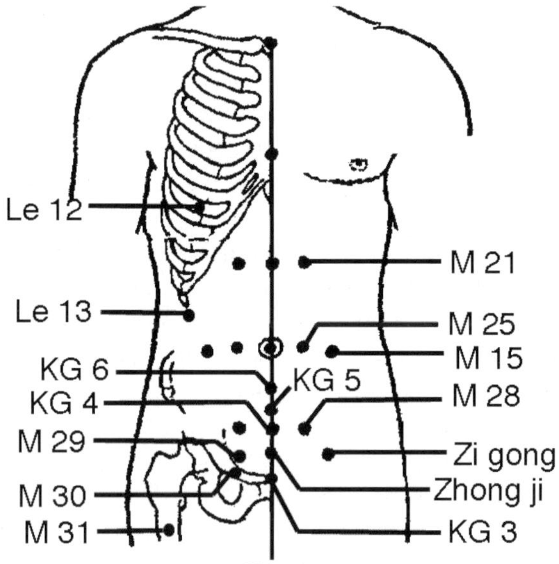

Abb.2.14

M 25 (Tianshu – Cardo caeli – Angel des Himmels)

Lage: Der Punkt befindet sich 2 PZ lateral des Nabels (Abb. 2.14).

Wirkung: Das Qi in den oo. Milz und Magen harmonisierend, die Netzbahnen durchgängig machend, Blockaden auflösend.

Anwendungen: Verstopfung, Diarrhöe, Blähungen, Spannungsschmerz im Bauch.

Akupunktur-Technik: Senkrecht 1 – 1,5 PZ einstechen.

Moxibustion oder Energiespender: 10 – 20 Minuten.

Tuina-Manipulationen: Frikation, Mulsion, Striktion.

Selbst-Tuina mit dem Gecko-Ball: Wie oben.

Bemerkungen: 1. MU-Sammlungspunkt des Dickdarms. 2. Während der Schwangerschaft ist Moxibustion kontraindiziert.

M 28 (Shuidao – Via aquae – Weg des Wassers)

Lage: Der Punkt befindet sich 2 PZ lateral der Mittellinie, 3 PZ unterhalb des Nabels (Abb. 2.14).

Wirkung: Die Netzbahnen durchgängig machend, Calor kühlend, Miktionsstörungen heilend, Blockaden auflösend.

Anwendungen: Retention von Urin, Regelstörungen, Blähungen, Spannungsschmerz im Bauch, Rückenschmerzen.

Akupunktur-Technik: Senkrecht 1 – 1,5 PZ einstechen.

Moxibustion oder Energiespender: 5 – 15 Minuten.

Tuina-Manipulationen: Frikation, Mulsion, Striktion.

Selbst-Tuina mit dem Gecko-Ball: Wie oben.

MP 15 (Daheng – Transversum magnum – Der großen Querfalte)

Lage: Der Punkt befindet sich 4 PZ lateral des Nabels (Abb. 2.14).

Wirkung: Die Netzbahnen durchgängig machen, Algor venti aus den oo. Milz und Lunge austreibend.

Anwendungen: Bauchschmerzen, Verstopfung, Dysenterie.

Akupunktur-Technik: Senkrecht 1 – 2 PZ einstechen.

Moxibustion oder Energiespender: 10 – 20 Minuten.

Tuina-Manipulationen: Frikation, Mulsion, Striktion.

Selbst-Tuina mit dem Gecko-Ball: Wie oben.

Zigong (Uterus, Gebärmutter)

Lage: Der Punkt befindet sich 3 PZ neben KG 3 (Abb. 2.14).

Wirkung: Calor kühlend, Miktion regulierend, Blockaden auflösend.

Anwendungen: Unterleibsentzündung, Regelstörungen, Blähungen, Spannungsschmerz im Bauch.

Akupunktur-Technik: Senkrecht 1 – 1,5 PZ einstechen.

Tuina-Manipulationen: Frikation, Mulsion, Striktion.

Selbst-Tuina mit dem Gecko-Ball: Wie oben.

KG 3 (Pangguangmu – Conquisitorium vesicale – Sammlungspunkt für den o. Blase)

Lage: Der Punkt befindet sich 3 PZ unter dem Nabel (Abb. 2.14).

Wirkung: Den Säftehaushalt regulierend, das Yin stabilisierend, Humor ausleitend.

Anwendungen: Retention von Urin, Polyurie, Impotenz, Gebärmuttervorfall, Bettnässen.

Akupunktur-Technik: Senkrecht 1 – 1,5 PZ einstechen.

Moxibustion oder Energiespender: 15 – 20 Minuten.

Tuina-Manipulationen: Frikation, Mulsion, Striktion.

Selbst-Tuina mit dem Gecko-Ball: Bauchlage, einen Ball zwischen den Punkt und den Boden platzieren und mit dem Körpergewicht gegen den Boden drücken. 2. Rollen am Bauch.
Bemerkung: MU-Sammlungspunkt der Blase.

M 29 (Guilai – Verte – Komm zurück)

Lage: Der Punkt befindet sich 4 PZ unter dem Nabel, 2 PZ lateral von KG 3 (Abb. 2.14).
Wirkung: Das Yin stützend, den o. Magen harmonisierend, Schmerzen im Unterleib behebend.
Anwendungen: Ausbleiben der Regel, Impotenz, Schmerzen im Unterleib.
Akupunktur-Technik: Senkrecht 1 – 1,5 PZ einstechen.
Moxibustion oder Energiespender: 10 – 20 Minuten.
Tuina-Manipulationen: Frikation, Mulsion, Striktion.
Selbst-Tuina mit dem Gecko-Ball: Wie oben.

M 30 (Qichong – Impedimentale qi – Breite Straße des Qi)

Lage: Der Punkt befindet sich 5 PZ unter dem Nabel, 2 PZ seitlich der Mittellinie (Abb. 2.14).
Wirkung: Calor kühlend, Depletion des Yin kompensierend.
Anwendungen: Genitalschmerzen, Unfruchtbarkeit.
Akupunktur-Technik: Senkrecht 0,3 – 0,5 PZ einstechen.
Moxibustion oder Energiespender: 5 – 15 Minuten.
Tuina-Manipulationen: Pression, Kompression.

M 31 (Biguan – Clusa femoralis – Passtor des Femurs)

Lage: Der Punkt befindet sich unterhalb der oberen, vorderen Spina iliaca superior, in der Mulde auf der äußeren Seite des Musculus sartorius (Abb. 2.14).
Wirkung: Schmerzen im Oberschenkel behebend, Algor ausleitend.
Anwendungen: Hüftschmerzen, Schwäche des Kniegelenks, Schmerzen im Oberschenkel.
Akupunktur-Technik: Senkrecht 0.6 – 1.2 PZ einstechen.
Moxibustion oder Energiespender: 5 – 15 Minuten.
Tuina-Manipulationen: Pression, Kompression, Rudikulation.

KG 4 (Guanyuan – Prima clusarum – das Erste der Passtore)

Lage: Der Punkt befindet sich 3 PZ unter dem Nabel (Abb. 2.14).
Wirkung: Die Ursprungsenergie stützend, das Yang bändigend.
Anwendungen: Allgemeiner Kräfteverfall, geringe Belastbarkeit, Verstopfung
Akupunktur-Technik: Senkrecht 1 – 1,5 PZ einstechen.
Moxibustion oder Energiespender: 10 – 20 Minuten.
Tuina-Manipulationen: Frikation, Mulsion, Striktion.
Selbst-Tuina mit dem Gecko-Ball: Wie oben.
Bemerkungen: 1. MU-Sammlungspunkt des Dünndarms. 2. Kontraindiziert während der Schwangerschaft.

KG 5 (Shimen – Porta lapidea – Steinernes Tor)

Lage: Der Punkt befindet sich 2 PZ unter dem Nabel (Abb. 2.14).
Wirkung: Calor im unteren Calorium kühlend, den o. Nieren Yin stützend.
Anwendungen: Schmerzen im Unterbauch, Durchfall.
Akupunktur-Technik: Senkrecht 1 – 1,5 PZ einstechen.
Moxibustion oder Energiespender: 10 – 20 Minuten.
Tuina-Manipulationen: Frikation, Mulsion, Striktion.
Selbst-Tuina mit dem Gecko-Ball: Wie oben.
Bemerkungen: 1. MU-Sammlungspunkt der 3-Erwärmer. 2. Kontraindiziert während der Schwangerschaft.

KG 6 (Qihai – Mare Qi – Meer des Qi)

Lage: Der Punkt befindet sich 1,5 PZ unter dem Nabel (Abb. 2.14).
Wirkung: Den o. Nieren stützend, das Qi mobilisierend.
Anwendungen: Bettnässen, Leukorrhoe, Gebärmutterblutung.
Akupunktur-Technik: Senkrecht 1 – 1,5 PZ einstechen.
Moxibustion oder Energiespender: 15 – 25 Minuten.
Tuina-Manipulationen: Frikation, Mulsion, Striktion.
Selbst-Tuina mit dem Gecko-Ball: Wie oben.
Bemerkung: Kontraindiziert während der Schwangerschaft

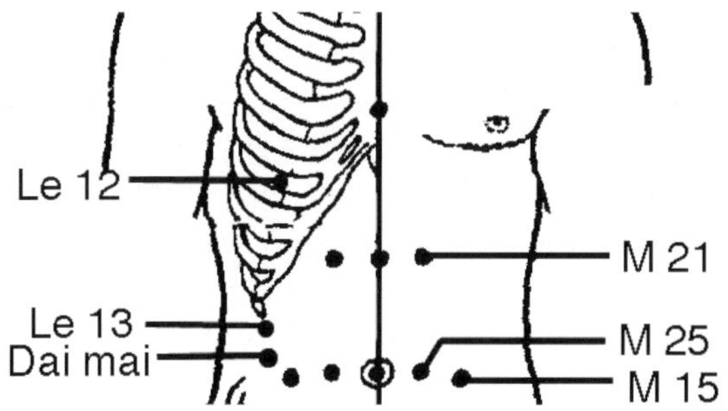

Abb.2.15

Le 13 (Zhangmen – Conquistorium lienale – Dekorierte Pforte)

Lage: Unter dem Ende der 11. Rippe, wo sie auf die mittlere Achsellinie trifft (Abb. 2.15).

Wirkung: Die oo. Leber und Milz harmonisierend, die Bauchenergie stabilisierend, Humor umwandelnd.

Anwendungen: Erbrechen, Schmerzen in Flanken, Blähungen, Verdauungsstörungen.

Akupunktur-Technik: Senkrecht 0,5 – 0,8 PZ einstechen.

Moxibustion oder Energiespender: 10 – 30 Minuten.

Tuina-Manipulationen: Frikation.

Selbst-Tuina mit dem Gecko-Ball: Rollen mit der Hand.

Bemerkung: Mu-Sammlungspunkt des o. Milz.

Le 14 (Qimen – Conquistorium hepaticum – Sammlungspunkt des o. Leber)

Lage: Im 6. Zwischenrippenraum, 2 Rippen unterhalb der Brustwarze (Abb. 2.15).

Wirkung: Den o. Leber harmonisierend, das Qi regulierend, Blockaden freimachend.

Anwendungen: Schmerzen in der Brust, Magenschmerzen, Blähungen, Verdauungsstörungen.

Akupunktur-Technik: Schräg 0,5 – 0,8 PZ einstechen.

Moxibustion oder Energiespender: 5 – 15 Minuten.

Tuina-Manipulationen: Frikation.

Selbst-Tuina mit dem Gecko-Ball: Rollen mit der Hand.

Bemerkung: Mu-Sammlungspunkt des o. Leber.

G 26 (Daimai – Foramen sinarteriae zonalis – Punkte der Gürtelbahn)

Lage: Direkt unterhalb des Foramen Le 13, auf der Höhe des Nabels (Abb. 2.15).

Wirkung: Das Qi regulierend, Calor kühlend, Humor umwandelnd.

Anwendungen: Regelstörungen, Schmerzen im Unterleib, Lenden- und Flankenschmerzen.

Akupunktur-Technik: Senkrecht 1 – 1,5 PZ einstechen.

Moxibustion oder Energiespender: 10 – 20 Minuten.

Tuina-Manipulationen: Frikation.

Selbst-Tuina mit dem Gecko-Ball: Rollen mit der Hand.

Die Foramina am Kopf und am Gesicht

LG 20 (Baihui – Conventus omnium – Treffpunkt aller Leitbahnen)

Lage: Kleine Fontanelle, 5 PZ vom Mittelpunkt des Haaransatzes (Abb. 2.16).

Wirkung: Die Sinnesöffnungen freimachend, das Leber Yang absenkend, Ventus besänftigend.

Anwendungen: Kopfschmerzen, Schlaganfall, Schwindel, Tinnitus, Nasenverstopfung, Vorfall des Rektums.

Akupunktur-Technik: Quer 0,5 – 0,8 PZ einstechen.

Moxibustion oder Energiespender: 5 – 20 Minuten.

Tuina-Manipulationen: Kompression, Pression.

Selbst-Tuina mit dem Gecko-Ball: 1. Die Bälle werden mit beiden Händen auf die Mitte des Schädeldachs gepresst, die Arme locker hängen lassen. 2. Die Position des Kopfes gegen die Wand.

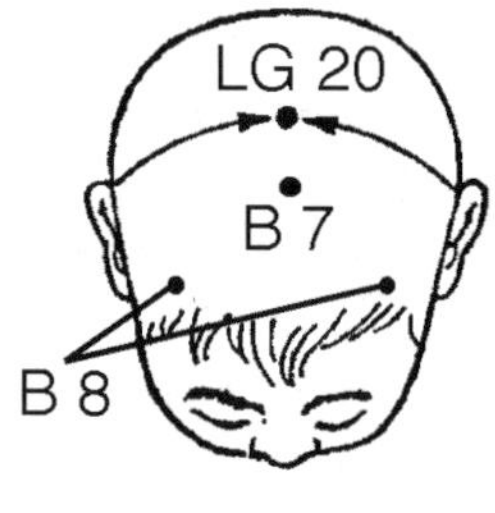

Abb.2.16

B 7 (Tongtian – Caelo communicans – Himmelskommunikation)

Lage: 1,5 PZ lateral des Lenkergefäßes, 4 PZ über der vorderen Haaransatzlinie (Abb. 2.16).

Wirkung: Die Sinnesöffnungen freimachend, Ventus besänftigend, Krämpfe lösend.

Anwendungen: Nasenbluten, Nasenverstopfung, Kopfschmerzen, Schwindel.

Akupunktur-Technik: Quer 0,5 – 0,8 PZ einstechen.

Moxibustion oder Energiespender: 5 – 10 Minuten.

Tuina-Manipulationen: Kompression, Pression.

Selbst-Tuina mit dem Gecko-Ball: wie oben.

B 8 (Touwei – Reinens capitis – Punkt der Halteleitbahn am Kopf)

Lage: 0,5 PZ innerhalb der Haargrenze vor der Schläfe, 4.5 PZ seitlich des Lenkergefäßes (Abb. 2.16).

Wirkung: Die oo. Leber und Galle harmonisierend, Ventus zerstreuend.

Anwendungen: Kopfschmerzen, Augenschmerzen, Zuckungen der Augen.

Akupunktur-Technik: Quer 0,8 – 1,5 PZ einstechen.

Tuina-Manipulationen: Kompression, Pression.

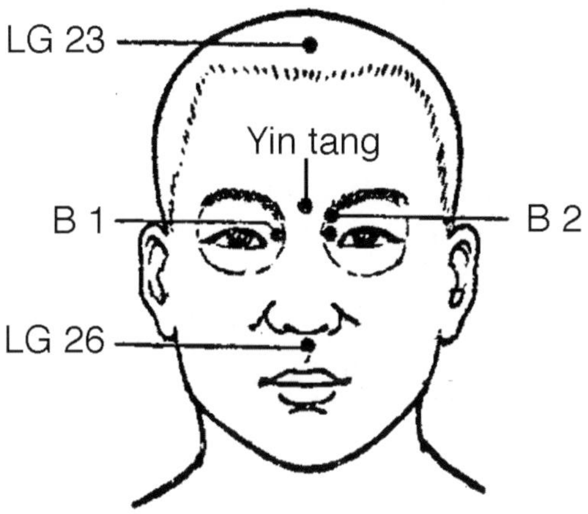

Abb.2.17

LG 23 (Shangxing – Stella superior – Oberer Stern)

Lage: In einer Vertiefung 1 PZ hinter dem vorderen Haaransatz, zugleich 4 PZ vor dem Foramen LG 20 (Abb. 2.17).

Wirkung: Die Sinnesöffnungen freimachend, die Nase durchgängig machend.

Anwendungen: Kopfschmerzen, geistige Störungen, Nasenbluten, Nasenverstopfung.

Akupunktur-Technik: Quer 0,5 – 0,8 PZ einstechen.

Tuina-Manipulationen: Kompression, Pression.

Selbst-Tuina mit dem Gecko-Ball: Bauchlage, einen Ball zwischen den Punkt und den Boden platzieren und mit dem Kopfgewicht gegen den Boden drücken.

LG 26 (Ren zhong – Canalis aquae – Wassergraben)

Lage: In der Mitte der grabenartigen Vertiefung des Philtrums, wenig oberhalb seiner Mitte (Abb. 2.17).

Wirkung: Die Sinnesöffnungen freimachend, Calor kühlend, Pituita umwandelnd, Ventus besänftigend.

Anwendungen: Ohnmachten, Epilepsie, Tobsucht, Krämpfe bei Kindern.

Akupunktur-Technik: Schräg nach oben 0,5 – 0,8 PZ einstechen.

Moxibustion oder Energiespender: 5 – 10 Minuten.

Tuina-Manipulationen: Unguipression, Kompression, Pression.

B 1 (Jingming – Canthus nasalis – Helle des Auges)

Lage: Der Punkt liegt 0,1 PZ superior des inneren Augenwinkels (Abb. 2.17).

Wirkung: Netzbahnen durchgängig machend, die Sicht klärend.

Anwendungen: Ophthalmologische Störungen aller Art.

Akupunktur-Technik: Senkrecht 0,1 PZ einstechen.

Bemerkung: Moxibustion ist kontraindiziert.

B 2 (Cuanzhu – Bambusae colligatae – Zusammengelegter Bambus)

Lage: Der Punkt liegt am medialen Ende der Augenbraue (Abb. 2.17).

Wirkung: Die Sinnesöffnungen freimachend, die Sicht klärend.

Anwendungen: Kopfschmerzen, Tränenfluss bei Wind, Zucken der Augenlider.

Akupunktur-Technik: Senkrecht 0,5 PZ einstechen.

Selbst-Tuina mit dem Gecko-Ball: Bauchlage, einen Ball zwischen den Punkt und den Boden platzieren und mit dem Kopfgewicht gegen den Boden drücken.

Bemerkung: Moxibustion ist kontraindiziert.

Yintang (Atrium impressionis – Siegelhalle)

Lage: Der Punkt liegt auf der Mittellinie zwischen den Augenbrauen (Abb. 2.17).

Wirkung: Calor kühlend, Ventus ausleitend, die Sicht klärend.

Anwendungen: Stirnkopfschmerzen, Schwindel, verstopfte Nase, Schlaflosigkeit.

Akupunktur-Technik: Schräg nach unten 0,5 – 0,8 PZ einstechen.

Selbst-Tuina mit dem Gecko-Ball: Wie oben.

G 14 (Yangbai – Candor yang – Das Weiße des Yang)

Lage: Der Punkt liegt oberhalb der Mitte der Augenbrauen (Abb. 2.18).

Wirkung: Ventus zerstreuend, die Sicht klärend.

Anwendungen: Kopfschmerzen, Schmerzen im Augapfel, brennende Augen, Zuckungen der Augenlider.

Akupunktur-Technik: Quer nach unten entlang der Haut 0,3 – 0,5 PZ einstechen.

Moxibustion oder Energiespender: 5 – 10 Minuten.

Tuina-Manipulationen: Kompression.

Selbst-Tuina mit dem Gecko-Ball: Wie oben

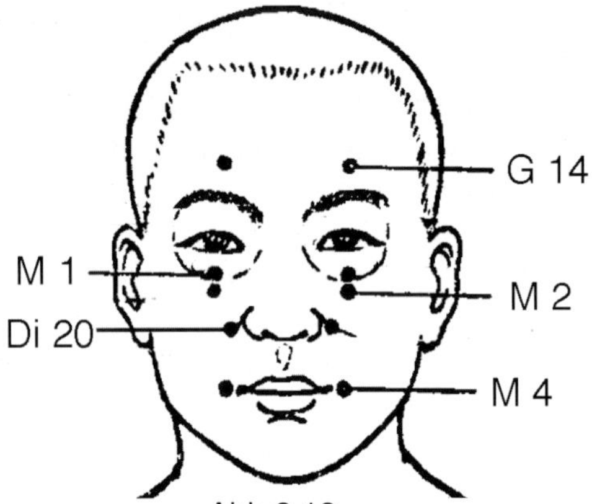

Abb.2.18

M 1 (Chengqi – Recipiens lacrimarum – Foramen, das die Tränen aufnimmt)

Lage: Ca. 0.7 PZ senkrecht unterhalb der Pupille (Abb. 2.18).

Wirkung: Ventischen Calor austreibend, die Sicht klärend.

Anwendungen: Alle Arten von Sehstörungen, Zucken der Augenlider, Fazialisparese.

Akupunktur-Technik: Äußerste Vorsicht, entlang des Infraorbitalrandes senkrecht 0,5 – 1 PZ einstechen.

Tuina-Manipulationen: Kompression.

Selbst-Tuina mit dem Gecko-Ball: Wie oben.

M 2 (Sibai – Margo zygomaticus – Rand des Wangenbeins)

Lage: Unterhalb von M 1, unmittelbar auf dem Rand des Os zygomaticum (Abb. 2.18).

Wirkung: Ventus austreibend, die Sicht klärend.

Anwendungen: Schwindel, Kopfschmerzen, Benommenheit, gerötete Augen, Zucken der Augenlider, Fazialisparese.

Akupunktur-Technik: Vorsicht, senkrecht 0,3 – 0,5 PZ einstechen, tiefes Einstechen ist kontraindiziert.

Tuina-Manipulationen: Kompression.

Selbst-Tuina mit dem Gecko-Ball: Wie oben.

M 4 (Dicang – Granarium terrestre – Zwischenspeicher in der Erde)

Lage: Lateral des Mundwinkels (Abb. 2.18).

Wirkung: Ventus austreibend, Paresen und Paralysen aufhebend.

Anwendungen: Speichelfluss, Hemiplegie, Fazialisparese.

Akupunktur-Technik: Quer in Richtung auf M 6 0,5 – 0,8 PZ einstechen.

Moxibustion oder Energiespender: 5 Minuten.

Tuina-Manipulationen: Kompression.

Selbst-Tuina mit dem Gecko-Ball: Wie oben.

Di 20 (Yingxiang – Accipiens odores – Die Wohlgerüche empfangen)

Lage: Der Punkt liegt an der Seite des Nasenflügels (Abb. 2.18).

Wirkung: Die Nase durchgängig machend, die Extima öffnend.

Anwendungen: Nasenverstopfung, Rhinorrhoe.

Akupunktur-Technik: Schräg nach oben 0,3 – 0,5 PZ stechen.

Tuina-Manipulationen: Kompression.

Selbst-Tuina mit dem Gecko-Ball: Bauchlage, einen Ball zwischen den Punkt und den Boden platzieren und mit dem Kopfgewicht gegen den Boden drücken.

M 7 (Xiaguan – Clusa inferio – Unteres Passtor)

Lage: In einer Vertiefung zwischen dem unteren Rand des Arcus zygomaticus und der Unterkieferkerbe (Abb. 2.19).

Wirkung: Die Wehrenergie emporhebend, die Netzbahnen durchgängig machend, Kiefersperre behebend.

Anwendungen: Paralytische Gesichtsmuskulatur, Zahnschmerzen, Hemiplegie, Fazialisparese.

Akupunktur-Technik: Senkrecht ca. 0,5 – 1 PZ einstechen.

Tuina-Manipulationen: Striktion, Pression, Kompression.

Selbst-Tuina mit dem Gecko-Ball: Wie oben.

3E 17 (Yifeng – Pluteus venti – Der Schutzschirm gegen Ventus)

Lage: In einer Vertiefung hinter dem Ohr zwischen dem Winkel der Mandibula und dem Processus mastoideus (Abb. 2.19).

Wirkung: Ventus-Heteropathien abwehrend, Gehör klärend.
Anwendungen: Tinnitus, Taubheit, Fazialisparese.
Akupunktur-Technik: Senkrecht 0,8 – 1,2 PZ einstechen.
Tuina-Manipulationen: Kompression.
Selbst-Tuina mit dem Gecko-Ball: Wie oben.

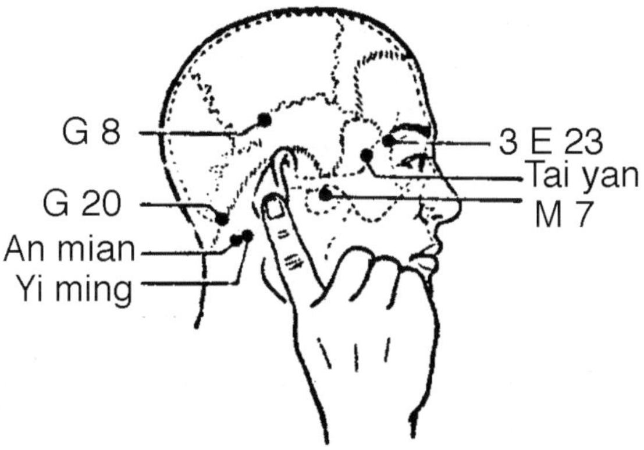

Abb.2.19

G 8 (Erjian – Apex auriculi – Oberer Punkt des Ohrs)

Lage: Der Punkt liegt senkrecht oberhalb der Spitze des Ohrs (Abb. 2.19).
Wirkung: Ventus zerstreuend, Blockaden lösend.
Anwendungen: Einseitiger Kopfschmerz.
Akupunktur-Technik: Quer, entlang der Haut 0,5 – 0,8 PZ einstechen.
Moxibustion oder Energiespender: 5 – 15 Minuten.
Tuina-Manipulationen: Kompression.
Selbst-Tuina mit dem Gecko-Ball: Wie oben.

Yiming (Splendor aculi – Klarheit des Auges)

Lage: Der Punkt befindet sich 1 PZ hinter 3E 17 am Unterrand des Processus mastoideus (Abb. 2.19).
Wirkung: Die Netzbahnen durchgängig machend, Sicht klärend.
Anwendungen: Kopfschmerzen, Kurz- und Weitsichtigkeit, Glaukom, Tinnitus.
Akupunktur-Technik: Senkrecht 0,5 – 0,8 PZ einstechen.
Tuina-Manipulationen: Kompression.
Selbst-Tuina mit dem Gecko-Ball: Wie oben.

Anmian (Somnus tranquillus – Ruhiger Schlaf)

Lage: Der Punkt befindet sich zwischen Yiming und G 20 (Abb. 2.19).
Wirkung: Sedierend, das Yang bändigend.
Anwendungen: Schlaflosigkeit, Reizbarkeit, Benommenheit.
Akupunktur-Technik: Senkrecht 0,5 – 0,8 PZ einstechen.
Tuina-Manipulationen: Kompression, Prehension.
Selbst-Tuina mit dem Gecko-Ball: Wie oben.

3E 23 (Sizhukong – Fides et fistulae – Mit Geigen und Flöten)

Lage: In einer Vertiefung neben dem lateralen Ende der Augenbraue (Abb. 2.19).
Wirkung: Ventus-Heteropathien zerstreuend, das Qi und Xue bewegend.
Anwendungen: Kopfschmerzen, Drehschwindel, gerötete Augenregion, Zuckungen der Augenlider.
Akupunktur-Technik: Senkrecht 0,5 – 1 PZ einstechen.
Tuina-Manipulationen: Kompression.
Selbst-Tuina mit dem Gecko-Ball: Wie oben.

Taiyang (Yang maior – Großes Yang)

Lage: Der Punkt befindet sich an der Schläfe (Abb. 2.19).
Wirkung: Calor kühlend, Ventus austreibend, Sicht klärend.
Anwendungen: Kopfschmerzen, Schmerzen der Augen.
Akupunktur-Technik: Senkrecht 0,3–0,5 PZ einstechen.
Tuina-Manipulationen: Kompression.
Selbst-Tuina mit dem Gecko-Ball: Wie oben.

G 20 (Fengchi – Stagnum venti – Teich des Windes)

Lage: Im Nacken unmittelbar auf der Haargrenze zwischen den Muskelansätzen des Musculus trapezius und des M. sternocleidomastoidus (Abb. 2.19).[1]
Wirkung: Ventus zerstreuend, Gehör und Sicht klärend.
Anwendungen: Kopfschmerzen, Schwindel, Verspannung der Nackenmuskulatur, Erkältung.
Akupunktur-Technik: Senkrecht in Richtung Nasenspitze 0,5 – 1 PZ einstechen.
Moxibustion oder Energiespender: 5 – 10 Minuten.
Tuina-Manipulationen: Kompression.
Selbst-Tuina mit dem Gecko-Ball: Auf dem Rücken liegen, einen Ball zwischen den Punkt und den Boden platzieren und mit dem Kopfgewicht gegen den Boden drücken oder mit der Hand drücken und schieben.
Auf der Seite liegen oder sitzen. Rollen mit der Hand, drücken und schieben.

[1] Vgl. Wühr, Quintessenz der Chinesischen Akupunktur und Moxibution, Deutsche Ausgabe, S. 255

Dü 19 (Tinggong – Conclave auditus – Palast des Gehörs)

Lage: Vor dem Ohr in der Vertiefung, die sich zwischen Tragus und Kiefergelenk bildet, wenn der Mund geöffnet ist (Abb. 2.20).

Wirkung: Gehörstörungen aller Art behebend.

Anwendungen: Tinnitus, Schwerhörigkeit.

Akupunktur-Technik: Senkrecht 1 – 1,5 PZ einstechen.

Moxibustion oder Energiespender: 3 – 5 Minuten.

Tuina-Manipulationen: Kompression.

Selbst-Tuina mit dem Gecko-Ball: Wie oben.

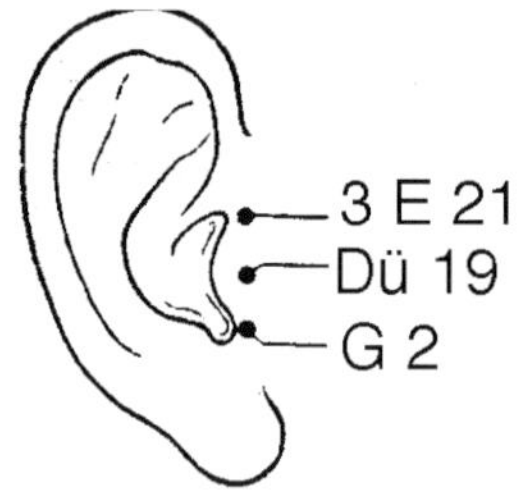

Abb.2.20

3E 21 (Ermen – Porta auris – Pforte des Ohres)

Lage: Bei offenem Mund in einer Vertiefung tastbar, in Höhe der Obergrenze des Tragus (Abb. 2.20).

Wirkung: Die Netzbahnen durchgängig machend, Gehör klärend.

Anwendungen: Tinnitus, Taubheit, Zahnschmerzen.

Moxibustion oder Energiespender: 3 – 5 Minuten.

Akupunktur-Technik: Senkrecht 0,5 – 1 PZ einstechen.

Tuina-Manipulationen: Kompression.

Selbst-Tuina mit dem Gecko-Ball: Wie oben.

G 2 (Tinghui – Conventus auditus – Versammlungspunkt für das Gehör)

Lage: Bei geöffnetem Mund im Grübchen vor und unter dem Tragus (Abb. 2.20).

Wirkung: Ventus zerstreuend, das Qi in das Gehör fließen lassend.

Anwendungen: Ohrensausen, Zahnschmerzen.

Moxibustion oder Energiespender: 3 – 5 Minuten.

Akupunktur-Technik: Senkrecht 0,5 – 1 PZ einstechen.

Tuina-Manipulationen: Kompression.

Selbst-Tuina mit dem Gecko-Ball: Wie oben.

3 E 16 (Tianyou – Apertura caeli – Öffnung des Himmels)

Lage: Auf der hinteren Grenze des M. sternocleidomastoideus in Höhe des Kieferwinkels (Abb. 2.21).

Wirkung: Das Qi regulierend, die Sinnesöffnungen freimachend.

Anwendungen: Kopfschmerzen, Taubheit, Gesichtsschwellunge, Genickstarre.

Akupunktur-Technik: Senkrecht nach oben 0,5 – 1 PZ einstechen.

Moxibustion oder Energiespender: 3 – 5 Minuten.

Tuina-Manipulationen: Kompression, Pression.

Di 18 (Futu – Foramen aquaticum – Unterstützer der Vorwölbung)

Lage: 3 PZ seitlich des Kehlkopfknorpels, zwischen dem sternalen und klavikulären Kopf des M. sternocleidomastoideus (Abb. 2.21).

Wirkung: Das Qi regulierend und in Bewegung bringend.

Anwendungen: Heiserkeit, Stimmverlust, Struma.

Akupunktur-Technik: Schräge 0,3 – 0,8 PZ einstechen.

Moxibustion oder Energiespender: 5 – 10 Minuten.

Tuina-Manipulationen: Kompression, Pression.

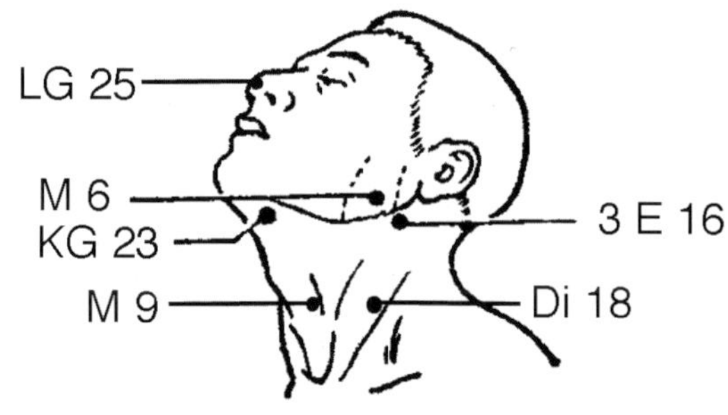

Abb.2.21

LG 25 (Suliao – Rex faciei – Der König des Gesichts)

Lage: An der Nasenspitze (Abb. 2.21).

Wirkung: Das Qi regulierend, die Nase freimachend.

Anwendungen: Verstopfung der Nase, Nasenbluten.

Akupunktur-Technik: Senkrecht 0,3–0,5 PZ einstechen.

Tuina-Manipulationen: Kompression.

KG 23 (Lianquan – Fons in angustiis – Quelle in den Engen)

Lage: In einem Grübchen über dem Adamsapfel (Abb. 2.21).

Wirkung: Das o. Lunge Qi regulierend, Calor kühlend, die Sinnesöffnungen freimachend.

Anwendungen: Stimmverlust, Schwellunge unter der Zunge, Schluckbeschwerden.

Akupunktur-Technik: Senkrecht nach oben 1 – 1,5 PZ einstechen.

Tuina-Manipulationen: Kompression, Pression.

M 6 (Yache – Mandibula – Maxilla)

Lage: Wenig vor und oberhalb des Mundwinkels (Abb. 2.21).

Wirkung: Die Netzbahnen durchgängig machend, Kiefersperre behebend, Ventus lösend.

Anwendungen: Zahnschmerzen, Speichelfluss, Hemiplegie, Fazialisparese.

Akupunktur-Technik: Schräg in Richtung auf M 4 0,5 – 1 PZ einstechen.

Moxibustion oder Energiespender: 5 – 10 Minuten.

Tuina-Manipulationen: Striktion, Pression, Kompression.

Selbst-Tuina mit dem Gecko-Ball: 1. Auf der Seite liegen. Einen Ball zwischen den Punkt und den Boden platzieren und mit dem Kopfgewicht gegen den Boden drücken. 2. Rollen mit der Hand, drücken und schieben.

M 9 (Renying – Accipiens hominum – Dem Menschen willkommen)

Lage: An der Seite des Adamsapfels hinter der Halsschlagader (Abb. 2.21).

Wirkung: Hals und Kehle freimachend.

Anwendungen: Trockene Kehle, Heiserkeit, Schluckstörungen.

Akupunktur-Technik: Schräg oder Senkrecht 0,5 – 1 PZ einstechen.

Tuina-Manipulationen: Striktion, Pression, Kompression.

Die Foramina an Nacken und Rücken

B 11 (Dashu – Radius magnus – Großes Weberschiffchen)

Lage: 1,5 PZ lateral des Dornfortsatzes des 1. Brustwirbels (Abb. 2.22).

Wirkung: Calor kühlend, Ventus zerstreuend.

Anwendungen: Fieber, Kopfschmerzen, Husten.

Akupunktur-Technik: Senkrecht 0,5 – 0,8 PZ einstechen.

Moxibustion oder Energiespender: 5 – 15 Minuten.

Tuina-Manipulationen: Kompression, Pression, Rudikulation.

Selbst-Tuina mit dem Gecko-Ball: 1. Rollen am Rücken. 2. Klopfen durch Hin- und Herschwingen des Oberkörpers.

B 12 (Fengmen – Porta ventorum – Pforte der Winde)

Lage: 1,5 PZ lateral des Dornfortsatzes des 2. Brustwirbels (Abb. 2.22).

Wirkung: Die Netzbahnen freimachend, das Qi harmonisierend, Ventus zerstreuend.

Anwendungen: Genickstarre, Keuchatmung, Husten, Fieber, Kopfschmerzen.

Akupunktur-Technik: Senkrecht 0,5–0,8 PZ einstechen.

Moxibustion oder Energiespender: Wie oben.

Tuina-Manipulationen: Wie oben.

Selbst-Tuina mit dem Gecko-Ball: Wie oben.

B 13 (Feishu – Inductorium pulmonale – Lungen-Einflusspunkt)

Lage: 1,5 PZ lateral des Dornfortsatzes des 3. Brustwirbels (Abb. 2.22).

Wirkung: Die oo. Lunge und Nieren harmonisierend, das Qi stützend.

Anwendungen: Husten, Atembeklemmung, Druck auf der Brust, reichlicher Auswurf von Schleim.

Akupunktur-Technik: Wie oben.

Moxibustion oder Energiespender: Wie oben.

Tuina-Manipulationen: Wie oben.

Selbst-Tuina mit dem Gecko-Ball: Wie oben.

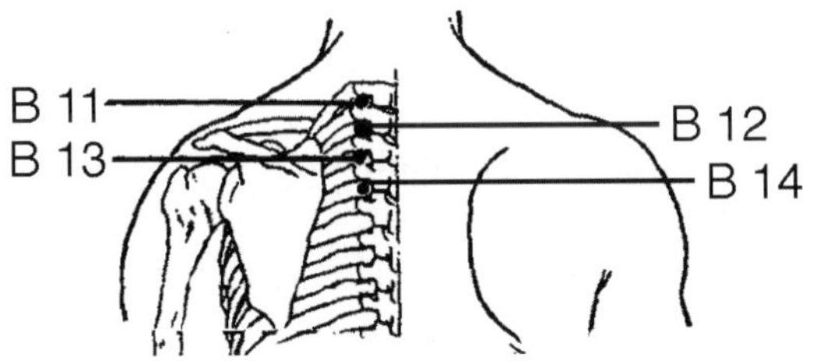

Abb.2.22

B 14 (Jueyinshu – Inductorium yin flectentis – Perikard-Sexus-Einflusspunkt)

Lage: 1,5 PZ lateral des Dornfortsatzes des 4. Brustwirbels (Abb. 2.22).

Wirkung: Das Qi und Xue regulierend und harmonisierend.

Anwendungen: Fieber, Reizbarkeit, Herzklopfen.

Akupunktur-Technik: Wie oben.

Moxibustion oder Energiespender: Wie oben.

Tuina-Manipulationen: Wie oben.

Selbst-Tuina mit dem Gecko-Ball: Wie oben.

B 15 (Xinshu – Inductorium cardiale – Herz-Einflußpunkt)

Lage: 1,5 PZ lateral des Dornfortsatzes des 5. Brustwirbels (Abb. 2.23).

Wirkung: Den o. Herz stabilisierend, das Qi und Xue regulierend und harmonisierend.

Anwendungen: Unruhe und Nervosität, Beklemmungsgefühl in der Brust, Schlaflosigkeit, Herzklopfen.

Akupunktur-Technik: Wie oben.

Moxibustion oder Energiespender: Wie oben.

Tuina-Manipulationen: Wie oben.

Selbst-Tuina mit dem Gecko-Ball: Wie oben.

B 17 (Geshu – Inductorium diaphragmatis – Zwerchfell-Einflusspunkt)

Lage: 1,5 PZ lateral des Dornfortsatzes des 7. Brustwirbels (Abb. 2.23).

Wirkung: Das Xue regulierend und harmonisierend.

Anwendungen: Fieber am Nachmittag, Nachtschweiß, spontanes Schwitzen, Anämie, Urticaria.

Akupunktur-Technik: Wie oben.

Moxibustion oder Energiespender: Wie oben.

Tuina-Manipulationen: Wie oben.

Selbst-Tuina mit dem Gecko-Ball: Wie oben.

Bemerkung: Dies ist einer der acht Zusammenkunftspunkte, die das Xue kontrolliert.

B 18 (Ganshu – Inductorium hepaticum – Leber-Einflusspunkt)

Lage: 1,5 PZ lateral des Dornfortsatzes des 9. Brustwirbels (Abb. 2.23).

Wirkung: Den o. Leber regulierend, das Qi und Xue harmonisierend.

Anwendungen: Schmerzen in Brust und Flanken, Sehstörungen, Gelbsucht.

Akupunktur-Technik: Wie oben.

Moxibustion oder Energiespender: Wie oben.

Tuina-Manipulationen: Wie oben.

Selbst-Tuina mit dem Gecko-Ball: Wie oben.

B 19 (Danshu – Inductorium felleum – Gallen-Einflusspunkt)

Lage: 1,5 PZ lateral des Dornfortsatzes des 10. Brustwirbels (Abb. 2.23).

Wirkung: Den o. Galle regulierend, das Qi harmonisierend.

Anwendungen: Schmerzen in Brust und Flanken, bitterer Mundgeschmack, Gelbsucht

Akupunktur-Technik: Wie oben.

Moxibustion oder Energiespender: Wie oben.

Tuina-Manipulationen: Wie oben.

Selbst-Tuina mit dem Gecko-Ball: Wie oben.

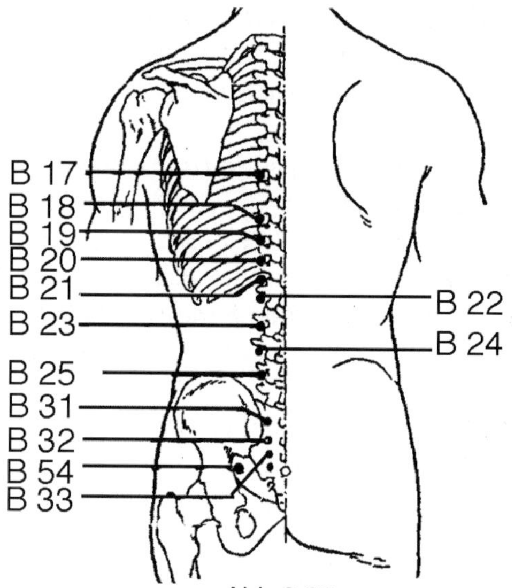

Abb.2.23

B 20 (Pishu – Inductorium lienale – Milz-Einflusspunkt)

Lage: 1,5 PZ lateral des Dornfortsatzes des 11. Brustwirbels (Abb. 2.23).

Wirkung: Den o. Milz regulierend, das Xue stützend.

Anwendungen: Verspannungen im Bauch, Erbrechen, Durchfall.

Akupunktur-Technik: Wie oben.

Moxibustion oder Energiespender: Wie oben.

Tuina-Manipulationen: Wie oben.

Selbst-Tuina mit dem Gecko-Ball: Wie oben.

B 21 (Weishu – Inductorium stomachi – Magen-Einflusspunkt)

Lage: 1,5 PZ lateral des Dornfortsatzes des 12. Brustwirbels (Abb. 2.23).

Wirkung: Den o. Magen regulierend und harmonisierend, Humor umwandelnd.

Anwendungen: Schmerzen, Druckgefühl in der Magengegend, Blähungen, Schmerzen im Rücken, Verdauungsstörungen.

Akupunktur-Technik: Wie oben.

Moxibustion oder Energiespender: Wie oben.

Tuina-Manipulationen: Wie oben.

Selbst-Tuina mit dem Gecko-Ball: Wie oben.

B 22 (Sanjiaoshu – Inductorium tricalorii – 3-Erwärmer-Einflusspunkt)

Lage: 1,5 PZ lateral des Zwischenraums zwischen 1. und 2. Lendenwirbel (Abb. 2.23).

Wirkung: Die Dynamik des Qi anfachend, den Säftehaushalt regulierend.

Anwendungen: Blähungen, Erbrechen, Rückenverspannung, Verdauungsstörungen.

Akupunktur-Technik: Wie oben.

Moxibustion oder Energiespender: Wie oben.

Tuina-Manipulationen: Wie oben.

Selbst-Tuina mit dem Gecko-Ball: Wie oben.

B 23 (Shenshu – Inductorium renale – Nieren-Einflusspunkt)

Lage: 1,5 PZ lateral des Dornfortsatzes des 2. Lendenwirbels (Abb. 2.23).

Wirkung: Den o. Nieren stützend und harmonisierend, die Lenden kräftigend.

Anwendungen: Rückenschmerzen, Impotenz, Schwächung der Knie, Tinnitus, Taubstummheit, Menstruationsstörungen.

Akupunktur-Technik: Senkrecht 0,5 – 1 PZ einstechen.

Moxibustion oder Energiespender: 10 – 20 Minuten.

Tuina-Manipulationen: Wie oben.

Selbst-Tuina mit dem Gecko-Ball: Wie oben.

B 24 (Qihaishu – Inductorium maris qi – Einflusspunkt des Meeres des Qi)

Lage: 1,5 PZ lateral des Dornfortsatzes des 3. Lendenwirbels (Abb. 2.23).

Wirkung: Das Qi stützend und harmonisierend, die Lenden und Knie kräftigend.

Anwendungen: Rückenschmerzen, Hämorrhoiden, Dysmenorrhöe, Schwächung der Knie, Tinnitus, Taubstummheit, Menstruationsstörungen.

Akupunktur-Technik: Senkrecht 0,8–1,2 PZ einstechen.

Moxibustion oder Energiespender: Wie oben.

Tuina-Manipulationen: Wie oben.

Selbst-Tuina mit dem Gecko-Ball: Wie oben.

B 25 (Dachanshu – Inductorium intestini crassi – Dickdarm-Einflusspunkt)

Lage: Unter dem 4. Lendenwirbel, 1,5 PZ lateral (Abb. 2.23).

Wirkung: Die oo. Magen und Dickdarm regulierend und somit die Nahrungsassimilation verbessernd.

Anwendungen: Bauchschmerzen, Verstopfung, Durchfall, Schmerzen im unteren Rücken.

Akupunktur-Technik: Senkrecht 0,8–1,2 PZ einstechen.

Moxibustion oder Energiespender: Wie oben.

Tuina-Manipulationen: Wie oben.

Selbst-Tuina mit dem Gecko-Ball: Wie oben.

B 31 (Shangjiao – Cella superior – Oberes Kellerloch)

Lage: In der Höhe des 1. Foramen sacrale in der entsprechenden Vertiefung (Abb. 2.23).

Wirkung: Das Qi in die oo. Nieren und Blasen absenkend.

Anwendungen: Miktionsstörungen aller Art, Kreuzbeinschmerzen, Bettnässen, Retention von Urin.

Akupunktur-Technik: Senkrecht 1 – 1,5 PZ einstechen.

Moxibustion oder Energiespender: Wie oben.

Tuina-Manipulationen: Wie oben.

Selbst-Tuina mit dem Gecko-Ball: Wie oben.

B 32 (Cijiao – Cella secunda – Nächstfolgendes Kellerloch)

Lage: In der Höhe des 2. Foramen sacrale in der entsprechenden Vertiefung (Abb. 2.23).

Wirkung: Calor humidus aus dem unteren Calorium ableitend.

Anwendungen: Miktionsstörungen aller Art, Kreuzbeinschmerzen, unregelmäßige Menstruation.

Akupunktur-Technik: Senkrecht 1 – 1,5 PZ einstechen.

Moxibustion oder Energiespender: Wie oben.

Tuina-Manipulationen: Wie oben.

Selbst-Tuina mit dem Gecko-Ball: Wie oben.

B 33 (Zhongjiao – Cella media – Mittleres Kellerloch)

Lage: In der Höhe des 3. Foramen sacrale in der entsprechenden Vertiefung (Abb. 2.23).

Wirkung: Qi und Xue im unteren Calorium harmonisierend, Calor kühlend.

Anwendungen: Miktionsstörungen aller Art, Kreuzbeinschmerzen, unregelmäßige Menstruation.

Akupunktur-Technik: Senkrecht 1 – 1,5 PZ einstechen.

Moxibustion oder Energiespender: Wie oben.

Tuina-Manipulationen: Wie oben.

Selbst-Tuina mit dem Gecko-Ball: Wie oben.

B 54 (Zhibian – Margo subsequens – Der nachfolgende Rand)

Lage: In der Höhe des 4. Foramen sacrale, im lateralen Abstand von ca. 3 PZ von der Rückenmittellinie (Abb. 2.23).

Wirkung: Humor und Calor im unteren Calorium korrigierend.

Anwendungen: Schmerzen im Steißbein,

Miktionsstörungen aller Art, Hämorrhoiden.
Akupunktur-Technik: Senkrecht 1 – 1,5 PZ einstechen.
Moxibustion oder Energiespender: Wie oben.
Tuina-Manipulationen: Wie oben.
Selbst-Tuina mit dem Gecko-Ball: Wie oben.

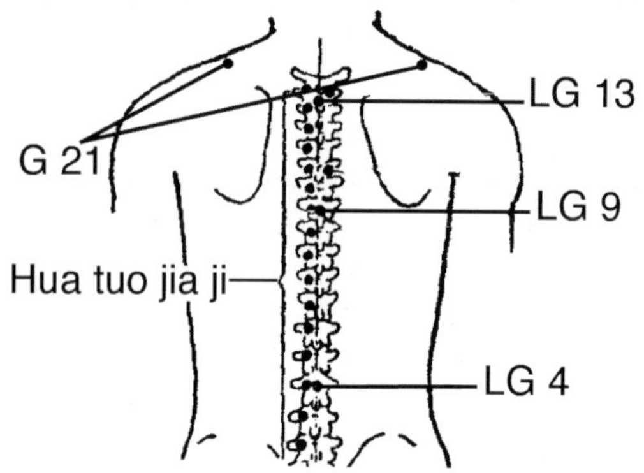

Abb.2.24

LG 13 (Taodao – Via figulina – Weg der Töpfer)

Lage: Das Foramen befindet sich unterhalb des Dornfortsatzes des 1. Brustwirbels (Abb. 2.24).
Wirkung: Das Qi der Mitte stützend, Calor humidus ausleitend.
Anwendungen: Fieber mit Schüttelfrost, Kopfschmerzen, Nackenschmerzen.
Akupunktur-Technik: Schräg nach oben 0,5 – 1,5 PZ einstechen.
Moxibustion oder Energiespender: 5 – 15 Minuten.
Tuina-Manipulationen: Kompression, Pression, Rudikulation.

LG 9 (Zhiyang – Yang supremum – Äußeres Yang)

Lage: Das Foramen befindet sich in der Vertiefung unterhalb des Dornfortsatzes des 7. Brustwirbels (Abb. 2.24).
Wirkung: Das Qi der Mitte durchgängig machend, Humor ausleitend, Calor kühlend.
Anwendungen: Gelbsucht, Husten, Schmerzen in der Brust.
Akupunktur-Technik: Schräg nach oben 0,5 – 1 PZ einstechen.
Moxibustion oder Energiespender: Wie oben.
Tuina-Manipulationen: Wie oben.

Huatuojiaji (Foramina iuxta spinam – Zu beiden Seiten der Wirbelsäule)

Lage: Dies ist eine Gruppe von Foramina, welche 0,5 PZ neben der äußeren Grenze eines jeden Processus spinosus vom 1. Brustwirbel bis zum 5. Lendenwirbel liegen. (Abb. 2.24).
Wirkung: Leitbahnen der Blase und der Steuerung (Dumo) durchgängig machend.
Anwendungen: Vergleichbar den Indikationen der Shu-Rücken-Foramina von B 11 bis B 28, Störungen des Bewegungsapparates der Wirbelsäule.
Akupunktur-Technik: Senkrecht 0,5 – 1 PZ einstechen.
Moxibustion oder Energiespender: Wie oben.
Tuina-Manipulationen: Wie oben.

LG 4 (Minmen – Porta fortunae – Pforte des Lebensloses)

Lage: Das Foramen befindet sich zwischen den Dornfortsätzen des 2. und 3. Lendenwirbels (Abb. 2.24).
Wirkung: Den Dumai durchgängig machend.
Anwendungen: Impotenz, Rückenschmerzen.
Akupunktur-Technik: Schräg nach oben 0,5 – 1 PZ einstechen.
Moxibustion oder Energiespender: Wie oben.
Tuina-Manipulationen: Wie oben.

G 21 (Jiajing – Puteus alae – Brunnen der Schulter)

Lage: In der Vertiefung am höchsten Punkt der Schulter (Abb. 2.24).
Wirkung: Das Qi und Xue bewegend, Ventus zerstreuend, die Extima öffnend.
Anwendungen: Verspannung der Nackenmuskulatur, Schmerzen im Schultergürtel und im Rücken, Arbeitsunlust.
Akupunktur-Technik: Senkrecht 0,5 – 0,8 PZ einstechen.
Moxibustion oder Energiespender: 5 – 15 Minuten.
Tuina-Manipulationen: Kompression, Pression, Rudikulation.
Selbst-Tuina mit dem Gecko-Ball: 1. Rollen am Schultergürtel. 2. Diagonales Klopfen.
Bemerkung: Nadelung ist während der Schwangerschaft kontraindiziert.

B 26 (Guanyuanshu – Inductorium primae clusarum – Einflusspunkt des ersten Passtores)

Lage: Unter dem 5. Lendenwirbel, 1,5 PZ lateral (Abb. 2.25).
Wirkung: Das Qi stützend, Lenden und Knie kräftigend.

Anwendungen: Rückenschmerzen, Diarrhöe, erschwerte Miktion.
Akupunktur-Technik: Senkrecht 0,8 – 1.2 PZ einstechen.
Moxibustion oder Energiespender: Wie oben.
Tuina-Manipulationen: Wie oben.
Selbst-Tuina mit dem Gecko-Ball: Wie oben.

B 27 (Xiaochangshu – Inductorium intestini tenuis – Dünndarm-Einflusspunkt)

Lage: 1,5 PZ seitlich des 1. Sakralwirbels (Abb. 2.25).
Wirkung: Die oo. Blase und Dünndarm regulierend und harmonisierend, Calor kühlend, Humor ausleitend.
Anwendungen: Verspannungen im Unterbauch, Verstopfung, Durchfall, Schmerzen im unteren Rücken.
Akupunktur-Technik: Wie oben.
Moxibustion oder Energiespender: Wie oben.
Tuina-Manipulationen: Wie oben.
Selbst-Tuina mit dem Gecko-Ball: Wie oben.

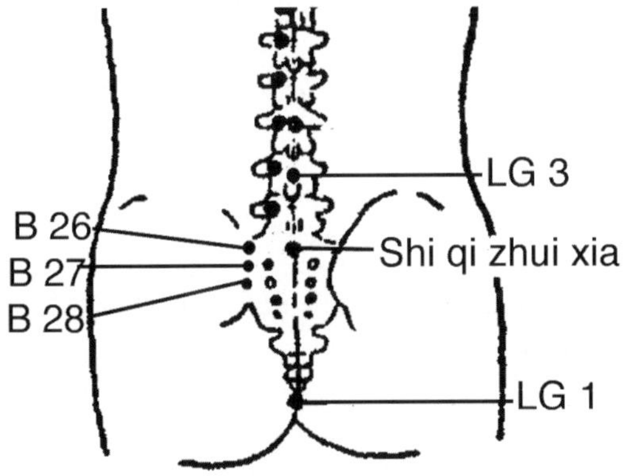

Abb.2.25

B 28 (Bangguangshu – Inductorium vesicale – Einflusspunkt des o. Blase)

Lage: 1,5 PZ seitlich des 2. Sakralwirbels (Abb. 2.25).
Wirkung: Den o. Blase regulierend und kräftigend, den Rücken freimachend.
Anwendungen: Bettnässen, Dysenterie, Verspannungen im Unterbauch, Schmerzen im unteren Rücken.
Akupunktur-Technik: Wie oben.
Moxibustion oder Energiespender: Wie oben.
Tuina-Manipulationen: Wie oben.
Selbst-Tuina mit den Gecko-Ball: Wie

LG 1 (Zhangqiang – Incrementum et vigor – Wachstum und Stärke)

Lage: Das Foramen befindet sich in der Mitte zwischen der Spitze des Steißbeines und des Anus (Abb. 2.25).
Wirkung: Die oo. Leber und Nieren stützend, Qi und Xue mehrend.
Anwendungen: Hämorrhoiden, Vorfall des Rektums.
Akupunktur-Technik: Senkrecht 0,8 – 1,2 PZ einstechen.
Moxibustion oder Energiespender: 5 – 15 Minuten.
Tuina-Manipulationen: Kompression, Pression.
Selbst-Tuina mit dem Gecko-Ball: Sitzende Position. Drücken!
Bemerkung: Luo-Anknüpfungspunkt.

LG 3 (Yaoyangguan – Clusa yang regentis – Das Yang Passtor der Lenden)

Lage: Das Foramen befindet sich zwischen den Dornfortsätzen der 4. und 5. Lendenwirbel (Abb. 2.25).
Wirkung: Depletion in der Lendenregion kompensierend.
Anwendungen: Unregelmäßige Menstruation, Rückenschmerzen, Impotenz.
Akupunktur-Technik: Schräg nach oben 0,5 – 1 PZ einstechen.
Moxibustion oder Energiespender: Wie oben.
Tuina-Manipulationen: Wie oben.

Shiqizhuixia (Vertex XVII – 17. Wirbelkörper)

Lage: Das Foramen befindet sich unterhalb des Processus spinosus des 5. LWK (Abb. 2.25).
Wirkung: Das Qi in den oo. Nieren und Blase stützend.
Anwendungen: Schmerzen im Steißbein, Hämorrhoiden, Uterusblutungen.
Akupunktur-Technik: Senkrecht 1,5 – 2 PZ einstechen.
Moxibustion oder Energiespender: Wie oben.
Tuina-Manipulationen: Wie oben.
Selbst-Tuina mit dem Gecko-Ball: Wie oben.

Dü 13 (Quyuan – Murus curvus – Gekrümmte Mauer)

Lage: Das Foramen liegt am medialen Ende der Fossa supraspinata, in der Mitte zwischen Dü 10 und Processus spinosus des 2. BWK (Abb. 2.26).

Wirkung: Calor kühlend, Ventus ausleitend.

Anwendungen: Schmerzen in der Schulter, Steifheit, Verspannung der Nackenmuskulatur.

Akupunktur-Technik: Senkrecht 0,5 – 1 PZ einstechen.

Moxibustion oder Energiespender: 5 – 15 Minuten.

Tuina-Manipulationen: Kompression, Pression, Rudikulation, Frikation.

Selbst-Tuina mit dem Gecko-Ball: 1. Die Bälle werden in der Mitte des Schulterblattes platziert und dann durch den Druck des Körpergewichts gegen die Wand hin und her gerollt.

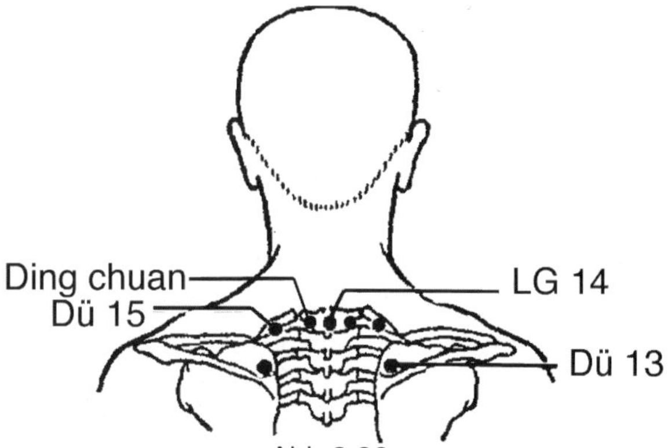

Abb.2.26

LG 14 (Dazhui – Omnium defatigatiomum – Punkt aller Strapazen)

Lage: Das Foramen befindet sich in der Vertiefung unterhalb des Dornfortsatzes des 7. Halswirbels (Abb. 2.26).

Wirkung: Calor kühlend, Ardor absenkend, die Extima offen haltend..

Anwendungen: Fieber, Erkältung, Verlegen der Halswirbelsäule, Schweißausbrüche während des Schlafes.

Akupunktur-Technik: Schräg nach oben 0,5 – 1 PZ einstechen.

Moxibustion oder Energiespender: 5 – 15 Minuten.

Tuina-Manipulationen: Kompression, Pression, Rudikulation.

Dingchuan (Stabilens anheltium –Asthmaerleichterung)

Lage: Das Foramen befindet sich 0,5 PZ lateral von LG 14 (Abb. 2.26).

Wirkung: Das überaktive Qi absenkend, Keuchen behebend.

Anwendungen: Asthma, Keuchhusten.

Akupunktur-Technik: Schräg nach oben 0,5 – 1 PZ einstechen.

Tuina-Manipulationen: Kompression, Pression, Rudikulation.

Dü 15 (Jianzhongshu – Inductorium medium alae – Mittlerer Einflusspunkt der Schulter)

Lage: Das Foramen befindet sich 2 PZ seitlich des Processus spinosus des 7. HWK (Abb. 2.26).

Wirkung: Ventischen Humor zerstreuend, Pituita ausleitend.

Anwendungen: Husten, Asthma, diffuse Schmerzen im Schulter- und Rückenbereich, Steifigkeit, Verspannung der Nackenmuskulatur.

Akupunktur-Technik: Senkrecht 0,5–0,8 PZ einstechen.

Moxibustion oder Energiespender: 5 – 15 Minuten.

Tuina-Manipulationen: Kompression, Pression, Rudikulation, Frikation.

Selbst-Tuina mit dem Gecko-Ball: 1. Die Bälle werden an den Punkt platziert und dann durch den Druck des Körpergewichts gegen die Wand hin und her gerollt. 2. Diagonales Klopfen. 3. Die Methode des Schiebens.

Die Foramina an den unteren Extremitäten

G 29 (Juliao – Cella habitationis – Wohn-Kellerloch)

Lage: In der Mitte einer Verbindungslinie zwischen dem oberen vorderen Kreuzbein und dem Trochanter major (Abb. 2.27).

Wirkung: Die Netzbahnen durchgängig machend, Algor

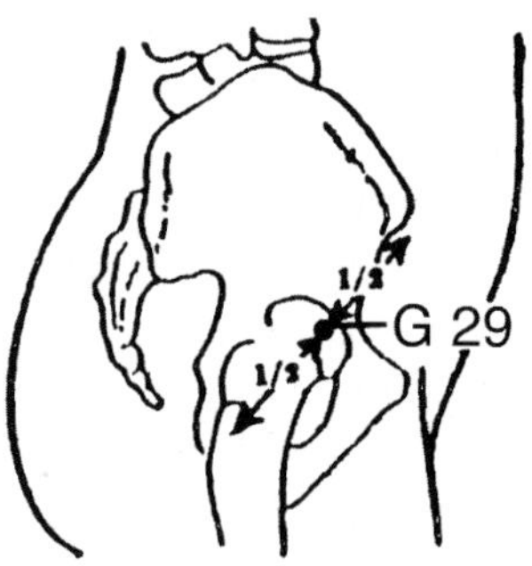

Abb.2.27

zerstreuend.
Anwendungen: Schmerzen im unteren Rücken und Hüftgelenk.
Akupunktur-Technik: Senkrecht 1 – 1,5 PZ einstechen.
Moxibustion oder Energiespender: 5 – 15 Minuten.
Tuina-Manipulationen: Perpression, Perkussion, Rudikulation.
Selbst-Tuina mit dem Gecko-Ball: 1. Rollen am Rücken und am Gesäß. 2. Klopfen mit gleichzeitiger Hüftbewegung. 3. Die Methode des Schiebens.

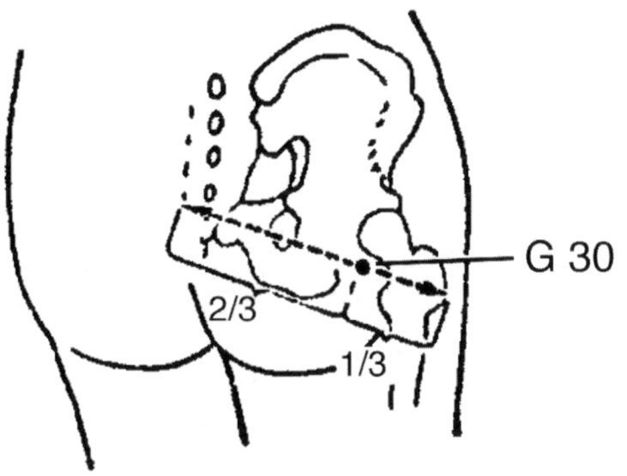

Abb.2.28

G 30 (Huantiao – Cardo femoralis – Angelpunkt des Femurs.)

Lage: Am 1. Drittel der Entfernung nach hinten zwischen dem Trochanter major und dem unteren Ende des Kreuzbeins (Abb. 2.28).
Wirkung: Die Leitbahnen an den unteren Extremitäten freimachend, Algor venti ausleitend.
Anwendungen: Schmerzen im Hüftgelenk und in den unteren Extremitäten.
Akupunktur-Technik: Senkrecht 2 – 3 PZ einstechen.
Moxibustion oder Energiespender: 15 – 30 Minuten.
Tuina-Manipulationen: Perpression, Perkussion, Rudikulation.
Selbst-Tuina mit dem Gecko-Ball: 1. Hüftmuskeldehnung liegend. 2. Klopfen mit gleichzeitiger Hüftbewegung. 3. Rollen am Rücken und am Gesäß. 4. Die Methode des Schiebens.

G 31 (Fengshi – Forum ventorum – Marktplatz der Winde)

Lage: Das Foramen liegt an der Außenseite des Oberschenkels, 7 PZ oberhalb der Kniegelenksfalte (Abb. 2.29).
Wirkungen: Algor venti zerstreuend, Lähmungen lösend.
Anwendungen: Schmerzen an der Außenseite des Oberschenkels.
Akupunktur-Technik: Senkrecht 1 – 2 PZ einstechen.
Moxibustion oder Energiespender: 5 – 15 Minuten.
Tuina-Manipulationen: Rudikulation, Perfrikation.
Selbst-Tuina mit dem Gecko-Ball: 1. Klopfen mit gleichzeitiger Hüftbewegung. 2. Rollen an der Außenseite des Oberschenkels.

G 33 (Xiyangguan – Clusa yang fellea – Yang-Passtor des Knies)

Lage: Wenn das Knie gebeugt ist, liegt das Foramen in einer Vertiefung zwischen dem Femur und den Sehnen des M. biceps femoris (Abb. 2.29).
Wirkungen: Die Leitbahnen freimachend, Algor venti zerstreuend.
Anwendungen: Schmerzen an der Außenseite des Kniegelenks, Paresen des Beines.
Akupunktur-Technik: Senkrecht 1 – 1,5 PZ einstechen.
Tuina-Manipulationen: Rudikulation, Perfrikation.
Selbst-Tuina mit dem Gecko-Ball: Rollen an der Außenseite des Oberschenkels.

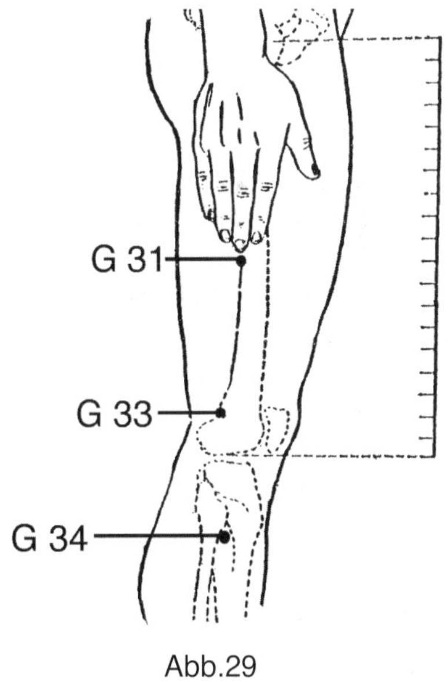

Abb.29

G 34 (Yanglingquan – Fons tumuli yang – Quelle am sonnenbeschienenen Grabhügel)

Lage: Der Foramen liegt in einer Vertiefung vor dem Kopf der Fibula (Abb. 2.29).[1]
Wirkungen: Algor-, Humor- u. Ventus–Heteropathien eliminierend, Muskeln und Sehnen festigend.
Anwendungen: Schmerzen im Kniegelenk.
Akupunktur-Technik: Senkrecht 0,5–0,8 PZ einstechen.

[1] Vgl. Hempen, dtv-Atlas zur Akupunktur, S. 217

Moxibustion oder Energiespender: 5 – 15 Minuten.
Tuina-Manipulationen: Rudikulation, Perfrikation.
Selbst-Tuina mit dem Gecko-Ball: 1. Rollen an der Außenseite des Knies.
Bemerkung: He-Vereinigungspunkt, einer der acht Zusammenkunftspunkte, welche die Sehnen beherrschen.

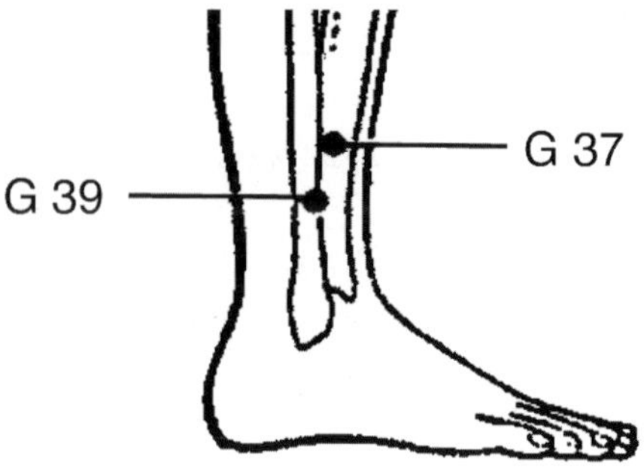

Abb.2.30

G 37 (Guangming – Lumen ac splendor – Glanz und Licht)

Lage: Der Foramen liegt am Vorderrand der Fibula, 5 PZ oberhalb des Malleolus externus (Abb. 2.30).
Wirkungen: Das Qi im o. Leber stützend, die Sicht klärend.
Anwendungen: Ophthalmologische Befunde wie Nachtblindheit, Jucken und Stiche im Auge, Schwächegefühl im Unterschenkel.
Akupunktur-Technik: Senkrecht 1 – 2 PZ einstechen.
Moxibustion oder Energiespender: 5 – 20 Minuten.
Tuina-Manipulationen: Rudikulation, Perfrikation.
Selbst-Tuina mit dem Gecko-Ball: 1. Die Position der Katze. 2. Klopfen mit hochgezogenen Knien.
Bemerkung: Luo-Anknüpfungspunkt

G 39 (Xuanzhong – Campana suspensa – Die herabhängende Glocke)

Lage: Der Foramen liegt 3 PZ oberhalb des Malleolus externus (Abb. 2.30). [1]
Wirkungen: Pituita umwandelnd, Humor ausleitend, das Qi im oberen Calorium entfaltend.
Anwendungen: Spannungsschmerzen in der Brust, Beriberi, Unterschenkelschmerzen.
Akupunktur-Technik: Senkrecht 1 – 1,5 PZ einstechen.
Moxibustion oder Energiespender: 5 – 15 Minuten.
Tuina-Manipulationen: Pression, Rudikulation, Perfrikation.
Selbst-Tuina mit dem Gecko-Ball: 1. Die Position der Katze. 2. Klopfen mit hochgezogenen Knien.
Bemerkung: G 39 ist einer der acht Zusammenkunftspunkte, die das Mark beherrschen.

B 36 (Chengfu – Rima carnis – Spalte des Fleisches)

Lage: In der Mitte der Glutealfalte (Abb. 2.31).
Wirkung: Ventus austreibend, Depletion des o. Nieren kompensierend.
Anwendungen: Hämorrhoiden, Ischialgie, Obstipation.
Akupunktur-Technik: Senkrecht 1 – 2 PZ einstechen.
Moxibustion oder Energiespender: 5 – 10 Minuten.
Tuina-Manipulationen: Perpression, Rudikulation.
Selbst-Tuina mit dem Gecko-Ball: Klopfen.

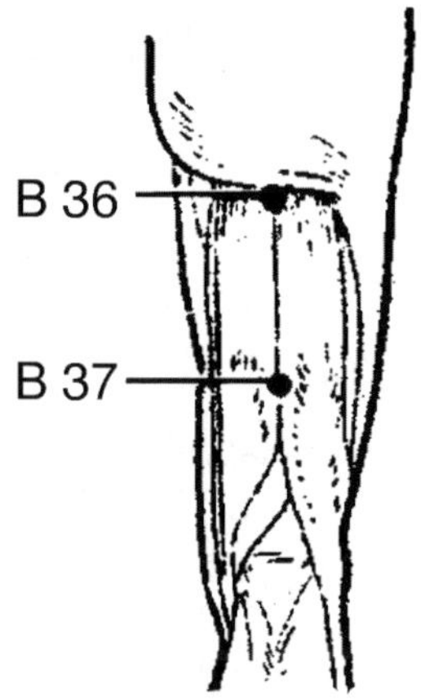

Abb.2.31

B 37 (Yinmen – Porta femoris – Pforte des Femurs)

Lage: 6 PZ unterhalb des Foramen B 36, auf der Verbindungslinie zwischen B 36 und B 40 (Abb. 2.31).
Wirkung: Ventus austreibend, Humor umwandelnd.
Anwendungen: Rückenschmerzen, Ischialgie.
Akupunktur-Technik: Senkrecht 1 – 2 PZ einstechen.
Moxibustion oder Energiespender: 5 – 10 Minuten.
Tuina-Manipulationen: Perpression, Rudikulation.
Selbst-Tuina mit dem Gecko-Ball: Klopfen

B 40 (Weizhong – Medium lacunae – Mitte des Staugewässers)

Lage: In der Mitte der Kniekehle (Abb. 2.32).
Wirkung: Die oo. Niere und Blase stützend, Lenden und Knie stärkend.
Anwendungen: Schmerzhaftigkeit der Lenden und Beine, Bewegungsunfähigkeit des Kniegelenks.
Akupunktur-Technik: Senkrecht 1 – 1,5 PZ einstechen.
Tuina-Manipulationen: Pression, Rudikulation.
Selbst-Tuina mit dem Gecko-Ball: 1. Die Position der

[1] Vgl. Hempen, dtv-Atlas zur Akupunktur, S. 219

Katze. 2. Rollen in der Kniekehle: Auf eine harte Unterlage (Stuhl oder Bett) setzen bis die Kniekehle mit dem Rand abschließt. Die Bälle übereinander zwischen Kniekehle und Unterlage platzieren. Dann beide Hände auf das Knie legen und den Oberschenkel nach links und rechts bewegen.

Bemerkungen: He-Vereinigungspunkt. Moxibustion ist kontraindiziert.

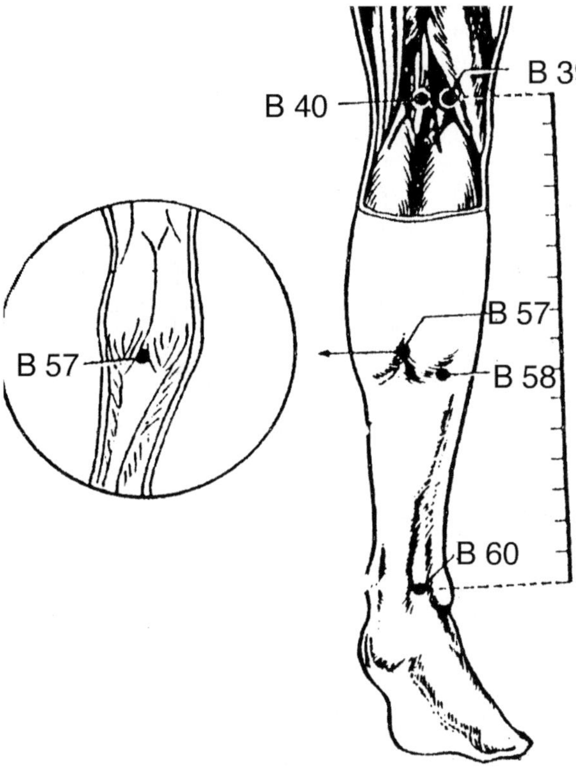

Abb. 2.32

B 39 (Weiyang – Lacunae – Yang des Staugewässers)

Lage: Seitlich des Foramens B 40, am Innenrand der Sehne des M. biceps femoris (Abb. 2.32).

Wirkung: Den o. Blase stützend, Wasser kanalisierend.

Anwendungen: Schmerzhaftigkeit der Lenden und Beine, Bewegungsunfähigkeit des Kniegelenks, Miktionsstörungen, Urinverhalten.

Akupunktur-Technik: Senkrecht 1 – 1,5 PZ einstechen.

Tuina-Manipulationen: Pression, Rudikulation.

Selbst-Tuina mit dem Gecko-Ball: 1. Die Position der Katze. 2. Rollen in der Kniekehle: Auf eine harte Unterlage (Stuhl oder Bett) setzen, bis die Kniekehle mit dem Rand abschließt. Die Bälle übereinander zwischen Kniekehle und Unterlage platzieren. Dann beide Hände auf das Knie legen und den Oberschenkel nach links und rechts bewegen.

Bemerkung: He-Vereinigungspunkt.

B 57 (Chengshan – Columna carnis – Säule des Fleisches)

Lage: Am Ende des Wadenmuskels (Abb. 2.32).

Wirkung: Calor kühlend, Humor ausleitend.

Anwendungen: Schmerzen in Hüften und Oberschenkel, Krämpfe in der Unterschenkelmuskulatur, Hämorrhoiden, Obstipation.

Akupunktur-Technik: Senkrecht 1 – 2 PZ einstechen.

Moxibustion oder Energiespender: 5 – 15 Minuten.

Tuina-Manipulationen: Prehension, Rudikulation.

Selbst-Tuina mit dem Gecko-Ball: Rollen an den Waden.

B 58 (Feiyang – Yang flectens – Fliegendes Yang)

Lage: 7 PZ senkrecht proximal über dem Foramen B 60 (Abb. 2.32).

Wirkung: Humor venti ausleitend.

Anwendungen: Wadenschmerzen, Rückenschmerzen, Kopfschmerzen, Schwäche der Beine, Nasenbluten, Hämorrhoiden.

Akupunktur-Technik: Senkrecht 1 – 1,5 PZ einstechen.

Moxibustion oder Energiespender: 5 – 20 Minuten.

Tuina-Manipulationen: Prehension, Rudikulation.

Selbst-Tuina mit dem Gecko-Ball: Rollen an den Waden.

Bemerkung: Luo-Anknüpfungspunkt.

B 60 (Kunlun – Olympus – Olymp)

Lage: Im Mittelpunkt der Verbindungslinie zw. der Spitze des äußeren Knöchels und der Achillessehne (Abb. 2.32).

Wirkung: Das Qi bewegend, die Netzbahnen durchgängig machend.

Anwendungen: Schwellung und Schmerzen in der Ferse, Kopfschmerzen, Steifigkeit des Nackens.

Akupunktur-Technik: Senkrecht 0,5 – 1 PZ einstechen.

Moxibustion oder Energiespender: 5 – 15 Minuten.

Tuina-Manipulationen: Prehension.

Selbst-Tuina mit dem Gecko-Ball: 1. Rollen an den Waden. 2. Rollen an der Achillessehne.

B 62 (Shenmai – Origo ascendentis yang – Ursprung der emporziehenden Yang-Leitbahn)

Lage: In der Mulde direkt unterhalb des äußeren Knöchels (Abb. 2.32).

Wirkung: Das Qi bewegend, die Muskeln entkrampfend, Bewusstsein klärend.

Anwendungen: Rückenschmerzen, Schwellung und

Schmerzen in der Ferse, Kopfschmerzen, Schwindel.
Akupunktur-Technik: Senkrecht 0,3–0,5 PZ einstechen.
Moxibustion oder Energiespender: 3 – 5 Minuten.
Tuina-Manipulationen: Pression.
Selbst-Tuina mit dem Gecko-Ball: Klopfen mit nach innen gehobenen Beinen.
Bemerkung: Dies ist eine der acht Verbindungen der Zusammenkunftspunkte, welche mit dem Yangjiao in Verbindung stehen.

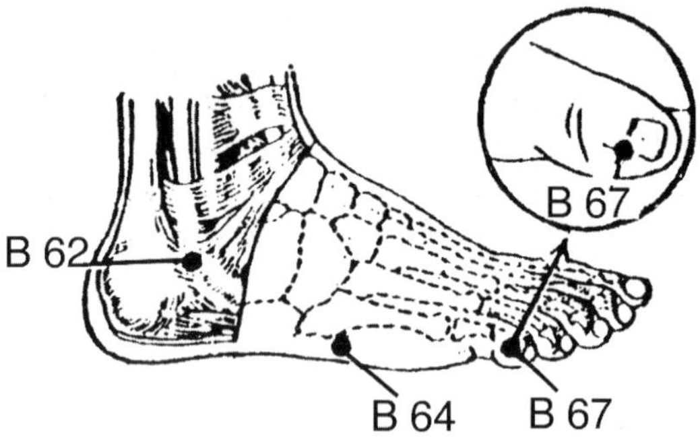

Abb. 2.33

B 64 (Jinggu – Os pyramidale – Pyramidenknochen)

Lage: Auf der äußeren Seite des Fußrückens, an der Grenze von weißem zu rotem Fleisch, unterhalb der Tuberoitas des 5. Metatarsale (Abb. 2.33).
Wirkung: Ventus austreibend, den Kopf klärend, beruhigend.
Anwendungen: Kopfschmerzen, Nackensteife, Rückenschmerzen, Epilepsie.
Akupunktur-Technik: Senkrecht 0,1 PZ einstechen.
Moxibustion oder Energiespender: 5 – 10 Minuten.
Tuina-Manipulationen: Pression.
Bemerkung: Yuan-Originalis-Punkt.

B 67 (Zhi yin – Yin supremum – Das äußerste Yin)

Lage: An der Außenseite der kleinen Zehe, 0,1 PZ proximal des Nagelwinkels (Abb. 2.33).
Wirkung: Das Yin stützend, Schwangerschaft und Geburt harmonisierend..
Anwendungen: Störungen der Schwangerschaft und Komplikationen bei der Geburt, Kopfschmerzen.
Akupunktur-Technik: Senkrecht 0,1 PZ einstechen.
Moxibustion oder Energiespender: 10 – 30 Minuten.
Tuina-Manipulationen: Depsation.
Bemerkung: Jing-Brunnenpunkt.

Bafeng (Octo venti – Die 8 Winde)

Lage: Auf dem Fußrücken, auf den Häuten zwischen den fünf Zehen gelegen (Abb. 2.34).
Wirkung: Ventus austreibend, Calor kühlend, Humor umwandelnd.
Anwendungen: Taubheit und Schmerzen in den Zehen, Zahnschmerzen.
Akupunktur-Technik: Leicht schräg aufwärts ca. 1 PZ einstechen.
Moxibustion oder Energiespender: 5 – 15 Minuten.
Tuina-Manipulationen: Pression, Prehension.
Selbst-Tuina mit dem Gecko-Ball: 1. Treten mit den Fuß. 2. Die Position der Katze.

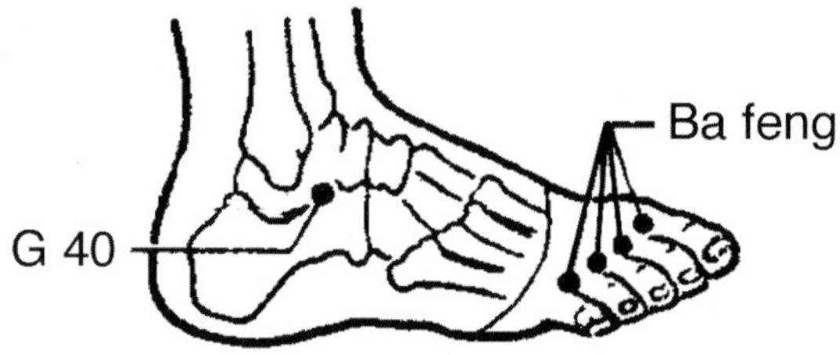

Abb2.34

G 40 (Qiuxu – Ager monticuli – Feld am Hügel)

Lage: Das Foramen liegt in der Vertiefung am vorderen unteren Teil des lateralen Knöchels (Abb. 2.34).
Wirkungen: Die Netzbahnen durchgängig machend, Repletivbefunde in den oo. Leber und Galle lösend.
Anwendungen: Schmerzen im Sprunggelenk, Schmerzen in der Brust und in den Flanken.
Akupunktur-Technik: Senkrecht 0,5–0,8 PZ einstechen.
Moxibustion oder Energiespender: 3 – 5 Minuten.
Tuina-Manipulationen: Pression.
Selbst-Tuina mit dem Gecko-Ball: 1. Treten mit dem Fußrücken. 2. Schieben mit der Hand.
Bemerkung: Yuan-Originalis-Punkt.

N 1 (Yongquan – Fons scatens – Emporsprudelnde Quelle)

Lage: In der Vertiefung unterhalb der Fußballen der Fußsohle (Abb. 2.35).
Wirkung: Das Qi stützend, die Sinnesöffnungen freimachend; Calor kühlend.
Anwendungen: Schwindel, Schlaflosigkeit, Reizbarkeit.
Akupunktur-Technik: Senkrecht 0,5 – 1 PZ einstechen.
Moxibustion oder Energiespender: 5 – 10 Minuten.
Tuina-Manipulationen: Pression, Perfrikation.
Selbst-Tuina mit dem Gecko-Ball: Sitzende Position.
Bemerkung: Jing-Brunnenpunkt.

N 3 (Taixi – Rivulus maior – Mächtiger Wasserlauf)

Lage: In der Mitte einer Verbindungslinie zwischen medialer Knöchelspitze und der Achillessehne (Abb. 2.36).

Wirkung: Das Qi im o. Niere stützend, Lenden und Knie kräftigend.

Anwendungen: Halsschmerzen Potenzstörungen, unregelmäßige Menstruation, Taubheit, Zahnschmerzen, Schmerzen an der Achillessehne.

Akupunktur-Technik: Senkrecht 0,5 – 1 PZ einstechen. Moxibustion oder Energiespender: 5 – 15 Minuten.

Tuina-Manipulationen: Prehension.

Selbst-Tuina mit dem Gecko-Ball: Rollen an der Achillessehne.

Bemerkung: Shu-Einfluss-Punkt und Yuang-Originalis-Punkt des o. Niere.

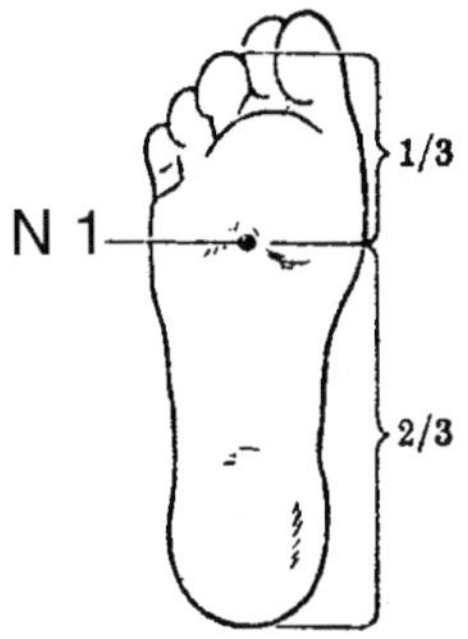

Abb. 2.35

N 6 (Zhaohai – Mare illuminationis – Meer der Erhellung)

Lage: In der Vertiefung 1 PZ unterhalb des medialen Knöchels (Abb. 2.36).

Wirkung: Das Qi im o. Niere nach oben führend, Calor kühlend.

Anwendungen: Polyurie, Verstopfung, Schlaflosigkeit, Störungen der Regel.

Akupunktur-Technik: Senkrecht 0,5 – 1 PZ einstechen.

Moxibustion oder Energiespender: 5 – 10 Minuten.

Tuina-Manipulationen: Pression.

Bemerkung: N 6 ist eine der acht Verbindungen der Zusammenkunftspunkte, welche mit dem Yinqiao in Verbindung stehen.

MP 4 (Gongsun – Basis metatarsalis halucis – Enkel des Herzogs)

Lage: An der Fußinnenseite, an der Basis des Os metatarsale (Abb. 2.36).

Wirkung: Die Leitbahnen durchgängig machend, die oo. Milz und Magen harmonisierend, das Qi regulierend.

Anwendungen: Blähungen, Verdauungsstörungen aller Art.

Akupunktur-Technik: Senkrecht 0,5 – 1,2 PZ einstechen.

Moxibustion oder Energiespender: 5 – 15 Minuten.

Tuina-Manipulationen: Pression, Kompression.

Selbst-Tuina mit dem Gecko-Ball: Rollen an der Fußsohle.

Bemerkung: Luo-Anknüpfungspunkt, eine der acht Verbindungen der Zusammenkunftspunkte, welche mit dem Chongmai in Verbindung stehen.

MP 5 (Shang qiu – Monticulus tali – Kleiner Fersenberg)

Lage: In einer Vertiefung an der vorderen und unteren Grenze des Malleolus mediales (Abb. 2.36).

Wirkung: Die Fußschmerzen stillend, Pituita auflösend.

Anwendungen: Verrenkungen des Sprunggelenks, Blähungen, Verdauungsstörungen aller Art.

Akupunktur-Technik: Senkrecht 0,5 – 0,8 PZ einstechen.

Moxibustion oder Energiespender: 5 – 15 Minuten.

Tuina-Manipulationen: Pression, Kompression.

Selbst-Tuina mit dem Gecko-Ball: Schieben mit der Hand.

Bemerkung: Jing-Durchgangsforamen.

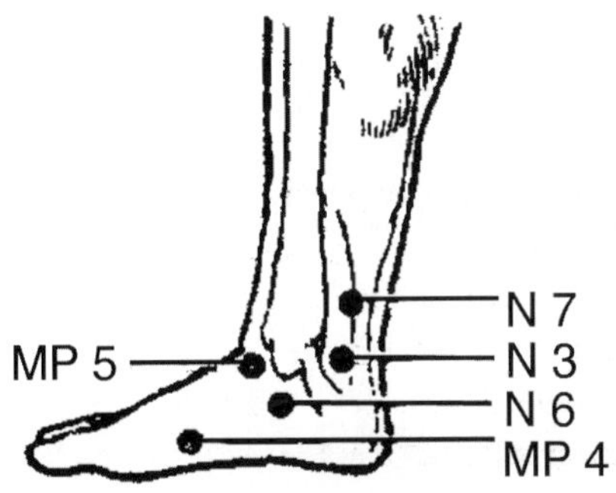

Abb.2.36

MP 1 (Yinbai – Candor ocultus – Verborgenes Weißes)

Lage: An der tibialen Seite der Großzehe, 0,1 PZ posterior der Ecke des Zehennagels (Abb. 2.37).
Wirkung: Die Leitbahnen durchgängig machend, den o. Milz stützend, das Xue regulierend.
Anwendungen: Schlafstörungen traumreich, Gebärmutterblutung, geistige Störungen, Blähungen.
Akupunktur-Technik: Senkrecht 0,1 PZ einstechen.
Moxibustion oder Energiespender: 5 – 10 Minuten.
Tuina-Manipulationen: Kompression.
Bemerkung: Jing-Durchgangspunkt.

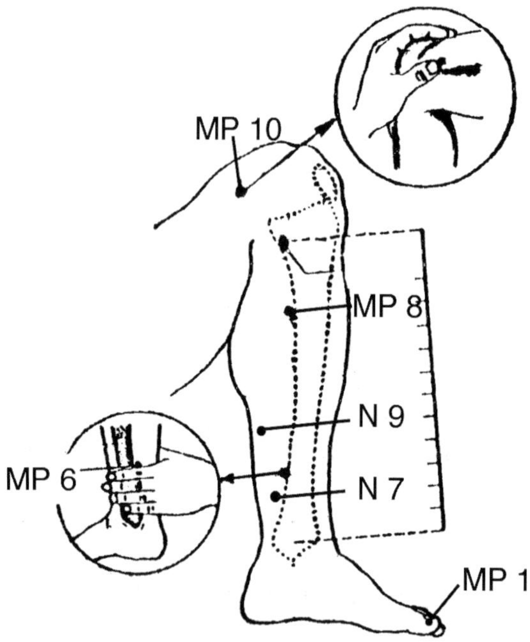

Abb. 2.37

N 7 (Fuliu – Amnis recurrens – Zurückfließender Strom)

Lage: In einer Vertiefung am Vorderrand der Achillessehne, 2 PZ senkrecht über dem Foramen N3 (Abb. 2.37).
Wirkung: Den o. Nieren stützend, den Säftehaushalt regulierend, Calor kühlend.
Anwendungen: Ödeme, Blähung, Nachtschweiß, spontanes Schwitzen, Diarrhöe.
Akupunktur-Technik: Senkrecht 0,5 – 1,2 PZ einstechen.
Moxibustion oder Energiespender: 5 – 10 Minuten.
Tuina-Manipulationen: Pression, Prehension, Rudikulation.
Selbst-Tuina mit dem Gecko-Ball: Klopfen mit nach innen gehobenen Beinen.
Bemerkung: Jing-Durchgangspunkt.

N 9 (Zhbin – Ripa spissa – Abgeteuftes Ufer)

Lage: In der Mitte einer Verbindungslinie zwischen dem Foramen N 3 und N 10, 5 PZ über N 3, 1 PZ hinter der hinteren Tibiakante (Abb. 2.37).
Wirkung: Die Sinnesöffnungen freimachend; Calor kühlend, Gift ausscheidend.
Anwendungen: Geistige Störungen, Epilepsie, Erbrechen, Schmerzen im Unterleib.
Akupunktur-Technik: Senkrecht 1 – 1,5 PZ einstechen.
Moxibustion oder Energiespender: 5 – 15 Minuten.
Tuina-Manipulationen: Pression, Prehension.
Selbst-Tuina mit dem Gecko-Ball: Klopfen mit nach innen gehobenen Beinen.

MP 6 (Sanyinjiao – Copulatio trium yin – Verbindung der drei Yin-Leitbahnen)

Lage: 3 PZ (4 Finger breit) oberhalb der Spitze des Innen-knöchels hinter dem Schienbein (Abb. 2.37).
Wirkung: Den o. Milz kräftigend, die oo. Leber und Nieren harmonisierend, Humor umwandelnd.
Anwendungen: Schlaflosigkeit, Blasenentzündungen, Regelstörungen, Impotenz.
Akupunktur-Technik: Senkrecht 1 - 1,5 PZ einstechen.
Moxibustion oder Energiespender: 5 – 20 Minuten.
Tuina-Manipulationen: Pression, Kompression, Prehension.
Selbst-Tuina mit dem Gecko-Ball: Klopfen mit nach innen gehobenen Beinen.
Bemerkungen: 1. MP 6 ist, wie sein Name sagt, der Treffpunkt der drei Yin Leitbahnen von Milz, Niere und Leber. 2. Dieses Foramen ist während der Schwangerschaft kontraindiziert.

MP 10 (Xuehai – Mare xue – Meer des Xue)

Lage: Das Foramen liegt 2 PZ proximal des Oberrandes der Patella über dem medialen Patellarand (Abb. 2.37).
Wirkung: Qi und Xue regulierend, Spasmen lösend.
Anwendungen: Ekzeme, Uriticaria, unregelmäßige Menstruation, Knieschmerzen.
Akupunktur-Technik: Senkrecht 1 – 1,5 PZ einstechen.
Moxibustion oder Energiespender: 5 – 15 Minuten.
Tuina-Manipulationen: Pression, Kompression, Rudikulation.
Selbst-Tuina mit dem Gecko-Ball: Rollen mit der Hand.

MP 8 (Diji – Domus lienalis – Mechanismus der Erde)

Lage: Das Foramen liegt 3 PZ unterhalb des Foramen MP 9, hinter der Tibiakante (Abb. 2.38).
Wirkung: Humor ausleitend, Wasser kanalisierend, Qi und Xue regulierend.
Anwendungen: Bauchschmerzen, Gedunsenheit, Diarrhöe, Miktionsstörungen.
Akupunktur-Technik: Senkrecht 1 – 1,5 PZ einstechen.
Moxibustion oder Energiespender: 5 – 15 Minuten.
Tuina-Manipulationen: Pression, Kompression, Prehension.
Selbst-Tuina mit dem Gecko-Ball: Rollen mit der Hand.
Bemerkung: Xi-Spaltpunkt.

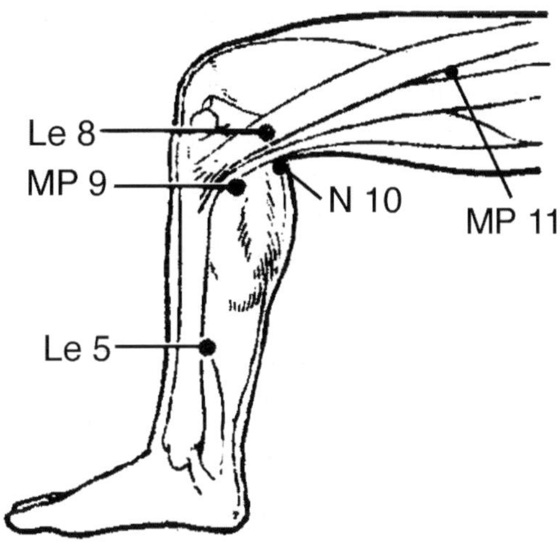

Abb.2.38

Le 5 (Ligou – Canalis teredinis – Kanal des Holzwurms)

Lage: Das Foramen liegt 5 PZ oberhalb von Malleolus medialis, auf der Innenseite der Tibia (Abb. 2.38).
Wirkung: Die Netzbahnen durchgängig machend, das Leber Qi harmonisierend.
Anwendungen: Unregelmäßige Menstruation, Retention von Urin.
Akupunktur-Technik: Senkrecht 0,5 – 1 PZ einstechen.
Moxibustion oder Energiespender: 5 – 10 Minuten.
Tuina-Manipulationen: Pression, Prehension, Perfrikation.
Selbst-Tuina mit dem Gecko-Ball: Rollen mit der Hand.
Bemerkung: Luo-Anknüpfungspunkt.

N 10 (Yingu-Vallis yin – Tal des Yin)

Lage: Am medialen Rand der Fossa poplitea, zwischen den Sehnen der Mm. semitendinosus et semimembranosus (Abb. 2.38).
Wirkung: Calor kühlend, Netzbahnen freimachend.
Anwendungen: Impotenz, Miktionsstörungen, Knieschmerzen.
Akupunktur-Technik: Senkrecht 1- 1,5 PZ einstechen.
Moxibustion oder Energiespender: 5 – 15 Minuten.
Tuina-Manipulationen: Pression, Rudikulation.
Selbst-Tuina mit dem Gecko-Ball: 1. Die Position der Katze. 2. Klopfen mit hochgezogenen Knien.
Bemerkungen: He-Vereinigungspunkt. Moxibustion ist kontraindiziert.

MP 9 (Yinlingquan – Fons tumuli – Quelle am Yin-Grabhügel)

Lage: Das Foramen liegt in einer Vertiefung am Unterrand der medialen Seite des Tibiakopfes (Abb. 2.38).
Wirkung: Humor beseitigend, Wasser regulierend, das Qi hinabführend.
Anwendungen: Schmerzbefunde im Kniegelenk, Blähungen, Miktionsstörungen
Akupunktur-Technik: Senkrecht 1 – 2 PZ einstechen.
Moxibustion oder Energiespender: 5 – 15 Minuten.
Tuina-Manipulationen: Pression, Kompression, Prehension.
Selbst-Tuina mit dem Gecko-Ball: Rollen mit der Hand.
Bemerkung: He-Vereinigungspunkt.

MP 11 (Jimen – Porta sagittarii – Tor des Schützen)

Lage: Das Foramen liegt an der Innenseite des Oberschenkels, 6 PZ senkrecht proximal von MP 10 (Abb. 2.38).
Wirkung: Den o. Blase stützend, die Miktion normalisierend.
Anwendungen: Harnverhaltung, Schmerzen in der Innenseite des Oberschenkels.
Akupunktur-Technik: Senkrecht 0,5 – 1 PZ einstechen.
Moxibustion oder Energiespender: 5 – 15 Minuten.
Tuina-Manipulationen: Pression, Kompression, Rudikulation.
Selbst-Tuina mit dem Gecko-Ball: Rollen mit der Hand.

Le 8 (Ququan – Fons curvus – Quelle an der Krümmung)

Lage: In der Mitte der Innenseite des Knies (Abb. 2.38).
Wirkung: Das Leber Qi harmonisierend, Muskeln und Sehnen kräftigend.
Anwendungen: Schmerzen im Knie, Retention von Urin.
Akupunktur-Technik: Senkrecht 0,5 – 1 PZ einstechen.
Moxibustion oder Energiespender: 5 – 15 Minuten.

Tuina-Manipulationen: Pression, Kompression, Perfrikation.
Selbst-Tuina mit dem Gecko-Ball: 1. Rollen an der Innenseite des Knies.
Bemerkung: He-Vereinigungspunkt.

M 41 (Jiexi – Rivulus liberatus – Befreiter Wasserlauf)

Lage: Das Foramen befindet sich am Fußrücken, auf der Mitte der Mittelfußfalte (Abb. 2.39).
Wirkung: Calor venti zerstreuend, Fußschmerzen stillend, Krämpfe lösend.
Anwendungen: Kopfschmerzen, Schwindel, Verstopfung, Depression, Verrenkungen des Sprunggelenks.
Akupunktur-Technik: Senkrecht 1 – 2 PZ einstechen.
Moxibustion oder Energiespender: 5 – 10 Minuten.
Tuina-Manipulationen: Pression, Kompression, Rudikulation.
Selbst-Tuina mit dem Gecko-Ball: Die Position der Katze.
Bemerkung: Jing-Durchgangspunkt.

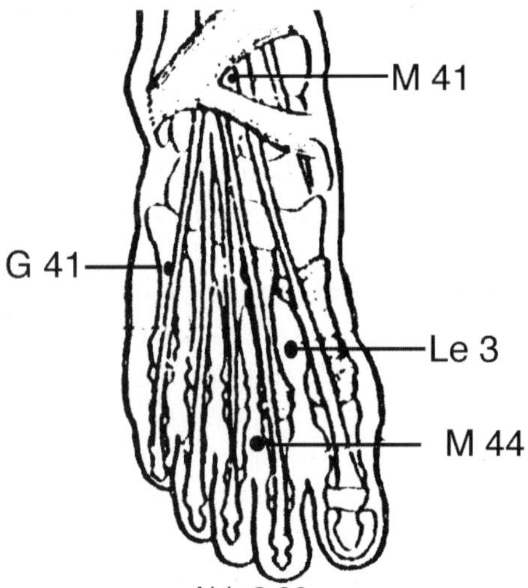

Abb.2.39

Le 3 (Taichong – Impedimentale maius – Die mächtige große Straße)

Lage: Oberhalb der Vertiefung zwischen 1. und 2 . Mittelfußknochen (Abb. 2.39).
Wirkung: Das Leber Qi zur Entfaltung bringend, das Xue regulierend und kühlend.
Anwendungen: Unruhe, Kopfschmerz, Schlaflosigkeit, Schmerzen und Schwellung im Fuß.
Akupunktur-Technik: Senkrecht 0,5 – 1 PZ einstechen.
Tuina-Manipulationen: Pression, Prehension.
Selbst-Tuina mit dem Gecko-Ball: 1. Treten mit den Fuß. 2. Die Position der Katze.
Bemerkung: Shu-Einfluss-Punkt und Yuan-Originalis-Punkt.

M 44 (Neiting – Vestibulum interum – Innere Vorhalle)

Lage: In einer Vertiefung an der Aponeurose zwischen 2. und 3. Zehe, distal des Metatarsophalangeal-Gelenks (Abb. 2.39).
Wirkung: Ardor des o. Magen kühlend, das Qi regulierend.
Anwendungen: Zahnschmerzen, Magenschmerzen, Fieber, Blähungen, Diarrhöe.
Akupunktur-Technik: Senkrecht 0,5–0,8 PZ einstechen.
Moxibustion oder Energiespender: 5 – 10 Minuten.
Tuina-Manipulationen: Pression, Kompression.
Selbst-Tuina mit dem Gecko-Ball: 1. Treten mit dem Fuß. 2. Die Position der Katze.
Bemerkung: Ying-Punkt des Ausgießens.

G 41 (Linqi – Lacrimarum instantium – Am Rande der Tränen)

Lage: Das Foramen liegt zwischen dem 4. und 5. Mittelfußknochen, proximal (Abb. 2.39).
Wirkungen: Repletivbefunde in den oo. Leber und Galle zerstreuend, Qi und Xue harmonisierend.
Anwendungen: Schmerzen und Schwellung des Fußrückens, Schmerzen im äußeren Augenwinkel, Schmerzen in den Rippen.
Akupunktur-Technik: Senkrecht 0,3–0,5 PZ einstechen.
Moxibustion oder Energiespender: 5 – 10 Minuten.
Tuina-Manipulationen: Pression.
Selbst-Tuina mit dem Gecko-Ball: 1. Treten mit dem Fußrücken. 2. Schieben mit der Hand.
Bemerkung: Shu-Einfluss-Punkt, eine der acht Verbindungen der Zusammenkunftspunkte, die mit der Gürtelleitbahn in Verbindung stehen.

M 37 (Juxu – Angustiae superiores agri ampli – Obere Enge des weiten Feldes)

Lage: Das Foramen liegt an der lateralen Seite der Tibia, 3 PZ distal von M 36 und 1 PZ neben der Tibiakante nach fibular (Abb. 2.40).
Wirkung: Die oo. Milz und Magen regulierend, die Leitbahnen durchgängig machend, Humor umwandelnd.
Anwendungen: Duchfall, paralytische Befunde der unteren Extremitäten, Bauchschmerzen, Schmerzhaftigkeit und Steifheit des Schultergelenks.
Akupunktur-Technik: Senkrecht 1 – 2 PZ einstechen.
Moxibustion oder Energiespender: 5 – 20 Minuten.
Tuina-Manipulationen: Pression, Kompression,

Rudikulation.

Selbst-Tuina mit dem Gecko-Ball: 1. Die Position der Katze. 2. Klopfen mit hochgezogenen Knien.

Bemerkung: Dieses Foramen ist der untere He-Vereinigungspunkt des o. Dickdarm.

M 35 (Dubi – Nasus vituli – Kalbsnase)

Lage: Bei gebeugtem Knie in der Vertiefung unmittelbar unterhalb der Patella, seitlich der Patellarsehne (Abb. 2.40).

Wirkungen: Algor, Ventus aus der unteren Extremität zerstreuend, Knieschmerzen stillend.

Anwendungen: Schmerzen im Knie.

Akupunktur-Technik: Schräg in Richtung der medialen Seite 0,5 – 1 PZ einstechen.

Tuina-Manipulationen: Pression, Perfrikation.

Selbst-Tuina mit dem Gecko-Ball: Rollen an der Kniescheibe.

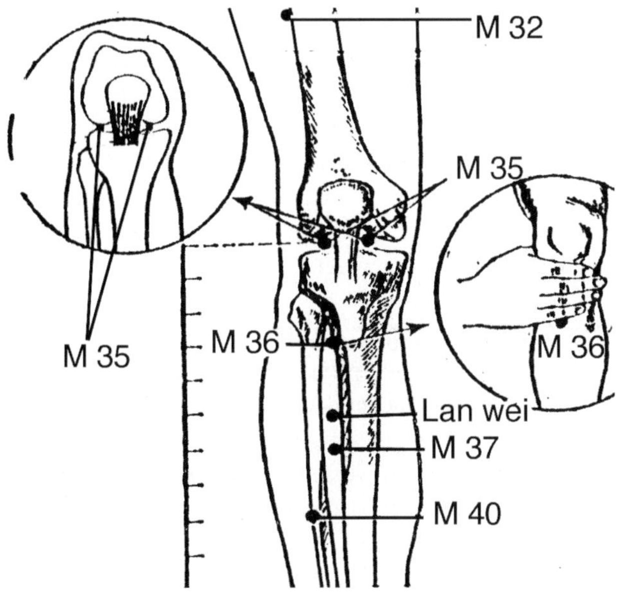

Abb.2.40

M 36 (Zusanli – Vicus tertius pedis – Dritter Weiler am Fuß)

Lage: 3 PZ unterhalb der Kniescheibe und 1 PZ seitlich der Schienbeinkante (Abb. 2.40).

Wirkung: Das Qi und Xue stützend, die oo. Milz und Magen harmonisierend.

Anwendungen: Verstopfung, allgemeines Schwächegefühl, Schmerzhaftigkeit und Steifheit des Kniegelenks, verminderter Appetit.

Akupunktur-Technik: Senkrecht 1 – 2 PZ einstechen.

Moxibustion oder Energiespender: 10 – 30 Minuten.

Tuina-Manipulationen: Pression, Kompression Rudikulation.

Selbst-Tuina mit dem Gecko-Ball: 1. Die Position der Katze. 2. Klopfen mit hochgezogenen Knien.

Bemerkung: He-Vereinigungspunkt.

Lanwei (Appendicitis, Blinddarm)

Lage: Das Foramen liegt 2 PZ unterhalb des Foramen M 36 (Abb. 2.40).

Wirkung: Calor kühlend, die Netzbahnen durchgängig machend.

Anwendungen: Blindarmentzündung.

Akupunktur-Technik: Senkrecht 1 – 2 PZ einstechen.

Tuina-Manipulationen: Pression, Kompression, Rudikulation.

Selbst-Tuina mit dem Gecko-Ball: 1. Die Position der Katze. 2. Klopfen mit hochgezogenen Knien.

M 40 (Fenglong – Abundantia – Üppige Fülle)

Lage: Das Foramen liegt 8 PZ proximal vom Malleolus externus, 2 PZ lateral vom Tibiavorderrand, zwischen Tibia und Fibula, am Rand des M. peroneus (Abb. 2.40).

Wirkung: Die Leitbahnen durchgängig machend, Humor umwandelnd, Pituita austreibend.

Anwendungen: Kopfschmerzen, profuser Auswurf, Schmerzhaftigkeit und Steifheit des Schultergelenks, Atrophie des Unterschenkels.

Akupunktur-Technik: Senkrecht 1 – 2 PZ einstechen.

Moxibustion oder Energiespender: 5 – 10 Minuten.

Tuina-Manipulationen: Pression, Kompression, Rudikulation.

Selbst-Tuina mit dem Gecko-Ball: 1. Die Position der Katze. 2. Klopfen mit hochgezogenen Knien.

Bemerkung: Luo-Anknüpfungspunkt.

M 32 (Futu – Lepus subreptus – Sich an den Boden drückender Hase)

Lage: 6 PZ oberhalb der oberen seitlichen Grenze der Patella (Abb. 2.40).

Wirkung: Ventischen Algor zerstreuend, das Qi harmonisierend.

Anwendungen: Schmerzen, Kältegefühl im Kniegelenk, Lähmung der unteren Extremität.

Akupunktur-Technik: Senkrecht 1 – 2 PZ einstechen.

Moxibustion oder Energiespender: 5 – 15 Minuten.

Tuina-Manipulationen: Rudikulation, Perfrikation.

Selbst-Tuina mit dem Gecko-Ball: Rollen oder Klopfen mit der Hand.

Spezifische Foramina

Die Fünf Shu Foramina

Die Fünf Shu-Foramina bedeuten die unter dem Ellbogen und Knie liegenden fünf spezifischen Foramina: Jing-Brunnenpunkt, Ying-Punkt des Ausgießens, Shu-Einfluss-Punkt, Jing-Durchgangspunkt, He-Vereinigungspunkt. Sie symbolisieren den Qi-Fluss wie einen Wasserlauf, beginnend bei einem Brunnen (Jing), dann wird bei Ying das Wasser aus dem Brunnen ausgegossen. Shu hat eine tiefgreifende Wirkung auf den Wasserfluss. Der Jing-Fluss ist dort, wo der Wasserlauf zur Fülle zusammenfließt. Und schließlich geht der Wasserlauf ins Meer (He).

Yuan-Originalis-Foramen

Yuan Qi bezeichnet die Ursprungsenergie, die von den Eltern vererbt wird. Alle Qi-Leitbahnen haben einen Yuan-Originalis-Punkt an den Extremitäten, wo das Ur-Qi gespeichert wird. Wenn in einem der Funktionskreise Krankheit vorhanden ist, wird diese auf dem entsprechenden Yuan-Originalis-Punkt austreten. Dieser Punkt ist schmerzempfindlich. Darum sind Yuan-Originalis-Punkte von großer Bedeutung für die chinesische Diagnose.

Luo-Anknüpfungspunkte

Luo bedeutet „knüpfen". Die Verbindung zwischen den Yin und Yang Leitbahnen Paaren erfolgt über Netzleitbahnen (Luomo). Jede Netzleitbahn hat einen Luo-Anknüpfungspunkt, insgesamt werden 15 Luo-Anknüpfungspunkte definiert.

Xi-Spaltpunkte

Die Xi-Spaltpunkte sind Stellen, an denen die Qi-Leitbahnen tiefer liegen und zusammenlaufen.[1] Sie liegen alle distal der großen Gelenke von Knie und Ellbogen.

Mu-Sammlungspunkte

Mu bedeutet „zusammenrufen". Sie sind Foramina auf der Brust und dem Bauch, von wo aus die Energie in den entsprechenden Organ-Funktionskreis einströmt. Jeder Organ-Funktionskreis ist genau einem Mu-Sammlungspunkt auf der Brust und dem Bauch zugeordnet.

Shu-Einflusspunkte

Shu-Einflusspunkte sind Foramina am Rücken (Blasen Leitbahnen), von wo aus die Energie in den entsprechenden Organ-Funktionskreis einströmt. Shu und Mu drücken die Qi Situation des entsprechenden Organ-Funktionskreises aus und haben sowohl eine diagnostische als auch eine therapeutische Bedeutung.

Acht Hui-Xue-Zusammenkunftspunkte

Die acht Hui-Xue sind Zusammenkunftspunkte für die Funktionskreise, für Qi, für Xue, für die Muskeln und Sehnen und für die Knochen. Diese Punkte sind: Le 13 (Zusammenkunft des Qi des Speicherorbis), KG 12 (Zusammenkunft des Durchgangsorbis), KG 17 (Zusammenkunft des Qi), B 17 (Zusammenkunft des Xue), B 11 (Zusammenkunft für die Knochen), G 39 (Zusammenkunft für das Mark), G 34 (Zusammenkunft für Muskeln und Sehnen), Lu 9 (Zusammenkunft für die Leitbahnen allgemein).

Acht Mai Jiaohui Xue-Punkte der Verbindung und der Zusammenkunft

Die acht Jiao Hui-Xue snd: MP 4, KS 6, B 62, Dü 3, G 41, 3E 5, Lu 6 und N 6. Sie sind Foramina, an denen sich acht unpaarige Leitbahnen, nämlich: Leitbahn des Stürmenden, Haltenetz Yin, Leitbahnen des Emporziehenden Yang, Leitbahnen des Gürtels, Haltenetz Yang, Leitbahnen des Emporziehenden Yin, Aufnehmende Leitbahn, Leitbahn der Steuerung, treffen. Sie sind hauptsächlich an Hand- und Fußgelenken verteilt. Sie sind vergleichbar mit Straßenkreuzungen, welche die gleichzeitige Stimulation mehrerer Leitbahnen ermöglichen.

He-Vereinigungspunkte

Die He-Vereinigungspunkte meinen, dass alle drei Yang-Leitbahnen der Hände den Yang-Leitbahnen der Füße zugeordnet werden müssen. So sind z.B. die Dickdarm-Leitbahnen mit M 37 vereinigt, die Dünndarm-Leitbahnen mit M 39 vereinigt und die 3 Erwärmer-Leitbahnen mit B 39 vereinigt.

Methoden des Auffindens der Foramina

Anatomischer Bezug

Anatomisch markante Foramina, wie z.B. Knochenhöcker, Sehnen, Knochenvertiefungen, Gelenke, Muskeln, Nägel und Nabel können für das Auffinden der Foramina von spezifischer Bedeutung sein.

Proportionale Messung

Die Entfernung der verschiedenen Körperteile wird in der chinesischen Medizin nach bestimmten Maßeinheiten eingeteilt. Das ist ein subjektives Körperproportionsmaß, d.h. an den verschiedenen Menschen können sich

[1] Vgl. Wühr, Quintessenz der Chinesischen Akupunktur und Moxibution, Deutsche Ausgabe, S. 92.

unterschiedliche Maß-Abstände ergeben. Dieses den individuellen Proportionen des Patienten Rechnung tragende Maß ist Cun (Proportionalzoll = PZ) und wird auf den Tafeln verdeutlicht (Abb. 2.41).[1]

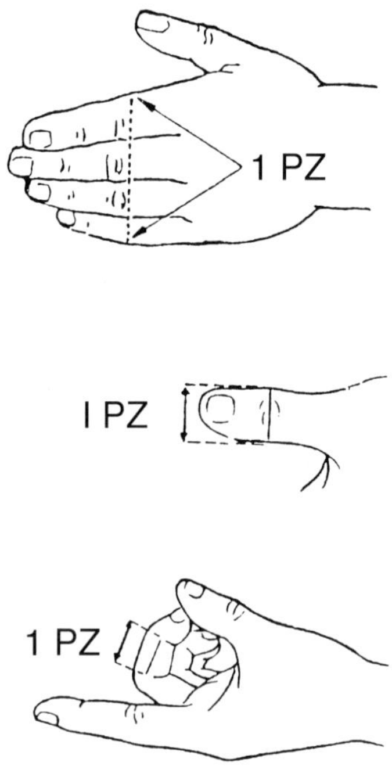

Abb.2.41

Prinzipien der Auswahl von Foramina

Die Auswahl von entfernten Foramina

Die Fernpunkte liegen meistens distal vom Knie- und Ellbogenbereich. Die Auswahl von entfernten Foramina heißt die Foramina gemäß des von Krankheit betroffenen Organ-Funktionskreises bzw. der betroffenen Leitbahnen auszuwählen. In der Regel werden die Foramina der unteren Körperteile gestochen, um Störungen der oberen Körperteile zu behandeln.[2] Beispielsweise werden Di 4 und Le 3 ausgewählt, um Kopfschmerzen zu behandeln.

Die Auswahl von lokalen Foramina

Im „Innern Klassiker des Gelben Fürsten" steht geschrieben: „An jeder schmerzempfindlichen Stelle ist ein Foramen". Die lokalen Foramina liegen meistens in der unmittelbaren Nähe der von Krankheit betroffenen Körperstelle, so nimmt man die Foramina B 2 und G 20 um Kopfschmerzen zu behandeln. Ein Ahshi Foramen (Loco dolenti-Punkt) ist ein sensibler Körperpunkt, der bei bestimmten Krankheiten auftritt. Es gehört deshalb auch zu den lokalen Foramina. Die Fern- und lokalen Punkte können natürlich kombiniert werden, wie z.B. bei Kopfschmerzen sowohl G 20 als auch Di 4 ausgewählt werden.

Kombinationsmöglichkeiten der Foramina

Die Kombination von extima- und intimabezogenen Foramina

Jede Yin-Leitbahn hat eine Verbindung zur Yang-Leitbahn. Diese komplementären Leitbahnen ziehen über dieselbe Extremität. Deshalb erfolgt eine gleichzeitige Stimulation, obwohl nur eine Yin- oder Yang-Leitbahn betroffen ist. Beispiel: Die Kombination der Lunge-Leitbahn Lu 9 mit der Dickdarm-Leitbahn Di 6.

Die Kombination von abdominalen (Mu) und dorsalen (Shu) Foramina

Die abdominalen Sammlungspunkte auf der Bauchseite gehören zu Yin, die dorsalen Einflusspunkte auf der Rückseite gehören zu Yang. Der Sammlungspunkt Yin und der Einflusspunkt Yang können kombiniert benutzt werden, wie z.B. KG 12 und B 12 bei der Behandlung von Magenschmerzen kombiniert werden können.

Die Kombination störungsnaher mit störungsfernen Foramina

Diese Kombination von Foramina bedeutet, dass durch die gleichzeitige Stimulation störungsnaher und störungsferner Foramina eine stärkere Wirkung erzielt wird, wie z.B. B 1 und Le 2 bei der Behandlung von Augenerkrankungen kombiniert werden können.

Die symmetrische Kombination

Bei der symmetrischen Kombination handelt es sich um eine spiegelsymmetrische Stimulation, d.h. die Nadel wird auf beiden Körperhälften und Extremitäten in das gleiche Foramen gestochen. Diese Kombination wird am meisten angewandt.

[1] Vgl. Porkert / Hempen, Systematische Akupunktur, S 361
[2] Vgl. Wühr, Quintessenz der Chinesischen Akupunktur und Moxibution, Deutsche Ausgabe, S. 342

Kapitel III: Stichtechnik

Vorbereitungen der Akupunktur

Die Nadeln

Die Nadeln, die heutzutage benutzt werden, sind wegen HIV und anderer ansteckender Erkrankungen in der Regel Einmalnadeln, die aus Stahl hergestellt werden. Es gibt hauptsächlich drei Nadeltypen, nämlich: 1. Riesennadel, 2. Dreikantnadel (Abb. 2.42). Die Größe und die Länge der Nadeln sind folgende:

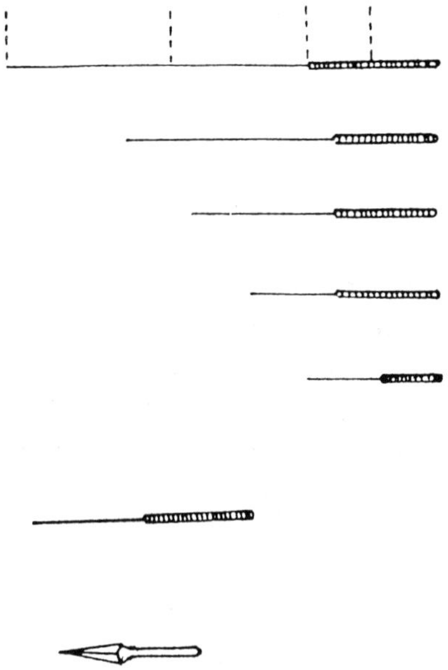

Abb. 2.42

Größe	0,5	1	1,5	2	2,5	3	4	5	6 Zoll
Länge	15	25	40	50	65	75	100	125	150 mm

Die Behandlungslage

Die Behandlungslage des Patienten hängt von verschiedenen klinischen Situationen ab. In der Regel sollte sich der Patient in einer bequemen Position befinden. Gewöhnlich unterscheidet man entsprechend der Foramina-Auswahl folgende Behandlungslagen: 1. Liegende Position (Abb. 2.43). 2. Sitzende Position (Abb. 2.44).

Die Sterilisation

Obwohl es bei der Akupunktur ganz selten zu Entzündungen kommt, ist die Sterilisation eine unbedingte Voraussetzung. In der Regel werden die Foramina an der Körperoberfläche sowie die Hände des Behandelnden mit Alkohol desinfiziert.

Stichübungen

Um die Nadel richtig in die Haut zu stechen und um den

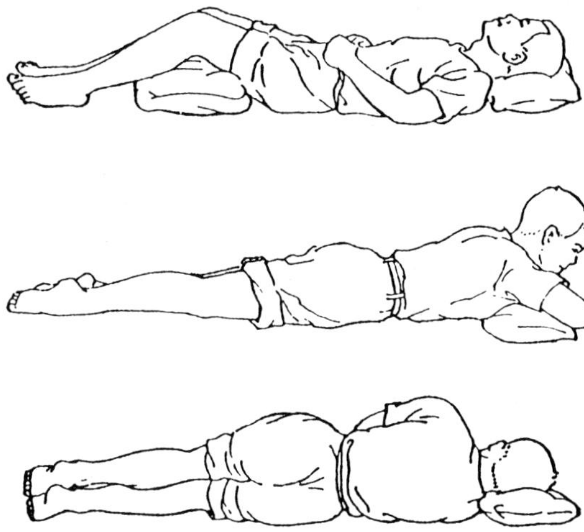

Abb. 2.43

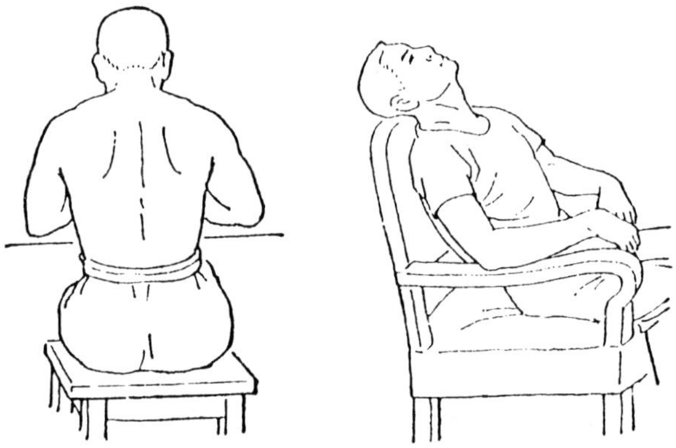

Abb. 2.44

Einstichschmerz für den Patienten so gering wie möglich zu halten, sollte bzw. muss die Stichtechnik geübt werden. Es ist daher empfehlenswert, die Übungen zuerst mit einem weichen Blatt Papier oder mit einem kleinen Baumwollkissen zu beginnen. Die Nadel wird von Daumen sowie Zeige- und Mittelfinger der rechten Hand am Griff gefasst und eingestochen (Abb. 2.45). Dann wird sie in das Papier oder in das kleine Baumwollkissen hinein und wieder herausrotiert, um die Fingerkraft zu üben (Abb. 2.46). Nach einiger Zeit wird dann am eigenen Körper geübt, um eine persönliche Erfahrung zu bekommen.

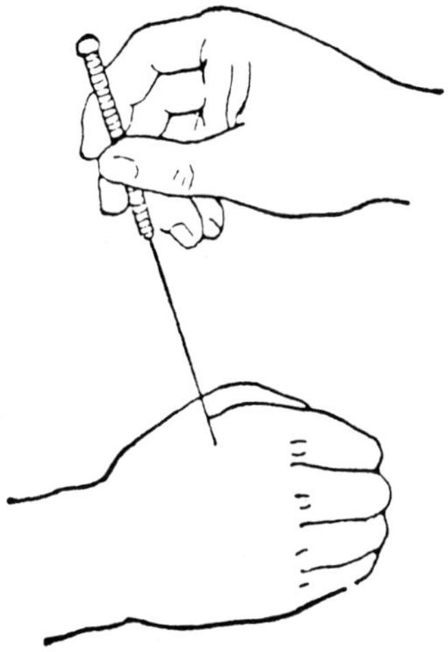

Abb. 2.45

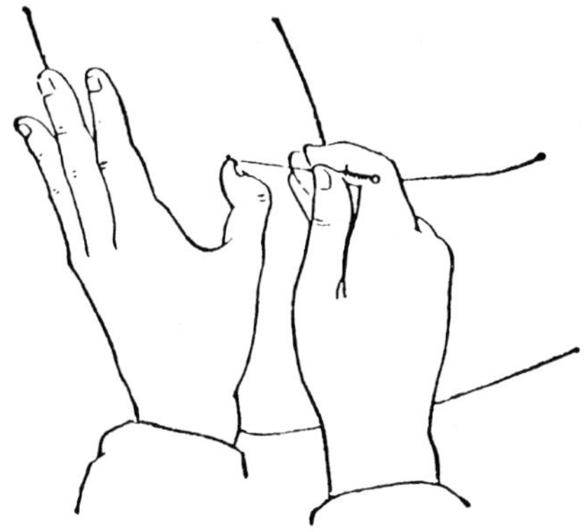

Abb. 2.47

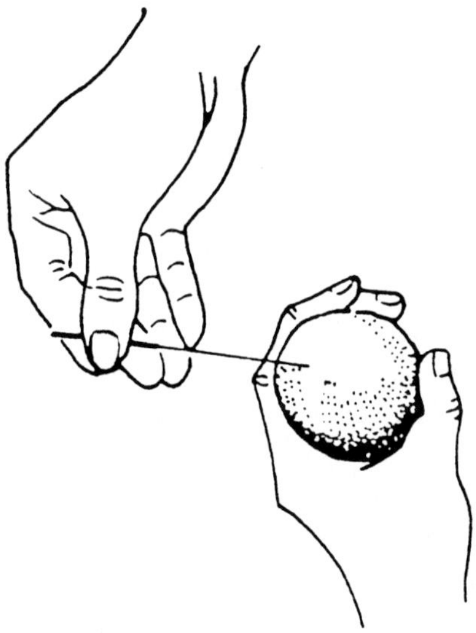

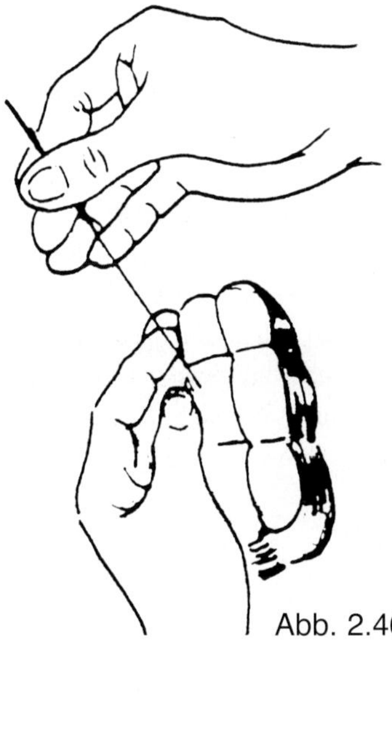

Abb. 2.46

Akupunkturtechniken

Vier Einstichtechniken

Es gibt vier Einstich-Methoden.

1. Das Einstechen mit Hilfe des Drucks der Finger der linken Hand. Der Nagel des Daumens drückt an das einzustechende Foramen, dann wird die Nadel unter Führung des Daumennagels in das Foramen eingestochen (Abb. 2.47).

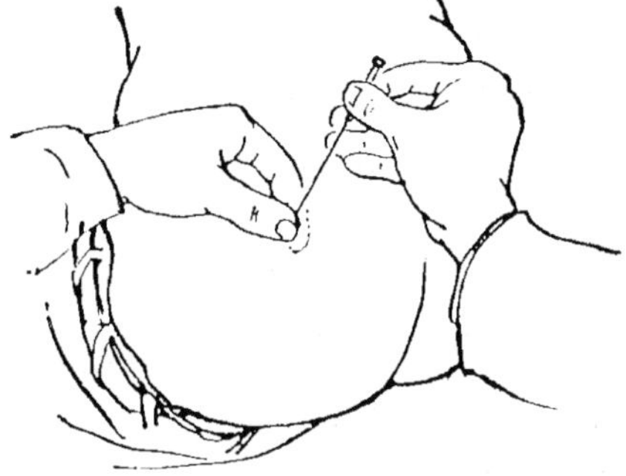

Abb. 2.48

2. Einstechen durch die Unterstützung der Hand: Der Zeigefinger und Daumen der rechten Hand hält den Nadelgriff. Die Nadelspitze wird von dem Daumen und Zeigefinger der linken Hand direkt über das ausgewählte Foramen gehalten. Nachdem die linke Hand die Spitze der Nadel in die Haut eingestochen hat, führt die rechte Hand die Nadel tiefer in das Gewebe (Abb. 2.48).

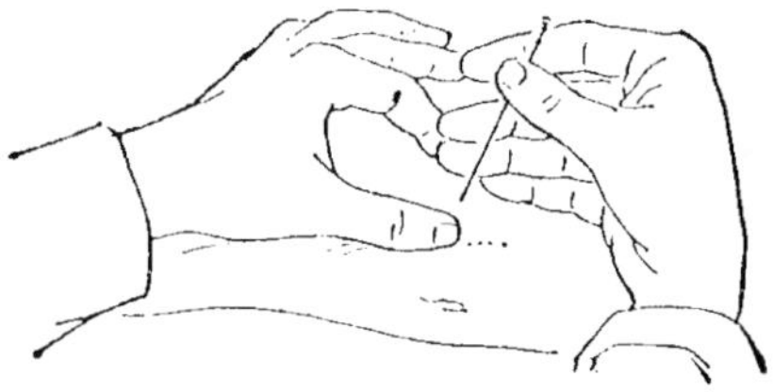

Abb. 2.49

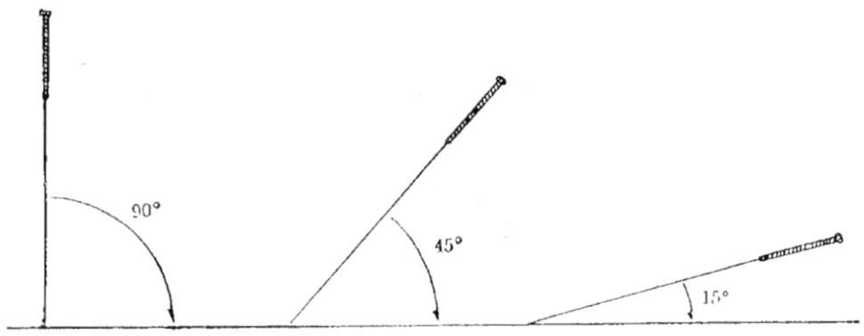

Abb. 2.51

3. Einstechen mit gedehnter Haut: Wenn die Haut um das einzustechende Foramen zu locker ist, dann wird die Haut mit Daumen und Zeigefinger der unterstützenden Hand angespannt (Abb. 2.49).

4. Einstechen mit zusammengekniffener Haut: Wenn die Haut um das einzustechende Foramen zu dünn ist, wird die Haut mit Daumen und Zeigefinger der unterstützenden Hand zusammengekniffen (Abb. 2.50).

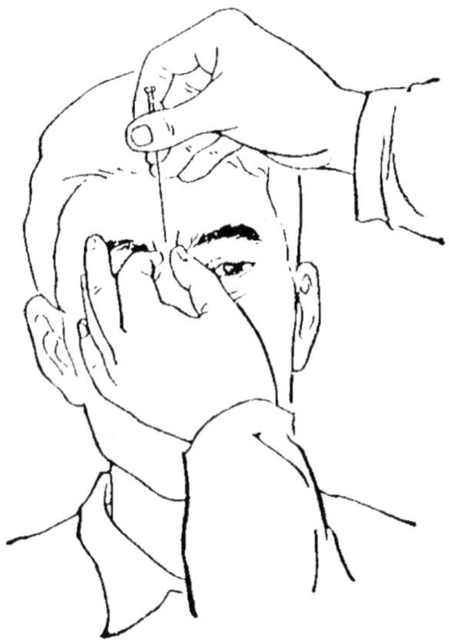

Abb. 2.50

Einstichwinkel

Es gibt vier Einstichwinkel, die je nach der Lokalisation des Foramens auszuwählen sind:

1. Senkrechter Einstich: Die Nadel bildet einen Winkel von 90° mit der Hautoberfläche.
2. Schräger Einstich: Die Nadel bildet einen Winkel von 45° mit der Hautoberfläche.
3. Querer Einstich: Die Nadel bildet einen Winkel von 15° mit der Hautoberfläche (Abb. 2.51).

Einstichtiefe

Die Einstichtiefe hängt von den anatomischen Gegebenheiten ab, so z.B. können die Foramina am Bauch und an der Lumbalregion sowie an den Extremitäten tief eingestochen werden, in das Brustfell darf nicht senkrecht, sondern nur schräg gestochen werden. Auch Knochen, vor allem Nerven und größere Aderstränge müssen vermieden werden. Die Nadeln werden gemäß der jeweiligen Angaben über das betreffende Foramen gesetzt.

De Qi (Das Qi bekommen) und Xiang Qi (Bewegung des Qi)

Akupunktur besteht nicht nur darin, die Nadel in die richtigen Foramina zu setzen, sondern das Qi zu bekommen (De Qi). Wenn dieses Ziel erreicht ist, wird es sowohl vom Behandelnden als auch vom Patienten bemerkt. Ein typisches Zeichen ist ein dumpfer und tauber Schmerz oder ein Druck- und Spannungsgefühl in der Umgebung des Nadelstichs, auch spürt der Behandelnde einen zunehmenden Widerstand der Nadelbewegung.[1] Nach der chinesischen Medizin erfolgt eine Wirkung der Akupunktur nur, wenn der Patient die „De Qi“ Empfindung hat. Um das De Qi zu erreichen, muss das Qi in Bewegung gebracht werden (Xiang Qi). Die Bewegung des Qi wird durch die nachfolgend beschriebenen Akupunktur- Manipulationstechniken gewährleistet.

Methode des Hebens und Senkens

Diese Methode besteht darin, dass das Foramen durch die Bewegung des Hebens und Senkens der Nadel stimuliert wird (Abb. 2.52). Dieses kann schnell oder langsam erfolgen. Je schneller die Nadel auf und ab bewegt wird, umso schneller nimmt die Intensität einer Stimulation zu, und umso schneller bewegt sich das Qi.

Methode der Rotation

Diese Methode besteht darin, dass das Foramen durch

[1] Vgl. Porkert / Hempen, Systematische Akupunktur, S 367

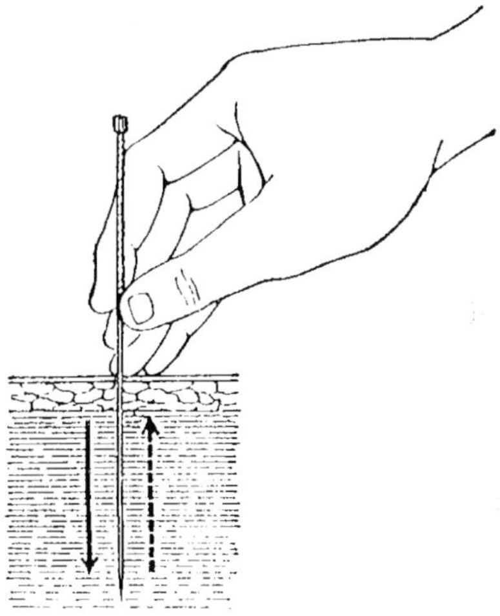

Abb. 2.52

eine Drehung der Nadel stimuliert wird, indem der Behandelnde die Nadel mit Daumen und Zeigefinger am Nadelgriff fasst und dann die beiden Finger in einer reibenden Bewegung gegeneinander bewegt. Die Modulation der Wirkung von diesem Stimulationsverfahren hängt von der Geschwindigkeit der Nadelrotation ab (Abb. 2.53).

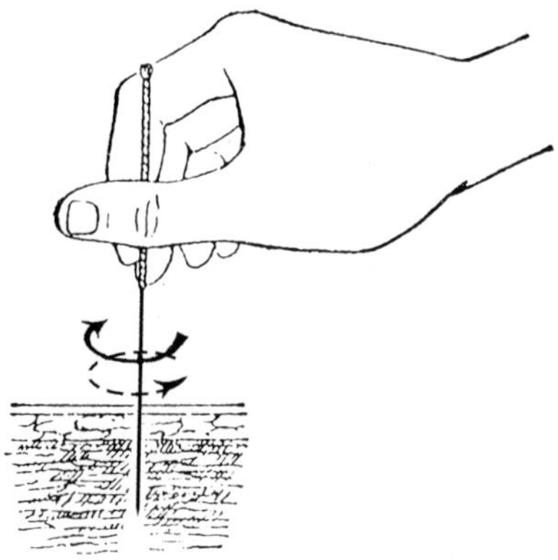

Abb. 2.53

Methode des Riffelns

Der Nadelgriff wird durch das Auflegen des Daumens der behandelnden Hand leicht eingedrückt. Dann wird mit dem Nagel des Zeigefingers über den Nadelgriff von unten nach oben geriffelt, so dass die Nadel einen leichten Reizimpuls empfängt (Abb. 2.54).

Methode des Klopfens

Der Nadelgriff wird mit der Spitze des Zeigefingers der behandelnden Hand geklopft, so dass die Nadel in eine

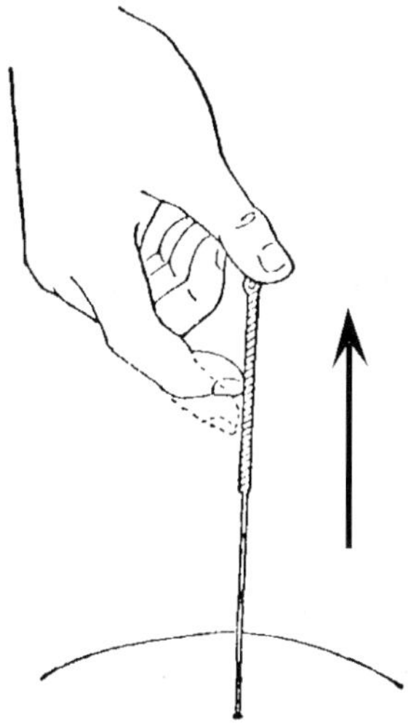

Abb. 2.54

Amplitude versetzt wird (Abb. 2.55). Die Methode des Riffelns und die Methode des Klopfens sind angezeigt, wenn die Methode des Hebens und Senkens und die Methode der Rotation keine deutliche Wirkung erbracht hat oder die Nadel zu fest im Gewebe haftet.

Die Steuerung der Akupunkturwirkung

Eine der wichtigsten Behandlungsstrategien in der chinesischen Medizin heißt: Bei Repletion verwendet man eine Therapie, die Energie ableitet. Bei Depletion verwendet man eine Therapie, die Energie ergänzt. Eines der wichtigsten Ziele der Akupunktur besteht darin, über ein Foramen entweder einen ergänzenden (suppletiven) oder im Gegenteil ableitenden (dispulsiven) Effekt zu erzielen. Die suppletiven Verfahren werden angewendet, um eine Depletion zu korrigieren, während die dispulsiven Verfahren eingesetzt werden, um eine Repletion zu korrigieren. Es gibt verschiedene Verfahren, die sich unter suppletiv oder

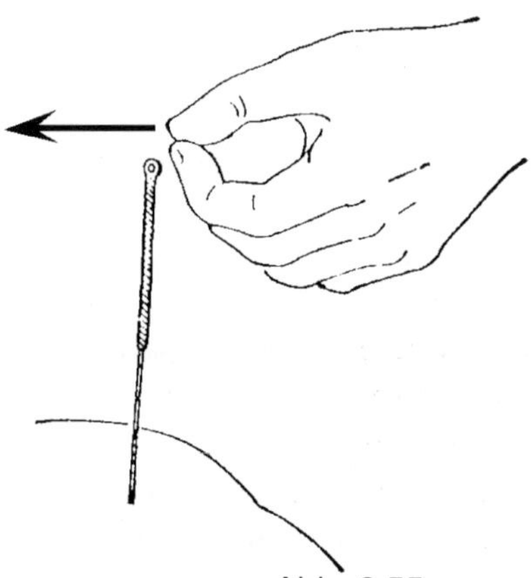

Abb. 2.55

	Suppletiv	Dispulsiv
Methode des Hebens und Senkens	Starkes Senken und leichtes Heben mit niedriger Frequenz	Leichtes Senken und starkes Heben mit hoher Frequenz
Methode der Rotation	Behutsames Drehen mit niedriger Frequenz	Starkes Wirbeln mit hoher Frequenz
Methode des Öffnens und Schließens	Nach Entfernen der Nadel sofort das Foramen massieren	Nach Entfernen der Nadel keine Massage
Methode des suppletiven und dispulsiven Verfahrens in Anpassung an den Atemrhythmus	Bei Ausatmung Einstechen der Nadel, bei Einatmung Herausziehen der Nadel.	Bei Einatmung Einstechen der Nadel, bei Ausatmung Herausziehen der Nadel.
Methode des suppletiven und dispulsiven Verfahrens in Bezug auf Gleichmäßigkeit	Die Nadel wird gleichmäßig gehoben und gesenkt sowie behutsam gedreht. Stellt sich das Qi erreichende Gefühl ein, sofort die Nadel entfernen.	

dispulsiv einteilen lassen. Diese werden entsprechend der Eigenschaft der Störung, die entweder zum Repletions- oder Depletionstyp gehört, eingesetzt.

Verweildauer und Herausziehen der Nadel

Die Verweildauer der Nadel richtet sich nach der therapeutischen Absicht. In der Regel kann die Nadel nach dem De Qi wenige Sekunden später schon herausgezogen werden oder 10 – 20 Minuten im Körper verweilen. Bei einer chronischen Krankheit kann die Nadel sogar über eine Stunde im Körper verbleiben. Um Schmerzen nach dem Nadelstich vorzubeugen, ist es notwendig die Nadel leicht zu drehen, bevor sie herausgezogen wird. Nachdem die Nadel herausgezogen wurde, ist es notwendig einen Baumwolltupfer auf die Einstichstelle zu drücken, damit es zu keiner Blutung am Akupunkturpunkt kommt.

Nebenwirkungen der Akupunktur

Kollaps

Akupunktur ist nicht nur sehr wirkungsvoll, sondern – im Gegensatz zu manchen anderen Medizintherapien – in ihrer Wirkung gesichert, ohne unangenehme oder gar schädliche Nebenwirkungen zu haben. Manchmal treten bei ersten Sitzungen oder bei zu kräftiger Stimulation in sitzender Position Kreislaufstörungen auf. Die klinischen Vorzeichen sind: Schwindel, Übelkeit; in extremen Fällen kann es zur Ohnmacht kommen. Solche schweren Fälle treten ganz selten auf – sie sind auch leicht zu beheben, indem der Behandelnde den Patienten sofort in Ruheposition bringt und die Nadel entfernt. In schweren Fällen kann eine Kompression auf LG 26 den Ohnmächtigen wieder zu sich bringen. Normalerweise sprechen solche Nebenerscheinungen auf die o. g. Maßnahmen rasch an. Symptome wie Benommenheit und Erbrechen lassen gewöhnlich nach einigen Minuten nach, wenn nicht, müssen Notfallmaßnahmen der modernen Medizin eingeleitet werden.

Festsitzende Nadel

Wenn die Nadel festsitzt, d.h. die Nadel ist nicht zu bewegen, sollte diese für einige Minuten nicht weiter angerührt werden. Dann wird das Gewebe um die Nadel leicht massiert oder ein benachbartes Foramen gestochen, um die Muskelspannung zu lösen. Die häufigsten Ursachen liegen in einem Muskelkrampf.

Hämatom

Tritt eine Schwellung als Folge einer Gefäßverletzung auf, sollte zuerst eine kalte Kompresse aufgelegt werden, um einen Bluterguss zu verhindern, anschließend kann nach dem 1. oder 2. Tag eine Wärmetherapie erfolgen, um die Absorption des Blutgerinnsels zu fördern.

Vorsichtsmaßnahmen

1. Akupunktur sollte bei Patienten, die sehr erschöpft, sehr müde sind, nicht angewendet werden.
2. Die Foramina am Unterbauch und im unteren Rücken sowie MP 6, Di 4, B 60, B 67 sind bei schwangeren Frauen im ersten bis dritten Monat kontraindiziert.[1]
3. Die Foramina, die sich nahe wichtiger Organe oder großer Blutgefäße befinden, sollten schräg oder quer gestochen werden.

[1] Vgl. Wühr, Quintessenz der Chinesischen Akupunktur und Moxibution, Deutsche Ausgabe, S. 331

Kapitel IV.: Andere Akupunkturmethoden

Schröpfen

Das Schröpfen verursacht ein Vakuum auf der Körperoberfläche, wodurch eine Reizung auf die Foramina erzeugt wird. Die Indikationen sind Repletionsbefunde wie z.B. Erkältungskrankheiten, Bronchitis, Asthma, Lumbalgien, Nackenschmerzen, Magenschmerzen sowie Diarrhoe. Nach Auffassung der chinesischen Medizin werden durch das Ansaugen der Hautoberfläche die krankheitsverursachenden Faktoren wie Calor, Algor, Ventus, Humor aus dem Körper entfernt und Blockaden in den Leitbahnen freigemacht. Schröpfen wurde auch im westlichen Mittelalter zum Herausziehen von Gift aus dem Körper angewendet. Nach Auffassung der modernen Medizin zeigt sich im Schröpfbereich eine gesteigerte Zellabwehr, eine Besserung der Nähr- und Sauerstoffversorgung und der Durchblutung. Die Immunreaktion erhöht sich. Die Leukozyten vermehren sich um fast 100 Prozent. Dadurch wird die Stoffwechselleistung der Zelle und der Gewebehormone aktiviert, die Zirkulation von Blut und Lymphe verbessert, der Tonus der Muskulatur reduziert und die Ausscheidung der giftigen Abfallprodukte vermehrt.

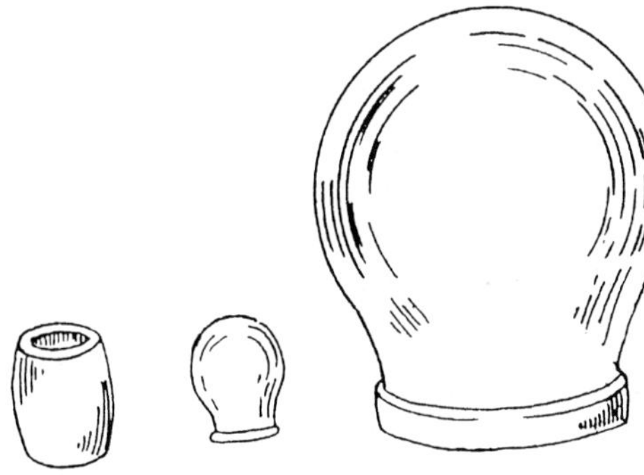

Abb. 2.56

Durchführung

Die Schröpfgefäße sind entweder aus Glas oder aus Bambus, heutzutage wird Glas bevorzugt (Abb. 2.56). Das Vakuum wird durch Hitze in Form von entzündeten, alkoholgetränkten Baumwolltupfern erzeugt. Die Stärke des Vakuums hängt von der Menge des verbrauchten Sauerstoffs durch die Flamme im Glas ab. Das Schröpfglas wird kurzzeitig erhitzt, dann rasch auf das ausgewählte Gebiet aufgesetzt (Abb. 2.57). Generell wird das Schröpfglas für 5 - 10 Minuten gesetzt, in anderen Fällen wird das

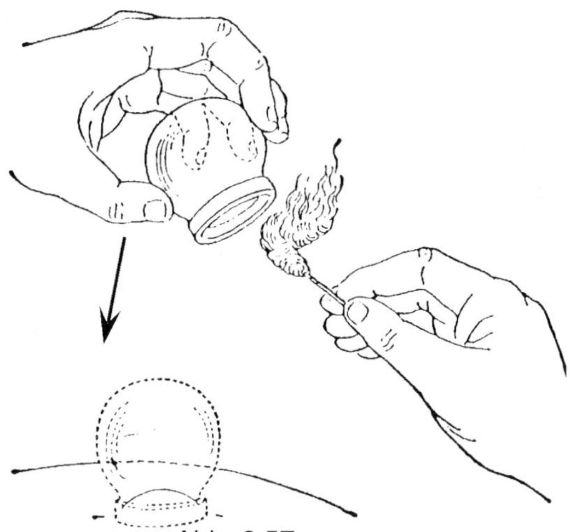

Abb. 2.57

Schröpfglas hin- und hergezogen, ohne dass das Vakuum verloren geht. Dieses wird auch als Schröpfmassage bezeichnet (Abb. 2.58). Um das Schröpfglas wieder zu entfernen, wird der Finger auf die Haut am oberen Rand des Schröpfglases geschoben, das Schröpfglas leicht angehoben, so dass Luft in das Glas eintritt und das Vakuum aufhebt. Im Allgemeinen hat das Schröpfen eine gute Durchblutung der Hautpartie zur Folge, wie an den auf der Hautoberfläche erscheinenden rötlichen Streifen zu sehen ist. Beim blutigen Schröpfen wird die ausgewählte Hautpartie vorher punktiert, so dass etwas Blut austritt. Dann wird sofort das Schröpfglas aufgesetzt wobei eine Menge Blut in das Glas gezogen wird. Dieses Verfahren wird vor allem bei akuten Weichteilverletzungen sowie Neurodermitis eingesetzt.

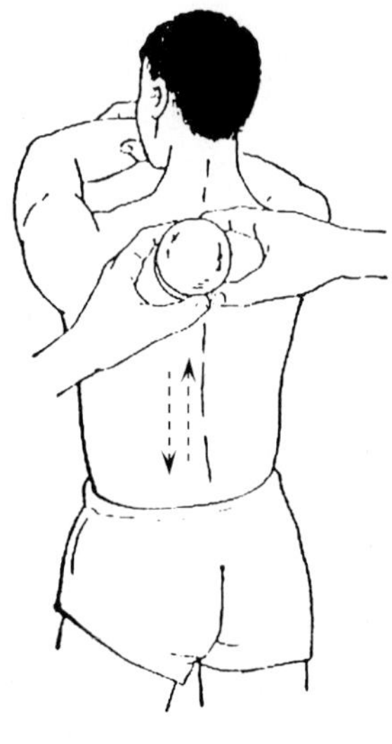

Abb. 2.58

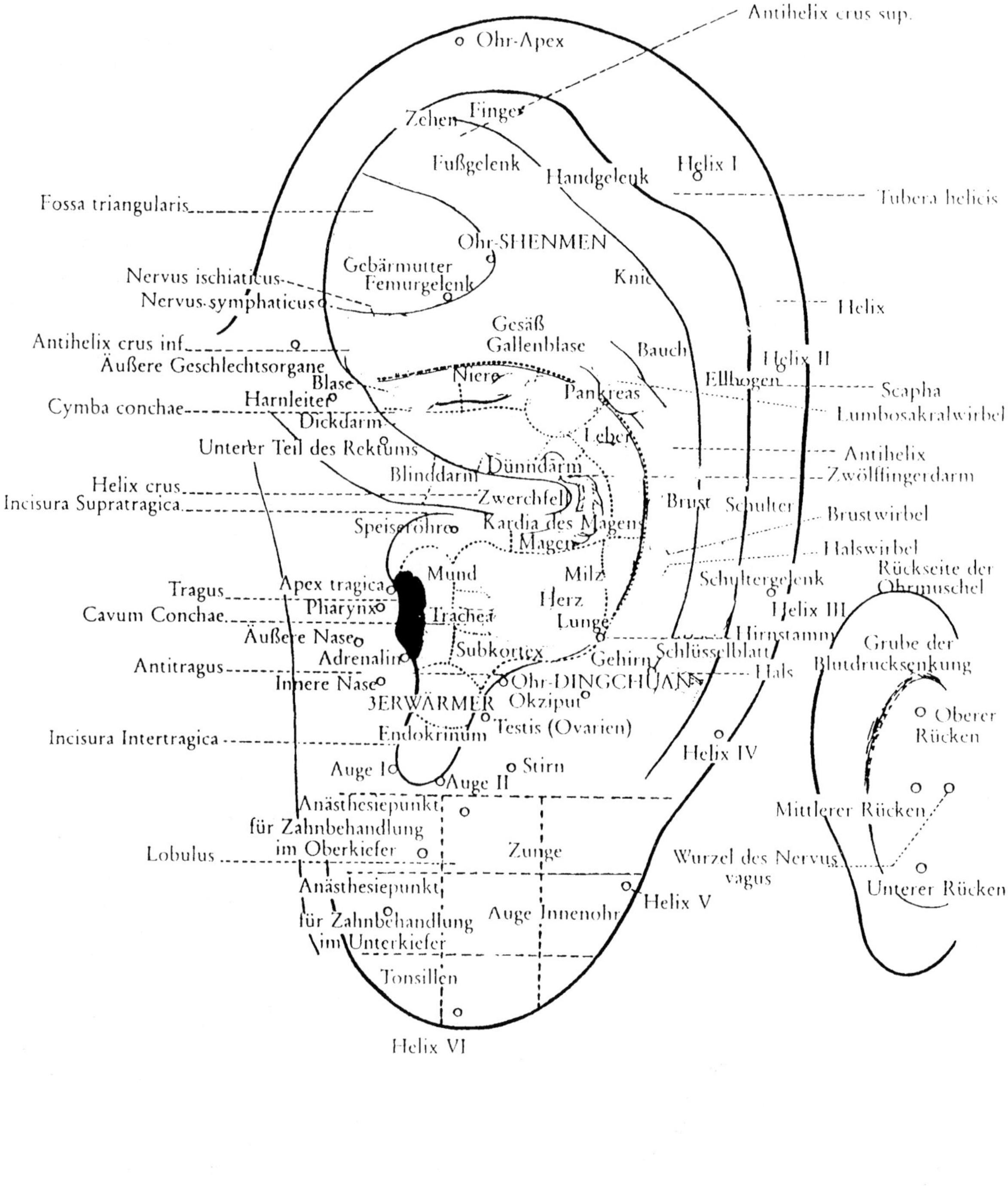

Antihelix crus sup.
Ohr-Apex
Zehen
Finger
Fußgelenk
Handgelenk
Helix I
Tubera helicis
Fossa triangularis
Ohr-SHENMEN
Gebärmutter
Femurgelenk
Nervus ischiaticus
Nervus symphaticus
Knie
Helix
Antihelix crus inf.
Gesäß
Gallenblase
Bauch
Helix II
Äußere Geschlechtsorgane
Blase
Niere
Ellbogen
Pankreas
Scapha
Cymba conchae
Harnleiter
Dickdarm
Lumbosakralwirbel
Leber
Unterer Teil des Rektums
Antihelix
Dünndarm
Blinddarm
Zwölffingerdarm
Helix crus
Incisura Supratragica
Zwerchfell
Brust
Schulter
Brustwirbel
Speiseröhre
Kardia des Magens
Magen
Halswirbel
Mund
Milz
Schultergelenk
Rückseite der Ohrmuschel
Tragus
Apex tragica
Pharynx
Herz
Cavum Conchae
Trachea
Helix III
Lunge
Äußere Nase
Hirnstamm
Grube der Blutdrucksenkung
Adrenalin
Subkortex
Gehirn
Schlüsselblatt
Antitragus
Ohr-DINGCHUAN
Innere Nase
Hals
3ERWÄRMER
Okziput
Oberer Rücken
Testis (Ovarien)
Incisura Intertragica
Endokrinum
Helix IV
Auge I
Stirn
Auge II
Mittlerer Rücken
Anästhesiepunkt
für Zahnbehandlung
im Oberkiefer
Lobulus
Zunge
Wurzel des Nervus vagus
Anästhesiepunkt
für Zahnbehandlung
im Unterkiefer
Auge
Innenohr
Helix V
Unterer Rücken
Tonsillen
Helix VI

Abb. 3.59

Vorsichtsmaßnahmen

1. Es ist nicht zu empfehlen, bei Patienten mit hohem Fieber, Krämpfen, Ödemen oder im Bauch- und Sakralgebiet bei Schwangeren zu schröpfen.
2. Blutiges Schröpfen wird nur mit entsprechend desinfizierten Gläsern angewandt und der Wundbereich mit Pflaster abgedeckt.
3. Da das Schröpfen Blut in die äußersten Kapillare zieht, kann es gelegentlich nach der Behandlung zur Hämatomentwicklung kommen, evtl. bilden sich auch kleine Bläschen, die aber innerhalb weniger Tage wieder verschwinden. Falls sich größere Blasen bilden, so kann man die Blasen mit einer Nadel drainieren und desinfizieren.[1]

Ohrakupunktur

Ohrakupunktur heißt: Die Nadelung wird an der Ohrmuschel eingesetzt. Diese Methode wurde bereits im „Innern Klassiker des Gelben Fürsten" beschrieben. In der chinesischen Medizin entspricht das Ohr einer Miniatur des Körpers. Wenn Störungen der Organ-Funktionskreise auftreten, kann an der entsprechenden Stelle am Ohr oder an dem druckempfindlichen Punkt des Ohres behandelt werden, um das gestörte Verhältnis wieder in Harmonie zu bringen.

Die Ohrakupunkturpunkte werden im Prinzip entsprechend des erkrankten Gebietes für die Behandlung ausgewählt, wie z.B. Lungenpunkte für Husten, Kopfpunkte für Kopfschmerzen. Wie die Ohrakupunkturpunkte auf der Ohrmuschel verteilt sind, wird in Abb. 2.59 deutlich. Bei der Ohrakupunktur-Behandlung wird nicht nur mit dünnen Nadeln gearbeitet, sondern die Punkte werden vor der Nadelung auch mit 75-prozentigem Alkohol desinfiziert. Die Nadel verbleibt in der Regel 30 Minuten, kann auch durch ein auf einem Pflaster fixierten Samenkorn als Dauernadel eingesetzt werden.

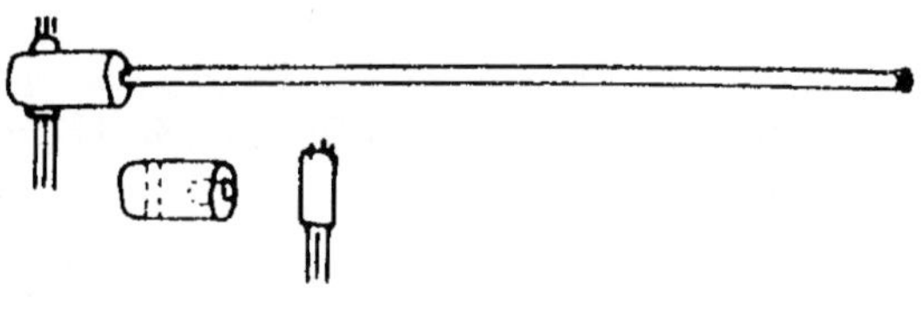

Abb. 2.60

Klopfnadel

Die Klopfnadel heißt auch „Pflaumenblütennadel". Diese Methode wird angewendet, um die Hautoberfläche zu stimulieren. Die Klopfnadel besteht aus sieben kurzen Nadeln, die auf einer kleinen Platte nebeneinander befestigt sind, die wiederum mit einem Griff versehen ist (Abb. 2.60). Die Indikationen sind vor allem Kopfschmerzen, Schwindel, Schlaflosigkeit, Bluthochdruck und einige Arten von Hauterkrankungen. Die Nadeln werden nur mit leichter Bewegung aus dem Handgelenk geklopft. Der Behandelnde hält den Griff und mit einer elastischen Handgelenksbewegung wird senkrecht und sowohl gleichmäßig als auch sanft auf die Hautoberfläche geschlagen (Abb. 2.61). Blutungen sollten beim Klopfen auf keinen Fall auftreten. Der Behandlungsort hängt von der Erkrankung ab. Man kann entweder entlang des Verlaufs der Leitbahnen die Foramina oder die Ashi-Punkte direkt beklopfen.

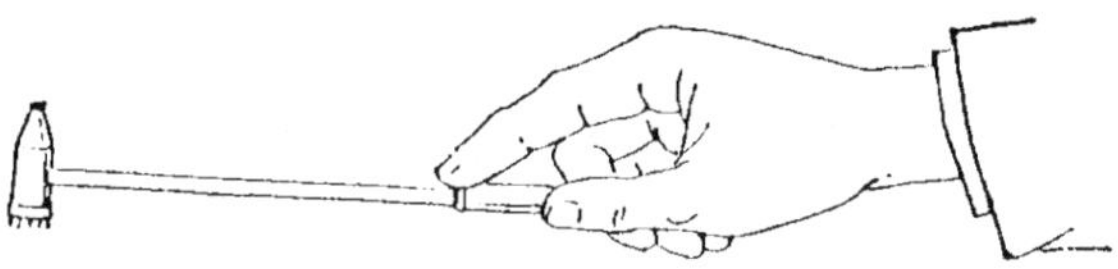

Abb. 2.61

Dreikantnadel

Die Dreikantnadel hat an ihrem Kopf eine drei-schneidige Form mit einer scharfen Spitze (Abb. 2.42). Sie wird benutzt, um eine Blutung aus der Mikroader zu erreichen. Da sie eine Calor ausleitende und die Netzbahnen durchgängig machende Wirkung hat, wird sie häufig bei allen Repletionsbefunden wie hohem Fieber, Ohnmacht, Halsentzündung, geistigen Störungen und akuten Rückenschmerzen angewendet. Die Nadel wird rasch und oberflächlich 1 bis 2 mm tief in das Foramen eingestochen, um eine Blutung zu verursachen und dann wieder schnell herausgezogen. Vor dem Stechen sollte der Behandelnde das Foramen (meistens an der Fingerspitze) reiben, um die Durchblutung am Punktionsgebiet zu erhöhen. Das Einstechen sollte nur leicht, oberflächlich und schnell sein und keine Venen und Großadern treffen. Vor der Nadelung muss ordnungsgemäß desinfiziert werden. Es ist nicht empfehlenswert, Dreikantnadeln bei Schwangeren oder Patienten mit Depletionsbefunden anzuwenden.

[1] Vgl. Wühr, Quintessenz der Chinesischen Akupunktur und Moxibution, Deutsche Ausgabe, S. 340

Kapitel V: Moxibustion

Moxibustion ist auch eine wichtige Behandlungsmethode innerhalb der chinesischen Medizin. Wenn man in China über Akupunktur spricht, dann nie nur ausschließlich von „Zhen" (Akupunktur), sondern immer „Zhenjiu" (Akupunktur und Moxibustion). Der Begriff „Moxa" ist eigentlich eine europäische Deformation, die auf das japanische Wort Mogusa zurückgeht.[1] Dies entspricht dem chinesischen Wort Jiu. Bei der Moxibustion werden Krankheiten auf die Weise behandelt, indem durch entzündete Moxawolle Hitze an bestimmte Foramina appliziert wird, also eine Erwärmung des Energieflusses stattfindet. Die Erwärmung durch die Moxawolle dringt tief in das Gewebe, ist aber trotzdem angenehm und mild. Es hat nicht nur die Wirkung, das Qi zu ergänzen, sondern dient auch der Aufhebung von Blockaden in den Leitbahnen. Moxibustion ist vor allem angezeigt bei Depletion, Algor und Humor-Befunden wie Schwindel, nächtliches Bettnässen, Impotenz, Amenorrhoe, Mangel an Muttermilch, Anämie, Diarrhoe, Bauchschmerzen sowie Gelenkschmerzen. Die Moxawolle besteht aus dem trockenen Kraut der Artemista vulgaris (Beifuss), das nach der Frühlingsernte an der Sonne getrocknet und zerkleinert wird. Dann wird dieses durch ein Sieb gedrückt. Bei der Behandlung wird die Moxawolle zu kleinen Kegeln geknetet, wobei man drei Größen unterscheidet: Die kleinen Kegelchen haben die Größe eines Weizenkorns. Die mittleren Kegel haben die Größe der Hälfte eines Dattelkernes; die größten Kegel erreichen ungefähr die Größe einer Haselnuss (Abb. 2.62).

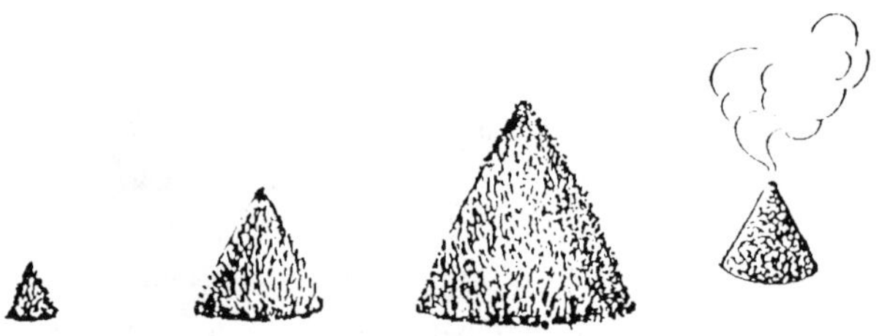

Abb. 2.62

Direkte Moxibustion

Bei der direkten Moxibustion werden aus Beifuss kleine Kegel geformt und auf bestimmten Foramina angezündet (Abb. 2.63). Hier ist große Umsicht seitens des Behandelnden gefordert, damit es nicht zu Verbrennungen und zur Narbenbildung kommt. Die direkte Anwendung großer Moxen führt immer zu einer Hautverbrennung, es kann lange dauern, bis die Haut abheilt. Nach Auffassung der chinesischen Medizin heilt „narbige" Moxibustion langandauernde Erkrankungen, wie z.B. Asthma. Diese wird heutzutage aber kaum mehr praktiziert.

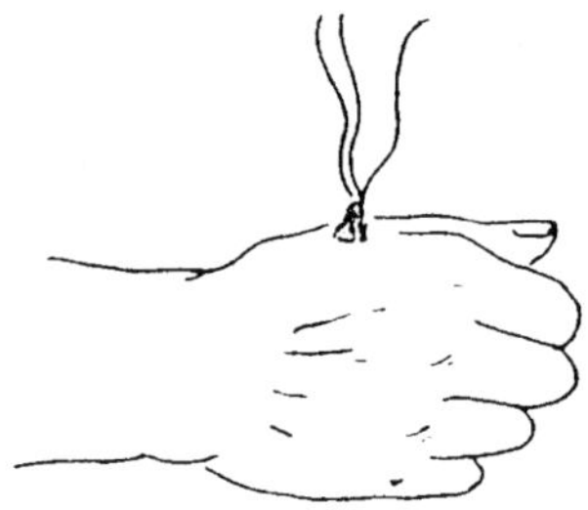

Abb. 2.63

Indirekte Moxibustion

Bei der indirekten Moxibustion wird der entzündete Beifuß auf einem isolierenden Material über der Haut verbrannt. Die am häufigsten verwendeten Arten der indirekten Moxibustion sind:

Moxakegel

Eine Scheibe Ingwer oder Knoblauch von ca. 2 mm Dicke wird mehrmals mit einer Gabel eingestochen. Ein Moxakegel wird aufgelegt und auf dem bestimmten Foramen platziert (Abb. 2.64). Die Ingwerscheiben sind besonders bei Algor- und Extimabefunden wie Erkältung, Übelkeit, Diarrhoe und Bauchschmerzen geeignet. Die Knoblauchscheiben sind besonders im frühen Stadium von Hautentzündungen, giftigen Insektenstichen und Asthma geeignet.

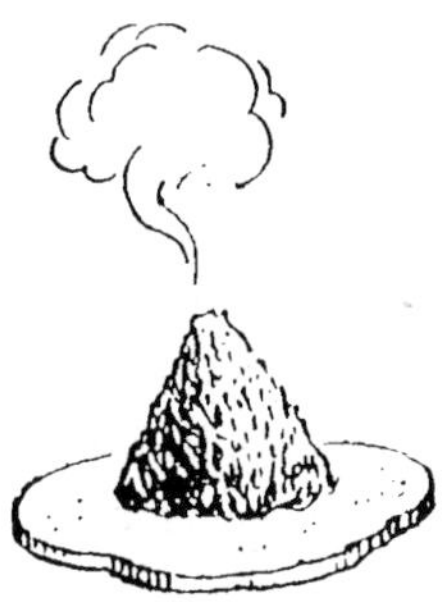

Abb .2.64

[1]Vgl. Porkert / Hempen, Systematische Akupunktur, S 373

Moxazigarre

Moxazigarren sind mit Papier umwickelte zigarrenartige Stangen aus Beifuß, die ca. 15 cm lang sind und einen Durchmesser von 1 - 15 cm Durchmesser haben. Diese entzündete Moxazigarre wird über das Foramen in einem gewissen Abstand in ruhiger Position oder kreisförmigen Bewegungen gehalten, damit Wärme in dem Foramen erzeugt wird (Abb. 2.65).

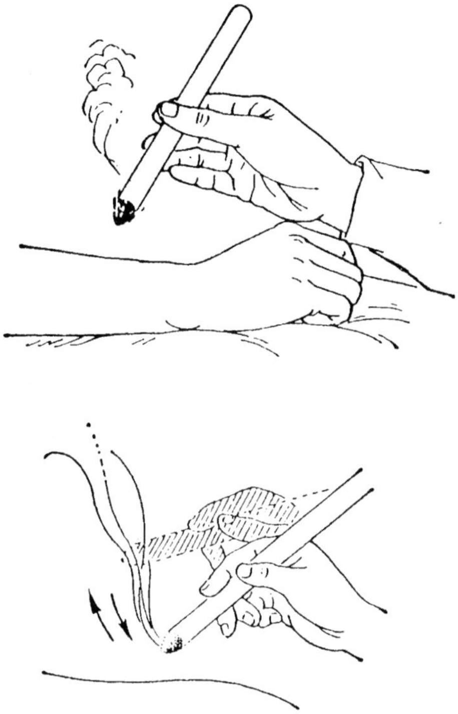

Abb. 2.65

Moxanadel

Der Nadelgriff wird mit Moxawolle umwickelt oder ein Stück Moxazigarre wird abgeschnitten und auf den Nadelgriff gesetzt, diese wird dann angezündet (Abb. 2.66). Die Wärme verteilt sich sowohl über die Abstrahlungshitze der abbrennenden Moxawolle als auch über die Metallnadel geleitete Wärme in dem Foramen. Die Moxanadel ist besonders geeignet bei Schmerzzuständen, die durch Humor und Algor verursacht wurden.

Moxabox

Entzündete Moxawolle wird in einem Holzkästchen mit einem siebartigen Mittelstück aus Metall über das Foramen in einem Abstand von ca. 6 cm gelegt. Die Hitze wird so über ein größeres Gebiet verteilt. Moxaboxen sind für den Bauch und Rücken geeignet (Abb. 2.67).

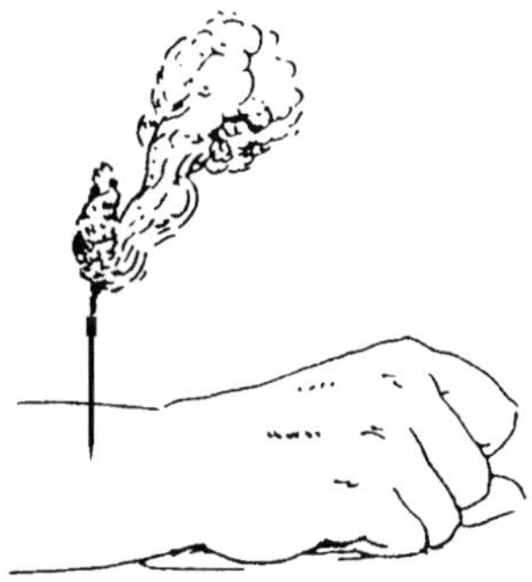

Abb. 2.66

Vorsichtsmaßnahmen bei der Anwendung von Moxa

Bei der Moxibustion sollte die Menge an Moxa und die allgemeine Konstitution des Patienten berücksichtigt werden. Ein Beispiel: In der Regel werden 3 - 5 Moxakegel für jedes Foramen benutzt oder so lange angewendet, bis sich an der behandelten Stelle ein Wärmegefühl eingestellt hat. Moxibustion ist bei Calor- und Repletionsbefunden, bei einer Depletion von Yin sowie bei schwangeren Frauen in der Sakralregion oder im Unterbauch kontraindiziert.

Sollte es am Anwendungsgebiet zur Brandblasenbildung kommen, werden kleine Blasen nicht aufgestochen, damit die Flüssigkeit in den Brandblasen ohne Infektion selbst absorbiert werden kann. Bei großen Brandblasen sollte jedoch punktiert werden.

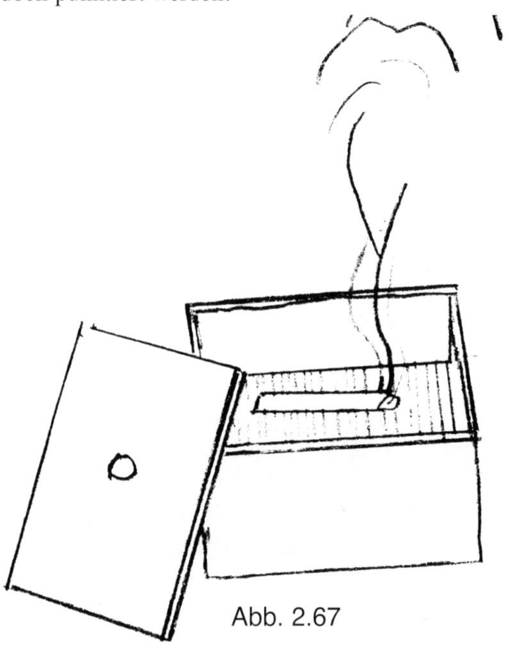

Abb. 2.67

Der Energiespender

In den letzten Jahren ist in China ein Ersatz für Moxa, der so genannte „Energiespender“, in Gebrauch gekommen. Bei dem Energiespender handelt es sich um ein Bestrahlungsgerät (Abb. 2.68), dessen Wirkung von einer „Energieplatte“ ausgeht. Sie ist das Kernstück des Energiespenders und besteht aus einer sehr seltenen chinesischen Tonart, die in ihrer Zusammensetzung dem Aufbau von Haut- und Muskelgewebe, den Körperflüssigkeiten sowie dem Knochenskelett ähnelt. Durch elektrische Erwärmung werden die Bestandteile in Schwingungen versetzt und durch die Wärmestrahlung auf den Körper übertragen. Hier wirken sie auf Akupunkturpunkte und tragen zur Heilung bei.

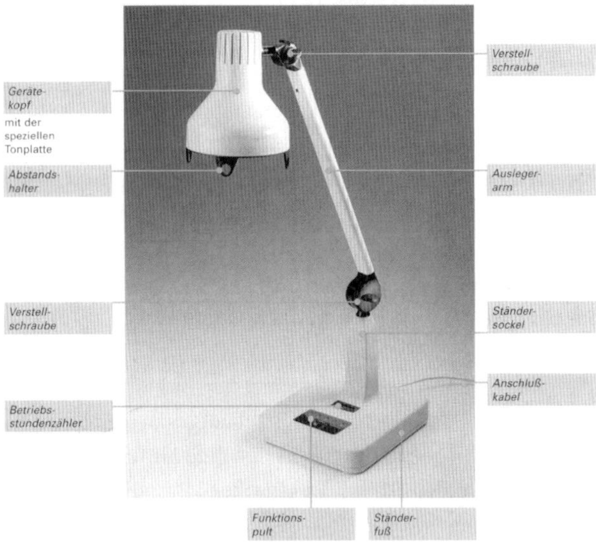

Abb. 2.68

Die Energieplatte:

Die Energieplatte ist das Kernstück des Gerätes (Abb. 2.69).

A – Die äußere Schicht der Energieplatte. Ihre chemische Zusammensetzung imitiert Haut und Muskeln des Menschen.

B – Die darunterliegende Schicht. Ihre chemische Zusammensetzung imitiert Blut und Körperflüssigkeiten des Menschen.

C – Die Hauptschicht der Energieplatte. Ihre chemische Zusammensetzung imitiert das Skelett des Menschen.

D – Die Reflektionsschicht des Energiespenders. Sie wird aus speziellen, seltenen Erdtonarten hergestellt.

Wirkungsweise

Gemäß der Gesetzmäßigkeit der Absorption von Energie durch den menschlichen Organismus werden die dort vorkommenden nicht metallischen Elemente, sowie die für den menschlichen Körper unbedingt erforderlichen metallischen Elemente in Form einer besonderen Zusammensetzung ausgewählt. Diese Zusammensetzung ist das Hauptelement der Energieplatte des Energiespenders. Um eine Aufnahme der Strahlenenergie durch den menschlichen Organismus zu bewirken, wurde darauf geachtet, dass die Tonplatte, die die Wärme abstrahlt, die Mineralien enthält, die auch im menschlichen Körper enthalten sind (z. B. Eisen, Calcium, Natrium, etc.). Sobald der Kern der Platte erwärmt wird, entsteht in ihr nun eine Wärmestrahlung mit speziellen

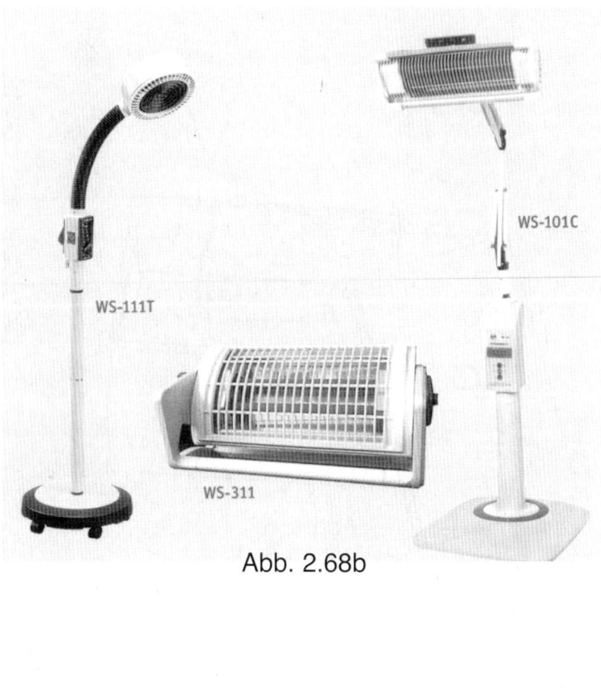

Abb. 2.68b

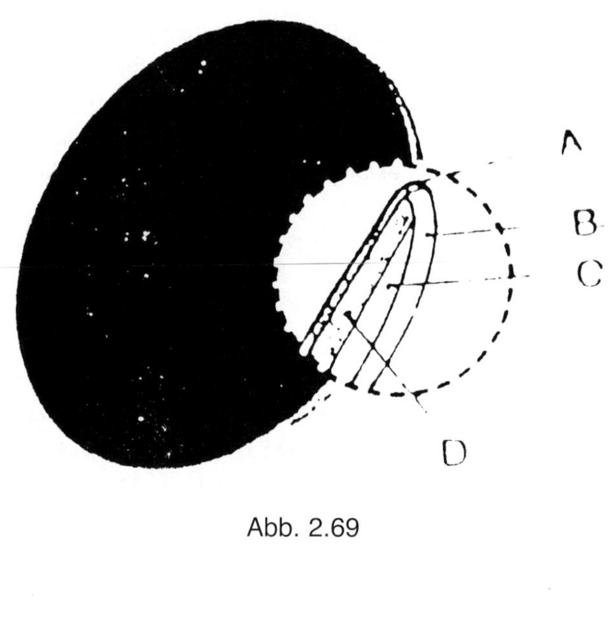

Abb. 2.69

Wellenlängen, welche den Wellenlängen sehr ähnlich sind, die vom menschlichen Körper ausgehen. Durch die Erwärmung der Haut von 36° bis hin zu 42° C mittels Infrarotquelle reagiert die Hautoberfläche auf eine uns durch Schweiß bekannte Reaktion. Die damit auftretende Schweißabsonderung verdampft und geht zur Energieplatte zurück, wo diese Verdampfungsmasse die Spurenelemente auswäscht und wieder zur Hautoberfläche zurückkehrt. Dieses Prinzip ist uns schon in der Natur vorgegeben: Die Sonne lässt die Feuchtigkeit in der (erdnahen) Luft verdunsten. Bei entsprechender Ansammlung kehrt der Wasserdampf aus den entstandenen Wolken als Regentropfen zur Erde zurück. Die auf die Haut zurückkehrende Substanz, angereichert mit Spurenelementen und Mineralien in homöopathischen Größenordnungen, geht auf die Haut und kann dadurch wie bei einem Salbeneffekt in die Akupunkturöffnung eindringen, wo sie dann ebenfalls zu einer biologischen Reaktion führt. Deshalb ist die Energieplatte nach ca. 1500 Stunden verbraucht.

Technische Angaben zur Energieplatte

Gemäß dem Ergebnis einer Untersuchung des staatlichen Untersuchungszentrums wurden insgesamt 48 verschiedene Stoffe, bzw. Spurenelemente gefunden, u.a. wie folgt: Calzium, Natrium, Silizium, Titan, Vanadium, Chrom, Mangan, Eisen, Nickel, Kupfer, Zink, Arsen, Rubidium, Strontium, Yttrium, Zirkonium, Niob, Molybdän, Cadmium, Zinn, Blei, Barium, Wolfram, Lanthan, Zer, Hafnium, Thorium, Neodym, Europium, Terbium, Gadolinium in unterschiedlicher Konzentration.

Die von der Energieplatte abgegebenen Energiewellen wurden gemessen. Die spezielle Zusammensetzung der Energieplatte strahlt die Energie zu 96% ab und die Aufnahmekapazität des Menschen für diese Energie liegt bei ca. 36,8 %.

Netzanschluß: Wechselstrom 230 V / 50 HZ + 10 %
(anzupassen) Leistung: 110 W + 10 %

Anwendung des Energiespenders

Gemäß der Chinesischen Medizin kann man die Akupunkturpunkte wählen und nach deren Funktionsverlauf die jeweiligen Zonen bestrahlen (Abb. 2.70). Die mögliche Anwendbarkeit des Energiespenders ist insofern durch die Akupunktur Foramina vorgegeben. Die Anwendung des Energiespenders lässt spüren, wie sanfte Wärmewellen den Körper ganz natürlich in Wärme eintauchen und ein Gefühl behaglicher Hochstimmung entsteht. Sie fördert wohligen, natürlichen Schlaf. Die Behandlungsdauer beträgt meist zwischen 60 und 90 Minuten pro Tag. Eine Behandlungsperiode beträgt 7 Tage, nach dieser müssen 3 Tage Pause eingelegt werden.

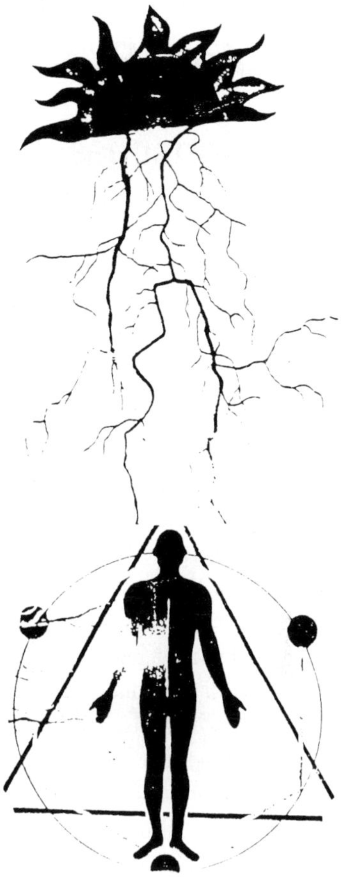

Abb. 2.70

3. Teil: Chinesische manuelle Therapie (Tuina, Premoprehension) und Selbst-Tuina

Kapitel I: Historisches und Theorie der chinesischen Manuellen Therapie

Historisches

Die chinesische manuelle Therapie (chinesisch: Tuina, lateinisch: Premoprehension) ist eine der wichtigsten Behandlungsmethoden innerhalb der chinesischen Medizin. Es werden Krankheiten behandelt, indem durch die heilende Kraft der Hände und bestimmte Manipulationsverfahren auf bestimmte Punkte des Körpers eine Beeinflussung des Energieflusses in den Leitbahnen stattfindet. Besonders erfolgversprechend wird sie, genau wie die Akupunktur, bei allen funktionellen Störungen und bei Schmerzzuständen aller Art eingesetzt. Die chinesische Therapie arbeitet also mit dem gleichen methodischen Instrumentarium wie die Akupunktur. Aber ein großer Vorteil der chinesischen manuellen Therapie liegt darin, dass diese Methode noch weniger Nebenwirkungen als die Akupunktur hat. Das erste medizinische Werk in der ganzen Welt, der „Innere Klassiker des Gelben Fürsten" (Huang Di Nei Jing), beschreibt die grundlegenden Theorien der chinesischen Medizin ebenso wie das grundlegende Wissen über die chinesische manuelle Therapie, die damals noch als Anmo bezeichnet wurde. In den Kapiteln 12, 24 und 62 findet man Hinweise darauf, dass die Anmo zur Schmerzlinderung und Muskelentspannung eingesetzt wurde. Sie ist nicht nur die Verfeinerung und Systematisierung der manuellen Techniken, sondern gepaart mit dem Bezug auf die theoretischen Grundlagen der chinesischen Medizin.

In späteren Epochen nimmt mit dem allgemeinen Aufschwung medizinischen Wissens auch die Zahl der Erwähnungen der chinesischen manuellen Therapie zu. Ihre Ausbildung wurde in der Tang-Dynastie staatlich festgelegt und überprüft. In China findet sich auch weltweit das früheste Beispiel einer staatlich kontrollierten medizinischen Ausbildung. Das kaiserliche „Medizinalamt" war hauptsächlich in drei Sektoren unterteilt, nämlich Arzneimittel, Akupunktur und chinesische manuelle Therapie. Mit der chinesischen manuellen Therapie wurden neben äußeren Verletzungen auch innere Erkrankungen behandelt. In dem berühmten medizinischen Kompendium Qian Jin Yi Fang „Wichtige Rezepturen, die tausend Goldstücke wert sind" wurde die chinesische manuelle Therapie von Sun Si Miao (582-681) zur Behandlung von Kindererkrankungen wie Krämpfen, Blähungen und nächtliches Weinen eingesetzt. In den folgenden verschiedenen dynastischen Perioden wurde eine große Zahl weiterer Abhandlungen über die chinesische manuelle Therapie geschrieben. Xiao Er Tuina Mi Zhi „Geheime Technik der pädiatrischen manuellen Therapie" wurde in der Ming-Dynastie (1368 - 1644) von Zhou Yufang veröffentlicht und ist ein herausragendes Werk der chinesischen manuellen Therapie. Der Fachausdruck Tuina aus „Tui" – drücken und „Na" – anfassen wurde auch in der Ming-Dynastie formuliert. Auf Grund ihrer hohen Wirksamkeit ist die Tuina (Premoprehension) in China seit Jahrtausenden weit verbreitet. Heute ist mit diesem Namen eine eigenständige physikalische Heildisziplin definiert. Überall in China wird die Tuina (Premoprehension) an medizinischen Hochschulen gelehrt und erforscht. Besonders zu erwähnen ist Zhongyi Tuinaxue „Premoprehension der chinesischen Medizin", das von der Hochschule für chinesische Medizin in Shanghai im Jahre 1976 herausgegeben wurde und als verlässliches Nachschlagewerk für das Studium der chinesischen manuellen Therapie gilt.

Theorie der chinesischen Manuellen Therapie

Heutzutage ist die chinesische Manuelle Therapie im Westen zwar bekannt, aber bislang wurde der Stellenwert der Manuellen Therapie im Westen nicht richtig eingeschätzt. Sie ist wie eine verborgene Perle der Medizin. Hierzu eine kleine Parabel aus den kanonischen Schriften: Ein junger Mann reiste jahrelang durch das Land, um sich als Diener zu verdingen, ohne zu wissen, dass er die ganze Zeit einen wertvollen Schatz bei sich trug. In dem Futter seiner Jacke war nämlich eine kostbare Perle eingenäht.

Die chinesische Manuelle Therapie ist wie eine verborgene Perle, die bis heute noch viel zu wenig bekannt ist. Die Gründe dafür liegen darin, dass Grundlagenforschungen nach westlichen Modellen der Neurophysiologie und Biochemie nicht von einem lückenlosen Nachweis der Manuellen Therapiewirkung sprechen können. Als nachgewiesene Manuelle Therapiewirkungen dürfen nur folgende gelten: An dem durch die Manuelle Therapie behandelten Ort wird das Nervensystem durch die Manuelle Therapie aktiviert. Die Sekretion von Gelenkflüssigkeit, Blut und Lymphzirkulation wird stimuliert. Schwellungen um das Gelenk nehmen ab. All dies fördert die Rehabilitation des Gelenkes und der Bänder sowie die Entspannung von Muskeln; deshalb treten im Anschluss an die Manuelle Therapie oft Entspannung und angenehme Müdigkeit auf. Aus diesen Gründen wird heutzutage die Manuelle Therapie in Europa nach moderner Medizin hauptsächlich bei Muskelverspannungen eingesetzt. Dieser Status der Manuellen Therapie in Europa wird nicht dem gerecht, was sie eigentlich ist. In Wirklichkeit gehört die Manuelle Therapie zu den wirkungsvollsten Heilmethoden. Denn egal, um welche Therapie es sich bei der chinesischen Medizin handelt, im Grunde geht es bei fast allen um eine Reizsetzung. Die Manuelle Therapie ist eigentlich ein natürlicher menschlicher Impuls, bei dem man selbst eine Reizsetzung ausübt. So massiert man sich beispielsweise, wenn man sich gestoßen hat. Nach der Manuellen Therapie fühlt man sich erleichtert. Als eine der ältesten Therapieformen dieser Erde verkörpert die Manuelle Therapie die natürlichste Behandlungsform der Medizin. Deshalb entspricht die Manuelle Therapie den Eigenschaften der Natur. Einer der Grundgedanken der chinesischen Medizin im Allgemeinen ist, dass Mensch und Natur eng zusammenhängen.[1] Daher repräsentiert die Manuelle Therapie die Eigenschaften der chinesischen Medizin. Sie passt aber nicht in das Konzept der modernen Medizin, denn die moderne Medizin ist eine durch technische Apparate ermöglichte Medizin und funktioniert gemäß des aristotelischen Gedankens „die Technik überlistet die Natur"; bei der Manuellen Therapie richtet der Mensch sich nicht gegen die Natur, sondern sie kommt den Eigenschaften der Natur entgegen. Außerdem widerstrebt die Manuelle Therapie den wirtschaftlichen Interessen der chemisch-pharmazeutischen Industrie. Die wirtschaftlichen Machtgruppen sind es also, die bewusst oder unbewusst die Manuelle Therapie als nur für die Entspannung von Muskeln tauglich bezeichnen.

Die chinesische Manuelle Therapie dient nicht nur zur Entspannung der Muskeln, sondern sie wird bei allen funktionellen Störungen und bei Schmerzzuständen aller Art eingesetzt. Nach Auffassung der chinesischen Medizin ist die Wirksamkeit der Tuina eigentlich untrennbar mit Qigong und den dadurch entstandenen Fähigkeiten verbunden. Durch Qigong-Übungen entwickelt sich eine Energiemasse, eine Art Substanz mit hoher Energie, deren Korpuskel sehr fein und von großer Dichte sind. Das nennen wir Energie-Funktion. Es ist die Energie-Funktion, die Menschen beeinflussen und Krankheiten heilen kann. Sobald sich die Energiefelder von zwei Menschen berühren, findet eine gegenseitige Beeinflussung der Energie statt. Dort, wo sich die Hand des Tuina Behandelnden bewegt, wird ein anormaler Energie-Zustand im Einflussbereich seiner Energie in einen normalen Zustand gebracht. Deshalb muss der Tuinatherapeut gewisse Energiepotenzen haben, sonst wird er sich während der Behandlung selbst unwohl fühlen. Wenn man nicht fähig ist, sich gegen die kranke Energie zu wehren, dann teilt man mit dem Kranken ein Feld und zieht eine Menge kranker Energie vom Patienten an. Ein wichtiger Hauptfaktor für eine heilende Wirkung durch Tuina ist daher der außerordentliche Einfluss auf die behandelten Foramina und Leitbahnen durch die Energiepotenzen des Tuina Behandelnden.

Ein weiterer Faktor ist die Qualität der Manipulation. Wir wissen, dass die verschiedenen Körperzustände durch Druck und Temperaturwechsel verändert werden können. Die Qi-Leitbahnen, wie alle anderen Gewebe des Menschen auch, ziehen sich bei kalter Temperatur zusammen und werden dadurch verstopft. Die Manipulation durch Tuina kann nicht nur die blockierten Stellen der Qi-Leitbahnen freimachen, sondern auch die Körpertemperatur verändern und ein unmittelbares Öffnen der Qi Leitbahnen bewirken, dadurch wird die Qi-Zirkulation verbessert. Reicht aber beim Behandelnden die Druckkraft bei der Tuina Anwendung nicht aus, findet auch keine Blockadelösung statt, das Behandlungsergebnis bleibt unbefriedigend. Deshalb sollte der Behandelnde, der Tuina anwendet, kraftvoll und behutsam auf den Patienten einwirken, das ermöglicht einen tiefgreifenden Heilerfolg.

Man kann ganz allgemein sagen, dass durch die direkte manuelle Therapieeinwirkung der Tuina auf spezielle Punkte des Körpers auf der einen Seite die lokale Blutzirkulation gefördert und Stasen des Blutes beseitigt werden. Weiterhin können auf diese Weise verletzte Gelenke behandelt werden sowie deformierte und abnorme Knochenstellungen und Weichteile in eine anatomisch richtige Position korrigiert werden. Auf der anderen Seite können der energetische Zustand des Tuina Behandelnden und dynamische wellenförmige Signale der Manipulation von Tuina das Qi und Xue, die Körperflüssigkeit, die Organenfunktionskreise, die physiologischen Funktionen und den pathologischen Zustand des Patienten reflektorisch beeinflussen.

[1] Vgl, Toellner, R.: Illustrierte Geschichte der Medizin, S. 49

Kapitel II: Die hauptsächlichen manuellen Techniken

Pression (Tui)

Pression (Schieben) ist eine Druckausübung in eine geradlinige Richtung. Die Druckausübung soll langsam, gleichmäßig, kräftig sein, und gezielt tief ins Gewebe dringen. Dieses Verfahren löst die Myogelose, entspannt die Muskeln und Sehnen, kann überall am ganzen Körper angewendet werden. Die Pression gehört zu der Behandlungsstrategie (Tongfa) der Blockaden lösenden Methoden. Pollikare Aquipression wird oft am Hals, Schulter, Ellenbogen, Handgelenk, Rücken, Knie und Knöchel angewendet. Es gibt folgende Typen.

Pollikare Aquipression

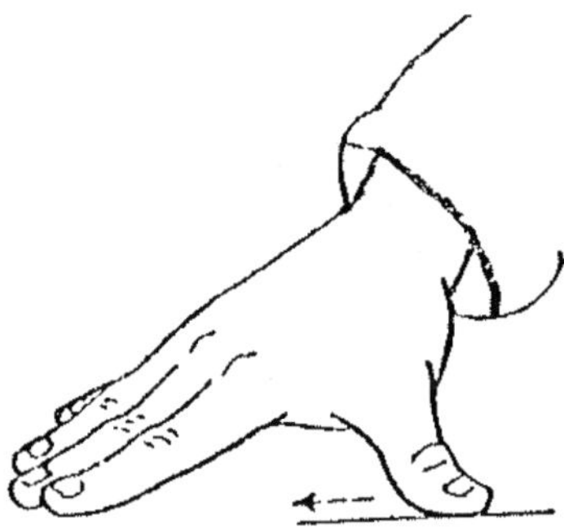

Abb. 3.1

Bei der pollikaren Aquipression (Schieben mit dem Daumen) erfolgt eine kräftige Pression mit dem Daumen. Die übrigen Finger werden gerade ausgestreckt, so dass sich die aus dem Handgelenk kommende Kraft ganz im Daumen konzentrieren kann (Abb. 3.1).

Pollikare Aquipression mit beiden Händen

Bei der pollikaren Aquipression kann es sinnvoll sein, mit der zweiten Hand, die auf die erste gelegt wird, diese Kraftausübung zu unterstützen (Abb. 3.2). Es ist ein starkes Manipulationsverfahren, manchmal auch mit Schmerzen verbunden, dadurch wird ein ursprünglicher Primärschmerz auch durch einen durch Aquipression gesetzten Sekundärschmerz gelindert. Ein wichtiger Punkt bei der Tuina ist: Der Behandelnde sollte in allen Fällen fähig sein, kraftvoll und behutsam auf den Patienten einzuwirken. Das ermöglicht einen tief greifenden Heilerfolg.

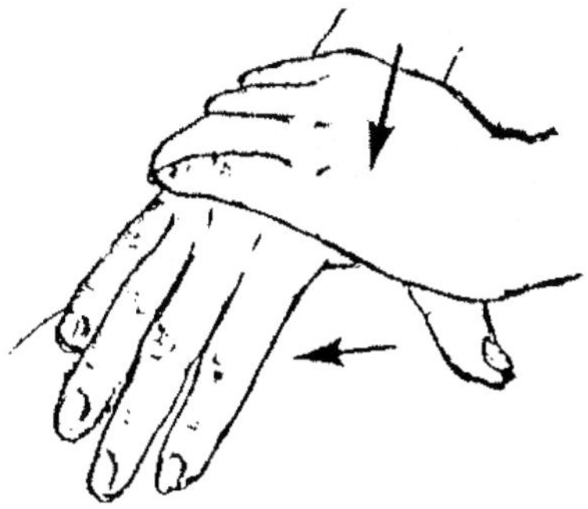

Abb. 3.2

Palmare Aquipression

Palmare Aquipression ist das Schieben mit der Handwurzel. Dieses Verfahren wird mit der Handwurzel ausgeübt (Abb. 3.3).

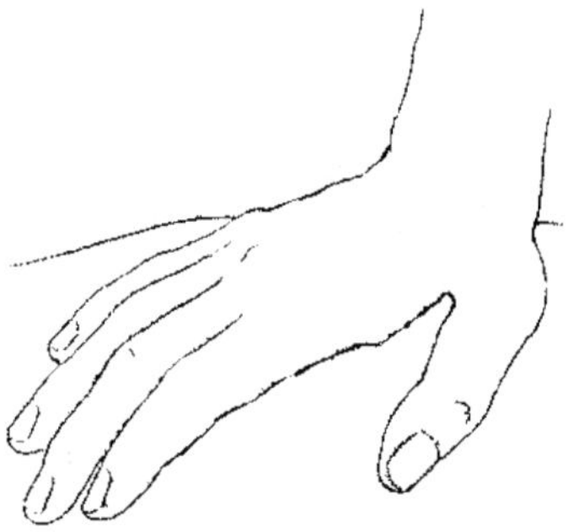

Abb. 3.3

Palmare Aquipression mit Rückendehnung

Der Patient soll einen Vierfüßlerstand einnehmen und die Hände am Boden lassen, um die Dehnung der Wirbelsäule zu unterstützen. Dann das Gesäß langsam zu den Fersen absenken und auf die Unterschenkel setzen. Dabei den unteren Rückenbereich und die Wirbelsäule dehnen, indem die Hände weit vor dem Körper auf dem Boden ausgestreckt werden. Diese Körperhaltung baut Verspannungen im Rücken ab. Der Behandelnde führt gleichzeitig eine palmare Aquipression links und rechts entlang der Wirbelsäule durch (Abb. 3.4). Da die Dehnübungen selbst auch der Entspannung der Muskeln dienen, wirkt die Kombination von Manueller Therapie und Dehnübungen doppelt.

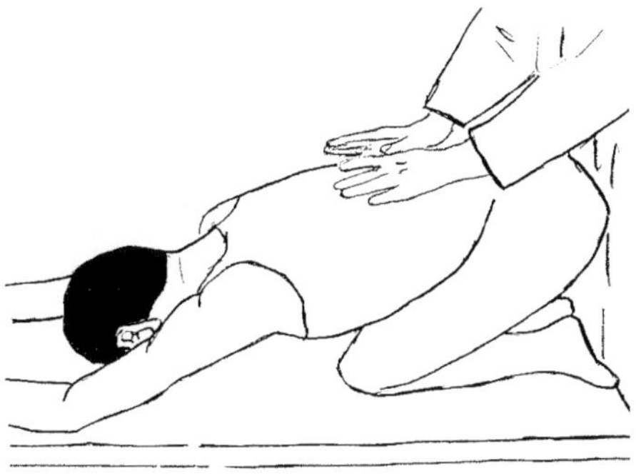

Abb. 3.4

Rectopression

Rectopression ist eine geradlinige Druckanwendung mit der radialen Daumenkante für die Dauer von 3 bis 5 Minuten. Frequenz: 160/min (Abb. 3.5).

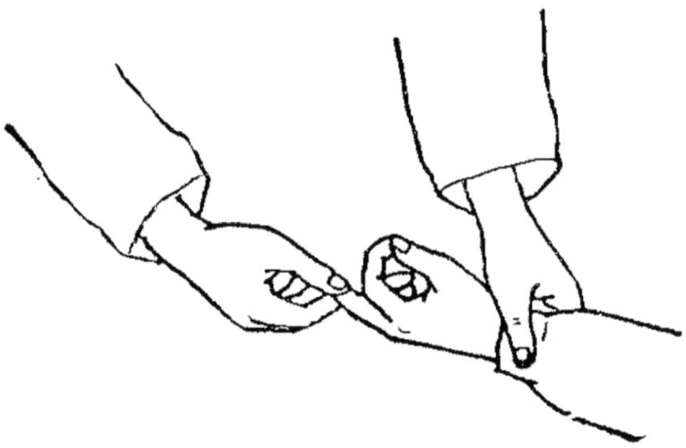

Abb. 3.5

Zirkularpression

Zirkularpression ist eine kreisende Druckanwendung mit den Daumenballen für 3 bis 5 Minuten. Frequenz: 160/min (Abb. 3.6).

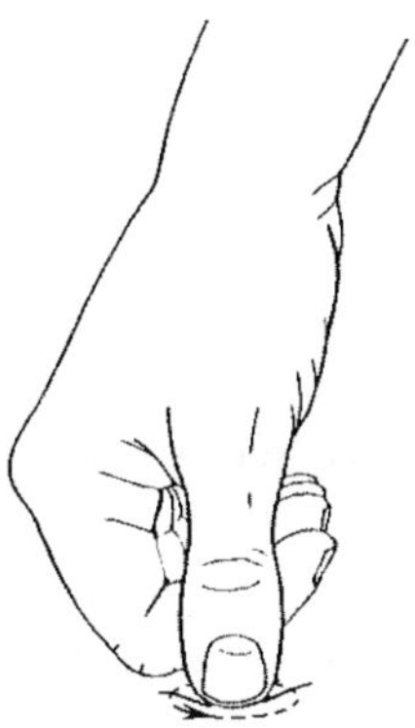

Abb. 3.6

Unguipression

Die Unguipression ist ein Verfahren der punktuellen Pression, d.h. der extremen Anwendung gleichmäßigen Drucks auf einen winzigen Punkt (Abb. 3.7).

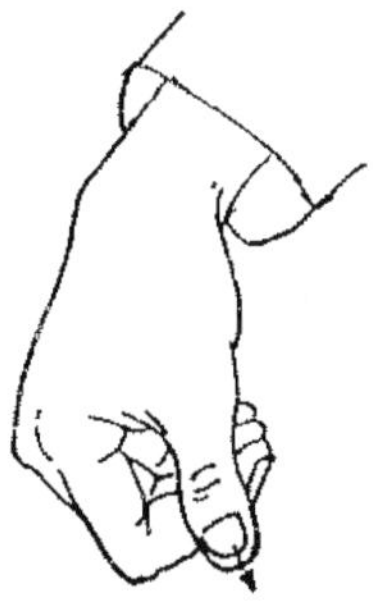

Abb. 3.7

Divergenzpression

Divergenzpression ist eine auseinanderweichende Druckanwendung (Abb. 3.8).

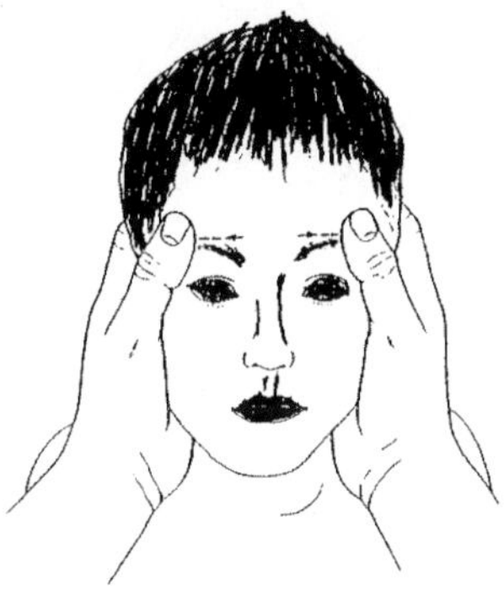

Abb. 3.8

Konvergenzpression

Konvergenzpression ist eine zueinanderführende Druckanwendung (Abb. 3.9).

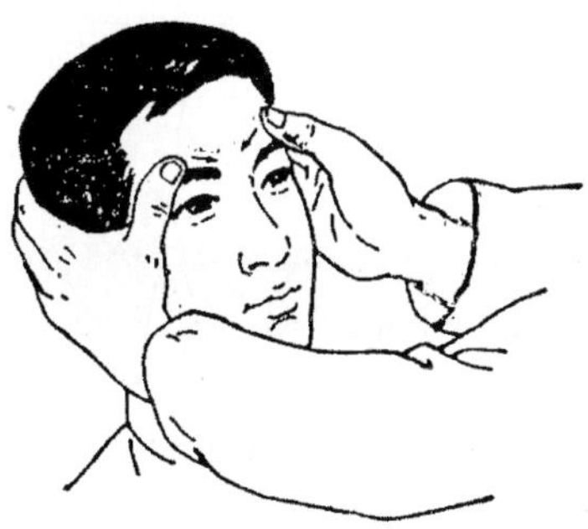

Abb. 3.9

Striktion (Mo) Wischen

Beim Verfahren der Striktion legt der Behandelnde den Daumenballen oder die Handwurzel auf die zu behandelnde Stelle und streicht mit langsamen fließenden Bewegungen mit mäßigem Druck nach außen. Die Striktion ist ein Kombinationsverfahren von polikarer Aquipression, Zirkularpression und Divergenzpression. Striktion ist ein beruhigendes Manipulationsverfahren, das zum Abbau von Übererregbarkeit eingesetzt wird. Die beruhigende Wirkung tritt oft im Anschluss an die Behandlung als Entspannung und angenehme Müdigkeit auf. Weiterhin ist auch eine psychische Wirkung zu beobachten, die über die genannte Entspannung und vegetative Regulation hinausgeht (Abb. 3.10).

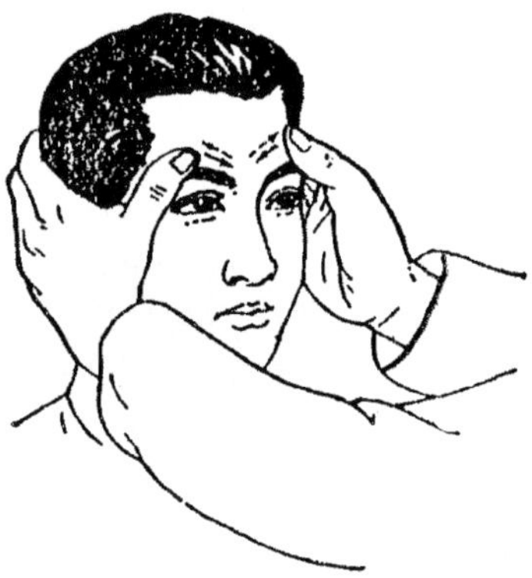

Abb. 3.10

Depsation

Bei der Depsation wird das Gewebe zwischen Daumen und Zeigefinger geknetet, dieses wird oft zur Lösung von Stauungen eingesetzt (Abb. 3.11).

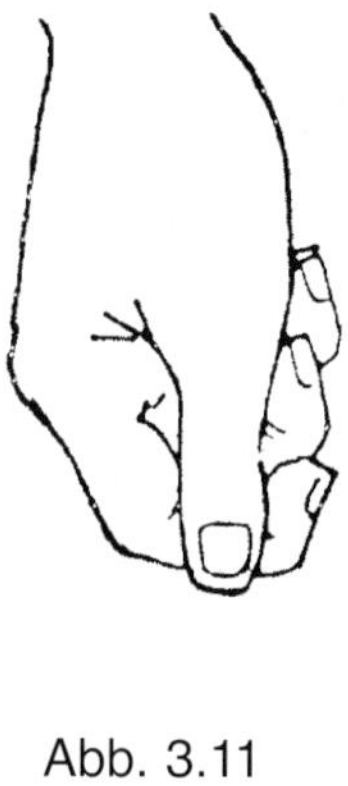

Abb. 3.11

Ein-Finger-Zen-Pression (Chen)

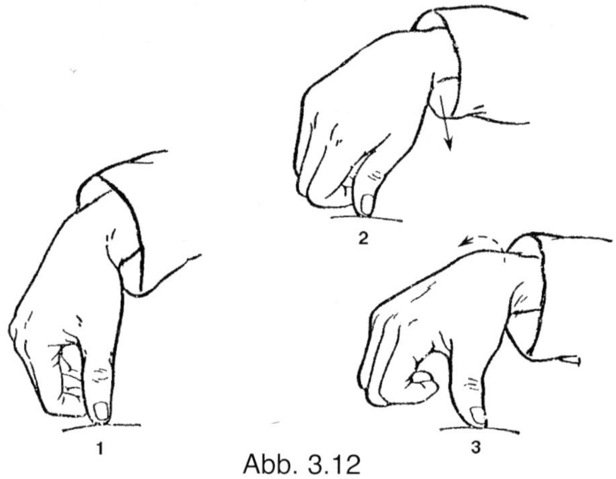

Abb. 3.12

Ein-Finger-Zen-Pression ist ein vibrierendes Schieben. Der Legende nach wurde sie bereits im berühmten Shaolin-Kloster im Rahmen der meditativen Heilung entwickelt. Bei dieser Methode wird allein der Daumen zu einer vertikalen Druckausübung eingesetzt, die übrigen Finger werden zu einer leeren Faust geballt. Der Daumen wird in eine schwingende Beugung und Streckung versetzt, deshalb wird es auch vibrierendes Schieben genannt. Der Ellenbogen ist im 90 Grad Winkel gebeugt und entspannt, das Handgelenk hängt locker. Der Daumen empfängt seine Kraft aus dem Unterarm und führt einen schnellen und kontinuierlichen Druckimpuls aus. Diese Druckimpulse müssen ausgeglichen und locker erfolgen; im Allgemeinen liegt ihre Frequenz bei 120 bis 160 pro Minute (Abb. 3.12). Durch das intensive

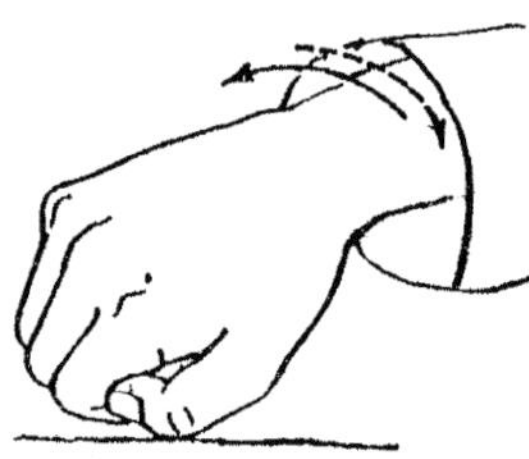

Abb. 3.13

Vibrieren kann die Energie tief in den Akupunkturpunkt eindringen, und daher gleicht dieses Verfahren der Akupunktur. Bei der Ein-Finger-Zen-Pression werden größere Energiepotentiale auf einen kleinen Punkt übertragen, dadurch kann nicht nur eine energetische Blockade gelöst, sondern auch die Energie dynamisiert werden. Die Ein-Finger-Zen-Pression gehört zu der Behandlungsstrategie (Bufa) der die Energie stützenden

Methoden. Es gibt noch einen Typ: Ein-Finger-Zen-Pression mit dem abgewinkelten Finger ist eine schaukelnde Druckausübung über die Rückseite des 1. Daumengelenks (Abb. 3.13).

Rudikulation (Gun)

Rudikulation (Rollen) ist eine auf der Stelle hin und her rollende manuelle Therapietechnik. Bei der Rudikulation wird zuerst der kleine Finger aufgelegt, dann werden die Handkante und der Handrücken eingesetzt. Aus dem locker leicht nach innen gekrümmten Handgelenk wird eine fortgesetzt rührende Bewegung ausgeführt. Die Bewegung ist eine komplexe seitliche Drehung der ganzen Hand, wobei das Handgelenk geknickt wird (Abb. 3.14). Die Drehbewegung soll rhythmisch und kraftvoll sein, ihre Frequenz liegt bei 120 bis 160 pro Minute. Dabei muss die Handkante in beständigem Kontakt mit der zu behandelnden Stelle bleiben, darf sich von dieser weder abheben noch verrutschen.

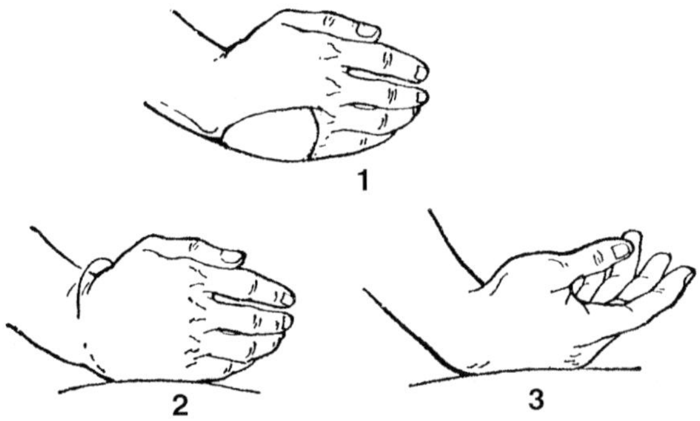

Abb. 3.14

Volution

Bei der Volution (Finger-Rollen) werden die Knöchel von Zeige-, Mittel- und Ringfinger eingesetzt. Der Behandelnde bildet eine lockere Faust und aus dem locker geführten Handgelenk mit einer wiegenden bzw. rollenden Bewegung über die Knöchel wird Druck auf den Behandlungssitus ausgeübt. Die Bewegung beginnt mit dem Auflegen der Finger; dann wird die Hand über die Knöchel der zur Elle gehörenden Handseite abgerollt. Dieses Verfahren erfolgt zwar mit Kraft, aber der Ellenbogen und die Schulter müssen locker sein (Abb. 3.15).

Rudikulation kann die Energie in Bewegung bringen und die Energie-Leitbahnen erwärmen. Dadurch werden das Qi und Xue dynamisiert, Muskeln und Sehnen entspannt und Gelenke gelockert. Die Rudikulation gehört zu der Behandlungsstrategie (Huoxuefa) der das Xue dynamisierenden Methoden. Nach westlicher Medizin

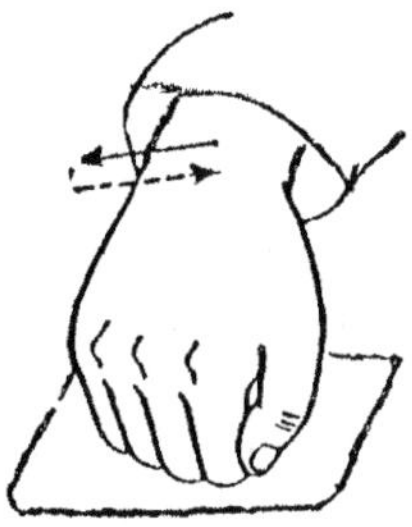

Abb. 3.15

vermag die Rudikulation entlang des Blut- bzw. Lymphgefäßverlaufs nicht nur die Zirkulation dort zu verbessern, sondern es ist auch eine allgemein regulierende Wirkung auf das autonome Nervensystem zu spüren.

Kompression (An)

Bei der Kompression (Drücken) wird mit dem Finger auf ein bestimmtes Foramen senkrecht in tiefere Schichten langsam ein gesteigerter und beständiger Druck ausgeübt. Man kann mit leichtem Druck beginnen und langsam immer stärker drücken, bis der Patient einen ziemlich intensiven Druck verspürt. Die Kraft wird gleichmäßig entfaltet und in die Tiefe übertragen. Kompression eignet sich besonders zur Öffnung der Qi Leitbahnen und Auflösung von Stauungen des Qi und Xue. Bei der Kompression wird der Druck auf einen kleinen Punkt konzentriert. Deshalb wird die Kompression entweder mit dem Finger oder mit dem Knöchel des Zeigefingers ausgeführt. Die Kompression wirkt ähnlich wie eine Akupunkturnadel, alle den Akupunkturpunkten zugeschriebenen Wirkungen können damit erzielt werden. Es gibt verschiedene Typen:

Kompression mit dem Daumen

Bei der Kompression mit dem Daumen wird mit dem Finger auf ein bestimmtes Foramen ein senkrecht in tiefere Schichten langsam gesteigerter und beständiger Druck ausgeübt (Abb. 3.16).

Die Kompression mit dem Daumen wirkt ähnlich wie

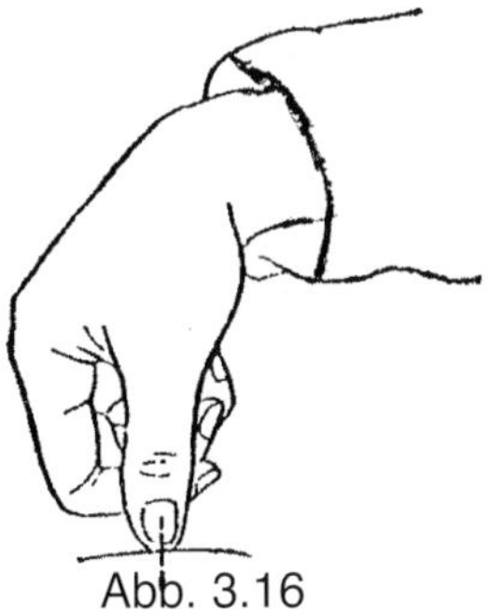

Abb. 3.16

eine Akupunkturnadel; alle den Akupunkturpunkten zugeschriebenen Wirkungen können damit erzielt werden.

Palmare Kompression (Zhangan)

Bei der palmaren Kompression (Kompression mit dem Handteller) wird zuerst die linke Hand auf die zu behandelnde Stelle gelegt, dann liegt die rechte Hand auf dem linken Handrücken und unterstützt den Druck. Kompression mit dem Handteller bewirkt eine Entspannung verhärteter Muskeln (Abb. 3.17).

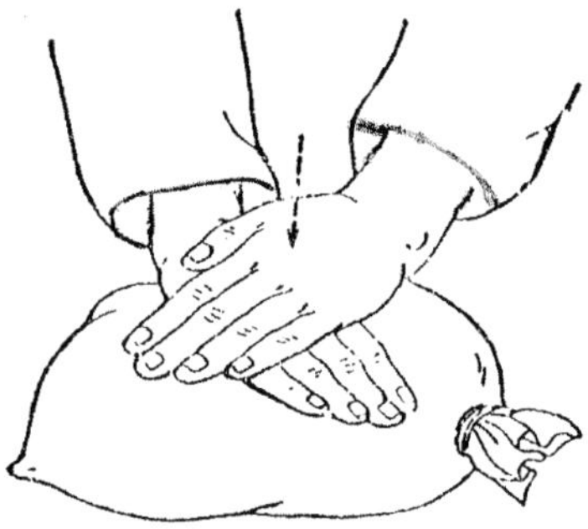

Abb. 3.17

Perpression

Perpression (Kompression mit dem Ellbogen) ist eine extreme, sich steigernde Druckanwendung. Diese Verfahren wird eingesetzt beim Gesäß oder wenn ein starker Druck gewünscht wird (Abb.3.18).

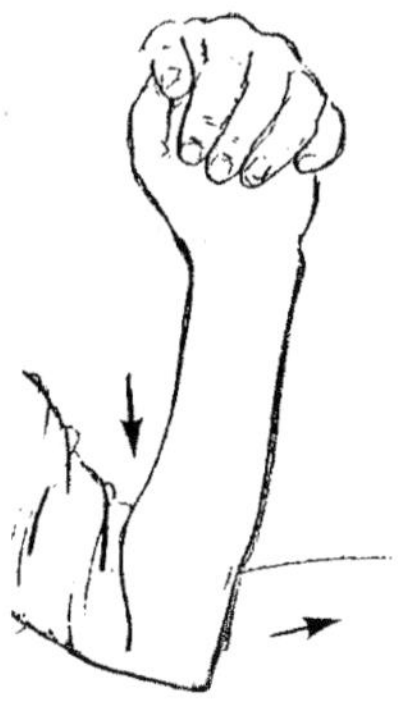

Abb. 3.18

Tympanisation: Trommeln (Pai)

Beim Tympanisieren schlägt der Behandelnde mit leerer Handfläche, nämlich der hohlen Hand, mit geschlossenen Fingern locker rhythmisch auf die zu behandelnde Stelle. Das Handgelenk und der Arm sollen sich dabei locker und entspannt bewegen. Die Klopfbewegungen sollen leicht, gleichmäßig, elastisch und rhythmisch sein. Dabei soll ein klatschendes Geräusch zu hören sein (Abb. 3.19).

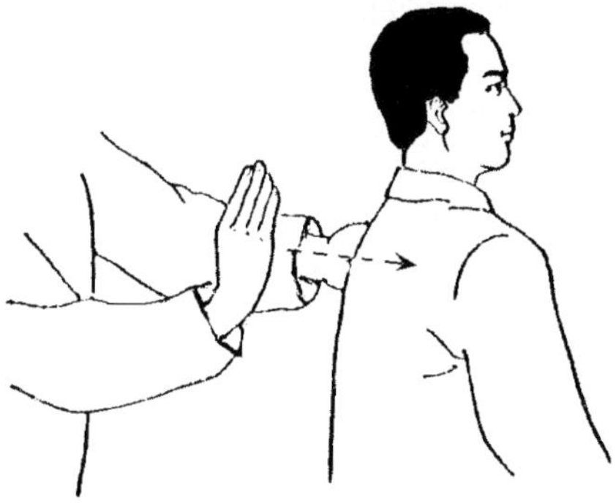

Abb. 3.19

Perkussion: Klopfen (Ji)

Perkussion ist eine Steigerung der Tympanisation, mit der sie häufig kombiniert wird. Beim Perkutieren schlägt man kräftiger mit der Faust, Handkante oder mit der Handwurzel auf die zu behandelnde Stelle.

Perkussion mit der Faust

Der Behandelnde bildet eine Faust und schlägt bei gestrecktem Handgelenk mit dem Rücken der Hand auf die zu behandelnde Stelle (Abb.3.20).

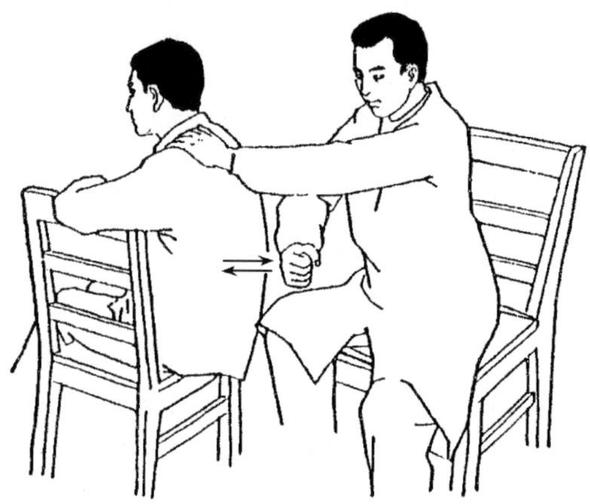

Abb. 3.20

Perkussion mit der Handwurzel

Der Behandelnde schlägt mit der Handwurzel bei der Retroflexion des Handgelenks auf die zu behandelnde Stelle (Abb.3.21).

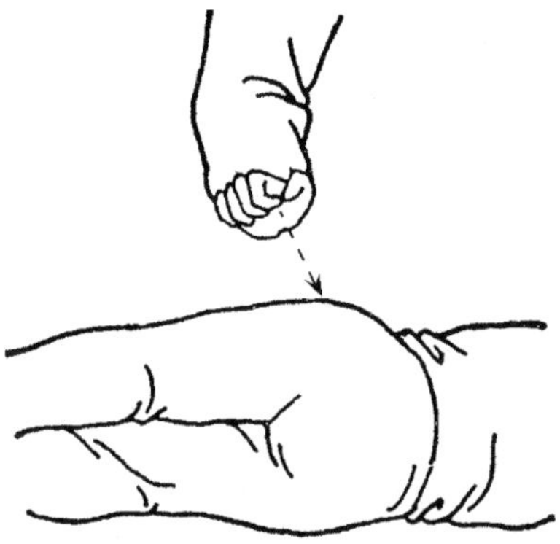

Abb. 3.21

Perkussion mit der Handkante

Der Behandelnde schlägt bei gestrecktem Handgelenk mit der Handkante auf die zu behandelnde Stelle.

Bei Perkussion und Tympanisation aktiviert man den Fluss von Qi und Xue. Dieses Verfahren hilft besonders bei Muskelkrämpfen, Taubheitsgefühl und Schmerzen, die durch humor venti-Blockaden verursacht wurden. Nach westlicher Medizin können dadurch auch manche Zellen zur Eiweißspaltung anregt werden.

Perfrikation: Reiben (Ca)

Die Perfrikation ist mit dem Handteller oder dem Kleinfingerballen unter kräftigem Druck gradlinig hin und her zu bewegen. Die Bewegung wird bis zu 100 mal pro Minute wiederholt. Sie entspricht einer warmen Reiztherapie. Die Perfrikation gehört zu der Behandlungsstrategie (Hanfa) der Methode des Schweißtreibens. Wenn pathogene Faktoren wie krankheitsverursachender Algor-ventus in die Körperoberfläche eingedrungen ist, beispielweise bei einer Erkältung, kann man durch die Perfrikation die Poren öffnen und die pathogenen Faktoren durch Schwitzen aus dem Körper eliminieren. Nach westlicher Medizin kann die Perfrikation durch Abtragung der Hornhautschichten die Hautatmung verbessern. Schweiß- und Talgdrüsensekretion werden begünstigt sowie Elastizität und Glanz der Haut verbessert.

Palmare Perfrikation

Palmare Perfrikation ist eine Perfrikation mit dem Handteller (Abb. 3.22).

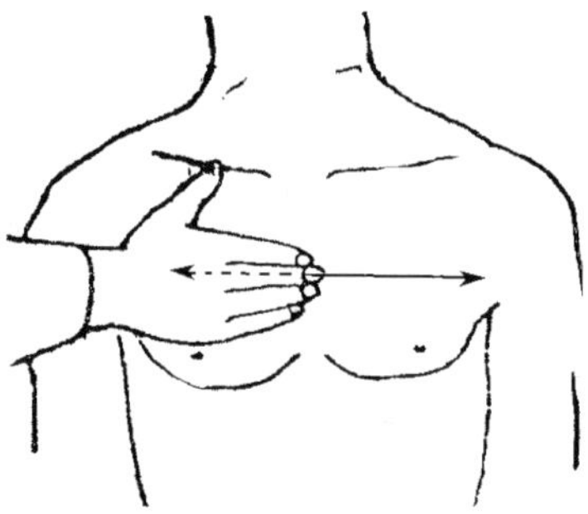

Abb. 3.22

Kanten-Perfrikation

Kanten-Perfrikation ist eine Perfrikation mit der Handkante (Abb. 3.23).

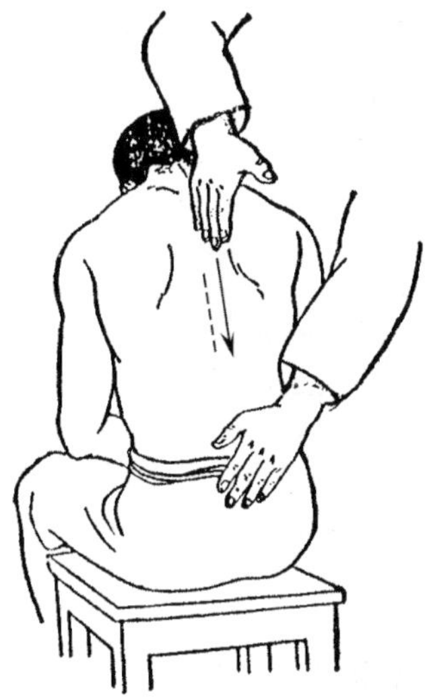

Abb. 3.23

Verrodispulsion

Verrodispulsion ist eine Perfrikation mit dem Daumenballen, eine spezielle Variante der Perfrikation am Kopf.

Prehension

Prehension bedeutet Zufassen (Na). Bei der Prehension greift der Behandelnde mit mehreren Fingern oder der ganzen Hand das Gewebe und drückt nun den gewünschten Punkt wie mit einer Kneifzange zusammen, dann lässt er anschließend wieder los. Wichtig bei der Prehension ist ein ständiger Wechsel zwischen Loslassen und kräftigem Zusammendrücken. Beim Zusammendrücken wird das Gewebe wie ein Schwamm klein gedrückt und dadurch die negative Energie aus dem Gewebe ausgewrungen. Beim

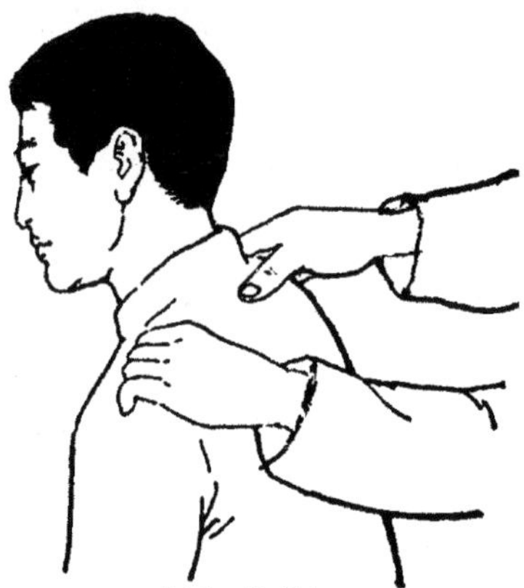

Abb. 3.24

Loslassen dehnt sich das Gewebe auseinander und saugt neue Energie aus dem Kosmos auf. Unter dieser Wirkung wird wie durch Handdruck auf eine leere Ledertasche die Luft herausgepresst. Lässt der Handdruck nach, wird Luft wieder eingesaugt. Auf diese Weise wird neue Energie aufgenommen. Unter der Einwirkung der Prehension können die Stellen, wo die Energie verstopft ist, wieder aufgeschlossen werden (Abb.3.24).

Vellidepsation

Vellidepsation bedeutet Zwicken (Qia). Bei der

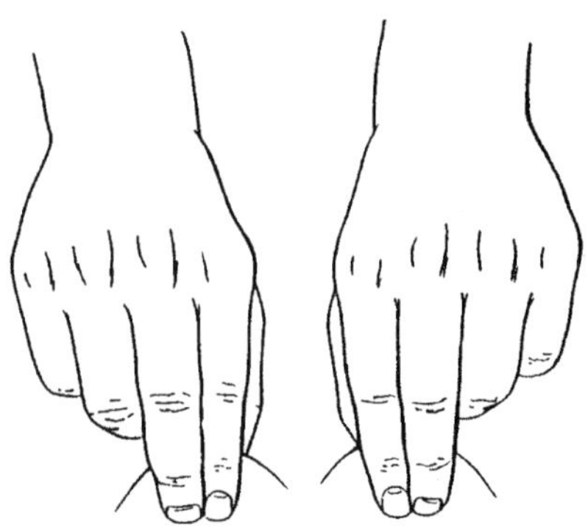

Abb. 3.25

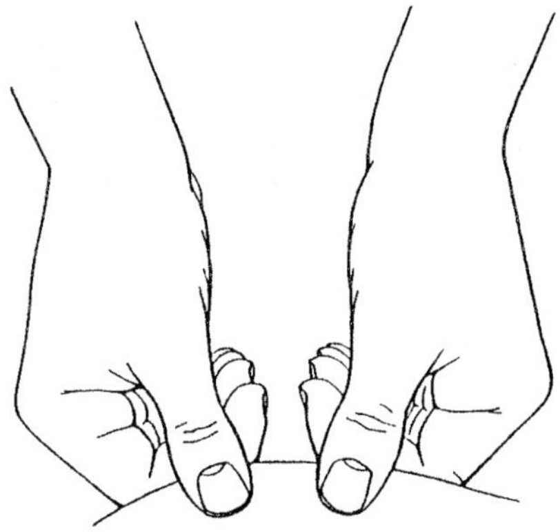

Abb. 3.26

Vellidepsation wird ein deutlich abgemilderter Reiz eingesetzt. Es gibt zwei Art davon: Die Vellidepsation 1 ist eine 3-Finger-Prehension, bei der also Daumen-, Zeige- und Mittelfinger zusammenwirken (Abb. 3.25). Die Vellidepsation 2 ist eine 2-Finger-Prehension, bei der also Daumen und Zeigefinger zusammenwirken (Abb. 3.26). Sie spielt in der Kinderbehandlung eine große Rolle.

Frikation

Frikation ist ein kreisendes Schieben (Mo) und eine Kombination aus sanftem Schieben und kleinen kreisenden Bewegungen. Bei der Frikation werden die Handfläche und

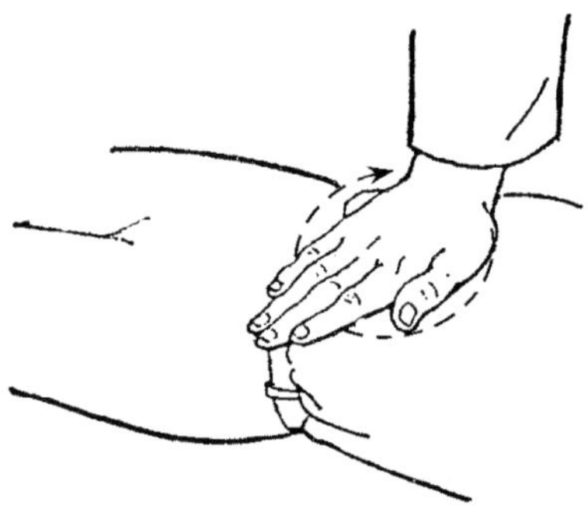

Abb. 3.27

der Daumen mit mehreren Fingern gleichzeitig eingesetzt. Der Ellbogen und das Handgelenk des Behandelnden sind entspannt und leicht angewinkelt, die Hand wird in natürlicher Weise ausgestreckt. Vom Handgelenk aus wird eine kreisende Bewegung und gleichmäßiger Druck ausgeübt. Die Kraftentfaltung muss sehr gelöst und natürlich erfolgen. Wichtig ist vor allem die Ausgeglichenheit von Druckeinsatz, die Bewegung darf weder zu hastig noch zu langsam ausfallen. Frikation wird häufig am Bauch angewendet (Abb. 3.27). Das Ziel der Frikation ist die

Harmonisierung. Dadurch werden die oo. Milz und Magen harmonisiert, Verdauungsblockaden werden gelöst, Qi und Xue-Fluss werden reguliert. Die Frikation gehört zu der Behandlungsstrategie (Hefa) der Methode des Harmonisierens und Regulierens.

Interfrikation

Interfrikation ist eine Frikation mit beiden Händen. Bei der Interfrikation macht man einen Schöpfgriff und greift tief in den Bauchraum wobei man das Gewebe zwischen die Hände nimmt und dieses langsam nach oben zieht bis es nicht mehr geht. Dann lässt man sie wieder sinken (Abb. 3.28). Oder aber das Gewebe mit einem Handballen nach vorne drückt und mit den Fingerspitzen heranzieht (Abb. 3.29). Dieser Griff erzeugt ein sehr warmes und angenehmes Gefühl, und es sollte sich angenehm und entspannend anfühlen. Im Anschluss an diesen Griff mit der Handfläche auf dem Bauch kreisen, um die Energie zu zentrieren.

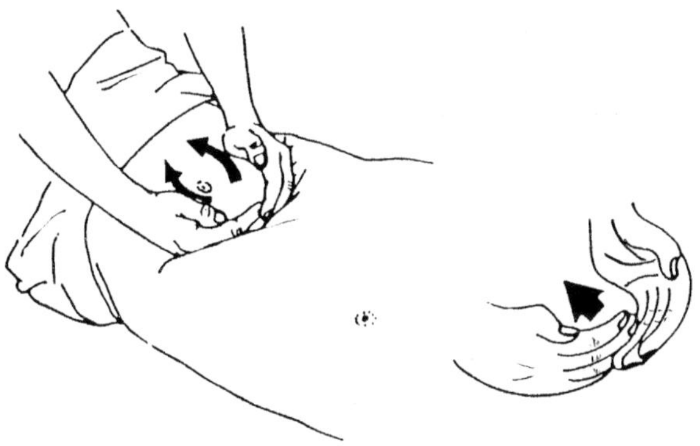

Abb. 3.28

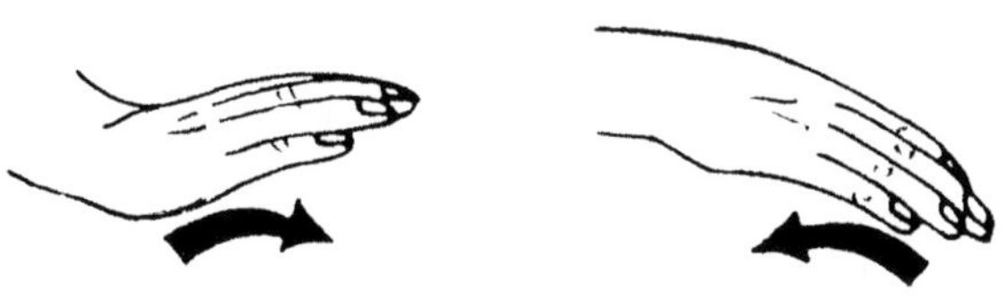

Abb. 3.29

Mulsion

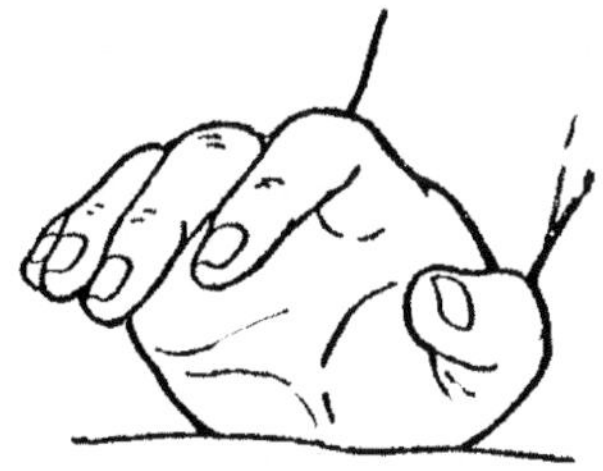

Abb. 3.30

Mulsion bedeutet kreisendes Drücken (Rou). Die Mulsion ist ein der Frikation verwandtes Manipulationsverfahren. Von der Kraft her ist die Mulsion stärker als die Frikation. Dabei liegt die Hand – anders als bei Frikation – immer an derselben Hautstelle (Abb. 3.30). Mulsion wird häufig am Rücken angewendet und wird auch in Kombination mit Kompression verwendet. Durch die Mulsion wird das Unterhautgewebe durchwärmt und gelöst, verhärtete Muskeln und verklebte Sehnen werden gelockert.

Intermulsion

Intermulsion bedeutet Zwirbeln (Cuo). Bei der Intermulsion wirken beide Hände in einer gegensinnigen Mulsionsbewegung auf einen zwischen ihnen liegenden Körperteil ein, und man bewegt diese dann in entgegengesetzter Richtung gleichmäßig vor und zurück (Abb. 3.31), wobei sich die Geschwindigkeit der Bewegung im Laufe der Behandlung steigert und anschließend wieder langsamer wird. Intermulsion eignet sich zur Regulation des Qi und Xue und zur Lockerung der Muskulatur.

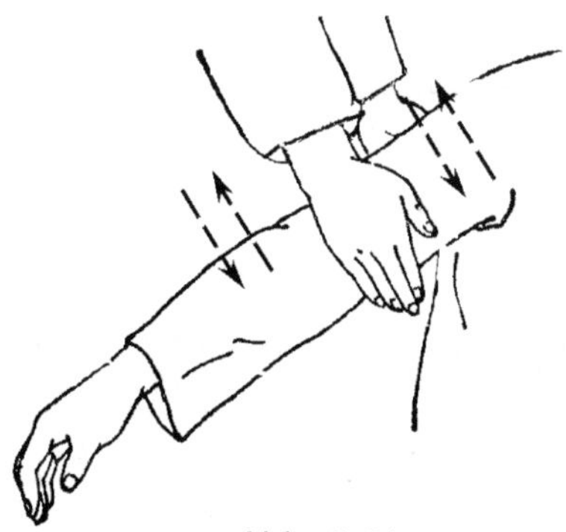

Abb. 3.31

Agitation

Agitation bezeichnet Rotieren (Yao). Agitation ist ein Manipulationsverfahren zur Mobilisierung von Gelenken. Bei der Agitation hält man den zu behandelnden Körperteil fest, und lässt die Gliedmaßen langsam im Gelenk kreisen. Dabei vergrößert man den Bewegungsradius, allerdings nicht über den normalen Bewegungsspielraum hinaus. Durch die passive Bewegung der Agitation werden versteifte Gelenke mobilisiert, Verklebungen gelöst und des Gelenk gelockert.

Agitation des Hüftgelenks (Abb. 3.32)

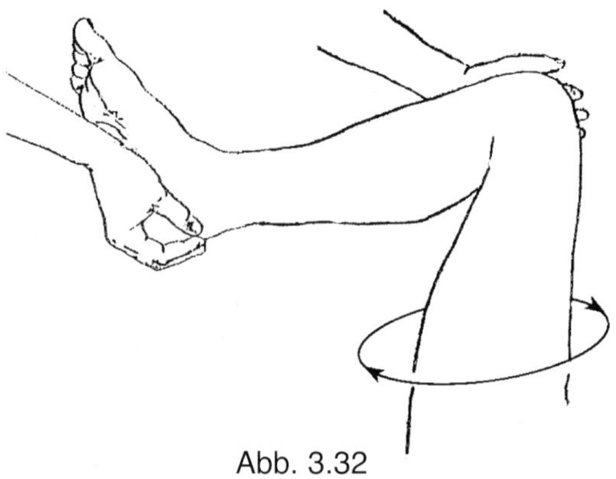

Abb. 3.32

Agitation des Handgelenks (Abb. 3.33)

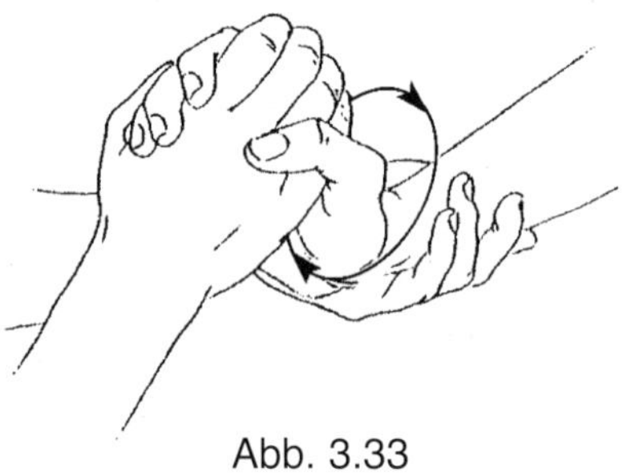

Abb. 3.33

Agitation des Schultergelenks (Abb. 3.34)

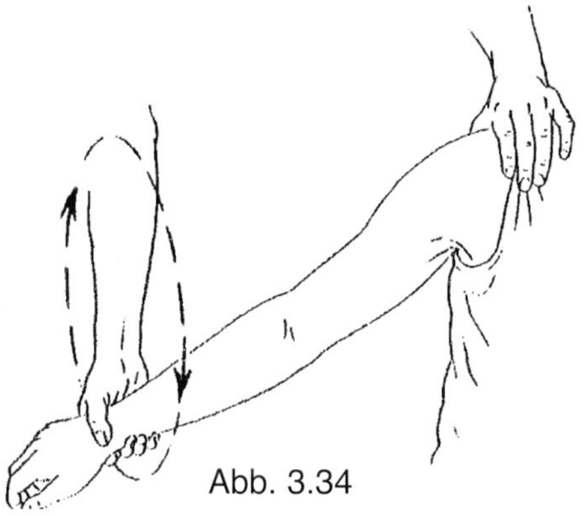

Abb. 3.34

Agitation des Sprunggelenks (Abb. 3.35)

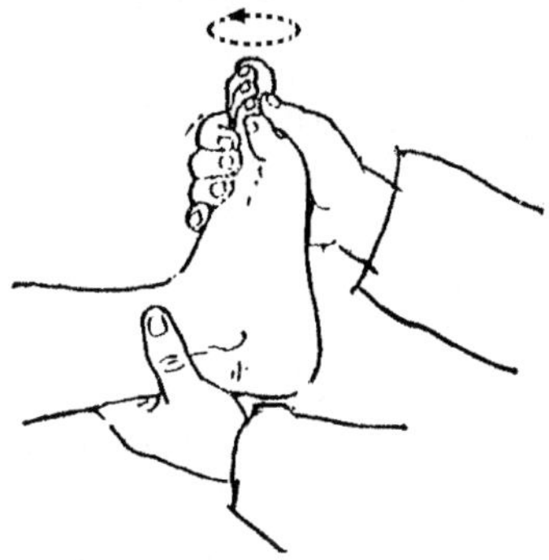

Abb. 3.35

Traktion

Traktion bedeutet Dehnung (Ban). Bei der Traktion hält man einen Körperteil des Patienten und dehnt mit der anderen Hand kräftig in eine entgegengesetzte Richtung. Dadurch entsteht ein starker Zug, damit die Gelenke mobilisiert und eingerenkt werden. Ähnliche Griffe sind auch in der Chirotherapie bekannt.

Traktion des Schultergelenks (Abb. 3.36a)

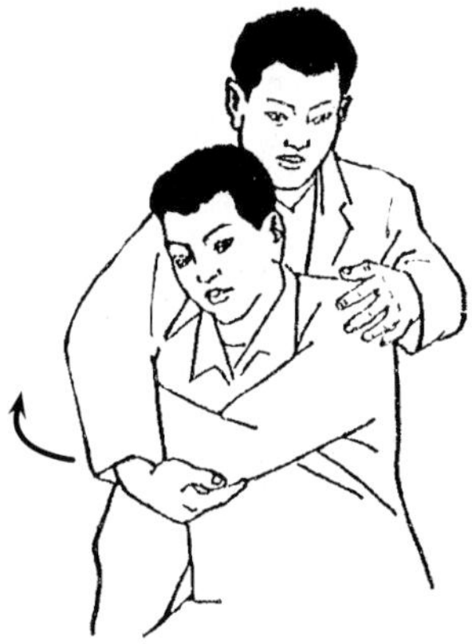

Abb. 3.36a

Traktion des Schultergelenks (Abb. 3.36b)

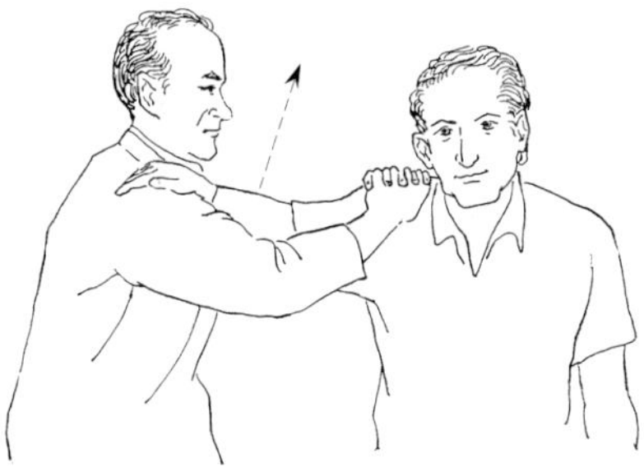

Abb. 3.36b

Traktion der Lendenwirbelsäule (Abb. 3.37a)

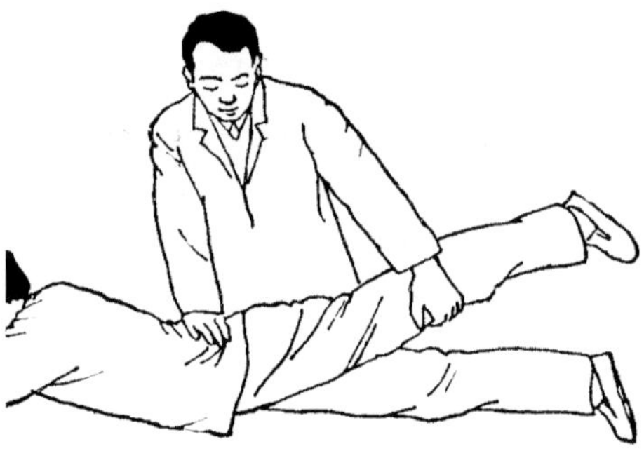

Abb. 3.37a

Traktion der Lendenwirbelsäule (Abb. 3.37b)

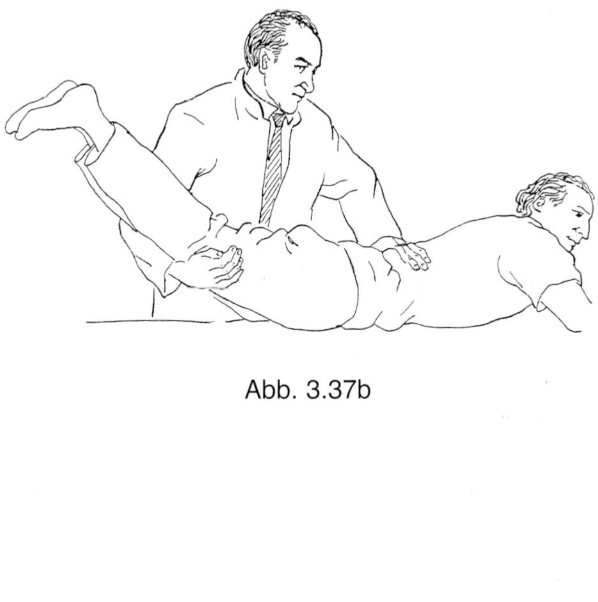

Abb. 3.37b

Schräge Traktion des Lendengürtels (Abb. 3.38)

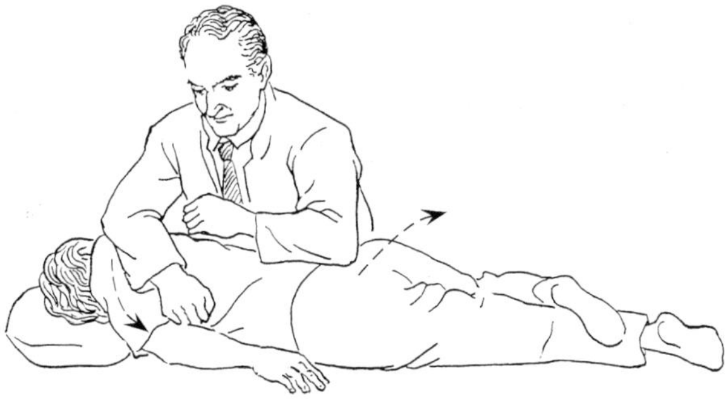

Abb. 3.38

Quassation

Quassation ist Schütteln (Dou). Die Quassation ist das Schütteln einer Extremität. Der Behandler hält eine Extremität des Patienten am Ende (Hand oder Fuß) fest und schüttelt sie mit wenig Kraftanwendung, aber mit hoher Frequenz auf und ab wie ein Seil, so dass der Patient das Gefühl hat, dass sich bei ihm Spannungen in allen Gelenken lösen. Die Quassation entspannt die Muskeln und Sehnen und mobilisiert die Gelenke.

Die Quassation am Arm (Abb. 3.39).

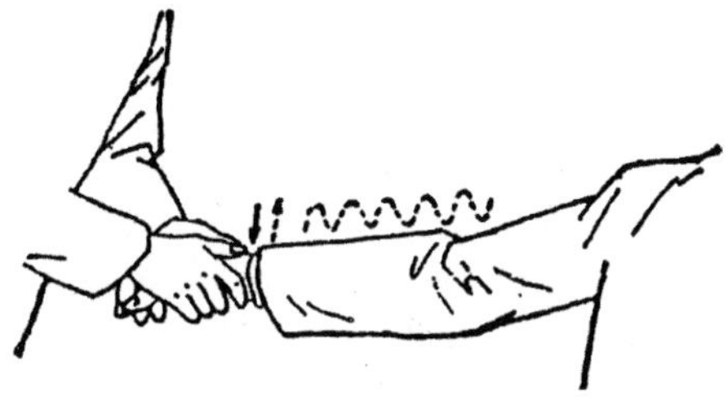

Abb.3.39

Kapitel III: Die pädiatrische Tuina

Die Strecken, Regionen und Extra-Foramina bei Kindern

Die meisten Foramen bei Kindern können wie bei Erwachsenen gefunden werden, aber es gibt auch viele Extra-Foramen, über die Kinder sehr effektiv behandelt werden können (Abb. 3.40).

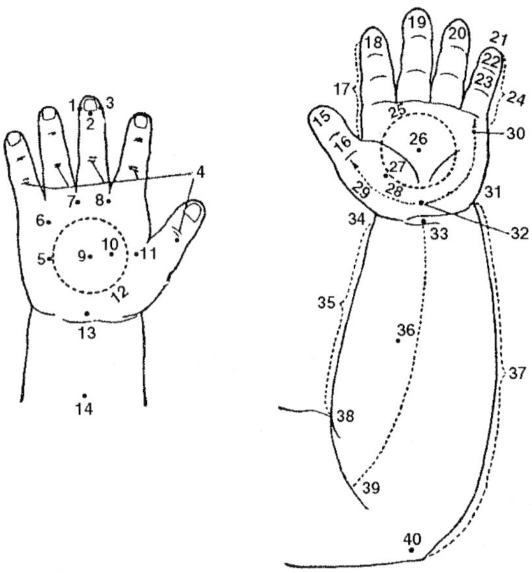

Abb. 3.40

1. Youduan 2. Laolong 3. Zuoduan 4. Wjzhi 5. Jingning 6. Erma 7. u. 8. Ershanmen 9. Wailaogong 10. Weiling 11. He- gu 12. Waibagua 13. Yiwofeng 14.Boyangchi 15. Pitu 16. Wiejing 17. Dachang 18. Ganmu 19. Xinhuo 20. Feijing 21. Shending 22. Shenshui 23. Shenwen 24. Xiaochang 25. Neibagua 26. Neilaogong 27. Banmen 28. Yuns 29. Yunt 30. Zangxiaohengwen 31. Yinchi 32. Xiaotianxin 33. Zong-jin 34. Yangchi 35. Sanguan 36. Tianheshui 37. Liufu

Pitu (Milz-Erde-Foramen)

Lage: Auf der Innenseite des Daumenendglieds.
Wirkung: Den o. Milz kräftigend, Xue stützend.
Anwendungen: Magerkeit, Durchfall, Dysenterie, Verdauungsstörungen, Erbrechen.
Manipulationen: Suppletion 3 – 5 Minuten, Dispulsion 1 – 3 Minuten.

Bemerkung: Eine Pression, die auf der Endphalanx des Fingers bis zur Fingerspitze voranschreitet, bewirkt eine Suppletion, eine in der Gegenrichtung voranschreitende Pression bewirkt die Dispulsion (Abb. 3.41). Rectopression wird vor allem zur Dispulsion eingesetzt. Zirkularpression wird vor allem zur Suppletion eingesetzt.

Ganmu (Leber-Holz-Foramen)

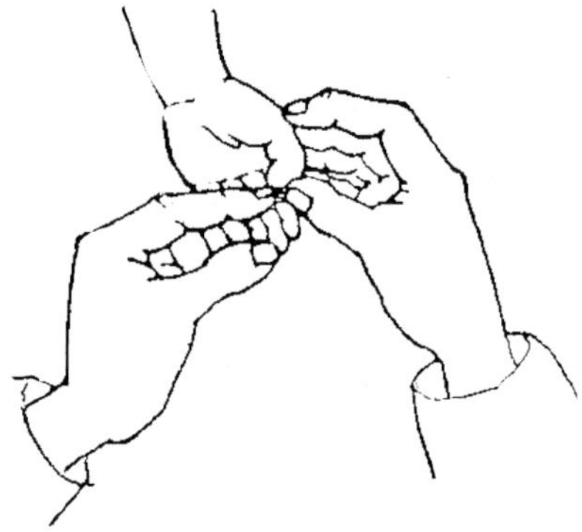

Abb. 3.41

Lage: Auf der Innenseite des Zeigefingerendglieds.
Wirkung: Ventus zerstreuend, den o. Leber Qi harmonisierend, Repletion lösend, Ardor absenkend.
Anwendungen: Kopfschmerzen, Verstopfung, Nervosität, gerötete Augen.
Manipulationen: Dispulsion 1 Minute lang (Abb. 3.42).

Xinhuo (Herz-Feuer-Foramen)

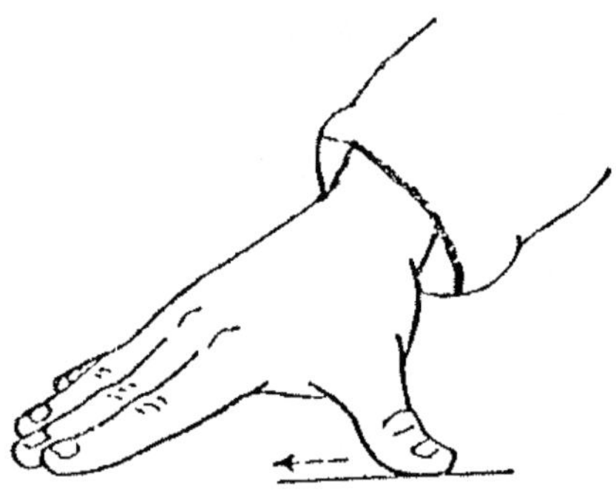

Abb. 3.42

Lage: Auf der Innenseite des Mittelfingerendglieds.
Wirkung: Calor kühlend, Ardor absenkend.
Anwendungen: Reizbarkeit, dunkler Urin, Fieber und Benommenheit, nächtliches Weinen.
Manipulationen: Suppletion 1 – 2 Minuten, Dispulsion 2 – 4 Minuten (Abb. 3.43).

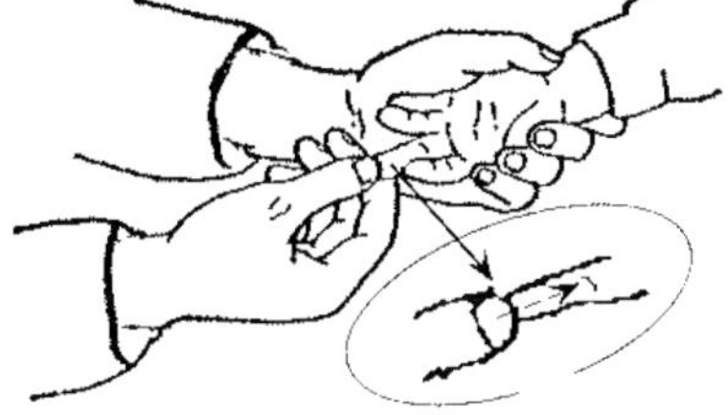

Abb. 3.43

Feijin (Lunge-Metall-Foramen)

Lage: Auf der Innenseite des Ringfingerendglieds.
Wirkung: Die Extima öffnend, Husten stillend, das Qi des o. Lunge harmonisierend.
Anwendungen: Fieber, Husten, Kurzatmigkeit, Keuchatmung.
Manipulationen: Suppletion 2 – 4 Minuten, Dispulsion 2 – 4 Minuten (Abb. 3.44).

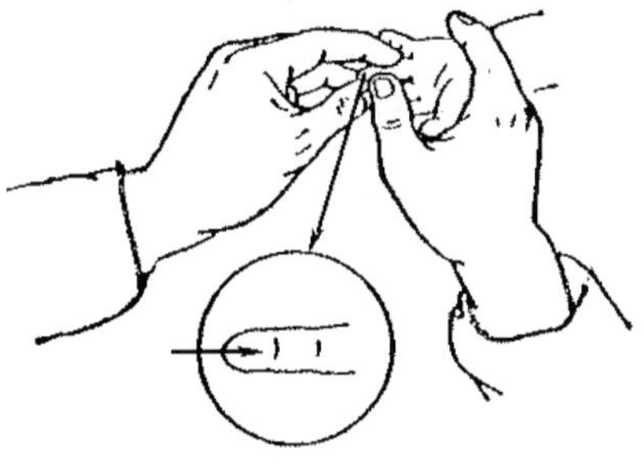

Abb. 3.44

Shenshui (Niere-Wasser-Foramen)

Lage: Auf der Innenseite des Endglieds des kleinen Fingers.
Wirkung: Den o. Nieren stützend, Miktionsstörungen heilend.
Anwendungen: Allgemeiner Schwächezustand, vermehrte Miktion, spontane Schweiße.
Manipulationen: Suppletion 2 – 5 Minuten (Abb. 3. 45).

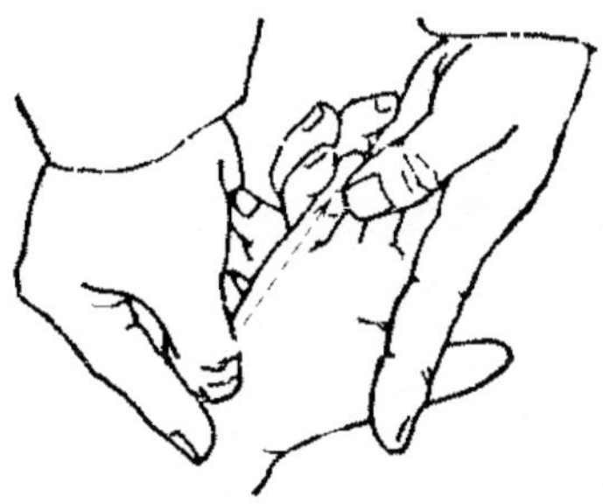

Abb. 3.45

Shending (Niere-Kopf-Foramen)

Lage: Auf der Spitze des kleinen Fingers.
Wirkung: Die Extima festigend, Schweiße haltend.
Anwendungen: Schweiße während des Schlafs auftretend, spontane Schweiße.
Manipulationen: Suppletion 2 – 5 Minuten (Abb. 3.46).

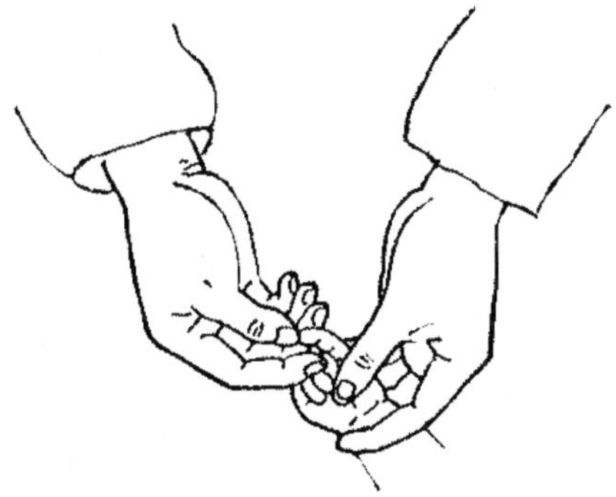

Abb. 3.46

Dachang (Dickdarm-Foramen)

Lage: Bereich an der Innenseite des Zeigefingers, von dessen Punkt bis zur Gundphalanx.
Wirkung: Die Funktion des o. Dickdarm stützend, die Nahrungsassimilation verbessernd.
Anwendungen: Diarrhoe, Obstipation, Aftervorfall.
Manipulationen: Suppletion 2 – 4 Minuten. Dispulsion 2-4 Minuten.
Bemerkung: Bei Dachang bewirkt eine Pression, die auf der Endphalanx des Fingers bis zur Fingerspitze voranschreitet, eine Dispulsion, eine in der Gegenrichtung voranschreitende Pression die Suppletion (Abb. 3.47).

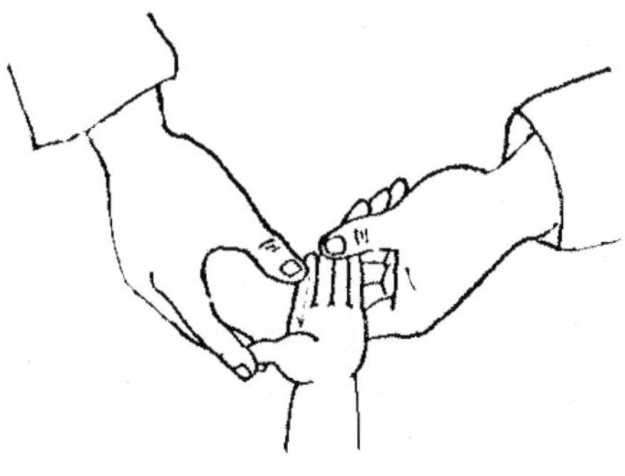

Abb. 3.47

Xiaochang (Dünndarm-Foramen)

Lage: Bereich an der ulnaren Kante des kleinen Fingers, von dessen Punkt bis zur Grundphalanx (Abb. 3.48).
Wirkung: Die Funktion des o. Dünndarm stützend, Calor kühlend, Wasser kanalisierend.
Anwendungen: Miktion erschwert, Durchfall, Dysenterie.
Manipulationen: Suppletion 1 – 3 Minuten, Dispulsion 1 – 3 Minuten.
Bemerkung: Bei Xiaohang bewirkt eine Pression, die auf der Endphalanx des Fingers bis zur Fingerspitze voranschreitet, eine Dispulsion, eine in der Gegenrichtung voranschreitende Pression die Suppletion.

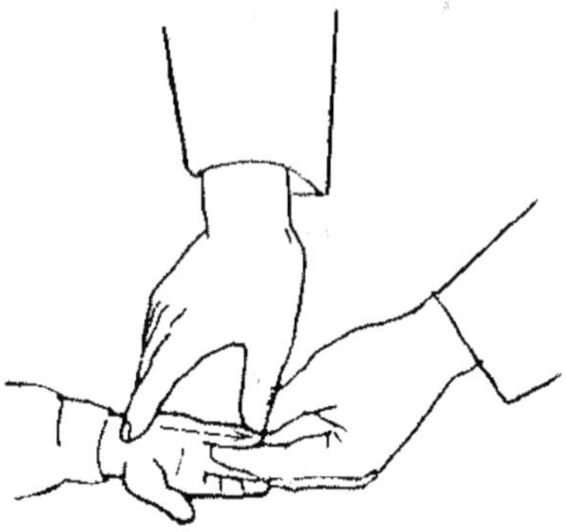

Abb. 3.48

Weijing

Lage: Die palmare Fläche der 2. Phalanx des Daumens (Abb. 3.49).
Wirkung: Den o. Magen stützend, Humor und Calor ausleitend.
Anwendungen: Erbrechen, Aufstoßen, Appetitverlust, Diarrhöe.
Manipulationen: Suppletion 1 Minute, Dispulsion 1 Minute.

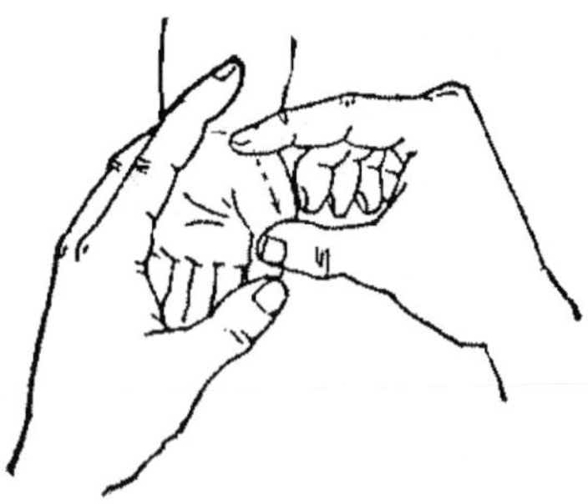

Abb. 3.49

Bemerkung: Bei Weijing bewirkt eine Pression, die auf der Endphalanx des Fingers bis zur Fingerspitze voranschreitet, eine Dispulsion, eine in der Gegenrichtung voranschreitende Pression die Suppletion.

Sihenwen

Lage: Die vier Trennungslinien zwischen Grund- und Mittelphalanxen der Finger.
Wirkung: Die Netzbahnen durchgängig machend, das Qi bewegend.
Anwendungen: Blähungen, Verdauungsstörungen, Dyspepsie.
Manipulationen: Unguipression 3 – 5 Minuten (Abb. 3.50).

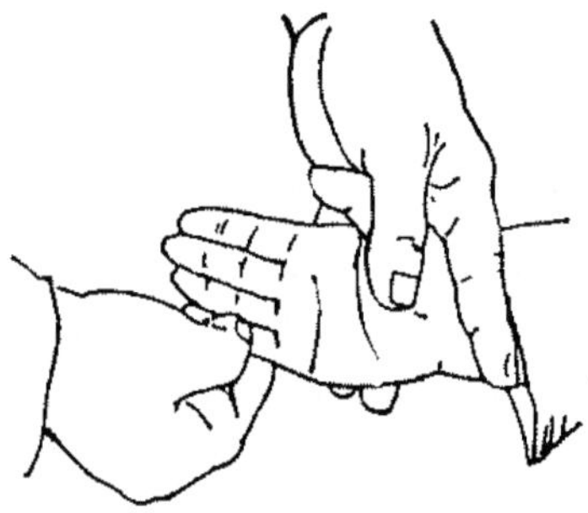

Abb. 3.50

Xiaohengwen

Lage: Die vier Trennungslinien zwischen dem Handteller und den Fingern.
Wirkung: Calor kühlend, Blockaden aufhebend, Völlegefühl in Bauch lösend.
Anwendungen: Fieber, Reizbarkeit, Blähungen.
Manipulationen: Unguipression 1 Minute (Abb. 3.51).

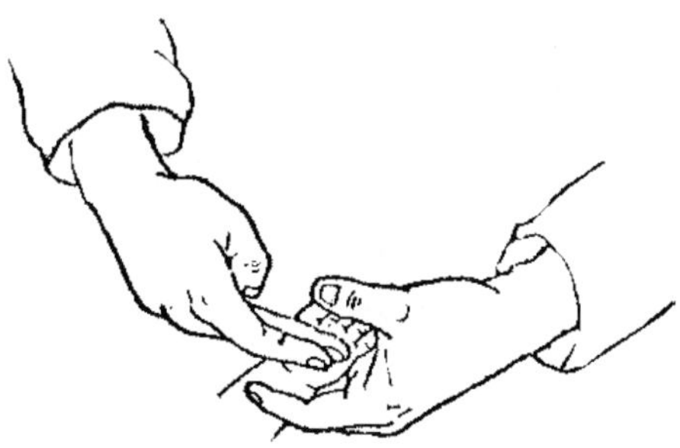

Abb. 3.51

Banmen

Lage: Bereich auf der Grenze zwischen rotem und weißem Fleisch auf dem Thenar, näher an dessen radialer Flanke.
Wirkung: Die oo. Milz und Magen kräftigend, Verdauungsblockaden lösend.
Anwendungen: Appetitverlust, Erbrechen, Blähungen.
Manipulationen: Pression 1 – 5 Minuten (Abb.3.52).

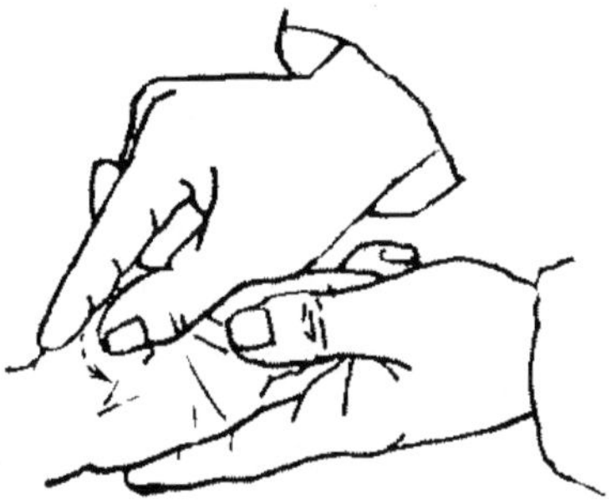

Abb. 3.52

Neilaogong (Mitte des Handtellers)

Lage: Bei geschlossener Faust zwischen der Spitze von Mittel- und Ringfinger.
Wirkung: Calor kühlend, Reizbarkeit besänftigend.
Anwendungen: Fieber, Unruhe, großer Durst .
Manipulationen: Mulsion 1 – 3 Minuten (Abb. 3.53)

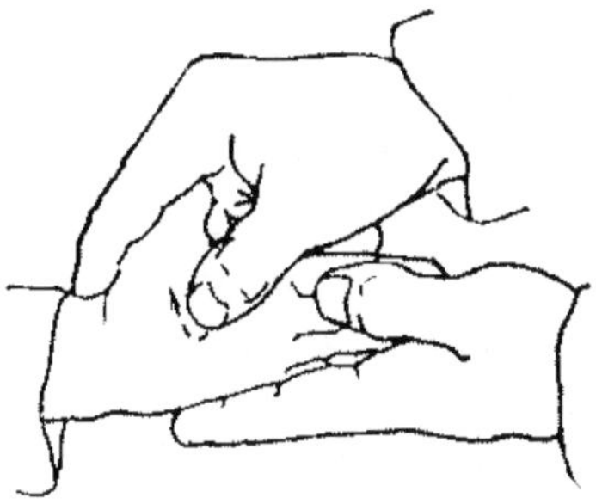

Abb. 3.53

Wailaogong

Lage: Auf dem Handrücken diametral entgegengesetzt von Neilaogong.
Wirkung: Das Yang emporführend, Algor austreibend.
Anwendungen: Kopfschmerzen, Bauchschmerzen, Aftervorfall.
Manipulationen: Mulsion 3 – 5 Minuten (Abb. 3.54).

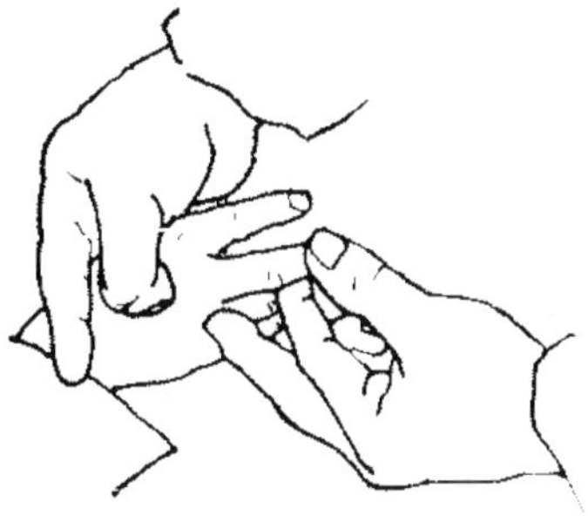

Abb. 3.54

Neibagua (Innere Acht Trigramme)

Lage: Kreis um die Mitte der Handfläche.
Wirkung: Calor kühlend, Schreckhaftigkeit lösend.
Anwendungen: Appetitmangel, Spannungsgefühle im Unterbauch, Erbrechen.
Manipulationen: Zirkularpression im Uhrzeigersinn 3 – 5 Minuten (Abb. 3.55).

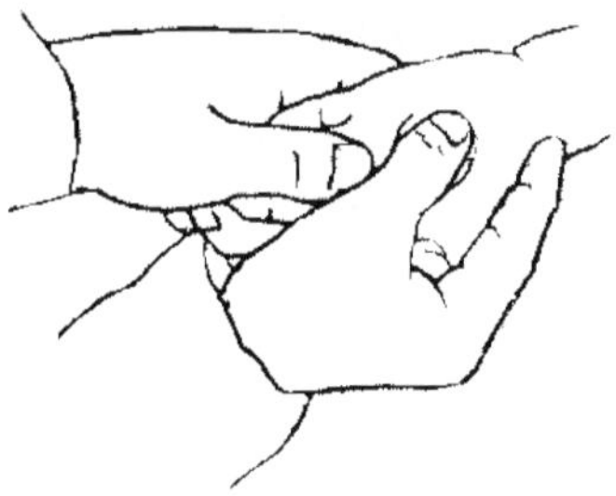

Abb. 3.55

Waibagua (Äußere Acht Trigramme)

Lage: Kreis um die Mitte des Handrückens.
Wirkung: Qi bewegend, Blockaden lösend.
Anwendungen: Beklemmungsgefühl auf der Brust, Obstipation.
Manipulationen: Zirkularpression im Uhrzeigersinn 3 – 5 Minuten (Abb. 3.56).

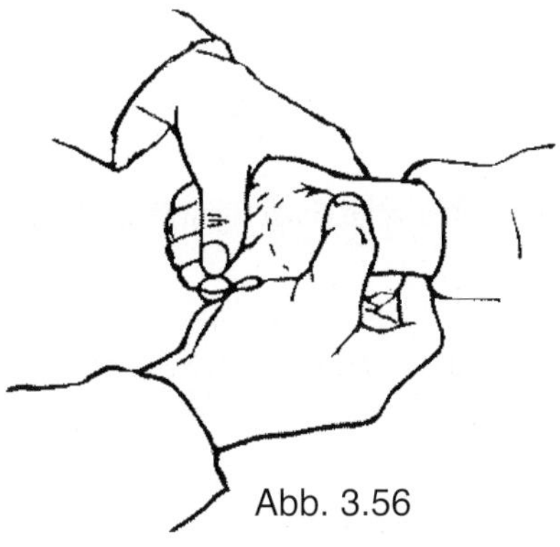

Abb. 3.56

Xiaotianxin (Kleines Himmelszentrum)

Lage: In der Mitte der Innenseite der Handwurzel.
Wirkung: Spasmen lösend, die Sicht klärend, Calor kühlend, Schreckhaftigkeit lösend.
Anwendungen: Schreikrisen bei Nacht, gerötete Augen.
Manipulationen: Mulsion 3 – 5 Minuten (Abb. 3.57).

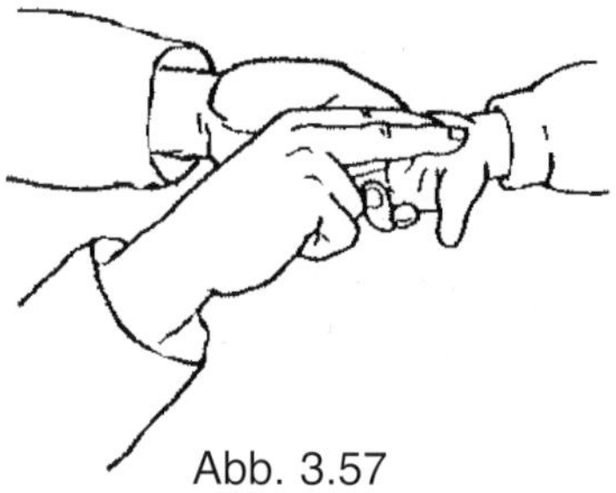

Abb. 3.57

Laolong (Alter Drachen)

Lage: 0,1 PZ proximal des Nagelfeldes am Mittelfinger.
Wirkung: Die Sinnesöffnungen freimachend.
Anwendungen: bei Ohnmacht
Manipulationen: Unguipression 3 – 5mal (Abb. 3.58).

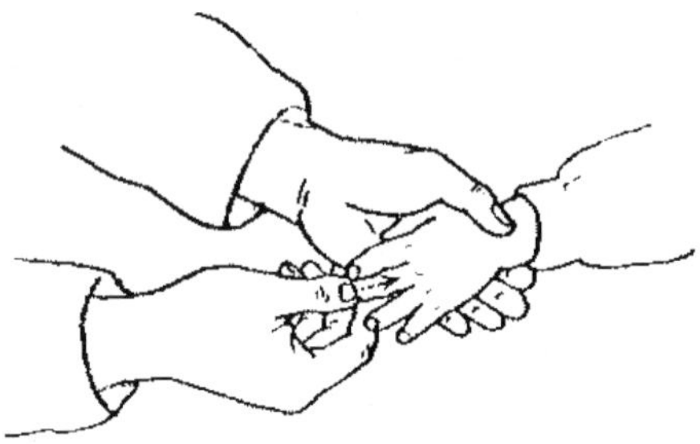

Abb. 3.58

Shiwang (Zehn Könige)

Lage: Die Spitzen aller zehn Finger, jeweils ca. 0,1 PZ distal der Nagelfelder.
Wirkung: Das Bewußtsein klärend, das Gehör verbessernd.
Anwendungen: Ohnmacht, Spasmen, Schwerhörigkeit.
Manipulationen: Unguipression 3 – 5mal (Abb. 3.59).

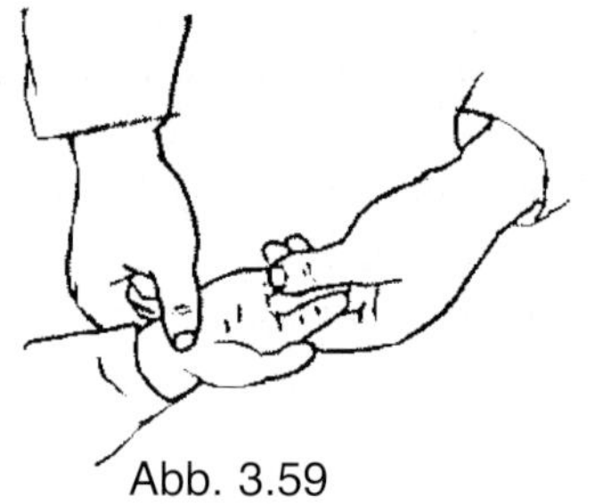

Abb. 3.59

Ershannmen (Zwei Tore)

Lage: Zwei Punkte auf dem Handrücken zu beiden Seiten des distalen Kopfes des 3. Mittelhandknochens.
Wirkung: Calor kühlend, Kontravektionen absenkend.
Anwendungen: Fieber ohne Schweiß, Spasmen.
Manipulationen: Unguipression 3 – 5mal (Abb. 3.60).

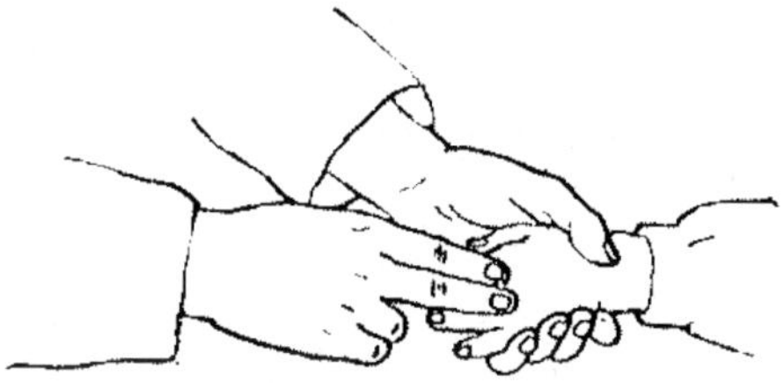

Abb. 3.60

Yiwofeng (Ein Wirbelwind)

Lage: In einer Vertiefung auf der Außenseite des Carpus.
Wirkung: Ventus zerstreuend, das Yang kräftigend.
Anwendungen: Erkältung, Bauchschmerzen, Juckreiz.
Manipulationen: Mulsion 30 – 50mal (Abb. 3.61).

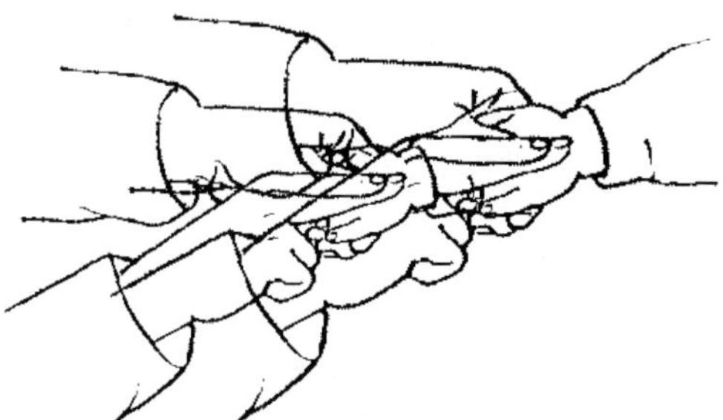

Abb. 3.61

Boyangchi (Yang Teich)

Lage: Auf der dorsalen Achse des Mittelfingers, 3 PZ proximal der Yiwofeng.
Wirkung: Konkretionen zerbrechend, Blockaden lösend.
Anwendungen: Kopfschmerzen, Obstipation.
Manipulationen: Unguipression 3 – 5 mal (Abb. 3.62).

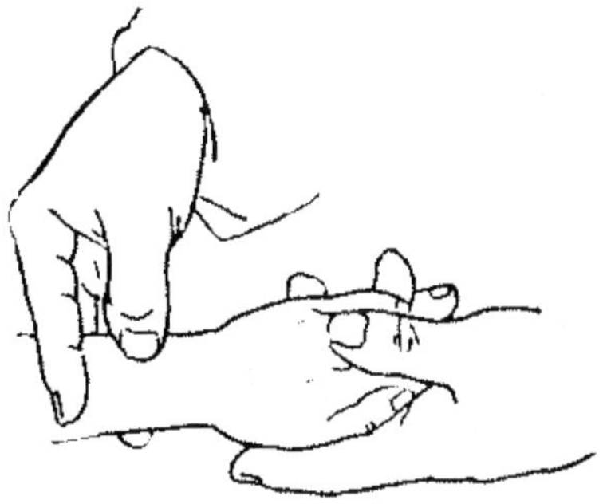

Abb. 3.62

Sanguan (Drei-Tor-Pässe)

Lage: Strecke entlang der radialen Flanke der Innenseite des Unterarmes zwischen Ellenbogenbeuge und Handgelenksfalte.
Wirkung: Das Yang stützend, Algor zerstreuend, die Extima öffnend.
Anwendungen: Schwächezustände, Schüttelfrost.
Manipulationen: Rectopression vom Handgelenk bis zum Ellenbogen, 2 – 5 Minuten (Abb. 3.63).

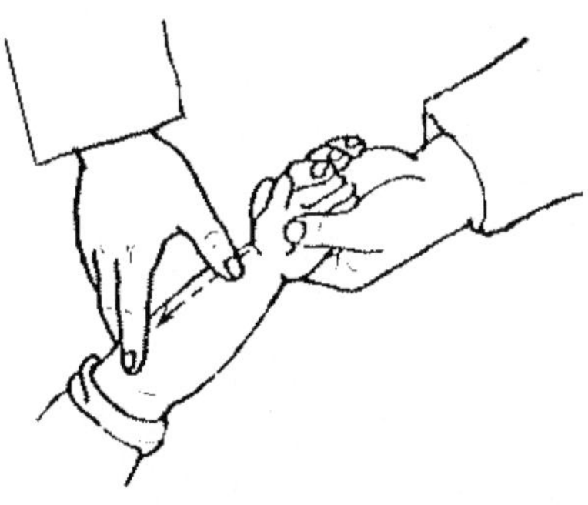

Abb. 3.63

Liufu (Die Sechs Funktionskreise)

Lage: Strecke entlang der ulnaren Flanke der Innenseite des Unterarmes zwischen Ellenbogenbeuge und Handgelenksfalte.
Wirkung: Calor kühlend, das Gift ausleitend.
Anwendungen: Fieber, Krämpfe, Unruhe, Verstopfung, Hautausschläge.
Manipulationen: Rectopression vom Handgelenk bis zum Ellenbogen, 3 – 5 Minuten (Abb. 3.64).

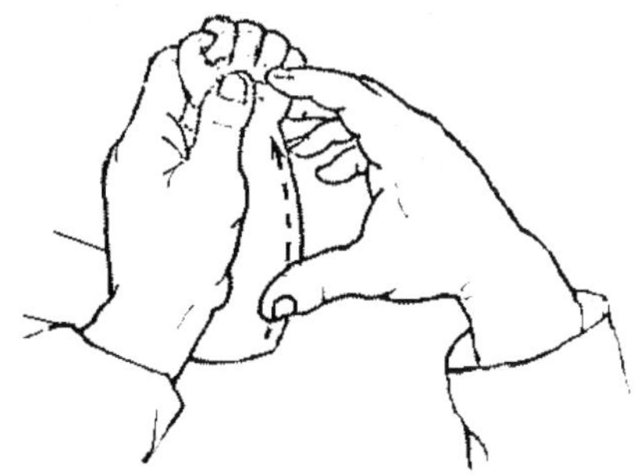

Abb. 3.64

Tianheshui (Himmlisches Wasser)

Lage: Palmarseitige Strecke auf der Mitte des Unterarms, zwischen Ellenbogenbeuge und Handgelenksfalte.
Wirkung: Calor kühlend, Pituita umwandelnd.
Anwendungen: Fieber, Auswurf, Unruhe.
Manipulationen: Rectopression vom Handgelenk bis zum Ellenbogen,1 – 3 Minuten (Abb. 3.65).

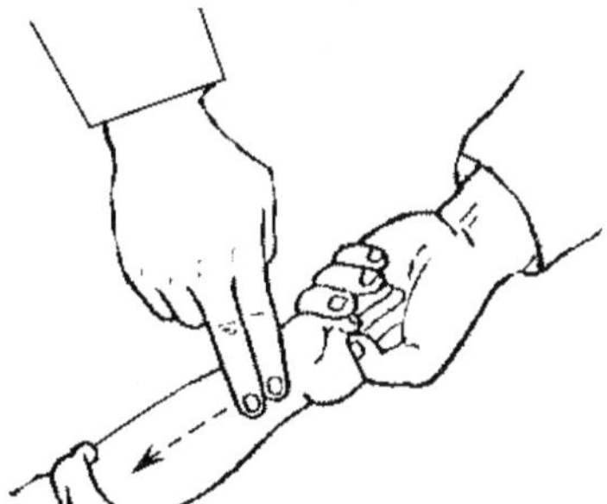

Abb. 3.65

Kapitel IV: Tuina mit Hilfsmitteln

Gecko-Ball Tuina

Warum nehmen wir den Gecko-Ball als Hilfsmittel bei der Manuellen Therapie?

1. Wenn die Hände des Behandelnden unmittelbar auf dem Akupunkturpunkt des Patienten liegen, findet eine gegenseitige Beeinflussung der Energie statt. Dort, wo ein Behandelnder massiert, werden nicht nur Muskeln beeinflusst, sondern auch Energie. Ein anormaler Energiezustand des Patienten wird im Einflussbereich der Energie des Behandelnden in einen normalen Zustand gebracht. Das bedeutet auch, dass wenn jemand nur eine geringe Energiepotenz hat und nicht dazu fähig ist, sich gegen kranke Energie zu wehren, dann teilt er mit dem Kranken ein Feld und fühlt sich bestimmt sofort unwohl. Um die eigene Energie zu schützen, können wir auch zwischendurch mit dem Gecko-Ball die Patienten massieren, um damit den Körperkontakt zu reduzieren.

Rudikulation mit dem Gecko-Ball (Abb. 3.66).

Gecko-Ball Kompression und Rudikulation gleichzeitig mit Vornüberdehnung (Position der Katze), (Abb. 3.67).

Man kann auch den Rücken und Bauch gleichzeitig behandeln. Dieses ist besonders für Therapeuten interessant. Während der Patient beispielsweise auf dem Bauch liegt, kann durch die Bälle der so genannte „Alarm-Punkt" stimuliert werden und der Therapeut gleichzeitig den „Zustimmungs-Punkt" auf dem Rücken behandeln.

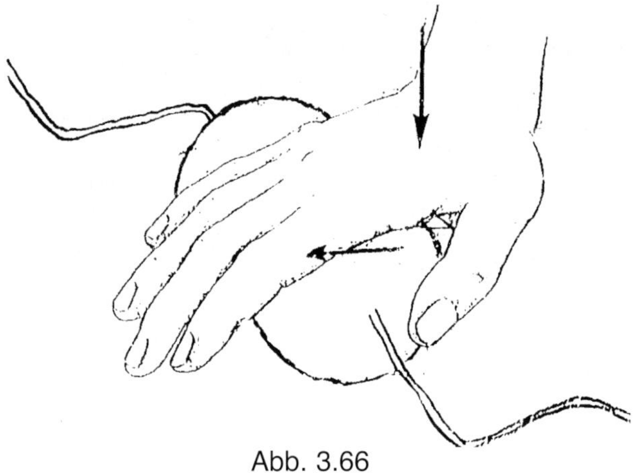
Abb. 3.66

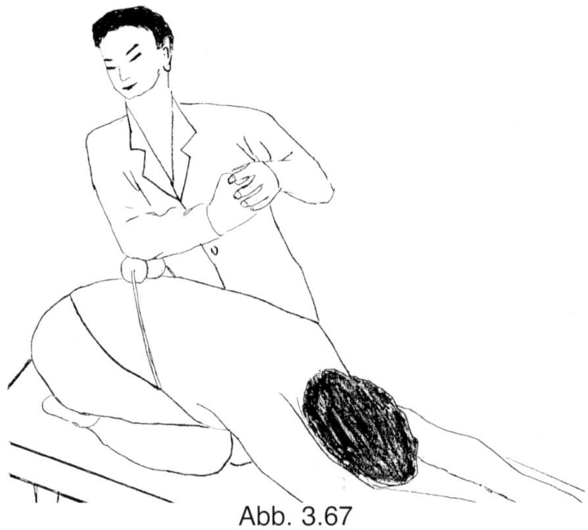
Abb. 3.67

Tuina-Trägermittel

Die Trägermittel sollten während der Manuellen Therapie benutzt werden, um den Heilungseffekt zu erhöhen und gleichzeitig die Haut zu befeuchten und zu schützen. Die Anwendung von Trägermitteln bei der Manuellen Therapie hat eine lange Geschichte in China. In früheren Zeiten wurden Salben, die aus verschiedenen Heilkräutern hergestellt waren, während der Manuellen Therapie verwendet und somit bezeichnete man diese als „Tuina-Salben". Sie werden für Perfrikations-, Pressions- und Frikationsmanipulationen verwandt. Dieses hat einen positiven Einfluss auf die Blutzirkulation, indem Stasen des Blutes gelöst werden und die Qi Leitbahnen und Netzbahnen geöffnet und aktiviert werden. Heutzutage werden Zusätze wie Talkum-Puder, chinesische Stechpalmen-Salbe, Tuina-Salbe, Zwiebel- und Ingwerwasser, Sesamöl und weitere bei der klinischen Anwendung der Manuellen Therapie verwendet. Bei traumatischen Verletzungen, Verstauchungen und Frakturen wird häufig "Zhenggu Shui" (knochenheilende Lotion) angewandt. Zusammensetzung: Tianqi (Rdix Notoginseng), Dalizi (Fructus Arcti Lappae), Suigushui (Rhizoma Lophatheri), Zhezhu (Margarita), Bohe (Herba Menthae), Zhangnao (Camphora), Xixin (Herba cum Radice Asari), Baizhi (Radix Angelicae Dahuricae), Qianjinba (Moghania Macrophyla).

Kapitel V: Selbst-Tuina mit dem Gecko-Ball

Die Gecko-Ball-Tuina-Gymnastik ist eine von mir, aufgrund meiner langjährigen Erfahrung mit Akupunktur und Tuina, entwickelte, gesundheitsfördernde Methode, die es dem Menschen ermöglicht, selbst die krankheitsverursachenden energetischen Blockaden und Muskelverspannungen zu lösen. Die Gecko-Ball-Tuina-Gymnastik kommt aus der Selbst-Tuina, ist aber effektiver und besser als diese. Denn trotz der positiven Heilungseffekte im Laufe der Jahrtausende ist die Selbst-Tuina dennoch begrenzt. Die Gründe dafür sind: Man kann den Rücken nicht mit den eigenen Händen behandeln. Gerade der Rücken aber ist ein besonders wichtiger Körperteil, denn die entlang des Rückens verlaufenden Blasen-Leitbahnen sind als Vereinigung aller Organ-Funktionskreise definiert. Alle Organ-Funktionskreise haben im Rücken einen Zustimmungspunkt. Deshalb wird bei verschiedensten Organ-Funktions-Störungen gewöhnlich auch der Rücken in Mitleidenschaft gezogen.

Die Selbst-Tuina kann oft nicht den erforderlichen Druck ausüben. Die Kunst der Tuina liegt gerade darin, dass der Behandler kraftvoll und behutsam auf den Patienten einwirkt. Das ermöglicht einen tiefgreifenden Heilerfolg. Der Gecko-Ball löst das Problem der Rückenbehandlung und Druckstärke bei der Selbst-Tuina. Die Besonderheiten dieser Methode sind:

- Einsatz des eigenen Körpergewichtes ohne großen Kraftaufwand
- Lösung energetischer Blockaden und Muskelverspannungen
- Vielfältige und leicht erlernbare Anwendungsmöglichkeiten
- Zuverlässig und ohne Nebenwirkungen
- Die eigene Heilungskraft wird mobilisiert - ohne fremde Hilfe!
- Gleichzeitiger Einsatz durch Patienten und Therapeuten und somit doppelte Wirkung.

Die Gecko-Ball-Methode ermöglicht es nun, die Gymnastik mit Tuina und Magnetfeld-Therapie zu kombinieren. Besonders erfolgversprechend wird sie , genau wie die Tuina , bei funktionellen Störungen und bei Schmerzzuständen aller Art eingesetzt. In Kombination mit speziellen Gymnastikübungen können auch Gelenk-Versteifungen und Muskel-Verspannungen, wie z. B. Rückenschmerzen, erfolgreich behandelt werden. Die klinische Praxis hat gezeigt, dass bei regelmäßiger Anwendung des Gecko-Balls offensichtliche Heilungseffekte erzielt werden konnten, besonders im Bereich der Schmerzbehandlung des Rückens. Da diese Methode sehr einfach erlernbar ist und sowohl zu Hause als auch im Büro oder während längerer Autofahrten angewandt werden kann, erfreut sie sich seit ihrer Entdeckung großer Beliebtheit. Dies beweist auch die Verleihung einer Silbermedaille auf der " IENA 2000", der internationalen Erfindermesse Deutschlands.

Prinzipien der Gecko-Ball-Tuina-Gymnastik

Der Tuina-Effekt

Die grundlegenden Manipulationen bei der Gecko-Ball-Tuina-Gymnastik sind Rollen, Drücken, Schieben und Klopfen, wie sie für gewöhnlich auch bei der Tuina angewandt werden. Nur wird bei dieser Methode idealerweise das Eigengewicht dazu benutzt, unter möglichst wenig Belastung den Akupunkturpunkt zu stimulieren. Durch die Verbindung der Bälle mit einer Kordel ist eine sehr flexible Anwendung möglich, d.h. die Bälle können an jeden beliebigen Punkt platziert werden. Die Anwendung ist leicht und vielfältig. Dabei hat dieses Verfahren hinsichtlich der Stimulation des Akupunkturpunktes und der Entspannung verspannter Muskeln die gleiche Wirkung wie die traditionelle Tuina.

Der magnet-therapeutische Effekt

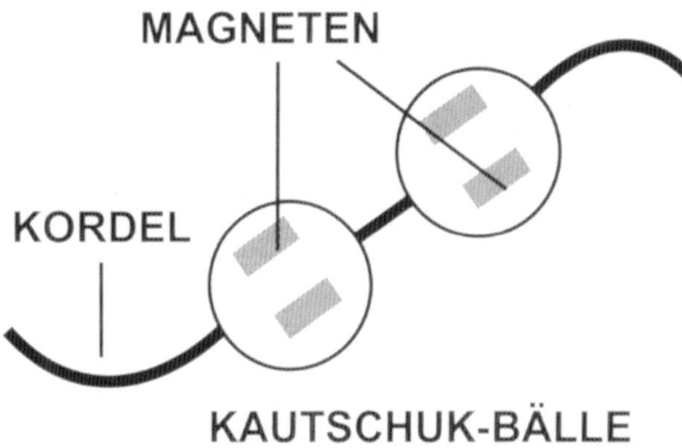

Abb. 3.68

Der Geckoball besteht aus zwei 6 cm großen Naturkautschuk-Bällen. Innen befinden sich zwei 500 GS-Magnete (Abb. 3.68), die an der Oberfläche noch 250 GS stark sind. Die Magnetkraft im Ball kann in den Körper eindringen, während der Ball die Akupunkturpunkte stimuliert. Durch die Weiterleitung des magnetischen Signals können Energie-Leitbahnen geöffnet werden und zugleich wird auch die Zirkulation der Energie und des Blutes verbessert. Auf diese Weise wird eine Linderung von Schmerzzuständen, die durch Muskelverhärtung und Mangeldurchblutung entstanden sind, erreicht. Der magnet-therapeutische Effekt dieser Methode basiert auf der Theorie, dass Atome, Neutronen, Protonen und andere Substanzen in der Natur elektromagnetische Eigenschaften haben. Das gleiche gilt auch für die Energie. In der chinesische Medizin heißt es: „Schmerz-Zustände werden durch Energie-Blockaden hervorgerufen." Das weist auf eine Störung des natürlichen Magnetfeldes der Energie-Leitbahnen hin.

Der Gymnastik-Effekt

Was interessant beim Gecko-Ball ist: Die beiden Bälle sind durch eine Kordel miteinander verbunden. Nur durch diese einfache, dynamische Verbindung zweier Bälle mit einer Kordel sind mit der Gecko-Ball-Tuina 72 Funktionen möglich. Die Aku-Gymnastik besteht aus verschiedenen Dehnungen, Entspannungs- und Kräftigungsübungen. Dabei wird jede Position mit Tuina kombiniert. Durch gleichzeitige Stimulierung der Akupunkturpunkte und Ausführung der Gymnastikübungen besteht das Ziel der Aku-Gymnastik nicht nur darin, die Energie in Bewegung zu bringen, sondern auch die Muskeln, vor allem die Rückenmuskulatur zu entspannen. Aus diesem Grunde leistet Aku-Gymnastik auch einen wertvollen Beitrag zur Rückenschule.

Praxis der Selbst-Tuina mit dem Gecko-Ball

Die Methode des Rollens

Die Methode des Rollens kommt aus dem Tuinaverfahren „Rudikulation". Hier werden entweder die Handkante oder der Handrücken eingesetzt. Aus dem Handgelenk wird eine vorgesetzt rührende Bewegung ausgeführt: Die Bewegung ist eine komplexe Drehung der ganzen Hand.

Bei der Methode des Rollens wird der Gecko-Ball zwischen dem Körper und einer Wand oder Liege platziert und durch das Körpergewicht des Benutzers hin und her gerollt, so dass die betreffende Energie-Leitbahn stimuliert wird. Der Gecko wurde als Symbol gewählt, weil die Hauptanwendung mit dem Gecko-Ball darin besteht, dass beide Bälle zwischen dem Körper und der Wand wie der Gecko auf- und ablaufen. Bei dieser Methode werden stärkere Kraftpotentiale auf ein größeres Gebiet übertragen. Auf diese Weise wird die Zirkulation der Energie gefördert und eine bessere Durchblutung gewährleistet. Durch gleichzeitigen Einsatz von Rücken-Massage und Bein-Training werden nicht nur die Rückenmuskeln entspannt, sondern auch die Beinmuskulatur gestärkt: Das ist für die Vitalität sehr wichtig.

Rollen am Rücken

Mit dem Rücken zur Wand. Die Bälle liegen parallel an den gewünschten Punkten. Zunächst mit beiden Füßen einen Schritt nach vorne treten. Die Schulterblätter bleiben an die Wand gelehnt. Die Füße stehen schulterbreit auseinander und etwa 30 cm von der Wand entfernt. Wenn nötig, während der Behandlung korrigieren. Eine wichtige Regel: Je weiter die Füße von der Wand entfernt stehen, um so größer ist der Druck. Die Beine werden nun behutsam gebeugt und wieder gestreckt, wobei die Bälle auf diese Weise entlang der Wand auf und ab gerollt werden mit dem gegen die Bälle gelehnten

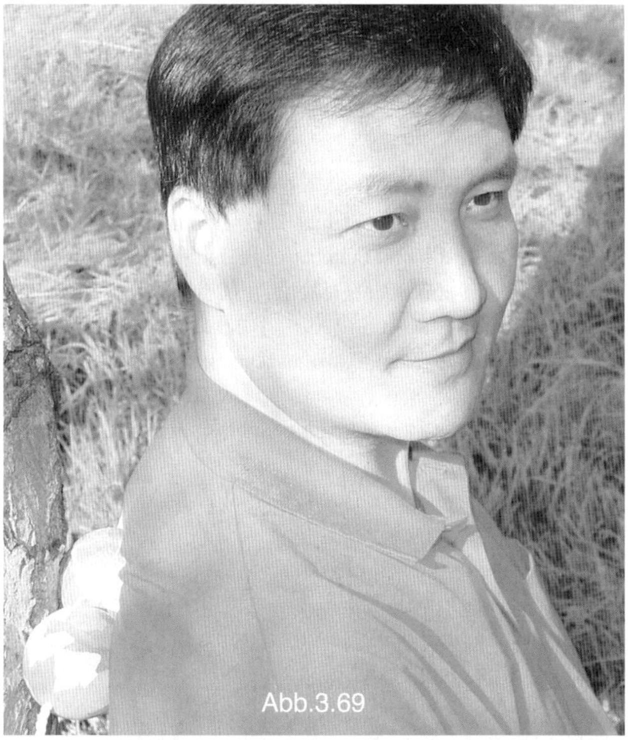

Abb.3.69

Körper, dabei bleibt die Wirbelsäule aufrecht (Abb. 3.69). Man kann auch, anstatt die Knie zu beugen und zu strecken, nur das Becken hin- und herbewegen. Dadurch werden die Knie entlastet. Diese Übung kräftigt die Muskulatur, trainiert die Ausdauer, stärkt das Herzkreislauf-System langfristig - und sie beugt auch einem Rundrücken vor.

Rollen an der Arm-Innenseite

Mit dem Körper zur Wand stellen, die Beine sind gespreizt. Die Bälle horizontal zwischen Oberarm-Innenseite und Wand platzieren, die Handfläche zeigt zur Wand. Nun

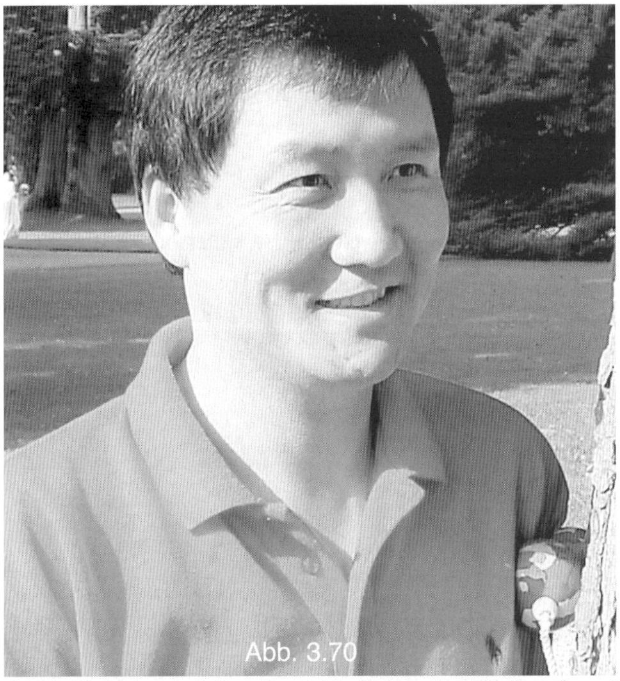

Abb. 3.70

durch Beugen und Strecken der Beine den Ball auf und abrollen (Abb. 3.70).

Rollen am Schultergürtel

Mit dem Rücken zur Wand. Die Bälle liegen auseinander parallel an beiden Punkten G 21. Nun langsam die Fersen vom Boden lösen, das Becken nach vorn kippen, den Körper

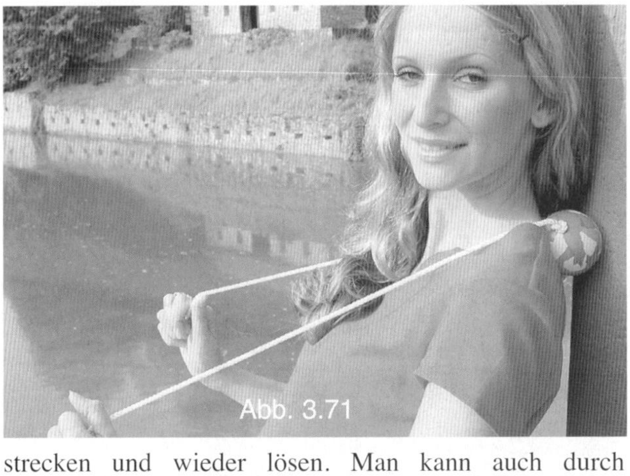

Abb. 3.71

strecken und wieder lösen. Man kann auch durch Körperbewegung nach links und rechts rollen (Abb. 3.71).

Rollen an der Achilles-Sehne

Das Bein gestreckt auf eine Bank, einen Tisch oder ähnliches legen. Die Fußsitze hochziehen. Die Bälle rechts und

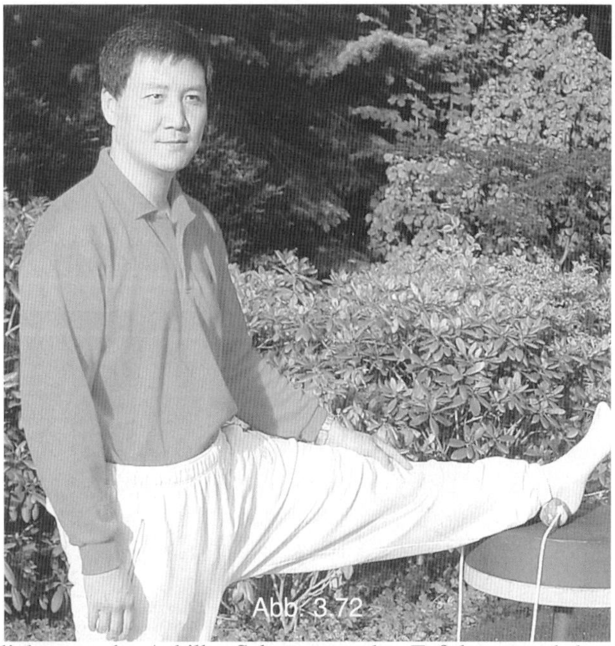

Abb. 3.72

links von der Achilles-Sehne unter den Fuß legen und den Fuß vor und zurück bewegen, so dass die Bälle entlang der Achilles-Sehne gerollt werden (Abb. 3.72).

Rollen am Rücken nach links und rechts

Mit dem Rücken zur Wand. Die Füße stehen schulterbreit auseinander, wobei der Fuß des zu behandelnden Beines nah zur Wand steht und der andere Fuß ca. 30 cm von der Wand entfernt. Die Bälle werden übereinander an den gewünschten Punkt platziert (Abb. 3.73). Dann den Körper oder die Hüften hin- und her nach links und rechts bewegen wie beim Bauchtanz. Diese Technik kann am ganzen Rücken, jeweils auf einer Rückenhälfte und an der Hüftpartie angewandt werden.

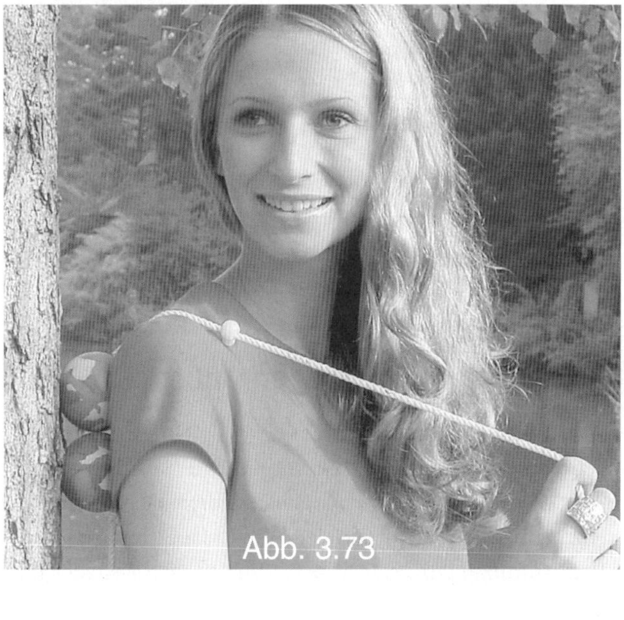

Abb. 3.73

Rollen am Bauch

Mit dem Bauch zur Wand: Die Füße stehen schulterbreit und etwa 20 cm von der Wand entfernt auseinander. Die Bälle werden übereinander an dem Bauch platziert. Den Bauch gegen die Bälle und an die Wand lehnen. Die Hände stützen das Kreuz, die Finger zeigen nach unten. Man hebt jetzt den Brustkorb von der Wand weg und dehnt sich vom Becken an aufwärts, dann den Bauch hin- und her nach links und rechts

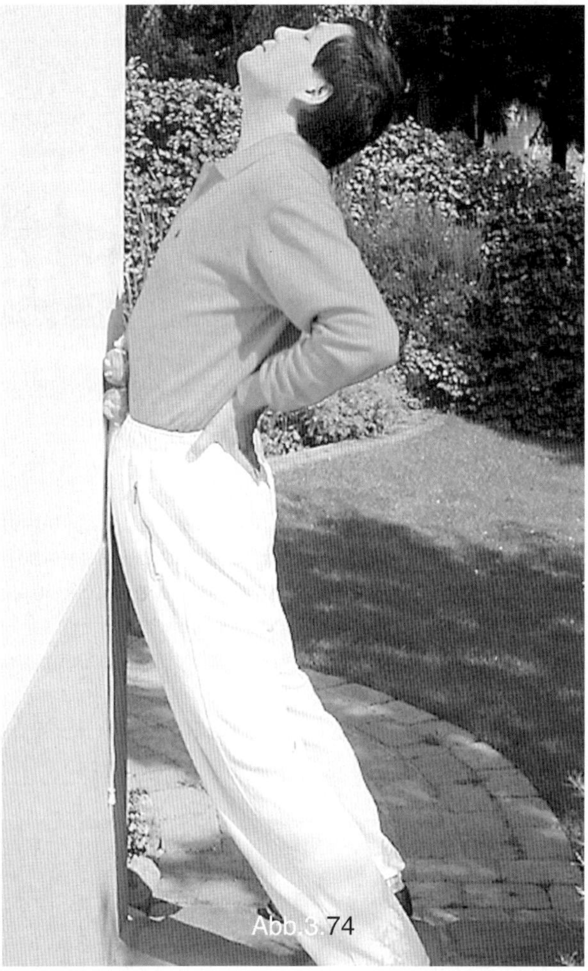
Abb.3.74

bewegen (Abb. 3.74), dabei Fersen vom Boden lösen. Dadurch werden nicht nur die Punkte am Bauch stimuliert, sondern auch die Verspannungen im unteren Rückenbereich gelindert. Nicht anwenden bei Schwangerschaft!

Rollen an der Ellenbogen-Außenseite

Mit dem Gesicht zur Wand stehen im Bogenschritt! Den betroffenen Arm angewinkelt vor der Brust, die Handfläche zeigt nach oben. Nun die Bälle übereinander zwischen Unterarm-Außenkante und der Wand platzieren! Das linke Bein wird nun behutsam gebeugt und wieder gestreckt und

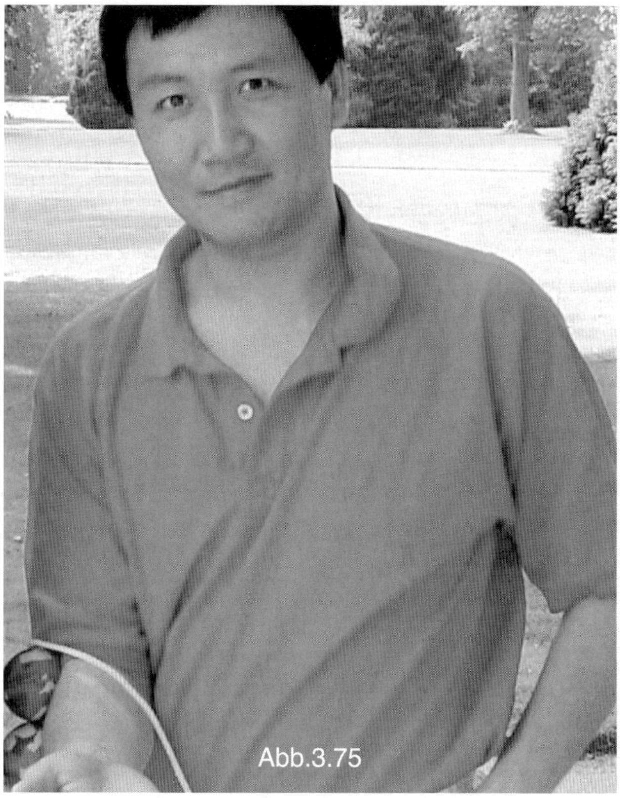
Abb.3.75

die Bälle auf diese Weise entlang der Wand mit dem gegen die Bälle gelehnten Unterarm hin und her gerollt (Abb. 3.75).

Rollen am Schultergelenk

Mit der Brust zur Wand. Die Füße stehen schulterbreit und etwa 20 cm von der Wand entfernt auseinander. Die Bälle werden übereinander an der Schulter-Innenseite an dem gewünschten Punkt platziert. Die Schulter gegen die Bälle und an die Wand lehnen. Dann die Schulter hin- und her nach links und rechts bewegen (Abb. 3.76).

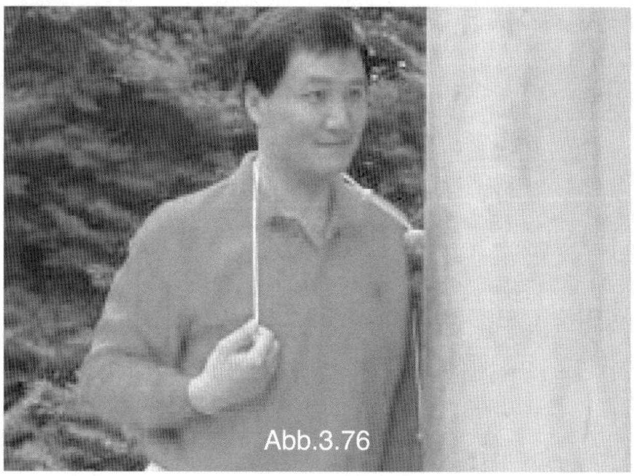
Abb.3.76

Rollen am Unterarm und an der Hand

Vor einem Tisch sitzen. Die Bälle parallel auf den Tisch legen. Je nach Bedarf die Unter- oder Oberseite des Unterarmes auf die Bälle legen und durch Vorwärts- und Rückwärtsbewegungen des Oberkörpers den Arm auf den Bällen vom Handgelenk bis zum Ellenbogen vor- und zurückrollen. Auf diese Weise kann auch mit der Außenseite

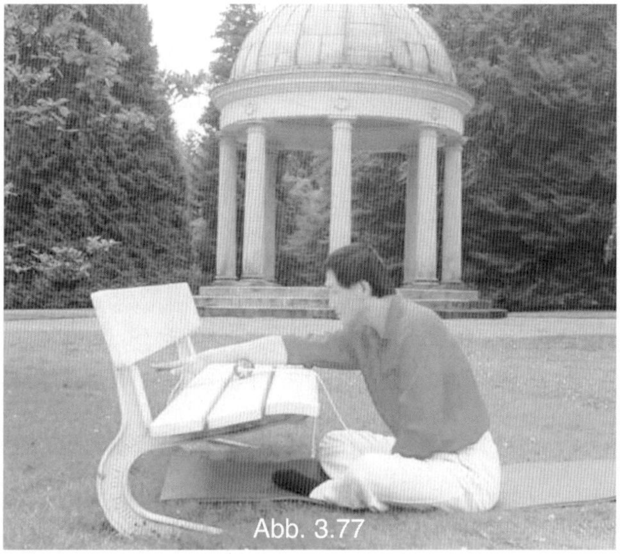
Abb. 3.77

des Unterarmes verfahren werden. Diese Übung unterstützt gleichzeitig die Beweglichkeit des Rückens (Abb. 3.77).

Rollen am Boden nach links und rechts

Man kann die Bälle auch bei einer liegenden Position platzieren, um die Reizintensität zu verstärken. Auf den Rücken legen, die Beine anziehen!
Rückenlage. Die Füße stehen schulterbreit auseinander mit den Fußsohlen auf dem Boden. Die Bälle werden übereinander am Kreuzbein platziert. Dann die Hüften

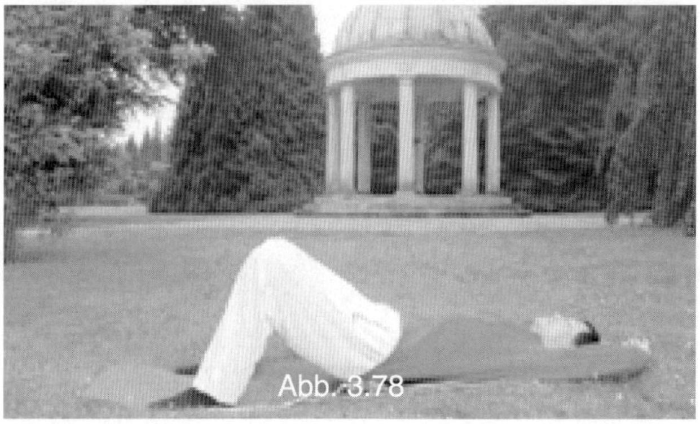
Abb. 3.78

hin- und her nach links und rechts bewegen (Abb. 3.78). Damit der Druck nicht zu intensiv wird, können gleichzeitig zwei Gecko-Bälle benutzt werden, über die man abrollt.

Rollen an der Oberschenkel-Außenseite

Mit dem zu behandelnden Bein direkt an der Wand stehen. Den Fuß gegen die Wand drücken, das Knie ist gebeugt. Das andere Bein nach hinten ausstrecken (Bogenschritt), der Abstand zur Wand beträgt ca. 30 cm. Nun einen der Bälle zwischen Oberschenkel und Wand platzieren, der andere Ball wird in den Händen gehalten. Den Oberkörper gegen die

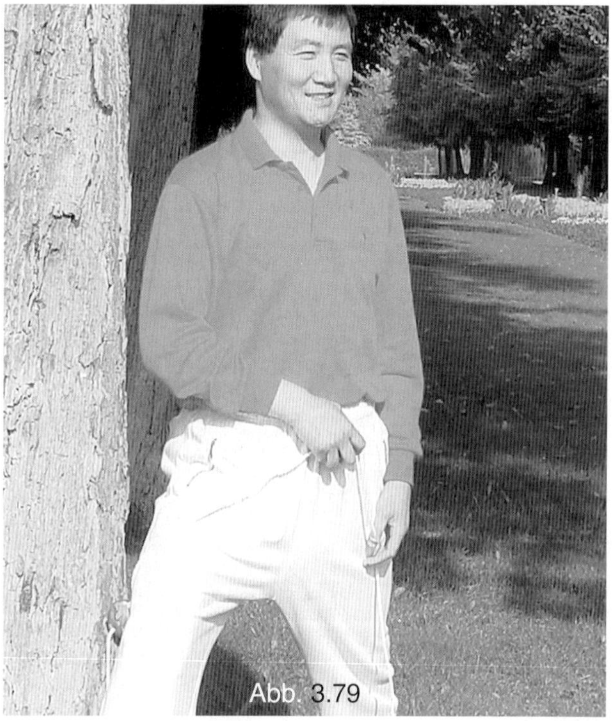
Abb. 3.79

Wand lehnen! Das vordere Bein nun beugen und strecken und dadurch den Ball entlang der Oberschenkel-Außenseite vor- und zurückrollen (Abb. 3.79).

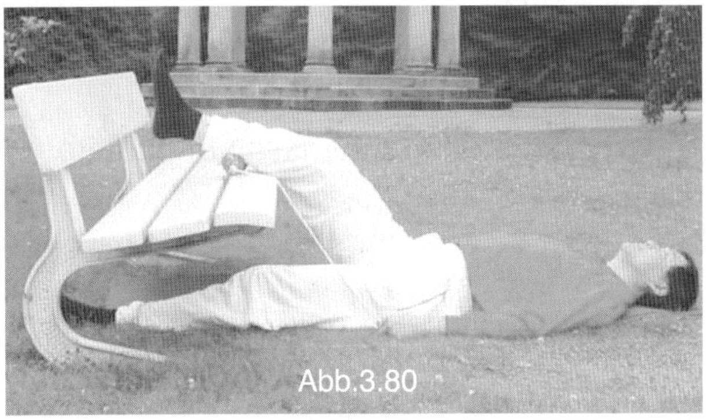

Rollen an den Waden

Einen Stuhl mit der Rückenlehne gegen eine Wand stellen. Vor dem Stuhl auf den Rücken legen, die Unterschenkel anbeugen und auf die Sitzfläche legen! Die Arme neben den Körper mit den Handflächen nach oben legen! Nun die Bälle zwischen Sitzfläche und Unterschenkel platzieren (Abb. 3.80), die Füße übereinander legen und durch Vorwärts- und Rückwärtsbewegungen der Unterschenkel die Bälle in Bewegung bringen, so dass sie von der Wade bis zur Achilles-Sehne und umgekehrt rollen.

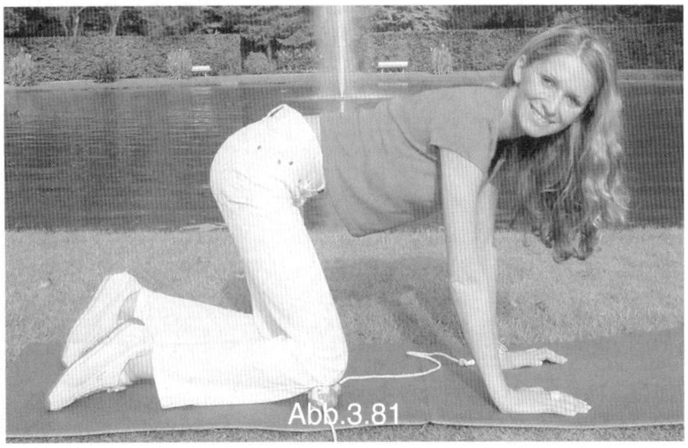

Rollen an der Kniescheibe

Auf den Boden knien und mit den Armen abstützen! Dann die Bälle unter das eine Knie legen und vor- und zurückrollen (Abb. 3.81).

Rollen an der Knie-Innenseite

Auf dem Boden sitzen! Das linke Bein ist vor dem Körper gebeugt, das rechte Bein seitlich gebeugt. Der Oberkörper wird mit der linken Hand abgestützt. Die Bälle werden zwischen die beiden Knieinnenseiten (Abb. 3.82) gelegt und durch Hin- und Herbewegen des oberen Knies entlang der Knieinnenseite bewegt!

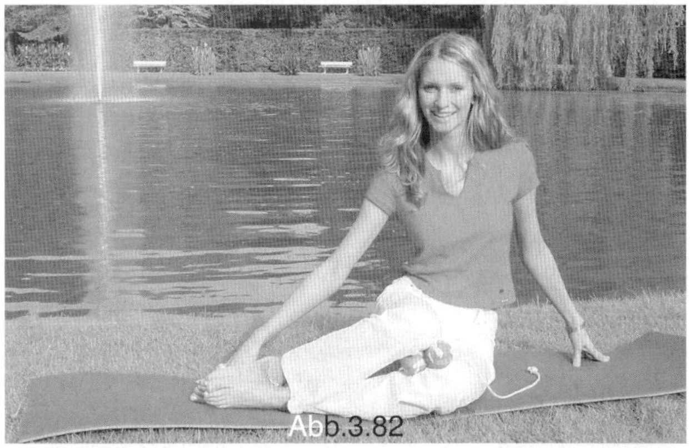

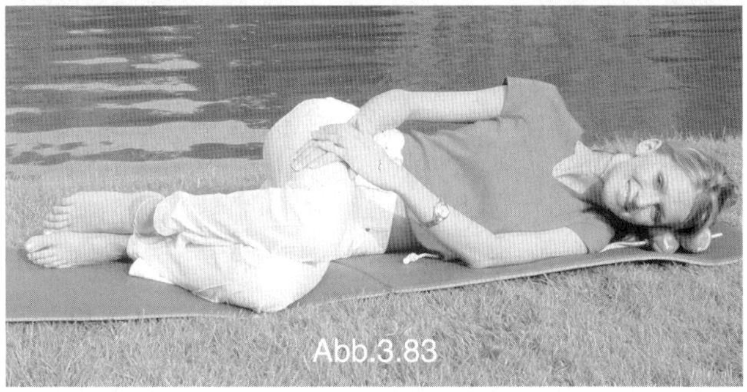

Rollen am Kopf

Seitlich auf den Boden legen! Die Bälle werden übereinander an der Schläfe platziert, den Kopf über die Bälle nach links und rechts bewegen. Auf die gleiche Weise kann auch die Stirn stimuliert werden (Abb. 3.83).

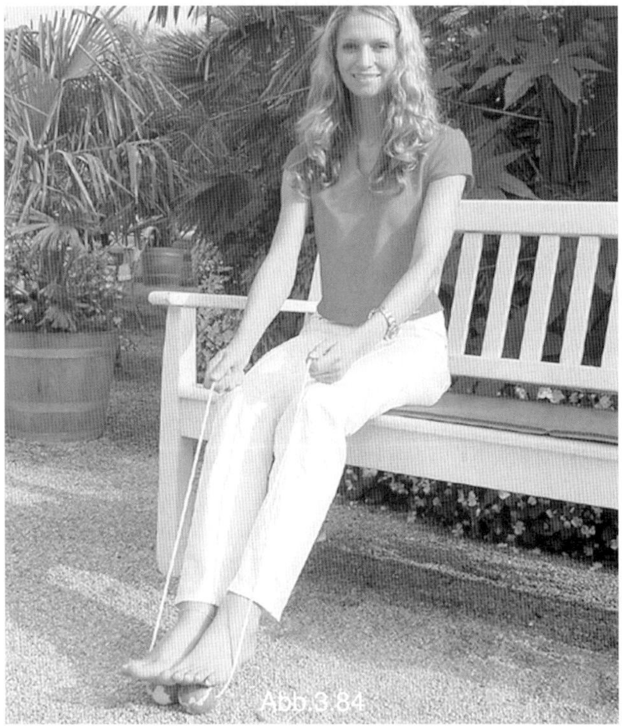

Rollen an der Fußsohle

Auf einem Stuhl sitzen. Die Fußsohlen auf die Bälle stellen und vor und zurück rollen (Abb. 3.84).

Rollen mit der Hand

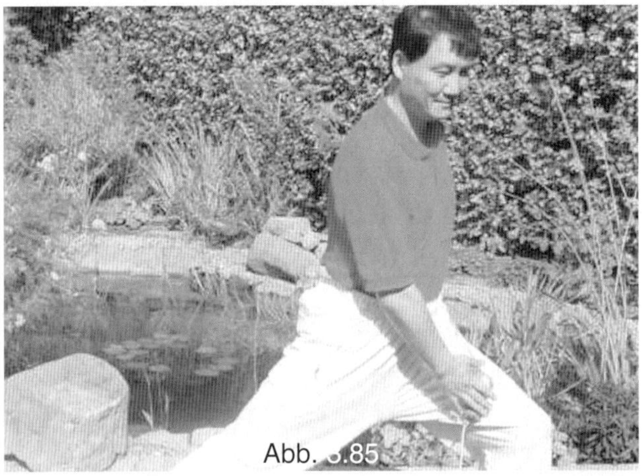
Abb. 3.85

Der Gecko-Ball wird durch die Hände am Körper hin und her gerollt, so dass die Energie-Leitbahnen geöffnet werden (Abb. 3. 85). Dieses Verfahren ist sehr variabel und kann an allen Körperteilen angewandt werden. Es eignet sich auch gut für die Partnerbehandlung.

Die Methode des Schiebens

Die Methode des Schiebens kommt aus dem Tuina-Verfahren „Pression". Pression ist Druckausübung, der Druck bewegt sich vorwärts auf dem zu behandelnden Situs. Es gibt verschiedene Typen, z.B. die pollikare Äquipression: Es erfolgt eine kräftige Pression mit dem Daumen. Die übrigen Finger werden gerade ausgestreckt, so dass sich die aus dem Handgelenk kommende Kraft ganz im Daumen konzentrieren kann. Die palmare Äquipression: Bei diesem Verfahren wird mit der Handwurzel Druck auf den Behandlungssitus ausgeübt.

Die Methode des Schiebens wird bei der Gecko-Ball-Methode nicht mit dem Daumen ausgeführt, sondern mit dem Gecko-Ball, der auf dem betreffenden Punkt durch das eigene Körpergewicht hin und her geschoben wird. Dieses bewirkt die Aufhebung von Sehnen-Verklebungen und ist ein tief greifendes Manipulationsverfahren. Um die Wirkung der palmaren Äquipression zu verbessern, sollte man beim Rollen die Bälle mit einem Handtuch oder Schal umwickeln, damit eine gleichmäßige Druckverteilung erfolgt.

Schieben nach links und rechts

Die Körperbewegung beim Schieben nach links und rechts ist genau wie beim Rollen nach links und rechts: Der Unterschied zwischen beiden Verfahren besteht nur darin, dass bei der Methode des Schiebens nach links und rechts die Bälle nebeneinander zwischen Wand und Rücken angesetzt werden. Beim Rollen nach links und rechts werden die Bälle übereinander gelegt.

Schieben nach oben und unten

Die Körperbewegung beim Schieben nach oben und unten ist genau wie beim Rollen nach oben und unten. Hier werden, im Gegensatz zum Rollen nach oben und unten (Bälle liegen nebeneinander), die Bälle übereinander angesetzt.

Die Methode des Schiebens kann auch mit der Methode des Rollens kombiniert werden. Liegen die Bälle nebeneinander, so kann man dreimal nach links und rechts schieben und anschließend sofort dreimal nach oben und unten rollen - oder in umgekehrter Folge. Liegen die Bälle übereinander, so kann man dreimal nach oben und unten schieben und anschließend sofort dreimal nach links und rechts rollen.

Die Methode des Klopfens

Die Methode des Klopfens kommt aus dem Tuina-Verfahren „Tympanisation" und „Perkussion". Beim Tympanisieren schlägt der Behandler mit leerer Handfläche locker rhythmisch auf die zu behandelnde Stelle, beim Perkutieren schlägt er kräftiger mit der Handkante oder mit einem (umwickelten) Bambusstab auf die Stelle. Bei der Methode des Klopfens wird der Gecko-Ball eingesetzt, um den Akupunkturpunkt zu stimulieren. Dabei wird die Behandlung mit dynamischen Bewegungen kombiniert, um Beweglichkeit und Vitalität zu erhalten und Schmerzen in den Gliedmaßen zu behandeln. Sie zeichnet sich durch starke Stimulation aus. Man muss bei dieser Methode die Intensität der „Schläge" langsam steigern, aber dabei die Grenzen des Erträglichen nicht überschreiten. Es wird empfohlen, dickere Kleidung zu tragen. Patienten mit Krampfadern und Thrombose-Risiko sollten die Übungen an den unteren Extremitäten meiden! Jede Bewegung bei der Methode des Klopfens muss kontrolliert sein. Keine ruckartigen Bewegungen machen!

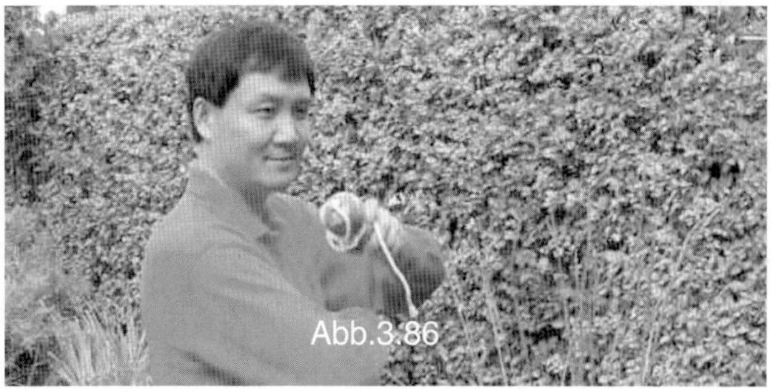

Abb.3.86

Doppel-Klopfen mit nebeneinander liegenden Bällen

Die Bälle liegen nebeneinander: Eine Hand hält einen Ball und klopft mit dem anderen Ball leicht auf den betroffenen Punkt (Abb. 3.86). Dieses Verfahren ist sehr variabel und kann an allen Körperteilen angewandt werden.

Doppel-Klopfen mit auseinander gezogenen Bällen

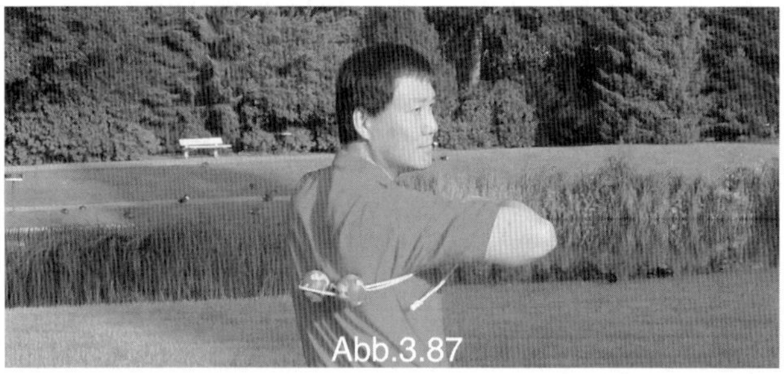

Abb.3.87

Die Bälle werden jeweils an das Ende des Seils auseinander gezogen. Dann – wie unten beschrieben – verfahren (Abb. 3.87).

Klopfen durch Hin- und Herschwingen des Oberkörpers

Die Füße stehen schulterbreit auseinander. Der Ball B wird hierbei zunächst vom Ball A 20 cm weggezogen. Die rechte Hand fasst den Ball B. Jetzt werden die Ellbogen hochgezogen. Durch Hin- und Herschwingen des Oberkörpers wird Ball A in Bewegung gebracht und erreicht so den Rücken (Abb. 3.87). Diese Methode stimuliert nicht nur die Punkte am Rücken, sondern durch die Körperdrehung wird das Rückgrat beweglich gehalten. Sie hilft gleichzeitig, Verspannungen in Hüften und Schultern zu lösen.

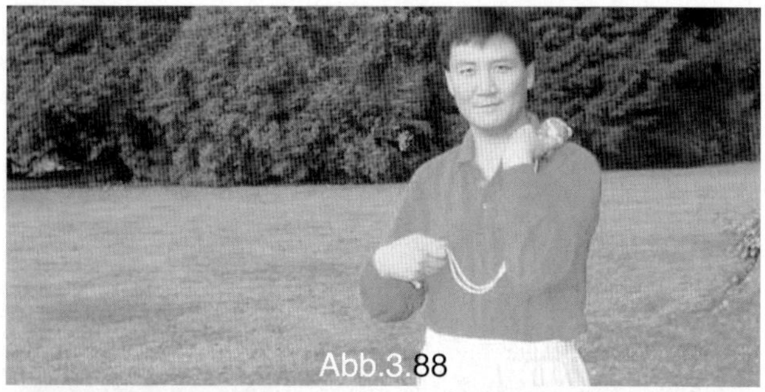

Abb.3.88

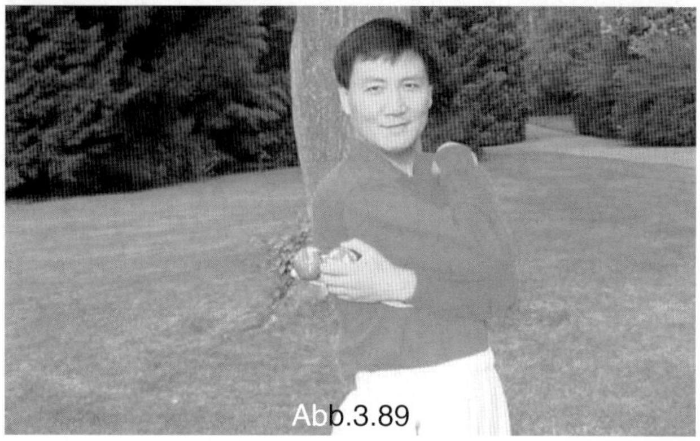

Abb.3.89

Diagonales Klopfen

Die Füße stehen schulterbreit auseinander. Der Ball B wird hierbei zunächst vom Ball A 6 cm weggezogen. Das vom Ball A herabhängende Seil wird hinuntergeführt zum Ball B und mit diesem zusammengehalten. Die rechte Hand fasst den Ball B. Jetzt wird zunächst der Ball A auf die rechte Schulter geklopft, dann zurückgeführt und durch die linke Achsel auf das linke Schulterblatt geklopft (Abb. 3.88, 89). Der linke Ellenbogen wird dabei nach oben geführt. Ebenso mit der anderen Seite verfahren!

Klopfen mit gleichzeitiger Hüftbewegung

Die Füße stehen schulterbreit auseinander. Jetzt werden aus dem Handgelenk lockere Schwingbewegungen ausgeführt, so dass Ball A die entsprechenden Punkte im Hüftbereich stimuliert (Abb. 3.90). Die Hüften kommen in ihrem Schwung dabei den Bällen entgegen.

Klopfen mit hochgezogenen Knien

Der bewegliche Ball B wird hier zum Ende der Kordel gezogen. Beide Hände halten die Kordeln direkt vor den Bällen. Nun werden im Wechsel die Knie hochgezogen und man stimuliert mit der rechten Hand die Ober- und Außenseite des rechten Beines sowie M 36. Mit dem linken Bein wird entsprechend verfahren (Abb. 3.91)!

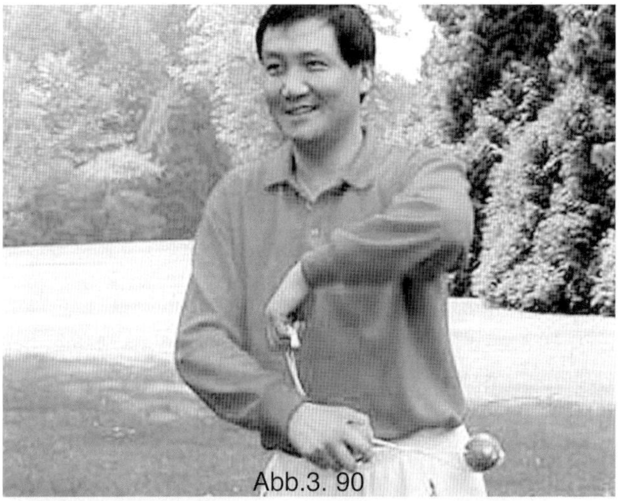

Abb.3. 90

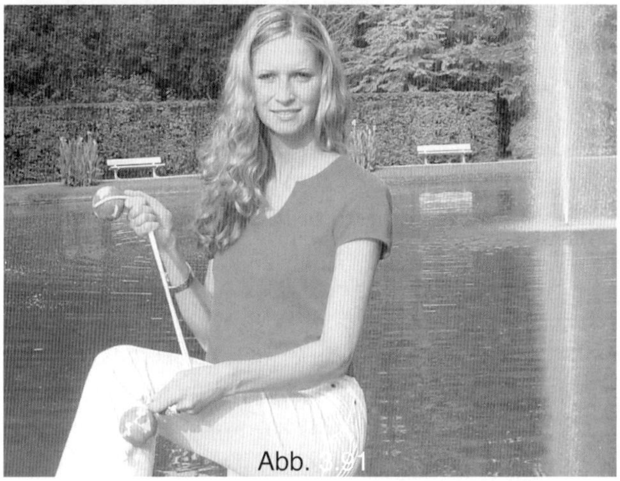

Abb. 3.91

Klopfen mit nach innen gehobenen Beinen

Das rechte Bein wird in Richtung linkes Knie gehoben und gleichzeitig die Beininnenseite sowie der Punkt MP 6 mit dem Ball, den die linke Hand hält, durch kurzes leichtes Klopfen stimuliert. Mit der anderen Seite wird ebenso verfahren (Abb. 3.92). Nicht bei Krampfadern.

Die Methode der Gelenk-Lockerung

Die Methode der Gelenk-Lockerung kommt aus dem Tuina-Verfahren „Quassation". Die Quassation ist das Schütteln einer Extremität mit intensiver Schwingungsweite. Mithin besteht das Verfahren darin, dass der Behandelnde eine Extremität des Patienten am Ende fasst und bis zur Amplitude fortgesetzt schüttelt, so dass der Patient das Gefühl hat, bei ihm lösen sich Spannungen in allen Gelenken. Bei der Methode der Gelenk-Lockerung wird der Gecko-Ball eingesetzt, um Gelenk-Versteifungen zu behandeln – dabei werden die Akupunkturpunkte stimuliert.

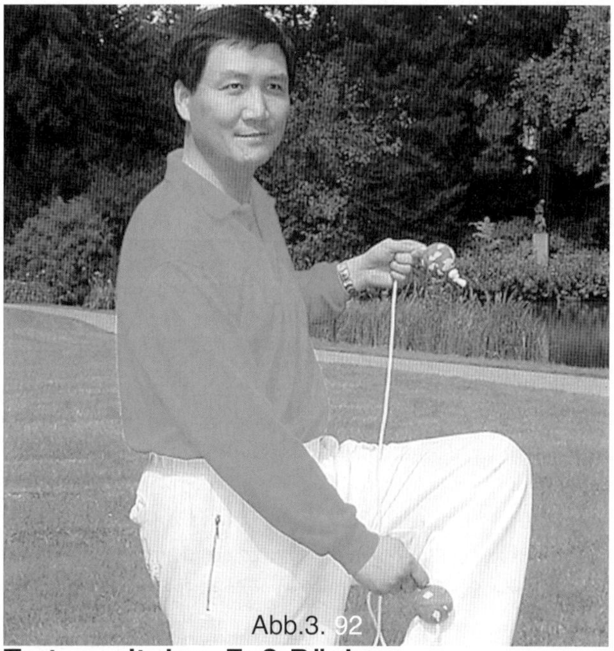

Abb.3. 92

Treten mit dem Fuß-Rücken

Die rechte Hand fasst den Ball B, während der Ball A an der Kordel herabhängt. Mit dem Fuß-Rücken werden lockere Kick-Bewegungen gegen den Ball A ausgeführt (Abb. 3.93), um den Punkt Leber 3 zu stimulieren.

Die Methode des Drückens

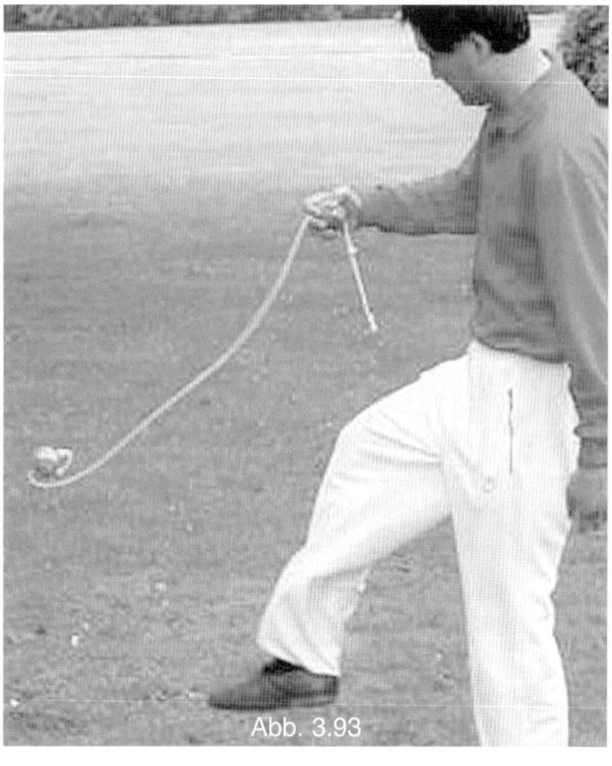

Abb. 3.93

Die Methode des Drückens kommt aus dem Tuina-Verfahren: Kompression. Sie wird meistens mit der Dehnung kombiniert. Die Bälle werden zwischen dem betreffenden Körperteil und einer Wand, Liege oder einem Stuhl plaziert. Durch die Druckausübung wird mittels der Dehnungs-Übungen ein Reiz auf die betreffenden Akupunkturpunkte ausgeübt. So werden Blockaden gelöst, die Muskeln entspannt und Schmerzen verringert. Man kannn auch Rücken und Bauch gleichzeitig behandeln. Dies ist besonders für Therapeuten interessant. Während der Patient beispielsweise auf dem Bauch liegt, kann durch die Bälle der sogenannte „Alarm-Punkt“ stimuliert werden und der Therapeut gleichzeitig den „Zustimmungs-Punkt“ auf dem Rücken behandeln.

(Alarm-Punkte sind diejenigen Punkte auf der Brust und auf dem Bauch, aus denen das Qi in das entsprechende Organ hineinströmt. Sie stehen in Beziehung zum Yin. Zustimmungs-Punkte sind die Punkte am Rücken, aus denen das Qi in das entsprechende Organ hineinströmt. Sie stehen in Beziehung zum Yang. Um die therapeutische Wirkung zu stärken, können beide Punkte in Kombination benutzt werden.

Drücken in Rückenlage

Man liegt auf dem Rücken, die Arme liegen locker seitlich parallel zum Körper. Handflächen zeigen nach oben. Finger sind natürlich gekrümmt. Lenden-Wirbelsäule flach auflegen! Den Brustkorb weiten! Die Beine werden natürlich ausgestreckt. Die Füße stehen leicht auseinander. Mund und Augen sind leicht geschlossen. Die Bälle werden parallel unter den gewünschten Punkten platziert.

Drücken gegen die Wand

Mit dem Rücken zur Wand. Die Unterarme auf den Rücken legen, die Handflächen zeigen nach außen. Die Bälle werden nun zwischen den Rücken und den gewünschten Punkt gelegt und der Körper gegen die Wand gelehnt (Abb. 3.94).

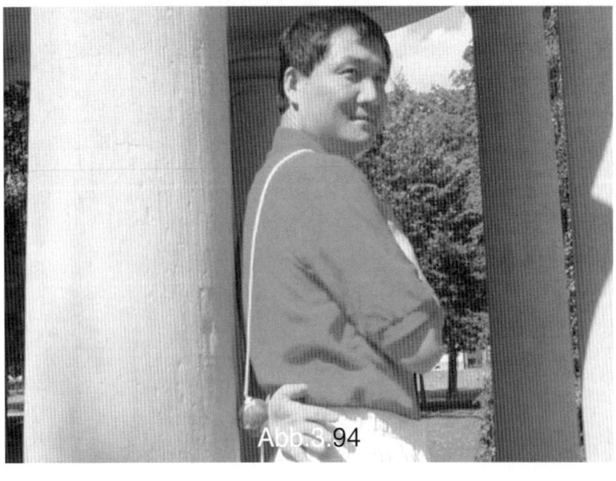
Abb. 3.94

Die Methode der Dehnung

Die Dehnung ist ein natürlicher Impuls: So dehnt man sich beispielsweise, um Müdigkeit zu bekämpfen. Nach der Dehnung fühlt man sich erfrischt. Als eine Form des Körpertrainings haben die Dehnübungen doppelte Bedeutung. Auf der einen Seite dienen diese Dehnübungen der Entspannung, auf der anderen Seite bewirken sie eine Kräftigung und sind daher ein idealer Ausgleich von Yin und Yang. In der Yin- und Yanglehre heißt es: Der Gegensatz zweier Aspekte von Yin und Yang ist nie absolut, sondern immer relativ zu verstehen. Auf jeder Stufe befindet sich beides, sowohl Yin als auch Yang. In dem polaren Wechselspiel von Yin und Yang spiegelt sich das Regelprinzip der biologischen Dynamik wider. Bei einem normalen Muskel ist es so, dass Spannung (Yang) und Entspannung (Yin) sich abwechseln. Ein verspannter Muskel bedeutet: Durch ständige Nervenimpulse wird der Muskel daran gehindert, sich zu entspannen. Das Prinzip der Dehnung beruht auf dem Ziel, den Dauer-Nervenimpuls aufzubrechen, indem ein Muskel erst kontrahiert und dann gedehnt wird. Dies lockert verspannte Muskeln und wirkt sich vor allem auf die Wirbelsäule positiv aus. Während der Dehnung atmet man automatisch tief ein: Dadurch wird der Körper gereinigt, weil sich beim Einatmen das Zwerchfell senkt. Durch das Senken dieser Atem-Hilfsmuskulatur wird ein Druck auf die Eingeweide ausgeübt und dadurch deren Funktion, vor allem die Ausscheidungsfunktion, intensiv angeregt. Die Aku-Gymnastik kombiniert dabei jede Position mit Tuina. Durch gleichzeitige Stimulierung der Akupunkturpunkte und Ausführung der Dehnübungen besteht das Ziel der Aku-Gymnastik darin, einerseits die Muskeln, vor allem die Rücken-Muskulatur, zu entspannen, und andererseits die Energie in Bewegung zu bringen, so dass dort, wo die Energie stagniert, diese aufgeschlossen wird.

Schulterdehnung

Auf die Fersen setzen! Die Schultern gesenkt lassen! Einen Arm nach hinten über die Schulter bringen: Dabei fasst die Hand Ball A und befindet sich ungefähr in Schulterblatthöhe. Den anderen Arm von unten hinten zum Rücken bringen: Die Hand fasst den Ball B. Der Kordelabstand zwischen den Bällen beträgt ca. 10 bis 15 cm, je nachdem, wie weit man nach hinten greifen kann. Wichtig ist es, dass man eine sanfte Dehnung im Schulter- und Oberarmbereich spüren kann. Der Kopf bleibt während der Übung gerade (Abb. 3.95).

Eine Variante der oben beschriebenen Übung: Mit dem Gesicht zur Wand stehen! Die Füße leicht auseinander, die Fußspitzen berühren die Wand. Nun einen Arm gestreckt mit der Handfläche zur Wand halten. Die Bälle - von der Handfläche beginnend - entlang des Arms rollen und den

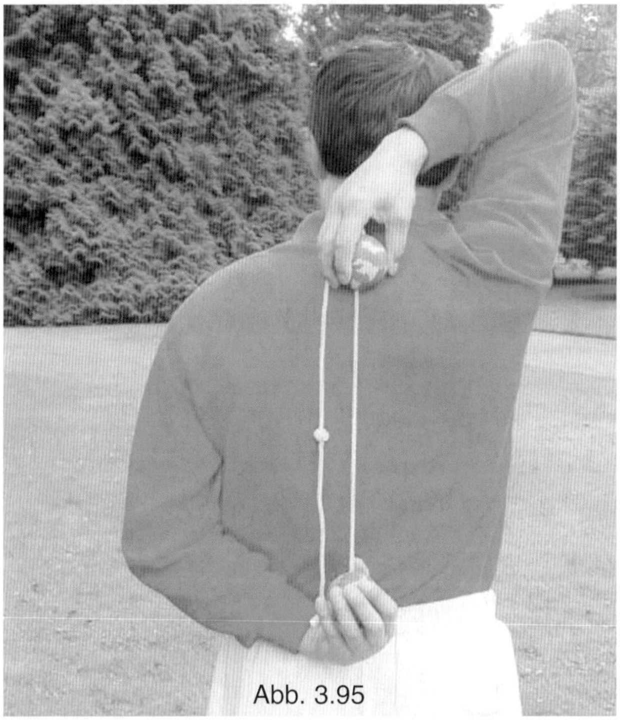

Abb. 3.95

Arm so weit wie möglich an der Wand über die Bälle nach oben strecken, so dass eine deutliche Dehnung im Schultergelenk und Oberarm spürbar ist. Dann Spannung lösen und Arm wieder zurückführen (Abb. 3.96)! Dieses mehrfach im Wechsel wiederholen.

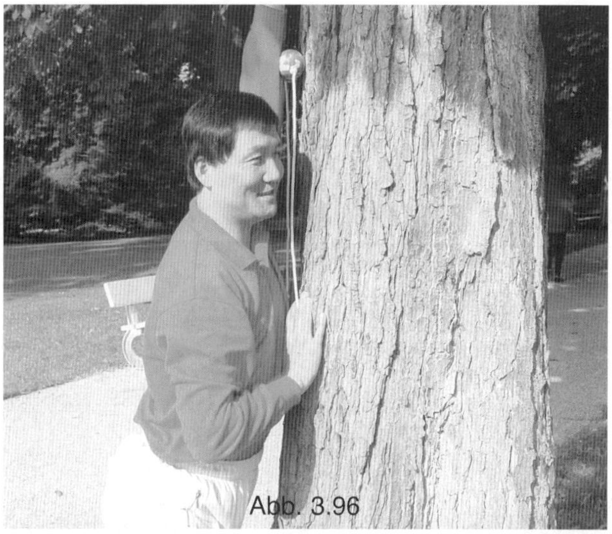

Abb. 3.96

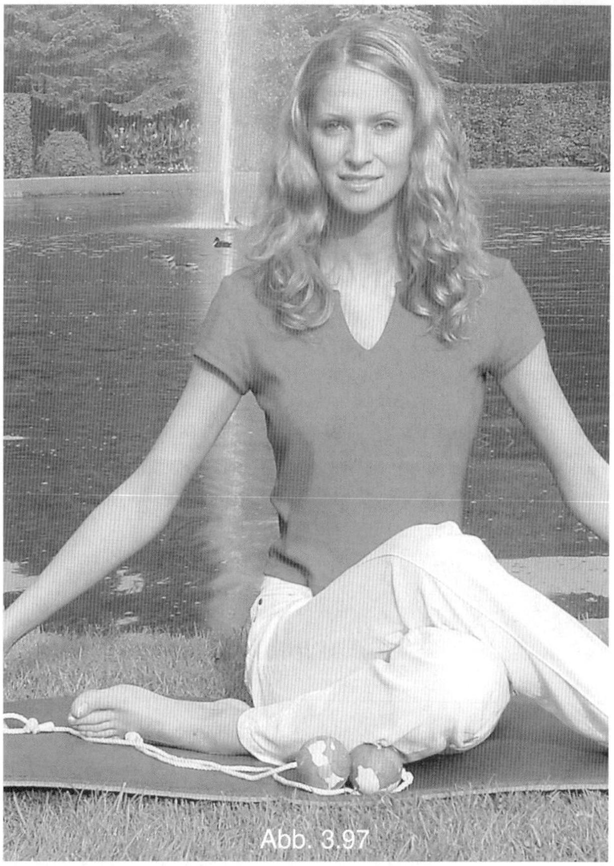

Abb. 3.97

Hüftgelenks-Dehnung im Sitzen

Auf den Boden setzen und ein Knie über das andere schlagen. Der Ball liegt unter der Beinaußenseite. Mit den Händen abstützen und so aufrecht wie möglich dasitzen, einige Sekunden halten. Mit der anderen Seite ebenso verfahren (Abb. 3.97).

Hüftmuskel-Dehnung im Liegen

Auf dem Rücken liegen, Schultern und Lendenwirbelsäule flach am Boden, das linke Bein beugen, Knie bis in Hüfthöhe heben und über das gestreckte rechte Bein kreuzen.

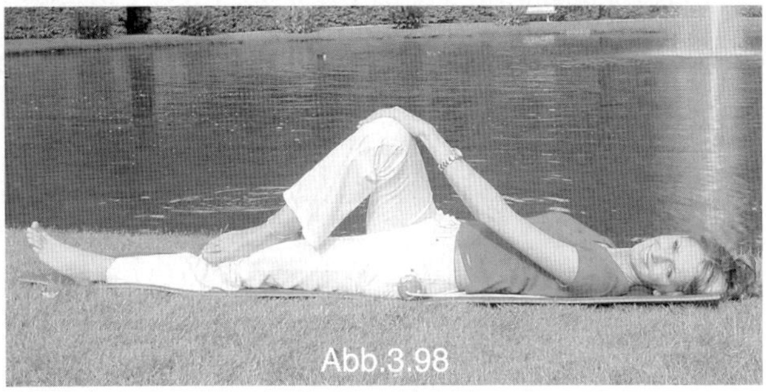

Abb.3.98

Die rechte Hand auf das linke Knie setzen. Der Ball liegt unter der rechten Seite des Gesäßes, Punkt G 30. Vorsichtig das Knie Richtung Boden ziehen. Diese Übung mindert den Druck des Piriformis-Muskels auf den Ischiasnerv (Abb. 3.98).

Rückendehnung (Vornüberbeugung)

Die Position der Katze

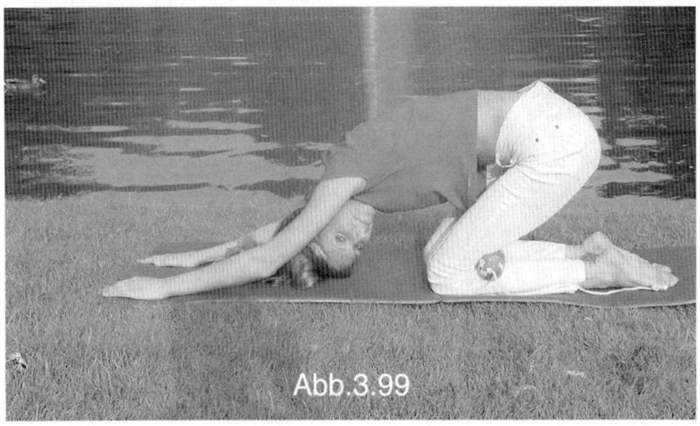

Abb.3.99

Mit geschlossenen Beinen niederknien. Die Bälle unter den Fußrücken oder die Kniekehle platzieren. Dann den Vierfüßerstand einnehmen. Die Hände am Boden lassen, um die Dehnung der Wirbelsäule zu unterstützen. Das Gesäß langsam zu den Fersen absenken und auf die Bälle setzen. Dabei den unteren Rückenbereich und die Wirbelsäule dehnen, indem die Hände weit vor dem Körper auf dem Boden ausgestreckt werden (Abb. 3.99). Diese Methode baut Verspannungen im Rücken ab.

Die Position der Brücke

Die Bälle liegen auseinander, parallel an beiden Seiten des

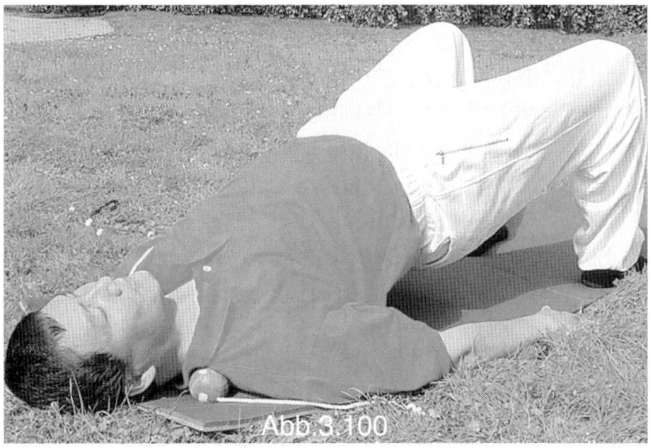

Abb.3.100

Schultergürtels. Die Füße aufstellen, die Knie beugen, beide Händflächen auf den Boden legen! Dann die Gesäß-Muskeln anspannen und das Becken vom Boden heben. Das Becken sollte höher als der Bauchnabel sein. Diese Haltung lindert Schmerzen im Lenden-Wirbelsäulen-Bereich, indem man die Gesäß-, Bauch- und Oberschenkel-Muskulatur stärkt (Abb. 3.100).

Die Methode des Greifens

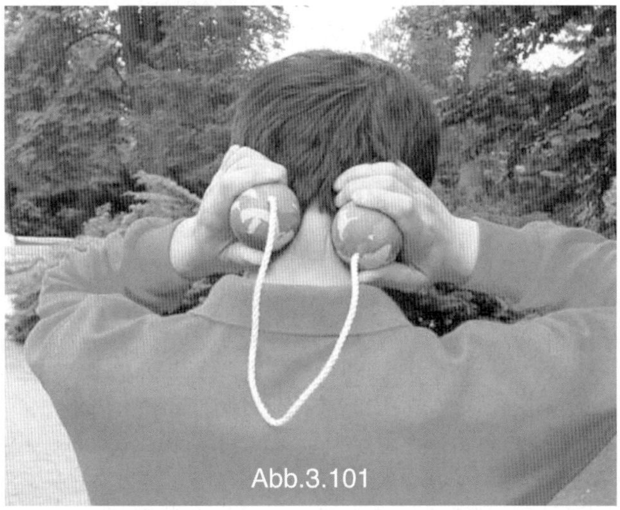

Abb.3.101

Die Methode des Greifens kommt aus dem Tuinaverfahren der „Prehension". Bei der Prehension greift der Behandelnde zwischen Daumen einerseits und Zeige- und Mittelfinger andererseits das Gewebe am zu behandelnden Situs: Prehension ist Anfassen, Zufassen. Bei der Methode des Greifens wird mit beiden Bällen das Gewebe zusammengefasst. Dieses bewirkt einen tiefgreifenden Heilerfolg in den tieferen Muskelschichten. Diese Technik wird vor allem am ganzen Nacken und am Bauch angewandt (Abb. 3.101).

Die Methode des Schwingens

Die Methode des Schwingens kommt aus dem Tuina-Verfahren der „Agitation". Bei der Agitation setzt der Behandelnde beide Hände ein. Während die eine Hand das zu behandelnde Körperteil festhält, setzt die andere Hand eben dieses Körperteil in schwingende Bewegung. Bei der Methode des Schwingens wird der Körperteil durch Schwingung der Gecko-Bälle in Bewegung gebracht. Dieses bewirkt eine Mobilisation von Gelenken sowie die Lösung von Sehnen-Verklebungen.

Hüft-Schwingen

Füße schulterbreit auseinander. Die Hände halten die Kordel in der Mitte, so dass die Bälle locker herabhängen. Jetzt den Oberkörper aus der Hüfte heraus nach rechts kreisen lassen: Dabei werden die Bälle über den Kopf mit der kreisenden Bewegung mitgeführt. Die Arme folgen der Bewegung des Oberkörpers. Mehrfach sowohl nach rechts als auch nach links kreisen (Abb. 3.102)! Der Körper folgt automatisch der Beharrungskraft der Bälle.

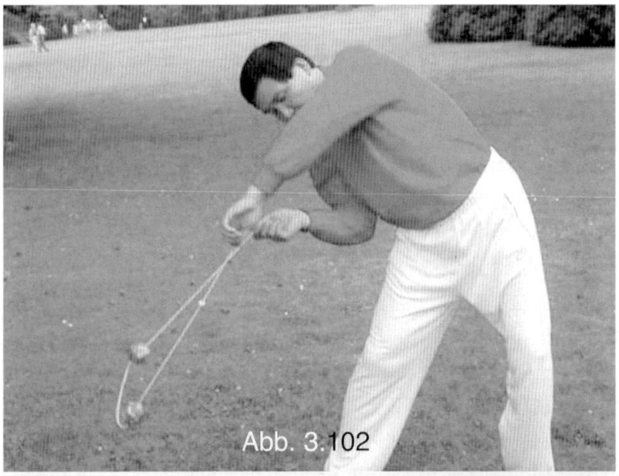

Abb. 3.102

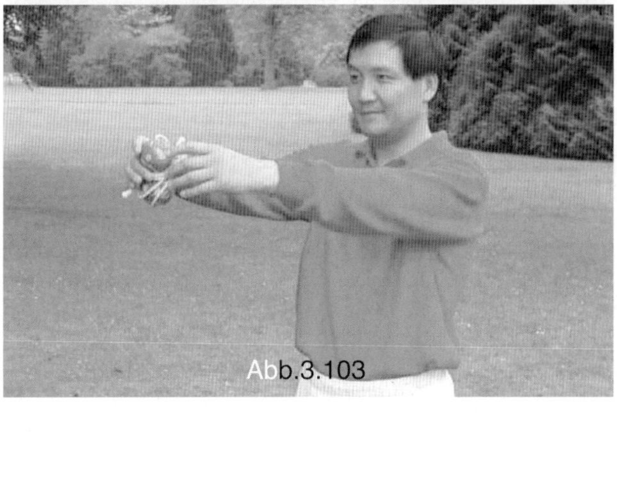

Abb.3.103

Schulter-Schwingen

Gerader Stand, die Füße stehen schulterbreit auseinander. Die Bälle zusammenlegen und die Kordel aufwickeln! Die Bälle liegen in einer Hand. Jetzt schwingen die Arme gleichzeitig vor und anschließend zurück. Während die Arme nach hinten schwingen, in den Zehenstand gehen, schwingen die Arme nach vorne, werden die Bälle von der einen Hand in die andere gegeben. Dieses im Wechsel mehrere Male ausführen (Abb. 3.103).

Wichtige Hinweise zu der Gecko-Ball-Tuina-Gymnastik

1. Der Gecko-Ball ist überwiegend für die an den Muskeln liegenden Akupunkturpunkte bestimmt: an der Wirbelsäule und an besonders nervensensiblen Zonen nur mit leichtem Druck anwenden. Bei Wirbelsäulenerkrankungen keine Druckausübung. Bei Schwangeren keine Anwendung im Unterleibsbereich.
2. Personen mit Herzschrittmacher sollten den Gecko-Ball wegen des Magnetismus vorsichtshalber meiden!
3. Bei akuten Gelenkverletzungen, Entzündungen und bei Schwellungen den Gecko-Ball in den betroffenen Regionen nicht anwenden!
4. Da bei den Übungen mit dem Gecko-Ball eine Druckausübung durch den eigenen Körper notwendig ist, kann es durchaus zu leichtem Druckschmerz kommen. Sollte er ungewöhnlich stark sein, die Übungen abbrechen. Wichtig ist, sich bei der Anwendung wohlzufühlen.
5. Die Stimulation der Tuinapunkte immer beidseitig ausführen.
6. Nach den Übungen kann es zu Reaktionen wie dem sogenannten „Muskelkater" kommen. Diese Reaktionen sind normal, solange sie nicht ungewöhnlich lange anhalten oder ausgesprochen stark sind. Ansonsten sind die Übungen für einige Tage zu unterbrechen.
7. Bei den Übungen gleichmäßig atmen, den Atem nicht anhalten!
8. Jede Anwendung etwa 9mal mit jeweils ca. 3 Wiederholungen durchführen. Nach jedem Durchgang mindestens 3 Minuten Pause einlegen.
9. Bei Bedenken irgendwelcher Art ist sicherheitshalber ein Arzt zu konsultieren, bevor mit dem Training begonnen wird!

Teil 4: Chinesische Orthopädie (Zhong Yi Zheng Gu)

Kapitel I : Historisches

Der Begriff der chinesischen Orthopädie (chinesisch: Zheng Gu, d. h. Gradheit des Knochensystems nach Porkerts Übersetzung) umfasst die Behandlung und Korrektur akuter und chronischer Anomalien des gesamten Bewegungsapparates, gleichgültig ob diese primär die Muskeln, Sehnen, Gelenke oder Knochen betreffen.

Anfänge der Geschichte der chinesischen Orthopädie

Die Entwicklung der chinesischen Orthopädie ist seit ihren Anfängen einen langen geschichtlichen Weg gegangen. Am Ende der 2. Han-Dynastie (25 - 220 europ. Zeitrechnung) finden wir in den „Wichtigen Besonderheiten aus dem Goldenen Schrein" (Jin Gui Yao Lue), dass allgemeine Gliederbeschwerden durch manuelle Therapie behandelt worden sind. In den späteren Epochen nimmt der allgemeine Aufschwung medizinischen Wissens zu. Die chinesische Orthopädie war in China als eigenständige Heiltechnik oder Heildisziplin schon früh etabliert. Zu den frühesten bemerkenswerten Zeugnissen gehören die Werke des berühmten Daoisten Ge Hong (ca. 281 - 341), der das Buch „Bao Pu Zi" und mit großer Wahrscheinlichkeit auch die „Griffbereiten Erste-Hilfe-Rezepturen" (Bei Ji Zhou Hou Fang) verfasst hat. In diesen Texten wurden einige Kapitel über die Behandlung von Knochenbrüchen geschrieben. Damals gab es noch einige unvollständige Bücher über Auszüge der Behandlung von Knochenbrüchen. Zum Beispiel „Wai Tai Bi Yao" (Wichtige Besonderheiten von der äußeren Terrasse) wurde von Wang Tao Mitte des 8. Jahrhunderts veröffentlicht. Dass sich hinter diesen im Grunde zunächst spärlichen literarischen Zeugnissen landesweit ein beträchtliches Wissen angesammelt haben musste, beweist der Umstand der Einrichtung kaiserlicher Medizinschulen in einem ersten Anlauf in der Sui-Zeit am Ende des 6. Jahrunderts, endgültig aber mit der Gründung der Tang-Dynastie (618 - 906).

In dieser staatlichen Einrichtung war eine Abteilung für Orthopädie vorgesehen, mit einem Professor (Boshi), vier Ärzten (Daifu), und 15 Assistenzärzten. Diesem Personal oblag primär am kaiserlichen Hof die Behandlung von Gliederverletzungen und Knochenbrüchen.

Das erste chinesische Orthopädie-Fachbuch „Xian Schou li Schan Ji Duan Miao Fang" (Wunderrezeptur zur Heilung von Traumen und Knochenbrüchen) wurde in der Tang-Dynastie im Jahre 618 n. Chr. von einem taoistischen Mönch, Pu, geschrieben. Es behandelt das grundlegende Wissen über die chinesische Orthopädie, z. B. Kombination von Bewegung und Ruhe sowie Fixation und Funktionstraining als die Hauptprinzipien der chinesischen Frakturenlehre. Außerdem wurde auch über einige Repositionsmanöver berichtet, z. B. über die Methode des Abtastens, die Methode der Eduktion, die Methode der Rotation und die der Kompression.

Während der Song-, Jin- und Yuan- Zeiten, also zwischen dem 10. und 13. Jahrhundert, in der das theoretische und praktische Wissen der Heilwissenschaft einen vorläufigen Höhepunkt erreichte, wurden etliche Werke verfasst, z. B. in der Yuan-Dynastie „Shi Yi De Xiao Fang" (Wirksame Rezepturen, mit denen die Ärzte seit Generationen geheilt haben). Es beschreibt genau die Behandlungsmethode der Luxation des Hüftgelenks, des Schultergelenks und des Kiefergelenks. Es berichtet auch zum ersten Mal, wie Lendenwirbelbrüche im Durchhang eingerichtet wurden.

Vor dem Hintergrund dieser Entwicklung markiert die in der Ming-Zeit (1368 - 1644) vollzogene formelle Einrichtung der chinesischen Orthopädie als Lehr- und Prüfungsfach an der kaiserlichen Medizinschule und als scharf umrissener Begriff einer eigenen Heildisziplin die Bestätigung eines seit längerem erreichten Kenntnisstandes.

In der Ming-Dynastie wurde von Zhu Xi das Werk „Pu Ji Fang" (Allgemeine Hauptrezeptur) erarbeitet.

„Zheng Ti Lei Yao" (Das Wesentliche über die Gesamtperson) wurde im 16. Jahrhundert von Xue Ji veröffentlicht. In dieser Schrift wird die Bedeutung der gleichzeitigen Behandlung der lokalen Fraktur und des ganzen Körpers besonders hervorgehoben. Es beschreibt auch erstmals die Anwendung der klassischen chinesischen Rezeptur in der Orthopädie.

Schließlich gibt es ein enzyklopädisches Werk, „Lu Ke Zheng Zhi Zhun Sheng" (Richtschnur von Diagnose und Therapie in den sechs Disziplinen), das Anfang des 17. Jahrhunderts von Wang Ken Tang geschaffen wurde.

Die blühende Ausbildung der chinesischen Orthopädie tritt in der folgenden Qing-Zeit (ab 1644) noch deutlicher hervor. Im 18. Jahrhundert erschien „Yi Zong Jin Jian" (Der Goldene Spiegel der Medizin-Enzyklopädie) von Wu Qian, und „Shang Ke Bu Yao" (Ergänzende wichtige

Besonderheiten von der Traumatologie) von Qian Xiu Chang. Desweiteren „Shan Ke Hui Zuan“ (Summe der Traumatologie) von Hu Yan Guang. „Jiu Shan Mi Zhi“ (Esoterische Bedeutungen der Traumatologie) von Zhao Yan Hai und „Shan Ke Miao Shu“ (Praktische Technik von der Traumatologie) von Zou Hong Ju. Besonders „Der goldene Spiegel der Medizin-Enzyklopädie“ (18. Jahrhundert) hat nicht nur perfekt die Theorie der chinesischen Orthopädie beschrieben, sondern hat erstmals die acht wichtigsten Repositionsmanöver zusammengestellt. Diese acht Repositionsmanöver sind die Methode des Abtastens, der Eduktion, des Beugens und Streckens, der Rotation, die Methode der Kompression, des Hebens und Pressens, des Schiebens und Ziehens und des Überstreckens.

So zeichnet sich die chinesische Orthopädie der Qing-Zeit durch starke schöpferische Energien aus, ausgehend von den klassischen Theorien der chinesischen Medizin, nämlich ganzheitlicher Betrachtungsweise und der Kombination von Bewegung und Ruhe mit Konsequenzen für die praktische Anwendung. Dabei kam es zu der uns heute noch verbindlichen hohen Verfeinerung der Behandlungstechnik.

Von 1840 bis 1949 befand sich China auf medizinischem Gebiet durch den Kolonialismus unter der Herrschaft der westlichen Medizin. Die chinesische Medizin wurde zerstört und war, einschließlich der chinesischen Orthopädie, am Aussterben. Nach der Gründung der Volksrepublik China erlebte sie unter der neuen Politik einen neuen Aufschwung. Auch die chinesische Orthopädie wurde wieder in ganz China populär.

Seit den letzten 30 Jahren wird die chinesische Orthopädie auch in zahlreichen Krankenhäusern, die nach Grundsätzen der westlichen Medizin arbeiten, zugrunde gelegt. Auf diese Weise wurden die verschiedensten Richtungen der chinesischen Orthopädie studiert und ihre Vorteile mit der modernen medizinischen Wissenschaft und Technik kombiniert, beide sinnvoll zusammengefügt und in der Praxis ständig erprobt und verbessert. So wurde allmählich für die häufigsten Frakturformen eine neue Behandlungsmethode, nämlich die Kombination von chinesischer und westlicher Medizin, gefunden. Durch eine große Zahl von klinischen Erprobungen konnte gezeigt werden, dass die chinesische Orthopädie viele Vorteile hat. Darauf wird in einem späteren Kapitel noch genau eingegangen.

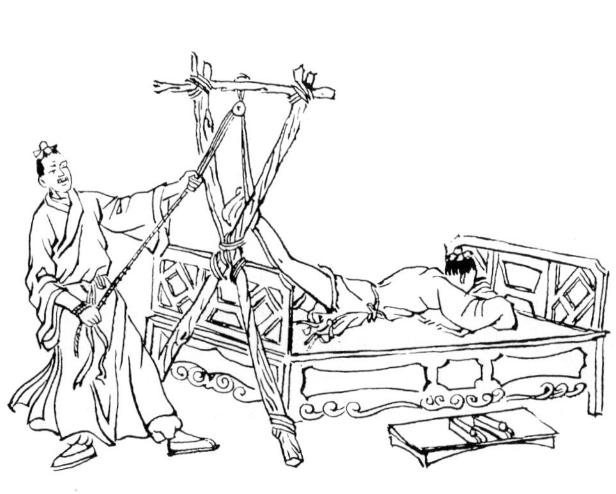

Abb. 4.1a

Kapitel II: Theorie der chinesischen Orthopädie

Der zentrale Ansatz der chinesischen Medizin im allgemeinen und somit auch der Orthopädie ist, Yin und Yang des menschlichen Körpers so zu erhalten, dass sie in einem harmonischen Verhältnis stehen und zusammenspielen. Dies wird dadurch erreicht, dass man sich mit den Regeln der Natur vertraut macht und damit das Gegenspiel von Yin und Yang erkennen und im Gleichgewicht halten kann.

Darüber hinaus sind für die Ausübung der chinesischen Medizin die zahlreichen Entsprechungen zwischen Himmel, Erde und Mensch wesentlich. Was für die Natur gilt, gilt auch für den Menschen. Die chinesische Orthopädie orientiert sich an diesem Konzept. Sie geht davon aus, dass es bei der Behandlung von Knochenbrüchen drei unterschiedliche Yin- und Yang-Paare gibt, nämlich:

1. Bewegung und Ruhe
2. Weichteile und Knochen
3. Ganzheit und Lokalisation

Die richtige Handhabung dieser drei Paare ist der eigentliche Kern bei der chinesischen Frakturbehandlung. Da Yin und Yang nie absolut, sondern immer relativ zu verstehen sind, ist die chinesische Orthopädie bei der Behandlung von Knochenbrüchen gegen eine Ruhigstellung, die in der westlichen konservativen Knochenbruchbehandlung als unverzichtbar gilt. Stattdessen kommen in der chinesischen Orthopädie drei Behandlungsprinzipien, die den oben genannten drei Yin- und Yang-Paaren entsprechen, zur Anwendung:

1. Kombination von Bewegung und Ruhe, Fixation und Funktionstraining
2. Gleichzeitige Behandlung von Knochenbruch und Weichteilverletzung
3. Aktivierung des Qi und Xue sowohl im ganzen Körper als auch an der Frakturstelle.

1. Kombination von Bewegung und Ruhe, Fixation und Funktionstraining

Bei der Behandlung von Frakturen ist das wichtigste Yin-Yang-Paar das von Bewegung und Ruhe. Die Retention hat eine äußerst wichtige Funktion: das ununterbrochene Festhalten der eingerichteten Bruchstelle bis zur Bruchheilung. Andererseits erhält Bewegung die Aktivität der Extremität, fördert die Durchblutung und die Stoffwechselprozesse, was zweifellos ebenfalls sehr wichtig ist. Die Fixation jedoch behindert die Bewegung der Extremität. Um das Problem des Gegensatzes Fixation/Bewegung zu lösen, müssen die beiden Komponenten ausgeglichen werden. Das heißt, die Fixation muss als Ziel die möglichst wenig behinderte Bewegungsfreiheit der Extremität haben. Die Bewegung hat als Grenze die eingerichtete Bruchstelle; die nicht wieder verschoben werden darf. Die Methode der Fixation in der chinesischen Orthopädie entspricht dem Prinzip der Kombination von Bewegung und Ruhe. So sollen z. B. bei Unterarmbrüchen die beiden benachbarten Gelenke möglichst nicht immobilisiert werden. Wenn sich die Bruchstelle in der Nähe des Gelenks befindet, wird eine Schiene über dem Gelenk fixiert, die die Beweglichkeit nur gering einschränkt; auch bei der Sprunggelenkfraktur, die mit Introversions- oder Extroversionsschienen fixiert wird, sind trotz der Schienen über dem Sprunggelenk eine plantare Beugung und dorsale Streckung des Fußes möglich.

Eine Fixation mit elastischen Schienen und Polstern kann auf der einen Seite die eingerichtete Bruchstelle ununterbrochen festhalten und eine für die Bruchstelle ungünstige Bewegung wirkungsvoll ausschalten. Auf der anderen Seite wird die physiologische Beweglichkeit der Extremität und der Muskeln kaum behindert. Wird die betroffene Extremität bewegt, so bewegt sich die Schiene mit. Durch die intensive Druckkraft des Polsters und infolge der elastischen Wirkung der Schiene ruft die Muskelbewegung eine innere Kraft hervor, die von beiden Bruchenden axial aufeinanderzugerichtet direkt bis zur Bruchstelle wirkt.

Diese konzentrische Druckkraft bewirkt in der Bruchstelle einen regenerativen Reiz, der günstig für die Heilung der Fraktur ist. Ein anhaltender physiologischer Druck hat eine knochenproliferations- und frakturheilungsfördernde Wirkung.

Während der Kontraktion steigt auch der Druck im Gewebe, der venöse Rückfluss wird beschleunigt; bei der Erschlaffung tritt vermehrt arterielles Blut durch die Kapillaren in das Gewebe. Die Folge ist eine vermehrte Durchblutung in den Weichteilen und im Knochengewebe. Die Fixationszeit und der Fixationsrahmen sollten so niedrig wie möglich gehalten werden, um eine gute Bewegungsfreiheit zu gewährleisten, vorausgesetzt, sie beeinträchtigt die eingerichtete Bruchstelle nicht. Daher sollte man, je nach Bruchsituation, den Patienten dazu ermuntern, die frakturheilungsfördernden und angewiesenen Bewegungen konsequent zu üben.

Die Kombination von Bewegung und Ruhe sollte auf Grund der unterschiedlichen Frakturen und der unterschiedlichen pathologischen Veränderungen in den jeweiligen Phasen der Fraktur je nach Bedarf eingesetzt werden. Bei einer Fraktur der oberen Extremitäten sollte der Patient nach der Retention sofort mit Bewegungen beginnen. Je früher die

Extremität bewegt wird, desto eher heilt die Fraktur und desto eher wird die Funktionstüchtigkeit des Gelenks wiederhergestellt.

Es ist nicht überraschend, dass an den unteren Extremitäten auf Grund der stärkeren Muskeln und längeren Knochen eine starke Scherkraft vorherrscht. Die Behandlung wird infolgedessen entweder nur mit einer Schienen-Retention durchgeführt oder mit einer Kombination von Schienen-Retention und Knochen-Extension. Für die Dauer von zwei bis drei Wochen dürfen die beiden benachbarten Gelenke nicht bewegt werden. Der Patient darf in dieser Zeit lediglich den Muskel vorsichtig trainieren. Nach den drei Wochen, wenn der Patient beim Hochheben des verletzten Beines kein Fußzittern mehr hat, dürfen Streck- und Beugebewegungen in den einzelnen Gelenken erfolgen.

2. Gleichzeitige Behandlung von Knochenbruch und Weichteilverletzung

Knochenbrüche werden immer von mehr oder weniger ausgedehnten Weichteilverletzungen begleitet. Diese Weichteilverletzungen werden bei der Frakturbehandlung häufig nicht ausreichend mitbehandelt. Durch die Retention kann es zu Muskelatrophie und Gelenkversteifung kommen, daher ist die gleichzeitige Versorgung der Fraktur und der Weichteilverletzung erforderlich.

Die Behandlung von Frakturen sollte primär auch auf die Wiederherstellung der Gelenkfunktion abzielen. Das gelingt durch eine gleichrangige Behandlung der Fraktur wie auch der Weichteile. Bei den klassischen westlichen konservativen Methoden werden Frakturen und Weichteile zeitlich getrennt versorgt (zunächst die Fraktur, nachfolgend die Weichteile). Auf diese Weise wird jedoch nicht nur der klinische Verlauf und somit das Leiden des Patienten verlängert, sondern auch die Wiederherstellung der Gelenkfunktion wird verzögert.

Die chinesische Orthopädie kombiniert entsprechend dem Yin-Yang-Paar „Hart/Weich" die Behandlung der Fraktur und der Weichteile. Nach der Reposition wird sofort damit begonnen, täglich das der Fraktur benachbarte Gelenk passiv zu bewegen. Auch alle nicht ruhiggestellten Extremitätenabschnitte müssen vom ersten Tag an aktiv und vollständig bewegt werden. Alle zwei Tage wird mit chinesischer manueller Therapie behandelt. Diese Methode hilft dem Patienten, seine Gelenke selbst zu mobilisieren; sie verhindert eine frühzeitige Gelenkkapselschrumpfung und Sehnenverwachsungen. Wenn die Bruchstelle stabil genug ist und die Schmerzen nachgelassen haben, sollte der Patient beginnen, mit der verletzten Extremität aktiv Bewegungen zu machen. Somit verlaufen Knochenheilung und Funktionswiederherstellung parallel und die Rehabilitationszeit verkürzt sich.

3. Aktivierung des Qi und Xue sowohl im ganzen Körper als auch an der Frakturstelle

Unmittelbar nach einer Fraktur dilatieren die Gefäße, die verletzte Extremität wird hyperhämisch. Nach einer wichtigen Theorie aus der chinesischen Orthopädie wirkt das Xue belebend und Hämatome auflösend. Das heißt, um das lokale Hämatom aufzulösen, muss zuerst das Xue im ganzen Körper „dynamisiert" werden. Ein zu großes Hämatom behindert die Verzahnung der einwachsenden Osteone. Wird das Hämatom jedoch rechtzeitig aufgelöst, wirkt sich das günstig auf die Heilung von Knochenbrüchen aus.

Die westliche Medizin hat seit Jahren die große lokale Bedeutung der Gefäßversorgung bei der Knochenneubildung erkannt. Sie transportieren Sauerstoff und Nährstoffe zu der Frakturstelle und führen Abbauprodukte von der Frakturstelle fort.

Die chinesische Medizin meint, dass bei einem Trauma nicht nur die Extremität oder der Körper in Mitleidenschaft gezogen werden, sondern auch das Qi und das Xue. Dadurch werden die Leitbahnen blockiert und das wiederum zieht eine Störung der Beziehung zwischen den Organen nach sich. Das traumatische Geschehen soll nicht nur als reparaturbedürftiger Knochenbruch lokalisiert, sondern als eine Störung des Yin- und Yang-Gesamtgleichwichts der Kräfte im menschlichen Körper verstanden werden. In der chinesischen Medizin besteht die Behandlung von Frakturen deshalb nicht nur aus Reposition, Fixation und Funktionstraining, sondern wird unterstützt durch die Akupunktur oder durch chinesische Arzneien, um Yin und Yang im Körper zu harmonisieren und um das Qi und das Xue zu fördern. Das kann aller Erfahrung nach den Knochenstoffwechsel und das Heilungsvermögen des Knochens entscheidend beeinflussen.

Im Laufe der Geschichte hat sich die Behandlungsmethode der chinesischen Orthopädie immer weiter verbessert, aber ihre bis in die heutige Zeit erstaunlich wenig geänderten Grundlagen und Theorien (nämlich Yin und Yang, jenem Gegenspiel der Kräfte der Natur, die im Gleichgewicht gehalten werden sollen) wurden schon in den letzten Jahrhunderten vor der Zeitenwende entwickelt.

Kapitel III: Therapie nach der chinesischen Orthopädie

Heilungsmodi

Der Bruchheilungsmodus bei der chinesischen Frakturbehandlung ist wie bei der westlichen konservativen Behandlung. Aus westlicher histomorphologischer und röntgenologischer Sicht gehört dieser zu der sekundären Knochenbruchheilung (Abb. 4.1). Es handelt sich um einen natürlichen Vorgang, der keine künstliche Unterstützung braucht. Der Unterschied zwischen den beiden Behandlungsmethoden besteht darin, dass bei der chinesischen Orthopädie im Gegensatz zur westlichen konservativen Behandlung (bei der die beiden der Verletzung benachbarten Gelenke im Gipsverband miteinbezogen werden) mittels Schiene nur die Bruchstelle fixiert wird, die nächstgelegenen Gelenke aber frei beweglich bleiben. Dadurch werden jene Muskelgruppen, welche bei der Streck- und Beugebewegung der frakturnahen Gelenke in Aktion treten, trainiert. Der Druck, der während der Muskelkontraktion nach innen geleitet wird, wirkt sich günstig auf die Bruchstelle aus und fördert die Kallusbildung. Daher ist die Knochenheilungszeit bei den Patienten, die nach der chinesischen Orthopädie behandelt wurden, im Vergleich zu den nach westlichen Maßstäben behandelten Patienten relativ kurz.

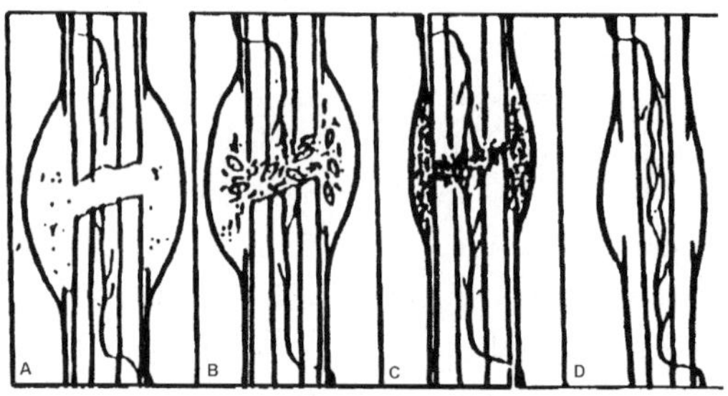

Abb. 4.1

Gestörte Knochenbruchheilung

Die lokalen äußeren Fixationen und übrigen Behandlungsrichtlinien der chinesischen Medizin haben, wie bereits dargestellt, zwar viele Vorteile, können jedoch eine verzögerte Kallusbildung nicht ganz vermeiden. Dazu kommt es häufig durch brüskes manuelles Einrichten. Die Histologie der Knochenbruchheilung zeigt, dass der Kallus hauptsächlich vom Periost und Knochenmark ausgeht. Nach der Fraktur dilatieren die Gefäße des gebrochenen Gliedes sofort, und es kommt dann innerhalb von einigen Stunden im Periost und Knochenmark der Bruchenden zur Zellproliferation. Ein Großteil des Kallus bildet sich aus solchen proliferierten Zellen. Erst nach dem Zusammentreffen des Kallus der beiden Bruchenden kann die Fraktur ausheilen. Daher darf man bei der manuellen Reposition keine Gewalt anwenden, um eine zusätzliche Schädigung des Periosts und des Knochenmarks sowie der Blutzirkulation zu vermeiden.

Die Reposition der Fraktur

Wichtiger als alles andere in der chinesischen Orthopädie ist der Stellenwert der manuellen Reposition. Bei 90 Prozent aller Frakturen lassen sich mit dieser Methode fast vollkommen anatomische Stellungen erzielen, und die schnelle Frakturheilung sowie Funktionswiederherstellung sind weitgehend gewährleistet (Yuam Feng, 1993, S.4). In der westlichen Orthopädie sind zwar auch eine Vielzahl von Repositionsmanövern bekannt, wie sie insbesondere von Lorenz Böhler in seinem Werk „Technik der Knochenbruchbehandlung im Frieden und im Kriege“ beschrieben wurden, aber durch relativ großzügige Indikationen zur operativen Intervention werden sie nicht mehr so häufig und intensiv wie in der chinesischen Orthopädie angewandt. Aus Mangel an operativen Möglichkeiten war der chinesische Arzt gezwungen, primär manuell zu reponieren gemäß dem alten chinesischen Weisheitsspruch „mit den Händen fühlen und mit dem Kopf begreifen". Diese traditionelle Technik wird auch heute weiterhin praktiziert – zwar unterstützt und kontrolliert durch eine moderne Röntgentechnik – und besteht im allgemeinen aus 16 Grundmanipulationstechniken. Die Praxis zeigt, dass alle jene Frakturen, die mehrmals reponiert wurden, sich dann in der Ruhigstellung leichter wieder verschieben lassen und dass sich deren Heilungsdauer verlängert. Daher erfordert der Repositionsvorgang viel Geschicklichkeit und muss rasch beendet werden.

Das Repositionsmanöver muss gut beherrscht und mit entsprechender Muskelkraft ausgeführt werden, abhängig von der Zeit, die seit dem Unfall vergangen ist, dem Ausmaß der lokalen Schädigung, der Frakturlokalisation, Typ und Richtung der Dislokation. Je nach Bruchsituation sind dann die Reihenfolge und die Griffe der Reposition festzulegen. Dieser Plan wird vom Repositeur aufgeschrieben und allen Assistenten erläutert, damit jeder weiß, wie und wann er aktiv mitzuwirken hat.

Die Repositionsmanöver

Die westliche wie auch die chinesische Medizin kennt vergleichbare Repositionstechniken. Den speziellen Vorstellungen der Frakturbehandlung entsprechend, wurden in China jedoch noch weitere Techniken entwickelt.

Vergleichbare Repositionstechniken der westlichen und chinesischen Medizin, werden im folgenden dargestellt.

1. Die Methode des Abtastens

Mit dem Tastbefund verschafft man sich die notwendigen Informationen, die genaue Dislokation der Fraktur zu erkennen und die Reposition auf einmal zu erreichen (Abb. 4.2).

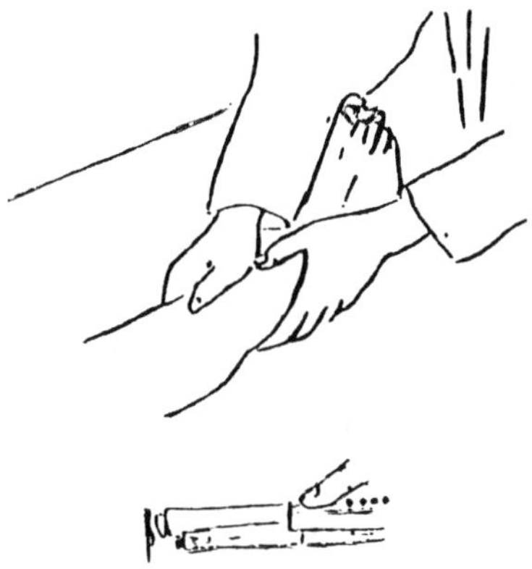

Abb. 4.2

2. Die Methode der Eduktion

Durch Zug und Gegenzug wird die Verkürzung der Bruchenden beseitigt. (Abb. 4. 3).

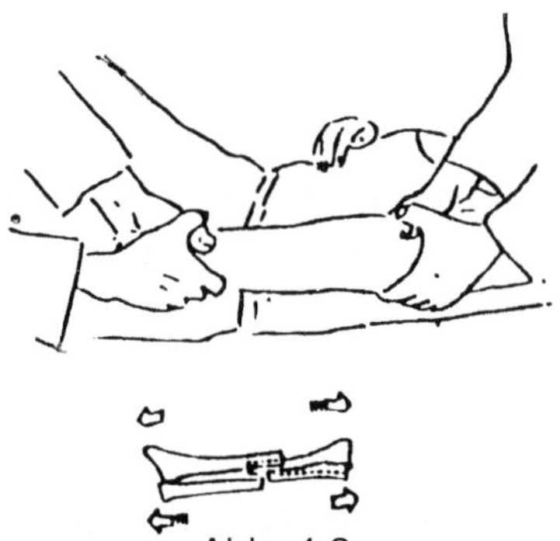

Abb. 4.3

3. Die Methode des Beugens und Streckens

Durch Einwirkung der Muskelzugkraft auf das kürzere Ende eines Bruches kann es zur Achsenknickung kommen. Bei einer solchen Situation kann man den Ausgleich der Achsenknickung und einen kräftesparenden Längsausgleich erst dann erreichen, wenn man das periphere Bruchstück in jene Richtung bringt, in welche das zentrale zeigt (Abb. 4.4).

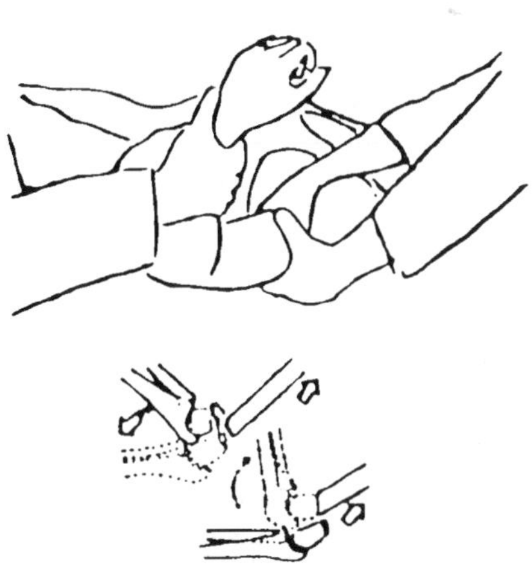

Abb. 4.4

4. Die Methode der Abduktion und Adduktion

Durch Abduzieren und Adduzieren des Gelenks wird die an den Bruchenden entstandene Dislokation beseitigt. Man verwendet diese Methode vorwiegend bei Kugelgelenken. Die Dislokation entsteht in drei Ebenen. Reposition braucht mehrere Richtungswechsel, z. B. bei der subkapitalen Humerusfraktur (Abb. 4.5).

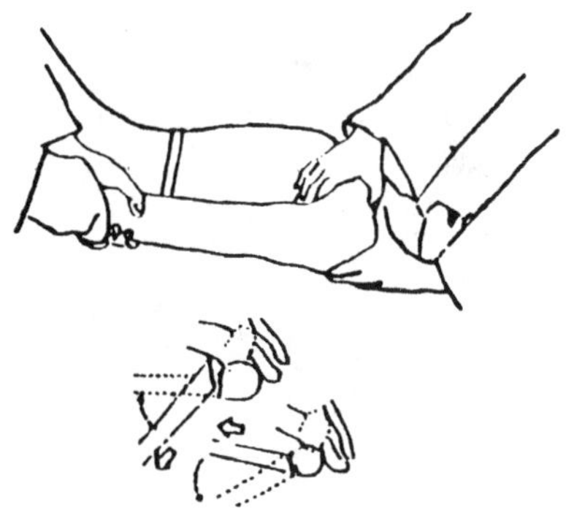

Abb. 4.5

5. Die Methode der Rotation

Um die Dislokation bei einem Torsionsbruch zu beseitigen, werden die Bruchenden drehend zurückgeführt. Der Behandelnde hält mit der einen Hand das distale Ende des Bruchs. Mit der anderen Hand hält er das proximale Bruchende. Dann dreht er gleichzeitig beide Enden zur Mitte hin zusammen (Abb. 4.6).

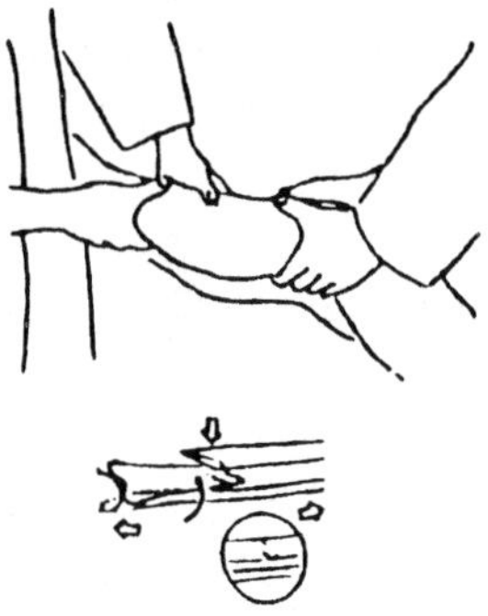

Abb. 4.6

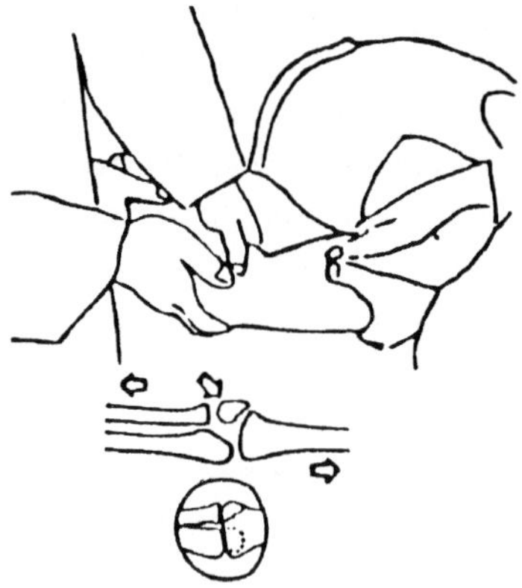

Abb. 4.8

6. Die Methode der umgekehrten Rotation

Wenn ein Drehbruch vorliegt und die Bruchenden sich überlappen oder Weichteile zwischen den Bruchenden liegen, muss zuerst eine Extension durchgeführt werden, um die Bruchenden zu trennen. Dadurch werden die dazwischen liegenden Weichteile automatisch gelöst. Danach kann der Behandelnde die beiden Bruchenden in die entgegengesetzte Richtung der Dislokation zurückdrehen. Wenn der Behandelnde fühlt, dass ein Weichteil die Drehung behindert, muss er sofort in die andere Richtung drehen. Man verwendet diese Methode vorwiegend bei Ober- und Unterarmbrüchen (Abb. 4.7).

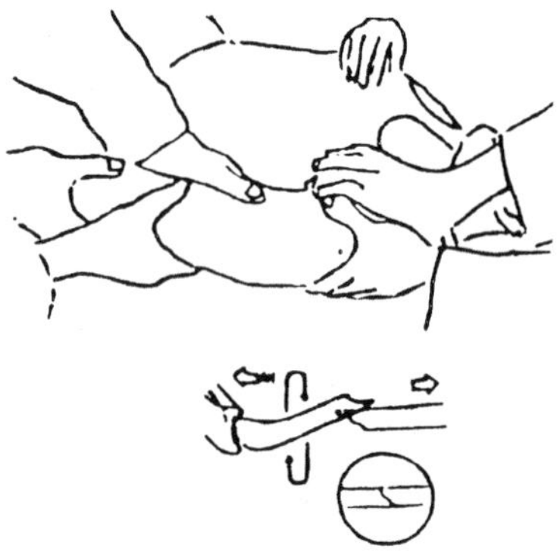

Abb. 4.7

7. Die Methode der Kompression

Der Behandelnde legt den Daumen auf die Bruchstelle. Dann wird durch eine Druckkraft das nach außen gewölbte Bruchstück wieder zurück in die normale Position gebracht. Man verwendet diese Methode vorwiegend bei der Fraktur des Condylus radialis (Abb. 4.8).

8. Die Methode des Hebens und Pressens

Der Behandelnde hält mit der einen Hand das distale Ende des Bruchs. Mit der anderen Hand hält er das proximale Bruchende. Durch gleichzeitiges Heben und Pressen an der Bruchstelle beseitigt er eine seitliche Verschiebung (oben und unten). Die Kraftrichtung während des Pressens und Hebens muss sicher und exakt sein. Man verwendet diese Methode vorwiegend bei einer Humerusschaftfraktur (Abb. 4.9).

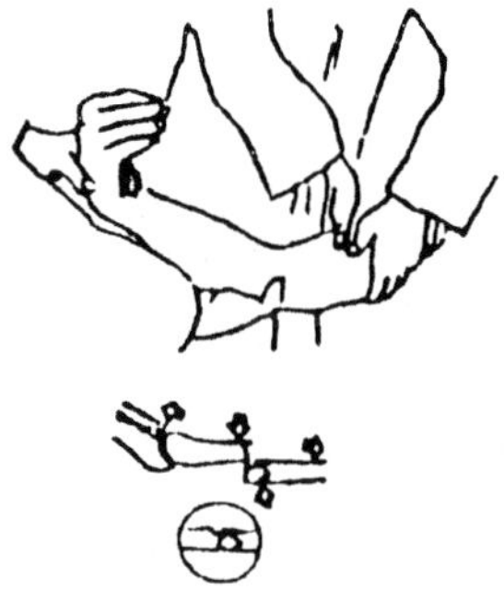

Abb. 4.9

9. Die Methode des Schiebens und Drückens

Der Behandelnde hält mit der einen Hand das distale Ende des Bruches. Mit der anderen Hand hält er das proximale Bruchende. Durch gleichzeitiges Schieben und Drücken an der Bruchstelle beseitigt er eine seitliche Verschiebung (links und rechts).

10. Die Methode der Divergenzpression am Knochen

Zwei nebeneinander liegende Knochen, z. B. Ulna und Radius, werden bei Brüchen durch die Zugkraft der Membrana interossea zusammengezogen. In einem solchen Fall sollte der Behandelnde mit Daumen, Zeige- und Mittelfinger sowohl palmar als auch dorsal fest pressieren. Die beiden Knochen werden auf diese Weise getrennt (Abb. 4.10).

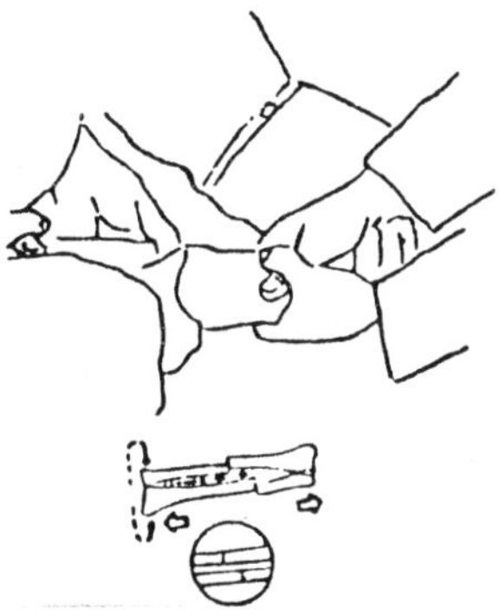

Abb. 4.10

11. Die Methode des Überstreckens

Lassen sich überlappende Bruchenden durch die Extension nicht korrigieren, werden sie durch Überstrecken des einen Bruchendes aneinandergeführt. Man verwendet diese Methode vorwiegend bei der ulnaren und radialen Fraktur (Abb. 4.11).

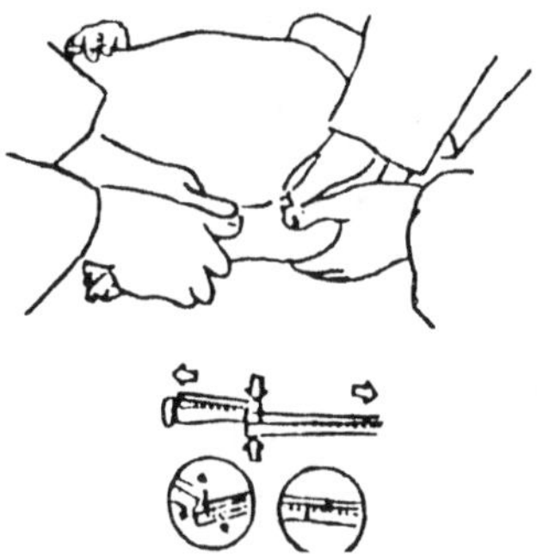

Abb. 4.11

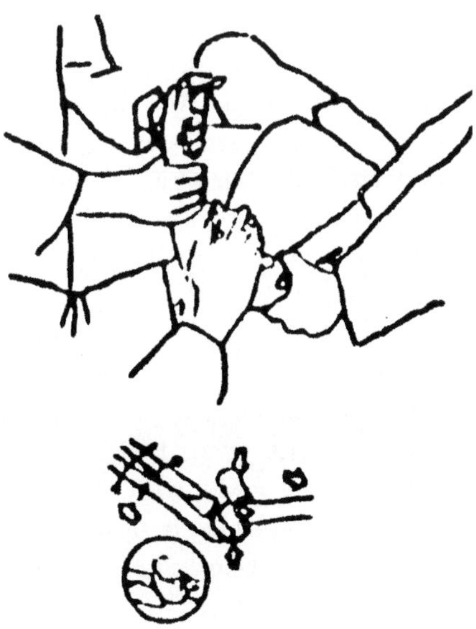

Abb. 4.12

12. Methode des Zusammenschließens der Hände

Beide Hände werden zusammengeschlossen, um die Trümmerfraktur wieder zusammenzuführen. Der Behandelnde umfasst die beiden Seiten der Bruchstelle entweder mit beiden Handtellern oder mit den anderen Fingern. Dann wird vorsichtiger Druck auf die Bruchstelle ausgeübt. Man verwendet diese Methode vorwiegend bei Fersenbeinbrüchen oder der intraartikulären distalen Humerusfrakur mit Verwerfung der Gelenkflächen (Abb. 4.12).

13. Die Methode der Traktion

Der Behandelnde arbeitet mit Hebelwirkung, um die Dislokation zu beseitigen (Abb. 4.13a und b).

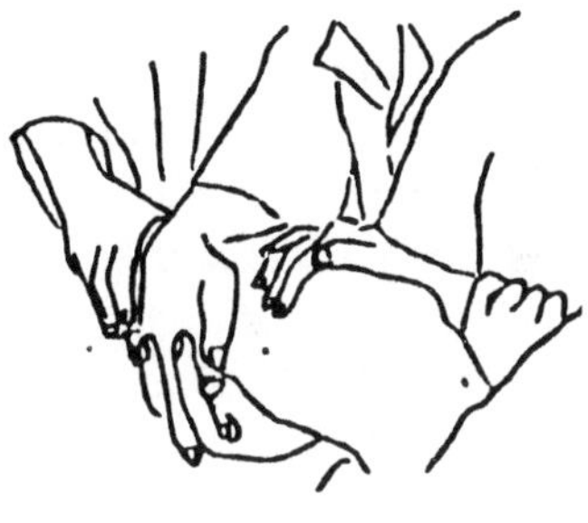

Abb. 4.13a

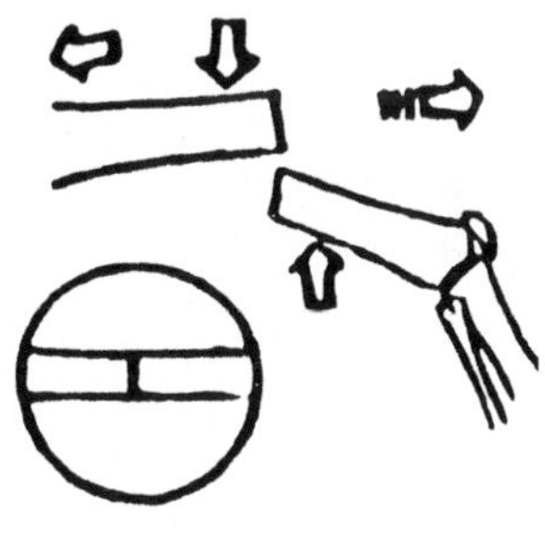

Abb. 4.13b

14. Methode der Quassation

Die Quassation ist das Schütteln einer verletzten Extremität mit geringer Amplitude, jedoch mit hoher Frequenz. Diese Methode wird angewandt, wenn sich die Bruchstelle im Gelenk befindet und ein Stück Knochen abgesplittert ist, das sich zwischen das Gelenk gesetzt hat. Oder aber, wenn sich Weichteile wie Muskeln oder Sehnen zwischen die Bruchenden gelegt haben. Der Behandelnde hält mit einer Hand das Gelenk, das sich in der Nähe der Bruchenden befindet. Mit der anderen Hand hält er das distale Gelenk. Dann quassiert er erneut, streckt und beugt zwischendurch, damit die gesamten Muskeln und Sehnen einmal

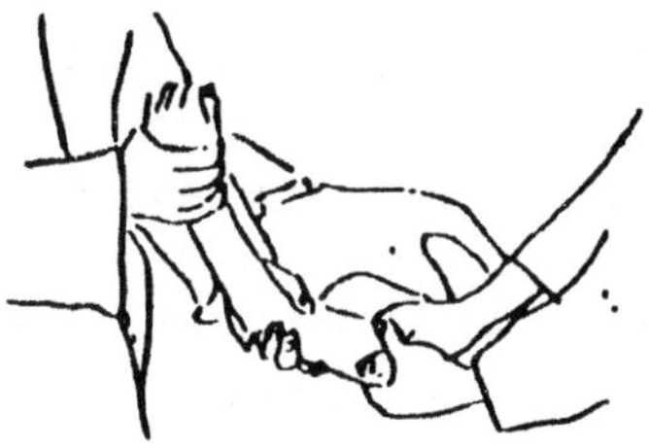

Abb. 4.14

entspannt und einmal gespannt sind, so dass sich das zwischen das Gelenk gesetzte, abgesplitterte Knochenstück und die zwi-schen die Bruchenden gelegten Weichteile von alleine lösen (Abb. 4.14).

15. Die Methode der Tympanisation

Der Behandelnde hält mit der einen Hand das proximale Bruchende fest, mit der anderen Hand stützt er das distale Gelenk. Dann klopft oder drückt er in die vertikale Richtung entlang des Knochens. Durch die Tympanisation wird die Distraktion (größere Zwischenräume bei Bruchenden) zusammengeführt (Abb. 4.15).

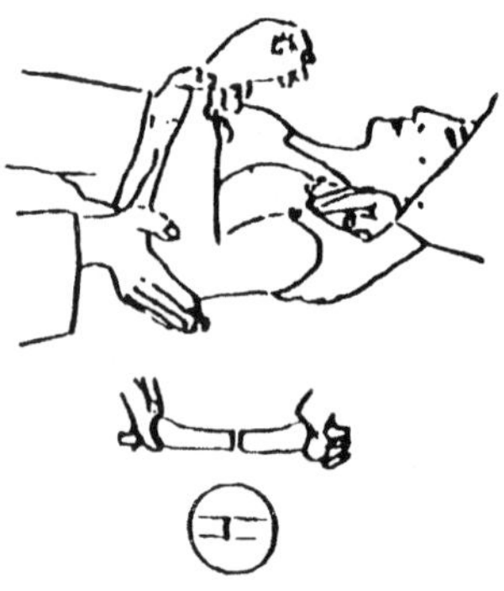

Abb. 4.15

16. Die Methode der Agitation

Bei einem Querbruch mit sägezahnförmigen Bruchenden wird nach dem Repositionsmanöver die Methode der Agitation angewandt, um die Stabilität der Bruchenden zu erhöhen. Der Behandelnde hält mit beiden Händen die Bruchstelle, lässt das distale Bruchende langsam nach rechts und links, oben und unten wie eine Art Kurbelbewegung drehen bis die Crepitation ganz verschwindet. Das ist ein Beweis dafür, dass die Bruchenden schon zueinander geführt wurden und die Stabilität erhöht ist (Abb. 4.16).

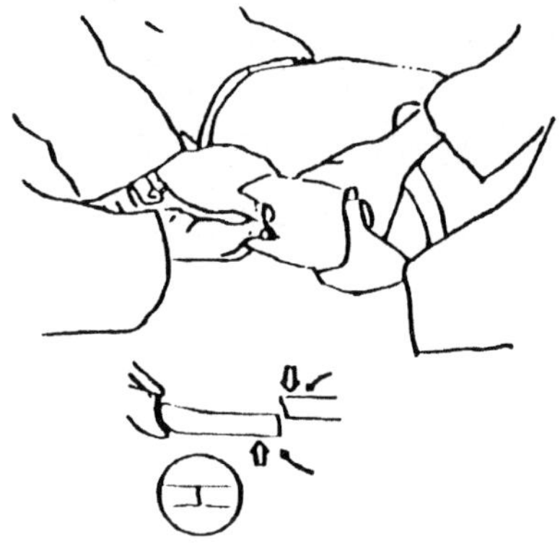

Abb. 4.16

Die Reihenfolge der Repositionsmanöver

Das Repositionsmanöver hat normalerweise eine bestimmte Reihenfolge: in der ersten Phase wird die Methode der Eduktion und der Rotation angewandt, die die Verkürzung und Achsenknickung bzw. die Drehung behebt. In der zweiten Phase wird mit Hilfe der Methode der Divergenzpression am Knochen und der Methode des Schiebens und Gegendrückens die Seitenverschiebung (links und rechts) korrigiert.

In der dritten Phase wird mit den Methoden des Hebens und Pressens, des Überstreckens und des Beugens und Streckens die Seitenverschiebung (palmar oder dorsal) oder Achsenknickung in der Nähe des Gelenks beseitigt. Beispiele: Repositionsmanöver bei der Radiusfraktur loco classico. Zunächst wird die Methode der Eduktion eingesetzt, um die Verkürzung und Achsenknickung zu beheben. Dann wird mit Hilfe der Methode des Schiebens und Gegendrückens die radiale Verschiebung des distalen Fragments korrigiert. Zum Schluss wird mit der Methode des Hebens und Pressens der volaren und dorsalen Verschiebung beseitigt.

Es gibt aber auch Ausnahmen, bei denen die Reihenfolge verändert ist, z. B. der Monteggiaschaden als eine Kombination aus Ellenschaftfraktur und Radiusköpfchenluxation. Normalerweise sollte zuerst die Radiusköpfchenluxation eingerichtet werden und dann die Ellenschaftfraktur. Ist die Dislokation durch die Ellenschaftfraktur zu groß, wird die Reposition der Radiusköpfchenluxation behindert. Aus diesem Grunde sollte zunächst die Fraktur und dann die Luxation eingerichtet werden. Ein weiteres Beispiel wäre die suprakondyläre Oberarmfraktur bei dem Extensionstyp mit ulnarer Seitenverschiebung. Hier verläuft die Bruchlinie oft von der oberen Ulnarseite schräg in Richtung untere radiale Seite. Das Repositionsmanöver sollte zuerst mit der Methode des Schiebens und Gegendrückens beginnen, um die ulnare Seitenverschiebung zu korrigieren. Dann wird mit der Methode der Extension und Methode des Beugens und Streckens weitergearbeitet, um die hintere Seitenverschiebung zu beseitigen.

Kriterium und Zeitpunkt der Reposition

Je früher man die Reposition durchführt, desto besser und schneller ist die Heilung. Die Einrichtung gelingt am besten innerhalb von sechs Stunden nach dem Entstehen des Bruches, wenn das lokale Ödem noch nicht ausgeprägt und die Elastizität des Gewebes noch fast normal ist. Wenn die verletzte Extremität sehr stark geschwollen ist oder bereits Bläschen aufgetreten sind, muss man unter aseptischen Bedingungen in diese Bläschen einstechen und die Flüssigkeit entleeren.

Die Frakturen mit einfacher Hautperforation können nach Wundversorgung wie eine geschlossene Fraktur reponiert werden; geht die Fraktur mit schweren Begleitverletzungen wie kritischen Weichteilschäden einher, so z. B. Kompartmentsyndrom, offene Frakturen, Frakturen mit Verletzung innerer Organe und Frakturen mit Gefäß- und Nervenverletzung, gehört sie nicht zu den Indikationen der chinesischen Orthopädie.

Man soll jede Fraktur nach der Reposition möglichst wieder in ihre anatomische bzw. fast anatomische Stellung bringen. In dem Fall, dass eine exakte anatomische Einrichtung nicht erreicht wird, muss man je nach Alter, Beruf und Lokalisation die Fraktur in eine funktionelle Stellung bringen. Das bedeutet: Es können leichte Seitenverschiebungen oder Achsenknickungen und Verkürzungen in einem gewissen Rahmen toleriert werden.

Die Einrichtung der Seitenverschiebung bei Erwachsenen muss mindestens zu einem Drittel erreicht werden. Die Einrichtung einer Epiphysenfraktur bei Kindern muss mindestens zu drei Vierteln erreicht werden. Insbesondere ist bei Kindern eine Rotation oder Achsenknickung zu vermeiden. Eine leichte Längs- oder Seitenverschiebung hingegen korrigiert sich meist durch den Wachstumsprozess von selbst. Die Verkürzung von Schaftbrüchen der unteren Extremitäten bei Erwachsenen darf nicht mehr als 1 cm betragen. Die Achsenknickung bei Erwachsenen darf 10° nicht überschreiten; bei Kindern ist diese altersabhängig; sie sollte aber 15° nicht überschreiten.

Auf unterschiedliche Bedingungen abgestimmte Behandlungsmöglichkeiten

Der spezifische Ansatz der chinesischen Orthopädie führt zu abgestimmten Behandlungsmöglichkeiten für unterschiedliche Bedingungen und zwar in folgender Weise:

Es gibt unterschiedliche Ursachen für Knochenbrüche. Die Faktoren für die Entstehung von Knochenbrüchen werden in zwei große Gruppen unterteilt.

a) indirekte Gewalt: durch Stauchung, Stürze oder Verrenken.
b) direkte Gewalt: durch Schläge, Stöße, Schussverletzungen.

Die meisten Frakturen entstehen durch Fallen oder Stauchung. Verrenkungen und Verdrehungen verursachen nur Abrissfrakturen. Durch direkte Gewalt wie Schläge und Stösse werden häufig Zwei-Etagen-Brüche und Trümmerfrakturen verursacht, die oft von Weichteilschäden und Verletzungen von Nerven, Blutgefäßen und inneren Organen begleitet werden. Das Repositionsmanöver ist ein der Frakturentstehung entgegengesetzter Prozess. Deshalb muss der Behandelnde vor der Reposition genau die Ursachen der Fraktur kennen. Die entsprechende Behandlung muss auf die Frakturursache ausgerichtet sein. Beispiele: Der Oberarmbruch ist meistens ein Querbruch, verursacht durch eine direkt auftretende Gewalt. Die Reposition kann durch die Methode des Hebens und Pressens erreicht werden. Ulnare und radiale Frakturen entstehen häufig durch indirekte Gewalt. Häufig kommt zu dem Drehmoment eine zusätzliche Biegung. Die radiale Bruchform ist oft ein Querbruch. Das distale Ende verschiebt sich nach palmar-radial. Die ulnare Bruchform ist ein Drehbruch. Das distale Ende verschiebt sich nach dorsal-ulnar. Die radiale Bruchlinie liegt distal der ulnaren Bruchlinie. Zuerst sollte der radiale Bruch eingerichtet werden. Wenn der radiale Querbruch ganz beseitigt wurde, korrigiert sich der ulnare Drehbruch von alleine. Bei dem ulnaren Drehbruch können leichte Seitenverschiebungen toleriert werden, aber die Beseitigung von Drehfehlern und Achsenknickungen ist obligatorisch (Yuam Feng, 1993, S.10).

Altersstufen und ihre unterschiedlichen Einflüsse auf die Entstehung von Frakturen

Gewalteinwirkungen gleicher Art können bei Patienten verschiedener Altersstufen unterschiedliche Formen von Frakturen auslösen. Beispiel: Durch einen Sturz auf die nach vorne auffangende Hand kann eine Radiusfraktur entstehen.

Bei älteren Menschen liegt die Ursache oftmals in einer Auflockerung infolge osteoporotischer Knochenstruktur. Dadurch kommt es zur Stauchung, und die beiden

Bruchenden stoßen ineinander. Bei jüngeren Menschen kommt es wegen der stabileren Knochenstruktur meist nur zur Dislokation nach dorsal und radial. Da beim Kind die Epiphysenlinie noch nicht geschlossen ist, ergibt sich eine Dislokation der distalen Radiusepiphyse nach dorsal. Aus diesem Grunde braucht man für die Reposition von Radiusfrakturen bei älteren Menschen vorwiegend eine lange Zeit der Extension. Bei jüngeren Menschen wird vorwiegend die Methode des Hebens und Pressens sowie die Methode des Schiebens und Drückens angewandt. Bei Kindern braucht man nur die Methode des Beugens und Streckens.

Unterscheidung der anatomischen Eigenart der Frakturstellen

Bedingt durch die anatomische Eigenart einer Bruchstelle lässt sich ein Fragment nach bestimmten Regeln verschieben, z. B. ist der mediale Epikondylus humeri der Ansatz des Beugemuskels. Das Fragment des medialen Epicondylus wird durch den Beugemuskel verschoben, so dass ein Fragment meist nach unten und vorne gekippt und gedreht wird. Manchmal ist sogar eine Einklemmung des Fragments in das Ellenbogengelenk zu sehen. Deshalb muss zuerst der Ellenbogen bei der Reposition extrem gebeugt werden; der Unterarm bleibt in Pronationsposition. Dadurch erreicht man eine volle Entspannung des Beugemuskels, so dass der Behandelnde das umgedrehte Fragment zurückdrücken kann.

Ein weiteres Beispiel ist die Fraktur des Unterarms. Befindet sich die Bruchlinie am oberen Teil des Insertionspunktes des Musculus pronator teres, ziehen der an der Tuberositas radius setzende Musculus biceps brachii und der am oberen Drittel des Radius setzende Musculus supinator das proximale Ende in Richtung Supination. Von der anderen Seite ziehen der an der Mitte der Facies lateralis radii angesetzte Musculus pronator teres und der am distalen Viertel der Palmarfläche des Radius ansetzende Musculus pronator quadratus das distale Ende in Richtung Pronation und bewirken somit eine Ulnar-Verschiebung (Abb. 4.17a). Befindet sich die Bruchlinie in der Mitte und im unteren Drittel unterhalb des Insertionspunktes des Musculus pronator teres und das proximale Bruchende in der Mitte, dann gleicht sich die Zugkraft der Muskeln biceps brachii und supinator mit der Pronationskraft des Musculus pronator teres aus (Abb. 4.17b).

Das distale Bruchende wird durch die Zugkraft des Musculus pronator quadratus in Richtung Pronation verschoben. Deshalb muss die Reposition bei der Unterarmfraktur im oberen Drittel in der Supinationsposition durch Extention durchgeführt werden. Bei der Unterarmfraktur in der Mitte muss die Reposition in der neutralen Position durch Extension erfolgen. Bei der Unterarmfraktur im unteren Drittel muss die Reposition in der Pronationsposition durch Extension erfolgen. Nur dadurch kann die Muskelzugkraft ausgeglichen werden.

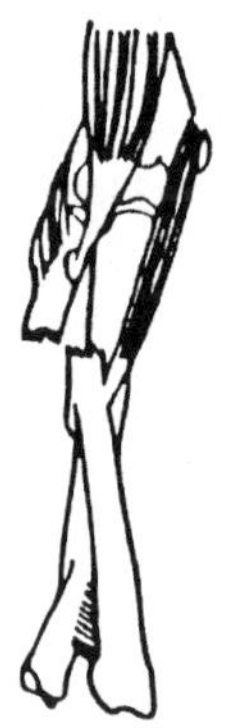

Abb. 4.17a
Die Bruchlinie befindet sich am oberen Teil des Insertionspunktes des M. pronator teres.

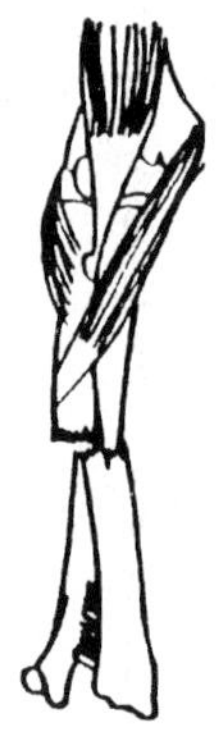

Abb. 4.17b
Die Bruchlinie befindet sich in der Mitte und im unteren Drittel unterhalb des Insertionspunktes des M. pronator teres und des proximalen Bruchendes in der Mitte

Lokale äußere Fixation

Die lokalen äußeren Fixationen berücksichtigen die Physiologie des gesamten Körpers, beruhend auf dem Prinzip der Kombination von Bewegung und Ruhe, Fixation und Funktionstraining. Es wird mittels Schienen nur die Bruchstelle fixiert, die nahegelegenen Gelenke bleiben frei beweglich. Durch die zügelnde Wirkung der Stoffbandage wird die lokale äußere Fixationen fest mit der Frakturstelle verbunden. Wenn sich das Glied bewegt, so macht diese lokale äußere Fixation die Bewegung mit. Die Scherkraft während der Bewegung, welche durch das Gewicht des peripheren Bruchstückes verursacht wird, wird zum größten Teil von den der Bruchstelle nächstgelegenen Gelenken absorbiert. Manche nicht sehr gut eingerichtete Brüche, sei es mit leichter Knickung oder Seitenverschiebung, können dadurch allmählich selbsttätig korrigiert werden. Daher stellt die aus der chinesischen Orthopädie stammende Methode der lokalen äußeren Fixation eine die Funktion des Gliedes berücksichtigende Methode dar.

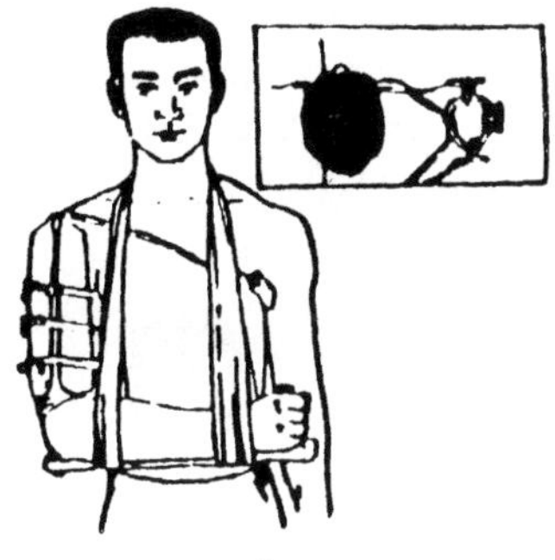

Abb. 4.18a

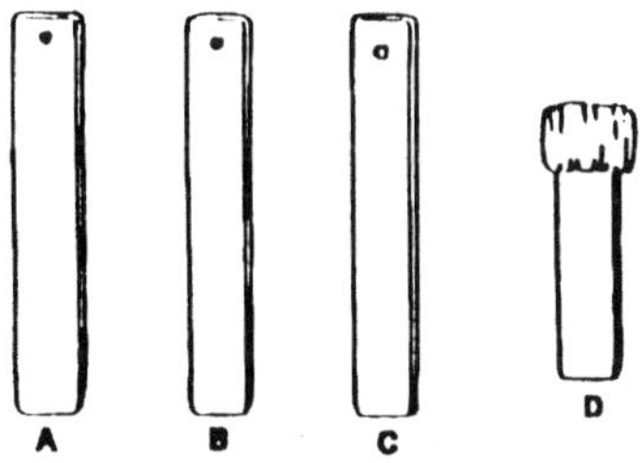

Abb. 4.18b

Schienen als Hilfsmittel der lokalen äußeren Fixation

Schienen und deren Eigenschaften

Die Schienen sollten sich durch Plastizität auszeichnen. Diese ist zweckmäßig für unterschiedliche Extremitäten; so können sie an die physiologischen Rundungen des Körpers angepasst werden. Darüber hinaus spielt die Festigkeit eine wichtige Rolle, da die Schiene eine Stützwirkung leisten muss, so dass die betroffene Extremität nicht abgeknickt werden kann. Die Anpassungsfähigkeit an die Muskelbewegung wird durch die nötige Elastizität gewährleistet. Zieht sich der Muskel zusammen, bewegt sich die Schiene mit. Streckt sich der Muskel, kommt die Schiene auch zurück. Da das verwendete Schienenmaterial das Körpergewicht nicht zusätzlich belasten sollte, ist auf die Leichtigkeit der Schiene zu achten. Dadurch wird außerdem die Scherkraft an der Bruchstelle vermindert.

Klinische Erfahrungen haben gezeigt, dass Schienen aus Weidenholz am besten geeignet sind, dann folgt Pappe. Diese ist zwar vom Material her nur bedingt geeignet, hat aber den Vorteil, dass sie leicht zu bearbeiten ist und sich den verschiedenen Körperteilen anpasst.

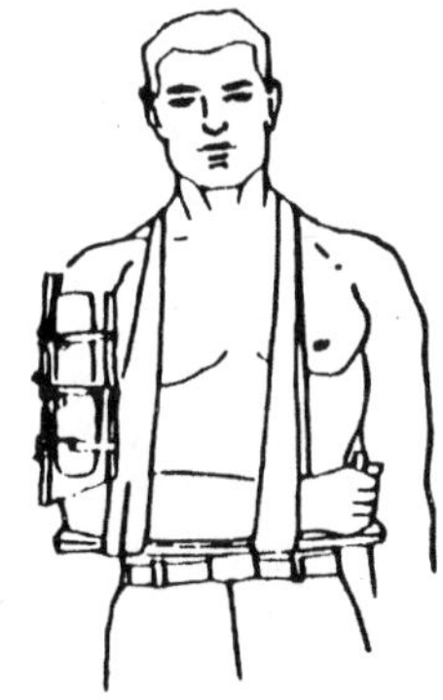

Abb. 4.19a

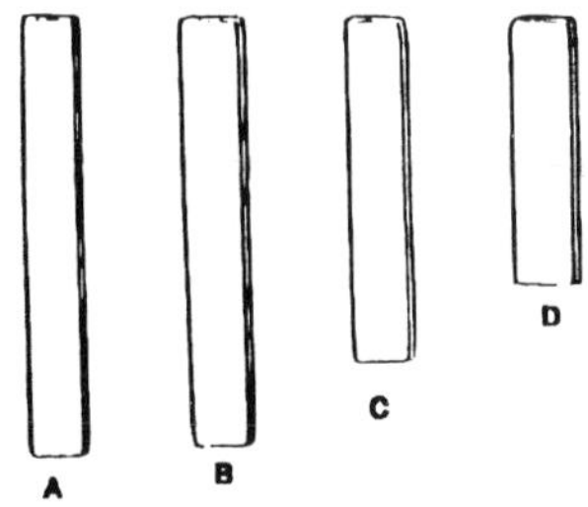

Abb. 4.19b

Form der Schienen

a) Über der Schulter liegende Schiene.

Diese Form wird vorwiegend bei der subkapitalen Humerusfraktur und beim oberen Drittel einer Humerusschaftfraktur verwendet. A=vorne B=außen C=hinten D=innen (Abb. 4.18a und b).

b) Humerusschaft-Schiene

Man verwendet diese Schiene vorwiegend im mittleren oberen Drittel und im mittleren unteren Drittel bei Humerusschaftfrakturen. A=außen B=hinten C=vorne D=innen (Abb. 4.19a und b).

c) Distale Humerusschaft-Schiene:

Man verwendet diese Schiene vorwiegend bei einer distalen Humerusschaftfraktur. A=hinten B=innen C=außen D=vorne (Abb. 4.20a und b).

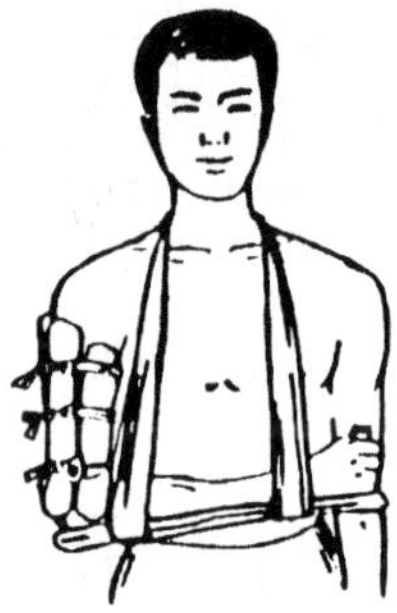

Abb. 4.20a

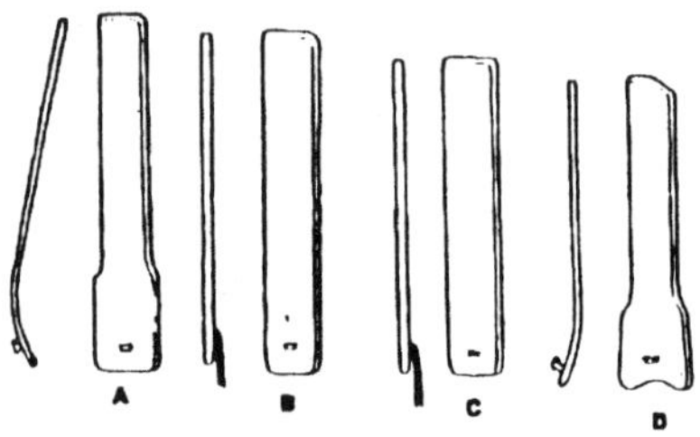

Abb. 4.20b

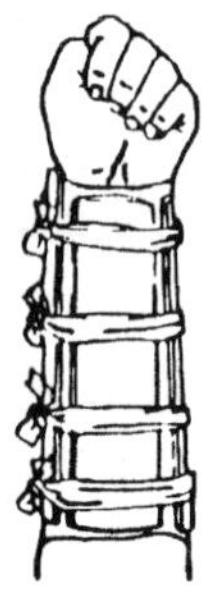

Abb. 4.21a

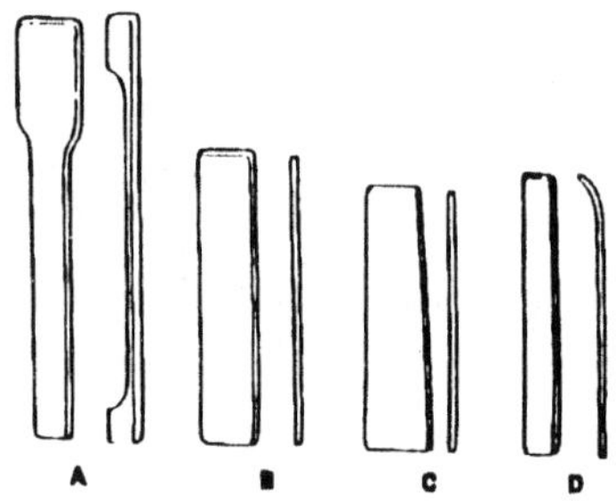

Abb. 4.21b

d) Unterarmschiene

Diese Schiene wird vorwiegend bei ulnarer und radialer Fraktur, Monteggia-Fraktur und im unteren Drittel bei einer Radialfraktur verwandt. A=ulnar B=dorsal C=palmar D=radial (Abb. 4.21a und b).

e) Distale Radiusschiene

Diese Schiene wird vorwiegend bei distaler Radiusfraktur verwandt. A=dorsal B=palmar C=ulnar D=radial (Abb. 4.22a und b).

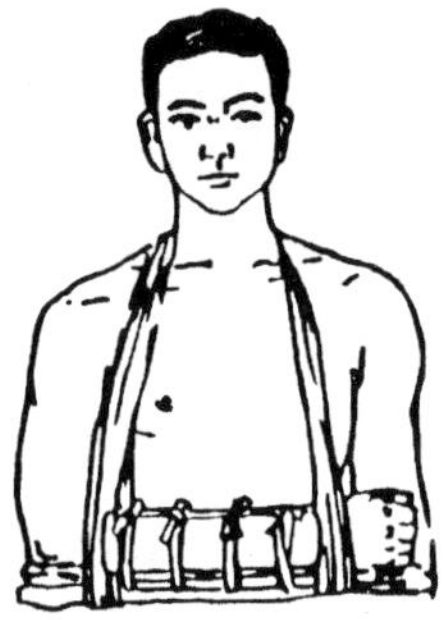

Abb. 4.22a

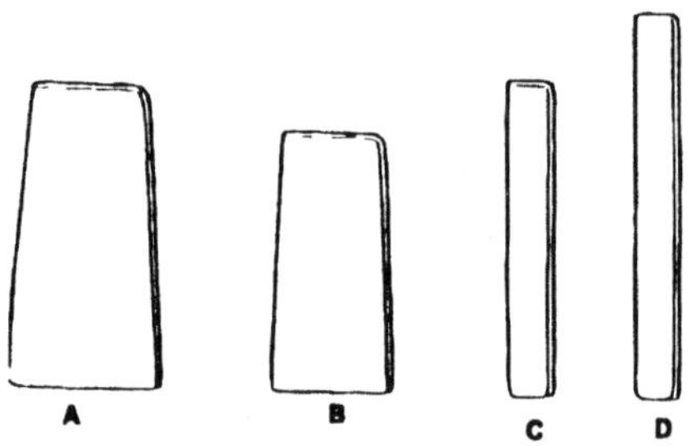

Abb. 4.22b

f) Oberschenkelschaftschiene

Diese Schiene wird vorwiegend bei der Femurfraktur verwandt. A=außen (für die Extension an der Tuberositas tibiae ansetzen), B=außen (für die Extension an den Femurkondylen ansetzen), C=vorne, D=innen (für die

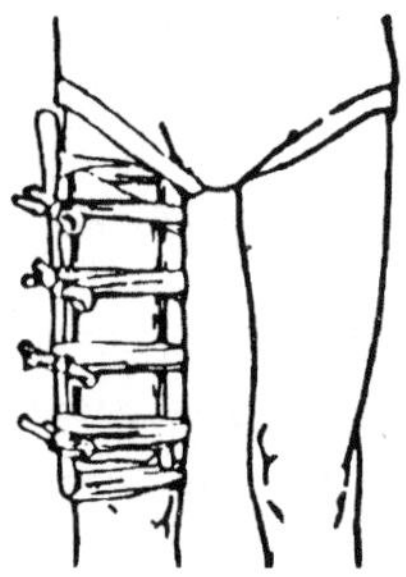

Abb. 4.23a

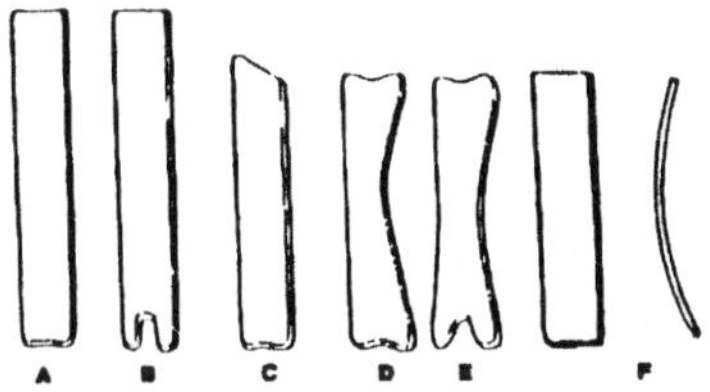

Abb. 4.23b

Extension an der Tuberositas tibiae ansetzen), E=innen (für die Extension an den Femurkondylen ansetzen), F=hinten (Abb. 4.23a und b).

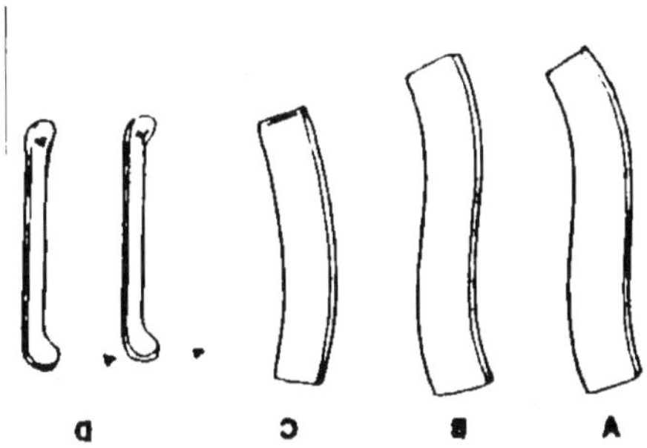

Abb. 4.24a

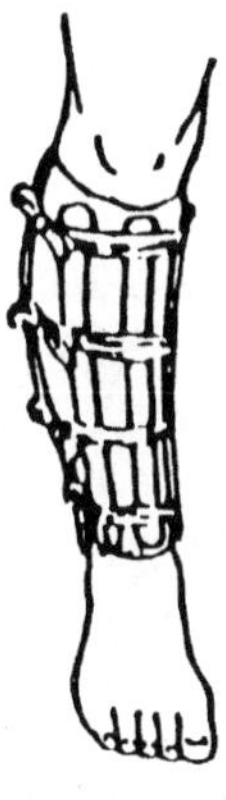
Abb. 4.24b

g) Unterschenkelschaftschiene

Diese Schiene wird vorwiegend im mittleren Drittel, im mittleren oberen Drittel und im mittleren unteren Drittel bei der Unterschenkelfraktur verwandt. A=hinten B=außen C=innen D=vorne. (Abb. 4.24a und b).

h) Über dem Sprunggelenk liegende Schiene

Diese Form wird vorwiegend bei der Unterschenkelfraktur und Sprungbeinfraktur verwandt. A=innen B=außen C=hinten D=vorne (Abb. 4.25a und b).

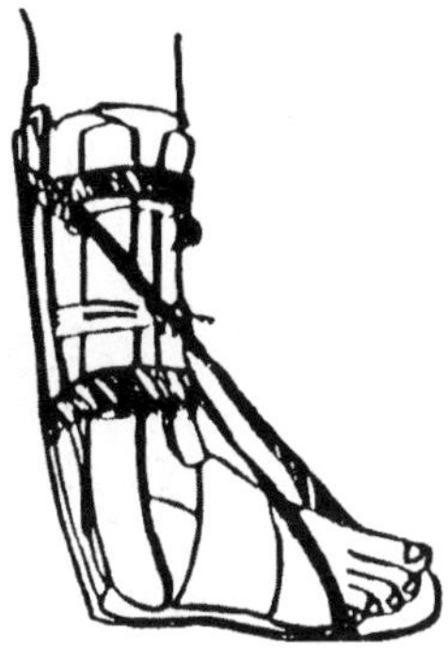
Abb. 4.25a

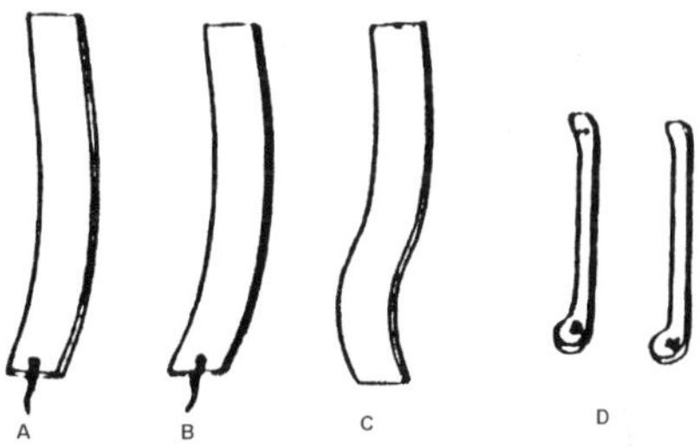

Abb. 4.25b

i) Mobile Schiene mit elastischen Bändern

Diese Form ist geeignet für die Patella- und Olekrannonfraktur.

j) Schienen und Stützen

Für die obere Extremität als Unterarmschiene (Abb. 4.26a), für die untere Extremität: Schienen nach Thomas beim Oberschenkel, Schienen nach Braun beim Unterschenkel. Spezielle bewegliche Dorsalflexion-Knöchelschienen (Abb. 4.26b).

A

Abb. 4.26a

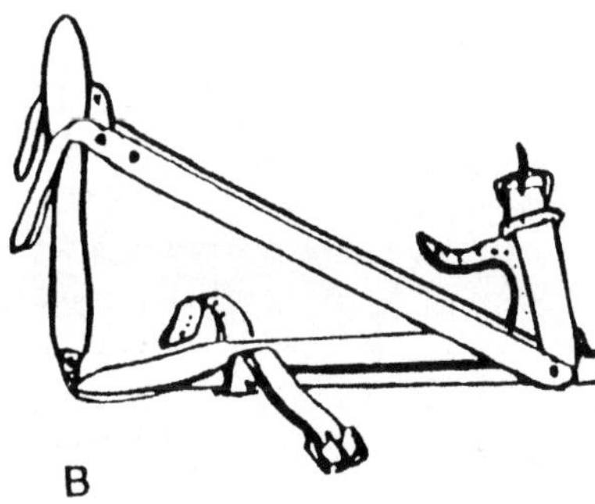
B

Abb. 4.26b

k) Kleine Bambusbretter oder Holzbretter

Diese Form wird vorwiegend bei Frakturen der Finger und Zehen verwandt (Abb. 4.27).

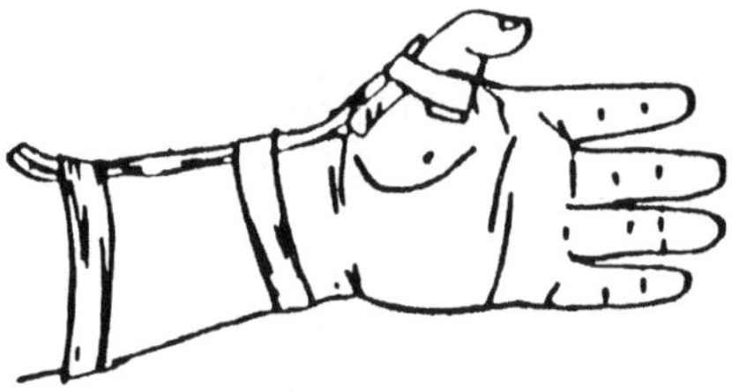

Abb. 4.27

l) Schienen in Kombination mit Knochenextension

Diese Methode eignet sich für die Oberschenkelschaftfraktur und die nicht stabile (Schräge-, Schrauben-, Trümmer-) Tibia- und Fibulaschaftfraktur (Abb. 4.28).

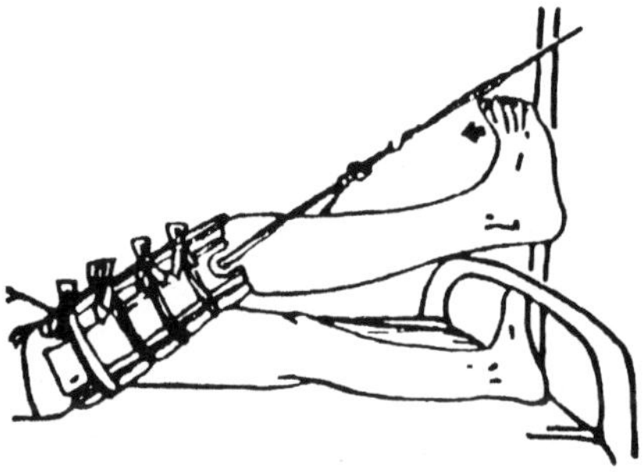

Abb. 4.28

m) Gelenküberspringende Schienen in Kombination mit Knochenextension

Diese Methode eignet sich für intraartikuläre Frakturen mit Schädigung der Gelenkfläche wie die Oberarmkondylenfraktur und den Trümmerbruch des Sprunggelenkes (Abb. 4.29).

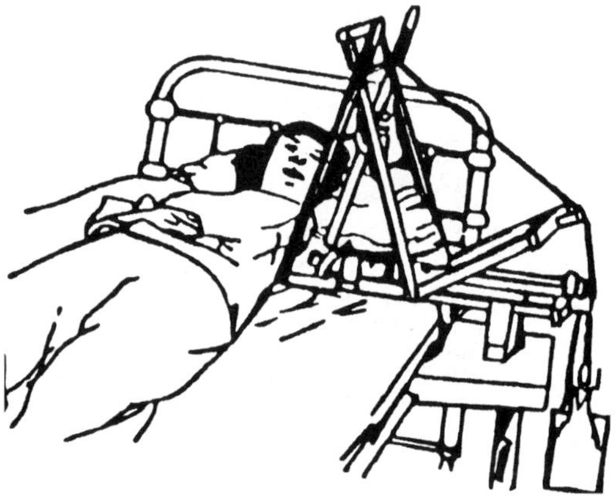

Abb. 4.29

Polster als Hilfsmittel der lokalen äußeren Fixation

Eigenschaften des Papierpolsters

Das Polstermaterial soll nicht nur weich und atmungsaktiv sein, sondern auch eine bestimmte Form mit seiner Stützkraft halten können. Die Polsterform muss sich dem jeweils betroffenen Körperteil anpassen können. Man verwendet meistens Papierpolster aus zähem, weichem Wollpapier.

Die vorgewählten Papierposter werden exakt auf die entsprechende Körperstelle gelegt. Um die seitliche Verschiebung der Fraktur zu korrigieren, kann man nach dem Zwei-Punkte-Hebelgesetz vorgehen (Abb. 4.30a). Zur Beseitigung einer Achsenknickung ist die Anwendung des Drei-Punkte-Hebelgesetzes möglich (Abb. 4.30b). Die Stelle des Polsters muss exakt bestimmt sein, da sonst eine gegen-

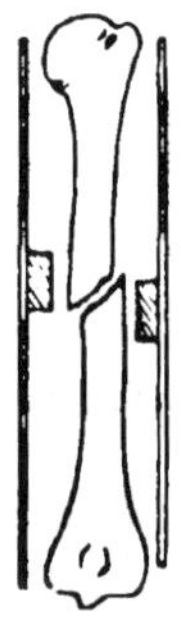

Abb. 4.30a

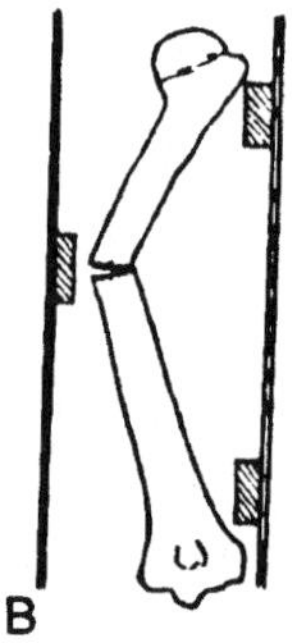

Abb. 4.30b

teilige Wirkung eintreten kann, eine neuerliche Dislokation. Um die Papierpolster richtig platzieren zu können, wäre es günstig, wenn beim Anlegen des Verbandes die Bruchposition schichtweise graphisch auf den Verband übertragen wird; so kann man auch nach dem Verbandanlegen die Papierpolster in die richtige Position bringen.

Die Wirkung des Papierpolsters wird durch den direkten Druck auf den lokalen Bereich der Frakturstelle erzielt. Es schafft den Übergang zwischen dem Material für die äußere

Fixation und der Haut. Seine Lage bestimmt die Angriffsstellen der Bretter (Schienen). Zu unterscheiden sind hierbei zwei Arten von Kräften: Die „Zügelkraft“. Diese beschreibt die zügelnde Kraft der Bandagen und wirkt durch die Bretter auf die zu fixierenden Gliedmaßen ein. Die „Wirkungskraft“ hingegen ist die eigentliche, effektive Fixationskraft zur Vermeidung und Korrektur von Achsenknickung und seitlicher Verschiebung. Sie wirkt über das Polster direkt auf die Bruchstelle ein. Die Wirkungskraft soll in Abhängigkeit von der Größe des Polsters etwas stärker als die Zügelkraft sein. Die Stärke der Wirkungskraft kann über die Polsterdicke reguliert werden. Ein zu dünnes Polster erzeugt einen zu geringen Druck und hat dadurch keine fixierende Wirkung. Ist das Polster hingegen zu dick, so kann sich ein zu starker Druck entwickeln. Schädigungen von Haut und Weichteilgewebe können die Folgen sein.

Damit der gleichbleibende Druck des Papierpolsters gewährleistet ist, soll sich die Form des Papierpolsters der Form des Gliedes anpassen.

Formen des Papierpolsters

Je nach Lokalisation der Fraktur werden unterschiedliche Polsterformen verwendet. Das flache Polster wird meistens bei flachen Stellen, z. B. Knochenschaft, verwandt (Abb. 4.31a). Das Pyramiden-Polster hingegen wird häufig bei Gelenken mit Vertiefungen, z. B. Sprunggelenk, Ellenbogengelenk angewendet (Abb. 4.31b). Bei schräg verlaufenden Körperteilen, z. B. Dorsalabschnitt des Ellenbogens, Fuß, Knöchel werden Treppen-Polster eingesetzt (Abb. 4.31c). Das oben und unten verlaufende Polster wird bei Klavikularfrakturen und Ulnar- bzw. Radiusfrakturen eingesetzt (Abb. 4.31d). Polster in Halbmondform finden bei Patella- und Olecranonfrakturen Verwendung. Dazu eignen sich besonders Polster aus Filz, sie sind weicher als Papierpolster (Abb. 4.31e). Ein birnenförmiges Polster wird

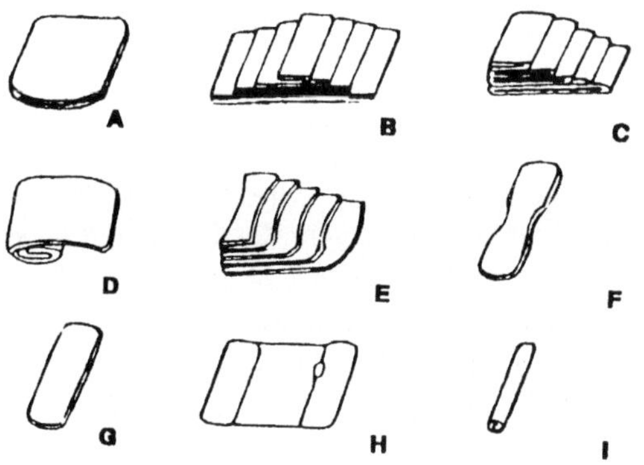

Abb. 4.31a; b; c; d; e; f; g; h; i

bei Radiusköpfchenfrakturen (Abb. 4.31f), ein querlaufendes Polster wird besonders bei distalen Radiusfrakturen verwandt (Abb. 4.31g). Kommt es in Folge eines Bruches zum Auseinanderweichen des Radioulnargelenkes, so finden spezielle knochenzusammen-schließende Polster Verwendung (Abb. 4.31h).

In diese genannten Polster wird Metallgaze eingelegt, um sie beim Röntgen sichtbar zu machen. Das knochentrennende Polster wird am Unterarm im Bereich der Rotationsmuskelgruppe angepasst. Diese muss man in Mittelstellung fixieren. Man benutzt dazu „knochentrennende Polster", um die Rotationsbewegung des Unterarms wirksam zu kontrollieren. Polster dieser Art werden auch bei der Tibia-Fibulafraktur, Metatarsalfraktur und Metakarpalfraktur eingesetzt. In dieses Polster wird ein Metallstab gelegt, damit man das Polster auf Röntgenaufnahmen erkennen kann (Abb. 4.31i).

Stoffbandagierung als Hilfsmittel der lokalen äußeren Fixation

Stoffbandagen sind 1,5 bis 2 cm breit und werden aus doppeltgelegtem Leinenstoff bzw. aus 4 bis 6 Schichten Mullbinden zusammengenäht. Die Festigkeit der Bandagierung ist von großer Bedeutung. Wird das Band zu locker angebracht, ist die entsprechende Ruhigstellung nicht gewährleistet. Wird das Band zu fest gebunden, besteht die Gefahr der Bildung von Drucknekrosen auf der Haut sowie Nervenlähmungen durch Kompression. Im schlimmsten Fall kann es sogar zu Durchblutungsstörungen bis zur ischämischen Kontraktur kommen.

Wie schon mehrfach erläutert, basiert die chinesische Medizin auf klinischen Erfahrungen der Chinesen in der Krankheitsbekämpfung. Shang Tian-Yu berichtet in der orthopädischen Zeitschrift: „Die klinischpraktische Erfahrung hat gezeigt, dass ein optimaler Halt vorliegt, wenn die Bandage auf den Schienen einen Spielraum von ca. 1 cm nach oben und unten hat. Diese Stärke der Bandage gewährleistet eine Fixation ohne Hautläsion und ohne Zirkulationsstörungen des peripheren Gliedabschnittes. Sie entspricht nach klinischen Messungen einer Zugkraft von 800g. Diese Stärke von 800g dient als klinische Testgröße für die zügelnde Kraft der Stoffbandage. Die Intensität der Bandagenzugkraft ist normalerweise größer als der oberflächliche Venendruck. Aber das venöse Blut kann trotzdem abfließen. Weil das Funktionstraining die Blutzirkulation fördert, kann die Muskulatur im vollen Umfang ihre Pumpfunktion ausüben, außerdem sind zwischen den Schienen oft noch Lücken vorhanden, dadurch kann das venöse Blut noch durch das Venennetz abfließen“ (Shang Tian-Yu, 1995, S. 118). Die zügelnde Kraft wirkt durch die Bandagen auf die Schienen und verteilt sich gleichmäßig auf dieselben. Die Schienen behalten kontinuierlich festen Kontakt mit dem betroffenen Glied.

Die Durchführung der lokalen äußeren Fixation

Die Fixation setzt sich aus folgenden Schritten zusammen: zuerst wird das Polster angelegt und mit einem Pflaster auf der Haut befestigt. Dann wird die Schiene angepasst. Abschließend wird die Schiene mit einem Band festgebunden. Zunächst werden die mittleren Bänder befestigt, dann die äußeren. Nach der Fixation der verletzten Extremität muss diese hochgelegt werden. Die nicht fixierten Körperteile müssen genau hinsichtlich der Farbe, Temperatur, Empfinden, eventueller Schwellungen und der Beweglichkeit der Finger und Zehen beobachtet werden. Nach der Reposition und Fixation, ca. 3 bis 4 Tage später, kann es durch Abflussbehinderung mancher oberflächlicher Venen und durch die lokale Reaktion auf das Trauma und die Bewegungsinsuffizienz des kranken Gliedes zu einer Drucksteigerung innerhalb der Bretter (Schiene) kommen. Man muss daher die Stoffbandage täglich etwas lockern, damit der Spielraum von 1 cm gewährleistet bleibt. Später sinkt der Druck innerhalb der Bretter, die Stoffbandage kann lockerer werden. Jetzt muss man wieder täglich etwas zuziehen. In der ersten Woche sollte zweimal eine Röntgenkontrolle durchgeführt werden. Wenn eine Dislokation der Fraktur oder Papierpolster festgestellt wurde, muss man diese rechtzeitig korrigieren.

Die Entfernung der lokalen äußeren Fixation

Die Entfernung der lokalen äußeren Fixation erfolgt nach Abschluss der klinischen Frakturheilung. Die Richtlinien zur Beurteilung der Frakturheilung wurden im Jahre 1961 auf dem Gesamtchinakongress der Kombination chinesischer und westlicher Medizin für die Osteologie erstellt und besitzen heute für die chinesische Orthopädie Gültigkeit. Kriterien zur Beurteilung der klinischen Frakturheilung sind demnach: keine lokale Druckempfindlichkeit, kein Stauchungsschmerz und keine sowohl passiv als auch aktiv vorhandene abnorme Beweglichkeit. Das Röntgenbild sollte eine verschwommene Frakturlinie durch den den Bruchspalt durchziehenden Verbindungskallus zeigen. Nach der Entfernung der lokalen äußeren Fixation sollte die obere Extremität eine Minute lang mit vorgestrecktem Arm ein Kilogewicht halten können. Bei Frakturen, die die unteren Extremitäten betreffen, sollte der Patient ohne Gehhilfe 3 Minuten lang ohne Unterbrechung auf ebenem Boden stehen und gehen können, die Anzahl der Schritte darf nicht unter 30 liegen. Man soll ein paar Tage vorher den Patienten trainieren lassen, erst dann prüfen. Die Prüfung darf keine Kallusschädigung und keine neuerliche Fraktur entstehen lassen.

Die Kontraindikationen der lokalen äußeren Fixation

Die lokale äußere Fixation ist für die meisten geschlossenen Frakturen geeignet. Kontraindiziert ist sie bei offenen Frakturen, sowie Frakturen mit Verwerfung der Gelenkflächen, kritischen Weichteilkontusionen, Trümmerbrüchen mit stärkerer Verschiebung des intermediären Bruchstückes und bei der Schenkelhalsfraktur. Einige schwereinrichtbare intraartikuläre Frakturen, wie stark dislozierte Patellarfraktur, Olekranonfrakur, intrakondyläre Fraktur des Femur, kondyläre Fraktur der Tibia, kindliche laterale kondyläre Fraktur des Humerus und kindliche mediale suprakondyläre Fraktur des Humerus mit gegensinniger Rotationsdislokation sind ebenfalls Kontraindikationen der äußeren Fixation.

Vorteile der lokalen äußeren Fixation

Die Fraktur bleibt geschlossen, und damit ist die Gefahr einer Knochen- und Weichteilinfektion weitgehend ausgeschlossen. Während der Fixationszeit können alle Gelenke bewegt werden, und es kommt selten zur Dislokation der Bruchenden. Somit laufen die Fortschritte in der Frakturheilung und in der Wiederherstellung der Funktionen parallel. Komplikationen, wie verzögerte Frakturheilung, bzw. einer Pseudarthrose, treten nur noch sehr selten auf. Ursprünglich schlecht eingerichtete bzw. leicht verschobene Bruchstücke, sei es mit Achsenknickung oder Seitenverschiebung, werden unter der lokalen äußeren Fixation vom Körper selbst korrigiert; die Stellung der Fraktur kann besser werden.

Nachteile der lokalen äußeren Fixation

Es besteht die Gefahr von Drucknekrosen an der Haut und Nervenlähmungen durch Kompression. Die Pflegemaßnahmen werden erschwert und die Dauer des Klinikaufenthaltes ist im Durchschnitt länger als bei der Osteosynthese. Darüber hinaus ist dieses Verfahren wesentlich zeitaufwendiger und mit höheren Personalkosten verbunden.

Funktionstraining

Reposition und Fixation sind die Voraussetzungen für die Knochenheilung; ob Frakturen schneller oder langsamer heilen, hängt wiederum vom Funktionstraining ab. Bei der chinesischen Medizin zur Frakturbehandlung verschmilzt die Reposition, Fixation und das Funktionstraining zu einer festen Einheit. Das Funktionstraining dient nicht nur der schnelleren Knochenheilung, sondern kann auch eine verbliebene Seitenverschiebung und Achsenknickung korrigieren. Die Einschränkungskraft mit Brettern und die Wirkungskraft mit Polstern ändern sich mit jeder Muskelkontraktion. Je stärker die Muskelkontraktion, desto größer ist die Schwankung. Bei jeder Muskelspannung und -entspannung wird der Gliedumfang größer und kleiner. Die Form der Bretter verändert sich ebenfalls entsprechend. Dieser komplizierte Umwandlungsprozess bewirkt eine langsame Korrektur der Restdislokation. Das Funktionstraining wird, ohne die Fixation der Frakturstelle zu stören, zum Zweck einer schnellen Frakturheilung durchgeführt.

Prinzipien des Funktionstrainings

Das Funktionstraining sind ausgewählte, mäßige Bewegungen, die günstig für die Frakturheilung sind, z. B. Übungen, bei denen die Bruchenden aufeinander einstauchen. Bewegungen, die ungünstig für die Frakturheilung sind, wie z. B. Rotation der Bruchenden, Achsenknickung und Distraktion, sollte man vermeiden. Das Funktionstraining muss als Ziel die wiederhergestellte Hauptfunktion der Extremität haben, z. B. besteht die Hauptfunktion der unteren Extremitäten darin, den Körper zu tragen. Deshalb besteht die Hauptfunktionsübung in der Dorsalextension des Sprunggelenks und im Zusammenziehen des Musculus quadriceps femoris. Auf diese Weise wird die Belastungsfunktion der unteren Extremität wiederhergestellt. Die Hauptfunktion der oberen Extremität ist das Greifen. Daher besteht die Hauptfunktionsübung darin, eine Faust zu ballen. Das Funktionstraining muss nach erfolgter Retention sofort einsetzen. Unter Anleitung eines Übungsleiters muss gemäß einer bestimmten Methode geübt werden. Es sollte von der Oberfläche zur Tiefe vorgedrungen werden und Schritt für Schritt der Reihenfolge nach vorgegangen werden.

Praktisches Training

1. Stadium: Ein bis zwei Wochen nach der Versorgung der Fraktur: Dieses Stadium dient der Reparation der traumatischen Entzündung. Die Fixierung der Bruchenden ist noch unsicher. Das Ziel der Übungen besteht daher darin, die Zurückbildung der Muskelödeme zu unterstützen und Muskelatrophien und Gelenkversteifungen vorzubeugen. Die Grundübung der oberen Extremität (besonders bei Unterarmfrakturen) ist das Ballen der Faust. Dieses muss kraftvoll geschehen. Die Finger müssen vollständig gestreckt und gebeugt werden. Nur dadurch ziehen sich die Beuger- und Streckermuskeln am Unterarm ganz zusammen, und die Bruchenden werden stabiler. Bei Frakturen, die sich in der Nähe eines Gelenks befinden, so z. B. bei der proximalen Oberarmfraktur, distalen Oberarmfraktur und distalen Unterarmfraktur sollte das Beugen und Strecken der Gelenke nur sehr vorsichtig ausgeführt werden. Darüber hinaus können Bewegungen wie Pendeln des Arms und Heben und Senken der Schulter erfolgen.

Training der unteren Extremität sind zum einen die Dorsalflektion des Sprunggelenks, zum anderen die Streckung des Kniegelenkes. So wird die ganze Beinmuskulatur angespannt und entspannt. Diese Übungen müssen mit einer stützenden Schiene durchgeführt werden.

2. Stadium

3 bis 4 Wochen nach der Versorgung der Fraktur: Bei ungestörtem Heilungsverlauf sind jetzt die Schmerzen wesentlich gelindert, die Schwellung hat sich zurückgebildet. Weichteilschäden sind auch geheilt. Die Fraktur ist bereits durch Bildung von Fixationskallus fixiert. Bei der oberen Extremität kann begonnen werden, die Gelenke nach und nach zu beugen und zu strecken. Zunächst ein Gelenk, dann ein weiteres und so fort. Die untere Extremität kann mit Hilfe eines Stocks bewegt werden, vorausgesetzt, dass das Bein während des Hochhebens nicht schmerzt.

3. Stadium

5 bis 7 Wochen nach der Versorgung der Fraktur: Kallusgewebe hat sich eindeutig gebildet, die Bruchenden sind sicher. Unter dem Schutz der Schiene sollte man vermehrt Übungen durchführen. Die Gelenke können in alle Richtungen bewegt werden. Die Anzahl der Bewegungen kann noch verstärkt werden. Bei Patienten, die eine Dauerextension haben, kann diese entfernt werden, und der Patient sollte mit Hilfe eines Stocks laufen.

4. Stadium

7 bis 10 Wochen nach der Versorgung der Fraktur: Nach dieser Zeit kann normalerweise von einer klinischen Heilung der Fraktur ausgegangen werden. Die oberen Extremitäten sind nach dieser Zeit wieder für leichte Tätigkeiten belastbar, bei Patienten mit Frakturen der unteren Extremitäten sollte noch für einige Zeit eine Stützkrücke verwendet werden bis der Verknöcherungsprozess endgültig abgeschlossen ist.

Die Anwendung der klassischen chinesischen Rezeptur in der Frakturenbehandlung

Die klassische chinesische Rezeptur wird je nach Fall und Stadium verschrieben.

1. Stadium: 1 bis 2 Wochen nach der Versorgung der Fraktur

Treten 1 bis 6 Tage nach der Fraktur Symptome wie Schmerzhaftigkeit, Schwellung, Fieber, Unruhe, Schlafstörungen, großer Durst sowie ein beschleunigter Puls auf, wird die Methode zur Kühlung von Bauenergie und Xue eingesetzt. Hier wird als Rezeptur Cornu Rhinoceri und Radix Rehmannia Dekokt (Xijiao Dihuang Tang) verwendet. Kommen zu den oben genannten Symptomen noch zusätzliche Beschwerden wie Obstipation und Meteorismus, wird die Methode des Purgierens eingesetzt. Die Rezeptur lautet Semen Pericae Dekokt zur Wiederherstellung des Qi (Taoren Chengqi Tang). Haben sich Symptome wie Schmerzen und Schwellungen 1 bis 2 Wochen nach der Fraktur noch nicht zurückgebildet, kommt die Methode, das Xue zu regulieren, zur Anwendung. Hier benötigt man ein das Xue belebendes Dekokt (Fuyuan Huoxue Tang). Die Methode der Ergänzung der Knochenheilung mit der Rezeptur der nach rechts gehenden Pille (Yougui Wan) wird eingesetzt, wenn 2 bis 3 Wochen nach der Fraktur noch starke Bewegungseinschränkungen bestehen und die Bruchenden noch unsicher sind.

2. Stadium: 3 bis 4 Wochen nach der Versorgung der Fraktur

Treten 3 bis 4 Wochen nach der Fraktur Symptome wie Appetitverlust, Teilnahmslosigkeit sowie Bewegungsunlust, spontane Schweiße, Nervosität und ein kleiner Puls auf, wird die Methode, das Qi zu ergänzen, angewandt. Die Rezeptur besteht aus einem Dekokt, das die Mitte ergänzt und das Qi vermehrt (Buzhong Yiqi Tang).

3. Stadium: mehr als 4 Wochen nach der Versorgung der Fraktur

Liegen 4 bis 6 Wochen nach der Fraktur Symptome wie Gelenkversteifungen, Muskelatrophie, Inaktivitätsosteoporose sowie Verwachsungen der Gleitschichten an Gelenk, Sehnen und Muskeln vor und darüber hinaus eine allgemeine Schwäche und tiefer Puls, ist die Methode, das Qi und Xue zu ergänzen, angezeigt. Das Dekokt der Acht Schätze (Bazhen Tang) ist die erforderliche Rezeptur.

Die Anwendung von Akupunktur in der Frakturenbehandlung

1. Akupunktur bei der gesamten Frakturbehandlung

Mit Hilfe der Akupunktur kann man die begleitenden Symptome bei der Fraktur wie schmerzhafte Schwellung, Schlafstörungen, allgemeine Schwäche, Gelenkversteifungen und Muskelatrophie positiv beeinflussen.

a) Primäres Stadium: Schmerzhafte Schwellung, Fieber, Obstipation, Blähung, Unruhe, Schlafstörungen. Akupunktur: H 7, Di 11, MP 6, Le 3.

b) Sekundäres Stadium: Allgemeines Schwächegefühl, Appetitverlust, Bruchendenunsicherheit. Akupunktur: M 36, Di 4, KG 4, B 23.

c) Spätstadium: Verwachsungen der Gleitschichten an Gelenken, Sehnen und Muskeln, Gelenkversteifungen, Muskelatrophie. Akupunktur:

Schultergelenk: Lu 1, Di 15, Di 14, Dü 9, Dü 11, 3E 14.
Ellbogengelenk: Di 10, Di 11, Lu 5, 3E 10, H 3.
Handgelenk: Lu 7, Di 4, Di 5, 3E 4, Dü 5, KS 7.
Hüftgelenk: G 29, G 30.
Kniegelenk: M 36, M 35, MP 9, B 40.
Sprunggelenk: MP 6, M 41, B 60, G 40, G 39, N 6.

2. Akupunkturanalges bei der Reposition

Die Akupunkturanalgesie ist durch die Stimulation bestimmter Foramen eine Analgesiemethode, die auf der Basis der schmerzlindernden Wirkung der Akupunktur entwickelt wurde. Sie hat den Vorteil, dass die physiologischen Funktionen des menschlichen Körpers unter Analgesie normal bleiben. Der Patient ist unter der Reposition schmerzfrei, aber die Muskulatur weist noch einen leichten Tonus auf. Dadurch wird eine erneute Dislokationsgefahr an der Bruchstelle vermindert. Die Akupunkturanalgesie braucht keine spezielle Ausrüstung. Es bedarf nur einer geeigneten Manipulationstechnik.

Die Auswahl der Foramen entspricht entweder den Leitbahnverläufen, das bedeutet, dass die Foramen auf den Leitbahnen ausgewählt werden, die den Ort der Fraktur passieren. Oder aber sie liegen in der Nähe der Bruchenden und werden daher als Nahforamen bezeichnet.

Um die gewünschte Analgesiewirkung zu erreichen, muss die Nadel vor der Reposition schon 10 bis 30 Minuten gesetzt werden. Die Nadel verbleibt nach der Reposition noch 1 bis 2 Stunden, damit auch der Postrepositionsschmerz gelindert wird. Bei der Körperakupunkturanalgesie wird sowohl die Handtechnik „Heben und Nachstechen“ als auch das Drehen und Wirbeln angewendet. Bei der Ohrakupunkturanalgesie wird nur das Drehen und Wirbeln angewandt.

Diese Stimulationsverfahren werden so lange kontinuierlich eingesetzt, bis der Patient ein dumpfes Gefühl oder Druck-, Taubheits- oder Spannungsgefühl in den Foramina empfindet.

Die Anwendung von Tuina in der Frakturenbehandlung

Die Anwendung der Tuina geschieht durch Einwirkung der Hand des Behandelnden. Was das Verfahren der Tuina inzwischen ganz klar von der Massage unterscheidet, ist die systematische Verfeinerung und strenge Systematisierung der manuellen Techniken, gepaart mit dem expliziten Bezug auf theoretische Grundpostulate der chinesischen Medizin. Die Tuina gründet sich auf die Akupunktur. Die Behandlung wird hauptsächlich über Akupunkturpunkte durchgeführt.

Die Tuina ist auch eine sehr wichtige Behandlungsmethode in der chinesischen Orthopädie, speziell für die Behandlung der Weichteilverletzungen. Die Tuina setzt frühestens ca. 7 bis 10 Wochen nach dem Trauma ein. Unter der Vorstellung, dass die lokalen Weichteilschädigungen noch nicht repariert sind und die Muskulatur noch schwach ist, im Frakturbereich sich aber bereits genügend Kallus gebildet hat und die Bruchenden schon entsprechend stabil sind, wird durch die Tuina eine abschwellende, stauungslösende, verklebungslösende und die Energie-Leitbahnen durchgängig machende Wirkung erreicht. Sie hilft, die Bewegungen des Blutes zu harmonisieren, die Schmerzen zu stillen und die Gelenke des Patienten zu mobilisieren. Gleichzeitig verhindert sie eine frühzeitige Gelenkkapselschrumpfung und Sehnenverwachsungen.

Die hauptsächlichen manuellen Techniken (Manipulationen)

Premieren, Pression (chinesisch Tui s. S. 132)

Durch Pression wird ein Reiz mittlerer Stärke auf eine verhältnismäßig kleine Körperfläche ausgeübt. Dieses Verfahren kann auf Foramina an beliebigen Stellen der Körperoberfläche angewendet werden, am häufigsten geschieht dies bei Foramina der Extremitätengelenke. Es findet bei der Behandlung von Schmerzen in Gelenken, Muskeln und Sehnen Anwendung und wird 5 bis 7 Wochen nach der Fraktur zur Lockerung und Entspannung der Muskeln und Sehnen sowie zur Verteilung von Stasen und Stauungen eingesetzt.

Prehensieren, Prehension (chinesisch Na s.S. 138)

Durch Prehension wird ein verhältnismäßig intensiver Reiz ausgeübt. Das Verfahren kommt, in Kombination auch mit anderen Techniken, für die Oberschenkelgegend, Schultergegend und für verschiedene Foramina an den Extremitäten in Betracht. Zu den Störungen, die mit Prehension 7 bis 10 Wochen nach der Fraktur behandelt werden, gehören Verspannungen der Muskulatur, diffuse Schmerzen in Gelenken, Muskeln und Sehnen; auch kann eine Schmerzstillung, äußerlich in der Lösung von Muskelverspannungen und Spasmen, durch Prehension erfolgen.

Komprimieren, Kompression (chinesisch An s. S. 135)

Die Kompression ist ein verhältnismäßig starke Reize setzendes Verfahren. Sie wird deshalb sehr häufig mit der Mulsion kombiniert. Die Kompression unter Verwendung des Daumens kann praktisch bei allen Foramina eingesetzt werden; die Kompression mit dem Fingerknöchel wird an Stellen eingesetzt, wo ein scharf definierter Punkt auf einem Muskel, z. B. auf einem Gelenkspalt komprimiert werden soll. Die Kompression findet ca. 7 bis 10 Wochen nach der Fraktur Anwendung bei diffusen und punktuellen Schmerzen an den Gelenken. Die Kompression dispulsiert und stillt Schmerzen, hebt Blockaden auf und lockert Verspannungen der Muskulatur.

Mulsieren, Mulsion (chinesisch Rou s. S. 139)

Durch eine Mulsion wird ein überaus behutsamer Reiz ausgeübt. Die Mulsion kann deshalb im Prinzip an jeder Körperstelle eingesetzt werden. Häufig ist dies der Fall 5 bis 7 Wochen nach der Fraktur bei Schmerzen in der Muskulatur und den Gelenken. Die Mulsion reguliert das Qi, zerstreut auf sanfte Weise concretiones, kanalisiert Blockaden, bedingt eine Anregung der Durchblutung und damit eine Beseitigung von Schwellungen und Schmerzzuständen.

Agitieren, Agitation (chinesisch Yao s. S. 140)

Die Agitation wird bei Behandlungen von Extremitäten eingesetzt, und zwar bei verringerter Bewegungsfähigkeit oder bei Steifheit von Gelenken. In der Periode 7 bis 10 Wochen nach der Fraktur lassen sich damit Gelenke mobilisieren. Somit kann frühzeitig einer Gelenkkapselschrumpfung und Sehnenverwachsungen entgegengewirkt werden. Im Spätstadium wirkt diese Methode kontraktur- und adhäsionslösend.

Die zum Zweck einer raschen Frakturheilung durchgeführte Agitation muss ungünstige Bewegungen strengstens vermeiden, insbesondere Pendelbewegungen nach links und rechts bei Humerusschaftfraktur oder Streckbewegungen bei suprakondylärer Extensionsfraktur des Oberarmes.

Behandlungsbeispiel nach der chinesischen Orthopädie – Tibia- und Fibulaschaftfraktur

1. Repositionsverfahren

Der Patient liegt mit gebeugtem Knie (150-160 Grad). Der Behandelnde hält mit beiden Händen das proximale Bruchende fest; ein Assistent hält den Vorfuß und die Ferse, während das Bein in horizontaler Lage zur Gegeneduktion bleibt, um die Verkürzung und die Achsenknickung zu korrigieren. Der Behandelnde legt seine beiden Daumen vorne an das distale Bruchende; mit den restlichen vier Fingern umgreift er den Unterschenkel von hinten. Dann wendet er die Methode des Hebens und Pressens an, um die anteriore oder posteriore Seitenverschiebung zu beseitigen. Wenn noch immer Seitenverschiebungen nach lateral oder medial festzustellen sind, kann der Behandelnde gleichzeitig das proximale Bruchende nach lateral und medial drücken und schieben.

Bei Frakturformen wie Schrauben- oder Drehbrüchen kann am distalen Bruchende leicht eine Restdislokation nach lateral bestehen bleiben. In diesem Fall kann man die Methode der Divergenzpression und Rotation anwenden. Der Behandelnde hält die beide Bruchenden mit beiden Händen, dann presst er mit dem rechten Daumen fest auf den Knochenspalt und drängt mit der linken Hand das distale Bruchende medialwärts, um wenig nach innen zu rotieren, damit die Stellung ganz erreicht wird. Zum Schluss wird die Methode der Agitation angewendet, damit die Bruchenden sich ganz eng berühren. Zur Kontrolle tastet der Behandelnde mit seinem Daumen und Zeigefinger die Fraktur nochmals entlang der Knochenleiste der Tibia ab. Glatte Konturen, sind ein Zeichen dafür, dass sich die Fraktur vermindert hat.

2. Lokale äußere Fixation

Beim Schrägbruch wird ein Knochentrennpolster (zwischen Tibia und Fibula) auf das distale Bruchende gelegt. Der obere Rand des Knochentrennpolsters erreicht genau die Höhe des Frakturspalts. Danach wird zuerst medial der Frakturstelle, dann proximal und distal an der Außenseite des Unterschenkels je ein Polster gelegt (Abb. 4.32 a).

Beim Querbruch mit anatomischer Reposition braucht man kein Knochentrennpolster (Abb. 4.32 b). Wenn aber eine anatomisch gerechte Reposition nicht erreicht ist, verschiebt sich wegen der ansetzenden Muskeln (M. Quadrizeps, M. sartorius) das proximale Bruchende leicht nach vorne und nach medial. Hier kann man das mediale Polster am Bruchende des nach medial verschobenen Bruchendes anlegen; das Knochentrennpolster liegt distal und lateral des distalen Bruchendes (Abb. 4.32 c).

Bei einer Fraktur im oberen Drittel wird das Kniegelenk in Beugestellung von 100 bis 140 Grad gebracht. Die mediale und laterale Schiene reicht nach distal bis 4 cm über den medialen und lateralen Knöchel und 10 cm über das Kniegelenk.

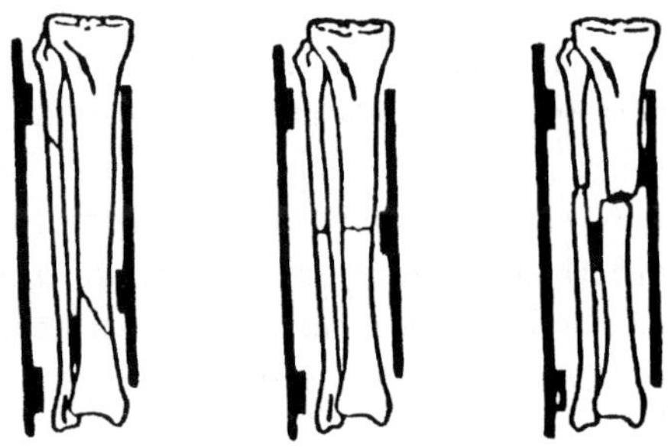

Abb. 4.32 a; b; c

Beiderseits der Tibiavorderkante kommen die zwei ventralen Schienen. Die laterale von beiden liegt über dem Knochentrennpolster. Die oberen Schienen reichen nach proximal bis zu den Tibiakondylen und nach distal bis 4 cm oberhalb des Knöchels. Die hintere Schiene reicht nach proximal über die Kniekehle. Am distalen Oberschenkelende wird eine das Kniegelenk überbrückende Fixation angelegt (Abb. 4.33 a).

Bei einer Fraktur im mittleren Drittel der Tibia reicht die äußere Schiene nach distal bis in Höhe des lateralen Knöchels, nach proximal bis zum oberen Rand des lateralen

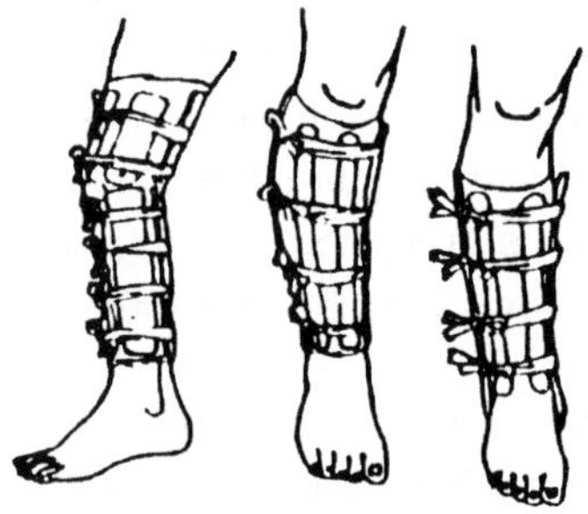

Abb. 4.33 a; b; c

Tibiakondyls; die innere Schiene reicht nach distal bis in Höhe des medialen Knöchels, nach proximal bis zum oberen Rand des medialen Tibiakondyls; die obere Schiene reicht nach distal bis zum Tuber calcanei, nach proximal bis 2 cm unter die Kniekehle. Das Knie soll bis 90 Grad frei gebeugt werden können. Die beiden oberen Schienen reichen nach distal bis zum Knöchel und proximal bis zur Tuberositas tibiae (Abb. 4.33b).

Bei einer Fraktur im unteren Drittel reichen die inneren und äußeren Schienen nach proximal bis zur Höhe der Tibiakondylen, nach distal bis zum unteren Rand des Tuber calcnei. Die beiden oberen Schienen werden wie bei der Fraktur im mittleren Drittel angelegt (Abb. 4.33 c).

Bei instabilen Frakturen, Stück- und Mehretagenfraktur sowie Trümmerfraktur wird mit Fersenbeinextension gearbeitet, um die Achsenknickung zu korrigieren. Dann kann man die Reposition in Kombination mit der lokalen Fixation anwenden. Während der Extension sind ein angemessenes Zuggewicht und Röntgenkontrolle empfehlenswert, um eine Vergrößerung des Frakturspaltes zu verhindern.

3. Funktionstraining

Nach Reposition und Fixation kann die verletzte Extremität durch eine Mullunterlage auf ein angemessenes Niveau angehoben werden, und aktive Bewegung der Interphalangealgelenke des Fußes sollte durchgeführt werden mit Beugen und Strecken im Sprunggelenk (Abb. 4.34).

Zu kräftiges Überstrecken im Knie muss vermieden werden. Während des 7. bis 10. Tages nach der Verletzung sollte speziell auf die Blutzirkulation der Extremität und der Effizienz der Schienen-Fixation geachtet werden. Im Allgemeinen kann der Patient mit einer stabilen Fraktur zwei Wochen nach der Fixation anfangen, das Bein zu heben und das Kniegelenk zu beugen (Abb. 4.35).

Nach drei Wochen kann er mit zwei Krücken gehen, ohne dabei das Bein zu belasten. Vier Wochen später kann ihm erlaubt werden, an Krücken zu gehen. Patienten mit instabilen Frakturen sollten nicht früher laufen. Die Extension soll je nach Kallusbildung laut Röntgenaufnahmen und je nach Stabilität der Fraktur nach ca. drei Wochen entfernt werden. Dann können Schutz-Schienen angelegt werden, um Knie-Beugung und Gelenkbewegung im Bett zu ermöglichen. Der Patient wird ermutigt, für 5 bis 6 Wochen nach der Fixation an Krücken zu laufen. Das Laufen an Krücken mit zunehmender Teilbelastung wird begonnen, wenn der Schmerz der verletzten Extremität aufgehört hat und das Glied wieder an Kraft gewonnen hat. Die Schienen-Fixation wird normalerweise nach 7 bis 8 Wochen entfernt, wenn es die radiographische Kontrolle erlaubt.

Komplikation

Komplikation der Behandlungsverfahren nach der chinesischen Frakturlehre sind nur bei groben manuellen Einrichtungen und bei unsachgemäßer lokaler äußerer Fixation zu erwarten. Bei ersteren können Periostschädigungen die Folge sein, eine unsachgemäße lokale äußere Fixation kann zu Weichteilschäden, zu Drucknekrosen der Haut und zu Nervenlähmungen führen.

Beispiele aus Krankengeschichten

Shang Tian-Yu (1964) berichtete über 106 Unterschenkelschaftfrakturen; die lokale äußere Fixationszeit betrug durchschnittlich siebeneinhalb Wochen. Der Krankenhausaufenthalt betrug im Durchschnitt vier Wochen. 97 Prozent zeigten keine Achsenknickung oder Seitenverschiebung, die Funktionswiederherstellung der Knie- und Sprunggelenke entwickelte sich zufriedenstellend. Im Durchschnitt konnten alle Patienten nach 16 Wochen wieder arbeiten.

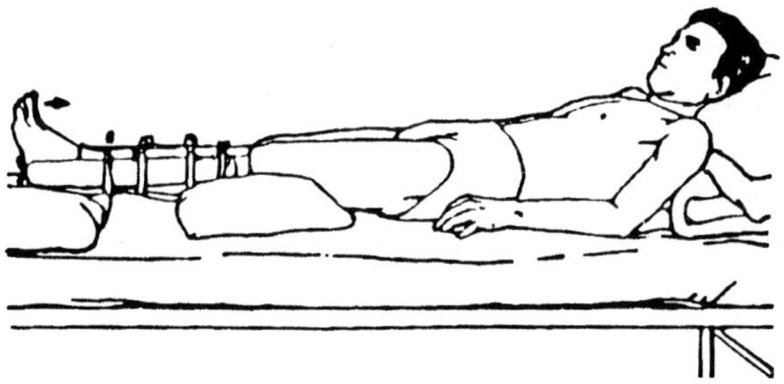

Abb. 4.34

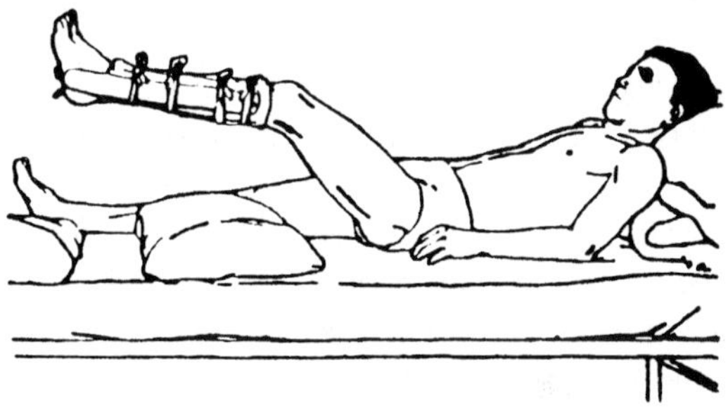

Abb. 4.35

In einer weiteren Untersuchung wertete Shang Tian-Yu (1981) die Behandlungserfolge bei über 4138 Unterschenkelschaftfrakturen, die mit lokaler äußerer Fixation behandelt wurden. Es trat bei allen Fällen nur eine Pseudarthrose auf (Shang Tian-Yu, 1981, s. S. 36).

Kapitel IV: Diskussion der Unterschiede von chinesischer und westlicher Orthopädie vor dem Hintergrund der kulturellen Entwicklung

Die westliche und die chinesische Orthopädie unterscheiden sich grundsätzlich. In der westlichen Orthopädie wiederum lassen sich zwei Therapieformen unterscheiden, die konservative und die operative Behandlung.

Das Ziel jeglicher Frakturbehandlung ist dabei nicht nur die Ausheilung der Fraktur selbst, sondern auch gleichzeitig die Mitbehandlung des begleitenden Weichteilschadens, damit die Gelenkfunktion in möglichst kurzer Zeit wiederhergestellt werden kann. Daraus resultiert jedoch ein Problem, da die Knochenheilung Ruhe braucht. Die eingerichtete Bruchstelle muss ununterbrochen fixiert sein bis zur Bruchheilung, und das Gelenk braucht Bewegung, da nur Bewegung die Aktivität der verletzten Extremität aufrecht erhält und die Durchblutung und die Stoffwechselprozesse fördert. Bewegung und Ruhe beinhalten einen Widerspruch für die Frakturbehandlung. Die Handhabung dieses offenbaren Widerspruchs stellt den eigentlichen Unterschied zwischen der chinesischen und westlichen Orthopädie dar.

Die klassische westliche konservative Frakturbehandlung betont die Ausschaltung von Bewegung. Eine wichtige Regel beim Gipsverband lautet: Die beiden der Verletzung benachbarten Gelenke müssen in den Gipsverband miteinbezogen werden. Bei dieser Methode ergibt sich häufig das unvermeidbare Problem von Immobilisationschäden in Form von Gelenkversteifungen, Muskelatrophien, Inaktivitätsosteoporose und Verwachsung der Gleitschichten an Gelenken, Sehnen und Muskeln.

In der modernen Medizin kann dieses Problem in Form der Osteosynthese durch stabile innere Fixation mit Platten, Schrauben, usw. in vielen Fällen gelöst werden. Sie ermöglicht die frühfunktionelle Übungsbehandlung. Der Patient kann sich nach der Operation sofort bewegen. Dadurch lassen sich die Immobilisationsschäden weitgehend vermeiden. Aus der positiven Leistungsbilanz der Osteosynthese in den letzten 30 Jahre resultieren die steigenden Erwartungen an die Osteosynthese. Es ist jedoch nicht zu übersehen, dass auch dieses Verfahren Nachteile hat und nicht in allen Fällen unproblematisch verläuft. Man muss allerdings wissen, dass eine Fraktur durch die sogenannte Primärheilung bei der Osteosynthese in Wirklichkeit atypisch geheilt wird. Bei der Osteosynthese treten an den Frakturenden keine Resorptionen auf, der Frakturspalt verschwindet langsam, ohne dass eine Kallusbildung zu erkennen ist. Es handelt sich daher bei dieser sogenannten primären Knochenbruchheilung eher um eine mehr oder weniger unnatürliche Form der Knochenheilung. Mit den Verfahren des Fixateurs und neuer Nagelungstechniken sowie durch die Einführung von Dynamisierung und das Zulassen elastischer Verformung wird das Problem der starren Fixation allerdings überwunden. Trotz des großen Fortschritts dieser neuen Technik können aber auch Probleme auftreten. Der Nachteil bei der Osteosynthese liegt neben der Verlängerung des eigentlichen Knochenheilungsprozesses zusätzlich noch in der Möglichkeit einer Infektion. Auch besteht nach der Materialentfernung die Gefahr einer erneuten Fraktur.

Die westliche konservative Bruchbehandlung, sei es unter Ruhigstellung mit Gipsverband oder mit funktionellen Verbandsanordnungen wird dementsprechend immer noch geschätzt. Sie verläuft über verschiedene Kallusstufen, die sekundär zu Knochen umdifferenziert werden. Im Gegensatz zur Osteosynthese (Primärheilung) handelt es sich hier um eine natürliche Form der Knochenbruchheilung, die eher spontan, ohne künstliche Hilfe, einsetzt.

Bei der Bruchheilung in der chinesischen Frakturbehandlung handelt es sich um einen natürlichen Vorgang. Er gehört zu dem sekundären Knochenbruchheilungsmodus wie bei der westlichen konservativen Frakturbehandlung. Der Unterschied zwischen den beiden besteht darin, dass bei der westlichen konservativen Behandlung üblicherweise die beiden der Verletzung benachbarten Gelenke in den Gipsverband miteinbezogen werden, während bei der chinesischen Frakturbehandlung mittels elastischer Schienen mit Bandagen und Polstern nur die Bruchstelle fixiert wird und die nächstgelegenen Gelenke frei beweglich bleiben.

Diese Methode ermöglicht nicht nur eine frühfunktionelle Übungsbehandlung, sondern wirkt sich auch günstig auf die Bruchheilung aus. Wird die betroffene Extremität bewegt, so bewegt sich die Schiene mit. Durch die intensive Druckkraft des Polsters und infolge der elastischen Wirkung der Schiene ruft die Muskelbewegung eine innere Kraft hervor, die von allen Seiten direkt bis zur Bruchstelle wirkt. Diese konzentrische Druckkraft bewirkt nach Ansicht der chinesischen Medizin in der Bruchstelle einen regenerativen Reiz, der die Kallusbildung fördert und die Heilung der Fraktur beschleunigt. Auf diese Weise erreicht die chinesische Frakturenbehandlung in der Lösung des Widerspruches zwischen Bewegung und Ruhe eine wesentliche Verbesserung der

Frakturheilung ohne die Nachteile der Osteosynthese eingehen zu müssen. Natürlich muss die frühfunktionelle Übungsbehandlung mit der lokalen äußeren Fixation sehr vorsichtig gehandhabt werden, da sie nicht so stabil ist wie bei der Osteosynthese. Aber für die Vermeidung von Immobilisationsschäden genügt das vollauf. Die funktionelle Behandlung im Rahmen der chinesischen Medizin hat zudem einen unmittelbaren positiven Effekt auf die Frakturheilung selbst durch die Mobilisierung konzentrischer Kräfte, die sowohl reponierend als auch auf die Heilung stimulierend wirken.

Diese Unterschiede zwischen chinesischer und westlicher Orthopädie haben einen kulturellen Hintergrund. Die chinesische Orthopädie spiegelt – wie andere wissenschaftliche Disziplinen Chinas auch – die vom Taoismus postulierte Identifikation des Menschen mit dem Kosmos wider. Einer der Grundgedanken, der sowohl die chinesische Orthopädie als auch den Taoismus beherrscht, lautet, sich mit den Regeln der Natur vertraut zu machen. Im Hintergrund steht die Polarität von Yin und Yang, jenem Gegenspiel der Kräfte der Natur, die im Gleichgewicht gehalten werden sollen. In diesem Sinn sagt die chinesische Orthopädie: Die Bewegung gehört zu Yang, die Ruhe gehört zu Yin. Yin und Yang sind nie absolut, sondern immer relativ zu verstehen. Deshalb ist die chinesische Orthopädie gegen eine Ausschaltung von Bewegung, die als eine der Hauptprinzipien in der westlichen konservativen Knochenbruchbehandlung gilt. Stattdessen arbeitet die chinesische Orthopädie mit der Kombination von Bewegung und Ruhe, Fixation und Funktionstraining sowie der gleichzeitigen Behandlung von Knochenbruch und Weichteilverletzungen und als dritter Komponente der Aktivierung des Qi und Xue sowohl im ganzen Körper als auch an der Frakturstelle, die gemeinsam die oben genannten Yin-und-Yang-Widersprüche im Gleichgewicht halten sollen.

Einer der Grundgedanken der westlichen Frakturlehre besteht in dem Bestreben, mit mechanischen Mitteln Heilungsvorgänge zu beeinflussen. Unter Berücksichtigung des kulturellen Hintergrundes wird dabei die Entwicklung deutlich, die mit dem kausal-analytischen Denkansatz des Aristoteles begann. Als Prinzip galt, dass „die Mechanik die Natur überlistet". Das naturwissenschaftliche Denken der Neuzeit wurde von Galilei begründet, für den „die mechanischen Vorgänge nicht gegen die Natur stehen". Descartes löste mit seinem „Maschinenmenschen" die Naturwissenschaft von der Metaphysik. Darwin führte mit der Abstammungslehre und weiteren Entwicklungen zum Positivismus, der heute durch Quantenphysik und Chaostheorie ins Wanken geraten und einem kritischen Rationalismus gewichen ist. Die Denkweise der westlichen Orthopädie ist eingebettet in die stetige Suche nach neuen Erkenntnissen, während sich die chinesische Orthopädie seit dem 3. Jahrhundert vor Christus nach der Niederschrift des Inneren Klassikers des Gelben Fürsten in einem Zustand der erfolgten Wahrheitsfindung befand und sich deshalb nur sehr langsam entwickelte bzw. innerhalb dieses Systems nach Vervollkommnung strebte. Sie schritt weiter voran, aber die Verbindung mit der – wenig geänderten – naturverbundenen Lehre des Taoismus hat sich von ihrer Frühzeit bis heute kaum gewandelt.

Es stellt sich die interessante Frage, warum diese naturverbundene Lehre mehr als zweitausend Jahre überleben konnte, und zwar auch in unserem wissenschaftsfixierten Jahrhundert mit seinem technologischen Fortschritt. Die Antwort kann darin liegen, dass diese ganzheitlich orientierte Betrachtungsweise, die auch eine genaue Naturbeobachtung einschließt, auf die polaren Aspekte von Yin und Yang aufbaut. Dieses Gegenspiel von Kräften ist dazu gedacht, die Natur im Gleichgewicht zu halten, wobei es sich keinesfalls um ein Leben ohne Handlungsfähigkeit, ohne Ordnung und ohne Prinzipien handelt. Wie fruchtbar dieser Denkansatz für die Entwickung chinesischer Wissenschaft war, kann man daran ablesen, dass die Chinesen vor der industriellen Revolution in einigen Epochen ihrer Geschichte die reichste und höchstentwickelte Zivilisation in der Welt hatten.

Die chinesische Philosophie vom Leben selbst wie auch vom Menschen befruchtet heute auch das westliche Denken, das sich stärker über die Ganzheit des Menschen in seiner inneren und der ihn einbettenden äußeren Natur zu befassen beginnt. Sie kommt dem Westen auf der Suche nach einer neuen, überlebensfähigen Kultur sehr entgegen (Küng, H./ Ching, J. 1988, S. 296). Auch im Westen wird eine neue Harmonie im Verhältnis vom Menschen zum Kosmos angestrebt. Die Zuwendung der Menschen zur chinesischen Philosphie hat gerade hier ihre Wurzel.

Kapitel V: Kombination von chinesischer und westlicher Orthopädie

Im Laufe der Zeit entwickelten sich beide Orthopädien weiter. Die chinesische Orthopädie beschäftigte sich seit den letzten 30 Jahren auch mit der Wissenschaft und Technik des Westens. Auf diese Weise wurden die Vor- und Nachteile der chinesischen Frakturbehandlung mit der modernen medizinischen Wissenschaft kombiniert und in der Praxis ständig erprobt und verbessert. Beide, die westliche wie auch die chinesische Medizin, haben bei der Behandlung von Frakturen Vor- und Nachteile. Ungeachtet der Unterschiede zwischen den kulturellen Hintergründen hat sich eine neue Behandlungsmethode entwickelt, die in der Zusammenfassung beider Systeme operative Therapieformen der westlichen Medizin integriert. Für verschiedene Brüche ergeben sich spezielle Indikationen, die kurz dargestellt werden sollen:

Neben den offenen Brüchen sollen alle Frakturen operiert werden, die erfahrungsgemäß mit der lokalen äußeren Fixation nicht behandelt werden können, wie z. B. die Oberschenkelfraktur, Schenkelhalsfraktur, Olecranonfraktur und Patellaquerfraktur.

An den Oberschenkeln besteht aufgrund der stärkeren Muskeln und längeren Knochen eine erheblich Scherkraft. Es ist schwer, allein mit lokaler äußerer Fixation die Fragmente zu fixieren. Deshalb wird die Behandlung mit einer Kombination von lokaler äußerer Fixation und Dauerextension durchgeführt (Abb. 4.28).

Bei der Schenkelhalsfraktur wird in China der 3-

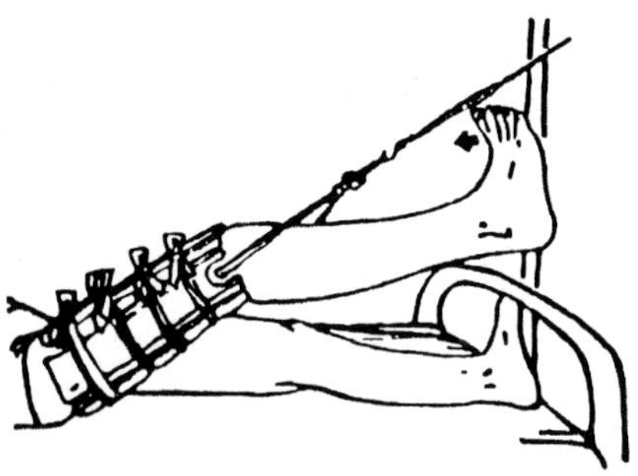

Abb. 4.28

Lamellen-Nagel der lokalen äußeren Fixationsbehandlung vorgezogen (Abb. 4.36), obwohl der 3-Lamellen- Nagel in der Aktualität bereits von der DHS (Dynamischen Hüft Schraube) abgelöst wurde. Alle nicht verkeilten Schenkelhalsfrakturen stellen eine absolute Indikation für

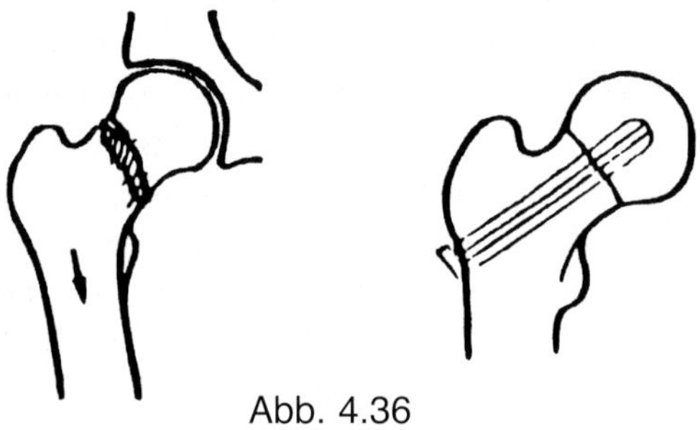

Abb. 4.36

eine Operation dar. Die Behandlung durch lokale äußere Fixation würde Immobilisation bis zu 12 Wochen mit Extensionsanordnung bedeuten. Bei den typischerweise hier betroffenen älteren Patienten ist die allgemeine Komplikationsrate einer derartigen Methode inakzeptabel hoch.

Eine lokale äußere Fixation wird nur bei unverschobener Olecranonfraktur durchgeführt. Die Abrissfraktur, die zur Diastase durch Trizepssehnenzug neigt, wird durch eine Zuggurtungsosteosynthese übungsstabil versorgt (Abb. 4.37a). In anderen Fällen, wie bei der Patellafraktur, ist die lokale äußere Fixation nur bei Längsbrüchen ohne Dislokation angezeigt. Bei Dislokation ist eine absolute Indikation für Osteosynthese durch Zuggurtung gegeben (Abb. 4.37b). (Abb. 4.37a/b aus Heberer, u.a. 1980, S. 562/ 584).

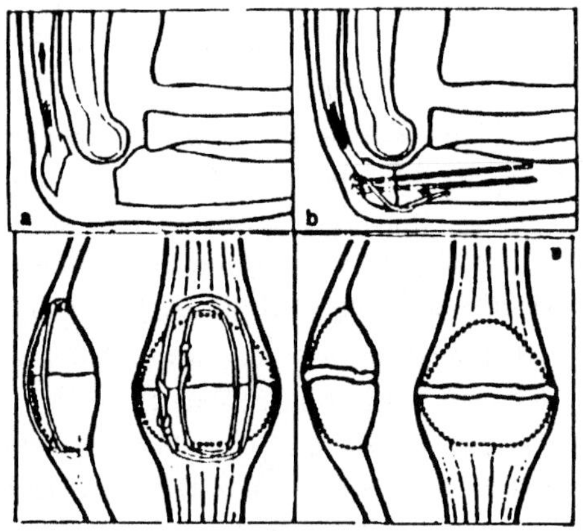

Abb. 4.37a;b

Im Zeitraum von 1958 bis 1978 wurden am Tianjing-Krankenhaus bei einer großen Zahl von Patienten mit geschlossenen Frakturen (1958 bis 1964: 13.000, 1973 bis 1978: 44.597) Beobachtungen bezüglich des Behandlungserfolges bei der Kombination beider Methoden gemacht (Shang Tian-Yu, 1981, S.72).

Die Analyse dieser großen Fallzahlen ergab, dass „über 90 Prozent der Frakturen mit dieser kombinierten Methode behandelt werden konnten. Die Knochenheilungszeit bei den

Patienten, die mit dieser kombinierten Methode behandelt wurden, war im Vergleich zu der ausschließlichen Behandlung nach westlichen Maßstäben um ein Drittel kürzer. Der gesamte Behandlungsverlauf konnte sogar um die Hälfte der Zeit verkürzt werden. 95 Prozent der Patienten waren mit der Wiederherstellung der Gelenkfunktion zufrieden. Das Risiko des Ausbleibens der knöchernen Heilung war im Vergleich zu früher im Durchschnitt von 5 bis 7 Prozent auf 0,04 Prozent gesunken" (Shang Tian-Yu, u.a. 1995, S.13).

Zusammenfassung

Die westliche Orthopädie unterscheidet konservative und operative Behandlungsverfahren. Der Vorteil der operativen Behandlung liegt in der Möglichkeit der frühfunktionellen Übungsbehandlungen, der Nachteil liegt darin, dass neben der Möglichkeit einer Infektion auch die Dauer des Knochenheilungsprozesses wesentlich verlängert ist. Es handelt sich hier um eine unnatürliche Form der Knochenheilung. Im Gegensatz zur der operativen Behandlung handelt es sich bei der westlichen konservativen Behandlung um eine natürliche Form der Knochenbruch-heilung. Aber dadurch, dass sie eine Ausschaltung von Bewegung betont, wächst die Gefahr von Immobilisationsschäden in Form von Gelenkversteifungen und Muskelatrophien. Bei der chinesischen Frakturbehand-lung handelt sich auch um eine natürliche Form der Knochenheilung, der in diesem Punkt der westlichen konservativen Frakturbehandlung entspricht. Der Unterschied zwischen den beiden Verfahren besteht jedoch darin, dass bei der westlichen konservativen Behandlung üblicherweise die beiden der Verletzung benachbarten Gelenke im Gipsverband mit ruhiggestellt werden, während bei der chinesischen Frakturbehandlung mittels elastischer Schienen mit Bandagen und Polstern nur die Bruchstelle fixiert wird. Die benachbarten Gelenke bleiben frei beweglich. Dies ermöglicht nicht nur eine frühfunktionelle Übungsbehandlung, sondern wirkt sich auch günstig auf die Bruchheilung aus. Die Heilung der Fraktur wird beschleunigt und Immobilisationsschäden werden weitgehend vermieden.

Diese Unterschiede zwischen chinesischer und westlicher Orthopädie sind durch die theoretisch-praktischen sowie auch kulturellen Hintergründe bestimmt. Während das Verständnis in der westlichen Orthopädie – wie in der westlichen Medizin insgesamt – durch das aristotelische Denkprinzip und durch den wissenschaftlichen und technischen Fortschritt bestimmt wird, basieren die Vorstellungen in der chinesischen Medizin primär auf einer ganzheitlichen Weltanschauung, deren zentrales Prinzip die Polarität im Yin und Yang darstellt. Auch im Sinne der chinesischen Orthopädie bedeutet Yin und Yang das Gegenspiel der Kräfte der Natur, die im Gleichgewicht gehalten werden sollen. Yang bedeutet Bewegung, Yin bedeutet Ruhe. Yin und Yang sind jedoch nie absolut, sondern immer relativ zu verstehen. Daher die ist chinesische Orthopädie gegen eine Ausschaltung von Bewegung.

Der spezifische Ansatz der chinesischen Orthopädie ist in der Kombination von Fixation und Funktionstraining, d.h. gleichwertiger und gleichzeitiger Bewegung und Ruhe zu sehen, die die genannten Yin-und-Yang-Widersprüche in Harmonie bringen sollen. Darüber hinaus bedient sich die chinesische Orthopädie auch zusätzlicher Behandlungsver-fahren, wie der Akupunktur, der klassischen chinesische Rezeptur und physikalischer Behandlungsmethoden wie der Tuina. Solche Verfahren wirken nicht nur lokal auf die Fraktur, sondern bewirken auch eine Verbesserung des Allgemeinbefindens des Patienten.

Die chinesische Orthopädie ist jedoch keineswegs eine perfekte Methode, die keiner Weiterentwicklung mehr bedarf. Auch geht es in dieser Arbeit nicht um die Frage, welche Behandlungsmethoden besser oder schlechter sind, sondern darum, welche Vorstellungen, Ideen und Behandlungsmethoden bei welchen Frakturen in unserer jetzigen Zeit optimal hilfreich und medizinisch förderlich sein können.

Durch eine bewusst und zielstrebig vollzogene Synthese der westlichen und chinesischen Orthopädie kann das Ziel, der Fraktur und dem begleitenden Weichteilschaden die gleichzeitige Ausheilung zu ermöglichen, leichter erreicht werden. Wichtig ist, dass die Funktion des verletzten Skelettabschnittes in möglichst kurzer Zeit bei geringstem Risiko wiederhergestellt und ein Dauerschaden vermieden wird. Die Begegnung der abendländischen mit der chinesischen Medizin kann so für beide Seiten fruchtbar sein und ihnen neue therapeutische Anregungen bieten.

5. Teil: Qigong

Kapitel I: Einführung und Historisches des Qigong

Einführung

Qigong ist ein wichtiger Bestandteil der chinesischen Medizin. Das Wort „Qigong" ist ein chinesischer Ausdruck; für das Schriftzeichen Qi finden sich vielfältige Begriffe, z.B. Lebensenergie, Atem, Luft. In Bezug auf Qigong kann man unter Qi die vitale Lebensenergie verstehen, das Schriftzeichen „Gong" bedeutet Übungen. Die Übungen, die als Qigong bezeichnet werden und die die Entwicklung des Qi beabsichtigen, bewirken, dass man mittels meditativen Atmens und bestimmter Körperhaltungen oder Bewegungsübungen den Geist und Körper des Menschen mit Yin und Yang in Harmonie miteinander verbindet. Das geschieht, indem die Wirkungen von Atembeherrschung und körperlichen Haltungen mit geistiger Konzentration und der vollendeten Ruhe emotionaler Ausgeglichenheit verbunden sind. Nach der chinesischen Medizin kann der menschliche Körper durch Qigong in seinen ursprüglichen Zustand zurückkehren und somit die Zusammensetzung des Körpers verändern und zu einer Substanz mit hoher Energie umformen. Wenn man dieses Stadium erreicht hat, ist man nicht mehr von den fünf Wandlungsphasen gefesselt, sondern hat einen Körper erworben, der aus der Substanz einer anderen Dimension besteht. Man wird nicht mehr von Zeit und Raum unserer Dimension beeinflusst und bleibt immer jung. Hierzu gibt es eine Geschichte: Ein Sinologe aus dem Westen kam nach China. Auf dem Marktplatz eines kleinen Dorfes sah er, wie eine junge Frau einen älteren Mann schlug. Nach der Ähnlichkeit des Gesichtes zu urteilen, waren es Vater und Tochter. Der Sinologe trat dazwischen und sagte: „Erstens schlägt man keine älteren Menschen. Zweitens schlägt man schon gar nicht seinen Vater. Warum tun Sie das?" Die Frau sah den Sinologen an und antwortete: „Erstens ist er nicht älter sondern jünger. Zweitens ist er nicht mein Vater, sondern mein Sohn. Ich schlage ihn, weil er kein Qigong macht. Deshalb sieht er so alt aus." Diese Geschichte ist natürlich nur eine lustige Anekdote. Aber auf jeden Fall ist Qigong eine Methode, bei der der Mensch selbst aktiv wird. Die jedem Menschen innewohnende Selbstheilungskraft breitet sich über das Qigong im ganzen Körper aus. Dies geschieht sowohl durch die materiell feststellbaren Veränderungen wie stärkere Durchblutung, vermehrte Produktion von Körpersäften, Lösung und Veränderung des Muskeltonus, ganzheitliche elastische Atembewegung usw. als auch durch feinere Schwingungen, die die stofflichen Veränderungen begleiten oder verursachen, und die als Lichtempfinden, Weite oder Wohlgefühl erlebt werden können. Qigong stellt einen aktiven Prozess der Selbstregulierung, der Selbstwiederherstellung und des Selbstaufbaus dar. Aus diesem Grunde gilt Qigong seit alters her als wichtige Methode zur Heilung von Krankheiten und zur Verlängerung des Lebens. Obgleich Qigong ganz allgemein der Regulierung des Gesamtbefindens dient, gibt es doch auch spezifische Übungen, die bei bestimmten Krankheitsbildern anzuwenden sind.

Dieses Buch führt 27 verschiedene Übungen für unterschiedliche Krankheiten auf. Darüber hinaus werden für häufig auftretende Krankheiten und Symptome ausgewählte Übungsformen vorgestellt. Das heißt: Die in diesem Buch dargestellten Übungsmethoden wurden nach Kriterien der klinisch-praktischen Wirksamkeit ausgesucht.

Historisches

Die Entwicklung des Oigong ist auf die Yao-Zeit vor über 5000 Jahren zurückzuführen. In dieser Zeit litten viele Menschen wegen der Feuchtigkeit unter Gelenkkrankheiten. Schon damals wurde erkannt, dass bestimmte harmonische Bewegungen zur Bekämpfung dieser Krankheiten wichtig sind. Das bekannte medizinische Buch Huang Di Nei Jing („Innerer Klassiker des Gelben Fürsten") beschreibt schon das grundlegende Wissen über Qigong. Auf Huang Di Nei Jing folgten, während verschiedener dynastischer Perioden geschrieben, eine große Zahl weiterer Abhandlungen über Qigong. Daraus kann man schließen, dass die früheren Ärzte die Lehre des Qigong als sehr wichtig erachteten. Es gab einige berühmte Ärzte, die die Qigong-Übungen des „Leitens und Dehnens" (Daoyin) weiterentwickelten. So schreibt z. B. der bedeutendste Arzt der Han-Zeit, Zhang Zhongjing (Mitte 2. Jh. bis 3. Jh. n. Chr.) in seinem berühmten Buch „Wichtige Besonderheiten aus dem goldenen Schrein" (Jin Gui Yao Lüe) über den Gebrauch von Qigong-Übungen als Therapiemethode. Er sagt: „Wenn sich die fünf Gliedmaßen schwer anfühlen, praktiziere man die Übungen des Leitens und Dehnens und des Ein- und Ausatmens (Daoyin Tuna), wenden Akupunktur, Moxibustion, Pflaster und Salben sowie Massage an und sorge dafür, dass die 9 Körperöffnungen nicht verstopft sind." Ein anderes Beispiel ist der berühmte Arzt Hua Tuo, der in der späten Han-Zeit lebte (2. Jh. n. Chr.). Er entwickelte eine Reihe von Qigong-Übungen, die „das Fünf-Tiere-Spiel" (Wu Jin Xi) genannt werden und die die

Bewegungen und Gesten des Tigers, des Bären, des Hirschen, des Affen und des Kranichs imitieren. Das Übungsziel besteht darin, die „Blutzirkulation anzuregen und dem Auftreten von Krankheiten vorzubeugen".

Nach Hua Tuo wurden in folgenden Werken Abhandlungen zum Thema Qigong geschrieben: „Abhandlung über Ursprung und Verlauf aller Krankheiten" (Zhu Bing Yuan Hou Zong Lun) von Chao Yuan Fang (620 n. Chr., Sui-Dynastie); „Wichtige Rezepturen, die 1000 Goldstücke wert sind" (Qian Jin Fang, Qian Jin Yi Fang), von Sun Si Mo (7. Jh. n. Chr., Tang-Dynastie); „Esoterische Wichtigkeiten von der äußeren Terrasse" (Wai Tai Bi Yao), von Wang Tao (752 n. Chr.) und „Komplette Aufzeichnungen der kaiserlichen Rezepturen" (Sheng Ji Zong Lu, 1111-1117 n. Chr., Song-Dynastie).

Weiterhin sind die Werke der großen Ärzte der Jin- und Yuan-Zeit zu nennen: „Abhandlungen zur Gesundheitspflege" (She Sheng Lun) von Liu Wan Su (1120 1200 n. Chr.); „Geheimnisse des Orchideenzimmers" (Lan Shi Mi Zang) von Li Dong Yuan (1180-1251 n. Chr.); „Abhandlung über Krankheiten, die durch zuviel Yang verursacht werden" (Ge Zhi Yu Lun) von Zhu Dan Xi (1281-1358 n. Chr.) u.a.

In der Ming-Zeit äußerte sich der größte Arzt der chinesischen Medizin, Li Shizhen, in seinem berühmten Werk „Untersuchungen über die acht unpaarigen Leitbahnen" (Ji Jing Ba Mai Jao, erschienen 1578 n. Chr.) zur Praxis des Qigong. Er war bereits der Meinung, dass die aufnehmende Leitbahn, „Renmai" und die Leitbahn der Steuerung, „Dumai" den kleinen Kreislauf des Körpers bilden und das Durchlässigwerden dieser beiden Leitbahnen die Voraussetzung eines ungehinderten Qi-Flusses sei. Wang Ken Tang berichtet in „Richtschnur von Diagnose und Therapie in den sechs Disziplinen" (Liu Ke Zheng Zhi Zhun Sheng, 1602 n. Chr.): „Es gibt viele Unheilbare, die geheilt werden könnten, wenn sie das wahre Qi (Zhen Qi) davor bewahren könnten, sich zu verflüchtigen, wenn sie das Primäre Qi (Yuan Qi) umfassten und als Einheit bewahrten". Die zuvor erwähnten Schriften belegen, dass Qigong in China von alters her erforscht und weiterentwickelt wurde.

Kapitel II: Theorie des Qigong

Qigong und Yin-Yang

Im Jahre 206 v. Chr. wurde der Begriff des Yin und Yang, des Qi, also der Lebensenergie, in dem ersten medizinischen Werk, „Im Inneren Klassiker des Gelben Fürsten" (Huang Di Nei Jing), eingeführt. Es steht geschrieben: „Wenn Yin und Yang ausgeglichen sind, finden Körper und Seele harmonisch zusammen. Wenn man gelassen und frei von Wünschen ist, erhält man sich das wahre Qi; wenn man die geistigen Kräfte im Inneren bewahrt, wie könnte Krankheit einen da angreifen?"

Die chinesische Philosophie hat für die Medizin ihrer Zeit eine umfassende Kosmogonie entwickelt, die im Dualismus von Yin (weibliches Prinzip) und Yang (männliches Prinzip) mündet. In diesem Sinn sagt die chinesische Medizin: Jeder Mensch hat Yang-Organ-Anteile und Yin-Organ-Anteile, Yin und Yang sind nie absolut, sondern immer relativ zu verstehen. Auf jeder Stufe befindet sich beides, sowohl Yin als auch Yang. Beide Teile sind notwendig zur Erhaltung des Lebens. Deshalb ist jeder Mensch nur dann gesund, wenn die beiden Teilkräfte Yang und Yin harmonisch zusammenspielen. Jedes Organ erkrankt manifest, wenn die beiden Teilkräfte Yang und Yin in einem gestörten Verhältnis zueinander stehen oder das Ungleichgewicht der Teilkräfte zu stark ist.

Das Qigong kann eine Brücke schaffen zwischen den Vorgängen im Körper = Yin und seelisch geistigem Erleben = Yang, zwischen Körperverfassung = Yin und Gemütslage = Yang, unbewusstem Yin und bewusstem Yang. Es wurde hier unter dem Aspekt gesehen, dass Yin und Yang des menschlichen Körpers erhalten werden, indem sich beide verbinden und miteinander vermischen. Verbindung und Vermischung von Yin und Yang bedeutet auch, dass wir eine Beziehung von Bewusstsein = Yang zur Stofflichkeit = Yin jeder Zelle herstellen. Dadurch könnte ein Zellbewusstsein entstehen, das die Materie durchleuchten und verwandeln und den Leib vergeistigen kann. So trägt das Qigong dazu bei, das primäre Qi wiederzuentdecken und zu erhalten, damit das Qi mit unserer bewussten Atemzirkulation durch den ganzen Körper fließt. Das Qi führt zum Beginn eines neuen inneren Lebens, so wie es ein neugeborenes Kind erlebt. Wissenschaftlich bedeutet das die Erkenntnis wichtiger Stoffwechselprozesse im menschlichen Organismus. Psychologisch gesehen, führt dies zur Suche nach innerem Frieden und zur Verbesserung der menschlichen Persönlichkeit.

Qigong und die fünf Wandlungsphasen

Um das komplizierte Yin und Yang-Wechselspiel noch besser beschreiben und genauere Diagnosen stellen zu können, bedient sich die chinesische Medizin der Theorie der fünf Wandlungsphasen. Genau bestimmt werden die Verhältnisse zwischen Elementen, Organen und Emotionen.

Der spezifische Ansatz der chinesischen Medizin ist ganzheitlich. Das Krankheitsgeschehen soll nicht nur als reparaturbedürftige Organerkrankung lokalisiert, sondern als eine Störung des Gesamtgleichgewichts der Kräfte im menschlichen Organismus verstanden werden: eine Folge von Disharmonie und Ungleichgewicht. Es geht jedenfalls nicht bloß um Krankheiten, die der Mensch hat, sondern ganzheitlich um einen Menschen, der krank ist inmitten der fünf Wandlungsphasen von Beziehungen zwischen den Organ-Funktionskreisen.

Qigong kann auf der einen Seite die Beziehungen innerhalb der fünf Wandlungsphasen beeinflussen, damit die fünf Elemente harmonisch miteinander verbunden werden. Auf der anderen Seite kann Qigong auch auf die einzelnen Organ-Funktionskreise einwirken. Zahlreiche Ergebnisse der experimentellen Forschung über die Wirkungen der Qigong-Übungen auf den menschlichen Organismus liegen vor.

Qigong und der o. Herz

Der o. Herz wird auch als das Hauptorgan für die Steuerung der geistigen Aktivitäten und der gesamten physiologischen Funktion des Gehirns angesehen. Qigong zu praktizieren bedeutet, die Gedanken zu konzentrieren und den Geist in einen ruhigen Zustand zu bringen, um auf diese Weise das Ziel, nämlich die Regulierung und Erneuerung der mentalen Aktivitäten, zu erreichen. Der o. Herz ist auch verantwortlich für den Blutfluss und manifestiert sich äußerlich im Gesicht. Qigong-Übungen beeinflussen auch das Herz- und Kreislaufsystem, d.h. die Herzfrequenz wird gesenkt und das Blutbild verbessert.

Qigong und der o. Lunge

Qigong-Übungen wirken direkt auf den o. Lunge. Die Qigong-Atemübung in der Trainingspraxis besteht aus dem Einatmung der Qi-Essenz des Himmels und der Erde und der Ausatmung des verbrauchten Qi aus den inneren Organen. Die inhalierte Qi-Essenz des Himmels und der Erde bereichert nicht nur das primäre Qi, sondern fördert auch ganz direkt die Zirkulation des Qi und des Blutes, so dass der Blut- und Qifluss im Körper frei zirkulieren kann und die fünf Zang-Orbis, die sechs Fu-Orbis, alle Gelenke und Knochen ihre Funktionen normal ausführen können.

Qigong und der o. Nieren

Die Atmung ist hauptsächlich an die Funktion des o. Lunge gebunden. Doch hilft der o. Nieren durch seine Kontrollfunktion bei der Annahme des Atem-Qi. Die Verteilung von sauberem Atem-Qi im ganzen Körper, das durch den o. Lunge inhaliert wird, hängt nicht nur von der säubernden Hinabführungsfunktion des o. Lunge ab, sondern auch von der Funktion des o. Nieren in Bezug auf Annahme und Kontrolle des Atem-Qi. Senkt nun der Übende das Qi durch Qigong mittels tiefer langer Bauchatmung zum „Dantian", So ist er in der Lage, die herabsenkende Funktion des o. Lunge zu stärken und ebenso die annehmende Funktion des o. Nieren. Auf diese Weise erreicht er einen Zustand von tiefer, langer und sanfter Atmung und die Nasenatmung ist kaum wahrnehmbar. Zu diesem Zeitpunkt sinkt die inhalierte Qi-Essenz des Himmels und der Erde herab, um sich mit der angeborenen Qi-Essenz des o. Nieren zu dem primären Qi des menschlichen Körpers zu verbinden. Dies ermöglicht die Bildung des inneren Qi und die Stärkung des Körpers.

Qigong und der o. Leber

Lang andauernde Depression oder Zorn können den o. Leber schwächen, so dass er unfähig wird, den unbehinderten und freien Fluss des Qi zu fördern. Entspannung und Ruhe in Form der Qigong-Übungen können hingegen die Gemütsverfassung stabilisieren und den normalen, unbehinderten und freien Fluss der Qi-Funktion des o. Leber wiederherstellen. Auf diese Weise wird das überaktive Yang des o. Leber herabgesenkt und die Stauung des Qi des o. Leber aufgelöst. Daraus entsteht spontane Freude und innerliche Zufriedenheit. Depression und leichte Reizbarkeit werden automatisch verschwinden. Der Einfluss von Qigong auf die Funktionen des Nervensystems, insbesondere auf die Funktion der Großhirnrinde, ist offensichtlich und durch die graphische Darstellung der elektrischen Hirnströme bewiesen worden.

Qigong und die oo. Milz und Magen

Auf der einen Seite können die Qigong-Übungen die Transport- und Umwandlungsfunktion von Nährstoffen im o. Milz stärken: Ein offensichtlicher Effekt ist die Speichelvermehrung. Auf der anderen Seite steigern die Qigong-Übungen die Bauchatmung, welche die nach oben und unten gehende Bewegung des Zwerchfells stärkt, was wiederum einen massierenden Effekt auf den Magen hat und die Peristaltik und die Verdauungsfunktionen fördert. Die Funktion des Verdauungssystems wird durch Qigong deutlich gefördert.

Kapitel III: Inhalt des Qigong

Man kann den Inhalt des Qigong in drei Hauptfaktoren zusammenfassen und zwar in Regulation der Atmung, Regulation der Körperhaltung und Regulation der Vorstellungskraft. Nur eine enge Verbindung dieser drei Hauptfaktoren in den Qigong-Übungen garantiert eine erfolgreiche Durchführung.

Regulation der Atmung

Man kann lange Zeit verbringen ohne zu essen oder zu trinken, aber nicht ohne zu atmen. Das beweist, wie wichtig die Atmung ist, denn ohne Atem können wir auf der Erde nicht existieren. Er versorgt und nährt uns. Er ist der Hauch, der uns während des irdischen Daseins trägt. Über den Atem sind wir mit allem verbunden. Eine gesunde Atmung stimuliert die Versorgung des Blutes mit Sauerstoff, welcher zu den Zellen befördert wird, die ihn für ihren Stoffwechsel benötigen.

Atem und Geist sind besonders über das Tonusgeschehen miteinander verbunden. Geistige Arbeit, psychische Erregungen usw. beeinflussen alles, was die Atmung betrifft. Die Atmung hat eine nachweisbare Wirkung auf unsere Psyche und unser vegetatives Nervensystem, das der Mensch über sein Atemzentrum willkürlich beeinflusst. Das bewusste Atmen kann hilfreich und wirkungsvoll sein, wenn es um das Erreichen bestimmter Ziele geht. In diesem Fall wird es benutzt und eingesetzt. Weil der Atem sehr zugänglich für Willensimpulse ist, haben sich im Qigong verschiedene Atemübungen gebildet, bei denen der Übende über das meditative Atmen auf Körper und Geist einwirkt.

Verbindung zwischen Körper und Geist bedeutet auch, dass wir eine Beziehung vom Bewusstsein zur Stofflichkeit jeder Zelle herstellen. So könnte ein Zellbewusstsein entstehen, das die Materie durchleuchten und verwandeln, den Leib vergeistigen kann.

Regulation der Atmung ist der Weg zwischen dem Verweilen im Unbewussten der Stofflichkeit Yin und der Bewusstheit und Erkenntnis Yang. Er ist nicht nur Träger des Stoffwechselgeschehens, sondern führt uns auch die nichtstoffliche Lebensenergie Qi zu. Diese Atemkraft vermittelt uns feine psychische Energien und Lebenskraft.

Natürliches Atmen

Der Übende atmet wie gewöhnlich und schenkt dem Atem keine besondere Beachtung.

Tiefe, lange Atmung

a) Auf der Grundlage natürlichen Einatmens lässt man das Ausatmen länger und tiefer werden.

b) Auf der Grundlage natürlichen Ausatmens lässt man das Einatmen länger und tiefer werden.

Normale Bauchatmung

Der Unterleib dehnt sich mit dem Einatmen langsam aus. Mit dem Ausatmen fällt der ausgedehnte Bauch langsam wieder zurück.

Umgekehrte Bauchatmung

Der Unterleib zieht sich beim Einatmen langsam ein. Beim Ausatmen schiebt man den eingezogenen Unterleib wieder hervor.

Anhalten des Atems

Der Atem wird entweder nach dem Einatmen oder nach dem Ausatmen willentlich angehalten, um die Intensität der Bauchatmung zu erhöhen.

Embryonalatmung

Die Embryonalatmung wird auch als „Nabel-Atmungs-Methode“ bezeichnet. Das bedeutet, dass sich bei der Embryonalatmung die Vorstellungskraft im mittleren Dantian befindet.

Öffnen-und-Schließen-Atemmethode

Während des Einatmens stellt man sich vor: „Der Atem breitet sich im Körper aus”, gleichzeitig stellt man sich vor: „Die Poren öffnen sich”. Dann beginnt das Ausatmen. Dabei stellt man sich vor: „Die Poren schließen sich”, so dass man das Gefühl bekommt, durch die Haut zu atmen. Deshalb wird diese Methode auch „Porenatmung” genannt.

Die Methode des Sprechens von Silben

Bei dieser Methode wird durch das leise Sprechen von speziellen Silben die Funktion der inneren Organe beeinflusst, z.B. „xu“ für die Leber, „si“ (sprich „sö“) für die Lunge, „he“ (sprich „ch“) für das Herz, „chui“ (sprich „tschui“) für die Nieren, „hu“ für die Milz.

Regulation der Körperhaltung

Die Haltung des gesamten Körpers hat einen Einfluss auf die Atmung, denn Wirbelsäule, Schultergürtel, Rumpf, Becken und auch die Extremitäten sind am Atemvorgang beteiligt, z. B. ist die Brustwirbelsäule Bestandteil des Brustkorbs und bestimmt damit direkt die Form des

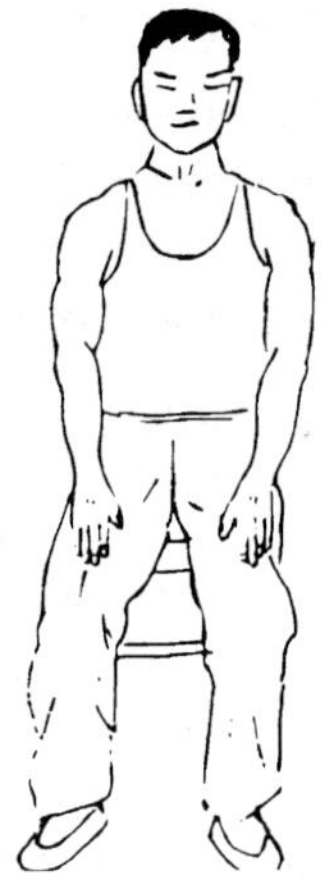

Abb. 5.1

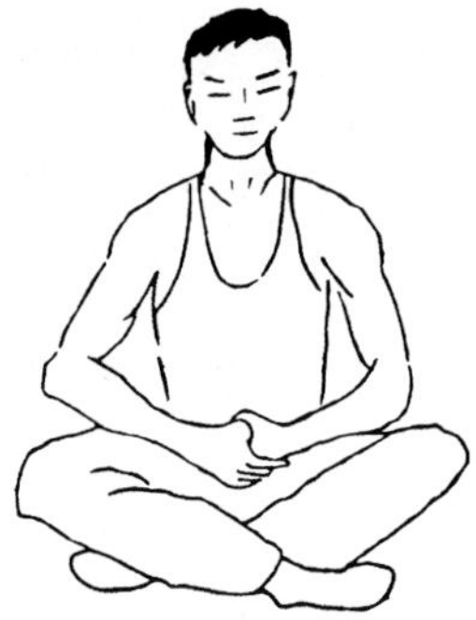

Abb. 5.2

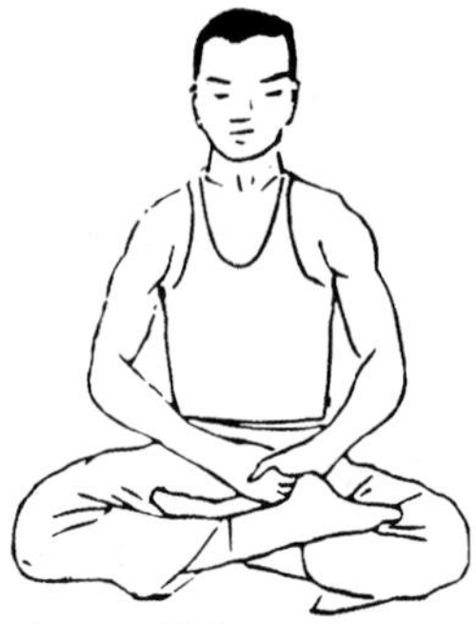

Abb. 5.3

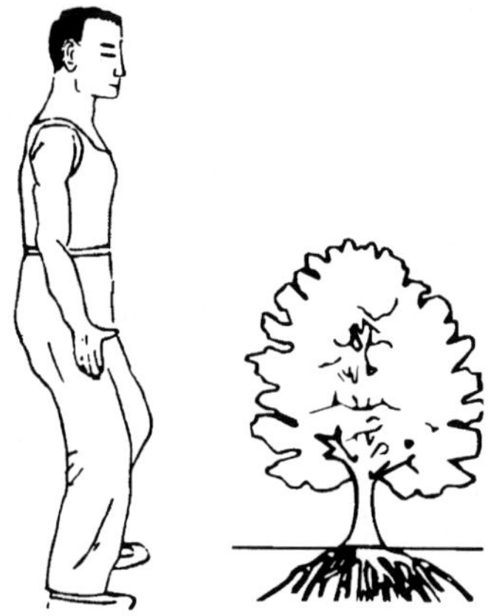

Abb. 5.4

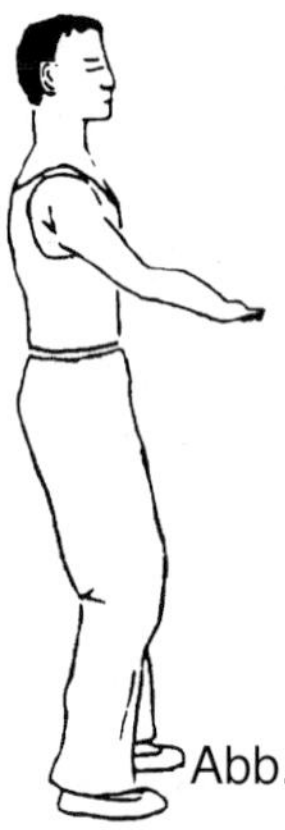

Abb. 5.5

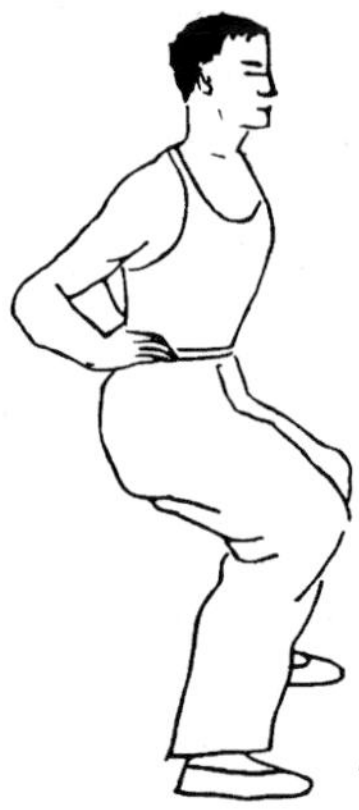

Abb. 5.6

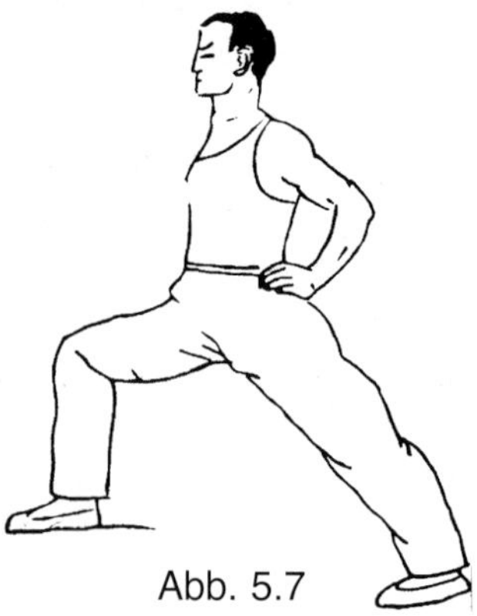

Abb. 5.7

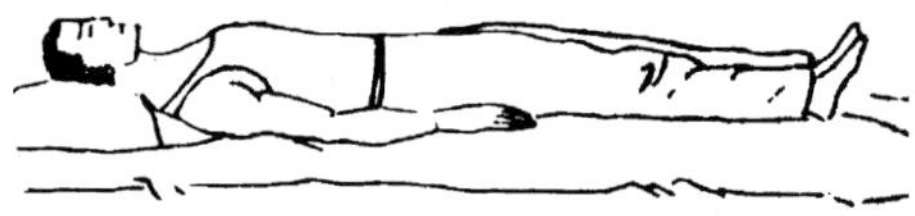

Abb. 5.8

Atembewegungsablaufs wobei eine zu starke kyphotische Krümmung (Kyphose = Biegung mit Wölbung nach hinten, konkav) den Atemraum verkleinert. Die Brustwirbelsäule beteiligt sich von der Bewegung her an der Atmung, und eine Versteifung führt zu einer Verarmung der Atmungsmöglichkeiten. Die Lendenwirbelsäule steht mit dem äußeren Atmungsablauf in Verbindung, da sie als Bestandteil des Bauchraums am costo-diaphragmalen Mechanismus beteiligt ist. Da sie auch Ursprungspunkt verschiedener Atem- und Atemhilfsmuskeln ist (z. B. des langen Rückenstreckers), bedingt ihre Haltung die mechanischen Arbeitsverhältnisse der Muskulatur. Ferner beeinflusst sie Becken- und Brustwirbelsäulenhaltung als Verbindungsstück zwischen beiden. Die Lordose (= Biegung mit Wölbung nach vorne, konvex) der Lendenwirbelsäule bedingt die Stärke der Beckenkippung und die Krümmung der Brustwirbelsäule und nimmt, abhängig von ihrer Stärke, Einfluss auf die Atmung.

Die Regulation der Körperhaltung ist also durch eine besondere Art und Intensität der Muskelspannung ausgezeichnet, die die Atmungsvorgänge unterstützt und eine Widerstandsfähigkeit gegen Belastungen aufweist.

Normale Sitzhaltung

Man sitzt auf einem Stuhl, beide Füße ruhen auf der Erde. Ober- und Unterschenkel sollen im Kniegelenk im Winkel von 90° zueinander gebeugt werden. Die beiden Hände werden auf die Oberschenkel gelegt, die Brust nicht herausgestreckt. Die Schultern werden leicht gesenkt. Der Mund ist leicht geschlossen. Die Zunge berührt den Gaumen. Die Augen sind leicht geschlossen oder nur einen Spalt geöffnet (Abb. 5.1).

Schneidersitz

Die Unterschenkel überkreuzen sich, die Füße liegen unter den Oberschenkeln. Die vier Finger der einen Hand werden in die Handfläche der anderen Hand gelegt; der Daumen drückt auf den Daumen der anderen Hand. Die anderen Körperpartien bleiben in der normalen Sitzhaltung (Abb. 5.2).

Lotussitz

Der linke Fuß liegt auf dem Oberschenkel des rechten Beins, der linke große Zeh zeigt zum rechten Knie, der rechte Unterschenkel liegt auf dem linken Unterschenkel. Rechtes und linkes Bein können auch bei dieser Sitzhaltung miteinander vertauscht werden. Die anderen Körperpartien nehmen die gleiche Haltung ein wie beim Schneidersitz (Abb. 5.3).

Natürliches Stehen

a) Die Füße stehen etwa schulterbreit auseinander, die Knie sind leicht gebeugt. Der Brustbereich wird etwas zurückgenommen, der Bauch ein wenig eingezogen, die Schultern sind gelockert. Die Handflächen zeigen zum Körper, die Finger zeigen nach unten, sie sind gespreizt und gekrümmt. Die anderen Körperpartien bleiben in der normalen Sitzhaltung.

b) Das Gewicht verteilt sich gleichmäßig auf die Mitte beider Fußsohlen. Der Unterkörper senkt sich wie die Wurzel eines Baumes tief in die Erde. Von der Hüfte aufwärts reckt sich der Oberkörper wie ein Baum nach oben und ruht still zwischen Himmel und Erde (Abb. 5.4).

Den Ball drücken

Die Grundsituation dieser Haltung ist das natürliche Stehen. Die Finger sind leicht gespreizt und gekrümmt. Die Handfläche ist nach unten gewendet. Man stellt sich vor, dass man einen Ball ins Wasser drückt (Abb. 5.5).

Der Schritt des Pferdes

Man steht mit gespreizten Füßen, wobei der Abstand der Füße am Boden etwas weiter gewählt ist als die Breite der Schultern. Die Fußspitzen sind nach innen gerichtet, etwa in ihrem Winkel den Kanten eines Daches entsprechend. Beide Knie werden gebeugt, jedoch nur so weit, dass eine gedachte Senkrechte von der Kniespitze nicht über die Fußspitze hinausreicht (Abb. 5.6).

Der Schritt des gespannten Bogens

Man setzt einen Fuß nach vorn, einen nach hinten und zwar so, dass sie etwas weiter auseinanderstehen als eine Schulterbreite. Bei dem nach vorn gesetzten Bein beugt man das Knie, richtet die Fußspitze etwas nach innen und dies so, dass der Unterschenkel senkrecht zum Boden steht und Ober- und Unterschenkel einen rechten Winkel bilden. Das nach hinten gestellte Bein wird hingegen gestreckt und seine Fußspitze etwas nach außen gedreht (Abb. 5.7).

Rückenlage

Der Übende liegt auf dem Rücken, die Arme liegen parallel zum Körper. Man kann die Hände auch aneinander halten und auf den Unterbauch legen. Die Beine werden natürlich ausgestreckt. Der Mund ist geschlossen. Die Augen sind leicht geschlossen oder einen Spalt geöffnet (Abb. 5.8).

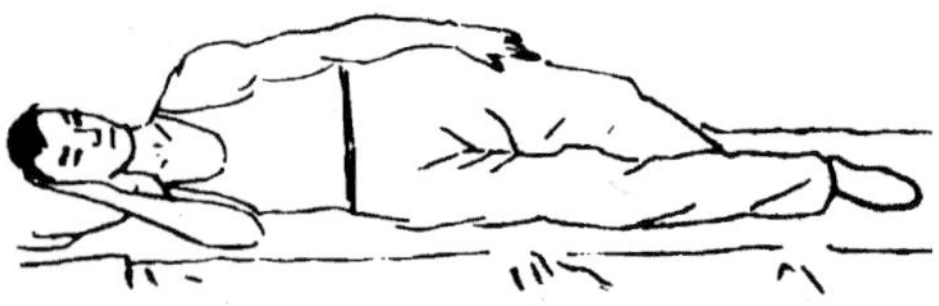

Abb. 5.9

Seitenlage

Rechte Seitenlage: Das rechte Bein ist gerade ausgestreckt, das linke Bein ist gebeugt und wird locker auf das rechte Bein gelegt. Die rechte Hand liegt in natürlicher Weise in Augenhöhe auf dem Kissen. Die linke Hand liegt in natürlicher Weise auf der linken Hüfte. Die anderen Körperpartien entsprechen denen der Rückenlage (Abb. 5.9).

Regulation der Vorstellungskraft

Beim Qigong werden die Atmung und Körperhaltung unter der Führung der Vorstellungskraft trainiert. Deshalb spielt die Regulation der Vorstellungskraft eine zentrale Rolle im Qigong. Die Regulation der Vorstellungskraft zielt auf Konzentration und Blick nach innen. Der Innenraum kann als Körperinneres in seiner natürlichen Gestalt oder als innerer Kosmos empfunden werden. Dieses wird mit der Steigerung der Empfindungsfähigkeit immer deutlicher spürbar. Der Außenraum ist die irdische Welt, die Weite des Raumes um uns herum. Grundsätzlich werden wir Menschen zu sehr von äußeren Erscheinungen abgelenkt und bestimmt und sind gleichzeitig zu sehr ichbezogen. Der Blick nach innen zielt auf die Abwesenheit von störenden Gedanken, um den Geist von äußeren Einflüssen frei zu halten. Die Augen sollten mit dem Inneren in Verbindung treten, vielleicht nur für eine Weile, um sich selbst zu vergessen. So wird die Seele leer und vermag die andere Dimension in sich aufzunehmen. Je mehr man sich nach innen wendet, desto offener wird man für die andere Dimension. Die Zeit hat ein Feld (eine räumliche Grenze). Wenn sich etwas nicht in diesem Zeitfeld befindet, wird es auch nicht durch dessen Zeit eingeschränkt. Durch Meditation und Blick nach innen können wir die Dimension unseres Zeitfeldes verlassen. Denn Zeit in unserer Dreidimensionalwelt bedeutet, dass man sich in gerader Linie auf einer waagerechten Ebene fortbewegt. Doch sobald man die Gedanken von unseren irdischen Dingen frei halten kann, wechselt die Dimension. Der physische Körper befindet sich zwar immer noch in unserer Dreidimensionalwelt, aber der energetische Körper bewegt sich schon in einer anderen Dimension. Die Zeit in der anderen Dimension bedeutet, dass man sich kreisförmig auf senkrechter Ebene fortbewegt. Das ist was im Taoismus mit „lebt in der Ewigkeit, nicht in der Zeit“ gemeint ist und warum durch Qigong die Alterungprozesse verzögert werden können.

Die moderne Wissenschaft meint, dass in tiefster Meditation eine Hirnregion in den Scheitellappen ausgeschaltet wird. Aufgabe dieses Orientierungs-Assoziations-Areals“ (OAA) ist es, dem Menschen jederzeit klar zu machen, wo der Körper endet und die äussere Welt beginnt. Das fanden Wissenschafter der Universität Pennsylvania bei der Untersuchung der Hirntätigkeit von meditierenden Mönchen heraus. Den Forschern zufolge vermittelt der linke Teil dieses Hirnareals das Gefühl für die physischen Grenzen des Körpers. Der rechte Teil verarbeitet Informationen über Raum und Zeit. Auch dieser Bezug würde bei Mönchen als Folge fehlender Stimulation des rechten OAA-Bereichs verschwinden. Daraus resultiere ein Gefühl der Ewigkeit und Endlosigkeit, das die Meditierenden als völlig real empfänden. Sie würden tatsächlich eins mit dem Kosmos, so wie die Taoisten hofften, dass das Individuum zu einem System werden könnte, und der menschliche Körper selbst, genauso wie das Universum, ewig existiert. Daraus entsteht innere Ruhe und Freude. Auf diese Weise werden physiologische bzw. pathologische Funktionen des Organismus beeinflusst. Dadurch können wir uns körperlich und seelisch reinigen und deswegen wird manchmal auch vom Fasten des Herzens gesprochen. Der Japaner Masaro Ennoto hat mit Hilfe seiner sensationellen Erfindung der Fotografie von Wasserkristallen nachgewiesen, dass Wasser menschliche Vorstellungskraft aufnimmt und sich dementsprechend verändert. Aufgrund dieser Entdeckung hält er es für möglich, dass Wasser, dessen Qualität durch Schadstoffeinleitungen stark dezimiert wurde, durch menschliche Vorstellungskraft wieder zu positivem, energiereichem Wasser werden kann. Da unser Körper aus 70 Prozent Wasser besteht, könnte man die Schlussfolgerung ziehen: Hat die Gedankenkraft erst die Qualität des Wassers wieder optimiert, hat sie die Heilung der Menschen angeschoben.

Methode des Bewahrens der Vorstellungskraft

Dies bedeutet, dass man beim Qigong seine Vorstellungskraft auf einen bestimmten Bereich des Körpers, z.B. Dantian oder auf irgendeinen Gegenstand des Raumes konzentriert, um dadurch in die Ruhe einzutreten.

Methode des Öffnens und Schließens am Ort des Krankheitsgeschehens

Man führt die Vorstellungskraft zum Krankheitsort und

übt dort langsame gedankliche Bewegungen des Öffnens und Schließens aus. Eine Übungsphase dauert etwa 3 bis 5 Minuten.

Methode des Umkreisens am Krankheitsort

Man lenkt die Vorstellungskraft zum Krankheitsort und umkreist den Krankheitsherd langsam in Gedanken.

Methode die Vorstellungskraft auf die Bedeutung von Worten zu richten

Man versucht bei dieser Übungsmethode die Bedeutung von Worten, die einen günstigen Einfluss auf die Gesundheit ausüben können, zu fühlen. Ausdrücke sind z.B. „ich entspanne mich", „ich komme zur Ruhe". Diese Worte kann man in Gedanken lesen oder in ihrer Bedeutung spüren.

Die Methode des Zählens der Atemzüge

Während der Übungen zählt man seine Atemzüge so lange, bis die Ohren keine Geräusche mehr wahrnehmen, die Augen nichts mehr sehen und der Geist nichts mehr aufnimmt. So wird eine natürliche Form der Ruhe und Entspannung erreicht.

Der Begriff „Dantian" im Qigong

Das Dantian galt schon bei den alten Qigong-Meistern als ein Fixierungspunkt für die Gedankenbewegungen. Bezüglich der Lokalisation des Dantian gibt es verschiedene Überlieferungen und verschiedene Expertenmeinungen. Im Allgemeinen unterscheidet man drei Dantian, nämlich oberes, mittleres und unteres Dantian. Das obere Dantian entspricht dem Foramen Yin tang (Lage: exakt im Schnittpunkt auf der vertikalen Verlängerung der Nasenmittellinie und der horizontalen der Augenbrauen). Das untere Dantian entspricht dem Foramen prima clusarum, Guan yuan, KG 4 (Lage: 3 PZ unterhalb des Nabels). Das mittlere Dantian liegt zwischen Nabel und dem Foramen Yao yan guan, LG 3 (Lage: unterhalb des Dornfortsatzes des 5. Lendenwirbels).

Die Konzentration des Geistes auf „Dantian" bezieht sich in der Oigong-Führung gewöhnlich auf die Konzentration des „unteren Dantian", da diese Region wesentlich mit den Lebensaktivitäten des menschlichen Körpers verbunden ist. Sowohl die Theorie der chinesischen Medizin als auch die der Taoisten besagt, dass das „untere Dantian" Ausgangspunkt für die Zirkulation der Ren-Du-Leitbahn ist. Es wird außerdem als „Wurzel der 12 Leitbahnen" und als „Zusammenfluss von Yin und Yang" bezeichnet. Es ist weiterhin der Ort, an dem der Mann seinen Samen speichert und die Frau den Fötus ernährt. Aus diesem Grund kann die ausdauernde und intensive Konzentration des Menschen auf „Dantian" zum Aufbau und Erhalt seiner Gesundheit und zur Vorbeugung und Heilung von Krankheiten dienen.

Qigong und Dantian

Es ist wichtig, dass durch Qigong-Atemübungen und Konzentration des Geistes auf Dantian das Feuer des Tors zum Leben verstärkt wird, die Erde des Funktionsbereiches Milz erwärmt wird, die inneren Organe genährt werden, Nahrung und Qi transportiert werden, das Yang-Qi angehoben und die allgemeine Verfassung gestärkt werden. Ein berühmter Arzt, Xu Lingtai, glaubte, dass das Tor des Lebens einfach das „Dantian" sei. Ein weiterer berühmter Arzt, Zhang Jingyue, zeigte auf: „Das Tor des Lebens ist die Wurzel des primären Qi, die Heimat des Yin und Yang. Das Yin-Qi der fünf Zang-Orbis kann ohne dieses nicht ernährt werden; das Yang-Qi der fünf Zang-Orbis kann ohne dieses nicht angehoben werden."

Meditation

Meditation heißt eigentlich: Die Konzentration auf den Körpermittelpunkt, nämlich „Dantian". Es ist nicht leicht, sich bei der Meditation auf „Dantian" zu konzentrieren. Viele Menschen sind überhaupt nicht in der Lage, bei der Meditation zur Ruhe zu kommen. Warum fällt es so vielen Leuten schwer, nur ein paar Minuten an nichts zu denken. Die Gründe liegen darin, dass es, um die Gedanken frei zu halten, ein reines Herz erfordert. Die Gedanken frei zu halten, bedeutet auch die Rückkehr zum Ursprung und zu der Natur. Wenn man mit dem Herzen immer noch stark an irdischen Dingen hängt, wie kann man sich zurück zum Ursprung führen? Das heißt: Ein reines Herz ist ein Voraussetzung für die Meditation. Man muss im alltäglichen Leben seine geistige Haltung verbessern, erst dann kann man sich in Meditationstunden konzentrieren. Ein ganz praktischer Vergleich aus dem Leben sind Versicherungen. Diese müssen vor einem eintretenden Schadensfall abgeschlossen werden, damit man von ihnen profitieren kann. Deswegen wird beim Qigong auch großer Wert auf die Verbesserung der geistigen Haltung gelegt. Die Verbesserung der geistigen Haltung bedeutet im Buddhismus das Einhalten von Geboten. Mit Geboten ist gemeint, dass man alle üblen Gedanken und Taten wie Töten, Stehlen, Tücke, Habgier und Neid vermeiden soll, damit das Herz rein bleibt und meditieren kann. Wie Buddha immer wieder lehrte: „Von Geboten durchdrungen ist die Meditation fruchtbar, von Meditation durchdrungen ist die Weisheit fruchbar, von Weisheit durchdrungen wird die

Seele ganz von aller Verderbnis erlöst!" Ein Buddhist redet nicht von Qigong, doch in Wirklichkeit macht er bereits Qigong, denn wenn er sich zur Meditation hinsetzt, sammelt sich die Energie aus dem Kosmos und er nimmt sie in sich auf. Je länger man im Meditationzustand bleibt, desto mehr nimmt die Intensität zu, desto schneller entwickelt sich die Energie. Das zeigt die gleichen Ergebnisse, wie man sie beim Qigong erzielt. Aus diesem Grunde hat der Buddhismus zur Entwicklung des Qigong auch einen großen Beitrag geleistet.

Prinzipien des Qigong

Obwohl es im Oigong viele unterschiedliche Übungsmethoden gibt, basieren alle Übungen auf den folgenden gleichen Prinzipien.

Entspannung, Ruhe, Natürlichkeit

Mit Entspannung ist sowohl die Entspannung des Körpers als auch die Entspannung des Geistes gemeint. Diese führt dann zur Ruhe und freiem Fluss des Qi. Zur Ruhe muss während der Übungen eine gelassene Stimmung im Geist herrschen. Durch umherschweifende Gedanken sollte man sich nicht ablenken lassen. Man möge zwar ruhig, doch zugleich wach sein. Dieses Befinden wird als Qigong-Zustand bezeichnet. Entspannung und Ruhe fördern und unterstützen sich gegenseitig. Wenn man entspannt ist, wird es leicht, sich zu beruhigen, und wenn man beruhigt ist, wird die Entspannung noch tiefer. Die Forderung nach „Natürlichkeit" betrifft alle Aspekte des Qigong. Nur wer sich seiner Natur gemäß verhält und die natürliche Seinsweise übt, kann in den Genuss der angenehmen Wirkungen des Qigong kommen.

Bewegung und Ruhe gehören zusammen

Im Allgemeinen kennt das Qigong zwei Kategorien: Übungen-in-Ruhe und Übungen-in-Bewegung. Die Übungen-in-Bewegung bezwecken durch die langsamen und sanften Bewegungen des Körpers den freien Fluss des Qi im inneren Körper. Die Übungen-in-Ruhe bedienen sich während des Trainings der Vorstellungskraft, damit sich das Qi bei Dantian sammelt. Wenn aber die Ausübung des Qigong eine gewisse Stufe erreicht, dann bezweckt es „Bewegung in der Ruhe" und „Ruhe in der Bewegung". Das heißt: Bei Übungen-in-Ruhe werden im Körper Ruhe und im Inneren Qi Bewegung trainiert. Bei Übungen-in-Bewegung werden im Körper Bewegung und im Geist Ruhe trainiert ohne jegliche Verkrampfung.

„Oben Leere" und „unten Fülle"

Von der Brustkorbmitte aufwärts gehören zum oberen Raum die Schulterblätter, Schultern, die Arme mit Händen und Fingern, sowie Hals- und Kopfraum mit den Sinnesorganen. Im oberen Raum finden wir den Bereich der Entfaltung, hier sind Bewusstsein, Denk- und Unterscheidungsvermögen angesiedelt. Ein Mensch, der seinen oberen Raum nicht entfaltet, sondern die Schultern einrollt oder Brustkorb, Hals und Arme verfestigt hat, leidet unter Trauer, Reizbarkeit und Verspannungen, sowie Kopfschmerzen, Nackenschmerzen, Schlafstörungen usw.

„Oben Leere" bedeutet, dass während der Ausübung von Qigong in den oberen Körperteilen, besonders in der Brust und im Kopf, das Gefühl der Leere, Leichtigkeit und inneren Freiheit herrschen soll. Mit Armen und Händen beschreiben wir sanfte und leichte Bewegungen und treten in Kontakt mit dem Himmel. Wir können auf diese Weise in den Himmel hineingreifen. Über die Leere in der oberen Körperhälfte verständigen wir uns mit dem Himmel. Von oben empfangen wir unsere Intuition und geistige Energie.

Der untere Raum umfasst Füße, Beine und Becken. In ihm enthalten sind die Knie, das Kreuzbein und das Dantian (unterhalb des Nabels). Wir erleben hier die Erde in uns. Die Erdkraft versorgt uns mit Lebensenergie, sie richtet uns auf und birgt uns, sie nährt uns und gibt uns Halt. Ein Mensch, der seinen unteren Raum innerlich verlassen oder blockiert hat, kann an geschwächtem Willen, geschwächter Lebenszuversicht leiden und zu Ängstlichkeit, Schreckhaftigkeit, Schmerzen und Kältegefühl im Lendenbereich neigen.

„Unten Fülle" bedeutet, dass durch das Qi im unteren Bauch (Dantian) das Gefühl von Festigkeit und Kraft vorherrschen sollte. Im unteren Bauch (Dantian) ist das Zentrum der Lebenskraft, der dynamischen Impulse und das primäre Qi zu Hause. Es muss dort bewahrt werden. Deshalb führt man während der Übungen das Qi immer wieder zum Dantian in die untere Körperhälfte zurück. Nur wenn das Qi zu seiner Wurzel (Dantian) zurückkehrt, wird der Oberkörper leicht und leer.

„Oben Leere" und „unten Fülle" werden durch die Vorstellungskraft erreicht. Qi entwickelt sich mit der Vorstellungskraft. Deshalb sollte sich die Vorstellungskraft während des Qigong nicht auf die obere Körperhälfte konzentrieren, sondern nachdrücklich im unteren Körperbereich bewahrt werden.

Zusammenspiel von Geist, Atem und Qi

Geist, Atem und Qi sind besonders miteinander verbunden. Da Atem und Geist letztendlich nicht voneinander getrennt sind, ist die Vorstellungskraft auf den Atem bereits Arbeit am Geist. Der Geist richtet sich auf den Atem, bis wir merken, dass beide eins sind. Wird mir mein Atem bewusst, so wird mir auch mein Geist bewusst. Zähme ich den Atem durch meine Bewusstheit, so zähme ich auch den Geist. Das Zusammenspiel von Geist, Atem und Qi bedeutet, dass der Übende durch Konzentration und stille Atembeobachtung das Fließen des inneren Qi beeinflusst. So wird die Tätigkeit des Geistes mit Atmung und fließendem Qi kombiniert. Der Geist führt das Qi, das Qi folgt dem Geist und schließlich folgen Geist und Qi einander. Dadurch können die physischen und psychischen Kräfte eines Menschen gesteigert und Qi in die Leitbahnen gelenkt werden. Der Mensch erreicht intensive Atembeherrschung und tiefe meditative Zustände. Deshalb nimmt das Zusammenspiel von Geist, Atem und Qi innerhalb des Qigong einen wichtigen Platz ein.

Schritt für Schritt vorwärts

Qigong ist eine Selbsttrainingsmethode mit Blick nach innen, in die eigene Seele, dadurch auch Spielraum für die eigene Initiative. Um die erwünschte Wirkung zu erzielen, muss man ernsthaft und ausdauernd üben, ohne Eile. Hast würde Entspannung und Beruhigung beeinträchtigen: Wenn man gemäß einer bestimmten Methode und deren Prinzipien das Oigong übt, von .Oberfläche zur Tiefe vordringt und Schritt für Schritt vorgeht, werden sich die gesundheitsfördernden Wirkungen des Oigong automatisch einstellen.

Wichtige Punkte für die Ausübung von Qigong

1. Suche einen ruhigen und ungestörten Platz.
2. Beginne das Training mit geleerter Blase.
3. Achte auf bequeme, sportliche Kleidung.
4. Die Richtung des Trainings ist festzusetzen. Im Stehen oder Sitzen sollte man sich nach Süden wenden, also mit dem Rücken nordwärts. Im Liegen sollen der Kopf nach Süden und die Füsse nach Norden zeigen.
5. Körper und Geist entspannen! Umherschweifende Gedanken abschütteln und sich auf Dantian konzentrieren!
6. Die Atmung sollte natürlich, frei, ruhig, langsam und sanft sein. Atemübungen sollen gelassen durchgeführt werden und zu weiterer Beruhigung führen. Man kann Bauchatmung, tiefe Bauchatmung, sogenannte gemischte Atmung und auch andere Atmungsmethoden benutzen, jeweils den Anforderungen des Trainings entsprechend.
7. Sollten während der Entspannungsphase auffällige, bislang nicht bekannte Erscheinungen auftreten, sollte keine Unruhe, Angst oder Panik deswegen entstehen. Man sollte ganz gelassen bleiben, da sie wieder von allein verschwinden.
8. Körperstellungen, die unbequem sind, sollten berichtigt werden. Lokale Hitze- oder Kältegefühle sowie Juckreiz, der nicht äußerlich etwa durch Stiche von Insekten oder durch Pflanzen verursacht wurde, gehen von alleine wieder zurück.
9. Wenn der Speichel im Munde während des Trainings zunimmt, soll man ihn in drei Etappen hinunterschlucken. Niemals ausspucken.
10. Wenn der Körper während des Trainings ermüdet, kann man den Geist auf Dantian konzentrieren, um sich auf diese Weise kurze Zeit auszuruhen. Oder man kann frei und entspannt atmen.
11. Keine Angst oder Panik im Falle von plötzlichen und unerwarteten körperlichen Auswirkungen während des Trainings. Sollte derartiges dennoch auftreten, so sollte zuerst der Atem geregelt werden. Die Vorstellungskraft soll das Qi zum Dantian zurückführen. Wenn man sich versichert hat, dass dem Körper keine Gefahr droht, kann das Training ruhig fortgesetzt oder nach den Regeln abgeschlossen werden.
12. Wenn die Übungen zu Ende gehen, so sollte das Qi nach Dantian abgeleitet werden. Befindet sich sehr viel Speichel im Mund, so kann man den Mund erst mehrmals mit diesem ausspülen und den Speichel dann hinunterschlucken. Anschließend öfter tief atmen, die Augen langsam öffnen, erst dann aufstehen, die Glieder lockern und geschmeidig machen.
13. Nach den Übungen-in-Ruhe sollte man Teile des Körpers massieren. Nach den Übungen-in-Bewegung sollte man einige Schritte gehen. Danach mehrmals tief atmen, Rücken, Arme und Beine strecken und eine Weile ruhig bleiben, ehe man sich einer anderen Tätigkeit zuwendet.
14. Fühlbare Effekte des Qigong: Hat man ein gewisses Stadium der Qigong-Praxis erreicht, könnte man wohl bereits einige besondere Effekte der Übungen wahrnehmen: z. B. treten während des Übens häufig eine angenehme Wärmeempfindung, leichtes Schwitzen und vermehrte Speichelsekretion auf. Nach manchen Übungen hat man häufig ein Gefühl des klaren Geistes und der Kraftfülle, wie man es nach einer großen Anstrengung und anschließender Ruhepause empfindet. Nach längerer Übungspraxis können Jucken auf der Haut, leichte Muskelvibrationen oder Geräusche, wie ein Knacken, in den Gelenken auftreten. Qigong-Meister werten es als Zeichen einer gesteigerten funktionellen Aktivität des Qi.

Kapitel IV: Qigong - Durchführungsmethode

Methodik der Qigong-Übungen in Ruhe

Inneres Pflege-Qigong

Diese Form des Oigong ist eine Übung, bei der das leise Sprechen von Worten oder Sätzen mit Atemübungen verbunden wird. Dieses Training hat sehr gute Regulationsmöglichkeiten auf die funktionellen Aktivitäten des Nerven- und Verdauungssystems.

Vorbereitungen: Die liegende oder aufrecht sitzende Position ist empfehlenswert und angenehm. Unmittelbar vor Beginn des Trainings trinke man ein wenig heißes Wasser, lockere seine Kleidung und Gürtel und konzentriere sich auf das untere Dantian.

Beim Einatmen stößt die Zungenspitze den Gaumen an; sie verweilt für kurze Dauer in dieser Stellung und fällt dann wieder herunter bei gleichzeitigem Ausatmen. Nun spricht man stimmlos die Silben wie „ich bin ruhig" während der Atmung. Die Anzahl der Silben steigt allmählich. Nach Beendigung dieser Ubung stößt die Zunge wieder am Gaumen an, es wird wieder eingeatmet und ohne Pause gleich wieder zwanglos ausgeatmet.

Qigong zur Stärkung

Diese Übung ist ein Verfahren, um die Konzentration der Vorstellungskraft auf Dantian mit Hilfe der Regulation des Atems zu trainieren. Es kann das innere Qi stärken und kräftigen und erreicht als Ziel die Erhaltung der Gesundheit sowie die Vorbeugung und die Heilung von Krankheiten.

Natürlich stehen, „den Ball drücken", sich auf Dantian ganz konzentrieren! Man muss davon überzeugt sein, dass die eigene Körperkraft so groß ist, dass sie dazu ausreicht, einen Berg zu heben. Die Atmung soll stufenweise wechseln von natürlicher Atmung zu tiefer Atmung und zur Bauchatmung. Bei den Atemübungen sollte bewusst auf tiefe, sanfte, lange und gleichmäßige Atemzüge geachtet werden. Auf dieser Basis führt die „umgekehrte Bauchatmung" dazu, das Qi von Dantian zu erneuern und zu sammeln.

Qigong zur Entspannung

Diese Übungen zielen darauf ab, den ganzen Körper in einen entspannten, bequemen und natürlichen Zustand zu bringen. Dieses geschieht durch eine schrittweise und rhythmische Entspannung aller Teile des Körpers mit Hilfe des leisen Sprechens oder Singens der Entspannungsformel. Dieser Vorgang hat die Aufgaben, das Qi und das Blut zu aktivieren, die inneren Organe zu ordnen, die Leitbahnen und Kollateralen zu öffnen, die Gesundheit zu stärken, Krankheiten vorzubeugen und zu heilen.

Vorbereitungen: Eine stehende, sitzende oder liegende Haltung einnehmen, die Zungenspitze ist gegen den harten Gaumen gerichtet, die Augen sind leicht geschlossen, die Brust leicht eingezogen und der Rücken aufrecht. Die Atmung regulieren und sich auf Dantian konzentrieren.

Die Methode der 3-Wege-Entspannung

Diese Methode kann auf die beschriebenen Vorbereitungen aufbauen.

Die Wege der Entspannung

a) Der erste Weg: von beiden Seiten des Kopfes, beiden Seiten des Nackens, der Schultern, Oberarme, Ellbogen, Unterarme, Handgelenke und beider Hände zu den zehn Fingern.

b) Der zweite Weg: vom Gesicht, dem Hals, der Brust, dem Bauch, den Oberschenkeln, den Knien, den Unterschenkeln und den beiden Füßen zu den zehn Zehen.

c) Der dritte Weg: vom Hinterkopf, dem Nacken, dem Rücken, der Taille, den Oberschenkeln, den Kniekehlen, den Unterschenkeln und den Füßen zu den Fußsohlen beider Füße.

Die Methode der Entspannung

Zunächst über den ersten Weg entspannen, von oben nach unten gehend. Nachdem der erste Entspannungsweg beendet ist, mit dem zweiten und dritten fortfahren. Dabei so vorgehen, dass man sich auf einen Punkt eines Weges konzentriert und dabei leise das Wort „song" (entspannen) ohne hörbare Laute spricht. Sich dann auf den nächsten Punkt usw. konzentrieren. Sich auf diesem Weg Schritt für Schritt, Weg für Weg entspannen, insgesamt drei bis fünf Kreisläufe.

Die Methode der auf einen Punkt fixierten Entspannung

Auf der Grundlage der soeben beschriebenen 3-Wege-Entspannung kann die Entspannung jedes beliebigen Teils des Körpers ganz individuell ausgeführt werden, z. B. bei stark angespannten Körperteilen oder im Fall einer bestimmten Erregung, ebenso bei Erkrankungen eines Körperteils oder bei Schmerzpunkten. Sich auf diese Stellen konzentrieren und das Wort „Entspannung" 20 bis 30 mal sprechen.

Die Methode der Ganzkörper-Entspannung

Den ganzen Körper als einen Entspannungspunkt be trachten. Man kann nun entweder das Wort „Entspannung" langsam und ruhig sprechen, um eine allgemeine einmalige Entspannung von Kopf bis Fuß zu erzielen. Oder ganz ruhig meditieren, als wenn man von einem hoch gelegenen Platz flöge und sich fallen ließe, um zu entspannen. Oder in der Form meditieren, dass sich der Körper wie sanft fließendes Wasser auf den drei Wegen entspannt.

Qigong zur Senkung des Blutdrucks

Diese Übung zielt auf die Bändigung des Yang das o. Leber, Besänftigung des Ventus, Umwandlung der Pituita, Absenkung der Kontravektionen. Diese Übung dient zur Vorbeugung und Behandlung von Hypertonie und Syndromen wie Kopfschmerzen, Drehschwindel, Schlafstörungen, Ohrensausen.

Vorbereitungen: Den Schneidersitz oder Lotussitz einnehmen. Die Brust ist leicht eingezogen und der Rücken aufrecht. Daumen und Ringfinger der linken Hand zusammenlegen, Daumen der rechten Hand von oben durch den aus Daumen und Ringfinger der linken Hand gebildeten Ring auf das Foramen Laogong PC 8 legen und den Ringfinger der rechten Hand auf den linken Handrücken gegenüber des Foramens PC 8 legen. Die Augen sind leicht geschlossen, die Zungenspitze ist gegen den harten Gaumen gerichtet, den Mund dabei geschlossen halten. Sich von umherschweifenden Gedanken lösen und auf Dantian konzentrieren.

Auf der Grundlage natürlichen Einatmens lässt man das Ausatmen länger und tiefer werden. 15 Minuten lang durchführen.

Auf der Grundlage des natürlichen Ausatmens lässt man das Einatmen länger und tiefer werden. 5 Minuten lang durchführen, dann 5 Minuten normal atmen.

Qigong, um die Energie von Sonne und Mond zu erhalten

Diese Übung dient dazu, mit Hilfe des Mondes das Yin zu vermehren und durch die Sonne das Yang zu stärken.

Methode, um die Energie der Sonne zu erhalten

Vorbereitungen: Natürlicher Stand, entspannen, den Atem regulieren, um ausgeglichen zu sein. Sich von umherschweifenden Gedanken lösen und das Gesicht zur Sonne wenden.

Wenn die Sonne am Horizont aufgeht, ganz leicht die Augenlider senken, so dass dabei noch das sanfte, rötliche Sonnenlicht zu sehen ist. Man stelle sich in Gedanken vor, dass man die Sonnenenergie durch die Nase einatmet und den Mund damit füllt. Dann den Atem anhalten und konzentrieren, die Sonnenenergie langsam beim Ausatmen hinunterschlucken und sie zu Dantian schicken; dieses Verfahren zehnmal wiederholen.

Sich ganz natürlich entspannen und beruhigen; dann für eine kurze Zeit konzentrieren und abschließend lockern.

Methode, um die Energie des Mondes zu erhalten

Vorbereitungen: Nachts auf einen freien Platz in frischer Luft gehen. Natürlich stehen, entspannt und ruhig. Den Atem regulieren, um ausgeglichen zu sein, sich von umherschweifenden Gedanken lösen und auf den Mond konzentrieren.

Leicht die Augenlider senken bis noch ein wenig vom Mondlicht zu sehen ist. Sich vorstellen, dass man die Mond-Energie durch die Nase einatmet und den Mund damit füllt. Dann halte man den Atem an, konzentriere sich und schlucke die Mond-Energie langsam mit dem Ausatmen hinunter und schicke sie zu Dantian; dieses Verfahren sechs mal wiederholen.

Sich ganz natürlich entspannen und beruhigen, dann für eine kurze Zeit konzentrieren und abschließend lockern.

Die „6-Laute-Atemmethode"

Hierbei wird durch das leise Sprechen von den Lauten xu, he, si, chui, hu, xi, die Funktion der inneren Organe beeinflusst.

Vorbereitungen: Natürlich stehen, den Geist ruhig werden lassen, störende Gedanken vermeiden, den Atem regulieren und das Qi ins Dantian sinken lassen.

Man spricht in Gedanken die einzelnen Laute und achtet darauf, dass dieses lautlos geschieht. In der Ausatemphase spricht man den Laut, die Einatemphase erfolgt natürlich. Übt man einen einzelnen Laut, so führt man 20 bis 30 Atemzyklen durch. Wenn man alle 6 Laute übt, so spricht man jeden Laut fünf bis sechs mal.

Das Wort „xu" stützt den Funktionsbereich Leber. Bei

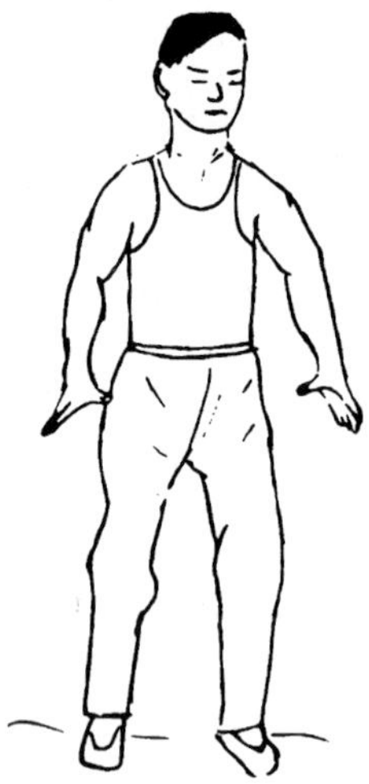

Abb. 5.10

dieser Übung macht man die Augen weit auf.

Das Wort „si“ (sprich „sö“) befeuchtet den Funktionsbereich Lunge. Bei dieser Übung führt man beide Arme nach oben.

Das Wort „he“ (sprich „ch“) führt dem Funktionsbereich Herz Energie zu. Bei dieser Übung bewegt man die überkreuzten Hände über dem Kopf.

Das Wort „chui“ (sprich „tschui“) vermehrt die Energie des Funktionsbereichs Niere. Bei dieser Übung geht man in die Hocke und umarmt die Knie.

Das Wort „hu“ stärkt den Funktionsbereich Milz. Bei dieser Übung formt man einen spitzen Mund.

Das Wort „xi“ (sprich „si“) reguliert den „drei Calorium“ (den gesamten Stoffwechsel). Bei dieser Übung nimmt man eine ruhige liegende Position ein.

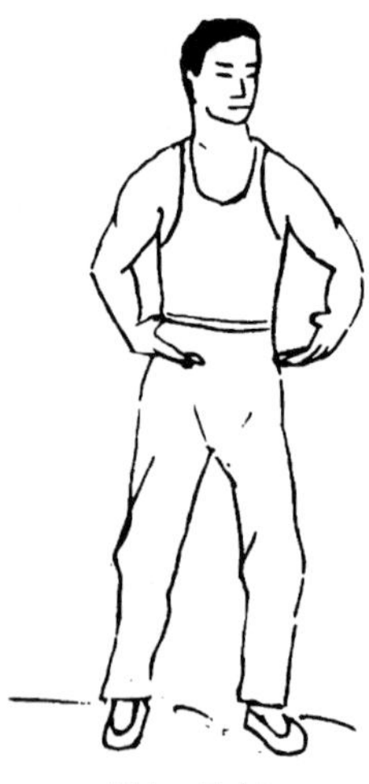

Abb. 5.11

Qigong des „Himmlischen Kreislaufs“

Qigong des „himmlischen Kreislaufs“, auch als großer und kleiner „himmlischer Kreislauf“ bezeichnetes Qigong, ist eine wichtige Maßnahme, die Gesundheit wiederherzustellen, zu schützen und das Leben zu verlängern. Diese Übungen können außerdem eingesetzt werden, um chronische Krankheiten zu behandeln. Nachfolgend wird die Trainingsmethode im Einzelnen erläutert.

Vorbereitungen: Den sogenannten Schneidersitz einnehmen, die Brust sollte leicht eingezogen sein, der Rücken gerade, der Kopf aufrecht und die Schultern entspannt. Die Augen geschlossen halten; die Zungenspitze berührt den harten Gaumen. Sich auf die Atmung konzentrieren und von schweren Gedanken lösen.

1. Zunächst bewusst normale Bauchatmung durchführen. Wenn diese Atmung allmählich gut trainiert ist, weiter die umgekehrte Bauchatmung praktizieren und den Geist auf Dantian konzentrieren. Die Atmung sollte so reguliert werden,

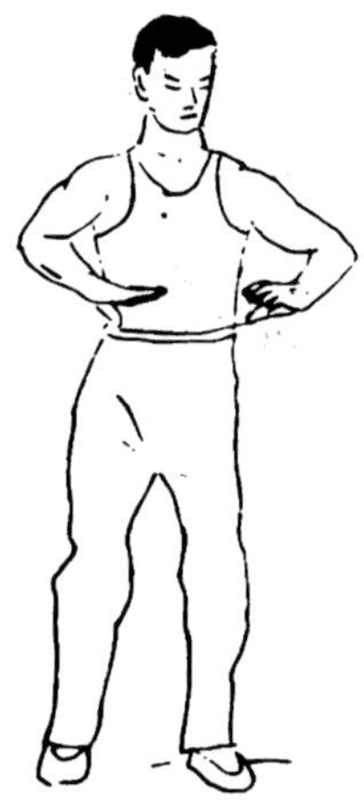

Abb. 5.12

dass sie langsam, sanft, gleichmäßig, tief und lang wird; die Gedanken (der Geist) sind noch immer auf Dantian gerichtet, aber nicht starr darauf konzentriert. Das Heben und Senken der Bauchmuskeln geht mit der Atmung einher, ebenso ein Gefühl des Wohlseins und der Aktivität.

2. Nach einiger Zeit wird ein Strom von warmer Oi-Energie stufenweise ansteigen und sich anhäufen. Wenn dieses Qi einen gewissen Grad erreicht hat, wird man das Gefühl des Fließens von warmer Energie im Körper spüren. Die Gedanken werden diesem Qi-Strom folgen, beginnend beim Dantian, durch das Foramen LG 1 Huiyin (Lage: In der Mitte des Perineums), entlang der „Dumo“ in Richtung des Foramens LG 16 Chiwei (Lage: 0,5 PZ unterhalb des Schwertfortsatzes des Brustbeins), aufwärtssteigend zum Scheitel, zurück zum Gesicht, hinabsteigend zur Brust und zum Bauch entlang der „Remo“ und wieder zurück zum Dantian: Dieser Zyklus wird

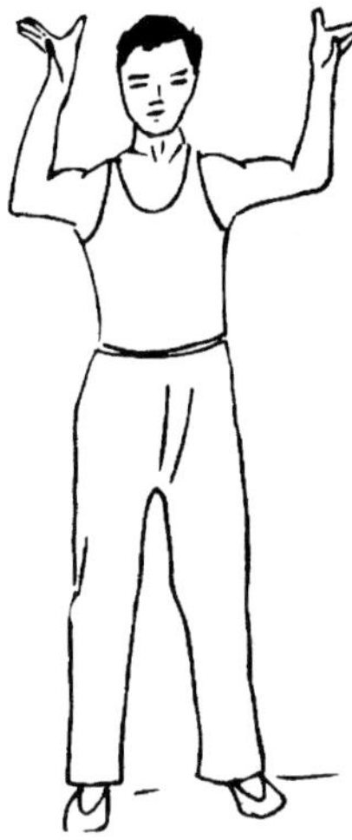

Abb. 5.13

„kleiner himmlischer Kreislauf" genannt.

3. Wenn die Übungen abgeschlossen sind, konzentriert man den Geist wieder auf Dantian für eine Weile, und das Qi wird wieder zu seinem Ursprung zurückkehren. Zum Schluss die Hände und das Gesicht einige Male reiben, und das Training beenden.

Methodik der Qigong-Übungen in Bewegung

Das Taiji

Der Begriff „Taiji" (Übersetzung: das Höchste vom Höchsten) bezeichnet aus einer traditionellen chinesischen Kampfsportart entwickelte gymnastische Übungen mit konzentriert auszuführenden Bewegungsabläufen. Er wird oft

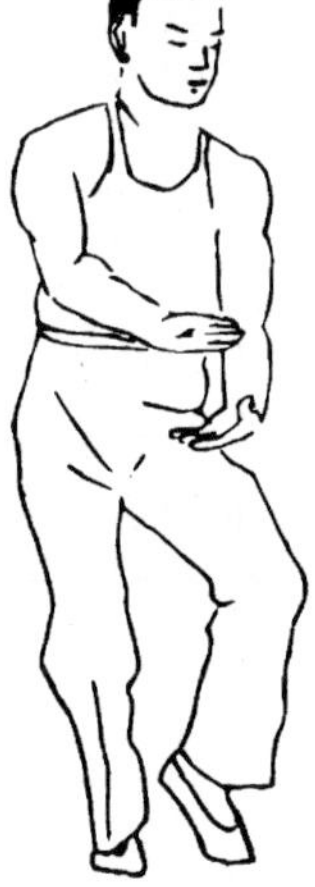

Abb. 5.14

ungenau als „Schattenboxen" übersetzt. Taiji hat die Funktion, das Yin und Yang im menschlichen Körper harmonisch zusammenzubringen. Aus diesem Grund dient Taiji der Vorbeugung und Heilung von Krankheiten. Es gibt viele unterschiedliche Formen des Taiji, z. B. den Wu-Stil, den Hao-Stil, den Sun-Stil, den Chen-Stil und den Yang-Stil. Wir beschäftigen uns in diesem Buch mit einer reduzierten Form, dem „einfachen Taiji".

Vorbereitungen: Natürlicher Stand. Kraft im Bauch und in den Füßen. Becken senken. Die untere Körperhälfte senkt sich wie die Wurzeln eines Baumes tief in die Erde. Mund und Zähne sind locker geschlossen, die Zunge ist in natürlicher Position, die Ellbogen sind leicht gebeugt. Schultern und Arme bilden einen Kreis.

Beide Handflächen nach hinten wenden, seitlich nach.außen, nach vorne zur Mitte und neben die Hüften (Abb. 5.10).

Hände und Arme beschreiben einen kleinen Kreis nach vorne und bewegen sich dann seitlich nach auswärts. Während dieser Kreisbewegung ein- und ausatmen und gleichzeitig den Körper etwas heben und senken.

1. Reguliere den Atem, beruhige den Geist

a) Nur die Handflächen nach oben wenden und vor den Unterbauch führen. Die Bewegungsform wie oben (Abb. 5.11).

b) Beim Einatmen beide Hände bis Brusthöhe heben. Dann die Handflächen nach unten wenden. Mit dem Ausatmen die Hände nach unten bis zum Unterbauch sinken lassen (Abb. 5.12).

2. Zerteile die Wolken, halte den Mond

a) Von der vorangehenden Übung kommend, die Hände seitlich im Bogen nach oben führen bis zur Kopfhöhe: Zerteile die Wolken(Abb. 5.13).

b) Die Hände nach vorne zur Mitte führen. Kurz verweilen. Dann nach unten bewegen: Halte den Mond. Die Bewegungsfolge fünf mal ausführen.

3. Halte den Ball nach links und rechts

a) Von der vorangehenden Übung kommend, zeigt die linke Handfläche nach oben. Die rechte Hand über die linke führen. Beide Hände halten einen imaginären Ball vor dem Unterbauch. Den linken Fuß zum rechten holen, das Gewicht auf das rechte Bein verlagern. Mit der linken großen Zehe neben der Mitte des rechten Fußes ohne Gewicht auftippen, der so genannte T-Schritt (Abb. 5.14).

b) Dann mit dem linken Fuß einen Schritt nach links vorne machen. Die linke Hand trägt einen Ball nach vorne oben, die

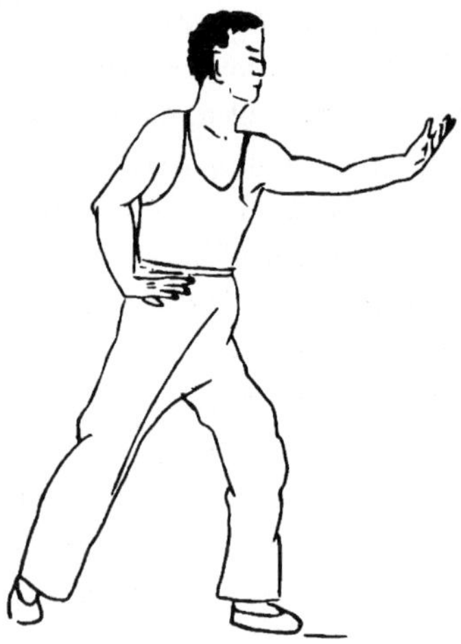

Abb. 5.15

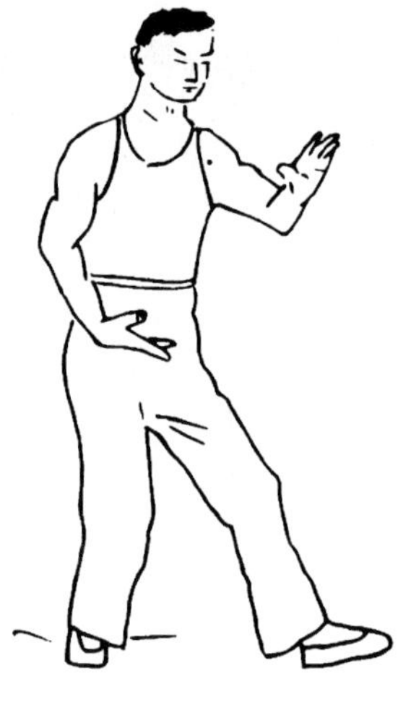

Abb. 5.16

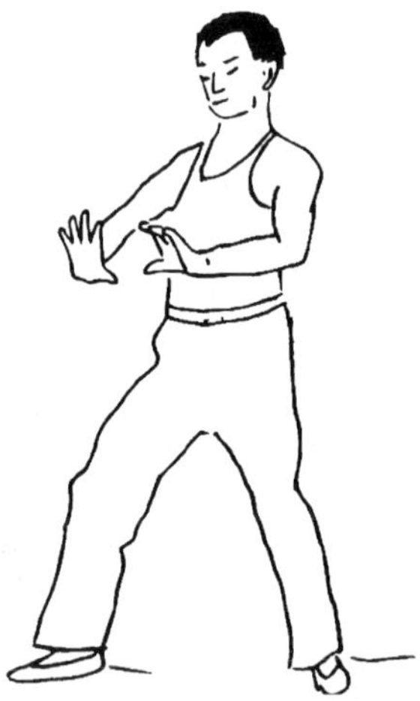

Abb. 5.17

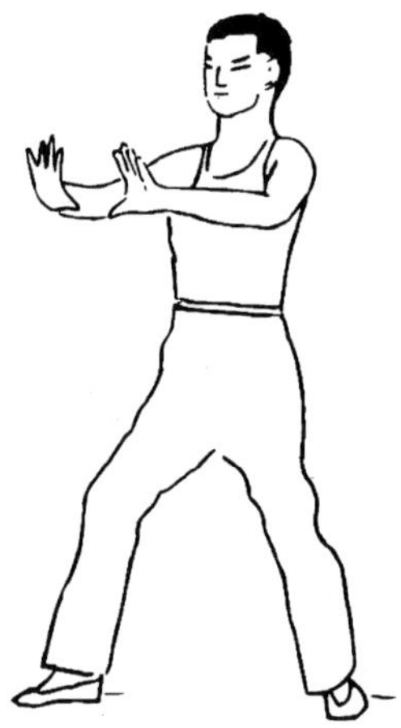

Abb. 5.18

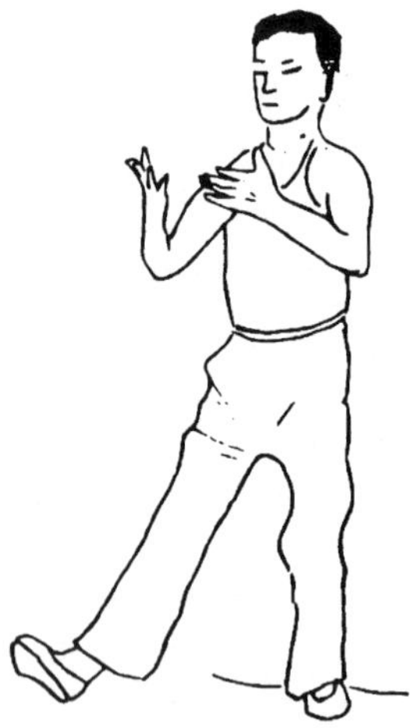

Abb. 5.19

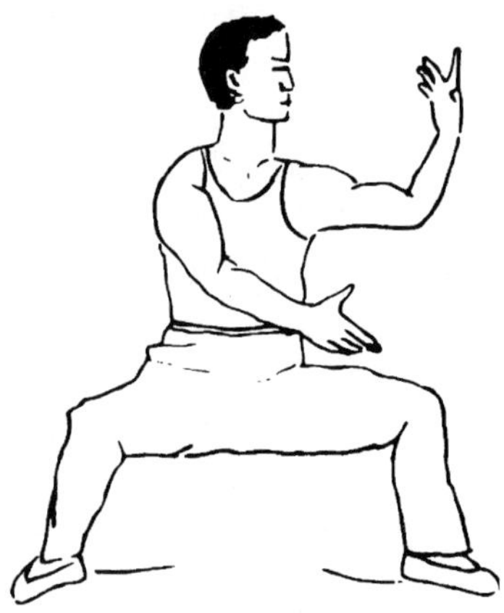

Abb. 5.20

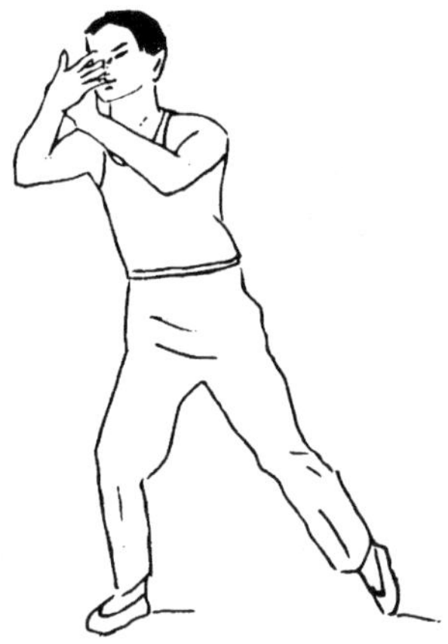

Abb. 5.21

rechte Hand drückt gleichzeitig einen Ball nach unten. Das Gewicht verlagert sich nach vorne (Bogenschritt) (Abb. 5.15).

c) Nun bewegen sich die Hände zurück, die Handflächen drehen sich zueinander und halten den Ball wieder vor dem Unterbauch. Die linke Hand liegt dabei über der rechten. Gleichzeitig wird das Gewicht auf das rechte Bein zurückverlagert. Die Übung zur rechten Seite genauso ausführen. Je zweimal nach links und nach rechts (Abb. 5.16).

4. Schiebe den Berg mit beiden Händen

a) Von der vorangehenden Übung kommend treffen sich beide Hände vor der Brust, die Handflächen zeigen nach vorne, die Füße drehen sich nach links. Das Gewicht auf den rechten Fuß verlagern (Abb. 5.17).

b) Mit dem linken Fuß einen Schritt nach vorne links gehen, das Körpergewicht verlagert sich nach vorne (Bogenschritt). Gleichzeitig die beiden Hände nach links vorne schieben. Kurz verweilen (Abb. 5.18).

c) Die Hände an die Brust heranziehen, die Handflächen zeigen zum Körper. Das Gewicht auf den rechten Fuß zurückverlagern, den linken Fuß zum rechten Fuß zurückziehen (Abb. 5.19).

d) Das Gewicht auf den linken Fuß verlagern. Die Hände vor der Brust wenden, so dass die Handflächen nach vorne zeigen. Mit dem rechten Fuß einen Schritt nach vorne rechts gehen. Die Übung zur rechten Seite genauso ausführen. Je zweimal nach links und nach rechts.

5. Auf dem Pferd sitzend bewege die Hände

a) Von der vorangehenden Übung kommend das rechte Bein zurückholen. Die linke Hand in Höhe des rechten Auges führen, die Fingerspitzen zeigen nach oben, die Handfläche zeigt zum Gesicht. Die rechte Hand nach unten führen. Das Gewicht auf das rechte Bein verlagern.

b) Mit dem linken Fuß nach links in einen breiten Stand gehen. Den Körper in den Reitersitz senken. Die Hände bewegen sich gleichzeitig nach links. Dabei drehen sich auch Oberkörper und Kopf nach links.

c) Nun den Körper aufrichten und das rechte Bein zum linken holen. Die Hände wechseln: Die rechte Hand zum linken Auge führen, die linke Hand nach unten wenden. Das Gewicht auf das linke Bein verlagern.

d) Mit dem rechten Fuß nach rechts in einen breiten Stand gehen. Den Körper in den Reitersitz senken. Die Übung nach rechts genauso ausführen. Je zweimal nach links und rechts (Abb. 5.20).

6. Der Kondor breitet die Schwingen aus

a) Von der vorangehenden Übungen kommend das Gewicht nach rechts verlagern. Den linken Fuß zum rechten holen (T-Schritt). Gleichzeitig beide Hände vor dem Gesicht überkreuzen (Abb. 5.21).

b) Die Hände werden über den Kopf geführt. Dort trennen sie sich, werden seitlich gesenkt und überkreuzen sich vor dem Unterbauch. Der linke Fuß macht einen kleinen Schritt nach links vorne, das Gewicht bleibt auf dem rechten Bein (der „leere" Schritt). Die Arme heben sich seitlich bis etwa Kopfhöhe. Handgelenke, Ellbogen, Oberarme und Schultern bewegen sich wellenförmig bzw. wie ein Kondor, der die Flügel ausbreitet (Abb. 5.22).

c) Kurz verweilen. Die Hände senken sich und überkreuzen sich vor dem Unterbauch. Den linken Fuß zurückholen und das Gewicht nach links verlagern. Der rechte Fuß macht einen

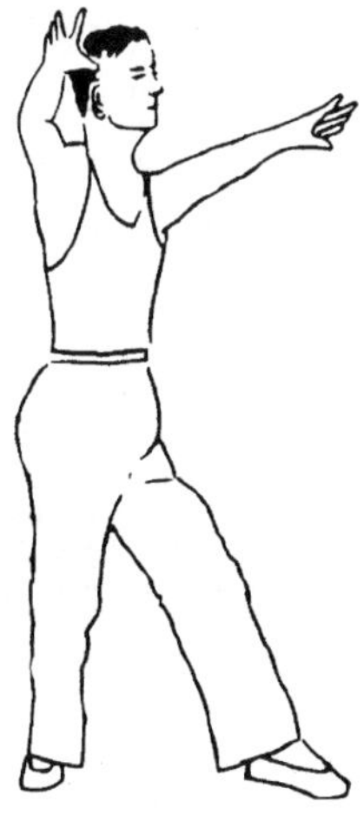

Abb. 5.22

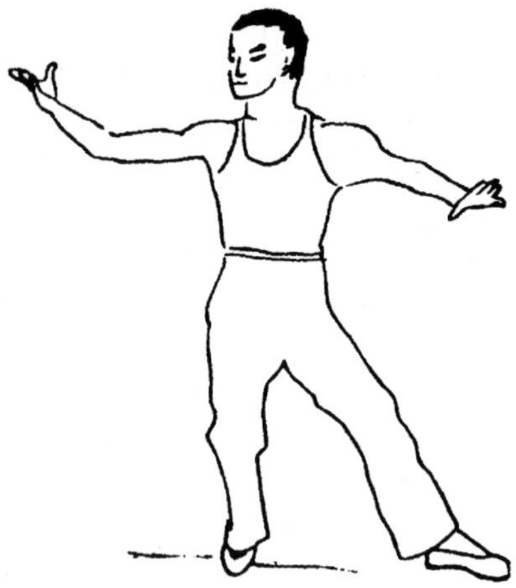

Abb. 5.23

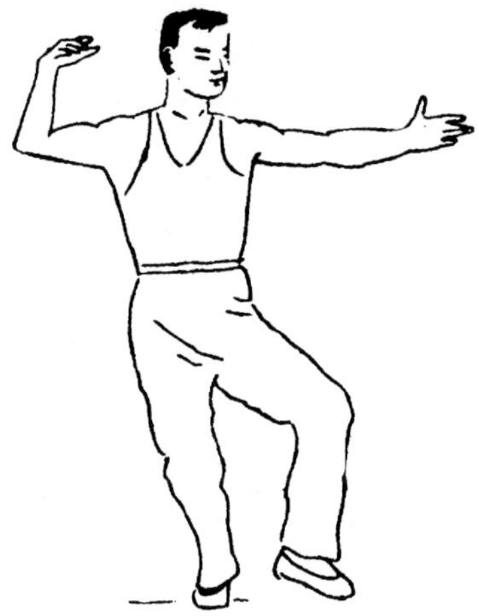

Abb. 5.24

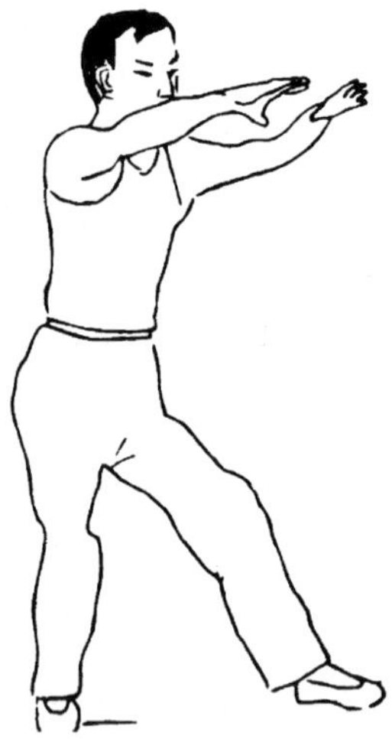

Abb. 5.25

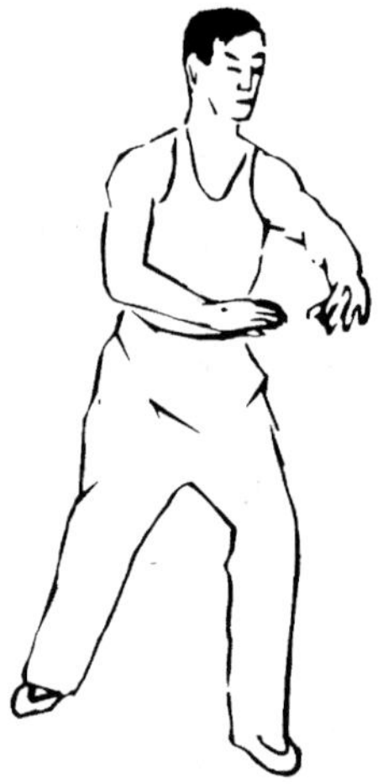

Abb. 5.26

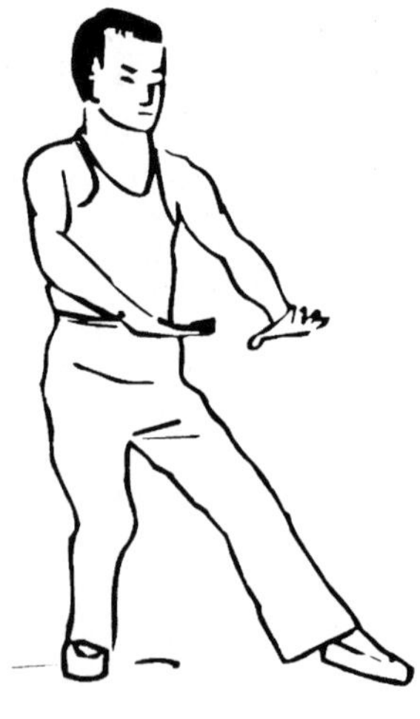

Abb. 5.27

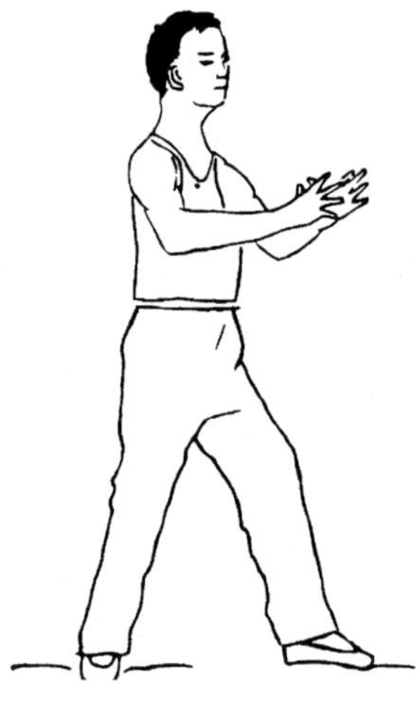

Abb. 5.28

kleinen Schritt nach rechts vorne, nun die Übung zur rechten Seite ausführen. Je zweimal nach links und nach rechts.

7. Der Drache spreizt seine Klauen

a) Von der vorangehenden Übung kommend, das Gewicht nach rechts verlagern. Die Hände vor die Brust führen, die linke Hand ist oben, die Handfläche zeigt nach unten. Die rechte Hand ist unten, die Handfläche zeigt nach oben. Mit dem linken Fuß einen Schritt nach links vorne machen, das Gewicht bleibt rechts (der „leere“ Schritt).

b) Die linke Hand nach links unten führen. Die rechte Hand zieht gleichmäßig nach rechts oben bis auf Schulterhöhe. Der Blick folgt der rechten Hand (Abb. 5.23). Dann den rechten Ellbogen beugen, die Handfläche zeigt nach vorne, den Blick wieder geradeaus nach vorne richten (Abb. 5.24). Kurz verweilen.

c) Die rechte Hand vor die Brustmitte führen, die Handfläche wendet sich dabei nach unten, die linke Hand vor den Oberbauch führen, die Handfläche wendet sich dabei nach oben. Den linken Fuß zurückholen. Das Gewicht nach links verlagern, der rechte Fuß macht einen Schritt nach rechts vorne, Übung zur rechten Seite ausführen. Nach links und rechts je zweimal.

8. Den Ball im Wasser halten

a) Von der vorangehenden Übung kommend treffen sich beide Hände vor der Brust, die Handflächen zeigen nach unten. Den rechten Fuß nach innen drehen und zurückholen. Das Gewicht auf das rechte Bein verlagern.

b) Mit dem linken Fuß einen Schritt nach links vorne machen und dabei mit der Ferse aufsetzen. Die Hände beschreiben eine wellenförmige Bewegung vor der Brust, dann nach vorne unten und wieder zur Brust zurück (Abb. 5.25).

c) Den linken Fuß zurückholen. Das Gewicht auf das linke Bein verlagern und einen Schritt nach rechts vorne machen und die Übung zur rechten Seite ausführen. Je zweimal nach links und nach rechts.

9. Rolle den Ball nach links und rechts

a) Von der vorangehenden Übung kommend, das Gewicht nach rechts verlagern. Der linke Fuß macht einen Schritt nach links vorne. Beide Hände beschreiben einen horizontalen Kreis, vor dem Unterbauch beginnend zu linken Hüfte und dann zur Mitte nach vorn. Bei der Vorwärtsbewegung der Hände wird der Schwerpunkt nach vorne verlagert (Bogenschritt) (Abb. 5.26).

b) Die Hände vollenden den Kreis, indem sie sich vor den Unterbauch zurückbewegen. Der Schwerpunkt wird wieder nach hinten verlagert (Abb. 5.27).

c) Das Gewicht auf das linke Bein verlagern und einen Schritt nach rechts vorne machen und die Übung zur rechten Seite ausführen. Je zweimal nach links und nach rechts.

10. Der Pfau schlägt ein Rad

a) Von der vorangehenden Übung kommend, beide Hände vor den Unterbauch führen, die Fingerspitzen zeigen nach vorne. Das Gewicht auf das rechte Bein verlagern (Abb. 5.28).

b) Mit dem linken Fuß einen Schritt nach links vorne machen und dabei mit der Ferse aufsetzen. Die Hände bewegen sich nach oben bis zur Brusthühe. Dann trennen sie sich dort, öffnen sich kreisförmig nach vorne und zur Seite bis in

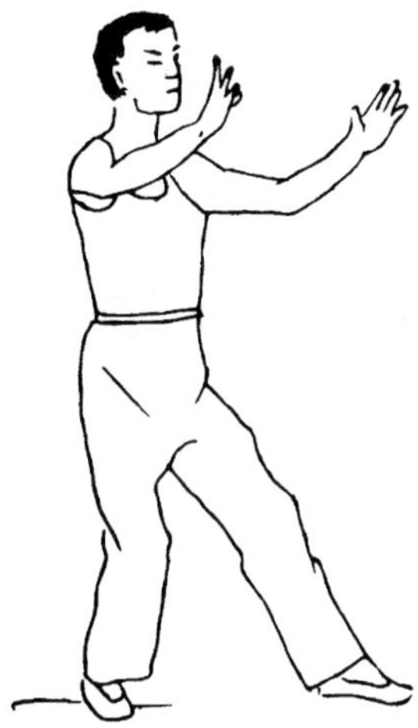

Abb. 5.29

Ohrenhöhe. Schultern, Ellbogen, Handgelenke und Hände bewegen sich wellenförmig. Beim Körper verlagert sich der Schwerpunkt nach vorne (Bogenschritt) (Abb. 5.29).

c) Beide Hände wieder zur Mitte und dann vor den Unterbauch zurückführen. Das Gewicht verlagert sich dabei auf das rechte Bein.

d) Den linken Fuß zum rechten zurückholen. Das Gewicht auf das linke Bein verlagern, der rechte Fuß macht einen Schritt nach rechts vorne. Und nun die Übung zur rechten Seite ausführen. Je zweimal nach links und nach rechts.

11. Der weiße Kranich zeigt seine Schwingen

a) Von der vorangehenden Übung kommend, die Hände übereinander vor den Unterbauch führen. Die rechte Handfläche zeigt nach unten, die linke Handfläche nach oben. Das Gewicht auf das rechte Beine verlagern. Mit dem linken Fuß einen Schritt nach links vorne machen (der „leere“ Schritt). Die linke Hand wird nach links oben geführt.

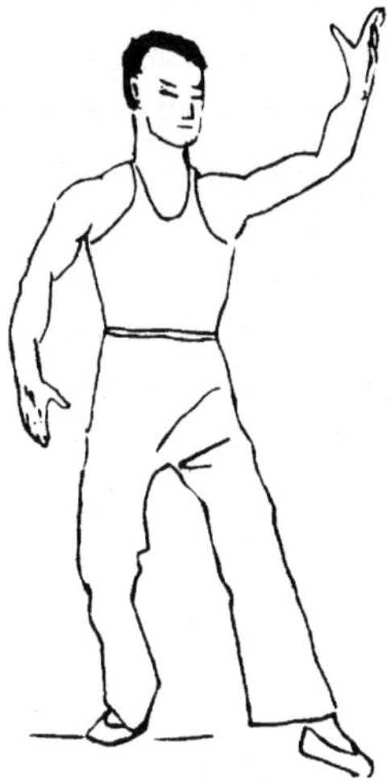
Abb. 5.30

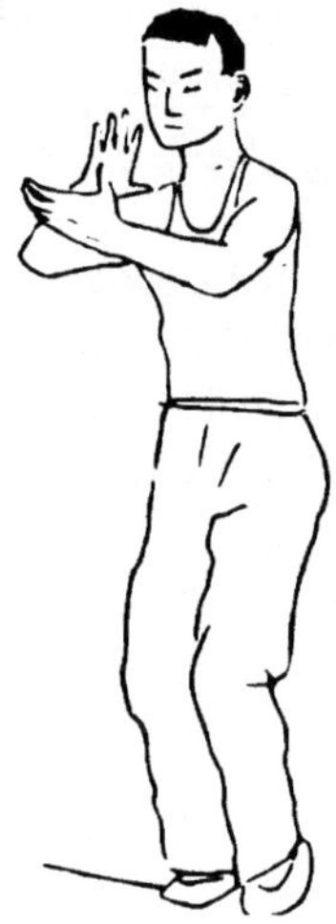
Abb. 5.31

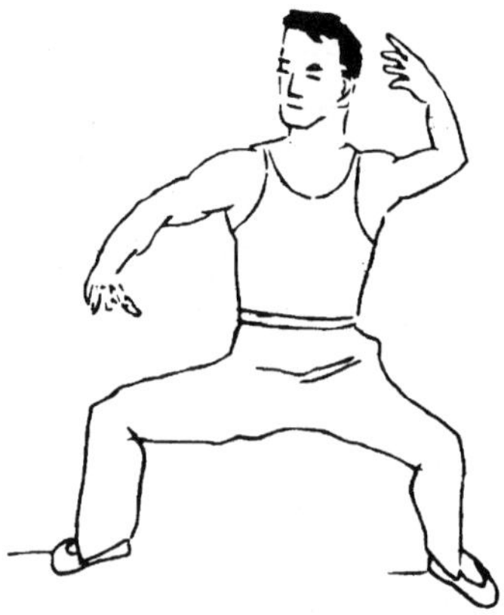
Abb. 5.32

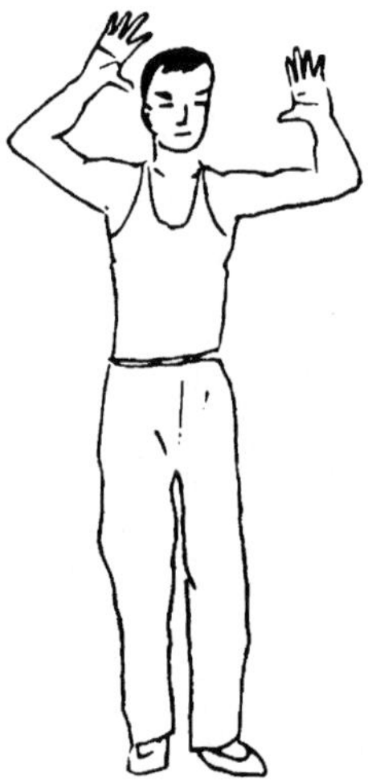
Abb. 5.33

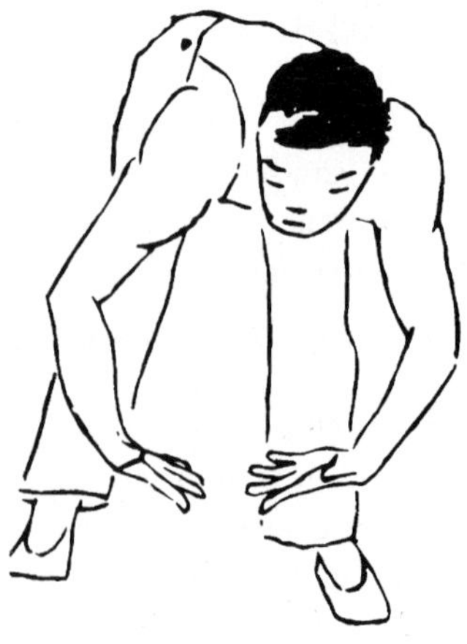
Abb. 5.34

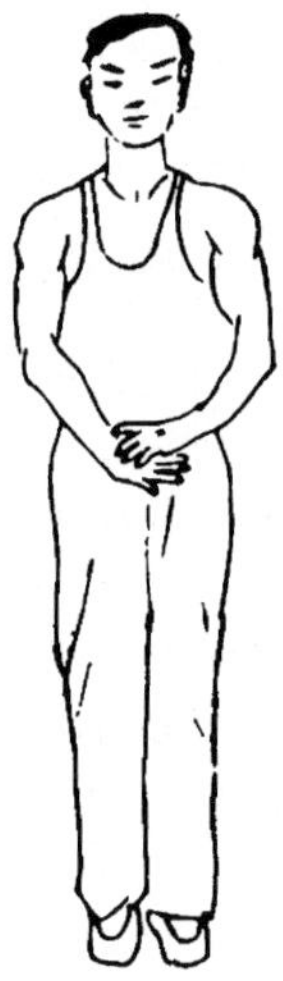
Abb. 5.35

Gleichzeitig zieht die rechte Hand nach unten rechts. Kurz verweilen (Abb. 5.30).

b) Die linke Hand nach unten, die rechte Hand nach oben führen, sie treffen sich übereinander vor dem Unterbauch. Die rechte Handfläche zeigt nun nach oben, die linke nach unten. Den linken Fuß zurückholen. Das Gewicht auf das linke Bein verlagern.

c) Der rechte Fuß macht einen Schritt nach rechts vorne. Die Übung nach rechts ausführen. Je zweimal nach links und nach rechts.

12. Teile die Mähne des wilden Pferdes

a) Von der vorangehenden Übung kommend, das Gewicht nach rechts verlagern. Die Hände halten einen imaginären Ball in Brusthöhe. Der rechte Handrücken zeigt zum Körper, die rechten Fingerspitzen zeigen nach links aufwärts, der linke Handrücken zeigt nach vorne, die linken Fingerspitzen nach rechts aufwärts (Abb. 5.31).

b) Mit dem linken Bein einen Schritt nach links zur Seite in einen breiten Stand machen. Den Körper in den Reitersitz senken. Gleichzeitig geht die rechte Hand nach rechts unten über das rechte Knie, die linke Hand nach links oben und etwas über die linke Schulter. Der linke Ellbogen zeigt zur Seite, die linke Handfläche nach rechts. Der Blick geht nach rechts unten in Richtung der rechten Hand. Kurz verweilen (Abb. 5.32).

c) Der linke Handrücken zeigt zur Brust, der rechte Handrücken nach vorne. Das Gewicht auf das linke Bein verlagern. Mit dem rechten Fuß nach rechts in den breiten Stand gehen und den Körper zum Reitersitz senken. Die Übung zur anderen Seite ausführen. Je zweimal nach links und nach rechts.

13. Den Mond aus dem Meer holen

a) Von der vorangehenden Übung kommend das Gewicht nach rechts verlagern. Mit dem linken Fuß einen Schritt nach links in den schulterbreiten Stand gehen. Beide Hände über den Kopf heben, die Handflächen zeigen nach vorne. Kurz verweilen (Abb. 5.33).

b) Beide Hände nach unten führen, gleichzeitig den Körper nach vorne beugen. Die Handflächen zeigen nach oben. Kurz verweilen (Abb. 5.34).

c) Der Körper richtet sich auf, die Hände überkreuzen sich über dem Kopf. Den linken Fuß zum rechten holen. Das Gewicht auf das linke Bein verlagern. Mit dem rechten Fuß nach rechts in den schulterbreiten Stand gehen. Die Übung fünf mal ausführen.

15. Beuge die Knie und strecke den Körper

a) Von der vorangehenden Übung kommend das Gewicht auf das rechte Bein verlagern. Den linken Fuß zum rechten stellen in schmalem Abstand. Die Hände überkreuzen sich vor dem Unterbauch (Abb. 5.35).

b) Nun die Arme seitlich des Körpers bis auf Schulterhöhe heben, dabei zeigen die Handflächen nach unten. Die Finger werden mit der Bewegung nach oben gebogen. Kurz verweilen.

c) Der Oberkörper bleibt aufrecht, die Knie beugen sich, die Fersen heben sich. Kurz verweilen (Abb. 5.36).

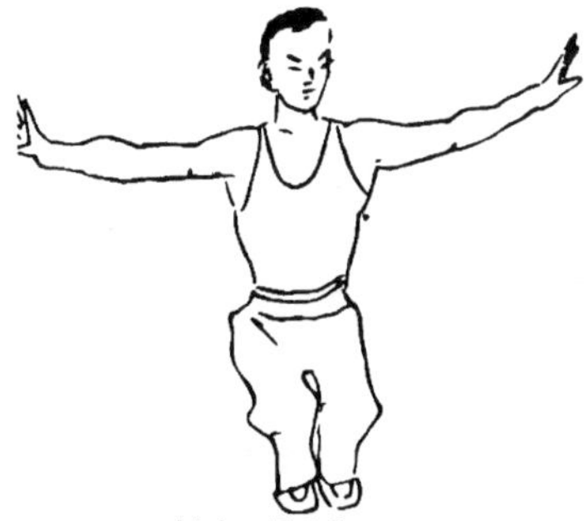

Abb. 5.36

d) Der Körper hebt sich, die Fersen senken sich. Kurz verweilen. Dann die Arme senken und die Hände vor dem Unterbauch überkreuzen. Die Übung wird fünf mal ausgeführt.

15. Der Elefant kreist mit der Hüfte

a) Von der vorangehenden Übung kommend die Arme senken und die Handrücken auf die Lendengegend legen. Das Gewicht nach rechts verlagern. Mit dem linken Fuß nach links in den schulterbreiten Stand gehen.

b) Man bewegt die Hüften langsam in horizontalen Kreisen und beginnt mit der Bewegung zur rechten Seite im Uhrzeigersinn (Abb. 5.37).

c) Nach fünf Kreisen hält man kurz inne und führt dann fünf

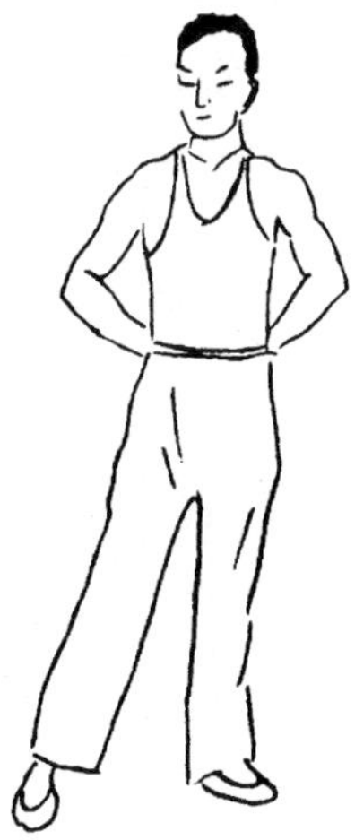

Abb. 5.37

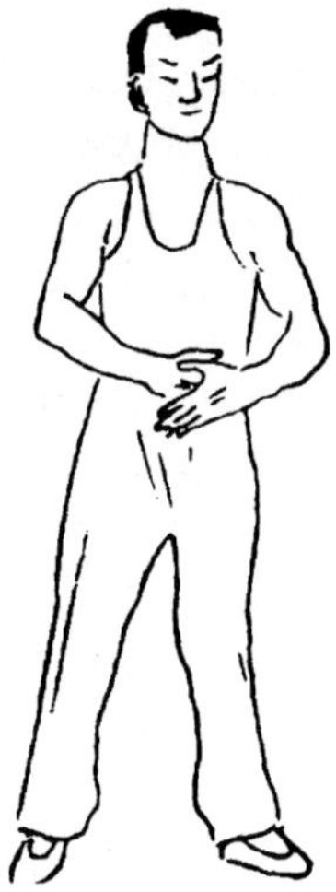

Abb. 5.38

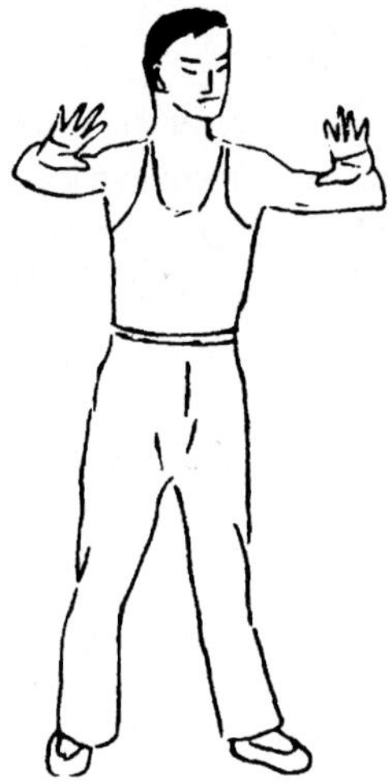

Abb. 5.39

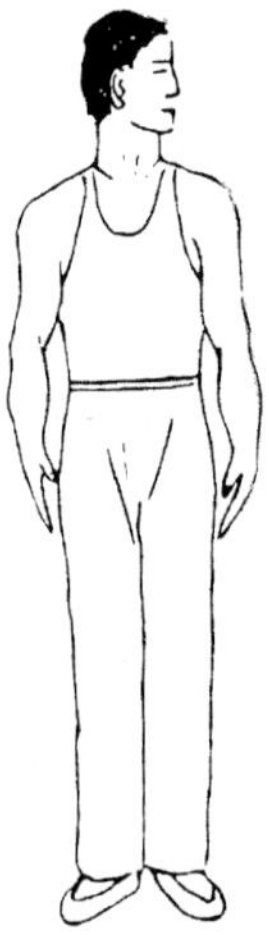

Abb. 5.40

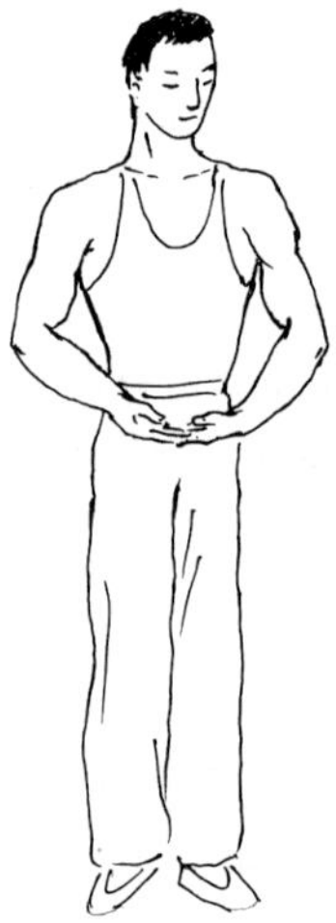

Abb. 5.41

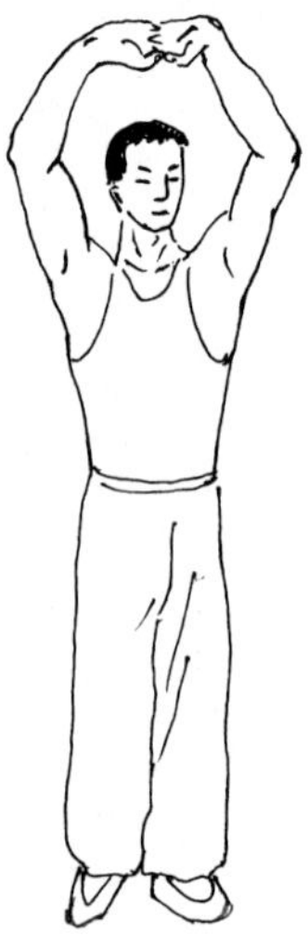

Abb. 5.42

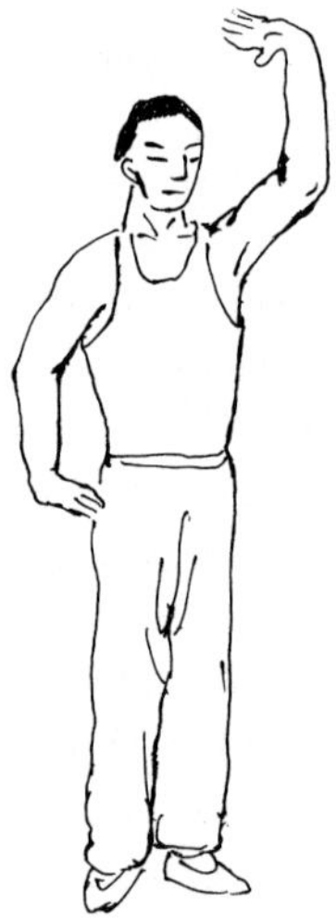

Abb. 5.43

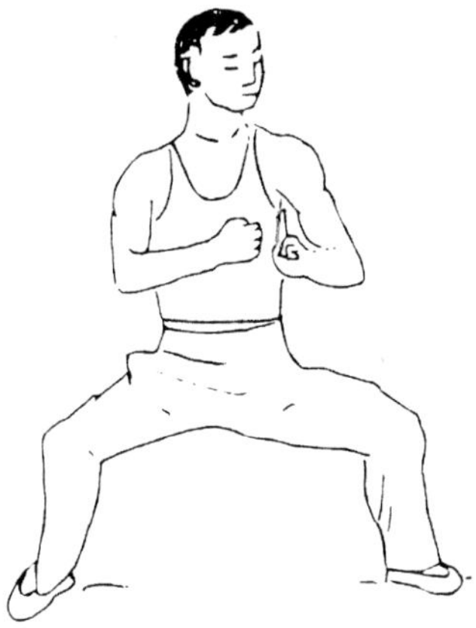

Abb. 5.44

Kreise zur linken Seite aus. Kurz verweilen.

16. Abschließende Übung

a) Von der vorangehenden Übung kommend, die Handflächen auf die Lendengegend legen und diese Region kräftig reiben bis sie sich erwärmt. Dann mit den Handflächen über der Gürtellinie reiben bis zum Nabel. Dort die Hände übereinander legen. Nun um den Nabel herum achtmal nach rechts im Uhrzeigersinn reiben und achtmal nach links (Abb. 5.38).

b) Die Hände vom Nabel aus öffnen und nach oben führen, dort kurz verweilen (Abb. 5.39). Dann in seitlichem Kreisbogen nach unten führen. In den natürlichen Stand zurückgehen, die Arme hängen seitlich am Körper herab.

Die Acht-Brokat-Übungen

Diese Übungsform ist weit verbreitet und dient vor allem der Vertreibung von Krankheiten und der Verlängerung des Lebens.

1. Blicke nach hinten und löse dich von Überbelastung

a) Gerade stehen, die Füße sind geschlossen. Nun den Kopf langsam nach links wenden.

b) Nach hinten blicken (Abb. 5.40). Kurz verweilen. Den Kopf wieder zur Mitte wenden.

Nun die Übung zur rechten Seite ausführen. Nach links und rechts je fünf mal.

Halte den Himmel und reguliere „drei Calorium“

a) Gerade stehen, die Füße sind geschlossen. Die Finger vor dem Unterbauch verschränken, die Handflächen zeigen dabei nach oben (Abb. 5.41).

b) Die Arme bis etwa Brusthöhe heben, dann die Handflächen nach vorne wenden. Die Arme nach oben heben bis etwas über Kopfhöhe. Halte den Himmel mit beiden Händen. Die Augen sehen nach oben auf die Handrücken (Abb. 5.42). Kurz verweilen.

c) Die Arme nach unten vor den Oberbauch führen, die Handflächen zeigen wieder nach oben. Die Übung achtmal durchführen.

3. Einen Arm hebend reguliere Milz und Magen

a) Von der zweiten Übung kommend zum geraden Stand zurückkehren. Die Hände sind vor dem Oberbauch, die Handflächen zeigen nach oben die Mittelfingerspitzen berühren sich.

b) Die linke Hand nach oben, die Handfläche zeigt nach oben. Gleichzeitig die rechte Hand nach unten drücken. Kurz verweilen (Abb. 5.43).

c) Linke und rechte Hand bewegen sich zurück und treffen sich vor dem Oberbauch, die Handflächen wenden sich nach oben. Die Bewegung zur rechten Seite ausführen. Nach links und rechts je fünfmal üben.

5. Nach rechts und links den Bogen spannen

a) Im Anschluss an die drei Übungen die Hände zu Fäusten seitlich der Lenden formen. Mit dem linken Fuß nach links in den breiten Stand gehen. Den Körper in den Reitersitz senken. Gleichzeitig die Arme vor der Brust kreuzen, wobei die rechte Hand vor der linken Hand liegt (Abb. 5.44.

b) Der linke Arm wird gerade zur linken Seite gestreckt. Zeigefinger und Daumen zeigen nach oben. Der rechte Arm wird angewinkelt nach rechts hinten gezogen (Abb. 5.45). Der Blick geht in die Richtung der linken Hand. Zwischen den Armen ist elastische Kraft und Spannung, als ob man

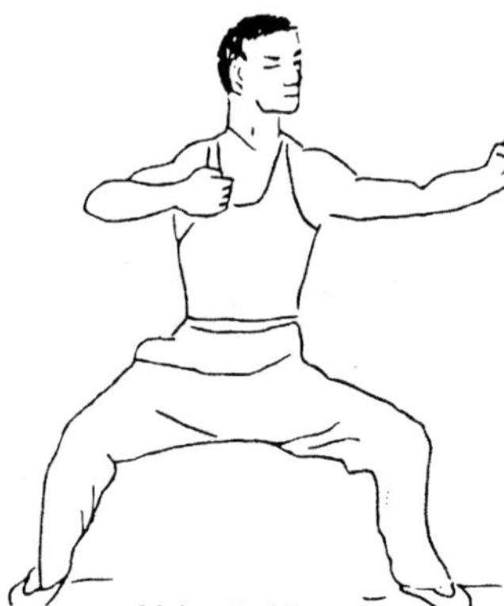

Abb. 5.45

Teil 5

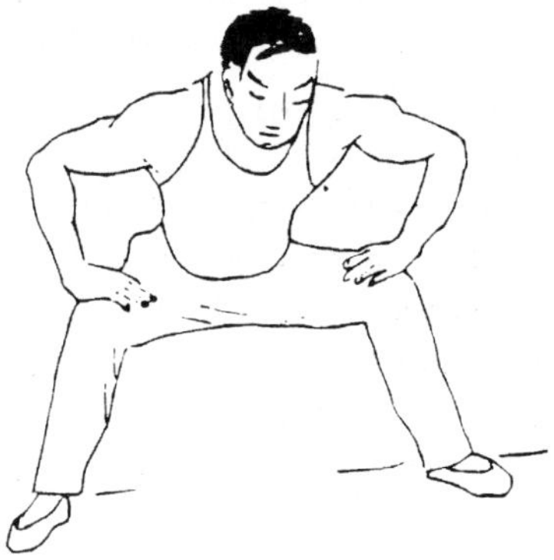

Abb. 5.46

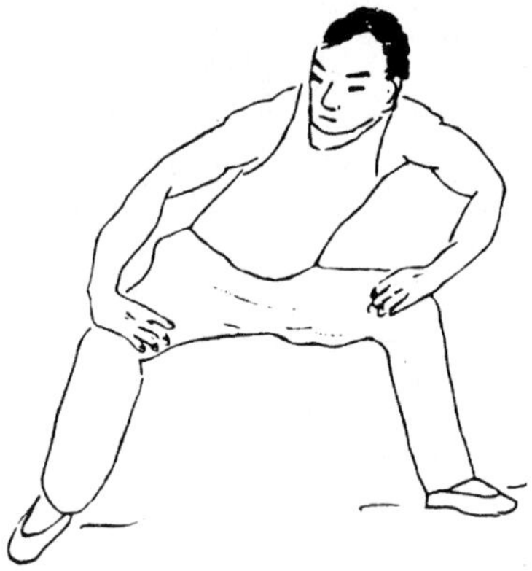

Abb. 5.47

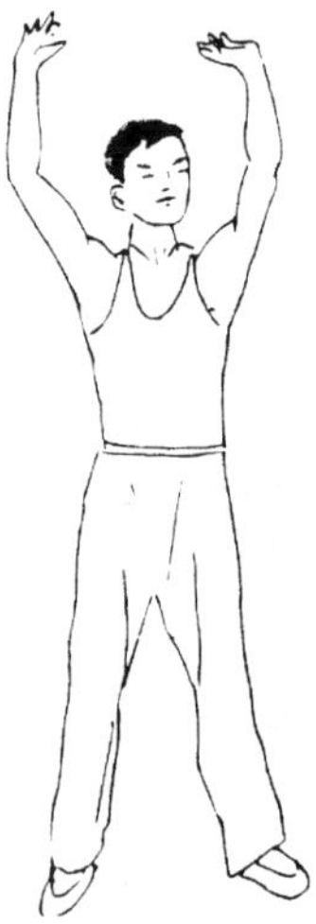

Abb. 5.48

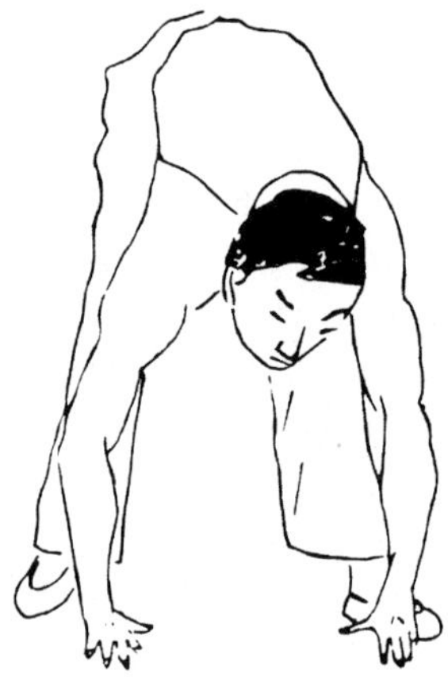

Abb. 5.49

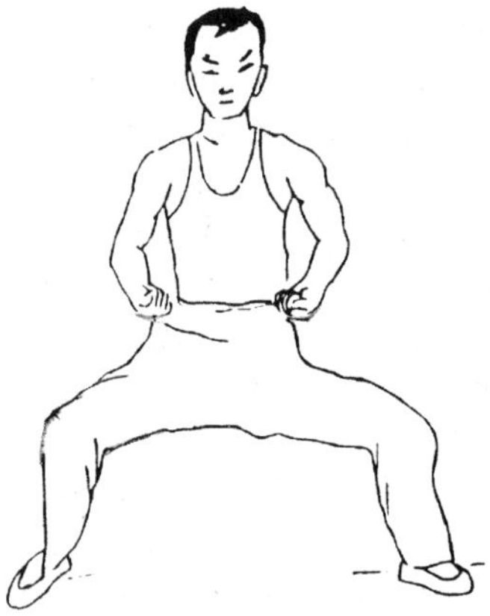

Abb. 5.50

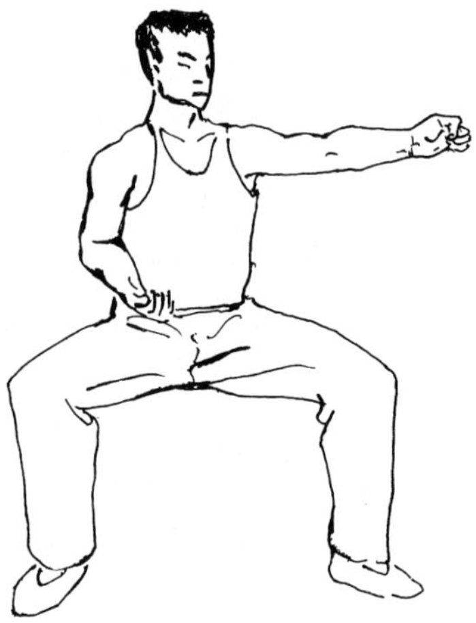

Abb. 5.51

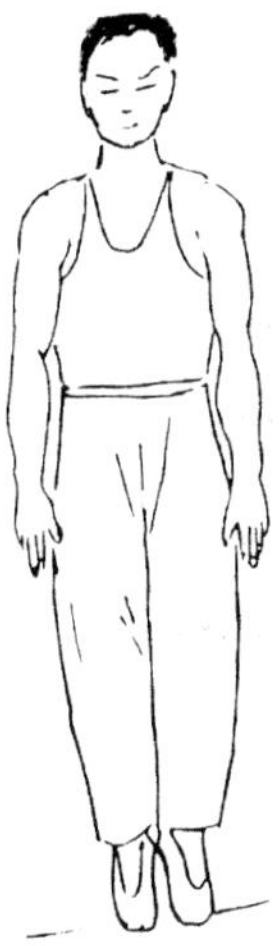

Abb. 5.52

einen Bogen mit einem Pfeil hält. In dieser Position kurz verweilen.

c) Dann den Körper heben, die Beine strecken, die Finger lösen und die Arme wieder vor die Brust führen, die rechte Hand liegt vor der linken Hand. Das linke Bein zum rechten Bein wieder anziehen. Das Gewicht nach rechts verlagern und die Bewegung zur anderen Seite ausführen. Die Übung jeweils fünfmal nach rechts und links durchführen.

5. Wende den Kopf gegen ardor im o. Herz

a) Von der vorigen Übung kommend, den rechten Fuß zum linken stellen, die Handflächen nach oben wenden und die Arme bis zur Brusthöhe heben.

b) Mit dem linken Fuß nach links in den breiten Stand gehen und den Körper in den tiefen Reitersitz senken. Die Handflächen nach unten wenden und auf die Oberschenkel stützen; dabei zeigen die Finger zur Beininnenseite (Abb. 5. 46).

c) Den Oberkörper soweit es geht nach links bewegen. Der linke Arm ist gebeugt, der rechte Arm ist gestreckt. Den Körper für einen Moment so halten (Abb. 5.47).

d) Den Oberkörper zur Mitte zurückführen und den Körper aufrichten. Die Übung nach rechts ausführen. Nach links und rechts je fünfmal.

6. Mit beiden Händen die Füße fassen, um die Lenden zu stärken.

a) Natürlicher Stand. Die Füße schulterbreit auseinanderstellen. Die Arme langsam vor dem Körper nach oben heben, die Handflächen zeigen nach oben (Abb. 5.48). Kurz verweilen.

b) Den Körper vom Hüftgelenk aus nach vorne beugen und beide Handflächen vor den Füßen auf die Erde legen, die Knie sind dabei gestreckt (Abb. 5.49).

c) Den Körper aufrichten, die Arme wieder über den Kopf heben. Die Übung achtmal durchführen.

7. Mit ausgestreckten Fäusten die Kraft vermehren

a) Mit dem linken Bein nach links in den breiten Stand gehen. Den Körper in den Reitersitz senken. Die Hände formen sich zu Fäusten und werden seitlich zu den Lenden geführt; die Handrücken zeigen nach unten (Abb. 5.50).

b) Nun die linke Faust nach vorne strecken, der Handrücken zeigt nach oben. Der Blick ist über die linke Faust hinaus in die Ferne gerichtet. Kurz verweilen (Abb. 5. 51).

c) Beide Fäuste zurück zur Ausgangsposition. Die Bewegung zur anderen Seite durchführen. Nach links und rechts je fünfmal.

8. Lass dich siebenmal auf die Fersen fallen, um alle Krankheiten zu vertreiben

a) Natürlicher Stand. Die Füße stehen zusammen. Die Hände seitlich neben die Hüften legen, die Handflächen zeigen zur Hüfte.

b) Nun die Fersen heben (Abb. 5.52). Kurz verweilen. Die Fersen wieder senken. Die Übung siebenmal ausführen.

Qigong für Kopf und Gesicht

Diese Übungen haben die Aufgabe, die Leit- und Blutbahnen des Gesichtes zu regulieren sowie die Zirkulation und den Fluss des Qi und des Blutes aufrechtzuerhalten. Darüber hinaus dienen sie der Verschönerung des Körpers, stärken und schützen die Gesundheit. Diese Übungen können verwandt werden zur Vorbeugung und Behandlung von Krankheiten und Symptomen wie Kopfschmerzen, Benommenheit, Erkältung und hohem Blutdruck.

Vorbereitungen: Eine sitzende oder stehende Position einnehmen. Den ganzen Körper entspannen, sich von schweren Gedanken lösen, die Zunge gegen den harten Gaumen stre--cken und die Augen leicht schließen.

a) Drücke die Stirn: Jeweils die Zeige-, Mittel- und Ringfinger der Hände zusammenbringen und mit der Innenseite dieser Finger vom Mittelpunkt zwischen den Augenbrauen in Richtung des vorderen Haaransatzes drücken, insgesamt 25- bis 50-mal. Dann von der Mitte der Stirn je 25- bis 50-mal nach beiden Seiten schieben. Leichte, gleichmäßige und lange Atemzüge machen. Während des Ausatmens mit Kraft schieben, während des Einatmens nur sanft. Sich auf die Wahrnehmung des Qi unter den Händen konzentrieren (Abb. 5.53).

b) Massiere und reibe die Schläfen: Jeweils die Mittelfinger der Hände gegen die Augenhöhlen unterhalb der Augenbrauen drücken. Nun kreisförmig in Richtung der Ohren 25- bis 50-mal reiben. Die Konzentration und Atmung

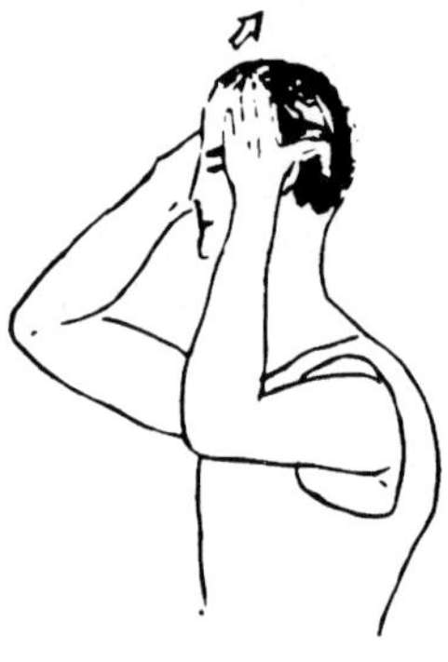

Abb. 5.53

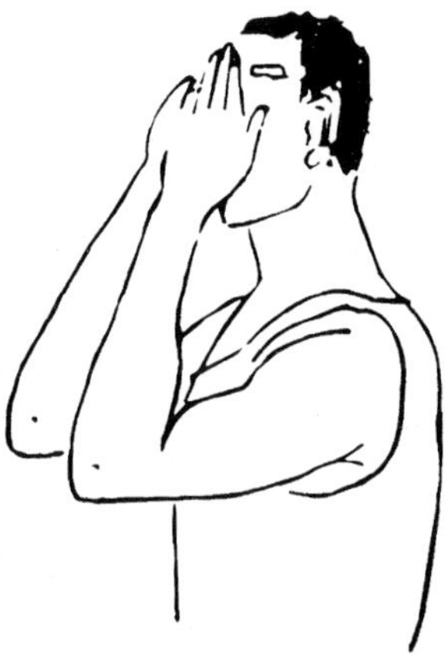

Abb. 5.54

sollte wie in der vorherigen Übung durchgeführt werden (Abb. 5.54).

c) Bade das Gesicht: Mit den Handflächen vom Mittelpunkt der Stirn aus zunächst seitwärts und dann beidseitig nach unten reiben. Danach 24- bis 50-mal umgekehrt von den Seiten der Nase nach oben reiben und entgegengesetzt, auch 24- bis 50-mal. Natürlich atmen und die Vorstellungskraft auf das Geschehen unter den Handflächen konzentrieren.

d) Kämme das Haar: Die fünf Finger natürlich gespreizt und leicht gebeugt halten, das Haar von vorn nach hinten in Übereinstimmung mit der Wuchsrichtung mit den Fingern wie mit einem Kamm 24- bis 50-mal kämmen. Auf den Einfluss der Hände konzentrieren, natürlich atmen und die Zunge gegen den harten Gaumen strecken.

e) Mache die Gallenleitbahn frei: Die vier Finger, abgesehen vom Daumen, jeder Hand zusammenhalten, die Fingerspitzen auf die Ohren und die Seiten des Kopfes legen. Entlang der Gallenleitbahn reiben und streichen zum Hinterkopf. Die Vorstellungskraft auf das Geschehen unter den Handflächen konzentrieren, gleichmäßig und lang atmen, fünf- bis zehnmal in Richtung des Hinterkopfes während des Ausatmens streichen und während der Einatmung für einen Augenblick unterbrechen. Insgesamt sieben bis zehn Atemzüge lang.

f) Reibe den Hinterkopf: Die zehn Finger beider Hände verschränken, den unteren Teil des Hinterhauptknochens gegen die Handflächen legen und von oben nach unten reiben. Auf das Geschehen unter den Handflächen konzentrieren. Während der Ausatmung fünf- bis zehnmal reiben, während der Einatmung für einen Moment unterbrechen. Insgesamt fünf bis sieben Atemzüge lang.

Qigong für die Ohren

Diese Übungen haben die Funktion, die Energiebahnen und Sinnesorgane zu öffnen. Sie können angewendet werden, um Tinnitus und Taubheit vorzubeugen und zu heilen.

Vorbereitungen: Nimm eine sitzende oder stehende Position ein. Entspanne den ganzen Körper, wobei die Ohren nach innen lauschen. Atme natürlich und befreie dich von umherschweifenden Gedanken.

1. Das Schlagen der „Himmelspauke"

Die Handflächen gegen die Ohren drücken, die Finger an den Hinterkopf legen; dann die beiden Zeigefinger auf die beiden Mittelfinger legen und die Zeigefinger kräftig nach unten schnipsen und so ungefähr 25-mal auf den Hinterkopf trommeln. Dieser Trommelwirbel wird dann in den Ohren zu hören sein.

2. Das Ohrenpressen

Die Handflächen fest auf die Ohren drücken, dann wieder freilassen, um die Ohren zehnmal zu lüften (Abb. 5.55/56). Nicht zu heftig drücken und nicht zu abrupt loslassen, sondern schnell, aber sanft. Schließlich mit beiden Mittelfingern das Foramen G 28 pressieren, 36-mal.

3. Das Kneifen der Ohrmuscheln

Die oberen Teile der Ohrmuscheln mit dem Daumen und Zeigefinger kneifen und die Ohrmuscheln von oben nach unten reiben, bis sie sich warm anfühlen.

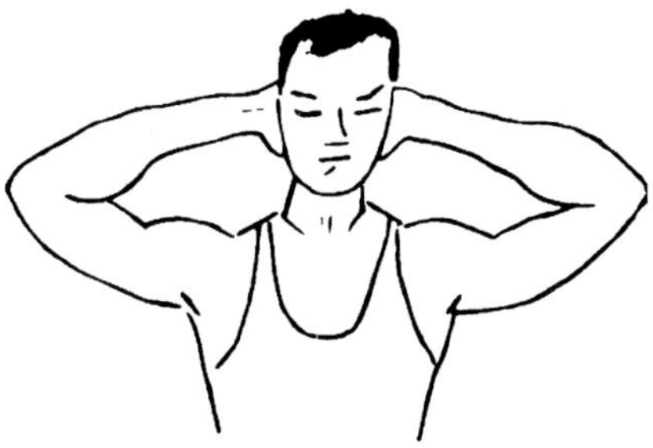

Abb. 5.55

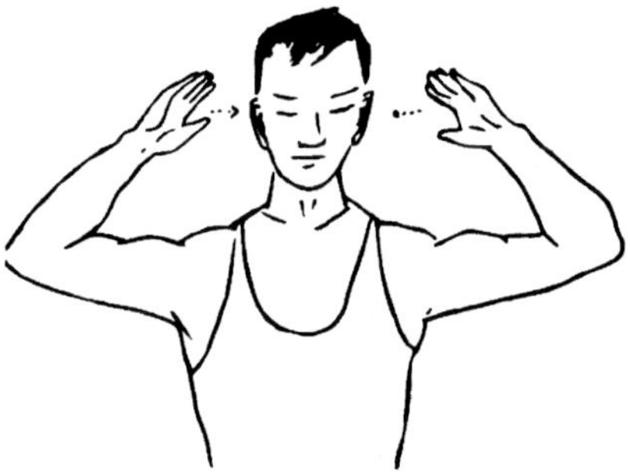

Abb. 5.56

Qigong für Nase und Zähne

Diese Übungen haben die Funktion, die Nase zu belüften, die Zähne zu festigen und Karies vorzubeugen. Sie werden angewandt, um Krankheiten und Symptome wie Erkältung, Heuschnupfen, Rhinitis, Karies und Zahnschmerzen vorzubeugen und zu heilen.

Vorbereitungen: Eine sitzende oder stehende Position einnehmen. Die Nase von Sekreten befreien, entspannen, sich beruhigen und gleichmäßig atmen.

1. Reibe die Seiten der Nase

Die Daumenrücken beider Hände aneinander reiben bis sie warm sind. Dann sanft die beiden Seiten der Nase reiben,

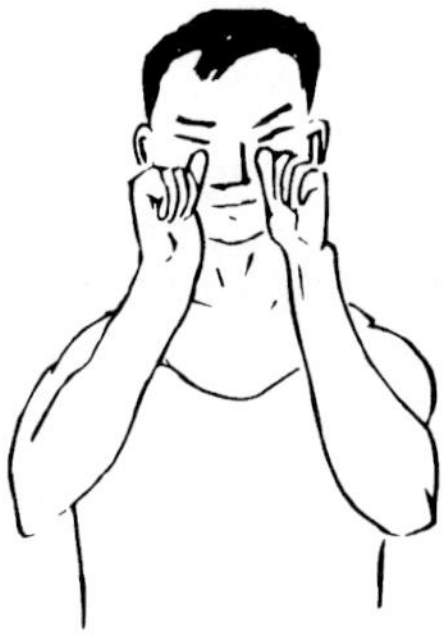

Abb. 5.57

jeweils fünfmal sowohl beim Einatmen als auch beim Ausatmen. Insgesamt sechs Atemzüge. Die Nasenspitze massieren: Die Mittelfingerspitze der rechten Hand auf die Nasenspitze pressen. Diese nun in kreisförmigen Bewegungen massieren. Entgegen dem Uhrzeigersinn (nach links) während des Einatmens und mit dem Uhrzeigersinn (nach rechts) während des Ausatmens massieren (Abb. 5.57). Insgesamt sechs Atemzüge.

2. Schlage und beiße die Zähne aufeinander, um das Qi zu stärken

Die Zähne des Unter- und Oberkiefers 36-mal aufeinander schlagen und dann den Speichel schlucken. Während des täglichen Wasserlassens den Mund schließen und die Zähne aufeinander beißen bis dieser Vorgang beendet ist. Schrittweise entspannen, natürlich atmen und sich auf die Zähne konzentrieren, um das Qi zu stärken.

Qigong für die Augen

Diese Übungen haben die Funktion, den Fluss des Qi und den Blutfluss der Leber-Leitbahnen zu regulieren, den o. Leber zu beruhigen und die Sehkraft zu verbessem. Dieses Qigong kann verwendet werden als Übung, um die Augen zu schützen, Augenerkrankungen wie z. B. die jugendliche Kurzsichtigkeit, Weitsichtigkeit, Bindehautentzündung und geschwollene, schmerzhafte Lider zu verhüten bzw. zu behandeln.

Vorbereitungen: Die sitzende oder stehende Haltung einnehmen. Den ganzen Körper entspannen, sich von umherschweifenden Gedanken lösen und geradeaus schauen.

1. Bewege die Augen in Form einer liegenden 8

Sich im Geist vorstellen, dass das Qi sich in der Augenhöhle und im Augapfel bewegt bzw. sich die Augäpfel mit seiner Hilfe bewegen. Die Augen zuerst vom Canthus nasalis, Foramen B 1, am linken Auge entlang der oberen Begrenzung der linken Augenhöhle bis zum linken äußeren Lidwinkel bewegen, dann einwärts entlang der unteren Begrenzung der Augenhöhle und die Bewegung weiterführen, bis man mit dem rechten Auge B 1 passiert. Dann die Augen derart bewegen, dass das rechte Auge sich vom Augeninnenwinkel entlang der oberen Begrenzung der Augenhöhle bis zum äußeren Lidwinkel und dann entlang der unteren Begrenzung der Augenhöhle bewegt in einer Weise, die einer „∞“ ähnelt Anschließend mit den Augen zur Ausgangsstellung zurückkehren. Diese Übung insgesamt achtmal wiederholen. Dann vom Foramen B 1 des rechten

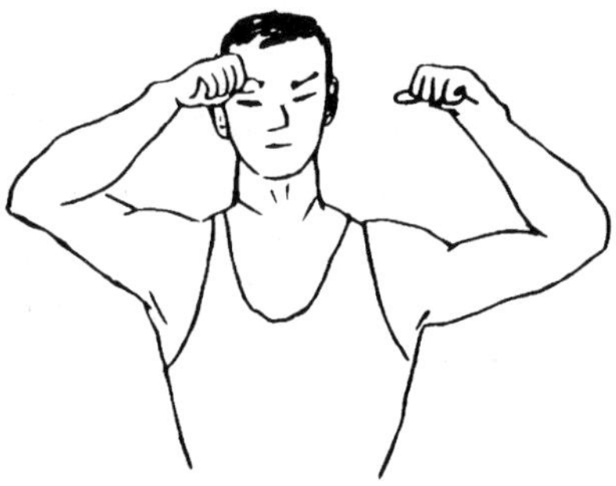

Abb. 5.58

Auges beginnen und die Augen in umgekehrter Richtung wie oben beschrieben bewegen. Dabei natürlich atmen und das Qi mit der Vorstellungskraft begleitend leiten, damit es den Bewegungen der Augen folgt und diese durchströmt.

2. Schließe die Augen und leite den Qi-Fluss

Beide Daumen gegen die obere knöcherne Begrenzung des Augeninnenwinkels pressen, dort, wo man eine kleine Vertiefung spürt, und sich auf diese beiden Punkte konzentrieren. Wenn man einatmet, die Daumen gegen die zur Mitte gelegene obere knöcherne Begrenzung der Augenhöhle pressen und den Qi-Fluss zur Rückseite des Augapfels dirigieren. Beim Ausatmen leicht und äußerst vorsichtig mit den Daumen die Augäpfel drücken, bis man ein leichtes Ziehen verspürt. Dieses Vorgehen achtmal wiederholen (Abb. 5.58).

3. Bade die Augen

a) Die Augen leicht schließen, die Rückflächen beider Daumen so lange aneinander reiben, bis sie warm sind, dann die Augenlider mit den Daumenrückseiten vom inneren Augenwinkel 24-mal zum äußeren Augenwinkel reiben. Nun die übrigen vier Finger jeder Hand aneinander führen, mit den Fingerinnenflächen die Augenlider in Kreisbewegungen 24-mal nach außen, anschließend 24-mal nach innen reiben. Dabei natürlich atmen und die Aufmerksamkeit auf die Aufgabe der Hände konzentrieren.

b) Die Hände 36-mal aneinander reiben. Dann mit der rechten Hand das linke Auge abdecken. Mit dem Zeigefinger der linken Hand vor dem rechten Auge folgende Bewegungen durchführen; das Auge verfolgt diese konzentriert:

c) Sechsmal waagerechte Striche ziehen. Sechs mal senkrechte Striche ziehen. Sechsmal schräge Striche ziehen, von oben nach unten. Sechsmal schräge Striche von unten nach oben ziehen. Sechsmal Kreise ziehen mit dem Uhrzeigersinn. Sechsmal Kreise ziehen gegen den Uhrzeigersinn.

Qigong für den Nacken

Das Nacken-Oigong hat die Funktion, die Muskeln und Sehnen des Nackens zu entspannen, die Energie-Leitbahnen und ihre Nebenäste zu aktivieren und die Gelenke gleitfähiger zu machen. Es kann verwendet werden zur Vorbeugung, aber auch zur Therapie von Nackenbeschwerden, wie z. B. bei der zervikalen Spondylopathie, dem „steifen Genick", der entzündlichen Erkrankung des Halsmuskel-Apparates und Schulter-Arm-Schmerzen.

Vorbereitungen: Die stehende oder sitzende Haltung einnehmen. Den Nacken entspannen, natürlich atmen und entspannt geradeaus schauen.

1. Foramen G 20 freimachen

Beide Daumen gegen das Foramen G 20 pressen. Fünfmal während des Einatmens leicht reiben, dasselbe dann beim Ausatmen (Abb. 5.59). Insgesamt 15 Atemzüge in dieser Weise ausführen. Dann G 20 leicht mit Daumen-, Zeige- und Mittelfinger kneifen, drücken und beklopfen, insgesamt 30-mal.

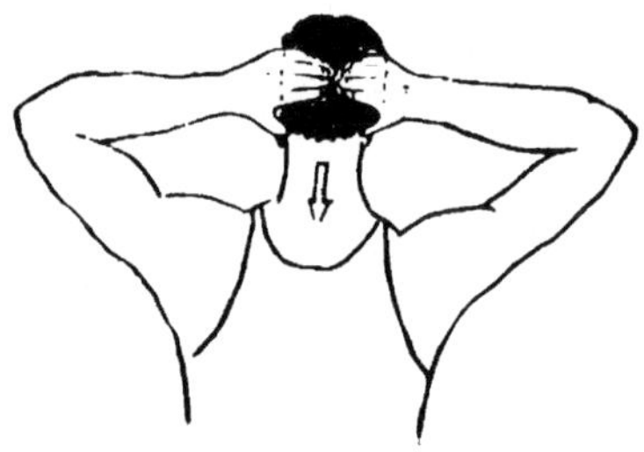

Abb. 5.59

2. Stoße die Himmelssäulen auf

Den Kopf sanft nach vorne beugen, die Finger (außer dem Daumen) der rechten oder linken Hand auf die Mitte des Nackens legen, und mit nicht zu großer Kraft bei jedem Ausatmen jeweils siebenmal von oben nach unten streichen, aber mit dieser Bewegung beim Einatmen aufhören. Insgesamt acht Atemzüge auf diese Art und Weise durchführen.

3. Förderung der Durchblutung

Den Zeige-, Mittel- und Ringfinger sowie den kleinen Finger der rechten Hand zusammenhalten und vorsichtig Druck auf die Halsschlagader mit den Fingerinnenseiten ausüben. Wenn man ausatmet, von der linken Seite des Halses (Männer beginnen mit der linken, Frauen zuerst mit der rechten Halsseite)beginnen. Leicht drücken und streichen von unterhalb des Unterkiefers beginnend der seitlichen Halsmuskulatur folgend nach vorne unten bis zum Schlüsselbein; mit der Bewegung beim Einatmen pausieren. Bewegung 15 Atemzüge ausführen. Genauso mit der anderen Halsseite verfahren (Abb. 5.60).

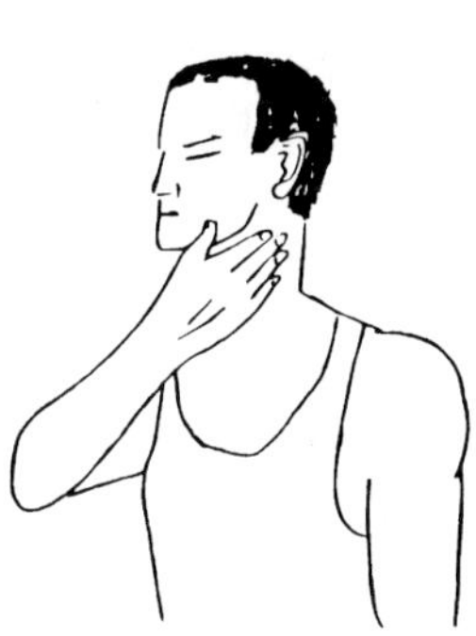

Abb. 5.60

4. Drehe den Hals, um Qi fließen zu lassen

Wenn man einatmet, den Kopf und Hals vorsichtig und langsam von vorne gegen den Uhrzeigersinn nach hinten

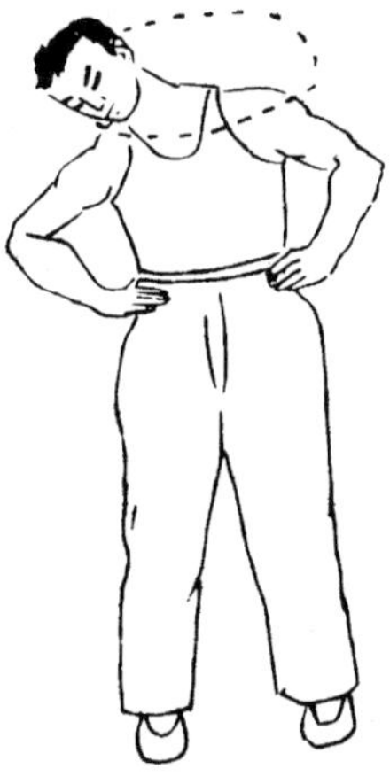

Abb. 5.61

drehen. Beim Ausatmen den Kopf dann wieder zur Ausgangsstellung zurückführen. Beim nächsten Atemzyklus dasselbe nach rechts. Diese Übung insgesamt achtmal ausführen (Abb. 5.61).

5. Beide Hände treten in Kräftewettstreit mit Hals und Nacken

Die Finger der Hände ineinander verschränken und damit fest den Nacken umfassen. Die Hände ziehen den Nacken mit Nachdruck beim Einatmen nach vorne, unterdessen neigt man den Kopf leicht rückwärts, wobei die Augen nach oben schauen. Entspannen bei der Ausatmung. Insgesamt neun Atemzyklen auf diese Weise ausführen (Abb. 5.62).

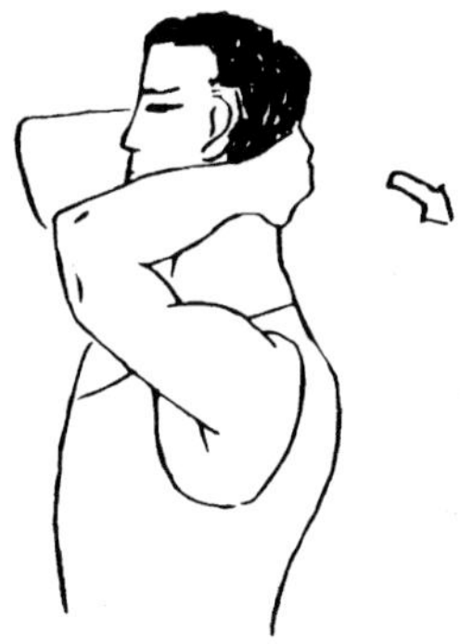

Abb. 5.62

Qigong für Schultern und Arme

Diese Übungen haben die Funktion, die Leitbahnen im Arm durchgängig zu machen, das Qi und Blut der Arme zu stützen und Schmerzen zu beheben. Sie dienen der Vorbeugung und Heilung von Krankheiten und Symptomen wie z. B. Schmerzen in der Schulter, den Oberarmen und Ellenbogen, Schulter-Arm-Syndrom, Tendinitis im Supraspinatus, Periarthritis humero-scapularis und Tennis-Ellenbogen.

Vorbereitungen: Sitzposition, den Körper entspannen, ruhig atmen.

1. Schulter und Arme klopfen: Mit der linken Hohlfaust den rechten Arm von der Schulter bis zum Handgelenk drei- bis fünfmal abwärts und wieder aufwärts klopfen. Zuerst die Außenseite und dann die Innenseite des Arms abklopfen. Mit dem linken Arm wie rechts verfahren.

2. Die rechte Hand mit der Handfläche nach oben auf das rechte Bein legen. Dann mit der linken Hand den rechten Innenarm abwärts und aufwärts bis zur Schulter reiben (Abb. 5.63). Genauso mit dem linken Arm verfahren. Dann die

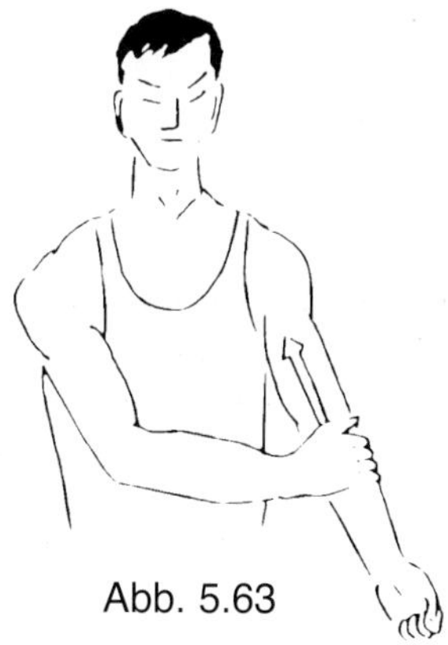

Abb. 5.63

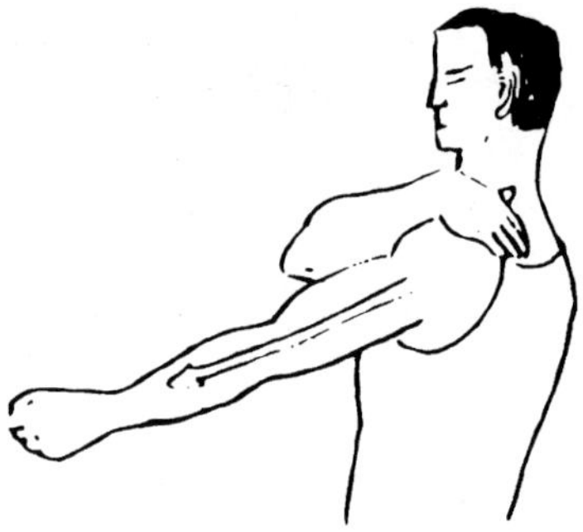

Abb. 5.64

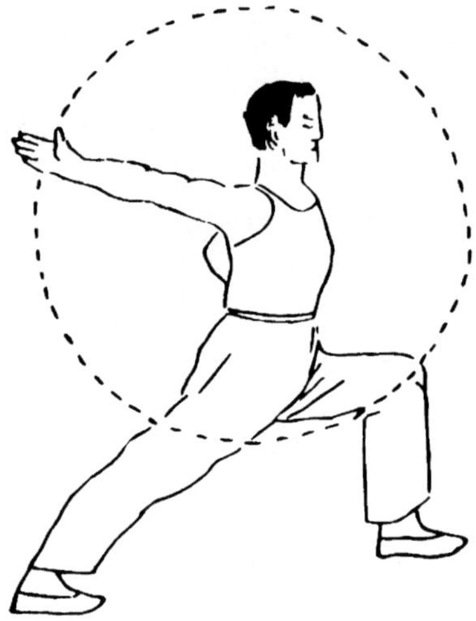

Abb. 5.65

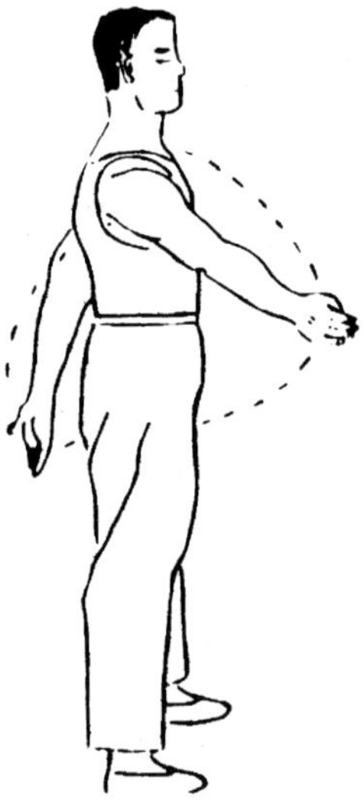

Abb. 5.66

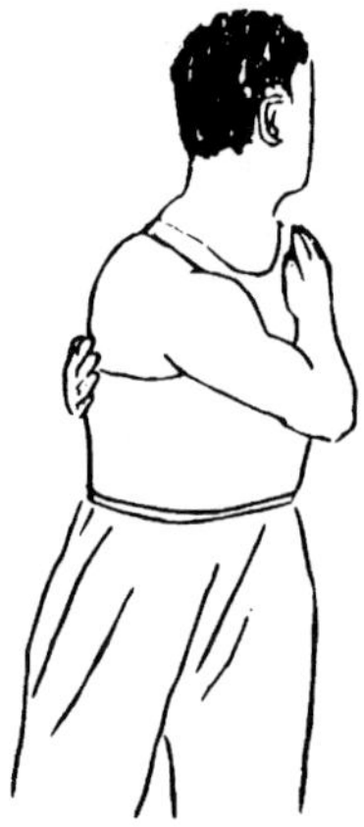

Abb. 5.67

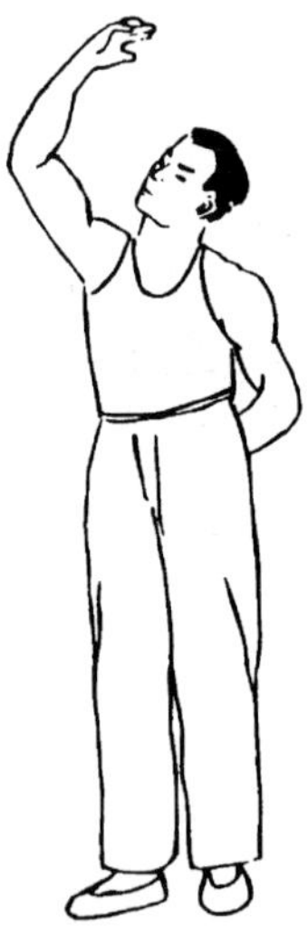

Abb. 5.68

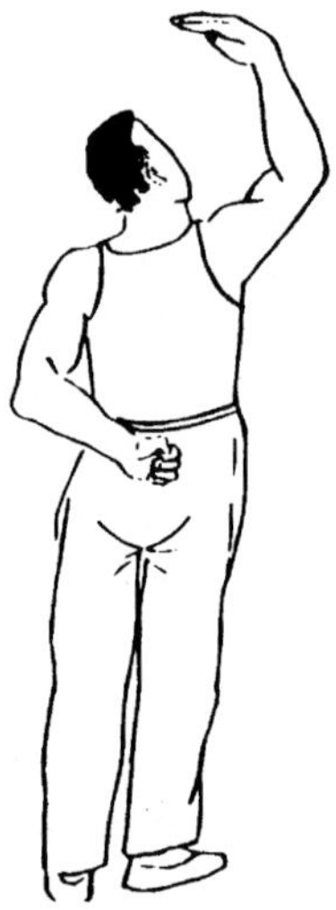

Abb. 5.69

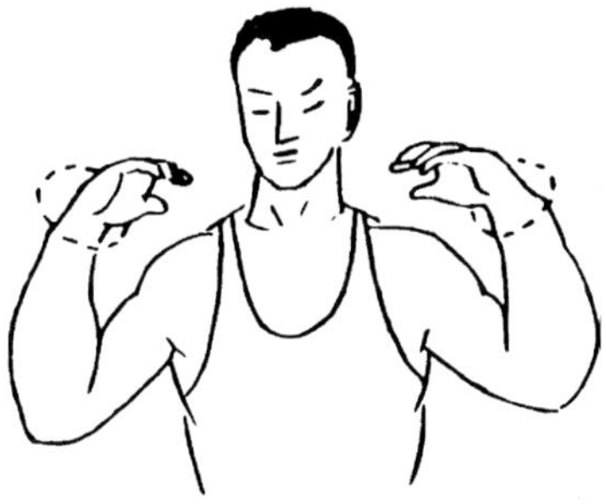

Abb. 5.70

rechte Hand nach unten auf das rechte Bein legen und mit der linken Hand die Außenseite des Arms reiben (Abb. 5.64). Genauso mit der Gegenseite verfahren. Die Übung insgesamt achtmal wiederholen. Die Arme möglichst locker lassen

3. Linker Arm: Mit den fünf Fingerkuppen der rechten Hand das Foramen Di 15, 36-mal massieren. Beim rechten Arm mit der linken Hand genauso verfahren.

4. Linker Arm: Mit dem rechten Daumen das Foramen Di 11, 36-mal massieren. Beim rechten Arm mit dem linken Daumen genauso verfahren.

5. „Aus dem Schritt des gespannten Bogens heraus die Arme schwingen."

Ist im Schritt des gespannten Bogens der linke Fuß nach vorn gestellt, so stemmt man die linke Hand in die Hüfte, streckt den rechten Ellbogen gerade und führt aus dem Schultergelenk mit dem rechten Arm eine kreisende Bewegung aus. Für eine kreisende Bewegung der Gegenseite wechselt man auch die Beinstellung. 36-mal wiederholen (Abb. 5 65).

6. Natürlicher Stand. Aus dieser Stellung dreht man sich in der Hüfte zunächst nach links so weit es geht, wobei der Hals sich in gleicher Richtung dreht, so dass der Blick schließlich nach rechts hinten weist. In der Bewegung dieser Drehung beugt man den Ellbogen der rechten Hand, bis deren Handteller an die linke Schulter schlägt, dabei weist der rechte Handrücken nach vorn; zugleich krümmt man den Ellbogen der linken Hand so, dass deren Handrücken an das Schulterblatt der linken Schulter schlägt. Die Übung zur anderen Seite genauso durchführen. 36-mal wiederholen (Abb. 5.66/67).

7. Natürlicher Stand. Aus der lockeren Schulter winkelt man den linken Ellbogen ab und legt die linke Faust hinten gegen die Hüften, so dass die Öffnung der Faust nach hinten weist. Die rechte Hand wird über den Kopf hinaus nach oben geführt, so dass der Rücken der Hand gen Himmel weist und die Hand selbst wie ein Baldachin über dem Kopf steht. Dabei sind ihre fünf Finger leicht gekrümmt; leicht abgewinkelt ist auch der Ellbogen. Die Schulter ist locker und entspannt, der Kopf ein wenig nach rechts und hinten geneigt. Der Blick richtet sich auf die Mitte des Handtellers der rechten Hand. Achtmal wiederholen. Eine zweite Position ergibt sich, indem man die Stellung der Hände umkehrt (Abb. 5.68/69).

8. Man hebt dann beide Arme nach vorn und oben, achtet aber auf entspannt abgesenkte Schultern und locker abgewinkelte Ellbogen. Die Hände sind leicht nach innen gebeugt, die Finger entspannt. In dieser Stellung führt man aus den Handgelenken eine Drehbewegung aus. 36-mal wiederholen (Abb. 5.70).

Qigong-Übungen zur Regulation des o. Lunge

Diese Übungen haben die Funktion, das Qi des o. Lunge zu stützen, somit Pituita („Schleim") umzuwandeln und Husten zu stillen. Sie werden zur Vorbeugung und Heilung von Krankheiten und Symptomen wie z. B. Druckgefühl, Beklemmungsgefühl in der Brust, Völlegefühl, Spannungsgefühl in der Leibesmitte, Schmerzen in der Brust, Husten, Kurzatmigkeit, Keuchatmung, Auswurf, chronische Bronchitis, Lungenemphysem und Asthma bronchiale eingesetzt.

1. Die Methode, das „weiße Qi" zu nehmen

Vorbereitungen: Stehen, liegen oder sitzen. Den ganzen Körper entspannen, natürlich atmen und sich von schweren Gedanken lösen.

Dann die Zähne 36-mal hörbar aufeinander beißen, Speichel im Mund sammeln, diesen im Mund bewegen und ihn in drei Teilen schlucken, dabei die Vorstellungskraft bewusst in die Mitte der Brust und in das untere Dantian senden.

Jetzt stelle man sich ein „weißes Qi" vor und atme dabei ein, fülle den ganzen Mund mit dem Qi und sende es während des Ausatmens tief in die Lungen bis zum Dantian und weiter in die Haut und Haare des ganzen Körpers. Dieses 9- oder 18-mal durchführen. Danach in die Ausgangsstellung zurückkehren und die Übung beenden.

2. Die Methode des Reibens der Brust und Training des Qi mit dem Wort „si“ (sprich „sö“)

Stehen oder sitzen. Beide Handflächen auf den Brustkorb legen und langsam einatmen. Während des Ausatmens spricht man laut das Wort „si“ und reibt dabei mit den Handflächen die Brust. Dieses sechs oder zwölf Atemzüge lang durchführen (Abb. 5.71)

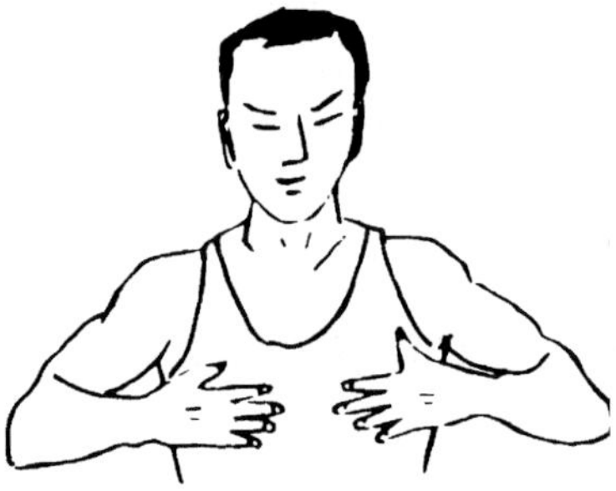

Abb. 5.71

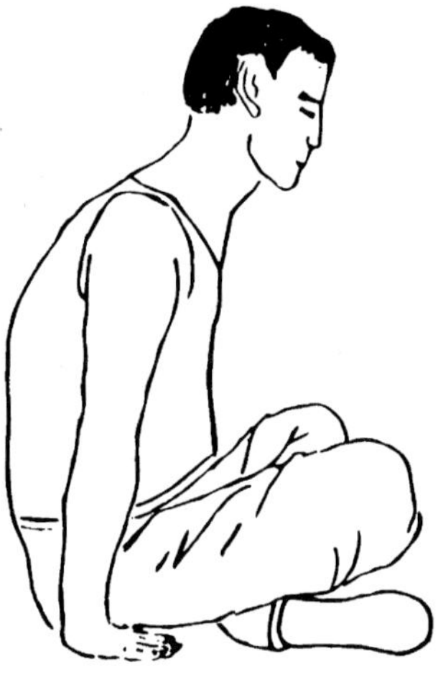

Abb. 5.72

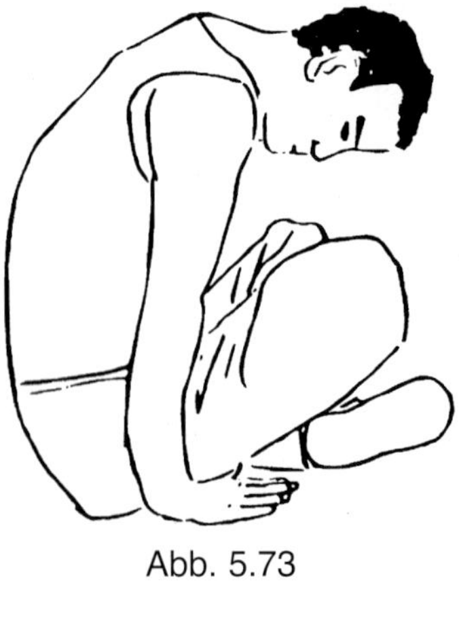

Abb. 5.73

3. Methode der Regulation des o. Lunge und Harmonisierung des Qi

a) Mit nach vorne gebeugtem Rücken atmen: Den Schneidersitz einnehmen und die Hände auf den Boden pressen. Die Brust vorstrecken und tief einatmen bis der Brustkasten gefüllt ist. Dann den Rücken beugen, die Brust einziehen und dabei ausatmen. Dieses fünf- bis neunmal durchführen (Abb. 5.72/73).

b) Drehung des Oberkörpers, um die Lunge zu regulieren: Im Schneidersitz sitzen und die Handflächen auf die Knie legen. Den Oberkörper nach links drehen und einatmen, während man die rechte Schulter vorzieht. Wenn man die Schulter wieder zurückfallen läßt, ausatmen. Dieses fünfmal. Ebenso verfahren, wenn man den Oberkörper nach rechts dreht.

Qigong-Übungen für die Brust

Diese Übungen haben die Funktion, das Qi in der Brust zu regulieren, Druck oder Spannungen von der Brust zu nehmen, Pituita umzuwandeln, Husten zu stillen. Sie werden zur Vorbeugung und Heilung von Krankheiten und Symptomen wie Druckgefühl, Spannungsgefühl in Brust oder Flanken, Atembeklemmung, Völlegefühl, Husten und Keuchatmung oder Asthma angewandt.

Vorbereitungen: Sitzen oder stehen, natürlich atmen und den ganzen Körper entspannen.

1. Die Methode der Pression des Foramen KG 17

Zuerst mit den Innenseiten des Zeige-, Mittel- und Ringfingers vom Brustbein nach unten bis zum Schwertfortsatz klopfen und zwar 36-mal. Danach das Foramen KG 17 zwischen den zwei Atembewegungen mit den Fingerkuppen der vier Finger 36-mal massieren. Natürlich atmen und sich auf den Punkt unter der Hand konzentrieren.

2. Die Methode des Reibens und der Regulation des Qi

Reibe während des Ausatmens mit der rechten Handfläche fünf- bis zehnmal von der Mittellinie der Brust zur linken Brusthälfte, mache während des Einatmens eine Pause. Mache insgesamt zehn Atemzüge. Dann das gleiche mit der linken Hand von der Brustmitte zur rechten Seite. Verfolge mit deiner Vorstellungskraft die Bewegung deiner Hände.

3. Die Methode des Reibens des Brustkorbs und des Sendens des Qi

Während des Ausatmens mit der flachen Hand von den Achselhöhlen zu beiden Seiten des Abdomens fünf- bis zehnmal reiben.

Qigong-Übungen zur Regulation des o. Herz

Das Herz regulierende Qigong hat folgende Funktionen: die Anregung des Herzens, die Beruhigung des Geistes, die Aufrechterhaltung der Blutzirkulation und die Beseitigung von Blockaden in den Leitbahnen. Es kann außerdem zur Vorbeugung und Behandlung von Krankheiten und Symptomen wie der koronaren Herzerkrankung, Herzrhythmusstörungen, Bluthochdruck, rheumatische Myokarditis, kardiale Neurosen sowie Herzklopfen, Schlaflosigkeit und Herzschmerzen eingesetzt werden.

1. Die Methode, das „Rote Qi" zu nehmen

Vorbereitungen: Eine stehende, sitzende oder liegende Position einnehmen. Den ganzen Körper entspannen, natürlich atmen und sich von umherschweifenden Gedanken lösen.

Zuerst 36-mal die Zähne aufeinanderschlagen, den Speichel mit der Zunge im Mund bewegen, den Speichel dann in drei Teilen hinunterschlucken und ihn mit den Gedanken zum Dantian senden.

Dann „rotes Qi" vorstellen, dieses durch die Nase einatmen und den ganzen Mund damit füllen. Wenn man ausatmet, das „rote Qi" langsam zum Herzen senden, dann zum Dantian unddas Herz und die Nieren in Einklang bringen, um die Blockaden im Körper zu beseitigen. Dieses 7- oder 15-mal durchführen. Dann die Ausgangsposition einnehmen und das Training beenden.

2. Die Methode des Reibens der Brust und Training des Qi mit dem Wort „he" (spricht „ch")

a) Die oben beschriebene Ausgangsposition einnehmen.

b) Die Zähne wieder 36-mal aufeinanderschlagen, den Speichel mit der Zunge bewegen und ihn in drei Teilen schlucken. Dann die Handfläche in Höhe der Herzspitze auf die linke Brust legen, langsam einatmen und schrittweise wieder ausatmen. Dabei die „he"-Formel sprechen; die Gedanken sind währenddessen auf den Punkt unter der Handfläche konzentriert. Insgesamt sechs bis zwölf Atemzüge machen und die Hand sanft im Uhrzeigersinn reiben (Abb. 5.74).

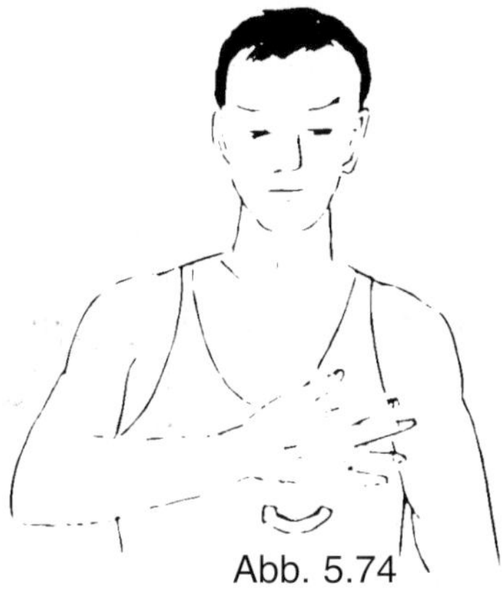

Abb. 5.74

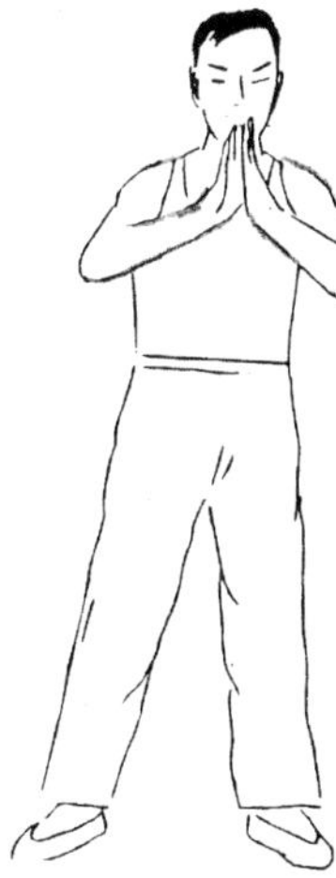

Abb. 5.75

3. Die Methode, den o. Herz zu regulieren und das Qi zu leiten

a) Die stehende oder sitzende Position einnehmen. Den ganzen Körper entspannen, natürlich atmen und die Zunge in Richtung des harten Gaumens strecken. Die Handflächen locker aneinander legen, so für einen Augenblick verweilen und die Gedanken auf Dantian konzentrieren (Abb. 5.75).

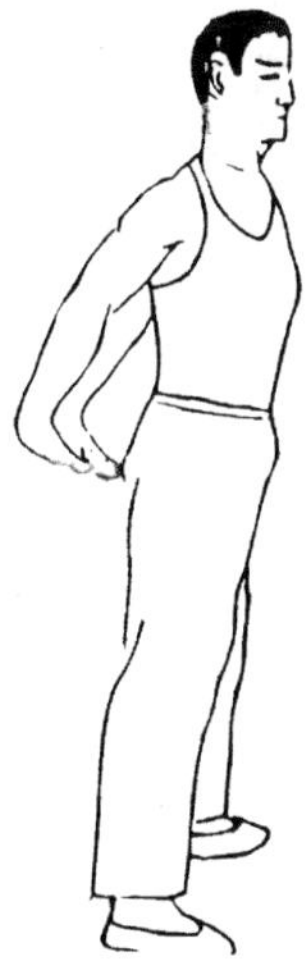

Abb. 5.76

b) Anschließend die Handflächen nach außen drehen und die Arme seitlich nach hinten strecken (Abb. 5. 76). Für einen Augenblick in dieser Position bleiben.

c) Nun die Handflächen zur anderen Seite drehen und die Arme auf Brusthöhe anheben, die Arme liegen dabei am

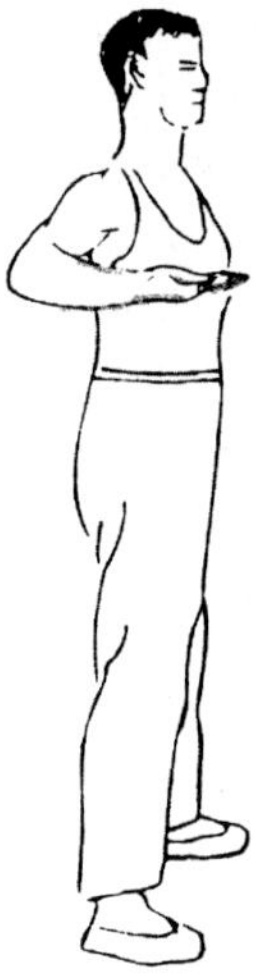
Abb. 5.77

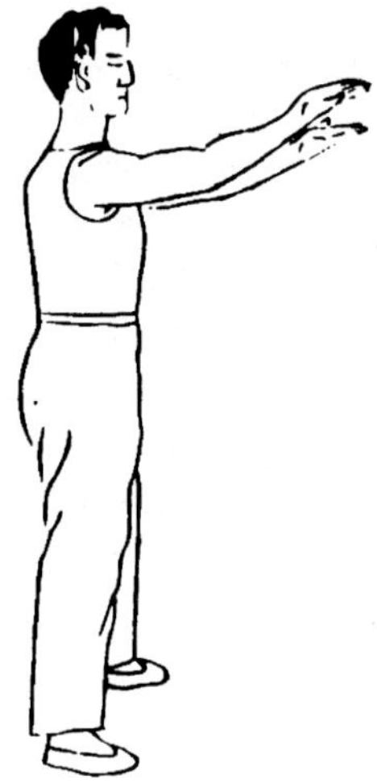
Abb. 5.78

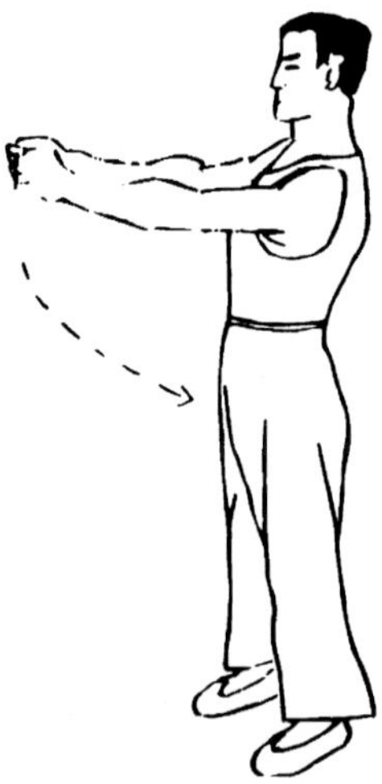
Abb. 5.79

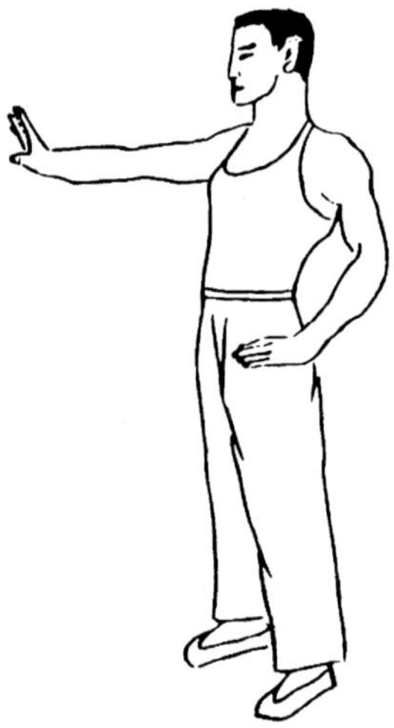
Abb. 5.80

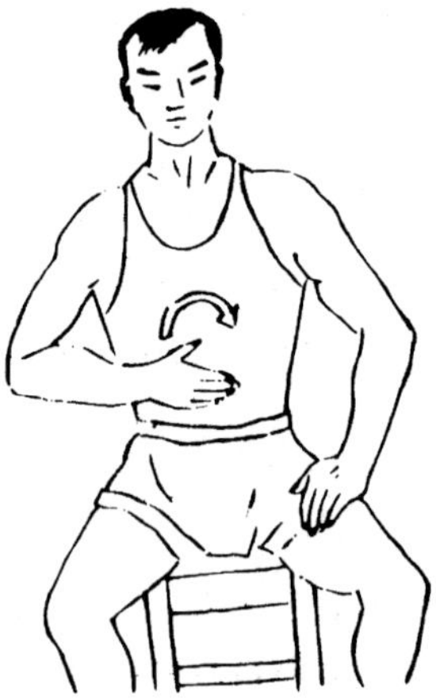
Abb. 5.81

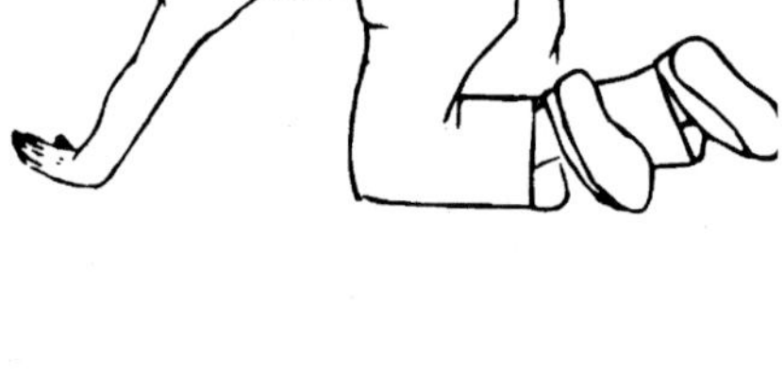
Abb. 5.82

Körper (Abb. 5.77).

d) Die Arme nach vorne strecken, die Handflächen zeigen nach oben, der Mittelfinger ist gespannt (Abb. 5.78). Die Handrücken nach oben drehen und die Hände zur Faust schließen. Die Arme nach hinten strecken, als ob man etwas Schweres aus dem Weg räumen wollte (Abb. 5.79).

e) Nun den rechten Arm etwas gebeugt nach vorn strecken, die Handfläche zeigt ebenfalls nach vorn, der linke Arm bleibt parallel zum Körper. Anschließend den linken Arm nach vorne strecken und den rechten Arm am Körper anlegen. Nach dem Training in die Ausgangsposition zurückkehren. Insgesamt zwei- bis dreimal ausführen (Abb. 5.80).

Qigong-Übungen zur Regulation des o. Milz

Diese Methode des Qigong hat die Aufgaben, den Qi- und Blutfluss der Leber-Leitbahn zu regulieren, den o. Milz zu kräftigen, das Qi aufzufüllen, den o. Magen zu stärken und die Verdauung zu fördern. Es kann angewandt werden, um Krankheiten und Symptomen wie z. B. Gastritis, Ulcus duodeni, Kolitis und nervösen Magen- und Darmbeschwerden vorzubeugen bzw. diese zu heilen. Darüber hinaus können auch Obstipation, Diarrhoe und Blähungen behandelt werden.

1. Die Methode, „das gelbe Qi“ zu nehmen

Vorbereitungen: Die stehende oder sitzende Position einnehmen. Den ganzen Körper entspannen, natürlich atmen und sich von schweren Gedanken lösen.

Zuerst die Zähne 36-mal aufeinander schlagen, den Speichel im Mund mit der Zunge bewegen, ihn dann in drei Teilen hinunterschlucken und mit der Vorstellungskraft zum Foramen KG 12, 5 PZ senkrecht oberhalb des Nabels senden.

Sich dann „gelbes Qi“ vorstellen, es einatmen und den gesamten Mund damit füllen. Während des Ausatmens dieses langsam zu KG 12 und weiter zu den Gliedmaßen, der Haut und den Haaren senden. Dieses fünf- bis zehnmal durchführen. Dann zu der Ausgangsposition zurückkehren und das Training beenden.

2. Die Methode des Reibens des Oberbauches und Training des Qi mit dem Wort „hu“

Die sitzende oder stehende Position einnehmen. Die rechte Handfläche sanft auf KG 12 auf den Oberbauch legen und langsam ausatmen. Mit der rechten Handfläche während des Ausatmens im Uhrzeigersinn reiben und die „hu“ -Formel sprechen. Dieses 10 bis 20 Atemzüge lang durchführen (Abb. 5.81).

3. Die Methode des Freimachens der oo. Milz und Magen

a) Die stehende Position einnehmen. Den Körper entspannen, natürlich atmen, die Taille als Achse betrachten und beide Arme nach links und nach rechts schwingen. Dabei nach rechts schauen, wenn man die Arme nach links schwingt und umgekehrt. Auf die Fersen konzentrieren.

b) Sich hinknien, die Handflächen in gleicher Höhe auf den Boden pressen und für einen Moment in sich gehen. Den Kopf nach links und wieder zurück drehen. Dabei in die Weite schauen und die Augen weit geöffnet halten. Anschließend den Kopf nach rechts wenden, wieder zurück und die Augen weit geöffnet halten; jeweils fünfmal (Abb. 5. 82).

Qigong zur Regulation des o. Leber

Diese Form des Qigong hat die Funktionen, das Qi und das Blut der Leber-Leitbahn zu regulieren, den Energiefluss im o. Leber wiederherzustellen und dort Stauungen zu lösen. Weiterhin dient diese Übung der Besänftigung des o. Leber und senkt ein überaktives Yang ab. Sie wird zur Vorbeugung und Heilung von Krankheiten und Symptomen wie Bluthochdruck, Neurosen und chronischer Hepatitis eingesetzt. Darüber hinaus bei bitterem Geschmack im Mund, trockener Kehle, Benommenheit, Schwindel und dem Gefühl von Fülle in der Brust und im Flankenbereich.

1. Die Methode, „blaues Qi“ durchzuführen

Vorbereitungen: Eine stehende, sitzende oder liegende Position einnehmen. Den Körper entspannen, normal atmen, sich von umherschweifenden Gedanken lösen und die Zunge an den harten Gaumen strecken.

Zuerst die Zähne 36-mal aufeinanderschlagen, Speichel mit der Zunge im Mund hin- und herbewegen und ihn dann in drei Teilen schlucken bis hinunter zum Dantian.

Sich beim Einatmen „blaues Qi“ vorstellen, es durch die Nase einatmen und den gesamten Mund damit füllen. Beim Ausatmen das Qi langsam in den Rippenbereich gleiten lassen, schließlich bis in das Dantian. Diesen Vorgang 8- oder 16-mal wiederholen, dann die Ausgangsposition einnehmen und das Training abschließen.

2. Die Methode, die Brust zu reiben und Qi mit dem Wort „xu“ zu trainieren

Eine stehende oder sitzende Haltung einnehmen. Beide Handflächen flach auf beide Brustseiten legen und langsam einatmen. Beim Ausatmen die Silbe „xu“ sprechen, während

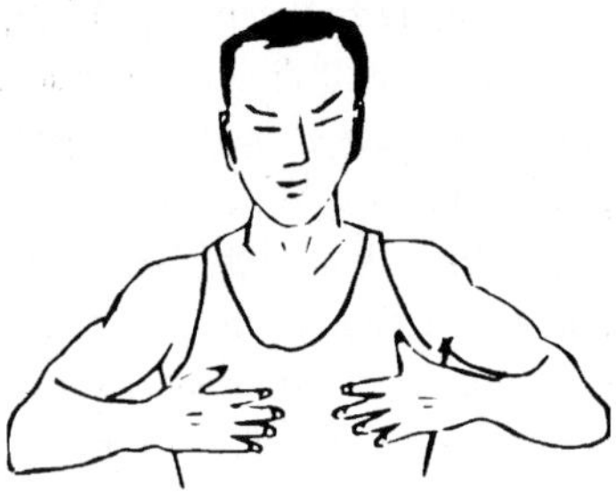

Abb. 5.83

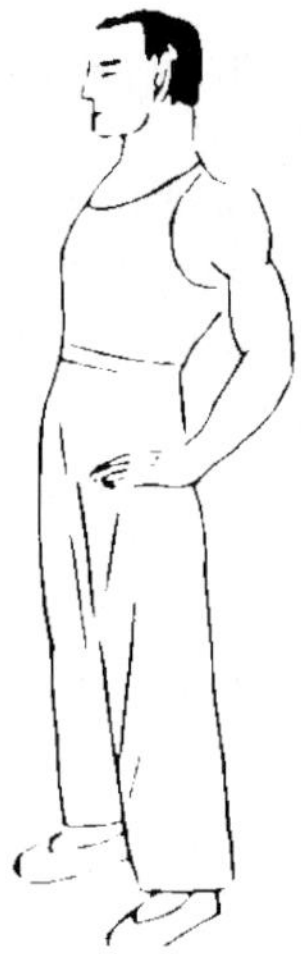

Abb. 5.84

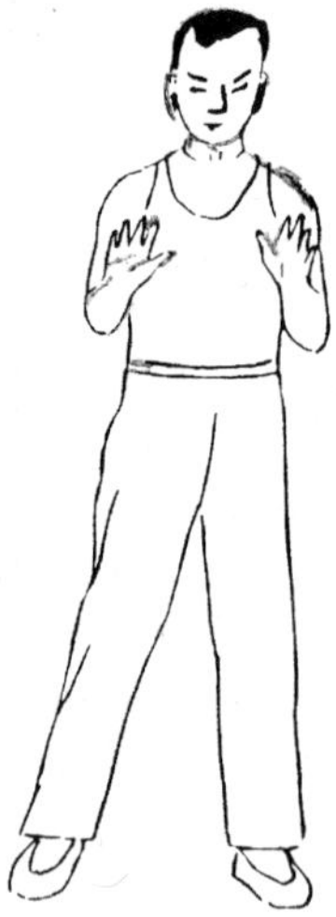

Abb. 5.85

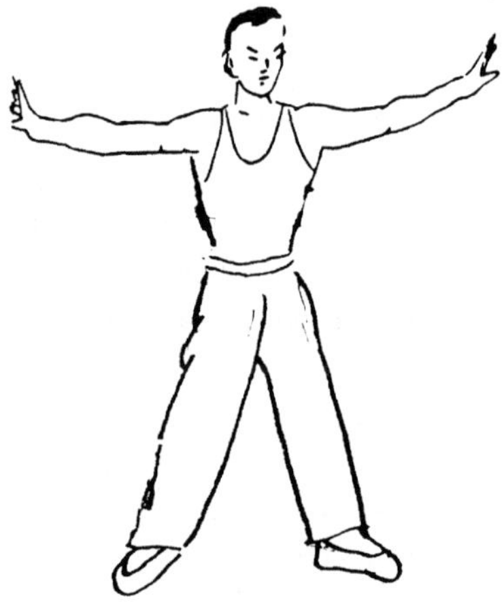

Abb. 5.86

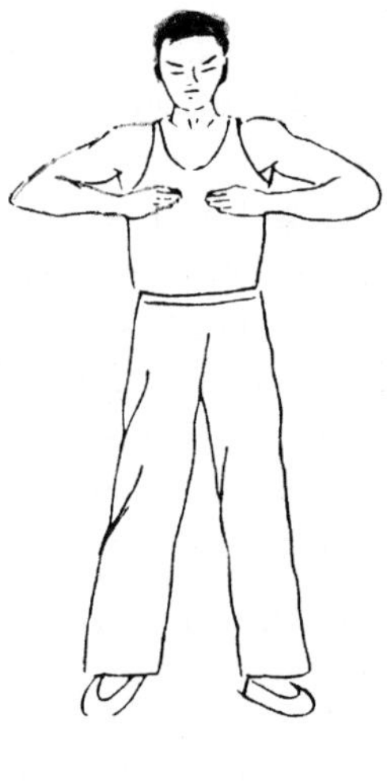

Abb. 5.87

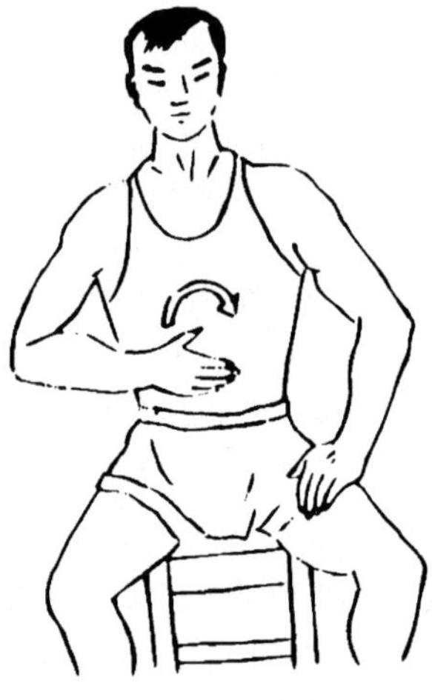

Abb. 5.88

beide Rippenpartien kreisförmig mit den beiden Handfächen zart gerieben werden. Dieses 10- oder 20-mal wiederholen (Abb. 5.83).

3. Die Methode, den o. Leber zu besänftigen und Qi zu regulieren

a) Entspannt und ruhig dastehen, indem beide Arme natürlich herabhängen. Die Handflächen zeigen nach unten, während die fünf Finger jeder Hand leicht nach oben gebogen sind. Nun die Handflächen mit sanfter Gewalt nach unten pressen und sich Qi vorstellen, das die Handflächen bis zu den Fingerspitzen erreicht. Dieses dreimal wiederholen (Abb. 5.84).

b) Der obigen Bewegung folgen, beide Hände in Höhe der Brust heben, indem die Handflächen nach vorne zeigen. Sich auf beide Handflächen konzentrieren, sie nach vorne drücken und sie dann wieder vor die Brust zurückziehen (Abb. 5.85).

c) Der obigen Bewegung folgen, beide Hände jeweils nach links und rechts strecken, als ob ein Vogel seine Flügel spreizt, indem die zehn Finger nach oben zeigen und die Handteller jeweils links und rechts vertikal gedrückt werden. Das Qi fließt auf diese Weise von den Handtellern bis in die Fingerspitzen. Dieses dreimal wiederholen (Abb. 5.86).

d) Der obigen Bewegung folgen und beide Handteller zurück vor die Brust ziehen, indem sie nach oben zeigen. Die Fingerspitzen jeder Hand müssen sich berühren. Sich auf beide Handteller konzentrieren, dann die Handflächen so drehen, dass sie nach unten zeigen und sie auf das Schambein drücken. Wenn das Qi zum unteren Dantian fließt, die Handflächen so drehen, dass sie nach oben zeigen, um das Qi zu halten und zum mittleren Dantian zu schicken, dem Ort des Foramen KG 17. In dieser Weise dreimal verfahren. Dann beide Hände an den Körper anlegen und das Training beenden (Abb. 5.87).

Qigong zur Regulation des o. Niere

Diese Übungen haben die Funktion, das Qi und Xue in dem o. Niere zu harmonisieren, das Yang des o. Niere zu vermehren und die Dynamik des Qi anzuregen. Sie werden angewandt, um Krankheiten und Symptomen wie Nephritis, Psychoneurosen, Rückenschmerzen, Tinnitus, Taubheit, Polyurie und Kälteempfindlichkeit vorzubeugen und zu heilen.

1. Die Methode, das „graue Qi“ einzunehmen

Vorbereitungen: Eine stehende, sitzende oder liegende Position einnehmen. Den Körper entspannen, sich von umherschweifenden Gedanken lösen und die Zunge an den harten Gaumen strecken.

Die Zähne 36-mal aufeinander schlagen, Speichel im Mund sammeln und den Mund damit spülen; anschließend in drei Teilen hinunterschlucken und bis zum Dantian wandern lassen.

Sich „graues Qi“ vorstellen: Während des Einatmens die Luft durch die Nase einziehen und den Mund damit füllen. Wenn man ausatmet, das graue Qi langsam zu beiden Nieren schicken und weiter zum Dantian. Dieses sechs- bis zwölfmal. Anschließend die Ausgangsposition einnehmen und das Training beenden.

2. Die Methode des Reibens des Abdomens und Training des Qi mit dem Wort „chui“ (sprich „tschui“)

Eine stehende oder sitzende Position einnehmen. Die rechte Handfläche auf das untere Abdomen legen, langsam einatmen, die „chui"-Formel während des Ausatmens sprechen und das untere Abdomen sanft mit der rechten Handinnenfläche reiben. 10 bis 20 Atemzüge lang (Abb. 5. 88).

3. Die Methode der Stärkung des o. Niere und Führung des Qi

a) Eine stehende Position einnehmen, beide Hände zu Fäusten ballen und diese in die Lendenregion stemmen. Dann die Hüfte in kreisförmigen Bewegungen zunächst sechsmal nach links, anschließend sechsmal nach rechts drehen.

b) Reiben der Nieren: Eine stehende oder sitzende Position einnehmen. Beide Seiten der Lendenregion mit den Händen 36-mal von oben nach unten und umgekehrt reiben. Dabei die Gedanken auf die Lendenregion konzentrieren.

Qigong-Übungen für die Lendenregion

Diese Übungen haben die Funktion, die Knochen und Muskeln zu stärken, die Lendenregion zu kräftigen, die o. Niere-Funktion anzuregen und die Leitbahnen durchgängig zu machen. Sie können zur Vorbeugung und Behandlung von Krankheiten und Symptomen angewandt werden wie z. B. Rückenschmerzen, Bandscheibenvorfall, Hexenschuss und degenerative Veränderungen der Lendenwirbelsäule sowie Hüftschmerzen.

1. Man nimmt eine stehende Postition ein, die Beine sind leicht gespreizt. Beide Hände werden in die Hüften gestemmt und man beginnt, mit den Hüften kreisende Bewegungen auszuführen, 36-mal nach links und 36-mal nach rechts (Abb. 5.89).

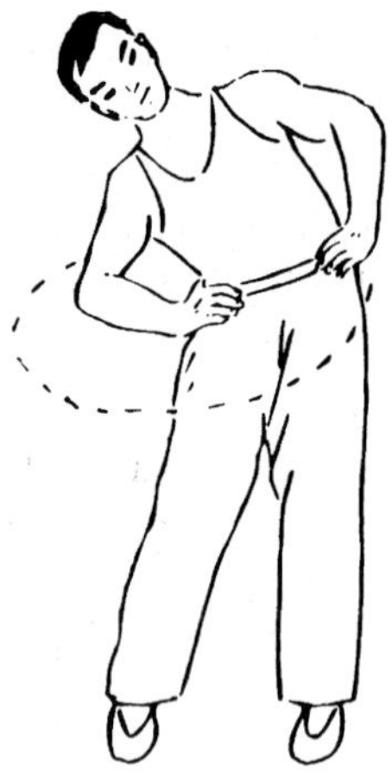

Abb. 5.89

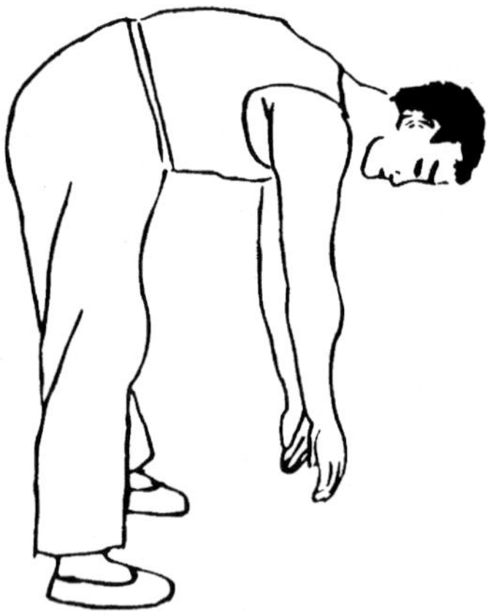

Abb. 5.90

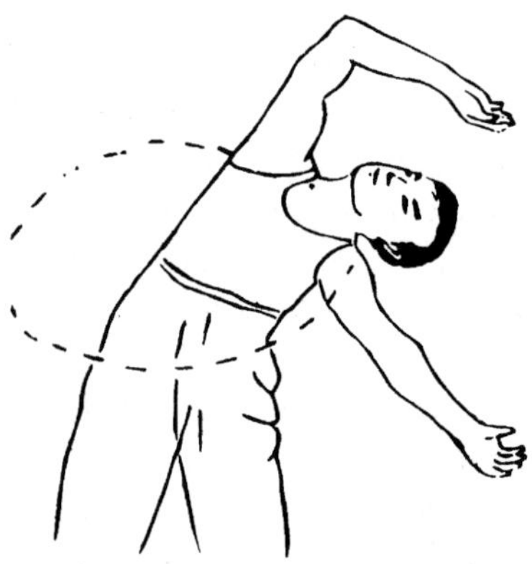

Abb. 5.91

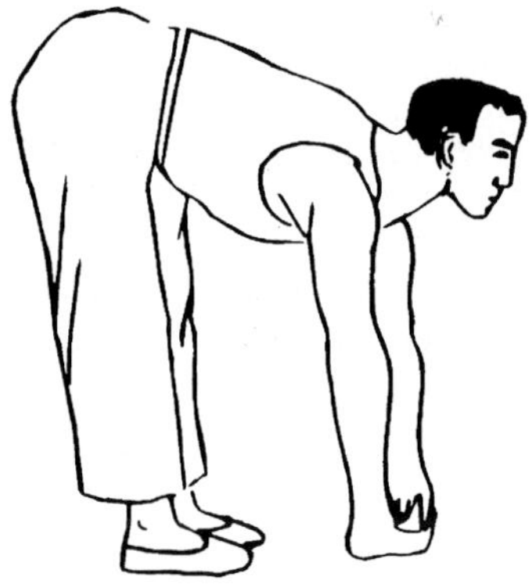

Abb. 5.92

2. Man steht mit gespreizten Füßen so, dass der Fußabstand etwas größer als die Breite der Schultern ist. Nun streckt man, indem man sich vorbeugt, beide Arme gerade nach unten und vorn und beginnt dann von links oder rechts nach hinten, zur Gegenseite nach vorn mit lockeren Armen langsam aus der Hüfte zu kreisen, wobei die Arme der Bewegung des Oberkörpers folgen. 36-mal nach links und 36-mal nach rechts (Abb. 5.90/91).

3. Die Füße stehen eng nebeneinander, die Knie sind gestreckt. Man beugt sich in der Hüfte nach vorn, streckt die Ellbogen, verschränkt die Finger beider Hände untereinander und presst die Handteller gegen den Boden, so dass sie diesen berühren. Gleichzeitig hebt man den Kopf, richtet den Blick geradeaus und sammelt die Vorstellungskraft, insgesamt 36-mal (Abb. 5.92).

4. Beide Hände zu Fäusten ballen und gleichzeitig die rechte und linke Lendenregion mit klopfenden Schlägen bearbeiten, insgesamt 36-mal.

5. Die Handflächen aneinanderreiben, bis sie warm sind. Dann gleichzeitig mit den Handflächen die Lendenregion so lange von oben nach unten reiben, bis diese warm und gut durchblutet ist.

Qigong-Übungen für das Abdomen (Bauch)

Diese Übungen haben die Funktion, die oo. Milz und Magen zu regulieren und zu stützen, das Qi der Leibesmitte zu harmonisieren und zu kräftigen. Sie können angewandt werden zur Vorbeugung und Heilung von Krankheiten und Symptomen wie z. B. Spannungsgefühl, Völlegefühl in der Leibesmitte, Schmerzen im Bauch, Obstipation, Diarrhoe.

Weiterhin bei Ulcus duodem, Ulcus ventriculi, Gastritis und Colitis ulcerosa.

Vorbereitungen: Rückenlage, den Körper entspannen, die Zunge gegen den Gaumen pressen, natürlich atmen.

1. Die Methode der Massage des Abdomens und Stärkung des Qi

Die rechte Hand auf das Foramen KG 12, legen und 36-mal von rechts nach links kreisförmig massieren, dann um den Nabel herum 36-mal von links nach rechts massieren.

2. Die Methode der Divergenzpression des Abdomens, um die Nahrungsassimilation zu verbessern

In der Ausatmungsphase mit beiden Händen unterhalb des Brustbeins beiderseits der Medianlinie abwärts bis zum Schambein 36-mal pressieren, dabei auf die Bewegung der Hände konzentrieren.

3. Methode der Massage von Dantian, um das Qi zu stützen

Die linke Hand über die rechte Hand auf den Unterbauch legen und diesen 36-mal kreisförmig massieren. Anschließend die fünf Fingerkuppen aneinanderlegen und damit 50- bis 100-mal leicht auf den Unterbauch klopfen.

Qigong-Übungen für die unteren Extremitäten

Diese Übungen haben die Funktion, die Hüften und Beine zu stärken, die drei Yin- und Yang-Leitbahnen des Fußes zu öffnen, die Muskeln und Sehnen zu entspannen und die Leitbahnen und Blutgefäße zu aktivieren. Sie dienen der Vorbeugung und Behandlung von Krankheiten und Symptomen wie Ischias, Arthritis, Hexenschuss sowie Taubheit der unteren Extremitäten.

1. Klopfe auf die unteren Gliedmaßen

Eine sitzende Position einnehmen. Ein Bein leicht beugen oder ein Bein leicht anwinkeln, das andere Bein strecken und die Handballen benutzen, um eine Seite des gestreckten Beins vom Oberschenkelansatz bis zum Unterschenkel drei- bis fünfmal zu klopfen, die andere Seite ebenso.

2. Mache die drei Yin- und Yang-Leitbahnen des Fußes frei

Auf einen Stuhl setzen, die linke Hand auf den Oberschenkelansatz des rechten Beines legen, und die rechte Hand unter das rechte Gesäß legen. Nun entlang der drei Yang-Leitbahnen (Außenseite des Beins) bis hinunter zum Fuß schieben und reiben. Während der Abwärtsbewegung der Hände ausatmen und die Vorstellungskraft die Handflächen begleiten lassen. Dann beide Hände zur Mitte des Fußes wenden und entlang der drei Yin-Leitbahnen hoch zum

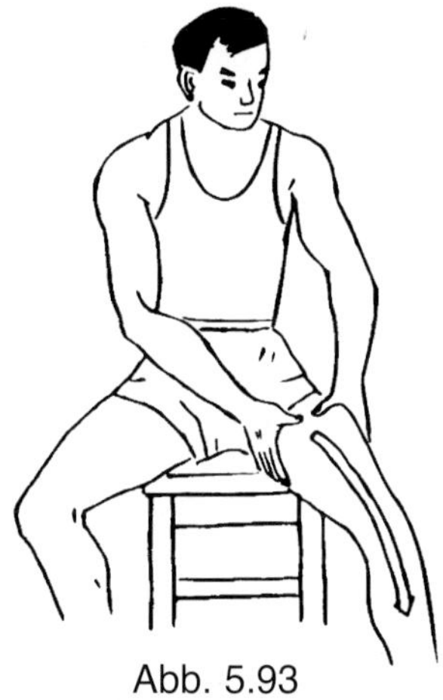

Abb. 5.93

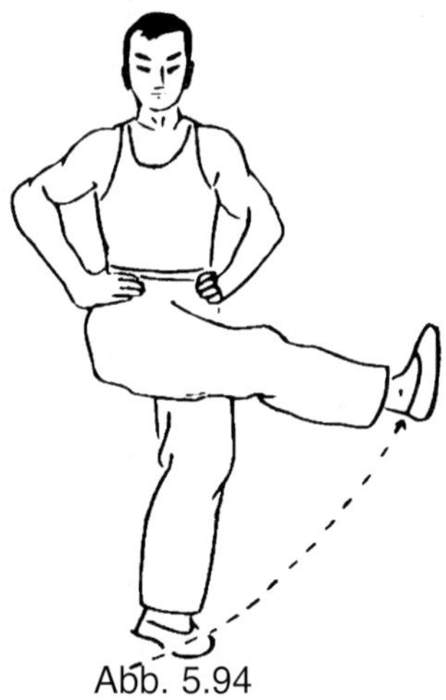

Abb. 5.94

Oberschenkelansatz schieben bzw. reiben. Einatmen, wenn man die entsprechende Aufwärtsbewegung macht. Dieses sieben- bis neun-mal durchführen (Abb. 5.93).

a) Natürlicher Stand, beide Hände in die Hüften stemmen und den Oberkörper aufrecht halten. Man verlagert das Körpergewicht auf das linke Bein und führt das rechte Bein nach links vorn stoßend nach oben. Dann führt man es zurück. Die Übung zur anderen Seite ebenso durchführen, je achtmal (Abb. 5.94).

b) Natürlicher Stand, den Oberkörper entspannt aufrecht halten und beide Hände in die Hüfte stemmen. Man verlagert das Körpergewicht auf das linke Bein und beugt beim rechten das Knie nach hinten, so dass die Fußsohlen nach oben

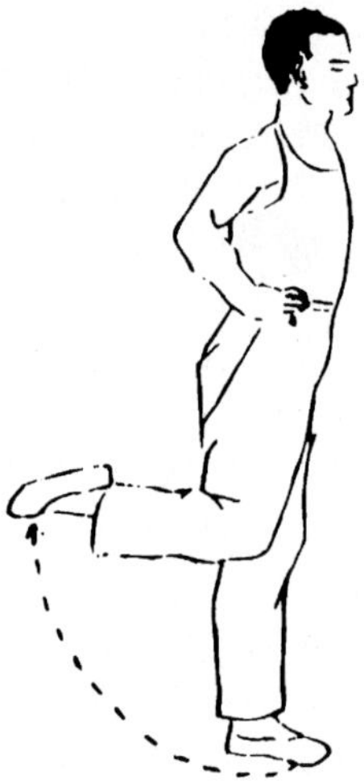

Abb. 5.95

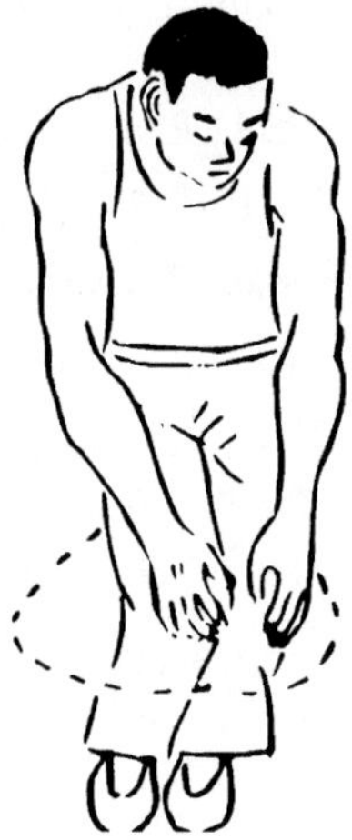

Abb. 5.96

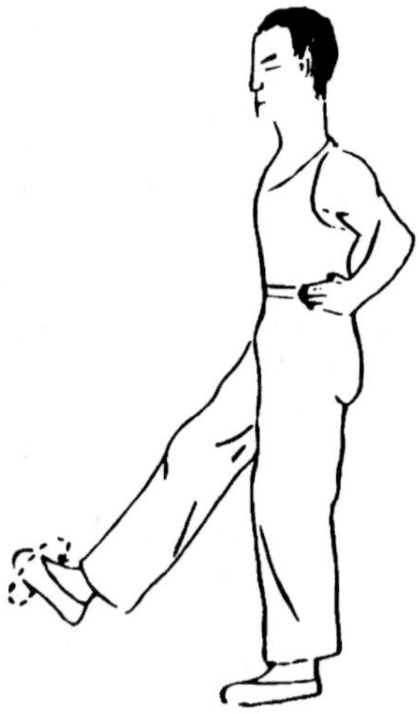

Abb. 5.97

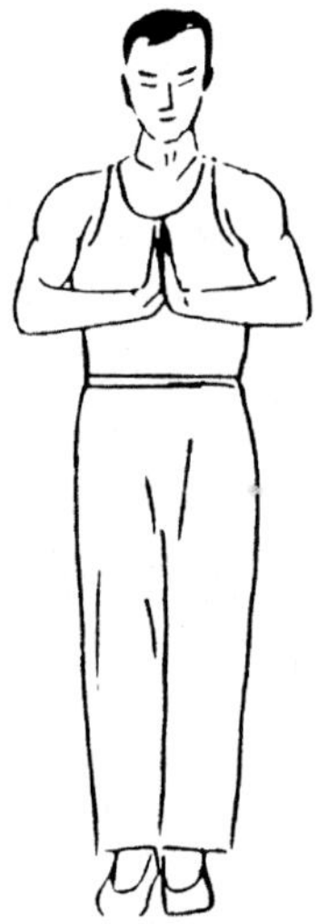

Abb. 5.98

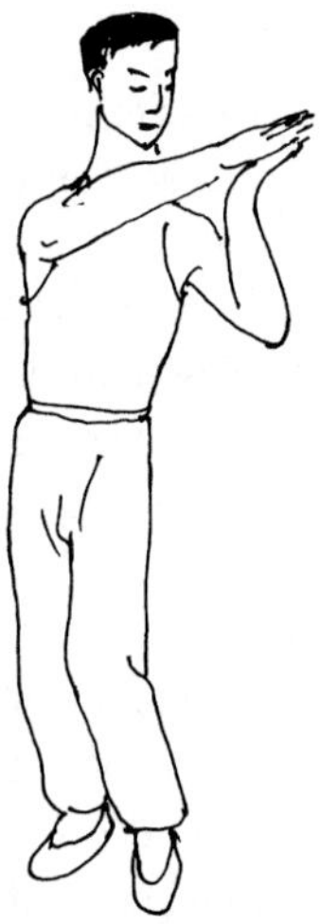

Abb. 5.99

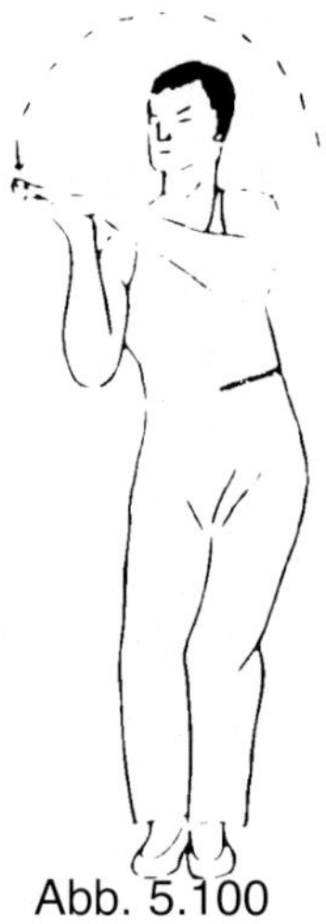

Abb. 5.100

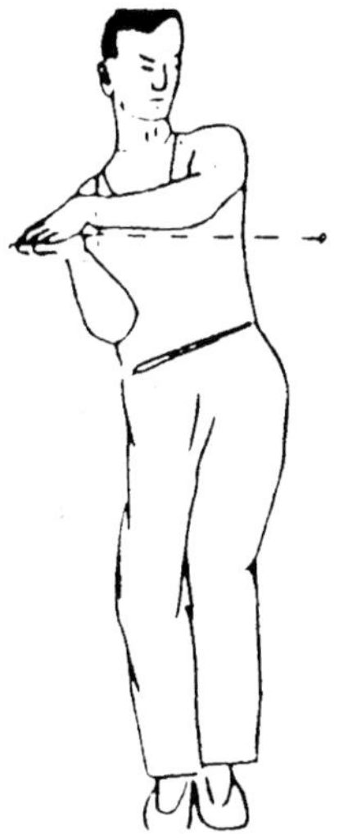

Abb. 5.101

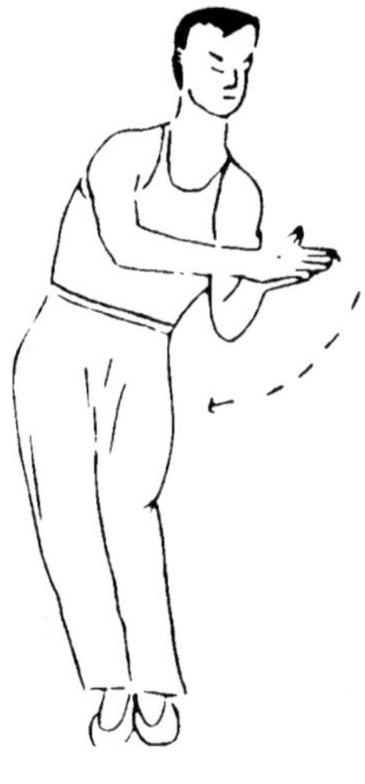

Abb. 5.102

zeigen. Die Übung zur anderen Seite ebenso durchführen, je achtmal (Abb. 5.95).

c) Die Knie drehen: Aufrecht mit geschlossenen Füßen stehen, die Knie leicht gebeugt. Die Handflächen auf die Knie pressen und mit den Knien nach links und nach rechts kreisen, je 25-mal (Abb. 5.96).

d) Man verlagert das Körpergewicht auf das linke Bein, so dass der Körper völlig senkrecht steht, hebt dann das rechte Bein bei gestrecktem Knie nach vorn und beschreibt mit dem Fuß aus dem Fußgelenk eine kreisende Bewegung. Die Übung zur anderen Seite ebenso durchführen, je achtmal (Abb. 5.97).

Qigong zur Gewichtsabnahme

Diese Übungen haben die Funktion, die oo. Niere und Magen zu stützen und zu kräftigen und somit Calor humidus abzuleiten und die Netzbahnen freizumachen. Diese Übungen werden eingesetzt, um die Stoffwechselprozesse zu beschleunigen und den Appetit zu vermindern.

Vorbereitungen: Eine sitzende Position einnehmen. Den Körper entspannen, die Zungenspitze ist gegen den harten Gaumen gerichtet, den Mund dabei geschlossen halten. Sich von umherschweifenden Gedanken lösen und auf Dantian konzentrieren.

Die Zähne 36-mal aufeinander schlagen, Speichel im Mund sammeln und den Mund damit spülen; anschließend in drei Teilen hinunterschlucken und bis zum Dantian wandern lassen.

1. Die Methode der „umgekehrten Bauchatmung“

Diese Methode hat die Funktion, den Appetit zu reduzieren. Aus diesem Grund sollte man die Übung vor den Mahlzeiten 36-mal praktizieren.

2. Die Methode, das Foramen M 25 zu schieben

Beide Foramina M 25 mit den Händen greifen. Dann das Gewebe so weit wie möglich nach außen ziehen. Dieses neunmal durchführen.

3. Die Methode der „sich windenden Schlange“

a) Eine stehende Position einnehmen, die Beine sind geschlossen. Nun die Handinnenflächen in Brusthöhe aneinander legen, die Fingerspitzen berühren sich und zeigen nach oben (Abb. 5.98).

b) Nun die Hände in dieser Position seitlich nach links und über den Kopf nach rechts in einer kreisförmigen Bewegung führen (Abb. 5.99/100).

c) Nun die Hände mit den Fingerspitzen nach unten links über die Knie in einer kreisförmigen Bewegung wieder nach rechts oben führen und in die Ausgangsposition bringen (Abb. 5.101/102).

Gleichzeitig die Knie beugen und mit den Hüften den Bewegungen der Hände folgen wie eine sich windende Schlange. Insgesamt achtmal.

Qigong für die Gesundheitswiederherstellung

Diese Form des Qigong hat die Aufgaben, die Leit- und Blutbahnen zu öffnen, den o. Niere zu stärken, das Yang zu kräftigen und das Leben zu verlängern. Es wird eingesetzt, um Krankheiten und Symptomen wie Impotenz, Ejakulatio praecox und Beschwerden während des Klimakteriums vorzubeugen bzw. diese zu behandeln.

Vorbereitungen: Die stehende Position einnehmen. Die Füße stehen schulterbreit auseinander, die Hände hängen locker nach unten. Der Kopf wird gerade gehalten, als würde man ein Gewicht balancieren, das Rückgrat aufrecht, die Knie leicht gebeugt, die Zehen berühren den Boden, die Zungenspitze drückt gegen den harten Gaumen und die Augen schauen ins Leere. Sich von schweren Gedanken lösen, entspannen und sich beruhigen. Gleichmäßig den Willen auf Dantian konzentrieren und so für drei bis fünf Minuten verweilen.

1. Den Anus zusammenziehen und das Qi leiten

a) Der oben beschriebenen Bewegung folgen und die entgegengesetzte Bauchatmung übernehmen. Während des Einatmens die Zungenspitze gegen den harten Gaumen strecken, den Nacken zurückziehen, mit den Schultern zucken, die Brust und den Anus einziehen. Sich auf die Zehenspitzen stellen und den Fluss des Qi entlang der „Do mai" zum Scheitel leiten. Während der Ausatmungsphase den Anus entspannen, den Bauch, den ganzen Körper entspannen und den Körper langsam wieder auf die Fersen absenken. Den Fluß des Qi entlang der „Ren mai" hinunter zum Dantian leiten. Diese Übung insgesamt achtmal durchführen. Den Fluss des Qi nach oben leiten; aber zu starken Einsatz der Vorstellungskraft vermeiden. Das Training nie willkürlich erweitern. Patienten, die unter zu hohem Blutdruck leiden, werden angewiesen, ihre Vorstellungskraft auf Dantian zu konzentrieren. Diese Patienten sollten das Qi nicht nach oben leiten.

b) Das Qi in der Weise leiten, dass es einer liegenden 8 ähnelt. Der oben beschriebenen Bewegung folgen, den ganzen Körper entspannen, natürlich atmen. Sich die Taille als Achse vorstellen und die Schultern in der Weise drehen, dass diese Bewegung einer liegenden „∞" ähnelt. Männer bewegen die Schultern zunächst nach links, während Frauen diese Übung zuerst nach rechts ausführen. Jeweils achtmal links und rechts oder ein Vielfaches von acht. Das Training je nach der persönlichen Kondition steigern.

2. Bewege deinen Unterleib vor und zurück

Eine stehende Position einnehmen, wobei die Beine weiter gespreizt sind als bei der Ausgangsposition. Leicht in die Knie gehen und die Knie mit sanfter Muskelkraft zueinander bringen. Natürlich atmen, leicht die Augen schließen und den Kiefermuskel entspannen, wobei der Unterbauch eingezogen sein sollte. Diese Stellung ähnelt der Position der „beherrschten Bewegung". Die Knie nun sanft beugen und strecken, so dass sich der Unterkörper auf und ab bewegt. Die Zähne des Ober- und Unterkiefers mit leicht klickendem Geräusch aufeinander schlagen. Diese Übung fünf bis zehn

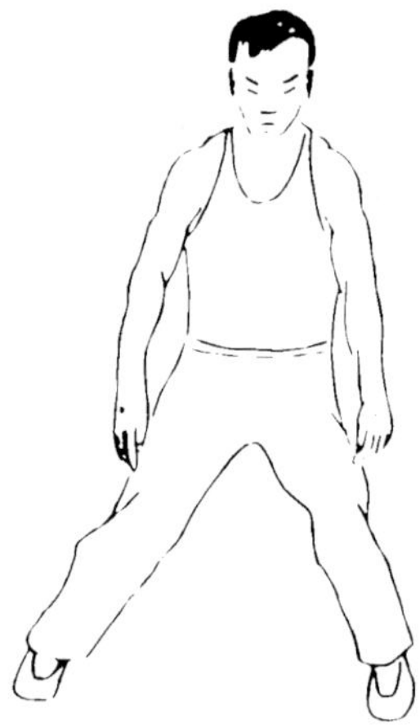

Abb. 5.103

Minuten durchführen bzw. erweitern je nach der persönlichen Kondition (Abb. 5.103).

Qigong zur Vermehrung des sexuellen Potentials bei Männern

Diese Form des Qigong ist ein wichtiges Verfahren, das schon im alten China angewendet wurde, um die unteren Körperteile zu trainieren. Es hat die Funktion, den o. Niere zu versorgen, das Yang zu stärken, das Qi zu unterstützen, das Struktivpotential zu vermehren und die Gesundheit zu kräftigen. In unserer Zeit wird diese Form des Qigong zur Aufrechterhaltung der Gesundheit von älteren und Menschen mittleren Alters angewandt. Darüber hinaus dient sie der Vorbeugung und Heilung von Krankheiten und Symptomen wie Impotenz, Ejakulatio Praecox, Zeugungsunfähigkeit und hat nachweisbar positive Einflüsse.

1. Den Bauch reiben

Auf dem Rücken liegen, den ganzen Körper entspannen, gleichmäßig atmen und sich von schweren Gedanken lösen (dieses gilt auch für die folgenden Übungen, ist eine allgemeine Vorbereitung). Die Hände übereinanderlegen (die rechte liegt auf der linken Hand), den Bauch reiben und schnun die Hände vom Schwertfortsatz in Richtung des Schambeins 36-mal schieben. Während die Hände sich nach unten bewegen, langsam einatmen und seine Vorstellungskraft auf die Wahrnehmung dessen, was unter den Händen geschieht,

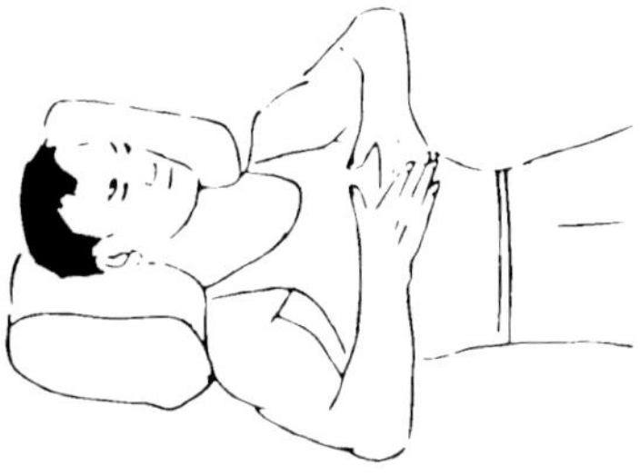

Abb. 5.104

konzentrieren. Dieses hat die Funktion, die oo. Milz und Magen zu stärken und das wahre Qi nach Dantian fließen zu lassen (Abb. 5.104).

2. Reguliere Yin und Yang im Bauch

Auf dem Rücken liegen, mit beiden Händen vom Schwertfortsatz ausgehend hinunter zu beiden Seiten des Bauches 36-mal streichen. Wenn die Hände sich trennen, um entlang beider Seiten des Bauches zu streichen, langsam

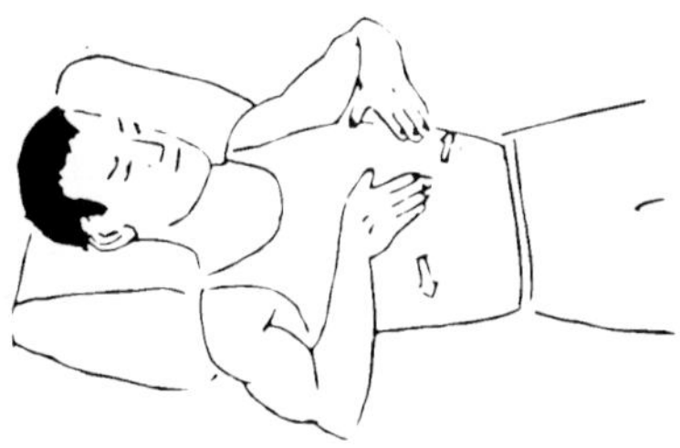

Abb. 5.105

einatmen und die Vorstellungskraft ganz auf das Geschehen unter den Handflächen konzentrieren (Abb. 5.105). Dieses reguliert sowohl den o. Magen als auch das Verdauungssystem, beeinflusst das Qi und stärkt den o. Milz.

3. Presse und knete den Nabel

Auf den Rücken legen, die Hände auf den Nabel legen, die rechte Hand über der linken Hand. Nun den Nabel in kreisförmigen Bewegungen je 36-mal nach links und nach rechts massieren. Natürlich atmen und dem Geschehen unter den Händen besondere Aufmerksamkeit schenken (Abb. 5.106). Diese Übung hat die Funktionen, die oo. Milz und Magen zu stärken und das Yang zu wärmen, um Kälte zu vertreiben. Sollte man in dem Bauchbereich (gewöhnlich unterhalb des Nabels) irgendwelche Verhärtungen spüren, kann dies ein Zeichen für eine Blockade des Qi und des Blutflusses sein. Beides hat sich angehäuft und kann sich nicht verteilen. In diesem Fall sollte man den Zeige-, Mittel- und Ringfinger auf die Verhärtung pressen und für eine längere Zeit drücken und massieren. Die Vorstellungskraft benutzen, um, das Qi an den Ort der Verhärtung auszustoßen, um die Leitbahnen und Blutgefäße zu öffnen. Beseitigt die Stagnation des Qi und zerstreut die Anhäufung der krankheitsverursachenden Faktoren.

4. Massiere die Samenstränge mit den Fingern

Eine sitzende Position einnehmen. Jeweils die Zeige- und Mittelfinger und Daumen der rechten und linken Hand zusammennehmen, die Samenstränge an beiden Seiten der Peniswurzel zwischen diese Finger nehmen und sie je 50-mal nach links und rechts rollen. Den ganzen Körper entspannen, natürlich atmen und und sich auf den Einfluss, den die Finger bei dieser Bewegung ausüben, konzentrieren. Diese Massage durchführen, bis man einen leichten Schmerz, ein Anschwellen und ein angenehmes Gefühl spürt. Dieses Verfahren hat die Funktionen, den o. Leber zu besänftigen, das Qi sowohl zu regulieren als auch seine funktionellen Aktivitäten anzuregen. Durch die Manipulation der Samenstränge werden gleichzeitig auch die in den Samensträngen befindlichen Blutgefäße, Nerven, Lymphgefäße und andere Gewebe in ihrer Funktion angeregt.

Sitzende Position. Mit dem Zwischenraum von Daumen und Zeigefinger der rechten Hand den Hodensack und Penis an der Wurzel umfassen. Der Griff sollte sehr fest sein. Der Hodensack und die Hoden sind dabei nicht eingeengt; der Daumen und der Zeigefinger zeigen nach oben. Nun die

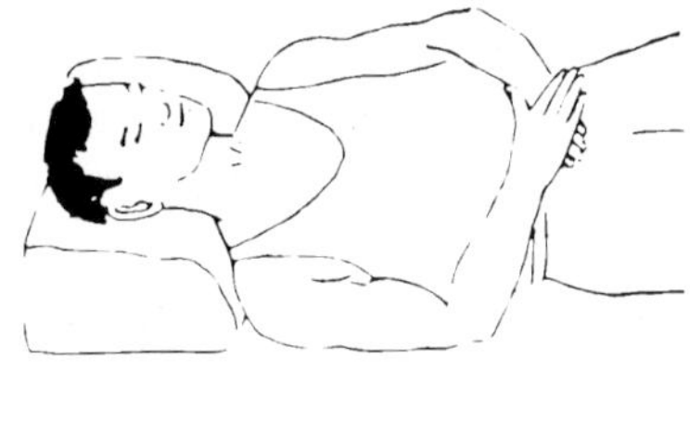

Abb. 5.106

Handinnenfläche der linken Hand auf den linken Hoden legen und diesen in kreisenden Bewegungen 50 mal massieren; dann die Hände wechseln und den rechten Hoden in dieser Weise 50-mal massieren. Natürlich atmen und sich auf die Handinnenflächen konzentrieren.

6. Knete die Hoden zwischen den Fingern

Sitzende Position. Jeweils die Zeige- und Mittelfinger der rechten und linken Hand mit der Innenseite unter die Hoden an die Peniswurzel legen. Nun die Daumen auf die Hoden der jeweiligen Seite pressen und diese zwischen den Fingern rollen, je 50-mal nach links und 50-mal nach rechts.

7. Hebe die Hoden

Sitzende Position. Wie bei der vorherigen Übung jeweils die Zeige- und Mittelfinger unter die Hoden legen. Nun die Hoden mit den Fingerspitzen in Richtung der Leisten heben und sie wieder absenken. Dieses insgesamt dreimal durchführen. Langsam einatmen, wenn man die Hoden anhebt und langsam ausatmen, wenn man sie wieder absenkt. Diese Übung parallel mit dem rechten und linken Hoden durchführen. Nicht zu viel Druck einsetzen. Die unter 5), 6) und 7) beschriebenen Verfahren haben die Funktionen, die Bildung von Sperma und männlichen Sexualhormonen zu gewährleisten. Außerdem wird das Yang der Nieren gekräftigt und die struktive Energie vermehrt.

8. Schlage die Hoden

Aufrecht stehen, die Füße schulterbreit auseinander. Die Hände zu Fäusten ballen und abwechselnd je 25-mal auf die Hoden schlagen. Sanft schlagen ohne besondere Stärke anzuwenden, bis sich ein leichter Schmerz und ein Anschwellen einstellen. Dieses Verfahren leitet das überschüssige Qi und Blut aus der Genitalregion zur Niere, um diese besser zu ernähren.

9. Schlage die Nieren

Aufrecht stehen, die Füße schulterbreit auseinander. Die Rückseite der Fäuste benutzen, um abwechselnd auf die Nierengegend in der Lendenregion je 50-mal zu schlagen. Dieses sanft, tief und durchdringend ausführen. Natürlich atmen. Der Taillenbereich ist die „Heimat" der Nieren, infolgedessen hat dieses Training eine kräftigende Wirkung auf die Nieren und stärkt die Taille. Darüber hinaus werden das Qi und das Blut zur Leber geleitet und dort gespeichert.

10. Mache den Rücken durchgängig

Aufrecht stehen, die Füße schulterbreit gespreizt. Beide Hände zu Fäusten ballen, die Schultern entspannen sowie die Ellbogen und Handgelenke. Die Kraft der Taille benutzen, um beide Arme zu heben. Die eine Faust schlägt nun mit der Innenseite auf die Brust, die andere mit dem Handrücken unterhalb des Schulterblattes auf den Rücken. Je 50-mal links und rechts. Dieses Verfahren öffnet die Leit- und Blutbahnen des ganzen Körpers und verteilt das Qi und Blut im Körper.

11. Drehe die Knie

Aufrecht mit geschlossenen Füßen stehen, die Knie leicht gebeugt. Die Handflächen auf die Knie pressen und mit den Knien nach links und nach rechts kreisen; je 25-mal. Diese Übung hat die Aufgabe, den Fluss des Qi in den drei Yin-Leitbahnen und den drei Yang-Leitbahnen des Fußes zu fördern.

12. Rolle mit Gecko-Ball

Eine sitzende Position einnehmen. Nun mit den Füßen die Gecko-Bälle vor und zurück rollen, 50-mal. Diese Übung massiert das Foramen N 1, und hat die Funktion, das Qi hinunterzuführen und das Feuer zurück zu seinen Ursprüngen zu bringen (s. S. 154).

13. Beende das Training

Beide Hände auf die Oberschenkel legen, kurz verweilen und dann das Gesicht und die Hände reiben. Nun aufstehen und einige Lockerungsübungen machen. Die Absicht dieser Schlussphase liegt darin, das Qi und das Blut zurück zu ihrem Ursprung zu bringen und den Geist zu beruhigen.

Teil 6: Die chinesische Diätetik

Chinesische Diätetik ist nicht einfach eine Kombination aus Nahrungsmitteln und chinesischen Heilkräutern, sondern angeleitet durch eine theoretische Erklärung der chinesischen Medizin. Nicht nur die Effizienz der Medizin, sondern auch die delikaten Nahrungsmittel können benutzt werden, um Krankheiten vorzubeugen oder sie sogar zu heilen.

Kapitel I: Historisches und Theorie der chinesischen Diätetik

Die chinesische Diätetik hat eine lange Geschichte. In der Zhou Dynastie, über tausend Jahre vor Christi Geburt, wurden die königlichen Doktoren in vier Arten unterteilt. Eine Art der Ärzte waren Diätfachleute. In dem bekannten medizinischen Buch Huang Di Nei Jing (Innerer Klassiker des Gelben Fürsten) sind verschiedene medizinisch verordnete Diätvorschriften aufgezeigt worden. In dem Buch „Shen Nong Ben Cao Jing" („Shennongs Klassiker der Drogenkunde"), welches ungefähr in der späten Han-Zeit veröffentlicht wurde und die ausführlichste und früheste Monographie der Medizinwissenschaften ist, wurden viele Arten von Medikamenten erwähnt, die sowohl als Droge als auch als Nahrungsmittel benutzt wurden, wie z. B. Sesamkörner, chinesische Marmelade, Weintrauben, Walnss, frischer Ingwer usw. In dem Buch „Shang Han Lun" („Abhandlung über algor laedens"), geschrieben von Zhang Zhong Jing, einem bekannter Mediziner im 2. Jahrhundert (der östlichen Han Dynastie), wurde medizinische Diätetik aufgezeichnet, z. B. Suppe von chinesischen Angelica-Wurzeln, frischem Ingwer und Schaffleisch (Danggui Shengjiang Yangrou Tang) usw., alles Stoffe, die auch heute noch einen hohen Stellenwert haben. Bis zur Periode der Sui und Tang Dynastie wurden mehr als 60 verschiedene Bücher über Diätetische Behandlung veröffentlicht, wie z. B. das Buch „Shi Liao Ben Cao" („Diätetische Drogenkunde") von Meng Xian in der Tang Dynastie, das einen sehr großen Einfluss auf die danach folgenden Generationen hat. Es ist die ausführlichste und früheste Monographie über diätetische Behandlungen.

In der Song Dynastie schrieb Chen Zhi das Buch, „Yang Lao Shou Qin Shu" („Werk über die Pflege der Alten und Eltern"). Das ist eine ausführliche frühe Monographie über die Gerontologie in China. Das Buch enthält etwa 70 Prozent medizinisch verordneter Diätetik. Es wird darin betont, dass die Diättherapie Vorrang bei allen altersbedingten Erkrankungen hat, der dann die medikamentöse Therapie folgt, wenn die Erkrankung nicht geheilt werden kann. In dem Buch „Yin Shan Zheng Yao" („Richtlinien zu Getränken und Speisen") von Hu Sihui, einem königlichen Leibarzt in der Yuan Dynastie, wurde sehr viel medizinische Diätetik besprochen. Zusätzlich wurden Fragen diätetischer Kontraindikationen in der Schwangerschaft, diätetischer Kontraindikationen für Säuglinge, Kontraindikationen für alkoholische Getränke usw. in diesem Buch besprochen. In der Ming Dynastie sammelte Li Shi Zhen in seinem Buch „Ben Cao Gang Mu" („Systematische Drogenkunde") viele Arten medizinischer Diätetik, von denen Dutzende von medizinischem Wein handelten. Monographien über medizinische diätetische Behandlung in der Qing Dynastie variierten in ihrer Charakteristik: In dem Buch „Diao Ji Yin Shi Bian" („Analyse von Nahrungsmitteln und Getränken für die Behandlung von Krankheiten") von Zhang Mu werden viele medizinische Nahrungsmittel besprochen. In dem Kochbuch von Suiyuan werden Kochgrundlagen und Methoden besprochen, während in dem Buch „Yang Shen Bi Ji" („Notizen über Gesundheitsvorsorge") von Cao Ting Dong über 100 diätetische Verordnungen für Alterskrankheiten aufgelistet werden.

Charakteristiken

Chinesische Diätetik unterscheidet sich von der normalen Nahrung und den normalen Getränken. Wenn sie zubereitet und verzehrt wird, sollte besondere Vorsicht geboten werden bezüglich Natürlichkeit und Geschmack der essbaren chinesischen Diätetik, der Verträglichkeit und Nichtverträglichkeit der medizinischen Diätetik, der Auswahl des Materials und der Durchführung des Kochens usw. Die angewandten Grundprinzipien der medizinisch verordneten Diätetik müssen außerdem beachtet werden.

Gut im Geschmack und leicht einzunehmen

Es gibt das chinesische Sprichwort „gute Medizin schmeckt bitter", weil die chinesischen Diätetiken bitter schmecken. Einige Menschen, besonders Kinder, haben eine Aversion gegen die bittere chinesische Diätetik und weigern sich, diese einzunehmen. Die meisten Zutaten, die für die chinesische Diätetik benutzt werden, sind sowohl essbar als auch medizinisch und erhalten die Eigenschaften der Nahrungsmittel: die Farbe, den süßen

Geschmack, den Duft usw. Das gilt auch für die chinesischen Kräuter, deren Natur und Geruch mit in die Herstellung von schmackhaften, medizinischen Diätetiken einbezogen wird, indem sie mit Nahrungsmitteln gemischt und sorgfältig gekocht werden. Deshalb kann man sagen, dass medizinische Diätetik gut im Geschmack und leicht einzunehmen ist.

Die Ganzheit wird auf der Basis einer Differentialdiagnose betont

Ganzheitliche Betrachtung und Auswahl einer medizinischen Diätetik auf der Basis einer Differentialdiagnose bedeutet für uns, dass medizinische Diätetik verordnet wird, indem zunächst eine Gesamtanamnese des körperlichen Zustandes, der Gesundheitsverfassung, der Art der Erkrankung, der Jahreszeit, in der der Patient krank wurde, die geografische Lage, in der er krank wurde usw. in das Urteil des Syndromtyps einfließt. Danach wird dann nach ganzheitlichen Prinzipien die richtige diätetische Therapie ausgewählt.

Sowohl für die Prävention als auch für die Behandlung von Krankheiten

Obwohl medizinisch verordnete Diätetik in gewisser Hinsicht mild ist, hat es einen wichtigen Effekt auf die Prävention und die Heilung von Krankheiten. Hier sind einige wissenschaftliche Forschungsergebnisse der Shangdong TCM Universität zu nennen: Nahrhafter Extrakt der Laiyangbirne und Pilze, der aus dem Saft der Birne, dem Extrakt von Pilzen und Tremella gemacht wird. Wenn die Patienten im mittleren und hohen Alter an chronischen Krankheiten leiden und diesen einnehmen, können nicht nur die Symptome der Krankheit verschwinden, sondern auch die Blutfettwerte können gesenkt und ihr Immunsystem kann verbessert werden.

Eigenschaft und Geschmack

Die chinesische Diätetik gehört zu der chinesischen Medizin, deshalb ist die Theorie der traditionellen chinesischen Medizin ebenso anzuwenden auf die chinesische Diätetik. Wie auch die traditionelle chinesische Pharmakologie, ist auch die chinesische Diätetik unterschiedlich in der Eigenschaft und im Geschmack. Allgemein gesprochen bedeutet das, dass Nahrungsmittel der chinesischen Diätetik, die von Natur aus warm oder heiß sind, wie z. B. frischer Ingwer (Rhizoma Zingiberis Recens) und die chinesische grüne Zwiebel oder chinesische Datteln, Walnuss usw. die Funktion haben, das Innere des Körpers aufzuwärmen, Algor herauszutreiben und „Yang" zu stärken und werden somit benutzt, um Algor-Syndrome und „Yin"-Syndrome zu behandeln. Auf der anderen Seite gibt es Nahrungsmittel in der chinesischen Diätetik, die in der Natur kalt sind, wie z. B. Mungbohne, Lotuswurzel, Wassermelone, Birne, Wasserkastanie oder Chrysantheme. Diese können Calor kühlen, Ardor auslöschen, und sie können beim Calor-Syndrom und dem „Yang"-Syndrom benutzt werden. Nehmen wir z. B. das Fleisch der Tiere: Lammfleisch ist in der Natur warm, während das Fleisch der Hasen kühl ist, das Fleisch der Pferde ist kalt und das Fleisch der Esel, Schweine und Rinder ist neutral in der Natur. Für die fünf Geschmacksrichtungen gilt: Nahrungsmittel der chinesischen Diätetik, die sauer sind, wie z. B. die schwarze Pflaume und der Granatapfel, sind aufrauend und können Absonderungen stoppen. Solche, die bitter sind, können Calor kühlen, das „Qi" absenken, Ardor auslöschen und Humor umwandeln, z. B. kann bitterer Flaschenkürbis calor kühlen und entgiften, ebenso wie die Aprikosen, indem sie das „Qi" senken. Solche, die süß sind, z. B. chinesische Datteln, Honig, gemahlener Zucker usw. sind nahrhaft, wirken stärkend und können „Qi", das Xue und die Funktion der Organe regulieren usw. Sie können Verkrampfungen lösen und Schmerzen lindern. Solche die scharf sind, haben die Funktion des Freimachens und des Vorantreibens der Zirkulation des „Qi", z. B. können frischer Ingwer und chinesische grüne Zwiebeln ventus austreiben und Erkältungen beseitigen, die Früchte von Mandarinen und Ammonum können die Zirkulation des „Qi" vorantreiben. Solche, die salzig sind, wie z. B. Saragassum und japanisches Seeknäuel, können verhärtete Masse weich machen; solche die neutral sind, wie z. B. Poria, Weintrauben können die Urinausscheidung vorantreiben. Die medizinische Diätetik betrachtet außerdem die Beziehung zwischen den fünf Geschmacksrichtungen der chinesischen Diätetik und dem Fünf-Organe-Funktionskreis. Zusammengefasst gesagt: Scharfes wirkt auf den o. Lunge, Süßes wirkt auf den o. Milz, Bitteres wirkt auf den o. Herz, Saures wirkt auf den o. Leber, Salz wirkt auf den o. Niere. Nahrhafte und gesunde Nahrung für den Körper mit dem Ziel, Krankheiten vorzubeugen oder zu heilen, kann im Rahmen der medizinischen Diätetik dann zur Geltung kommen, wenn die Natürlichkeit des Stoffes und der Geschmack Beachtung finden.

Verträglichkeit und Unverträglichkeit der chinesischen Diätetik

Zur Kräftigung und zum Wohlbefinden in den vier Jahreszeiten ist es ratsam, medizinische Diätetik mit dem Vertreibungseffekt im Frühling einzunehmen, medizinische Diätetik, die Calor wegnimmt, ist im Sommer, medizinische Diätetik, die mild im Geschmack ist, im Spätsommer (letzter Monat im Sommer), medizinische Diätetik, die moderat in der Natürlichkeit ist, im Herbst und medizinische Diätetik, die neue Lebenskräfte weckt, im Winter einzunehmen.

Bezogen auf die Erkrankungen im Fünf-Organe-Funktionskreis, ist es ratsam folgende Nahrungsmittel zu vermeiden: die im Geschmack scharf sind bei o. Lebererkrankungen, die bitter im Geschmack sind bei o. Lungenerkrankungen, die salzig im Geschmack sind bei o. Herz- und o. Nierenerkrankungen, die süß und sauer im Geschmack sind bei Milz- und Magenerkrankungen.

Es gilt der Grundsatz, bezogen auf die physische Kondition des Patienten, dass die, die schwach sind, stärkende medizinische Diätetik nehmen sollten und die Nahrungsmittel mit auflösendem oder vernichtendem Effekt meiden sollten. Jene Menschen, die bereits stark sind, sollten nicht zusätzlich kräftigende medizinische Diätetik nehmen, diejenigen, die von Natur aus warm sind, sollten nicht Diätetik mit wärmenden Effekt zu sich nehmen, die „Yang"-Schwachen sollten medizinische Diätetik mit wärmenden und kräftigendem Effekt zu sich nehmen, sie sollten es vermeiden, salzige und in ihrer Natur kalte Nahrung zu sich zu nehmen.

Die Menschen, die zu wenig „Yin" haben, sollten medizinische Diätetik bevorzugen, die „Yin" aufbaut und Nahrung vermeiden, die scharf im Geschmack und von Natur aus heiß ist. Je nach Eigenschaft der Erkrankung, die Calor von Natur ist, sollte Diätetik mit kühlendem Effekt angewandt werden. Medizinische Diätetik, die scharf im Geschmack oder heiß in der Natur ist sollte bei Calor-Syndromen vermieden werden; medizinische Diätetik, die warm ist oder heiß ist von Natur her, sollte für Algor-Syndrome verwendet werden und Nahrung, die salzig im Geschmack ist und kalt in der Natur, sollte bei Algor-Syndromen vermieden werden.

Die Menschen, die mit Krankheiten der oo. Milz und Magen, oder mit der Verdauung Probleme haben, sollten fettige Nahrung und Getränke meiden; jene, die Probleme mit der Haut haben, z. B. Pyogenic-Infektionen, oder die gerade eine Operation hatten, sollten „Fawu" vermeiden. Fawu bezieht sich auf die Nahrung, die Calor vorantreibt oder die Produktion von Auswurf fördert, z. B. Fisch, Krabben, Schweinekopf, alkoholische Getränke, chinesische grüne Zwiebeln und chinesisches Schnittlauch. Diese Nahrungsmittel sollten gemieden werden, um die Krankheit nicht schlimmer werden zu lassen, oder den Heilungsprozess nicht zu unterbrechen.

Zusätzlich gibt es einige Unverträglichkeiten von chinesischer Diätetik, die in der alten Literatur beschrieben wird, z.B. Schwarze Pflaumen sind nicht verträglich mit Schweinefleisch; Truthahn ist unverträglich mit dreifarbigem Amarant; Gingseng ist unverträglich mit Radieschen usw. Obwohl kein experimenteller Beweis vorliegt, muss die Anwendung der chinesischen Diätetik immer vorsichtig erfolgen.

Kapitel II: Praxis der chinesischen Diätetik

Selektion von Material und Herstellungsprozess

Die Nahrungsmittel, die für die chinesische Diätetik verwandt werden, sollten sorgfältig und ernsthaft ausgesucht werden. Zu allererst sollte eine Sauberkeitsselektion erfolgen, um sicherzustellen, dass die Nahrungsmittel, die gebraucht werden, sauber und rein sind und nicht verdorben oder beeinträchtigt. Die nächste Sache, die Aufmerksamkeit erfordert, ist die Reinheit der Farbe und des Geruchs, der schönen Erscheinung und der guten Qualität des Materials und Nahrungsmittels. Nehmen Sie z. B. chinesische Datteln. Es sollten die benutzt werden, die groß, dunkelrot, fleischig und nicht veraltet sind. Wenn diese Kriterien nicht erfüllt sind, sind die Früchte in der Qualität schlecht und sollten nicht verwendet werden. Nehmen Sie z. B. von den Wolfbeerenfrüchten jene mit großen Beeren, mit viel Fleisch und wenig Samen, die rot in der Farbe und weich sein sollten.

Um die erwünschte Qualität der medizinischen Diätetik zu garantieren, ist es notwendig, dass ein bestimmter Herstellungsprozess durchlaufen wird. Einige Nahrungsmittel müssen in Teile geschnitten werden, einige müssen zu Puder gemahlen werden und einige müssen nach den Herstellungsrichtlinien der chinesischen Diätetik gewonnen werden, z. B. kann geröstete Hagedornfrucht den o. Milz kräftigen und die Verdauung fördern, während die auf Holzkohle geröstete Hagedornfrucht nicht nur den o Milz kräftigt und die Verdauung fördert, sondern auch den Durchfall verhindert.

Kochtechniken

Kochtechniken müssen bei der Herstellung guter chinesischer Diätetik erwogen werden. Neben der Farbe, dem Geruch, dem Geschmack und der Form, die die gekochte Nahrung im herkömmlichen Sinne hat, muss Aufmerksamkeit auf den Kochprozess gerichtet werden, um so viele Nahrungsbestandteile wie möglich zu erhalten, um die volle Wirkung des jeweiligen Nahrungsmittels in der Gesundheitsvorsorge zum Tragen kommen zu lassen. Der Hauptgrund für das Kochen der medizinischen Diätetik mit guten Zutaten ist, die speziellen Eigenschaften des Originalfruchtsaftes und -geschmacks der Nahrung der chinesischen Diätetikethik zu erhalten, damit die Natürlichkeit und der Geschmack eng verbunden bleiben. Im Ergebnis hat die chinesische Diätetik nicht nur eine gute Farbe, Geruch, Geschmack und Aussehen, sie erregt auch Appetit und hat eine heilende Wirkung. Die übliche essbare chinesische Diätetik und jene mit keinem ungewöhnlichen Geruch (von deren feinem Puder) können zusammen mit Nahrungsmitteln gekocht werden. Wenn die gekochten Nahrungsmittel zuviel sind, oder einen deutlich unangenehmen Geschmack haben, können Sie in ein Papier eingewickelt werden. Das Mull wird zusammen mit dem Essen gekocht und somit kann die Eigenschaft der Diätetikethik in die Nahrung oder die Suppe mit übergehen. Der Bodensatz muss entfernt werden, bevor das Mittel eingenommen wird. Chinesische Diätetik kann außerdem durch Auskochen zubereitet werden sowie durch das Abschütten der Flüssigkeit bei Bodensatz, das Hineingeben der Flüssigkeit in die Nahrung und das anschließende Kochen, solange bis die medizinische Diätetik fertig ist. Um soviel Schaden wie möglich zu vermeiden, werden die Methoden des Dämpfens, Schmorens, Siedens und Kochens bei Suppen verwendet, während die Methoden des Bratens und Röstens selten gebraucht werden.

Angewandte Prinzipien der medizinischen Diätetik

In der Anwendung der medizinischen Diätetik sollte die Aufmerksamkeit neben dem Schwerpunkt des Grundprinzips der Ganzheit und der Differenzialdiagnose auf die folgenden zwei Punkte gelenkt werden:

a) Die richtige Menge und Ausdauer des „moderaten Essens und Trinkens“ ist ein wichtiges Prinzip der Gesundheitserhaltung und der Gesundheitsvorsorge in der chinesischen Medizin. Richtige Menge und Mäßigung in der medizinischen Therapie ist ebenso notwendig. Es ist nicht gut, zuviel auf einmal zu sich zu nehmen, am selben Tag oder in einer kurzen Zeitperiode hintereinander. Man sollte weder eilig handeln noch ungeduldig sein, wenn der Erfolg sich nicht gleich einstellt. Die medizinische Diätetik sollte regelmäßig eingenommen werden, in geringen Mengen, über eine längere Zeitdauer gemäß der physischen Kondition des Patienten; das bedeutet, es wird immer ein wenig eingenommen, ohne Unterbrechung, und nach einer langen Zeitperiode stellt sich der Erfolg ein.

b) Korrekte Handhabung in der medizinischen Therapie und der diätetischen Therapie. Es ist für keinen Menschen notwendig, Medikamente einzunehmen, wenn er nicht krank ist. Sie können jedoch die medizinische Diätetik, die sowohl gut ist zur medizinischen Vorsorge, als auch für die Gesundheitserhaltung, jederzeit einnehmen. Natürlich ist medizinische Diätetik besonders gut für die, die mit einer schwachen Veranlagung geboren wurden, oder für die, die schwach und alt sind. Es ist klar, dass diejenigen, die an einer akuten Erkrankung leiden oder an einer Krankheit, die schwierig und kompliziert ist, mit Medizin behandelt werden sollten, oder die Medikamente auf die medizinische diätetische Therapie abgestimmt werden, so dass ein noch besserer kurativer Effekt erzielt werden kann. Medizinische Diätetik ist sehr angemessen und sehr erfolgreich in der Rekonvaleszenzphase oder bei der medizinischen Versorgung von chronischen Erkrankungen, was nicht bedeutet, dass diese Menschen nicht zusätzlich durch Medikamente behandelt werden können. Es ist notwendig, hervorzuheben, daß die medizinische Diätetik auf einer breiteren Skala als die medikamentöse Behandlung wirkt, doch sie kann bei weitem nicht so gezielt wirken wie die medikamentöse Behandlung. Wenn beides aufeinander abgestimmt ist und sich ergänzt, kann ein noch besserer Effekt erzielt werden.

Kapitel III: Diätetische Monographie

1. Früchte

Birne

Temperaturverhalten: kühl
Sapor: süß, sauer
Orbisbezug: Lunge und Magen
Wirkung: die Energie mehrend, Säfte erzeugend, Zusammenballungen zerstreuendes Xue dynamisierend.
Indikationen: Husten, Halsentzündung, Unruhe, trockener Mund, Diabetes.
Zubereitungsarten: roh, gekocht, als Saft.

Mandarine

Temperaturverhalten: kühl (Fruchtschale: warm)
Sapor: süß, sauer (Fruchtschale: scharf und bitter)
Orbisbezug: Lunge und Magen
Wirkung: Säfte erzeugend, den o. Magen harmonisierend, Pituita umwandelnd, den o. Lunge befeuchtend.
Indikationen: übermäßiger Alkoholgenuss, trockener Mund, verminderter Appetit.
Zubereitungsarten: roh, als Saft.

Pflaume

Temperaturverhalten: neutral
Sapor: süß und sauer
Orbisbezug: Leber und Magen
Wirkung: Calor kühlend, Säfte hervorbringend, den o. Leber besänftigend, diuretisch, laxierend.
Indikationen: Durst, trockener Mund, Diabetes, Obstipation.
Zubereitungsarten: roh, als Saft oder Dekokt, in Alkohol eingelegt.

Aprikose

Temperaturverhalten: Tendenz zur Wärme
Sapor: süß und sauer
Orbisbezug: Lunge und Magen
Wirkung: Säfte hervorbringend, durststillend, den o. Lunge befeuchtend, keuchenstillend.
Indikationen: Husten, Kurzatmigkeit,Hypertonie, Hyperlipidämie, Arteriosklerose.
Zubereitungsarten: roh, kandiert, als Dekokt.

Apfel

Temperaturverhalten: kühl
Sapor: süß und sauer
Orbisbezug: Milz und Magen
Wirkung: Säfte hervorbringend, Ariditas befeuchtend, die oo.Milz und Magen stützend.
Indikationen: Verdauungsstörungen, nach über mäßigem Alkoholgenuss, verminderter Appetit.
Zubereitungsarten: roh, kandiert, als Dekokt, als Saft.

Banane

Temperaturverhalten: kalt
Sapor: süß
Orbisbezug: Magen und Dickdarm
Wirkung: Säfte hervorbringend, calor kühlend, Dickdarm befeuchtend, Verdauung fördernd.
Indikationen: Verdauungsstörungen, Obstipation, Hämorrhoiden.
Zubereitungsarten: roh, als Saft.

Ananas

Temperaturverhalten: neutral
Sapor: süß
Orbisbezug: Milz, Magen, Niere
Wirkung: den o. Milz und Niere stützend, Säfte erzeugend, den o. Magen harmonisierend.
Indikationen: Übelkeit, Erbrechen, verminderter Appetit, Unruhe, Durst, Miktionsstörungen, Ödeme.
Zubereitungsarten: roh, als Saft.

Weintrauben

Temperaturverhalten: neutral
Sapor: süß und sauer
Orbisbezug: Milz, Lunge, Niere
Wirkung: Säfte hervorbringend, Yin stützend, Energie kräftigend, diuretisch, Muskel, Sehnen und Knochen stützend.
Indikationen: Schwäche in Hüften und Knie, Palpitationen, Schwindel, Miktionsstörungen, spärlicher Urin, Schwellungen, Hypertonie, Hyperlipidämie.[1]
Zubereitungsarten: roh, als Saft.

Kirsche

Temperaturverhalten: warm
Sapor: süß und sauer
Orbisbezug: Milz und Magen
Wirkung: Energie stützend, humor und ventus vertreibend.

[1]Weintrauben enthalten Glukose, Fructose, etwas Sukrose, Xylose, Oxalsäure, Zitronensäure, Apfelsäure, Eiweiß, verschiedene Aminosäuren, Carotin, Vitamin B1, B2, C, P, Niacin, Kalium, Kalzium, Phosphor, Eisen etc. Rosinen besitzen einen hohen Kohlenhydratanteil (meist Zucker) und sind relativ reich an Eisen und Kalzium (Simoons 1991: 254, Schneider 1985: 213. Aus Engelhardt / Hempen, Chinesische Diätetik, S. 61

Indikationen: Kraftlosigkeit, Verdauungsblockaden, Ariditias der Haut, Samenverlust, Schwäche in Hüften und Knie, Palpitationen, Schwindel.
Zubereitungsarten: roh, als Saft.

Wassermelone

Temperaturverhalten: kalt
Sapor: süß
Orbisbezug: Herz, Magen, Blase
Wirkung: Calor kühlend, Sommercalor herauslösend, Säfte hervorbringend, Unruhe und Durst beseitigend, diuretisch.
Indikationen: Fieber bei Sommercalor, Unruhe, Durst, Geschwüre in Zunge, Schwellungen des Halses, Hypertonie, Hyperlipidämie, Arteriosklerose.
Zubereitungsarten: roh, als Saft.

2. Getreide

Hafer

Temperaturverhalten: neutral
Sapor: süß
Orbisbezug: Milz, Magen
Wirkung: die Mitte des Körpers freimachend, Qi ab senkend, den o. Herz kräftigend, Schweiß zurückhaltend. Neue Untersuchungen ergaben, dass Hafer den Cholesterinspiegel auf natürliche Weise senkt. (Hong 2002; 68)
Indikationen: Übermäßiger Durst, Diabetes, Verstopfung, Übergewicht, Hypertonie, Hyperlipidämie.
Zubereitungsarten: Brei, Dekokt, Pulver.

Weizen

Temperaturverhalten: kühl
Sapor: süß, salzig
Orbisbezug: Herz, Milz, Niere
Wirkung: die Mitte harmonisierend und kräftigend, das Qi stützend, Calor kühlend, Unruhe und Durst beseitigend
Indikationen: Schlaflosigkeit, Unruhe, Durst, trock ener Mund, erschwerte Miktion, Bedrücktheit.
Zubereitungsarten: Dekokt, gekocht und gedämpft

Hirse

Temperaturverhalten: kühl
Sapor: süß, salzig
Orbisbezug: Herz, Milz, Niere
Wirkung: die „Mitte“ harmonisierend und kräftigend, den o. Niere stützend, Calor beseitigend, Qi stützend, Unruhe und Durst beseitigend, entgiftend, diuretisch..
Indikationen: Schlaflosigkeit, Unruhe, erschwerte Miktion, verminderter Appetit.
Zubereitungsarten: Brei, Dekokt, Pulver, gedämpft.

Buchweizen

Temperaturverhalten: kühl
Sapor: süß, neutral
Orbisbezug: Milz, Magen, Dickdarm
Wirkung: die oo. Milz und Magen kräftigend, Calor kühlend, Humor ausleitend.
Indikationen: Diarrhöe, Geschwüre, Bauchschmerzen, Hypertonie, Hyperlipidämie.[1]
Zubereitungsarten: Brei, Dekokt, Pulver.

Mais

Temperaturverhalten: neutral
Sapor: süß
Orbisbezug: Milz, Magen
Wirkung: die Mitte suppletierend, das Qi regulierend, den o. Magen harmonisierend, diuretisch
Indikationen: Müdigkeit, Kraftlosigkeit, verminderter Appetit, Miktionsstörungen, Ödeme, Hypertonie, Arteriosklerose.[2]
Zubereitungsarten: Dekokt, gekocht und gedämpft.

3. Hülsenfrüchte

Mungbohnen

Temperaturverhalten: kühl
Sapor: süß
Orbisbezug: Herz, Magen
Wirkung: Calor kühlend, entgiftend, Sommerhitze herauslösend, Wasser ausleitend
Indikationen: Fieber, Ödeme, Geschwüre, Diarrhöe, Diabetes, Miktionsstörungen, Unruhe, trockener Mund.
Zubereitungsarten: Dekokt, gekocht.

Sojabohne (Gelbe)

Temperaturverhalten: neutral
Sapor: süß
Orbisbezug: Milz, Magen und Dickdarm
Wirkung: die Mitte des Körpers freimachend, das Qi und Xue stützend, den o. Milz kräftigend, Ariditas be-

[1]Obgleich Buchweizen häufig als ernährungsphysiologisch besonders günstig bezeichnet wird, zeigt ein Vergleich der wesentlichen Inhaltsstoffe, dass er hinsichtlich seines Eisen- und Ballastoffgehaltes den anderen Brotgetreidearten vergleichbar ist;. Aus Engelhardt / Hempen, Chinesische Diätetik, S. 29
[2]Maisöl enthält viele ungesättigte Fettsäuren und ist ein Inhibitor der Cholesterinabsorption, weshalb Mais eine wichtige Bedeutung zur Senkung des Bluthochdrucks und zur Cholesterinsenkung sowie zur Vorbeugung gegen Herzerkrankungen zukommt (Liu 1987: 1631). Wie oben, S. 44

feuchtend, Humor ausleitend, Diarrhöe behebend.
Ein aktuelle Studie zeigt, dass das Phyto-Östrogen Genistein, das Hauptisoflavon in Soja, in Laborversuchen mit ähnlicher Affinität an die Beta-Östrogenrezeptoren bindet wie Tamoxifen, ein Medikament, das zur Vorbeugung und zur Behandlung von Frauen mit Brustkrebs eingesetzt wird. Genistein scheint außerdem eine starke Wirkung auf das Zellwachstum und die Zellregulierung zu haben. Es hilft, die Aktivität von Enzymen, die für die Zellteilung nötig sind, zu unterdrücken und die Bildung neuer Blutgefäße zur Versorgung der entstandenen Krebszelle zu verhindern. (Morton 2003).
Indikationen: Gedunsenheit, Ödeme, Verdauungsstörungen, Durchfall, Spannungsgefühle im Abdomen, Diabetes, Klimakterium-Beschwerden.
Zubereitungsarten: Dekokt, gekocht und pulverisiert.

Sojamilch

Temperaturverhalten: neutral, Tendenz zur Kälte
Sapor: süß
Orbisbezug: Milz, Dickdarm
Wirkung: die oo. Milz und Magen kräftigend, den o. Lunge kühlend, Ariditas befeuchtend, Pituita umwandelnd
Neue Untersuchungen ergaben, dass Sojaprodukte positiv auf das Hormon Östrogen einwirken und daher klimakterielle Beschwerden lindern (Hong 2002; 57).
Indikationen: Husten, Keuchatmung, Kurzatmigkeit, Miktionsstörungen, Klimakterium-Beschwerden, über mäßiger Durst, Diabetes, Verstopfung, Übergewicht.
Zubereitungsarten: Dekokt, gekocht.

Sojaquark, Tofu[1]

Temperaturverhalten: neutral, Tendenz zur Kälte
Sapor: salzig
Orbisbezug: Milz, Magen Dickdarm
Wirkung: die Energie stützend, die Mitte des Körpers freimachend und harmonisierend, Säfte hervorbrin gend und Ariditas befeuchtend, Calor kühlend
Indikationen: Müdigkeit, Kurzatmigkeit, Regelstörungen, verminderter Appetit, überbermäßiger Durst, Diabetes, Klimakterium-Beschwerden.
Zubereitungsarten: Dekokt, gekocht.

Azukibohnen

Temperaturverhalten: neutral
Sapor: süß, sauer
Orbisbezug: Milz, Dickdarm
Wirkung: den o. Milz kräftigend, Humor ausleitend, Gedunsenheit und Ödeme beseitigend, Calor kühlend, Eiter ausleitend, entgiftend
Indikationen: Gedunsenheit, Ödeme, Miktionsstörungen, Durchfall, verminderter Milchfluss, Ikterus, Hämorrhoiden, Furunkel, Hautgeschwüre.
Zubereitungsarten: Dekokt, gekocht.

Erbse

Temperaturverhalten: neutral
Sapor: süß
Orbisbezug: Milz und Magen
Wirkung: entgiftend, Humor ausleitend, Mitte des Körpers harmonisierend
Indikationen: verminderte Harnausscheidung, Ödeme, Gedunsenheit, Schwellungen, Diarrhöe, Diabetes.
Zubereitungsarten: Dekokt, gekocht, geröstet.

4. Samenfrüchte

Erdnuss

Temperaturverhalten: neutral
Sapor: süß
Orbisbezug: Milz und Lunge
Wirkung: den o. Magen harmonisierend, den o. Lunge befeuchtend, Husten stillend, Milchbildung fördernd.
Indikationen: verminderter Appetit, Abmagerung, Müdigkeit, Husten, Zahnfleischbluten, verminderter Milchfluss.
Zubereitungsarten: gekocht, geröstet.

Pinienkerne

Temperaturverhalten: Tendenz zur Wärme
Sapor: süß
Orbisbezug: Leber, Lunge und Dickdarm- Orbis
Wirkung: den o. Lunge befeuchtend, trockenen Husten stillend, Ventus vertreibend, den o. Dickdarm glättend
Indikationen: trockener Husten ohne Auswurf, Schwindel, Benommenheit, Obstipation.
Zubereitungsarten: gekocht, geröstet.

Mandel

Temperaturverhalten: neutral
Sapor: süß
Orbisbezug: Lunge und Dickdarm
Wirkung: den o. Lunge befeuchtend, Husten und

[1] In Ländern wie Japan, in denen täglich schätzungsweise 20 - 50 mg Phyto-Östrogen konsumiert werden, ist das Brustkrebsrisiko 5 - 8 mal niedriger als in Westeuropa mit einem durchschnittlichen Verzehr von etwa 1 mg/Tag. Wenn wir demzufolge Sojaprodukten einen größeren Platz in unserer Ernährung einräumen würden, würde sich wahrscheinlich nicht nur das Risiko in Bezug auf Herzerkrankungen verringern lassen, sondern es könnte auch der Gesundheitszustand von Frauen in der Prä- und Post-Menopause deutlich verbessert werden. Setchell k.D. Cassidy A.: Dietary isoflavones: biological effcts and relevance to human health. Jnutr. 1999; 129: 758s-767s.

Keuchen stillend, Verdauung fördernd
Indikationen: verminderter Appetit, Obstipation, Husten, Keuchatmung, Trockenheit des Rachens.
Zubereitungsarten: roh oder gekocht.

Sonnenblumenkerne

Temperaturverhalten: neutral
Sapor: süß, neutral
Orbisbezug: Lunge und Dickdarm
Wirkung: oo. Milz und Lunge kräftigend, den o. Dickdarm befeuchtend, laxierend.
Indikationen: Obstipation, Exantheme, Appetitlosigkeit.
Zubereitungsarten: roh oder geröstet.

Kastanie

Temperaturverhalten: warm
Sapor: süß
Orbisbezug: Milz, Magen und Niere
Wirkung: oo. Milz und Magen stützend, den o. Niere suppletierend, Funktionen der Muskeln und Sehnen kräftigend
Indikationen: Kraftlosigkeit, Beinschwäche, Diarrhöe, Verletzungen, Schwellungen.
Zubereitungsarten: roh oder geröstet.

5. Gemüse

Knoblauch

Temperaturverhalten: warm
Sapor: scharf
Orbisbezug: Milz, Magen und Lunge
Wirkung: den oo. Milz und Magen erwärmend, die Energie bewegend, entgiftend, antiparasitisch, Schwellungen und Ulzerationen zerstreuend. Untersuchungen ergaben, dass die Inhaltsstoffe in Knoblauch die Abwehrkräfte stabilisieren. Deshalb wird Knoblauch auch begleitend in der Krebstherapie einge setzt (Hong 2002; 64).
Indikationen: Bauchschmerzen, Diarrhöe, Erkältungen, Husten, Vorbeugung von Hypertonie,[1]
Hyperlipidämie
Zubereitungsarten: roh, klein geschnitten.
Kontraindikation: Ardor infolge von Depletion Yin

Frühlingszwiebeln

Temperaturverhalten: warm
Sapor: scharf
Orbisbezùg: Lunge und Magen
Wirkung: die Extima lösend, das Yang durchlässig machend, Algor zerstreuend
Indikationen: Schüttelfrost, Fieber ohne Schweiß, Kopfschmerzen, verstopfte Nase, Bauchschmerzen.
Zubereitungsarten: als Saft, Dekokt, Brei oder Gewürz.

Zwiebeln

Temperaturverhalten: Tendenz zu warm
Sapor: scharf und süß
Orbisbezug: Magen
Wirkung: den o. Magen kräftigend, die Energie regulierend, Appetit fördernd und die Mitte des Körpers freimachend
Indikationen: verminderter Appetit, Bauchschmerzen, Diarrhöe, Hyperlipidämie.
Zubereitungsarten: als Saft, angebraten, getrocknet.

Chili, Paprika

Temperaturverhalten: heiß
Sapor: scharf
Orbisbezug: Milz, Magen und Herz
Wirkung: Mitte des Körpers erwärmend, den o. Magen öffnend, Algor zerstreuend, schweißtreibend
Indikationen: Schüttelfrost, wenig Schweiß, verminderter Appetit, Durchfall, Bauchschmerzen, Übergewicht.
Zubereitungsarten: roh, gebraten, als Suppe
Kontraindikation: Ardor infolge von Depletion Yin.

Ingwer

Temperaturverhalten: warm
Sapor: scharf
Orbisbezug: Milz und Magen, Lunge
Wirkung: die Extima lösend, Algor zerstreuend, Mitte des Körpers erwärmend und Übelkeit beseitigend, Pituita umwandelnd.
Indikationen: Husten, Schüttelfrost, Keuchatmung, Erkältungen, Erbrechen, verminderter Appetit, Durchfall, Bauchschmerzen, Magenschmerzen.
Zubereitungsarten: als Dekokt, als Saft, als Gewürz.
Kontraindikation: Ardor infolge von Depletion Yin.

Fenchel

Temperaturverhalten: warm
Sapor: süß und scharf

[1] Knoblauch enthält Eiweiß, Fett, Kalzium, Phosphor, Eisen, Vitamin B1, C, Carotin, Kohlenhydrate; ist reich an ätherischen Ölen, vor allem Schwefelverbindungen (darunter das antibiotische Allicin). Weiterhin ist aus westlichen Medizin seine positive Wirkung auf die Peristaltik und die Sekretabsonderung des Magens bekannt, seine antibakterielle und antiparasitische Wirkung; ferner senkt Knoblauch Blutdruck und Blutfette und kann somit vorbeugend gegen Arteriosklerose eingesetzt werden.(Liu 1987: 1631). Aus Engelhardt / Hempen, Chinesische Diätetik, S. 109

Orbisbezug: Niere, Leber, Milz und Magen
Wirkung: Mitte des Körpers harmonisierend, das Qi regulierend, schmerzstillend den o. Niere erwärmend
Indikationen: Gelenkschmerzen, Aufstoßen, Erbrechen, verminderter Appetit, Bauchschmerzen.
Zubereitungsarten: als Dekokt, als Gewürz.

Rettich

Temperaturverhalten: kühl
Sapor: süß und scharf
Orbisbezug: Lunge und Magen
Wirkung: Verdauungsblockaden beseitigend, Pituita umwandelnd, das Qi absenkend, Mitte des Körper freimachend, entgiftend
Indikationen: Husten, Auswurf, Diabetes, Miktionsstörungen, Diarrhöe, Übelkeit, Blähungen.
Zubereitungsarten: roh, gekocht, als Saft, Dekokt.

Karotte

Temperaturverhalten: neutral
Sapor: süß
Orbisbezug: Lunge, Milz und Leber
Wirkung: den o. Milz kräftigend, Verdauungsblockaden beseitigend, hustenstillend
Indikationen: Nachtblindheit, Husten, Blähungen, verschwommene Sicht.[1]
Zubereitungsarten: roh, gekocht, als Saft, Dekokt.

Chinakohl

Temperaturverhalten: neutral, Tendenz zur Kühle
Sapor: süß
Orbisbezug: Lunge, Magen
Wirkung: den o. Magen kräftigend, Calor kühlend, Unruhe beseitigend und Säfte hervorbringend
Indikationen: Husten, Obstipation, Nervosität, Blähungen.
Zubereitungsarten: roh, gekocht, als Saft, Dekokt.

Brauntang

Temperaturverhalten: kalt
Sapor: salzig
Orbisbezug: Leber, Magen, Niere
Wirkung: Calor kühlend, Verdauungsblockaden beseitigend, diuretisch, entgiftend, Pituita umwandelnd, Verhärtungen erweichend.
Neue Untersuchungen ergaben, dass Brauntang das Immunsystem stabilisiert, die Elastizität der Blutgefäße verbessert und somit hilft, Krebs und Herz-Kreislauf- Erkrankungen vorzubeugen (Hong 2002; 50).
Indikationen: Kopschmerzen, Gedunsenheit und Ödeme, Schluckbeschwerden. Nach der Verbindung von westlicher und chinesischer Medizin auch bei Hypertonie, koronaren Herzerkrankungen, Adipositas sowie Tumoren (Liu 1987: 138, Shi 1988: 40).[3]
Zubereitungsarten: roh, gekocht, als Saft, Dekokt.

Gurke

Temperaturverhalten: kühl
Sapor: süß
Orbisbezug: Milz, Magen und Dickdarm
Wirkung: Calor kühlend, Säfte erzeugend, diuretisch, entgiftend
Indikationen: Halsschmerzen, Durst, Unruhe,gerötete und geschwollene Augen, Ödeme, Miktionsstörungen
Zubereitungsarten: roh, gekocht, angebraten, als Saft.

Sellerie

Temperaturverhalten: kühl
Sapor: süß (etwas bitter)
Orbisbezug: Leber, Magen
Wirkung: die Überaktivität des o. Leber besänftigend, Calor kühlend, Humor ausleitend, den krankheitsverursachenden Wind vertreibend,
Indikationen: Unruhe, übermäßiger Alkoholgenuss, Hypertonie, Übelkeit, Miktionsstörungen.
Zubereitungsarten: roh, gekocht, als Saft, Dekokt.

Spinat

Temperaturverhalten: kühl
Sapor: süß
Orbisbezug: Magen und Dickdarm
Wirkung: Calor kühlend, das Xue erhaltend, das Yin zusammenhaltend, Ariditas befeuchtend
Indikationen: Obstipation, Hämorrhoiden, Unruhe, übermäßiger Alkoholgenuss, Hypertonie, Übelkeit.
Zubereitungsarten: roh, gekocht.

Bambussprossen

Temperaturverhalten: kühl
Sapor: süß und scharf
Orbisbezug: Lunge und Magen
Wirkung: Calor kühlend, Pituita umwandelnd, Mitte des Körpers harmonisierend, Verdauung fördernd
Indikationen: Obstipation, Unruhe, Durst, Miktionsstörungen.
Zubereitungsarten: gekocht, gebraten.

[1] Karotte ist reich an Carotin, Vitamin B 1, B 2, Aminosäuren, Kohlenhydraten. (Liu 1988 25). Aus Engelhardt / Hempen, Chinesische Diätetik, S. 125
[2] Gurke enthält Glukose, Mannose, Rutin, Isoquercitrin, Arginin, Chlorogensäure, Vitamin B1, B2, C, Niacin, Cucubitacin etc. Wie oben, S. 165
[3] Wie oben, S. 179

Salat

Temperaturverhalten: kühl
Sapor: süß und bitter
Orbisbezug: Magen und Dünndarm
Wirkung: Calor kühlend, den Milchfluss durchlässig machend
Indikationen: Behinderungen des Milchflusses, Miktionsstörungen.
Zubereitungsarten: roh, gekocht, gebraten.

Kartoffel

Temperaturverhalten: neutral
Sapor: süß
Orbisbezug: Magen und Milz
Wirkung: den o. Milz kräftigend, die Energie stützend, Schmerzzustände lindernd
Indikationen: Verdauungsprobleme, Diarrhöe Obstipation, Bauschmerzen, Diabetes.
Zubereitungsarten: roh, gekocht, gebraten.

Yamsknolle

Temperaturverhalten: neutral
Sapor: süß
Orbisbezug: Niere, Lunge und Milz
Wirkung: den o. Milz kräftigend, den o. Lunge stützend, den o. Niere konsolidierend
Indikationen: Diarrhöe, verminderter Appetit, Ausfluss bei Frauen, Samenverlust, Diabetes.
Zubereitungsarten: gekocht, geröstet.

Süßkartoffel

Temperaturverhalten: neutral
Sapor: süß
Orbisbezug: Magen und Milz
Wirkung: die oo. Milz und Magen kräftigend, das Xue harmonisierend, entgiftend, laxierend
Indikationen: Verdauungsprobleme, Obstipation, Kraftlosigkeit, Bauchschmerzen, Diabetes.
Zubereitungsarten: roh, gekocht, gebraten.

Lotoswurzel

Temperaturverhalten: in rohem Zustand kühl; in gekochtem Zustand warm
Sapor: süß
Orbisbezug: Herz, Lunge und Milz
Wirkung: in rohem Zustand Calor kühlend; in gekochtem Zustand Durchfall behebend
Indikationen: Fieber, Reizbarkeit, Durst, Beklemmungsgefühl, Übelkeit, verminderter Appetit, Diarrhöe.
Zubereitungsarten: roh, gekocht, als Saft.

Tomate

Temperaturverhalten: kühl
Sapor: süß und sauer
Orbisbezug: Leber und Magen
Wirkung: den o. Magen kräftigend, Appetit fördernd, Calor kühlend, Säfte erzeugend
Die westliche Analytik ergab, dass der Inhaltsstoff Lykopin, ein Carotinoid,[1] positiv auf das Immunsystem einwirkt und daher Krebs vorbeugen kann. Lycopin reduziert auch das Risiko von koronaren Herzkrankheiten und Arteriosklerose (Giovannucci;1999).
Indikationen: verschwommene Sicht, Trockenheit der Augen, Durst, verminderter Appetit, Hypertonie.
Zubereitungsarten: gekocht, angebraten.

Aubergine

Temperaturverhalten: kühl
Sapor: süß
Orbisbezug: Milz, Magen und Dickdarm
Wirkung: Calor kühlend, entgiftend, das Xue dynamisierend und Schwellungen beseitigend
Indikationen: Obstipation, Hämorrhoiden, blutiger Stuhl, Geschwüre.
Zubereitungsarten: roh, gekocht, angebraten.

Judasohr

Temperaturverhalten: neutral
Sapor: süß
Orbisbezug: Herz, Magen und Dickdarm
Wirkung: den o. Herz kräftigend, den o. Lunge befeuchtend, das Qi stützend, das Xue bewegend und Blutungen stillend.
Neue Untersuchungen ergaben, dass das Judasohr die gefäßerweiternden und blutfließenden Eigenschaften verbessert und daher hilft, Herz-Kreislauf-Erkrankungen vorzubeugen (Hong 2002; 68).[2]
Indikationen: Druckgefühl und Schmerzen im Thorax, Beklemmungsgefühl in der Brust,
Zubereitungsarten: als Dekokt, gekocht, angebraten.

Silbermorchel

Temperaturverhalten: neutral
Sapor: süß und neutral
Orbisbezug: Lunge und Magen
Wirkung: den o. Magen stützend, Säfte hervorbrin-

[1] Tomate ist reich an Vitamin A und C sowie an Mineralien (Simoos 1991 167); ferner enthält sie Glukose, Fructose, Eiweiß, Fett, Pektin, Carotin, Vitamin B 1, B 2, Niacin, Kalzium, Phosphor, Eisen etc. Aus Engelhardt / Hempen, Chinesische Diätetik, S. 157
[2] Judasohr enthält Eiweiß, Phosphor, Kalzium, Eisen, Niacin, Carotin, Vitamin B1, B 2, Ergosterol, Lecithin, Cephalin, Sphingomyelin etc. Wie oben, S.166

gend, das Yin stützend den o. Lunge befeuchtend
Indikationen: trockener Husten ohne Schleim oder mit wenig und klebrigem Schleim, blutiger Auswurf, trockener Rachen und Mund, Obstipation.
Zubereitungsarten: gekocht

Shiitake-Pilz

Temperaturverhalten: neutral
Sapor: süß
Orbisbezug: Milz, Magen
Wirkung: den o. Magen kräftigend, das Qi mehrend, Exanthemen zum Durchbruch verhelfend
Indikationen: Kraftlosigkeit, Müdigkeit, verminderter Appetit, Miktionsstörungen, Masern, Hyperlipidämie.
Zubereitungsarten: gekocht, angebraten

Moschuskürbis[1]

Temperaturverhalten: kalt
Sapor: süß
Orbisbezug: Milz, Magen, Niere
Wirkung: Calor kühlend, Mitte suppletierend, Qi stützend, entgiftend
Untersuchung ergaben, dass Moschuskürbis auf die Bauchspeicheldrüse einwirkt und daher hilft, Diabetes vorzubeugen (Hong 2002; 84).
Indikationen: Durst, Heißhunger, Reizbarkeit, trockener Mund, Schwäche im Rückenbereich.
Zubereitungsarten: roh, gekocht, als Saft.

Champignon[2]

Temperaturverhalten: kühl
Sapor: süß
Orbisbezug: Lunge, Magen und Darm
Wirkung: den o. Magen kräftigend, das Qi stützend und regulierend, Pituita umwandelnd
Indikationen: Kraftlosigkeit, Müdigkeit, Übelkeit, Diarrhöe, verminderter Appetit, Husten mit klebrigem Schleim, Erkältung vorbeugend
Zubereitungsarten: gekocht

6. Milchprodukte

Kuhmilch

Temperaturverhalten: neutral
Sapor: süß
Orbisbezug: Lunge und Magen
Wirkung: Säfte hervorbringend, die Haut befeuchtend, Depletion suppletierend, den o. Magen stützend,
Indikationen: Überanstrengung, geistige Abgeschlagenheit, verschwommene Sicht, Obstipation, trockener Mund.
Zubereitungsarten: roh, gekocht.

Schafs- und Ziegenmilch

Temperaturverhalten: warm
Sapor: süß
Orbisbezug: Lunge und Magen
Wirkung: erwärmend und befeuchtend, Depletio suppletierend, den o. Magen stützend
Indikationen: Überanstrengung, Abmagerung, Schwäche, Obstipation, trockener Mund, Geschwüre im Mund, Brechreiz.
Zubereitungsarten: roh, gekocht.

Joghurt

Temperaturverhalten: neutral
Sapor: süß und sauer
Orbisbezug: Lunge und Darm
Wirkung: das Yin regierend, den o. Lunge stützend, den o. Darm befeuchtend, durststillend.
Indikationen: Überanstrengung, Obstipation, trockener Mund, Durst.
Zubereitungsarten: roh, gekocht.

Butter / Sahne

Temperaturverhalten: neutral mit Tendenz zur Kälte
Sapor: süß
Orbisbezug: Leber und Milz, Lunge, Niere
Wirkung: Qi und Xue stützend, Ariditas befeuchtend, durststillend.
Indikationen: Husten, Obstipation, trockene Haut, Geschwüre im Mund.
Zubereitungsarten: roh, gekocht.

7. Gewürze

Weißzucker

Temperaturverhalten: neutral
Sapor: süß
Orbisbezug: Milz, Magen und Lunge
Wirkung: den o. Milz stützend, die Mitte des Körpers harmonisierend, den o. Lunge befeuchtend, hustenstillend
Indikationen: Husten, nach übermäßigem Alkoholgenuss.

[1] Moschuskürbis ist reich an Carotin und verhältnismäßig arm an Vitamin B und C (Herklots 1972: 288); er enthält ferner Citrullin, Arginin, Asparagin, Gynesin, Adenin, Carotin, Fett, Glukose, Sucrose, Pentosan, Mannitol, Kalzium, Eisen etc. Aus Engelhardt / Hempen, Chinesische Diätetik, S. 157
Champignon enthält Eiweiß, Fett, Kalzium, Phosphor, Eisen, Kupfer, Niacin, Vitamin A, B 2, C, D, E, K, Alanin und zahlreiche andere Aminosäuren (Liu 1987: 132). Wie oben, S. 171

Brauner Zucker

Temperaturverhalten: warm
Sapor: süß
Orbisbezug: Milz, Magen und Leber
Wirkung: die Mitte des Körper harmonisierend, den o. Leber besänftigend, das Xue dynamisierend, Schmerzzustände lindernd
Indikationen: Erkältung, Bauchschmerzen, Regelstörungen, schmerzhafte Regel.

Honig

Temperaturverhalten: neutral
Sapor: süß
Orbisbezug: Milz, Lunge, Dickdarm
Wirkung: die Mitte der Körper stützend, Ariditas befeuchtend, akute Schmerzzustände lindernd, entgiftend.
Indikationen: Müdigkeit, Kraftlosigkeit, verminderter Appetit, Bauchschmerzen, Obstipation, trockener Husten, Kurzatmigkeit, Dysenterie.
Zubereitungsarten: in heißem Wasser aufgelöst.

Salz

Temperaturverhalten: kalt
Sapor: salzig
Orbisbezug: Magen, Niere, Darm
Wirkung: Calor kühlend, Pituita umwandelnd, entgiftend
Indikationen: Obstipation, Völlegefühl in der Leibesmitte, Geschwüre.

Grüner Tee

Temperaturverhalten: kühl
Sapor: bitter und süß
Orbisbezug: Herz, Lunge, Magen, Niere
Wirkung: die geistige Wachheit fördernd, diuretisch, Xue bewegend, Verdauungsblockaden beseitigend, entgiftend.
Die westliche Analytik ist überzeugt, dass grüner Tee eine Unmenge verschiedener Inhaltsstoffe enthält, von denen einige antioxidativ wirken, Giftstoffe direkt entschärfen können und daher vor Krebs schützen (Gasiewicz 2003).
Grüner Tee hat eine vorbeugende Wirkung gegen Arteriosklerose und ist 20mal wirksamer bei der Minderung des Alterungsprozesses, als das bisher dafür bekannte Vitamin E (Okada 2003).
Indikationen: Schlafsucht, Abgeschlagenheit, Müdigkeit, verminderter Appetit, Miktionsstörungen, Verdauungsstörungen, Hepatitis,[1] Arteriosklerose.
Zubereitungsarten: als Dekokt

Pfeffer

Temperaturverhalten: heiß
Sapor: scharf
Orbisbezug: Magen und Dickdarm
Wirkung: die Mitte des Körpers erwärmend, Kälte zerstreuend, entgiftend, das Qi absenkend
Indikationen: Erkältung, Bauchschmerzen, verminderter Appetit, Übelkeit.
Zubereitungsarten: als Gewürz.
Kontraindikation: Ardor infolge von Depletion Yin.

Essig

Temperaturverhalten: warm
Sapor: sauer und bitter
Orbisbezug: Magen, Leber
Wirkung: den o. Magen harmonisierend, entgiftend, Stasen zerstreuend, antiparasitisch.
Indikationen: Verhärtungen im Abdomen, Verdauungsblockaden durch übermäßigen Genuss von Fleisch, Diarrhöe, verminderter Appetit.

Sojapaste und -soße

Temperaturverhalten: kalt
Sapor: salzig
Orbisbezug: Milz, Magen, Niere
Wirkung: Calor kühlend, Unruhe beseitigend, entgiftend
Indikationen: verminderter Appetit, Verdauungsstörungen, Vergiftungserscheinungen aufgrund des Verzehrs von Fisch und Pilzen, Unruhe.

Rotwein

Temperaturverhalten: warm
Sapor: scharf, süß, bitter
Orbisbezug: Herz, Lunge, Magen
Wirkung: das Xue dynamisierend, die Leitbahnen durchlässig machend, Algor zerstreuend.
Neue Untersuchungen ergaben, dass Rotwein einen bei Gefäßkrankheiten wichtigen Faktor, das Endothelin 1, hemmt (Martin 2001: 863).
Indikationen: Herz-Kreislauf-Erkrankungen Arteriosklerose, Hypertonie, Schmerzen im Brustbereich, Bauchschmerzen, Schmerzen in den Extremitäten, Abgeschlagenheit.
Kontraindikation: Ardor infolge von Depletion Yin.

[1] Grüner Tee in Pillenform wurde mit Erfolg gegen akute infektiöse Hepatitis eingesetzt (ZYaoDC 1986: 1620, Aus Engelhardt / Hempen, Chinesische Diätetik, S. 392

8. Fleisch

Hühnerfleisch

Temperaturverhalten: warm
Sapor: süß
Orbisbezug: Milz und Niere
Wirkung: die Mitte des Körpers erwärmend, das Qi stützend, das Struktivpotential vermehrend, das Knochenmark ergänzend
Indikationen: allgemeine Schwäche, Schwindel, Abgeschlagenheit, verminderter Milchfluss, Samenverlust, verminderter Appetit, Diarrhöe, Ödeme.
Zubereitungsarten: gekocht, gedämpft, angebraten.

Hühnerei

Temperaturverhalten: neutral
Sapor: süß
Orbisbezug: Eigelb: Herz und Niere, Eiweiß: Lunge
Wirkung: Eigelb: das Qi stützend, das Xue nährend, das Yin regierend
Einweiß: Calor kühlend.
Indikationen: Eigelb: Schlafstörungen, Nervosität, Palpitationen, allgemeine Schwäche, Diarrhöe
Eiweiss: Halsschmerzen, Husten, gerötete Augen.
Zubereitungsarten: roh, gekocht, gebraten.

Entenfleisch

Temperaturverhalten: Tendenz zu kühl
Sapor: süß und salzig
Orbisbezug: Magen
Wirkung: das Qi vermehrend, das Yin regierend, den o. Magen stützend, diuretisch
Indikationen: verschwommene Sicht, allgemeine Schwäche, Schwindel, Abgeschlagenheit, Kurzatmigkeit, Schlafstörungen, Gedunsenheit, Miktionsstörungen, Diarrhöe, Ödeme.
Zubereitungsarten: gekocht, gedämpft, angebraten.

Gänsefleisch

Temperaturverhalten: neutral
Sapor: süß
Orbisbezug: Magen und Lunge
Wirkung: den o. Magen harmonisierend, das Qi stützend, Körperschwäche kräftigend, durststillend
Indikationen: Abmagerung, Müdigkeit, Kurzatmigkeit, verminderter Appetit, Diabetes.
Zubereitungsarten: gekocht, gedämpft, angebraten

Schweinefleisch

Temperaturverhalten: neutral
Sapor: süß und salzig
Orbisbezug: Milz, Magen, Niere
Wirkung: den o. Niere stützend, das Xue nährend, das Yin regierend, Ariditas befeuchtend
Indikationen: allgemeine Schwäche, Schwindel, Abmagerung, Abgeschlagenheit, trockene Haut, Schwäche in den Knien.
Zubereitungsarten: gekocht, gedämpft, angebraten.

Schweinelunge

Temperaturverhalten: neutral
Sapor: süß
Orbisbezug: Lunge
Wirkung: den o. Lunge stützend, hustenstillend
Indikationen: chronischer Husten, Kurzatmigkeit.
Zubereitungsarten: gekocht, gedämpft, angebraten

Schweineherz

Temperaturverhalten: neutral
Sapor: süß und salzig
Orbisbezug: Herz
Wirkung: den o. Herz stützend, Schweiß zurückhaltend.
Indikationen: Palpitationen, Schlafstörungen, nächtlicher Schweiß.
Zubereitungsarten: gekocht, gedämpft, angebraten.

Schweineleber

Temperaturverhalten: warm
Sapor: süß und bitter
Orbisbezug: Leber
Wirkung: den o. Leber stützend, das Xue nährend, die Sicht klärend.
Indikationen: Trockenheit der Augen, gerötete Augen, verschwommene Sicht.
Zubereitungsarten: gekocht, gedämpft, angebraten.

Schweineniere

Temperaturverhalten: neutral
Sapor: salzig
Orbisbezug: Niere
Wirkung: den o. Niere stützend, Rückenschmerzen stillend, abschwellend
Indikationen: Rückenschmerzen, Gedunsenheit
Zubereitungsarten: gekocht, gedämpft, angebraten.

Schaf

Temperaturverhalten: warm
Sapor: süß
Orbisbezug: Milz, Niere
Wirkung: das Qi und Xue stützend, die Mitte und den o. Niere erwärmend
Indikationen: Impotenz, Kraftlosigkeit, Rückenschmerzen, Schwäche in Knie und Lumbalregion, Abmagerung, Diarrhöe.
Zubereitungsarten: gekocht, gedämpft, angebraten.

Schafleber

Temperaturverhalten: kühl
Sapor: süß und bitter
Orbisbezug: Leber
Wirkung: den o. Leber stützend, das Blut nährend, die Sicht klärend
Indikationen: verschwommene Sicht, Abmagerung, Abgeschlagenheit.
Zubereitungsarten: gekocht, gedämpft, angebraten.

Schafniere

Temperaturverhalten: warm
Sapor: süß und bitter
Orbisbezug: Niere
Wirkung: den o. Niere stützend, Rückenschmerzen stillend, Ohrensausen stillend
Indikationen: Rückenschmerzen, Tinnitus, Impotenz, Kraftlosigkeit, Schwäche in Knie und Lumbalregion.
Zubereitungsarten: gekocht, gedämpft, angebraten.

Rinderfleisch

Temperaturverhalten: warm
Sapor: süß
Orbisbezug: Milz und Magen
Wirkung: den o. Milz kräftigend, das Qi stützend, Muskeln, Sehnen und Knochen stärkend
Indikationen: Impotenz, Kraftlosigkeit, Schwäche in Knie, Abmagerung, spontaner Schweiß.
Zubereitungsarten: gekocht, gedämpft, angebraten.

Rinderleber

Temperaturverhalten: neutral
Sapor: süß
Orbisbezug: Leber
Wirkung: den o. Leber stützend, das Xue nährend, die Sicht klärend.
Indikationen: verschwommene Sicht, Abmagerung, Kraftlosigkeit, Schwindel.
Zubereitungsarten: gekocht, gedämpft, angebraten.

Rinderniere

Temperaturverhalten: warm
Sapor: süß
Orbisbezug: Niere
Wirkung: den o. Niere stützend, das Struktivpotential kräftigend.
Indikationen: Rückenschmerzen, Impotenz, Samenverlust, Kraftlosigkeit, Schwäche in Knie- und Lumbalregion.
Zubereitungsarten: gekocht, gedämpft, angebraten.

9. Fisch

Meeräsche

Temperaturverhalten: neutral
Sapor: süß
Orbisbezug: Magen
Wirkung: den o. Milz kräftigend, den o. Magen stützend
Indikationen: verminderter Appetit, Verdauungsstörungen, Kraftlosigkeit, Abmagerung.
Zubereitungsarten: gekocht, gedämpft, angebraten.

Karpfen

Temperaturverhalten: neutral
Sapor: süß
Orbisbezug: Milz, Niere, Lunge
Wirkung: Feuchtigkeit ausleitend, diuretisch, Schwellungen behebend, das Qi absenkend, den Milchfluss bei Stillenden durchlässig machend
Indikationen: Husten, Völlegefühl im Brustbereich, Gedunsenheit, Ödeme, Ikterus, mangelnder Milchfluss.
Zubereitungsarten: gekocht, gedämpft, angebraten.

Hering

Temperaturverhalten: neutral
Sapor: süß
Orbisbezug: Milz, Lunge
Wirkung: Mitte des Körper erwärmend, kräftigend bei Körperschwäche
Indikationen: Kurzatmigkeit, verminderter Appetit, Husten, Verdauungsstörungen.
Zubereitungsarten: gekocht, gedämpft, angebraten.

Karpfen ist reich an Eiweiß und Vitamin D; darüber hinaus weist er relativ hohe Mengen an Jod, Phosphor und Kalzium auf (Simoons 1991:349). Aus Engelhardt / Hempen, Chinesische Diätetik, S. 392

Barsch

Temperaturverhalten: neutral
Sapor: süß
Orbisbezug: Leber, Niere, Milz
Wirkung: den o. Niere kräftigend, die oo. Leber und Milz stützend, diuretisch
Indikationen: Schwäche von Muskeln, unruhiger Fetus, Abgeschlagenheit, Diarrhöe, verminderter Appetit.
Zubereitungsarten: gekocht, gedämpft, angebraten.

Sardelle

Temperaturverhalten: warm
Sapor: süß
Orbisbezug: Milz, Magen
Wirkung: Mitte des Körper erwärmend, das Qi kräftigend
Indikationen: Kraftlosigkeit, verminderter Appetit, Verdauungsstörungen, Abgeschlagenheit.
Zubereitungsarten: gekocht, gedämpft, angebraten.

Aal

Temperaturverhalten: neutral
Sapor: süß
Orbisbezug: Milz, Leber, Niere
Wirkung: Qi und Xue stützend, Ventus Humor zerstreuend
Indikationen: Rückenschmerzen, Kurzatmigkeit, Kraftlosigkeit, verminderter Appetit, Verdauungsstörungen.
Zubereitungsarten: gekocht, gedämpft, angebraten.

10. Meeresfrüchte

Tintenfisch

Temperaturverhalten: neutral
Sapor: salzig
Orbisbezug: Leber, Niere
Wirkung: die oo. Leber und Niere stützend, das Qi und Xue vermehrend
Indikationen: Schwindel, Ohrensausen, verminderter Milchfluss.
Zubereitungsarten: gekocht, angebraten.

Garnelen

Temperaturverhalten: warm
Sapor: süß
Orbisbezug: Leber, Niere
Wirkung: den o. Niere stützend, das Yang kräftigend, das Qi vermehrend, entgiftend
Indikationen: Impotenz, Rückenschmerzen, Kraftlosigkeit, verminderter Appetit, Abgeschlagenheit, verminderter Milchfluss, Geschwüre.
Zubereitungsarten: gekocht, angebraten.

Austern

Temperaturverhalten: neutral
Sapor: salzig
Orbisbezug: Leber, Niere
Wirkung: das Yin regierend, das Xue vermehrend, calor kühlend, entgiftend
Indikationen: Schlafstörung, Erschöpfung, Durst, Abgeschlagenheit.
Zubereitungsarten: gekocht, angebraten.

Abalone

Temperaturverhalten: neutral
Sapor: süß und salzig
Orbisbezug: Leber, Niere
Wirkung: Yin regierend, das Struktivpotential stützend, Calor kühlend, die Sicht klärend, Humor ausleitend
Indikationen: verschwommene Sicht, verminderter Milchfluss, Ikterus, Miktionsstörungen, Husten, Abgeschlagenheit.
Zubereitungsarten: gekocht, angebraten.

Krebse

Temperaturverhalten: kalt
Sapor: salzig
Orbisbezug: Leber, Magen
Wirkung: Calor kühlend, Xue dynamisierend, Stasen zerstreuend, Muskeln, Sehnen stärkend, Leitbahnen aufschließend, das Qi kräftigend, Muskel, Sehnen und den o. Niere stärkend
Indikationen: Verletzungen, Schwellungen, Geschwüre.
Zubereitungsarten: gekocht, gedämpft, angebraten.

Teil 7: Chinesische Pharmakologie und klassische Rezeptur

Kapitel I: Historisches

Die chinesische Pharmakologie ist ein wichtiger Zweig der chinesischen Medizin. Sie hat zwei Bestandteile: 1. Zhongyao (chinesische Arznei), 2. Fangji (Rezept und Zubereitung des Rezeptes). Die beiden Bestandteile gehören eigentlich zusammen, aber in den meisten Büchern werden sie getrennt vorgestellt.

Die Geschichte der chinesischen Pharmakologie ist genau so lang wie die Geschichte der Heildisziplin der chinesischen Medizin. Der Legende nach wurde die chinesische Pharmakologie etwa 2000 v. Chr. von Shen Nong, dem Kaiser der sagenhaften Zeit, erfunden. Er war nicht nur der Erfinder des Abkochens der Lebensmittel, sondern angeblich hat er selbst hundert Heilkräuter ausprobiert und dann das Shen Nong Ben Cao Jing „Der Wurzel- und Kräuterklassiker des göttlichen Bauern" geschrieben. Nach den archäologischen Entdeckungen von 1970 stammt der älteste erhaltene chinesische Arzneitext „Rezepte gegen fünfzig Krankheiten", eine ziemlich rudimentäre Rezeptsammlung, aus dem Ende des dritten Jahrhunderts v. Chr und wurde in der Mawangtui-Grabstätte in Hunan gefunden. In Wirklichkeit wurde „Shen Nong Ben Cao Jing" um 32 v. Chr. von einem unbekannten Mediziner geschrieben, der sich den berühmten Shen Nong des göttlichen Landmanns für seine Sache zu eigen machte. In diesem Buch wurden Kräuter in verschiedene Grade eingeteilt. Die wichtigsten Kräuter des höchsten Grades wurden Jun (Kaiser) genannt, die des mittleren Grades Chen (Minister), während die des unteren Grades als Zuo (Assistent) oder Shi (Übermittler) bekannt waren. Dies wurde ursprünglich aus dem konfuzianischen Gesellschaftsmodell abgeleitet und wirkte noch ein volles Jahrtausend fort.

Die Erwähnung von der medizinischen Verwendung von Heilkräutern findet man auch in dem ältesten medizinischen Buch „Huang Di Nei Jing" (Innerer Klassiker des Gelben Fürsten). In ihm wurden nicht nur dreizehn Rezepte, sondern auch das grundlegende Wissen über die Pharmakologie beschrieben. Wie z.B. im Kapitel 22 über die Wirkung der verschiedenen Geschmacksrichtungen geschrieben steht: Sauer hält zurück, süß mildert, bitter stärkt und salzig macht weich, scharf zerstreut. Der echte Vater der chinesischen Pharmakologie ist Zhang Zhong Jing, der in der Zeit um 25 - 220 n. Chr. lebte. Sein Werk „Shang Han Lun" („Abhandlung über die Schädigung durch Algor") wird als „Buch, das den Menschen Leben bringt" verehrt. Dieses Buch hat nicht nur zu einem detaillierten Diagnosesystem geführt, sondern es enthält über 269 bewährte Rezepturen, die bis zum heutigen Tag einen großen Einfluss auf die chinesische Pharmakologie ausüben.

Im 6. Jahrhundert revidierte ein taoistischer Gelehrter und berühmter Arzt jener Zeit, Tao Hong Jing, in umfassender Weise das gesamte angewachsene pharmakologische Wissensgut in seiner Neuausgabe des „Ben Cao Jing Ji Zhu" („Gesammelte Kommentare zum Wurzel- und Kräuterklassiker des göttlichen Bauern").[1] Er wirkte wegweisend durch seine Einteilung der Heilkrauter nach ihrer jeweiligen Heilwirkung und erleichterte daher den Fortschritt der chinesischen Pharmakologie.

Die Tang Dynastie (618 - 907) war die große wirtschaftliche und höchste kulturelle Blütezeit in China. Die wichtigsten Persönlichkeiten der chinesischen Pharmakologie in diesem Zeitalter waren Sun Si Miao und Wang Tao. Der berühmte Arzt Sun Si Miao (ca. 582 - 682) erwähnte in seinem Buch „Qian Jin Yao Fang" („Wichtige Rezepte, die tausend Goldstücke wert sind"), einer 682 abgeschlossenen klinischen Sammlung, bereits 863 Pharmaka. Das großartige Werk „Wai Tai Bi Yao" („Geheime Besonderheiten des Äußeren Terrasse") von Wan Tao (ca. 8. Jahrhundert) ist eine Zusammenfassung der während mehr als zehn Jahrhunderten gesammelten pharmazeutischen Kenntnisse.

Die vielfältigste Blütezeit aller Wissenschaften, einschließlich der chinesischen Medizin, steigerte sich während der Song Dynastie (10. bis 12. Jahrhundert n. Chr.) und erreicht seinen Höhepunkt unter der Yuan Dynastie (13. bis 14. Jahrhundert n. Chr.). In der Sung Zeit wurde eine kaiserliche Apotheke bzw. ein Drogenamt gegründet, in dem der jeweils neueste Wissensstand in Sachen Arzneimitteln zusammengetragen wurde.[2] Unter diesen amtlichen Pharmakopöen war „Tai Ping Sheng Hui Fang" („Rezepte mustergültiger Gnade aus der Ära Tai Ping") die berühmteste. Dieses Buch wurde von 982 bis 992 zusammengestellt und beinhaltet 16.834 Rezepte. Der bedeutendste Systematiker der chinesischen Pharmakologie, Chang Yuan Su, lebte auch zu dieser Zeit. Sein Hauptwerk „Paradigma der Arzneimitteltherapie aufgrund von orbiskonographischer Darstellung" gab

[1] Vgl. Porkert, Klinische Chinesische Pharmakologie, S.87
[2] Vgl. oben, S. 87

späteren Generationen starke Anregungen. Einer seiner Schüler war der berühmteste Arzt Li Dong Yuan (1180 - 1251), der Begründer der o. Milz- und Erdphasen-Schule. In seinem Hauptwerk „Pi Wei Lun" („Abhandlung über die oo. Milz und Magen") stellte er die Stärkung der durch die Wandlungsphase „Erde" qualifizierten oo. Milz und Magen als unabdingbare Voraussetzung jeder erfolgreichen Phytotherapie heraus.[1]

Zur Zeit der Ming Dynastie (14. bis 15. Jahrhundert n. Chr.) erlebte die chinesische Pharmakologie einen Aufschwung. Eine wichtige Persönlichkeit aus dieser Zeit war der berühmte Naturforscher Li Shi Zhen, der von 1518 bis 1593 lebte. Dank seiner langen naturkundlichen und klinischen Praxis konnte Li Shi Zhen seine eindrucksvolle wissenschaftliche Leistung „Be Cao Gang Mu" („Abriss der Arzneimittelkunde") verfassen. Dieses weltbekannte Meisterwerk enthält die Beschreibung von 1892 Pharmaka und 11.000 Rezepten. Er hat die chinesische Pharmakologie zu einer Art wissenschaftlicher Disziplin gemacht, indem er in seinem Werk viele Zweige der Naturwissenschaften wie Botanik, Mineralogie, Geologie, Geographie, Zoologie und Astronomie eingeführt hat. Sein umfangreiches Werk wurde in viele Sprachen übersetzt. Was Charles Darwin aus einem von ihm „Altchinesische Enzyklopädie" genannten Buch zitierte, bezog sich eigentlich auf dieses Werk. Während der Qing Dynastie (16. bis 18. Jahrhundert n. Chr.) wurde China von vielen Epidemien heimgesucht. Das war für viele Ärzte eine neuartige Erkrankung. Um mit diesem neuen Problem fertig zu werden, hat die chinesische Medizin ein neues Konzept entwickelt. Eine wichtige Persönlichkeit aus dieser Zeit war der berühmte Arzt Ye Tian Shi, der Anfang des 18. Jahrhunderts lebte. Seine Lehre war eine der wichtigsten Entwicklungen der chinesischen Medizin zu dieser Zeit.

Seit der Gründung der Volksrepublik China wurde eine große Anzahl von Rezeptbüchern herausgegeben. Viele alte Rezepturen, geheime Rezepturen sowie geprüfte Rezepturen wurden gesammelt, systematisiert, erforscht und in größerem Umfang in verschiedenen klinischen Fachrichtungen angewandt. Ihr therapeutischer Charakter und ihre vereinbaren, kompatiblen Eigenschaften wurden durch experimentelle Forschung untersucht. In der Zwischenzeit wurde eine Vielzahl neuer effektiver Rezepturen entwickelt und eine Neuerung in den Verschreibungsmodi durchgeführt. Daraus resultierend wurden der Entwicklung der chinesischen Medizin neue Chancen eröffnet.

[1] Vgl. Porkert, Klinische Chinesische Pharmakologie, S.89

Kapitel II: Die Qualifikation der chinesischen Arzneimittel

Die Wirkung der chinesischen Arzneimittel ist vom Prinzip allgemeinverbindlich qualifiziert.[1] Die Anwendung von Kräutern setzt voraus, dass sie zu einer induktivsynthetischen Diagnostik in Verbindung angesetzt sind, d. h. ihre wesentlichen energetischen Eigenschaften müssen den acht Leitkriterien der chinesischen Medizin angepasst sein. In der Regel verwendet man warme Arzneimittel zur Therapie von Algor, kalte Arzneimittel zur Therapie von Calor. Diese wesentlichen energetischen Eigenschaften der chinesischen Arzneimittel hängen hauptsächlich von drei Faktoren ab: 1. Xing (Temperaturverhalten), 2. Wei (Sapor, Geschmacksrichtung), 3. Gui Jing (Bezug zu den Orbes, den Organ-Funktionskreisen).

Xing (Temperaturverhalten)

Da jedes Kraut durch ein Temperaturverhalten gekennzeichnet ist, ist das Temperaturverhalten die elementarste Wertung der chinesischen Pharmakologie. Bei kühlen oder kalten Kräutern findet eine Verdichtung und Ansammlung statt. Sie kühlt Calor und Ardor ab, verlangsamt dadurch den aktiv-dynamischen Qi-Fluss. Bei warmen oder heißen Kräutern findet eine Dynamisierung und Beschleunigung statt. Sie leitet Algor aus, unterstützt die aktive Energie, der Qi-Fluss wird dadurch entfaltet. Einige Arzneimittel sind weder kalt noch warm, sie vereinen alle Aspekte in sich, d.h. sie haben ein ausgeglichenes Temperaturverhalten. So können sie sowohl bei Calor als auch bei Algor angewandt werden. Xing (das Temperaturverhalten) eines Krautes kann durch physikalische Einwirkung beeinflusst werden. Wei (Sapor, Geschmacksrichtung) hingegen lässt sich nicht leicht durch physikalische Einwirkung verändern. Während ein Kraut durch mehrere Geschmacksrichtungen qualifiziert wird, kann es nur durch ein einziges Temperaturverhalten bewertet werden.

Wei (Sapor, Geschmacksrichtung)

Das chinesische Wort Wei, lateinisch Sapor, bezeichnet mit scharf, süß, sauer, bitter, neutral fünf Geschmacksrichtungen. Die empirische Bestimmung des Sapors der jeweiligen Kräuter ist nicht durch den sinnlichen Geschmack geleitet, sondern ist ein synthetischer Vorgang und hat eine entsprechende therapeutische Wirkung.[2] So wirkt:

Scharf: Blockade lösend, verteilend, Extima öffnend, das Qi mobilisierend und fördernd, Xue belebend.

Süß: das Qi regulierend und ausgleichend, die Mitte harmonisierend, das Xue nährend und stützend, die Schmerzen lindernd und mildernd, Körpersäfte spendend.

Sauer: die Stoffe adstringierend, zusammenziehend, Wasser anhaltend, die Körpersäfte erhaltend, aufrauend.

Bitter: die Feuchtigkeit trocknend, die Körpersäfte bindend, klärend, das Qi-Übermaß niederschlagend.

Salzig: Trockenheit befeuchtend, Verhärtung erweichend, die Körpersäfte erzeugend, laxierend.

Neutral: den Flüssigkeitshaushalt regulierend, die Ausscheidung anregend.

Wirktendenz

Die chinesischen Arzneimittel können durch ihre Qualifikation hinsichtlich Temperaturverhalten und Sapor in bestimmten Teilen des Körpers wirken. Die Wirktendenz sagt aus, welche Kräuter in welcher Schicht des Körpers wirksam sind. So ergeben sich vier Gruppen:

Sheng (Emporhebende Kräuter): Sie unterstützen die Entfaltung von Yang und heben das Qi nach oben. Sie verhindern das Eindringen der äußeren Agenzien in die Tiefe. Diese Qualifikationen sind in der Regel warm und die der scharfen Kräuter.

Jiang (Absinkende Kräuter): Sie ziehen das Qi umfassend nach innen und nach unten. Sie wirken wasser ausleitend, laxierend, Husten stillend, somit ermöglichen sie die Konzentration von Qi. Diese Qualifikation gilt insbesondere für saure, kalte und neutrale Kräuter.

Fu (an der Oberfläche wirkende Kräuter): Sie zerstreuen Algor und vertreiben krankheitsverursachenden Wind nach außen und wirken auf die Extima. Diese Qualifikation gilt vor allem für die süßen und scharfen Kräuter.

Chen (im Inneren wirkende Kräuter): Sie kühlen Calor, beruhigen den Geist und leiten Ardor nach unten ab, somit wirken sie in der Tiefe, auf die Intima. Diese Qualifikation gilt in der Regel für die bitteren, kalten und salzigen Kräuter.

Wirkort

Eine weitere Qualifikation der chinesischen Arzneimittel ist das, was man chinesisch Gui jing nennt und was auf lateinisch Orbisbezug heißt. Dieser Orbisbezug ist ein empirisch fundiertes Wissen; aufgrund klinischer Beobachtungen können die chinesischen Arzneimittel entlang bestimmter Qi Leitbahnen eindringen und so zu dem entsprechenden Organ-Funktionskreis gelangen. Genauer gesagt können Kräuter die Energie bestimmter Organ-Funktionskreise mit betonter Wirkung beeinflussen. Selbstverständlich muss bei der Auswahl einer Qi-Leitbahn berücksichtigt werden, wie die Qualifikationen eines

[1] Vgl. Porkert, Klinische Chinesische Pharmakologie, S.53
[2] Vgl. oben, S. 53

Arzneimittels aus vier Temperaturverhalten und fünf Geschmacksrichtungen zusammenwirken.

Toxizität

Obwohl die meisten chinesischen Arzneimittel harmlos sind, findet man in jeder chinesischen Pharmakologie Angaben zur Toxizität. Der Begriff der „Giftigkeit" („Toxizität, "You Du") der chinesischen Pharmakologie deckt sich nur entfernt und ungefähr mit dem der modernen westlichen Pharmakologie und Toxikologie. „Giftig" im erstgenannten Sinn ist jedes Mittel, das starke und sinnlich auffällige Funktionsabweichungen hervorzurufen in der Lage ist.[1] In der Tat gilt auch für die Einnahme von chinesischen Arzneimitteln: „Zuviel kann schädlich sein". Deshalb müssen die in der chinesischen Pharmakologie als giftig bezeichneten Mittel genau überwacht und die Dosierung sorgfältig gesteuert werden.

Kompatibilität

Die Vermischung mehrerer Arzneimittel heißt Rezeptur, sie dient der Anpassung an eine bestimmte klinische Situation. Bei der Zusammenstellung der Kräuter kann es zu einer gegenseitigen Verminderung oder Verstärkung der Wirkung kommen.[2] Deshalb muss eine Rezeptur unter Berücksichtigung der Beziehung der Heilkräuter untereinander erfolgen.

Es gibt im klassischen Text sieben Gruppen, die beachtet werden müssen:

1. Danxing (einzeln gehend). Die Kräuter werden nur als Einzelmittel verwendet.

2. Xiangxü (benötigen sich). Zur Entfaltung der Arzneiwirkung des Krautes A ist das Kraut B notwendig.

3. Xiangshi (befördern sich). Die Wirkung des Arzneimittels wird durch ein anderes Arzneimittel gefördert. Die Kombination von Xiangxü und Xiangshi kann als harmonisches Zusammenwirken verstanden werden und sollte bei der Zusammenstellung der Arzneimittel angestrebt werden.

4. Xiangwei (fürchten sich). Die Wirkung des Krautes B wird durch das Kraut A eingeschränkt.

5. Xiangsha (vernichten sich). Kraut A hebt die Giftigkeit von Kraut B auf. Die Kombination von Xiangwei und Xiangsha lässt sich als korrigierendes Zusammenwirken charakterisieren, sie ist von Bedeutung, wenn es darum geht, die Giftigkeit einer bestimmten, für notwendig erachteten Arznei zu dämpfen oder zu neutralisieren.

6. Xiangwu (gegenseitige Störung). Kraut A stört die Wirkung von Kraut B.

7. Xiangfan (kehren sich ins Gegenteil). Die gleichzeitige Anwendung von Kraut A und Kraut B führt zu unerwünschten Nebenwirkungen. Die Kombination von Xiangwu und Xiangfan weist auf Disharmonie hin. Folgendes gilt als inkompatibel und soll bei der Anwendung unbedingt vermieden werden.

Verboten mit	sind folgende Kräuter
Lilu	Dangshen, Baishao, Danshen, Beishashen, Renshen, Nanshashen
Fuzi	Gualou, Baiqian, Banxia, Beimu, Baiji
Dingxiang	Yujin
Gancao	Haizao, Yuanhua, Gansui

Verbotene Arzneimittel in der Gravidität

Die Arzneimittel, die durch Toxizität gekennzeichnet sind (wie Yuanhua, Gansui, Daji, Badou, Banmao, Qianniou, Shanglu, Shuizhi, Mangchong), die Arzneimittel aus der Gruppe der abführend wirkenden und der Diuretika (wie Dahuang, Cheqianzi, Qumai, Mutong) sowie die Arzneimittel, die das Xue bewegen und Stasen lösen (wie Honghua, Taoren, Moyao, Danshen, Ezhu, Sanleng, Chuanxiiong) und ferner auch Arzneimittel, die durch ihr heißes Temperaturverhalten die Säfte austrocknen (wie Fuzi, Ganjiang, Rougui). All diese Arzneimittel sind in der Schwangerschaft kontraindiziert, da sie zu unerwünschten Reaktionen und zu Nebenwirkungen führen können.

[1] Porkert, Klinische Chinesische Pharmakologie, S.58
[2] Vgl. Hempen / Fischer, Leitfaden Chinesische Phytotherapie, S. 13

Kapitel III: Technik der Arzneianwendung

Dosierung

Die Angaben über die Tagesdosis sind in den Rezepturen angegeben. Diese „Tagesration" kann sowohl nach oben als auch nach unten über- bzw. unterschritten werden. Bei der Behandlung eines akuten Falles kann man die Obergrenze der Tagesration überschreiten. Umgekehrt, wenn es um einen chronischen Fall geht, kann man die Untergrenze der Tagesration unterschreiten.[1] Bei giftigen Pharmaka wird man die Medikation mit der Minimaldosis eröffnen. Bei den leichten Arzneimitteln (Blüten, Blätter, aromatische Kräuter) wird man sich mit der Dosis zurückhalten, bei den schweren Arzneimitteln hingegen (Stengel, Wurzeln, Mineralien) wird man eher großzügig verfahren.

Aufguss

Da der Aufguss der beste Weg ist, die energetischen Eigenschaften der Arzneien zu entfalten, wird der Aufguss in der chinesischen Arzneitherapie am meisten angewandt. Alle Bestandteile einer Rezeptur werden in einer Rohform verwendet. Die Kräuter werden zu einer Brühe gekocht. Danach wird der Sud zum Trinken abgegossen. Die Roharznei wird nicht sofort weggeworfen, sondern grundsätzlich zweimal abgekocht. Dies geschieht nicht nur zur besseren Ausnutzung der Arzneimittel, sondern auch zur Milderung der Arzneiwirkungen. Der Nachteil des Aufgusses ist seine Zubereitung, sie kann bis zu einer Stunde in Anspruch nehmen.

Zubereitung des Aufguss

Die chinesischen Arzneimittel werden in der Regel unverarbeitet in einzelne Tüten verpackt und zusammen in einer großen Tüte, auf der der Name des Rezeptes vermerkt ist, an den Patient abgegeben. Der Patient muß nur den Inhalt jeder Tüte durch die Anzahl der Tage teilen, für die das Rezept verordnet wurde. Das heißt: Wenn ein Rezept z.B. für 6 Tage verordnet wurde und in ihm 3 Arzneimittel enthalten sind, bekommt man 3 Tüten geliefert. Der Patient teilt den Inhalt von jeder Tüte in 6 Teile. Nun bringt man pro Tag einen Liter Wasser in einem Topf zum Kochen und setzt diesem jeweils einen der 6 Teile aus jeder Tüte zu. Die Arzneimittel sollten am besten in Steinguttöpfen gekocht werden. Die Arzneimittel werden in der Regel zwei Zentimeter von Wasser bedeckt. Im Allgemeinen setzt man die Arzneien 30 bis 60 Minuten lang mit kaltem Wasser an. Die durchschnittliche Kochdauer bei Früchten, Hölzern, Kernen, Wurzeln und Samen beträgt in der Regel pro Absud 15 bis 20 Minuten. Die Kochdauer bei aromatischen, leichten, flüchtigen Arzneien (wie Blättern oder Blüten) ist wesentlich kürzer. Bei einem Rezept, dessen Bestandteile eine längere Kochdauer erfordern, empfiehlt es sich, diese getrennt zu kochen und zum Schluss zusammenzugeben. Für die Kochdauer bestimmter mineralischer Pharmaka, deren Qualitäten sich nur sehr langsam dem Absud mitteilen, kann es zweckmäßig sein, sie vorab etwa 20 Minuten kochen zu lassen und erst dann die übrigen Teile hinzuzufügen. Auf kleiner Flamme wird dieser Aufguss nun so lange gekocht, bis noch ca. 1/3 der ursprünglichen Flüssigkeitsmenge vorhanden ist. Dann gießt man den Aufguss durch ein Sieb in eine Tasse und trinkt ihn lauwarm, verteilt über den Tag.

Noch besser ist die Wirkung des doppelt gekochten Aufguss: Man verfährt wie oben beschrieben und verdoppelt dann die noch vorhandene Flüssigkeitsmenge mit Wasser. Nun kocht man erneut auf kleiner Flamme solange, bis ca. die Hälfte der Flüssigkeit verdunstet ist.

Die chinesischen Arzneimittel in fertigerForm

Die chinesischen Arzneimittel sind auch in fertig zubereiteter Form erhältlich. Viele klassische Rezepturen wurden über Jahrhunderte für wirksam gehalten, so dass man sie auch fertig erhalten kann. Pulver, Kapseln, Pillen, Tabletten, Heilwein bieten eine Alternative zu den Roharzneimitteln. Solche Fertigpräparate werden meistens in China hergestellt. Man kann sie auch selbst zubereiten. Die getrockneten, ausgewählten Kräuter werden zu einem Pulver gemahlen und in angemessenen Dosierungen zusammengemischt, dann wird die Menge mit kochendem Wasser zu einer Paste gemischt. Sollen die Kräuter zu Pillen verarbeitet werden, so werden die pulverisierten Kräuter mit Wasser vermengt und dann mit Bindemittel wie Honig oder Kleister zu Pillen geformt. Der größte Vorteil bei Fertigprodukten ist, dass die Arzneien schnell und bequem eingenommen werden können. Auf der anderen Seite haben Fertigprodukte auch den Nachteil, dass sie weniger wirksam sind als die Rohform. Außerdem kann es bei der Rohform notwendig werden, eine Mischung zu modifizieren – was man mit einem Fertigpräparat eben nicht machen kann.

[1] Vgl. Porkert, Klinische Chinesische Pharmakologie, S.85

Kapitel IV: Die Arzneien in Einzeldarstellungen

1. Scharfe, warme Medicamenta, die die Extima freimachen

Mahuang (Herba Ephedrae)

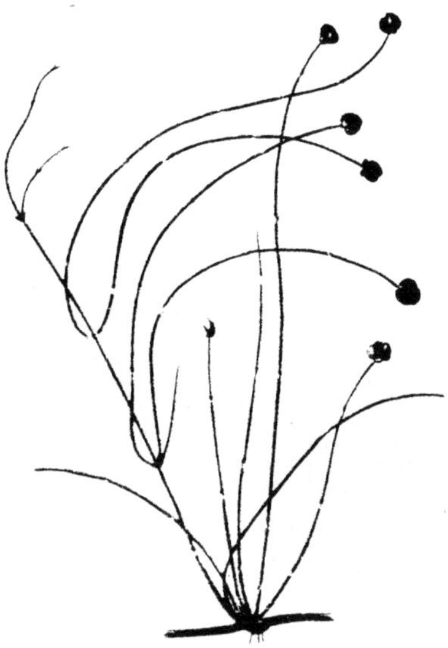

Temperaturverhalten: warm
Sapor: scharf und bitter
Orbisbezug: Lunge und Blase
Toxizität: In höherer Dosierung kann es zu Erhöhung des Blutdrucks und Unruhe kommen.[1]
Wirkung: die Poren öffnend, Schweiß treibend, Keuchen stillend, die Wasserausleitung fördernd
Indikation:
a) Repletion, Algor o. Lunge: Erkältung mit Frösteln, Fieber ohne Schweiß, Körperschmerzen, Husten, Keuchen
b) Humor-Befunde: Schwellungen
Kombinationen: s.S. 316ff.
Kompatibilität: Die Wirkung von Mahuang wird gefördert durch Houpo und durch Baiqian, sie wird gestört durch Xinyi und durch Shiwei
Kontraindikation: Depletion Yin und Depletion Extima mit Schweißneigung, Depletion des o. Niere mit Keuchen, Schlaflosigkeit, Hypertonie
Dosis: 1 - 10g

Zisuye (Fructus Perilla)

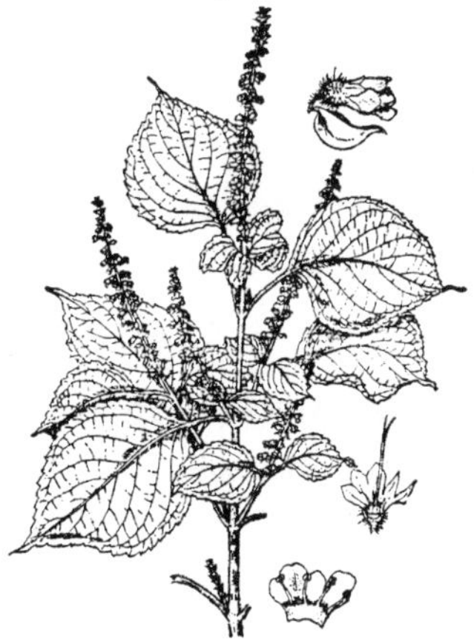

Temperaturverhalten: warm
Sapor: scharf
Orbisbezug: Lunge, Milz, Magen
Wirkung: Das Mittel öffnet die Extima, treibt Algor und Schweiß aus
Indikation:
a) Algor venti-Erkältung mit Fieber, Schweißlosigkeit, Husten, Keuchen, Brustbeklemmung
b) Vergiftungen durch verdorbene Fische oder Krabben
Kombinationen: s.S. 339f., S. 354f.
Kontraindikation: Depletion Extima mit exzessiven Schweißen
Dosis: 5 - 15g

Jingjie (Herba Schizonepeta)

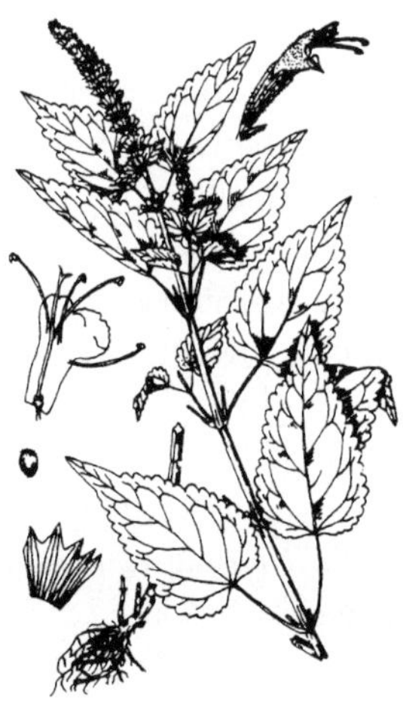

Temperaturverhalten: warm
Sapor: scharf, bitter
Orbisbezug: Lunge, Leber, Magen

[1] Vgl. Hempen / Fischer, Leitfaden Chinesische Phytotherapie, S. 26

Wirkung: Die Extima durchgängig machend, Ventus austreibend, Exantheme herausbefördernd, hämostyptisch
Indikation:
a) Algor venti-Erkältung: Kopfschmerzen, Schüttelfrost, Halsschmerzen, Stimmverlust.
b) Exantheme durch Algor venti: Masern, Windpocken.
c) Nasenblutungen, gynäkologische Blutungen
Kombinationen: s.S. 319, 320, 321, 361, 369
Dosis: 5 - 15g

Qianghuo (Rhizoma Notopterygii)

Temperaturverhalten: warm
Sapor: scharf , bitter
Orbisbezug: Niere, Blase
Toxizität: Überdosierung kann Nausea und Erbrechen verursachen.[1]
Wirkung: Das Mittel öffnet die Extima, treibt Algor und Humor aus, hebt Stauungen rheumatoider Art in den Gelenken auf.
Indikation:
a) Algor, Humor, Extima-Befunde, die mit Schmerzen in den verschiedenen Gelenken einhergehen und von Fieber und Schüttelfrost begleitet sind.
b) Körperschmerzen, Gelenkschmerzen, Nackensteife
Kombinationen: s.S. 317, 319, 320, 343
Kompatibilität: Die Wirkung von Qianghuo wird gefördert durch Banxia und gestört durch Zaojiao.
Kontraindikation: Ardor infolge von Depletion Yin.
Dosis: 5 - 15g

Fangfeng (Radix Ledebouriella)

Temperaturverhalten: warm
Sapor: scharf , süß
Orbisbezug: Leber, Milz, Blase
Wirkung: Das Mittel treibt Algor aus, wandelt Humor um, lindert Schmerzzustände
Indikation:
a) Bei exogenem Algor venti oder Humor venti, in dessen Gefolge Erkältung, Kopfschmerzen, Schwindel, Gelenkschmerzen und Nackensteife auftreten.
b) Bei Tetanus
Kombinationen: s.S. 320, 321, 343, 344, 363
Kompatibilität: Die Wirkung von Fangfeng wird durch Bixie, Lilu, Yuanhua beschränkt
Kontraindikation: Ardor infolge von Depletion Yin.
Dosis: 5 - 15g

Baizhi (Radix Angelica Dahurica)

Temperaturverhalten: warm
Sapor: scharf
Orbisbezug: Lunge, Magen, Dickdarm
Wirkung: Venti, Humor, Algor zerstreuend, Schmerzen stillend, Eiter ausleitend
Indikation: Erkältung, Kopfschmerzen, Zahnschmerzen, Schwellungen, Eiter
Kombinationen: s.S. 318, 319, 320, 339, 344
Kompatibilität: Die Wirkung von Baizhi wird gefördert durch Danggui und gestört durch Xuanfuhua.
Kontraindikation: Ariditas infolge von Depletion Yin
Dosis: 5 - 15g

Xixin (Herba Asarum)

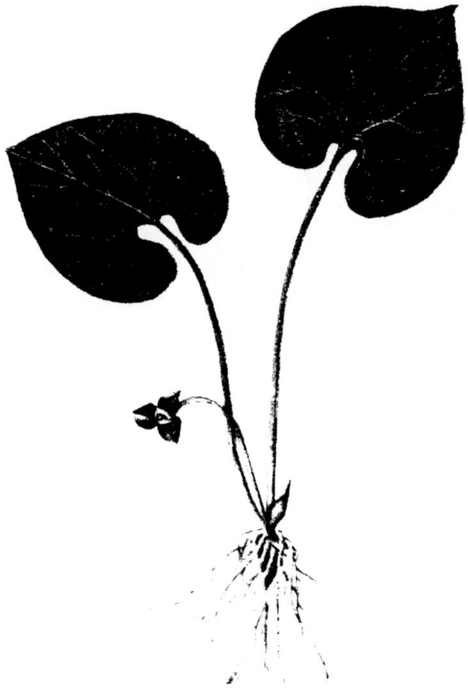

Temperaturverhalten: warm
Sapor: scharf
Orbisbezug: Herz, Lunge, Niere
Wirkung: Die Poren öffnend, Algor ausleitend, Pituita auflösend, schmerzstillend
Indikation: Husten mit Schleim, Kopfschmerzen, Zahnschmerz, Gelenkschmerzen, Nasenverstopfung
Kombinationen: s.S. 317, 318, 320, 329, 343, 344
Kompatibilität: Die Wirkung von Xixin wird durch Dazao gefördert, durch Huangqi gestört und durch Huashi, Shanzhuyu beschränkt.
Kontraindikation: Ariditas infolge von Depletion Yin.
Dosis: 5 - 15g

[1] Hempen/Fischer, Leitfaden Chinesische Phytotherapie, S. 34

Gaoben (Radix Ligusticum Sinensis)

Temperaturverhalten: warm
Sapor: scharf
Orbisbezug: Blase
Wirkung: Die Extima lösend und öffnend, Algor zerstreuend, Ventus austreibend, schmerzstillend
Indikation: Erkältung, Kopfschmerzen, verstopfte Nase, Zahnschmerzen, Gelenkschmerz, Bauchschmerz, gynäkologische Symptome wie Schwellungen des Unterleibes, Schmerzen in den Genitalien.
Kombinationen: s.S. 343
Kompatibilität: Die Wirkung von Gaoben wird durch Longyanrou gestört und durch Qingxiangzi beschränkt.
Kontraindikation: Ariditas infolge von Depletion Yin und Xue
Dosis: 5 - 15g

Xinyi (Magnoliae Flos)

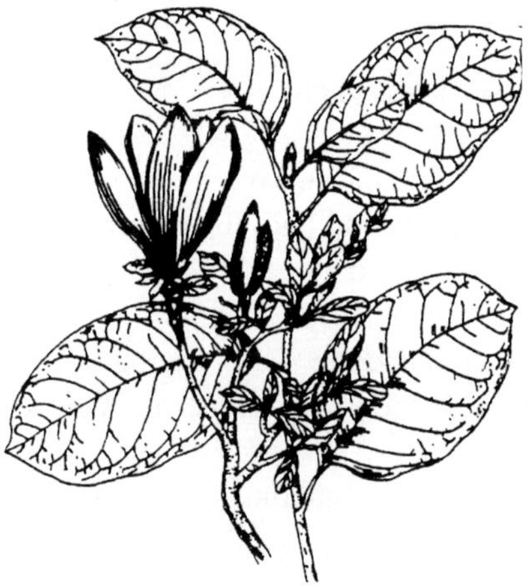

Temperaturverhalten: warm
Sapor: scharf , süß
Orbisbezug: Lunge, Magen
Toxizität: Überdosierung kann Schwindel verursachen.
Wirkung: Algor und Ventus vertreibend, verstopfte Nase durchlässig machend
Indikation: Erkältung, Kopfschmerzen, Nasenaffektionen der verschiedensten Art, Stock- oder Fließschnupfen, Eiterfluss, Nasenverstopfung, Nasengeschwüre, Geruchsverlust
Kombinationen: s.S. 318, 319, 320, 321
Kompatibilität: Die Wirkung der Xinyi wird gefördert durch Chuanxiong und gestört durch Shigao, beschränkt durch Huanglian und Puhuang.
Dosis: 5 - 15g

2. Scharfe, kühle Medicamenta, die die Extima freimachen

Bohe (Herba Menthae)

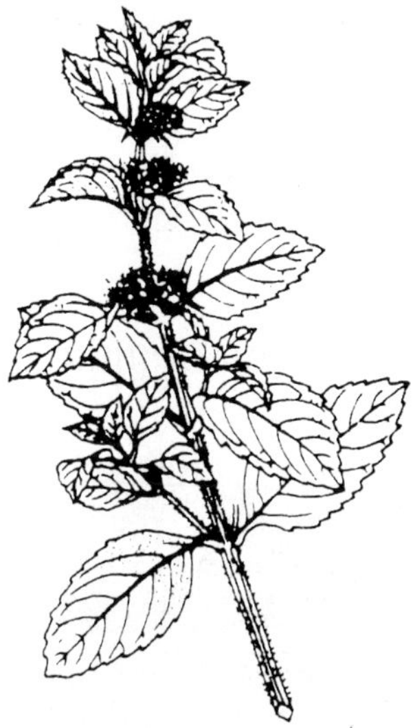

Temperaturverhalten: kühl
Sapor: scharf
Orbisbezug: Lunge, Leber
Wirkung: Calor kühlend und Ventus vertreibend
Indikation:
a) Calor venti mit Extima-Symptomatik: Kopfschmerzen, Schweißlosigkeit, gerötete Augen, Nasenverstopfung
b) Masernexanthem, das verzögert herauskommt
Kombinationen: s.S. 318, 319, 320, 321, 336
Kontraindikation: Depletion Extima und spontane Schweiße
Dosis: 5 - 15g

Sangye (Folia Morus)

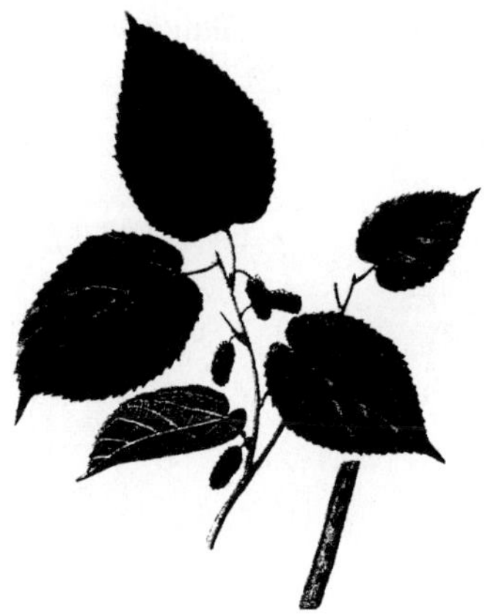

[1]Vgl. Hempen / Fischer, Leitfaden Chinesische Phytotherapie, S. 34

Temperaturverhalten: kalt
Sapor: bitter, süß
Orbisbezug: Lunge, Leber
Wirkung: Calor kühlend und Ventus vertreibend, kühlt o. Leber, macht die Augen klar.
Indikation:
a) Calor venti im o. Lunge: Fieber, Kopfschmerzen, Husten
b) Calor venti im o. Leber: Augenbeschwerden wie Rötung, Schmerzhaftigkeit
Kombinationen: s.S. 334, 335, 370
Dosis: 10 - 20g

Niubangzi (Fructus Arctium)

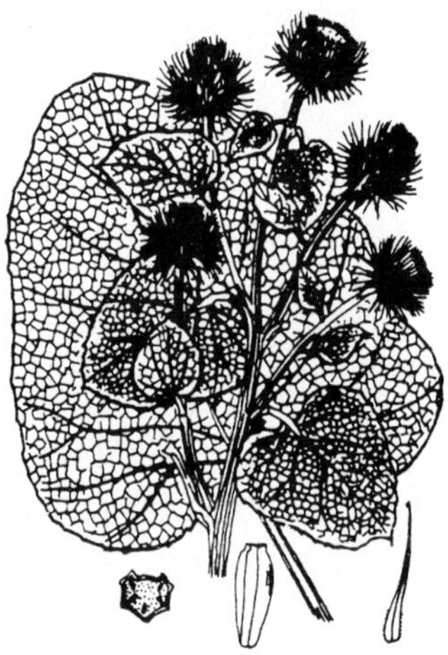

Temperaturverhalten: kalt
Sapor: bitter, scharf
Orbisbezug: Lunge, Magen
Wirkung: Calor kühlend und entgiftend, Ventus vertreibend, macht den Hals frei, zerstreut Stauungen im o. Lunge.
Indikation: Calor venti-Befunde: Husten, Halsentzündung, Geschwüre, Schwellungen
Kombinationen: s.S. 319, 323, 369
Kontraindikation: bei Diarrhöe
Dosis: 5 - 15g

Juhua (Flos Chrysanthemi)

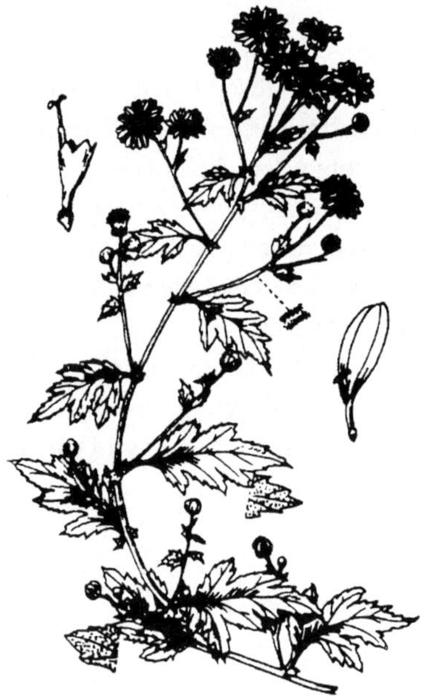

Temperaturverhalten: kalt
Sapor: bitter, süß
Orbisbezug: Lunge, Leber, Milz
Wirkung: Calor kühlend und Ventus vertreibend, entgiftend, die Augen klärend.
Indikation:
a) Außeninduzierte Ventus-Heteropathien: Benommenheit, Fieber, Kopfschmerzen, Husten, gerötete Augen, Schwindel
b) Calor-Befunde: tiefe, eiternde Geschwüre, Furunkel
c) Depletion oo. Leber und Niere: Sehstörungen, Ohrensausen, Schwerhörigkeit
Kombinationen: s.S. 318, 370
Kompatibilität: Die Wirkung von Juhua wird durch Cangzhu, Sangbaipi, Gouqizi sowie Daqingye gefördert.
Dosis: 5 - 30g

Chantui (Pertostracum Cicadae)

Temperaturverhalten: kalt
Sapor: salzig, süß
Orbisbezug: Lunge, Leber
Wirkung: Calor kühlend und Ventus vertreibend, krampflösend, macht die Augen klar, bringt Exantheme nach außen.
Indikation:
a) Calor venti-Befunde: Husten, Halsentzündung, Heiserkeit, Stimmverlust
b) Calor venti-Befunde im o. Leber: gerötete, geschwol-

lene Augen, Katarakte, Tetanus
Kombinationen: Bohe bei Masern
Kontraindikation: während der Schwangerschaft
Dosis: 1 - 15g

Douchi (Semen Sojae praeparatum)

Temperaturverhalten: kalt
Sapor: scharf, bitter, süß
Orbisbezug: Lunge, Magen
Wirkung: Calor kühlend und Extima lösend, öffnend, o. Magen harmonisierend.
Indikation: Erkältung mit Fieber, Kopfschmerzen, Schweißlosigkeit, Magenschmerzen, Brustbeklemmung
Kombinationen: s.S. 316, 334
Dosis: 1 - 15g

Yuxincao (Herba Houttuyniae)

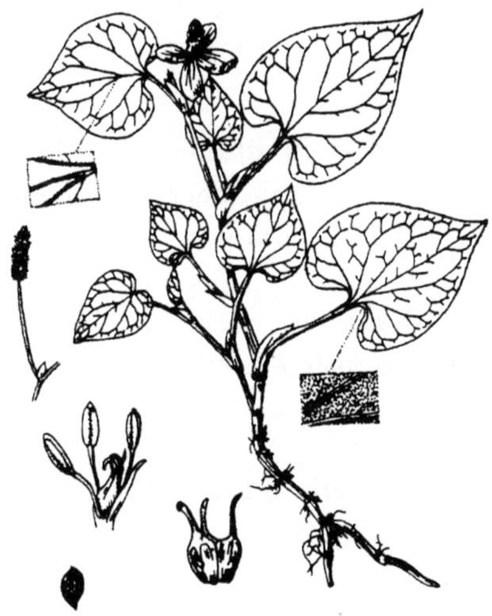

Temperaturverhalten: mit einer Tendenz zur Kälte
Sapor: scharf
Orbisbezug: Lunge
Wirkung: Calor kühlend, Schwellungen und Geschwüre auflösend, entgiftend
Indikation: Ulcerationen im o. Lunge auf der Grundlage von Calor: mit Husten, Atemnot, eitrigem oder blutigem Auswurf.
Dosis: 1 - 10g

Gegen (Radix Puerariae)

Temperaturverhalten: neutral
Sapor: scharf, süß
Orbisbezug: Milz, Magen
Wirkung: Zerstreut Calor, lockert die Muskeln, bringt Exantheme zum Durchbruch, regt die Entstehung von aktiven Säften an und stillt Durst.
Indikation:
a) Repletion Extima: Fieber, Kopfschmerzen, Verspannung des Nackens, Exanthemkrankheiten wie Masern, Pocken
b) Calor o. Magen: starker Durst, Durchfall
Kombinationen: s.S. 319, 320, 322, 324, 326
Dosis: 1 - 20g

Chaihu (Radix Bupleurum)

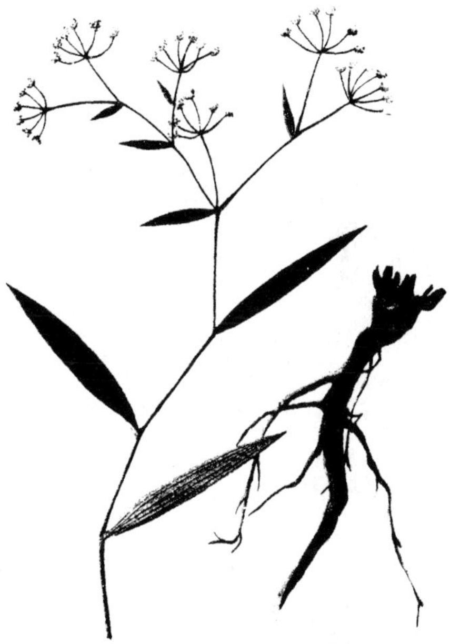

Temperaturverhalten: neutral, mit Tendenz zur Kälte
Sapor: bitter
Orbisbezug: Leber, Galle
Toxizität: Gelegentlich kann es zu Nausea und Erbrechen kommen.[1]
Wirkung: Calor kühlend und Extima lösend, öffnend, o. Leber harmonisierend, das Yang stärkend
Indikation:
a) Calor Extima: fiebrige Erkrankungen, Wechselfieber
b) Repletion o. Leber Schwindel, Brustbeklemmung, Schmerzen an den Rippenbögen,
Ohrenklingen, ausbleibende Regel
c) Depletion Qi: Müdigkeit, Aftervorfall, Gebärmuttervorfall, vermehrter Urin
Kompatibilität: Die Wirkung von Chaihu wird durch Banxia gefördert, durch Zaojiao gestört, durch Lilu beschränkt.

[1] Vgl. Hempen / Fischer, Leitfaden Chinesische Phytotherapie, S. 44

Kombinationen: s.S. 319, 320, 323, 327, 331
Kontraindikation: Depletion des Yin mit Ardor, hochschlagendes Leber-Yang mit Ohrensausen, Taubheit, Schwindel, Kopfschmerzen.
Dosis: 1 - 15g

Shengma (Rhizoma Cimicifugae)

Temperaturverhalten: neutral, mit Tendenz zur Kälte
Sapor: süß, scharf
Orbisbezug: Lunge, Milz, Magen
Toxizität: Überdosierung kann Kopfschmerzen, Erbrechen, evtl. Atemnot verursachen.
Wirkung: Calor kühlend und Extima lösend, öffnend, entgiftend, Exantheme herausbefördernd, Qi hebend.
Indikation:
a) Calor-Befunde: Fieber, Exantheme, Geschwüre
b) Depletion Qi: Aftervorfall, Gebärmuttervorfall, chronische Diarrhöe
Kombinationen: Baizhi bei Kopfschmerzen
Kontraindikation: bei Ardor auf der Grundlage einer Depletion des Ying.
Dosis: 1 - 15g

3. Abführende Medicamenta

Dahuang (Rhizoma Rheum)

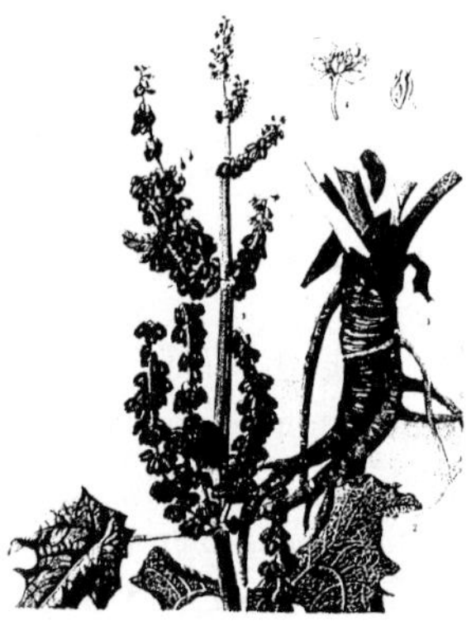

Temperaturverhalten: kalt
Sapor: bitter
Orbisbezug: Milz, Magen, Dickdarm, Kreislauf-Sexus
Toxizität: Überdosierung kann evtl. Bauchschmerzen verursachen.
Wirkung: Calor kühlend und Verdauungsblockaden beseitigend, Stauungen abfließen lassend, die Leitbahnen durchgängig machend
Indikation:
a) Repletion-Befunde: Obstipation, Druckgefühl in der Leibesmitte und im Unterleib, ausbleibende Regel
b) Ardor, Calor-Symptomatik: Kopfschmerzen, Zahnschmerzen, Magenschmerzen, Blutungen aus Mund und Nase, Gelbsucht, Bluterguss.
Kombinationen: s.S. 321, 324, 327, 328, 378
Kompatibilität: Die Wirkung von Dahuang wird durch Huangqin gefördert, durch Ganqi gestört, durch kaltes Wasser beschränkt.
Kontraindikation: bei Depletion-Symptomatik und während der Menstruation sowie in der Schwangerschaft
Dosis: 5 - 20g

Manxiao (Natrium sulfuricum)

Temperaturverhalten: sehr kalt
Sapor: salzig, bitter
Orbisbezug: Magen, Dickdarm, Drei-Erwärmer
Wirkung: Calor kühlend und Verdauungsblockaden beseitigend, Trockenheit befeuchtend, Verhärtungen erweichend
Indikation:
a) Repletion-Befunde: Obstipation
b) Calor-Befunde: Halsschmerzen, gerötete Augen, entzündete Geschwüre, Juckreiz
Kombinationen: s.S. 327, 328, 378
Kontraindikation: bei Depletion-Symptomatik und während der Menstruation sowie in der Schwangerschaft
Dosis: 15 - 25g

Fanxieye (Folium Sennae)

Temperaturverhalten: sehr kalt
Sapor: süß, bitter
Orbisbezug: Magen, Dickdarm
Wirkung: Calor ableitend, laxierend, Verdauungsblockaden beseitigend
Indikation: Repletion, Calor-Befunde: Obstipation

Huomaren (Semen Cannabis)

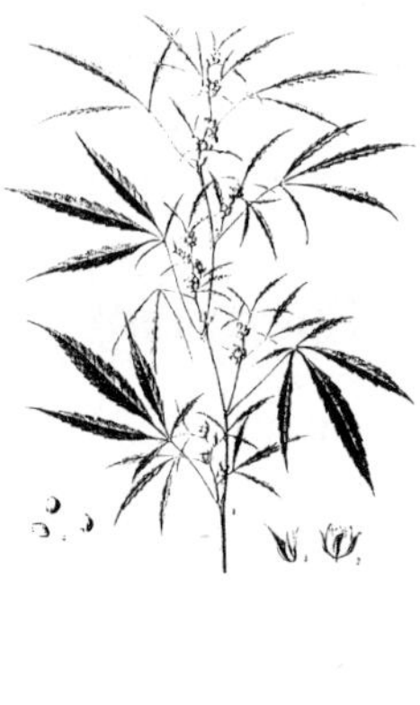

Temperaturverhalten: neutral
Sapor: süß
Orbisbezug: Milz, Magen, Dickdarm
Wirkung: o. Dickdarm befeuchtend, laxierend
Indikation: Repletion, Calor-Befunde: Obstipation im Senium
Kombinationen: s.S. 329, 330, 349, 350
Kontraindikation: bei Schwangerschaft, bei geschwächten Patienten
Dosis: 15 - 50g

Yuliren (Semen Prunus japonica)

Temperaturverhalten: neutral
Sapor: süß, bitter, scharf
Orbisbezug: Milz, Dünndarm, Dickdarm
Wirkung: o. Dickdarm befeuchtend, laxierend, Gedunsenheit behebend, diuretisch
Indikation: Ariditas-Befunde: Obstipation bedingt durch Trockenheit und Stauungen des Qi, verminderte Urinausscheidung
Kombinationen: Xingren bei Obstipation
Kontraindikation: bei Depletion-Yin Symptomatik sowie bei Schwangerschaft
Dosis: 5 - 20g

4. Medicmenta, die Calor kühlen und Ardor zerstreuen

Shigao (Fibrosum Gypsum)

Temperaturverhalten: kalt
Sapor: scharf, süß
Orbisbezug: Lunge, Magen
Wirkung: Calor kühlend, Glut ableitend, Durst stillend, Unruhe beseitigend
Indikation:
a) Calor Repletion o. Lunge: hohes, anhaltendes Fieber, Husten
b) Calor Repletion o. Magen: Unruhe, Durst, Zahnschmerzen, Kopfschmerzen, Exantheme und Flecken
c) Offene, schlecht heilende Geschwüre
Kombinationen: s.S. 318, 320, 321, 322, 325, 326
Kompatibilität: Die Wirkung von Shigao wird durch Hühnerei gefördert, durch Eisen gestört, durch Badou beschränkt.
Kontraindikation: Depletion der oo. Milz und Magen
Dosis: 25 - 100g

Zhimu (Rhizoma Anemarrhena)

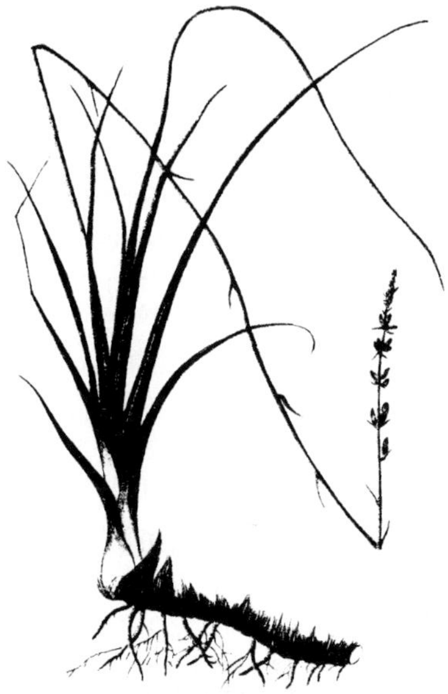

Temperaturverhalten: kalt
Sapor: bitter
Orbisbezug: Lunge, Magen, Niere
Toxizität: Überdosierung kann evtl. Darmkolik und Durchfall verursachen.[1]
Wirkung: Das Yin stützend, den o. Lunge erfrischend, Calor kühlend, Unruhe beseitigend
Indikation:
a) Fiebrige Infektionskrankheiten mit hoher Temperatur
b) Fieber aufgrund Depletion des Yin, trockener Husten, Unruhe, Durst
c) Calor Repletion oo. Lunge und Magen: Husten, klumpiger Auswurf
Kombinationen: s.S. 321, 324, 326, 327, 351, 369
Kompatibilität: Die Wirkung von Zhimu wird gefördert durch Huangbai und Alkohol.
Kontraindikation: Diarrhöe
Dosis: 5 - 15g

Lugen (Rhizoma Phragmiltes)

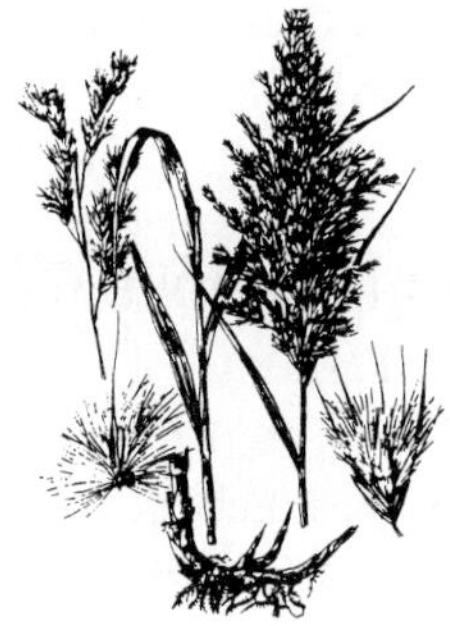

[1]Vgl. Hempen / Fischer, Leitfaden Chinesische Phytotherapie, S. 82

Temperaturverhalten: kalt
Sapor: süß
Orbisbezug: Lunge, Magen
Wirkung: Calor oo. Lunge und Magen kühlend, Unruhe beseitigend, Durst und Übelkeit stillend
Indikation:
a) Ardor-Befunde mit hoher Temperatur, Unruhe, Durst
b) Calor o. Magen: Aufstoßen, Erbrechen
c) Calor o. Lunge: Husten mit gelbem Schleim
Kombinationen: s.S. 318, 378
Kontraindikation: Algor und Depletion der oo. Milz und Magen
Dosis: 45g

Heye (Nelumbnis Folium)

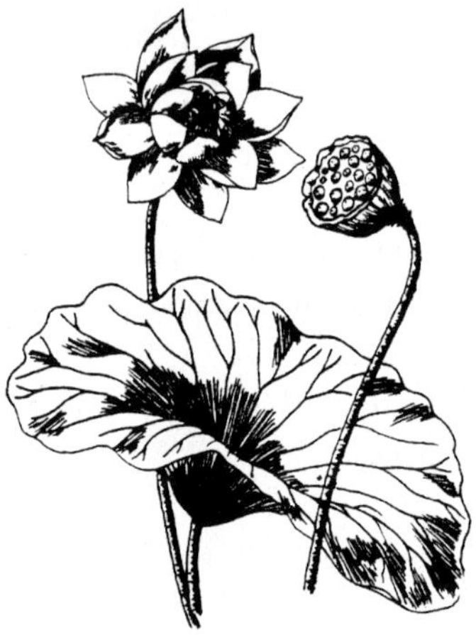

Temperaturverhalten: neutral
Sapor: süß, bitter
Orbisbezug: Magen, Herz, Milz, Leber
Wirkung: Calor kühlend, Aestus ausleitend, Yang emporhebend
Indikation: Aestus-Heteropathien mit Symptomen wie Fieber, Durst, Kopfschmerzen, Diarrhöe, spärlicher Urin, Blutungen
Kombinationen: Biandou bei Sommerhitze
Kontraindikation: Algor-Depletion.
Dosis: 45g

Zhuru (Bambusa in Taeniis Caulis)

Temperaturverhalten: kalt
Sapor: süß
Orbisbezug: Lunge, Magen, Leber
Wirkung: Calor ausleitend, Xue kühlend, Reizbarkeit beseitigend, Erbrechen stillend, Auswurf umwandelnd.
Indikation:
a) Calor-Befunde: Reizbarkeit, Schlaflosigkeit, Brechreiz
b) Pituita-Befunde: Schleimbildung, dicker Auswurf, Engegefühl in der Brust
Kombinationen: s.S. 358, 370, 372, 373
Kompatibilität: Die Wirkung von Zhuru wird gefördert durch Sheng Jiang.
Kontraindikation: Stagnation der Nahrung aufgrund von Algor
Dosis: 5 - 10g

Zhizi (Gardenia Fructus)

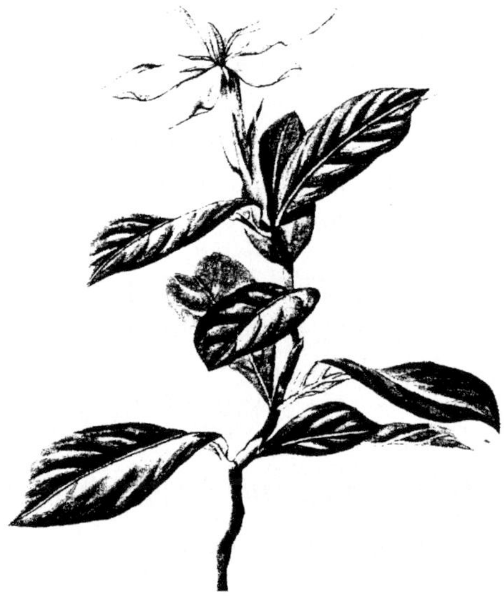

Temperaturverhalten: kalt
Sapor: bitter
Orbisbezug: Herz, Lunge, Leber, Galle , Magen
Wirkung: Ardor ausleitend, Xue kühlend, Reizbarkeit beseitigend
Indikation:
a) Calor-Heteropathien: Fieber, Herzklopfen, Reizbarkeit, Unruhe, Bedrücktheit, Schlaflosigkeit, Blut im Urin, blutiger Auswurf, Geschwüre, Furunkel
b) Calor humidus-Befunde: Ikterus, gelbliches Gesicht, Müdigkeit
Kombinationen: s.S. 321, 323, 324, 325, 329, 371
Kontraindikation: bei Depletion des o. Milz und darauf beruhender Diarrhöe
Dosis: 5 - 15g

Zhuye (Herba Lophatherum)

Temperaturverhalten: kalt
Sapor: süß bis neutral
Orbisbezug: Herz, Magen

Wirkung: Calor kühlend, Unruhe beseitigend, diuretisch
Indikation:
a) Calor o. Herz: Fieber, Unruhe, Angst, Reizbarkeit
b) Calor o. Magen: Durst, Geschwüre im Mund und auf der Zunge, Unruhe
c) Calor humidus: Ikterus, Urin spärlich und rot
Kombinationen: s.S. 319, 322, 325, 329, 340
Dosis: 5 - 15g

Xiakucao (Prunella Spica)

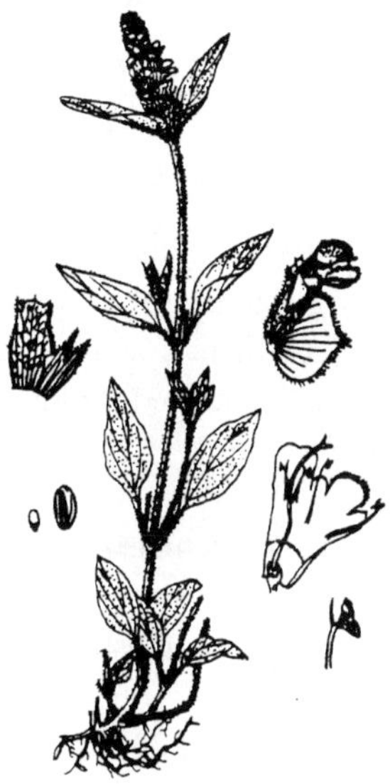

Temperaturverhalten: kalt
Sapor: bitter, scharf
Orbisbezug: Leber, Galle,
Wirkung: löscht Ardor o. Leber, zerstreut Stauungen
Indikation:
a) Calor o. Leber: Kopfschmerzen, Schwindel, schmerzhafte, geschwollene Augenregion
b) Stauungen und Zusammenballung: Knotenbildungen, Drüsenschwellungen, Lipome im Bereich von Hals, Nacken, Brust
Kontraindikation: bei Depletion der oo. Milz und Magen.
Dosis: 15 - 25g

Qingxiangzi (Semen Celosia)

Temperaturverhalten: neutral, mit Tendenz zur Kälte
Sapor: bitter, scharf
Orbisbezug: Leber
Wirkung: den o. Leber kühlend, Schleier vor den Augen zum Weichen bringend
Indikation:
a) Calor o. Leber: geschwollene Augen, Katarakte
b) Ardor o. Leber: Schwindel, Drehschwindel, Kopfschmerzen
Kombinationen: Xiakucao bei Kopfschmerzen
Kontraindikation: bei Augenkrankheiten, die auf Depletion beruhen
Dosis: 10 - 25g

Juemingzi (Semen Cassiae Tora)

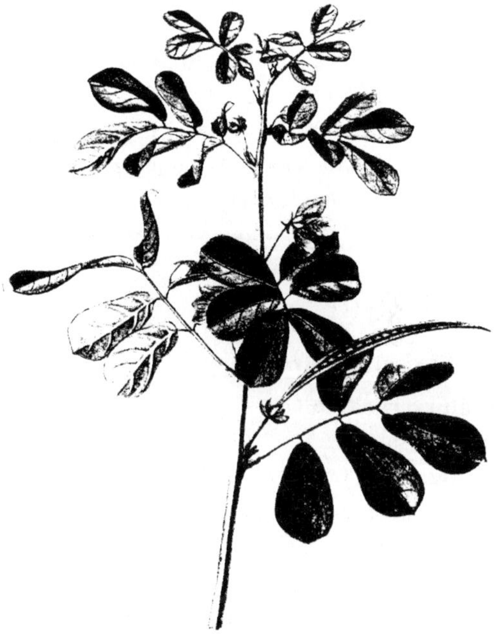

Temperaturverhalten: neutral, mit Tendenz zur Kälte
Sapor: bitter, süß, salzig
Orbisbezug: Leber, Galle, Niere
Wirkung: Calor kühlend, o. Dickdarm befeuchtend, die Sicht klärend
Indikation:
a) Ardor o. Leber: Kopfschmerzen, Schwindel, gerötete Augen, lichtscheu, Tränenfluss
b) Repletion-Befunde: Obstipation
Kombinationen: Juhua bei Augenschmeerzen
Kompatibilität: Die Wirkung von Juemingzi wird durch Huomaren gestört, durch Zhusha reduziert.
Kontraindikation: bei Depletion des Yang und Diarrhöe
Dosis: 15 - 25g

Teil 7

5. Das Xue kühlende Medicamenta

Shengdihuang (Radix Rehmannia)

Temperaturverhalten: kalt
Sapor: bitter, süß
Orbisbezug: Herz, Leber, Niere
Wirkung: Calor kühlend, das Yin stützend, Säfte erzeugend, befeuchtend
Indikation:
a) Calor-Befunde: Fieber, blutiger Auswurf, Nasenbluten, Fieber, Exantheme
b) Ariditas-Befunde: Obstipation, trockener Mund
Kombinationen: s.S. 323, 324, 325, 326, 330, 370
Kompatibilität: Die Wirkung von Shengdihuang wird gefördert durch Maimendong, Shengjiang sowie Sharen. Sie wird beschränkt durch Zhebeimu.
Kontraindikation: bei Depletion der oo. Milz und Magen, Diarrhöe
Dosis: 20 - 100g

Xijiao (Cornu Rhinoceri)

Temperaturverhalten: kalt
Sapor: bitter, salzig
Orbisbezug: Herz, Leber, Magen
Wirkung: Calor und Xue kühlend, desinfizierend, Schreck stabilisierend
Indikation:
a) Ardor-Befunde: hohes Fieber, Bewusstseinstrübung, wirre Reden
b) Calor venti-Befunde: blutiger Auswurf, Nasenbluten, Exantheme
Kombinationen: s.S. 322, 323, 324, 371, 372
Kontraindikation: bei Depletion des Xue sowie Schwangerschaft
Dosis: 5 - 10g

Xuanshen (Radix Scrofularia)

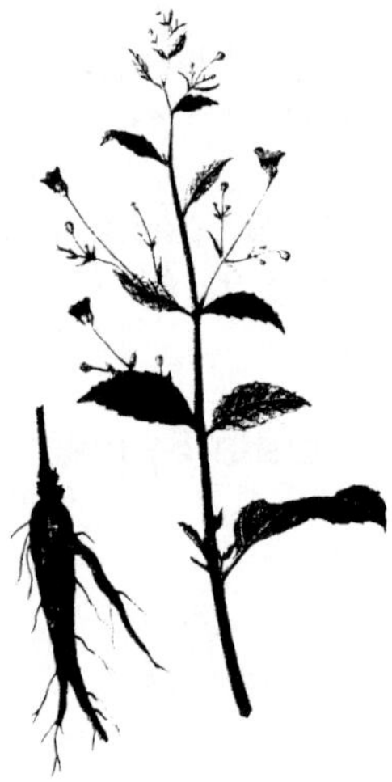

Temperaturverhalten: kühl
Sapor: bitter, süß, salzig
Orbisbezug: Lunge, Magen, Niere
Wirkung: Calor kühlend und Ardor ableitend, das Yin stützend, entgiftend
Indikation:
a) Calor-Befunde: Halsschmerzen, Fieber, Exantheme, geschwollene Augen
b) Depletion Yin-Befunde: Obstipation, Unruhe, Durst, quälende Hitze
Kombinationen: s.S. 322, 323, 330, 335, 367, 370
Kompatibilität: Die Wirkung der Xuanshen wird gestört durch Huangqi, Ganjiang, Shanzhuyu sowie Lilu
Dosis: 10 - 50g

Niuhuang (Bovis Calcus)

Temperaturverhalten: kühl
Sapor: bitter, süß
Orbisbezug: Herz, Leber
Wirkung: Calor kühlend, entgiftend, Ventus sedierend und Unruhe beseitigend, Stasen auflösend, Pituita umwandelnd.
Indikation:
a) Calor o. Herz: Fieber, Unruhe, wirre Reden, Halsschmerzen
b) Calor Repletion bzw. Calor humidus-Befunde: Kollaps, Schlaganfall, Krämpfe, Ohnmachten, apoplektische Zustände
Kombinationen: s.S. 371
Kontraindikation: bei Schwangeren, bei Algor und Depletion der oo. Milz und Magen
Dosis: 0,5 - 1g

Digupi (Lyclum Corrtex)

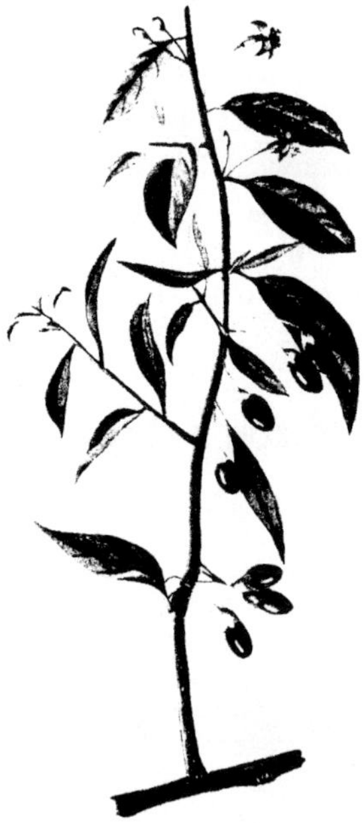

Temperaturverhalten: kalt
Sapor: bitter, süß
Orbisbezug: Lunge, Leber, Niere
Wirkung: Calor kühlend, Husten stillend, o. Lunge befeuchtend
Indikation:
a) Calor o. Lunge: Fieber, Husten, Schweratmigkeit
b) Calor Xue: Auswurf von Schleim mit Blut vermischt
c) Calor Depletion: anhaltende Temperaturen
Kombinationen: s.S. 327, 367, 366
Kontraindikation: bei Schwangeren, bei Algor und Depletion der oo. Milz und Magen.
Dosis: 10 - 25g

Zicao (Radix Lithospermi Rubra)

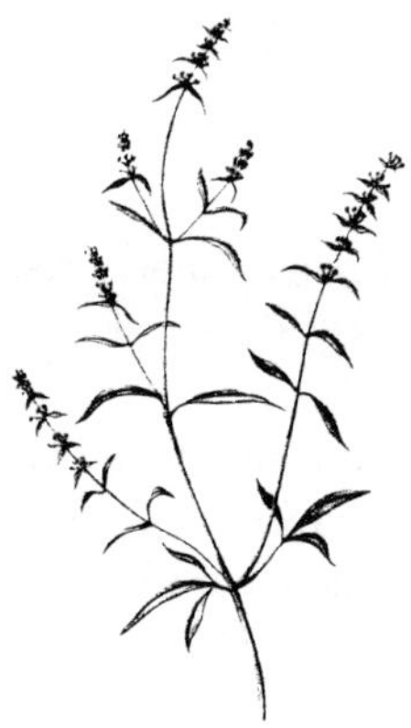

Temperaturverhalten: kalt
Sapor: süß, salzig
Orbisbezug: Leber, Herz, Kreislauf-Sexus
Wirkung: Das Xue kühlend, entgiftend, Exantheme herausbefördernd
Indikation:
a) Calor Xue: infektiöse Exantheme, Fieber, Masern, Pocken
b) Calor humidus: vaginaler Juckreiz, Hautläsionen
Kombinationen: Gualou bei Karbunkel
Dosis: 5 - 15g

Mudanpi (Radix Moutan Cortex)

Temperaturverhalten: kühl
Sapor: bitter, scharf
Orbisbezug: Leber, Herz, Niere
Wirkung: Kühlt Calor und Xue, beseitigt Stasen und Hämatome
Indikation:
a) Calor Xue: Fieber, Exantheme, Blut im Auswurf
b) Stasen des Xue: Hämatome, schmerzhafte Regel
Kombinationen: s.S. 322, 324, 326, 351, 353, 378
Kontraindikation: bei Algor und Depletion der oo. Milz und Magen
Dosis: 5 - 15g

Baimaogen (Rhizoma Imperata)

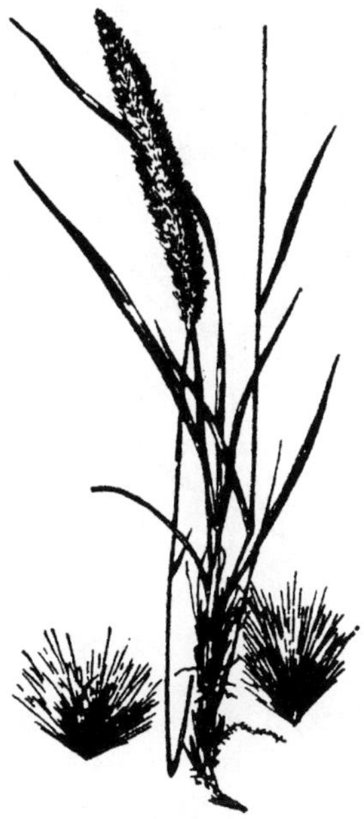

Temperaturverhalten: kühl
Sapor: süß

Orbisbezug: Lunge, Magen
Wirkung: Das Xue und Calor kühlend, Exantheme herausbefördernd, diuretisch.
Indikation:
a) Calor-Befunde: Fieber, trockener Husten, Durst
b) Calor Xue: Exantheme, Blut im Auswurf
c) Flüssigkeitsstauungen: Gedunsenheit, Oligurie
Kombinationen: Chixiaodou bei Ikterus
Kontraindikation: bei Algor und Depletion
Dosis: 15 - 30g

6. Humor trocknende, Calor kühlende Medicamenta

Huangqin (Radix Scutellaria)

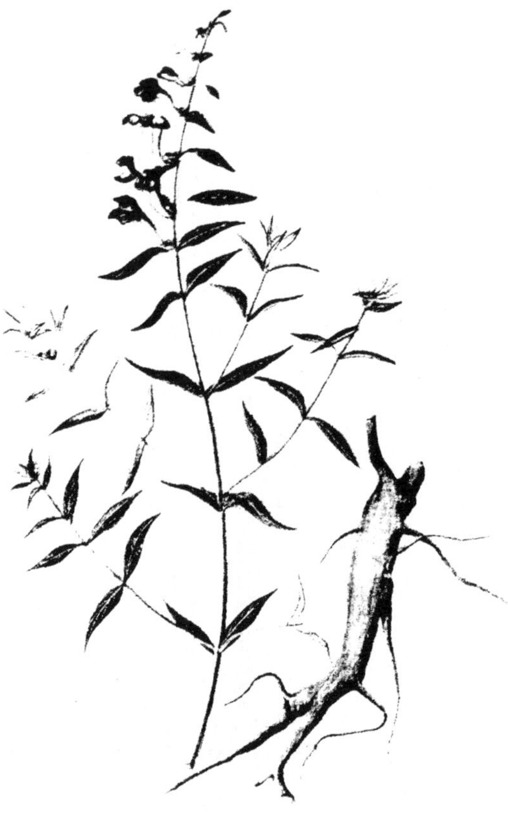

Temperaturverhalten: kalt
Sapor: bitter
Orbisbezug: Herz, Lunge, Galle, Milz, Dickdarm, Dünndarm
Wirkung: Calor kühlend, Humor trocknend, Ardor absenkend, Blutungen stillend, Leibesfrucht beruhigend.
Indikation:
a) Calor-Befunde: wechselhaftes Fieber, Husten, Unruhe, Unruhe der Frucht
b) Humor-Befunde: Bauchschmerzen, Kopfschmerzen, Durchfall, Blut im Urin
Kombinationen: s.S. 317, 319, 322, 324, 376
Kompatibilität: Die Wirkung von Huangqin wird durch Longgu und Shanzhuyu gefördert, durch Zwiebeln gestört, durch Mudanpi und Lilu beschränkt.
Kontraindikation: Bei Algor und Depletion der oo. Milz und Magen
Dosis: 5 - 20g

Huanglian (Rhizoma Coptis)

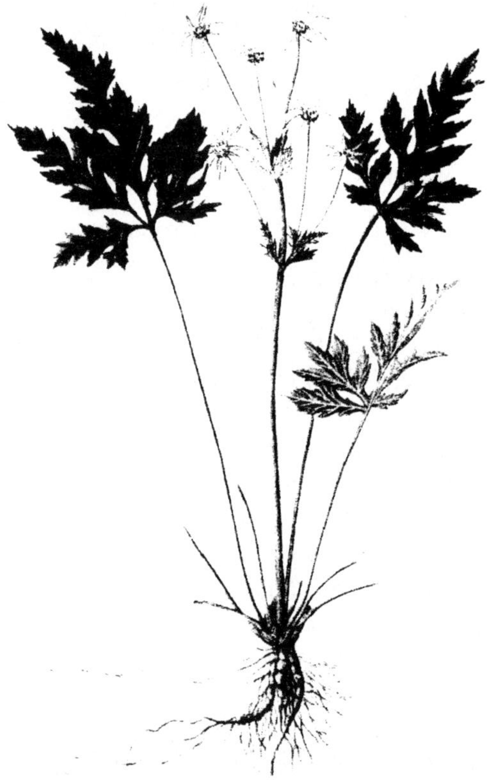

Temperaturverhalten: kalt
Sapor: bitter
Orbisbezug: Herz, Lunge, Galle, Milz, Dickdarm, Dünndarm
Wirkung: Calor kühlend, Humor trocknend, Ardor absenkend, entgiftend
Indikation:
a) Calor intima: Schlaflosigkeit, Bewusstseinsstörungen, Hitzegefühl, gerötete Augen
b) Calor humidus: Beklemmung in der Brust, Diarrhöe
Kombinationen: s.S. 326, 327, 333, 341, 343, 377
Kompatibilität: Die Wirkung der Huanglian wird durch

Huangqin und Longgu gefördert, durch Juhua, Xuanshen, Jiangcan, Baixianpi, Yuanhua und kaltes Wasser gestört sowie durch Niuxi und Kuandonghua beschränkt.
Kontraindikation: Bei Algor und Depletion der oo. Milz und Magen, Diarrhöe
Dosis: 2 - 15g

Huangbai (Phellodendron Cortex)

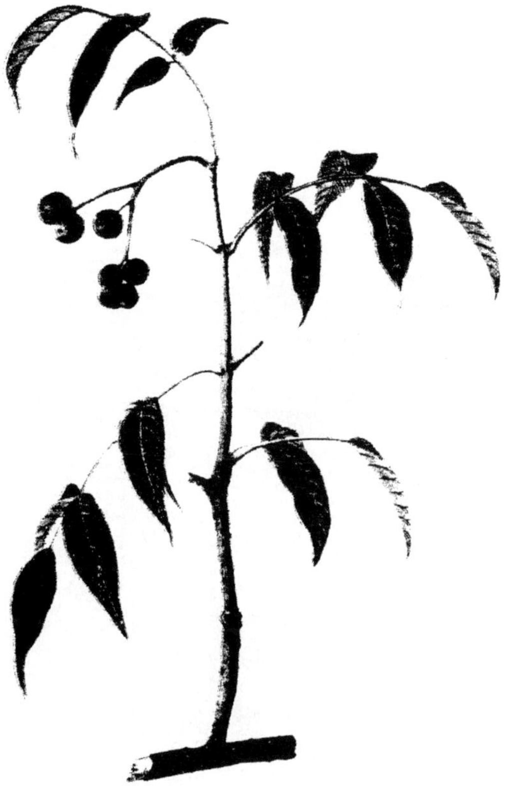

Temperaturverhalten: kalt
Sapor: bitter
Orbisbezug: Niere, Blase
Wirkung: Calor kühlend, Humor trocknend, Ardor dämpfend
Indikation:
a) Humor-Befunde: Kraftlosigkeit der unteren Extremitäten
b) Calor humidus-Befunde: Ikterus, Geschwüre, Diarrhöe
Kombinationen: s.S. 323, 341, 351, 353, 362
Kompatibilität: Die Wirkung von Huangbai wird gefördert durch Ganqi.
Kontraindikation: Bei Algor und Depletion der oo. Milz und Magen, Diarrhöe.
Dosis: 5 - 15g

Kushen (Radix Sophora)

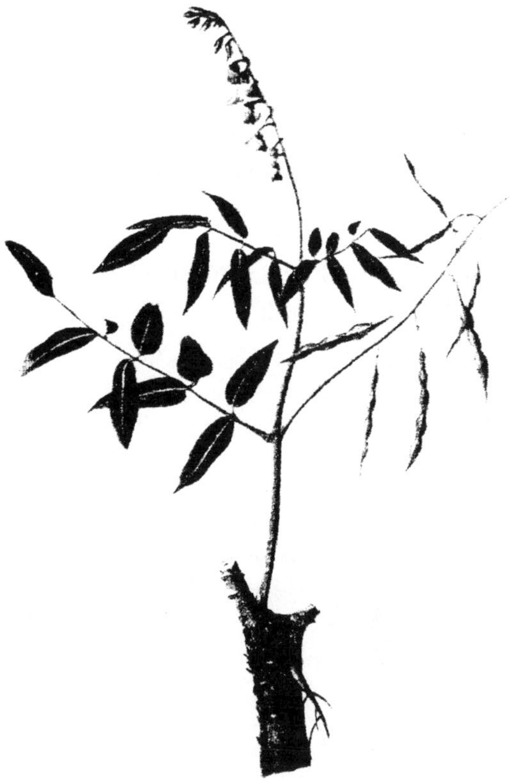

Temperaturverhalten: kalt
Sapor: bitter
Orbisbezug: Herz, Leber Galle, Milz, Dickdarm, Dünndarm, Niere
Wirkung: Calor kühlend, Humor trocknend, entgiftend, antiparasitisch.
Indikation:
a) Calor humidus-Befunde: Ikterus, Geschwüre, juckender Ausschlag der Genitalien
b) Alle Arten von Hautaffektionen, Miktionsstörungen, Schwellungen
Kombinationen: s.S. 307, 369
Kompatibilität: Die Wirkung von Kushen wird durch Xuanshen gefördert, durch Lilu gestört sowie durch Zhebeimu und Tusizi beschränkt.
Kontraindikation: Bei Algor und Depletion
Dosis: 5 - 15g

Qinpi (Cortex Fraxinus)

Temperaturverhalten: kalt
Sapor: bitter, zusammenziehend
Orbisbezug: Leber, Galle, Dickdarm
Wirkung: Calor kühlend, Humor trocknend, die Augen klärend, Durchfall behebend

Indikation:
a) Calor humidus: Weißfluss der Frau, Diarrhöe
b) Calor o. Leber: schmerzhafte Augen, gerötete Augen, Katarakte
Kombinationen: s.S. 326
Kompatibilität: Die Wirkung von Qinpi wird durch Gansui gefördert und durch Wuzhuyu beschränkt.
Dosis: 5 - 20g

Longdancao (Radix Gentiana Scabrae)

Temperaturverhalten: kalt
Sapor: bitter
Orbisbezug: Leber, Galle
Wirkung: Kühlt Calor humidus, senkt Ardor der oo. Leber und Galle ab.
Indikation:
a) Calor humidus: Ikterus, Weißfluss der Frau
b) Ardor o. Leber: Kopfschmerzen, Taubheit des Ohres, Fieber, gerötete Augen, Stiche in der Brust
Kombinationen: s.S. 324
Kontraindikation: Bei Algor und Depletion der oo. Milz und Magen, Diarrhöe
Dosis: 5 - 15g

Baixianpi (Dictamnus Cortex)

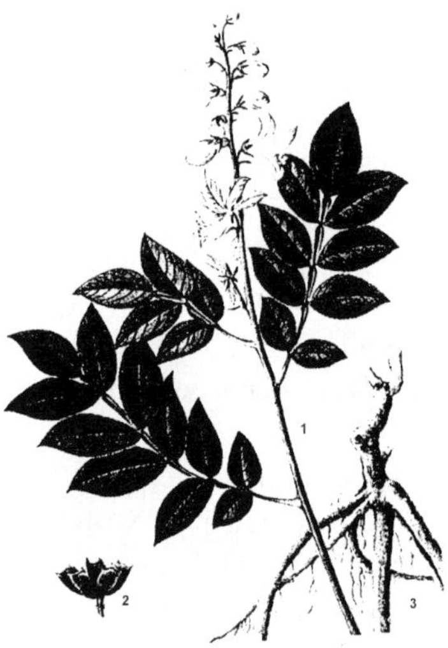

Temperaturverhalten: kalt
Sapor: bitter
Orbisbezug: Milz, Magen, Dünndarm, Blase
Wirkung: Calor kühlend, Humor trocknend, entgiftend, Ventus austreibend
Indikation:
a) Calor humidus-Befunde: Geschwüre, Schwellung der Genitalien, verminderte Urinausscheidung, Ikterus, Weißfluss der Frau
b) Ventus-Befunde: Jucken, unreine Haut, pustelige Ausschläge
Kombinationen: s.S. 369
Kompatibilität: Die Wirkung von Baixianpi wird durch Jiegeng, Fuling und Bixie gestört.
Kontraindikation: Bei Algor depletionis-Symptomatik
Dosis: 5 - 15g

7. Medicamenta zur Kühlung und Entgiftung

Jinyinhua (Lonicera Flos)

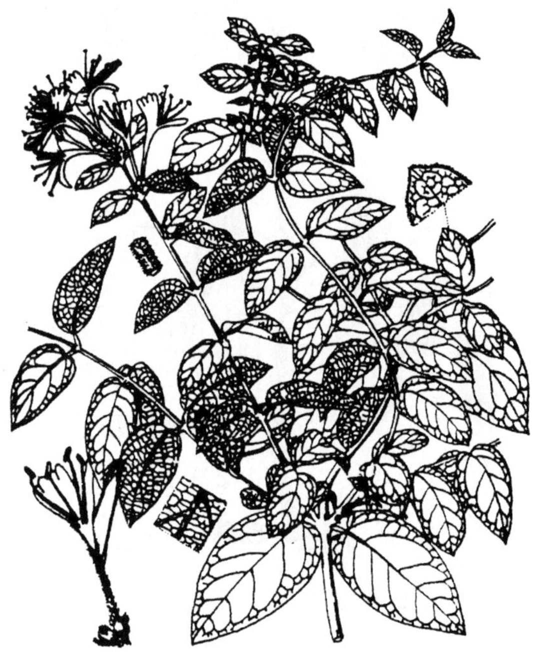

Temperaturverhalten: kalt
Sapor: süß
Orbisbezug: Lunge, Magen, Milz, Herz
Wirkung: Calor kühlend, entgiftend
Indikation:
a) Calor-Heteropathie: Fieber, Halsschmerzen, Geschwüre und Schwellungen, Durst
b) Calor venti-Heteropathie: Jucken, Kopfschmerzen
Kombinationen: s.S. 318, 319, 323, 377
Kontraindikation: Bei Algor und Depletion der oo. Milz und Magen sowie Diarrhöe
Dosis: 15 - 25g

Lianqiao (Fructus Forsythiae)

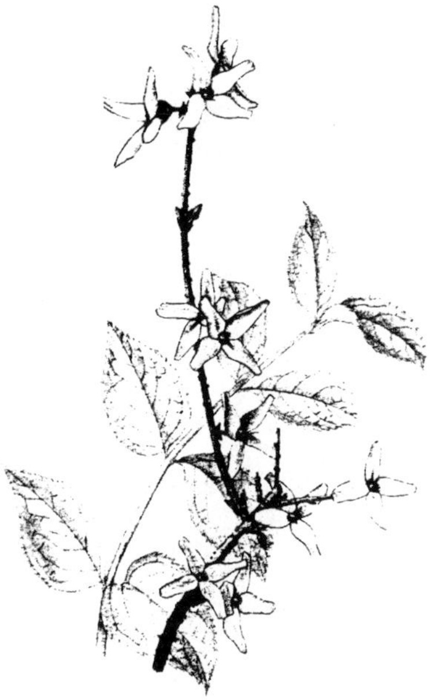

Temperaturverhalten: kühl
Sapor: bitter
Orbisbezug: Herz, Galle, 3-Erwärmer, Dünndarm
Wirkung: Calor kühlend, entgiftend, Schwellungen und Stauungen verteilend.
Indikation:
a) Calor-Heteropathie: Fieber, Kopfschmerzen, Durst
b) Calor humidus: Jucken, Geschwüre und Schwellungen, Exantheme
Kombinationen: s.S. 318, 322, 328, 341, 375
Kontraindikation: Bei Depletion der oo. Milz und Magen, Diarrhöe
Dosis: 5 - 15g

Banlangeng (Radix Isatidum)

Temperaturverhalten: kalt
Sapor: bitter
Orbisbezug: Magen, Leber
Wirkung: Calor und Xue kühlend, entgiftend
Indikation:
a) Calor-Heteropathie: Entzündungen, fiebrige Erkrankungen, Halsschmerzen
b) Calor humidus: Ikterus, Geschwüre und Schwellungen, Exantheme, Karbunkel.[1]
Kombinationen: s.S. 323
Kontraindikation: Bei Depletion, Algor der oo. Milz und Magen
Dosis: 15 - 50g

Pugongying (Tarayacum Herba)

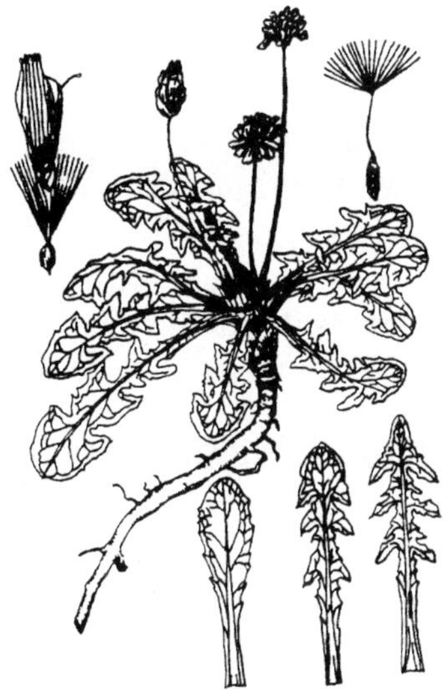

Temperaturverhalten: kalt
Sapor: bitter, süß
Orbisbezug: Herz, Galle , 3-Erwärmer, Dünndarm
Wirkung: Calor kühlend, entgiftend, Schwellungen und Stauungen verteilend.
Indikation:
a) Calor pituita im o. Lunge: Schwellung des inneren Halses
b) Calor humidus: Geschwüre und Entzündungen, gerötetete Augen, Mastitis, Karbunkel
Kombinationen: s.S. 377
Kontraindikation: Bei Depletion der oo. Milz und Magen, Diarrhöe
Dosis: 15 - 50g

Zihuadiding (Herba Viola)

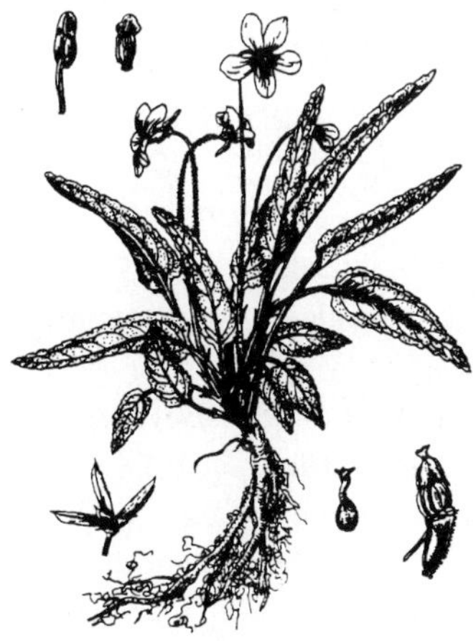

[1] Physiologisch-pharmazeutische Wirkung: antimikrobiell, in vitro antiparasitär; wird angewendet bei Enzephalitis, Mumps, akuter Hepatitis. Aus Hempen/Fischer, Leitfaden Chinesische Phytotherapie, S. 145

Temperaturverhalten: kalt
Sapor: bitter, scharf
Orbisbezug: Herz, Leber
Wirkung: Calor kühlend, entgiftend, Schwellungen und Stauungen verteilend
Indikation: Calor-Befunde: Geschwüre und Schwellungen, gerötete Augen, Karbunkel
Kombinationen: s.S. 377
Kompatibilität: reduziert die Toxizität von Zhusha
Kontraindikation: Bei Algor depletionis-Symptom
Dosis: 7 - 15g

Mabo (Fructus Lastosphaera)

Temperaturverhalten: neutral
Sapor: scharf
Orbisbezug: Lunge
Wirkung: o. Lunge kühlend, entgiftend, Kehle freimachend, Blutungen stillend
Indikation: Calor o. Lunge: Halsschmerzen, Husten, Stimmverlust
Kombinationen: s.S. 323
Dosis: 4 - 10g

Baitouweng (Radix Pulsatilla)

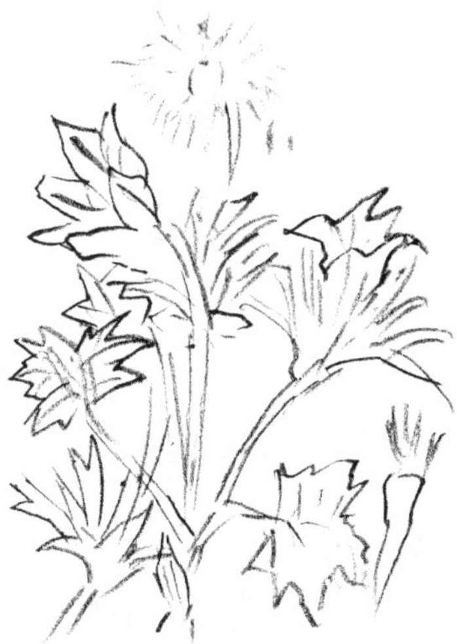

Temperaturverhalten: kalt
Sapor: bitter
Orbisbezug: Magen, Dickdarm
Wirkung: Calor kühlend, entgiftend, Stauungen verteilend
Indikation: Calor humidus-Befunde: Dysenterie, Bauchschmerzen, Geschwüre
Kombinationen: s.S. 326
Kontraindikation: Bei Depletion des Qi der Mitte
Dosis: 15 - 25g

Machixian (Herba Portulacae)

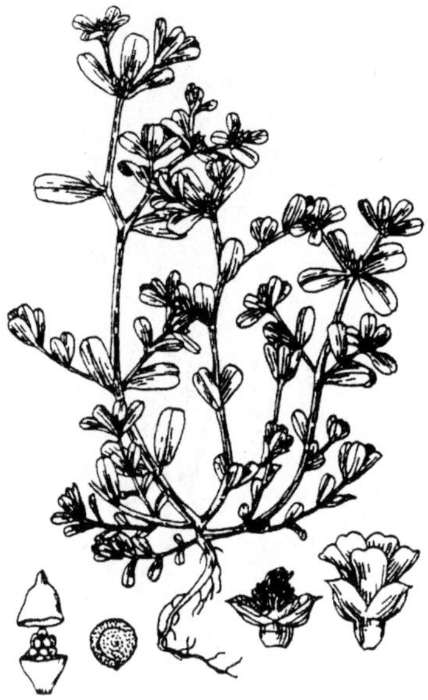

Temperaturverhalten: kalt
Sapor: sauer
Orbisbezug: Herz, Dickdarm
Wirkung: Calor kühlend, entgiftend, das Xue erfrischend, Dysenterie heilend
Indikation: Calor humidus-Befunde: Dysenterie, Bauchschmerzen, Geschwüre
Kombinationen: Huangqin bei Dysenterie
Kontraindikation: Bei Algor Depletion der Mitte
Dosis: 15 - 25g

Caohezhe (Rhizoma Bistortae)

Temperaturverhalten: kühl
Sapor: bitter
Orbisbezug: Leber
Toxitität: giftig
Wirkung: Calor kühlend, entgiftend, Stauungen auflösend, Ventus vertreibend
Indikation:
a) Calor humidus-Befunde: Insekten- und Schlangenbisse
b) Calor repletionis: hohes Fieber, Ohnmacht, Bluterguss, Obstipation, Halsschwellungen
Dosis: 15 - 25g

Shegan (Rhizoma Belamcanda)

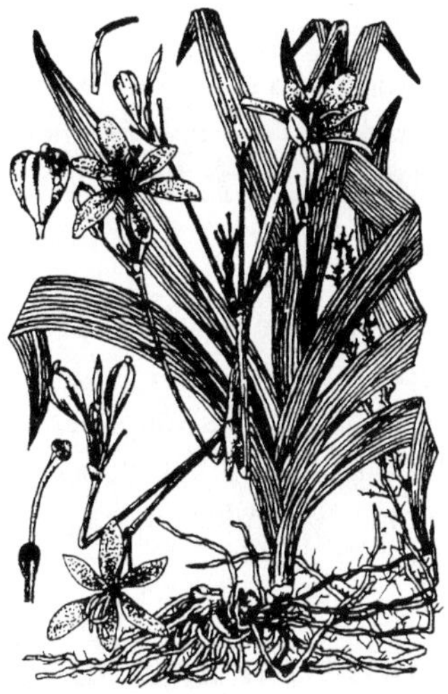

Temperaturverhalten: kühl
Sapor: bitter
Orbisbezug: Lunge, Leber
Toxitität: giftig
Wirkung: Calor kühlend, entgiftend, Kehle freimachend, Schleim ableitend
Indikation:
a) Calor venti: Halsschmerzen mit Schwellung des Halses
b) Pituita-Blockaden: starke Schleimansammlung, Husten
Kombinationen: s.S. 340
Kompatibilität: Die Toxizität wird durch Trocknung aufgehoben.
Kontraindikation: Bei Schwangeren, bei Algor und Depletion der oo. Milz und Magen
Dosis: 5 - 15g

Baijiangcao (Bombyx Batryticatus)

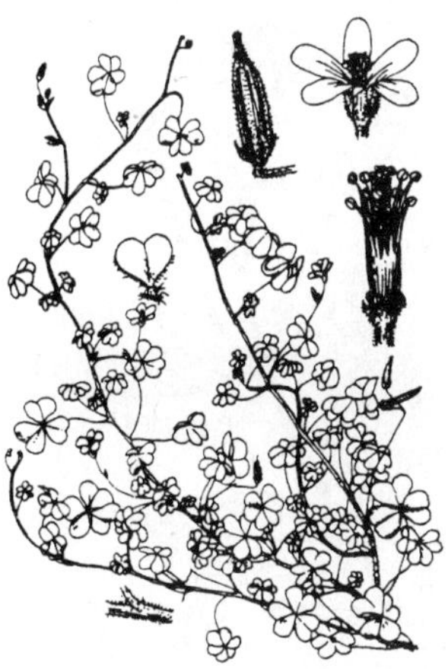

Temperaturverhalten: kalt
Sapor: bitter, scharf
Orbisbezug: Magen
Wirkung: Calor kühlend, entgiftend, Eiter ableitend, Stasen aufhebend
Indikation:
a) Calor repletionis: Lungenabszess, Appendizitis, Bauchschmerzen
b) Calor humidus: Diarrhöe, Ikterus
Kombinationen: s.S. 378
Kontraindikation: Bei Algor und Depletion der oo. Milz und Magen sowie Diarrhöe
Dosis: 5 - 15g

Loulu (Radix Rhapontici seu Echinopsis)

Temperaturverhalten: kalt
Sapor: bitter
Orbisbezug: Magen
Wirkung: Calor kühlend, entgiftend, Schwellungen auflösend, die Laktation anregend
Indikation: Calor-Befunde: Ulcera im Anfangsstadium, ungenügende Laktation
Kontraindikation: während der Schwangerschaft
Dosis: 5 - 15g

8. Medicamenta, die Calor kühlen, der auf Grund von Intima auftritt

Qinghao (Herba Artemisia Apiacea)

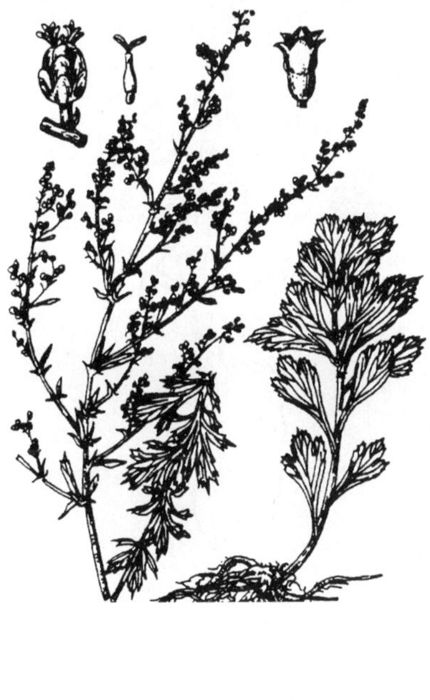

Temperaturverhalten: kalt
Sapor: bitter
Orbisbezug: Leber, Galle
Wirkung: Calor und Xue kühlend, Aestus lösend, Calor-Depletion zum Weichen bringend
Indikation:
a) Calor intima: Wechselfieber, Schweißlosigkeit, Malaria, Ikterus
b) Calor Depletion: Abgeschlagenheit, Schweiße im Schlaf
Kombinationen: s.S. 327, 367
Kompatibilität: Die Wirkung von Qinghao wird durch Shengdihuang gestört.
Dosis: 5 - 15g

Baiwei (Radix Cynanchi)

Temperaturverhalten: kalt
Sapor: bitter, salzig
Orbisbezug: Leber, Magen
Wirkung: Calor kühlend, das Xue erfrischend
Indikation:
a) Calor intima: Fieber, spärlicher Urin, Retention von Urin, Amenorrhoe
b) Calor o. Lunge: Husten, Halsschmerzen
Kombinationen: Digupi bei Fieber am Nachmittag
Kompatibilität: Die Wirkung der Baiwei wird gestört durch Huangqi, Ganjiang, Suanzaoren, Dahuang und Shanzhuyu.
Dosis: 5 - 15g

Yinchaihu (Radix Stellariae)

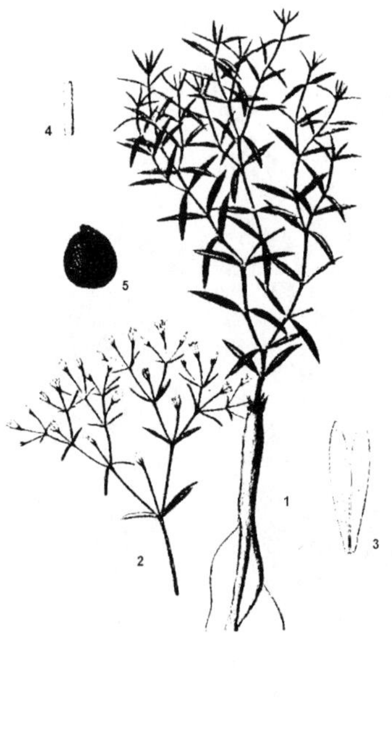

Temperaturverhalten: kühl
Sapor: bitter
Orbisbezug: Leber, Galle
Wirkung: Calor kühlend, die Extima öffnend, Yang stützend, Qi stärkend, o. Leber harmonisierend und die Mitte freimachend.
Indikation:
a) Calor o. Lunge: Fieber, Husten, Halsschmerzen
b) Calor intima: Heißer, spärlicher Urin, Retention von Urin, Amenorrhoe
Kombinationen: Digupi bei Calor depletionis mit Fieber
Kontraindikation: Bei Kopfschmerzen, Ohrensausen, Schwindel infolge von Ardor und Depletion des Yin
Dosis: 5 - 15g

9. Medicamenta aromatica zur Umwandlung von Humor

Huoxiang (Herba Agastache)

Temperaturverhalten: neutral, mit Tendenz zu Wärme
Sapor: scharf
Orbisbezug: Lunge, Milz, Magen
Wirkung: Die Extima öffnend, Aestus lösend, Humor umwandelnd, o. Milz harmonisierend
Indikation:
a) Exogener Algor venti: Kopfschmerzen, Schüttelfrost, Fieber
b) Humor oo. Milz und Magen: Spannung in der Brust, Übelkeit, Brechreiz, Durchfall, Appetitlosigkeit
Kombinationen: s.S. 347
Kontraindikation: Bei Depletion des Yin
Dosis: 5 - 15g

Peilan (Eupathorii Herba)

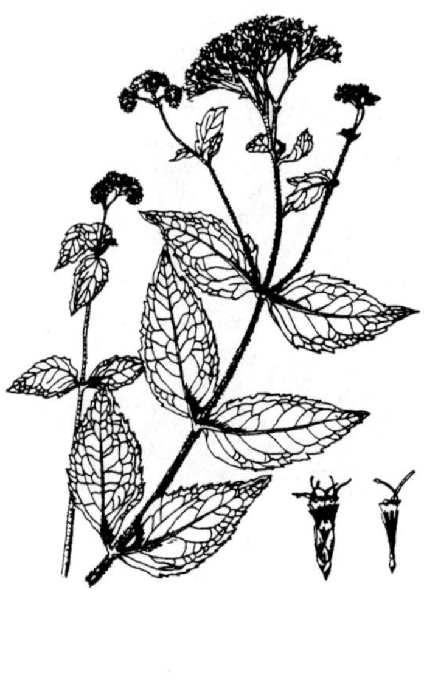

Temperaturverhalten: neutral, mit Tendenz zu Wärme
Sapor: scharf
Orbisbezug: Milz, Magen
Wirkung: Aestus lösend, Humor umwandelnd, die Mitte harmonisierend
Indikation:
a) Aestus-Symptomatik: Fieber mit Frösteln, Kopfschmerzen, Benommenheit, Schwindel
b) Humor oo. Milz und Magen: Klumpengefühl im Magen, Übelkeit, Durchfall, Appetitlosigkeit
Kombinationen: Huoxiang bei Sommerhitze
Kontraindikation: Bei Depletion von Qi und Yin
Dosis: 5 - 15g

Shichangpu (Acori Graminei Rhizoma)

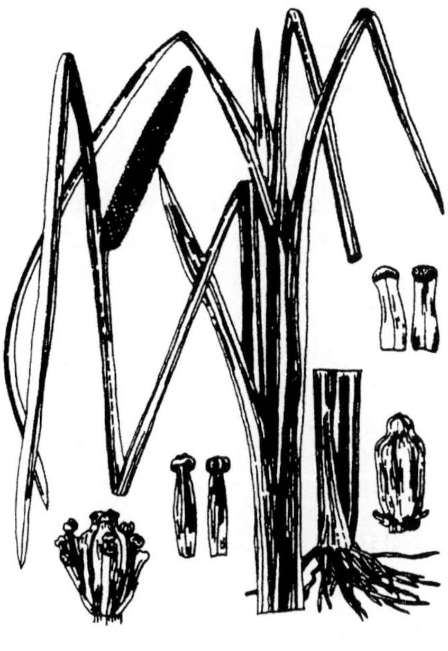

Temperaturverhalten: warm
Sapor: scharf
Orbisbezug: Lunge
Wirkung: Pituita umwandelnd, Humor ausleitend, Leitbahnen öffnend
Indikation:
a) Humor-Befunde: Bewusstlosigkeit, Taubheit, Tinnitus
b) Blockade-Befunde: Völlegefühl in der Brust
Kombinationen: s.S. 340
Kompatibilität: Die Wirkung von Shichangpu wird durch Mahuang gestört.
Kontraindikation: Bei Defizienz des Yin mit Ardor
Dosis: 3 - 10g

Cangzhu (Rhizoma Atractylodis)

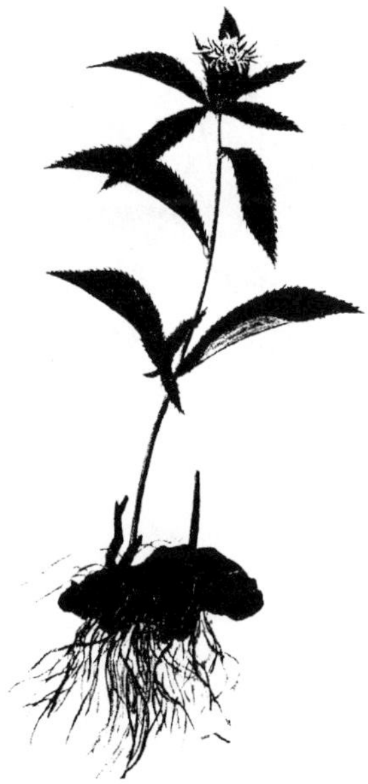

Temperaturverhalten: warm
Sapor: bitter, scharf
Orbisbezug: Milz, Magen
Wirkung: Humor umwandelnd, den o. Milz stärkend, Venti ausleitend, Schweiß treibend
Indikation:
a) Humor Affektion der oo. Milz und Magen: Klumpengefühl in der Magengrube, Übelkeit, Durchfall, Appetitlosigkeit
b) Humor venti-Befunde: Gelenkschmerzen, Schwellung des Knies, Kraftlosigkeit
Kombinationen: s.S. 317
Kompatibilität: Die Wirkung von Cangzhu wird durch Fangfeng, Diyu gefördert und durch Taoren, Xingren gestört.
Kontraindikation: Bei Fieber infolge von Depletion Yin und Verstopfung
Dosis: 5 - 15g

Suhexian (Styrax Liquidus)

Temperaturverhalten: warm
Sapor: süß, scharf
Orbisbezug: Milz, Herz
Wirkung: Die Sinnesorgane öffnend, Obstruktionen beseitigend
Indikation: Ventus pacoris-Befund: Ohnmachten, Kollaps, Übelkeit, Schmerzen in der Brust
Kombinationen: s.S. 372
Kontraindikation: Bei Ardor infolge von Depletion Yin.
Dosis: 0,1g

Houpo (Magnolia Flos)

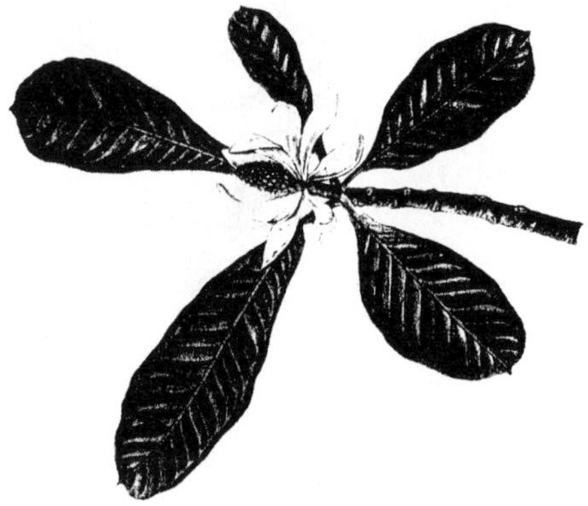

Temperaturverhalten: warm
Sapor: bitter, scharf
Orbisbezug: Milz, Magen, Lunge, Dickdarm
Wirkung: Humor trocknend, den o. Milz stärkend, das Qi absenkend, Stauungen ableitend
Indikation:
a) Humor blockiert die oo. Milz und Magen: Klumpengefühl im Magen, Bauchschmerzen, Übelkeit, Durchfall, Appetitlosigkeit
b) Pituita blockiert die Lunge: Husten, Keuchen
Kombinationen: s.S. 315, 327, 328, 329, 390, 340
Kompatibilität: Die Wirkung der Houpo wird gestört durch Zexie sowie Doujuan.
Kontraindikation: Bei Depletion der Mitte und während der Schwangerschaft.
Dosis: 5 - 15g

Sharen (Fructus Amomi)

Temperaturverhalten: warm
Sapor: bitter, scharf
Orbisbezug: Milz, Magen, Niere
Wirkung: die Mitte (oo. Milz und Magen) regulierend, das Qi bewegend, die Leibesfrucht beruhigend, schmerzstillend
Indikation:
a) Blockaden des Qi der oo. Milz und Magen durch Humor: Beklemmungsgefühl in der Brust, Bauchschmerzen, Durchfall
b) Schwangerschaftsbeschwerden: Übelkeit, Appetitlosigkeit, Unruhe des Foetus
Kombinationen: s.S. 342, 346, 347, 377
Kompatibilität: Die Wirkung der Sharen wird gefördert durch Caoguo, Renshen, Baidoukou, Huangbai , Fuling und Hezi.
Kontraindikation: Bei Depletion des Yin
Dosis: 2 - 7g

Baidoukou (Fructus Amomoicardamomi)

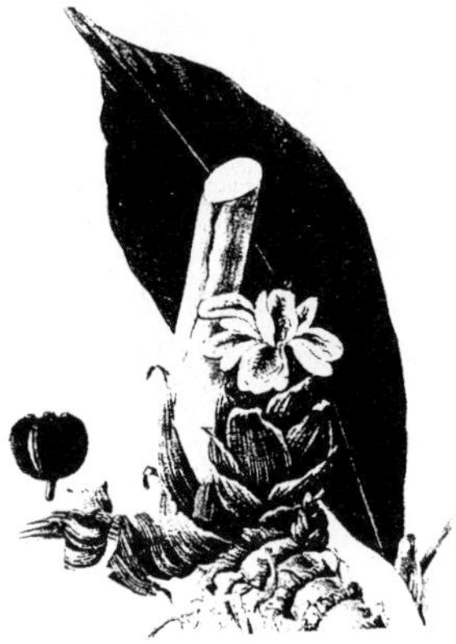

Temperaturverhalten: warm
Sapor: bitter, scharf
Orbisbezug: Milz, Magen, Lunge
Wirkung: Humor umwandelnd, das Qi bewegend, o. Magen stützend, Übelkeit stillend
Indikation:
a) Humor-Obstruktionen der oo. Milz und Magen: Magenschmerzen, Klumpen- und Spannungsgefühl in der Brust, Blähungen
b) Algor o. Magen: Übelkeit, Durchfall, Appetitlosigkeit
Kombinationen: s.S. 340
Kontraindikation: Bei Depletion von Yin und Calor
Dosis: 2 - 7g

10. Medicamenta zur Austreibung von Humor

Zuling (Polyporus Sclerotium)

Temperaturverhalten: neutral
Sapor: süß
Orbisbezug: Niere, Magen, Blase
Wirkung: Gedunsenheit regulierend, Humor ausscheidend, diuretisch
Indikation: Humor-Blockaden: Blähungen, Durchfall, gedunsene Haut, Störungen der Flüssigkeitsregulation, Oligurie
Kombinationen: s.S. 336, 337
Dosis: 5 - 15g

Fuling (Poria Sclerotium)

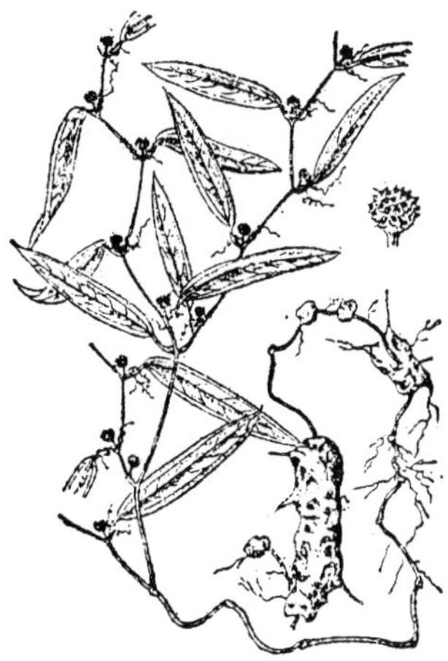

Temperaturverhalten: neutral
Sapor: süß
Orbisbezug: Herz, Niere, Milz, Magen, Lunge
Wirkung: die oo. Milz und Magen stützend, o. Herz beruhigend, Humor ausscheidend, diuretisch.
Indikation:
a) Humor-Blockaden: Harnverhaltung, Klumpen- und Spannungsgefühl in der Brust, Blähungen, Husten, Übelkeit, Durchfall, Schwindel
b) Affektionen des o. Herz: Palpitationen, Schlaflosigkeit, Nervösität
Kombinationen: s.S. 319, 333, 336, 337, 339, 341
Kompatibilität: Die Wirkung der Fuling wird durch Ziwan, Gancao, Baishao und Maimendong gefördert sowie durch Diyu, Qinjiao und Xionghuang beschränkt
Kontraindikation: Bei Algor depletionis
Dosis: 15 - 50g

Fulingpi (Poria Cortex Radicis Rubrae)

Temperaturverhalten: neutral
Sapor: neutral
Orbisbezug: Herz, Niere, Milz, Magen, Lunge
Wirkung: Gedunsenheit regulierend, Humor ausscheidend, diuretisch
Indikation: Humor-Blockaden: Oligurie, Schwellung, gedunsene Haut
Kombinationen: s.S 337
Dosis: 15 - 25g

Zexie (Alismatis Rhizoma)

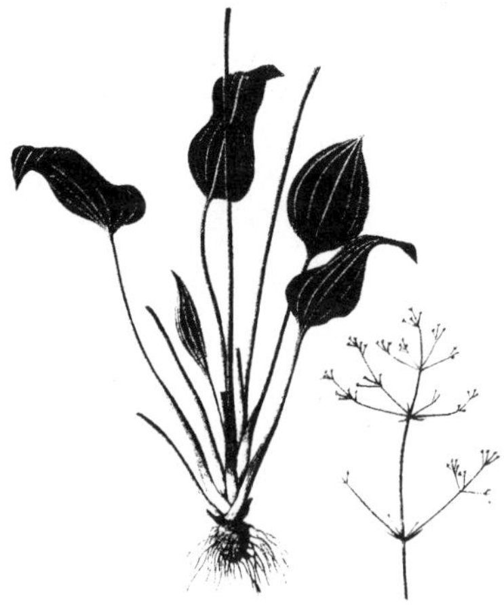

Temperaturverhalten: kalt
Sapor: süß
Orbisbezug: Niere, Blase
Wirkung: diuretisch, Humor ausscheidend, Calor kühlend
Indikation: Calor humidus oo. Niere und Blase: Blähungen, Durchfall, gedunsene Haut, spärlicher Urin, Oligurie
Kombinationen: s.S. 324, 336, 342, 351, 376
Kompatibilität: Die Wirkung der Zexie wird beschränkt durch Muschelfleisch.
Kontraindikation: Bei Depletion von Yang
Dosis: 5 - 15g

Cheqiangzi (Plantago Semen)

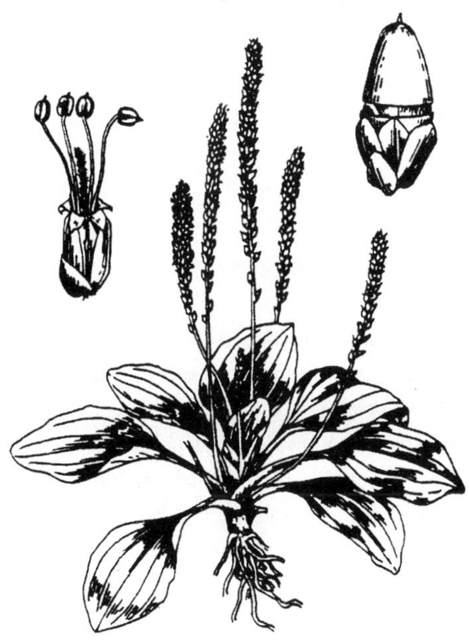

Temperaturverhalten: kalt
Sapor: süß
Orbisbezug: Leber, Lunge, Niere, Blase
Wirkung: diuretisch, Diarrhöe aufhebend, die Sicht klärend, Calor kühlend, Schleim ausheilend, Husten stillend
Indikation:
a) Calor venti o. Lunge: Husten mit schleimigem Auswurf
b) Calor venti o. Leber: gerötete, geschwollene Augen, Trübsichtigkeit, Schwindel
c) Calor humidus-Befunde: Blähungen, Diarrhöe, gedunsene Haut, spärlicher Urin, Oligurie
Kombinationen: s.S. 324
Kontraindikation: während der Schwangerschaft
Dosis: 5 - 15g

Yinchenhao (Herba Artemisiae Capillaris)

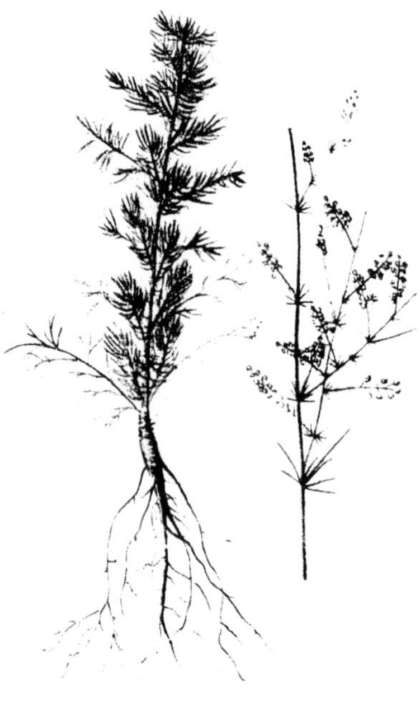

Temperaturverhalten: kalt
Sapor: bitter
Orbisbezug: Leber, Galle, Milz, Magen
Wirkung: Calor kühlend, Humor ausleitend, Ikterus heilend
Indikation: Calor humidus-Ikterus: Harnverhaltung, spärlicher Urin, Oligurie, Fieber, Magenschmerzen
Kombinationen: s.S. 341, 371, 370
Kontraindikation: Depletion des Qi der Mitte
Dosis: 15 - 25g

Huashi (Talcum)

Temperaturverhalten: kalt
Sapor: süß
Orbisbezug: Lunge, Magen, Blase
Wirkung: Calor kühlend, Humor ausleitend, diuretisch, Aestus lösend
Indikation:
a) Aestus-Befunde: Fieber, quälender Durst, Druck in Brust und Abdomen
b) Calor repletionis o. Blase: Diarrhöe, Ikterus, Übelkeit, Ödeme, Harnverhaltung, spärlicher Urin, Oligurie
Kombinationen: s.S. 320, 321, 337, 339, 340, 342
Kompatibilität: Die Wirkung von Huashi wird durch Shiwei gefördert.
Kontraindikation: Depletion des Qi der Mitte und während der Schwangerschaft
Dosis: 15 - 30g

Yiyiren (Semen Coix)

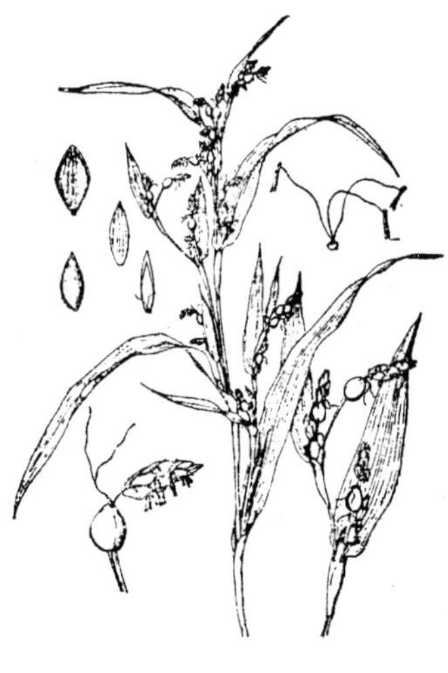

Temperaturverhalten: kühl
Sapor: neutral, Tendenz zu süß
Orbisbezug: Milz, Niere, Lunge
Wirkung: Calor kühlend, Humor ausleitend, diuretisch, Aestus Eiter ausleitend, den o. Milz stärkend
Indikation:
a) Calor humidus-Befunde in den oo. Niere und Blase: Gedunsenheit, Diarrhöe, Blähungen, Ödeme, Harnverhaltung, spärlicher Urin, Oligurie
b) Calor repletionis-Befunde: rheumatoide Gelenkschmerzen, Muskelverspannung, Krämpfe
Kombinationen: s.S. 340, 346, 377, 378
Kontraindikation: während der Schwangerschaft.
Dosis: 25 - 50g

Mutong (Caulis Clematidis)

Temperaturverhalten: kalt
Sapor: bitter
Orbisbezug: Herz, Blase, Dickdarm, Dünndarm, Lunge
Wirkung: Calor kühlend, Humor ausleitend, Durchblutung fördernd
Indikation:
a) Calor humidus-Befunde im o. Blase: Gedunsenheit, schmerzhafte Miktion, Harnverhaltung, spärlicher Urin
b) Calor repletionis-Befunde: Oligurie, rheumatoide Gelenkschmerzen, stockende Milchsekretion, Geschwüre im Mund und auf der Zunge, Erregung und Schlaflosigkeit
Kombinationen: s.S. 320, 340, 342, 344, 362
Kontraindikation: während der Schwangerschaft
Dosis: 1 - 3g

Tongcao (Tetrapanax Meduila)

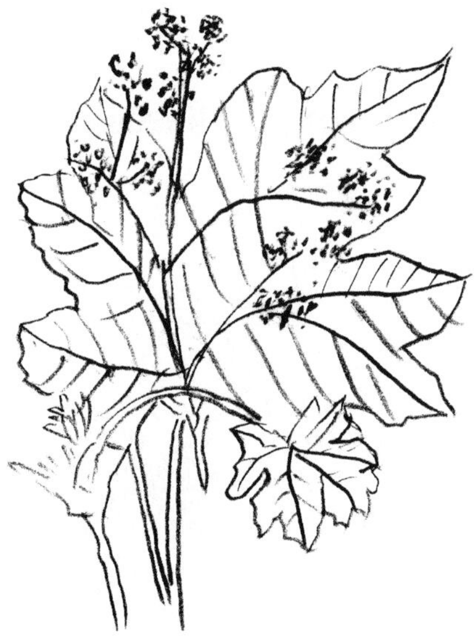

Temperaturverhalten: kühl
Sapor: süß, neutral
Orbisbezug: Magen, Lunge
Wirkung: Calor kühlend, Humor ausleitend, diuretisch, die Milchsekretion in Gang bringend
Indikation:
a) Calor humidus-Befunde: Gedunsenheit, spärlicher Urin, Oligurie
b) mangelhafte Milchsekretion
Kombinationen: s.S. 340
Kontraindikation: während der Schwangerschaft
Dosis: 5 - 10g

Fangji (Stephania Radix)

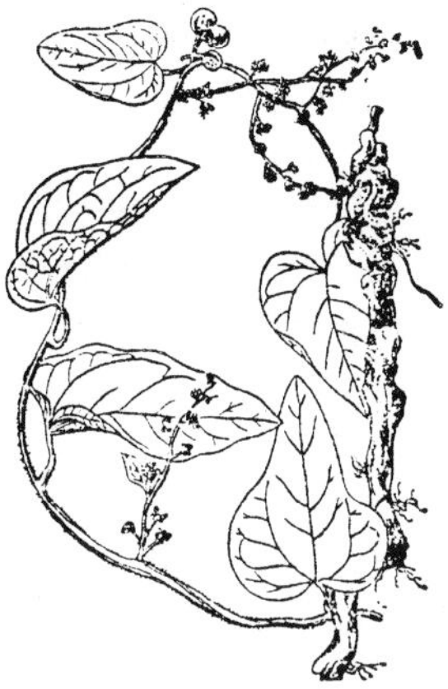

Temperaturverhalten: kalt
Sapor: extrem bitter
Orbisbezug: Blase, Lunge
Wirkung: Calor kühlend, Humor ausleitend, diuretisch, abschwellend, Ventus austreibend, schmerzstillend
Indikation:
a) Calor humidus-Befunde: Gedunsenheit, schmerzhafte Miktion, Harnverhaltung, spärlicher Urin
b) Humor venti: rheumatoide Schmerzen
Kombinationen: s.S. 335, 337, 338, 369
Kompatibilität: Die Wirkung von Fangji wird durch Xixin gefördert, durch Bixie beschränkt und dämpft die Giftigkeit von Xionghuang
Kontraindikation: Bei Depletion von Yin und Säftedefizienz
Dosis: 5 - 15g

Dongguapi (Benincasae Pericarpium)

Temperaturverhalten: kühl
Sapor: extrem süß
Orbisbezug: Milz, Magen, Dickdarm, Dünndarm
Wirkung: Calor kühlend, Humor ausleitend, diuretisch, abschwellend
Indikation: Calor humidus-Befunde: Gedunsenheit, Oligurie, Harnverhaltung, spärlicher Urin
Dosis: 25 - 50g

Qumai (Dianthus Herba)

Temperaturverhalten: kalt
Sapor: bitter
Orbisbezug: Herz, Dünndarm
Wirkung: Calor kühlend, Humor ausleitend, diuretisch, Stasen auflösend, das Xue dynamisierend

Indikation:
a) Calor repletionis: Miktionsstörungen aller Art, Oligurie, Harnverhaltung, schmerzhafte Miktion, spärlicher Urin
b) Calor o. Herz: Unruhe, Obstipation
Kombinationen: s.S. 342
Kompatibilität: Die Wirkung von Qumai wird durch Mudanpi gefördert, durch Sangpiaoxiao gestört und dämpft die Giftigkeit von Zhusha.
Kontraindikation: Bei Depletion sowie in der Schwangerschaft
Dosis: 15 - 25g

Bianxu (Herb Polygonum Aviculare)

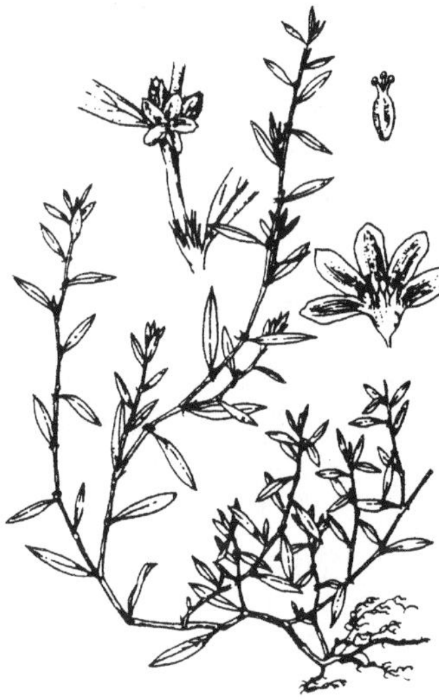

Temperaturverhalten: kühl
Sapor: bitter
Orbisbezug: Blase
Wirkung: Calor kühlend, diuretisch, antiparasitisch
Indikation: Calor o. Blase: Harnverhaltung, schmerzhafte Miktion, Ikterus, spärlicher Urin, Jucken der Haut sowie der Vulva, Haken- und Bandwürmer
Kombinationen: s.S. 342
Dosis: 5 - 20g

Dongkuizi (Semen Abutilon)

Temperaturverhalten: kalt
Sapor: süß
Orbisbezug: Dickdarm, Dünndarm
Wirkung: Laxierend, diuretisch, die Milchsekretion in Gang bringend
Indikation: Calor humidus-Befunde: Obstipation, Gedunsenheit, spärlicher Urin, Oligurie, mangelhafte Milchsekretion
Kombinationen: Fuling bei Ödemen
Kontraindikation: Bei Depletion des o. Milz sowie in der Schwangerschaft
Dosis: 5 - 15g

Bixie (Radix Dioscorea Hypoglauca)

Temperaturverhalten: neutral
Sapor: bitter
Orbisbezug: Leber, Magen
Wirkung: Humor ausleitend, abschwellend, Ventus austreibend, schmerzstillend
Indikation: Humor venti-Befunde: rheumatoide Schmerzen, spärlicher Urin, Harnverhaltung
Kombinationen: s.S. 339
Kompatibilität: Die Wirkung von Bixie wird durch Yiyiren gefördert, durch Qianhu, Chaihu, Muli und Dahuang beschränkt.
Kontraindikation: Bei Depletion von Yin
Dosis: 5 - 20g

Chixiaodou (Semen Phaseoli)

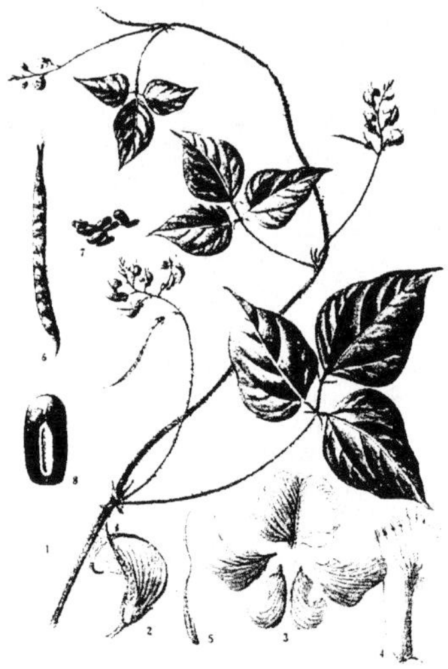

Temperaturverhalten: neutral
Sapor: süß, sauer
Orbisbezug: Herz, Dünndarm
Wirkung: Calor kühlend, Humor ausleitend, diuretisch, abschwellend, Stasen auflösend
Indikation: Humor-Befunde: Gedunsenheit, Wasseransammlungen, Ikterus, Harnverhaltung, Diarrhöe, spärlicher Urin
Kombinationen: Huanglian bei Sommerhitze
Kontraindikation: Bei Depletion von Yin
Dosis: 5 - 20g

11. Ventus und Humor austreibende Medicamenta

Duhuo (Radix Heracleum)

Temperaturverhalten: neutral, warm
Sapor: scharf, bitter
Orbisbezug: Niere, Blase
Wirkung: Humor ausleitend, Ventus austreibend, schmerzstillend
Indikation: Humor venti-Heteropathien: rheumatoide Schmerzen insbesondere der Lenden und der unteren Extremitäten
Kombinationen: s.S. 319, 343, 344, 369
Kontraindikation: Bei Depletion von Yin und Xue
Dosis: 5 - 15g

Xixiancao (Herba Siegesbeckiae)

Temperaturverhalten: kalt
Sapor: scharf, bitter
Orbisbezug: Niere, Leber
Wirkung: Humor ausleitend, Ventus austreibend, o. Leber besänftigend, schmerzstillend
Indikation:
a) Humor venti-Befunde: Kopfschmerzen, rheumatoide Schmerzen, Rückenschmerzen, Knieschmerzen
b) Calor humidus: Hautjucken, Windpocken, Geschwüre
Kombinationen: Weilingxian bei Taubheit
Dosis: 15 - 25g

Qinjiao (Gentiana Macrophylla Radix)

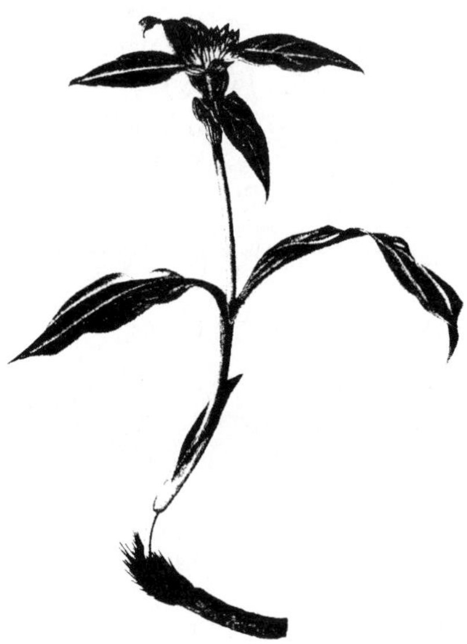

Temperaturverhalten: neutral
Sapor: scharf, bitter
Orbisbezug: Magen, Dickdarm, Leber, Galle
Wirkung: Humor ausleitend, Ventus austreibend, Calor aufhebend, Xue harmonisierend
Indikation:
a) Humor venti-Befunde: Gelenkschmerzen, Muskelkrämpfe
b) Calor humidus-Befunde: Obstipation, Harnverhaltung, Ikterus
Kombinationen: s.S. 359
Kontraindikation: Bei Depletion von Qi und Xue
Dosis: 5 - 15g

Wujiapi (Acanthopanax)

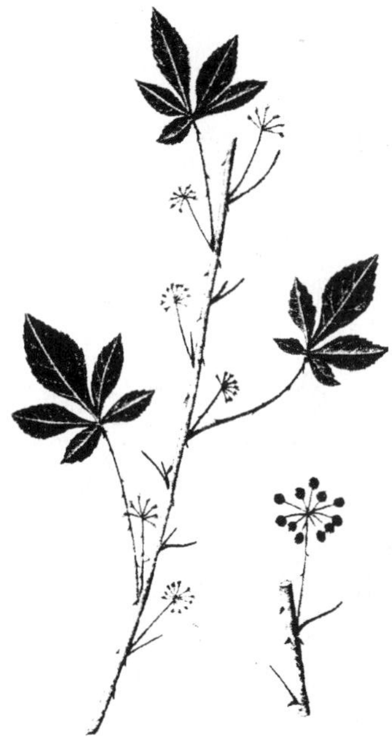

Temperaturverhalten: warm
Sapor: scharf
Orbisbezug: Leber, Niere
Wirkung: Humor ausleitend, Ventus austreibend, Sehnen kräftigend, die Qi Leitbahnen in Gang bringend.
Indikation:
a) Humor venti-Befunde: Gelenkschmerzen, Rückenschmerzen, Beinschmerzen
b) Calor humidus-Befunde: Harnverhaltung, Gedunsenheit, Impotenz
Kombinationen: Fuling bei Ödemen
Kontraindikation: Bei Depletion desYin
Dosis: 5 - 15g

Mugua (Fructus Chaenomeles sinensis)

Temperaturverhalten: warm
Sapor: sauer
Orbisbezug: Leber, Magen, Milz
Toxizität: Exzessiver Gebrauch kann Zähne schädigen
Wirkung: Humor umwandelnd, den o. Magen harmonisierend, Sehnen lockernd, die Qi Leitbahnen in Gang bringend
Indikation:
a) Humor o. Leber: Gelenkschmerzen, rheumatoide Schmerzen in Lenden und Knien, Kraftlosigkeit der Muskulatur
b) Humor oo. Milz und Magen: Diarrhöe, Übelkeit, Gedunsenheit
Kombinationen: Huoxiang bei Sommerhitze
Dosis: 5 - 15g

Weilingxian (Radix Clematidum)

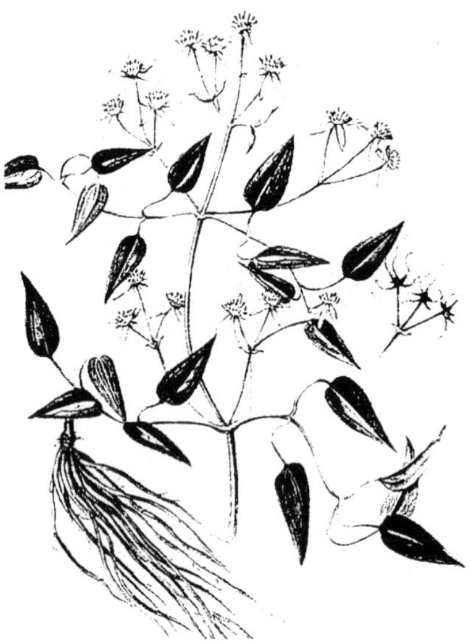

Temperaturverhalten: warm
Sapor: scharf, salzig
Orbisbezug: Blase
Wirkung: Humor ausleitend, Ventus austreibend, die Qi Leitbahnen durchgängig machend, schmerzstillend
Indikation:
a) Humor venti-Befunde: Gelenkschmerzen, rheumatoide Schmerzen Rückenschmerzen, Beinschmerzen
b) Grätengefühl im Hals
Kombinationen: Qianghuo bei Gelenkschmerzen
Kontraindikation: Bei jeder Depletion
Dosis: 5 - 20g

Haitongpi (Erythrina Cortex)

Temperaturverhalten: neutral
Sapor: bitter
Orbisbezug: Leber, Niere
Wirkung: Humor ausleitend, Ventus austreibend, die Qi Leitbahnen durchgängig machend
Indikation:
a) Humor venti-Befunde: Gelenkschmerzen, Ischias
b) Calor humidus-Befunde: Schmerzen, Hitze des Kniegelenkes, parasitäre Hautkrankheit
Kombinationen: Qianghuo bei Gelenkschmerzen
Dosis: 5 - 15g

Sangzhi (Morus Ramulus)

Temperaturverhalten: kühl
Sapor: bitter
Orbisbezug: Leber
Wirkung: Calor kühlend, Humor ausleitend, Ventus austreibend, die Qi Leitbahnen durchgängig machend
Indikation:
a) Humor venti-Befunde: Gelenkschmerzen, Spasmen
b) Calor venti-Befunde: Schmerzen in heißen Gelenken
Kombinationen: Jianghuang bei Gelenkschmerzen
Dosis: 5 - 15g

12. Algor austreibende Medicamenta

Wuzhuyu (Fructus Evodia)

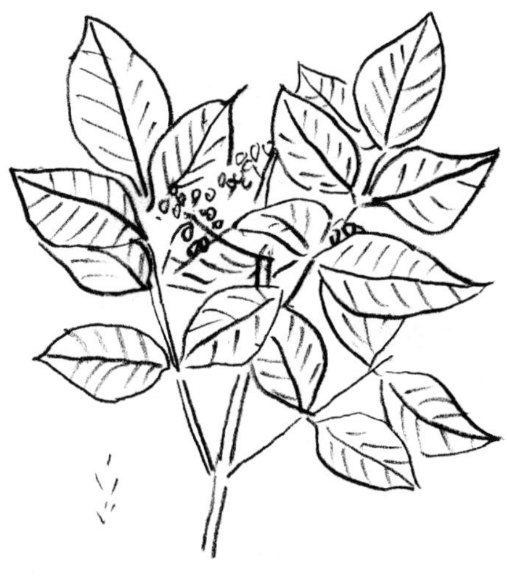

Temperaturverhalten: heiß
Sapor: scharf, bitter

Toxizität: gering
Orbisbezug: Leber, Niere, Milz, Magen
Wirkung: Die Mitte (oo. Magen und Milz) wärmend, Schmerzen stillend, Kontravektionen absenkend, antiparasitisch.
Indikation:
a) Algor oo. Milz und Magen: Magenschmerzen, Bauchschmerzen, Schmerzen in den Flanken
b) Dysregulation oo. Leber und Milz: Schleimbrechen, Kopfschmerzen, Halsschmerzen, Aphthen, Durchfall
Kombinationen: s.S. 364
Kompatibilität: Die Wirkung der Wuzhuyu wird durch Danshen gestört. Die Toxizität der Wuzhuyu wird durch Gancao gemindert, durch Zishiying aufgehoben.
Kontraindikation: Bei Depletion des Yin sowie während der Schwangerschaft
Dosis: 5 - 15g

Rougui (Cinnamomi cassiae cortex)

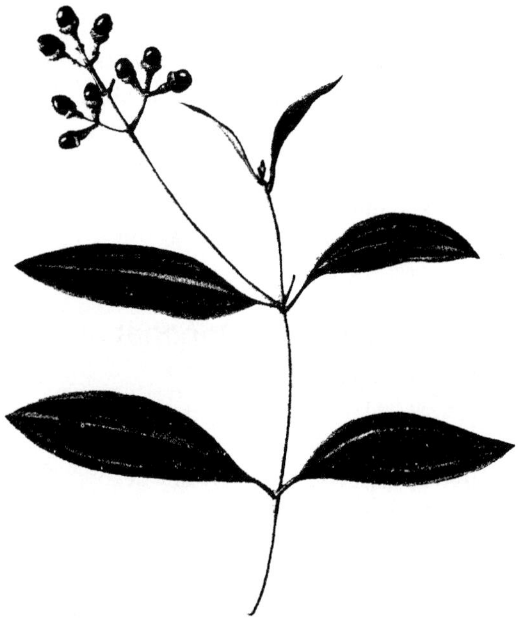

Temperaturverhalten: heiß
Sapor: scharf, süß
Orbisbezug: Niere
Wirkung: Yang erwärmend, Qi ergänzend, Schmerzen beseitigend
Indikation:
a) Algor-Befunde: Bauchschmerzen, Diarrhöe
b) Depletion Yang o. Niere: Impotenz, kalte Extremitäten
Kombinationen: s.S. 370
Kompatibilität: Die Wirkung von Rougui wird durch Renshen, Gancao gefördert, durch frische Zwiebeln gestört.
Dosis: 1 - 3g

Chuanjiao (Fructus Zanthoxylum)

Temperaturverhalten: heiß
Sapor: scharf
Orbisbezug: Lunge, Galle, Niere, Milz, Magen
Wirkung: Die Mitte (die oo. Magen und Milz) wärmend, Schmerzen stillend, antiparasitisch.
Indikation:
a) Algor humidus oo. Milz und Magen: Kältegefühl in Leibesmitte und Bauch, Diarrhöe
b) Band- und Spulwürmer
Kontraindikation: Bei Depletion des Yin
Dosis: 5 - 15g

Dingxiang (Flos Caryophyllata)

Temperaturverhalten: heiß
Sapor: scharf
Orbisbezug: Lunge, Niere, Milz, Magen
Wirkung: Die Mitte (oo. Magen und Milz) wärmend, Kontravektionen absenkend, das Yang des o. Niere kräftigend
Indikation:
a) Algor der Mitte: Übelkeit, Aufstoßen, Kältegefühl in Leibesmitte und Bauch
b) Algor Depletion: Diarrhöe, Impotenz
Kombinationen: s.S. 372
Kontraindikation: Bei Depletion des Yin
Dosis: 2 - 6g

Xiaohuixiang (Foeniculum)

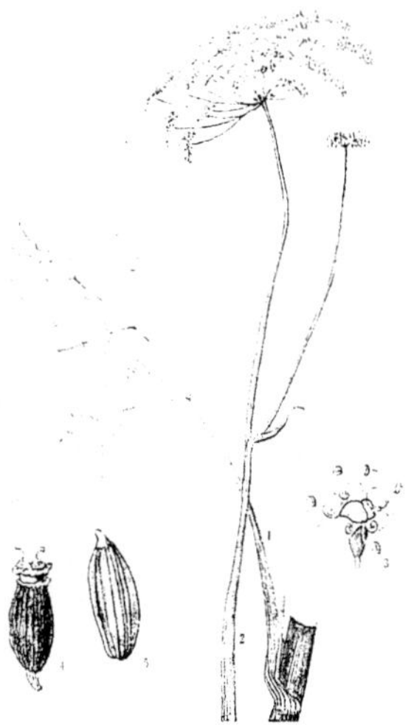

Teil 7

Temperaturverhalten: heiß
Sapor: scharf
Orbisbezug: Leber, Niere, Milz, Magen
Wirkung: Algor zerstreuend, schmerzstillend, den o. Magen harmonisierend
Indikation:
a) Algor bedingte Blockaden: Übelkeit, ziehende Schmerzen im Unterbauch, Kältegefühl im Abdomen
b) Algor o. Magen: Aufstoßen, Appetitverlust
Kombinationen: s.S. 356
Kontraindikation: Bei Depletion des Yin und jedem Calor-Befund
Dosis: 5 - 15g

13. Sedierende Medicamenta

Zhusha (Cinnabaris)

Temperaturverhalten: kühl
Sapor: süß
Orbisbezug: Herz
Wirkung: Die aktive Energie des o. Herz absenkend, Unruhe beseitigend, entgiftend
Indikation:
a) Repletion o. Herz: Erregbarkeit, Schlaflosigkeit, Herzklopfen
b) Calor-Pituita: Halsentzündungen, Epilepsie
Kombinationen: s.S. 372
Kompatibilität: Die Wirkung von Zhusha wird durch Cishi gestört. Die Toxizität der Zhusha wird durch Cheqianzi, Shiwei, Zaojiaoci, Juemingzi, Qumai, Tiannnan xing, Fuzi, Diyu, Zihuadiding und Digupi aufgehoben.
Kontraindikation: während der Schwangerschaft
Dosis: 0.5 - 1g

Cishi (Magnetium)

Temperaturverhalten: kalt
Sapor: scharf
Orbisbezug: Leber, Herz
Wirkung: Unruhe beseitigend, Erregbarkeit unterdrückend, den o. Niere stützend
Indikation:
a) Nach oben schlagendes Leber-Yang: Ohrensausen, Schwerhörigkeit
b) Depletion Yin oo. Leber und Niere: Schwindel, Erregbarkeit, Schlaflosigkeit, Herzklopfen, Sehstörungen
c) Depletion o. Niere: Kurzatmigkeit, Keuchen
Kombinationen: s.S. 368
Kompatibilität: Die Wirkung von Cishi wird durch Chaihu gefördert, durch Mudanpi gestört. Die Giftigkeit der Cishi wird durch Zhusha gedämpft.
Dosis: 15 - 50g

Muli (Ostreae Concha)

Temperaturverhalten: neutral, mit Tendenz zu Kälte
Sapor: salzig
Orbisbezug: Leber, Galle, Niere
Toxizität: Überdosierung kann zu Obstipation führen.
Wirkung: das Yin rigierend, Pituita auflösend, Körpersäfte sammelnd und befestigend, Zusammenballung zerstreuend
Indikation:
a) Depletion o. Niere: Nachtschweiße, periodisches Fieber, Diarrhöe
b) Emporschlagendes Yang o. Leber: Kopfschmerzen, Ohrensausen, Schwindel, Erregbarkeit
c) Emporschlagendes Yang o. Herz: Schlaflosigkeit, Herzklopfen
d) Auswurf, Magenschmerzen.
Kombinationen: s.S. 370
Kompatibilität: Die Wirkung von Muli wird durch Beimu, Gancao, Niuxi sowie Yuanzhi gefördert und durch Mahuang, Wuzhuyu, Xinyi sowie Xixin gestört. Die Giftigkeit der Muli wird durch Salmiacum gedämpft.
Kontraindikation: Bei Humor
Dosis: 15 - 50g

Zhenzhu (Margarita Concha)

Temperaturverhalten: kalt
Sapor: salzig, süß
Orbisbezug: Leber, Herz
Wirkung: Emporschlagendes Yang der oo. Leber und Herz absenkend, sedierend
Indikation:
a) Calor o. Leber: Kopfschmerzen, Ohrensausen, Sehstörungen
b) Pavor-Befunde im o. Herz: Epilepsie, Schwindel, Erregbarkeit, Schlaflosigkeit, Herzklopfen
Kontraindikation: Bei fehlenden Calor- oder Ardor-Befunden
Dosis: 0.5 - 1g

Hupo (Succinum)

Temperaturverhalten: neutral
Sapor: süß
Orbisbezug: Leber, Herz , Lunge, Blase
Wirkung: Blockaden auflösend, Muskeln belebend, ab-

schwellend, Unruhe beseitigend
Indikation:
a) Pavor-Befunde im o. Herz: Epilepsie, Erregbarkeit, Schlaflosigkeit, Herzklopfen
b) Blockaden des Energieflusses: Hämatome, Bauchschmerzen, Harnverhaltung, ausbleibende Regel
Kombinationen: Cheqianzi bei Miktionsstörungen
Kontraindikation: Bei Depletion des Yin
Dosis: 1 - 5g

Fushen (Poria Radicis)

Temperaturverhalten: neutral
Sapor: süß
Orbisbezug: Herz , Milz, Niere
Wirkung: sedierend, den o. Herz harmonisierend, Unruhe beseitigend
Indikation: Depletion des o. Herz: Unruhe, Schreckhaftigkeit, Schlaflosigkeit, Herzklopfen, Obstipation
Kombinationen: s.S. 371
Dosis: 15 - 25g

Suanzaoren (Semen Ziziphus Spinosa)

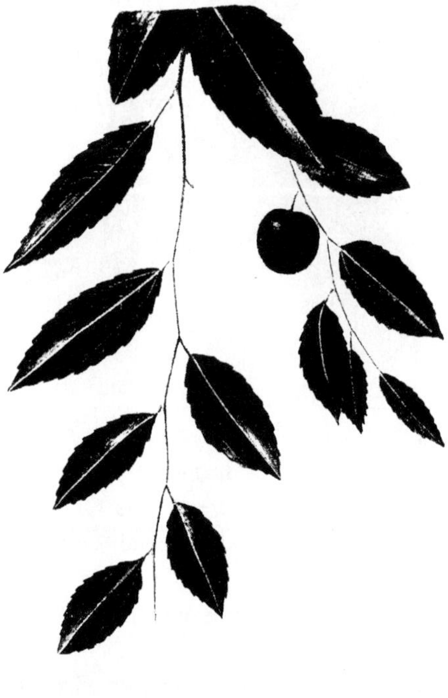

Temperaturverhalten: neutral
Sapor: süß, sauer
Orbisbezug: Herz , Milz, Leber, Galle
Wirkung: Die oo. Leber und Galle stützend, den o. Herz harmonisierend, Unruhe beseitigend
Indikation:
a) emporschlagendes Yang: Unruhe, Schlaflosigkeit,[1] Herzklopfen
b) Depletion Yin: Ängstlichkeit, Vergesslichkeit, Nachtschweiße, spontane Schweiße
Kombinationen: s.S. 349, 367, 368
Kompatibilität: Die Wirkung von Suanzaoren wird durch Fangji gestört.
Kontraindikation: Bei jeder Repletion
Dosis: 15 - 25g

Baiziren (Semen Biota)

Temperaturverhalten: neutral
Sapor: süß
Orbisbezug: Herz, Niere
Wirkung: Den o. Herz stützend, Unruhe beseitigend, laxierend
Indikation:
a) Depletion des o. Herz: Unruhe, Ängstlichkeit, Nachtschweiße, Schlaflosigkeit, Herzklopfen, Vergesslichkeit
b) Depletion: Obstipation
Kombinationen: s.S. 367
Kompatibilität: Die Wirkung von Baiziren wird durch Rougui und Muli gefördert, durch Juhua und Shenqu beschränkt.
Kontraindikation: Bei Diarrhöe
Dosis: 15 - 25g

Yuanzhi (Radix Polygala)

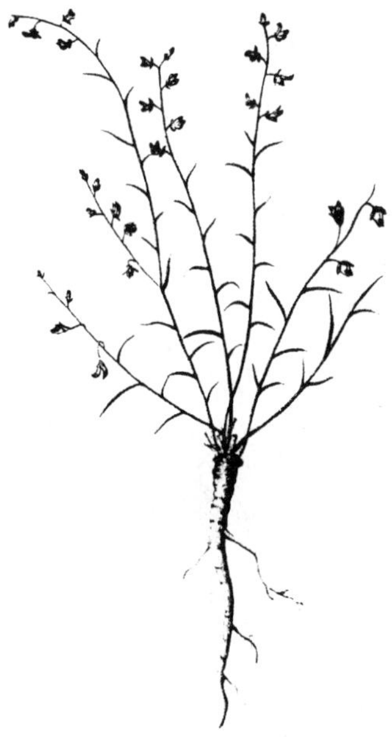

[1] Physiologisch-pharmazeutische Wirkung: inhibitorischer Effekt auf das Herz; wird eingesetzt bei Hypertonie. Inhaltsstoffe: u. a. Saponine, Alkaloide, Flavone, Vitamin C. Die Fraktion der Flavone zeigt eine milde sedative Aktivität. Aus Hempen / Fischer, Leitfaden Chinesische Phytotherapie, S. 294

Temperaturverhalten: warm
Sapor: bitter, scharf
Orbisbezug: Lunge, Herz, Niere
Wirkung: Die oo. Herz und Lunge harmonisierend, Pituita austreibend, die Sinnesöffnungen freimachend, Unruhe beseitigend
Indikation:
a) Schleimblockaden des o. Herz: Schlafstörungen, Unruhe, Ängstlichkeit, Nachtschweiße, Schlaflosigkeit, Herzklopfen, Epilepsie, Vergesslichkeit
b) Schleimblockaden des o. Lunge: Husten mit Schleimauswurf
Kombinationen: s.S. 367
Kompatibilität: Die Wirkung von Yuanzhi wird durch Fu ling, Longgu, Dongkuizi gefördert und durch Zhenzhu beschränkt.
Kontraindikation: Bei Repletion
Dosis: 5 - 10g

Yejiaoteng (Polygonum multi-Caulis)

Temperaturverhalten: neutral
Sapor: süß
Orbisbezug: Herz, Leber
Wirkung: Das Xue stützend, Unruhe beseitigend, die Qi Leitbahnen durchgängig machend, Venti austreibend
Indikation:
a) Depletion o. Herz: Schlafstörungen, Unruhe
b) Depletion o. Leber: diffuse Schmerzen, Jucken der Haut
Kombinationen: s.S. 371
Dosis: 25 - 50g

Hehuanhua (Flos Albizzia)

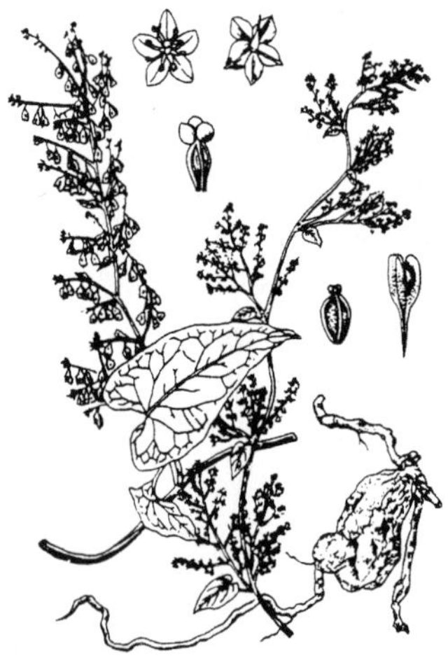

Temperaturverhalten: neutral
Sapor: süß
Orbisbezug: Herz, Milz, Lunge
Wirkung: Unruhe beseitigend, das Qi regulierend, den o. Magen öffnend
Indikation:
a) Depletion o. Herz: Depressionen, Schlafstörungen, Unruhe
b) Depletion o. Magen: Klumpengefühl in der Leibesmitte, Aufstoßen, Verdauungsstörungen
Dosis: 5 - 15g

Hehuanpi (Albizzia Cortex)

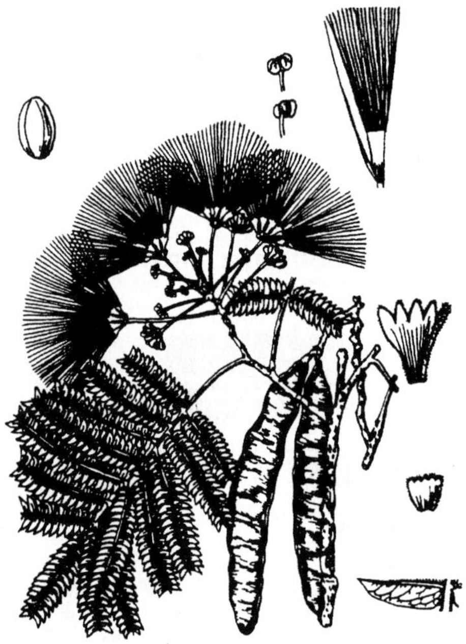

Temperaturverhalten: neutral
Sapor: süß
Orbisbezug: Herz, Milz, Lunge
Wirkung: Unruhe beseitigend, das Qi regulierend, das Xue dynamisierend, schmerzstillend
Indikation:
a) Depletion o. Herz: Depressionen, Schlafstörungen, Unruhe
b) Wunden, Knochenbrüche, Schmerzzustände
Kombinationen: Danshen bei Schlaflosigkeit, Depression, Reizbarkeit
Dosis: 15 - 25g

14. Medicamenta, die den o. Leber besänftigen und sedieren

Shijueming (Haliotidum Concha)

Temperaturverhalten: kalt
Sapor: salzig
Orbisbezug: Leber
Wirkung: Calor kühlend, die Augen klärend, die Aktivität des o. Leber und Yang besänftigend
Indikation:
a) Nach oben schlagendes o. Leber-Yang: Kopfschmerzen, Schwindel
b) Calor o. Leber: rote, geschwollene Augen, Glaukom, trübe, unscharfe Sicht, Taubheit der Hände
Kompatibilität: Die Wirkung von Shijueming wird durch Xuanfuhua gestört.
Kombinationen: s.S. 370f
Kontraindikation: Bei Depletion der oo. Milz und Magen
Dosis: 15 - 50g

Tianma (Gastrodia Rhizoma)

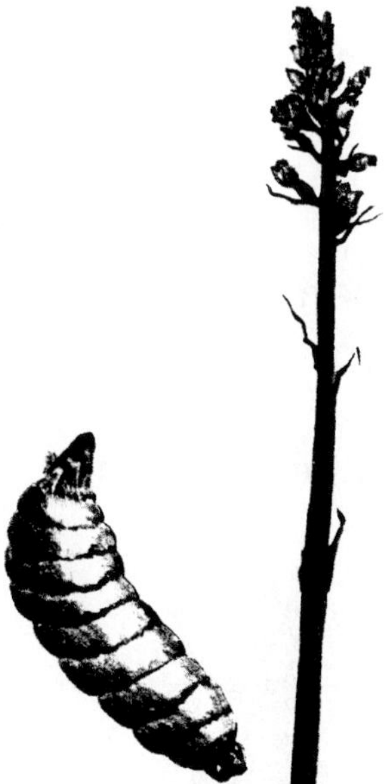

Temperaturverhalten: neutral, Tendenz zu Wärme
Sapor: süß
Orbisbezug: Leber
Wirkung: Die Aktivität des o. Leber besänftigend, Ventus beruhigend, Angstzustände beseitigend, Krämpfe lösend
Indikation:
a) Ventus o. Leber: Schlaganfall, Kopfschmerzen, Schwindel
b) Algor-Befunde: rheumatoide Schmerzen in den Gliedern, Taubheit, Rückenschmerzen
Kombinationen: s.S. 370, 375
Kontraindikation: Bei Depletion des Ying
Dosis: 5 - 15g

Gouteng (Uncaria Ramulus)

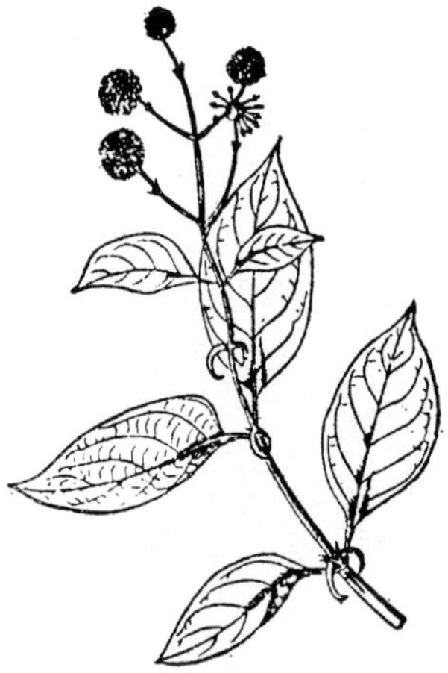

Temperaturverhalten: neutral, mit Tendenz zu Kälte
Sapor: süß
Orbisbezug: Herz, Kreislauf-Sexus
Wirkung: Die Aktivität des o. Leber besänftigend, Ventus beruhigend, Calor kühlend, Krämpfe lösend
Indikation:
a) Ventus pavoris-Befunde: Kopfschmerzen, Schwindel
b) Calor venti o. Leber: Fieber, Erregbarkeit, hysterische Krämpfe
Kombinationen: s.S. 370, 371
Kontraindikation: Bei fehlender Indikation von Repletion oder Calor
Dosis: 5 - 15g

Baijili (Fructus Tribulus)

Temperaturverhalten: neutral, Tendenz zu Wärme
Sapor: scharf, bitter
Orbisbezug: Leber, Lunge
Wirkung: Die Aktivität des o. Leber besänftigend, Ventus beruhigend, die Augen klärend
Indikation:
a) Repletion Qi o. Leber: Spannungsgefühl am Rippenbogen
b) Emporschlagendes Yang o. Leber: Kopfschmerzen, Schwindel

c) Ventus o. Leber: gerötete, tränende Augen, Hautjucken
Kombinationen: Gouteng bei Kopfschmerzen
Kompatibilität: Die Wirkung von Baijili wird durch Fuzi gestört
Kontraindikation: Bei jeder Art von Depletion sowie in der Schwangerschaft
Dosis: 10 - 15g

Jiangcan (Bombyx)

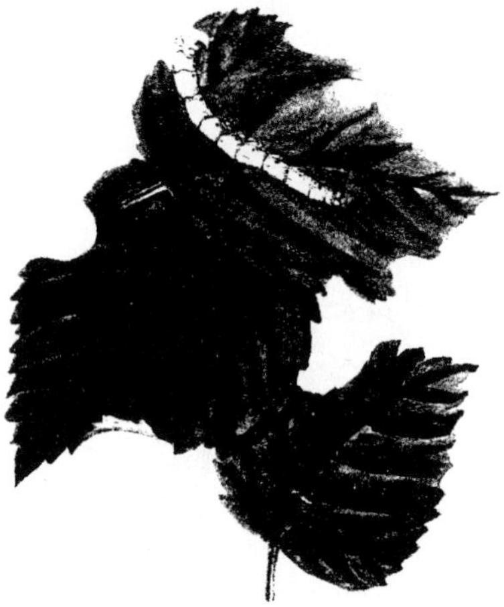

Temperaturverhalten: neutral
Sapor: scharf, salzig
Orbisbezug: Leber, Lunge
Wirkung: Calor kühlend, die Aktivität des o. Leber besänftigend, Ventus beruhigend, krampflösend, Pituita umwandelnd
Indikation:
a) Calor venti-Befunde: Kopfschmerzen, Schwindel, Zahnschmerzen, Halsschmerzen
b) Calor pituita-Befunde: Krämpfe, gerötete, tränende Augen, Schlaganfall
c) Ventus humidus: Hautjucken, Windpocken
Kombinationen: s.S. 323
Kompatibilität: Die Wirkung von Jiangcan wird gestört durch Jiegeng, Fuling, Bixie und Sangpiaoxiao.
Dosis: 5 - 15g

Quanxie (Buthus martensi)

Temperaturverhalten: neutral
Sapor: scharf
Orbisbezug: Leber
Toxizität: Gefahr der Atemlähmung[1]
Wirkung: Ventus beruhigend, krampflösend, Zusammenballungen verteilend, entgiftend

[1] Vgl. Hempen / Fischer, Leitfaden Chinesische Phytotherapie, S. 298

Indikation:
a) Humor venti-Befunde: Kopfschmerzen, Schwindel, rheumatoide Schmerzen in den Gliedern
b) Pituita venti-Befunde: Krämpfe aller Art, Tetanus, Schlaganfall, Hemiplegie
c) Calor humidus: Geschwüre, Wunden, Schwellungen
Kombinationen: Wugong bei Muskelkrämpfen
Kontraindikation: Depletion des Xue und dadurch entstehender Ventus sowie in der Schwangerschaft
Dosis: 2 - 5g im Dekokt , 1 - 2g äußerlich nach Bedarf

Wugong (Scolopendra)

Temperaturverhalten: warm
Sapor: scharf
Orbisbezug: Leber
Toxizität: keine Überdosierung
Wirkung: Ventus beruhigend, krampflösend, entgiftend
Indikation:
a) Pavor venti: Epilepsie, Krämpfe aller Art, Tetanus
b) Calor venti humidus: rheumatoide Schmerzen in den Gliedern, Schlangenbisse, Geschwüre
Kombinationen: Gancao bei Geschwüren.
Kompatibilität: Die Toxizität von Wugong wird durch Kochsalz aufgehoben
Kontraindikation: Bei Depletion des Xue sowie in der Schwangerschaft
Dosis: 2 - 5g

15. Medicamenta, die das Qi regulieren

Chenpi (Citrus Pericarpium)

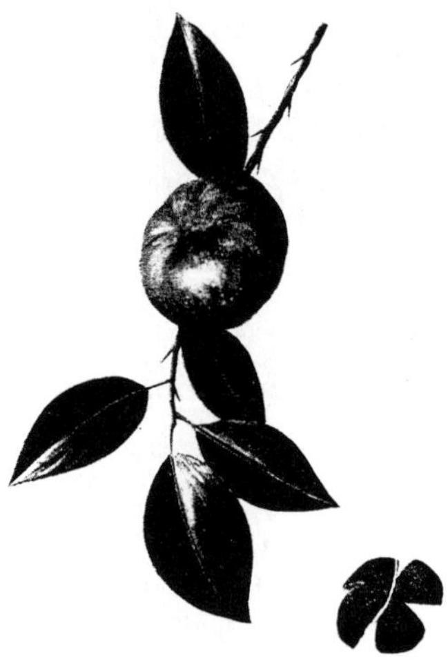

Temperaturverhalten: warm
Sapor: scharf, bitter
Orbisbezug: Milz, Lunge
Wirkung: Das Qi regulierend, den o. Milz kräftigend, Humor trocknend, Pituita umwandelnd
Indikation:
a) Träger, stockender Fluß der aktiven Energien der oo. Milz und Magen: Blähungen, Klumpengefühl im Magen, Übelkeit, Aufstoßen, Appetitverlust, Durchfall
b) Schleimblockaden im Thorax: Husten mit Auswurf, Spannungsgefühle in der Brust
Kombinationen: s.S. 323, 330, 334, 337, 339, 377
Kontraindikation: Bei Calor repletionis
Dosis: 5 - 15g

Qingpi (Fructus Citrus Immaturus)

Temperaturverhalten: warm
Sapor: bitter, scharf
Orbisbezug: Leber, Galle
Wirkung: Das Qi zerstreuend, Zusammenballungen auflösend, den o. Leber freimachend, schmerzstillend
Indikation:
a) Verdauungsblockaden: Magenschmerzen, Aufstoßen, Bauchschmerzen
b) Repletive Stauungen im o. Leber: Druckgefühl und Spannungsgefühle in der Brust
Kombinationen: Xiangfu bei geschwollener Mamma
Kontraindikation: Bei Depletion des Qi und Depletion des Yin.
Dosis: 5 - 15g

Zhishi (Fructus Citrus Immaturus)

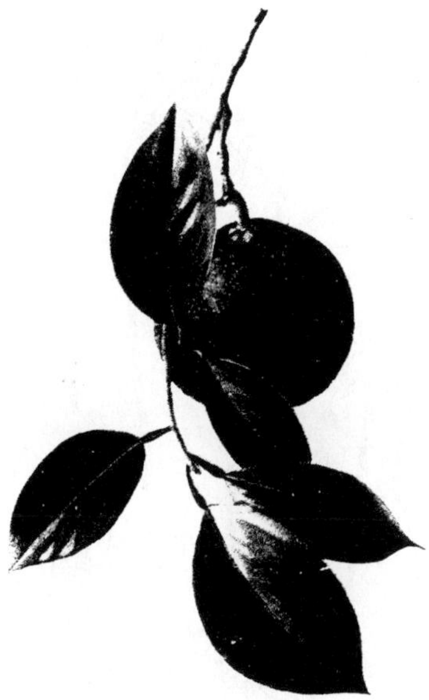

Temperaturverhalten: neutral, mit Tendenz zu Kälte
Sapor: bitter
Orbisbezug: Milz, Magen
Wirkung: Das Qi bewegend, Blockaden, Stauungen, Zusammenballungen auflösend, Pituita umwandelnd
Indikation:
a) Repletion im Calorium (Erwärmer) medium: Blähungen, Klumpengefühl im Magen, Bauchschmerzen, Obstipation, Diarrhöe
b) Repletive Stauungen im o. Lunge: Spannungsgefühle in der Brust, Husten
Kombinationen: s.S. 315, 327, 329, 332, 341
Kontraindikation: Bei Depletion der oo. Milz und Magen sowie in der Schwangerschaft
Dosis: 4 - 15g

Wuyao (Radix Lindera)

Temperaturverhalten: warm
Sapor: scharf
Orbisbezug: Milz, Niere, Blase, Lunge
Wirkung: Das Qi harmonisierend, die Brust freimachend, Algor zerstreuend, schmerzstillend
Indikation:
a) Kontravektionen: Blähungen, Klumpengefühl im Magen, Übelkeit, Bauchschmerzen, Obstipation, Diarrhöe, Druck- und Spannungsgefühle in der Brust
b) Algor-Befunde: Schmerzen während der Regel, Polyurie
Kombinationen: s.S. 358
Kontraindikation: Bei Depletion des Qi und Xue
Dosis: 5 - 15g

Xiangfu (Rhizoma Cyperus)

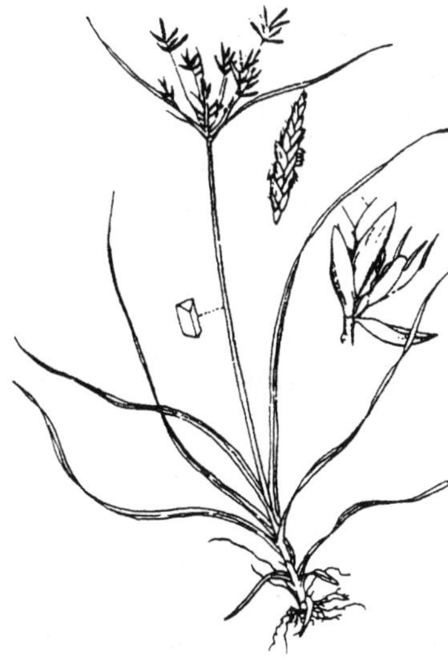

Teil 7

Temperaturverhalten: neutral
Sapor: scharf, süß, Tendenz zu bitter
Orbisbezug: Leber, 3-Erwärmer
Wirkung: Das Qi harmonisierend, die Menstruation regulierend, Depression behebend, schmerzstillend
Indikation:
a) Repletion-Befunde: Blähungen, Klumpengefühl im Magen, Appetitverlust, Bauchschmerzen, Druck- und Spannungsgefühle in der Brust
b) Kontravektionen: unregelmäßige oder schmerzhafte Regel
Kombinationen: s.S. 372
Kompatibilität: Die Wirkung von Xiangfu wird durch Chuanxiong und Cangzhu gefördert.
Kontraindikation: Bei Depletion des Qi und Calor Xue
Dosis: 10 - 20g

Chenxiang (Aquilariae Lignum)

Temperaturverhalten: warm
Sapor: scharf, bitter
Orbisbezug: Milz, Magen, Niere
Wirkung: Das Qi absenkend, die Mitte erwärmend, schmerzstillend
Indikation:
a) Algor repletionis der Mitte: Bauchschmerzen, Blähungen, Klumpengefühl im Magen, Übelkeit, Aufstoßen, Schweratmigkeit
b) Algor o. Niere: Diarrhöe, Impotenz, Harnträufeln
Kombinationen: s.S. 372
Kontraindikation: Bei Depletion von Yin und Ardor
Dosis: 2 - 5g

Shidi (Calyx Kaki)

Temperaturverhalten: neutral
Sapor: bitter, adstringierend
Orbisbezug: Magen
Wirkung: Das Qi absenkend, Aufstoßen beruhigend
Indikation: Algor o. Magen: Schluckauf, Übelkeit, Aufstoßen
Dosis: 5 - 15g

Dafupi (Areca Catechu Peric)

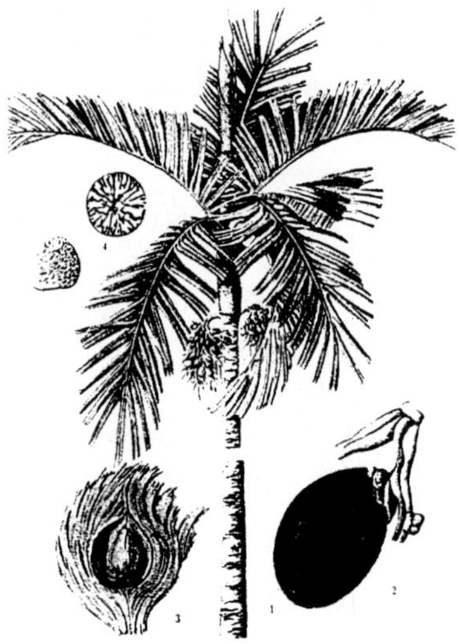

Temperaturverhalten: neutral, Tendenz zu Wärme
Sapor: scharf
Orbisbezug: Milz, Magen, Dickdarm, Dünndarm
Wirkung: Das Qi absenkend, die Mitte weitend, diuretisch, abschwellend
Indikation:
a) Repletion-Befunde: Blähungen, Klumpengefühl im Magen und in der Brust
b) Humor-Blockaden: Diarrhöe, Obstipation, Gedunsenheit
Kombinationen: s.S. 314, 337, 339, 340
Kontraindikation: Bei Depletion des Qi
Dosis: 5 - 15g

Xiebai (Allii bulbus)

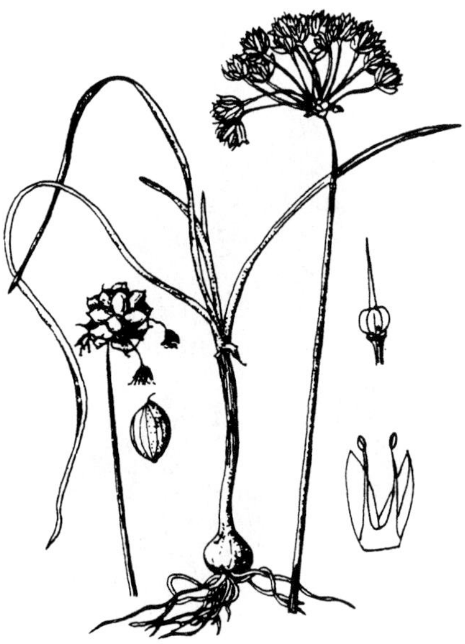

Temperaturverhalten: warm
Sapor: scharf, bitter
Orbisbezug: Magen, Dickdarm, Lunge
Wirkung: Das Qi absenkend, Pituita umwandelnd, Algor wärmend, Schmerzen stillend
Indikation: Repletion o. Lunge: Husten, Keuchen, Auswurf, Schmerzen im Brustbereich
Kombinationen: s.S. 355f.
Kontraindikation: Bei Depletion des Qi
Dosis: 5 - 15g

Foshou (Fructus Citrus sarcodactylis)

Temperaturverhalten: warm
Sapor: scharf, bitter, sauer
Orbisbezug: Milz, Leber, Lunge
Wirkung: Das Qi harmonisierend, die Brust freimachend, Pituita umwandelnd
Indikation:
a) Repletion-Befund der Mitte: Appetitverlust, Blähungen, Klumpengefühl in Magen und Brust
b) Algor o. Lunge: Husten mit Auswurf, Erbrechen
Kombinationen: s.S.
Kontraindikation: Bei Depletion Yin und Calor
Dosis: 3 - 8g

Chuanlinzi (Fructus Melia)

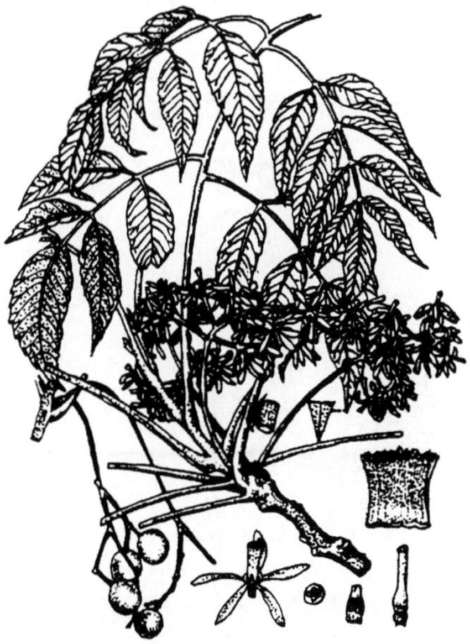

Temperaturverhalten: kalt
Sapor: bitter
Toxizität: gering
Orbisbezug: Leber, Kreislauf-Sexus, Dünndarm
Wirkung: Calor kühlend, Humor ausleitend, das Qi regulierend, schmerzstillend, antiparasitisch
Indikation:
a) Nach oben schlagender Ardor: stechende Schmerzen in Leibesmitte, Bauchschmerzen, Klumpengefühl im Magen und in der Brust
b) äußerlich bei Kopfkrätze
Kombinationen: Yuanhusuo bei Hernienschmerzen
Kontraindikation: Bei Depletion und Algor der oo. Milz und Magen
Dosis: 3 - 8g

16. Medicamenta, die das Xue regulieren

Chuanxiong (Radix Ligustium)

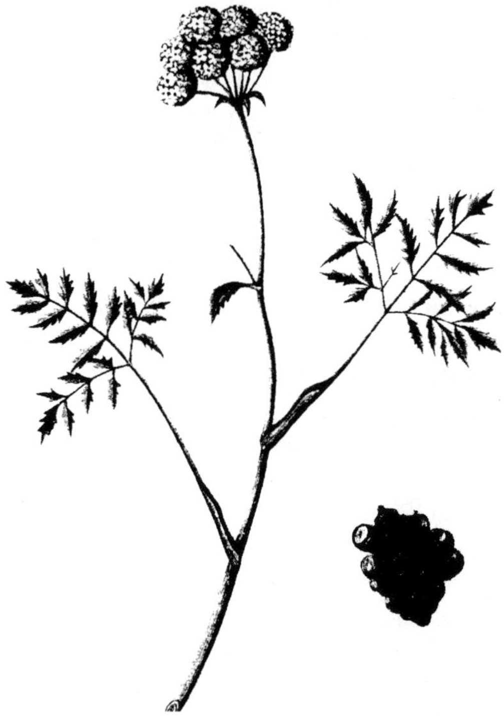

Temperaturverhalten: warm
Sapor: scharf
Orbisbezug: Leber, Kreislauf-Sexus, Galle
Wirkung: Das Xue belebend, das Qi bewegend, Ventus austreibend, schmerzstillend
Indikation:
a) Stasen des Xue: stockende, schmerzhafte Regel, Hämatome
b) Humor venti-Befunde: Gelenkschmerzen
c) Calor venti-Befunde: Kopfschmerzen, Klumpengefühl

in der Brust
Kombinationen: 317, 320, 332, 343, 348
Kompatibilität: Die Wirkung von Chuanxiong wird durch Danggui gefördert, durch Huanglian beschränkt, durch Huashi, Shanzhuyu gestört und darf nicht gemeinsam verwendet werden mit Lilu.
Kontraindikation: Bei Depletion Yin und Ardor sowie Kopfschmerzen bei hochschlagendem Leber-Yang.
Dosis: 5 - 15g

Danshen (Radix Salvia Miltiorrhiza)

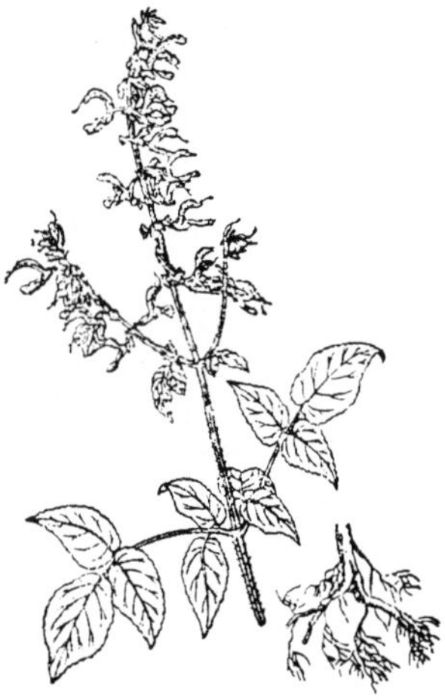

Temperaturverhalten: neutral, mit Tendenz zu Kälte
Sapor: bitter
Orbisbezug: Leber, Herz
Wirkung: Das Xue bewegend, kühlend, Unruhe beseitigend, Stauungen auflösend, schmerzstillend
Indikation:
a) Depletion Yang o. Herz: Schlaflosigkeit, Palpitationen, Angstzustände
b) Stasen des Xue: stockende, schmerzhafte Regel, Hämatome, Geschwüre
c) Humor venti-Befunde: Gelenkschmerzen, Kopfschmerzen, Klumpengefühl in der Brust
Kombinationen: s.S. 322, 367
Kompatibilität: Die Wirkung von Danshen wird beschränkt durch Salzwasser und verträgt sich nicht mit Lilu.
Kontraindikation: In der Schwangerschaft
Dosis: 5 - 25g

Yujin (Curcuma Tuber)

Temperaturverhalten: kalt
Sapor: bitter, scharf
Orbisbezug: Leber, Herz, Lunge
Wirkung: Das Qi bewegend, das Xue kühlend, Depressionen beseitigend, Stauungen auflösend
Indikation:
a) Calor repletionis o. Leber: Schmerzen in Rippenbögen, stockende, schmerzhafte Regel
b) Humor-Befunde: Klumpengefühl in der Leibesmitte, Ikterus, Bewusstseinstrübung
Kombinationen: s.S. 371f.
Kompatibilität: verträgt sich nicht mit Dingxiang
Kontraindikation: Bei jeder Art von Depletion sowie in der Schwangerschaft
Dosis: 5 - 15g

Jianghuang (Rhizoma Curcuma Longae)

Temperaturverhalten: warm
Sapor: bitter, scharf
Orbisbezug: Leber, Milz
Toxizität: Bei Überdosierung können Magenbeschwerden auftreten.[1]
Wirkung: Das Qi bewegend, Stasen des Xue zerschlagend, die Regel harmonisierend, schmerzstillend
Indikation:
a) Calor repletionis der Mitte: Schmerzen in Rippenbögen und Bauch, stockende, schmerzhafte Regel
b) Humor venti-Befund: Muskel- und Gelenkschmerzen
Kombinationen: s.S. 341
Kontraindikation: Bei jeder Art von Depletion
Dosis: 5 - 15g

Yimucao (Herba Leonurus)

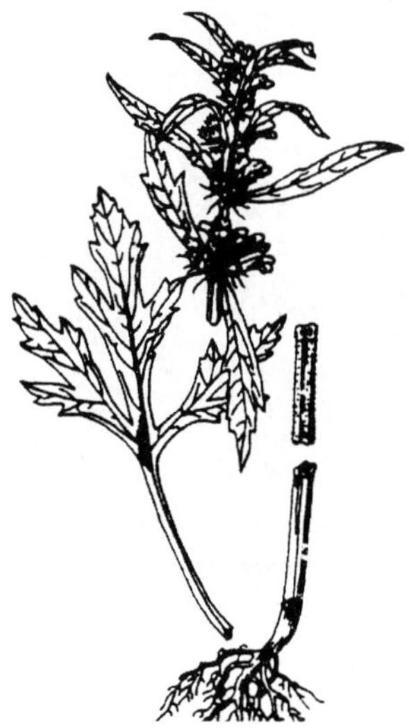

Temperaturverhalten: neutral mit Tendenz zu Kälte
Sapor: bitter, scharf
Orbisbezug: Leber, Kreislauf-Sexus
Wirkung: Das Xue belebend, die Regel harmonisierend,

[1] Vgl. Hempen / Fischer, Leitfaden Chinesische Phytotherapie, S. 358

diuretisch
Indikation:
a) Repletion-Befunde: stockende, schmerzhafte Regel, Hämatome, Kopfschmerzen, Schwindel
b) Calor humidus-Befunde: spärlicher Urin, Wasseransammlungen
Kombinationen: s.S. 371
Kontraindikation: Bei Depletion des Xue
Dosis: 5 - 15g

Sanleng (Rhizoma Sparganlum)

Temperaturverhalten: neutral
Sapor: bitter
Orbisbezug: Leber, Milz
Wirkung: Das Qi bewegend, Stasen des Xue zerschlagend, die Regel harmonisierend, schmerzstillend
Indikation:
a) Calor repletionis: schmerzhafte Regel, Ausbleiben der Regel
b) Calor der Mitte: Stauungen im Unterleib nach der Geburt, Bauchschmerzen, Trommelbauch
Kombinationen: Ezhu bei Schmerzen im Unterleib
Kontraindikation: Bei Depletion der oo. Milz und Magen sowie in der Schwangerschaft
Dosis: 5 - 15g

Baishao (Radix Paeonia alba)

Temperaturverhalten: neutral mit Tendenz zu Kälte
Sapor: bitter, sauer
Orbisbezug: Leber
Toxizität: Bei gleichzeitiger Gabe von Gerinnungshemmern kann sie deren Wirkung verstärken - erhöhte Blutungsgefahr.
Wirkung: Das Xue regulierend, das Struktivpotential sammelnd, den o. Leber beruhigend, erweichend, schmerzstillend
Indikation:
a) Calor repletionis o. Leber: Schmerzen an den Rippenbögen, Regelstörungen, stockende, verfrühte, schmerzhafte, ausbleibende Regel
b) Calor Depletion Xue: Schwindel, Magenschmerzen, Bauchschmerzen, Diarrhöe, spontane Schweiße, Nachtschweiße
Kombinationen: s.S. 317, 320, 329, 332, 336, 368
Kompatibilität: Die Wirkung von Baishao wird durch Shihu und Mangxiao gestört, durch Xiaoji beschränkt und verträgt sich nicht mit Lilu.
Kontraindikation: Bei Depletion von Algor
Dosis: 15 - 25g

Ruxiang (Olibanum Gumml)

Temperaturverhalten: warm
Sapor: bitter, scharf
Orbisbezug: Herz, Leber, Milz
Wirkung: Das Qi bewegend, schmerzstillend, das Xue belebend, die Sehnen entspannend
Indikation:
a) Stasen des Xue: Ausbleiben der Regel, Bauchschmerzen
b) Calor Xue: Gelenkverletzung, Gliederschmerzen, Geschwüre
Kombinationen: s.S. 361, 371, 372, 377
Kontraindikation: Bei Schwangerschaft und fehlender Stasen des Xue
Dosis: 5 - 15g

Moyao (Myrrha)

Temperaturverhalten: neutral
Sapor: bitter
Orbisbezug: Leber
Wirkung: Das Qi bewegend, das Xue belebend, Schwellungen verteilend, schmerzstillend
Indikation:
a) Stasen des Xue: Ausbleiben der Regel
b) Calor Xue: schmerzhafte Stauungen im Unterleib nach der Geburt, Bauchschmerzen, Gelenkverletzung
c) Humor venti-Befunde: Gliederschmerzen, Geschwüre
Kombinationen: s.S. 371, 372, 377
Kontraindikation: Bei Schwangerschaft und fehlender Stasen des Xue
Dosis: 5 - 15g

Honghua (Flos Carthami)

Temperaturverhalten: warm
Sapor: scharf
Orbisbezug: Leber, Herz
Wirkung: Das Xue belebend, die Regel harmonisierend, Stasen aufhebend, schmerzstillend
Indikation:
a) Repletion, Stasen: Ausbleiben der Regel, stockende, schmerzhafte Regel
b) Calor Xue: Hämatome, schmerzhafte Stauungen im Unterleib nach der Geburt, Bauchschmerzen, Gelenkverletzung
Kombinationen: s.S. 348, 358, 359, 360
Kontraindikation: In der Schwangerschaft
Dosis: 5 - 15g

Zelan (Herba Lycopus)

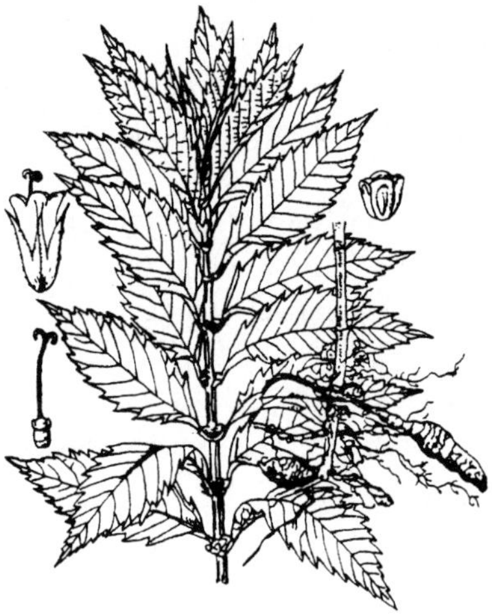

Temperaturverhalten: neutral mit Tendenz zu Wärme
Sapor: scharf, bitter
Orbisbezug: Leber, Milz
Wirkung: Das Xue belebend, die Regel harmonisierend, Stasen aufhebend, diuretisch
Indikation:
a) Repletion, Stasen: Ausbleiben der Regel, stockende, schmerzhafte Regel; Bauchschmerzen
b) Stauungen: Hämatome, Gelenkverletzung
Kombinationen: Chuanxiong bei Amenorrhöe
Kompatibilität: Die Wirkung von Zelan wird gefördert durch Fangji.
Kontraindikation: Bei Schwangerschaft und fehlender Stasen des Xue
Dosis: 5 - 15g

Yanhusuo (Corydalis Tuber)

Temperaturverhalten: warm
Sapor: scharf, bitter
Orbisbezug: Leber, Milz, Lunge, Kreislauf-Sexus
Wirkung: Das Xue belebend, das Qi dynamisierend, Stasen aufhebend, schmerzstillend
Indikation:
a) Repletion-Befunde: Schmerzhafte Regel, Schmerzen in der Brust, Bauchschmerzen
b) Stauungen: Hämatome, Gelenkverletzung, Gliederschmerzen
Kombinationen: s.S. 358, 359
Kontraindikation: Fehlen von Repletion sowie bei Schwangerschaft
Dosis: 5 - 15g

Wulingzhi (Trogopteropus Excrementum)

Temperaturverhalten: warm
Sapor: süß
Orbisbezug: Leber
Wirkung: Das Xue belebend, Stasen aufhebend, die Leitbahnen durchgängig machend, schmerzstillend
Indikation: Repletion-Befunde: schmerzhafte Regel, Hämatome, schmerzhafte Stauungen im Unterleib nach der Geburt, Bauchschmerzen, Schmerzen in der Brust
Kombinationen: s.S. 358
Kompatibilität: Die Wirkung von Wulingzhi wird gestört durch Renshen.
Kontraindikation: Depletion des Qi und in der Schwangerschaft
Dosis: 5 - 15g

Chuanshanjia (Manis Squama)

Temperaturverhalten: neutral mit Tendenz zu Kälte
Sapor: salzig
Orbisbezug: Leber, Magen
Toxizität: giftig
Wirkung: Die Leitbahnen durchgängig machend, Ventus vertreibend, die Laktation anregend, Schwellungen verteilend, Eiter ausleitend
Indikation:
a) Calor venti-Befunde: stockende, schmerzhafte Regel und Laktation, Hämatome
b) Humor venti-Befunde: Gelenkversteifung, Muskelschmerzen
c) Calor humidus: Ulcerationen, Schwellungen im Anfangsstadium
Kombinationen: s.S. 379
Kontraindikation: Bei bereits offenen Geschwüren und Wunden
Dosis: 5 - 15g

Taoren (Semen Persicae)

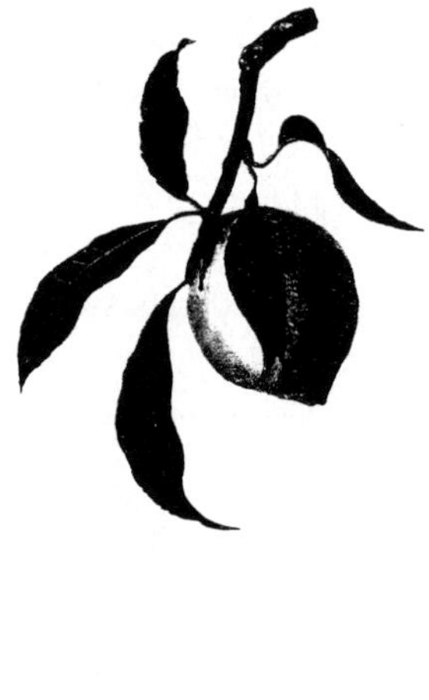

Temperaturverhalten: neutral
Sapor: bitter, süß
Orbisbezug: Leber, Herz, Dickdarm
Wirkung: Das Xue belebend, Stasen aufhebend, die Eingeweide befeuchtend, laxierend
Indikation:
a) Calor repletionis: stockende, schmerzhafte Regel, Brustschmerzen, Schwellungen
b) Calor humidus-Befunde: Entzündungen, Ulcerationen in Thorax und Unterleib, Husten, eitriger Auswurf
c) Ariditas o. Dickdarm: Obstipation
Kombinationen: s.S. 330, 348, 358, 377, 378
Kompatibilität: Die Wirkung der Taoren wird gefördert durch Xiangren.
Kontraindikation: In der Schwangerschaft
Dosis: 5 - 15g

Zaojiao (Gleditsiae Spinae)

Temperaturverhalten: warm
Sapor: scharf
Orbisbezug: Leber, Magen
Toxizität: Überdosierung kann Übelkeit verursachen
Wirkung: Schwellungen verteilend, Ventus vertreibend, Eiter ausleitend, antiparasitisch
Indikation:
a) Calor humidus-Befunde: Schwellungen, Geschwüre im Anfangsstadium, Hämatome
b) Venti humidus-Befunde: Psoriasis
Kombinationen: s.S. 379
Kompatibilität: Die Wirkung von Zaojiao wird durch Baiziren gefördert, durch Maimendong gestört, durch Renshen und Kushen beschränkt. Die Toxizität der Zaojiao wird durch Zhusha, Liuhuang gedämpft.
Kontraindikation: blutiges Erbrechen, bereits geöffnete Eiterungen sowie in der Schwangerschaft
Dosis: 5 - 15g

Wangbuliuxing (Semen Vaccariae)

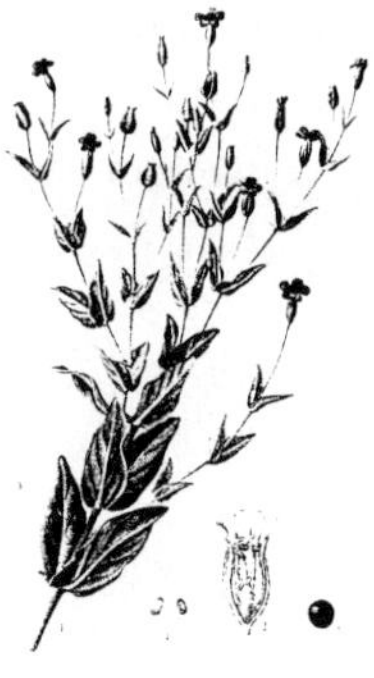

Temperaturverhalten: neutral
Sapor: bitter
Orbisbezug: Leber, Magen
Wirkung: Schwellungen verteilend, das Xue belebend, die Laktation in Gang bringend, die Regel harmonisierend
Indikation: Calor repletionis: stockende Regel und Laktation, Geschwüre, akute Rückenschmerzen
Kombinationen: s.S. 355
Kontraindikation: In der Schwangerschaft.
Dosis: 5 - 15g

17. Das Xue haltende Medicamenta

Xianhecao (Herba Agrimonia)

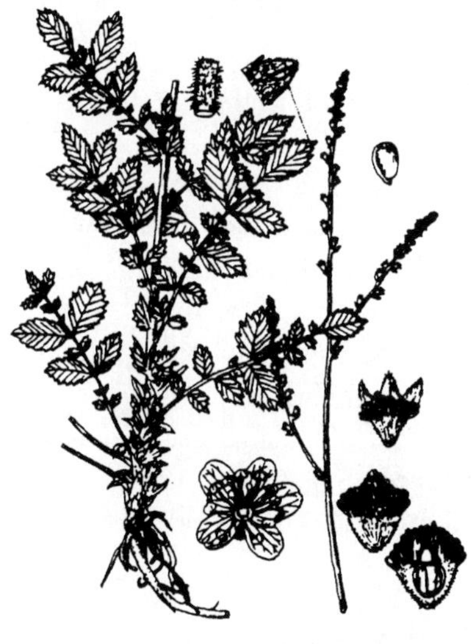

Temperaturverhalten: kühl
Sapor: bitter
Orbisbezug: Leber, Milz, Magen, Lunge, Dickdarm
Wirkung: Das Xue zusammenziehend, bändigend, blutstillend
Indikation: Calor Xue: jede Art von Blutungen aus Körperöffnungen oder Wunden, Diarrhöe
Kombinationen: Baimaogen bei Blutiger Urin
Kontraindikation: Übelkeit
Dosis: 15 - 25g

Puhuang (Typha Pollen)

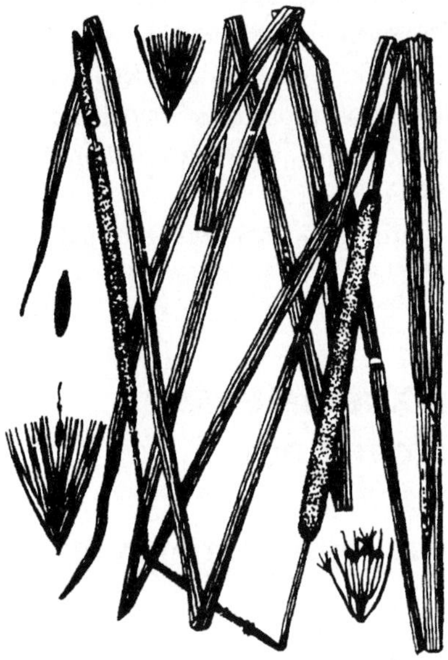

Temperaturverhalten: neutral
Sapor: süß
Orbisbezug: Leber, Kreislauf-Sexus
Wirkung: Das Xue zusammenziehend, bändigend, Stasen beseitigend, blutstillend, diuretisch
Indikation:
a) Calor Xue: Blutungen aus Körperöffnungen, Bauchschmerzen, Magenschmerzen
b) Calor repletionis: Stauungen, schmerzhafte Regel
Kombinationen: s.S. 359, 361, 362
Kontraindikation: Bei Depletion des Yin.
Dosis: 10 - 20g

Baiji (Bletilla Tuber)

Temperaturverhalten: neutral, mit Tendenz zu Kälte
Sapor: süß, scharf, adstringierend
Orbisbezug: Leber, Lunge, Magen
Wirkung: schmerzstillend, das Xue bändigend, häemostiptisch
Indikation:
a) Calor Xue: Husten, blutiger Auswurf, Nasenbluten
b) Calor repletionis: blutende Wunden, offene Geschwüre
Kombinationen: Pipaye bei Husten.
Kompatibilität: Die Wirkung von Baiji wird durch Zishiying gefördert, durch Xingren, Yuliren beschränkt und verträgt sich nicht mit Fuzi.
Kontraindikation: Bei Ardor der oo. Lunge und Magen
Dosis: 5 - 15g

Daji (Herba Cirsii)

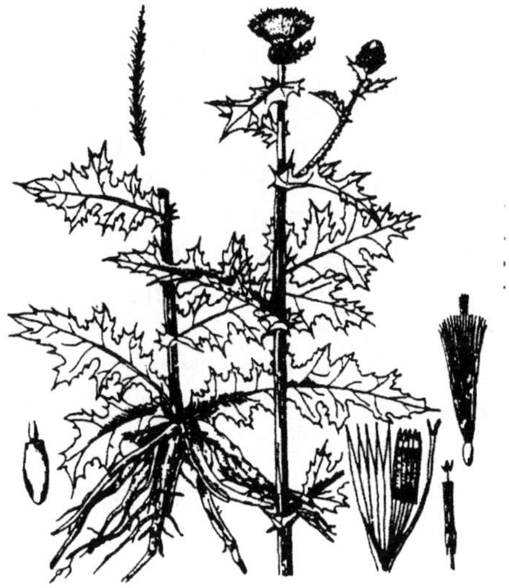

Temperaturverhalten: kühl
Sapor: süß
Orbisbezug: Leber, Milz
Wirkung: Das Xue kühlend, bändigend, Stasen auflösend, abschwellend
Indikation:
a) Calor Xue: blutiger Auswurf, Nasenbluten
b) Calor humidus: Schwellungen, Geschwüre
Kontraindikation: Bei Algor depletionis der oo. Milz und Magen
Dosis: 5 - 15g

Xiaoji (Herba Cephalanopli)

Temperaturverhalten: kühl
Sapor: süß
Orbisbezug: Leber, Milz
Wirkung: Das Xue kühlend, bändigend, Calor humidus ausleitend, abschwellend
Indikation:
a) Calor Xue: Blutungen aus den Körperöffnungen, Blut im Urin, Blut im Stuhl, Nasenbluten
b) Calor humidus: Schwellungen, Geschwüre
Kombinationen: s.S. 361f.
Kontraindikation: Bei Algor depletionis der oo. Milz und Magen
Dosis: 5 - 15g

Diyu (Radix Sanguisorba)

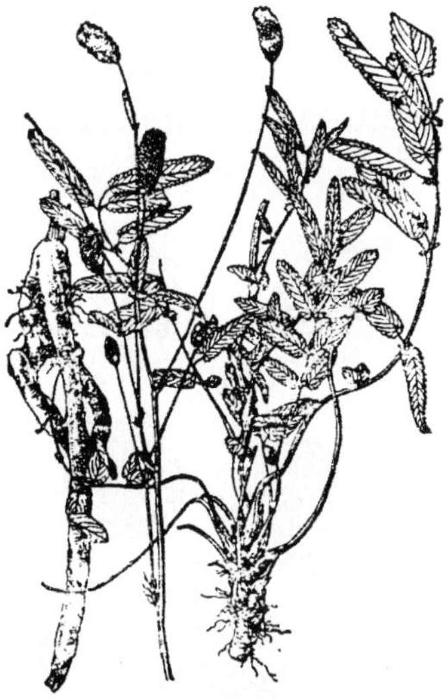

Temperaturverhalten: neutral, mit Tendenz zu Kälte
Sapor: bitter, sauer
Orbisbezug: Leber, Niere, Dickdarm
Wirkung: Das Xue kühlend, sammelnd, haemostiptisch, Calor ableitend
Indikation:
a) Calor repletionis: Blut in Urin und Stuhlgang, blutende Hämorrhoiden, Nasenbluten
b) Verbrennungen, Schwellungen, Hautverletzungen
Kombinationen: s.S. 361f.
Kompatibilität: Die Wirkung von Diyu wird durch Maimendong gestört
Kontraindikation: Bei Depletion und Algor
Dosis: 5 - 15g

Qiancao (Radix Rubia)

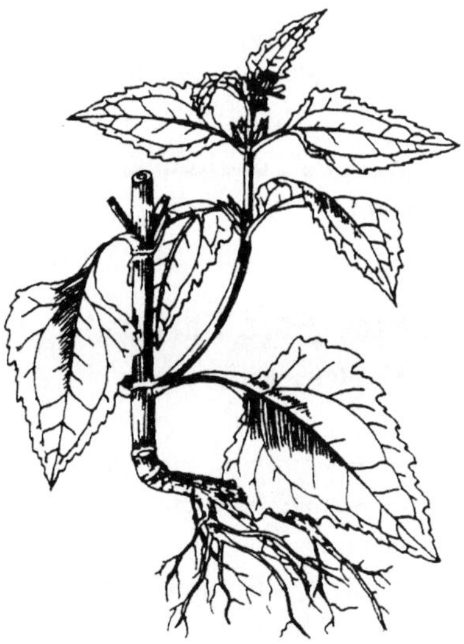

Temperaturverhalten: kalt
Sapor: bitter
Orbisbezug: Leber, Kreislauf-Sexus
Wirkung: Das Xue kühlend, haemostiptisch, Stasen aufhebend, die Leitbahnen durchgängig machend
Indikation:
a) Calor Xue: Blut in Urin, Nasenbluten; schmerzhafte, stockende Regel
b) Calor repletionis: Schwellungen, Gelenkverletzungen
Kombinationen: Zhizi, Blutungen aller Art
Kontraindikation: Fehlender Calor oder Repletion
Dosis: 10 - 15g

Sanqi (Radix Pseudoginseng)

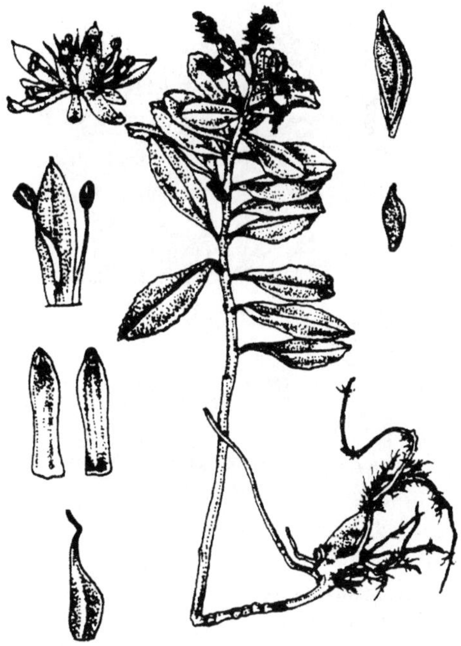

Temperaturverhalten: warm
Sapor: bitter, süß
Orbisbezug: Leber, Magen
Wirkung: Schmerzstillend, abschwellend, haemostiptisch, Stasen aufhebend
Indikation:
a) Repletion o. Leber: Blutungen aus Mund und Nase, gerötete Augen
b) Stasen Xue: Schwellungen, Gelenkverletzungen, Hämatome
Kontraindikation: Fehlende Repletion oder Pituita
Dosis: 5 - 15g

Huaihua (Flos Sophorae)

Temperaturverhalten: neutral, mit Tendenz zu Kälte
Sapor: bitter
Orbisbezug: Leber, Dickdarm
Wirkung: Das Xue kühlend, haemostiptisch, den o. Leber erfrischend, die Sicht klärend
Indikation: Calor repletionis: Blut im Urin, blutende Hämorrhoiden, Nasenbluten, Schwellungen, Gelenkverletzungen, Hämatome, gerötete Augen, Kopfschmerzen, Halsschmerzen, Brustbeklemmungsgefühl
Kombinationen: s.S. 361
Dosis: 5 - 15g

Cebaiye (Biota Carcumen)

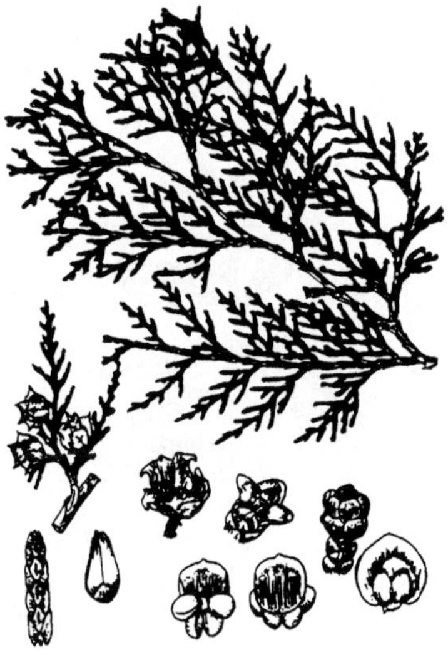

Temperaturverhalten: kalt
Sapor: bitter, adstringierend
Orbisbezug: Leber, Lunge, Dickdarm
Wirkung: Das Xue kühlend, haemostiptisch
Indikation: Calor repletionis-Befunde: Blutungen aller Art, Magenschmerzen, Husten
Kombinationen: s.S. 362
Dosis: 5 - 15g

Xueyutan (Crinis carbonisatus)

Temperaturverhalten: neutral
Sapor: bitter
Orbisbezug: Leber, Magen
Wirkung: Haemostiptisch, Stasen verteilend, diuretisch
Indikation: Calor depletionis-Befunde: Blutungen aller Art, Bauchschmerzen, spärlicher oder ausbleibender Urin
Dosis: 5 - 15g

18. Pituita umwandelnde und Husten stillende Medicamenta

Xingren (Semen Armeniacae)

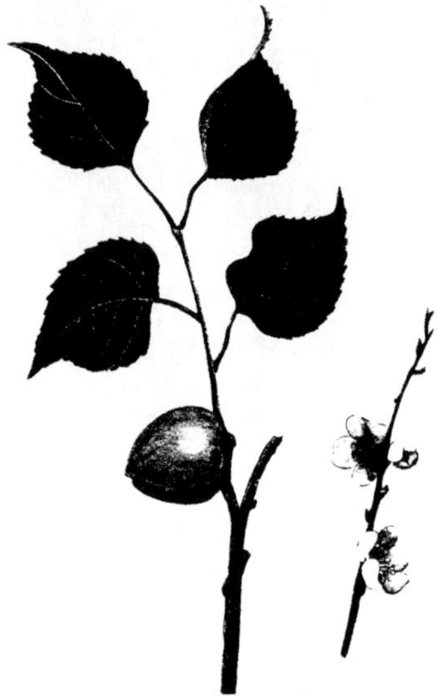

Temperaturverhalten: warm
Sapor: süß, bitter
Orbisbezug: Lunge, Dickdarm
Toxizität: Überdosierung kann Kopfschmerzen, Erbrechen, Spasmen bis hin zum Koma verursachen, deshalb Vorsicht bei der Behandlung von Kindern
Wirkung: Husten und Keuchen stillend, den o. Lunge entfaltend, laxierend
Indikation:
a) Repletion-Befunde: Keuchen, Husten, Schweratmigkeit
b) Ariditas o. Dickdarm: Obstipation
Kombinationen: s.S. 314, 316, 318, 329, 334, 373
Kompatibilität: Die Wirkung von Xingren wird durch warme Zubereitung gefördert, durch Huangqin, Huangqi, Gegen gestört. Die Toxizität wird vermindert durch Abkochen und Entfernen der Kernhülle.
Kontraindikation: Diarrhöe
Dosis: 5 - 10g

Kuandonghua (Flos Farfara)

Temperaturverhalten: warm
Sapor: scharf
Orbisbezug: Lunge
Wirkung: Den o. Lunge befeuchtend, Pituita umwandelnd, das Qi absenkend
Indikation: Repletion-Befunde: Keuchen, Husten, Auswurf, Kontravektionen

Kombinationen: s.S. 357

Kompatibilität: Die Wirkung von Kuandonghua wird durch Xingren, Ziwan gefördert, durch Xuanshen, Zaojiao gestört, durch Beimu, Mahuang, Xinyi, Huangqin, Huanglian, Huangqi, Lianqiao und Qingxiangzi beschränkt.

Kontraindikation: Bei Calor und Humor mit blutig-eitrigem Auswurf

Dosis: 5 - 15g

Ziwan (Radix Aster)

Temperaturverhalten: warm

Sapor: scharf , bitter

Orbisbezug: Lunge

Wirkung: Den o. Lunge befeuchtend, Pituita umwandelnd, das Qi absenkend, Husten stillend

Indikation: Algor depletionis o. Lunge: Kontravektionen, Keuchen, chronischer Husten, schwer löslicher Auswurf

Kombinationen: s.S. 374

Kompatibilität: Die Wirkung von Ziwan wird durch Kuandonghua gefördert, durch Chuanxiong, Yuanzhi, Qumai gestört und durch Yinchenhao beschränkt.

Kontraindikation: Bei Depletion Yin des o. Lunge

Dosis: 5 - 15g

Baibu (Radix Stemona)

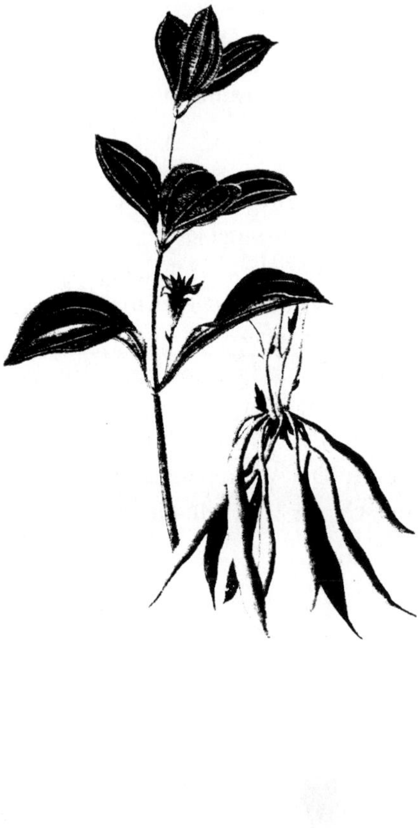

Temperaturverhalten: neutral

Sapor: süß, bitter

Orbisbezug: Lunge

Wirkung: Den o. Lunge befeuchtend, das Qi absenkend, Husten stillend, antiparasitisch

Indikation: Ariditas o. Lunge: Kontravektionen, Husten, Auswurf, Spulwurmbefall, Flöhe, Läuse

Kombinationen: s.S. 374

Kontraindikation: Bei Depletion der oo. Milz und Magen sowie Diarrhöe

Dosis: 5 - 15g

Baifuzi (Rhizoma Typhonium)

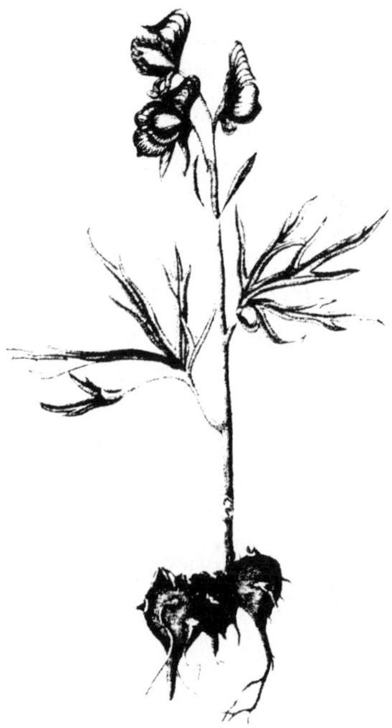

Temperaturverhalten: warm

Sapor: scharf, süß

Orbisbezug: Magen

Toxizität: giftig

Wirkung: Pituita auflösend, Venti, Algor und Humor austreibend

Indikation:

a) Ventus depletionis-Befunde: Paresen, Hemiplegie, Fazialislähmung

b) Algor humidus-Befunde: Kopfschmerzen, Schwindel

Kombinationen: Baizhi bei Kopfschmerzen

Kompatibilität: Die Wirkung von Baifuzi wird durch Erhitzen gefördert, die Toxizität wird durch Erhitzen aufgehoben

Dosis: 2 - 5g

Banxia (Rhizoma Pinellia)

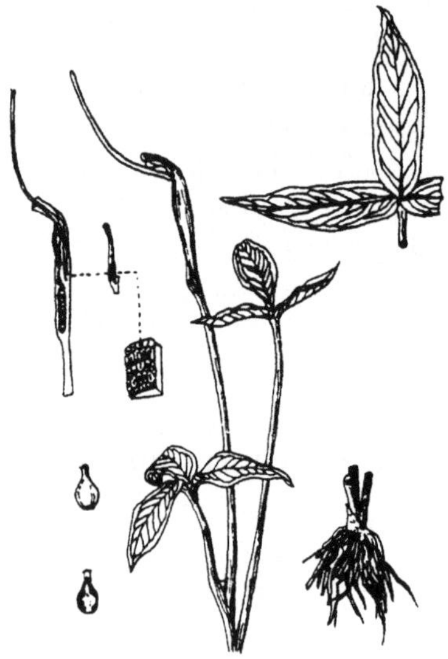

Temperaturverhalten: warm
Sapor: scharf
Orbisbezug: Milz, Magen
Toxizität: Exzessiver Gebrauch kann zur Depletion der oo. Milz und Magen führen. Bei Schwangeren kann die Einnahme zu Fehlgeburten kommen.
Wirkung: Pituita umwandelnd, Humor trocknend, den o. Magen harmonisierend, das Qi absenkend, die Mitte freimachend
Indikation:
a) Repletion humidus: Husten, Keuchen, viel Auswurf, gespannte Brust, Kontravektionen, Übelkeit, Schlaflosigkeit, Herzklopfen
b) Humor venti: Krämpfe aller Art, Hemiplegie, Paresen
Kombinationen: s.S. 317, 322, 323, 324, 346, 376
Kompatibilität: Die Wirkung von Banxia wird durch Shegan und Chaihu gefördert, durch Zaojiao gestört und durch Haizao, Yitang, Qinpi, Xionghuang beschränkt. Die Toxizität wird durch Shengjiang und Mingfan aufgehoben.
Kontraindikation: Bei Depletion des Yin sowie in der Schwangerschaft
Dosis: 5 - 15g

Tiannanxing (Rhizoma Arisaematum)

Temperaturverhalten: warm
Sapor: scharf, bitter
Orbisbezug: Milz, Magen, Leber
Toxizität: Giftig! Die unpräparierte Droge kann Nekrose und Taubheitsgefühl der Zunge verursachen.[1]
Wirkung: Pituita umwandelnd, Humor trocknend, Venti austreibend, krampflösend
Indikation:
a) Humor venti-Befunde: Krämpfe aller Art, Kiefersperre, Epilepsie, Übelkeit, Schmerzen in Gliedern, Paresen, Hemiplegie, Fazialislähmung
b) Repletion humidus: Keuchen, Auswurf, gespannte Brust, Kontravektionen
Kombinationen: Tianma bei Benommenheit
Kompatibilität: Die Wirkung von Tiannanxing wird durch Fuzi, Ganjiang und Shengjiang beschränkt, die Toxizität wird durch Fangfeng aufgehoben.
Kontraindikation: Bei Depletion des Yin
Dosis: 2 - 10g

Jiegeng (Radix Platycodon)

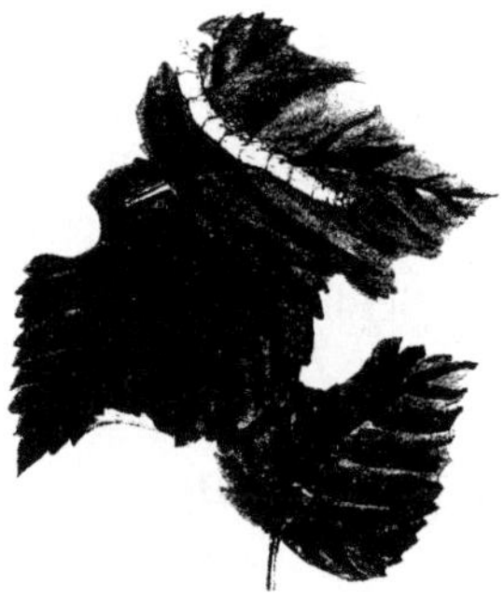

Temperaturverhalten: neutral, Tendenz zu Wärme
Sapor: scharf, bitter
Orbisbezug: Lunge
Wirkung: Pituita umwandelnd, den o. Lunge entfaltend, hustenstillend, Eiter ausscheidend
Indikation:
a) Ulcerationen des o. Lunge: Bronchitis, Pneumonie, Stimmverlust, Halsschmerzen
b) Algor venti-Befunde: Keuchen, Husten, eitriger Auswurf, Brustschmerzen
Kombinationen: s.S. 318, 319, 320, 321, 323, 375
Kompatibilität: Die Wirkung von Jiegeng wird durch Schweinefleisch gestört, durch Baiji und Qinjiao beschränkt.
Dosis: 5 - 10g

[1] Vgl. Hempen / Fischer, Leitfaden Chinesische Phytotherapie, S. 406

Xuanfuhua (Flos Inula)

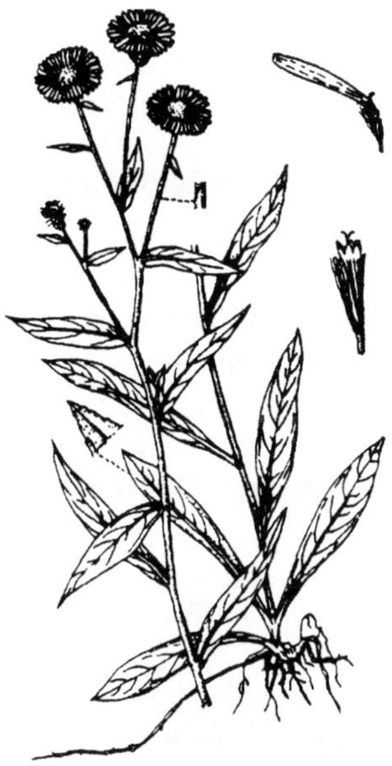

Temperaturverhalten: neutral, Tendenz zu Wärme
Sapor: scharf, bitter, salzig
Orbisbezug: Lunge, Milz, Magen, Leber
Wirkung: Pituita umwandelnd, den o. Leber entfaltend, Keuchen stillend, Kontravektionen absenkend
Indikation:
a) Repletion-Befunde: Keuchen, Husten, Auswurf, Kontravektionen, Brustbeklemmungsgefühl
b) Algor depletionis der Mitte: Schluckauf, Aufstoßen
Kombinationen: s.S. 357
Kontraindikation: Bei Depletion aller Art
Dosis: 5 - 15g

Baijiezi (Semen Sinapis)

Temperaturverhalten: warm
Sapor: scharf
Orbisbezug: Lunge
Toxizität: Keine höhere Dosierung und Langzeitanwendung wegen Gefahr der Nervenschädigung
Wirkung: Pituita ableitend, das Qi mobilisierend, Schwellungen zerstreuend, schmerzstillend
Indikation:
a) Repletion humidus: Gliederschmerzen, Schwellungen, Geschwüre
b) Pituita-Blockade: Keuchen, Husten, Auswurf, Brustbeklemmungsgefühl, Schmerzen in den Flanken
Kombinationen: s.S. 374
Kontraindikation: Bei Depletion des o. Lunge
Dosis: 5 - 15g

Baiqian (Radix Cynanchi)

Temperaturverhalten: neutral, Tendenz zu Wärme
Sapor: scharf, süß
Orbisbezug: Lunge
Wirkung: Pituita umwandelnd, den o. Lunge entfaltend, hustenstillend, das Qi absenkend
Indikation: Algor repletionis o. Lunge: Keuchen, Husten mit viel Auswurf, Brustbeklemmungsgefühl
Kombinationen: s.S. 374
Dosis: 5 - 10g

19. Calor und Pituita umwandelnde Medicamenta

Zhebeimu (Fritillaria Cirrhosa Bulbus)

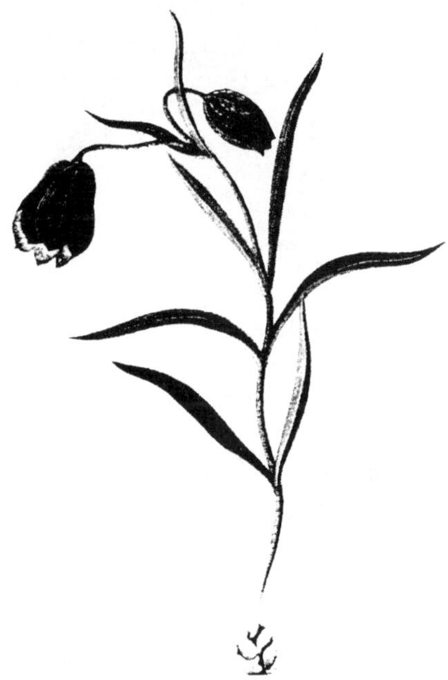

Temperaturverhalten: neutral, mit Tendenz zu Kälte
Sapor: bitter, süß
Orbisbezug: Herz, Lunge
Wirkung: Calor kühlend, Pituita umwandelnd, den o. Lunge befeuchtend, Zusammenballungen zerstreuend
Indikation:
a) Depletion o. Lunge: Chronischer Husten mit wenig klebrigem gelbem Auswurf, trockene Kehle
b) Calor-Befunde: Geschwüre
Kombinationen: s.S. 334, 336, 340, 370, 373, 377
Kompatibilität: Die Wirkung von Zhebeimu wird durch Houpo gefördert, durch Taoren gestört, und durch Qinjiao, Dahuixiang beschränkt. Es ist unverträglich mit Fuzi.

Kontraindikation: Bei Depletion und Algor der oo. Milz und Magen
Dosis: 5 - 15g

Qianhu (Radix Peucedanum)

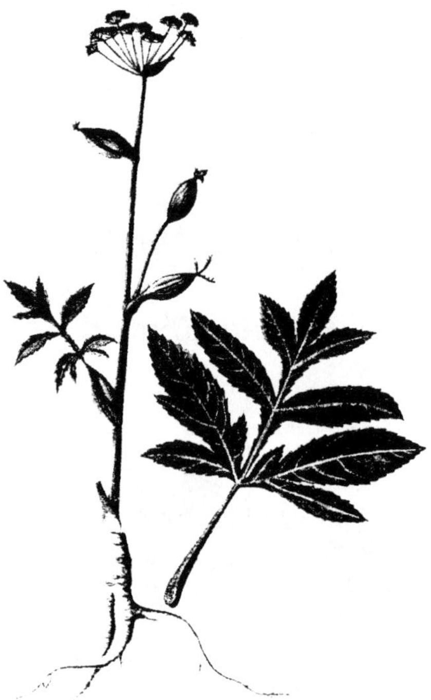

Temperaturverhalten: neutral, mit Tendenz zu Kälte
Sapor: bitter, scharf
Orbisbezug: Lunge
Wirkung: Calor kühlend, Pituita umwandelnd, den o. Lunge entfaltend, hustenstillend
Indikation:
a) Repletion o. Lunge auf der Basis von Calor venti: Kopfschmerzen, Fieber, Husten mit klebrigem gelbem Auswurf
b) Ungenügend nach unten wirkendes Lungen-Qi: Keuchen, Aufstoßen, Schweratmigkeit, schwer löslicher Auswurf
Kombinationen: s.S. 319, 334, 357
Kompatibilität: Die Wirkung von Qianhu wird durch Banxia gefördert, durch Zaojiao gestört und durch Lilu beschränkt
Dosis: 5 - 15g

Sangbaibi (Morus Cortex)

Temperaturverhalten: kalt
Sapor: süß
Orbisbezug: Lunge
Wirkung: Repletion des o. Lunge ableitend, hustenstillend, Wasser bewegend
Indikation:
a) Calor repletionis o. Lunge: Fieber, Keuchen, Husten mit viel Auswurf
b) Calor humidus: gedunsenes Gesicht, spärlicher Urin
Kombinationen: s.S. 337
Kompatibilität: Die Wirkung von Sangbaibi wird durch Xuduan, Rougui und Huomaren gefördert, die Giftigkeit wird durch Wugong gedämpft.
Dosis: 5 - 15g

Pibaye (Eriobotrua Folium)

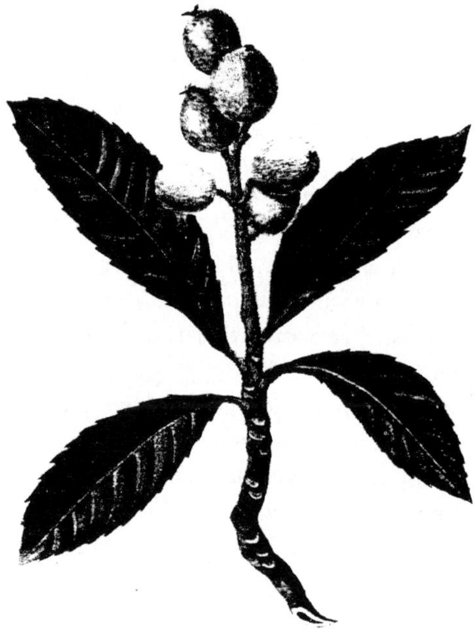

Temperaturverhalten: neutral
Sapor: bitter
Orbisbezug: Lunge
Toxizität: Wegen Hustenreiz sollten die Blätter keine Behaarung mehr aufweisen.[1]
Wirkung: Das Qi absenkend, Pituita umwandelnd, den o. Lunge erfrischend, den o. Magen harmonisierend
Indikation:
a) Calor repletionis o. Lunge: Keuchender Atem, Husten mit klebrigem Auswurf
b) Calor humidus repletionis der Mitte: Aufstoßen, Durst, Erbrechen
Kombinationen: s.S. 334
Kontraindikation: Bei Depletion und Algor
Dosis: 5 - 15g

[1] Vgl. Hempen / Fischer, Leitfaden Chinesische Phytotherapie, S. 448

Gualou (Fructus Trichosanthes)

Temperaturverhalten: kalt
Sapor: süß
Orbisbezug: Lunge, Magen, Dickdarm
Wirkung: Calor kühlend, Pituita umwandelnd, das Qi harmonisierend, Brust freimachend, hustenstillend, Ariditas befeuchtend, Zusammenballungen zerstreuend
Indikation:
a) Calor repletionis o. Lunge: Keuchen, Husten mit spärlichem zähem Schleim
b) Repletion im Oberen Calorium: Brustbeklemmungsgefühl, Schmerzen in Brust und Flanken
c) Ariditas o. Dickdarm: Obstipation
Kombinationen: s.S. 355, 373, 374
Kompatibilität: Die Wirkung von Gualou wird durch Ganjiang gestört, durch Niuxi beschränkt und ist unverträglich mit Fuzi.
Kontraindikation: Bei Depletion und Algor der oo. Milz und Magen sowie bei Diarrhöe
Dosis: 15 - 50g

Tianzhuhuang (Bambusa concretio silicea)

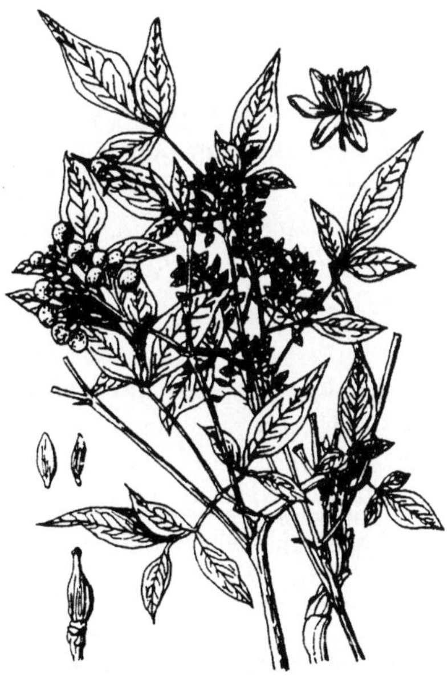

Temperaturverhalten: kalt
Sapor: süß
Orbisbezug: Lunge, Magen, Dickdarm
Wirkung: Calor kühlend, Pituita umwandelnd, Unruhe beseitigend
Indikation: Calor repletionis Pituita: Apoplexie, Spasmen, Fieber
Kombinationen: Banxia bei Husten
Dosis: 5 - 15g

Pangdahai (Semen Sterkuliae scaphigerae)

Temperaturverhalten: kalt
Sapor: süß
Orbisbezug: Lunge, Dickdarm
Wirkung: Calor kühlend, die Energie des o. Lunge entfaltend, laxierend
Indikation:
a) Calor o. Lunge: Schmerzen im Hals, Stimmverlust, Husten mit Schleim
b) Ariditas o. Dickdarm: Obstipation, Kopfschmerzen, gerötete Augen
Kombinationen: Xuanshen bei geschwollenem Rachen
Dosis: zwei bis drei Früchte 2 - 3-mal täglich überbrüht genießen

20. Verdauungsfördernde Medicamenta

Laifuzi (Semen Raphanus)

Temperaturverhalten: neutral
Sapor: süß, scharf
Orbisbezug: Lunge, Milz, Magen
Wirkung: Pituita umwandelnd, Stagnation beseitigend, die Assimilation und Verdauung anregend, das Qi absenkend
Indikation:
a) Repletion der Mitte: Husten mit Schleim, keuchender Atem
b) Stagnation des Qi: Bauchschmerzen, Trommelbauch, Klumpengefühl im Magen, Aufstoßen
Kombinationen: s.S. 374f.
Kontraindikation: Bei Depletion des Qi
Dosis: 15 - 25g

Shanzha (Fructus Crataegus)

Temperaturverhalten: neutral, Tendenz zu Wärme
Sapor: süß, sauer
Orbisbezug: Leber, Milz, Magen
Wirkung: Stagnation beseitigend, die Assimilation und Verdauung anregend, das Qi bewegend
Indikation: Stagnation Qi: Bauchschmerzen, Blähungen, besonders nach dem Genuss fetter Speisen, Diarrhöe
Kombinationen: s.S. 375

Kontraindikation: Bei Depletion der Mitte
Dosis: 10 - 20g

Shenqu (Massa Fermentata)

Temperaturverhalten: warm
Sapor: süß, scharf
Orbisbezug: Milz, Magen
Wirkung: Den o. Magen harmonisierend, den o. Milz stärkend, die Assimilation und Verdauung anregend
Indikation: Stagnation des Qi: Völlegefühl, gespannte, harte, druckempfindliche Leibesmitte, Diarrhöe
Kombinationen: s.S. 354, 368, 375, 376, 377
Kontraindikation: Bei Ardor des o. Magen
Dosis: 15 - 25g

Maiya (Fructus Hordeum)

Temperaturverhalten: neutral
Sapor: salzig
Orbisbezug: Milz, Magen
Wirkung: Die Mitte harmonisierend, den o. Magen stärkend, die Assimilation und Verdauung fördernd, die Milch zurücknehmend, den o. Leber entfaltend
Indikation: Stagnation des Qi: Appetitlosigkeit, Blähungen, Spannungsgefühl im Magen und in der Brust
Kombinationen: s.S. 370, 376, 377
Kontraindikation: Bei stillenden Müttern

Jineijin (Corneum Galli End)

Temperaturverhalten: neutral
Sapor: süß
Orbisbezug: Milz, Magen, Dünndarm, Blase
Wirkung: Die oo. Milz und Magen stärkend, Stockungen der Verdauung behebend, Enuresis beendend
Indikation:
a) Depletion oo. Milz und Magen: Blähungen, Übelkeit, Aufstoßen
b) Depletion im unteren Calorium: Gedunsenheit, Harnleiter- und Blasensteine, Samenverlust
Kombinationen: Maiya bei Verdauungsstörungen.
Dosis: 15 - 20g

21. Das Qi ergänzende Medicamenta

Renshen (Gin seng)

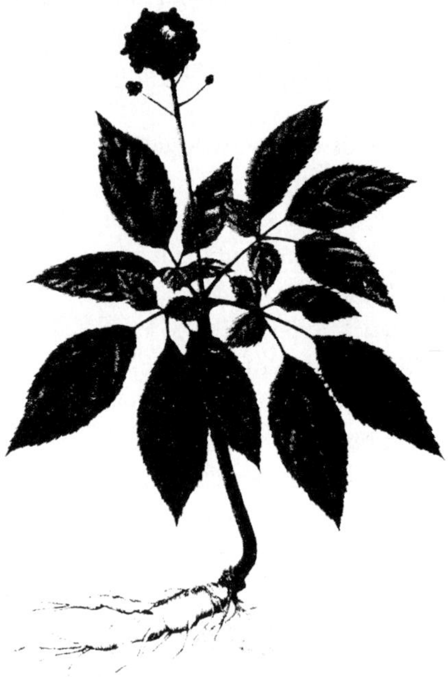

Temperaturverhalten: neutral
Sapor: süß
Orbisbezug: Milz, Lunge
Toxizität: Übermäßige höhere Dosierung kann zu Schlaflosigkeit, Blutdruckanstieg, Juckreiz sowie Schwindel führen.[1]
Wirkung: Das Qi primum ergänzend, die Mitte harmonisierend, die Produktion aktiver Säfte anregend, Unruhe beseitigend
Indikation:
a) Allgemeine Depletion des Qi: große Müdigkeit und Kraftlosigkeit, Unruhe, Angst, Palpitationen, Schlaflosigkeit
b) Depletion o. Lunge: schwacher hechelnder Atem
c) Depletion oo. Milz und Magen: chronischer Durchfall, Aftervorfall
Kombinationen: s.S. 322, 330, 332, 334, 341, 343, 377
Kompatibilität: Die Wirkung von Renshen wird durch Fuling und Ziwan gefördert, durch Salz gestört, durch Zaojiao und Wulingzhi beschränkt und ist unverträglich mit Lilu, Rettich und Tee.
Kontraindikation: Bei nach oben schlagendem Yang, Calor sowie Hypertonus
Dosis: 1 - 15g

[1]Vgl. Hempen / Fischer, Leitfaden Chinesische Phytotherapie, S. 480. [2]Physiologisch-pharmazeutische Wirkung: Steigerung des Reaktions und Leistungsvermögens (adaptogen), immunstimulierend, wird zur Stärkung und Kräftigung bei Müdigkeit, Schwächegefühl und Nachlassen der konzentration eingesetzt. Aus Hempen / Fischer, Leitfaden Chinesische Phytotherapie, S. 480

Dangshen (Radix Codonopsis Pil)

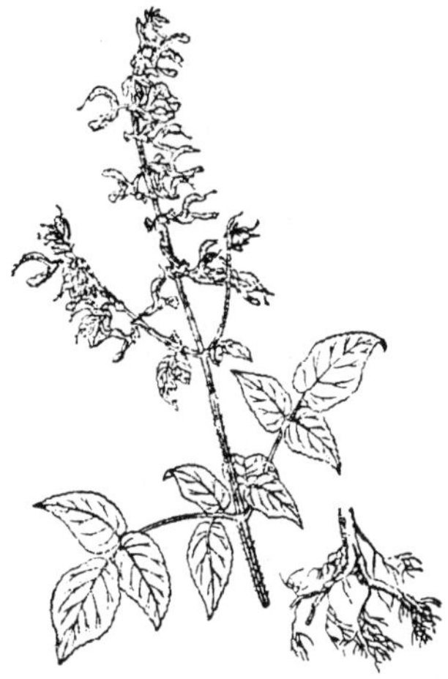

Temperaturverhalten: neutral
Sapor: süß
Orbisbezug: Milz, Lunge
Wirkung: Das Qi vermehrend, die Energien der Mitte ergänzend
Indikation:
a) Depletion o. Milz: Appetitlosigkeit, Blähungen, Aftervorfall
b) Depletion o. Lunge: Husten, Schwindel, Diarrhöe, rasche Erschöpfbarkeit, flacher Atem
Kombinationen: s.S. 322
Kompatibilität: unverträglich mit Lilu
Kontraindikation: Bei nach oben schlagendem Yang
Dosis: 5 - 15g

Huangqi (Radix Astragalus)

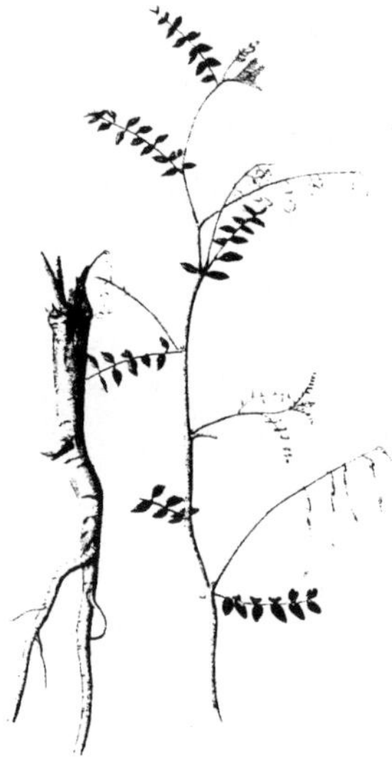

Temperaturverhalten: neutral, Tendenz zu Wärme
Sapor: süß
Orbisbezug: Milz, Lunge
Wirkung: Das Qi ergänzend, das Yang nach oben hebend, die Extima festigend, die Schweißabsonderung haltend, Gifte und Eiter ausleitend, diuretisch, entschwellend
Indikation:
a) Depletion o. Milz-Qi: große Müdigkeit, Kraft und Lustlosigkeit, Appetitlosigkeit, Diarrhöe, schwache Verdauung, Aftervorfall
b) Depletion Extima: Kurzatmigkeit, spontane Schweiße
c) Humor-Befunde: Gedunsenheit der Extremitäten, Geschwüre, Gliederschmerzen, Schwindel
Kombinationen: s.S. 330
Kompatibilität: Die Wirkung von Huangqi wird durch Fuling gefördert und durch Baixianpi gestört.
Kontraindikation: 1. bei jeder Art von Depletion, 2. Vigor Yang bei Depletion des Yin, 3. Calor humidus.
Dosis: 5 - 15g

Baizhu (Rhizoma Atractylodes macro)

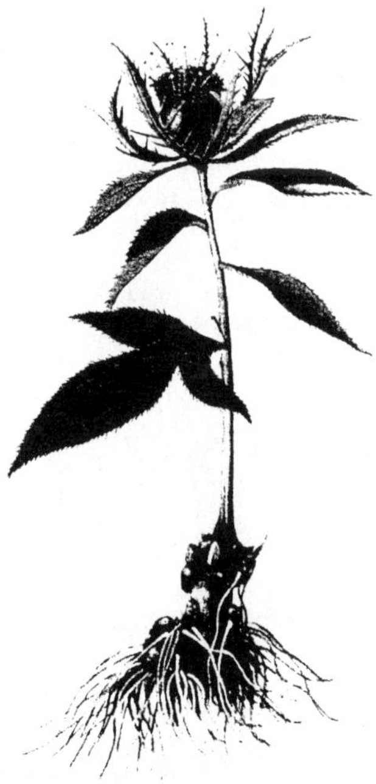

Temperaturverhalten: warm
Sapor: süß, bitter
Orbisbezug: Milz, Lunge
Wirkung: Den o. Milz ergänzend, Humor trocknend, die Mitte harmonisierend, Pituita umwandelnd

Indikation:
a) Depletion oo. Milz und Magen: Müdigkeit und Kraftlosigkeit, Appetitlosigkeit, Durchfall
b) Depletion Extima: Husten mit viel Auswurf, spontane Schweiße
c) Humor-Befunde: Gedunsenheit
d) Calor depletionis: Unruhiger Foetus
Kombinationen: s.S. 321, 333, 336, 338, 340, 377
Kompatibilität: Die Wirkung von Baizhu wird durch Fangfeng, Diyu gefördert, durch Taoren, Yuliren und Weißkohl beschränkt.
Kontraindikation: Bei Ardor auf der Grundlage von Depletion des Yin
Dosis: 5 - 15g

Huangjing (Rhizoma Polygonati rubra)

Temperaturverhalten: neutral
Sapor: süß
Orbisbezug: Milz, Lunge, Niere
Wirkung: Den o. Milz ergänzend, den o. Lunge befeuchtend
Indikation:
a) Depletion o. Milz: Müdigkeit, geringe Belastbarkeit
b) Depletion o. Lunge: Husten mit wenig Auswurf
Kombinationen: Renshen bei Müdigkeit
Kompatibilität: Die Wirkung von Huangjing wird durch Wumei beschränkt.
Kontraindikation: Bei Humor- und Pituita-Befunden, bei Diarrhöe auf der Grundlage von Algor
Dosis: 5 - 15g

Shanyao (Radix Dioscorea)

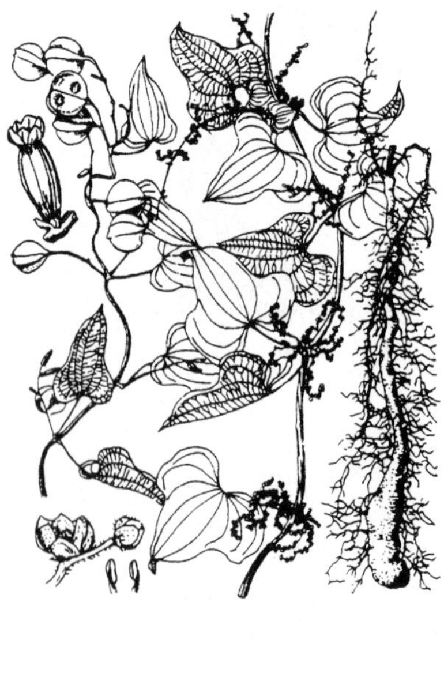

Temperaturverhalten: neutral
Sapor: süß
Orbisbezug: Milz, Lunge, Niere
Wirkung: Die Energien der Mitte ergänzend, die oo. Lunge und Niere stärkend, Durchfall behebend
Indikation:
a) Depletion oo. Milz und Magen: Geringer Appetit, Müdigkeit, Diarrhöe
b) Depletion o. Lunge: chronischer Husten, Keuchen
c) Depletion o. Niere: Samenverlust, Miktionsstörungen
Kombinationen: s.S. 347, 351, 352, 353, 354, 366, 377
Kompatibilität: Die Wirkung von Shanyao wird durch Gansui gestört.
Kontraindikation: Bei jeder Art von Repletion
Dosis: 15 - 50g

Gancao (Radix Glycyrrhizae)

Temperaturverhalten: neutral
Sapor: süß
Orbisbezug: alle Orbes
Toxizität: Einige Bestandteile verhindern bei zu hoher Dosierung oder dauerhafter Einnahme die Spaltung von Mineralocorticoiden wie z.B. Aldosteron.
Wirkung: Die Energien der Mitte ergänzend, das Qi vermehrend, Calor kühlend, entgiftend, den o. Lunge befeuchtend, Pituita austreibend, die Mischung von Arzneien harmonisierend.
Indikation:
a) Depletion oo. Milz und Magen: Bauchschmerzen, Magenschmerzen, Diarrhöe
b) Ariditas o. Lunge: chronischer Husten, Keuchen, Halsschmerzen
c) Calor humidus-Befunde: Geschwüre, Schwellungen
d) Depletion o. Herz: Herzklopfen, Nervosität
Kombinationen: s.S. 316, 318, 321, 323, 330, 366, 377
Kompatibilität: Die Wirkung von Gancao wird durch Cangzhu, Kushen gefördert, durch Yuanzhi gestört, durch Schweinefleisch beschränkt und ist unverträglich mit Gansui, Yuanhua sowie Haizao.
Kontraindikation: Bei Humor und Repletion der oo. Milz und Magen
Dosis: 2 - 8g

22. Das Yang ergänzende Medicamenta

Lurong (Cervi cornu)

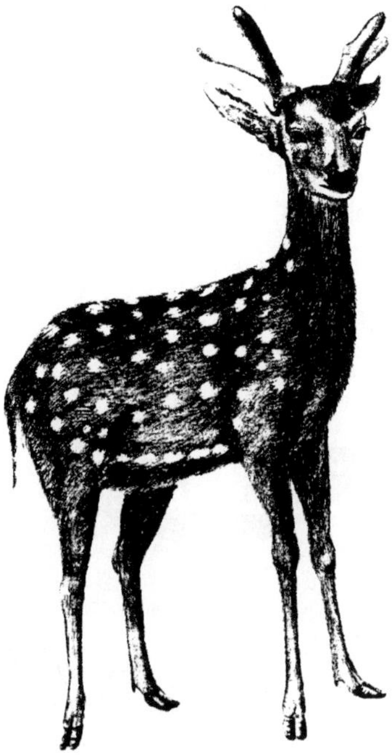

Temperaturverhalten: warm
Sapor: süß, salzig
Orbisbezug: Leber, Niere
Wirkung: Das Struktivpotential und Mark stützend, das Yang kräftigend, die Knochen stärkend
Indikation:
a) Defizienz des Yang o. Niere: Impotenz, Unfruchtbarkeit, Ohrensausen, Schwindel, Rückenschmerzen, Müdigkeit
b) Algor-Befunde: kalte Extremitäten, reichlicher Urin, nächtliches Bettnässen
Kontraindikation: Bei Calor und Repletion
Dosis: 0,5 - 1g

Duzhong (Cortex Eucommia)

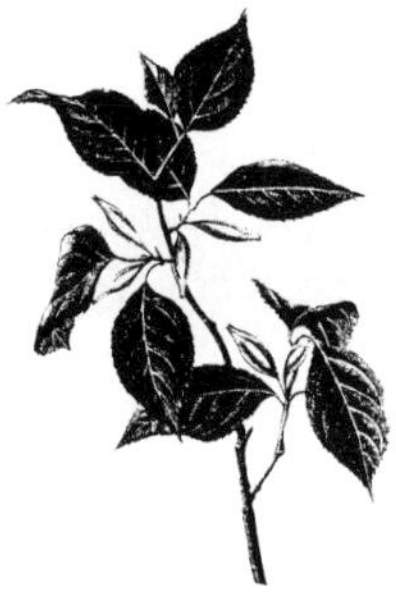

Temperaturverhalten: warm
Sapor: süß, etwas scharf
Orbisbezug: Leber, Niere
Wirkung: Die Energie der oo. Leber und Niere ergänzend, den Rücken kräftigend, die Leibesfrucht beruhigend
Indikation:
a) Depletion oo. Leber und Niere: Allgemeine Schwäche, Kraftlosigkeit, Impotenz, Harnträufeln, Rückenschmerzen, Knieschmerzen
b) Depletion Qi und Xue: Unruhiger Fötus, Müdigkeit, reichlicher Urin
Kombinationen: s.S. 343, 344, 352, 354, 371
Kompatibilität: Die Wirkung von Duzhong wird durch Xuanshen beschränkt.
Kontraindikation: Bei Ardor
Dosis: 15 - 25g

Xuduan (Radix Dipsacus)

Temperaturverhalten: neutral, Tendenz zu Wärme
Sapor: bitter
Orbisbezug: Leber, Niere
Wirkung: Die Energie der oo. Leber und Niere ergänzend, Sehnen und Knochen kräftigend, Wunden und Brüche schließend, Blutungen stillend, die Leibesfrucht beruhigend
Indikation:
a) Verletzungen und Knochenbrüche
b) Depletion oo. Leber und Niere: Harnträufeln, Rückenschmerzen, Knieschmerzen, Müdigkeit, reichlicher Urin
c) Calor depletionis o. Leber: Blutungen während der Schwangerschaft
Kombinationen: s.S. 349
Kompatibilität: Die Wirkung von Xuduan wird durch Shudihuang gefördert.
Dosis: 5 - 15g

Yizhiren (Fructus Alpinia)

Temperaturverhalten: warm
Sapor: scharf
Orbisbezug: Milz, Niere
Wirkung: Die oo. Milz und Magen wärmend, das Struktivpotential stabilisierend, den Urin konzentrierend
Indikation:
a) Algor depletionis o. Niere: Samenverlust, Ejaculatio praecox, Harnträufeln, Enuresis, reichlicher Urin
b) Algor o. Milz: Diarrhöe, Bauchschmerzen
Kombinationen: s.S. 339
Kontraindikation: Bei Calor, Ariditas, Depletion des Yin
Dosis: 5 - 15g

Gouji (Rhizoma Cibotii Cibotium Barometz)

Temperaturverhalten: warm
Sapor: bitter, süß
Orbisbezug: Leber, Niere
Wirkung: Den oo. Leber und Niere Energie zuführend, Knochen und Sehnen stärkend, Humor und Venti austreibend.
Indikation:
a) Depletion oo. Leber und Niere: Rückenschmerzen, Knieschmerzen, Kraftlosigkeit, allgemeine Muskelschwäche
b) Humor venti-Befunde: Rheumatoide Schmerzen, reichlicher Urin
Kombinationen: Duzhong bei Steifheit
Kompatibilität: Die Wirkung von Gouji wird durch Bixie gefördert, durch Baijiangcao gestört.
Kontraindikation: Bei Depletion des o. Niere mit Calor
Dosis: 5 - 15g

Shechuangzi (Cnidii Fructus)

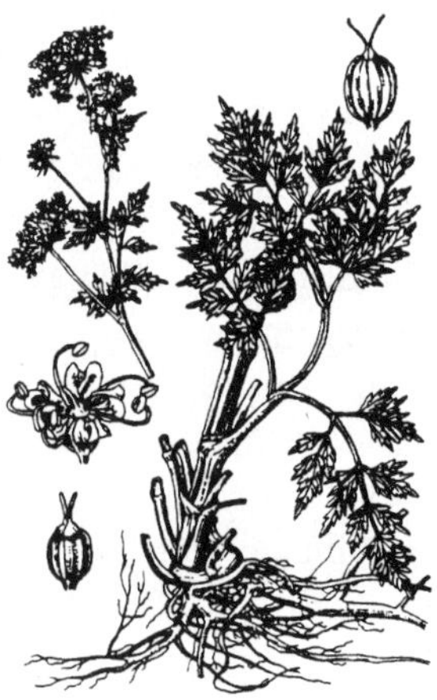

Temperaturverhalten: warm
Sapor: bitter, scharf
Orbisbezug: Milz, Niere
Wirkung: Humor ausleitend, Yang ergänzend, entgiftend
Indikation:
a) Depletion Yang-Befunde: Impotenz, Infertilität
b) Humor-Befunde: Parasiten, Flechten
Kombinationen: Huangbai bei Juckreiz
Kompatibilität: Die Wirkung von Shechuangzi wird durch Mudanpi beschränkt.
Kontraindikation: Bei Depletion von Yin mit Calor
Dosis: 5 - 15g

Bajitian (Radix Morinda)

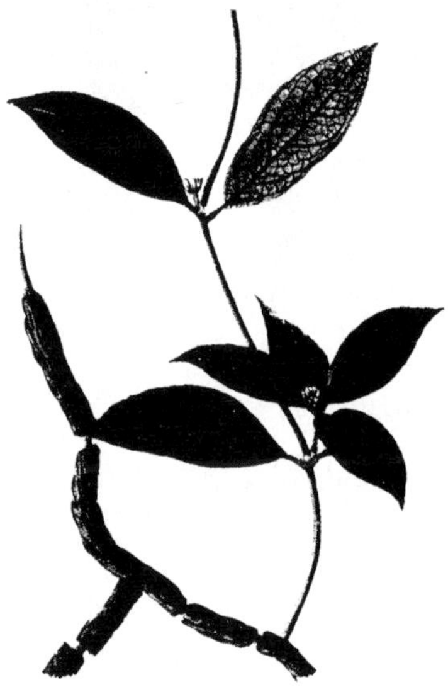

Temperaturverhalten: neutral, Tendenz zu Wärme
Sapor: scharf, süß
Orbisbezug: Niere
Wirkung: Energie des o. Niere ergänzend, das Yang unterstützend, Knochen kräftigend, Humor zerstreuend
Indikation:
a) Depletion o. Niere: Impotenz, Unfruchtbarkeit, Ejaculatio praecox, Harnträufeln, Enuresis, reichlicher Urin, Kraftlosigkeit
b) Humor venti: Rückenschmerzen, Knieschmerzen, allgemeine Muskelschwäche, Husten, Keuchen
Kombinationen: Tusizi bei Impotenz
Kompatibilität: Die Wirkung von Bajitian wird durch Fupenzi gefördert, durch Danshen gestört.
Kontraindikation: Bei Ardor auf der Grundlage von Depletion des Yin sowie Obstipation
Dosis: 15 - 25g

Buguzhi (Fructus Psoralea)

Temperaturverhalten: sehr warm
Sapor: scharf, bitter
Orbisbezug: Milz, Niere
Wirkung: Die Energie des o. Niere ergänzend, das Yang unterstützend, die Mitte wärmend, Durchfall behebend
Indikation:
a) Depletion des o. Niere: Impotenz, Unfruchtbarkeit, Ejaculatio praecox, Enuresis, häufige Miktionen, Rückenschmerzen, Kniekraftlosigkeit, Erschöpfbarkeit, allgemeine Muskelschwäche
b) Depletion des Qi: Husten, Keuchen, Kurzatmigkeit, Diarrhöe
Kombinationen: s.S. 364
Kompatibilität: Die Wirkung von Buguzhi wird durch Hu Taoren, Yamazi gefördert und durch Gancao gestört.
Kontraindikation: Bei Ardor auf der Grundlage von Depletion des Yin, Obstipation, sowie bei Schwangerschaft
Dosis: 5 - 15g

Tusizi (Semen Cuscuta)

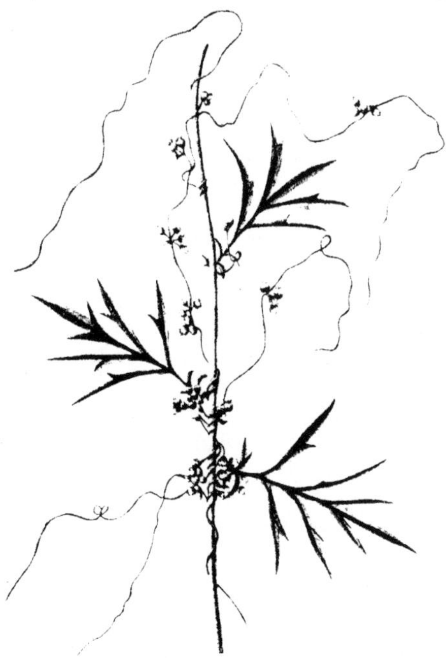

Temperaturverhalten: neutral
Sapor: scharf, süß
Orbisbezug: Milz, Niere, Leber
Wirkung: Die Energie des o. Niere ergänzend, das Struktivpotential stabilisierend, den o. Leber erhaltend, die Sicht klärend
Indikation:
a) Depletion des o. Niere: Ohrensausen, Trübsichtigkeit, chronische Diarrhöe, Impotenz, Harnverhaltung, Ejaculatio praecox, Enuresis, häufige Miktionen, Rückenschmerzen, Kniekraftlosigkeit
b) Depletion o. Milz: Erschöpfbarkeit, allgemeine Muskelschwäche, Husten, Keuchen, Kurzatmigkeit
Kombinationen: s.S. 351
Kompatibilität: Die Wirkung von Tusizi wird durch Shanyao gefördert.
Kontraindikation: Bei Ardor
Dosis: 10 - 20g

Yinyanghuo (Herba Epimedium)

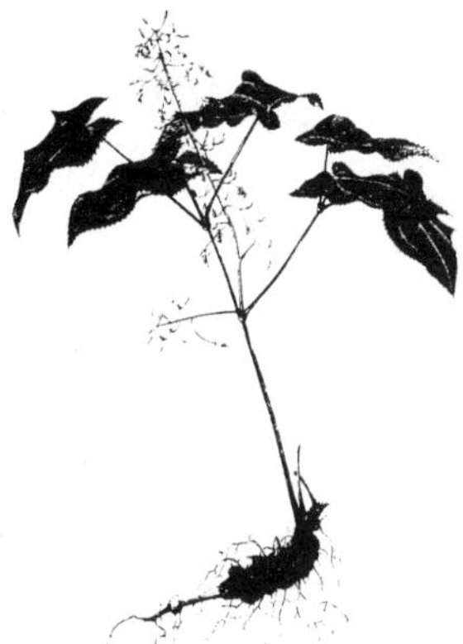

Temperaturverhalten: warm
Sapor: scharf
Orbisbezug: Niere, Leber
Toxizität: In höherer Dosierung oder Langzeitanwendung kann es zu Schwindel und Übelkeit kommen.
Wirkung: Die Energie des o. Niere ergänzend, das Yang unterstützend, Humor venti austreibend.
Indikation:
a) Depletion des o. Niere: Impotenz, Samenverlust, Vergesslichkeit, Harnverhaltung, Ejaculatio praecox, Enuresis, häufige Miktionen, Rückenschmerzen, Kniekraftlosigkeit, Erschöpfbarkeit, allgemeine Schwäche
b) Humor-Befunde: rheumatoide Schmerzen
Kombinationen: Wuweizi bei Impotenz
Kompatibilität: Die Wirkung von Yinyanghuo wird durch Shanyao gefördert.
Kontraindikation: Bei Ardor auf der Grundlage von Depletion Yin
Dosis: 15 - 25g

Roucongrong (Cistanche Salsa)

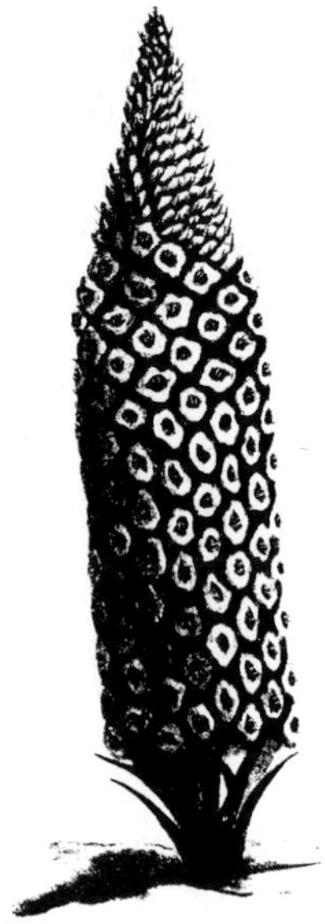

Temperaturverhalten: warm
Sapor: süß, salzig, sauer
Orbisbezug: Niere, Dickdarm
Wirkung: Die Energie des o. Niere ergänzend, das Yang unterstützend, das Struktivpotential stabilisierend, den o. Dickdarm befeuchtend, laxierend
Indikation:
a) Depletion o. Niere: Impotenz, Samenverlust, Ejaculatio praecox, Enuresis, schmerzhafte und kalte Lenden und Knie, Harnträufeln
b) Ariditas o. Dickdarm: Obstipation, insbesondere im Senium, Unfruchtbarkeit
Kombinationen: Suoyang bei Impotenz
Kontraindikation: Bei Ardor sowie Diarrhöe
Dosis: 15 - 30g

Xianmao (Rhizoma Curculigo)

Temperaturverhalten: heiß
Sapor: scharf
Orbisbezug: Niere
Wirkung: Den o. Niere wärmend, das Yang unterstützend, Algor und Humor auflösend
Indikation:
a) Depletion o. Niere: Impotenz, Samenverlust, Ejaculatio praecox, Enuresis, Unfruchtbarkeit
b) Algor humidus-Befunde: schmerzhafte und kalte Lenden und Knie, Harnträufeln, Bauchschmerzen
Kombinationen: Duzhong bei Impotenz
Kontraindikation: Bei Ardor
Dosis: 5 - 15g

23. Das Xue ergänzende Medicamenta

Shudihuang (Radix Rehmannia Praep.)

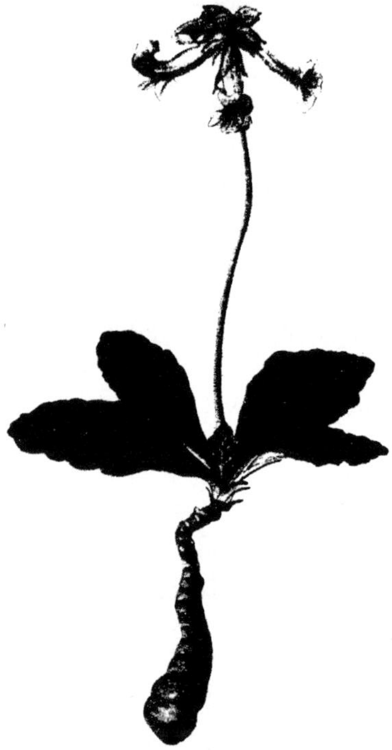

Temperaturverhalten: neutral, Tendenz zu Wärme
Sapor: süß
Orbisbezug: Herz, Leber, Milz
Wirkung: Das Xue ergänzend, das Yin unterstützend, den oo. Niere und Leber Energie zuführend
Indikation:
a) Depletion Xue: Regelstörungen, Schwindel, Palpitationen
b) Depletion o. Niere-Yin: periodisches Fieber, Schweiße im Schlaf, Husten mit wenig Auswurf, Keuchen, Ejaculatio praecox, Enuresis, schmerzhafte Lenden und Knie
Kombinationen: s.S. 326, 330, 335, 336, 344, 348, 349
Kompatibilität: Die Wirkung von Shudihuang wird durch Maimendong, Shengjiang, Sharen und Alkohol gefördert, durch Zhebeimu gestört und ist unverträglich mit Zwiebeln, Knoblauch und Rettich.
Kontraindikation: Bei Humor der oo. Milz und Magen
Dosis: 15 - 50g

Danggui (Radix Angelica sinensis)

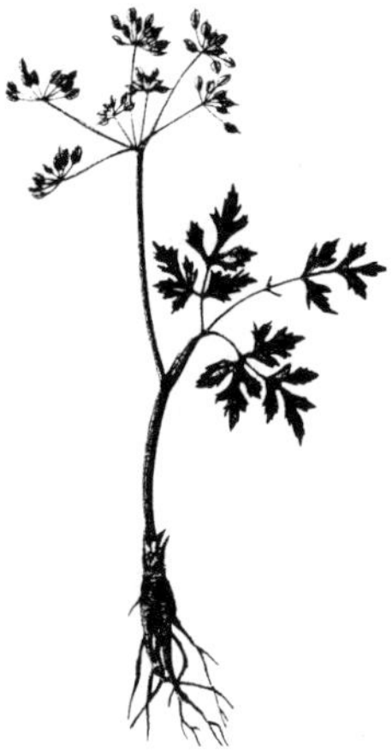

Temperaturverhalten: warm
Sapor: süß, scharf
Orbisbezug: Herz, Leber, Milz
Wirkung: Das Xue ergänzend und belebend, die Regel harmonisierend, schmerzstillend, laxierend
Indikation:
a) Depletion Xue: Regelstörungen, stockende, verfrühte, schmerzhafte sowie ausbleibende Regel, überstarke Lochien
b) Humor ventus-Befunde: Schwindel, schmerzhafte Lenden und Knie, Schwellungen, Hämatome nach Verletzungen
c) Ariditas: Obstipation
Kombinationen: s.S. 321, 324, 326, 330, 333
Kompatibilität: Die Wirkung von Danggui wird durch Shengjiang, Haizao, Mudanpi, Mimenghua und Schichangpu beschränkt.
Kontraindikation: Bei Humor der oo. Milz und Magen, Diarrhöe sowie Schwangerschaft.
Dosis: 15 - 25g

Chishao (Radix Paeonia rubra)

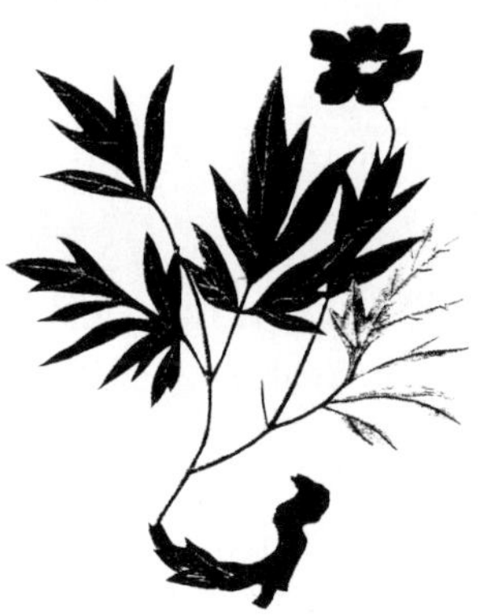

Temperaturverhalten: neutral, mit Tendenz zu Kälte
Sapor: bitter
Orbisbezug: Leber
Wirkung: Calor und Xue kühlend, das Xue bewegend, Hämatome auflösend
Indikation: Calor-Befunde: Exantheme, Hämatome, Regelstörungen, stockende, verfrühte, schmerzhafte, ausbleibende Regel sowie Bauchschmerzen.
Kombinationen: s.S. 323, 324, 369, 377
Kontraindikation: Bei Algor und Diarrhöe
Dosis: 5 - 15g

Ejiao (Asinum Colla)

Temperaturverhalten: neutral
Sapor: süß
Orbisbezug: Lunge, Niere, Leber
Wirkung: Das Xue ergänzend und haltend, das Yin stützend und Ariditas befeuchtend, die Leibesfrucht beruhigend.
Indikation:
a) Depletion Xue: Schlaflosigkeit, Palpitationen
b) Depletion Yin: Husten, Obstipation, Regelstörungen, stockende, ausbleibende Regel
Kombinationen: s.S. 334, 337, 349, 350, 360, 361, 368
Kompatibilität: Die Wirkung von Ejiao wird durch Shanyao gefördert und durch Dahuang gestört.
Kontraindikation: Bei Depletion der oo. Milz und Magen sowie Diarrhöe.
Dosis: 15 - 25g

Heshouwu (Radix Polygonum multi)

Temperaturverhalten: neutral
Sapor: süß
Orbisbezug: Niere, Leber
Wirkung: Den oo. Leber und Niere Energie zuführend, Struktivpotential und Xue vermehrend, entgiftend, laxierend
Indikation:
a) Depletion Xue: Schwindel, Schlaflosigkeit, früh ergrautes Haar, Schwäche der Lenden und Knie, Palpitationen
b) Ariditas-Befunde: Obstipation
Kombinationen: Kushen und Baixianpi bei Juckreiz
Kompatibilität: Die Wirkung von Heshouwu wird durch Fuling gefördert, durch Fisch, Zwiebeln, Rettich und Knoblauch gestört.
Kontraindikation: Bei Pituita sowie Diarrhöe
Dosis: 15 - 25g

Niuxi (Radix Achyranthes)

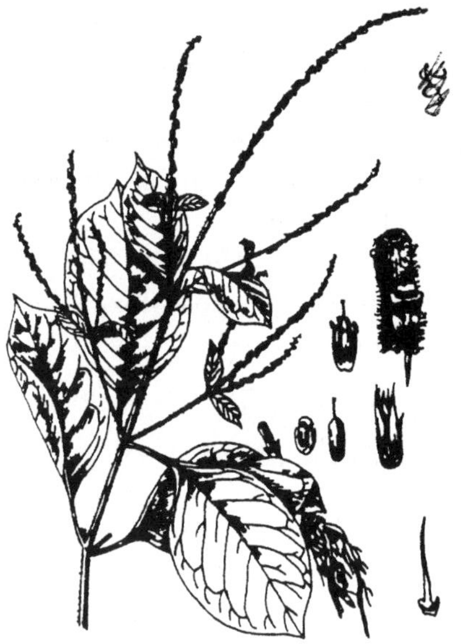

Temperaturverhalten: neutral
Sapor: bitter, sauer
Orbisbezug: Leber, Niere
Wirkung: Das Xue belebend, Stasen auflösend, die oo. Leber und Niere ergänzend, Knochen und Sehnen stärkend
Indikation:
a) Repletion caloris: Stockende, schmerzhafte Regel, Hämatome infolge von Verletzungen, Halsschmerzen
b) Depletion oo. Leber und Niere: Rückenschmerzen, Kraftlosigkeit der Knie, Zahnschmerzen, Kopfschmerzen, Hämaturie
Kombinationen: s.S. 326, 341, 343, 344, 351, 371
Kompatibilität: Die Wirkung von Niuxi wird durch Baiqian gestört.
Kontraindikation: Bei Schwangerschaft
Dosis: 5 - 15g

24. Das Yin ergänzende Medicamenta

Beishashen (Radix Glehnia)

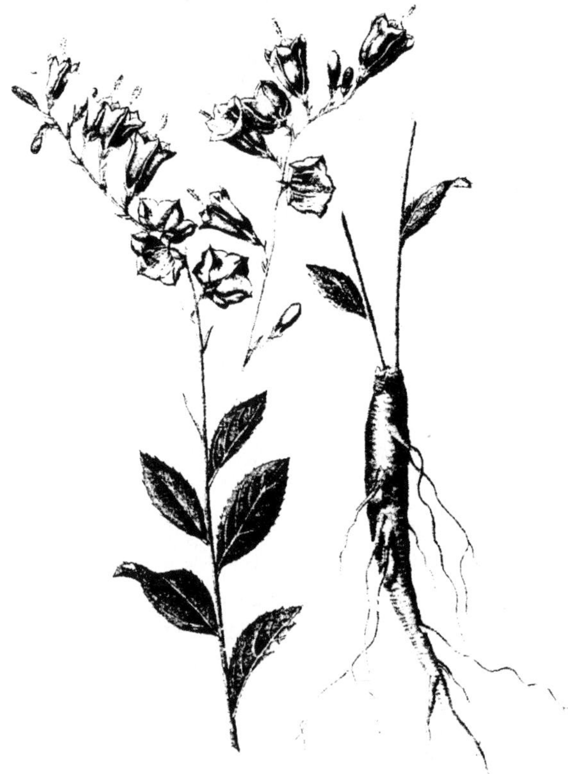

Temperaturverhalten: kalt
Sapor: süß
Orbisbezug: Milz, Magen, Lunge
Wirkung: Den o. Lunge befeuchtend, die Energie des o. Magen ergänzend, Säfte hervorbringend, Husten stillend.
Indikation:
a) Depletion o. Lunge-Yin: Chronischer Husten mit wenig klebrigem, gelbem Auswurf
b) Depletion des Yin der Mitte: Durst, trockener Mund, Geschwüre
Kombinationen: s.S. 335
Kompatibilität: unverträglich mit Lilu
Dosis: 15 - 25g

Xiyangshen (Panax quinquefol Radix)

Temperaturverhalten: kühl
Sapor: süß, bitter
Orbisbezug: Magen, Lunge
Wirkung: Den o. Lunge erfrischend, das Yin stützend, die Energie des o. Magen ergänzend, Säfte hervorbringend

Indikation:
a) Calor depletionis o. Lunge: Fieber, chronischer und trockener Husten mit blutigem Auswurf, Keuchen
b) Depletion o. Lunge-Yin: Stimmverlust, leichte Erschöpfbarkeit
c) Depletion o. Magen-Yin: Zahnschmerzen, Durst, trockener Mund
Kompatibilität: unverträglich mit Lilu
Kontraindikation: Bei Algor- und Humidus-Befunden
Dosis: 5 - 15g

Tianmendong (Radix Asparagus)

Temperaturverhalten: kalt
Sapor: süß, bitter
Orbisbezug: Niere, Lunge
Wirkung: Das Yin stützend und Calor kühlend, Säfte hervorbringend und Ariditas befeuchtend
Indikation:
a) Depletion o. Lunge-Yin: trockener Husten mit blutigem Auswurf
b) Calor depletionis oo. Lunge und Niere: Durst, trockener Mund, Obstipation
Kombinationen: s.S. 367, 370, 371
Kompatibilität: Die Wirkung von Tianmendong wird durch Shengdihuang und Zhebeimu gefördert.
Kontraindikation: Bei Depletion des o. Milz sowie Diarrhöe
Dosis: 5 - 20g

Maimendong (Radix Ophiopogonis)

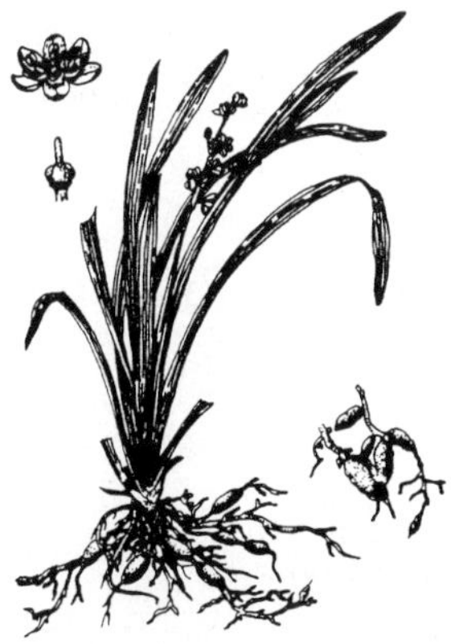

Temperaturverhalten: neutral, mit Tendenz zu Kälte
Sapor: süß
Orbisbezug: Herz, Lunge, Magen
Wirkung: Calor kühlend, Säfte hervorbringend, den o. Lunge befeuchtend, das Yin stützend und erhaltend
Indikation:
a) Calor depletionis-Befunde: trockener Husten, blutiger Auswurf, Herzklopfen, Unruhe
b) Depletion Yin: Durst, trockener Mund, Obstipation, Müdigkeit, Erschöpfbarkeit, Kurzatmigkeit
Kombinationen: s.S. 322, 326, 330, 334, 335, 348
Kompatibilität: Die Wirkung von Maimendong wird durch Shengdihuang und Cheqianzi gefördert, durch Kuandonghua und Daji gestört, durch Kushen beschränkt.
Kontraindikation: Bei Algor, Depletion der oo. Milz und Magen sowie Diarrhöe.
Dosis: 5 - 20g

Shihu (Herba Dendrobium)

Temperaturverhalten: neutral, mit Tendenz zu Kälte
Sapor: süß
Orbisbezug: Lunge, Magen, Niere
Toxizität: In Überdosierung kann es zu Konvulsionen kommen.
Wirkung: Die Energie des o. Magen ergänzend, Säfte hervorbringend, Calor kühlend, das Yin stützend und erhaltend
Indikation:
a) Defizienz des o. Magen-Yin: Säfteverlust infolge fiebriger Erkrankungen
b) Calor depletionis o. Magen: trockenes Aufstoßen und Würgen sowie Magenschmerzen
Kombinationen: Juhua bei Lichtunverträglichkeit
Kompatibilität: Die Wirkung von Shihu wird durch Jiangcan beschränkt
Kontraindikation: Bei Calor humidus-Befunden
Dosis: 5 - 20g

Baihe (Lilium Bulbus)

Temperaturverhalten: neutral, mit Tendenz zu Kälte
Sapor: süß
Orbisbezug: Lunge, Herz
Wirkung: Das Yin stützend und erhaltend, den o. Lunge befeuchtend, den o. Herz kühlend, beruhigend
Indikation:
a) Calor o. Herz: Schlaflosigkeit, Unruhe
b) Ariditas o. Lunge: trockener Husten, fiebrige Erkrankungen
Kombinationen: s.S. 335f.
Kontraindikation: Bei Algor humidus-Befunden sowie Diarrhöe
Dosis: 15 - 25g

Yuzhu (Rhizoma Polygonat odor)

Temperaturverhalten: neutral, mit Tendenz zu Kälte
Sapor: süß
Orbisbezug: Lunge, Magen
Wirkung: das Yin stützend und Ariditas befeuchtend, Säfte hervorbringend, Durst stillend
Indikation:
a) Calor auf der Basis von Depletion des Yin: Fieber, Unruhe
b) Ariditas-Befunde: Halsschmerzen, trockener Husten, fortgesetzter Hunger, fiebrige Erkrankungen, Obstipation
Kombinationen: Maimendong bei trockenem Husten
Kontraindikation: Bei Humidus-Befunden und gleichzeitiger Depletion des o. Milz
Dosis: 10 - 25g

Gouqizi (Fructus Lycium)

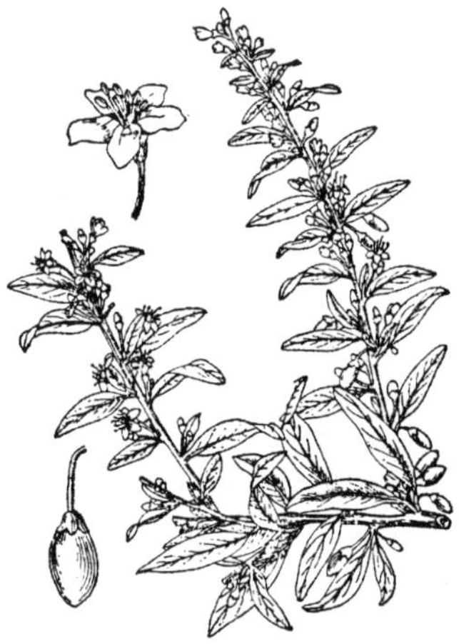

Temperaturverhalten: neutral
Sapor: süß
Orbisbezug: Leber, Niere
Wirkung: Dem o. Niere Energie zuführend, Struktivpotential vermehrend, den o. Leber erhaltend, die Sicht klärend
Indikation:
a) Depletion Yin oo. Leber und Niere: Impotenz, Ejaculatio praecox, Enuresis, Schwindelanfälle, Rückenschmerzen, Knieschmerzen, Kraftlosigkeit, allgemeine Muskelschwäche
b) Defizienz des Struktivpotentials: Sehschwäche, Husten, Fieber, Halsschmerzen, Unruhe, trockener Husten, fortgesetzter Hunger, fiebrige Erkrankungen, Obstipation
Kombinationen: s.S. 351, 352, 353, 354, 356
Kontraindikation: 1. Calor Repletionis 2. Humor, Depletion des o. Milz 3. Diarrhöe
Dosis: 5 - 20g

[1]Vgl. Hempen / Fischer, Leitfaden Chinesische Phytotherapie, S. 558

Nuzhenzi (Fructus Ligustrum)

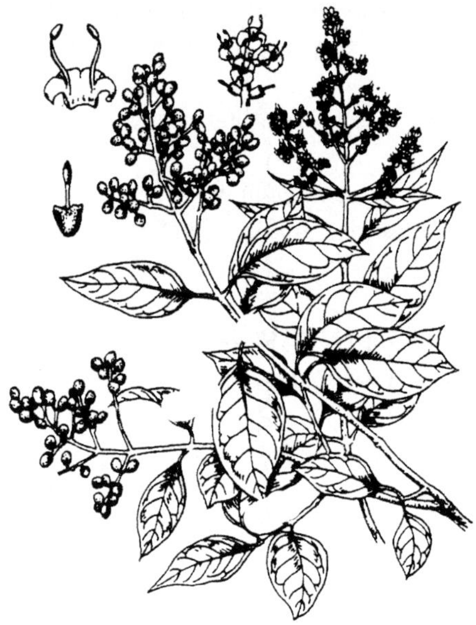

Temperaturverhalten: neutral, mit Tendenz zu Kälte
Sapor: bitter, süß
Orbisbezug: Leber, Niere
Wirkung: Calor kühlend, den oo. Niere und Leber Energie zuführend, die Sicht klärend
Indikation:
a) Depletion Yin oo. Leber und Niere: Ohrensausen, Gehör- und Sehstörungen, früh ergrauendes Haar Schwindelanfälle, Sehschwäche, Rückenschmerzen, Kniekraftlosigkeit
b) Calor-Befunde: Schlaflosigkeit, Herzklopfen
Kombinationen: Shayuanjili bei Tinnitus
Kontraindikation: Bei Algor, Depletion der oo. Milz und Magen und Diarrhöe
Dosis: 10 - 25g

Sangjisheng (Loranthus Ramulus)

Temperaturverhalten: neutral
Sapor: bitter
Orbisbezug: Leber, Niere
Toxizität: In höherer Dosierung kann es zu Erbrechen und Diarrhöe kommen.[1]
Wirkung: Humor venti austreibend, Sehnen und Knochen kräftigend, das Xue erhaltend, die Leibesfrucht beruhigend
IIndikation:
a) Humor venti auf der Basis von Depletion des Yin: Kopfschmerzen, Schwindelanfälle, Rückenschmerzen,

Kniekraftlosigkeit
b) Depletion Xue: Störungen der Schwangerschaft wie Blutungen, heftige Bewegungen der Frucht, Gefahr einer Frühgeburt
Kombinationen: s.S. 343, 344, 370, 371
Dosis: 15 - 30g

Biejia (Amyda Carapax)

Temperaturverhalten: neutral
Sapor: salzig
Orbisbezug: Leber, Milz
Wirkung: Calor kühlend, das Yin stützend und erhaltend, Zusammenballungen und Stauungen auflösend
Indikation:
a) Depletion o. Niere-Yin mit nach oben schlagendem Yang: periodische Temperaturerhöhungen, Schweiße im Schlaf, Husten
b) Stauungen: Schmerzen in den Flanken, stockende Regel
Kombinationen: s.S. 327
Kontraindikation: Bei Depletion der oo. Milz und Magen, Diarrhöe sowie Schwangerschaft
Dosis: 20 - 50g

Guiban (Testudina Carapax)

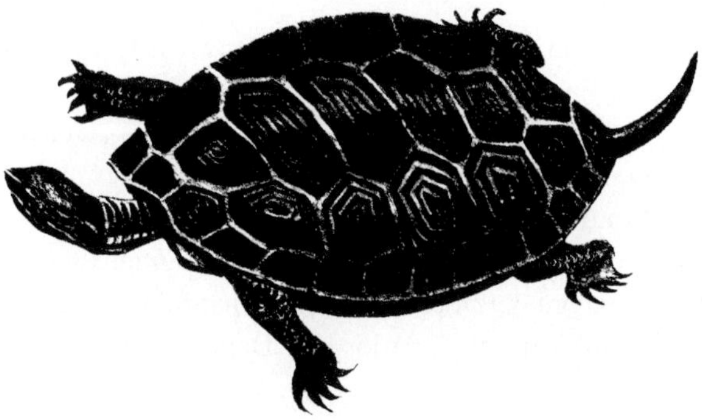

Temperaturverhalten: neutral
Sapor: salzig, süß
Orbisbezug: Leber, Herz, Niere
Wirkung: Das Yin stützend und erhaltend, das Yang absenkend, das Xue vermehrend, die Knochen stärkend, Calor kühlend
Indikation:
a) Depletion o. Niere-Yin: periodische Temperaturerhöhungen, Schweiße im Schlaf, Ohrensausen, Schwindel, Herzklopfen, Samenverlust, Vergesslichkeit, Harnverhaltung, Ejaculatio praecox, Enuresis, Rückenschmerzen, Kniekraftlosigkeit, Erschöpfbarkeit
b) Calor Xue: gynäkologische Blutungen
Kombinationen: s.S. 371
Kontraindikation: Bei Algor humor des o. Magen
Dosis: 15 - 40g

Hanliancao (Herba Eclipta)

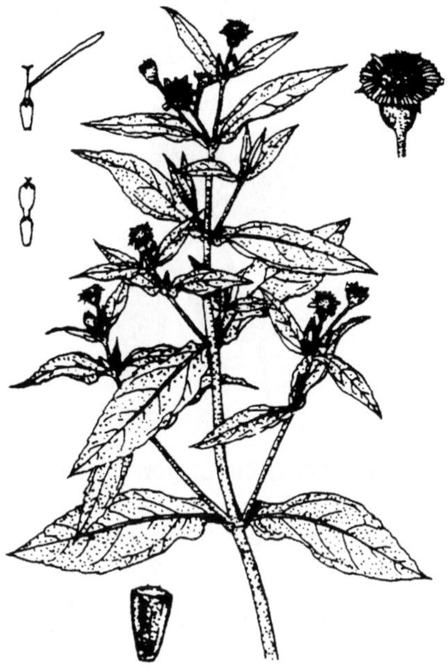

Temperaturverhalten: kalt
Sapor: süß, sauer
Orbisbezug: Leber, Niere
Wirkung: Das Yin stützend und erhaltend, dem o. Niere Energie zuführend, das Xue kühlend und haltend
Indikation:
a) Depletion o. Niere-Yin: Rückenschmerzen, Kniekraftlosigkeit, Blut im Urin, Erschöpfbarkeit
b) Calor Xue bei Depletion des Yin: früh ergrauendes Haar, gynäkologische Blutungen
Kombinationen: Ejiao und Aiyebei bei gynäkologischen Blutungen
Kontraindikation: Bei Algor und Diarrhöe
Dosis: 10 - 25g

25. Befestigende und aufrauende Medicamenta

Shanzhuyu (Fructus Cornus)

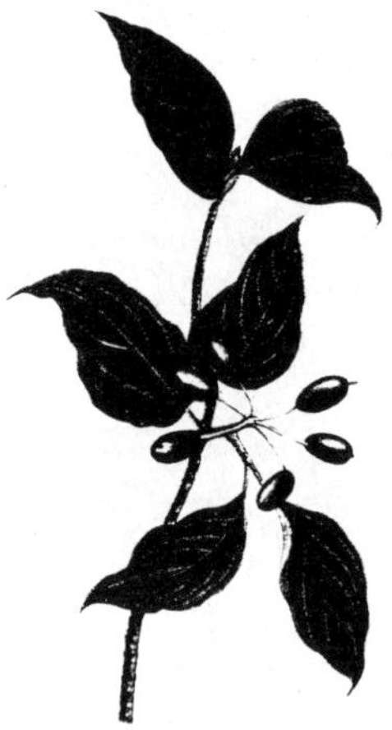

Temperaturverhalten: neutral, Tendenz zu Wärme
Sapor: sauer, adstringierend
Orbisbezug: Leber, Niere
Toxizität: gering
Wirkung: Das Xue stützend und erhaltend, den oo. Niere und Leber Energie zuführend, das Struktivpotential adstringierend, Schweiß zurückhaltend
Indikation:
a) Depletion o. Leber-Yin: Schwindelanfälle, Ohrensausen, Hörstörungen
b) Depletion o. Niere-Yin: Impotenz, Ejaculatio praecox, reichlicher Urin, Rückenschmerzen, Kniekraftlosigkeit, lang andauernde Regelblutungen
Kombinationen: s.S. 351
Kompatibilität: Die Wirkung von Shanzhuyu wird gestört durch Jiegeng, Fangfeng und Fangji.
Kontraindikation: Bei Humor und Calor
Dosis: 10 - 20g

Wuweizi (Herba Schizandra)

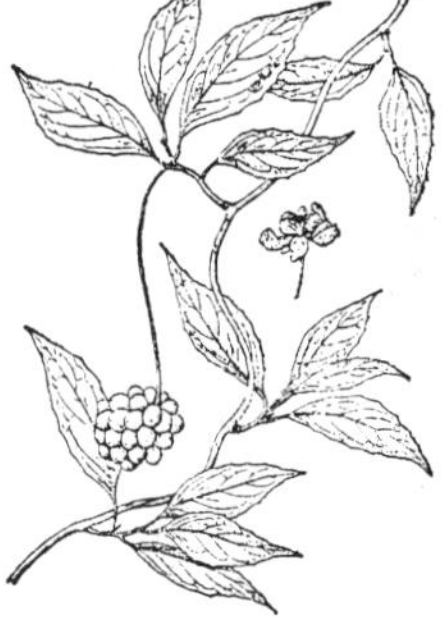

Temperaturverhalten: warm
Sapor: sauer
Orbisbezug: Lunge, Niere
Wirkung: Dem o. Lunge Energie sammelnd, den o. Niere stützend, die Säfte hervorbringend, das Struktivpotential stabilisierend
Indikation:
a) Depletion o. Lunge-Yin: trockener Husten, flacher Atem
b) Depletion o. Niere: Ejaculatio praecox, Samenverlust, Enuresis, chronische Diarrhöe
c) Depletion Yin und Xue: Durst, profuse Schweiße
Kombinationen: s.S. 317, 348, 353, 364, 367
Kompatibilität: Die Wirkung von Wuwiezi wird durch Roucongrong gefördert und durch Yuzhu gestört.
Kontraindikation: Bei Calor und Repletion
Dosis: 2 - 15g

Sangpiaoxiao (Ootheca Mantidis)

Temperaturverhalten: neutral
Sapor: süß, adstringierend
Orbisbezug: Milz, Niere
Toxizität: Die unbehandelte Droge kann Diarrhöe verursachen.
Wirkung: Den oo. Niere und Milz Energie zuführend, Yang stützend
Indikation:
a) Depletion o. Niere-Yang: Samenverlust, Ejaculatio praecox, Enuresis, nächtliches Bettnässen
b) Depletion oo. Milz und Niere: Diarrhöe, Verdauungsschwäche
Kombinationen: Shanzhuyu bei Polyurie
Kompatibilität: Die Wirkung von Sangpiaoxiao wird durch Longgu gefördert und durch Xuanfuhua beschränkt
Kontraindikation: 1. Ardor und Depletion Yin 2. Calor humidus
Dosis: 15 - 50g

Qianshi (Semen Euryale)

Temperaturverhalten: neutral
Sapor: salzig, süß
Orbisbezug: Leber, Niere
Wirkung: Dem o. Niere Energie zuführend, das Struktivpotential stabilisierend, Urin zurückhaltend
Indikation:
a) Depletion o. Niere: Impotenz, Ejaculatio praecox, Samenverlust, Enuresis, reichlicher Urin, Rückenschmerzen, Kniekraftlosigkeit
b) Depletion o. Milz: Verdauungsschwäche, lang andauernde Regelblutungen

Kombinationen: s.S. 364, 365
Kontraindikation: Bei Ardor und Depletion des Yin
Dosis: 5 - 15g

Lianzi (Semen Nelumbo)

Temperaturverhalten: neutral
Sapor: süß, adstringierend
Orbisbezug: Herz, Milz, Niere
Wirkung: Den o. Milz kräftigend, Diarrhöe beendend, den o. Herz stützend, Unruhe beseitigend, dem o. Niere Energie zuführend, das Struktivpotential stabilisierend
Indikation:
a) Depletion o. Herz: Schlaflosigkeit, Palpitationen
b) Depletion o. Milz: Verdauungsschwäche, chronische Diarrhöe
c) Depletion o. Niere: Ejaculatio praecox, Samenverlust, Enuresis
Kombinationen: s.S. 347, 364, 365
Dosis: 3 - 15g

Fuxiaomai (Semen Triticum)

Temperaturverhalten: kühl
Sapor: süß, salzig
Orbisbezug: Herz
Wirkung: Den o. Herz stützend, das Qi zuführend, Calor kühlend, Schweiße zurückhaltend
Indikation: Depletion o. Herz: Schlaflosigkeit, Herzklopfen, spontane Schweiße und Schweiße im Schlaf
Kombinationen: s.S. 363
Dosis: 15 - 25g

Jinyingzi (Fructus Rosa Levigata)

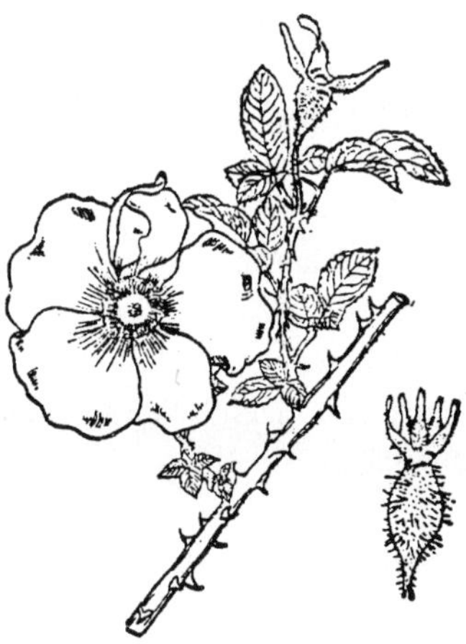

Temperaturverhalten: neutral
Sapor: süß, adstringierend
Orbisbezug: Niere, Blase, Dickdarm
Toxizität: In höherer Dosierung oder Langzeitanwendung kann es zu Bauchschmerzen oder Obstipation kommen
Wirkung: Das Struktivpotential stabilisierend, den Urin zurückhaltend, Diarrhöe beendend
Indikation:
a) Depletion o. Niere: Samenverlust, Ejaculatio praecox, Enuresis, nächtliches Bettnässen
b) Depletion o. Milz: chronische Diarrhöe
Kombinationen: Qianshi bei Jinyingzi
Kontraindikation: Bei Ardor und Repletion
Dosis: 5 - 15g

Yinxing (Semen Gingko)

Temperaturverhalten: neutral
Sapor: süß, bitter, adstringierend
Orbisbezug: Lunge
Toxizität: Das Mittel ist etwas toxisch, sollte deshalb geröstet werden.[1]
Wirkung: Pituita lösend, hechelnden Atem auflösend, trübe Ausflüsse austreibend
Indikation:
a) Depletion o. Lunge: Pituita, Husten, flache Atmung
b) DepletionYin: trüber, milchiger Urin, Harnträufeln
Kombinationen: s.S. 357
Kontraindikation: Bei Ardor und Repletion
Dosis: 5 - 15g

Hezi (Chebula Fructus Terminalla)

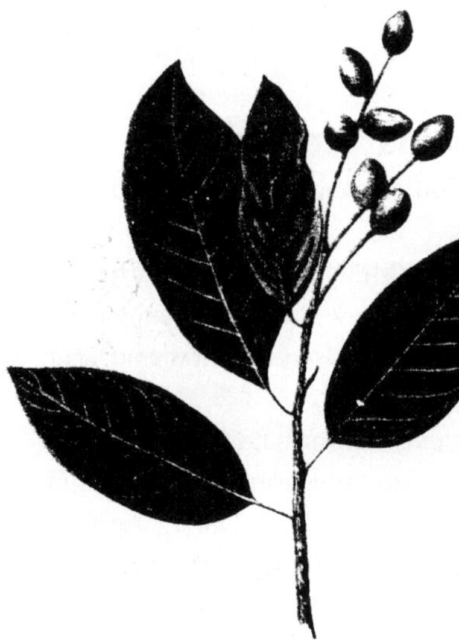

Teil 7

[1] Vgl. Porkert, Klinische Chinesische Pharmakologie, S.479

Temperaturverhalten: neutral, mit Tendenz zu Wärme
Sapor: bitter, sauer, adstringierend
Orbisbezug: Lunge, Dickdarm
Toxizität: In höherer Dosierung oder bei Langzeitanwendung kann es zu Störungen der Verdauungsfunktion kommen.[1]
Wirkung: Die Energie der oo. Lunge und Dickdarm sammelnd, Husten stillend, Diarrhöe beendend
Indikation:
a) Depletion o. Lunge: chronischer Husten, Keuchen, Stimmverlust
b) Depletion o. Dickdarm: chronische Diarrhöe, Aftervorfall
Kombinationen: s.S. 372
Kontraindikation: Bei Diarrhöe
Dosis: 2 - 15g

Roudoukou (Semen Myristica)

Temperaturverhalten: warm
Sapor: scharf
Orbisbezug: Milz, Magen, Dickdarm
Toxizität: Überdosierung oder Langzeitanwendung kann zu Übelkeit, leichten Bewusstseinsveränderungen bis zu Halluzinationen führen.
Wirkung: Die Energie des o. Milz harmonisierend, den Magen wärmend, Diarrhöe beendend
Indikation:
a) Algor depletionis der Mitte: Kältegefühl und Schmerzen in der Leibesmitte
b) Depletion-Befunde: chronische Diarrhöe, Übelkeit, Appetitlosigkeit
Kombinationen: s.S. 364, 376, 377
Kontraindikation: Bei Humor und Calor
Dosis: 5 - 15g

Wumei (Fructus Mmune)

Temperaturverhalten: neutral, Tendenz zu Wärme
Sapor: sauer
Orbisbezug: Leber, Milz, Lunge, Dickdarm
Wirkung: Die Energie des o. Lunge sammelnd, Diarrhöe beendend, die Entstehung aktiver Säfte fördernd, antiparasitisch
Indikation:
a) Depletion o. Lunge: chronischer Husten
b) Depletion o. Dickdarm: Hartnäckiger Durchfall
c) Calor depletionis-Befunde: Durst, Appetitlosigkeit, Unruhe, Schmerzen in der Leibesmitte, Spulwurmbefall
Kombinationen: s.S. 372
Kontraindikation: Bei Repletion
Dosis: 5 - 15g

[1]Vgl. Hempen / Fischer, Leitfaden Chinesische Phytotherapie, S. 594
[2]Vgl. oben, S. 580
[3]Vgl. oben, S. 598

26. Medicamenta antiparasitica

Shijunzi (Fructus Quisqualis)

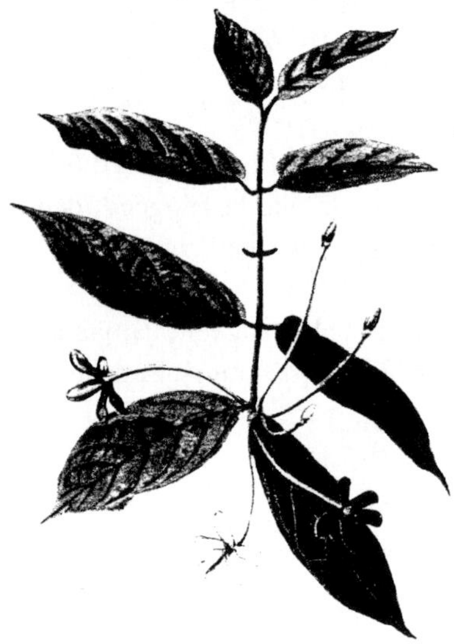

Temperaturverhalten: warm
Sapor: süß
Orbisbezug: Milz, Magen
Toxizität: Bei Überdosierung oder Langzeitanwendung kann es zu Übelkeit oder Erbrechen kommen.
Wirkung: Die Energie des o. Milz kräftigend, antiparasitisch
Indikation: Ascaridiasis, Appetitlosigkeit, Bauchschmerzen
Kombinationen: Baibu bei Bandwürmern
Kompatibilität: Die Wirkung von Shijunzi wird durch Röstung und Trocknung gemildert
Dosis: 5 - 15g

Binglang (Semen Areca Catechu)

Temperaturverhalten: warm
Sapor: bitter, scharf
Orbisbezug: Magen, Dickdarm
Toxizität: Bei Überdosierung oder Langzeitanwendung kann es zu Diurese, Erbrechen oder Stupur kommen.[3]
Wirkung: Stauungen beseitigend, Wasser ableitend, antiparasitisch
Indikation:
a) Repletion-Befunde: Verdauungsblockaden, Obstipation
b) Humor-Befunde: Gedunsenheit
c) Endoparasitenbefall: Ascariden, Bauchschmerzen
Kombinationen: s.S. 343
Dosis: 10 - 30g

Guanzhong (Rhizoma Cyrthominum)

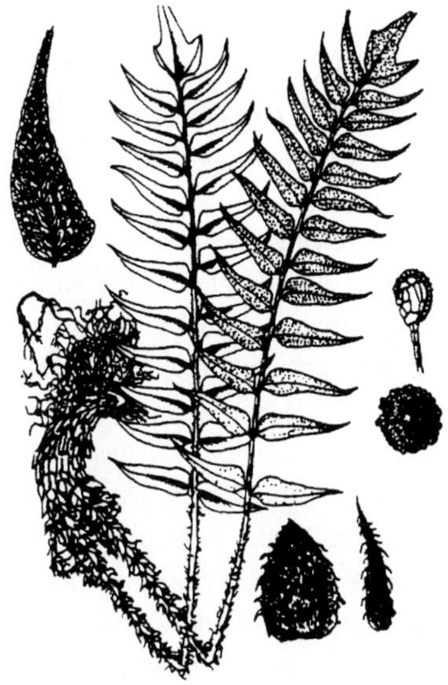

Temperaturverhalten: neutral, mit Tendenz zu Kälte
Sapor: bitter
Orbisbezug: Leber, Milz
Wirkung: Calor kühlend, entgiftend, hämostiptisch, antiparasitisch
Indikation:
a) Endoparastitenbefall mit gespanntem Abdomen, Bauchschmerzen
b) Calor humidus-Befunde: Geschwüre, Blutungen aller Art
Kontraindikation: Bei Depletion, Algor-Befunden, in der Schwangerschaft
Dosis: 5 - 25g

Feizi (Semen Torreyae)

Temperaturverhalten: neutral
Sapor: süß, adstringierend
Orbisbezug: Lunge, Dickdarm
Wirkung: Parasiten tötend, Blockaden entfernend, laxierend
Indikation: Endoparastiten und durch sie bedingte Störungen
Kontraindikation: Diarrhöe
Dosis: 25 - 50g

Kapitel V: Komponenten der Rezeptur

Die Rezeptur besteht aus verschiedenen Heilkräutern, bedeutet mehrere Arzneien, die auf ein therapeutisches Ziel streben. Die Rezeptur macht die Arzneien noch effektiver, weil die Wirkung der Arzneien durch diese komplexe Interaktion verstärkt wird. Um ein effektives Rezept zu erstellen, benötigt man mehr, als nur die richtigen Arzneien. Bestandteile müssen nicht nur richtig zusammengestellt werden, sondern sie müssen auch harmonisch und ausgewogen sein, die einzelnen Kräuter müssen in ihrer Beziehung zueinander spielen, und zwar unter einem bestimmten ordnenden Prinzip. Dieses ordnende Prinzip kann in einem einzigen Begriff zusammengefasst werden: nämlich Hierarchie. Die chinesische Medizin bezeichnet dies als Jun, Chen, Zou, Shi. Jun ist der Kaiser. Chen ist der Minister, ein Ratgeber des Kaisers. Zuo ist der Assistent. Shi ist der Übermittler. Dieses ordnende Prinzip wurde offensichtlich vom konfuzianischen Gesellschaftsmodell abgeleitet. Im alten China war die konfuzianische Hierachie sehr wichtig. Obwohl sich in erster Linie alles um den Kaiser und seinen Hofstaat drehte, reflektierte dieses System aber auch die theoretische Infrastruktur der chinesischen Medizin. Es ist nicht ungewöhnlich, dass die Komponenten der chinesischen Rezepturen von einem konfuzianischen Hierarchieprinzip beeinflusst werden, denn das gesamte chinesische Gesellschaftsmodell-Prinzip wird auch durch die konfuzianische Hierarchie bestimmt. Ich werde später in Teil 9 mehr zu diesem Thema erklären. Hier wollen wir jede Komponente der Rezeptur nacheinander abhandeln.

Jun (Kaiser)

Die Arzneimittel, die in erster Linie die Erkrankung bekämpfen und die größte Wirkung erzielen, sind die Kaiser: Sie definieren auch die allgemeine Richtung des Arzneimittels.

Chen (Minister)

Diese Arzneimittel als enge Verbündete des Kaisers sind die Minister. Sie wirken nicht nur in der gleichen Richtung wie die Kaiserarznei und unterstützen deren Wirkung, sondern bekämpfen auch gleichzeitig auftretende Krankheiten.

Zou (Assistent)

Die Arzneimittel, die an den Minister gebunden sind, sind die Assistenten. Ihnen kann zweierlei Funktion zukommen, nämlich: 1. Verstärkt die Wirkungen der Hauptarznei. 2. Eliminiert gegebenenfalls unerwünschte Wirkungen der Kaiser- und Ministerbestandteile.

Shi (Übermittler)

Die Übermittler- oder Gesandtenarzneien beziehen sich auf zwei unterschiedliche Funktionen: 1. Sie vermitteln als ausgleichende Arznei zwischen anderen Komponenten und harmonisieren die disharmonischen Wirkungen von anderen Bestandteilen der Rezeptur. 2. Sie fokussieren die anderen Bestandteile auf bestimmte Organ-Funktionskreise.

Um ein effektives Rezept zu erstellen, muss man kaiserliche Arzneien haben, die gegen die grundsätzliche Disharmonie gerichtet sind - die, die dem Kaiser helfen, sind Ministerarzneien. Daneben gibt es die Arzneien, die die Funktion eines Assistenten erfüllen und die Hauptarznei dabei unterstützen, sowie Übermittler oder Gesandte, die die anderen Bestandteile an das beabsichtigte Ziel bringen. Das Herba Ephedrae Dekokt (Mahuangtang) aus Shang Han Lun (Abhandlung über Algor laedens von Zhang Zhong Jing, 2. Jahrhundert) ist ein veranschaulichendes Beispiel, das zeigt, wie die vier Komponenten in einer Rezeptur funktionieren. Es wird verwendet bei exogenem Algor venti und Repletion - Erkrankungen mit Symptomen wie Frösteln, Fieber mit Schweißlosigkeit, Keuchen, Kopfschmerzen, Körperschmerzen, Husten, dünnem, weißen Zungenbelag und einem oberflächlichen, gespannten Puls. Medicamentum principale des Rezepts ist die warme, scharfe Kaiserarznei Mahuang, die zur Öffnung der Extima und zur Schweißtreibung dient. Dadurch wird die Funktion des o. Lunge entlastet und das Keuchen behandelt. Die Ministerarznei Guizhi erwärmt die Qi Leitbahnen und fördert Yang, in Kombination mit Mahuang eine stärkere schweißtreibende Wirkung. Die Assistentenarznei Xingren löst Blockaden des o. Lunge und hilft Mahuang die Keuchatmung und den Husten zu stoppen. Die Übermittlerarznei Zhi Gancao harmonisiert die Wirkung der anderen Arzneien, unterstützt das Qi im mittleren Calorium, befeuchtet den o. Lunge und stoppt den Husten.

Die Hierarchie der vier Bestandteile ist nicht als starres Schema, sondern als ein flexibles methodisches Gerüst in der Rezeptur gedacht. Viele Rezepturen besitzen nicht alle vier Komponenten. Manche Rezepturen sind so ausgewogen, dass es schwierig ist, die Funktion der einzelnen Komponenten zu unterscheiden. Ein Beispiel hierzu ist Wupi San (das Pulver der Fünf-Schalen-Bestandteile aus dem 7. Jahrhundert).

Zusammensetzung: Fulingpi (Poria Cortex Radicis Rubrae) 9g, Sangbaipi (Morus Cortex) 9g, Dafupi (Areca Catechu Peric) 9g, Shengjiangpi (Cortex Zingiberis Officinalis Recens) 9g, Chenpi (Citrus Pericarpium) 9g. Alle Komponenten werden in gleicher Dosierung zugeordnet.

Kapitel VI: Modifizierung der Rezeptur

Wenn man die Komponenten der Rezeptur modifiziert, verändert man auch die Wirkung der Rezeptur. Die Kunst jeglicher Rezepturerstellung ist dabei nicht nur ein gutes ordnendes Prinzip, sondern auch ein gutes Maß an Modifizierung. Daraus braucht man eine neue Feindiagnose, da die Rezeptur an die Veränderungen der Symptomatik des Patienten, des Klimas, der Jahreszeit und anderer Umweltfaktoren angepasst werden muss.

Hinzufügen und Weglassen von Arzneien

Die chinesische Rezeptur orientiert sich nicht nur an der Individualität des Patienten, sondern auch an der unterschiedlichen Situation von Zeit und Raum. Denn die Zeit verändert sich ständig, wenn sich die Zeit verändert, verändert der Patient auch sein spezifisches Bedürfnis. Deshalb muss der Arzt, um eine Rezeptur zu erstellen, immer die Individualität des Patienten und seine jeweilige Raum- und Zeitgegebenheit beachten. Es kann sinnvoll sein, eine Veränderung des Krankheitsmusters oder im Verlauf der Behandlung auftretende Begleitsymptome durch Hinzufügen, hingegen überschießende Wirkungen durch Weglassung einzelner Arzneien zu berücksichtigen, damit die Rezeptur an die individuellen Veränderungen des Patienten angepasst werden kann. Diese Modifizierung ist die am meisten gebrauchte Variante einer Rezeptur.

Wir nehmen noch ein Beispiel aus Shang Han Lun (Abhandlung über Algor laedens von Zhang Zhong Jing, 2. Jahrhundert). Das Ramulus Cinnamomum Cassiae Dekokt (Guizhi Tang) besteht aus: Guizhi (Ramulus Cinnamomum Cassiae) 9g, Baishao (Radix Paeoniae Alba) 9g, Shengjiang (Rhizoma Zingiberis Officinalis Recens) 9g, Dazao (Fructus Zizyphi Jujubae) 12 Stück, Zhi Gancao (Radix Glycyrrhizaee Uralensis in Honig gebraten) 3g. Es ist einzusetzen gegen exogenen Algor, Venti-Heteropathien mit Fieber, geringem Schweiß und Frösteln, Kopfschmerzen, steifem Nacken, verstopfter Nase, Abneigung gegen Wind, Aufstoßen, dünnem, weißem Zungenbelag und oberflächlichem, langsamem Puls. Tritt nun zu diesen Symptomen als Folge eines Hustens asthmatische Atembeklemmung auf, so wird Houpo (Cortex Magnoliae Officinalis) und Xingren (Semen Pruni Armeniacae) hinzugefügt. Präsentiert der Patient auch Kurzatmigkeit, Druck auf der Brust sowie schnellen Puls, so wird man Baishao (Radix Paeoniae Alba) weglassen, damit das Yang des o. Herz nicht verletzt wird. Hat der Patient nicht nur Brustbeklemmungsgefühle, sondern auch Frösteln, so wird man gleichfalls Baishao (Radix Paeoniae Alba) weglassen und stattdessen mit Fuzi (Rhizoma Typhonium) ergänzen, damit das Yang gestärkt wird.

Veränderung der Dosierungsverhältnisse

Die Modifizierung der Dosierung der einzelnen Komponenten einer Rezeptur spielt nicht nur bei der Festlegung der Hierarchie eine wichtige Rolle, sondern kann bei gleichbleibenden Bestandteilen zu ganz verschiedenen therapeutischen Wirkungen führen. In Ausnahmefällen kann die Modifizierung der Dosierung sogar Anlass zu einer Umbenennung des Rezeptes geben. Ein Beispiel hierzu ist Sini Tang (Das Dekokt gegen die vier Kontravectionum) und Tongmai Sini Tang (Das Dekokt gegen die vier Kontravectionum und Freimachung der Blutgefäße). Beide Rezepte bestehen aus Fuzi (Radix Aconiti Praeparata), Ganjiang (Rhizoma Zingiberis Officinalis), Zhi Gancao (Radix Glycyrrhizaee Uralensis in Honig gebraten) und lassen das Yang zurückkehren und senken Kontravektionen ab. Die Unterschiede zwischen den beiden Rezepten bestehen darin, dass die Dosierung der Fuzi und Ganjiang im Sini Tang fast doppelt so hoch ist, und daher wird sie auch für dementsprechend schwere Symptome verwendet. Ein weiteres Beispiel ist Guizhi Jia Shaoyao Tang (das Ramulus Cinnamomum Cassiae und Radix Paeoniae Alba Dekokt). Die Bestandteile dieses Rezeptes sind mit Guizhi Tang identisch, nur hat man die Dosierung von Shaoyao (Radix Paeoniae Alba) verdoppelt, so wird sie dadurch nicht nur für eine Guizhi Tang indizierende Symptomatik verwendet, sondern auch für zusätzlich auftretende Symptome wie Bauchschmerzen und Blähungen. Noch ein Beispiel ist Xiao Chengqi Tang (Kleines Dekokt zur Wiederherstellung des Qi), Houpo Sanwu Tang (Drei Komponenten Dekokt mit Magnolia Flos). Beide Rezepte bestehen aus Dahuang (Rhizoma Rheum), Houpo (Magnolia Flos) und Zhishi (Fructus Citrus Immaturus). Durch die Modifizierung der Dosierung der Komponenten haben sich sowohl die Hierarchie der Bestandteile als auch die Indikationen des jeweiligen Rezeptes ziemlich verändert.

Kapitel VII: Die Rezepturen in Einzeldarstellungen

1. Scharfe, warme Rezepturen, die die Extima freimachen

Dekokt von Porree und fermentierten Sojabohnen (Cong Chi Tang)

Ursprung: Zhou Hou Bei Ji Fang (4. Jahrhundert)
Zusammensetzung:
Congbai (Bulbus Allii Fistulosi) 3 - 5 Stengel
Dandouchi (Semen Sojae Fermentatum Neutrum) 12 - 30g
Zubereitung und Einnahme: Das Dekokt wird heiß eingenommen, um starkes Schwitzen herbeizuführen. Der Patient sollte sich gut zudecken, damit er schwitzt.
Wirkung: die Extima lösend, das Yang durchlässig machend, Algor zerstreuend, Schweiß treibend.
Indikation: Anfangsstadium Extima
Erkrankungen: Erkältung mit Frösteln, Fieber mit Schweißlosigkeit, Körperschmerzen, Husten, verstopfte Nase, ein dünner, weißer Zungenbelag und ein oberflächlicher Puls.

Diese Rezeptur kann zur Behandlung folgender in der modernen Medizin definierten Erkrankungen verwendet werden: Infektionen der oberen Atemwege, Influenza.[1]
Erläuterung der Rezeptur: Die Kaiserarznei Congbai ist ein warmes, scharfes Mittel. und geeignet, die Durchgängigkeit des Flusses des Yang-Qi wiederherzustellen, um so eine Schweißabsonderung zu ermöglichen. Der Ministerarznei Dandouchi entlastet durch Extima zugezogenen Ventus. Diese Rezeptur löst auf sanf-te Weise energetische Blockaden im Extima-Bereich und wird daher im Frühstadium von Extima-Erkrankungen verwendet.
Modifikationen: s.S. 380

Herba Ephedrae-Dekokt (Mahuang Tang)

Ursprung: Shang Han Lun (2. Jahrhundert)
Zusammensetzung: Mahuang (Herba Ephedrae) 9g
Guizhi (Ramulus Cinnamomi Cassiae) 6g
Xingren (Semen Pruni Armeniacae) 9g
Zhi Gancao (Radix Glycyrrhizaee Uralensis in Honig gebraten) 3g
Zubereitung und Einnahme: Zunächst Mahuang kochen, dann die übrigen Bestandteile zufügen. Das Dekokt wird heiß eingenommen, um starkes Schwitzen herbeizuführen. Der Patient sollte sich gut zudecken, damit er schwitzt.
Wirkung: die Extima lösend, Schweiß treibend, den o. Lunge besänftigend, Keuchen stillend.
Indikation: Exogene Algor venti- und Repletion-Erkrankungen: Erkältung mit Frösteln, Fieber mit Schweißlosigkeit, Keuchen, Kopfschmerzen, Körperschmerzen, Husten, dünnem, weißem Zungenbelag und einem oberflächlichen, gespannten Puls.

Diese Rezeptur kann zur Behandlung folgender in der modernen Medizin definierten Erkrankungen verwendet werden: Influenza, akute Bronchitis, Asthma bronchiale.
Erläuterung der Rezeptur: Der Hauptbestandteil des Rezepts ist die warme, scharfe Kaiserarznei Mahuang, die zur Öffnung der Extima und zur Treibung von Schweiß dient. Dadurch wird die Funktion des o. Lunge entlastet und das Keuchen behandelt. Die Ministerarznei Guizhi erwärmt die Qi-Leitbahnen, fördert Yang und in Kombination mit Mahuang eine stärkere schweißtreibende Wirkung. Die Assistentenarznei Xingren löst Blockaden des o. Lunge und hilft Mahuang die Keuchatmung und den Husten zu stoppen. Die Übermittlerarznei Zhi Gancao harmonisiert die Wirkung der anderen Arzneien, unterstützt das Qi im mittleren Calorium, befeuchtet den o. Lunge und stoppt den Husten.
Modifikationen: s.S. 386, 441
Kontraindikation: Bei Depletion sowie hohem Blutdruck.

Abgeleitetes Rezept

Drei-Befreiungen-Dekokt (Sanao Tang)

Ursprung: Tai Ping Hui Min Heji Ju Fang (17. Jahrhundert)
Zusammensetzung: Mahuang (Herba Ephedrae) 6g
Xingren (Semen Pruni Armeniacae) 6g
Gancao (Radix Glycyrrhizaee Uralensis) 6g
Zubereitung und Einnahme: wie üblich, s. S. 250
Wirkung: die Extima lösend, den o. Lunge besänftigend, Husten stillend.
Indikation: Exogene Algor venti-Erkrankungen: Kopfschmerzen, Körperschmerzen, Husten, Keuchen, eine verstopfte Nase, Völlegefühl im Thorax, reichlich weißes, dünnflüssiges Sputum, Stimmverlust, ein dünner, weißer Zungenbelag und ein oberflächlicher Puls.

Ramulus Cinnamomum Cassiae-Dekokt (Guizhi Tang)

Ursprung: Shang Han Lun (2. Jahrhundert)
Zusammensetzung:
Guizhi (Ramulus Cinnamomum Cassiae) 9g
Baishao (Radix Paeoniae Alba) 9g

[1] Vgl. Bensky / Barolet, Chinesische Arzneimittelrezepte und Behandlungsstrategien, Deutsche Ausgabe von Wiesmann,S. 28

Shengjiang (Rhizoma Zingiberis Officinalis Recens) 9g
Dazao (Fructus Zizyphi Jujubae) 12 Stück
Zhi Gancao (Radix Glycyrrhizaee Uralensis in Honig gebraten) 3g

Zubereitung und Einnahme: Das Dekokt wird heiß eingenommen, um starkes Schwitzen herbeizuführen. Der Patient sollte sich gut zudecken, damit er schwitzt.

Wirkung: Die Extima öffnend, Muskelkrämpfe lösend, das Zusammenspiel von Bau- und Wehrenergie harmonisierend.

Indikation: Exogene Algor venti-Heteropathien mit Fieber, geringem Schweiß und Frösteln, Kopfschmerzen, steifem Nacken, verstopfter Nase, Abneigung gegen Wind, Aufstoßen, dünnem, weißem Zungenbelag und oberflächlichem, langsamem Puls.

Diese Rezeptur kann zur Behandlung folgender in der modernen Medizin definierten Erkrankungen verwendet werden: Infektionen der oberen Atemwege, Influenza, Ekzeme, Urtikaria.

Erläuterung der Rezeptur: Der Hauptbestandteil des Rezeptes ist die warme, scharfe Kaiserarznei Guizhi, die Extima öffnet und Algor venti aus der Muskelschicht entlastet.[1] Der saure, bittere Baishao als Ministerarznei sammelt das Yin und harmonisiert die struktive Körperflüssigkeit. Auf diese Weise verhindert sie die überschießende, zerstreuende Wirkung der Guizhi. Die Guizhi zerstreut, das Baishao sammelt, wobei durch ihren kombinierten Einsatz einerseits eine Harmonisierung von Bau- und Wehrenergie, andererseits eine Öffnung der Extima erfolgt. Die warme, scharfe Assistentenarznei Shengjiang hilft Guizhi, die Extima zu entlasten, und behandelt gleichzeitig die Übelkeit. Die andere Assistentenarznei Dazao hilft Baishao Qi und Xue zu unterstützen. Die Kombination von beiden Assistenten verstärkt die Wirkung der Harmonisierung von Bau- und Wehrenenergie. Die Übermittlerarznei Zhi Gancao dient der Harmonisierung aller Arzneien, unterstützt das Qi im mittleren Calorium.

Modifikationen: s.S. 384, 483

Kontraindikation: Bei exogener Repletion mit Calor venti.

Kleinerer blaugrüner Drachen-Dekokt (Xiao Qinglong Tang)

Ursprung: Shang Han Lun (2. Jahrhundert)

Zusammensetzung: Mahuang (Herba Ephedrae) 9g
Guizhi (Ramulus Cinnamomum Cassiae) 9g
Baishao (Radix Paeoniae Alba) 9g
Shengjiang (Rhizoma Zingiberis Officinalis Recens) 9g
Xixin (Herba cum Radice Asari) 3g
Wuweizi (Fructus Schizandrae) 9g
Banxia (Rhizoma Pinelliae Ternatae) 9g
Zhi Gancao (Radix Glycyrrhizaee Uralensis in Honig gebraten) 3g

Zubereitung und Einnahme: Das Dekokt wird heiß eingenommen, um starkes Schwitzen herbeizuführen. Der Patient sollte sich gut zudecken, damit er schwitzt.

Wirkung: die Extima lösend, Pituita umwandelnd, hustenstillend, Keuchatmung beseitigend.

Indikation: Exogene Algor venti-Heteropathien gleichzeitig mit Pituita-Befunden: Frösteln, Fieber, Schweißlosigkeit, Durstlosigkeit, Abgeschlagenheit, Husten, Keuchen, reichlicher, dünnflüssiger Auswurf, ein feuchter, weißer Zungenbelag und ein oberflächlicher, gespannter Puls.

Diese Rezeptur kann zur Behandlung folgender in der modernen Medizin definierten Krankheiten verwendet werden: Akute Bronchitis, Asthma bronchiale.

Erläuterung der Rezeptur: Mahuang und Guizhi als Kaiserarzneien wirken schweißtreibend und die Extima entlastend. Die Ministerarzneien Shengjiang und Xixin wärmen den o. Lunge, transformieren Humor-Ansammlungen und helfen den Kaiserarzneien, die Extima zu entlasten und Algor zu vertreiben. Der Assistent Baishao nährt Yin, harmonisiert zusammen mit Guizhi die Bau- und Wehrenergie und verhindert eine Yin-Schädigung durch die überschießende schweißtreibende Wirkung der Kaiserarzneien. Wuweizi als Assistent sammelt das Qi des o. Lunge und stoppt den Husten. Der andere Assistent Banxia wandelt Pituita um und behandelt gleichzeitig die Übelkeit. Die Übermittlerarznei Zhi Gancao harmonisiert die Wirkung der anderen Arzneien, unterstützt das Qi im mittleren Calorium.

Modifikationen: s.S. 457

Kontraindikation: Calor, Ariditas.

Aus neun Sapores bestehendes Notopterygium-Dekokt (Jiuwei Qianghuo Tang)

Ursprung: Ci Shi Nan Zhi (13. Jahrhundert)

Zusammensetzung:
Qianghuo (Rhizoma Notopterygium) 6g
Cangzhu (Rhizoma Atractylodis) 6g
Fangfeng (Radix Ledebouriiellae) 6g
Baizhi (Radix Angelicae Dahuricae) 3g
Huangqin (Radix Scutellariae) 3g
Xixin (Herba cum Radice Asari) 3g
Chuanxiong (Radix Ligusticum) 3g
Shendihuang (Rehmannia Radix) 3g

[1] Vgl. Bensky / Barolet, Chinesische Arzneimittelrezepte und Behandlungsstrategien, Deutsche Ausgabe von Wiesmann,S. 32

Gancao (Radix Glycyrrhizaee Uralensis) 3g
Zubereitung und Einnahme: wie üblich,
Wirkung: die Extima lösend, die Intima ausleitend, schmerzstillend.
Indikation: Exogene Algor venti-Heteropathien: Schüttelfrost, Fieber, Schweißlosigkeit, Kopfschmerzen, steifer Nacken, Rückenschmerzen, Durst, ein bitterer Geschmack im Mund, ein feuchter, weißer Zungenbelag und ein oberflächlicher Puls.

Bei entsprechender Symptomatik kann diese Rezeptur zur Behandlung folgender, gemäß der modernen Medizin festgelegten Krankheiten verwendet werden: Infektionen der oberen Atemwege, Sinusitis, rheumatisches Fieber.
Erläuterung der Rezeptur: Der Hauptbestandteil des Rezepts ist die warme, bittere, scharfe Kaiserarznei Qianghuo, die Ventus und Humor zerstreut, Leitbahnen durchgängig macht und Schmerzen stillt. Fangfeng und Cangzhu, beide als Ministerarzneien, wirken schweißtreibend und Humor eliminierend und helfen Qianghuo die Extima zu entlasten. Xixin, Chuanxiong und Baizhi bewegen das Qi und Xue, behandeln Körper- und Kopfschmerzen. Die Assistentenarznei Huangqin befördert Calor auf die Qi Ebene. Die andere Assistentenarznei Shendihuang befördert Calor auf die Xue Ebene. Die Übermittlerarznei Gancao harmonisiert die Wirkung der anderen Arzneien.
Kontraindikation: Bei Depletion Qi und Yin.

2. Scharfe, kühle Rezepturen, die die Extima freimachen

Dekokt aus Herba Ephedrae, geschälten bitteren Mandeln, Süßholz, Gips (Ma Xing Shi Gan Tang)

Ursprung: Shang Han Lun (2. Jahrhundert)
Zusammensetzung: Mahuang (Herba Ephedrae) 6g
Shigao (Gypsum fibrosum) 30g
Xingren (Semen Pruni Armeniacae) 9-12g
Zhi Gancao (Radix Glycyrrhizaee Uralensis in Honig gebraten) 6g
Zubereitung und Einnahme: wie üblich
Wirkung: Calor kühlend, den o. Lunge erfrischend, Keuchen stillend.
Indikation: Calor venti-Erkrankungen: Fieber, Husten, Keuchatmung, Beklemmungsgefühl, Durst, ein dünner, weißer Zungenbelag und ein beschleunigter Puls.
Erläuterung der Rezeptur: Der Hauptbestandteil des Rezepts ist die warme, scharfe Kaiserarznei Mahuang, die den o. Lunge öffnet und die Keuchatmung kontrolliert. Die kalte Ministerarznei Shigao kühlt Calor des o. Lunge und kontrolliert das Schwitzen, das durch Mahuang induziert wird. Die bittere, warme Assistentenarznei Xingren hilft Mahuang, den Qi-Fluss des o. Lunge zu fördern, behandelt gleichzeitig die Keuchatmung. Die Übermittlerarznei Zhi Gancao harmonisiert die Wirkung der anderen Arzneien, verhindert eine Magenschädigung durch kaltes Shigao.
Kontraindikation: Bei Algor venti und Depletion.

Dekokt aus Folia Morus und Flos Chrysanthemi (Sang Ju Yin)

Ursprung: Wen Bing Tiao Bian (18. Jahrhundert)
Zusammensetzung: Sangye (Folia Morus)7,5g
Juhua (Flos Chrysanthemi) 3g
Xingren (Semen Pruni Armeniacae) 6g
Gancao (Radix Glycyrrhizaee Uralensis) 2,4g
Bohe (Herba Menthae) 2,4g (gegen Ende beigeben)
Jiegeng (Platycodon Radix) 6g
Lugen (Rhizoma Phragmitis) 6g
Lianqiao (Fructus Forsythiae) 4,5g
Zubereitung und Einnahme: nicht länger als 20 Minuten kochen! Täglich zweimal kühl einzunehmen.
Wirkung: Calor kühlend, die Extima öffnend, den o. Lunge erfrischend, Husten stillend.
Indikation: Im Anfangsstadium eines Calor ventus-Befundes: Fieber, Husten, Durst, ein dünner, weißer Zungenbelag und ein oberflächlicher sowie beschleunigter Puls.

Diese Rezeptur kann zur Behandlung folgender in der modernen Medizin definierten Krankheiten verwendet werden: Infektionen der oberen Atemwege, Bronchitis, akute Tonsilitis.
Erläuterung der Rezeptur: Der Hauptbestandteil des Rezepts sind die süßen und kühlen Kaiserarzneien Sangye, Juhua, die Calor im o. Lunge kühlen und Husten beenden. Die Ministerarznei Bohe zerstreut Calor venti. Die anderen zwei Ministerarzneien Xingren und Jiegeng befreien die Extima und helfen der Kaiserarznei, dass das Qi im o. Lunge fließt. Die bittere, kalte Assistentenarznei Lianqiao stärkt die Wirkung des Rezeptes, kühlt das Calor und entlastet die Extima. Die andere süße und kalte Assistentenarznei Lugen kühlt Calor, stellt Körpersaft her und vermindert den Durst. Die Übermittlerarznei Zhi Gancao dient der Harmonisierung aller Arzneien
Modifikationen: s.S. 382, 441, 458, 483
Kontraindikation: Bei Algor venti, Husten.

Pulver aus Flos Lonicerae und Fructus Forsythiae (Yinqiao San)

Ursprung: Wen Bing Tiao Bian (18. Jahrhundert)
Zusammensetzung: Lianqiao (Fructus Forsythiae) 9g
Jinyinhua (Flos Lonicerae) 9g
Bohe (Herba Menthae) 2,4g (gegen Ende beigeben)
Jiegeng (Platycodon Radix) 6g
Dandouchi (Semmen Sojae Fermentatum Neutrum) 12-30g
Jingjie (Herba Schizonepetae) 5g
Zhuye (Herba Lophatherum) 4g
Lugen (Rhizoma Phragmitis) 15g
Niubangzi (Fructus Arctium) 9g
Gancao (Radix Glycyrrhizaee Uralensis) 2,4g
Zubereitung und Einnahme: Das Rezept ist auch als Tablette erhältlich.
Wirkung: Calor kühlend, die Extima durchgängig machend, entgiftend.
Indikation: Im Anfangsstadium eines Calor ventus-Befundes: Fieber, Husten, Kopfschmerzen, Halsschmerzen, Durst, ein dünner, weißer oder gelber Zungenbelag und ein oberflächlicher und beschleunigter Puls.

Diese Rezeptur kann zur Behandlung folgender in der modernen Medizin definierten Krankheiten verwendet werden: Infektionen der oberen Atemwege, Influenza, akute Bronchitis, Masern.
Erläuterung der Rezeptur: Die beiden scharfen, kühlen Kaiserarzneien Lianqiao und Jinyinhua wirken Calor kühlend und durch toxische Wirkung lindernd. Die drei Ministerarzneien Bohe, Jingjie, Dandouchi kühlen Calor, machen die Extima durchgängig und behandeln gleichzeitig Kopfschmerzen. Die anderen Ministerarzneien Niubangzi, Jiegeng, Gancao verbessern die Funktionen des Rachens und stoppen Husten. Die Kombination von den zwei süßen, kühlen Assistenten Zhuye und Lugen kühlt Calor, erzeugt Körpersäfte und lindert den Durst.
Modifikationen: s.S. 380, 385, 457, 464, 481
Kontraindikation: Bei Algor venti, Extima.

Giftlösendes Pulver aus Herba Schizonepetae und Radix Ledebouriiellae (Jing Fang Baidu San)

Ursprung: She Sheng Zhong Miao Fang (16. Jahrhundert)
Zusammensetzung: Jiegeng (Platycodon Radix) 5g
Jingjie (Herba Schizonepetae) 5g
Gancao (Radix Glycyrrhizaee Uralensis) 2g
Chuanxiong (Radix Ligusticum) 5g
Qianghuo (Rhizoma Notopterygium) 5g
Duhuo (Radix Angelicae Pubescentis) 5g
Fangfeng (Radix Ledebouriiellae) 5g
Chaihu (Radix Bupleurum) 5g
Shengjiang (Rhizoma Zingiberis Officinalis Recens) 3 Scheiben
Fuling (Poria Sclerotium) 5g
Qianhu (Radix Peucedanum) 5g
Zhike (Fructus Citrus Immaturus) 5g
Zubereitung und Einnahme: wie üblich, s. S. 250.
Wirkung: Heteropathien der Extima lösend, Humor venti austreibend, schmerzstillend.
Indikation: Im Anfangsstadium eines Calor ventus-Befundes: Frösteln und Fieber, Kopfschmerzen, Nackenschmerzen, ziehende Schmerzen im Rumpf, Schweißlosigkeit, verstopfte Nase, ein dünner, weißer Zungenbelag und ein oberflächlicher Puls.
Modifikationen: s.S. 470
Kontraindikation: Bei Algor venti, Extima.

Bupleurum und Puerariae Dekokt zur Lösung von Muskelkrämpfen (Chai Ge Jieji Tang)

Ursprung: Shang Han Liu Shu (Anfang des 17. Jahrhunderts)
Zusammensetzung: Chaihu (Radix Bupleurum) 9g
Gegen (Radix Puerariae) 9g
Baishao (Radix Paeoniae Alba) 9g
Qianghuo (Rhizoma Notopterygium) 3g
Baizhi (Radix Angelicae Dahuricae) 3g
Shengjiang (Rhizoma Zingiberis Officinalis Recens) 3 Scheiben
Dazao (Fructus Zizyphi Jujubae) 2 Stück
Huangqin (Radix Scutellariae) 9g
Shigao (Gypsum fibrosum) 9g
Gancao (Radix Glycyrrhizaee Uralensis) 3g
Jiegeng (Platycodon Radix) 3g
Zubereitung und Einnahme: Dekokt, wie üblich, s. S. 250.
Wirkung: Calor kühlend, Muskelkrämpfe lösend.
Indikation: Exogener Calor ventus-Befund: Fieber, Frösteln, Kopfschmerzen, Augenschmerzen, Reizbarkeit, Schlaflosigkeit, ein dünner, gelber Zungenbelag und ein oberflächlicher und beschleunigter Puls.
Bei passender Symptomatik kann diese Rezeptur zur Behandlung folgender in der modernen Medizin definierten Erkrankungen verwendet werden: Influenza und Zahnschmerzen.
Erläuterung der Rezeptur: Diese Rezeptur zielt vor allem auf eine Lockerung von gestautem Qi in der Muskelschicht ab. Die beiden scharfen, kühlen

Kaiserarzneien Chaihu und Gegen bewältigen diese Aufgabe. Die zwei Ministerarzneien Qianghuo und Baizhi helfen Chaihu und Gegen die Muskulatur zu entspannen und die Schmerzen zu lindern. Die anderen Ministerarzneien Huangqin und Shigao kühlen Intima Calor. Der Assistent Jiegeng befreit das Qi im o. Lunge, und zerstreut Heteropathien. Der andere Assistent Baishao hilft dem Kaiser, Calor zu kühlen. Die zwei Übermittler Dazao und Shengjiang harmonisieren die Bau- und Abwehrenergie. Die andere Übermittlerarznei Gancao dient der Harmonisierung aller Arzneien.
Kontraindikation: Algor, Obstipation.

Radix Ligusticum-Pulver, das man mit Tee einnimmt (Chuanxiong Chatiao San)

Ursprung: Tai Ping Hui Min He Ji Ju Fang (Anfang des 17. Jahrhundert)
Zusammensetzung: Chuanxiong (Radix Ligusticum) 120g
Qianghuo (Rhizoma Notopterygium) 60g
Baizhi (Radix Angelicae Dahuricae) 60g
Fangfeng (Radix Ledebouriiellae) 45g
Jingjie (Herba Schizonepetae) 120g
Bohe (Herba Menthae) 240g (gegen Ende beigeben)
Gancao (Radix Glycyrrhizaee Uralensis) 60g
Xixin (Herba cum Radice Asari) 30g
Zubereitung: Das Rezept ist auch in fertig zubereiteter Form erhältlich.
Wirkung: Ventus vertreibend, Schmerzen stillend.
Indikation: Exogener Ventus-Befund: Kopfschmerzen, Migräne, Schwindel, Fieber, Frösteln, Augenschmerzen, verstopfte Nase, ein dünner, weißer Zungenbelag und ein oberflächlicher Puls.

Diese Rezeptur kann zur Behandlung folgender in der modernen Medizin definierten Krankheiten verwendet werden: Infektionen der oberen Atemwege, Migräne, Rhinitis.
Erläuterung der Rezeptur: Die Hauptbestandteile des Rezepts sind Linderung der Kopfschmerzen durch die Kaiserarznei Chuanxiong entlang der Shao-Yang- und Jue-Yin-Leitbahnen (temporal und am Scheitel), durch die Kaiserarznei Baizhi entlang der Yang-Ming-Leitbahnen (frontal) und durch die Kaiserarznei Qianghuo entlang des Taiyang (okzipital), sie wirken schweißtreibend und die Extima entlastend. Die Ministerarzneien Bohe, Jingjie und Fangfeng helfen der Kaiserarznei beim Zerstreuen von Ventus aus dem Kopf und entlasten die Extima. Der kalte und bittere Assistent grüner Tee kühlt Calor venti und verhindert eine Ariditas Schädigung durch die Kaiserarznei. Die Übermittlerarznei Zhi Gancao dient der Harmonisierung aller Arzneien und unterstützt das Qi im mittleren Calorium.
Modifikationen: s.S. 441
Kontraindikation: Bei Kopfschmerzen, die durch Depletion des Yin und emporschlagendem Yang des o. Leber verursacht werden.

Pulver mit Fructus Xanthii Sibirici (Cangerzi San)

Ursprung: Ji Sheng Fang (13. Jahrhundert)
Zusammensetzung: Cangerzi (Fructus Xanthii Sibirici) 7g
Xinyihua (Flos Magnoliae) 12g
Baizhi (Radix Angelicae Dahuricae) 25g
Bohe (Herba Menthae) 1g (gegen Ende beigegeben)
Zubereitung: Das Rezept ist auch in fertig zubereiteter Form erhältlich.
Wirkung: Ventus vertreibend, die Sinnesöffnungen freimachend.
Indikation: Fließschnupfen, eitriger Nasenfluss, verstopfte Nase, Kopfschmerzen, ein gelber Zungenbelag und ein oberflächlicher, beschleunigter Puls.

Diese Rezeptur kann zur Behandlung folgender in der modernen Medizin definierten Krankheiten verwendet werden: akute oder chronische Sinusitis und allergische Rhinitis.
Modifikationen: s.S. 459

Pulver mit Flos Magnoliae (Xinyi San)

Ursprung: Zheng Zhi Zhung Sheng (Anfang des 17. Jahrhunderts)
Zusammensetzung: Chuanxiong (Radix Ligusticum) 3g
Fangfeng (Radix Ledebouriiellae) 3g
Zhi Gancao (Radix Glycyrrhizaee Uralensis in Honig gebraten) 3g
Xixin (Herba cum Radice Asari) 2g
Xinyihua (Flos Magnoliae) 5g
Mutong (Caulis Hocquariae) 3g
Qianghuo (Rhzioma Notopterygii) 6g
Gaoben (Radix Ligusticum Sinensis) 4g
Shengma (Rhizoma Cimicifuga) 6g
Baizhi (Radix Angelicae Dahuricae) 6g
Zubereitung: Das Rezept ist auch in fertig zubereiteter Form erhältlich
Wirkung: Ventus, Algor vertreibend, die Nase durchgängig machend.
Indikation: Anhaltende Blockade der Nase durch Polypen und Schleim, verstopfte Nase, Verlust des Geruchsinns, Kopfschmerzen, ein weißer Zungenbelag und ein oberflächlicher Puls.

Radix Ledebouriiellae-Pulver, durchgängig machend (Fangfeng Tong Sheng San)

Ursprung: Huang Di Su Wen Xuan Ming Lun Fang (Anfang des 17. Jahrhunderts)
Zusammensetzung: Fangfeng (Radix Ledebouriiellae) 15g
Mahuang (Herba Ephedrae) 15g
Jiu Dahuang (Radix et Rhizoma Rheum in Wein behandelt) 15g
Jingjie (Herba Schizonepetae) 15g
Bohe (Herba Menthae) 15g
Jiegeng (Platycodon Radix) 30g
Gancao (Radix Glycyrrhizaee Uralensis) 60g
Chuanxiong (Radix Ligusticum) 15g
Lianqiao (Fructus Forsythiae) 15g
Mangxiao (Mirabilitum) 15g
Huashi (Talcum) 90g
Shigao (Gypsum fibrosum) 30g
Zhizi (Fructus Gardeniae) 15g
Huangqin (Radix Scutellariae) 30g
Baishao (Radix Paeonia alba) 15g
Baizhu (Rhizoma Atractylodis Macro) 15g
Zubereitung und Einnahme: Das Rezept ist auch in fertig zubereiteter Form erhältlich.
Wirkung: Ventus vertreibend, Calor kühlend, die Extima durchgängig machend, laxierend.
Indikation: Exogener Ventus-Befund: Fieber, Frösteln, Kopfschmerzen, Schwindel, gerötete Augen, verstopfte Nase, Obstipation, ein gelb schmieriger Zungenbelag und ein beschleunigter Puls.

Bei entsprechender Symptomatik kann diese Rezeptur zur Behandlung folgender, gemäß der modernen Medizin festgelegten Krankheiten verwendet werden: Influenza, Erysipel, Karbunkel, Urtikaria, Dermatitis.

Erläuterung der Rezeptur: Der Hauptbestandteil des Rezepts ist die Öffnung der Extima. Diese Aufgabe wird durch die zwei Kaiserarzneien, Fangfeng und Mahuang, die Ventus zerstreuen, durch Schwitzen erzielt. Durch die Kombination von zwei anderen Kaiserarzneien Jiudahuang und Mangxiao als Abführmittel wird Calor durch den Stuhl ausgestoßen. Die Ministerarzneien Bohe und Jingjie helfen Fangfeng und Mahuang, die Extima zu befreien. Die anderen Ministerarzneien Zhizi und Huashi lassen Calor durch den Urin abfließen. Shigao, Lianqiao, Huangqin und Jiegeng, ebenfalls als Ministerarzneien, zerstreuen Calor aus Zang (Organfunktionskreis)-Schichten. Die Assistenten Chuangxiong, Danggui und Baishao harmonisieren das Qi und Xue. Der andere Assistent Baizhu stützt den o. Milz, um eine Schädigung des o. Milz durch andere Arzneien abzumildern. Die Übermittlerarznei Zhi Gancao dient der Harmonisierung aller Arzneien und unterstützt das Qi im mittleren Calorium.
Modifikationen: s.S. 471, 477
Kontraindikation: Bei Diarrhöe.

3. Rezepturen gegen Intima-Calor-Befunde

Teil 7

Weißer Tiger-Dekokt (Baihu Tang)

Ursprung: Shang Han Lun (2. Jahrhundert)
Zusammensetzung: Shigao (Gypsum fibrosum) 30g
Zhimu (Rhizoma Anemarrhena) 9g
Zhi Gancao (Radix Glycyrrhizaee Uralensis in Honig gebraten) 6g
Gengmi (Glutenfreier Reis) 9g
Zubereitung und Einnahme: Wie üblich, s.S. 250.
Wirkung: Calor kühlend, Säfte hervorbringend.
Indikation: Calor, Ardor der oo. Magen und Dickdarm: Hohes Fieber, starke Schweißabsonderung, Unruhe, trockener Mund, Durst, Abneigung gegen Hitze, ein kräftiger, beschleunigter Puls.

Bei entsprechender Symptomatik kann diese Rezeptur zur Behandlung folgender, gemäß der modernen Medizin festgelegten Krankheiten verwendet werden: Infektionskrankheiten wie Enzephalitis, Meningitis und Lobärpneumonie, Diabetes mellitus und Parodontitis.

Erläuterung der Rezeptur: Die scharfe, süße und extrem kalte Kaiserarznei Shigao beseitigt Calor und lässt Ardor abfließen. Die bittere, kalte Ministerarznei Zhimu hilft Shigao, Calor aus den oo. Lungen und Magen zu beseitigen und befeuchtet dabei Ariditas. Der Assistent Zhi Gancao und der Übermittler Gengmi stützen den o. Magen und schützen die Säfte, verhindern Magen-Schädigung durch die extrem kalte Kaiserarznei.
Kontraindikation: Bei Algor, Depletion.

Abgeleitetes Rezept
Weißer Tiger-Dekokt mit Ramulus Cinnamomi Cassiae (Baihu Jia Guizhi Tang)

Ursprung: Jin Gui Yao Lue (2. Jahrhundert)
Zusammensetzung: Shigao (Gypsum fibrosum) 30g
Zhimu (Rhizoma Anemarrhena) 9g
Zhi Gancao (Radix Glycyrrhizaee Uralensis in Honig gebraten) 6g
Gengmi (Glutenfreier Reis) 9g
Guizhi (Ramulus Cinnamomi Cassiae) 6g
Zubereitung und Einnahme: Wie üblich, s. S. 250

Wirkung: Calor kühlend, Ventus humidus ausleitend, Schmerzen stillend.
Indikation: Fieber, starke Schweißabsonderung, Unruhe, Durst, Gelenkschmerzen und -Schwellungen, trockener Mund, Durst, Abneigung gegen Hitze, ein kräftiger, beschleunigter Puls.

Herba Lophatherum und Gypsum Fibrosum-Dekokt (Zhuye Shigao Tang)

Ursprung: Shang Han Lun (2. Jahrhundert)
Zusammensetzung: Zhuye (Herba Lophatherum) 15g
Shigao (Gypsum fibrosum) 30g
Banxia (Rhizoma Pinellia) 9g
Renshen (Radix Ginseng) 5g
Maimendong (Tuber Ophiopogon) 15g
Zhi Gancao (Radix Glycyrrhizaee Uralensis in Honig gebraten) 3g
Gengmi (Glutenfreier Reis) 15g
Zubereitung und Einnahme: Das Rezept ist auch in fertig zubereiteter Form erhältlich.
Wirkung: Das Qi stärkend, den o. Magen harmonisierend, Calor kühlend, Säfte hervorbringend.
Indikation: Fieber, das von einer mit hohem Fieber begleiteten Calor-Erkrankung zurückgeblieben ist, starke Schweißabsonderung, Unruhe, trockener Mund, Durst, Schlaflosigkeit, Kurzatmigkeit, eine rote Zunge mit wenig Belag, ein beschleunigter Puls.

Diese Rezeptur kann zur Behandlung folgender in der modernen Medizin definierten Krankheiten verwendet werden: Pharyngitis, Nephritis oder Diabetes mellitus.
Erläuterung der Rezeptur: Die beiden Kaiserarzneien Zhuye und Shigao wirken Calor kühlend und beruhigend. Die Ministerarznei Renshen stützt das Qi. Die andere Ministerarznei Maimendong nährt Yin und erzeugt Körpersäfte. Der Assistent Banxia wirkt den Kontravektionen entgegen und stoppt dadurch das Erbrechen. Die Übermittler Gengmi und Zhi Gancao stützen den o. Magen und dienen gleichzeitig der Harmonisierung aller Arzneien.
Kontraindikation: Bei Calor, Repletion-Erkrankung.

4. Rezepturen, die die Bauenergie und Xue kühlen

Dekokt zur Kühlung der Bauenergie (Qingyin Tang)

Ursprung: Wen Bing Tiao Bian (18. Jahrhundert)
Zusammensetzung: Xijiao (Cornu Rhinoceri) 2g
Zhuye (Herba Lophatherum) 15g
Maimendong (Tuber Ophiopogon) 9g
Lianqiao (Fructus Forsythiae) 6g
Xuanshen (Scrofularia Radix) 9g
Jinyinhua (Flos Lonicerae) 9g
Danshen (Salvia Miltiorrhiza Radix) 6g
Shengdihuang (Radix Rehmannia) 15g
Huanglian (Rhizoma Coptidis) 4,5g
Zubereitung und Einnahme: Wie üblich, s. S. 250.
Wirkung: Die Bauenergie kühlend, Calor ausleitend, Xue dynamisierend, das Yin suppletierend.
Indikation: Calor der Bauenergie: Fieber, das sich in der Nacht verschlimmert, starke Unruhe, Schlaflosigkeit, eine dunkelrote, trockene Zunge, ein beschleunigter Puls.

Diese Rezeptur kann zur Behandlung folgender in der modernen Medizin definierten Krankheiten verwendet werden: Pneumonie, Enzephalitis, Meningitis.
Erläuterung der Rezeptur: Die beiden salzigen, bitteren und kalten Kaiserarzneien Xijiao und Shengdihuang wirken Xue und Bauenergie kühlend. Die beiden Ministerarzneien Xuanshen und Maimendong nähren Yin und kühlen Calor. Die Assistenten Jinyinhua, Lianqiao, Huanglian und Zhuye kühlen wirksam Calor auf der Qi-Ebene und lindern gleichzeitig die toxische Wirkung. Der Übermittler Danshen fördert die Durchblutung und verhindert auch die Entstehung von Blut-Stasen.
Modifikationen: s.S. 482
Kontraindikation: Bei Humor.

Cornu Rhinoceri und Radix Rehmannia-Dekokt (Xijiao Dihuang Tang)

Ursprung: Qian Jin Yao Fang (17. Jahrhundert)
Zusammensetzung: Xijiao (Cornu Rhinoceri) 1 - 3g
Shengdihuang (Radix Rehmannia) 30g
Mudanpi (Radix Moutan Cortex) 9g
Chishao (Radix Paeonia Rubra) 12g
Zubereitung und Einnahme: Cornu Rhinoceri (Xijiao) wird nicht gekocht, sondern nur mit dem Dekokt hinuntergespült.
Wirkung: Calor und Xue kühlend, Stasen zerstreuend, entgiftend.
Indikation: Einlagerung von Calor im Xue: Nasenbluten,

Blut im Stuhl oder im Urin, Durst, ohne schlucken zu können, starke Unruhe, Blähung, eine dunkelrote Zunge und ein beschleunigter Puls.

Diese Rezeptur kann zur Behandlung folgender in der modernen Medizin definierten Krankheiten verwendet werden: Septikämie, Enzephalitis, Meningitis, Glaukom.

Erläuterung der Rezeptur: Die Kaiserarznei Xijiao wirkt Calor und Xue kühlend und lindert auch die toxische Wirkung. Die Ministerarznei Shengdihuang nährt Yin, kühlt Calor und stoppt Blutungen. Die Assistenten Mudanpi und Chishao helfen der Kaiserarznei, Calor auf der Xue–Ebene zu beseitigen, lassen Calor abfließen und zerstreuen damit Blut-Stasen.

Kontraindikation: Bei Depletion der oo. Milz und Magen sowie Qi und Xue.

Entgiftendes Dekokt aus Rhizoma Coptidis (Huanglian Jiedu Tang)

Ursprung: Wen Bing Tiao Bian (18. Jahrhundert)

Zusammensetzung: Huanglian (Rhizoma Coptidis) 9g
Zhizi (Fructus Gardeniae) 9g
Huangqin (Radix Scutellariae) 6g
Huangbai (Cortex Phellodendron) 6g

Zubereitung und Einnahme: Wie üblich, s. S. 250

Wirkung: Ardor ausleitend, entgiftend.

Indikation: Jede Art von Ardor: sehr hohes Fieber, Benommenheit, starke Unruhe, Schlaflosigkeit, trockener Mund. Ikterus als Folge von Calor humidus, Geschwüre, blutiger Auswurf, Diarrhöe, rote Zunge und ein gelber Zungenbelag, ein kräftiger und beschleunigter Puls.

Erläuterung der Rezeptur: Das Rezept ist gegen Ardor-Befunde in allen drei Erwärmern anzuwenden – was durch den Gebrauch der Kaiserarznei Huanglian gewährleistet ist. Sie lässt Ardor aus dem mittleren Calorium abfließen. Die Ministerarznei Huangqin kühlt Ardor aus dem oberen Calorium. Der Assistent Huangbai beseitigt Ardor aus dem unteren Calorium. Der andere Assistent Zhizi läßt Ardor aus den drei Erwärmern durch den Urin abfließen. Die Kombination von vier Arzneien ist besonders nützlich zur Linderung von Calor und toxischer Wirkung.

Modifikationen: s.S. 475

Kontraindikation: Bei Schädigung von Yin und Körpersäften.

Universell nützlicher Entgiftungstrank (Puji Xiaodu Yin)

Ursprung: Dong Yuan Shi Xiao Fang (13. Jahrhundert)

Zusammensetzung: Bohe (Herba Menthae) 3g
Huangqin (Radix Scutellariae in Wein gebraten) 15g
Huanglian (Rhizoma Coptidis in Wein gebraten) 15g
Lianqiao (Fructus Forsythiae) 3g
Xuanshen (Scrofularia Radix) 6g
Jiegeng (Platycodon Radix) 6g
Chaihu (Radix Bupleurum) 6g
Shengma (Rhizoma Cimicifuga) 2g
Chenpi (Citrus Pericarpium) 6g
Banlangeng (Isatidum Radix) 3g
Gancao (Radix Glycyrrhizaee Uralensis) 6g
Mabo (Fructificatio Lasiosphaera) 3g
Niubangzi (Fructus Arctium) 3g
Jiangcan (Bombyx) 2g

Zubereitung und Einnahme: Wie üblich, s. S. 250

Wirkung: Calor kühlend, entgiftend, Venti-Heteropathie austreibend.

Indikation: Hohes Fieber, Frösteln, Rötung und Schwellung des Gesichts, so dass die Augen nicht geöffnet werden können, Dysfunktion des Rachens, Durst, eine rote und trockene Zunge und gelber Zungenbelag, ein kräftiger und beschleunigter Puls.

Bei entsprechender Symptomatik kann diese Rezeptur zur Behandlung folgender, gemäß der modernen Medizin festgelegten Krankheiten verwendet werden: Parotitis epidemica, akute Tonsillitis, eitrige Parotitis.

Erläuterung der Rezeptur: Die beiden Kaiserarzneien Huangqi und Huanglian wirken auf Calor im oberen Erwämer kühlend und entgiftend. Die scharfen und kühlen Ministerarzneien Niubangzi, Lianqiao, Bohe und Jiangcan zerstreuen Calor venti aus dem oberen Calorium, Kopf und Gesicht. Die Assistentenarzneien Xuanshen, Mabo, Banlangen, Jiegeng und Gancao beseitigen Calor aus dem Rachen und wirken auch entgiftend. Der Übermittler Chenpi reguliert das Qi, um eine Auflockerung von Qi-Stauungen herzustellen. Die anderen Übermittler Chaihu und Shengma helfen den Ministerarzneien Calor venti zu zerstreuen und alle anderen Arzneien zu harmonisieren und zum Kopf zu führen.

Modifikationen: s.S. 395, 478, 481

Kontraindikation: Bei Depletion Yin.

Entgiftungstrank, der Epidemien beseitigt (Qingwen Baidu Yin)

Ursprung: Yi Zhen Yi De (13. Jahrhundert)

Zusammensetzung: Huanglian (Rhizoma Coptidis) 3g
Huangqin (Radix Scutellariae) 6g
Lianqiao (Fructus Forsythiae) 3g
Xuanshen (Scrofularia Radix) 6g
Jiegeng (Platycodon Radix) 3g
Gancao (Radix Glycyrrhizaee Uralensis) 3g
Zhuye (Herba Lophatherum) 3g
Xuanshen (Scrofularia Radix) 6g

Shigao (Gypsum fibrosum) 30g
Xijiao (Cornu Rhinoceri) 3g
Shengdihuang (Radix Rehmannia) 15g
Chishao (Radix Paeonia Rubra) 6g
Mudanpi (Radix Moutan Cortex) 6g
Zhizi (Fructus Gardeniae) 6g
Zhimu (Rhizoma Anemarrhena) 6g
Zubereitung und Einnahme: Wie üblich, s. S. 250
Wirkung: Calor und Xue kühlend, entgiftend, Ardor austreibend, Yin stützend, Blutung stillend.
Indikation: Hohes Fieber, Durst, Kopfschmerzen, trockener Brechreiz, Benommenheit, starke Unruhe, Nasenbluten und Ausschläge, eine dunkle und trockene Zunge und eine dunkle und verbrannte Lippe, ein oberflächlicher, großer und beschleunigter Puls.

Diese Rezeptur kann zur Behandlung folgender in der modernen Medizin definierten Krankheiten verwendet werden: Erysipel, Meningitis, Enzephalitis, Typhus, Scharlach.

Erläuterung der Rezeptur: Das vorliegende Rezept ist eine Kombination von drei Rezepturen. Die erste Gruppe der Bestandteile – Shigao, Zhimu, Gancao und Zhuye ist die Erweiterung des „Weissen Tiger Dekokts" (Baihu Tang), sie kühlt Calor auf der Qi-Ebene. Die zweite Gruppe Xijiao, Shengdihuang, Mudanpi Chishao und Xuanshen ist die Erweiterung vom „Cornu Rhinoceri und Radix Rehmannia Dekokt" (Xijiao, Dihuang Tang). Sie kühlt Calor auf der Xue-Ebene. Die dritte Gruppe Huanglian, Huangqin, Zhizi und Lianqiao wirkt entgiftend und Calor kühlend auf der drei-Calorium-Ebene, ist die Erweiterung von „Entgiftendes Dekokt aus Rhizoma Coptidis" (Huanglian Jiedu Tang). Jiegeng und Zhuye führen die anderen Arzneien nach oben.
Modifikationen: s.S. 478
Kontraindikation: Bei Algor.

5. Rezepturen, die Calor in den Orbes kühlen

Dekokt, das den o. Herz entlastet (Xiexin Tang)

Ursprung: Jingui Yaolue (2. Jahrhundert)
Zusammensetzung: Huanglian (Rhizoma Coptidis) 3g
Huangqin (Radix Scutellariae) 3g
Dahuang (Rhizoma Rheum) 6g
Zubereitung und Einnahme: Wie üblich, s. S. 250
Wirkung: Ardor austreibend, entgiftend, Nase befeuchtend.
Indikation: Exogene Calor intima-Befunde: hohes Fieber, Reizbarkeit, gerötete Augen, dunkler Urin,Obstipation, Durst, Kopfschmerzen, trockener Brechreiz, Benommenheit, starke Unruhe, Nasenbluten und Ausschläge, ein schmieriger, gelber Zungenbelag und beschleunigter Puls.
Erläuterung der Rezeptur: Die sehr kalte Kaiserarznei Dahuang wirkt Ardor zerstreuend auf der Blutebene. Die beiden Ministerarzneien Huangqin und Huanglian kühlen Calor und lassen es aus dem drei Calorium abfließen.
Kontraindikation: Bei Algor, Diarrhöe.

Radix Gentiana-Dekokt, das den o. Leber entlastet (Longdan Xiegan Tang)

Ursprung: He Ji Ju Fang (12. Jahrhundert)
Zusammensetzung: Zhizi (Fructus Gardeniae) 9g
Longdancao (Radix Gentiana Scabrae) 6g
Huangqin (Radix Scutellariae) 9g
Zexie (Rhizoma Alisma) 12g
Chaihu (Radix Bupleurum) 6g
Gegen (Radix Puerariae) 6g
Danggui (Radix Angelicae Sinensis) 3g
Shendihuang (Rehmannia Radix) 9g
Cheqianzi (Semen Plantago) 9g
Zubereitung und Einnahme: Das Rezept ist auch in fertig zubereiteter Form erhältlich.
Wirkung: Ardor der oo. Leber und Galle herauslösend, Calor und Humidus im unteren Calorium kühlend.
Indikation: Ardor-Befunde infolge einer Repletion der oo. Leber und Galle: Kopfschmerzen, Schwindel, Taubheit und Tinnitus, Schwellungen in den Ohren, bitterer Mundgeschmack, gerötete Augen, Schmerzen an den Rippenbögen, Miktionsstörungen, geschwollene und juckende äußere Genitalen, spärlicher Urin, Impotenz, klebriger, gelber Zungenbelag, schlüpfriger und saitenförmiger Puls.

Diese Rezeptur kann zur Behandlung folgender in der modernen Medizin definierten Krankheiten verwendet werden: Migräne, Ekzeme, Interkostalneuralgien, Gallenstein.

Erläuterung der Rezeptur: Die sehr kalte und bittere Kaiserarznei Longdancao lässt Repletion-Calor der oo. Leber und Galle abfließen und eliminiert Calor humidus im unteren Calorium. Die zwei bitteren und kalten Ministerarzneien Huangqin und Zhizi helfen der Kaiserarznei, Ardor zu beseitigen. Die andere Ministerarznei Chaihu reguliert das Qi im o. Leber. Die Assistentenarzneien Cheqianzi und Zexie lassen Calor aus dem oberen Calorium abfließen und eliminieren Calor humidus aus dem unteren Calorium, indem sie die Miktion fördern. Die anderen Assistentenarzneien Shengdihuang und Danggui unterstützen das Yin, nähren das Blut und besänftigen den o. Leber. Die Übermittlerarznei Zhi Gancao dient der Harmonisierung aller Arzneien und verhindert, dass die kalten und bitteren Sapores der Kaiserarznei und der Ministerarznei den o. Magen schädigen.

Modifikationen: s.S. 430, 455, 460, 461, 468, 472

Kontraindikation: Bei Depletion der oo. Milz und Magen.

Pulver, das Ardor ausleitet (Daochi san)

Ursprung: Xiao Er Yao Zhen Zhi Jue (11. Jahrhundert)

Zusammensetzung: Shendihuang (Rehmannia Radix) 18g
Mutong (Caulis Hocquariae) 12g
Zhuye (Herba Lophatherum) 12g
Gancao (Radix Glycyrrhizaee Uralensis) 6g

Zubereitung und Einnahme: Das Rezept ist auch in fertig zubereiteter Form erhältlich.

Wirkung: Ardor des o. Herz herausleitend, Yin suppletierend, diuretisch.

Indikation: Emporlodernder Ardor des o. Herz: Schlaflosigkeit, Reizbarkeit, Hitzegefühl in der Brust, Durst mit Verlangen nach kalten Getränken, Aphthen, schmerzhafte Miktion, rote Zunge und ein beschleunigter Puls.

Bei entsprechender Symptomatik kann diese Rezeptur zur Behandlung folgender, gemäß der modernen Medizin festgelegten Krankheiten verwendet werden: Stomatitis, Alpträume, Urethritis, Cystitis.

Erläuterung der Rezeptur: Die Kaiserarznei Shendihuang wirkt auf Calor und Xue kühlend und Yin stabilisierend. Die Ministerarznei Motong eliminiert Calor im o. Herz und fördert die Miktion. Die Assistentenarznei Zhuye leitet Calor durch die Miktion aus dem Körper und beseitigt Reizbarkeit. Der Übermittler Gancao hilft Shendihuang Calor zu beseitigen, die toxische Wirkung zu lindern und dient gleichzeitig der Harmonisierung aller Arzneien.

Kontraindikation: Bei Depletion der oo. Milz und Magen.

Pulver, das das Weiße zerstreut (Xiebai San)

Ursprung: Xiao Er Yao Zhen Zhi Jue (11. Jahrhundert)

Zusammensetzung: Digupi (Lyclum Cortex) 30g
Sangbaipi (Cortex Morus) 30g
Zhi Gancao (Radix Glycyrrhizaee Uralensis in Honig gebraten) 3g
Gengmi (Glutenfreier Reis) 15g

Zubereitung und Einnahme: Das Rezept ist auch in fertig zubereiteter Form erhältlich.

Wirkung: Ardor des o. Lunge herausleitend, Calor kühlend, Keuchen besänftigend, Husten stillend.

Indikation: Calor im o. Lunge: Husten, Keuchen, Fieber, Hitzegefühl der Haut, das sich am späten Nachmittag verschlimmert, rote Zunge, gelber Zungenbelag und ein kleiner und beschleunigter Puls.

Diese Rezeptur kann zur Behandlung folgender in der modernen Medizin definierten Krankheiten verwendet werden: Bronchitis, Pneumonie, Keuchhusten, Lungen-Tuberkulose.

Erläuterung der Rezeptur: Die süße, kalte Kaiserarznei Sangbaipi wirkt Calor im o. Lunge kühlend. Die Ministerarznei Digupi hilft der Kaiserarznei Ardor aus dem o. Lunge zu zerstreuen und eliminiert Depletion Calor. Die Assistentenarznei Gengmi schützt den o. Magen. Der Übermittler Zhi Gancao dient der Harmonisierung aller Arzneien.

Modifikationen: s.S. 383, 461

Kontraindikation: Bei Depletion und Algor-Husten.

Pulver, das das Gelbe zerstreut (Xiehuang San)

Ursprung: Xiao Er Yao Zhen Zhi Jue (11. Jahrhundert)

Zusammensetzung: Shigao (Gypsum Fibrosum) 15g
Fangfeng (Radix Ledebouriiellae) 120g
Gancao (Radix Glycyrrhizaee Uralensis) 6g
Huoxiang (Agastache Herba) 21g
Zhizi (Fructus Gardeniae) 6g

Zubereitung und Einnahme: In fertig zubereiteter Form erhältlich.

Wirkung: Ardor der oo. Milz und Magen ableitend, Calor kühlend.

Indikation: Ardor in den oo. Milz und Magen: Mundgeruch, Aphthen, Durst, Hungergefühl, trockener Mund, trockene Lippen, rote Zunge und ein beschleunigter Puls.

Erläuterung der Rezeptur: Die Kaiserarznei Shigao eliminiert Ardor im o. Magen. Die andere Kaiserarznei Zhizi eliminiert Ardor auf der drei Calorium Ebene und lässt Calor durch die Miktion abfließen. Die Ministerarznei Fangfeng zerstreut Ardor im o. Milz. Die Assistentenarznei Huoxiang belebt auf aromatische Weise den o. Milz, reguliert das Qi in den oo. Milz und Magen. Der Übermittler Zhi Gancao dient der Harmonisierung aller Arzneien und verhindert eine o. Milz-Schädigung durch die kalte Kaiserarznei.

Pulver, das den o. Magen kühlt (Qingwei San)

Ursprung: Lang Shi Mi Cang (11. Jahrhundert)
Zusammensetzung: Shengdihuang (Radix Rehmannia) 12g
Huanglian (Rhizoma Coptidis) 3g
Mudanpi (Radix Moutan Cortex) 9g
Danggui (Radix Angelicae Sinensis) 6g
Shengma (Rhizoma Cimicifuga) 6g
Zubereitung und Einnahme: Das Rezept ist auch in fertig zubereiteter Form erhältlich.
Wirkung: Ardor des o. Magen herausleitend, Xue kühlend.
Indikation: Calor im o. Magen: Zahnschmerzen, Kopfschmerzen, Gesichtschwellungen, Fieber, Mundgeruch, trockener Mund, rote Zunge, gelber Zungenbelag und ein großer und beschleunigter Puls.

Diese Rezeptur kann zur Behandlung folgender in der modernen Medizin definierten Krankheiten verwendet werden: Stomatitis, Trigeminusneuralgie, Gingivitis, Parodontitis, Glossitis.
Erläuterung der Rezeptur: Die bittere, kalte Kaiserarznei Huanglian eliminiert Ardor in den oo. Herz und Magen. Die Ministerarzneien Mudanpi und Shengdihuang wirken auf Calor auf der Blutebene kühlend. Die Assistentenarznei Danggui nährt und belebt Xue, lindert Schmerzen und Schwellungen. Der Übermittler Shengma wirkt auf Ardor zerstreuend und entgiftend.
Modifikationen: s.S. 467
Kontraindikation: Bei Algor venti Zahnschmerzen und Depletion Yin.

Abkochung des Jademädchens (Yunu Jian)

Ursprung: Jing Yue Quan Shu (17. Jahrhundert)
Zusammensetzung: Shigao (Gypsum Fibrosum) 30g
Zhimu (Rhizoma Anemarrhena) 4,5g
Maimendong (Tuber Ophiopogon) 6g
Niuxi (Achyranthes Radix) 4,5g
Shudihuang (Rehmannia Praep Radix) 30g
Zubereitung und Einnahme: Wie üblich, s. S. 250 kochen.
Wirkung: Ardor des o. Magen kühlend, Yin stützend.
Indikation: Calor im o. Magen aufgrund von Depletion Yin: Kopfschmerzen, Zahnschmerzen, Reizbarkeit, Durst, Fieber, Zahnschmerzen, trockener Mund, rote trockene Zunge, gelber trockener Zungenbelag und ein großer und beschleunigter Puls.
Erläuterung der Rezeptur: Die scharfe, süße und sehr kalte Kaiserarznei Shigao kühlt Calor im o. Magen. Die Ministerarznei Shudihuang nährt das Yin des o. Niere. Die bittere und kalte Assistentenarznei Zhimu hilft Shigao Calor aus dem o. Magen zu treiben. Der Übermittler Niuxi leitet Ardor nach unten und stoppt dadurch das überfließende Blut in der Mundhöhle.
Modifikationen: s.S. 408, 420, 468
Kontraindikation: Bei Diarrhöe.

Radix Pulsatilla-Dekokt (Baitouweng Tang)

Ursprung: Shang Han Lun (2. Jahrhundert)
Zusammensetzung: Baitouweng (Radix Pulsatilla) 15g
Huanglian (Rhizoma Coptidis) 6g
Huangbai (Cortex Phellodendron) 12g
Qinpi (Cortex Fraxinus) 12g
Zubereitung: Das Rezept ist auch in fertig zubereiteter Form erhältlich.
Wirkung: Calor und Xue kühlend, entgiftend, Diarrhöe beendend.
Indikation: Bauchschmerzen, ein brennendes Gefühl um den Anus herum, Durchfall, Reizbarkeit, Durst, Fieber, rote Zunge, gelber Zungenbelag, beschleunigter Puls.
Erläuterung der Rezeptur: Die Kaiserarznei Baitouweng kühlt Calor auf der Xue-Ebene und wirkt auch desinfizierend. Die beiden bitteren und kalten Ministerarzneien Huanglian und Huangqian stützen das Yin und helfen Baitouweng, wirken Calor kühlend und entgiftend. Der Assistent Shudihuang nährt das Yin des o. Niere. Der andere bittere und kalte Assistent Qinpi kühlt nicht nur Calor, sondern wirkt auch Humor trocknend und hält den Durchfall im Zaum.
Kontraindikation: Bei Depletion und chronischer Diarrhöe.

Dekokt aus Radix Pueraria, Radix Scutellariae, Rhizoma Coptidis (Gegen Huangqin Huanglian Tang)

Ursprung: Shang Han Lun (2. Jahrhundert)
Zusammensetzung: Gegen (Radix Pueraria) 15g
Huanglian (Rhizoma Coptidis) 5g
Huangqin (Radix Scutellariae) 15g
Gancao (Radix Glycyrrhizaee Uralensis) 5g
Zubereitung und Einnahme: Das Rezept ist auch in fertig zubereiteter Form erhältlich.
Wirkung: Die Extima durchgängig machend, Calor kühlend, Humor trocknend, Muskelkrämpfe lösend.
Indikation: Große Unruhe, Durchfall, rote Zunge, gelber Zungenbelag, beschleunigter Puls.
Erläuterung der Rezeptur: Die Kaiserarznei Gegen kühlt Calor, entlastet die Extima und behandelt Diarrhöe.

Die bittere und kalte Ministerarznei Huanglian kühlt Calor im o. Magen und stoppt dadurch Durchfall. Der Assistent Huangqin kühlt Calor im o. Lunge. Die Übermittlerarznei Zhi Gancao dient der Harmonisierung aller Arzneien und schützt das Qi im mittleren Calorium.
Modifikationen: s.S. 395, 484

6. Rezeptur, die Calor, der auf Grund von Depletion auftritt, kühlt

Dekokt aus Herba Artemisia Apiacea, Carapax Amyda (Qinghao Biejia Tang)

Ursprung: Wen Bing Tiao Bian (18. Jahrhundert)
Zusammensetzung: Qinghao (Herba Artemisia Apiacea) 6g
Biejia (Carapax Amyda) gegen Ende beigeben 15g
Shengdihuang (Radix Rehmannia) 12g
Mudanpi (Radix Moutan Cortex) 9g
Zhimu (Rhizoma Anemarrhena) 6g
Zubereitung und Einnahme: Wie üblich, s. S. 250 kochen
Wirkung: Das Yin suppletierend, Calor kühlend.
Indikation: Nachtfieber und Morgenkühle, Schweißlosigkeit, Abmagerung, rote Zunge, wenig Zungenbelag, beschleunigter Puls.

Diese Rezeptur kann zur Behandlung folgender in der modernen Medizin definierten Krankheiten verwendet werden: Infektionskrankheiten.

Erläuterung der Rezeptur: Im vorliegenden Rezept vereinen sich die salzige und die kühlende Wirkung von Biejia, die Yin nährt, die Depletion Calor kühlt und Qinghao, die Calor entlüftet und sie aus dem Körper hinaustreibt. Die Kombination der beiden Kaiserarzneien wirken auf Calor kühlend und zugleich auch Yin suppletierend. Die Ministerarzneien Shengdihuang, Zhimu helfen Biejia, das Yin zu suppletieren und die Depletion und Calor zu beseitigen. Der Assistent Mudanpi kühlt das Xue und hilft Qinghao, Calor hinauszutreiben.

Dekokt, das die Knochen kühlt (Qinggu San)

Ursprung: Zheng Zhi Zhun Sheng (17. Jahrhundert)
Zusammensetzung: Qinghao (Herba Artemisia Apiacea) 3g
Zhimu (Rhizoma Anemarrhena) 3g
Biejia (Carapax Amyda) gegen Ende beigeben 3g
Huanglian (Rhizoma Coptidis) 3g
Digupi (Lyclum Corrtex) 3g
Gancao (Radix Glycyrrhizaee Uralensis) 2g
Chaihu (Radix Bupleurum) 5g
Qinjiao (Gentiana Macrophylla Radix) 3g
Zubereitung und Einnahme: Wie üblich, s. S. 250 kochen
Wirkung: Calor, Depletion kühlend, die dampfende Knochenkrankheit lindernd.
Indikation: Nachmittag- oder Nachtfieber, Hitzegefühl in den Knochen, Hitze von Handtellern und Fußsohlen, Reizbarkeit, Schlaflosigkeit, Nachtschweiß, Durst, rote Wangen, Abmagerung, rote Zunge, wenig Zungenbelag, dünner und beschleunigter Puls.
Erläuterung der Rezeptur: Die Hauptkomponente der Rezeptur ist die Kaiserarznei Chaihu und kühlt die Depletion Calor. Die Ministerarzneien Huanglian, Zhimu und Digupi suppletieren Yin und beseitigen den durch Depletion des o. Niere verursachten Calor. Die anderen Ministerarzneien Qinghao und Qinjiao kühlen Calor auf der Ebene der Muskeln und Knochen. Der salzige und kühlende Assistent Biejia leitet die Calor kühlenden anderen Arzneien in die Yin-Ebenen. Die Übermittlerarznei Gancao dient der Harmonisierung aller Arzneien

7. Kalte abführende Rezepturen

Großes Dekokt zur Wiederherstellung des Qi (Da Chengqi Tang)

Ursprung: Shang Han Lun (2. Jahrhundert)
Zusammensetzung: Dahuang (Rhizoma Rheum) 12g
Manxiao (Natrium Sulfuricum) 9g
Houpo (Magnolia Flos) 15g
Zhishi (Fructus Citrus Immaturus) 12g
Zubereitung und Einnahme: Zuerst Magnolia Flos und Fructus Citrus Immaturus so lange in zehn Tassen Wasser kochen, bis sie auf fünf Tassen reduziert sind. Dann gibt man Rhizoma Rheum hinzu und kocht so lange, bis zwei Tassen übrigbleiben. Nach Abgießen der ausgekochten Bestandteile nimmt man die Flüssigkeit mit Natrium Sulfuricum zusammen ein.
Wirkung: Calor kühlend, Obstipation beseitigend, Qi dynamisierend, Stasen auflösend.
Indikation: Calor- oder Repletion-Prozesse: Obstipation, Fieber, Bauchschmerzen, die sich bei Druck verschlimmern, Blähung, Reizbarkeit, Geschwätzigkeit, eine trockene Zunge, gelber oder schwarzer Zungenbelag, großer und beschleunigter Puls.

Diese Rezeptur kann zur Behandlung folgender in der modernen Medizin definierten Krankheiten verwendet werden: unkomplizierte Appendizitis, unkomplizierte Darmblockade, akute Cholezystitis.

Erläuterung der Rezeptur: Die bittere, kalte und abführende Kaiserarznei Dahuang wirkt Calor kühlend und Ardor zerstreuend. Die salzige, kalte und stuhlerweichende Ministerarznei Mangxiao unterstützt die Ardor treibende Wirkung der Kaiserarznei. Die Assistenten Zhishi und Houpo bewegen das Qi, zerstreuen Klumpen und lindern das Völlegefühl.

Kontraindikation: Bei Depletion und Schwangerschaft.

Kleines Dekokt zur Wiederherstellung des Qi (Xiao Chengqi Tang)

Ursprung: Shang Han Lun (2. Jahrhundert)

Zusammensetzung: Dahuang (Rhizoma Rheum) 12g
Houpo (Magnolia Flos) 15g
Zhishi (Fructus Citrus Immaturus) 12g

Zubereitung: Zuerst Houpo und Zhishi so lange in zehn Tassen Wasser kochen, bis fünf Tassen übrig sind. Dann gibt man Dahuang hinzu und kocht so lange, bis zwei Tassen übrigbleiben.

Wirkung: laxierend.

Indikation: leichte Calor- oder Repletion-Prozesse: Obstipation, wechselndes Fieber, Blähung, Geschwätzigkeit, ein gelber Zungenbelag, schlüpfriger Puls.

Erläuterung der Rezeptur: Die bittere, kalte und abführende Kaiserarznei Dahuang wirkt Calor kühlend und führt Ardor nach unten ab. Die Ministerarznei Zhishi bewegt das Qi und zerstreut Klumpen. Der Assistent Houpo lindert das Völlegefühl.

Dekokt, das den o. Magen reguliert und das Qi ordnet (Tiaowei Chengqi Tang)

Ursprung: Shang Han Lun (2. Jahrhundert)

Zusammensetzung: Dahuang (Rhizoma Rheum) 12g
Gancao (Radix Glycyrrhizaee Uralensis) 5g
Manxiao (Natrium Sulfuricum) 9g

Zubereitung: Nach Abgießen der ausgekochten Bestandteile nimmt man die Flüssigkeit mit Manxiao zusammen ein.

Wirkung: laxierend.

Indikation: Calor aestus-Prozesse: Obstipation, Durst, Unruhe, geschwollenenes Zahnfleisch, Blähungen, ein gelber Zungenbelag, schlüpfriger Puls.

Erläuterung der Rezeptur: Die abführende Kaiserarznei Dahuang wirkt Calor kühlend und Ardor zerstreuend. Die Ministerarznei Mangxiao unterstützt die Ardor austreibende Wirkung der Kaiserarznei. Die Übermittlerarznei Zhi Gancao dient der Harmonisierung aller Arzneien

Größeres Dekokt, das in den Thorax sinkt (Da Xian Xiong Tang)

Ursprung: Shang Han Lun (2. Jahrhundert)

Zusammensetzung: Dahuang (Rhizoma Rheum) 10g
Gansui (Radix Euphorbiae Kansui) 1g
Manxiao (Natrium Sulfuricum) 10g

Zubereitung und Einnahme: Dahuang wird zuerst gekocht, dann löst man Manxiao im abgeseihten Dekokt auf. Man nimmt dieses Dekokt dann zusammen mit Gansui ein.

Wirkung: Calor kühlend, entwässernd.

Indikation: Bauchschmerzen, schwankendes Fieber in der Abenddämmerung, Obstipation, Durst, Blähungen, ein trockener Zungenbelag, ein tiefer, kraftvoller Puls.

Bei entsprechender Symptomatik kann diese Rezeptur zur Behandlung folgender, gemäß der modernen Medizin festgelegten Krankheiten verwendet werden: Erkrankungen der oberen Atemwege, Tonsillitis, Furunkel, akute Konjunktivitis.

Erläuterung der Rezeptur: Die bittere und kalte Kaiserarznei Gansui kühlt Calor, zerstreut die Klumpen, treibt es nach außen. Die Ministerarzneien Dahuang und Mangxiao befeuchten und erweichen trockenen Stuhl und unterstützen die Calor kühlende und Klumpen vertreibende Wirkung der Kaiserarznei.

Pulver, das das Diaphragma kühlt (Liangge San)

Ursprung: Tai Ping Hui Min Bei Ji Ju Fang (12. Jahrhundert)

Zusammensetzung: Dahuang (Rhizoma Rheum) 600g
Manxiao (Natrium Sulfuricum) 600g
Gancao (Radix Glycyrrhizaee Uralensis) 60g
Huangqin (Radix Scutellariae) 300g
Zhizi (Fructus Gardeniae) 300g
Lianqiao (Fructus Forsythiae) 1200g
Bohe (Herba Menthae) 300g

Zubereitung und Einnahme: In fertig zubereiteter Form erhältlich.

Wirkung: Calor kühlend, Ardor ableitend, Obstipation beseitigend.

Indikation: Calor-Heteropathien im oberen und mittleren Calorium, die zu Symptomen führen wie quälende Hitze und Beklemmungsgefühl in Thorax und Leibesmitte, gerötetes Gesicht, trockene Lippen, Geschwüre im Mund, Zahnschmerzen, Nasenbluten, dunkler Urin, rote Augen, Verstopfung, rote Zunge oder rote Zungenseiten mit einem trockenen, gelben Zungebelag und ein beschleunigter Puls.

Diese Rezeptur kann zur Behandlung folgender in der modernen Medizin definierten Krankheiten verwendet werden: Tonsillitis, Meningitis, Furunkel, Hypertonie, Cholezystitis.

Erläuterung der Rezeptur: Die bitteren und kalten Kaiserarzneien Dahuang und Mangxiao, aus denen sich das „Dekokt, das den o. Magen reguliert und das Qi ordnet" (Tiao wei cheng qi tang) zusammensetzt, lassen unten die geformte Calor-Anhäufung der o. Magen-Ebene abfließen. Die Ministerarznei Zhuye wirkt Calor in den oo. Lunge und Herz kühlend. Die andere Ministerarznei Huangqin kühlt Calor in den oo. Lunge und Leber. Zhizi eliminiert Calor aus allen drei Erwärmern. Die Assistentenarznei Lianqiao hilft, Calor aus dem o. Lunge zu beseitigen und entgiftet. Der kühle, scharfe Assistent Bohe hilft, Calor aus dem oberen Calorium zu entfernen. Der Übermittler Gancao dient der Harmonisierung aller Arzneien.

Modifikationen: s.S. 467

Kontraindikation: Bei Depletion und Schwangerschaft.

8. Warme abführende Rezepturen

Dekokt mit Rhizoma Rheum und Radix Aconiti (Dahuang Fuzi Tang)

Ursprung: Jin Gui Yao Lue (2. Jahrhundert)

Zusammensetzung: Dahuang (Rhizoma Rheum) 9g
Fuzi (Radix Aconiti Praeparata) 9g
Xixin (Herba cum Radice Asari) 3g

Zubereitung und Einnahme: Wie üblich, s. S. 250

Wirkung: Yang durchwärmend, Algor zerstreuend, die Stuhlentleerung in Gang bringend.

Indikation: Blockaden, bedingt durch Algor Repletion: Obstipation, Bauchschmerzen, Frösteln, niedriges Fieber, kalte Hände und Füße, ein weißer, schmieriger Zungenbelag und ein tiefer, saitenförmiger Puls.

Bei entsprechender Symptomatik kann diese Rezeptur zur Behandlung folgender, gemäß der modernen Medizin festgelegten Krankheiten verwendet werden: chronische Dysenterie.

Erläuterung der Rezeptur: Die heiße und scharfe Kaiserarznei Fuzi wirkt auf den o. Niere erwärmend, Yang unterstützend und Schmerzen stillend. Die andere Kaiserarznei Dahuang wird in diesem Fall zur Reinigung des Darmes und zur Abführung eingesetzt. Die Ministerarznei Xixin hilft Fu zi, Algor zu vertreiben und Leitbahnen zu erwärmen.

Den o. Milz erwärmendes Dekokt (Wenpi Tang)

Ursprung: Qian Jin Yao Fang (7. Jahrhundert)

Zusammensetzung: Dahuang (Rhizoma Rheum) 12g
Fuzi (Radix Aconiti praeparata) 9g
Renshen (Radix Ginseng) 9g
Ganjiang (Rhizoma Zingiberis Officinalis) 6g
Gancao (Radix Glycyrrhizaee Uralensis) 3g

Zubereitung und Einnahme: Wie üblich, s. S. 250 Rhizoma Rheum zum Schluss.

Wirkung: Das Yang des o. Milz durchwärmend, Algor zerstreuend.

Indikation: Algor, Blockaden infolge von Depletion des o. Milz: Obstipation, kalte Bauchschmerzen, kalte Extremitäten, ein weißer Zungenbelag und ein tiefer, saitenförmiger Puls.

Erläuterung der Rezeptur: Die heiße und scharfe Kaiserarznei Fuzi wirkt auf den o. Nieren erwärmend, Yang unterstützend. Die andere Kaiserarznei Dahuang wird in diesem Fall zur Abführung von stagnierender Anhäufung verwendet. Die scharfe und warme Ministerarznei Ganjiang hilft Fuzi, Algor zu vertreiben und die Leibesmitte zu erwärmen. Die Assistentenarznei Renshen stützt das Qi. Die Übermittlerarznei Gancao dient der Harmonisierung aller Arzneien und schützt das Qi im mittleren Calorium.

Modifikationen: s.S. 394

9. Befeuchtende abführende Rezepturen

Semen Cannabis-Pille (Maziren Wan)

Ursprung: Shang Han Lun (2. Jahrhundert)
Zusammensetzung: Huomaren (Semen Cannabis) 500g
Dahuang (Rhizoma Rheum) 500g
Houpo (Magnolia Flos) 250g
Xingren (Semen Pruni Armeniacae) 250g
Baishao (Radix Paeoniae alba) 250g
Zhishi (Fructus Citrus Immaturus) 250g

Zubereitung und Einnahme: Das Rezept ist auch in fertig zubereiteter Form erhältlich.

Wirkung: Den o. Dickdarm befeuchtend, laxierend.

Indikation: Calor ariditas des o. Dickdarm: Obstipation mit hartem Stuhl, häufige Miktion, ein trockener, gelber Zungenbelag und ein tiefer, beschleunigter Puls.

Erläuterung der Rezeptur: Die Kaiserarznei Huomaren wirkt auf den Darm befeuchtend und laxierend. Die Ministerarznei Xingren leitet Qi nach unten und hilft Huomaren, befeuchtet den Darm. Die Assistentenarzneien Dahuang, Zhishi und Baishao, aus denen sich das „Kleine

Dekokt zur Wiederherstellung des Qi" zusammensetzt, wirken abführend, Calor kühlend und zerstreuen Klumpen. Der Assistent Houpo lindert das Völlegefühl.
Modifikationen: s.S. 393
Kontraindikation: Bei Depletion und Schwangerschaft.

Die Eingeweide befeuchtende Pille (Run Chang Wan)

Ursprung: Li Dong Yuan Rezepturen (13. Jahrhundert)
Zusammensetzung: Huomaren (Semen Cannabis) 15g
Taoren (Semen Persicae) 9g
Danggui (Radix Angelicae Sinensis) 9g
Shudihuang (Radix Rehmannia Praep) 30g
Zhike (Fructus Citrus Immaturus) 9g
Zubereitung: In fertig zubereiteter Form erhältlich.
Wirkung: Den o. Dickdarm befeuchtend, laxierend, Calor-Blockaden lösend.
Indikation: Calor-Blockaden des o. Dickdarm: Appetitverlust, Obstipation mit hartem Stuhl, eine rote Zunge, ein gelblicher Zungenbelag und ein beschleunigter Puls.
Erläuterung der Rezeptur: Die Kaiserarzneien Huomaren und Taoren enthalten reichlich Öle, die den Darm befeuchten und Stuhlgangsblockaden auflösen. Die Ministerarzneien Danggui und Shudihuang stützen das Xue. Die Assistentenarznei Zhike bewegt Qi, fördet die abführende Wirkung der Kaiserarzneien.
Modifikationen: s.S. 393

Radix Astragalus-Dekokt (Huangqi Tang)

Ursprung: Jin Gui Yi (17. Jahrhundert)
Zusammensetzung: Huomaren (Semen Cannabis) 15g
Huangqi (Radix Astragalus) 9g
Chenpi (Citrus Pericarpium) 6g
Baimi (Honig) 6g
Zubereitung und Einnahme: Wie üblich, s. S. 250
Wirkung: Das Qi stärkend, den o. Dickdarm befeuchtend, laxierend.
Indikation: Depletion Qi Obstipation: Obstipation mit hartem Stuhl, Müdigkeit, Kraftlosigkeit, gelber Zungenbelag und ein tiefer, zarter Puls.
Modifikationen: s.S. 394

Neu vermehrtes gelbes Drachen-Dekokt (Xinjia huanglong Tang)

Ursprung: Wen Bing Tiao Bian (17. Jahrhundert)
Zusammensetzung: Renshen (Radix Ginseng) 5g
Shengdihuang (Radix Rehmannia) 30g
Dahuang Rhizoma Rheum) 9g
Gancao (Radix Glycyrrhizaee Uralensis) 6g
Mangxiao Natrium Sulfuricum) 9g
Danggui (Radix Angelicae Sinensis) 4g
Maimendong (Tuber Ophiopogon) 15g
Xuanshen (Radix Scrofularia) 15g
Haishen (Stichopus Japonicus) 2g
Zubereitung und Einnahme: Wie üblich, s. S. 250
Wirkung: Das Yin sützend, Calor kühlend, Obstipation beseitigend, Qi dynamisierend, Stasen auflösend.
Indikation: Calor Stasen oder Depletions-Prozesse: Obstipation, Blähung, Müdigkeit, Atemnot bei geringer Belastung, Durst, trockener Mund und Rachen, aufgeplatzte Lippen, Unruhe, ein gelber oder ein schwarzer Zungenbelag und ein beschleunigter Puls.
Erläuterung der Rezeptur: Die Kaiserarzneien Dahuang und Mangxiao lösen Stuhlgangblockaden auf und lassen Calor abfließen. Die Ministerarzneien Maimendong, Shengdihuang, Xuanshen und Hai Shen wirken Yin stützend – und bewirken so eine Steigerung des Säfteumlaufs. Die Assistentenarzneien Renshen und Danggui kräftigen das Qi und regulieren das Xue. Die Übermittlerarznei Gancao dient der Harmonisierung aller Arzneien

10. Wasser austreibende Rezepturen

Dekokt aus zehn Jujuben (Shizao Tang)

Ursprung: Shang Han Lun (2. Jahrhundert)
Zusammensetzung: Gansui (Radix Euphorbiae Kansui)
Jingdaji (Radix Euphorbium seu Knoxiae)
Yuanhua (Flos Daphnes Genkwa)
Dazao (Nuclei Jujubae) 19 Stück
Zubereitung und Einnahme: Man zermahlt die ersten drei Bestandteile zu gleichen Teilen zu einem Pulver, dann nimmt man 0,5 - 1g Dosen mit einem warmen Dekokt ein, das aus 10 Jujuben gekocht wurde.
Wirkung: Wassertreibend.
Indikation: Pituita Befunde: Husten mit Schmerzen in Brust und Rippenbögen, Kopfschmerzen, Aufstoßen, Kurzatmigkeit, Wasseransammlungen im Unterleib, Obstipation, Miktionstörungen, ein weißer, schlüpfriger Zungenbelag und ein tiefer, saitenförmiger Puls.

Diese Rezeptur kann zur Behandlung folgender in der modernen Medizin definierten Krankheiten verwendet werden Pleuritis exsudativa, Urämie.
Kontraindikation: Bei Depletion und Schwangerschaft.

Erläuterung der Rezeptur: Die Kaiserarzneien Gansui, Jingdaji und Yuanhua haben eine energisch wassertreibende Wirkung, und zwar zerstreut Gansui Humor aus den Leitbahnen, Jingdaji treibt Humor aus dem oberen Calorium, Yuanhua lässt Humor und Wasser aus dem mittleren und unteren Calorium abfließen. Da diese Rezeptur giftig ist und das Qi leicht verletzt werden kann, gibt man Dazao bei, um diese Giftigkeit zu mäßigen und um das Qi zu vermehren und die oo. Milz und Magen zu schützen.

11. Rezepturen, die das Yang zurückkehren lassen und Kontravektionen abhelfen

Das Dekokt gegen die vier Kontravektionen (Sini Tang)

Ursprung: Shang Han Lun (2. Jahrhundert)
Zusammensetzung: Fuzi (Radix Aconiti Praeparata) 9g
Ganjiang (Rhizoma Zingiberis Officinalis) 9g
Zhi Gancao (Radix Glycyrrhizaee Uralensis in Honig gebraten) 8g
Zubereitung und Einnahme: Das Rezept ist auch in fertig zubereiteter Form erhältlich.
Wirkung: Die oo. Milz und Niere erwärmend, das Yang zurückkehren lassend, Kontravektionen abhelfend.
Indikation: Depletion Yang und Algor-Symptomatik: Extrem kalte Extremitäten, Abneigung gegen Kälte, heftige Diarrhöe, kalte Bauchschmerzen, Durstlosigkeit, starker Schweiß, ein weißer Zungenbelag und ein tiefer, dünner, verlangsamter Puls.

Diese Rezeptur kann zur Behandlung folgender in der modernen Medizin definierten Krankheiten verwendet werden: Myokardinfarkt, Herzinsuffizienz, Nebenniereninsuffizienz, Arthritis.

Erläuterung der Rezeptur: Die heiße und scharfe Kaiserarznei Fuzi wirkt auf die oo. Nieren und Herz erwärmend, auf Yang erwärmend und wiederbelebend. Die scharfe und warme Ministerarznei Ganjiang hilft Fuzi, den o. Niere zu kräftigen, Algor zu vertreiben und Übelkeit zu stillen. Die Assistentenarznei Zhi Gancao stützt das Qi und dient der Harmonisierung aller Arzneien, lindert auch die toxische Wirkung.
Kontraindikation: Bei Calor-Symptomatik.

Radix Ginseng und Radix Aconiti praeparata-Dekokt (Shenfu Tang)

Ursprung: Jiao Zhu Fu Ren Liang Fang (12. Jahrhundert)
Zusammensetzung: Fuzi (Radix Aconiti Praeparata) 9g
Renshen (Radix Ginseng) 30g
Zubereitung und Einnahme: Wie üblich, s. S. 250
Wirkung: Das Qi stärkend, das Yang zurückkehren lassend, drohendem Zusammenbruch aller Funktionen vorbeugend.
Indikation: Plötzlicher Kollaps, Bewusstseinsverlust, Koma, geschlossene Augen, offener Mund, entspannte Hände, extrem kalte Extremitäten, hechelnder Atem, profuser Schweiß, Stuhl- und Harninkontinenz, blasse, gedunsene Zunge und ein tiefer, versteckter Puls.
Kontraindikation: Bei Calor-Symptomatik.

12. Ausgleichende Rezepturen

Kleineres Radix Bupleurum-Dekokt (Xiao Chaihu Tang)

Ursprung: Shang Han Lun (2. Jahrhundert)
Zusammensetzung: Chaihu (Radix Bupleurum) 12g
Huangqin (Radix Scutellariae) 9g
Banxia (Rhizoma Pinelliae Ternatae)9g
Zhi Gancao (Radix Glycyrrhizaee Uralensis in Honig gebraten) 5g
Shengjiang (Rhizoma Zingiberis Officinalis Recens) 9g
Renshen (Radix Ginseng) 6g
Dazao (Nuclei Jujubae) 12 Stück
Zubereitung: Das Rezept ist auch in fertig zubereiteter Form erhältlich.
Wirkung: Die Yang minor-Ebene harmonisierend und lösend.
Indikation: Hitze und Kälte, Schwitzen und Frieren wechseln sich ab, Völlegefühl in der Brust, Appetitlosigkeit, Übelkeit, ein trockener Rachen und ein bitterer Geschmack im Mund, Schwindelgefühl, ein dünner, weißer Zungenbelag und ein saitenförmiger Puls.

Diese Rezeptur kann zur Behandlung folgender in der modernen Medizin definierten Krankheiten verwendet werden: Infektionen der oberen Atemwege, Influenza, Bronchitis, Lungen- Tuberkulose, Ikterus.

Erläuterung der Rezeptur: Die Kaiserarznei Chaihu zerstreut das negative Qi und wirkt zwischen der Extima- und Intima-Ebene. Die Ministerarznei Huangqin kühlt Calor, in Kombination mit Chaihu behandelt sie die Erkrankungen der Shaoyang-Ebene. Die Assistentenarzneien Banxia und Shengjiang harmonisieren den o.

Magen, lassen gegenläufiges Qi absinken. Die anderen Assistentenarzneien Renshen und Dazao vermehren das Qi. Die Übermittlerarznei Zhi Gancao dient der Harmonisierung aller Arzneien.
Kontraindikation: Bei Depletion Yin und Ardor des o. Leber.

Großes Radix Bupleurum-Dekokt (Da Chaihu Tang)

Ursprung: Jin Gui Yao Lue (2. Jahrhundert)
Zusammensetzung: Chaihu (Radix Bupleurum) 12g
Huangqin (Radix Scutellariae) 9g
Banxia (Rhizoma Pinelliae Ternatae) 9g
Dahuang (Rhizoma Rheum) 6g
Zhishi (Fructus Citrus Immaturus) 12g
Shengjiang (Rhizoma Zingiberis Officinalis Recens) 9g
Dazao (Nuclei Jujubae) 12 Stück
Baishao (Radix Paeonia Alba)15g
Zubereitung und Einnahme: Das Rezept ist auch in fertig zubereiteter Form erhältlich.
Wirkung: Die Yang minor-Ebene harmonisierend, Calor kühlend, Zusammenballungen zerteilend.
Indikation: Hitze und Kälte, abwechselnd Schwitzen und Frieren, Völlegefühl in der Brust, Übelkeit, Gefühl eines Klumpens im Bauch, harter Unterleib, Obstipation oder Durchfall, bitterer Mundgeschmack, Reizbarkeit, ein gelber Zungenbelag und ein saitenförmiger, kraftvoller Puls.

Bei entsprechender Symptomatik kann diese Rezeptur zur Behandlung folgender, gemäß der modernen Medizin festgelegten Krankheiten verwendet werden: akute Gastroenteritis, Magen-Darm-Grippe, Dysenterie, Cholezystitis, akute Pankreatitis, Migräne, Trigeminusneuralgie, maligne Hypertonie.
Erläuterung der Rezeptur: Die Kaiserarznei Chaihu ist sehr wichtig, um Erkrankungen der Shaoyang-Ebene zu behandeln. Die Ministerarznei Huangqin lässt Calor in die oo. Leber und Galle abfließen, hilft Chaihu die Erkrankung der Shaoyang-Ebene zu vertreiben. Die andere Ministerarznei Dahuang lässt Repletion Calor aus dem o. Magen über den Darm abfließen. Die Assistentenarzneien Baishao und Banxia harmonisieren das mittlere Calorium, behandeln Bauchschmerzen. Die Übermittlerarznei Shengjiang wirkt Erbrechen stillend. Die andere Übermittlerarznei Dazao vermehrt das Qi, schützt Yin und dient auch der Harmonisierung aller Arzneien
Modifikationen: s.S. 412

13. Rezepturen, die die oo. Leber und Milz regulieren

Das Pulver gegen die vier Kontravectionum (Sini San)

Ursprung: Shang Han Lun (2. Jahrhundert)
Zusammensetzung: Chaihu (Radix Bupleurum) 6g
Zhishi (Fructus Citrus Immaturus) 6g
Zhi Gancao (Radix Glycyrrhizaee Uralensis in Honig gebraten) 6g
Baishao (Radix Paeonia Alba) 9g
Zubereitung und Einnahme: Das Rezept ist auch in fertig zubereiteter Form erhältlich.
Wirkung: Die oo. Milz und Leber regulierend, die Körperöffnungen öffnend.
Indikation: Blockade des Energieflusses von oo. Milz und Leber-Symptomatik: Extrem kalte Extremitäten, Schmerzen in Brust und Flanken, Diarrhöe, Bauchschmerzen, ein weißer Zungenbelag und ein saitenförmiger Puls.

Diese Rezeptur kann zur Behandlung folgender in der modernen Medizin definierten Krankheiten verwendet werden: Gastritis, Ulcus pepticum, Hepatitis.
Erläuterung der Rezeptur: Die Kaiserarznei Chaihu reguliert das Qi, bringt das Qi im o. Leber zur Entfaltung, indem es Calor ausleitet. Die Ministerarznei Baishao harmonisiert den o. Leber, nährt Yin und hilft dem Kaiser, das Qi zu regulieren. Die Assistentenarznei Zhishi lässt die Stagnation aus den oo. Milz und Magen frei. Die Übermittlerarznei Zhi Gancao dient auch der Harmonisierung aller Arzneien und lindert die kolikartigen Schmerzen.

Pulver zur Freimachung des o. Leber (Chaihu Shugan San)

Ursprung: Jing Yu Quan Shu (2. Jahrhundert)
Zusammensetzung: Chaihu (Radix Bupleurum) 6g
Zhishi (Fructus Citrus Immaturus) 6g
Zhi Gancao (Radix Glycyrrhizae Uralensis in Honig gebraten) 6g
Baishao (Radix Paeonia Alba) 9g
Xiangfu (Rhizoma Cyperus) 3g
Chuanxiong (Radix Ligustium) 3g
Zubereitung: Das Rezept ist auch in fertig zubereiteter Form erhältlich.
Wirkung: Den o. Leber regulierend, das Xue dynamisierend, das Qi harmonisierend, Schmerzen stillend.
Indikation: Blockade des Energieflusses der o. Leber-Symptomatik: Magenschmerzen, Aufstoßen, Erbrechen,

extrem kalte Extremitäten, Schmerzen in Brust und Flanken, ein weißer Zungenbelag und ein saitenförmiger Puls.

Diese Rezeptur kann zur Behandlung folgender in der modernen Medizin definierten Krankheiten verwendet werden: Gastritis, Hepatitis.

Modifikationen: s.S. 399, 433, 463, 469

Das Pulver der heiteren Ungebundenheit (Xiaoyao San)

Ursprung: Tai Ping Hui Min He Ji Ju Fang (12. Jahrhundert)

Zusammensetzung: Chaihu (Radix Bupleurum) 15g
Danggui (Radix Angelicae Sinensis) 15g
Baizhu (Rhizoma Atractylodis Macro) 15g
Fuling (Poria Sclerotium) 15g
Zhi Gancao (Radix Glycyrrhizae Uralensis in Honig gebraten) 6g
Bohe (Herba Menthae) 3g
Baishao (Radix Paeonia alba) 15g
Shengjiang (Rhizoma Zingiberis Officinalis Recens) 6g

Zubereitung: Das Rezept ist auch in fertig zubereiteter Form erhältlich.

Wirkung: Den o. Leber regulierend und Stauungen lösend, den o. Milz stärkend, das Xue suppletierend.

Indikation: Energiestauungen im o. Leber und Depletion der Xue-Symptomatik: Kopfschmerzen, Drehschwindel, Schmerzen in den Flanken, ein bitterer Geschmack im Mund, trockener Rachen, Müdigkeit, verminderter Appetit, Wechsel von Hitze und Kälte, eine unregelmäßige Menstruation, eine hellrote Zunge und ein saitenförmiger Puls.

Diese Rezeptur kann zur Behandlung folgender in der modernen Medizin definierten Krankheiten verwendet werden: Hepatitis, chronische Gastritis, Ulcus pepticum, Anämie, Entzündungen der Beckenorgane.

Erläuterung der Rezeptur: Die Kaiserarznei Chaihu bringt das Qi im o. Leber zur Entfaltung und lässt die Stagnation aus dem o. Leber abfließen. Die Ministerarzneien Baishao und Danggui nähren das Xue und regulieren den o. Leber. Die Kombination von Chaihu, Danggui und Baishao ist sehr effektiv, um eine Depletion des Xue und eine Einschnürung des o. Leber zu behandeln. Die Assistentenarzneien Baizhu, Fuling kräftigen den o. Milz und deren Transport- und Transformationsfunktionen, lassen die Stagnation aus den oo. Milz und Magen frei. Die andere Assistentenarznei Shengjiang erwärmt den o. Magen, harmonisiert das mittlere Calorium. Die Übermittlerarznei Bohe hilft Chaihu, das Qi zur Entfaltung zu bringen. Die andere Übermittlerarznei Zhi Gancao vermehrt Qi und dient der Harmonisierung aller Arzneien.

Modifikationen: s.S. 380, 385, 457, 464, 467

14. Rezepturen, die die oo. Darm und Magen regulieren

Rhizoma Pinelliae Ternatae-Dekokt, das auf den o. Herz abfließend wirkt (Banxia Xie xin Tang)

Ursprung: Shang Han Lun (2. Jahrhundert)

Zusammensetzung:
Banxia (Rhizoma Pinelliae Ternatae) 9g
Ganjiang (Rhizoma Zingiberis Officinalis) 6g
Huangqin (Radix Scutellariae) 6g
Huanglian (Rhizoma Coptidis) 3g
Renshen (Radix Ginseng) 6g
Dazao (Nuclei Jujubae) 4 Stück
Zhi Gancao (Radix Glycyrrhizae Uralensis in Honig gebraten) 6g

Zubereitung: Das Rezept ist auch in fertig zubereiteter Form erhältlich.

Wirkung: Den o. Magen regulierend, Kontravektionen absenkend, Zusammenballungen und Klumpen zerteilend.

Indikation: Blockade des Energieflusses der o. Magen-Symptomatik: Klumpengefühl in der Leibesmitte, verminderter Appetit, trockener Brechreiz oder Erbrechen, Durchfall, ein klebriger, gelber Zungenbelag und ein saitenförmiger, beschleunigter Puls.

Diese Rezeptur kann zur Behandlung folgender in der modernen Medizin definierten Krankheiten verwendet werden: akute Gastroenteritis, chronische Gastritis, chronische Hepatitis.

Erläuterung der Rezeptur: Die scharfen und bitteren Kaiserarzneien Banxia und Ganjiang wirken Klumpen zerstreuend. Die bitteren und kalten Ministerarzneien Huangqin und Huanglian lassen Calor abfließen. Die Assistentenarzneien Renshen und Dazao kräftigen das Qi des mittleren Caloriums. Die Übermittlerarznei Zhi Gancao dient der Harmonisierung aller Arzneien.

15. Rezepturen, die sanft lösend und Trockenheit befeuchtend wirken

Pulver mit Semen Pruni Armeniacae und Fructus Citrus Immaturus (Xing Su San)

Ursprung: Wen Bing Tiao Bian (18. Jahrhundert)
Zusammensetzung:
Banxia (Rhizoma Pinelliae Ternatae) 6g
Fuling (Poria Sclerotium) 6g
Shengjiang (Rhizoma Zingiberis Officinalis Recens) 6g
Xingren (Semen Pruni Armeniacae () 6g
Jiegeng (Platycodon Radix) 6g
Qianhu (Radix Peucedanum) 6g
Chenpi (Citrus Pericarpium) 6g
Suye (Fructus Perilla) 6g
Zhike (Fructus Citrus Immaturus) 6g
Dazao (Nuclei Jujubae) 2 Stück
Gancao (Radix Glycyrrhizae Uralensis) 6g
Zubereitung und Einnahme: Das Rezept ist auch in fertig zubereiteter Form erhältlich.
Wirkung: Algor venti zerstreuend, Ariditas befeuchtend, den o. Lunge kühlend, Pituita umwandelnd
Indikation: Außeninduzierte Ariditas- und Algor-Symptomatik: Kopfschmerzen, Schüttelfrost, Husten, Auswurf von dünnem Schleim, verstopfte Nase, trockener Rachen, ein trockener, weißer Zungenbelag und ein saitenförmiger, beschleunigter Puls.

Diese Rezeptur kann zur Behandlung folgender in der modernen Medizin definierten Krankheiten verwendet werden: akute und chronische Bronchitis, Brochiektasen.

Erläuterung der Rezeptur: Die beiden Kaiserarzneien Qianhu und Suye wirken Extima offenhaltend und Schweiß treibend. Die Ministerarzneien Xingren und Jiegeng stützen das Qi, harmonisieren den o. Lunge, stoppen Husten. Die anderen Ministerarzneien Banxia und Fuling wirken Humor kanalisierend und Pituita umwandelnd. Die Assistentenarzneien Zhike und Chenpi wirken Qi regulierend und die Brust freimachend. Die Übermittlerarzneien Shengjiang, Dacao und Gancao regulieren die Bau- und Wehrenergie und dienen der Harmonisierung aller Arzneien.
Modifikationen: s.S. 412
Kontraindikation: Bei Calor venti.

Dekokt aus Folia Morus und Semen Pruni Armeniacae (Sang Xing Tang)

Ursprung: Wen Bing Tiao Bian (18. Jahrhundert)
Zusammensetzung: Sangye (Folia Morus) 6g
Shashen (Radix Glehnia) 12g
Xingren (Semen Pruni Armeniacae) 9g
Zhizi (Fructus Gardeniae) 6g
Zhebeimu (Fritillaria Cirrhosa Bulbus) 6g
Douchi (Semen Sojae Praeparatum) 6g
Lipi (Fructus Pyri) 6g
Zubereitung und Einnahme: Wie üblich, s. S. 250
Wirkung: Calor, Ariditas kühlend, den o. Lunge befeuchtend, Husten stillend.
Indikation: Außeninduzierte Ariditas- und Calor-Symptomatik: Kopfschmerzen, Fieber, trockener Mund, trockener Husten ohne Auswurf, roter Zungenkörper, dünner weißer, zugleich trockener Zungenbelag, ein oberflächlicher, beschleunigter Puls.

Diese Rezeptur kann zur Behandlung folgender in der modernen Medizin definierten Krankheiten verwendet werden: Infektionen der oberen Atemwege, Keuchhusten, Bronchitis, Bronchiektasen.

Erläuterung der Rezeptur: Die beiden Kaiserarzneien Sangye, Douchi wirken auf den o. Lunge harmonisierend und das negative Qi zerstreuend. Die Ministerarznei Xingren stützt das Qi. Die Assistentenarzneien Zhebeimu, Lipi und Shashen wirken auf den o. Lunge befeuchtend und Husten stillend. Die Übermittlerarznei Zhizi entlastet das in der Brust eingeschnürte Calor.
Modifikationen: s.S. 382

Dekokt, das Ariditas kühlend und dem o. Lunge zu Hilfe kommend wirkt (Qingzao Jifei Fang)

Ursprung: Yi Men Fa Lu (17. Jahrhundert)
Zusammensetzung: Sangye (Folia Morus) 9g
Xingren (Semen Pruni Armeniacae) 2g
Shigao (Gypsum fibrosum) 7.5g
Renshen (Radix Ginseng) 2g
Gancao (Radix Glycyrrhizae Uralensis) 3g
Maimendong (Radix Ophiopogonis) 3,6g
Heizhima (Semen Seami Indici) 3g
Mizhi Pipaye (Folium Eriobortryae Japonicae in Honig gebraten) 3g
Ejiao (Asinum Colla) 9g
Zubereitung und Einnahme: Das Rezept ist auch in fertig zubereiteter Form erhältlich.
Wirkung: Den o. Lunge befeuchtend, Ariditas kühlend.
Indikation: Ariditas und Calor des o. Lunge: Kopf-

schmerzen, Fieber, trockener Husten ohne Auswurf, ein Völlegefühl im Thorax, Keuchen, Brustschmerzen, Reizbarkeit, Durst, eine trockene Zunge ohne Belag und ein leerer, großer und beschleunigter Puls.

Diese Rezeptur kann zur Behandlung folgender in der modernen Medizin definierten Krankheiten verwendet werden: akute und chronische Bronchitis, Bronchiektasen und Emphyseme.

Erläuterung der Rezeptur: Die Kaiserarznei Sangye kühlt den o. Lunge, befeuchtet Ariditas. Die Ministerarzneien Maimendong und Shigao wirken Calor kühlend, den o. Lunge befeuchtend. Die Assistentenarzneien Xingren und Mizhipipaye dynamisieren das Qi. Die Assistentenarzneien Ejiao und Huomaren nähren Yin, befeuchten den o. Lunge. Die Übermittlerarzneien Renshen und Gancao dienen der Harmonisierung aller Arzneien und harmonisieren das Qi im mittleren Calorium.

Modifikationen: s.S. 447, 484

16. Rezepturen, die das Yin erhalten und Trockenheit befeuchten

Dekokt mit Radix Ophiopogonis (Maimendong Tang)

Ursprung: Jin Gui Yao Lue (2. Jahrhundert)

Zusammensetzung:
Maimendong (Radix Ophiopogonis) 60g
Banxia (Rhizoma Pinellia) 9g
Renshen (Radix Ginseng) 6g
Dazao (Nuclei Jujubae) 3 Stück
Gengmi (Glutenfreier Reis) 6g
Gancao (Radix Glycyrrhizae Uralensis) 4g

Zubereitung und Einnahme: Das Rezept ist auch in fertig zubereiteter Form erhältlich.

Wirkung: Die oo. Lunge und Magen erhaltend, Kontravektionen absenkend, die Mitte harmonisierend.

Indikation: Ist das Yin des o. Lunge geschädigt, so kommt es zu Kontravektionen des Qi, die sich wieder in Ardor äußern: Keuchen, Atemnot, Husten und der Auswurf dünnen Speichels, trockener Hals, Durst, trockener Rachen, trockener Mund, roter Zungenkörper mit wenig Zungenbelag, ein beschleunigter Puls.

Diese Rezeptur kann zur Behandlung folgender in der modernen Medizin definierten Krankheiten verwendet werden: Gastritis, Ulcus pepticum, chronische Bronchitis und Lungen- Tuberkulose.

Erläuterung der Rezeptur: Die süße, kalte Kaiserarznei Maimengdong kühlt die Depletion des Calor, nährt Yin in den oo. Lunge und Magen. Die Ministerarznei Banxia wirkt Pituita umwandelnd und Kontravektionen absenkend. Die trocknende Natur dieser Arznei wirkt durch Mai mengdong gemäßigt. Die Assistentenarznei Renshen hilft dem Kaiser, das Qi zu vermehren und Körpersäfte zu erzeugen. Die Übermittlerarzneien Gengmi, Dazao und Gancao dienen der Harmonisierung aller Arzneien und unterstützen die oo. Milz und Magen.

Kontraindikation: Bei Algor, Depletion.

Dekokt mit Radix Glehnia und Radix Ophiopogonis (Shashen Maimengdong Tang)

Ursprung: Wen Bing Tiao Bian (18. Jahrhundert)

Zusammensetzung: Sangye (Folia Morus) 4,5g
Beishashen (Radix Glehnia) 9g
Gancao (Radix Glycyrrhizae Uralensis) 3g
Maimendong (Radix Ophiopogonis) 9g
Baibiandou (Semen Dolichoris lablab) 4,5
Tianhuafen (Radix Trichosanthes) 4,5g

Zubereitung: Wie üblich, s. S. 250

Wirkung: Die oo. Lunge und Magen erhaltend, die aktiven Säfte hervorrufend, Ariditas befeuchtend.

Indikation: Schädigung der oo. Lunge und Magen durch Ariditas: trockener Husten ohne Auswurf, Durst, ein trockener Rachen, trockener Mund, roter Zungenkörper mit wenig Zungenbelag, ein beschleunigter Puls.

Modifikationen: s.S. 383

Lilium-Bulbus-Dekokt zur Erhaltung der Wandlungsphase Metall (Baihe Gujin Tang)

Ursprung: Yi Fangji Jie (18. Jahrhundert)

Zusammensetzung: Baihe (Lilium Bulbus) 3g
Shengdihuang (Radix Rehmannia) 6g
Chishao(Radix Paeonia Rubra) 3g
Gancao (Radix Glycyrrhizae Uralensis) 3g
Maimendong (Radix Ophiopogonis) 5g
Danggui (Radix Angelicae Sinensis) 3g
Jiegeng (Platycodon Radix) 3g
Zhebeimu (Fritillaria Cirrhosa Bulbus) 3g
Xuanshen (Scrofularia Radix) 3g
Shudihuang (Radix Rehmannia Praep) 9g

Zubereitung: In fertig zubereiteter Form erhältlich.

Wirkung: Das Yin erhaltend, den o. Lunge befeuchtend, Pituita umwandelnd.

Indikation: Ariditas-Schädigung des o. Lunge: Husten mit blutigem Auswurf, Keuchen, ein trockener Rachen, heiße Handflächen und Fußsohlen, eine rote Zunge mit wenig Zungenbelag, ein dünner, beschleunigter Puls.

Diese Rezeptur kann zur Behandlung folgender in der modernen Medizin definierten Krankheiten verwendet werden: chronische Bronchitis, Cor pulmonale, Silikose und Lungen- Tuberkulose.

Erläuterung der Rezeptur: Die Kaiserarzneien Shudihuang und Shengdihuang wirken Yin stützend, den o. Nieren kräftigend, Calor kühlend, Blutungen stillend. Die Ministerarzneien Baihe, Maimengdong und Zhebeimu wirken den o. Lunge befeuchtend, Pituita umwandelnd, Husten stillend. Die Assistentenarznei Xuanshen kühlt Depletion Ardor. Die anderen Assistenten Dangui und Baishao nähren Xue, befeuchten Ariditas. Die Übermittlerarznei Jiegeng hilft Zhebeimu, das Qi zu bewegen und Husten zu stoppen. Der andere Übermittler Gancao dient der Harmonisierung aller Arzneien und verbessert in Kombination mit Jiegen den Zustand des Rachens.

Modifikationen: s.S. 458

Kontraindikation: Bei Depletion des o. Milz.

Dekokt, das Yin erhaltend und auf den o. Lunge kühlend wirkt (Yangyin Qinfei Tang)

Ursprung: Chong Lou Yu Yao (18. Jahrhundert)

Zusammensetzung:

Shengdihuang (Radix Rehmannia) 6g
Chao Baishao (Radix Paeonia Alba trocken gebraten) 3g
Bohe (Herba Menthae) 2,4g, gegen Ende beigeben
Mudanpi (Radix Moutan Cortex) 6g
Gancao (Radix Glycyrrhizae Uralensis) 3g
Maimendong (Radix Ophiopogonis) 5g
Zhebeimu (Fritillaria Cirrhosa Bulbus) 3g
Xuanshen (Scrofularia Radix) 3g

Zubereitung und Einnahme: Das Rezept ist auch in fertig zubereiteter Form erhältlich.

Wirkung: Das Yin erhaltend, den o. Lunge kühlend.

Indikation: Fieber, trockene Nasenatmungswege, Husten, keuchendes Atemgeräusch, ausgetrocknete Lippen, eine weiße, quarkartige, schwer abzuschabende Membrane im Rachen, eine rote, trockene Zunge und ein dünner, beschleunigter Puls.

Erläuterung der Rezeptur: Die Kaiserarzneien Shendihuang, Maimengdong nähren den o. Lunge und das Nieren-Yin. Die andere Kaiserarznei Xuangshen wirkt Depletion Calor kühlend und entgiftend. Die Ministerarznei Mudanpi kühlt das Blut, vermindert Schwellungen. Die andere Ministerarznei Zhebeimu befeuchtet den o. Lunge, stoppt Husten. Die Assistentenarznei Baishao hilft den Kaisern das Yin zu nähren und Calor zu vertreiben. Der andere Assistent Bohe hilft negatives Qi zu zerstreuen und den Rachen zu befeuchten. Die Übermittlerarznei Gancao dient der Harmonisierung aller Arzneien.

17. Rezepturen zur Ausleitung von Wasser und Feuchtigkeit

Pulver der Fünf Bestandteile (Wuling San)

Ursprung: Shang Han Lun (2. Jahrhundert)

Zusammensetzung:

Zexie (Alismatis Rhizoma) 15g
Zuling (Polyporus Sclerotium) 9g
Fuling (Poria Sclerotium) 9g
Guizhi (Ramulus Cinnamomi Cassiae) 6g
Baizhu (Rhizoma Atractylodis Macro) 9g

Zubereitung und Einnahme: Das Rezept ist auch in fertig zubereiteter Form erhältlich.

Wirkung: Wasser und Humor ausleitend, Yang erwärmend, das Qi harmonisierend.

Indikation: Stauungen von Wasser und Humor: Kopfschmerzen, Fieber, Durst, Ödeme, Miktionsstörungen, Durchfall, Schwindel, weißer, schlüpfriger Zungenbelag und ein oberflächlicher Puls.

Bei entsprechender Symptomatik kann diese Rezeptur zur Behandlung folgender, gemäß der modernen Medizin festgelegten Krankheiten verwendet werden: akute Gastroenteritis, chronische Nephritis, chronische Niereninsuffizienz, urogenitale Infektionen, Aszites, die durch Leberzirrhose verursacht wird, Hepatitis, urogenitale Infektionen.

Erläuterung der Rezeptur: Die süße, neutrale und kalte Kaiserarznei Zexie wirkt Humor eliminierend und Wasser kanalisierend. Die Ministerarzneien Fuling und Zhuling helfen dem Kaiser, Humor zu eliminieren und die Miktion zu fördern. Der andere Minister Baizhu kräftigt den o. Milz und unterstützt dadurch dessen Transport- und Transformationsfunktionen. Die Assistentenarznei Guizhi wirkt Yin stützend, Algor zerstreuend und Extima freimachend.

Modifikationen: s.S. 410, 413

Kontraindikation: Bei Miktionsstörungen mit Depletion Yin.

Abgeleitetes Rezept

Pulver der vier Bestandteile (Siling San)

Ursprung: Ming Yi Zhi Zhang (12. Jahrhundert)
Zusammensetzung:
Zexie (Alismatis Rhizoma) 15g
Zuling (Polyporus Sclerotium) 9g
Fuling (Poria Sclerotium) 9g
Baizhu (Rhizoma Atractylodis Macro) 9g
Zubereitung und Einnahme: Das Rezept ist auch in fertig zubereiteter Form erhältlich.
Wirkung: Humor ausleitend, die oo. Milz und Magen harmonisierend, Yang erwärmend.
Indikation: Stauungen von Wasser und Humor: Druckgefühl im Innenohr mit Flüssigkeits- und Feuchtigkeitsretention, Ohrensausen, Kopfschmerzen, Miktionsstörungen, Durchfall, Schwindel, weißer, schlüpfriger Zungenbelag und ein oberflächlicher Puls.

Diese Rezeptur kann zur Behandlung folgender in der modernen Medizin definierten Krankheiten verwendet werden: Akute oder chronische Otitis media.
Modifikationen: s.S. 457

Polyporus Sclerotium-Dekokt (Zhuling Tang)

Ursprung: Shang Han Lun (2. Jahrhundert)
Zusammensetzung: Zexie (Alismatis Rhizoma) 9g
Zhuling (Polyporus Sclerotium) 9g
Fuling (Poria Sclerotium) 9g
Ejiao (Asinum Colla) 9g
Huashi (Talcum) 90g
Zubereitung und Einnahme: Das Rezept ist auch in fertig zubereiteter Form erhältlich.
Wirkung: Calor kühlend, Wasser ausleitend, Ying erhaltend, hoemostiptisch.
Indikation: Schädigung des Yin auf Grund von Calor Wasser: Miktionsstörungen, Durst, Durchfall, Husten, Schlaflosigkeit, Reizbarkeit, Blähungen, ein roter, schlüpfriger Zungenbelag und ein schlüpfriger, beschleunigter Puls.

Diese Rezeptur kann zur Behandlung folgender in der modernen Medizin definierten Krankheiten verwendet werden: Infektionen der Harnwege.
Erläuterung der Rezeptur: Die süße, fade Kaiserarznei Zhuling wirkt Humor eliminierend und Wasser kanalisierend. Die andere Kaiserarznei Fuling unterstützt den o. Milz und unterstützt dadurch dessen Humor- und Transformationsfunktionen. Die Ministerarznei Zexie fördert Miktion. Die Assistentenarznei Huashi wirkt Calor kühlend. Die Übermittlerarznei Ejiao wirkt Yin stützend, Ariditas befeuchtend und Reizbarkeit behebend.

Pulver der Fünf Schalen-Bestandteile (Wupi San)

Ursprung: Zhong Zang Jing (7. Jahrhundert)
Zusammensetzung:
Fulingpi (Poria Cortex Radicis Rubrae) 9g
Sangbaipi (Morus Cortex) 9g
Dafupi (Areca Catechu Peric) 9g
Shengjiangpi (Cortex Zingiberis Officinalis Recens) 9g
Chenpi (Citrus Pericarpium) 9g
Zubereitung: Das Rezept ist auch in fertig zubereiteter Form erhältlich.
Wirkung: Humor ausleitend, abschwellend, den o. Milz stärkend, Qi harmonisierend.
Indikation: Depletion des o. Milz, Wasser und Humor–Symptomatik: Gedunsenheit des ganzen Körpers, Schweregefühl, Beklemmungsgefühl in der Brust, Schwellung und Völlegefühl im Bauch, Miktionsstörungen, ein weißer, schlüpfriger Zungenbelag und ein tiefer, langsamer Puls.

Diese Rezeptur kann zur Behandlung folgender in der modernen Medizin definierten Krankheiten verwendet werden: Schwangerschaftsödeme, Proteinmangelödeme, chronische Glomerulonephritis.
Erläuterung der Rezeptur: Die Kaiserarznei Fulingpi wirkt Humor eliminierend, den o. Milz kräftigend und dadurch deren Transformationsfunktionen stützend. Die scharfe Ministerarznei Shengjiangpi zerstreut Humor. Die andere Ministerarznei Sangbaipi kanalisiert Wasser, indem die Arznei das Lungen-Qi nach unten leitet. Die Assistentenarznei Dafupi bewegt Qi und eliminiert Qi–Stagnation. Die Übermittlerarznei Chenpi wirkt auf das Magen-Qi harmonisierend und Humor umwandelnd.
Modifikationen: s.S. 413
Kontraindikation: Bei Depletion des o. Milz.

Radix Stephania- und Radix Astragalus-Dekokt (Fangji Huangqi Tang)

Ursprung: Jing Gui Yao Lue (2. Jahrhundert)
Zusammensetzung: Fangji (Radix Stephania) 12g
Huangqi (Radix Astragalus) 3g
Baizhu (Rhizoma Atractylodis Macro) 9g
Shengjiang (Zingiberis Officinalis Recens) 3 Stück
Dazao (Nuclei Jujubae) 1 Stück
Zhi Gancao (Radix Glycyrrhizae Uralensis in Honig gebraten) 6g
Zubereitung und Einnahme: Das Rezept ist auch in fertig zubereiteter Form erhältlich.

Wirkung: Das Qi vermehrend, den o. Milz kräftigend, Ventus austreibend, abschwellend.
Indikation: Venti humor–Symptomatik: Gedunsenheit, Schweiß, Frösteln, ein Schweregefühl im Körper, Miktionsstörungen, eine blasse Zunge und ein weißer Zungenbelag, ein oberflächlicher Puls.

Diese Rezeptur kann zur Behandlung folgender in der modernen Medizin definierten Krankheiten verwendet werden: rheumatische Karditis, Aszites, akute Glomerulonephritis und chronische Nephritis.

Erläuterung der Rezeptur: Die Kaiserarznei Fangji zerstreut Ventus, fördert die Miktion. Die andere Kaiserarznei Huangqi wirkt auf das Qi stärkend, Extima stabilisierend. Die Ministerarznei Baizhu stützt den o. Milz und hilft Huangqi bei der Stabilisierung der Extima. Die Assistentenarzneien Shengjiang und Dazao wirken Bau- und Wehrenergie harmonisierend. Der Übermittler Zhi Gancao stützt den o. Magen und harmonisiert die Wirkung der anderen Arzneien
Kontraindikation: Bei Gedunsenheit mit Repletion.

Poria Sclerotium, Ramulus Cinnamomi Cassiae, Atractylodis Macro und Glycyrrhizae Uralensis-Dekokt (Ling Gui Zhu Gan Tang)

Ursprung: Shang Han Lun (2. Jahrhundert)
Zusammensetzung: Fuling (Poria Sclerotium) 12g
Guizhi (Ramulus Cinnamomi Cassiae) 9g
Baizhu (Rhizoma Atractylodis Macro) 6g
Zhi Gancao (Radix Glycyrrhizae Uralensis in Honig gebraten) 6g
Zubereitung: Das Rezept ist auch in fertig zubereiteter Form erhältlich.
Wirkung: Den o. Milz stärkend, Humor austreibend, durch wärmende Einwirkung Pituita umwandelnd.
Indikation: Depletion Yang und Pituita-Befunde mit Symptomen wie: Klumpengefühl und Völlegefühl im Thorax, Palpitationen, Schwindel, Husten mit wässrigem Sputum, ein weißer, schlüpfriger Zungenbelag und ein saitenförmiger Puls.

Diese Rezeptur kann zur Behandlung folgender in der modernen Medizin definierten Krankheiten verwendet werden: Meniersche Erkrankung, Neurosen, chronische Gastritis, chronische Bronchitis.

Erläuterung der Rezeptur: Die Kaiserarznei Fuling wirkt auf den o. Milz kräftigend, Humor ausleitend und Pituita umwandelnd. Die Ministerarznei Guizhi erwärmt Yang, harmonisiert das Qi. Die Kombination dieser beiden bildet ein effektives Arzneimittel, um Algor und Pituita zu vertreiben. Die Assistentenarznei Baizhu trocknet Humor und hilft Fuling, den o. Milz zu kräftigen und dessen Transformations- und Transportfunktionen zu stärken. Der Übermittler Zhi Gancao stützt den o. Magen und harmonisiert die Wirkung der anderen Arzneien.
Kontraindikation: Bei Depletion Yin.

Wahrer-Krieger-Dekokt (Zhen Wutang)

Ursprung: Shang Han Lun (2. Jahrhundert)
Zusammensetzung: Fuling (Poria Sclerotium) 9g
Fuzi (Radix Aconiti Praeparata) 9g
Baishao (Radix Paeoniae Alba) 9g
Baizhu (Rhizoma Atractylodis Macro) 6g
Shengjiang (Zingiberis Officinalis Recens) 9g
Zubereitung und Einnahme: Wie üblich, s. S. 250
Wirkung: Das Yang erwärmend, das Wasser ausleitend.
Indikation: Depletion Yang der oo. Milz und Niere mit Symptomen wie: Miktionsstörungen, Gedunsenheit, Schmerzen und Schweregefühl in den Extremitäten, Bauchschmerzen, ein weißer Zungenbelag und ein tiefer Puls.

Diese Rezeptur kann zur Behandlung folgender in der modernen Medizin definierten Krankheiten verwendet werden: rheumati-sche Herzklappenerkrankungen, dekompensierte Herzin-suffizienz, Darm–Tuberkulose, chronische Nephritis.

Erläuterung der Rezeptur: Die scharfe und heiße Kaiserarznei Fuzi wärmt das o. Niere-Yang. Die Ministerarznei Fuling wirkt auf den o. Milz kräftigend, Wasser kanalisierend und Humor umwandelnd. Die andere Ministerarznei Baizhu trocknet Humor und hilft Fuling, den o. Milz zu kräftigen und dessen Transformations- und Transportfunktionen zu stärken. Die scharfe und warme Assistentenarznei Shengjiang wärmt Yang, zerstreut Algor. Der Übermittler Baishao lindert Schmerzen.
Modifikationen: s.S. 413

18. Rezepturen zur Umwandlung von Humor und Trübem

Den o. Magen beruhigendes Pulver (Ping Wei San)

Ursprung: He Ji Ju Fang (12. Jahrhundert)
Zusammensetzung: Cangzhu (Rhizoma Atractylodis) 9g
Houpo (Magnolia Flos) 9g
Chenpi (Citrus Pericarpium) 9g
Zhi Gancao (Radix Glycyrrhizae Uralensis in Honig gebraten) 4g

Zubereitung und Einnahme: Das Rezept ist auch in fertig zubereiteter Form erhältlich.
Wirkung: Das Qi dynamisierend, den o. Milz kräftigend, Humor trocknend, den o. Magen harmonisierend.
Indikation: Humor behindert die oo. Milz und Magen: Beklemmungsgefühl in Thorax und Abdomen, Geschmacks- und Appetitverlust, ein Schweregefühl in den Gliedmaßen, große Müdigkeit, Durchfälle, Übelkeit, Aufstoßen, Erbrechen, ein weißer klebriger oder dicker klebriger Zungenbelag, ein langsamer oder schlüpfriger Puls.

Diese Rezeptur kann zur Behandlung folgender in der modernen Medizin definierten Krankheiten verwendet werden: Gastroenteritis, nervöser Magen.
Erläuterung der Rezeptur: Der Kaiserarznei Cangzhu wirkt auf den o. Milz kräftigend und dessen Transformations- und Transportfunktionen stärkend. Die Ministerarznei Houpo bewegt das Qi, eliminiert Humor. Die Assistentenarznei Chenpi wirkt auf das Qi regulierend und Humor umwandelnd. Der Übermittler Zhi Gancao stützt den o. Magen und harmonisiert die Wirkung der anderen Arzneien.
Kontraindikation: Bei Depletion Yin des o. Milz sowie während der Schwangerschaft.

Abgeleitetes Rezept

Dekokt, das Humor eliminiert, mit des Fünf - Bestandteile - Pulvers und Sclero-tium Poriae Cocos (Chushi Weiling Tang)

Ursprung: Yi Zong Jin Jian (16. Jahrhundert)
Zusammensetzung: Cangzhu (Rhizoma Atractylodis) 3g
Houpo (Magnolia Flos) 3g
Chenpi (Citrus Pericarpium) 3g
Zhuling (Polyporus Sclerotium) 3g
Zexie (Rhizoma Alisma) 3g
Chifuling (Sclerotium Poriae Cocos Rubrae) 3g
Huashi (Talcum) 90g
Zhizi (Fructus Gardeniae) 15g
Chao Baizhu (Rhizoma Atractylodis Macro trocken gebraten) 3g
Fangfeng (Radix Ledebouriiellae) 3g
Mutong (Caulis Hocquariae) 3g
Rougui (Cortex Cinnamomum Cassiae) 1g
Gancao (Radix Glycyrrhizae Uralensis) 1g
Dengxincao (Medulla Junci Effusi) 3g
Zubereitung und Einnahme: Wie üblich, s. S. 250
Wirkung: Den o. Milz stärkend, Calor kühlend, Qi regulierend, Humor trocknend.
Indikation: Die Haut ist trocken mit Bläschen, Läsionen sind ödematös, von blassroter Farbe, Appetitlosigkeit, ein Schweregefühl in den Gliedmaßen, Müdigkeit, ein weißer schlüpfriger oder schmieriger Zungenbelag, ein dünner oder schlüpfriger Puls.
Modifikationen: s.S. 472

Rhizoma Dioscoreae Hypoglaucae (Bixie Fenqing Yin)

Ursprung: Dan Xi Xin Fa (12. Jahrhundert)
Zusammensetzung:
Bixie (Rhizoma Dioscoreae Hypoglaucae) 12g
Yizhiren (Fructus Alpiniae Oxyphyllae) 9g
Wuyao (Radix Lindera) 6g
Shichangpu (Rhizoma Acori Graminei) 9g
Zubereitung und Einnahme: Wie üblich, s. S. 250
Wirkung: Humor ausleitend, den o. Niere erwärmend, trennt das Trübe vom Klaren.
Indikation: Häufige Miktion mit trübem, konzentriertem, milchigem oder öligem Urin, klebriger Zungenbelag, voller und schlüpfriger Puls.
Modifikationen: s.S. 418
Kontraindikation: Bei Calor humidus

Herba Agastache Pulver, das das Qi reguliert (Huoxiang Zhenqi San)

Ursprung: He Ji Ju Fang (12. Jahrhundert)
Zusammensetzung: Huoxiang (Herba Agastache) 90g
Zisuye (Fructus Perilla) 30g
Baizhi (Radix Angelicae Dahuricae) 3g
Houpo (Magnolia Flos) 60g
Chenpi (Citrus Pericarpium) 60g
Banxia (Rhizoma Pinelliae Ternatae) 60g
Dafupi (Areca Catechu Peric) 30g
Baizhu (Rhizoma Atractylodis Macro) 60g
Fuling (Poria Sclerotium) 30g
Jiegeng (Platycodon Radix) 60g
Zhi Gancao (Radix Glycyrrhizae Uralensis in Honig gebraten) 75g
Zubereitung und Einnahme: Das Rezept ist auch in fertig zubereiteter Form erhältlich.
Wirkung: Extima lösend, Humor umwandelnd, das Qi regulierend, die Mitte harmonisierend.
Indikation: Extima Algor mit Intima-Humor-Symptomatik: Frösteln, Fieber, Kopfschmerzen, Beklemmungsgefühl in der Brust, Blähungen, Erbrechen, Durchfall, Bauchschmerzen, ein dicker, klebriger Zungenbelag und ein langsamer, schlüpfriger Puls.

Diese Rezeptur kann zur Behandlung folgender in der

modernen Medizin definierten Krankheiten verwendet werden: Influenza, Darmgrippe, Colitis, akute Gastroenteritis.
Erläuterung der Rezeptur: Die scharfe und aromatische Kaiserarznei Houxiang wirkt Algor venti zerstreuend, den o. Magen harmonisierend und Erbrechen beendend. Der andere Kaiser Houpo bewegt das Qi, vermindert Kurzatmigkeit und Brustbeklemmungsgefühl. Die Ministerarzneien Zisuye und Baizhi helfen Houxiang bei der Eliminierung von Algor venti und Humor. Die anderen Ministerarzneien Banxia und Chenpi trocknen Humor und harmonisieren den o. Magen. Noch eine andere Ministerarzneiengruppe Baizhu und Fuling wirkt auf den o. Milz kräftigend und dessen Transformations- und Transportfunktionen stärkend sowie Durchfall stillend. Die Assistentenarznei Dafupi hilft Houpo, das Qi zu bewegen. Die andere Assistentenarznei Jiegeng fördert die Funktion des o. Lunge und entlastet Extima. Der Übermittler Zhi Gancao stützt den o. Magen und harmonisiert die Wirkung der anderen Arzneien. Die anderen Übermittlerarzneien Shengjiang und Dazao wirken auf die oo. Milz und Magen regulierend.
Modifikationen: s.S. 395
Kontraindikation: Bei Depletion Yin mit Ardor.

19. Humor trocknende und Calor kühlende Rezepturen

Dekokt der drei Körner (Sanren Tang)

Ursprung: Wen Bing Tiao Bian (18. Jahrhundert)
Zusammensetzung:
Xingren (Semen Pruni Armeniacae) 15g
Houpo (Magnolia Flos) 6g
Huashi (Talcum) 18g
Zhuye (Herba Lophatherum) 6g
Yiyiren (Semen Coix) 18g
Baidoukou (Fructus Amomoi Cardamomi) 6g
Tongcao (Tetrapanax Meduila) 6g
Banxia (Rhizoma Pinelliae Ternatae) 10g
Zubereitung: Wie üblich, s. S. 250
Wirkung: Calor kühlend, Humor umwandelnd, das Qi dynamisierend.
Indikation: Das Anfangsstadium von Humor-Temperatur: Kopfschmerzen, Frösteln, Fieber am Nachmittag, ein Schweregefühl im Körper, Gliederschmerzen, Beklemmungsgefühl in der Brust, Durstlosigkeit, weißer Zungenbelag und ein dünner und saitenförmiger, sumpfiger Puls.

Bei entsprechender Symptomatik kann diese Rezeptur zur Behandlung folgender, gemäß der modernen Medizin festgelegten Krankheiten verwendet werden: Influenza, Darmfieber, Pyelonephritis, akute Gastroenteritis.
Erläuterung der Rezeptur: Die Kaiserarznei Xingren reguliert das Qi im oberen Calorium. Die andere Kaiserarznei Baidoukou eliminiert Humor und reguliert das Qi im mittleren Calorium. Die Ministerarznei Yiyiren wirkt Calor kühlend, Humor umwandelnd und den o. Milz stützend. Die Assistentenarzneien Huashi, Tongcao und Zhuye helfen der Ministerarznei Calor zu kühlen und Humor umzuwandeln. Die Übermittlerarzneien Banxia und Houpo bewegen das Qi, trocknen Humor und behandeln epigastrische Schwellungen.
Kontraindikation: Bei Schädigung der Säfte durch Calor und Depletion Yin.

Abgeleitetes Rezept
Die Süße Tau-Pille zur Eliminierung von Toxin (Ganlu Xiaodu Dan)

Ursprung: Wen Re Jing Wei (18. Jahrhundert)
Zusammensetzung: Lianqiao (Fructus Forsythiae) 12g
Bohe (Herba Menthae) 6g
Shegan (Rhizoma Belamcandae Chinensis 12g
Zhebeimu (Fritillaria Cirrhosa Bulbus) 9g
Yinchenhao (Herba Artemisiae capillaris) 30g
Huoxiang (Agastache Herba) 12g
Mutong (Caulis Hocquariae) 15g
Huashi (Talcum) 18g
Shichangpu (Rhizoma Acori Graminei) 6g
Baidoukou (Fructus Amomoi Cardamomi) 10g
Huangqin (Radix Scutellariae) 12g
Zubereitung und Einnahme: Wie üblich, s. S. 250
Wirkung: Calor kühlend, Humor umwandelnd, toxische Wirkungen lindernd
Indikation: klebriges, gelbes Nasensekret, verminderter Geruchssinn, Fieber, Kopfschmerzen, geschwollener Rachen, Atemnot, Durst, Schweregefühl im Körper, Gliederschmerzen, Beklemmungsgefühl in der Brust, klebriger, gelber Zungenbelag und ein schlüpfriger Puls.

Bei entsprechender Symptomatik kann diese Rezeptur zur Behandlung folgender, gemäß der modernen Medizin festgelegten Krankheiten verwendet werden: Sinusitis.
Modifikationen: s.S. 460

Zwei-Wunder-Pille (Ermiao San)

Ursprung: Dan Xi Xin Fa (14. Jahrhundert)
Zusammensetzung: Huangbai (Phellodendron Cortex) 9g
Cangzhu (Rhizoma Atractylodis) 9g
Zubereitung: In fertig zubereiteter Form erhältlich.
Wirkung: Calor kühlend, Humor umwandelnd.
Indikation: Beständiges niedriges Fieber, Schwäche der Beine, Atrophie der Extremitäten, Rückenschmerzen, Schweregefühl im Körper, Gliederschmerzen, klebriger, gelber Zungenbelag und ein schneller und schlüpfriger Puls.

Diese Rezeptur kann zur Behandlung folgender in der modernen Medizin definierten Krankheiten verwendet werden: Infektionen der Harnwege, rheumatoide Arthritis, Hepatitis.
Modifikationen: s.S. 446, 475

Abgeleitetes Rezept
Vier-Wunder-Pille (Simiao San)

Ursprung: Cheng Fang Bian Du (14. Jahrhundert)
Zusammensetzung:
Huangbai (Phellodendron Cortex) 240g
Cangzhu (Rhizoma Atractylodis) 120g
Yiyiren (Semen Coix) 240g
Niuxi (Radix Achyranthes) 120g
Zubereitung: In fertig zubereiteter Form erhältlich.
Wirkung: Calor kühlend, Humor umwandelnd.
Indikation: Taubheits- und Schweregefühl der Beine, geschwollene schmerzhafte Füße, Schwindelgefühl, Müdigkeit, Atrophie der Extremitäten, klebriger, gelber Zungenbelag und ein schneller und schlüpfriger Puls.

Diese Rezeptur kann zur Behandlung folgender in der modernen Medizin definierten Krankheiten verwendet werden: Multiple Sklerose, Atrophieerkrankungen.
Modifikationen: s.S. 453, 470, 479

Herba Artemisiae Capillaris-Dekokt (Yinchenhao Tang)

Ursprung: Shang Han Lun (2. Jahrhundert)
Zusammensetzung:
Yinchenhao (Herba Artemisiae Capillaris) 30g
Dahuang (Rhizoma Rheum) 9g
Zhizi (Fructus Gardeniae)15g
Zubereitung: In fertig zubereiteter Form erhältlich.
Wirkung: Calor kühlend, Humor ausleitend, Ikterus zum Weichen bringend.
Indikation: Ikterus am ganzen Körper, abdominale Schwellung, Miktionsstörung, Durst, gelber Zungenbelag und ein tiefer und saitenförmiger Puls.

Diese Rezeptur kann zur Behandlung folgender in der modernen Medizin definierten Krankheiten verwendet werden: akute Hepatitis, Leberzirrhose, Cholezystitis.
Erläuterung der Rezeptur: Die Kaiserarznei Yinchenhao wirkt Calor kühlend und Humor umwandelnd. Sie ist effektiv gegen ikterische Störungen. Die Ministerarznei Zhizi lässt Calor humidus durch den Urin abfließen und entlastet die drei Erwärmer. Die Assistentenarznei Dahuang führt Calor durch den Stuhlgang ab.
Modifikationen: s.S. 407, 411, 430, 437, 481
Kontraindikation: Bei Yin-Ikterus.

Abgeleitetes Rezept
Herba Artemisiae Capillaris, Rhizoma Atractylodis Macro, Radix Aconiti Praeparata-Dekokt (Yinchen Zhu Fu Tang)

Ursprung: Yi Xue Xin Wu (18. Jahrhundert)
Zusammensetzung: Fuzi (Radix Aconiti praeparata) 30g
Yinchenhao (Herba Artemisiae Capillaris) 3g
Baizhu (Rhizoma Atractylodis Macro) 6g
Ganjiang (Rhizoma Zingiberis Officinalis) 2g
Rougui (Cortex Cinnamomum Cassiae) 1g
Zhi Gancao (Radix Glycyrrhizae Uralensis in Honig gebraten) 9g
Zubereitung und Einnahme: Wie üblich, s. S. 250
Wirkung: Den o. Milz stärkend, Humor ausleitend, Ikterus zum Weichen bringend.
Indikation: Dunkel-gelb-grauer Ikterus, Übelkeit, Erbrechen, Appetitlosigkeit, abdominale Schwellung, Geschmacksverlust, Durstlosigkeit, weiche Stühle, weißer Zungenbelag und ein tiefer und dünner Puls.

Diese Rezeptur kann zur Behandlung folgender in der modernen Medizin definierten Krankheiten verwendet werden: akute Hepatitis, Leberzirrhose, Cholezystitis.
Modifikationen: s.S. 407

Repletion in der Mitte zerstreuende Pille (Zhongman Fenxiao Wan)

Ursprung: Lan Shi Mi Cang (12. Jahrhundert)
Zusammensetzung:
Banxia (Rhizoma Pinelliae Ternatae) 15g
Houpo (Magnolia Flos) 30g
Fuling (Poria Sclerotium) 6g
Zhuling (Polyporus Sclerotium) 3g
Chao Zhishi (Fructus Citrus Immaturus gebraten) 15g
Jianghuang (Rhizoma Curcumae Langae) 3g
Chao Huangqin (Radix Scutellariae trocken gebraten) 35g
Chao Huanglian (Rhizoma Coptidis trocken gebraten) 15g
Renshen (Radix Ginseng) 3g

Ganjiang (Rhizoma Zingiberis Officinalis) 6g
Baizhu (Rhizoma Atractylodis Macro) 3g
Zhi Gancao (Radix Glycyrrhizae Uralensis in Honig gebraten) 3g
Chao Zhimu (Rhizoma Anemarrhena trocken gebraten) 12g
Zexie (Rhizoma Alisma) 9g
Chenpi (Citrus Pericarpium) 9g
Sharen (Fructus Amomi) 5g
Zubereitung und Einnahme: Wie üblich, s. S. 250
Wirkung: Calor kühlend, Humor ausleitend, den o. Milz stärkend, das Qi regulierend
Indikation: Bauchschmerzen, abdominale Schwellung, Verhärtung im Abdomen, Reizbarkeit, Fieber, ein bitterer Mundgeschmack, dunkelgelber Urin, gelber Zungenbelag und ein beschleunigter und saitenförmiger Puls.
Modifikationen: s.S. 464

Acht Arzneien-Pulver zur Wiederherstellung der Geradläufigkeit (Bazheng San)

Ursprung: He Ji Ju Fang (12. Jahrhundert)
Zusammensetzung:
Zhi Dahuang (Rhizoma Rheum Praeparata) 6g
Huashi (Talcum) 12g
Cheqianzi (Plantago Semen) 12g
Bianxu (Herb Polygonum Aviculare) 9g
Qumai (Herba Dianthi) 9g
Zhizi (Fructus Gardeniae) 6g
Zhi Gancao (Radix Glycyrrhizae Uralensis in Honig gebraten) 9g
Zubereitung: Das Rezept ist auch in fertig zubereiteter Form erhältlich.
Wirkung: Calor kühlend, Ardor ausleitend, den Wasserfluss fördernd, Miktionsstörungen aufhebend.
Indikation: Calor humidus: dunkler und spärlicher Urin, schmerzhafte Miktion, Bauchschmerzen, Rückenschmerzen, ein trockener Mund und Rachen, rote Zunge, gelber Zungenbelag und ein beschleunigter, schlüpfriger Puls.

Diese Rezeptur kann zur Behandlung folgender in der modernen Medizin definierten Krankheiten verwendet werden: Glomerulonephritis, Zystitis, Urethritis, Steine im Harntrakt.

Erläuterung der Rezeptur: Die Kaiserarznei Cheqianzi eliminiert Calor. Die Ministerarzneien Huashi, Qumai und Bianxu helfen den Kaisern, Calor zu kühlen, indem sie die Miktion fördern. Diese Kombination ist sehr effektiv zur Beseitigung von Blockaden, die durch Humor verursacht wurden. Die Assistentenarznei Zhizi lässt Calor humidus aus den drei Erwärmern durch den Urin abfließen. Der Übermittler Zhi Dahuang lässt Ardor durch den Stuhl abfließen. Der andere Übermittler Zhi Gancao harmonisiert die Wirkung der anderen Arzneien.
Modifikationen: s.S. 415, 417
Kontraindikation: Bei Depletion sowie während der Schwangerschaft.

Abgeleitetes Rezept
Pulver mit Herba Pyrrosiae (Shiwei San)

Ursprung: Pu Ji Fang (15. Jahrhundert)
Zusammensetzung: Shiwei (Herba Pyrrosiae) 9g
Qumai (Herba Dianthi) 6g
Huashi (Talcum) 6g
Cheqianzi (Plantago Semen) 6g
Qingmazi (Semen Abutili) 6g
Zubereitung und Einnahme: Wie üblich, s. S. 250
Wirkung: Calor kühlend, Ardor ausleitend, die Wasserwege öffnend, die Steine ausstoßend
Indikation: Steine im Harn, spärlicher Urin, schmerzhafte und schwierige Miktion, Schmerzen im Hypogastrium und im Sakralbereich, rote Zunge, gelber Zungenbelag und ein beschleunigter Puls.

Diese Rezeptur kann zur Behandlung folgender in der modernen Medizin definierten Krankheiten verwendet werden: Steine im Harntrakt.
Modifikationen: s.S. 417

Radix-Paeoniae-Alba-Dekokt (Shaoyao Tang)

Ursprung: Yi Xue Lio Shu (18. Jahrhundert)
Zusammensetzung: Baishao (Radix Paeoniae Alba) 16g
Danggui (Radix Angelicae Sinensis) 9g
Muxiang (Radix Inulae Racemosae) 5g
Binglang (Semen Areca Catechu) 5g
Huangqin (Radix Scutellariae) 9g
Huanglian (Rhizoma Coptidis) 9g
Dahuang (Rhizoma Rheum) 9g
Gancao (Radix Glycyrrhizae Uralensis) 5g
Guangui (Cortex Cinnamomi Loureiroi) 5g
Zubereitung und Einnahme: Wie üblich, s. S. 250
Wirkung: Calor kühlend, Humor ausleitend, das Qi regulierend, das Xue harmonisierend.
Indikation: Calor humidus mit Durchfall: Bauchschmerzen, Durchfall mit Blut und Eiter, ein brennendes Gefühl um den Anus herum, dunkler und spärlicher Urin, ein leicht gelber Zungenbelag und ein beschleunigter Puls.

Bei entsprechender Symptomatik kann diese Rezeptur zur Behandlung folgender, gemäß der modernen Medizin festgelegten Krankheiten verwendet werden: akute Enteritis und Colitis ulcerosa.

Erläuterung der Rezeptur: Die Kaiserarznei Shaoyao reguliert das Qi und Xue, lindert Bauchschmerzen, stoppt Durchfall. Die Ministerarzneien Huanglian, Huangqin, Dahuang wirken Calor kühlend und entgiftend. Die anderen Ministerarzneien Danggui und Guangui harmonisieren die Bauenergie und fördern die Durchblutung. Die Assistentenarzneien Binglang und Muxiang bewegen den Qi-Fluss und tragen zur Beseitigung der Qi-Stagnation bei. Der Übermittler Gancao harmonisiert die Wirkung der anderen Arzneien.

Kontraindikation: Bei Depletion und Algor.

20. Ventus und Humor austreibende Rezepturen

Rhzioma-Notopterygii-Dekokt, das Humor bezwingt (Qianghuo Shenshi Tang)

Ursprung: Nei Wai Shang Bian Huo Lun (18. Jahrhundert)

Zusammensetzung: Qianghuo (Rhzioma Notopterygii) 6g
Duhuo (Radix Angelicae Pubescentis) 6g
Gaoben (Radix Ligusticum Sinensis) 3g
Fangfeng (Radix Ledebouriella) 3g
Chuanxiong (Radix Ligustium) 3g
Manjingzi (Fructus Viticis) 2g
Zhi Gancao (Radix Glycyrrhizae Uralensis in Honig gebraten) 3g

Zubereitung und Einnahme: Wie üblich, s. S. 250

Wirkung: Ventus, Humor ausleitend, Extima lösend, schmerzstillend.

Indikation: Ventus humidus in Extima: Kopfschmerzen, auch Schmerzhaftigkeit der gesamten Muskulatur, Schüttelfrost, ein weißer Zungenbelag und ein langsamer, oberflächlicher Puls.

Bei entsprechender Symptomatik kann diese Rezeptur zur Behandlung folgender, gemäß der modernen Medizin festgelegten Krankheiten verwendet werden: Infektionen der oberen Atemwege, Ischias, rheumatische Arthritis.

Erläuterung der Rezeptur: Die Kaiserarznei Qianghuo zerstreut Ventus humidus aus dem oberen Körper. Die andere Kaiserarznei Duhuo zerstreut Ventus humidus aus dem unteren Körper. Die Kombination von Qianghuo und Duhuo ist sehr effektiv um Ventus humidus zu beseitigen. Die Ministerarzneien Fangfeng und Gaoben wirken Ventus Algor vertreibend und Kopfschmerzen stillend. Die Assistentenarzneien Manjingzi, Chuanxiong bewegen Xue, zerstreuen Ventus, was zur Linderung des generalisierten Schmerzes beiträgt. Der Übermittler Zhi Gancao harmonisiert die Wirkung der anderen Arzneien.

Kontraindikation: Bei Calor ventus, Schwitzen sowie Depletion Yin.

Radix Angelicae Pubescentis und Loranthus Ramulus-Dekokt (Duhuo Jisheng Tang)

Ursprung: Qian Jin Yao Fang (7. Jahrhundert)

Zusammensetzung:
Duhuo (Radix Angelicae Pubescentis) 9g
Xixin (Herba cum Radice Asari) 6g
Fangfeng (Radix Ledebouriella) 6g
Qinjiao (Gentiana Macrophylla Radix) 3g
Duzhong (Cortex Eucommia) 6g
Rougui (Cortex Cinnamomum Cassiae) 6g
Chuanxiong (Radix Ligustium) 6g
Gancao (Radix Glycyrrhizae Uralensis) 6g
Danggui (Radix Angelicae Sinensis) 6g
Fuling (Poria Sclerotium) 6g
Renshen (Radix Ginseng) 6g
Baishao (Radix Paeoniae Alba) 6g
Niuxi (Radix Achyranthes) 6g
Sangjisheng (Loranthus Ramulus) 6g
Shengdihuang (Radix Rehmannia) 6g

Zubereitung: Das Rezept ist auch in fertig zubereiteter Form erhältlich.

Wirkung: Ventus, Humor ausleitend, schmerzstillend, die oo. Leber und Niere stützend, das Qi und Xue erhaltend.

Indikation: Depletion der oo. Leber und Niere als Folge von rheumatoiden Schmerzen: Rückenschmerzen, Steifheit, kalte Hände und Füße, Kraftlosigkeit, Abneigung gegen Kälte und Verlangen nach Wärme, eine blasse Zunge mit einem weißen Zungenbelag und ein tiefer, langsamer Puls.

Bei entsprechender Symptomatik kann diese Rezeptur zur Behandlung folgender, gemäß der modernen Medizin festgelegten Krankheiten verwendet werden: Osteoarthritis, Ischias, rheumatische Arthritis, Poliomyelitis.

Erläuterung der Rezeptur: Die Kaiserarznei Duhuo zerstreut Ventus und Algor humidus im unteren Calorium, in den Knochen und in den Sehnen. Die andere Kaiserarznei Xixin zerstreut Algor in den Leitbahnen und eliminiert Ventus humidus aus den Sehnen und Knochen und lindert somit auch die Schmerzen. Die Ministerarzneien Fangfeng und Qinjiao helfen den Kaisern, Ventus und

Algor humidus zu beseitigen, entspannen die Sehnen und Muskeln. Die anderen Ministerarzneien Sangjisheng, Duzhong und Niuxi wirken Ventus und Algor humidus zerstreuend und die oo. Leber und Niere stützend. Die Assistentenarzneien Danggui, Chuanxiong, Shengdihuang und Baishao nähren und beleben das Xue. Die anderen Assistentenarzneien Renshen und Fuling vermehren das Qi und kräftigen den o. Milz. Der Übermittler Rougui wärmt die Leitbahnen, löst Blockaden und fördert die Durchblutung. Der andere Übermittler Zhi Gancao harmonisiert die Wirkung der anderen Arzneien.
Modifikationen: s.S. 447

Abgeleitetes Rezept
Größeres Gentiana Macrophylla Radix-Dekokt (Da Qinjiao Tang)

Ursprung: Qian Jin Yao Fang (7. Jahrhundert)
Zusammensetzung:
Duhuo (Radix Angelicae Pubescentis) 60g
Xixin (Herba cum Radice Asari) 15g
Fangfeng (Radix Ledebouriella) 30g
Qinjiao (Gentiana Macrophylla Radix) 90g
Chuanxiong (Radix Ligustium) 60g
Gancao (Radix Glycyrrhizae Uralensis) 10g
Danggui (Radix Angelicae Sinensis) 60g
Qianghuo (Rhzioma Notopterygii) 30g
Fuling (Poria Sclerotium) 30g
Huangqin (Radix Scutellariae) 30g
Shigao (Gypsum fibrosum) 60g
Baizhi (Radix Angelicae Dahuricae) 60g
Baizhu (Rhizoma Atractylodis Macro) 30g
Shudihuang (Radix Rehmannia Praep.) 30g
Baishao (Radix Paeoniae Alba) 60g
Shengdihuang (Radix Rehmannia) 30g
Zubereitung: In fertig zubereiteter Form erhältlich.
Wirkung: Leitbahnen durchgängig machend, Calor kühlend, Ventus eliminierend, das Qi und Xue dynamisierend.
Indikation: Hemiplegie, die Augen und der Mund sind schief, es ist schwierig, die Zunge zu bewegen, die Hände und Füße sind taub und gefühllos. Muskelspasmen, schmerzende Gelenke, ein weißer oder gelber Zungenbelag und ein saitenförmiger und dünner Puls.
Modifikationen: s.S. 449

21. Rezepturen, die die Qi Leitbahnen durchwärmen und Algor austreiben

Dekokt gegen die vier Kontravektionen mit Radix Angelicae Sinensis (Danggui Sinie Tang)

Ursprung: Shang Han Lun (2. Jahrhundert)
Zusammensetzung: Danggui (Radix Angelicae Sinensis) 9g
Guizhi (Ramulus Cinnamomi cassiae) 9g
Xixin (Herba cum Radice Asari) 6g
Baishao (Radix Paeoniae Alba) 9g
Zhi Gancao (Radix Glycyrrhizae Uralensis in Honig gebraten) 6g
Dazao (Nuclei Jujubae) 8 Stück
Zubereitung: Das Rezept ist auch in fertig zubereiteter Form erhältlich.
Wirkung: Die Leitbahnen durchwärmend, Algor austreibend, das Xue erhaltend, die Blutgefäße durchgängig machend.
Indikation: Depletion Xue mit Algor Symptomen wie kalte Hände und Füße, Schmerzenhaftigkeit der gesamten Gliedmaßen, Bauchschmerzen, eine blasse Zunge mit einem weißen Zungenbelag und ein tiefer, dünner Puls.

Bei entsprechender Symptomatik kann diese Rezeptur zur Behandlung folgender, gemäß der modernen Medizin festgelegten Krankheiten verwendet werden: chronische Urikaria, Ischias, rheumatische Arthritis, Raynaud-Krankheit.
Erläuterung der Rezeptur: Die Kaiserarznei Danggui vermehrt und belebt das Xue. Die Ministerarznei Baishao harmonisiert die Bauenergie und hilft dem Kaiser das Xue zu vermehren. Die andere Ministerarznei Guizhi wärmt die Leitbahnen und zerstreut Algor. Die Assistentenarznei Xixin vermehrt Yang, wärmt Organfunktionsbereiche, zerstreut Algor und hilft dem Kaiser bei der Bekämpfung der Schmerzen. Der Übermittler Zhi Gancao stützt die oo. Milz und Magen und harmonisiert die Wirkung der anderen Arzneien.
Kontraindikation: Bei Calor.

22. Rezepturen, die Algor austreiben und Intima erwärmen

Die die Mitte regulierende Pille (Lizhong Wan)

Ursprung: Shang Han Lun (2. Jahrhundert)
Zusammensetzung: Renshen (Radix Ginseng) 90g
Ganjiang (Rhizoma Zingiberis Officinalis) 90g
Baizhu (Rhizoma Atractylodis Macro) 90g
Zhi Gancao (Radix Glycyrrhizae Uralensis in Honig gebraten) 10g
Zubereitung: In fertig zubereiteter Form erhältlich.
Wirkung: Die Mitte durchwärmend, Algor austreibend, den o. Milz kräftigend, das Qi ergänzend.
Indikation: Depletion der oo. Milz und Magen mit Symptomen wie: Bauchschmerzen, Durchfall, Erbrechen, Appetitverlust, eine blasse Zunge mit weißem Zungenbelag und ein tiefer, dünner Puls.

Diese Rezeptur kann zur Behandlung folgender in der modernen Medizin definierten Krankheiten verwendet werden: akute oder chronische Gastritis, Magen- oder Duodenalulkus, Gastroptose, Reizkolon, chronische Colitis.
Erläuterung der Rezeptur: Die scharfe, warme Kaiserarznei Ganjiang wirkt das oo. Milz und Magen-Yang durchwärmend, Algor zerstreuend und Übelkeit stillend. Die süße und warme Ministerarznei Renshen vermehrt das Qi, stärkt die oo. Milz und Magen. Die Assistentenarznei Baizhu wirkt Humor trocknend und den o. Milz stärkend. Der Übermittler Zhi Gancao stützt die oo. Milz und Magen, harmonisiert die Wirkung der anderen Arzneien.
Modifikationen: s.S. 390
Kontraindikation: Bei Calor oder Depletion Yin.

Kleines Dekokt zur Erbauung der Mitte (Xiao Jianzhong Tang)

Ursprung: Shang Han Lun (2. Jahrhundert)
Zusammensetzung:
Guizhi (Ramulus Cinnamomum Cassiae) 9g
Baishao (Radix Paeoniae Alba) 18g
Shengjiang (Rhizoma Zingiberis Officinalis Recens) 10g
Dazao (Fructus Zizyphi Jujubae) 4 Stück
Gancao (Radix Glycyrrhizae Uralensis) 6g
Yitang (Maltose) 30g
Zubereitung: Das Rezept ist auch in fertig zubereiteter Form erhältlich.
Wirkung: Die Mitte wärmend, Depletion aufhebend, Spannung lösend, Schmerzen stillend.
Indikation: Algor Depletion der abdominalen Schmerzen mit Symptomen wie: Bauchschmerzen, die durch Druck und Wärme gebessert werden, Fieber, Palpitationen, Reizbarkeit, kalte Hände und Füße, ein blasses Gesicht, eine blasse Zunge mit weißem Zungenbelag und ein dünner, saitenförmiger Puls.

Diese Rezeptur kann zur Behandlung folgender in der modernen Medizin definierten Krankheiten verwendet werden: chronische Gastritis, akute Gastroenteritis, Cholezystitis.
Erläuterung der Rezeptur: Die süße, warme Kaiserarznei Yitang vermehrt das o. Milz-Qi, wärmt die Mitte, lindert die Schmerzen. Die süße und kalte Ministerarznei Baishao vermehrt das Yin und Xue. Die andere scharfe und warme Ministerarznei Guizhi stärkt Yang und Qi. Die Kombination von Baishao und Guizhi ist sehr effektiv, um Yin und Yang zu harmonisieren. Die Assistentenarznei Shengjiang stärkt das Yang und die Abwehrenergie. Die andere Assistentenarznei stärkt das Yin und die Bauenergie, kräftigt die oo. Milz und Magen. Der Übermittler Zhi Gancao stützt das oo. Milz und Magen-Qi, harmonisiert die Wirkung der anderen Arzneien.
Modifikationen: s.S. 398
Kontraindikation: Bei Ardor Depletion Yin sowie Erbrechen.

Abgeleitetes Rezept
Radix Astragalus zur Erbauung der Mitte (Huangqi Jianzhong Tang)

Ursprung: Jin Gui Yao Lue (2. Jahrhundert)
Zusammensetzung: Huangqi (Radix Astragalus) 18g
Guizhi (Ramulus Cinnamomum Cassiae) 9g
Baishao (Radix Paeoniae Alba) 18g
Shengjiang (Rhizoma Zingiberis Officinalis Recens) 10g
Dazao (Fructus Zizyphi Jujubae) 4 Stück
Gancao (Radix Glycyrrhizae Uralensis) 6g
Yitang (Maltose) 30g
Zubereitung: Das Rezept ist auch in fertig zubereiteter Form erhältlich.
Wirkung: Die Mitte wärmend, Depletion aufhebend, Qi stärkend, Schmerzen stillend.
Indikation: Bauchschmerzen, die durch Druck und Wärme gebessert werden, Lustlosigkeit, spontanes Schwitzen, Atemnot, Appetitlosigkeit, matte Gesichtsfarbe, eine blasse geschwollene Zunge mit weißem, schmierigem Zungenbelag und ein dünner, schwacher Puls
Modifikationen: s.S. 482

Fructus-Evodia-Dekokt (Wuzhuyu Tang)

Ursprung: Shang Han Lun (2. Jahrhundert)
Zusammensetzung: Wuzhuyu (Fructus Evodia) 3g
Renshen (Radix Ginseng) 6g
Shengjiang (Rhizoma Zingiberis Officinalis Recens) 18g
Dazao (Fructus Zizyphi Jujubae) 4 Stück
Zubereitung: Das Rezept ist auch in fertig zubereiteter Form erhältlich.
Wirkung: Die Mitte wärmend, Depletion auffüllend, Kontravektionen absenkend, Brechreiz stillend.
Indikation: Algor Depletion der oo. Leber und Magen mit Symptomen wie Magenschmerzen, Bauchschmerzen, Brechreiz, Völle- und Klumpengefühl in der Leibesmitte, saures Aufstoßen, Erbrechen sofort nach dem Essen, kalte Hände und Füße, Kopfschmerzen, ein weißer, schlüpfriger Zungenbelag und ein saitenförmiger Puls.

Bei entsprechender Symptomatik kann diese Rezeptur zur Behandlung folgender, gemäß der modernen Medizin festgelegten Krankheiten verwendet werden: morgendliches Erbrechen, Hypertonie, Trigeminusneuralgie, chronische Gastritis, akute Gastroenteritis, Cholezystitis.
Erläuterung der Rezeptur: Die scharfe, heiße Kaiserarznei Wuzhuyu wärmt die Mitte, zerstreut Algor, senkt Kontravektionen und stillt damit den Brechreiz. Indirekt werden durch diese Komponente auch Schmerzen gelindert. Die Ministerarznei Renshen ergänzt das Qi, harmonisiert die Mitte. Die Assistentenarznei Shengjiang zerstreut Algor und hilft dem Kaiser, Übelkeit zu stillen. Der Übermittler Dazao harmonisiert die Mitte und die Wirkung der anderen Arzneien.
Kontraindikation: Bei Calor.

23. Das Qi ergänzende Rezepturen

Dekokt der vier Edlen (Si Junzi Tang)

Ursprung: He Ji Ju Fan (12. Jahrhundert)
Zusammensetzung:
Baizhu (Rhizoma Atractylodis Macro) 15g
Renshen (Radix Ginseng) 6g
Fuling (Poria Sclerotium) 15g
Zhi Gancao (Radix Glycyrrhizae Uralensis in Honig gebraten) 6g
Zubereitung: Das Rezept ist auch in fertig zubereiteter Form erhältlich.
Wirkung: Den o. Milz kräftigend, das Qi vermehrend.
Indikation: Depletion Qi der oo. Milz und Magen mit Symptomen wie: Müdigkeit, Kraftlosigkeit, verminderter Appetit, Duchfall oder ungeformter Stuhl, blasse Gesichtfarbe, eine blasse Zunge mit weißem Zungenbelag und ein dünner, zarter Puls.

Bei entsprechender Symptomatik kann diese Rezeptur zur Behandlung folgender, gemäß der modernen Medizin festgelegten Krankheiten verwendet werden: Neurasthenie, chronische Gastritis, Ulcus pepticum.
Erläuterung der Rezeptur: Die süße, warme Kaiserarznei Renshen stärkt die oo. Milz und Magen und ist eine starke Arznei, um Yuan Qi (Ursprungsenergie) zu ergänzen. Die bittere, warme Ministerarznei Baizhu kräftigt den o. Milz und trocknet Humor. Die süße und neutrale Assistentenarznei Fuling hilft der Kaiser- und Ministerarznei, den o. Milz zu stärken und lässt Humor durch Miktion abfließen. Der Übermittler Zhi Gancao harmonisiert die Mitte und die Wirkung der anderen Arzneien.
Kontraindikation: Bei Depletion Yin, Calor sowie Obstipation.

Abgeleitetes Rezept
Dekokt der sechs Edlen mit Fructus Amomi und Radix Inulae Racemosae (Xiangsha Liu Junzi Tang)

Ursprung: Zhang Shi Yi Tong
Zusammensetzung:
Baizhu (Rhizoma Atractylodis Macro) 6g
Renshen (Radix Ginseng) 3g
Fuling (Poria Sclerotium) 6g
Zhi Gancao (Radix Glycyrrhizae Uralensis in Honig gebraten) 2g
Chenpi (Citrus Pericarpium) 2g
Banxia (Rhizoma Pinelliae Ternatae) 3g
Sharen (Fructus Amomi) 2g
Muxiang (Radix Inulae Racemosae) 2g
Zubereitung: Das Rezept ist auch in fertig zubereiteter Form erhältlich.
Wirkung: Die oo. Milz und Magen kräftigend, das Qi regulierend.
Indikation: Depletion Qi der oo. Milz und Magen mit Symptomen wie Müdigkeit, Kraftlosigkeit, verminderter Appetit mit Sättigungsgefühl, Blähungen, Aufstoßen, Bauchschmerzen, Duchfall, Erbrechen, blasse Gesichtsfarbe, eine blasse Zunge mit weißem Zungenbelag und ein dünner, zarter Puls.

Pulver mit Renshen und Atractylodis Macro (Shenling Baizhu San)

Ursprung: He Ji Ju Fang (12. Jahrhundert)
Zusammensetzung: Sharen (Fructus Amomi) 500g
Baizhu (Rhizoma Atractylodis Macro) 1000g
Renshen (Radix Ginseng) 1000g
Shanyao (Radix Dioscorea) 1000g
Yiyiren (Semen Coix) 1000g
Baibiandou (Semen Dolichoris Lablab) 750g
Jiegeng (Platycodon Radix) 500g
Lian zi (Semen Nelumbo) 500g
Fuling (Poria Sclerotium) 1000g
Zhi Gancao (Radix Glycyrrhizae Uralensis in Honig gebraten) 100g
Zubereitung: In fertig zubereiteter Form erhältlich.
Wirkung: Den o. Milz kräftigend, das Qi vermehrend, den o. Magen harmonisierend, Humor ableitend.
Indikation: Humor-Prozesse und Depletion der oo. Milz und Magen mit Symptomen wie abgemagerter Körper, Müdigkeit, Kraftlosigkeit, Erschöpfung, Beklemmungsgefühl in der Leibesmitte, verminderter Appetit, Duchfall oder ungeformter Stuhl, gelbliche Gesichtsfarbe, eine blasse Zunge mit weißem Zungenbelag und ein dünner, langsamer Puls.

Diese Rezeptur kann zur Behandlung folgender in der modernen Medizin definierten Krankheiten verwendet werden: chronische Gastritis, chronische Hepatitis, chronische Nephritis.
Erläuterung der Rezeptur: Dieses Rezept ist auch eine Erweiterung vom „Dekokt der vier Edlen „(Si Jun Zi Tang)“. Die Kaiserarzneien Renshen, Baizhu, Fuling und Zhi Gancao wirken auf die oo. Milz und Magen stärkend und das Qi vermehrend. Die Ministerarzneien Shanyao, Baibiandou, Yiyiren und Lianzi helfen der Kaiserarnei Baizhu, den o. Milz zu stärken und Durchfall zu stoppen. Die scharfe und warme Assistentenarznei Sharen transformiert Humor, stillt die Übelkeit und hilft auch der Kaiser- und Ministerarznei, die oo. Milz und Magen zu stärken, der Übermittler Jiegeng leitet die Wirkung der anderen Arzneien in den o. Lunge.
Modifikationen: s.S. 396, 445
Kontraindikation: Bei Depletion Qi und Yin.

Abgeleitetes Rezept
Sieben-Sapor-Pulver mit Rhizoma Atractylodis Macro (Qiwei Baizhu san)

Ursprung: Xiao Er Yao Zheng Zhi Jue (18. Jahrhundert)
Zusammensetzung:
Baizhu (Rhizoma Atractylodis Macro) 15g
Renshen (Radix Ginseng) 7g
Fuling (Poria Sclerotium) 15g
Zhi Gancao (Radix Glycyrrhizae Uralensis in Honig gebraten) 3g
Muxiang (Radix Inulae racemosae) 5g
Huoxiang (Herba Agastache) 15g
Gegen (Radix Puerariae) 15g
Zubereitung: Das Rezept ist auch in fertig zubereiteter Form erhältlich.
Wirkung: Den o. Milz kräftigend, Durchfall stoppend
Indikation: Depletion der oo. Milz und Magen mit Symptomen wie hartnäckiges Erbrechen und Durchfall, Kraftlosigkeit, Erschöpfung, verminderter Appetit, gelbliche Gesichtfarbe, eine blasse Zunge mit weißem Zungenbelag und ein dünner, tiefer Puls.
Modifikationen: s.S. 485

Dekokt, das die Mitte ergänzt und das Qi vermehrt (Buzhong Yiqi Tang)

Ursprung: Pi Wei Lun (13. Jahrhundert)
Zusammensetzung: Chenpi (Citrus Pericarpium) 6g
Chaihu (Radix Bupleurum) 3g
Shengma (Rhizoma Cimicifuga) 3g
Huangqi (Radix Astragalus) 15g
Baizhu (Rhizoma Atractylodis Macro) 10g
Danggui (Radix Angelicae Sinensis) 10g
Renshen (Radix Ginseng) 10g
Zhi Gancao (Radix Glycyrrhizae Uralensis in Honig gebraten) 5g
Zubereitung: In fertig zubereiteter Form erhältlich.
Wirkung: Die Mitte stützend, das Qi vermehrend, das Yang emporhebend.
Indikation: Depletion Qi der oo. Milz und Magen mit Symptomen wie Fieber, spontanes Schwitzen, Kopfschmerzen, Abneigung gegen Kälte, Verlangen nach warmen Getränken, abgemagerter Körper, Müdigkeit, Kraftlosigkeit, verminderter Appetit, Durchfall, eine blasse Zunge mit weißem Zungenbelag und ein dünner, leerer Puls.
Diese Rezeptur kann zur Behandlung folgender in der modernen Medizin definierten Krankheiten verwendet werden: Magenprolaps, Rektumprolaps, Leukorrhöe, Anämie, chronische Gastritis, chronische Hepatitis, chronische Nephritis.
Erläuterung der Rezeptur: Die Kaiserarznei Huangqi vermehrt das Qi und führt Yang nach oben. Die Ministerarzneien Baizhu, Renshen und Zhi Gancao kräftigen den o. Milz und unterstützen das Qi. Die Assistenarznei Chenpi reguliert das Qi. Die andere Assistentenarznei Danggui nährt das Xue. Der Übermittlerarzneien Chaihu und Shengma führen in Kombination

mit dem Kaiser das Yang nach oben.
Modifikationen: s.S. 414, 424, 464, 466, 480
Kontraindikation: Bei Depletion Yin und Intima Calor.

Pulver, das den Puls hervorbringt (Shengmai San)

Ursprung: Nei Wai Shang Bian Huo Lun (13. Jahrhundert)
Zusammensetzung: Renshen (Radix Ginseng)10g
Maimendong (Tuber Ophiopogon) 15g
Wuweizi (Fructus Schizandrae) 6g
Zubereitung: In fertig zubereiteter Form erhältlich.
Wirkung: Das Qi vermehrend, Säfte hervorbringend, das Yin erhaltend, Schweiß sammelnd.
Indikation: Schädigung des Qi und Ying mit Symptomen wie Müdigkeit, Kraftlosigkeit, spontanes Schwitzen, chronischer Husten, Kurzatmigkeit, Durst, Herzklopfen, trockener Mund und Zunge, eine blasse, rote Zunge mit trockenem Zungenbelag und ein dünner, leerer Puls.

Diese Rezeptur kann zur Behandlung folgender in der modernen Medizin definierten Krankheiten verwendet werden: chronische Bronchitis, Lungen-Tuberkulose.

Erläuterung der Rezeptur: Die süße, warme Kaiserarznei Renshen wirkt Qi (Ursprungsenergie) ergänzend. Die Ministerarznei Maimendong wirkt Yin nährend, Körpersäfte erzeugend, Calor kühlend und den Geist beruhigend. Die sauer-warme Assistentenarznei Wuweizi hält das o. Lunge-Qi zusammen und hält Schweiß zurück. Diese Rezeptur ist zwar einfach, aber sehr ausgewogen und ist vor allem in der heißen Jahreszeit von großem Nutzen, wenn eine übermäßige Schweißabsonderung die aktiven Säfte schädigt.
Modifikationen: s.S. 387, 402
Kontraindikation: noch unverletzte Körpersäfte

24. Das Xue ergänzende Rezepturen

Dekokt der Vier Bestandteile (Siwu Tang)

Ursprung: He Ji Ju Fang (12. Jahrhundert)
Zusammensetzung:
Danggui (Radix Angelicae Sinensis) 10g
Baishao (Radix Paeonia Alba)12g
Shudihuang (Radix Rehmannia Praep.) 12g
Chuanxiong (Radix Ligusticum) 8g
Zubereitung: Das Rezept ist auch in fertig zubereiteter Form erhältlich.
Wirkung: Das Xue vermehrend, das Xue regulierend.
Indikation: Depletion des Xue und Stauungen des Xue mit Symptomen wie unregelmäßige Menstruation, Bauchschmerzen, eine blasse Zunge mit weißem Zungenbelag und ein dünner, langsamer Puls.

Bei entsprechender Symptomatik kann diese Rezeptur zur Behandlung folgender, gemäß der modernen Medizin festgelegten Krankheiten verwendet werden: primäre Dysmenorrhöe, Anämien, unregelmäßige Menstruation.

Erläuterung der Rezeptur: Die Kaiserarznei Danggui vermehrt und belebt das Xue. Die Ministerarznei Shudihuang hilft dem Kaiser, das Xue zu stärken. Die Assistentenarznei Chuanxiong fördert den Qi-Fluss und belebt das Xue. Der Übermittler Baishao dient der Versammlung des Yin und Vermehrung des Xue. Diese Rezeptur ist ein grundlegendes Rezept zur Ergänzung und Bewegung des Xue.
Kontraindikation: Bei Depletion Yang der oo. Milz und Magen.

Vier-Bestandteile-Dekokt mit Semen Persicae und Flos Carthami (Taohong Siwu Tang)

Ursprung: Yi Zong Jin Jian (12. Jahrhundert)
Zusammensetzung: Taoren (Semen Persicae) 6g
Honghua (Flos Carthami) 3g
Danggui (Radix Angelicae Sinensis) 6g
Chao Baishao (Radix Paeonia Alba trocken gebraten) 6g
Shudihuang (Radix Rehmannia Praep.) 6g
Chuanxiong (Radix Ligusticum) 3g
Zubereitung und Einnahme: Wie üblich, s. S. 250
Wirkung: Das Xue vermehrend, die Menstruation regulierend.
Indikation: Depletion des Xue und Stasen des Xue mit Symptomen wie verkürzte Menstruation mit reichlich violettem Blut, Bauchschmerzen, eine blasse Zunge mit weißem Zungenbelag und ein dünner, langsamer Puls.
Modifikationen: s.S. 427, 440

Dekokt, das den o. Milz wiederherstellt (Guipi Tang)

Ursprung: He Ji Ju Fang (12. Jahrhundert)
Zusammensetzung: Renshen (Radix Ginseng) 15g
Huangqi (Radix Astragalus) 30g
Baizhu (Rhizoma Atractylodis Macro) 30g
Danggui (Radix Angelicae Sinensis) 3g
Fuling (Poria Sclerotium) 30g
Zhi Yuanzhi (Radix Polygala in Honig gebraten) 3g
Muxiang (Radix Inulae Racemosae) 15g
Longyanrou (Arillus Euphoriae Longan) 30g

Suanzaoren (Semen Zizyphi Spinosae)30g
Zhi Gancao (Radix Glycyrrhizae Uralensis in Honig gebraten) 8g
Zubereitung: Die Bestandteile grob zerkleinert zum Dekokt verarbeiten.
Wirkung: Das Qi vermehrend, das Xue ergänzend, den o. Milz kräftigend, den o. Herz stärkend.
Indikation: Depletion der oo. Herz und Milz mit Symptomen wie Palpitationen, Schreckhaftigkeit, Schlaflosigkeit, Gedächtnisschwäche, Vergesslichkeit, Schweiße im Schlaf, verminderter Appetit, eine blasse Zunge und ein dünner, saitenförmiger Puls.

Bei entsprechender Symptomatik kann diese Rezeptur zur Behandlung folgender, gemäß der modernen Medizin festgelegten Krankheiten verwendet werden: Herzinsuffizienz, supraventrikuläre Tachykardie, chronische Gastritis, chronische Hepatitis, Anämien, unregelmäßige Menstruation.

Erläuterung der Rezeptur: Die Kaiserarzneien Renshen und Huangqi stärken die oo. Milz und Magen, vermehren das Qi. Die anderen süßen und warmen Kaiserarzneien Baizhu und Zhi Gancao helfen dem Kaiser den o. Milz zu stärken und das Qi und Xue zu ergänzen. Die scharfe und warme Ministerarznei Danggui nährt den o. Leber und vermehrt das Xue. Die anderen süßen und neutralen Ministerarzneien Fuling, Suanzaoren und Longyanrou stützen den o. Herz und beruhigen den Geist. Die Assistentenarznei Zhi Yuanzhi harmonisiert die oo. Herz und Niere. Der Übermittler Muxiang reguliert den Qi-Fluss, erfrischt den o. Milz, verhindert auch, dass die reichhaltigen, übersättigenden Eigenschaften von Kaiser und Minister eine Qi-Stagnation verursachen.
Modifikationen: s.S. 403, 427, 437, 444, 476
Kontraindikation: Bei Depletion Yin und Calor.

Abgeleitetes Rezept
Dekokt, das die Wurzel stabilisiert und übermäßige Uterusblutungen stoppt (Gu Ben Zhibeng Tang)

Ursprung: Fu Qing Zhu Nu Ke (20. Jahrhundert)
Zusammensetzung: Huangqi (Radix Astragalus) 30g
Baizhu (Rhizoma Atractylodis Macro) 30g
Danggui (Radix Angelicae Sinensis) 15g
Shudihuang (Radix Rehmannia Praep.) 30g
Paojiang (Rhizoma Zingiberis Officinalis kurz angebraten) 6g
Renshen (Radix Ginseng) 9g
Zubereitung und Einnahme: Wie üblich, s. S. 250
Wirkung: Das Qi vermehrend, das Xue ergänzend, den o. Milz kräftigend, Blutungen stillend.
Indikation: Überflutende Blutung nach Menstruationsende, Müdigkeit, Schwindel, verminderter Appetit, blasse Gesichtsfarbe, ungeformter Stuhl, blasse Zunge und ein dünner, saitenförmiger Puls.
Modifikationen: s.S. 432

Teil 7

Folium Artemisiae Argyi- und Rhizoma Cyperus-Pille zur Wärmung des Schoßes (Ai Fu Nuangong Wan)

Ursprung: Ru Men Shi Qin (12. Jahrhundert)
Zusammensetzung: Xiangfu (Rhizoma Cyperus) 180g
Aiye (Folium Artemisiae Argyi) 90g
Huangqin (Radix Scutellariae) 60g
Chuanxiong (Radix Ligustium) 60g
Danggui (Radix Angelicae Sinensis) 90g
Wuzhuyu (Fructus Evodia) 60g
Xuduan (Radix Dipsacus) 45g
Guipi (Cortex Cinnamomum) 15g
Baishao (Radix Paeonia Alba) 60g
Shudihuang (Radix Rehmannia Praep.) 30g
Zubereitung: Das Rezept ist auch in fertig zubereiteter Form erhältlich.
Wirkung: Algor zertreuend, Leitbahnen durchwärmend, das Yang stärkend und Yin regulierend.
Indikation: Depletion des Yang und Stauugen des Xue mit Symptomen wie: kaltes, schmerzhaftes Gefühl im unteren Bauch, ein Spannungsggefühl im Abdomen, eine blasse Zunge mit weißem Zungenbelag und ein langsamer Puls.
Modifikationen: s.S. 422, 435

In Honig gebratenes Radix Glycyrrhizae Uralensis-Dekokt (Zhi Gancao Tang)

Ursprung: Shang Han Lun (2. Jahrhundert)
Zusammensetzung: Zhi Gancao (Radix Glycyrrhizae Uralensis in Honig gebraten) 12g
Renshen (Radix Ginseng) 6g
Guizhi (Ramulus Cinnamomi Cassiae) 9g
Baizhu (Rhizoma Atractylodis Macro) 30g
Dazao (Nuclei Jujubae)10 Stück
Shengjiang (Rhizoma Zingiberis Officinalis Recens) 9g
Shengdihuang (Radix Rehmannia) 30g
Huomaren (Semen Cannabis) 10g
Maimendong (Tuber Ophiopogon) 15g
Ejiao (Asinum Colla) 6g
Zubereitung: In fertig zubereiteter Form erhältlich.
Wirkung: Das Qi vermehrend, das Xue ergänzend, das Yin stützend.
Indikation: Depletion des Qi und Xue mit Symptomen

wie Palpitationen, Angstgefühle, Reizbarkeit, Schreckhaftigkeit, Atemnot, Obstipation, Schlaflosigkeit, Schweiße im Schlaf, verminderter Appetit, trockener Husten, ein trockener Mund und Rachen, eine blasse Zunge und ein unregelmäßiger, kraftloser Puls.

Diese Rezeptur kann zur Behandlung folgender in der modernen Medizin definierten Krankheiten verwendet werden: Mitralstenose, Mitralklappenprolaps, Neurasthenie, rheumatische Herzerkrankungen.

Erläuterung der Rezeptur: Die hochdosierte Kaiserarznei Zhi Gancao dient der Stärkung des o. Magen und zur Vermehrung des Qi und Xue. Die Ministerarzneien Renshen und Dazao helfen dem Kaiser, das Qi zu vermehren und die oo. Herz und Milz zu unterstützen. Die Assistentenarzneien Shengdihuang, Maimendong, Ejiao und Huomaren wirken auf den o. Herz nährend und Xue ergänzend, den o. Lunge befeuchtend und Körpersäfte erzeugend. Die scharfen, warmen Übermittlerarzneien Shengjiang und Guizhi dienen in Kombination mit dem Kaiser zur Stärkung von Yang und zur Auflösung der Blockaden in den Qi Leitbahnen.

Kontraindikation: Bei Depletion der oo. Magen und Dickdarm sowie bei Diarrhöe.

Dekokt der Acht Schätze (Bazhen Tang)

Ursprung: Zheng Ti Lei Yao (17. Jahrhundert)

Zusammensetzung: Renshen (Radix Ginseng) 3g

Zhi Gancao (Radix Glycyrrhizae Uralensis in Honig gebraten) 2g

Baizhu (Rhizoma Atractylodis Macro) 3g

Dazao (Nuclei Jujubae) 5 Stück

Shengjiang (Rhizoma Zingiberis Officinalis Recens) 3 Stück

Fuling (Poria Sclerotium) 3g

Shudihuang (Radix Rehmannia Praep.) 3g

Baishao (Radix Paeonia Alba) 3g

Danggui (Radix Angelicae Sinensis) 3g

Chuanxiong (Radix Ligustium) 3g

Zubereitung: Das Rezept ist auch in fertig zubereiteter Form erhältlich.

Wirkung: Qi und Xue vermehrend und ergänzend.

Indikation: Depletion des Qi und Xue mit Symptomen wie Abmagerung, gelbliches Gesicht, Palpitationen, Angstgefühle, Atemnot, verminderter Appetit, gestörte Regel, nicht heilende Geschwüre, eine blasse Zunge mit weißem Belag und ein tiefer, zarter und kraftloser Puls.

Erläuterung der Rezeptur: Die süßen und warmen Kaiserarzneien Renshen und Shudihuang dienen der Vermehrung des Qi und Xue. Die Ministerarzneien Baizhu und Fuling kräftigen den o. Milz, trocknen Humor und helfen Renshen, das Qi zu stärken. Die anderen Minister Baishao und Danggui nähren das Xue und helfen dem Kaiser, das Xue zu vermehren. Die Assistentenarznei Chuanxiong belebt das Xue und fördert das Qi. Der andere Assistent Zhi Gancao wirkt auf das Mittlere Calorium harmonisierend. Die Übermittlerarznei Dazao reguliert die oo. Milz und Magen, nährt Bau- und Wehrenergie.

Modifikationen: s.S. 434, 442, 454, 471, 479

Die Acht Schätze mit Herba Leonurus-Pille (Bazhen Yimu Wan)

Ursprung: Jing Yue Quan Shu (17. Jahrhundert)

Zusammensetzung: Yimucao (Herba Leonurus) 120g

Renshen (Radix Ginseng) 30g

Zhi Gancao (Radix Glycyrrhizae Uralensis in Honig gebraten) 8g

Chao Baizhu (Rhizoma Atractylodis Macro, trocken gebraten) 30g

Fuling (Poria Sclerotium) 30g

Shudihuang (Radix Rehmannia Praep.) 60g

Baishao (Radix Paeonia Alba) 30g

Danggui (Radix Angelicae Sinensis) 60g

Chuanxiong (Radix Ligustium) 30g

Zubereitung: In fertig zubereiteter Form erhältlich.

Wirkung: Das Qi vermehrend, das Xue erhaltend und dynamisierend, die Regel regulierend.

Indikation: Depletion des Qi und Xue mit Symptomen wie unregelmäßige Menstruation mit einem zugleich roten und weißen vaginalen Ausfluss, verminderter Appetit, gestörte Regel, schwache Extremitäten, Schmerzen im unteren Rücken, Spannungsgefühl im Abdomen, Unfruchtbarkeit, eine blasse Zunge und ein kraftloser Puls.

Modifikationen: s.S. 424

25. Das Yin ergänzende Rezepturen

Rehmannia-Pille mit sechs Sapores (Liu Wei Dihuang Wan)

Ursprung: Xiao Er Yao Zheng Zhi Jue (11. Jahrhundert)

Zusammensetzung: Zexie (Rhizoma Alisma) 90g

Shanzhuyu (Fructus Cornus) 120g

Shanyao (Radix Dioscorea) 120g

Mudanpi (Radix Moutan Cortex) 90g

Fuling (Poria Sclerotium) 90g

Shudihuang (Radix Rehmannia Praep.) 240g

Zubereitung: In fertig zubereiteter Form erhältlich.

Wirkung: Das Yin stützend, die oo. Leber und Niere ergänzend.
Indikation: Depletion des Yin der oo. Leber und Niere mit Symptomen wie Benommenheit, Schwindel, Schmerzen und Schwäche im Rückenbereich, Ohrensausen, Schwerhörigkeit, spontane Schweiße und Schweiße während des Schlafes, Samenergüsse während des Schlafes, heisse Handinnenflächen und Fußsohlen, Zahnschmerzen, eine rote Zunge mit wenig Belag und ein dünner, beschleunigter Puls.

Diese Rezeptur kann zur Behandlung folgender in der modernen Medizin definierten Krankheiten verwendet werden: Hypertonie, funktionelle Uterusblutungen, Diabetes mellitus, Neurasthenie, chronische Nephritis, Atrophie des Nervus opticus, Lungen-Tuberkulose, Neurasthenie, chronische Glomerulonephritis
Erläuterung der Rezeptur: Die vorliegende Rezeptur besteht aus zwei gegensätzlichen Arzneigruppen. Die erste Gruppe besteht aus drei ergänzenden Arzneien. Die Kaiserarznei Shudihuang ergänzt das o. Niere-Yin, vermehrt somit die Struktivenergien und das Mark. Die sauere, warme Ministerarznei Shanzhuyu wärmt und ergänzt die oo. Leber und Niere. Die andere Ministerarznei Shanyao nährt den o. Milz, stabilisiert die Struktivenergien. Die zweite Arzneigruppe besteht aus drei zerstreuenden Arzneien. Die Assistentenarznei Zexie kanalisiert Wasser, lässt Humor aus dem o. Niere abfließen Die anderen Assistentenarzneien Shanzhuyu und Mudanpi zerstreuen Ardor aus dem o. Leber. Die Übermittlerarznei Fuling lässt Humor aus dem o. Milz abfließen. Diese Kombination von drei ergänzenden und drei zerstreuenden Arzneien ist sehr effektiv, um das o. Niere-Yin zu vermehren und dadurch zu kräftigen.
Modifikationen: s.S. 420, 433, 452, 453, 476
Kontraindikation: Bei Depletion des o. Milz .

Anemarrhena-, Phellodendron- und Rehmannia-Pille (Zhi Bai Dihuang Wan)

Ursprung: Zheng Yin Mai Zhi (11. Jahrhundert)
Zusammensetzung: Zhimu (Rhizoma Anemarrhena) 90g
Huangbai (Phellodendron Cortex) 50g
Zexie (Rhizoma Alisma) 90g
Shanzhuyu (Fructus Cornus) 120g
Shanyao (Radix Dioscorea) 120g
Mudanpi (Radix Moutan Cortex) 90g
Fuling (Poria Sclerotium) 90g
Shudihuang (Radix Rehmannia Praep.) 240g
Zubereitung: Das Rezept ist auch in fertig zubereiteter Form erhältlich.
Wirkung: Das Yin stützend, Ardor ausleitend.
Indikation: Depletion des Yin mit Ardor vigens mit Symptomen wie Nachtschweiß, Miktionsstörungen, Schmerzen und Schwäche im Rückenbereich, ein trockener Mund, eine trockene Zunge.
Erläuterung der Rezeptur: Das hier beschriebene Rezept ist eine Erweiterung der „Rehmannia-Pille mit sechs Sapores (Liuwei Dihuang Wan)", neben sechs Arzneien zusätzlich noch zwei Arzneien Zhimu und Huangbai, um Depletion Yin mit starkem Ardor im o. Niere zu beseitigen.
Modifikationen: s.S. 415, 418, 425, 431, 466

Die nach links gehende Pille (Zuogui Wan)

Ursprung: Jing Yue Quan Shu (17. Jahrhundert)
Zusammensetzung: Shanzhuyu (Fructus Cornus) 120g
Shanyao (Radix Dioscorea) 120g
Niuxi (Radix Achyranthes) 90g
Tusizi (Semen Cuscuta) 120g
Lujiaojao (Colla Cornu Cervi) 120g
Guijiao (Colla Plastrum Testudinis) 120g
Gouqizi (Fructus Lycium) 120g
Shudihuang (Radix Rehmannia Praep.) 240g
Zubereitung: In fertig zubereiteter Form erhältlich.
Wirkung: Das Yin stützend, den o. Niere ergänzend.
Indikation: Depletion des Yin mit Symptomen wie: Schwindel, Benommenheit, Schmerzen und Schwäche im Rückenbereich und in den Beinen, Nachtschweiß, spontane Schweiße, Samenverlust, ein trockener Mund und Rachen, Durst, eine rote glänzende Zunge sowie ein dünner, beschleunigter Puls.
Erläuterung der Rezeptur: Dieses Rezept ist auch eine Erweiterung der „Rehmannia-Pille mit sechs Sapores „(Liu Wei Di Huang Wan)". Die Kaiserarznei Shudihuang ergänzt das o. Niere-Yin. Die Ministerarznei Gouqizi vermehrt die Struktivenergie und Xue. Die andere Ministerarznei Shanzhuyu bändigt Samenverlust und spontane Schweiße. Eine der Assistentenarzneien Lujiaojao stärkt das o. Niere-Yang. Die andere Assistentenarznei Guijiao nährt das Yin. Die Kombination von beiden Assistentenarzneien ist sehr effektiv zur Stärkung der Struktivenergien und des Marks. Die Übermittlerarzneien Niuxi und Tusizi wirken auf Rücken und Knie kräftigend. Die andere Übermittlerarznei Shanyao ergänzt die oo. Milz und Niere.
Modifikationen: s.S. 427, 433

Pille, die das Yin mächtig ergänzt (Da Buyin Wan)

Ursprung: Dan Xi Xin Fa (14. Jahrhundert)
Zusammensetzung:
Shudihuang (Radix Rehmannia Praep.) 180g
Jiu Zhimu (Rhizoma Anemarrhena in Wein gebraten) 120g
Chao Huangbai (Phellodendron Cortex trocken gebraten) 120g
Sujiu Guiban (Testudina Carapax stark gebraten) 180g
Zubereitung: In fertig zubereiteter Form erhältlich.
Wirkung: Das Yin stützend, Ardor zerstreuend.
Indikation: Depletion des Yin führt zu einem Ardor vigens mit Symptomen wie periodisches Fieber, Reizbarkeit, Husten, Schmerzen und Schwäche im Rückenbereich und in den Beinen, Nachtschweiß, spontane Schweiße und Schwitzen während des Schlafs, Samenverlust, eine rote glänzende Zunge sowie ein dünner, beschleunigter Puls.

Bei entsprechender Symptomatik kann diese Rezeptur zur Behandlung folgender, gemäß der modernen Medizin festgelegten Krankheiten verwendet werden: Tuberkulose, Hyperthyreosezustände, Diabetes mellitus, Neurasthenie.
Erläuterung der Rezeptur: Die Kaiserarznei Shudihuang ergänzt Yin in den oo. Leber und Niere. Die Ministerarznei Sujiu Guiban bändigt nach oben treibendes Yang. Die bittere und kalte Assistentenarznei Chao Huangbai eliminiert Ardor im o. Niere. Die Übermittlerarznei Jiu Zhimu wirkt Calor kühlend und Yin schützend.
Kontraindikation: Bei Diarrhöe.

Pille des auf der Lauer liegenden Tigers (Huqian Wan)

Ursprung: Dan Xi Xin Fa (14. Jahrhundert)
Zusammensetzung: Hugu (Os Tigris) 60g
Shudihuang (Radix Rehmannia praep) 60g
Jiu Zhimu (Rhizoma Anemarrhena in Wein gebraten) 30g
Chao Huangbai (Phellodendron Cortex in Wein gebraten) 150g
Sujiu Guiban (Testudina Carapax stark gebraten) 120g
Baishao (Radix Paeoniae Alba) 60g
Ganjiang Rhizoma (Zingiberis Officinalis) 15g
Chenpi (Citrus Pericarpium) 60g
Suoyang (Rhizoma Zingiberis Officinalis) 45g
Zubereitung: In fertig zubereiteter Form erhältlich.
Wirkung: Das Yin stützend, Ardor zerstreuend, Sehnen und Knochen stärkend.
Indikation: Depletion des Yin führt zu einem Ardor vigens mit Symptomen wie Schwäche des Rückens und der Knie, Degeneration der Sehnen und Knochen, Atrophie der Beine, eine rote Zunge mit wenig Belag und ein zarter Puls.

Bei entsprechender Symptomatik kann diese Rezeptur zur Behandlung folgender, gemäß der modernen Medizin festgelegten Krankheiten verwendet werden: Tuberkulose, die Knie betreffend.
Modifikationen: s.S. 446
Kontraindikation: Bei Depletion der oo. Milz und Magen.

Dekokt, das die angeborene Konstitution ergänzt (Da Buyuan Jian)

Ursprung: Jing Yue Quan Shu (17. Jahrhundert)
Zusammensetzung: Renshen (Radix Ginseng) 9g
Shanzhuyu (Fructus Cornus) 3g
Shanyao (Radix Dioscorea) 6g
Shudihuang (Radix Rehmannia Praep.) 9g
Duzhong (Cortex Eucommia) 6g
Gouqizi (Fructus Lycium) 9g
Danggui (Radix Angelicae Sinensis) 9g
Zhi Gancao (Radix Glycyrrhizae Uralensis in Honig gebraten) 6g
Zubereitung und Einnahme: Wie üblich, s. S. 250
Wirkung: Die oo. Leber und Niere ergänzend, das Qi vermehrend, die Sicht klarmachend.
Indikation: Depletion des Ursprungs-Qi mit Symptomen wie: Unfruchtbarkeit, Schwäche in Lenden und Knien, eine weiße Zunge und ein dünner, zarter Puls.
Modifikationen: s.S. 443

Trank des Durchdringenden (Yiguan Jian)

Ursprung: Xu Ming Yi Lei An (18. Jahrhundert)
Zusammensetzung:
Shengdihuang (Radix Rehmannia) 18g
Gouqizi (Fructus Lycium) 9g
Danggui (Radix Angelicae Sinensis) 9g
Shashen (Radix Glehnia) 9g
Maimendong (Tuber Ophiopogon) 9g
Chuanlianzi (Fructus Melia) 4,5g
Zubereitung: Wie üblich, s. S. 250
Wirkung: Den o. Niere kräftigend, den o. Leber harmonisierend, das Qi regulierend.
Indikation: Depletion des Yin der oo. Leber und Niere und Stagnation des Qi mit Symptomen wie: Schmerzen in der Brust, Spannungsgefühl im Epigastrium, ein trockener Mund und Rachen, saure Regurgitation, eine rote und trockene Zunge und ein dünner, zarter oder saitenförmiger Puls.
Erläuterung der Rezeptur: Die Kaiserarznei Shudihuang ergänzt die oo. Leber und Niere und nährt das Xue. Die Ministerarzneien Shashen, Maimendong und

Gouqizi wirken auf den o. Leber besänftigend, Yin stützend und Körpersäfte erzeugend. Die Assistentenarznei Danggui hilft Shudihuang, Xue zu nähren und zu bewegen. Die Übermittlerarznei Chuanlianzi lässt das Qi des o. Leber frei fließen und stillt Schmerzen.
Modifikationen: s.S. 463

26. Das Yang ergänzende Rezepturen

Pille für das Qi des o. Niere aus dem Goldenen Schrein (Jingui Shenqi Wan)

Ursprung: Jin Gui Yao Lue (2. Jahrhundert)
Zusammensetzung: Gouqizi (Fructus Lycium) 90g
Zexie (Rhizoma Alisma) 90g
Fuzi (Radix Aconiti Praeparata) 30g
Guizhi (Ramulus Cinnamomi Cassiae) 30g
Shanzhuyu (Fructus Cornus) 120g
Shanyao (Radix Dioscorea) 120g
Mudanpi (Radix Moutan Cortex) 90g
Fuling (Poria Sclerotium) 90g
Shudihuang (Radix Rehmannia Praep.) 240g
Zubereitung: Das Rezept ist auch in fertig zubereiteter Form erhältlich.
Wirkung: Das o. Niere-Yang durchwärmend und das Qi ergänzend.
Indikation: Depletion Yang des o. Niere mit Symptomen wie Schwäche der unteren Extremitäten, Frieren, kalte Gliedmaßen, Impotenz, Reizbarkeit, Schlafstörungen, Samenergüsse während des Schlafs, Miktionsstörungen, eine blasse, geschwollene Zunge mit einem dünnen, zarten Puls.

Bei entsprechender Symptomatik kann diese Rezeptur zur Behandlung folgender, gemäß der modernen Medizin festgelegten Krankheiten verwendet werden: Diabetes mellitus, Neurasthenie, chronische Nephritis, chronische Urethritis, Hyperaldosteeronismus, Hypothyreose, Neurasthenie, chronische Glomerulonephritis.
Erläuterung der Rezeptur: Die Kaiserarznei Shudihuang ergänzt die oo. Niere und Leber. Die Ministerarzneien Shanyao, Shanzhuyu stützen die oo. Leber und Milz und helfen dem Kaiser, die oo. Leber und Niere zu ergänzen. Die anderen Ministerarzneien Guizhi und Fuzi wirken auf das Niere-Yang wärmend und Algor eliminierend. Die Assistentenarznei Chao Huangbai eliminiert Ardor im o. Niere. Die Übermittlerarzneien Zexie und Fuling kanalisieren Wasser, lassen Humor abfließen. Der andere Übermittler Mudanpi beseitigt Calor aus dem o. Leber.
Kontraindikation: Bei Depletion Yin, Ardor und Ariditas

Abgeleitetes Rezept
Pille des o. Niere-Qi, um dem Leben zu helfen (Jisheng Shenqi Wan)

Zusammensetzung: Fuling (Poria Sclerotium) 30g
Cheqianzi (Semen Plantago) 30g
Zexie (Rhizoma Alisma) 30g
Guangui (Cortex Cinnamomi Loureiroi) 15g
Niuxi (Radix Achyranthes) 15g
Fuzi (Radix Aconiti Praeparata) 30g
Shanzhuyu (Fructus Cornus) 30g
Shanyao (Radix Dioscorea) 30g
Mudanpi (Radix Moutan Cortex) 30g
Shudihuang (Radix Rehmannia Praep.) 15g
Zubereitung: Das Rezept ist auch in fertig zubereiteter Form erhältlich.
Wirkung: Das o. Niere-Yang durchwärmend und das Qi ergänzend, die Miktion fördernd
Indikation: Depletion des o. Niere mit Symptomen wie: Schwäche der unteren Extremitäten, Frieren, kalte Gliedmaßen, spärliche Miktion, Rückenschmerzen, Ödeme, Miktionsstörungen, eine blasse, geschwollene Zunge mit einem dünnen, zarten Puls.
Modifikationen: s.S. 405, 416

Fünf-Samen-Pille, die die Fruchtbarkeit unterstützt (Wuzi Yanzong Wan)

Ursprung: Dan Xi Xin Fa (13. Jahrhundert)
Zusammensetzung: Wuweizi (Fructus Schizandrae) 400g
Guizhi (Ramulus Cinnamomi Cassiae) 400g
Cheqianzi (Semen Plantago) 100g
Fupengzi (Fructus Rubi) 200g
Tusizi (Semen Cuscuta) 400g
Zubereitung: Das Rezept ist auch in fertig zubereiteter Form erhältlich.
Wirkung: Den o. Niere ergänzend, das Struktivpotential stablisierend.
Indikation: Depletion Qi des o. Niere mit Symptomen wie Impotenz, Unfruchtbarkeit, spontaner Samenerguß, eine blasse Gesichtsfarbe und ein tiefer, dünner Puls.

Bei entsprechender Symptomatik kann diese Rezeptur zur Behandlung folgender, gemäß der modernen Medizin festgelegten Krankheiten verwendet werden: Diabetes mellitus, Neurasthenie, chronische Nephritis, Hypothyreose, chronische Glomerulonephritis.

Die nach rechts gehende Pille (Yougui Wan)

Ursprung: Jing Yue Quan Shu (17. Jahrhundert)
Zusammensetzung: Fuzi (Radix Aconiti Praeparata) 60g
Rougui (Cortex Cinnamomum Cassiae) 60-120g
Lujiaojao (Colla Cornu Cervi) 120g
Shudihuang (Radix Rehmannia Praep.) 240g
Shanzhuyu (Fructus Cornus) 90g
Shanyao (Radix Dioscorea) 120g
Gouqizi (Fructus Lycium) 120g
Shashen (Semen Cuscuta) 120g
Duzhong (Cortex Eucommia) 120g
Danggui (Radix Angelicae Sinensis) 90g
Zubereitung: Das Rezept ist auch in fertig zubereiteter Form erhältlich.
Wirkung: Das Yang stützend, den o. Niere ergänzend.
Indikation: Depletion des Yang mit Symptomen wie kalte Extremitäten, Impotenz, Schwindel, Benommenheit, Schmerzen und Schwäche im Rückenbereich und in den Beinen, Ödeme in den unteren Extremitäten, eine weiße Zunge und ein dünner Puls.
Erläuterung der Rezeptur: Die Kaiserarzneien Fuzi, Rougui und Lujiaojiao ergänzen das o. Niere-Yang. Die Ministerarzneien Shudihuang, Shanzhuyu, Gouqizi und Duzhong nähren die oo. Milz und Leber.. Die Assistentenarznei Danggui ergänzt das Xue. Die Übermittlerarznei Shashen wirkt auf Rücken und Knie kräftigend. Die andere Übermittlerarznei Shanyao ergänzt die oo. Milz und Niere.
Modifikationen: s.S. 425, 429, 430, 432, 456

27. Rezepturen, die das Qi regulieren

Pille zur Überwindung der Blähung (Yue Ju Wan)

Ursprung: Dan Xi Xin Fa (14. Jahrhundert)
Zusammensetzung: Cangzhu (Rhizoma Atractylodis) 9g
Chuanxiong (Radix Ligusticum) 9g
Xiangfu (Rhizoma Cyperus) 9g
Zhizi (Fructus Gardeniae) 9g
Shenqu (Massa Fermentata) 9g

Zubereitung: Das Rezept ist auch in fertig zubereiteter Form erhältlich.
Wirkung: Das Qi antreibend, Stasen lösend.
Indikation: Klumpengefühl und Beklemmungsgefühl in Brust und Leibesmitte, Aufstoßen, Erbrechen saurer Flüssigkeit, Bauchschmerzen, Verdauungsstörungen, ein weisser, dicker Zungenbelag und ein saitenförmiger Puls.

Bei passender Symptomatik kann diese Rezeptur zur Behandlung folgender, in der modernen Medizin definierten Erkrankungen verwendet werden: funktionelle gastrointestinale Erkrankung, Ulcus pepticum, chronische Gastritis, Hepatitis, Cholezystitis, Cholelithiasis, Interkostalneuralgien, Dysmenorrhöe.
Erläuterung der Rezeptur: Die Kaiserarznei Xiangfu fördert den Qi-Fluss und eliminiert die Qi-Stagnation. Die Ministerarznei Chuanxiong fördert den Xue-Fluss und eliminiert die Xue–Stagnation. Der andere Minister Cangzhu kräftigt den o. Milz, trocknet Humor und eliminiert die Pituita-Stagnation. Die Assistentenarznei Zhizi kühlt Calor, zerstreut Ardor und eliminiert die Ardor-Stagnation. Die Übermittlerarznei Shenqu fördert die Verdauung, harmonisiert den o. Magen und löst Nahrungsstagnation.
Kontraindikation: Bei Depletion Symptomatik.

Pinelliae Ternatae und Magnolia Flos (Banxia Houpo Tang)

Ursprung: Jin Gui Yao Lue (2. Jahrhundert)
Zusammensetzung:
Banxia (Rhizoma Pinelliae Ternatae) 12g
Houpo (Magnolia Flos) 9g
Fuling (Poria Sclerotium) 12g
Shengjiang (Rhizoma Zingiberis Officinalis Recens) 9g
Zisuye (Fructus Perilla) 6g
Zubereitung: Das Rezept ist auch in fertig zubereiteter Form erhältlich.
Wirkung: Das Qi antreibend, Verknotungen lösend, Kontravektionen absenkend, Schleim umwandelnd.
Indikation: Gefühl eines Gegenstandes im Rachen, der weder ausgeworfen, noch hinuntergeschluckt werden kann. Klumpengefühl und Beklemmungsgefühl in der Brust, Aufstoßen, Erbrechen, ein weisser, feuchter, schmieriger Zungenbelag und ein saitenförmiger oder schlüpfriger Puls.

Bei entsprechender Symptomatik kann diese Rezeptur zur Behandlung folgender, gemäß der modernen Medizin festgelegten Krankheiten verwendet werden: funktionelle gastrointestinale Erkrankung, Hysterie, Ösophagusspasmen, chronische Laryngitis.
Erläuterung der Rezeptur: Die Kaiserarznei Banxia wirkt auf den o. Magen harmonisierend, Kontravektionen absenkend, Pituita umwandelnd, Klumpen zerstreuend. Die scharfe, bittere Ministerarznei Houpo löst das Beklemmungsgefühl in der Brust und hilft Banxia, Klumpen zu zerstreuen und Kontravektionen abzusenken. Der andere süße, neutrale Minister Fuling lässt Humor

abfließen und hilft Banxia bei der Pituita-Umwandlung. Die scharfe, warme Assistentenarznei Shengjiang harmonisiert den o. Magen und beendet Erbrechen. Die Übermittlerarznei Zisuye fördert den Qi-Fluss und harmonisiert die oo. Leber und Milz

Kontraindikation: Bei Ardor aufgrund Depletion Yin.

Pulver mit Aquilariae Lignum (Chenxiang San)

Ursprung: Jin Gui Yao Lue (2. Jahrhundert)

Zusammensetzung: Chenxiang (Aquilariae Lignum) 9g
Shiwei (Herba Pyrrosiae) 6g
Huashi (Talcum) 6g
Qingmazi (Semen Abutili) 6g
Danggui (Radix Angelicae Sinensis) 6g
Wangbuliuxing (Semen Vaccariae) 6g
Baishao (Radix Paeoniae Alba) 6g
Chenpi (Citrus Pericarpium) 4g
Gancao (Radix Glycyrrhizae Uralensis) 3g

Zubereitung: Das Rezept ist auch in fertig zubereiteter Form erhältlich.

Wirkung: Das Qi dynamisierend, Stagnation beseitigend, die Wasserwege öffnend.

Indikation: erschwerte und schmerzhafte Miktion, Schmerz und Distension im Hypogastrium, Reizbarkeit, schmieriger Zungenbelag, saitenförmiger und tiefer Puls.

Bei entsprechender Symptomatik kann diese Rezeptur zur Behandlung folgender, gemäß der modernen Medizin festgelegten Krankheiten verwendet werden: Zystitis.

Modifikationen: s.S. 418

Fructus Trichosanthes, Bulbus Allii und Weißwein-Dekokt (Gualou Xiebai Baijiu Tang)

Ursprung: Jing Gui Yao Lue (2. Jahrhundert)

Zusammensetzung: Gualou (Fructus Trichosanthes) 12g
Xiebai (Bulbus Allii) 9g
Baijiu (klarer Schnaps) 30 - 60 ml

Zubereitung: Dekokt wird mit gleichen Anteilen von Wasser und klarem Schnaps zubereitet.

Wirkung: Das Qi bewegend, das Yang der Brust durchgängig machend, Pituita umwandelnd.

Indikation: Schmerzen im Thorax, die oft in den oberen Rückenbereich ausstrahlen, Husten, lautgehender Atem, Beklemmungsgefühl in der Brust, Atemnot, ein weißer, schmieriger Zungenbelag und tiefer, saitenförmiger Puls.

Bei entsprechender Symptomatik kann diese Rezeptur zur Behandlung folgender, gemäß der modernen Medizin festgelegten Krankheiten verwendet werden: Ösophagusspasmen, Angina pectoris, Interkostalneuralgien.

Erläuterung der Rezeptur: Die Kaiserarznei Gualou macht das Yang der Brust durchgängig, wandelt Pituita um. Die Ministerarznei Xiebai bewegt den Qi-Fluss, lindert Schmerzen, hilft dem Kaiser, Yang durchgängig zu machen und Blockaden aufzulösen. Die Übermittlerarznei Weißwein verstärkt die Yang durchgängig machende Wirkung von Kaiser und Minister. Die Kombination von Gualou und Xiebai bei einer zerstreuten Pituita löst Blockaden des Qi-Mechanismus auf und ist sehr effektiv, um die Blockade der Brust zu lösen.

Modifikationen: s.S. 401

Abgeleitetes Rezept

Fructus Trichosanthes, Bulbus Allii und Rhizoma-Pinelliae-Ternatae- Dekokt (Gualou Xiebai Banxia Tang)

Ursprung: Shang Han Lun (2. Jahrhundert)

Zusammensetzung: Gualou (Fructus Trichosanthes) 12g
Xiebai (Bulbus Allii) 9g
Baijiu (klarer Schnaps) 30-60 ml
Banxia (Rhizoma Pinelliae Ternatae) 9g

Zubereitung: Dekokt wird mit gleichen Anteilen von Wasser und klarem Schnaps zubereitet.

Wirkung: Das Qi bewegend, das Yang der Brust durchgängig machend, Brustschmerzen stillend.

Indikation: Ausgeprägtes Druckgefühl und Schmerzen im Thorax, Schmerzen strahlen in Schulter oder oberen Rückenbereich aus, Dyspnoe, Schwindelgefühl, Beklemmungsgefühl in der Brust, Atemnot, ein weißer, schmieriger Zungenbelag und ein tiefer, saitenförmiger Puls.

Bei entsprechender Symptomatik kann diese Rezeptur zur Behandlung folgender, gemäß der modernen Medizin festgelegten Krankheiten verwendet werden: Angina pectoris, Interkostalneuralgien.

Erläuterung der Rezeptur: Die Kaiserarznei Gualou wirkt auf das Yang der Brust durchgängig machend, Pituita umwandelnd. Die Ministerarznei Xiebai bewegt den Qi-Fluss, lindert Schmerzen, hilft dem Kaiser das Yang durchgängig zu machen und Blockaden aufzulösen. Die Assistentenarznei Banxia löst Schleim und unterdrückt rebellierendes Qi. Die Übermittlerarznei Weißwein verstärkt die Yang durchgängig machende Wirkung von Kaiser und Minister.

Modifikationen: s.S. 432

Alpiniae Officinari- und Cyperus-Pille (Liangfu Wan)

Ursprung: Liang Fan Ji Ye (19. Jahrhundert)
Zusammensetzung:
Gaoliangjiang (Rhizoma Alpiniae Officinari) 10g
Xiangfu (Rhizoma Cyperus) 15g
Zubereitung: Das Rezept ist auch in fertig zubereiteter Form erhältlich.
Wirkung: Den o. Leber harmonisierend, das Qi regulierend, Algor austreibend, Schmerzen stillend.
Indikation: Schmerzen in der Leibesmitte, Beklemmungsgefühl in der Brust, Beschwerden werden durch Wärmeanwendung und durch Druck gebessert, Atemnot, ein weißer Zungenbelag und langsamer Puls. Bei entsprechender Symptomatik kann diese Rezeptur zur Behandlung folgender, gemäß der modernen Medizin festgelegten Krankheiten verwendet werden: Ulcus pepticum, chronische Gastritis.
Erläuterung der Rezeptur: Die scharfe, heiße Kaiserarznei Gaoliangjiang wärmt den o. Magen, zerstreut Algor-Befunde. Die Ministerarznei Xiangfu reguliert das Qi des o. Leber, stillt Schmerzen.
Modifikationen: s.S. 391

Dekokt, um den o. Leber zu wärmen (Nuangan Jian)

Ursprung: Jing Yue Quan Shu (17. Jahrhundert)
Zusammensetzung: Danggui (Radix Angelicae Sinensis) 9g
Rougui (Cortex Cinnamomum Cassiae) 6g
Xiaohuixiang (Foeniculum) 6g
Wuyao (Radix Lindera) 6g
Chenxiang (Aquilariae Lignum) 3g
Gouqizi (Fructus Lycium) 9g
Fuling (Poria Sclerotium) 6g
Shengjiang (Rhizoma Zingiberis Officinalis Recens) 9g
Zubereitung und Einnahme: Wie üblich, s. S. 250
Wirkung: Das Qi antreibend, Algor austreibend, die oo. Leber und Niere erwärmend.
Indikation: Stechende Schmerzen im unteren Abdomen, die sich bei Wärmeanwendung verbessern, blasse Zunge und tiefer Puls.

Bei entsprechender Symptomatik kann diese Rezeptur zur Behandlung folgender, gemäß der modernen Medizin festgelegten Krankheiten verwendet werden: Varikozele, Hydrozele und Hernia inguinalis.
Erläuterung der Rezeptur: Die Kaiserarznei Xiaohuixiang wirkt auf den o. Niere erwärmend, Algor zerstreuend. Die Ministerarzneien Wuyao und Chenxiang fördern den Qi-Fluss, lindern Bauchschmerzen und helfen dem Kaiser, Algor zu vertreiben. Die Assistentenarzneien Rougui und Gouqizi wärmen und ergänzen die oo. Leber und Nieren. Die anderen beiden Assistentenarzneien sind Danggui, das den Qi-Fluss bewegt und das Xue des o. Leber ergänzt, und Fuling, das Humor abfließen lässt und den o. Milz stärkt. Die Übermittlerarznei Shengjiang harmonisiert den o. Magen, zerstreut Algor. Das Medicamentum principale des Rezepts ist Wärme. So behandelt man die Wurzel der Algor-Befunde, indem man die oo. Niere und Leber wärmt, den Qi-Fluss fördert und Algor zerstreut.
Modifikationen: s.S. 399
Kontraindikation: Bei Calor

28. Rezepturen, die das Qi nach unten leiten

Folium Perilla-Dekokt zur Absenkung des Qi (Suzi Jiangqi Tang)

Ursprung: He Ji Ju Fang (12. Jahrhundert)
Zusammensetzung: Suzi (Folium Perilla) 9g
Danggui (Radix Angelicae Sinensis) 6g
Rougui (Cortex Cinnamomum Cassiae) 3g
Gancao (Radix Glycyrrhizae Uralensis) 3g
Houpo (Magnolia Flos) 6g
Banxia (Rhizoma Pinelliae Ternatae)9g
Shengjiang (Rhizoma Zingiberis Officinalis Recens) 3g
Suye (Fructus Perilla) 2g
Dazao (Nuclei Jujubae) 3 Stück
Qianhu (Radix Peucedanum) 6g
Zubereitung: Das Rezept ist auch in fertig zubereiteter Form erhältlich.
Wirkung: Das Qi absenkend, Keuchen und Husten stillend, Pituita umwandelnd.
Indikation: Pituita-Befunde, Repletion oben und Depletion unten: Keuchen und Husten mit reichlichem Sputum, flacher Atem, Druck auf der Brust, Kraftlosigkeit, Schwäche in den unteren Extremitäten, ein weißer und schlüpfriger Zungenbelag.

Bei entsprechender Symptomatik kann diese Rezeptur zur Behandlung folgender, gemäß der modernen Medizin festgelegten Krankheiten verwendet werden: Bronchitis, Emphysem, Asthma bronchiale.
Erläuterung der Rezeptur: Die Kaiserarznei Suzi senkt das Qi nach unten ab. Die Ministerarzneien Banxia, Houpo und Qianhu zusammen wirken Pituita umwandelnd und Keuchatmung und Husten stillend. Die Assistentenarznei Rougui wärmt den o. Niere, hält Qi

zusammen und zerstreut Algor. Die andere Assistentenarznei Danggui nährt und harmonisiert das Xue. Die Übermittlerarzneien Shengjiang und Suye zerstreuen Algor und harmonisieren den o. Lunge. Die Übermittler Gancao und Dazao harmonisieren die Mitte und die Wirkung der anderen Arzneien.
Kontraindikation: Bei Calor der oo. Lunge und Niere.

Keuchen stabilisierendes Dekokt (Dinchuan Tang)

Ursprung: She Sheng Zhong Miao Fang (16. Jahrhundert)
Zusammensetzung: Mahuang Herba Ephedrae) 9g
Xingren (Semen Pruni Armeniacae) 9g
Huangqin (Radix Scutellariae) 3g
Gancao (Radix Glycyrrhizae Uralensis) 3g
Sangbaipi (Cortex Morus) 9g
Suzi (Folium Perilla) 9g
Banxia (Rhizoma Pinelliae Ternatae) 9g
Kuangdonghua (Flos Tussilaginis Farfarae) 9g
Yinxing (Semem Ginkgo Bilobae) 21 Stück
Zubereitung und Einnahme: Wie üblich, s. S. 250
Wirkung: Calor kühlend, Pituita umwandelnd, den o. Lunge freimachend.
Indikation: Calor und Pituita im o. Lunge festgesetzt: Keuchen und Husten mit gelbem Auswurf, Rasselatmung, ein gelber und schlüpfriger Zungenbelag und ein schlüpfriger, beschleunigter Puls.

Bei entsprechender Symptomatik kann diese Rezeptur zur Behandlung folgender, gemäß der modernen Medizin festgelegten Krankheiten verwendet werden: Bronchitis, Asthma bronchiale, Bronchiolitis.
Erläuterung der Rezeptur: Die Kaiserarznei Mahuang wirkt auf den o. Lunge freimachend und Keuchatmung stillend. Der andere Kaiser Yinxing hält das o. Lunge-Qi zusammen, wandelt Pituita um. Die Ministerarzneien Banxia, Suzi, Xingren und Kuangdonghua senken das Qi nach unten ab, stillen Keuchatmung und helfen dem Kaiser, Pituita umzuwandeln. Die Assistentenarzneien Huangqin und Sangbaipi lassen Calor aus dem o. Lunge abfließen, stillen Keuchatmung und Husten. Der Übermittler Gancao harmonisiert die Wirkung der anderen Arzneien.
Modifikationen: s.S. 388
Kontraindikation: Bei Algor, Ventus-Keuchen und Depletion Qi.

Dekokt mit Flos Inula und Ocherum Rubrum (Xuanfu Daizhe Tang)

Ursprung: Shang Han Lun (2. Jahrhundert)
Zusammensetzung: Xuanfuhua (Flos Inula) 9g
Daizheshi (Ocherum Rubrum) 9g
Renshen (Radix Ginseng) 6g
Shengjiang (Rhizoma Zingiberis Officinalis Recens) 9g
Zhi Gancao (Radix Glycyrrhizae Uralensis in Honig gebraten) 3g
Banxia (Rhizoma Pinellia) 9g
Dazao (Nuclei Jujubae) 4 Stück
Zubereitung: Das Rezept ist auch in fertig zubereiteter Form erhältlich.
Wirkung: Das Qi stärkend, den o. Magen harmonisierend, Kontravektionen absenkend, Pituita umwandelnd.
Indikation: Spannungsgefühl und Druckgefühl in der Magengrube, Schluckauf, Erbrechen, Klumpengefühl in der Leibesmitte, Auswurf mit dünnem Speichel, ein weißer und schlüpfriger Zungenbelag und ein saitenförmiger Puls.
Bei entsprechender Symptomatik kann diese Rezeptur zur Behandlung folgender, gemäß der modernen Medizin festgelegten Krankheiten verwendet werden: Gastritis, Gastroptose, Gastrektasie, Ulcus pepticum.
Erläuterung der Rezeptur: Die Kaiserarznei Xuanfuhua senkt das Qi und Kontravektionen ab. Die andere Kaiserarznei Daizheshi wirkt Blockaden lösend und Pituita umwandelnd. Die Ministerarzneien Banxia und Shengjiang helfen dem Kaiser, Kontravektionen abzusenken und Pituita zu zerstreuen. Die Assistentenarzneien Renshen, Dazao und Zhi Gancao stärken die oo. Milz und Magen und harmonisieren die Wirkung der anderen Arzneien.
Modifikationen: s.S. 401, 426, 439

Dekokt mit Citrus Pericarpium und Bambusa in Taeniis Caulis (Jupi Zhuru Tang)

Ursprung: Jin Gui Yao Lue (2. Jahrhundert)
Zusammensetzung: Zhuru (Bambusa in Taeniis Caulis) 9g
Chenpi (Citrus Pericarpium) 9g
Renshen (Radix Ginseng) 3g
Shengjiang (Rhizoma Zingiberis Officinalis Recens) 9g
Gancao (Radix Glycyrrhizae Uralensis) 3g
Dazao (Nuclei Jujubae) 5 Stück
Zubereitung und Einnahme: Wie üblich, s. S. 250
Wirkung: Kontravektionen absenkend, Übelkeit stillend, Calor kühlend, das Qi stärkend.

Indikation: Schluckauf, Erbrechen, Klumpengefühl in der Leibesmitte, Appetitlosigkeit, eine rote Zunge und ein schwacher, beschleunigter Puls.

Bei entsprechender Symptomatik kann diese Rezeptur zur Behandlung folgender, gemäß der modernen Medizin festgelegten Krankheiten verwendet werden: Gastritis, Brechreiz während einer Schwangerschaft, unvollständige Pylorusblockade.

Erläuterung der Rezeptur: Die Kaiserarznei Chenpi reguliert das Qi, stärkt und harmonisiert den o. Magen, stillt das Erbrechen. Die andere Kaiserarznei Zhuru kühlt Calor, stoppt den Schluckauf. Die warme Ministerarznei Shengjiang hilft dem Kaiser, den o. Magen zu harmonisieren und Erbrechen zu stoppen. Die Assistentenarzneien Renshen, Dazao und Gancao vermehren das Qi, unterstützen die oo. Milz und Magen und harmonisieren die Wirkung der anderen Arzneien.

Kontraindikation: Bei Depletion Algor Erbrechen.

29. Das Xue regulierende Rezepturen

Dekokt, das Stasen aus dem Haus des Xue vertreibt (Xuefu Zhuyu Tang)

Ursprung: Yi Lin Gai Cuo (2. Jahrhundert)

Zusammensetzung: Taoren (Semen Persicae) 12g
Honghua (Flos Carthami) 9g
Danggui (Radix Angelicae sinensis) 9g
Chuanxiong (Radix Ligusticum) 5g
Chishao (Radix Paeonia Rubra) 9g
Niuxi (Radix Achyranthes) 9g
Chaihu (Radix Bupleurum) 3g
Jiegeng (Platycodon Radix) 5g
Zhike (Fructus Citrus Immaturus) 6g
Shengdihuang (Radix Rehmannia) 30g
Gancao (Radix Glycyrrhizae Uralensis) 3g

Zubereitung: Das Rezept ist auch in fertig zubereiteter Form erhältlich.

Wirkung: Das Xue bewegend, Hämatome auflösend, das Qi dynamisierend, Schmerzen stillend.

Indikation: Schmerzen in der Brust, hartnäckige stechende Kopfschmerzen, unaufhörlicher Schluckauf, Herzklopfen, Schlaflosigkeit, Reizbarkeit, schwankendes Fieber am Abend, eine dunkle Lippe, abgehackter oder saitenförmiger Puls.

Bei entsprechender Symptomatik kann diese Rezeptur zur Behandlung folgender, gemäß der modernen Medizin festgelegten Krankheiten verwendet werden: rheumatische Herzklappenerkrankungen, Hypertonie, Interkostalneuralgien, Gehirnerschütterung, Migräne, Trigeminusneuralgie, primäre Dysmenorrhöe und Urtikaria.

Erläuterung der Rezeptur: Die Kaiserarzneien Danggui, Chuanxiong, Chishao und Honghua wirken das Xue bewegend, Hämatome auflösend. Die Ministerarznei Niuxi hilft dem Kaiser, das Xue zu bewegen und Hämatome zu zerstreuen, indem er einen nach unten gerichteten Blutfluss fördert. Die Assistentenarznei Chaihu reguliert das Qi, harmonisiert den o. Leber. Die anderen Assistenarzneien Jiegeng und Zhike machen den Thorax frei und fördern den Qi-Fluss. Die Übermittlerarznei Shengdihuang kühlt Calor, nährt das Xue, befeuchtet Ariditas. Die andere Übermittlerarznei Gancao harmonisiert die Wirkung der anderen Arzneien.

Modifikationen: s.S. 401, 426, 439

Kontraindikation: Bei Schwangerschaft.

Abgeleitetes Rezept

Dekokt, das Stasen unterhalb des Diaphragmas vertreibt (Gexia Zhuyu Tang)

Ursprung: Yi Lin Gai Cuo (2. Jahrhundert)

Zusammensetzung: Taoren (Semen Persicae) 9g
Mudanpi (Radix Moutan Cortex) 6g
Honghua (Flos Carthami) 9g
Danggui (Radix Angelicae Sinensis) 9g
Wuyao (Radix Lindera) 6g
Chao Wulingzhi (Trogopteropus Excrementum trocken gebraten) 9g
Yanhusuo (Corydalis Tuber) 3g
Chuanxiong (Radix Ligusticum) 6g
Xiangfu (Rhizoma Cyperus) 3g
Chishao (Radix Paeonia Rubra) 6g
Zhike (Fructus Citrus Immaturus) 5g
Gancao (Radix Glycyrrhizae Uralensis) 3g

Zubereitung: Das Rezept ist auch in fertig zubereiteter Form erhältlich.

Wirkung: Das Xue bewegend, Hämatome auflösend, das Qi dynamisierend, Schmerzen stillend.

Indikation: Stasen des Xue und Stagnation im o. Leber: Schmerzen unterhalb des Diaphragmas mit palpablen abdominalen Massen, die von fixierten Schmerzen begleitet werden.

Modifikationen: s.S. 410

Dekokt, die Sinnesöffnungen durchgängig machend und das Xue dynamisierend (Tongqiao Huoxue Tang)

Ursprung: Yi Lin Gai Cuo (2. Jahrhundert)
Zusammensetzung: Taoren (Semen Persicae) 9g
Honghua (Flos Carthami) 9g
Chuanxiong (Radix Ligusticum) 3g
Chishao (Radix Paeonia Rubra) 3g
Shengjiang (Rhizoma Zingiberis Officinalis Recens) 9g
Dazao (Fructus Zizyphi Jujubae) 7 Stück
Shexiang (Secretio Moschus) 0,15g
Zubereitung: Das Rezept ist auch in fertig zubereiteter Form erhältlich.
Wirkung: Das Xue bewegend, Xue-Stasen auflösend, die Sinnesöffnungen in Gang bringend
Indikation: Xue Stasen im Kopf und Gesicht, mit Symptomen wie rote Nase, permanent erweiterte Blutgefäße, viele rote Papeln und Pusteln, Hitzeempfindlichkeit, Haarausfall, trockener Mund, Durst, trockener Stuhl, rote Zunge, gelber Zungebelag, schlüpfriger und beschleunigter Puls.
Modifikationen: s.S. 474

Dekokt, das Stasen aus dem unteren Abdomen vertreibt (Shaofu Zhuyu Tang)

Ursprung: Yi Lin Gai Cuo (2. Jahrhundert)
Zusammensetzung:
Chao Xiaohuixiang (Foeniculum trocken gebraten) 1,5g
Guangui (Cortex Cinnamomi Loureiroi) 3g
Puhuang (Typha Pollen) 9g
Danggui (Radix Angelicae Sinensis) 9g
Wulingzhi (Trogopteropus Excrementum) 6g
Yanhusuo (Corydalis Tuber) 3g
Chuanxiong (Radix Ligusticum) 3g
Chishao (Radix Paeonia Rubra) 6g
Zubereitung: Das Rezept ist auch in fertig zubereiteter Form erhältlich.
Wirkung: Das Xue bewegend, Hämatome auflösend, die Menses wärmend, Schmerzen stillend.
Indikation: Stasen des Xue und Stagnation im unteren Abdomen: Schmerzen und Spannungsgefühl im unteren Abdomen, Schmerzen im unteren Rückenbereich, schmerzhafte Regel, Menstruation mit dunklem Blut.

Dekokt, das Stasen aus einem schmerzenden Körper vertreibt (Shentong Zhuyu Tang)

Ursprung: Yi Lin Gai Cuo (2. Jahrhundert)
Zusammensetzung:
Qinjiao (Gentiana Macrophylla Radix) 3g
Taoren (Semen Persicae) 9g
Qianghuo (Rhzioma Notopterygii) 3g
Honghua (Flos Carthami) 9g
Danggui (Radix Angelicae Sinensis) 9g
Moyao (Myrrha) 6g
Niuxi (Radix Achyranthes) 9g
Wulingzhi (Trogopteropus Excrementum) 6g
Chuanxiong (Radix Ligusticum) 6g
Xiangfu (Rhizoma Cyperus) 3g
Dilong (Lumbricus) 6g
Gancao (Radix Glycyrrhizae Uralensis) 3g
Zubereitung: Das Rezept ist auch in fertig zubereiteter Form erhältlich.
Wirkung: Das Xue bewegend, das Qi dynamisierend, Stasen auflösend, Leitbahnen in Gang bringend, Schmerzen stillend.
Indikation: Stasen des Qi und Xue in Leitbahnen: Schulterschmerzen, Rückenschmerzen, Beinschmerzen, chronische Körperschmerzen.

Das Xue belebendes Dekokt (Fuyuan Huoxue Tang)

Ursprung: Yi Xue Fa Ming (13. Jahrhundert)
Zusammensetzung:
Jiuzhi Taoren (Semen Persicae mit Wein behandelt) 9g
Honghua (Flos Carthami) 6g
Danggui Radix Angelicae Sinensis) 9g
Jiuzhi Dahuang (Rhizoma Rheum mit Wein behandelt) 12g
Chaihu (Radix Bupleurum) 15g
Tianhuafen (Radix Trichosanthis Kirilowii) 9g
Chuanshanjia (Squama Manitis Pentactylae) 6g
Gancao (Radix Glycyrrhizae Uralensis) 3g
Zubereitung und Einnahme: Wie üblich, s. S. 250
Wirkung: Das Xue bewegend, Hämatome auflösend, das Qi im o. Leber freimachend, die Netzbahnen durchgängig machend.
Indikation: traumatische Verletzungen aller Art: Schmerzen im Thorax, Schmerzen in den Körperseiten, Blutergüsse an den Gliedmaßen mit unerträglichen Schmerzen.

Bei entsprechender Symptomatik kann diese Rezeptur zur Behandlung folgender, gemäß der modernen Medizin festgelegten Krankheiten verwendet werden: Interkostal-

neuralgien und akute Verrenkungen im Rücken.
Erläuterung der Rezeptur: Die Kaiserarznei Jiuzhi Dahuang wirkt abführend und Xue-Stasen eliminierend. Die andere Kaiserarznei Chaihu harmonisiert den o. Leber und reguliert das Qi. Die Kombination von beiden Kaiserarzneien ist sehr effektiv, um Hämatome aufzulösen. Die Ministerarzneien Danggui, Jiuzhi Taoren und Honghua bewegen das Xue, vermindern Schwellungen, lindern Schmerzen. Die Assistentenarznei Chuanshanjia wirkt die Netzbahnen durchgängig machend. Die andere Assistentenarznei Tianhuafen kühlt Calor, behandelt die traumatische Verletzung und fördert das Wachstum von neuem Gewebe. Die Übermittlerarznei Gancao harmonisiert die Wirkung der anderen Arzneien.
Kontraindikation: Bei Depletion und Schwangerschaft.

Dekokt, das das Yang ergänzt und die fünf Wandlungsphasen wiederherstellt (Buyang Huanwu Tang)

Ursprung: Yi Lin Gai Cuo (13. Jahrhundert)
Zusammensetzung: Huangqi (Radix Astragalus) 120g
Dilong (Lumbricus) 3g
Chuanxiong (Radix Ligusticum) 3g
Chishao (Radix Paeonia Rubra) 6g
Taoren (Semen Persicae) 3g
Honghua (Flos Carthami) 3g
Danggui (Radix Angelicae Sinensis) 6g
Zubereitung und Einnahme: Wie üblich, s. S. 250
Wirkung: Das Qi vermehrend, das Xue bewegend, die Netzbahnen durchgängig machend.
Indikation: Folgeerscheinungen eines Schlaganfalls wie Hemiplegie, Lähmung und Atrophie der Extremitäten, verschwommene Sprache, unkontrollierter Speichelfluss, häufige Miktion oder Urininkontinenz, ein weißer Zungenbelag und ein langsamer Puls.

Bei entsprechender Symptomatik kann diese Rezeptur zur Behandlung folgender, gemäß der modernen Medizin festgelegten Krankheiten verwendet werden: Folgeerscheinungen eines zerebralvaskulären Traumas, Folgeerscheinungen einer Poliomyelitis.

Erläuterung der Rezeptur: Die Kaiserarznei Huangqi ist ein starkes Mittel, um das Yuang Qi zu vermehren. Die Ministerarznei Danggui bewegt das Xue, löst Hämatome auf und schützt das Yin und Xue. Die Assistentenarzneien Chuanxiong, Taoren, Chishao und Honghua beleben das Xue und eliminieren die Blut-Stasen. Die Übermittlerarznei Dilong macht die Netzbahnen durchgängig. Die vorliegende Rezeptur ist sehr effektiv zur Beseitigung der Lähmungserscheinungen.

Modifikationen: s.S. 451
Kontraindikation: Bei Depletion Yin und Calor.

Dekokt, das die Umwandlung hervorruft (Shenghua Tang)

Ursprung: Fu Qing Zhu Nu Ke (19. Jahrhundert)
Zusammensetzung:
Chuanxiong (Radix Ligusticum) 9g
Taoren (Semen Persicae) 6g
Danggui (Radix Angelicae Sinensis) 24g
Zhi Gancao (Radix Glycyrrhizae Uralensis in Honig gebraten) 2g
Pao Jiang (Rhizoma Zingiberis Officinalis kurz angebraten) 2g
Zubereitung: Das Rezept ist auch in fertig zubereiteter Form erhältlich.
Wirkung: Das Xue bewegend, Stasen auflösend, die Leitbahnen wärmend, Schmerzen stillend.
Indikation: Schmerzen im Unterleib, Lochiaretention, eine lilafarbene Zunge und ein tiefer, abgehackter Puls.

Bei entsprechender Symptomatik kann diese Rezeptur zur Behandlung folgender, gemäß der modernen Medizin festgelegten Krankheiten verwendet werden: chronische Endometritis.

Erläuterung der Rezeptur: Die Kaiserarznei Danggui nährt und bewegt das Xue, löst Blut-Stasen auf. Die Ministerarznei Chuanxiong bewegt das Qi, belebt das Xue. Die andere Ministerarznei Taoren eliminiert die Hämatome. Die Assistentenarznei Paojiang wirkt Algor zerstreuend, die Leitbahnen wärmend und Schmerzen stillend. Der Übermittler Zhi Gancao harmonisiert die Mitte und die Wirkung der anderen Arzneien.
Kontraindikation: Bei Calor.

Dekokt, das die Leitbahnen erwärmt (Wenjing Tang)

Ursprung: Jin Gui Yao Lue (2. Jahrhundert)
Zusammensetzung: Wuzhuyu (Fructus Evodia) 9g
Maimendong (Tuber Ophiopogon) 9g
Baishao (Radix Paeoniae Alba) 9g
Guizhi (Ramulus Cinnamomi Cassiae) 6g
Banxia (Rhizoma Pinelliae Ternatae) 9g
Mudanpi (Radix Moutan Cortex) 6g
Ejiao (Asinum Colla) 6g
Renshen (Radix Ginseng) 6g
Shengjiang (Rhizoma Zingiberis Officinalis Recens) 6g
Chuanxiong (Radix Ligusticum) 6g
Danggui (Radix Angelicae sinensis) 9g
Zubereitung: Das Rezept ist auch in fertig zubereiteter

Form erhältlich.
Wirkung: Die Leitbahnen wärmend, Algor zerstreuend, das Xue erhaltend, Stasen auflösend.
Indikation: Unregelmäßige Menstruation, Schmerzen im Unterleib, Unfruchtbarkeit, Reizbarkeit, niedriges Fieber in der Abenddämmerung, trockenene Lippen und Mund.

Bei entsprechender Symptomatik kann diese Rezeptur zur Behandlung folgender, gemäß der modernen Medizin festgelegten Krankheiten verwendet werden: funktionelle Uterusblutungen, primäre Dysmenorrhöe, polyzystische Ovarien.

Erläuterung der Rezeptur: Die Kaiserarzneien Wuzhuyu und Guizhi wärmen die Leitbahnen, zerstreuen Algor. Die Ministerarzneien Danggui, Chuanxiong und Baishao nähren und beleben das Xue, regulieren die Menses. Die anderen Ministerarzneien Danpi, Ejiao und Maimendong nähren das Yin, ergänzen das Xue und regulieren den o. Leber. Die Assistentenarznei Renshen vermehrt das Qi, stärkt den o. Milz und hilft Danggui, das Xue zu nähren. Die andere Assistentenarznei Banxia wirkt auf das o. Magen-Qi absenkend, Stasen zerstreuend. Der Übermittler Shengjiang wärmt den o. Magen, unterstützt die Transformation. Der andere Übermittler Zhi Gancao harmonisiert die Wirkung der anderen Arzneien.

Trauma-Pille (Die Da Wan)

Ursprung: Quan Guo Zhong Cheng Yao Fang ji
Zusammensetzung: Mahuang (Herba Ephedrae) 60g
Ruxiang (Olibanum Gumml) 60g
Xuejie (Sanguis Draconis) 30g
Zirantong (Pyritum) 30g
Moyao (Myrrha) 30g
Chuanxiong (Radix Ligusticum) 30g
Danggui (Radix Angelicae Sinensis) 30g
Zubereitung: Das Rezept ist auch in fertig zubereiteter Form erhältlich.
Wirkung: Das Xue bewegend, Hämatome auflösend, abschwellend, die Netzbahnen durchgängig machend.
Indikation: Alle traumatischen Verletzungen.
Erläuterung der Rezeptur: Die Kaiserarzneien Danggui, Xuejie, Chuanxiong, Ruxiang und Moyao wirken auf das Xue bewegend, Hämatome auflösend und dadurch abschwellend. Die Ministerarznei Mahuang wirkt auf die Netzbahnen durchgänig machend. Die Assistentenarznei Zirantong behandelt die traumatische Verletzung.
Kontraindikation: Bei Schwangerschaft.

30. Das Xue haltende Rezepturen

Flos Sophorae Pulver (Huaihua San)

Ursprung: Pu Ji Ben Shi Fang (12. Jahrhundert)
Zusammensetzung: Huaihua (Flos Sophorae) 12g
Cebaiye (Biota Carcumen) 12g
Jingjie (Herba seu Flos Schizonepetae Tenuifolia) 6g
Zhike (Fructus Citrus Immaturus) 6g
Zubereitung: Die Bestandteile fein gemahlen als Pulver.
Wirkung: Calor des o. Dickdarm kühlend, hämostiptisch.
Indikation: Calor venti oder Calor humidus hat sich im unteren Calorium festgesetzt: blutende Hämorrhoiden, Blut im Stuhl, eine rote Zunge und ein saitenförmiger, beschleunigter Puls.

Bei entsprechender Symptomatik kann diese Rezeptur zur Behandlung folgender, gemäß der modernen Medizin festgelegten Krankheiten verwendet werden: Amöbenruhr, Colitis ulcerosa, Hämorrhoiden, Analfissuren und Rektumprolaps.

Erläuterung der Rezeptur: Die Kaiserarznei Huaihua kühlt Calor aus dem Dickdarm, lindert toxische Wirkungen, beendet Blutungen. Die bittere, adstringierende Ministerarznei kühlt und hält das Xue, trocknet Humor. Die Assistentenarznei Jingjie zerstreut Ventus, beendet Blutungen. Der Übermittler Zhike führt den Qi-Fluss nach unten und entspannt dadurch den Darm.
Kontraindikation: Bei Algor.

Herba Cephalanoplos-Dekokt (Xiaoji Yinzi)

Ursprung: Ji Sheng Fang (13. Jahrhundert)
Zusammensetzung: Xiaoji (Herba Cephalanoplos) 15g
Oujie (Nodus Nelumbinis Nuciferae Rhizomatis) 9g
Puhuang (Typha Pollen) 9g
Huashi (Talcum) 12g
Zhizi (Fructus Gardeniae) 9g
Zhuye (Herba Lophatherum) 9g
Shengdihuang (Radix Rehmannia) 30g
Danggui (Radix Angelicae Sinensis) 9g
Zhi Gancao (Radix Glycyrrhizae Uralensis in Honig gebraten) 6g
Zubereitung: Wie üblich, s. S. 250
Wirkung: Das Xue kühlend und haltend, Miktionsstörungen öffnend.
Indikation: Eine Calor-Heteropathie im unteren Calorium hat zu Blockaden des Xue geführt mit Symptomen wie häufige, dringliche, brennende und schmerzhafte Miktion, blutiger Urin, eine rote Zunge mit dünnem, weißem Belag und ein beschleunigter Puls.

Bei entsprechender Symptomatik kann diese Rezeptur zur Behandlung folgender, gemäß der modernen Medizin festgelegten Krankheiten verwendet werden: Akute Infektionen der Harnwege, Nierensteine, Nieren-Tuberkulose.

Erläuterung der Rezeptur: Die Kaiserarznei Xiaoji kühlt das Xue und beendet Blutungen. Die Ministerarzneien Puhuang und Ou jie helfen dem Kaiser, das Xue zu kühlen, Blutung zu beenden und auch Blut-Stasen zu vermindern. Die Assistentenarzneien Shengdihuang und Zhizi nähren das Yin, kühlen das Xue. Die anderen Assistentenarzneien Zhuye, Huashi kühlt Calor, fördern Miktion, glätten die Harnwege und lassen Calor abfließen. Der Übermittler Danggui nährt und harmonisiert das Xue und führt es in die Leitbahnen zurück. Der andere Übermittler Zhi Gancao lindert Spasmen und Schmerzen, harmonisiert die Wirkung der anderen Arzneien.

Modifikationen: s.S. 418

Kontraindikation: Bei Depletion.

Dekokt, das Calor eliminiert und Menorrhagie stoppt (Qingre Zhibeng Tang)

Ursprung: Zhong Yi Fu Ke Zhi Liao Xue (20. Jahrhundert)

Zusammensetzung: Zhizi (Fructus Gardeniae) 9g
Chao Huangqin (Radix Scutellariae trocken gebraten) 15g
Huangbai (Cortex Phellodendron) 9g
Shengdihuang (Radix Rehmannia) 24g
Mudanpi (Radix Moutan Cortex) 9g
Baishao (Radix Paeoniae Alba) 30g
Diyu (Radix Sanguisorbae Officinalis 24g
Cebaiyetan (Biota Carcumen Orientalis Carbonisatum) 30g
Chun Genbaipi (Cortex Ailanthi Altissimae) 30g
Duan Guiban (Testudina Carapax kalziniert) 15g

Zubereitung und Einnahme: Wie üblich, s. S. 250

Wirkung: Das Xue kühlend und haltend, Blutungen stoppend, Calor beseitigend.

Indikation: Eine Calor-Heteropathie im unteren Calorium hat zu übermäßiger Menstruationsblutung geführt mit Symptomen wie klebriges Blut, gelb-bräunliches Vaginalsekret vor Einsetzen der Blutung, Reizbarkeit, Brennen im Unterleib, trockener Mund, gelber Zungenbelag, beschleunigter Puls.

Modifikationen: s.S. 431

Dekokt mit gebranntem Lehm (Huangtu Tang)

Ursprung: Jin Gui Yao Lue (2. Jahrhundert)

Zusammensetzung: Zaoxintu (Terra Flava Usta) 30g
Baizhu (Rhizoma Atractylodis Macro) 9g
Fuzi (Radix Aconiti Praeparata) 9g
Ejiao (Asinum Colla) 9g
Huangqin (Radix Scutellariae) 9g
Shengdihuang (Radix Rehmannia) 9g
Gancao (Radix Glycyrrhizae Uralensis) 3g

Zubereitung und Einnahme: Wie üblich, s. S. 250

Wirkung: Das Yang erwärmend, den o. Milz kräftigend, das Xue haltend, Blutung stillend.

Indikation: Algor und Depletion führen zu Symptomen wie: Blut im Sputum, Blut im Stuhl, Nasenbluten, kalte Extremitäten, eine blasse Gesichtsfarbe, eine blasse Zunge mit dünnem, weißem Belag und ein tiefer, dünner und kraftloser beschleunigter Puls.

Bei entsprechender Symptomatik kann diese Rezeptur zur Behandlung folgender, gemäß der modernen Medizin festgelegten Krankheiten verwendet werden: hämorrhagische Gastritis und Ulcus pepticum.

Erläuterung der Rezeptur: Die Kaiserarznei Zaoxintu wärmt die Mitte, beendet Blutungen. Die Ministerarzneien Fuzi und Baizhu wärmen das Yang, stärken den o. Milz und ermöglichen es dadurch, das Blut zu kontrollieren. Die Assistentenarzneien Shengdihuang und Ejiao stärken das Yin, nähren das Xue und helfen dem Kaiser, Blutungen zu beenden. Die andere kalte, bittere Assistentenarznei Huangqin in Kombination mit Shengdihuang und Ejiao verhindern eine Schädigung des Xue durch die scharfe und warme Eigenschaft von Fuzi und Baizhu. Der andere Übermittler Gancao harmonisiert die Mitte und die Wirkung der anderen Arzneien.

Kontraindikation: Bei Extima-Heteropathie.

Asinum Colla- und Folium Artemisiae Argyi-Dekokt (Jiao Ai Tang)

Ursprung: Jin Gui Yao Lue (2. Jahrhundert)

Zusammensetzung: Ejiao (Asinum Colla) 6g
Danggui (Radix Angelicae Sinensis) 9g
Baishao (Radix Paeoniae Alba) 12g
Aiye (Folium Artemisiae Argyi) 9g
Chuanxiong (Radix Ligusticum) 12g
Shengdihuang (Radix Rehmannia) 12g
Gancao (Radix Glycyrrhizae Uralensis) 3g

Zubereitung: In fertig zubereiteter Form erhältlich.

Wirkung: Das Xue ergänzend, Blutung stillend, die Regel harmonisierend, den Fötus beruhigend.

Indikation: Übermäßige Menstruation, Blutungen während der Schwangerschaft, Schmerzen im Unterleib, eine blasse Zunge mit dünnem, weißem Belag und ein tiefer, dünner und zarter Puls.

Bei entsprechender Symptomatik kann diese Rezeptur zur Behandlung folgender, gemäß der modernen Medizin festgelegten Krankheiten verwendet werden: funktionelle Uterusblutungen, drohende Fehlgeburt, Uterusblutung post partum.

Erläuterung der Rezeptur: Die Kaiserarznei Ejiao ergänzt das Xue, beendet Blutungen. Die andere Kaiserarznei Aiye wärmt die Leitbahnen, stoppt Blutungen. Die Ministerarzneien Danggui, Baishao, Shengdihuang und Chuanxiong ergänzen und beleben das Xue, regulieren die Menses. Der Übermittler Gancao harmonisiert die Mitte und die Wirkung der anderen Arzneien und hilft Baishao, die Spasmen und Schmerzen zu lindern.

Kontraindikation: Bei Calor.

31. Rezepturen, die die Extima befestigen

Jade-Ventus-Schutz-Pulver (Yu Pingfeng San)

Ursprung: Dan Xi Xin Fa (14. Jahrhundert)

Zusammensetzung: Huangqi (Radix Astragalus) 30g
Baizhu (Rhizoma Atractylodis Macro) 60g
Fangfeng (Radix Ledebouriiellae) 60g

Zubereitung: In fertig zubereiteter Form erhältlich.

Wirkung: Das Qi ergänzend, die Extima festigend, Schweiß haltend.

Indikation: Depletion Extima und geschwächte Abwehrkraft: spontane Schweiße, Abneigung gegen Durchzug, Erkältungsanfälligkeit, eine glänzende, blasse Gesichtsfarbe, eine blasse Zunge mit dünnem, weißem Belag und ein oberflächlicher, weicher Puls und Depletion.

Bei entsprechender Symptomatik kann diese Rezeptur zur Behandlung folgender, gemäß der modernen Medizin festgelegten Krankheiten verwendet werden: Infektionen der oberen Atemwege, chronische Bronchitis, Rhinitis.

Erläuterung der Rezeptur: Die Kaiserarznei Huangqi vermehrt das Qi, stabilisiert die Extima. Die Ministerarznei Baizhu ergänzt das Qi, stärkt den o. Milz und hilft dem Kaiser, die Extima zu festigen. Die Assistentenarznei Fangfeng zirkuliert in der Extima, wo sie Ventus zerstreut. Die vorliegende Rezeptur zielt in erster Linie darauf hin, die Heteropathie zu eliminieren, ohne das Qi zu schädigen.

Kontraindikation: Bei Depletion Yin und Calor.

Ostreae-Concha-Pulver (Muli San)

Ursprung: Hui Min He Ji Ju Fang (12. Jahrhundert)

Zusammensetzung: Muli (Ostreae Concha) 30g
Huangqi (Radix Astragalus) 30g
Mahuanggen (Radix Ephedrae) 30g
Fuxiaomai (Semen Tritici Aestivi Levis) 30g

Zubereitung: Die genannten Bestandteile werden fein pulverisiert.

Wirkung: Die Extima festigend, Schweiß haltend, den o. Herz suppletierend, das Yang stützend.

Indikation: Depletion Yang führt zu Symptomen wie spontane Schweiße, Schweiße während des Schlafs, Palpitation, Atemnot, Reizbarkeit, Kraftlosigkeit, Abneigung gegen Durchzug, Erkältungsanfälligkeit, eine glänzende, blasse Gesichtsfarbe, eine blasse Zunge und ein dünner, zarter Puls.

Erläuterung der Rezeptur: Die Kaiserarznei Muli wirkt auf die Extima festigend, Schweiß haltend, das Yang stützend und beruhigend. Die Ministerarznei Huangqi ergänzt das Qi, stärkt die Abwehrenergie. Die Assistentenarznei Fuxiaomai vertreibt Calor aus dem o. Herz, stabilisiert das o. Herz-Qi. Der Übermittler Mahuang zirkuliert in der Extima und hilft den anderen Arzneien, Schweiß zurückzuhalten.

Modifikationen: s.S. 471

Kontraindikation: Bei Depletion Yin und Ardor.

32. Rezepturen zur Aufrauung der Eingeweide und zur Hemmung des Durchfalls

Dekokt des „Wahren Mannes" zur Erhaltung der Orbes (Zhenren Yangzang Tang)

Ursprung: He Ji Ju Fang (12. Jahrhundert)

Zusammensetzung: Zhi Yinsuke (Pericarpium Papaveris Somniferi in Honig gebraten) 20g
Rougui (Cortex Cinnamomum Cassiae) 3g
Danggui (Radix Angelicae Sinensis) 9g
Muxiang (Radix Inulae Racemosae) 9g
Hezi (Chebula Fructus Terminalla) 12g
Renshen (Radix Ginseng) 6g
Baishao (Radix Paeonia Alba)15g

Roudoukou (Semen Myristica) 12g
Zhi Gancao (Radix Glycyrrhizae Uralensis in Honig gebraten) 6g
Baizhu (Rhizoma Atractylodis Macro) 12g
Zubereitung und Einnahme: Wie üblich, s. S. 250
Wirkung: Das Yang stützend, den o. Milz wärmend, die Eingeweide aufrauend, Durchfall haltend.
Indikation: Algor und Depletion der oo. Milz und Niere: tagelang anhaltender Durchfall, der zu einem Rektumprolaps führt. Bauchschmerzen, die durch Druck und Wärme gebessert werden, verminderter Appetit, Kraftlosigkeit, eine blasse Zunge mit weißem Belag und ein tiefer, dünner und langsamer Puls.

Bei entsprechender Symptomatik kann diese Rezeptur zur Behandlung folgender, gemäß der modernen Medizin festgelegten Krankheiten verwendet werden: chronische Diarrhöe, chronische Colitis, Morbus Crohn und chronische Dysenterie.
Erläuterung der Rezeptur: Die Kaiserarznei Zhi Yinsuke wirkt auf die Eingeweide aufrauend, Durchfall haltend. Die andere Kaiserarznei Rougui wärmt die oo. Milz und Niere. Die Ministerarzneien Hezi und Roudoukou wärmen die oo. Milz und Niere und helfen der Kaiserarznei, Durchfall zu stoppen. Die anderen Ministerarzneien Renshen und Baizhu vermehren das Qi, kräftigen den o. Milz. Die Assistentenarzneien Danggui und Baishao nähren das Xue, harmonisieren die Bauenergie. Die Assistentenarznei Muxiang reguliert das Qi, löst Blockaden auf und stillt Schmerzen. Der Übermittler Zhi Gancao harmonisiert die Wirkung der anderen Arzneien und hilft Baishao, die Spasmen und Schmerzen zu lindern.
Kontraindikation: Bei Repletion und Calor.

Vier-Wunder-Pille (Sishen Wan)

Ursprung: Zheng Zhi Zhun Sheng (16. Jahrhundert)
Zusammensetzung: Wuzhuyu (Fructus Evodia) 30g
Buguzhi (Fructus Psoralea) 120g
Wuweizi (Fructus Schizandrae) 60g
Roudoukou (Semen Myristica) 60g
Zubereitung: Die genannten Bestandteile werden fein pulverisiert, dann kocht man sie mit 240g Rhizoma Zingiberis Officinalis Recens (Shengjiang) und 100 Stück Nuclei Jujubae (Dazao).
Wirkung: Die oo. Milz und Niere wärmend und ergänzend, die Eingeweide aufrauend, Durchfall haltend.
Indikation: Morgendurchfall, verminderter Appetit, Rückenschmerzen, Bauchschmerzen, Kraftlosigkeit, eine blasse Zunge mit weißem Belag und ein tiefer, kraftloser und langsamer Puls.

Bei entsprechender Symptomatik kann diese Rezeptur zur Behandlung folgender, gemäß der modernen Medizin festgelegten Krankheiten verwendet werden: Kolontuberkulose und allergische Colitis, chronische Diarrhöe, chronische Colitis, Morbus Crohn.
Erläuterung der Rezeptur: Die scharfe, bittere und warme Kaiserarznei Buguzhi ergänzt Ardor der Pforte des Lebensloses. Die Ministerarznei Roudoukou wirkt auf die Eingeweide aufrauend, Durchfall haltend. Die andere Ministerarznei Wuzhuyu wärmt die oo. Milz und Magen, zerstreut Algor humidus. Die Assistentenarznei Wuweizi ist ein warmes und adstringierendes Mittel, um die darmverschließende Wirkung des Roudoukou zu stärken. Die Assistentenarznei Shengjiang zerstreut Algor, kanalisiert Wasser. Der Übermittler Dazao nährt die oo. Milz und Magen.
Modifikationen: s.S. 396
Kontraindikation: Bei Repletion und Calor der oo. Magen und Dickdarm.

33. Rezepturen zur Aufrauung des Struktivpotentials und zur Vermeidung von Pollutionen

Pille des Goldenen Schlosses zur Festigung des Struktivpotentials (Jinsuo Gujing Wan)

Ursprung: Yi Fang Ji Jie (17. Jahrhundert)
Zusammensetzung: Lianzi (Semen Nelumbo) 120g
Shayuanjili (Semen Astragali Complanati) 60g
Lianxu (Semen Nelumbinis Nuciferae) 30g
Suzhi Longgu (Os Draconis knusprig gebraten) 30g
Duan Muli (Ostreae Concha kalziniert) 30g
Qianshi (Semen Euryales Ferocis) 60g
Zubereitung: Das Rezept ist auch in fertig zubereiteter Form erhältlich
Wirkung: Den o. Niere stützend, das Schloss der Samenflüssigkeit befestigend.
Indikation: Depletion des o. Niere führt dazu, dass die Samenflüssigkeit nicht gehalten wird, mit Symptomen wie Samenerguss, Impotenz, Müdigkeit, Rückenschmerzen, schwachen Gliedmassen, Tinnitus, eine blasse Zunge mit weißem Belag und ein dünner, zarter Puls.

Bei entsprechender Symptomatik kann diese Rezeptur zur Behandlung folgender, gemäß der modernen Medizin festgelegten Krankheiten verwendet werden: Neurasthenie, sexuelle Störungen.

Erläuterung der Rezeptur: Die Kaiserarznei Shayuanji li wirkt auf den o. Niere stützend, das Schloss der Samenflüssigkeit befestigend. Die Ministerarzneien Qianshi und Lianzi helfen dem Kaiser den o. Niere zu ergänzen. Die Assistentenarzneien Suzhi Longgu, Lianxu und Duan Muli wirken alle den Samen befestigend und zurückhaltend. Sie helfen dem Kaiser, den Samen zurückzuhalten.

Kontraindikation: Bei Depletion Yin und Ardor.

Ovorum-mantidis-Pulver (Sangpiaoxiao San)

Ursprung: Ben Cao Yan Yi (12. Jahrhundert)

Zusammensetzung: Sangpiaoxiao (Ovorum mantidis) 30g
Longgu (Os Draconis) 30g
Renshen (Radix Ginseng) 30g
Fushen (Poria Radicis) 30g
Yuanzhi (Radix Polygalae) 30g
Schichangpu (Rhizoma Acori Graminei) 30g
Danggui (Radix Angelicae Sinensis) 60g
Semen Euryales Ferocis (Qianshi) 30g
Zhi Guiban (Plastrum Testudina in Honig gebraten) 30g

Zubereitung: Das Rezept ist auch in fertig zubereiteter Form erhältlich

Wirkung: Die oo. Herz und Niere regulierend und ergänzend, das Struktivpotential befestigend, Pollutionen haltend.

Indikation: Depletion der oo. Herz und Niere: Miktionsstörungen wie häufige Miktion, Urininkontinenz, Harnträufeln, trüber Urin, Vergesslichkeit, Müdigkeit, eine blasse Zunge mit weißem Belag und ein dünner, zarter und langsamer Puls.

Bei entsprechender Symptomatik kann diese Rezeptur zur Behandlung folgender, gemäß der modernen Medizin festgelegten Krankheiten verwendet werden: Diabetes mellitus, Neurosen, Uterusprolaps und vegetative Dystonie.

Erläuterung der Rezeptur: Die Kaiserarznei Sangpiaoxiao wirkt auf den o. Niere stützend, das Struktivpotential befestigend und Pollutionen haltend. Die Ministerarznei Longgu beruhigt den Geist, hält das Struktivpotential und das Qi zusammen. Die andere Ministerarznei Zhi Guiban nährt das Yin und ergänzt die oo. Herz und Niere. Die Assistentenarznei Renshen vermehrt Qi auf starke Weise. Die andere Assistentenarznei Danggui nährt den o. Herz und das Xue. Die Übermittlerarznei Fushen hilft Longgu, den Geist zu beruhigen. Die anderen Übermittlerarzneien Yuanzhi und Schichangpu harmonisieren die oo. Herz und Niere.

Modifikationen: s.S. 480

Kontraindikation: Bei Depletion Yin und Ardor.

Ramulus Cinnamomum Cassiae-Dekokt mit Os Draconis und Concha Ostreae (Guizhi Jia Longgu Muli Tang)

Ursprung: Jin Gui Yao Lue (2. Jahrhundert)

Zusammensetzung: Guizhi (Ramulus Cinnamomum Cassiae) 9g
Longgu (Os Draconis) 9g
Baishao (Radix Paeoniae Alba)9g
Muli (Ostreae Concha) 9g
Shengjiang (Rhizoma Zingiberis Officinalis Recens) 9g
Dazao (Fructus Zizyphi Jujubae) 12 Stück
Gancao (Radix Glycyrrhizae Uralensis) 3g

Zubereitung und Einnahme: Das Dekokt wird heiß eingenommen, um starkes Schwitzen herbeizuführen. Das Rezept ist auch in fertig zubereiteter Form erhältlich.

Wirkung: Das Yang wärmend, das Qi stützend, Unruhe und Erregung behebend.

Indikation: Schlafstörungen, Samenergüsse, Träume von Geschlechtsverkehr bei Frauen, Reizbarkeit, Herzklopfen, eine blasse Zunge und ein langsamer Puls.

Bei entsprechender Symptomatik kann diese Rezeptur zur Behandlung folgender, gemäß der modernen Medizin festgelegten Krankheiten verwendet werden: Neurosen, autonome Dystonie.

Erläuterung der Rezeptur: Die Kaiserarznei Guizhi wärmt das Yang. Die andere Kaiserarznei Baishao hält das Yin zurück. Diese Kombination von Guizhi und Baishao ermöglicht, die Verbindung zwischen Yin (dem o. Niere) und Yang (dem o. Herz) wiederherzustellen. Die Ministerarznei Longgu beruhigt den Geist und verankert das Yang. Die andere Ministerarznei Muli nährt das Yin. Sie wirken zusammen, helfen den Kaiserarzneien, Yin und Yang zu harmonisieren. Die Assistentenarzneien Dazao und Shengjiang wärmen den o. Magen, unterstützen die Transformation. Der Übermittler Gancao harmonisiert die Wirkung der anderen Arzneien.

Abgeleitetes Rezept

Dekokt aus Ramulus Cinnamomum Cassiae, Glycyrrhizae Uralensis, Os Draconis und Concha Ostreae (Guizhi Gancao Longgu Muli Tang)

Ursprung: Shang Han Lun (2. Jahrhundert)
Zusammensetzung:
Guizhi (Ramulus Cinnamomum Cassiae) 3g
Longgu (Os Draconis) 6g
Muli (Ostreae Concha) 6g
Zhi Gancao (Radix Glycyrrhizae Uralensis in Honig gebraten) 6g
Zubereitung und Einnahme: Das Dekokt wird heiß eingenommen, um starkes Schwitzen herbeizuführen. Das Rezept ist auch in fertig zubereiteter Form erhältlich.
Wirkung: Das Yin stützend, den Geist beruhigend, Reizbarkeit behebend.
Indikation: Reizbarkeit, Ruhelosigkeit, Schlafstörungen, Herzklopfen, eine rote Zunge und ein schneller Puls.

Bei passender Symptomatik kann diese Rezeptur zur Behandlung folgender, in der modernen Medizin definierten Erkrankungen verwendet werden: Neurosen, autonome Dystonie.
Modifikationen: s.S. 402

34. Gynäkologische Rezepturen

Pille für eine gefestigte Menses (Gujing Wan)

Ursprung: Yi Xue Ru Men (13. Jahrhundert)
Zusammensetzung: Guiban (Testudina Carapax) 30g
Baishao (Radix Paeonia Alba) 30g
Huangqin (Radix Scutellariae) 30g
Huangbai (Cortex Phellodendron) 9g
Xiangfu (Rhizoma Cyperus) 7,5g
Chungenpi (Cortex Ailanthi) 21g
Zubereitung: In fertig zubereiteter Form erhältlich.
Wirkung: Calor kühlend, das Yin stützend, das Xue haltend, die Regel festigend.
Indikation: Depletion Yin führt zu Calor mit Symptomen wie kontinuierliche Menstruation, bei der nicht nur übermäßig dunkles Blut abgeht, sondern auch eitriger Ausfluss besteht, Reizbarkeitgefühl im Thorax, Bauchschmerzen, eine rote Zunge und ein beschleunigter, saitenförmiger Puls.

Bei entsprechender Symptomatik kann diese Rezeptur zur Behandlung folgender, gemäß der modernen Medizin festgelegten Krankheiten verwendet werden: funktionelle Uterusblutungen und chronische Entzündungen der Beckenorgane.
Erläuterung der Rezeptur: Die Kaiserarznei Guiban stützt das Yin, eliminiert Ardor, ergänzt den o. Niere. Die andere Kaiserarznei Baishao stützt das Yin, vermehrt das Xue, harmonisiert den o. Leber. Die Ministerarzneien Huangqin und Huangbai kühlen Calor, zerstreuen Ardor, stoppen Blutungen. Die Assistentenarznei Chungenpi wirkt adstringierend, Blut zurückhaltend und die Regel festigend. Der Übermittler Xiangfu harmonisiert das Xue, reguliert das Qi, löst Qi-Stauung auf.

Dekokt, das Ausfluss beendet (Wandai Tang)

Ursprung: Fu Qing Zhu Nu Ke (19. Jahrhundert)
Zusammensetzung: Renshen (Radix Ginseng) 5g
Chao Baizhu (Rhizoma Atractylodis Macro trocken gebraten) 30g
Chao Shanyao (Radix Dioscorea trocken gebraten) 30g
Jiuchao Baishao (Radix Paeonia Alba in Wein gebraten) 15g
Cangzhu (Rhizoma Atractylodis) 9g
Gancao (Radix Glycyrrhizae Uralensis) 3g
Chaihu (Radix Bupleurum) 1,8g
Chenpi (Citrus Pericarpium) 1,5g
Jiesuitan (Flos Schizonepetae Tenuifoliae Carbonisatus) 1,5g
Jiuchao Cheqianzi (Plantago Semen in Wein gebraten) 9g
Zubereitung und Einnahme: Wie üblich, s. S. 250
Wirkung: Den o. Milz stützend, den o. Leber harmonisierend, Humor umwandelnd, vaginalen Ausfluss haltend.
Indikation: Depletion des o. Milz führt zu Symptomen wie profusem, in der Regel kontinuierlicher vaginaler Ausfluss mit einer weißen oder gelben Farbe, Durchfall, Müdigkeit, weiße Gesichtsfarbe, eine blasse Zunge mit einem weißen Belag und ein zarter Puls.
Erläuterung der Rezeptur: Die Kaiserarzneien Renshen, Chao Baizhu und Chao Shanyao vermehren das Qi. Chao Shanyao kann zusätzlich das Struktivpotential stabilisieren. Chao Baizhu wirkt auch Humor trocknend. Die Ministerarzneien Cangzhu und Chenpi stärken den o. Milz, trocknen Humor, bewegen das Qi. Die andere Ministerarznei Jiuchao Cheqianzi lässt Humor durch den Urin abfließen. Die Assistentenarznei Jiuchao Baishao harmonisiert den o. Leber, unterstützt den o. Milz. Die andere Assistentenarznei Chaihu stärkt das Yang. Der Übermittler Jiesuitan eliminiert Humor, stoppt vaginalen Ausfluss. Der andere Übermittler Gancao harmonisiert die Mitte und die Wirkung der anderen Arzneien.
Modifikationen: s.S. 429

Kontraindikation: Bei gelblichem vaginalen Ausfluss infolge Calor humidus.

Dekokt, das die Menses kühlt (Qing Jing Tang)

Ursprung: Fu Qing Zhu Nu Ke (19. Jahrhundert)
Zusammensetzung:
Mudanpi (Radix Moutan Cortex) 15g
Digupi (Lyclum Corrtex) 25g
Baishao (Radix Paeoniae Alba) 15g
Shudihuang (Radix Rehmannia Praep.) 15g
Qinghao (Herba Artemisia Apiacea) 10g
Fuling (Poria Sclerotium) 5g
Huangbai (Cortex Phellodendron) 0,5g
Zubereitung und Einnahme: Wie üblich, s. S. 250
Wirkung: Calor und Xue kühlend, die Regel regulierend.
Indikation: Kontinuierliche übermäßige Menstruation, Klumpengefühl in der Brust, Reizbarkeit, ein dünner und gelblicher Zungenbelag und ein schlüpfriger und kraftvoller Puls.
Modifikationen: s.S. 423

35. Sedierende Rezepturen

Pille des himmlischen Königs zur Ergänzung des o. Herz (Tianwang Buxin Dan)

Ursprung: She Sheng Mi Pou (19. Jahrhundert)
Zusammensetzung: Renshen (Radix Ginseng) 60g
Tianmendong (Radix Asparagus) 60g
Maimendong (Tuber Ophiopogon) 60g
Xuanshen (Scrofularia Radix) 60g
Danshen (Radix Salvia Miltiorrhiza) 60g
Fuling (Poria Sclerotium) 60g
Yuanzhi (Radix Polygalae) 60g
Danggui (Radix Angelicae Sinensis) 60g
Wuweizi (Fructus Schizandrae) 60g
Baiziren (Semen Biota) 60
Shengdihuang (Radix Rehmannia) 120g
Jiegeng (Platycodon Radix) 60g
Suanzaoren (Semen Ziziphus Spinosa) 60g
Zhusha (Cinnabaris) 60g
Zubereitung: Das Rezept ist auch in fertig zubereiteter Form erhältlich.
Wirkung: Das Yin stützend, Calor kühlend, das Xue erhaltend, sedierend.
Indikation: Depletion der oo. Herz und Niere führt zu Symptomen wie: Schlaflosigkeit, Reizbarkeit, Palpitationen mit Angst, Müdigkeit, Vergesslichkeit, trockener Stuhl, eine rote Zunge mit wenig Belag und ein dünner, beschleunigter Puls.

Bei entsprechender Symptomatik kann diese Rezeptur zur Behandlung folgender, gemäß der modernen Medizin festgelegten Krankheiten verwendet werden: Anfallartige Tachykardie, Neurastheinie.

Erläuterung der Rezeptur: Die Kaiserarznei Shengdihuang stützt das Yin, nährt das Xue, ergänzt die oo. Herz und Niere. Die Kaiserarznei Xuanshen eliminiert Depletion Ardor, beruhigt den Geist. Die Ministerarzneien Danshen, Danggui, Fuling und Renshen vermehren das Qi, ergänzen das Xue, beruhigen den Geist. Die anderen Ministerarzneien Baiziren, Suanzaoren und Yuanzhi ergänzen die oo. Herz und Milz. Die Assistentenarznei Wuweizi stabilisiert das Qi, erzeugt Körpersäfte, verhindert ein Auslaufen des Herz-Qi. Die anderen süßen und kalten Assistentenarzneien Maimendong und Tianmendong wirken befeuchtend und Depletion Ardor zerstreuend. Der Übermittler Jiegeng leitet die Wirkung der anderen Arzneien nach oben. Der andere Übermittler Zhusha stabilisiert den o. Herz, beruhigt den Geist.
Modifikationen: s.S. 436
Kontraindikation: nicht über einen längeren Zeitraum einnehmen.

Semen-Ziziphus-Spinosa-Dekokt (Suanzaoren Tang)

Ursprung: Jin Gui Yao Lue (2. Jahrhundert)
Zusammensetzung: Fuling (Poria Sclerotium) 60g
Suanzaoren (Semen Ziziphus Spinosa) 60g
Chuanxiong (Radix Ligusticum)3g
Zhimu (Rhizoma Anemarrhena) 9g
Gancao (Radix Glycyrrhizae Uralensis) 3g
Zubereitung: In fertig zubereiteter Form erhältlich.
Wirkung: Das Xue erhaltend, sedierend, Calor kühlend, Unruhe behebend.
Indikation: Schlaflosigkeit, Unruhe, Schwindelgefühl, Nachtschweiß, Palpitationen mit Angst, Müdigkeit, trockener Mund und Rachen, eine rote Zunge und ein saitenförmiger, beschleunigter Puls.

Bei entsprechender Symptomatik kann diese Rezeptur zur Behandlung folgender, gemäß der modernen Medizin festgelegten Krankheiten verwendet werden: Anfallartige Tachykardie, Menopausensyndrom, Neurasthenie.

Erläuterung der Rezeptur: Die süße, saure und neutrale Kaiserarznei Suanzaoren nährt das Xue, ergänzt den o. Leber, harmonisiert den o. Herz, beruhigt den Geist. Die scharfe und warme Ministerarznei Chuanxiong bewegt

das Qi und Xue, reguliert das Leber-Qi. Diese Kombination aus einer sauer adstringierenden und einer scharfen zerstreuenden Arznei ist sehr wirksam um die oo. Herz und Leber zu harmonisieren. Die Assistentenarznei Fuling ergänzt den o. Milz, harmonisiert den o. Herz. Die andere Assistentenarznei Zhimu regiert das Yin, eliminiert Ardor, beruhigt den Geist. Der Übermittler Gancao harmonisiert die Wirkung der anderen Arzneien.
Modifikationen: s.S. 437

Rhizoma Coptidis und Asinum Colla (Huanglian Ejiao Tang)

Ursprung: Shang Han Lun (2. Jahrhundert)
Zusammensetzung:
Huanglian (Rhizoma Coptidis) 12g
Ejiao (Asinum Colla) 9g
Huangqin (Radix Scutellariae) 6g
Baishao (Radix Paeoniae Alba) 6g
Jizihuang (Eigelb) 2 Stück
Zubereitung: In fertig zubereiteter Form erhältlich.
Wirkung: Das Yin stützend, Calor kühlend, sedierend, Reizbarkeit behebend.
Indikation: Schlaflosigkeit, Palpitationen mit Angst, Reizbarkeit mit Hitzegefühl im Thorax, eine rote Zunge mit einem trockenen, gelben Belag und ein dünner, beschleunigter Puls.

Bei passender Symptomatik kann diese Rezeptur zur Behandlung folgender in der modernen Medizin definierten Erkrankungen verwendet werden: Anfallartige Tachykardie, Neurasthenie.

Erläuterung der Rezeptur: Die Kaiserarzneien Huanglian und Huangqin eliminieren Ardor aus dem o. Herz und beruhigen dadurch den Geist. Die Ministerarznei Ejiao ergänzt das Xue und hilft Huanglian und Huangqin, den Geist zu beruhigen. Suanzaoren nährt das Xue, ergänzt den o. Leber, harmonisiert den o. Herz, beruhigt den Geist. Die Assistentenarznei Jizihuang stützt das Xue und lässt Ardor abfließen. Der Übermittler Baishao nährt das Yin und harmonisiert die oo. Herz und Niere.

Cinnabaris-Pille zur Beruhigung des Geistes (Zhusha Anshen Wan)

Ursprung: Lan Shi Mi Zang (13. Jahrhundert)
Zusammensetzung: Zhi Gancao (Radix Glycyrrhizae Uralensis in Honig gebraten) 6g
Zhusha (Cinnabaris in Wasser gespült) 15g
Shengdihuang (Radix Rehmannia) 8g
Danggui (Radix Angelicae Sinensis) 8g
Huanglian (Rhizoma Coptidis) 18g
Zubereitung: Das Rezept ist auch in fertig zubereiteter Form erhältlich.
Wirkung: Das Xue erhaltend, Calor kühlend, sedierend, den o. Herz beruhigend
Indikation: Schlaflosigkeit, Alpträume, Palpitationen, Unruhe, Hitzegefühl im Thorax, eine rote Zunge und ein dünner, beschleunigter Puls.

Bei entsprechender Symptomatik kann diese Rezeptur zur Behandlung folgender, gemäß der modernen Medizin festgelegten Krankheiten verwendet werden: Anfallartige Tachykardie, Neurasthenie.

Erläuterung der Rezeptur: Die Kaiserarznei Zhusha eliminiert Ardor aus dem o. Herz, verankert das Yang und beruhigt dadurch den Geist. Die andere Kaiserarznei Huanglian kühlt Ardor aus dem o. Herz, beseitigt Calor und Unruhe. Die Ministerarznei Danggui stützt das Yin, nährt das Xue. Die Assistentenarznei Shengdihuang stützt das Yin des o. Niere, damit Nieren-Wasser das überaktive Ardor beseitigt. Der Übermittler Zhi Gancao harmonisiert die Wirkung der anderen Arzneien.
Kontraindikation: nicht über längere Zeit einnehmen.

Magnetium und Cinnabaris- Pille (Cizhu Wan)

Ursprung: Qian Jin Yao fang (7. Jahrhundert)
Zusammensetzung:
Zhusha (Cinnabaris in Wasser gespült) 30g
Cishi (Magnetitum) 60g
Shenqu (Massa Fermentata) 60g
Zubereitung: In fertig zubereiteter Form erhältlich.
Wirkung: Den o. Herz beruhigend, massiv sedierend, die Sicht klärend.
Indikation: Schlaflosigkeit, Palpitationen, Tinnitus und Gehörstörungen, Sehunschärfe, eine rote Zunge und ein beschleunigter Puls.

Bei entsprechender Symptomatik kann diese Rezeptur zur Behandlung folgender, gemäß der modernen Medizin festgelegten Krankheiten verwendet werden: Atrophie des Nervus, Neurastheinie.

Erläuterung der Rezeptur: Die Kaiserarznei Cishi stützt das Yin, verankert das Yang. Die Ministerarznei Zhusha wirkt auf den o. Herz beruhigend und sedierend. Die Kombination von beiden Arzneien ist sehr effektiv, um die oo. Niere und Herz zu harmonisieren und zu beruhigen, dadurch auch den Geist. Die Assistentenarznei Shenqu stärkt die oo. Milz und Magen, fördert deren Transport- und Transformationsfunktion und verhindert eine Schädigung des o. Magen durch Cishi.
Kontraindikation: nicht über längere Zeit einnehmen.

36. Ventus austreibende Rezepturen

Pulver, das Ventus eliminiert (Xiaofeng San)

Ursprung: Wai Ke Zheng Zong (17. Jahrhundert)
Zusammensetzung: Jingjie (Herba Schizonepetae) 3g
Fangfeng (Radix Ledebouriiellae) 3g
Niubangzi (Fructus Arctium) 3g
Chuantui (Periostracum Cicadae) 3g
Shengdihuang (Radix Rehmannia) 8g
Danggui (Radix Angelicae Sinensis) 3g
Cangzhu (Rhizoma Atractylodis) 3g
Kushen (Radix Sophora) 3g
Shigao (Gypsum Fibrosum) 3g
Zhimu (Rhizoma Anemarrhena) 3g
Heizhima (Semen Sesami Indici) 3g
Gancao (Radix Glycyrrhizae Uralensis) 1,5g
Zubereitung: In fertig zubereiteter Form erhältlich.
Wirkung: Das Xue erhaltend, Ventus austreibend, Calor kühlend, Humor ausleitend.
Indikation: Juckende, rötliche Veränderungen der Haut, ein gelber Zungenbelag und ein oberflächlicher und beschleunigter Puls.

Diese Rezeptur kann zur Behandlung folgender in der modernen Medizin definierten Krankheiten verwendet werden: Urtikaria, Ekzeme, Psoriasis.

Erläuterung der Rezeptur: Die Kaiserarzneien Jingjie, Fangfeng, Niubangzi und Chuantui zerstreuen Ventus, lösen Extima auf. Die Ministerarzneien Cangzhu und Kushen wirken Calor kühlend, Humor trocknend und ausleitend. Die Assistentenarzneien Shigao und Zhimu kühlen Calor, eliminieren Ardor. Die anderen Assistentenarzneien Shengdihuang, Danggui und Heizhima nähren und beleben das Xue, stützen das Yin und befeuchten Ariditas. Der Übermittler Gancao harmonisiert die Wirkung der anderen Arzneien.
Modifikationen: s.S. 381, 470
Kontraindikation: Depletion Qi und Xue.

Abgeleitetes Rezept
Vier Arzneien, die Ventus eliminieren (Siwu Xiaofeng San)

Ursprung: Yi Zong Jin Jian (17. Jahrhundert)
Zusammensetzung: Jingjie (Herba Schizonepetae) 5g
Fangfeng (Radix Ledebouriiellae) 5g
Chuantui (Periostracum Cicadae) 3g
Shengdihuang (Radix Rehmannia) 9g
Danggui (Radix Angelicae Sinensis) 6g
Chishao (Radix Paeonia Rubra) 3g
Chuanxiong (Radix Ligusticum) 3g
Bohe (Herba Menthae) 3g
Duhuo (Radix Angelicae Pubescentis) 5g
Chaihu (Radix Bupleurum) 5g
Dazao (Fructus Zizyphi Jujubae) 2 Stück
Baixianpi (Cortex Dictamni Dasycarpi Radicis) 3g
Zubereitung und Einnahme: Wie üblich, s. S. 250
Wirkung: Das Xue nährend und dynamisierend, Ariditas befeuchtend, Ventus austreibend.
Indikation: Trockene, nicht scharf begrenzte Läsionen (Makulae), ausgeprägt aufgekratzte Haut mit blutigem Schorf, starke Schuppenbildung auf der Haut, starker Juckreiz, Reizbarkeit und Nervosität, eine rote, trockene Zunge und ein dünner Puls.
Modifikationen: s.S. 472

Kleineres Dekokt zur Verlängerung des Lebens (Xiao Xuming Tang)

Ursprung: Qian Jin Yao Fang (17. Jahrhundert)
Zusammensetzung: Mahuang (Herba Ephedrae) 3g
Huangqin (Radix Scutellariae) 9g
Baishao (Radix Paeoniae Alba) 12g
Fangfeng (Radix Ledebouriiellae) 6g
Chuanxiong (Radix Ligusticum) 3g
Xingren (Semen Pruni Armeniacae) 12g
Fangji (Radix Stephania) 12g
Shengjiang (Zingiberis Officinalis Recens) 9 Stück
Renshen (Radix Ginseng) 5g
Fuzi (Radix Aconiti Praeparata) 6g
Rougui (Cortex Cinnamomum Cassiae) 3g
Gancao (Radix Glycyrrhizae Uralensis) 3g
Zubereitung: Wie üblich, s. S. 250
Wirkung: Die Leitbahnen wärmend, die Netzbahnen belebend, Ventus austreibend, Qi dynamisierend
Indikation: Hemiplegie, Kopfschmerzen, Übelkeit, Gesichtsasymmetrie, langsame und undeutliche Aussprache, ein weißer Zungenbelag und ein oberflächlichers Puls.

Bei entsprechender Symptomatik kann diese Rezeptur zur Behandlung folgender, gemäß der modernen Medizin festgelegten Krankheiten verwendet werden: Strabismus, Urtikaria, Ekzeme, Psoriasis.

Modifikationen: s.S. 465
Kontraindikation: Bei Depletion Qi und Xue.

Cornub Antelopis- und Uncaria Ramulus-Dekokt (Lingjiao Gouteng Tang)

Ursprung: Tong Su Shang Han Lun (18. Jahrhundert)
Zusammensetzung: Lingyangjiao (Cornub Antelopis) 4,5g
Gouteng (Uncaria Ramulus) 9g
Sangye (Folia Morus) 6g
Juhua (Flos Chrysanthemi) 9g
Gancao (Radix Glycyrrhizae Uralensis) 3g
Shengdihuang (Radix Rehmannia) 15g
Zhebeimu (Fritillaria Cirrhosa Bulbus) 12g
Zhuru (Bambusa in Taeniis Caulis) 9g
Fushen (Poria Radicis) 9g
Baishao (Radix Paeoniae Alba) 9g
Zubereitung und Einnahme: Wie üblich, s. S. 250
Wirkung: Den o. Leber kühlend, Ventus austreibend, Säfte hervorbringend, Sehnen freimachend.
Indikation: Andauerndes hohes Fieber, Benommenheit, Schwindel, Reizbarkeit, Spasmen der Extremitäten, eine tiefrote, trockene Zunge sowie ein saitenförmiger, beschleunigter Puls.

Diese Rezeptur kann zur Behandlung folgender in der modernen Medizin definierten Krankheiten verwendet werden: essentielle Hypertonie, Hyperparathyreoidismus, Eklamsie.
Erläuterung der Rezeptur: Die Kaiserarzneien Lingyangjiao und Gouteng wirken auf den o. Leber und Calor kühlend, Ventus austreibend. Die Ministerarzneien Sangye und Juhua helfen den Kaiserarzneien, Ventus zu eliminieren. Die anderen Ministerarzneien Shengdihuang und Baishao wirken auf das Yin nährend, Säfte hervorbringend, den o. Leber besänftigend, Sehnen entspannend. Die Assistentenarzneien Zhebeimu und Zhuru kühlen Calor, eliminieren Pituita. Der Übermittler Fushen beruhigt die oo. Herz und Leber. Der Übermittler Gancao harmonisiert die Wirkung der anderen Arzneien.
Modifikationen: s.S. 451
Kontraindikation: Bei Depletion Ventus, der durch Schädigung des Yin verursacht wurde.

Dekokt, das den o. Leber hinabdrückt und Ventus besänftigt (Zhengan Xifeng Tang)

Ursprung: Yi Xue Zhong Zhong Can Xi Lu (19. Jahrhundert)
Zusammensetzung: Niuxi (Radix Achyranthes) 30g
Zheshi (Haematium) 30g
Muli (Ostreae Concha) 15g
Longgu (Os Draconis) 15g
Xuanshen (Scrofularia Radix) 15g
Baishao (Radix Paeoniae Alba) 15g
Chuanlianzi (Fructus Melia) 6g
Maiya (Fructus Hordeum) 6g
Yinchenhao (Herba Artemisiae capillaris) 6g
Tianmendong (Radix Asparagus) 15g
Guiban (Testudina Carapax) 15g
Gancao (Radix Glycyrrhizae Uralensis) 4g
Zubereitung und Einnahme: Wie üblich, s. S. 250
Wirkung: Den o. Leber niederdrückend, Ventus beruhigend.
Indikation: Ventus mit unkontrolliert nach oben schlagendem Yang des o. Leber mit Symptomen wie Schwindel, Hitzegefühl am Kopf, Kopfschmerzen, Reizbarkeit, Ohrensausen, quälende Beklemmung und Hitzegefühl in der Brust, Aufstoßen, ein kraftvoller und saitenförmiger Puls.

Diese Rezeptur kann zur Behandlung folgender in der modernen Medizin definierten Krankheiten verwendet werden: Hypertonie, Arteriosklerose.
Erläuterung der Rezeptur: Die Kaiserarznei Niuxi stützt die oo. Leber und Niere, leitet das Blut nach unten. Die Ministerarzneien Zheshi, Longgu und Muli wirken Kontravektionen absenkend, das o. Leber-Yang niederdrückend, Ventus beruhigend. Die anderen Ministerarzneien Guiban, Xuanshen, Tianmendong und Baishao nähren das Yin, verankern das Yang. Die Assistentenarzneien Chuanlianzi, Yinchenhao und Maiya helfen den Ministerarzneien, das o. Leber-Yang zu beseitigen und den o. Leber zu besänftigen. Der Übermittler Gancao harmonisiert die Wirkung der anderen Arzneien, reguliert mit Maiya den o. Magen.
Modifikationen: s.S. 450

Gastrodia Rhizoma- und Uncaria Ramulus-Dekokt (Tianma Gouteng Yin)

Ursprung: Tong Su Shang Han Lun (18. Jahrhundert)
Zusammensetzung: Tianma (Gastrodia Rhizoma) 9g
Gouteng (Uncaria Ramulus) 12g
Shijueming (Haliotidum Concha) 18g
Niuxi (Radix Achyranthes) 12g
Fushen (Poria Radicis) 9g
Zhizi (Fructus Gardeniae) 9g
Huangqin (Radix Scutellariae) 9g
Sangjisheng (Loranthus Ramulus) 9g
Duzhong (Cortex Eucommia) 9g
Yimucao (Herba Leonurus) 9g
Yejiaoteng (Polygonum Multi Caulis) 9g
Zubereitung und Einnahme: Wie üblich, s. S. 250
Wirkung: Den o. Leber besänftigend, Ventus bändigend, Calor kühlend, Xue dynamisierend, den o. Niere ergänzend.

Indikation: Das Yang des o. Leber zu Ventus umgewandelt mit Symptomen wie: Drehschwindel, Kopfschmerzen, Ohrensausen, Schlaflosigkeit, Zittern, verschwommene Sicht, Reizbarkeit, Spasmen der Extremitäten, in schwerwiegenden Fällen kommt es auch zu halbseitiger Lähmung, eine rote Zunge sowie ein saitenförmiger, beschleunigter Puls.

Diese Rezeptur kann zur Behandlung folgender in der modernen Medizin definierten Krankheiten verwendet werden: Hypertonie, Hyperparathyreoidismus, Apraxie, Neurose.

Erläuterung der Rezeptur: Die Kaiserarzneien Tianma, Gouteng und Shijueming harmonisieren den o. Leber, eliminieren Ventus. Die Ministerarzneien Zhizi und Huangqin kühlen Calor des o. Leber, zerstreuen Ardor. Die andere Ministerarznei Yimucao dynamisiert das Xue, kanalisiert das Wasser. Die Assistentenarznei Niuxi leitet das Xue nach unten. Die anderen Assistenentenarzneien Duzhong und Sangjisheng ergänzen die oo. Leber und Niere. Die Übermittlerarzneien Yejiaoteng und Fushen beruhigen den Geist, stärken die Willenskraft.

Modifikationen: s.S. 404, 442, 443

Radix Aconiti Carmichaeli Praeparata-Dekokt (Wutou Tang)

Ursprung: Jin Gui Yao Lue (2. Jahrhundert)

Zusammensetzung: Mahuang (Herba Ephedrae) 9g
Zhi Chuanwu (Radix Aconiti Carmichaeli Praeparata) 9g
Huangqin (Radix Scutellariae) 9g
Zhi Gancao (Radix Glycyrrhizae Uralensis in Honig gebraten) 4,5g
Baishao (Radix Paeoniae Alba) 9g

Zubereitung: Wie üblich, s. S. 250

Wirkung: Blockaden lösend, Schmerzen stillend, Ventus humidus zerstreuend.

Indikation: Die Gelenkschmerzen werden durch Wärme erleichtert und durch Kälte verschlimmert, dünner, weißer Zungenbelag, tiefer Puls.

37. Rezepturen, die die Sinnesöffnungen freimachen

Pille des befriedeten Palastes mit Bovis Conclavis (An Gong Niuhuang Wan)

Ursprung: Zheshio Bian (18. Jahrhundert)

Zusammensetzung: Niuhuang (Bovis Conclavis) 30g
Shexiang (Secretio Moschus) 7,5g
Huanglian (Rhizoma Coptidis) 30g
Zhizi (Fructus Gardeniae) 30g
Huangqin (Radix Scutellariae) 30g
Zhusha (Cinnabaris) 30g
Yujin (Curcuma Tuber) 30g
Zhezhu (Margarita) 15g
Bingpian (Borneol) 7,5g
Xionghuang (Realgar) 30g
Xijiao (Cornu Rhinoceri) 30g

Zubereitung: Das Rezept ist auch in fertig zubereiteter Form erhältlich.

Wirkung: Calor kühlend, entgiftend, Pituita umwandelnd, die Sinnesöffnungen freimachend.

Indikation: Hohes Fieber, Reizbarkeit, Benommenheit, Bewusstseinstrübung, eine dunkelrote Zunge und ein beschleunigter Puls.

Bei entsprechender Symptomatik kann diese Rezeptur zur Behandlung folgender, gemäß der modernen Medizin festgelegten Krankheiten verwendet werden: akute Enzephalitis, akute Meningitis, akute Hepatitis.

Erläuterung der Rezeptur: Die Kaiserarzneien Niuhuang und Xijiao wirken auf den o. Herz erfrischend, Calor kühlend, entgiftend. Die andere Kaiserarznei Shexiang wirkt auf die Sinnesöffnungen freimachend. Die Ministerarzneien Huanglian, Zhizi und Huangqin kühlen Calor, zerstreuen Ardor und helfen der Kaiserarznei Niuhuang, die toxische Wirkung zu lindern und den o. Herz-Ardor zu zerstreuen. Die anderen aromatischen Ministerarzneien Bingpian und Yujin lösen die Blockaden auf und helfen Shexiang, die Sinnesöffnungen frei zu machen. Die Assistentenarzneien Zhezhu und Zhusha sedieren den o. Herz, beruhigen den Geist. Die Übermittlerarznei Xionghuang hilft Niuhuang, Pituita umzuwandeln.

Kontraindikation: Schwangerschaft.

Pille Storacis (Suhexiang Wan)

Ursprung: Tai Ping Hui Min He Ji Ju Fang (12. Jahrhundert)

Zusammensetzung: Suhexiang (Styrax) 30g
Muxiang (Radix Inulae Racemosae) 5g
Bingpian (Borneol) 30g
Ruxiang (Olibanum Gummi) 30g
Xiangfu (Rhizoma Cyperus) 60g
Zhusha (Cinnabaris) 60g
Shexiang (Secretio Moschus) 60g
Chenxiang (Aquilariae Lignum) 60g
Anxixiang (Benzoinum) 60g
Tanxiang (Lignum Santali Albi) 60g
Biba (Fructus Piperis Longi) 60g
Baizhu (Rhizoma Atractylodis Macro) 60g

Hezi (Chebula Fructus Terminalla) 60g
Dingxiang (Flos Caryophyllata) 60g
Xijiao (Cornu Rhinoceri) 60g

Zubereitung: Das Rezept ist auch in fertig zubereiteter Form erhältlich.

Wirkung: Die Sinnesöffnungen freimachend, das Qi dynamisierend, Schmerzen stillend.

Indikation: Plötzlicher Kollaps, Schmerzen und ein Kältegefühl in Brust und Abdomen, Bewusstseinsverlust, eine blasse Zunge mit schmierigem Zungenbelag und ein tiefer, schlüpfriger Puls.

Diese Rezeptur kann zur Behandlung folgender in der modernen Medizin definierten Krankheiten verwendet werden: Apoplexie, Synkope, Eklampsie, Gehirnerschütterung, Angina pectoris.

Erläuterung der Rezeptur: Die aromatischen Kaiserarzneien Suhexiang, Anxixiang, Shexiang und Bingpian machen die Sinnesöffnungen frei. Die Ministerarzneien Muxiang, Tanxiang, Chenxiang, Dingxiang, Xiangfu und Ruxiang dynamisieren das Qi, zerstreuen Algor und machen Blockaden frei. Die andere Ministerarznei Biba verstärkt die schmerzenstillende und Algor vertreibende Wirkung von Kaiser- und Ministerarzneien. Die Assistentenarznei Xijiao wirkt auf den o. Herz erfrischend, entgiftend. Die andere Assistentenarznei Zhusha sediert den o. Herz, beruhigt den Geist. Die Übermittlerarznei Baizhu trocknet Humor, stärkt den o. Milz. Die andere Übermittlerarznei Hezi verhindert eine Schädigung des Qi durch die aromatischen Arzneien.

Modifikationen: s.S. 451

Kontraindikation: Schwangerschaft.

38. Pituita umwandelnde Rezepturen

Das Dekokt aus zwei Abgestandenen (Erchen Tang)

Ursprung: Tai Ping Hui Min He Ji Ju Fang (12. Jahrhundert)

Zusammensetzung: Fuling (Poria Sclerotium) 9g
Juhong (Pericarpium Citri Erythrocarpae) 15g
Banxia (Rhizoma Pinelliae Ternatae) 15g
Shengjiang (Rhizoma Zingiberis Officinalis Recens) 3g
Wumei (Fr. Pruni Mume) 1 Stück
Zhi Gancao (Radix Glycyrrhizae Uralensis in Honig gebraten) 4,5g

Zubereitung: In fertig zubereiteter Form erhältlich.

Wirkung: Humor trocknend, Pituita umwandelnd, das Qi regulierend, die Mitte harmonisierend.

Indikation: Pituita-Befunde führen zu Symptomen wie Husten mit reichlichem weißen Schleim, Beklemmungsgefühl in der Brust, Übelkeit, Schwindel, Palpitationen, ein weißer, schmieriger Zungenbelag und ein schlüpfriger Puls.

Bei entsprechender Symptomatik kann diese Rezeptur zur Behandlung folgender, gemäß der modernen Medizin festgelegten Krankheiten verwendet werden: Bronchitis, chronische Gastritis, Ulcus pepticum.

Erläuterung der Rezeptur: Die scharfe, warme Kaiserarznei Banxia wirkt Humor trocknend, Pituita umwandelnd, den o. Magen harmonisierend, Erbrechen stillend. Die Ministerarznei Juhong reguliert das Qi, trocknet Humor. Die andere Ministerarznei Fuling kräftigt den o. Milz, eliminiert Humor. Die Assistentenarznei Shengjiang hilft Banxia und Juhong das Qi zu dynamisieren und Pituita umzuwandeln. Die andere Assistentenarznei Wumei zieht das o. Lunge-Qi zurück. Der Übermittler Zhi Gancao befeuchtet den o. Lunge, harmonisiert die Wirkung der anderen Arzneien.

Modifikationen: s.S. 383, 388, 438, 439

Kontraindikation: Bei Depletion Yin mit trockenem Husten.

Dekokt, das den o. Galle erwärmt (Wendan Tang)

Ursprung: Qian Jin Fang (7. Jahrhundert)

Zusammensetzung: Fuling (Poria Sclerotium) 9g
Banxia (Rhizoma Pinelliae Ternatae) 6g
Zhuru (Bambusa in Taeniis Caulis) 6g
Chenpi (Citrus Pericarpium) 9g
Shengjiang (Rhizoma Zingiberis Officinalis Recens) 5 Stück
Dazao (Fructus Zizyphi Jujubae) 1Stück
Zhishi (Fructus Citrus Immaturus) 6g
Zhi Gancao (Radix Glycyrrhizae Uralensis in Honig gebraten) 3g

Zubereitung: Das Rezept ist auch in fertig zubereiteter Form erhältlich.

Wirkung: Das Qi regulierend, Pituita umwandelnd, die oo. Magen und Galle harmonisierend.

Indikation: Das Verhältnis zwischen den oo. Galle und Magen ist gestört, dadurch tritt Pituita auf mit Symptomen wie Schwindel, Übelkeit, Palpitationen, Reizbarkeit, Schlaflosigkeit, bitterer Mundgeschmack, Beklemmungsgefühl in der Brust, ein gelber, schmieriger Zungenbelag und ein schlüpfriger, beschleunigter und saitenförmiger Puls.

Bei entsprechender Symptomatik kann diese Rezeptur zur Behandlung folgender, gemäß der modernen Medizin festgelegten Krankheiten verwendet werden: Neurosen,

Epilepsie, Bronchitis, chronische Gastritis, Ulcus pepticum.

Erläuterung der Rezeptur: Die Kaiserarznei Banxia wirkt Humor trocknend, Pituita umwandelnd, den o. Magen harmonisierend, Kontravektionen absenkend. Die Ministerarznei Zhuru wirkt Calor kühlend, Pituita eliminierend, Übelkeit stillend, Reizbarkeit beseitigend. Die andere Ministerarznei Zhishi dynamisiert das Qi, lässt Pituita mit Qi nach unten abfließen. Die Assistentenarznei Chenpi reguliert das Qi, trocknet Humor. Die andere Assistentenarznei Fuling stützt den o. Milz, lässt Humor abfließen. Die Übermittlerarzneien Dazao und Shengjiang stärken den o. Milz, harmonisieren den o. Magen. Der Übermittler Zhi Gancao harmonisiert die Wirkung der anderen Arzneien.

Modifikationen: s.S. 456

Kontraindikation: Bei Depletion des o. Herz-Befundes mit Symptomen wie Schlaflosigkeit, Depletion Yin und Xue mit Symptomen wie Herzklopfen, Schwindel, Depletion und Algor des o. Magen.

Pille, die das Qi klärt und Pituita umwandelt (Qingqi Huatan Tang)

Ursprung: Yi Fang Kao (7. Jahrhundert)

Zusammensetzung: Dannanxing (Rhizoma Arisaematis Praeparatum) 45g

Chenpi (Citrus Pericarpium) 30g

Huangqin (Radix Scutellariae) 30g

Gualouren (Semen Trichosanthes) 30g

Fuling (Poria Sclerotium) 30g

Xingren (Semen Pruni Armeniacae) 30g

Banxia (Rhizoma Pinelliae Ternatae) 45g

Zhishi (Fructus Citrus Immaturus) 30g

Zubereitung: Das Rezept ist auch in fertig zubereiteter Form erhältlich.

Wirkung: Calor kühlend, Pituita umwandelnd, das Qi regulierend, Husten stillend.

Indikation: Calor und Pituita-Befunde führen zu Symptomen wie Husten mit gelbem, klebrigem Auswurf, Übelkeit, Beklemmungsgefühl in der Brust, eine rote Zunge mit gelbem, schmierigem Zungenbelag und ein schlüpfriger, beschleunigter Puls.

Bei entsprechender Symptomatik kann diese Rezeptur zur Behandlung folgender, gemäß der modernen Medizin festgelegten Krankheiten verwendet werden: chronische Bronchitis, Lungenentzündung.

Erläuterung der Rezeptur: Die bittere und kalte Kaiserarznei Dannanxing kühlt Calor, eliminiert Pituita. Die Ministerarzneien Huangqin und Gualouren beseitigen den Ardor des o. Lunge und helfen dem Kaiser, Pituita und Calor zu eliminieren. Die anderen Ministerarzneien Zhishi und Chenpi wirken auf das Qi dynamisierend, Klumpen zerstreuend. Die Assistentenarznei Fuling stützt den o. Milz, läßt Humor abfließen. Die andere Assistentenarznei Xingren harmonisiert das o. Lunge-Qi. Die Übermittlerarznei Banxia wirkt Humor trocknend, Pituita umwandelnd.

Kontraindikation: Algor Pituita, Ariditas Pituita.

Fritillaria Cirrhosa Bulbus und Fructus Trichosanthes (Beimu Gualou San)

Ursprung: Yi Xue Xin Wu (18. Jahrhundert)

Zusammensetzung:

Zhebeimu (Fritillaria Cirrhosa Bulbus) 5g

Gualou (Fructus Trichosanthes) 3g

Tianhuafen (Radix Trichosanthes) 2g

Juhong (Pericarpium Citri Erythrocarpae) 2g

Jiegeng (Platycodon Radix) 2g

Fuling (Poria Sclerotium) 2g

Zubereitung: Das Rezept ist auch in fertig zubereiteter Form erhältlich.

Wirkung: Calor kühlend, den o. Lunge befeuchtend, das Qi regulierend, Pituita umwandelnd.

Indikation: Ariditas des o. Lunge-Befundes: Husten mit tiefsitzendem Auswurf, trockener Hals, trockene Kehle, Keuchen, eine rote, trockene Zunge mit wenig Belag und ein beschleunigter Puls.

Bei entsprechender Symptomatik kann diese Rezeptur zur Behandlung folgender, gemäß der modernen Medizin festgelegten Krankheiten verwendet werden: chronische Bronchitis, Lungenentzündung.

Erläuterung der Rezeptur: Die Kaiserarznei Zhebeimu wirkt Calor kühlend, den o. Lunge befeuchtend, Husten stillend, das Qi regulierend, Pituita umwandelnd. Die Ministerarznei Gualou befeuchtet Ariditas, kühlt Calor und hilft dem Kaiser, die Brust frei zu machen. Die andere Ministerarznei Tianhuafen erzeugt Körperflüssigkeiten, transformiert Pituita. Die Assistentenarznei Fuling stützt den o. Milz, lässt Humor abfließen. Die andere Assistentenarznei Juhong reguliert das Qi, eliminiert Pituita. Die Übermittlerarznei Jiegeng harmonisiert das o. Lunge-Qi.

Kontraindikation: Husten, der durch Depletion Yin des o. Niere verursacht wird.

Dekokt aus Poria Sclerotium, Radix Glycyrrhizae Uralensis, Herba Schizandra, Fritillaria Cirrhosa, Rhizoma Zingiberis Officinalis, Herba cum Radice Asari (Ling Gan Wuwei Jiang Xin Tang)

Ursprung: Jin Gui Yao Lue (2. Jahrhundert)
Zusammensetzung: Xixin (Herba cum Radice Asari) 6g
Gancao (Radix Glycyrrhizae Uralensis) 3g
Ganjiang Rhizoma (Zingiberis Officinalis) 9g
Fuling (Poria Sclerotium) 12g
Wuweizi (Herba Schizandra) 6g
Zubereitung: Wie üblich, s. S. 250
Wirkung: Den o. Lunge erwärmend, Pituita umwandelnd.
Indikation: Algor und Pituita des o. Lunge-Befundes: Husten mit profusem, dünnflüssigem, weißem Auswurf, Klumpengefühl in der Brust, ein weißer schlüpfriger Zungenbelag und ein saitenförmiger, schlüpfriger Puls.

Bei entsprechender Symptomatik kann diese Rezeptur zur Behandlung folgender, gemäß der modernen Medizin festgelegten Krankheiten verwendet werden: chronische Bronchitis, chronische Atemwegserkrankungen.

Erläuterung der Rezeptur: Die scharfe, heiße Kaiserarznei Ganjiang erwärmt die oo. Lunge und Milz, zerstreut Algor, transformiert Humor. Die Ministerarznei Xixin hilft dem Kaiser, Algor zu zerstreuen, Humor auszuleiten. Die Assistentenarznei Fuling stützt den o. Milz, lässt Humor abfließen. Die Übermittlerarznei Wuweizi stoppt Husten und verhindert eine Schädigung des Qi durch die zerstreuenden Eigenschaften von Xixin. Der andere Übermittler Gancao harmonisiert die Wirkung der anderen Arzneien.
Kontraindikation: Bei Depletion Yin, Calor oder Ariditas des o. Lunge.

Dekokt der drei Samen zur Erhaltung der Eltern (Sanzi Yangqin Tang)

Ursprung: Han Shi Yi Tong (16. Jahrhundert)
Zusammensetzung: Laifuzi (Semen Raphanus) 9g
Baijiezi (Semen Sinapis) 6g
Suzi (Folium Perilla) 9g
Zubereitung: Das Rezept ist auch in fertig zubereiteter Form erhältlich.
Wirkung: Das Qi absenkend, Pituita umwandelnd.
Indikation: Pituita und Qi-Blockade-Befund: Husten und Keuchen, Beklemmungsgefühl in der Brust, Auswurf von viel Schleim, Verlust des Appetits, Verdauungsstörungen, ein weißer, schmieriger Zungenbelag und ein schlüpfriger Puls.

Bei entsprechender Symptomatik kann diese Rezeptur zur Behandlung folgender, gemäß der modernen Medizin festgelegten Krankheiten verwendet werden: chronische Bronchitis, Asthma.

Erläuterung der Rezeptur: Die Kaiserarznei Baijiezi erwärmt und fördert das o. Lunge-Qi, eliminiert Pituita. Die Ministerarznei Baijiezi wirkt Kontravektionen absenkend, Husten und Keuchatmung stillend. Die Assistentenarznei Laifuzi fördert das Qi, transformiert Pituita, vermindert Nahrungsstagnation.
Modifikationen: s.S. 388

Hustenstillendes Pulver (Zhisou San)

Ursprung: Yi Xue Xin Wu (18. Jahrhundert)
Zusammensetzung: Jingjie (Herba Schizonepetae) 1000g
Baibu (Radix Stemona) 1000g
Ziwan (Radix Aster) 1000g
Baiqian (Radix Cynanchi) 1000g
Chenpi (Citrus Pericarpium) 500g
Gancao (Radix Glycyrrhizae Uralensis) 50g
Jiegeng (Platycodon Radix) 1000g
Zubereitung: In fertig zubereiteter Form erhältlich.
Wirkung: Pituita umwandelnd, Husten stillend, den o. Lunge freimachend, Extima lösend.
Indikation: Ventus hat den o. Lunge angegriffen mit Symptomen wie: Husten, Frösteln, Fieber, ein kratziger Rachen, ein dünner weißer Zungenbelag und oberflächlicher Puls.

Bei entsprechender Symptomatik kann diese Rezeptur zur Behandlung folgender, gemäß der modernen Medizin festgelegten Krankheiten verwendet werden: Infektionen der oberen Atemwege, akute Bronchitis, Lungentzündung.

Erläuterung der Rezeptur: Die Kaiserarzneien Baibu, Baiqian und Ziwan stoppen Husten, eliminieren Pituita. Die Ministerarzneien Chenpi und Jiegeng senken das o. Lunge-Qi ab und helfen dem Kaiser, Husten zu stoppen und Pituita zu transformieren. Die Assistentenarznei Jingjie zerstreut Ventus, löst die Extima. Der Übermittler Gancao harmonisiert die Wirkung der anderen Arzneien, in Kombination mit Jiegeng macht er auch den Rachen frei.
Kontraindikation: Bei Depletion Yin und Calor Husten.

Rhizoma Pinelliae Ternatae, Rhizoma Atractylodis Macro, Gastrodia Rhizoma (Banxia Baizhu Tianma Tang)

Ursprung: Yi Xue Xin Wu (18. Jahrhundert)
Zusammensetzung: Banxia (Rhizoma Pinelliae Ternatae) 9g
Baizhu (Rhizoma Atractylodis Macro) 15g
Tianma (Gastrodia Rhizoma) 6g
Fuling (Poria Sclerotium) 6g
Juhong (Pericarpium Citri Erythrocarpae) 6g
Shengjiang (Rhizoma Zingiberis Officinalis Recens) 1 Scheibe
Dazao (Fructus Zizyphi Jujubae) 2 Stück
Gancao (Radix Glycyrrhizae Uralensis) 4g
Zubereitung: In fertig zubereiteter Form erhältlich.
Wirkung: Humor trocknend, Pituita umwandelnd, den o. Leber besänftigend, Ventus ausleitend.
Indikation: Ventus und Pituita-Befund mit Symptomen wie Benommenheit, Schwindelanfälle, Kopfschmerzen, Übelkeit, Aufstoßen, ein dünner weißer schmieriger Zungenbelag und ein saitenförmiger, schlüpfriger Puls.

Diese Rezeptur kann zur Behandlung folgender in der modernen Medizin definierten Krankheiten verwendet werden: Meniersche Erkrankung, Hypertonie, Apoplexie.
Erläuterung der Rezeptur: Die Kaiserarznei Banxia wirkt Humor trocknend, Pituita umwandelnd, Kontravektionen absenkend, Übelkeit stoppend. Die andere Kaiserarznei Tianma zerstreut Ventus, transformiert Pituita. Die Ministerarzneien Baizhu und Fuling stärken den o. Milz und helfen Banxia und Tianman, Humor und Pituita zu eliminieren. Die Assistentenarznei Juhong re-guliert das Qi. Die anderen Assistentenarzneien Dazao und Shengjiang harmonisieren Bau- und Abwehrenergie. Der Übermittler Gancao harmonisiert die Wirkung der anderen Arzneien.
Modifikationen: s.S. 444
Kontraindikation: Bei Schwindelanfällen und Kopfschmerzen aufgrund einer Depletion Yin, führt zu emporschlagendem Yang des o. Leber.

39. Dispulsierende und die Verdauung fördernde Rezept.

Die Pille, die die Harmonie schützt (Bao He Wan)

Ursprung: Dan Xi Xin Fa (14. Jahrhundert)
Zusammensetzung:
Banxia (Rhizoma Pinelliae Ternatae) 90g
Lianqiao (Fructus Forsythiae) 30g
Shenqu (Massa Fermentata) 60g
Shanzha (Fructus Crataegus) 180g
Laifuzi (Semen Raphanus) 30g
Chenpi (Citrus Pericarpium) 30g
Fuling (Poria Sclerotium) 90g
Zubereitung: In fertig zubereiteter Form erhältlich.
Wirkung: Verdauungsblockaden zerstreuend, den o. Magen harmonisierend.
Indikation: Verdauungsblockaden mit Symptomen wie Klumpengefühl und Völlegefühl im Thorax und Epigastrium, Übelkeit, Aufstoßen, Bauchschmerzen, Blähung, Abneigung gegen Nahrung, Durchfall, ein gelber, schmieriger Zungenbelag und ein schlüpfriger Puls.

Diese Rezeptur kann zur Behandlung folgender in der modernen Medizin definierten Krankheiten verwendet werden: Gastritis, Gastroenteritis.
Erläuterung der Rezeptur: Die Kaiserarznei Shanzha wirkt Verdauung anregend und Verdauungsblockaden auflösend. Die Ministerarznei Shenqu stärkt den o. Milz und hilft dem Kaiser, Nahrungsstagnation zu beseitigen. Die andere Ministerarznei Laifuzi senkt Qi ab und beseitigt Nahrungsstagnation, die durch übermäßigen Kohlehydrat-Genuss verursacht wird. Die Assistentenarzneien Banxia und Chenpi dynamisieren das Qi, harmonisieren den o. Magen, stoppen Übelkeit. Die andere Assistentenarznei Fuling kräftigt den o. Milz, kanalisiert Humor, stoppt Durchfall. Der Übermittler Lianqiao kühlt Calor, zerstreut Klumpen.
Modifikationen: s.S. 392, 397, 398, 438, 483, 485
Kontraindikation: Bei Depletion des o. Milz.

Fructus Citrus Immaturus-Pille, die die Stagnation dispulsiert (Zhishi Daozhi Wan)

Ursprung: Nei Wai Shang Bian Huo Lun (13. Jahrhundert)
Zusammensetzung: Shenqu (Massa Fermentata) 15g
Baizhu (Rhizoma Atractylodis Macro) 9g
Zexie (Rhizoma Alisma) 6g
Huanglian (Rhizoma Coptidis) 9g
Huangqin (Radix Scutellariae) 9g
Dahuang (Rhizoma Rheum) 30g
Zhishi (Fructus Citrus Immaturus) 15g
Fuling (Poria Sclerotium) 9g
Zubereitung: In fertig zubereiteter Form erhältlich.
Wirkung: Verdauungsblockaden zerstreuend, Calor kühlend, Humor umwandelnd.
Indikation: Verdauungsblockaden mit Symptomen wie Obstipation, Klumpengefühl und Völlegefühl im Thorax und Epigastrium, Blähung, Abneigung gegen Nahrung, Durchfall, ein gelber, schmieriger Zungenbelag und ein tiefer Puls.

Bei entsprechender Symptomatik kann diese Rezeptur zur Behandlung folgender, gemäß der modernen Medizin festgelegten Krankheiten verwendet werden: akute Gastritis.

Erläuterung der Rezeptur: Das vorliegende Rezept ist eine weitere Entwicklung des Dekokts, das den o. Herz entlastet (Xiexin Tang). Die Kaiserarznei Dahuang ist ein Abführmittel und führt Stagnation nach unten ab. Die Ministerarznei Zhishi wirkt auf das Qi dynamisierend, Klumpen zerstreuend. Die anderen Ministerarzneien Huangqin und Huanglian kühlen Calor, stoppen Durchfall. Die Assistentenarzneien Fuling und Zexie lassen Humor abfließen und helfen Huangqin und Huanglian, Durchfall zu stoppen. Der Übermittler Baizhu kräftigt den o. Milz und trocknet Humor.

Kontraindikation: Bei Depletion des o. Milz.

Fructus Citrus Immaturus-Pille, die ein fokussiertes Spannungsgefühl vermindert (Zhishi Xiaopi Wan)

Ursprung: Lan Shi Mi Cang (13. Jahrhundert)

Zusammensetzung: Zhi Houpo (Magnolia Flos in Honig gebraten) 12g
Baizhu (Rhizoma Atractylodis Macro) 6g
Huangbai (Cortex Phellodendron) 15g
Renshen (Radix Ginseng) 9g
Ganjiang (Rhizoma Zingiberis Officinalis) 6g
Maiya (Fructus Hordeum) 6g
Zhishi (Fructus Citrus Immaturus) 15g
Banxia (Rhizoma Pinelliae Ternatae) 9g
Zhi Gancao (Radix Glycyrrhizae Uralensis in Honig gebraten) 6g
Fuling (Poria Sclerotium) 6g

Zubereitung: In fertig zubereiteter Form erhältlich.

Wirkung: Verdauungsblockaden zerstreuend, die oo. Milz und Magen harmonisierend und ergänzend.

Indikation: Depletion des o. Milz mit Symptomen wie Klumpengefühl und Völlegefühl im Thorax, ein fokussiertes Spannungsgefühl im oberen Epigastrium, Appetitverlust, Blähung, Abneigung gegen Nahrung, Kraftlosigkeit, schlechte Verdauung, ein schmieriger Zungenbelag und ein schlüpfriger Puls.

Bei entsprechender Symptomatik kann diese Rezeptur zur Behandlung folgender, gemäß der modernen Medizin festgelegten Krankheiten verwendet werden: chronische Gastritis.

Erläuterung der Rezeptur: Die Kaiserarznei Zhishi dynamisiert das Qi, zerstreut die Klumpen. Die andere Kaiserarznei Zhihoupo fördert das Qi und hilft dem Kaiser, die Klumpen zu zerstreuen. Die Ministerarznei Huangbai kühlt Calor, trocknet Humor. Die andere Ministerarznei Banxia zerstreut Humor, harmonisiert den o. Magen. Die Assistentenarznei Ganjiang erwärmt den o. Magen, zerstreut Algor. Die andere Assistentenarznei Renshen stärkt die positive Energie, unterstützt den o. Milz. Die Übermittler Baizhu und Fuling kräftigen den o. Milz und trocknen Humor. Die anderen Übermittlerarzneien Maiya und Zhi Gancao vermindern die Nahrungsstagnation, harmonisieren den o. Magen und die Wirkungen der anderen Arzneien.

Kontraindikation: Bei Repletion.

Pille, die den o. Milz stärkt (Jianpi Wan)

Ursprung: Zheng Zhi Zhun Zheng (17. Jahrhundert)

Zusammensetzung: Chao Baizhu (Magnoli Rhizoma Atractylodis Macro trocken gebraten) 75g
Renshen (Radix Ginseng) 45g
Shanyao (Radix Dioscorea) 30g
Sharen (Fructus Amomi) 30g
Chao Shenqu (Massa Fermentata trocken gebraten) 30g
Muxiang (Radix Inulae racemosae) 22g
Chao Maiya (Fructus Hordeum trocken gebraten) 30g
Roudoukou (Semen Myristica) 30g
Shan zha (Fructus Crataegus) 30g
Chenpi (Citrus Pericarpium) 30g
Gancao (Radix Glycyrrhizae Uralensis) 4g
Jiuchai Huanglian (Rhizoma Coptidis in Wein gebraten) 22g
Fuling (Poria Sclerotium) 60g

Zubereitung: In fertig zubereiteter Form erhältlich.

Wirkung: Den o. Milz kräftigend, den o. Magen harmonisierend, Verdauungsblockaden zerstreuend, Diarrhöe beendigend.

Indikation: Depletion des o. Milz führt zu Verdauungsblockaden mit Symptomen wie vermindertem Appetit, Verdauungsstörungen, Völlegefühl im Abdomen, ein fokussiertes Spannungsgefühl im Epigastrium, Appetitverlust, Durchfall, ein schmieriger Zungenbelag und ein leerer und zarter Puls.

Bei entsprechender Symptomatik kann diese Rezeptur zur Behandlung folgender, gemäß der modernen Medizin festgelegten Krankheiten verwendet werden: chronische Gastritis, Morbus Crohn, vegetative Dysfunktion des Gastrointestinaltraktes, chronische Dysenterie.

Erläuterung der Rezeptur: Die Kaiserarzneien sind vom „Dekokt der vier Edlen (Sijunzi Tang)". Renshen, Baizhu, Fuling und Gancao wirken auf den o. Milz kräftigend, das Qi vermehrend und den Durchfall stoppend. Die Ministerarzneien Shanyao und Roudoukou helfen den

Kaiserarzneien, den o. Milz zu stärken und den Durchfall zu stillen. Die Assistentenarzneien Shanzha, Chao Maiya und Chao Shenqu vermindern die Nahrungsstagnation. Die anderen Assistentenarzneien Chenpi, Sharen und Muxiang regulieren das Qi, harmonisieren den o. Magen. Der Übermittler Jiuchai Huanglian kühlt Calor, trocknet Humor. Die andere Übermittlerarznei Gancao harmonisiert die Wirkungen der anderen Arzneien.

Kontraindikation: Bei einer akuten Nahrungsstagnation, die durch verdorbene Nahrungsmittel oder durch übermäßiges Essen verursacht wurde.

40. Rezepturen gegen Geschwüre und Wunden

Lebenstrank nach dem Rezept des Unsterblichen (Xianfang Huoming Yin)

Ursprung: Jiao Zhu Fu Ren Liang Fang (13. Jahrhundert)
Zusammensetzung:
Zhebeimu (Fritillaria Cirrhosa Bulbus) 3g
Tianhuafen (Radix Trichosanthes) 3g
Gancao (Radix Glycyrrhizae Uralensis) 3g
Ruxiang (Olibanum Gumml) 3g
Baizhi (Radix Angelicae Dahuricae) 3g
Moyao (Myrrha) 3g
Chenpi (Citrus Pericarpium) 9g
Fangfeng (Radix Ledebouriiellae) 3g
Chishao (Radix Paeonia Rubra) 3g
Danggui (Radix Angelicae Sinensis) 3g
Chuanshanjia (Manis Squama) 3g
Zaojiao (Gleditsiae Spinae) 3g
Jinyinhua (Flos Lonicerae) 9g
Zubereitung: Wie üblich, s. S. 250
Wirkung: Calor kühlend, desinfizierend, das Xue belebend, Geschwüre zerstreuend, Schmerzen stillend.
Indikation: Frühstadium der Geschwürbildung mit Rötung, Schwellung, Hitze und Schmerzhaftigkeit, einem dünnen und gelblichen Zungenbelag und einem beschleunigten und kraftvollen Puls.

Bei entsprechender Symptomatik kann diese Rezeptur zur Behandlung folgender, gemäß der modernen Medizin festgelegten Krankheiten verwendet werden: Akute Mastitis, Karbunkel, und andere lokale eitrige Läsionen.

Erläuterung der Rezeptur: Die Kaiserarznei Jinyinhua wirkt Calor kühlend und desinfizierend. Die Ministerarzneien Fangfeng und Baizhi öffnen Extima, zerstreuen Venti Heteropathien, kühlen Calor. Die anderen Ministerarzneien Moyao, Ruxiang, Danggui und Chishao dynamisieren Xue, zerstreuen Geschwüre, vermindern Schwellungen und lindern Schmerzen. Die Assistentenarzneien Zhebeimu und Tianhuafen kühlen Calor, zerstreuen die Klumpen. Die anderen Assistentenarzneien Chuanshanjia und Zaojiao machen die Leitbahnen durchgängig und leiten Eiter aus. Der Übermittler Chenpi reguliert das Qi. Die andere Übermittlerarznei Gancao harmonisiert die Wirkungen der anderen Arzneien.

Kontraindikation: Bei Depletion der oo. Milz und Magen sowie Qi und Xue.

Desinfizierender Trank der Fünf Sapores (Wuwei Xiaodu Yin)

Ursprung: Yi Zong Jin Jian (17. Jahrhundert)
Zusammensetzung: Jinyinhua (Flos Lonicerae) 9g
Pugongying (Herba Taraxaci Mongolici cum Radice) 4g
Zihuadiding (Herba cum Radice Violae Yedoensitis) 4g
Yejuhua (Flos Chrysanthemi Indici) 4g
Zibeitiankuei (Herba Begoniae Fimbristipulatae) 4g
Zubereitung: Wie üblich, s. S. 250
Wirkung: Calor kühlend, desinfizierend, das Xue kühlend, Schwellungen zerstreuend.
Indikation: Infektiöse Calor-Befunde: Alle Arten von Furunkeln und Karbunkeln mit lokalen Erythema, Schwellungen, Hitze und Schmerzen, Geschwüre, Fieber, Frösteln, eine rote Zunge mit gelbem Belag und ein beschleunigter Puls.

Diese Rezeptur kann zur Behandlung folgender in der modernen Medizin definierten Krankheiten verwendet werden: Erysipel, Mastitis, Karbunkel, Appendizitis, Konjunktivitis, Infektionen der Harnwege und akute Pyelonephritis.

Modifikationen: s.S. 473, 477, 479
Kontraindikation: Bei Depletion der oo. Milz und Magen.

Phragmites-Dekokt (Weijing Tang)

Ursprung: Qian Jin Fang (7. Jahrhundert)
Zusammensetzung: Lugen (Rhizoma Phragmitis) 30g
Yiyiren (Semen Coix) 30g
Taoren (Semen Persicae) 9g
Dongguaren (Semen Benincasae) 24g
Zubereitung: Wie üblich, s. S. 250
Wirkung: Calor kühlend, Pituita umwandelnd, Stasen auflösend, Eiter ausleitend.
Indikation: Husten und Auswurf von faulig riechendem,

eitrigem Schleim, Schmerzen im Thorax, roter Zungenkörper, gelber, klebriger Zungenbelag und ein schlüpfriger, beschleunigter Puls.

Bei entsprechender Symptomatik kann diese Rezeptur zur Behandlung folgender, gemäß der modernen Medizin festgelegten Krankheiten verwendet werden: Bronchiektasen, Pneumonie.

Erläuterung der Rezeptur: Die Kaiserarznei Lugen kühlt Calor aus dem o. Lunge. Die Ministerarzneien Dongguaren und Yiyiren wirken Calor und Pituita eliminierend, Humor umwandelnd, Eiter ausleitend. Die Assistentenarznei Taoren dynamisiert das Xue, eliminiert Blut-Stasen, zerstreut Klumpen.

Dekokt mit Rhabarberwurzel und Pfingstrosenwurzel (Dahuang Mudan Tang)

Ursprung: Jin Gui Yao Lue (2. Jahrhundert)

Zusammensetzung: Dahuang (Rhizoma Rheum) 18g
Manxiao (Natrium Sulfuricum) 9g
Mudanpi (Radix Moutan Cortex) 9g
Taoren (Semen Persicae) 12g
Dongguaren (Semen Benincasae) 130g

Zubereitung: Das Rezept ist auch in fertig zubereiteter Form erhältlich.

Wirkung: Calor kühlend, Stasen austreibend, Verknotungen lösend, Ulcera zerstreuend.

Indikation: Fieber, Frösteln, Schweiß, der Unterbauch, vor allem rechts, ist sehr schmerzhaft und sehr druckempfindlich. Es können auch Leistenschmerzen vorkommen, die sich durch Hüft- und Knieflexion bessern und durch Hüftextension verschlimmern. Ein dünner, gelber und klebriger Zungenbelag und ein schlüpfriger, beschleunigter Puls.

Bei entsprechender Symptomatik kann diese Rezeptur zur Behandlung folgender, gemäß der modernen Medizin festgelegten Krankheiten verwendet werden: akute unkomplizierte Appendizitis, Lochioschesis.

Erläuterung der Rezeptur: Die Kaiserarznei Dahuang zerstreut Calor humidus und Verknotungen des Darms. Die Ministerarznei Manxiao weicht den Stuhl auf und unterstützt Dahuang im Abführen. Die Assistentenarzneien Taoren und Mudanpi kühlen das Xue, eliminieren Blut-Stasen. Der Übermittler Dongguaren wirkt Calor humidus kühlend, Stasen austreibend, Ulcera zerstreuend.

Kontraindikation: Bei alten oder schwachen Patienten sowie in der Schwangerschaft.

Semen Coix, Radix Aconiti, Bombyx Batryticatus-Pulver (Yiyi Fuzi Baijiang San)

Ursprung: Jin Gui Yao Lue (2. Jahrhundert)

Zusammensetzung: Yiyiren (Semen Coix) 30g
Fuzi (Radix Aconiti Praeparata) 6g
Baijiangcao (Bombyx Batryticatus) 15g

Zubereitung: Das Rezept ist auch in fertig zubereiteter Form erhältlich.

Wirkung: Eiter ausleitend, Schwellungen zerstreuend.

Indikation: Für einen voll ausgebildeten Darmabszess ohne Fieber mit schuppiger Haut, eitrige Prozesse im Bauchraum, die Bauchdecke ist weich und erscheint etwas gedunsen, ein klebriger Zungenbelag und ein beschleunigter Puls.

Bei entsprechender Symptomatik kann diese Rezeptur zur Behandlung folgender, gemäß der modernen Medizin festgelegten Krankheiten verwendet werden: chronische Appendizitis.

Erläuterung der Rezeptur: Die Kaiserarznei Yiyiren lässt Humor abfließen, vermindert Schwellungen. Die Ministerarznei Baijiangcao leitet Eiter aus. Die scharfe und heiße Assistentenarznei Fuzi wirkt Algor humidus zerstreuend, Qi dynamisierend.

Kontraindikation: Bei akuter Appendizitis.

Pulver, das den Eiter nach außen gelangen lässt (Tounong San)

Ursprung: Wei Ke Zheng Zong (16. Jahrhundert)

Zusammensetzung: Huangqi (Radix Astragalus) 12g
Danggui (Radix Angelicae Sinensis) 6g
Chuanxiong (Radix Ligusticum) 9g
Chuanshanjia (Squama Manitis Pentactylae) 3g
Zaojiaoci (Spina Gleditsiae Sinensis) 5g

Zubereitung: In fertig zubereiteter Form erhältlich.

Wirkung: Des Qi und Xue stärkend, Gifte nach außen fördernd, Eiter abfließen lassend.

Indikation: Geschwüre, in denen sich bereits Eiter gebildet hat, die jedoch noch nicht aufgebrochen sind – was daran liegt, dass eine allgemeine oder lokale Depletion die Reifung des Geschwürs verzögert oder verhindert.

Erläuterung der Rezeptur: Die Kaiserarznei Huangqi wirkt das Qi stärkend, Gifte nach außen fördernd. Die Ministerarzneien Danggui und Chuanxiong beleben das Xue, harmonisieren die Bauenergie. Die Assistentenarzneien Chuanshanjia und Zaojiaoci lassen Eiter abfließen.

Modifikationen: s.S. 479

Semen Pericae Dekokt zur Wiederherstellung des Qi (Taoren Chengqi Tang)

Ursprung: Shang Han Lun (2. Jahrhundert)
Zusammensetzung: Taoren (Semen Persicae) 12g
Dahuang (Rhizoma Rheum) 12g
Manxiao (Natrium Sulfuricum) 6g
Guizhi (Ramulus Cinnamomum Cassiae) 6g
Zhi Gancao (Radix Glycyrrhizae Uralensis in Honig gebraten) 6g
Zubereitung: Wie üblich, s. S. 250
Wirkung: Calor kühlend, Hämatome auflösend, Stasen austreibend, Schmerzen stillend.
Indikation: Akute Schmerzen im unteren Abdomen, 1 bis 6 Tage nach der Fraktur Symptome wie Schmerzhaftigkeit, Schwellung, Fieber, Unruhe, Schlafstörungen, großer Durst sowie ein beschleunigter Puls

Bei entsprechender Symptomatik kann diese Rezeptur zur Behandlung folgender, gemäß der modernen Medizin festgelegten Krankheiten verwendet werden: 1 bis 6 Tage nach der Fraktur, akute Endometritis, Plazentaretention, Entzündungen der Beckenorgane.

Erläuterung der Rezeptur: Der Kaiserarznei Taoren bewegt Xue, eliminiert Blut-Stasen. Die andere Kaiserarznei Dahuang führt sich anhäufenden Calor ab. Die Ministerarznei Mangxiao hilft Dahuang, die verhärteten Stellen zu erweichen und und Hämatome zu zerstreuen, indem er den Stuhl abführt. Die Assistentenarznei Guizhi hilft Taoren, Blockaden in der Blutzirkulation aufzulösen und eliminiert Blut-Stasen. Die Übermittlerarznei Zhi Gancao harmonisiert die Wirkung der anderen Arzneien und schützt den Magen.
Kontraindikation: Bei Schwangerschaft.

8. Teil: Die Praxis der chinesischen Medizin

Kapitel I: Erkrankungen der Atemwege

Erkältungskrankheiten

In der westlichen Medizin ist die Erkältung eine sehr häufig auftretende Virusinfektion der oberen Atemwege. In der chinesischen Medizin entspricht die Erkältung dem Eindringen von Algor venti oder Calor venti.

Krankheitsmechanismus

Als Krankheitsursachen kommen vor allem Ventus, Algor und Ventus calor in Betracht, die beim Wechsel zwischen Temperaturextremen von Kälte und Hitze oder bei Depletion des o. Lunge auftreten und ihre kühlende und verteilende Funktion verhindern und die Abwehrkräfte der Extima schwächen. Daneben spielen die Agenzien von Trockenheit, Sommerhitze sowie Feuchtigkeit auch eine Rolle, unter deren Einfluss sich vom o. Lunge her Heteropathien ausbilden können.

Therapie nach Symptomatik, Abgrenzungen

Algor venti-Erkältung

Frösteln, Schmerzen in Körper, Kopfschmerzen, niedriges Fieber, kein Schweiß, Nasenverstopfung oder Nasenfluss, Husten, dünner und weißer Zungenbelag, oberflächlicher und angespannter Puls.

Therapieprinzip: Algor venti vertreiben durch Austreibung von Schweiß und Befreiung der Extima.

Rezeptur und Modifikationen: Hier wird das Dekokt von Porree und fermentierten Sojabohnen (Cong Chi Tang) empfohlen. Bei ausgeprägten Kopfschmerzen und Frösteln gibt man Jingjie, Fangfeng und Qianghuo hinzu. Wenn die Schweißlosigkeit nicht besser wird, gibt man Mahuang, Shengma sowie Gegen hinzu. Bei ausgeprägten Halsschmerzen mit Fieber gibt man Zhizi, Huangqin und Lianqiao hinzu. Bei ausgeprägtem Husten und Heiserkeit fügt man Niubangzi, Chuantui sowie Jiegeng bei.

Akupunktur: B 12, G 20, Lu 7, Di 4. Erläuterung: B 12 und G 20 beseitigen Ventus-Heteropathien, Lu 7 und Di 4 sind eine Kombination, um Ventus zu beseitigen, Schweiß auszutreiben und Extima zu befreien. Alle Foramina sind dispulsiv zu stimulieren.

Moxibustion oder Energiespender: B 12, B 13.

Schröpfung: B 12, B 13.

Ohrakupunktur: Lunge, Shenmen.

Tuina: Am sitzenden Patienten führt der Behandler eine Rudikulation 2 bis 3 Minuten entlang der Nackenmuskulatur durch, dann prehendiert er beidseitig die Foramina G 20, sowie die Halswirbel, verbunden mit einer Prehension am Schultergürtel. Anschließend erfolgt eine Perfrikation so lange, bis eine Erwärmung der Haut eingetreten ist.

Selbst-Tuina mit dem Gecko-Ball: Rollen am Rücken, Schieben nach oben und unten oder Schieben nach links und rechts an B 12, B 13.

Diätetik: 9 Stücke frischen Ingwer, 1 Frühlingszwiebel und 3g braunen Zucker in Wasser kochen. Den Sud noch heiß nach und nach einnehmen.

Qigong: Hier wird die Durchführung des Qigong für den Kopf und das Gesicht und Qigong für Nase und Zähne empfohlen.

Calor-venti-Erkältung

Fieber mit Schweiß, Kopfschmerzen, Abneigung gegen Wind, Nasenverstopfung, Husten, Durst, Auswurf von dickem, gelbem Schleim, trockener und geschwollener Rachen, Halsschmerzen, dünner und gelblicher Zungenbelag. Oberflächlicher und schneller Puls.

Therapieprinzip: Calor kühlen, die Extima durchgängig machen.

Rezeptur und Modifikationen: Hier wird das Flos Lonicerae und Fructus Forsythiae Pulver (Yinqiao San) empfohlen. Bei Ariditas mit großem Durst Tianhuafen hinzufügen. Bei starken Halsschmerzen Mabo, Xuanshen hinzufügen. Bei Aestus mit wenig Urin gibt man Zhimu, Maimendong sowie Shengdihuang zu.

Akupunktur: LG 14, Di 11, Di 4, Lu 10, 3E 5. Erläuterung: LG 14 trifft alle Yang Leitbahnen, beseitigt Calor. Dieses Foramen wird sehr häufig bei Fieber eingesetzt. Di 11 und Di 4 sind eine Kombination, um Calor venti zu eliminieren; Lu 10 macht die Kehle frei, 3 E 5 macht die Extima frei. Alle Foramina sind dispulsiv zu stimulieren.

Schröpfung: B 12, B 13.

Ohrakupunktur: Lunge, Shenmen.

Tuina: Am sitzenden Patienten führt der Behandler eine Rudikulation an LG 14, dann mit gestreckten, nur leicht gekrümmten Fingern eine sanfte Tympanisation am B 12, B 13 durch.

Selbst-Tuina mit dem Gecko-Ball: Rollen am Rücken, Schieben nach oben und unten oder Schieben nach links und rechts an B 12, B 13.

Diätetik: Chrysanthemenblüten als Tee trinken.

Qigong: Hier wird die Durchführung des Qigong für den Kopf und das Gesicht empfohlen.

Husten

In der chinesischen Medizin wird Husten schon in dem Werk „Unbefangene Fragen im Innern Klassiker des Gelben Fürsten" in Kapitel 23, 38 erwähnt, in der westlichen Medizin gehört er zu häufig auftretenden Begleitsymptomen vieler Erkrankungen der Atemwege, wie z.B. chronischer und akuter Bronchitis, Bronchial-CA, Bronchiektasie, Lungeentzündung, Pleuritis sicca sowie Tuberkulose.

Krankheitsmechanismus

Nach der chinesischen Medizin gibt es hauptsächlich zwei Krankheitsursachen, nämlich die exogenen und endogenen Faktoren.

1. Als exogene Faktoren stehen Algor venti, Calor venti und Ariditas-Heteropathie im Vordergrund. Sie treten über Nase und Mund ein, befallen Haut und Wei-Qi-Schicht, breiten sich im Bereich des Funktionskreises Lunge aus und hemmen das Lungen-Qi, dadurch wird die kühlende und absteigende Funktion des o. Lunge behindert, was wiederum zu Husten führt.

2. Als endogene Faktoren stehen emotionale Disharmonie sowie Fehlernährung im Vordergrund.

Ärger, Jähzorn, Besorgnis, Groll sowie Frustration führen zu einer Stagnation des o.-Leber-Qi. Über einen langen Zeitraum kann dies Ardor des o. Leber verursachen, welcher die Lunge angreift, sie an ihrer absteigenden Funktion hindert, was zu Husten führt. Depletion des Yin im o. Lunge verursacht auch inneren Ardor, welcher die Säfte-Zirkulation regulierende Funktion verletzt, woraus wiederum Husten resultiert.

3. Diätfehler wie z.B. übermäßiger Konsum von fetten Speisen, Alkohol und Süßigkeiten lassen eine Depletion des o. Milz entstehen, was zu einer Anhäufung von Humor und Bildung von Pituita (Schleim) führt. Wenn Pituita sich im o. Lunge festsetzt und das Lungen-Qi am Absteigen hindert, dann kommt es ebenfalls zu Husten.

Therapie nach Symptomatik, Abgrenzungen

Algor venti-Husten

Husten mit dünnem, klarem Schleim, Kopfschmerzen, Fieber, Frösteln ohne Schweiß, Nasenverstopfung oder Nasenfluss, schmerzende Gelenke, dünner und weißer Zungenbelag. Oberflächlicher und angespannter Puls.

Therapieprinzip: Algor venti zerstreuen, Extima freimachen, Husten stillen.

Rezeptur und Modifikationen: Hier wird das Pulver mit Semen Pruni Armeniacae und Fructus Citrus Immaturus (Xing Su San) empfohlen. Bei Schweißlosigkeit gibt man Qianghuo hinzu. Bei Kopfschmerzen gibt man Baizhi hinzu.

Akupunktur: B 12, B 13, Lu 7, Di 4. Erläuterung: B 12, B 13 fördert die kühlende und absteigende Funktion des o. Lunge und beendet somit Husten. Lu 7 und Di 4 sind eine Kombination, um Ventus zu beseitigen und Extima zu befreien. Alle Foramina sind suppletiv zu stimulieren.

Moxibustion oder Energiespender: B 12, B 13.

Schröpfung: B 12, B 13.

Ohrakupunktur: Lunge, Shenmen.

Tuina: Beim auf dem Bauch liegenden Patienten führt der Behandler zunächst eine Rudikulation an B 12, B 13 verbunden mit Perfrikation so lange durch, bis eine

Erwärmung der Haut eingetreten ist. Anschließend erfolgt eine Prehension am Schultergürtel.

Selbst-Tuina mit dem Gecko-Ball: Rollen am Rücken, Schieben nach oben und unten oder Schieben nach links und rechts an B 12, B 13.

Diätetik: 1. Frischen rohen Rettich zu sich nehmen. 2. In Honig getauchten Rettich: 1 Rettich, 3g Ingwer, 30g Honig in einer Pfanne auf kleiner Flamme langsam rösten, bis sie duften und gar sind.

Qigong: Hier wird die Durchführung des Qigong zur Regulation des o. Lunge, das Qigong für die Brust, für den Kopf und das Gesicht, Qigong für Nase und Zähne und besonders die „Methode der Regulation des o. Lunge und Harmonisierung des Qi“ (s.S. 219) empfohlen.

Calor-venti-Husten

Husten mit klebrigem Auswurf, Halsschmerzen, Durst, trockene Nasenöffnung, Fieber mit Schweiß, dünner und gelblicher Zungenbelag, oberflächlicher und schneller Puls.

Therapieprinzip: Calor venti zerstreuen, Extima freimachen, Husten stillen.

Rezeptur und Modifikationen: Hier wird das Folia Morus und Flos Chrysanthemi Dekokt (Sang Jü Yin) empfohlen. Bei Calor venti, der die Augen beeinträchtigt, gibt man Juemingzi und Xiakucao hinzu. Bei starkem Durst gibt man Tianhuafen hinzu. Bei Keuchen fügt man Shigao und Zhimu bei.

Akupunktur: Punktwahl wie bei Algor-venti-Husten: B 12, B 13, Lu 7, Di 4, nur nimmt man LG 14, Di 11 hinzu, um Calor zu kühlen. Alle Foramina sind dispulsiv zu stimulieren.

Schröpfung: B 12, B 13.

Ohrakupunktur: Lunge, Shenmen.

Tuina: Beim auf dem Bauch liegenden Patienten führt der Behandler zunächst eine Rudikulation an B 12 und B 13 durch, dann mit gestreckten, nur leicht gekrümmten Fingern, eine sanfte Tympanisation an B 12, B 13. Anschließend erfolgt eine Prehension am Schultergürtel.

Selbst-Tuina mit dem Gecko-Ball: Rollen am Rücken, Schieben nach oben und unten oder Schieben nach links und rechts an B 12, B 13.

Diätetik: Frische rohe Birnen zu sich nehmen.

Qigong: Hier wird die Durchführung der „Methode des Reibens der Brust und Training des Qi mit dem Wort si“ (s.S. 200) und das Qigong für Kopf, Gesicht, Nase und Zähne empfohlen.

Trockenheit (Ariditas) greift den o. Lunge an

Trockener Husten, klebriges Sputum, Trockenheit in der Nase und im Hals, Fieber, Schmerzen im Kopf und Körper, gerötete Zungenspitze, dünner, weißer Zungenbelag, beschleunigter Puls.

Therapieprinzip: Calor, Ariditas kühlen, den o. Lunge befeuchten, Husten stillen.

Rezeptur und Modifikationen: Dekokt mit Folia Morus und Semen Pruni Armeniacae (Sang Xing Tang). Bei Nasenbluten gibt man Mudanpi, Qinghao hinzu und erhöht die Dosierung von Zhizi. Bei viel gelbem Sputum gibt man Gualoupi und Maimendong hinzu. Bei Halsschmerzen gibt man Niubangzi und Xuanshen zu.

Akupunktur: Lu 5, B 13, MP 6. Erläuterung: Lu 5 als Wasser-Foramen in Kombination mit B 13 bewirkt Kühlung von Calor und fördert die absteigende Funktion des o. Lunge. MP 6 als Kreuzungs-Foramen der 3 Yin Leitbahnen der Beine fördert die Körpersäfte. Alle Foramina sind dispulsiv zu stimulieren.

Schröpfung: B 12, B 13.

Ohrakupunktur: Lunge, Shenmen.

Tuina: Wie bei Calor venti.

Selbst-Tuina mit dem Gecko-Ball: Wie bei Calor venti.

Diätetik: Wie bei Calor-venti-Husten.

Qigong: Wie bei Calor-venti-Husten.

Depletion des Yin im o. Lunge

Trockener Husten ohne Sputum oder mit geringem, klebrigem Sputum, das mit Blut vermischt ist.

Nachmittags Fieber, Wangen-Rötung, Nachtschweiß, Hitzeempfindungen im Bereich der Fußsohlen und Handflächen, trockene und gerötete Zunge. Zarter und beschleunigter Puls.

Therapieprinzip: Die oo. Lunge und Magen erhalten, die aktiven Säfte hervorrufen, den o. Lunge befeuchten, Husten stillen.

Rezeptur und Modifikationen: Hier wird das Dekokt mit Radix Glehnia und Radix Ophiopogonis (Shashen Maimengdong Tang) empfohlen. Bei Nachtschweiß gibt man Wueizi und Fuxiaomai hinzu. Bei dickflüssigem, gelbem Sputum gibt man Huangqin hinzu. Bei blutigem Sputum gibt man Zhizi, Baimaogen hinzu.

Akupunktur: B 13, Lu 10, B 23, LG 4, KG 4. Erläuterung: B 13 fördert das o.-Lunge-Qi. Lu 10 beseitigt Depletion von Calor des o. Lunge. B 23 bewirkt die Stärkung des o.-Niere-Yin. LG 4 und KG 4 sind eine Kombination, um das o.-Niere-Qi zu stärken. Alle Foramina sind suppletiv zu stimulieren.

Schröpfung: B 12, B 13.

Ohrakupunktur: Lunge, Shenmen, Niere.

Tuina: Wie bei Calor-venti-Husten.

Selbst-Tuina mit dem Gecko-Ball: Wie bei Calor venti.

Diätetik: Frische Lotuswurzeln zerstampfen, den so gewonnenen Saft einnehmen.

Qigong: Hier werden die Durchführung des „Innere Pflege-Qigong“ und die „Methode, um die Energie des Mondes zu erhalten“ (s.S. 199) empfohlen.

Pituita (Schleim)-Husten

Husten mit profusem, zugleich dünnem und klarem Schleim, Beklemmungsgefühl in der Brust, Appetitverlust, Müdigkeit, Durchfall, weißer und klebriger Zungenbelag, schlüpfriger Puls.

Therapieprinzip: Humor trocknen, Pituita umwandeln, Husten stillen.

Rezeptur und Modifikationen: Hier wird das Dekokt aus zwei Abgestandenen (Erchen Tang) empfohlen. Bei Ariditas ersetzt man Banxia durch Gualou und Beimu. Bei Husten mit reichlich Sputum gibt man Mahuang und Xingren hinzu. Bei Erbrechen gibt man Sharen hinzu. Bei chronischem Pituita gibt man Muli sowie Xuanshen hinzu. Bei Schlafstörungen fügt man Shichangpu bei.

Akupunktur: Lu 9, B 13, B 20, M 40, KG 12, KG 17. Erläuterung: Lu 9 transformiert Schleim, B 13 fördert das o.-Lunge-Qi, B 20, MP 6 stärken den o. Milz, M 40, KG 12, KG 17 sind eine Kombination, um Pituita zu beseitigen. Alle Foramina sind dispulsiv zu stimulieren.

Moxibustion oder Energiespender: B 12, B 13, B 20, B 22, KG 12.

Schröpfung: B 12, B 13, B 20, B 22.

Ohrakupunktur: Lunge, Shenmen, Milz.

Tuina: Beim auf dem Bauch liegenden Patienten führt der Behandler zunächst eine Rudikulation an B 12, B 13, B 20, B 23 durch. Der Patient liegt auf dem Rücken, der Behandler wendet eine Frikation an, die von KG 13 ausgehend langsam in Richtung auf KG 4 voranschreitet – und von dort mehrmals zum Ausgangspunkt zurückkehrt.

Selbst-Tuina mit dem Gecko-Ball: Rollen am Rücken, Schieben nach oben und unten oder Schieben nach links und rechts an B 13, B 20, B 22.

Diätetik: 150g Walnusskerne und 120g Rundkornreis mit Wasser kochen, dann als Suppe einnehmen.

Qigong: Hier wird die Durchführung des Qigong zur Regulation des o. Lunge und von der „6-Laute-Atemmethode“ das Sprechen des Wortes „hu“ empfohlen (s.S. 200).

Ardor attackiert die oo. Leber und Lunge

Trockener Husten, trockene Kehle, gerötetes Gesicht, Spannungsschmerzen in der Brust. Gelber und trockener Zungenbelag, gespannter Puls.

Therapieprinzip: Ardor des o. Lunge herausleiten, Calor kühlen, Keuchen besänftigen, Husten stillen.

Rezeptur und Modifikationen: Hier wird das Pulver, das das Weiße zerstreut (Xiebai San) empfohlen. Bei Schweißlosigkeit gibt man Qianghuo hinzu. Bei

Kopfschmerzen gibt man Baizhi hinzu. Bei ausgeprägten Calor-Symptomen gibt man Zhizi und Mudanpi hinzu. Bei viel Schleim gibt man Zisuzi und Pipaye hinzu. Bei Brustschmerzen fügt man Yujin hinzu.

Akupunktur: B 12, B 13, B 18, Le 2, Le 3. Erläuterung: B 12, B 13 fördern die kühlende und absteigende Funktion des o. Lunge, B 18, Le 2, Le 3 beseitigen Ardor des o. Leber, Lu 5 und Di 4 eliminieren Calor des o. Lunge. Alle Foramina sind dispulsiv zu stimulieren.

Schröpfung: B 12, B 13, B 18, B 19.

Ohrakupunktur: Lunge, Shenmen, Leber.

Tuina: Beim auf dem Bauch liegenden Patienten führt der Behandler zunächst eine Rudikulation an B 12, B 13, B 18, B 19 durch, dann mit gestreckten, nur leicht gekrümmten Fingern eine sanfte Tympanisation an B 12, B 13, B 18, B 19 durch. Der Patient liegt auf dem Rücken, der Behandler vollzieht auf Le 12 eine rasche und lockere Frikation.

Selbst-Tuina mit dem Gecko-Ball: Rollen am Rücken, Schieben nach oben und unten oder Schieben nach links und rechts an B 12, B 13. B 18, B 19. Treten mit den Fußrücken.

Diätetik: Hier wird der Fünf-Säfte-Trank empfohlen: Aus Birnen, Wasserkastanien, Schilfrohrwurzeln, Schlangenbartwurzeln und Lotuswurzeln jeweils den Saft auspressen und miteinander vermischen.

Qigong: Hier werden die Durchführung der „Methode, die Brust zu reiben und Qi mit dem Wort xu zu trainieren" (s.S. 200) und das Qigong zur Regulation des o. Lunge empfohlen.

Halsentzündung

Krankheitsmechanismus

1. Entweder ist durch Algor venti oder Calor venti der o. Lunge affiziert, was schließlich die kühlende und verteilende Funktion blockiert und die Abwehrkräfte der Extima schwächt. Dadurch sammelt sich Calor humidus im Hals und verursacht Halsschmerzen.

2. Diätfehler wie z.B. übermäßiger Konsum von fetten Speisen, Alkohol sowie Süßigkeiten lassen Calor humidus in den oo. Lunge und Magen entstehen, was wiederum zu einer Anhäufung von Pituita (Schleim) führt. Wenn Pituita sich im o. Lunge festsetzt und das Qi am Absteigen hindert, kommt es zu Halsschmerzen.

3. Durch Überanstrengung oder emotionale Disharmonie wie Ärger, Sorgen oder übermäßige sexuelle Betätigung wird das Yin der oo. Lunge und Niere geschmälert. Depletion des Yin in den oo. Lunge und Niere verursacht inneren Ardor, welcher die Funktion, die die Säfte-Zirkulation reguliert, verletzt. Daraus resultieren Halsschmerzen wie oben.

Therapie nach Symptomatik, Abgrenzungen

Algor venti

Akute Heiserkeit, Kratzen im Rachen, Husten mit wässrigem Auswurf, Abneigung gegen Kälte und Wind, reichlich weißes, dünnflüssiges Sputum, Stimmverlust, ein dünner, weißer Zungenbelag und ein oberflächlicher Puls.

Therapieprinzip: Algor venti zerstreuen, Extima freimachen, Halsschmerzen stillen.

Rezeptur und Modifikationen: Hier wird das Drei-Befreiungs-Dekokt (Sanao Tang) empfohlen. Bei Kopfschmerzen und Abneigung gegen Kälte gibt man Huoxiang und Zisuye hinzu. Bei Fieber und einer roten Zunge gibt man Yinchenhao, Zhizi und Huangqin hinzu. Bei Atemnotgefühl fügt man Huoxiang bei.

Akupunktur: B 12, B 13, Lu 7, Di 4. Erläuterung: B 12, B 13 fördern die absteigende Funktion des o. Lunge und beenden somit Halsschmerzen. Lu 7 und Di 4 sind eine Kombination, um Algor venti zu beseitigen und Extima zu befreien. Alle Foramina sind suppletiv zu stimulieren.

Moxibustion oder Energiespender: B 12, B 13.

Schröpfung: B 12, B 13.

Ohrakupunktur: Speiseröhre, Adrenalin, Shenmen.

Tuina: Am sitzenden Patienten erfolgt zunächst eine Prehension entlang der über die Seiten des Halses und des Nackens verlaufenden Blasen-Leitbahnen beidseitig ab und auf, anschließend eine Kompression auf die Foramina Di 4, Lu 7, G 20. Am sitzenden Patienten führt der Behandler zunächst eine Rudikulation an B 12, B 13, verbunden mit einer Perfrikation, so lange durch, bis eine Erwärmung der Haut eingetreten ist. Anschließend erfolgt eine Prehension auf den Schultergürtel.

Selbst-Tuina mit dem Gecko-Ball: Rollen am Rücken, Schieben nach oben und unten oder Schieben nach links und rechts an B 12, B 13.

Diätetik: Saft aus Rettich und Ingwer.

Qigong: Hier wird die Durchführung des Qigong zur Regulation des o. Lunge, das Qigong für die Brust, für den Kopf und das Gesicht empfohlen.

Calor venti

Heiserkeit, Rachenrötung, Halsschmerzen, trockener und geschwollener Rachen, Schluckbeschwerden, Fieber mit Schweiß, Kopfschmerzen, Nasenverstopfung, Durst, Husten, Auswurf von dickem, gelbem Schleim, dünner und gelblicher Zungenbelag. Oberflächlicher und schneller Puls.

Therapieprinzip: Calor kühlen, die Extima durchgängig machen, Rachenschmerzen stillen.

Rezeptur und Modifikationen: Hier wird das Flos Lonicerae und Fructus Forsythiae Pulver (Yinqiao San) empfohlen. Bei Ariditas mit großem Durst Tianhuafen hinzufügen. Bei starken Halsschmerzen Mabo und Xuanshen hinzufügen. Bei Aestus mit wenig Urin gibt man Zhimu, Maimendong und Shengdihuang zu.

Akupunktur: LG 14, Di 11, Di 4, Lu 10, 3 E 5, Lu 11. Erläuterung: LG 14 trifft alle Yang Leitbahnen und beseitigt Calor. Di 11 und Di 4 sind eine Kombination, um Calor venti zu eliminieren, Lu 10 macht die Kehle frei; 3 E 5 macht die Extima frei. Alle Foramina sind dispulsiv zu stimulieren.

Schröpfung: B 12, B 13.

Mikroaderlass mit Dreikantnadel: Lu 11 wird mit der Dreikantnadel gestochen, um eine kleine Menge von Blut austreten zu lassen. Das kühlt den o. Lunge von Calor und erleichtert die Halsschmerzen.

Ohrakupunktur: Speiseröhre, Adrenalin, Shenmen.

Tuina: Am sitzenden Patienten erfolgt zunächst eine Prehension entlang der über die Seiten des Halses und des Nackens verlaufenden Blasen-Leitbahnen beidseitig ab und auf, anschließend eine Kompression auf die Foramina G 20, LG 14, Di 11, Lu 10, Lu 11. Am sitzenden Patienten führt der Behandler eine Rudikulation an LG 20 durch, dann mit gestreckten, nur leicht gekrümmten Fingern eine sanfte Tympanisation an B 12, B 13.

Selbst-Tuina mit dem Gecko-Ball: Rollen am Rücken, Schieben nach oben und unten oder Schieben nach links und rechts an B 12, B 13.

Diätetik: Suppe aus Mungbohnen.

Qigong: Hier wird die Durchführung des Qigong zur Regulation des o. Lunge, das Qigong für die Brust, für den Kopf und das Gesicht empfohlen.

Calor der oo. Lunge und Magen

Heiserkeit, hohes Fieber, Dysfunktion des Rachens, Halsschmerzen, trockener, wunder Rachen, Rötung und Schwellung des Rachens, Durst, eine rote und trockene Zunge mit gelbem Zungenbelag, ein kräftiger und beschleunigter Puls.

Therapieprinzip: Calor kühlen, entgiften, Rachenschmerzen stillen.

Rezeptur und Modifikationen: Hier wird der universell nützliche Entgiftungstrank (Puji Xiaodu Yin) empfohlen. Bei Obstipation gibt man Dahuang hinzu. Bei Obstipation mit starker Intima calor gibt man Dahuang, Zhishi und Xuanmingfen hinzu. Bei starker Schwellung gibt man Mudanpi, Chishao, Xiakucao und Sigualuo bei.

Akupunktur: Punktwahl wie bei Calor venti: LG 14, Di 11, Di 4, Lu 10, 3 E 5, Lu 11, nur nimmt man M 44, B 13 hinzu, um Calor der oo. Lunge und Magen zu kühlen. Alle Foramina sind dispulsiv zu stimulieren.

Schröpfung: B 12, B 13.

Ohrakupunktur: Speiseröhre, Adrenalin, Lunge, Magen, Shenmen.

Tuina: Wie bei Calor venti, nur nimmt man eine Kompression an M 44 und Lu 11 hinzu, um Calor der oo. Lunge und Magen zu kühlen.

Selbst-Tuina mit dem Gecko-Ball: Rollen am Rücken, Schieben nach oben und unten oder Schieben nach links und rechts an B 12, B 13. Treten mit dem Fußrücken.

Diätetik: 30g Erdnüsse (ohne Schale) und 30g Honig in Wasser kochen und einnehmen.

Qigong: Hier wird die Durchführung des Qigong zur Regulation des o. Lunge, Qigong für das Abdomen sowie Qigong für den Kopf und das Gesicht empfohlen.

Asthma (Xiao chuan)

Asthma ist den chinesischen Begriffen Xiao (Keuchatmung), Chuan (Atemnot) sehr ähnlich. In der chinesischen Medizin sieht man die beiden meistens als Einheit.

Krankheitsmechanismus

1. Repletion: Die meisten Asthmaanfälle entstehen durch das Eindringen äußerer Agenzien, denn der Funktionskreis Lunge ist dafür besonders anfällig. Entweder ist durch Algor venti oder Calor venti der Funktionskreis Lunge affiziert und blockiert schließlich seine normale Funktion – primär durch Algor venti verursacht – und entwickelt sich später zu Calor.

2. Depletion: Depletion der oo. Lunge und Niere: Nach Überanstrengung oder emotionaler Disharmonie wie Ärger, Sorgen oder nach langer chronischer Krankheit oder übermäßiger sexueller Betätigung wird das Qi des o. Lunge geschmälert. Ein geschwächtes Qi des Funktionskreises Lunge begünstigt besonders Chuan (Atemnot). Pituita ist auch ein wichtiger Faktor für die Entstehung von Asthma. Wenn Pituita im o. Lunge bleibt und die Durchgängigkeit des Qi blockiert, wird die Funktion der Verteilung und des Hinabführens nicht frei entfaltet. Dabei tritt Xiao (Keuchatmung) auf.

Therapie nach Symptomatik, Abgrenzungen

Eindringen von Algor venti in den o. Lunge

Husten oder Asthma mit dünnem, klarem Auswurf, Frösteln, Fieber, kein Schweiß, Schmerzen im Kopf und im Körper, verstopfte und laufende Nase, weißer Zungenbelag, oberflächlicher Puls.

Therapieprinzip: Die Extima lösen, den o. Lunge besänftigen, Keuchen stillen.

Rezeptur und Modifikationen: Hier wird das Herba Ephedrae Dekokt (Mahuang Tang) empfohlen. Bei Extima algor mit Intima calor gibt man Shigao hinzu. Bei Depletion Yang gibt man Huangqi hinzu. Bei Keuchen, Spannungsgefühl in der Brust gibt man Suzi und Chenpi hinzu. Bei Halsschmerzen reduziert man Guizhi um die Hälfte und fügt Tianhuafen sowie Shegan hinzu.

Akupunktur: Lu 7, B 13, B 12, Lu 5, KG 17, M 36, MP 6, H 7. Erläuterung: Lu 7, B 13 fördern die absteigende Funktion des o. Lunge. B 12 beseitigt Ventus. Lu 5, KG 17 sind eine Kombination, um das absteigende Lungen-Qi nach unten zu bringen. Dingchuan und KG 22 beenden akutes Asthma. M 36 und MP 6 wirken Wei-Qi harmonisierend. H 7 beruhigt den Geist. Alle Foramina sind dispulsiv zu stimulieren.

Moxibustion oder Energiespender: Dingchuang, B 12, B 13, B 15, KG 17.

Schröpfung: B 12, B 13, B 14, B 15.

Ohrakupunktur: Lunge, Shenmen, Endokrinum, Niere.

Tuina: Der Patient liegt auf dem Rücken, der Behandler führt zunächst eine Ein-Finger-Zen-Pression an den Foramen KG 22, KG 17 durch, dann wendet er eine Frikation an, die von KG 13 ausgehend langsam in Richtung auf KG 4 voranschreitet – und von dort mehrmals zum Ausgangspunkt zurückkehrt. Beim auf dem Bauch liegenden Patienten führt der Behandler zunächst eine Kompression und Rudikulation an Dingchuang, B 12, B 13, B 15, B 20 und B 23 durch.

Selbst-Tuina mit dem Gecko-Ball: Rollen am Rücken, Klopfen durch Hin- und Herschwingen des Oberkörpers, Schieben nach oben und unten oder Schieben nach links und rechts an B 12, B 13, B 15 und B 23.

Diätetik: 250g Walnüsse in Wasser kochen, bis sie einreduziert sind, nun 250g Honig zuführen und auf kleiner Flamme so lange kochen, bis eine Paste entsteht.

Qigong: Hier wird die Durchführung der „Methode des Reibens der Brust und Training des Qi mit dem Wort si" (s.S. 200) empfohlen.

Eindringen von Calor venti in den o. Lunge

Husten oder Asthma, dicker, gelber Auswurf, Fieber, Schmerzen auf der Brust, Durst, Spannungsgefühl, Druckgefühl in der Brust, Nervosität, Trockenheit in der Nase oder blutiges bzw. eitriges Nasensekret, starker Durst, trockener Stuhl, gelber Zungenbelag, oberflächlicher und beschleunigter Puls.

Therapieprinzip: Calor kühlen, den o. Lunge erfrischen, Keuchen stillen.

Rezeptur und Modifikationen: Hier wird das Dekokt aus Herba Ephedrae, geschälten bitteren Mandeln, Süßholz und Gips (Ma Xing Shi Gan Tang) empfohlen. Bei extremem Calor gibt man Jinyinhua, Lianqiao und Yuxingcao hinzu. Bei Husten mit reichlich Sputum gibt man Suzi und Tinglizi hinzu.

Akupunktur: Lu 7, B 13, Lu 5, Lu 11, Di 11, LG 14, Dingchuan, KG 22, M 36, MP 6. Erläuterung: Lu 7, B 13 fördern die kühlende und absteigende Funktion des o. Lunge. B 12 beseitigt Ventus. Lu 5, Lu 11, Di 11, LG 14 sind eine Kombination, um Calor zu beseitigen. KG 17 bringt das absteigende Lungen-Qi nach unten. Dingchuan und KG 22 beenden akutes Asthma. M 36 und MP 6 wirken auf das Wei-Qi harmonisierend. H 7 beruhigt den Geist. Alle Foramina sind dispulsiv zu stimulieren.

Moxibustion oder Energiespender: Dingchuang, B 13, B 23, KG 4.

Schröpfung: B 12, B 13, B 14, B 15.

Ohrakupunktur: Lunge, Shenmen, Endokrinum, Niere, Dingchuang.

Tuina: Der Patient liegt auf dem Rücken, der Behandler führt zunächst eine Ein-Finger-Zen-Pression am Foramen KG 17 durch, dann wendet er Frikation an KG 4 und KG 6 an. Beim auf dem Bauch liegenden Patienten führt der Behandler zunächst eine Kompression und Rudikulation an Dingchuang, B 12, B 13, B 15, B 20 und B 23 durch. Anschließend erfolgt eine sanfte Tympanisation an B 12, B 13 und B 15.

Selbst-Tuina mit dem Gecko-Ball: Rollen am Rücken, Klopfen durch Hin- und Herschwingen des Oberkörpers, Schieben nach oben und unten oder Schieben nach links und rechts an B 12, B 13, B 15 und B 23.

Diätetik: Der Fünf-Säfte-Trank aus Birnen, Wasserkastanien, Schilfrohrwurzeln, Schlangenbartwurzeln und Lotuswurzeln jeweils den Saft auspressen und miteinander vermischen.

Qigong: Hier wird die Durchführung der „Methode, das weiße Qi zu nehmen“ (s.S. 217) empfohlen.

Depletion des Qi im o. Lunge

Kurzes und beschleunigtes Atmen, schwache und leise Stimme, spontaner Schweiß, Dyspnoe, Auswurf, schwacher Husten, bleiches, blutleeres Gesicht, Aftervorfall, kalte Gliedmaßen, blasse Zunge, weißer Belag, zarter und kleiner Puls.

Therapieprinzip: Das Qi vermehren, die Säfte hervorbringen, das Yin erhalten, Keuchen stillen.

Rezeptur und Modifikationen: Hier wird das Pulver, das den Puls hervorbringt (Shengmai San) empfohlen. Bei Schlaflosigkeit gibt man Suanzaoren und Hehuanpi hinzu. Bei Herzklopfen gibt man Muli und Longgu hinzu. Bei starkem Husten gibt man Beihe und Kuandonghua bei.

Akupunktur: Dingchuan, Lu 9, B 13, M 36, B 23, KG 6, KG 4, KG 17. Erläuterung: B 13 und M 36 stärken das Qi des o. Lunge. B 23, KG 6 und KG 4 stärken das Qi des o. Niere. Lu 9 fördert die kühlende und absteigende Funktion des o. Lunge. Dingchuan und KG 17 bringen das absteigende Lungen-Qi nach unten. Alle Foramina sind suppletiv zu stimulieren.

Moxibustion oder Energiespender: Dingchuang, B 13, B 23, KG 4.

Schröpfung: B 12, B 13, B 14, B 15.

Ohrakupunktur: Lunge, Shenmen, Endokrinum, Niere.

Tuina: Der Patient liegt auf dem Rücken, der Behandler führt zunächst eine Ein-Finger-Zen-Pression an den Foramen KG 22, KG 17 durch, dann wendet er eine Frikation an, die vom KG 13 ausgehend langsam in Richtung auf KG 4 voranschreitet – und von dort mehrmals zum Ausgangspunkt zurückkehrt. Beim auf dem Bauch liegenden Patienten führt der Behandler zunächst eine Kompression und Rudikulation an Dingchuan, B 12, B 13, B 15, B 20, B 23 durch.

Anschließend erfolgt eine Prehension auf den Schultergürtel.

Selbst-Tuina mit dem Gecko-Ball: Rollen am Rücken, Klopfen durch Hin- und Herschwingen des Oberkörpers, Schieben nach oben und unten oder Schieben nach links und rechts an B 12, B 13, B 15 und B 23.

Diätetik: 2 Stücke Schweinehoden in Wasser kochen und mit der Suppe zusammen verzehren.

Qigong: Hier werden die Durchführung des „Innere Pflege-Qigong“ und die „Methode der Stärkung des o. Niere“ und die „Methode der Regulation des o. Lunge und Harmonisierung des Qi“ (s.S. 219) empfohlen.

Retention von Algor pituita im o. Lunge

Husten, Auswurf von viel gelöstem, weißem und schaumigem Sputum, Asthma, Völlegefühl in der Brust, klebriger, weißer Zungenbelag, schlüpfriger Puls.

Therapieprinzip: Das Qi absenken, Pituita umwandeln, Algor vertreiben.

Rezeptur und Modifikationen: Hier wird das Dekokt der drei Samen zur Erhaltung der Eltern (San Zi Yang Qin Tang) und das Dekokt aus zwei Abgestandenen (Erchen Tang) empfohlen. Bei starkem Algor erhöht man die Dosierung von Baijiezi. Bei starkem Husten mit reichlichem Sputum gibt man Mahuang und Xingren hinzu. Bei einer starken Nahrungsstagnation erhöht man die Dosierung von Laifuzi. Bei Erbrechen gibt man Sharen hinzu. Bei chronischer Pituita gibt man Muli und Xuanshen hinzu. Bei Schlafstörungen fügt man Shichangpu zu.

Akupunktur: Dingchuan, Lu 9, B 13, B 20, M 40, KG 12, KG 17. Erläuterung: Lu 9 transformiert Pituita, B 13 fördert das o.-Lunge-Qi, B 20, MP 6 stärken den o. Milz, M 40, KG 12 sind eine Kombination, um Pituita zu beseitigen, Dingchuan, KG 17 bringen das absteigende Lungen-Qi nach unten. Alle Foramina sind dispulsiv zu stimulieren.

Moxibustion oder Energiespender: Dingchuang, B 13, B 23, KG 4.

Schröpfung: B 13, B 14, B 15, B 20.

Ohrakupunktur: Lunge, Milz, Shenmen, Endokrinum, Niere.

Tuina: Der Patient liegt auf dem Rücken, der Behandler führt zunächst eine Ein-Finger-Zen-Pression am Foramen KG 17 durch, dann wendet er eine Frikation an, die von KG 15 ausgehend langsam in Richtung auf KG 12 voranschreitet – und von dort mehrmals zum Ausgangspunkt zurückkehrt. Beim auf dem Bauch liegenden Patienten führt der Behandler zunächst eine Rudikulation an Dingchuang, B 12, B 13, B 15, B 20 und B 23 durch. Anschließend erfolgt eine Perfrikation so lange, bis eine Erwärmung der Haut eingetreten ist.

Selbst-Tuina mit dem Gecko-Ball: Rollen am Rücken, Klopfen durch Hin- und Herschwingen des Oberkörpers, Schieben nach oben und unten oder Schieben nach links und rechts an B 12, B 13, B 15 und B 23. Klopfen mit hochgezogenen Knien.

Diätetik: 100g Hiobstränensamen in Wasser abkochen, bis sie weich sind, dann mit 50g Reis zusammen kochen und einnehmen.

Qigong: Hier wird die Durchführung des Qigong zur Regulation des o. Lunge und von der „6-Laute-Atemmethode“ das Sprechen des Wortes „hu“ empfohlen (s.S. 200).

Retention von Calor pituita im o. Lunge

Husten, flache, hastige und raue Atmung, Auswurf von viel dickem, eitrigem Sputum, Fieber, Erstickungsgefühl in der Brust, Obstipation, Durst, Kopfschmerzen, klebriger, gelblicher Zungenbelag, schneller, schlüpfriger Puls.

Therapieprinzip: Das Qi absenken, Pituita umwandeln, Calor kühlen.

Rezeptur und Modifikationen: Hier wird das Keuchen stabilisierende Dekokt (Din Chuan Tang) empfohlen. Bei einem Gefühl von Atemnot gibt man Zhishi und Houpo hinzu. Bei stärkerem Calor gibt man Shigo und Yuxingcao hinzu. Bei schwer löslichem Sputum gibt man Dannanxing, Gualoupi und Qianhu zu.

Akupunktur: Punktwahl wie bei Algor pituita: Dingchuan, Lu 9, B 13, B 20, M 40, KG 12, KG 17, nur nimmt man noch LG 14 und Di 11 hinzu, um Calor zu kühlen. Alle Foramina sind dispulsiv zu stimulieren.

Schröpfung: Dingchuan, LG 14, B 13, B 14, B 15, B 20.

Ohrakupunktur: Lunge, Milz, Shenmen, Endokrinum, Niere.

Tuina: Der Patient liegt auf dem Rücken, der Behandler führt zunächst eine Ein-Finger-Zen-Pression am Foramen KG 17 durch, dann wendet er Frikation an, die von KG 15 ausgehend langsam in Richtung auf KG 12 voranschreitet – und von dort mehrmals zum Ausgangspunkt zurückkehrt. Beim auf dem Bauch liegenden Patienten führt der Behandler zunächst eine Rudikulation an Dingchuang, B 12, B 13, B 15, B 20, B 23 durch, dann mit gestreckten, nur leicht gekrümmten Fingern eine sanfte Tympanisation an B 12 und B 13. Anschließend erfolgt eine Prehension auf den Schultergürtel.

Selbst-Tuina mit dem Gecko-Ball: Rollen am Rücken, Klopfen durch Hin- und Herschwingen des Oberkörpers, Schieben nach oben und unten oder Schieben nach links und rechts an B 12, B 13, B 15 und B 23. Klopfen mit hochgezogenen Knien.

Diätetik: Fünf-Säfte-Trank: Aus Birnen, Wasserkastanien, Schilfrohrwurzeln, Schlangenbartwurzeln und Lotuswurzeln jeweils den Saft auspressen und miteinander vermischen.

Qigong: Hier werden die Durchführung der „Methode des Reibens der Brust und des Trainings des Qi mit dem Wort si“ (s.S. 217) und von der „6-Laute-Atemmethode“ das Sprechen des Wortes „hu“ empfohlen (s.S. 200).

Kapitel II: Erkrankungen des Verdauungstraktes

Magenschmerzen

Teil 8

Krankheitsmechanismus

1. Bedingt durch Überanstrengung oder emotionale Probleme, die das Yin des o. Magen verletzen, was wiederum Intima calor entstehen lässt. Wenn Calor im o. Magen angehäuft wird, verbraucht dies die Säfte. Und mangelnde Säfte im Verdauungstrakt verursachen brennende Schmerzen.

2. Bedingt durch rohe, kalte Speisen oder durch eine konstitutionelle Schwäche wie lange andauernde Krankheiten, die das Yang-Qi in den oo. Milz und Magen verletzen und Depletions-Magenschmerzen verursachen.

3. Äußere Kälte ist auch ein wichtiger Faktor bei Magenschmerzen, denn bei niedriger Temperatur ziehen sich die Qi-Leitbahnen sowie Gewebe zusammen und verursachen akute epigastrische Schmerzen.

4. Durch unterdrückte Emotionen kommt es zu einem Stau des Qi im Leber-Funktionskreis. Leber entspricht dem Element Holz, Magen entspricht dem Element Erde; gemäß der 5-Wandlungsphasen-Lehre hemmt Holz die Erde, d.h. wenn das Qi nicht in den o. Leber abfließen kann, leidet darunter der Funktionskreis Magen, was zu Schmerzen in der Magenregion führt.

5. Ernährung hat einen großen Einfluss auf Magenschmerzen. Überreichliches Essen oder Wechsel von Hunger und Überessen, unregelmäßige Nahrungsaufnahme oder zu hastiges Essen führen zu der mittleren Qi-Stagnation und Nahrungsstagnation im Magen, was die oo. Milz und Magen verletzt.

Therapie nach Symptomatik, Abgrenzungen

Depletion Yin des o. Magen

Trockener Mund, dumpfe Schmerzen im Epigastrium, trockener Stuhl oder Verstopfung, rote Zunge, wenig Belag, beschleunigter Puls.

Therapieprinzip: Den o. Magen erhalten, das Yin stützen, die Mitte harmonisieren.

Rezeptur und Modifikationen: Hier wird das Dekokt mit Radix Ophiopogonis (Maimendong Tang) empfohlen. Bei starken Schmerzen gibt man Foshou und Meiguihua hinzu. Bei ausgeprägtem saurem Reflux gibt man

Huanglian und Wuzhuyu hinzu. Bei starker Erschöpfung der Körpersäfte fügt man Shashen und Yuzhu zu.

Akupunktur: MP 6, N 6, B 21, KG 12, B 20, M 36, KS 6. Erläuterung: MP 6 und N 6 ergänzen das Yin, B 20, B 21, stärken die oo. Milz und Magen, M 36 und KG 12 wirken auf den o. Magen beruhigend und Schmerzen stillend, KS 6 entspannt die Brust. Alle Foramina sind suppletiv zu stimulieren.

Schröpfung: B 17, B 20, B 21, B 22.

Ohrakupunktur: Magen, Milz, Shenmen, Endokrinum.

Tuina: Der Patient liegt auf dem Rücken, der Behandler wendet zunächst eine leichte und rasche Frikation in der Magengrube an. Anschließend findet eine Kombination von Kompression und Mulsion an KG 13 und KG 12 statt. Beim auf dem Bauch liegenden Patienten führt der Behandler eine Kompression und Rudikulation an B 20, B 21, B 22, B 23 und B 24 durch. Anschließend erfolgt eine Prehension an G 25 beider Lendenseiten.

Selbst-Tuina mit dem Gecko-Ball: Rollen am Rücken, Klopfen durch Hin- und Herschwingen des Oberkörpers, Schieben nach oben und unten oder Schieben nach links und rechts an B 17, B 20, B 21, B 22. Die Position der Katze.

Diätetik: Japanaprikosen.

Qigong: Hier wird empfohlen: Die „Methode, das gelbe Qi zu nehmen", das „Freimachen der oo. Milz und Magen", die „6-Laute-Atemmethode, insbesondere das Sprechen des Wortes chui" (s.S. 200) sowie die „Methode, um die Energie des Mondes zu erhalten".

Depletion und Algor-Befund in den oo. Milz und Magen

Dumpfer Schmerz in der Magenregion, allgemeine Mattigkeit, Aufstoßen von dünner Flüssigkeit. Schmerz, der durch Druck und Wärme erleichtert wird. Dünner, weißer Zungenbelag, tiefer, langsamer Puls.

Therapieprinzip: Die Mitte durchwärmen, Algor austreiben, die oo. Milz und Magen kräftigen sowie Schmerzen stillen.

Rezeptur und Modifikationen: Hier wird die Pille, die die Mitte reguliert (Lizhong Wan), empfohlen. Bei saurem Reflux reduziert man die Dosierung von Yitang und gibt Wuzhuyu hinzu. Bei starkem Erbrechen gibt man Shengjiang hinzu. Bei Depletion Yang ersetzt man Ganjiang durch Huangqi, Danggui und Ejiao.

Akupunktur: B 21, KG 12, B 20, M 36, KS 6. Erläuterung: B 20, B 21 stärken die oo. Milz und Magen. M 36 und KG 12 wirken auf den o. Magen beruhigend und Schmerzen stillend. KS 6 entspannt die Brust. Alle Foramina sind suppletiv zu stimulieren.

Moxibustion oder Energiespender: B 21, B 20, KG 12.

Schröpfung: B 17, B 20, B 21, B 22.

Ohrakupunktur: Magen, Milz, Shenmen, Endokrinum.

Tuina: Der Patient liegt auf dem Rücken, der Behandler wendet zunächst eine Frikation in der Magengrube an, so dass der Patient ein Wärmegefühl bis in die Tiefe des Magens empfindet. Anschließend findet eine Kombination von Kompression und Mulsion an KG 13 und KG 12 statt. Beim auf dem Bauch liegenden Patienten führt der Behandler eine Kompression und Rudikulation an B 20, B 21, B 22, B 23 und B 24 durch. Anschließend erfolgt so lange eine Perfrikation bis eine Erwärmung der Haut eingetreten ist.

Selbst-Tuina mit dem Gecko-Ball: Rollen am Rücken, Klopfen durch Hin- und Herschwingen des Oberkörpers, Schieben nach oben und unten oder Schieben nach links und rechts an B 17, B 20, B 21, B 22. Die Position der Katze.

Diätetik: 60g frischen Ingwer, 10g Pfefferkörner, 120g Schweinedarm mit Wasser kochen und heiß nach und nach einnehmen.

Qigong: Hier wird die Durchführung des Qigong zur Stärkung und die „Methode, das gelbe Qi zu nehmen" (s.S. 221) empfohlen.

Algor attackiert den o. Magen

Schmerzen im Epigastrium, durch Wärme oder Druck gebessert. Erbrechen, Aufstoßen klarer Flüssigkeit, weiße Zunge, klebriger Belag, langsamer Puls.

Therapieprinzip: Den o. Magen harmonisieren, das Qi regulieren, Algor austreiben, Schmerzen stillen.

Rezeptur und Modifikationen: Hier wird die Alpiniae Officinari und Cyperus-Pille (Liangfu Wan) empfohlen. Bei stärkerem Algor erhöht man die Dosierung von Gaoliangjiang. Bei stärkerer Qi-Stagnation erhöht man die Dosierung von Xianfu und gibt Qingpi, Chenxiang und Muxing bei.

Akupunktur: B 21, KG 12, B 20, M 36, KS 6, Lu 7, Di 4. Erläuterung: B 20 und B 21 stärken die oo. Milz und Magen. M 36 und KG 12 wirken auf den o. Magen beruhigend und Schmerzen stillend. KS 6 beseitigt Erbrechen. Lu 7 und Di 4 sind eine Kombination, um Algor venti zu beseitigen, Schweiß auszutreiben und Extima zu befreien. Alle Foramina sind dispulsiv zu stimulieren.

Moxibustion oder Energiespender: B 21, B 20, KG 12.

Schröpfung: B 13, B 17, B 20, B 21, B 22.

Ohrakupunktur: Magen, Milz, Shenmen, Endokrinum.

Tuina: Der Patient liegt auf dem Rücken, der Behandler wendet zunächst eine Frikation in der Magengrube an, so dass der Patient ein Wärmegefühl bis in die Tiefe des Magens empfindet. Anschließend findet eine Kombination von Kompression und Mulsion an KG 13 und KG 12 statt. Beim auf dem Bauch liegenden Patienten führt der Behandler eine Kompression und Rudikulation an B 20, B 21, B 22, B 23 und B 24 durch. Anschließend erfolgt so lange eine Perfrikation, bis eine Erwärmung der Haut eingetreten ist.

Selbst-Tuina mit dem Gecko-Ball: Rollen am Rücken, Klopfen durch Hin- und Herschwingen des Oberkörpers, Schieben nach oben und unten oder Schieben nach links und rechts an B 17, B 20, B 21, B 22. Die Position der Katze.

Diätetik: 9 Stücke frischen Ingwer, 1 Frühlingszwiebel, 3g braunen Zucker und 10g Pfefferkörner in Wasser kochen und heiß nach und nach einnehmen.

Qigong: Hier werden die Durchführung des Qigong für den Kopf und das Gesicht und die „Methode, das gelbe Qi zu nehmen“ (s.S. 221) empfohlen.

Stauungen des Qi in den oo. Leber und Magen

Spannungsschmerz in der Magenregion, Aufstoßen, Übelkeit, überschüssige Magensäure. Der Zungenbelag ist dünn und weiß. Gespannter Puls.

Therapieprinzip: Die oo. Magen und Leber harmonisieren.

Rezeptur und Modifikationen: Hier wird das Pulver gegen die Vier Kontravektionen (Sini San) empfohlen. Sind die Schmerzen auf einen Punkt fixiert, gibt man Puhuang, Wulingzhi und Danshen hinzu. Bei Interkostalschmerzen gibt man Gualoupi und Yujin hinzu. Bei Verstopfung fügt man Dahuang zu.

Akupunktur: Le 13, Le 14, B 18, B 21, KG 12, B 20, M 36, 3 E 5. Erläuterung: Le 13, Le 14 und B 18 sind eine Kombination, um die oo. Leber und Magen zu harmonisieren. Le 3 besänftigt das Leber-Qi. B 20 und B 21 stärken die oo. Milz und Magen. M 36 und KG 12 wirken auf den o. Magen beruhigend und Schmerzen stillend.

Moxibustion oder Energiespender: B 18, B 21, B 20, KG 12.

Schröpfung: B 18, B 20, B 21, B 22.

Ohrakupunktur: Magen, Leber, Shenmen, Endokrinum.

Tuina: Der Patient liegt auf dem Rücken, der Behandler wendet zunächst eine leichte und rasche Frikation in der Magengrube an. Dann findet eine Kombination von Kompression und Mulsion an KG 12, Le 13 und Le 14 statt. Anschließend wendet er an beiden Flanken Striktion an. Beim auf dem Bauch liegenden Patienten führt der Behandler eine Kompression und Rudikulation an B 18, B 20, B 21 und B 22 durch, dann mit gestreckten, nur leicht gekrümmten Fingern eine sanfte Tympanisation an B 18, B 20 und B 21. Anschließend erfolgt eine Prehension auf den Schultergürtel.

Selbst-Tuina mit dem Gecko-Ball: Rollen am Rücken, Klopfen durch Hin- und Herschwingen des Oberkörpers, Schieben nach oben und unten oder Schieben nach links und rechts an B 17, B 20, B 21 und B

22. Die Methode des Tretens mit dem Fußrücken.

Diätetik: Mandarinenschale als Tee trinken.

Qigong: Hier wird empfohlen: Die Durchführung der „Methode des Reibens des Oberbauches und Training des Qi mit dem Wort hu", das Freimachen der oo. Milz und Magen (s.S. 200 und 221), die „Methode, die Brust zu reiben und Qi mit dem Wort xu zu trainieren" sowie den o. Leber zu besänftigen und das Qi zu regulieren (s.S. 221 und 222).

Stauungen durch Fehlernährung

Blähungen und Schmerzen in der Magenregion, Stagnation der Verdauung, Druckgefühl, Aufstoßen mit übel riechendem Atem, Anorexie. Dicker, klebriger Zungenbelag, tiefer, schwächlicher Puls.

Therapieprinzip: Verdauungsblockaden zerstreuen, den o. Magen harmonisieren.

Rezeptur und Modifikationen: Hier wird die Pille, die die Harmonie schützt (Baohe Wan) empfohlen. Bei starker Nahrungsanhäufung gibt man Jineijin und Maiya hinzu. Bei einer stärkeren Blähung gibt man Zhishi und Houpo hinzu. Bei Verstopfung gibt man Dahuang und Binglang bei.

Akupunktur: B 21, B 20, KG 12, KG 13, KG 10, M 21, M 25, M 36. Erläuterung: KG 12, KG 13, KG 10 sind eine Kombination, um das aufsteigende Magen-Qi hinab zu führen. Dadurch wird Aufstoßen und Übelkeit gemindert. M 25 fördert die Darmbewegungen und beseitigt Nahrungsstagnation und Völlegefühl. B 20, B 21 stärken die oo. Milz und Magen. M 36 und M 21 wirken auf den o. Magen beruhigend und Schmerzen stillend. Alle Foramina sind dispulsiv zu stimulieren.

Moxibustion oder Energiespender: B 21, B 20, KG 10, KG 12, KG 13.

Schröpfung: B 20, B 21, B 22.

Ohrakupunktur: Magen, Milz, Shenmen, Endokrinum.

Tuina: Der Patient liegt auf dem Rücken, der Behandler wendet zunächst eine leichte und rasche Frikation in der Magengrube an. Dann findet eine Kombination von Frikation und Mulsion an KG 12, KG 10 M 25 und KG 6 statt. Anschließend wendet er an beiden Flanken Striktion an. Beim auf dem Bauch liegenden Patienten führt der Behandler eine Rudikulation an B 20, B 21 und B 22 durch, dann folgt eine Perfrikation so lange, bis eine Erwärmung der Haut eingetreten ist. Anschließend erfolgt eine Prehension auf den Schultergürtel.

Selbst-Tuina mit dem Gecko-Ball: Rollen am Rücken, Klopfen durch Hin- und Herschwingen des Oberkörpers, Schieben nach oben und unten oder Schieben nach links und rechts an B 17, B 20, B 21, B 22. Klopfen mit hochgezogenen Knien.

Diätetik: Frischen Rettichsaft trinken.

Qigong: Hier wird die Durchführung der „Methode der Divergenzpression des Abdomens" (s.S. 225) empfohlen.

Obstipation (Verstopfung)

Krankheitsmechanismus

1. Depletion Xue-Obstipation, die durch eine Verletzung der oo. Milz und Magen aufgrund von Calor-Heteropathien verursacht wird, die in den Darm eindringen, die Säfte verbrauchen und die normale Funktion blockieren.

2. Durch Algor im o. Dickdarm. Kann entweder vom Eindringen von Algor-Heteropathien oder von einer Depletion des Yang verursacht werden. Denn bei niedriger Temperatur zieht sich der Dickdarm zusammen, was seine normale Funktion behindert. Das ist auch eine Grundursache für die Verstopfung.

3. Obstipation kann auch durch fiebrige Erkrankungen, übermäßigen Alkoholgenuss, Fehldiät (zu fette, zu scharfe Speisen) oder durch emotionale Belastung wie Stress, aufgestauten Ärger auftreten: Es kommt zu Ariditas und Calor, die den Magen- und Darm-Funktionskreis affizieren. Hieraus folgt schließlich eine Schädigung der Säfte und führt zu Verstopfung.

4. Durch intellektuelle Überforderung, Überarbeitung oder mangelnde körperliche Bewegung. Hieraus folgt eine Depletion des Qi. Bewegung des Qi stimuliert auch die Dickdarmperistaltik. Wenn das Qi zu schwach ist, kann es den Stuhl nicht im Darm vorantreiben.

Therapie nach Symptomatik, Abgrenzungen

Depletion Xue-Obstipation

Obstipation oder seltener und trockener Stuhlgang, blasses Gesicht, Herzklopfen, Schwindelgefühl, unscharfes Sehen, weiße Zunge, dünner Zungenbelag, zarter Puls.

Therapieprinzip: Den o. Dickdarm befeuchten, laxieren, Calor-Blockaden lösen.

Rezeptur und Modifikationen: Hier wird die Eingeweide befeuchtende Pille (Runchang Wan) empfohlen. Bei stärkerer Obstipation gibt man Taoren, Xingren, Baiziren, Songziren, Yuliren und Chenpi hinzu.

Akupunktur: B 20, B 23, B 25, N 3, KG 4 M 25, M 36, MP 6. Erläuterung: M 36 stärkt den o. Magen. B 20, B 23, KG 4, MP 6 sind eine Kombination, um das Xue zu nähren, B 25 als Einflusspunkt des Dickdarms fördert die Darmbewegungen. N 3 befeuchtet Ariditas. Alle Foramina sind suppletiv zu stimulieren.

Schröpfung: B 20, B 23, B 25.

Ohrakupunktur: Dickdarm, Milz, Shenmen.

Tuina: Beim auf dem Bauch liegenden Patienten führt der Behandler zunächst eine Kompression und Rudikulation an B 20, B 23 und B 25 durch. Der Patient liegt auf dem Rücken, der Behandler führt eine leichte und rasche Frikation am Foramen KG 4 durch, dann wendet er Mulsion an M 25 an. Zum Schluss findet eine Striktion des Bauches statt. Anschließend erfolgt eine Prehension am Bauch.

Selbst-Tuina mit dem Gecko-Ball: Rollen am Rücken, Klopfen durch Hin- und Herschwingen des Oberkörpers, Schieben nach oben und unten oder Schieben nach links und rechts an B 20, B 23 und B 25. Rollen am Bauch, Klopfen mit hochgezogenen Knien.

Diätetik: Bananenmilch.

Qigong: Hier wird die Durchführung der 8-Brokat-Übungen, und das „Qigong zur Stärkung" empfohlen.

Repletion und Calor-Obstipation

Verstopfung, Spannungsgefühl in der Leibesmitte und den Flanken. Durst, geringer Appetit, Nervosität, trockener, gelber Zungenbelag, schlüpfriger oder gespannter Puls.

Therapieprinzip: Den o. Dickdarm befeuchten, laxieren, Calor kühlen.

Rezeptur und Modifikationen: Hier wird die Semen Cannabis-Pille (Maziren Wan) empfohlen. Bei Schädigung der Säfte gibt man Shengdihuang, Xuanshen und Maimendong hinzu.

Akupunktur: Di 4, Di 11, M 44, B 25, KG 9, M 28, M 44. Erläuterung: Di 4 und Di 11 eliminieren Calor des Dickdarms und bewegen den Stuhl. M 44 beseitigt Calor im o. Magen. B 25 als Einflusspunkt des Dickdarms fördert die Darmbewegungen. M 28 wirkt Calor kühlend und den Darm bewegend. Alle Foramina sind dispulsiv zu stimulieren.

Schröpfung: B 20, B 23, B 25.

Ohrakupunktur: Dickdarm, Milz, Shenmen.

Tuina: Der Patient liegt auf dem Rücken, der Behandler führt zunächst eine leichte und rasche Frikation am Foramen KG 9 durch, dann wendet er Mulsion an M 28 an. Anschließend erfolgt eine Prehension am Bauch. Beim auf dem Bauch liegenden Patienten führt der Behandler zunächst eine Kompression und Rudikulation an B 23 und B 25 durch. Anschließend erfolgt eine sanfte Tympanisation an B 12, B 13 und B 15.

Selbst-Tuina mit dem Gecko-Ball: Rollen am Rücken, Klopfen durch Hin- und Herschwingen des Oberkörpers, Schieben nach oben und unten oder Schieben nach links und rechts an B 20, B 23 und B 25. Rollen am Bauch, Klopfen mit hochgezogenen Knien.

Diätetik: Wassermelone.

Qigong: Hier werden die Durchführung der „Methode der Divergenzpression des Abdomens" (s.S. 225) und die „Methode des Freimachens der oo. Milz und Magen" (s.S. 221) empfohlen.

Depletion Qi-Obstipation

Verstopfung, allgemeine Schwäche und Abmagerung, große Anstrengung beim Stuhlgang, blasser Zungenkörper mit dünnem Belag, zarter Puls.

Therapieprinzip: Das Qi stärken, den o. Dickdarm befeuchten, laxieren.

Rezeptur und Modifikationen: Hier wird das Radix Astragalus Dekokt (Huangqi Tang) empfohlen. Bei ausgeprägter Qi-Schwäche gibt man Dangshen und Shanyao zu.

Akupunktur: B 20, B 21, B 24, B 25, KG 4, KG 6, M 25, M 36, MP 6. Erläuterung: KG 4, KG 6, B 24 stärken das mittlere Qi. B 20, B 21, M 36 und MP 6 sind eine Kombination, um die oo. Milz und Magen zu stärken, B 25, der Einflusspunkt des Dickdarms, fördert die Darmbewegungen. Alle Foramina sind suppletiv zu stimulieren.

Moxibustion oder Energiespender: B 20, B 21, B 24, B 25, KG 4, KG 6.

Schröpfung: B 20, B 21, B 24, B 25.

Ohrakupunktur: Dickdarm, Milz, Magen, Shenmen.

Tuina: Beim auf dem Bauch liegenden Patienten führt der Behandler zunächst eine Kompression und Rudikulation an B 20, B 21, B 24 und B 25 durch. Anschließend erfolgt eine Prehension auf den Schultergürtel. Der Patient liegt auf dem Rücken, der Behandler führt zunächst eine leichte und rasche Frikation an den Foramen KG 4 und KG 6 durch, dann wendet er Mulsion am M 25 an. Danach findet eine Striktion des Bauchs statt. Anschließend erfolgt eine Prehension am Bauch.

Selbst-Tuina mit dem Gecko-Ball: Rollen am Rücken, Klopfen durch Hin- und Herschwingen des Oberkörpers, Schieben nach oben und unten oder Schieben nach links und rechts an B 20, B 23 und B 25. Klopfen mit hochgezogenen Knien.

Diätetik: Bananenmilch.

Qigong: Hier werden die Durchführung der 8-Brokat-Übungen und das „Qigong zur Stärkung" empfohlen.

Depletion Algor-Obstipation

Verstopfung. Stuhl ist aber nicht trocken. Krampfartige Bauchschmerzen mit Kältegefühl, die durch Wärme gelindert werden und sich durch Kälte verschlimmern. Blasser Zungenkörper mit weißlichem Belag. Tiefer und zarter Puls.

Therapieprinzip: Das Qi stärken, den o. Dickdarm befeuchten, laxieren.

Rezeptur und Modifikationen: Hier wird das den o. Milz erwärmende Dekokt (Wenpi Tang) empfohlen. Bei ausgeprägter Qi-Schwäche gibt man Dangshen und Shanyao zu.

Akupunktur: Di 4, B 20, B 21, B 24, B 25, B 26, KG 4 KG 6, M 25, M 36, MP 6. Erläuterung: Di 4 vertreibt Algor aus dem Darm, KG 4, KG 6, B 24 stärken das mittlere Qi. B 20, B 21, B 26, M 36 und MP 6 sind eine Kombination, um die oo. Milz und Magen zu stärken, B 25, der Einflusspunkt des Dickdarms, fördert die Darmbewegungen. Alle Foramina sind suppletiv zu stimulieren.

Moxibustion oder Energiespender: B 20, B 21, B 24, B 25, B 26, KG 4, KG 6.

Schröpfung: B 20, B 21, B 24, B 25.

Ohrakupunktur: Dickdarm, Milz, Magen Shenmen.

Tuina: Der Patient liegt auf dem Rücken, der Behandler führt zunächst eine Frikation an den Foramen KG 4 und KG 6 durch, dann wendet er Mulsion an M 25 an. Danach findet eine Striktion des Bauchs statt. Anschließend erfolgt eine Prehension am Bauch. Beim auf dem Bauch liegenden Patienten führt der Behandler zunächst eine Kompression und Rudikulation an B 20, B 21, B 24 und B 25 durch, dann erfolgt eine Perfrikation so lange, bis eine Erwärmung der Haut eingetreten ist. Anschließend erfolgt eine Prehension auf den Schultergürtel.

Selbst-Tuina mit dem Gecko-Ball: Rollen am Rücken, Klopfen durch Hin- und Herschwingen des Oberkörpers, Schieben nach oben und unten oder Schieben nach links und rechts an B 20, B 23 und B 25. Rollen am Bauch, Klopfen mit hochgezogenen Knien.

Diätetik: Honig.

Qigong: Hier werden die Durchführung der 8-Brokat-Übungen und das „Qigong zur Stärkung" empfohlen.

Diarrhoe (Durchfall)

Krankheitsmechanismus

1. Durch Kälte und Feuchtigkeitsschädigungen wie feuchte Witterung, nasse Orte oder kalte Nahrung gerät der Funktionskreis Milz in Bedrängnis. Seine Funktion des Transports und der Umwandlung kann sich also nicht ausreichend entfalten. Das Qi im o. Milz wird dadurch gestaut und es kommt zu Durchfall.

2. Auch Aestus (die drückende Hitze des Sommers) dringt in die oo. Dickdarm und Milz ein, dadurch häuft sich Calor humidus im o. des Dickdarms an und blockiert die Durchgängigkeit des Qi, was die Funktion der Weiterleitung und Umwandlung stört und sommerlichen Durchfall verursacht.

3. Entweder durch unregelmäßige Nahrungsaufnahme, Diätfehler (kalte, zu süße oder zu fette Kost) oder geistige Überlastungen kann es zu einer Einschränkung des Transportes und der Umwandlungsfunktion des o. Milz kommen mit der folgenden Symptomatik wie Appetitmangel, allgemeine Abmagerung, weiche Stühle und Diarrhoe.

4. Die Funktion des o. Niere-Yang nährt das gesamte Yang und ist mit dem Yang-Funktionskreis Milz verbunden. Daher kann eine Depletion des o.-Niere-Yang, z.B. durch Überarbeitung oder sexuelle Exzesse verursacht, wiederum zu Depletion von Yang des Funktionskreises Milz führen. So fehlt dem o. Milz jene Wärme, die er für seine Transport- und Umwandlungsfunktion braucht.

Therapie nach Symptomatik, Abgrenzungen

Eindringen von Algor humidus in den o. Milz

Wässriger Stuhl, Bauchschmerzen, Frösteln, Kälte- und Völlegefühl in der Magenregion, durch Wärme gebessert. Schweregefühl im Kopf und Körper, allgemeine Mattigkeit, weißer, klebriger Zungenbelag, schlüpfriger Puls.

Therapieprinzip: Die Extima lösen, Algor austreiben, Humor umwandeln, das Qi regulieren, Durchfall beenden.

Rezeptur und Modifikationen: Hier wird das Herba Agastache Pulver, das das Qi reguliert (Huoxiang Zhenqi San) empfohlen. Bei stärkerer Müdigkeit, Völlegefühl ersetzt man Cangzhu durch Baizhu und gibt Huangqi und Shanyao hinzu. Bei Erbrechen fügt man Banxia bei.

Akupunktur: M 36, M 25, MP 6, MP 9, B 20, B 22, B 25, KG 6. Erläuterung: M 36 stärkt den o. Magen, B 25 und M 25 regulieren das Qi im o. Dickdarm und beenden Durchfall, B 20, B 22, MP 6, MP 9 eliminieren Humor aus dem unteren Erwärmer, KG 6 vertreibt Algor aus dem Unteren Erwärmer. Alle Foramina sind dispulsiv zu stimulieren.

Moxibustion oder Energiespender: B 20, B 22, B 25, KG 6.

Schröpfung: B 20, B 22, B 25.

Ohrakupunktur: Dickdarm, Milz, Shenmen.

Tuina: Beim auf dem Bauch liegenden Patienten führt der Behandler zunächst eine Kompression und Rudikulation an B 20, B 22 und B 25 durch, dann erfolgt eine Perfrikation so lange, bis eine Erwärmung der Haut eingetreten ist. Anschließend erfolgt eine Prehension am Schultergürtel. Der Patient liegt auf dem Rücken, der Behandler führt zunächst eine Frikation am Foramen KG 4 durch, so dass sich ein Wärmegefühl bis in die Tiefe des Bauches einstellt, dann wendet er eine Mulsion an M 25 an. Zum Schluss findet eine Striktion des Bauchs statt. Abschließend erfolgt eine Prehension am Bauch.

Selbst-Tuina mit dem Gecko-Ball: Rollen am Rücken, Klopfen durch Hin- und Herschwingen des Oberkörpers, Schieben nach oben und unten oder Schieben nach links und rechts an B 20, B 23 und B 25. Rollen am Bauch, Klopfen mit hochgezogenen Knien.

Diätetik: Suppe aus frischem Ingwer, Pfeffer und Ziegenfleisch.

Qigong: Hier werden die Durchführung der 8-Brokat-Übungen und die „Methode der Divergenzpression des Abdomens“ empfohlen.

Calor humidus im o. Dickdarm

Bauchschmerzen, blutige, eitrige Stühle mit Schleimablagerungen. Anfangs dünnere, später kompaktere Stühle. Rote Zunge, gelber Belag, schlüpfriger und beschleunigter Puls.

Therapieprinzip: Die Extima durchgängig machen, Calor kühlen, Humor trocknen, Durchfall beenden.

Rezeptur und Modifikationen: Hier wird das Dekokt aus Radix Pueraria, Radix Scutellariae und Rhizoma Coptidis (Gegen Huanglian Huangqin Tang) empfohlen.

Bei ausgeprägten Symptomen von Humor gibt man Cangzhu, Chenpi und Cheqianzi hinzu. Bei ausgeprägten Calor-Symptomen gibt man Jinyinhua und Mutong hinzu. Bei blutigem oder eitrigem Stuhl gibt man Baitouweng und Qinpi hinzu. Bei Nahrungsstagnation gibt man Shenqu und Maiya hinzu. Bei Bauchschmerzen gibt man Muxiang und Baishao bei.

Akupunktur: Punktwahl wie bei Algor humidus: M 36, M 25, MP 6, MP 9, B 20, B 22, B 25, KG 6, nur nimmt man LG 14 und Di 11 hinzu, um Calor zu kühlen. Alle Foramina sind dispulsiv zu stimulieren.

Schröpfung: B 20, B 22, B 25.

Ohrakupunktur: Dickdarm, Milz, Shenmen.

Tuina: Beim auf dem Bauch liegenden Patienten führt der Behandler zunächst eine Kompression und Rudikulation an B 20, B 22 und B 25 durch, dann erfolgt eine sanfte Tympanisation an B 20, B 22 und B 25. Der Patient liegt auf dem Rücken, der Behandler führt zunächst eine leichte und rasche Frikation am Foramen KG 6 durch, dann wendet er Mulsion an M 25 an. Anschließend erfolgt eine Striktion des Bauchs.

Selbst-Tuina mit dem Gecko-Ball: Rollen am Rücken, Klopfen durch Hin- und Herschwingen des Oberkörpers, Schieben nach oben und unten oder Schieben nach links und rechts an B 20, B 23 und B 25. Rollen am Bauch, Klopfen mit hochgezogenen Knien.

Diätetik: Apfelsaft oder Grüner Tee.

Qigong: Hier werden die Durchführung der 8-Brokat-Übungen und die „Methode der Divergenzpression des Abdomens" empfohlen.

Depletion des Qi und Yang im o. Milz

Verdauungsschwäche, Appetitverlust, lockerer Stuhl mit unverdauter Nahrung, Blähungen, große Müdigkeit, allgemeine Abmagerung, bleiches, blutleeres Gesicht, Blähungen, Aftervorfall, Hämorrhagien, blutige Stühle, blasse Zunge, tiefer und kleiner Puls. Wenn eine Depletion des Yang-Funktionskreises Milz vorliegt, können Abneigung gegen Kälte, kalte Extremitäten sowie Ödeme zusätzlich zu den oben angeführten Symptomen auftreten.

Therapieprinzip: Den o. Milz kräftigen, das Qi vermehren, den o. Magen harmonisieren, Durchfall beenden.

Rezeptur und Modifikationen: Hier wird das Pulver mit Ginseng und Atractylodis Macro (Shen Ling Baizhu San) empfohlen. Bei einer Schwäche mit Atemnotgefühl gibt man Chenpi und Banxia hinzu. Bei Diabetes mellitus fügt man Huangqi, Wuweizi und Jineijin bei.

Akupunktur: Punktwahl wie bei Algor humidus: M 36, M 25, MP 6, MP 9, B 20, B 22, B 25, KG 6 und KG 4, nur nimmt man KG 4 hinzu, um das Qi zu stärken. Alle Foramina sind suppletiv zu stimulieren.

Moxibustion oder Energiespender: B 20, B 22, B 25, KG 6.

Schröpfung: B 20, B 22, B 25.

Ohrakupunktur: Dickdarm, Milz, Magen, Shenmen.

Tuina: Manipulationen wie bei Algor humidus.

Selbst-Tuina mit dem Gecko-Ball: Wie bei Algor humidus.

Diätetik: Suppe aus Yamsknolle und Ziegenfleisch. 500g Ziegenfleisch mit 500g Yamsknolle langsam gar kochen.

Qigong: Hier werden die Durchführung der „Methode, das gelbe Qi zu nehmen" (s.S. 221) und das Qigong für das Abdomen empfohlen.

Depletion des Yang des o. Niere

Morgendliche Durchfälle, Bauchschmerzen, Rückenschmerzen, Frösteln, blasse Zunge mit weißem Belag, tiefer Puls.

Therapieprinzip: Die oo. Milz und Niere wärmen und ergänzen, die Eingeweide aufrauhen, Durchfall stoppen.

Rezeptur und Modifikationen: Hier wird die Vier-Wunder-Pille (Sishen Wan) empfohlen. Bei ausgeprägten Algor-Symptomen gibt man Ganjiang hinzu. Bei ausgeprägten Depletion-Yang-Symptomen mit unkontrolliertem Durchfall gibt man Fuzi und Rougui hinzu. Bei alten Menschen gibt man Huangqi und Baizhu hinzu. Bei stärkeren Bauchschmerzen und Nausea nimmt man das Rezept mit Lizhong Wan ein.

Akupunktur: Punktwahl wie Depletion des Qi und Yang im o. Milz: M 36, M 25, MP 6, MP 9, B 20, B 22, B 25, KG 6 und KG 4, nur nimmt man B 23 hinzu, um den o. Niere zu stärken. Alle Foramina sind suppletiv zu stimulieren.

Moxibustion oder Energiespender: B 20, B 22, B 23, B 25, KG 6.

Schröpfung: B 20, B 22, B 23, B 25.

Ohrakupunktur: Dickdarm, Milz, Niere, Shenmen.

Tuina: Manipulationen wie bei Depletion des Qi und Yang im o. Milz.

Selbst-Tuina mit dem Gecko-Ball: Wie bei Depletion des Qi und Yang im o. Milz.

Diätetik: Wie bei Depletion des Qi und Yang im o. Milz.

Qigong: Hier werden die Durchführung des Qigong zur Regulation des o. Niere und die „Methode der Massage von Dantian, um das Qi zu stützen" (s.S. 225) empfohlen.

Nahrungsstagnation

Bauchschmerzen, die sich duch den Stuhlgang bessern, faulig riechende Stühle, Aufstoßen, saurer Reflux, schlechter Mundgeruch, rote Zunge, dicker Belag, schlüpfriger Puls.

Therapieprinzip: Verdauungsblockaden zerstreuen, den o. Magen harmonisieren.

Rezeptur und Modifikationen: Hier wird die Pille, die die Harmonie schützt (Baohe Wan) empfohlen. Bei starker Nahrungsanhäufung gibt man Jineijin und Maiya hinzu. Bei einer stärkeren Blähung gibt man Zhishi und Houpo hinzu.

Akupunktur: B 21, B 20, KG 12, KG 13, KG 10, M 21, M 25, M 36. Erläuterung: M 36 stärkt den o. Magen, B 25 reguliert das Qi im o. Dickdarm und beendet Völlegefühl, M 25 beseitigt Nahrungsstagnation und beendet Durchfall. B 20, B 21, stärken die oo. Milz und Magen. Alle Foramina sind dispulsiv zu stimulieren.

Schröpfung: B 20, B 21, B 22.
Ohrakupunktur: Magen, Milz, Shenmen, Endokrinum.

Tuina: Der Patient liegt auf dem Rücken, der Behandler wendet zunächst eine leichte und rasche Frikation in der Magengrube an. Anschließend wendet er an beiden Flanken Striktion an. Beim auf dem Bauch liegenden Patienten führt der Behandler eine Rudikulation an B 20, B 21 und B 22 durch. Anschließend erfolgt eine sanfte Tympanisation an B 20, B 22 und B 25.

Selbst-Tuina mit dem Gecko-Ball: Rollen am Rücken, Klopfen durch Hin- und Herschwingen des Oberkörpers, Schieben nach oben und unten oder Schieben nach links und rechts an B 17, B 20, B 21 und B 22. Klopfen mit hochgezogenen Knien.

Diätetik: Frischen Rettichsaft trinken.

Qigong: Hier wird die Durchführung der „Methode der Divergenzpression des Abdomens" (s.S. 225) empfohlen.

Bauchschmerzen

Krankheitsmechanismus

1. Depletion-Schmerzen infolge Yang-Schwäche oder Algor im Magen- und Milz-Funktionskreis infolge eines Befalls durch äußere Kälte oder innere Kälte wie z.B durch kalte Nahrung.
2. Repletion-Schmerzen infolge einer Retention von Nahrung, durch unregelmässige und übermäßige Nahrungsaufnahme sowie hastiges Essen.
3. Durch unterdrückte Emotionen kommt es zu einem Einstau des Qi. Wenn das Qi im Leber- und Magen-Funktionskreis nicht abfließen kann, leidet darunter die harmonische Entfaltung seiner Funktion, was zu Schmerzen im Bauch und zu Beklemmungsgefühl in der Brust führt.
4. Die Leitbahn verläuft entlang der Unterbauchregion. Wenn Algor des Leber-Funktionskreises affiziert ist, führt dieses zu Blockaden der Leitbahnen und verursacht Schmerzen im Unterbauch und Hodenschwellung.

Therapie nach Symptomatik, Abgrenzungen

Depletion-Schmerzen

Dumpfer Bauchschmerz, der anfallsweise auftritt und sich durch Druck und Wärmeanwendung bessert. Müdigkeit, Kurzatmigkeit, lockerer Stuhl, weißer Zungenbelag, langsamer Puls.

Therapieprinzip: Die Mitte wärmen, Depletion aufheben, Spannung lösen, Schmerzen stillen.

Rezeptur und Modifikationen: Hier wird das kleine Dekokt zur Erbauung der Mitte (Xiaojian Zhong Tang) empfohlen. Bei ausgeprägten Algor-Symptomen ersetzt man Guizhi durch Rougui. Bei ausgeprägtem Depletion-Qi gibt man Huangqi hinzu. Bei Durchfall gibt man Baizhu hinzu. Bei Qi-Stagnation fügt man Muxiang und Jineijin zu.

Akupunktur: MP 6, M 25, M 36, B 20, B 21, KG 12, KS 6. Erläuterung: MP 6 und M 36 wirken auf die oo. Milz und Magen beruhigend und Bauchschmerzen stillend. KG 6, KG 12, B 20 und B 21 stärken die oo. Milz und Magen. KS 6 ergänzt das Qi im Abdomen, M 25 entspannt den Bauch. Alle Foramina sind suppletiv zu stimulieren.

Moxibustion oder Energiespender: B 20, B 22, B 25, KG 6.

Schröpfung: B 17, B 20, B 21, B 22.

Ohrakupunktur: Magen, Milz, Shenmen, Bauch.

Tuina: Der Patient liegt auf dem Rücken, der Behandler wendet zunächst eine leichte und rasche Frikation auf dem Nabel an. Anschließend findet eine Kombination von Kompression und Mulsion an KG 4 und KG 6 statt. Beim auf dem Bauch liegenden Patienten führt der Behandler eine Kompression und Rudikulation an B 20, B 21, B 22, B 24 und B 25 durch. Anschließend erfolgt so lange eine Perfrikation bis eine Erwärmung der Haut eingetreten ist.

Selbst-Tuina mit dem Gecko-Ball: Rollen am Rücken, Klopfen durch Hin- und Herschwingen des Oberkörpers, Schieben nach oben und unten oder Schieben nach links und rechts an B 20, B 21, B 22, B 25. Die Position der Katze.

Diätetik: Suppe aus Yamsknolle und Ziegenfleisch. 500g Ziegenfleisch mit 500g Yamsknolle langsam gar kochen.

Qigong: Hier werden die Durchführung des Qigong zur Stärkung und die „Methode, das gelbe Qi zu nehmen" (s.S. 221) empfohlen.

Repletion-Schmerzen

Blähungen und Schmerzen in der Magenregion und im Bauch, die durch Druck verschlimmert werden. Aufstoßen von fauligem Geruch. Der Bauchschmerz kann von Durchfall begleitet werden und nach dem Stuhlgang erleichtert sein. Der Zungenbelag ist klebrig, beschleunigter Puls.

Therapieprinzip: Verdauungsblockaden zerstreuen, die oo. Milz und Magen harmonisieren, Bauchschmerzen stillen.

Rezeptur und Modifikationen: Hier wird die Pille, die die Harmonie schützt (Baohe Wan) empfohlen. Bei starken Bauchschmerzen gibt man Yanhusou hinzu. Bei starker Nahrungsanhäufung gibt man Jineijin sowie Maiya hinzu. Bei einer stärkeren Blähung gibt man Zhishi und Houpo hinzu.

Akupunktur: KG 6, B 21, B 20, B 25, 27, M 21, M 25, M 40. Erläuterung: KG 6 bewegt das Qi im unteren Bauch. B 25 und B 27 sind Zustimmungspunkte von Dick- und Dünndarm, wirken auf das Qi im o. Dickdarm regulierend, M 25 beseitigt Völlegefühl und Schmerzen, M 40 eliminiert Nahrungsstagnation, B 20 und B 21 harmonisieren die oo. Milz und Magen. Alle Foramina sind dispulsiv zu stimulieren.

Schröpfung: B 20, B 21, B 22, B 25.

Ohrakupunktur: Bauch, Magen, Milz, Shenmen.

Tuina: Der Patient liegt auf dem Rücken, der Behandler wendet zunächst eine leichte und rasche Frikation auf dem Nabel an. Anschließend wendet er an beiden Flanken Striktion an. Beim auf dem Bauch liegenden Patienten führt der Behandler eine Rudikulation an B 20, B 21 und B 25 durch. Anschließend erfolgt eine sanfte Tympanisation an B 20, B 22, B 25.

Selbst-Tuina mit dem Gecko-Ball: Rollen am Rücken, Klopfen durch Hin- und Herschwingen des

Oberkörpers, Schieben nach oben und unten oder Schieben nach links und rechts an B 17, B 20, B 21 und B 22. Klopfen mit hochgezogenen Knien.

Diätetik: Frischen Rettichsaft trinken.

Qigong: Hier wird die Durchführung der „Methode der Divergenzpression des Abdomens" (s.S. 225) empfohlen.

Stauungen des Qi in den oo. Leber-und Magen

Blähungen und Schmerz in der Magenregion und im Bauch, die durch Druck verschlimmert werden. Aufstoßen von fauligem Geruch. Beklemmungsgefühl in der Brust. Der Bauchschmerz kann von Durchfall begleitet werden und findet nach dem Stuhlgang Erleichterung. Der Zungenbelag ist klebrig. Beschleunigter und saitenförmiger Puls.

Therapieprinzip: Den o. Leber regulieren, das Xue dynamisieren, das Qi harmonisieren, Schmerzen stillen.

Rezeptur und Modifikationen: Hier wird das Pulver zur Freimachung des o. Leber (Chaihu Shugan San) empfohlen. Bei ausgeprägten Ardor-Symptomen gibt man Zhizi und Mudanpi hinzu. Bei starkem Schmerzen gibt man Yanhusuo hinzu. Bei Interkostalschmerzen gibt man Gualoupi und Yujin hinzu. Bei Verstopfung fügt man Dahuang bei.

Akupunktur: Le 13, Le 14, Le 3, B 18, B 21, KG 6, M 36, 3 E 6. Erläuterung: Le 13, Le 14 und B 18 sind eine Kombination, um die oo. Leber und Magen zu harmonisieren. Le 3 besänftigt das Leber-Qi, 3 E 6 bewegt das Qi im Abdomen, B 20 und B 21 stärken die oo. Milz und Magen. M 25 entspannt den Bauch und beseitigt Völlegefühl und Schmerzen, M 36 und KG 6 wirken auf das Abdomen beruhigend und Schmerzen stillend. Alle Foramina sind dispulsiv zu stimulieren.

Moxibustion oder Energiespender: B 18, B 21, B 20, KG 12.

Schröpfung: B 18, B 20, B 21, B 22.

Ohrakupunktur: Magen, Leber, Shenmen, Bauch.

Tuina: Der Patient liegt auf dem Rücken, der Behandler wendet zunächst eine leichte und rasche Frikation in der Magengrube an. Dann findet eine Kombination von Kompression und Mulsion an KG 12, Le 13 und Le 14 statt. Anschließend findet eine Kombination von Kompression und Mulsion an KG 4 und KG 6 statt. Zum Schluss wendet er an beiden Flanken eine Striktion an. Beim auf dem Bauch liegenden Patienten führt der Behandler eine Kompression und Rudikulation an B 18, B 20, B 21 und B 22 durch, dann mit gestreckten, nur leicht gekrümmten Fingern eine sanfte Tympanisation an B 18, B 20 und B 21. Anschließend erfolgt eine Prehension auf dem Schultergürtel.

Selbst-Tuina mit dem Gecko-Ball: Rollen am Rücken, Klopfen durch Hin- und Herschwingen des Oberkörpers, Schieben nach oben und unten oder Schieben nach links und rechts an B 17, B 20, B 21, B 22. Die Methode des Tretens mit dem Fußrücken.

Diätetik: Mandarinenschale als Tee trinken.

Qigong: Hier wird empfohlen: Die „Methode des Reibens des Oberbauches und Training des Qi mit dem Wort hu", das Freimachen der oo. Milz und Magen (s.S. 200 und 221) sowie die „Methode, den o. Leber zu besänftigen und Qi zu regulieren" (s.S. 223).

Algor in der Leber-Leitbahn

Schmerzen im Unterbauch, Hodenschwellung oder Schrumpfung des Skrotums, feuchter Zungenkörper, weißer Zungenbelag, tiefer und gespannter Puls.

Therapieprinzip: Das Qi antreiben, Algor austreiben, den unteren Bauch erwärmen, Schmerzen stillen.

Rezeptur und Modifikationen: Hier wird das den o. Leber wärmende Dekokt (Nuan Gan Jian) empfohlen. Bei ausgeprägten Skrotumschmerzen gibt man Juhe und Lizhihe hinzu. Bei starken Schmerzen im unteren Abdomen gibt man Yuanhusou und Chuanlianzi hinzu.

Akupunktur: Le 13, Le 3, MP 6, B 18, KG 12, KG 6, M 36. Erläuterung: Le 13, B 18, Le 3 bewegen das Leber-Qi, 3 E 6 bewegt das Qi im Abdomen, M 25 entspannt den Bauch, M 36, KG 12 und KG 6 wirken auf das Abdomen beruhigend und Schmerzen stillend. Die drei Yin-Leitbahnen des Fußes verlaufen durch den Unterbauch. Deshalb werden Le 13 und MP 6 und der Kreuzungspunkt der drei Yin-Leitbahnen des Fußes mit Le 3 zusammen ausgewählt. Alle Foramina sind dispulsiv zu stimulieren.

Moxibustion oder Energiespender: B 18, B 21, B 20, KG 12, KG 6.

Schröpfung: B 18, B 20, B 21, B 22.

Ohrakupunktur: Magen, Leber, Shenmen, Bauch.

Tuina: Beim auf dem Bauch liegenden Patienten führt der Behandler zunächst eine Kompression und Rudikulation an B 18, B 22 und B 25 durch, dann erfolgt so lange eine Perfrikation bis eine Erwärmung der Haut eingetreten ist. Anschließend erfolgt eine Prehension auf dem Schultergürtel. Der Patient liegt auf dem Rücken, der Behandler führt zunächst eine Frikation an den Foramen Le 13, KG 12 und KG 6 durch, so dass der Patient ein Wärmegefühl bis in die Tiefe des Bauchs empfindet, dann wendet er Mulsion an M 25 an. Zum Schluss findet eine Striktion des Bauchs statt. Anschließend erfolgt eine Prehension am Bauch.

Selbst-Tuina mit dem Gecko-Ball: Rollen am Rücken, Klopfen durch Hin- und Herschwingen des Oberkörpers, Schieben nach oben und unten oder Schieben nach links und rechts an B 17, B 20, B 21, B 22. Die Methode des Tretens mit dem Fußrücken.

Diätetik: Suppe aus frischem Ingwer, Pfeffer und Lauch.

Qigong: Hier wird die Durchführung der „Methode, die Brust zu reiben und Qi mit dem Wort „xu" zu trainieren und den o. Leber zu besänftigen und Qi zu regulieren" (s.S. 223) empfohlen.

Kapitel III: Herz- und Kreislauferkrankungen

Angina pectoris

Bei Angina pectoris sind die Herzkranzgefäße verengt oder verschlossen, dadurch kann das Blut nicht mehr alle Bereiche des Herzmuskels erreichen. Mit Blut unterversorgtes Herzgewebe stirbt ab und es kommt zum Herzinfarkt. Typische Anzeichen eines eingetretenen Herzinfarktes sind Brustschmerzen, Übelkeit, Angstgefühl. In der chinesischen Medizin gehört Angina pectoris zum Begriff „Xiong bi" (schmerzhaftes Obstruktions-Syndrom des Thorax). Xiong bi wird schon im Werk „Unbefangene Fragen im Innern Klassiker des Gelben Fürsten" in Kapitel 22 erwähnt: „Bei Herzkrankheit spürt man Schmerzen im Mittel des Brustkorbs und den Schulterblättern."

Krankheitsmechanismus

1. Yang-Stagnation im Thorax infolge Depletion von Yang bedingt durch Alter oder sexuelle Exzesse sowie Algor im Thorax infolge eines Befalles durch äußere Kälte oder innere Kälte wie z.B. bei kalter Nahrung. In diesem Fall kann sich das o.-Herz-Yang nicht entfalten, eine Stagnation von Qi und Blut im Brustkorb entsteht.

2. Durch Stress, Überarbeitung und unterdrückte Emotionen kommt es zu einem Einstau des Qi. Wenn das Qi in den Leitbahnen nicht abfließen kann, leidet darunter auch der Fluss des Xue, was zu Xue-Stasen im o. Herz und zu Schmerzen in der Brust führt.

3. Infolge eines Diätfehlers, wie z. B. durch übermäßigen Verzehr von Fett und Süßigkeiten kommt es zur Bildung von Pituita. Dieser verlegt die Blutgefäße und verursacht eine Stagnation von Qi und Xue.

4. Eine zusätzliche Depletion von Qi und Yin kann ein unzureichendes Qi und Xue des o. Herz nach sich ziehen, es kann eine Depletion des o. Herz folgen. In diesem Fall kann sich das o.-Herz-Yang nicht bewegen, eine Stagnation von Qi und Xue im Brustkorb und ein schmerzhaftes Obstruktions-Syndrom des Thorax sind die Folge.

Therapie nach Symptomatik, Abgrenzungen

Xue-Stasen im o. Herz

Ausgeprägtes Druckgefühl und Schmerzen im Thorax, Schmerzen strahlen in die Schulter oder in den oberen Rückenbereich aus. Dyspnoe, Schwindelgefühl,

Beklemmungsgefühl in der Brust, Atemnot, ein weißer, schmieriger Zungenbelag und tiefer, saitenförmiger Puls.

Therapieprinzip: Xue bewegen, Hämatome auflösen, das Qi dynamisieren, Schmerzen stillen.

Rezeptur und Modifikationen: Hier wird das Dekokt, das Stasen aus dem Haus des Xue vertreibt (Xuefu Zhuyu Tang), empfohlen. Bei gleichzeitig auftretender Qi-Stagnation gibt man Xiangfu, Wuyao, Qingpi und Muxiang hinzu.

Fertigarznei: Fu Fang Danshen Pian (Tablette mit Radix Salviae Miltiorrhiza). Zusammensetzung: Danshen (Radix Salvia Miltiorrhiza) und Bing pian (Borneol).

Akupunktur: B 13, B 14, B 15, B 17, KG 14, KG 17, KS 6, M 40, Dü 11. Erläuterung: B 13, LG 10 und Dü 11 bewegen das Qi und Xue im Thorax, B 14 und KG 17, B 15 und KG 14 sind die Sammlungsforamina und Einflussforamina der oo. Herz und Kreislauf-Sexus, B 17 entspannt das Zwerchfell, KS 6 öffnet in Kombination mit M 40 den Thorax. Alle Foramina sind dispulsiv zu stimulieren.

Moxibustion oder Energiespender: B 13, B 14, B 15, KG 14, KG 17, KS 6.

Schröpfung: B 13, B 14, B 15, B 24.

Ohrakupunktur: Brust, Herz, Shenmen.

Tuina: Am sitzenden Patienten führt der Behandler zunächst eine Rudikulation an B 13, B 14, B 15 verbunden mit einer Kombination von Kompression und Ein-Finger-Zen-Pression durch. Anschließend erfolgt eine von Hals- und Nackenmuskulatur beidseitig ausgehende Striktion, zum Schluss führt er eine Perfrikation an Rücken und Thorax so lange durch, bis eine Erwärmung der Haut eingetreten ist.

Selbst-Tuina mit dem Gecko-Ball: Rollen am Rücken, Schieben nach oben und unten oder Schieben nach links und rechts an B 14, B 15. Klopfen durch Hin- und Herschwingen des Oberkörpers. Drücken an KS 6.

Diätetik: Suppe aus Judasohr (schwarze Morcheln), Rotwein und Knoblauch.

Qigong: Hier wird die Durchführung des Qigong zur Regulation des o. Herz und Taiji empfohlen.

Yang-Stagnation im Thorax

Ausgeprägtes Druckgefühl und Schmerzen im Thorax, Schmerzen strahlen in die Schulter oder oberen Rückenbereich aus. Sie werden durch Kälte verschlimmert, durch Wärme gebessert. Dyspnoe, Schwindelgefühl, Beklemmungsgefühl in der Brust, Atemnot, ein weißer Zungenbelag, tiefer und dünner Puls.

Therapieprinzip: Das Qi bewegen, das Yang der Brust durchgängig machen, Brustschmerzen stillen.

Rezeptur und Modifikationen: Hier wird das Fructus Trichosanthes, Bulbus Allii und Rhizoma Pinelliae Ternatae Dekokt (Gualou Xiebai Banxia Tang) empfohlen. Bei sehr starken Thoraxschmerzen, kalten Extremitäten und kaltem Schweiß gibt man Fuzi, Ganjiang und Zhigancao hinzu.

Fertigarznei: Fu Fang Danshen Pian (Tablette mit Radix Salviae Miltiorrhiza). Zusammensetzung: Danshen (Radix Salvia Miltiorrhiza) und Bingpian (Borneol).

Akupunktur: Punktwahl wie bei Xue-Stasen im o. Herz: B 13, B 14, B 15, B 17, KG 14, KG 17, KS 6, M 40, Dü 11, nur nimmt man LG 4, LG 9, LG 20 und M 36 hinzu, um Yang zu stärken. Alle Foramina sind dispulsiv zu stimulieren.

Moxibustion oder Energiespender: B 13, B 14, B 15, B 17, KG 14, KG 17.

Schröpfung: B 12, B 14, B 15.

Ohrakupunktur: Brust, Herz, Shenmen.

Tuina: Wie bei Xue-Stasen im o. Herz: Rudikulation, Kompression, Ein-Finger-Zen-Pression, Striktion, Perfrikation.

Selbst-Tuina mit dem Gecko-Ball: Rollen am Rücken, Schieben nach oben und unten oder Schieben nach links und rechts an B 14 und B 15. Klopfen durch Hin- und Herschwingen des Oberkörpers. Drücken an KS 6.

Diätetik: Suppe aus Judasohr (schwarze Morcheln), Ingwer, Rotwein und Knoblauch.

Qigong: Hier wird die Durchführung des Qigong zur Regulation des o. Herz und Taiji empfohlen.

Depletion Qi und Yin

Müdigkeit, Kraftlosigkeit, Abneigung gegen Sprechen, Druck und Schmerzen im Thorax, Kurzatmigkeit, spontanes Schwitzen, Durst, Herzklopfen, trockener Mund und trockene Zunge, eine blasse, rote Zunge mit trockenem Zungenbelag und ein dünner, leerer Puls.

Therapieprinzip: Das Qi vermehren, das Yin erhalten, die Brust durchgängig machen, Schmerzen stillen.

Rezeptur und Modifikationen: Hier wird das Pulver, das den Puls hervorbringt (Shengmai San), empfohlen. Bei sehr starken Thoraxschmerzen gibt man Danshen hinzu. Bei Herzkranzgefäßerkrankungen gibt man in Honig gebratene Zhi Gancao, Danshen und Honghua hinzu. Bei Schlaflosigkeit mit Reizbarkeit gibt man Suanzaoren sowie Hehuanpi hinzu. Bei starkem Herzklopfen gibt man Guizhi und Longgu sowie Muli bei.

Akupunktur: H 5, B 13, B 15, B 17, KG 14, KG 17, KG 4, KS 6, M 36, MP 6. Erläuterung: H 5, B 13 und B 15 wirken auf die oo. Herz und Lunge stärkend, B 17 entspannt das Zwerchfell, KS 6 und KG 17 öffnen den Thorax, KG 4 in Kombination mit M 36, MP 6 kräftigen das Qi und Xue. Alle Foramina sind suppletiv zu stimulieren.

Moxibustion oder Energiespender: B 13, B 15, B 17, KG 4, KG 17.

Schröpfung: B 12, B 14, B 15.

Ohrakupunktur: Brust, Herz, Shenmen.

Tuina: Wie bei Xue-Stasen im o. Herz: Rudikulation, Kompression, Ein-Finger-Zen-Pression, Striktion, Perfrikation.

Selbst-Tuina mit dem Gecko-Ball: Rollen am Rücken, Schieben nach oben und unten oder Schieben nach links und rechts an B 14, B 15. Klopfen durch Hin- und Herschwingen des Oberkörpers. Drücken an KS 6.

Diätetik: 1. 15g Longanenfruchtfleisch, 15g Lotussamen und 15g Jujubenfrüchte mit Wasser kochen. 2. grüne Tee.

Qigong: Hier wird die Durchführung des Qigong zur Regulation des o. Herz und Taiji empfohlen.

Herzrhythmusstörungen

Heutzutage wissen wir, dass sich einige Zellen des Herzmuskels darauf spezialisiert haben, rhythmische elektrische Impulse abzugeben, damit das Herz gleichmäßig schlagen kann. Als Herzrhythmusstörungen gelten entweder zu schnelle (über 100 Schläge/Minute) oder zu langsame (unter 60 Schläge/Minute) Schläge.

Krankheitsmechanismus

1. Übermäßiges geistiges Arbeiten oder lang anhaltende Krankheiten können zu Depletion von Qi und Yang im o. Herz führen. Wenn das Qi im o. Herz schwach ist, kann es das Blut nicht normal pumpen. Daraus resultieren Herzklopfen, Kurzatmigkeit und ein kleiner Puls. Wenn das Yang im o. Herz schwach ist, kann es den Körper nicht erwärmen. So können Befunde wie kalte Extremitäten auftreten.

2. Ein Mangel an Yin im o. Herz, also Mangel der Säfte und der Bauenergie, führt oft zu Überaktivität von Yang, so dass die aktive Energie nach außen schlagen kann, woraus die oben genannten Befunde resultieren.

3. Wenn der Funktionskreis Herz durch aufgestaute Erregung geschädigt ist, kann seine Energie nicht abfließen und entwickelt sich zu innerem Ardor. Dadurch treten Unruhe, Schlaflosigkeit und Palpitationen auf. Da der Funktionskreis Herz mit der Zunge in Verbindung steht, können auch Geschwüre, Schwellung des Mundes und der Zunge verursacht werden.

Therapie nach Symptomatik, Abgrenzungen
Depletion von Qi und Yang im o. Herz

Herzklopfen, Kurzatmigkeit, Schmerzen in der Brust, kalte Extremitäten, Ödeme, profuse Schweiße, blasse Lippen, blasse Zunge, kleiner Puls.

Therapieprinzip: Das Yang stützen, den Geist beruhigen, Herzklopfen beheben.

Rezeptur und Modifikationen: Hier wird das Concha Ostreae Dekokt (Guizhi Gancao Longgu Muli Tang) empfohlen. Bei ausgeprägter Depletion Qi gibt man Huangqi und Dangshen hinzu. Bei Schlaflosigkeit gibt man Hehuanpi hinzu.

Akupunktur: B 15, B 20, KG 14, KG 4, KS 6, H 7, M 36. Erläuterung: KS 6: Anknüpfungspunkte (Kreislauf-Sexus), H 7: Originalispunkte der Herz-Leitbahnen, wirken auf den o. Herz beruhigend. B 15 und KG 14 sind die Sammlungsforamina und Einflussforamina vom o. Herz und haben die Funktion, das Qi und Xue im Thorax zu regulieren. KG 4, B 20 und M 36 stärken das Qi und Yang. Alle Foramina sind suppletiv zu stimulieren.

Moxibustion oder Energiespender: B 15, B 20, KG 14, KG 4.

Schröpfung: B 14, B 15, B 20.

Ohrakupunktur: Brust, Herz, Shenmen.

Selbst-Tuina mit dem Gecko-Ball: Rollen am Rücken, Schieben nach oben und unten oder Schieben nach links und rechts an B 14 und B 15. Klopfen durch Hin- und Herschwingen des Oberkörpers. Drücken an KS 6.

Diätetik: Weizenbrei: Aus 50-80g Weizen mit Wasser einen dünnflüssigen Brei kochen.

Qigong: Hier werden die Durchführung des Qigong zur Regulation des o. Herz, das „Innere Pflege-Qigong" oder das Qigong für die Brust empfohlen.

Depletion von Xue im o. Herz

Herzklopfen, Schwindelgefühl, Müdigkeit, traumgestörter Schlaf, eine blasse Zunge, kleiner und kraftloser Puls.

Therapieprinzip: Das Xue ergänzen, den o. Herz stärken.

Rezeptur und Modifikationen: Hier wird das Dekokt, das den o. Milz wiederherstellt (Guipi Tang) empfohlen. Bei Taubheit der oberen Extremitäten gibt man Qianghuo und Chuanxiong hinzu. Bei einer Dysmenorrhoe fügt man Yujin und Xiangfu zu.

Akupunktur: Punktwahl wie bei Depletion von Qi und Yang im o. Herz: B 15, B 20, KG 14, KG 4, KS 6, H 7 und M 36, nur nimmt man B 17, MP 6 hinzu, um das Xue zu ergänzen. Alle Foramina sind suppletiv zu stimulieren.

Moxibustion oder Energiespender: B 15, B 17, B 20, KG 14, KG 4.

Schröpfung: B 14, B 15, B 17, B 20.

Ohrakupunktur: Brust, Milz, Herz, Shenmen.

Selbst-Tuina mit dem Gecko-Ball: Wie bei Depletion von Qi und Yang im o. Herz.

Diätetik: 50g Longanen-Fruchtfleisch zu einem zähen Sirup verkochen und mit kochendem Wasser aufgegossen einnehmen.

Qigong: Hier werden die Durchführung der „Methode, das rote Qi zu nehmen" (s.S. 219) und Qigong zur Regulation des o. Herz empfohlen.

Depletion Yin und Emporschlagen des Ardor im o. Herz

Palpitationen, Unruhe, Schlaflosigkeit, Trockenheit der Kehle und des Mundes, heftiger Durst, Schwindelgefühl, Tinnitus, Reizbarkeit, gerötetes Gesicht und gerötete Augen, tiefgelber Urin, rote Zungenspitze, dünner und schneller Puls.

Therapieprinzip: Das Yin stützen, Calor kühlen, das Xue erhalten, sedieren.

Rezeptur und Modifikationen: Hier wird die Pille des himmlischen Königs zur Ergänzung des o. Herz (Tianwang Buxin Dan) empfohlen. Sind Mund und Rachen sehr trocken, gibt man Shihu hinzu. Bei starkem Herzklopfen und ausgeprägter Schlaflosigkeit fügt man Longyanrou und Yejiaoteng zu.

Akupunktur: Punktwahl wie bei Depletion von Qi und Yang im o. Herz: B 15, B 20, KG 14, KG 4, KS 6, H 7, M 36 – nur nimmt man B 14, B 23, N 3 und MP 6 hinzu, um das Yin zu stärken und Calor zu kühlen. Alle Foramina sind dispulsiv zu stimulieren.

Schröpfung: B 14, B 15, B 17, B 20, B 23.

Ohrakupunktur: Brust, Milz, Herz, Niere, Shenmen.

Selbst-Tuina mit dem Gecko-Ball: Wie bei Depletion von Qi und Yang im o. Herz.

Diätetik: 50g Longanen-Fruchtfleisch zu einem zähen Sirup verkochen und mit kochendem Wasser aufgegossen einnehmen.

Qigong: Hier werden die Durchführung des „Innere Pflege-Qigong" und die „Methode, um die Energie des Mondes zu erhalten" (s.S. 199) empfohlen.

Hypertonie (Bluthochdruck)

Wenn der obere Blutdruckwert über 160 mmHg und der untere Blutdruckwert über 95 mmHg liegt, dann wird von einer Hypertonie gesprochen. Bluthochdruck schädigt die Gefäßwände und kann zu Arterienverhärtung und arteriosklerotischen Umbauvorgängen in den Gefäßen führen. Obwohl der Bluthochdruck als wichtigster Risikofaktor für den Schlaganfall und den Herzinfarkt gilt, zeigt er manchmal keine ausgeprägten äußeren Symptome, etwa die Hälfte der Patienten weiß nichts von ihrem Bluthochdruck.

Krankheitsmechanismus

1. Zuerst ist bei der Hypertonie der Funktionskreis Leber betroffen. Er besitzt die Funktionen der Blutspeicherung und der Blutregulierung. Durch Zornesausbrüche kann das Yang des Leber-Funktionskreises nach oben schlagen. Darunter leidet die blutregulierende Funktion des Leber-Funktionskreises und kann entsprechende Symptome auslösen.

2. Stress kann den Funktionskreis Milz beeinträchtigen. Dies führt zu einer eingeschränkten Qi- und Xue-Produktion und eingeschränkter Lungenfunktion, da der Funktionskreis Milz dem Element Erde entspricht. Der Funktionskreis Lunge entspricht dem Element Metall. Die Erde erzeugt Metall – Metall hemmt das Holz. Das Holz entspricht dem Funktionskreis Leber.

Wenn zu wenig Erde vorhanden ist, kann kein Metall erzeugt werden. Wenn zu wenig Metall vorhanden ist, können das Holz und das Yang im o. Leber ungehindert nach oben schlagen.

3. Das Yin des Funktionskreises Niere ist das Widerlager und die Gegensteuerung für das Yang des Funktionskreises Leber. Wenn das Yin der Funktionskreise Niere und Leber zu schwach ist, schlägt das Yang des Funktionskreises Leber widerstandslos und ungebändigt nach oben.

Therapie nach Symptomatik, Abgrenzungen

Ardor vigens im o. Leber

Kopfschmerzen mit Drehschwindel, Nackensteife, gerötete Augen und geröteter Teint. Bitterer Mundgeschmack, Nervosität, Obstipation, gelber Urin, rote Zunge, gelber Zungenbelag, saitenförmiger Puls.

Therapieprinzip: Den o. Leber besänftigen, Ardor bändigen, Kopfschmerzen stillen.

Rezeptur und Modifikationen: Hier wird das Gastrodia-Rhizoma-und Uncaria-Ramulus-Dekokt (Tianma Gouteng Yin) empfohlen. Bei Obstipation gibt man Dahuang hinzu. Bei ausgeprägtem Drehschwindel gibt man Zhenzhumu bei.

Akupunktur: Di 4, Di 11, G 20, Le 3, MP 6, B 18. Erläuterung: B 18, Le 3 besänftigen das Leber-Qi, G 20, Di 11, Di 4 zerstreuen Ardor, MP 6 als Verbindungspunkt aller drei Yin-Leitbahnen eignet sich gut für die gleichzeitige Stützung der oo. Niere und Milz sowie für die Harmonisierung des o. Leber. Alle Foramina sind dispulsiv zu stimulieren.

Schröpfung: B 18, B 20, B 21, B 23.

Ohrakupunktur: Niere, Leber, Shenmen, Bauch.

Tuina: Am sitzenden Patienten erfolgt zunächst eine Prehension entlang der über die Seiten des Halses und des Nackens verlaufenden Blasen-Leitbahnen beidseitig ab und auf, anschließend eine Kompression auf die Foramina G 20, B 10 und G 21. Dann folgt 4 bis 5-mal eine Ein-Finger-Zen-Pression, die jeweils an dem Foramen B 20 beginnt und die Blasen-Leitbahnen hinabzieht. Beim auf dem Bauch liegenden Patienten führt der Behandler zunächst eine Rudikulation an B 12, B 13, B 18, B 19, B 20, B 21 und B 23 durch, dann mit gestreckten, nur leicht gekrümmten Fingern eine sanfte Tympanisation an allen oberen Foramina. Am Patienten in Rückenlage erfolgt eine Kompression und Frikation der Foramina KG 4, und KG 6 und eine allgemeine Mulsion des Abdomens.

Selbst-Tuina mit dem Gecko-Ball: Rollen am Rücken, Schieben nach oben und unten oder Schieben nach links und rechts an B 12, B 13, B 18 und B 19. Treten mit dem Fußrücken.

Diätetik: 30g frischen Sellerie kurz kochen, dann den Saft auspressen, zweimal täglich davon einnehmen.

Qigong: Hier wird die Durchführung des Qigong zur Senkung des Blutdrucks, Taiji und das Qigong zur Regulation des o. Leber empfohlen.

Depletion des Qi und Xue

Drehschwindel, Kopfschmerzen, geringe Belastbarkeit, Kurzatmigkeit, Palpitationen, Spontanschweiße, Schlafstörungen, dünner, weißer Zungenbelag, kleiner Puls.

Therapieprinzip: Das o.-Niere-Yang erwärmen und das Qi und Xue ergänzen.

Rezeptur und Modifikationen: Hier wird die Pille für das Qi des o. Nieren aus dem Goldenen Schrein (Jingui Shenqi Wan) empfohlen. Bei häufiger Miktion in der Nacht gibt man Wuweizi hinzu. Bei Impotenz gibt man Bajitian, Suoyang und Gouqizi hinzu. Bei Ödemen in den unteren Extremitäten nimmt man zusätzlich Wupi Yin (5-Schalen-Dekokt) ein.

Akupunktur: M 36, KG 6, KG 4, B 20, B 21, B 23, MP 6. Erläuterung: M 36 und MP 6 wirken auf die oo. Milz und Magen kräftigend, KG 6, KG 4 stärken das Qi, B 20, B 21 stärken Xue, B 23 als Einflusspunkt des o. Niere, wirkt auf den o.-Niere-Yang ergänzend. Alle Foramina sind suppletiv zu stimulieren.

Moxibustion oder Energiespender: B 20, B 21, B 23, KG 4, KG 6, M 36, Di 4.

Schröpfung: B 20, B 21, B 23.

Ohrakupunktur: Niere, Milz, Shenmen.

Tuina: Manipulationen wie bei Ardor vigens im o. Leber: Prehension, Ein-Finger-Zen-Pression, Kompression, Rudikulation, Frikation, nur nimmt man anstatt Tympanisation Perfrikation hinzu, um das o.-Niere-Yang zu erwärmen.

Selbst-Tuina mit dem Gecko-Ball: Rollen am Rücken, Schieben nach oben und unten oder Schieben nach links und rechts an B 12, B 13, B 18, B 19. Klopfen mit hochgezogenen Knien.

Diätetik: 1. Gebratene Zwiebeln mit Tomaten, Tofu und Knoblauch. 2. Haferbrei.

Qigong: Hier werden die Durchführung von Taiji und die „Methode, das gelbe Qi zu nehmen" (s.S. 221) sowie das Qigong zur Senkung des Blutdrucks empfohlen.

Depletion Yin der oo. Niere und Leber

Drehschwindel, Kopfschmerzen, Reizbarkeit, Ohrensausen, Schmerzhaftigkeit und Schwäche der Lenden und Knie, Schlaflosigkeit, rote Zunge, dünner und saitenförmiger Puls.

Therapieprinzip: Die oo. Leber und Niere stärken, das Yin ergänzen, den o.-Leber-Yang niederdrücken.

Rezeptur und Modifikationen: Hier wird das Dekokt, das den o. Leber hinabdrückt und Ventus besänftigt (Zhengan Xifeng Tang) empfohlen. Bei starken Kopfschmerzen und Schwindel gibt man Xiakucao und Juhua hinzu. Bei sehr hohem Bluthochdruck gibt man Gouteng und Juhua bei.

Akupunktur: MP 6, N 6, B 18, B 23, Di 4, Le 3, G 21. Erläuterung: MP 6, N 6 ergänzen das Yin. B 18, B 23 stärken die oo. Leber und Niere. Di 4, Le 3, G 21 wirken auf die oo. Leber und Galle beruhigend und Kopfschmerzen stillend. Alle Foramina sind suppletiv zu stimulieren.

Moxibustion oder Energiespender: B 23, N 1.

Schröpfung: B 18, B 20, B 23.

Ohrakupunktur: Niere, Leber, Shenmen.

Tuina: Manipulationen wie bei Ardor vigens im o. Leber: Prehension, Ein-Finger-Zen-Pression, Kompression, Rudikulation, Frikation, Tympanisation.

Selbst-Tuina mit dem Gecko-Ball: Rollen am Rücken, Schieben nach oben und unten oder Schieben nach links und rechts an B 12, B 13, B 18 und B 19. Treten mit dem Fußrücken.

Diätetik: 1. 30g frischen Sellerie und 30g Karotten kurz kochen, dann den Saft auspressen, zweimal täglich davon einnehmen. 2. grüner Tee. 3. Maisbrei.

Qigong: Hier werden die Durchführung des Qigong zur Senkung des Blutdrucks, Taiji sowie die „Methode, um die Energie des Mondes zu erhalten" empfohlen.

Müdigkeit

Müdigkeit ist ein häufig auftretendes Symptom, über das viele Patienten klagen. Sie ist überhaupt das wichtigste Symptom oder Begleitsymptom vieler Krankheiten. In der chinesischen Medizin wird sie als „Xu" bezeichnet. Der Begriff Xu bezeichnet nicht nur ein Symptom, also die Müdigkeit, sondern vielmehr auch die übergeordneten Faktoren, die hinter der Müdigkeit stehen, nämlich eine Depletion des Qi und Xue verschiedener Organ-Funktionskreise.

Krankheitsmechanismus

1. Übermäßiges geistiges Arbeiten und körperliche Arbeit ohne Ruhepausen oder lang anhaltende Krankheiten können zur Depletion von Qi und Xue in den Organ-Funktionskreisen führen. Wenn das Qi und Xue in den Organ-Funktionskreisen schwach ist, kann es das Blut nicht normal weiterbefördern.Daraus resultiert Müdigkeit.

2. Unterernährung kann zu Mangelernährung des Körpers und zu Depletion führen, indem sie die oo. Milz und Magen schädigt, so dass sich die Transport- und Umwandlungsfunktion nicht ausreichend entfalten kann.

3. Übermäßige sexuelle Aktivität führt zum Verlust von Jing (Struktivenergie), die die Grundlage allen organischen Lebens ist. Wenn man nach dem Sex eine dauernde Müdigkeit verspürt, so spricht dieses dafür, dass die sexuelle Aktivität zu stark ist.

4. Die Stärke des Jing bestimmt die grundlegende Konstitution. Bei einer Depletion des Jing ist der Körper anfällig für Erkrankungen. Jede Erkrankung kann zu einer Schwäche des Organ-Funktionskreises und somit zu chronischer Müdigkeit führen. Deshalb ist eine ererbte Depletion-Konstitution die wichtigste Ursache für Müdigkeit.

Therapie nach Symptomatik, Abgrenzungen

Depletion des Yin im o. Lunge (s.S . 380)
Depletion des Qi im o. Lunge (s.S .387)
Depletion des Yin des o. Magen (s.S. 389)
Depletion des Qi und Yang im o. Milz (s.S. 396)
Depletion von Qi und Yang im o. Herz (s.S.403)
Depletion von Xue im o. Herz (s.S .403)
Depletion des Qi und Xue (s.S . 405)
Depletion Yin der oo. Niere und Leber
(s.S .405)

Kapitel IV: Erkrankungen von Leber und Galle

Hepatitis

In der westlichen Medizin unterscheidet man Hepatitis A, B, C, D, E, also fünf Typen von Hepatitis, die durch Virusinfektionen verursacht werden. Hepatitis A und E werden meistens durch verunreinigte Lebensmittel oder Trinkwasser übertragen. Hepatitis B und C werden meistens über das Blut übertragen.

Das Krankheitsbild „Hepatitis" gibt es in der chinesischen Medizin nicht. Die Hepatitis entspricht den Symptomen Ikterus und Schmerz im Bereich des Hypochondriums.

Krankheitsmechanismus

1. Bedingt durch Fehlernährung (zu fette oder verunreinigte Speisen) oder durch Algor- und Calor-Heteropatie kommt es zu einer Dysfunktion der oo. Milz und Magen in Bezug auf den Transport und die Umwandlung. Die Dysfunktion der oo. Milz und Magen führt zur Ansammlung von Humor, was die normale Ausscheidung von Galle behindert und zu einer gelblichen Verfärbung der Haut führt. Es gibt zwei Arten von Ikterus: Das Yang-Gelb ist charakterisiert durch Calor humidus, während beim Yin-Gelb Algor humidus oder Stasen des Xue vorherrschend sind.

2. Bedingt durch Überanstrengung oder emotionale Probleme wie Zorn, Frustration oder Hass kann die entfaltende Funktion des o. Leber beeinträchtigt werden. Da die Leber-Leitbahnen über die Rippen- und Hypochondralregion verlaufen, verursacht eine Stagnation der Zirkulation des Qi in den Leber-Leitbahnen Schmerzen in der Hypochondralregion.

Therapie nach Symptomatik, Abgrenzungen
Yang-Gelb Calor humidus

Leuchtender Ikterus am ganzen Körper, Fieber, Schweregefühl des Körpers, Durst, abdominale Schwellung, Miktionsstörung, Durst, gelber, klebriger Zungenbelag, schneller und saitenförmiger Puls.

Therapieprinzip: Calor kühlen, Humor ausleiten, Ikterus zum Weichen bringen.

Rezeptur und Modifikationen: Hier wird das Herba-

Artemisiae-Capillaris-Dekokt (Yinchenhao Tang) empfohlen. Bei hohem Fieber gibt man Longdancao und Banlangen hinzu. Bei Schmerzen im Hypochondrium gibt man Chaihu, Chuanlianzi, Xiangfu und Baishao hinzu. Bei Erbrechen und vermindertem Appetit gibt man Zhuru, Banxia und Shenqu hinzu.

Akupunktur: B 18, B 19, LG 9, G 34, MP 9, Le 3, M 44. Erläuterung: G 34 bewegt Qi und Xue im o. Leber, B 18, B 19, LG 9 stärken die oo. Leber und Galle und eliminieren den Ikterus. M 44, Le 3 beseitigen Calor, MP 9 löst Humor auf. Alle Foramina sind dispulsiv zu stimulieren.

Schröpfung: LG 9, B 18, B 19.

Ohrakupunktur: Leber, Gallenblase, Shenmen.

Selbst-Tuina mit dem Gecko-Ball: Rollen am Rücken, Klopfen durch Hin- und Herschwingen des Oberkörpers, Schieben nach oben und unten oder Schieben nach links und rechts an B 18, B 19. Die Methode des Tretens mit dem Fußrücken.

Diätetik: Brei aus Azukibohnen: 140g Azukibohnen und 40g Rundkornreis mit Wasser kochen.

Qigong: Hier werden die Durchführung des Qigong zur Regulation des o. Leber und die „6-Laute-Atemmethode, insbesondere das Sprechen der Worte xu und und hu" (s.S. 199 und 200) empfohlen.

Ying-Gelb
Algor humidus

Dunkelgelb-grauer Ikterus, Übelkeit, Erbrechen, Appetitlosigkeit, abdominale Schwellung, Geschmacksverlust, kein Durst, weiche Stühle, weißer Zungenbelag und ein tiefer und dünner Puls.

Therapieprinzip: Den o. Milz stärken, Humor ausleiten, Ikterus zum Weichen bringen

Rezeptur und Modifikationen: Hier wird das Herba Artemisiae Capillaris, Rhizoma Atractylodis Macro, Radix Aconiti Praeparata Dekokt (Yinchen Zhu Fu Tang) empfohlen. Bei ausgeprägten Algor-Symptomen gibt man Ganjiang hinzu. Bei Schmerzen im Hypochondrium gibt man Chaihu, Chuanlianzi, Xiangfu und Baishao hinzu.

Akupunktur: B 20, B 21, KG 12, B 18, B 19, LG 9, G 34, MP 9, M 36. Erläuterung: B 20, B 21, KG 12, M 36 wirken auf die oo. Milz und Magen erwärmend, G 34, Le 14 regulieren Qi und Xue im o. Leber, B 18, B 19, LG 9 stärken die oo. Leber und Galle und eliminieren Ikterus. Alle Foramina sind dispulsiv zu stimulieren.

Moxibustion oder Energiespender: KG 12, B 20, B 21, Le 14, B 18, B 19, LG 9.

Schröpfung: LG 9, B 18, B 19, B 20, B 21.

Ohrakupunktur: Magen, Milz, Leber, Gallenblase, Shenmen.

Selbst-Tuina mit dem Gecko-Ball: Rollen am Rücken, Klopfen durch Hin- und Herschwingen des Oberkörpers, Schieben nach oben und unten oder Schieben nach links und rechts an B 18, B 19, B 20, B 21. Die Methode des Tretens mit dem Fußrücken.

Diätetik: Suppe aus trockenem Ingwer und Herba Artemisiae Capillaris.

Qigong: Hier werden die Durchführung des Qigong zur Regulation des o. Leber und die „6-Laute-Atemmethode, insbesondere das Sprechen des Wortes xu" (s.S. 199) empfohlen.

Kein Gelb
Calor humidus in den oo. Leber und Galle

Dumpfe Schmerzen an den Rippenbögen, Blähung, Müdigkeit, Schweregefühl, Appetitlosigkeit, bitterer Mundgeschmack, gerötete Augen, Miktionsstörungen, gelber und spärlicher Urin, klebriger, gelber Zungenbelag, schlüpfriger und saitenförmiger Puls.

Therapieprinzip: Ardor der oo. Leber und Galle herauslösen, Calor humidus im unteren Calorium kühlen.

Rezeptur und Modifikationen: Hier wird das Herba Artemisiae Capillaris Dekokt (Yinchenhao Tang) und Radix Gentiana Dekokt, das den o. Leber entlastet (Longdan Xiegan Tang) empfohlen. Bei hohem Fieber gibt man Longdancao und Banlangen hinzu. Bei Schmerzen im Hypochondrium gibt man Chaihu, Chuanlianzi, Xiangfu und Baishao hinzu. Bei Erbrechen und vermindertem Appetit gibt man Zhuru, Banxia und Shenqu hinzu. Bei Depletion des o. Milz fügt man Baizhu, Fuling und Yujin zu.

Akupunktur: B 18, B 19, B 20, G 24, G 34, MP 9, MP 6, M 44. Erläuterung: B 18, G 34 bewegen Qi und Xue im o. Leber. B 19 und G 24 als Einfluss- bzw. Sammlungspunkte des o. Galle eliminieren in Kombination mit Le 3 Calor humidus, MP 9, MP 6, B 20 stärken den o. Milz und lösen Humor auf. Alle Foramina sind dispulsiv zu stimulieren.

Schröpfung: LG 9, B 18, B 19, B 20.

Ohrakupunktur: Leber, Gallenblase, Milz, Shenmen.

Selbst-Tuina mit dem Gecko-Ball: Rollen am Rücken, Klopfen durch Hin- und Herschwingen des Oberkörpers, Schieben nach oben und unten oder Schieben nach links und rechts an B 18, B 19. Die Methode des Tretens mit dem Fußrücken.

Diätetik: Brei aus Azukibohnen: 140g Azukibohnen und 40g Rundkornreis mit Wasser kochen.

Qigong: Hier werden die Durchführung des Qigong zur Regulation des o. Leber und Milz sowie die „6-Laute-Atemmethode, insbesondere das Sprechen der Worte xu und hu" (s.S. 199 und 200) empfohlen.

Energiestauungen im o. Leber und Depletion Xue

Schmerzen in den Flanken, Durchfall, Müdigkeit, verminderter Appetit, eine hellrote Zunge, weißer Zungenbelag, ein tiefer und saitenförmiger Puls.

Therapieprinzip: Den o. Leber regulieren und Stauungen lösen, den o. Milz stärken, das Xue suppletieren.

Rezeptur und Modifikationen: Hier wird das Pulver der heiteren Ungebundenheit (Xiaoyao San) empfohlen. Bei fixierten Schmerzen gibt man Mudanpi, Yujin und Sanleng hinzu. Wenn eine Qi-Stagnation zu Ardor führt und dieses beginnt, dem Yin zu schaden, die Dosierung von Chuanxiong und Xiangfu reduzieren und Danggui, Gouqizi und Meiguihua hinzufügen. Wenn die Qi-Stagnation zu Depression Anlass gibt, fügt man Hehuanpi hinzu. Bei vergrößerter Leber und Milz gibt man Haipiaoxiao, Biejia und Muli bei. Bei ausgeprägter Depletion von Xue erhöht man die Dosierung von Danggui und gibt Shudihuang und Heshouwu hinzu.

Akupunktur: B 20, B 21, Le 13, B 18, G 34, MP 9, M 36, KS 6, 3 E 5. Erläuterung: G 34, Le 13, B 18 harmonisieren Qi und Xue im o. Leber, B 20, B 21, MP 9, M 36 stärken die oo. Milz und Magen, KS 6, 3E 5 stillen Schmerzen in den Flanken. Alle Foramina sind suppletiv zu stimulieren.

Moxibustion oder Energiespender: B 20, B 21, B 18, B 19.

Schröpfung: B 20, B 21, B 18, B 19.

Ohrakupunktur: Leber, Milz, Shenmen.

Selbst-Tuina mit dem Gecko-Ball: Rollen am Rücken, Klopfen durch Hin- und Herschwingen des Oberkörpers, Schieben nach oben und unten oder Schieben nach links und rechts an B 18, B 19, B 20, B 21. Drücken an KS 6 und 3E 5.

Diätetik: Schweinefleischsuppe mit Lauch, Ingwer und Mandarinenschale.

Qigong: Hier werden die Durchführung des Qigong zur Regulation des o. Leber und Milz sowie die „6-Laute-Atemmethode, insbesondere das Sprechen der Worte xu und hu" (s.S. 200) empfohlen.

Depletion des o.-Leber-Yin

Leichte Schmerzen und Spannungsgefühl im Hypochondrium, Rückenschmerzen, Schlafstörungen, Schwindelgefühl, ein trockener Mund und Rachen, trockene Augen, saures Aufstoßen, rote und trockene Zunge und ein dünner, zarter oder saitenförmiger Puls.

Therapieprinzip: Den o. Niere kräftigen, den o. Leber harmonisieren, das Qi regulieren.

Rezeptur und Modifikationen: Hier wird der Trank des Durchdringens (Yiguan Jian) empfohlen. Bei ausgeprägter Depletion Yin mit trockenen Augen gibt man Shihu hinzu. Bei einem sehr trockenen Mund mit bitterem Geschmack gibt man Huanglian hinzu. Bei Obstipation gibt man Gualou hinzu. Bei stärkerer Hitze fügt man Xiakucao zu.

Akupunktur: Punktwahl wie bei Energiestauungen im o. Leber und Depletion Xue B 20, B 21, Le 13, B 18, G 34, MP 9, M 36, KS 6, 3 E 5, nur nimmt man B 23, MP 6,

N 3 hinzu, um Yin zu stärken. Alle Foramina sind suppletiv zu stimulieren.

Moxibustion oder Energiespender: N 1.

Schröpfung: B 20, B 21, B 18, B 19, B 23.

Ohrakupunktur: Leber, Milz, Shenmen.

Selbst-Tuina mit dem Gecko-Ball: Rollen am Rücken, Klopfen durch Hin- und Herschwingen des Oberkörpers, Schieben nach oben und unten oder Schieben nach links und rechts an B 18, B 19, B 20, B 21, B 23. Rollen an der Fußsohle.

Diätetik: Karpfensuppe: Aus einem ganzen Karpfen mit Lauch und Ingwer eine Suppe kochen und davon täglich eine Portion einnehmen.

Qigong: Hier werden die Durchführung des Qigong zur Regulation des o. Leber und Milz sowie die „6-Laute-Atemmethode, insbesondere das Sprechen der Worte xu- und hu" (s.S. 199 und 200) empfohlen.

Energiestauungen und Stasen des Xue

Bohrender, fixierter Schmerz im Hypochondrium, bei Palpation ist eine Resistenz zu spüren, Blähung, Appetitlosigkeit, eine dunkelviolette Zunge und ein rauer, langsamer Puls.

Therapieprinzip: Das Qi regulieren, Stauungen lösen und das Xue bewegen.

Rezeptur und Modifikationen: Hier wird das Vier-Bestandteile-Dekokt mit Semen Persicae und Flos Carthami (Taohong Siwu Tang) empfohlen. Bei fixierten Schmerzen gibt man Mudanpi, Yujin und Sanleng hinzu. Bei vergrößerter Leber und Milz gibt man Haipiaoxiao, Biejia und Muli hinzu. Bei ausgeprägten Xue-Stasen ersetzt man Baishao durch Chishao. Bei Depletion des Xue fügt man Aiye und Xiangfu zu.

Akupunktur: B 18, G 34, MP 10, Le 13, Le 14, KS 6, 3 E 5. Erläuterung: G 34, Le 13, Le 14 harmonisieren Qi und Xue im o. Leber. KS 6, 3 E 5 stillen Schmerzen in den Flanken. MP 10, B 18 bewegen das Xue und beseitigen Xue-Stasen. Alle Foramina sind dispulsiv zu stimulieren.

Moxibustion oder Energiespender: B 17, B 18, B 19, Le 13, Le 14.

Schröpfung: B 17, B 18, B 19.

Ohrakupunktur: Leber, Milz, Shenmen.

Selbst-Tuina mit dem Gecko-Ball: Rollen am Rücken, Klopfen durch Hin- und Herschwingen des Oberkörpers, Schieben nach oben und unten oder Schieben nach links und rechts an B 28 und B 23. Rollen am Bauch. Klopfen mit nach innen gehobenen Beinen.

Diätetik: Apfelsaft oder grüner Tee.

Qigong: Hier werden die Durchführung des Qigong zur Regulation des o. Leber und Milz sowie die „6-Laute-Atemmethode, insbesondere das Sprechen der Worte xu und hu" (s.S. 199 und 200) empfohlen.

Leberzirrhose

In der westlichen Medizin versteht man unter Leberzirrhose einen degenerativen, entzündlichen Prozess des Lebergewebes. Virus-Hepatitis und Alkoholismus sind die Hauptursachen. Aus Sicht der chinesischen Medizin könnte Leberzirrhose den Symptomen abdominale Resistenzen entsprechen.

Krankheitsmechanismus

Bedingt durch nicht ausgeheilten Ikterus, emotionale Disharmonie wie Zorn und Depression sowie auf Grund von Fehldiät wie übermäßigem Alkoholgenuss oder zu fetten Speisen wird Fett in der Leber eingelagert. Die Folgen sind eine Leber-Qi-Stagnation und Leber-Xue-Stase, die sich zu einer Schädigung der oo. Milz und Niere entwikkeln können. Eine Dysfunktion der oo. Milz und Niere führt zur Ansammlung von Calor humidus, was die Symptome von abdominalen Resistenzen verursacht.

Therapie nach Symptomatik, Abgrenzungen Energiestauungen im o. Leber und Depletion im o. Milz

Leichte Schmerzen in den Flanken, Blähungen, Übelkeit, Durchfall, Müdigkeit, verminderter Appetit, weißer Zungenbelag, ein tiefer und saitenförmiger Puls.

Therapieprinzip: Den o. Leber regulieren und Stauungen lösen, den o. Milz stärken, das Xue suppletieren.

Rezeptur und Modifikationen: Hier wird das Pulver der heiteren Ungebundenheit (Xiaoyao San) empfohlen.

Akupunktur: B 20, B 21, Le 13, B 18, MP 9, M 36, KS 6, 3 E 5. Erläuterung: Le 13, B 18 harmonisieren Qi und Xue im o. Leber, B 20, B 21, MP 9, M 36 stärken die oo. Milz und Magen und unterstützen die Auflösung von Humor, KS 6, 3 E 5 stillen Schmerzen in den Flanken. Alle Foramina sind suppletiv zu stimulieren.

Moxibustion oder Energiespender: B 20, B 21, B 18, B 19.

Schröpfung: B 20, B 21, B 18, B 19.

Ohrakupunktur: Leber, Milz, Shenmen.

Selbst-Tuina mit dem Gecko-Ball: Rollen am Rücken, Klopfen durch Hin- und Herschwingen des Oberkörpers, Schieben nach oben und unten oder Schieben nach links und rechts an B 18, B 19, B 20 sowie B 21. Drücken an KS 6, 3 E 5.

Diätetik: Schweinefleischsuppe mit Lauch, Ingwer, Mandarinenschale.

Qigong: Hier werden die Durchführung des Qigong zur Regulation des o. Leber und Milz sowie die „6-Laute-Atemmethode, insbesondere das Sprechen der Worte xu und hu“ (s.S. 199 und 200) empfohlen.

Xue-Stasen im o. Leber

Schmerzen im Hypochondrium, harte, nicht verschiebliche und schmerzhafte Resistenz im Abdomen. Beim Palpieren ist eine Resistenz zu spüren. Dunkler und welker Teint, purpurfarbene Zunge, rauer und saitenförmiger Puls.

Therapieprinzip: Das Xue bewegen, Hämatome auflösen, das Qi dynamisieren, Schmerzen stillen.

Rezeptur und Modifikationen: Hier wird das Dekokt, das die Stase unterhalb des Diaphragmas vertreibt (Gexia Zhuyu Tang), empfohlen. Bei Obstipation gibt man Dahuang hinzu.

Akupunktur: B 20, B 21, Le 13, Le 14, B 18, B 19, G 34, MP 9, M 36. Erläuterung: G 34, Le 13 harmonisieren Qi und Xue im o. Leber, B 20, B 21, MP 9, M 36 stärken die oo. Milz und Magen und unterstützen die Auflösung von Humor, B 18, Le 14 stärken den o. Leber und eliminieren den Ikterus. Alle Foramina sind dispulsiv zu stimulieren.

Moxibustion oder Energiespender: B 20, B 21, Le 13, B 18, B 19.

Schröpfung: B 20, B 21, B 18, B 19.

Ohrakupunktur: Leber, Shenmen.

Selbst-Tuina mit dem Gecko-Ball: Rollen am Rücken, Klopfen durch Hin- und Herschwingen des Oberkörpers, Schieben nach oben und unten oder Schieben nach links und rechts an B 18, B 19, B 20, B 21. Die Methode des Tretens mit dem Fußrücken.

Diätetik: Suppe aus Wachskürbisschale.

Qigong: Hier werden die Durchführung des Qigong zur Regulation des o. Leber und die „6-Laute-Atemmethode, insbesondere das Sprechen des Wortes xu“ (s.S. 199) empfohlen.

Stauungen von Wasser und Humor

Dumpfe Schmerzen und Völlegefühl im Hypochondrium, verminderter Appetit, Ödeme, Miktionsstörungen, Durchfall, Schwindel, weißer, schlüpfriger Zungenbelag, dünner und saitenförmiger Puls.

Therapieprinzip: Wasser und Humor ausleiten, Yang erwärmen, das Qi harmonisieren.

Rezeptur und Modifikationen: Hier wird das Pulver der Fünf „Ling“-Bestandteile (Wuling San) empfohlen. Bei starken Ödemen gibt man Sangbaipi, Chenpi und Dafupi hinzu. Bei Calor-humidus-Durchfall lässt man Baizhu und Guizhi aus dem Rezept und gibt Yinchenhao und Jinyinhua hinzu.

Akupunktur: KG 6, B 23, M 28, Le 14, B 20, B 21, KG 12, B 18, B 19, LG 9, G 34, MP 9, M 36. Erläuterung: B 20, B 21, KG 12, M 36 M 28 wirken auf die oo. Milz und Magen erwärmend und Wasseransammlungen auflösend, B 18, G 34, Le 14 regulieren das Qi und Xue im o.

Leber, KG 6, B 23, MP 6, MP 9 stärken die oo. Niere und Milz und lösen Humor auf. Alle Foramina sind dispulsiv zu stimulieren.

Moxibustion oder Energiespender: KG 6, B 23, B 18, B 19, Le 14.

Schröpfung: B 18, B 19, B 20, B 21, B 23.

Ohrakupunktur: Magen, Milz, Leber, Niere, Shenmen.

Selbst-Tuina mit dem Gecko-Ball: Rollen am Rücken, Klopfen durch Hin- und Herschwingen des Oberkörpers, Schieben nach oben und unten oder Schieben nach links und rechts an B 18, B 19, B 20, B 21 und B 23. Rollen an der Fußsohle.

Diätetik: Maisbart mit Wasser abkochen und als Tee trinken.

Qigong: Hier werden die Durchführung des Qigong zur Regulation der oo. Leber und Niere sowie die „6-Laute-Atemmethode, insbesondere das Sprechen der Worte xu- und chui" (s.S. 199 und 200) empfohlen.

Cholezystitis und Cholelithiasis

Cholezystitis bedeutet in der westlichen Medizin, dass die Gallenblase entzündet ist. Gallensteine können, müssen aber nicht anwesend sein. Gallensteine entstehen, wenn das Cholesterin durch eine Übersättigung in der Gallenblase nicht aufgelöst wird. In der chinesischen Medizin werden sie der Gruppe der Krankheitsbilder „Schmerz im Hypochondrium" zugeordnet.

Krankheitsmechanismus

Bedingt durch Fehldiät wie zu fette Speise oder emotionale Probleme kommt es zu einer Dysfunktion der oo. Milz und Leber in Bezug auf den Transport und die Entfaltung des Qi. Eine Leber-Qi-Stagnation führt zu einer Ansammlung von Calor und Humor in der Galle, was die normale Funktion behindert und zur Steinbildung führt.

Therapie nach Symptomatik, Abgrenzungen Calor humidus in den oo. Leber und Galle (entspricht meistens einer akuten Cholezystitis)

Hitze und Kälte, Schwitzen und Frieren wechseln sich ab. Dumpfe Schmerzen und Völlegefühl im rechten Hypochondrium, Ausstrahlung in den Rücken und die Schulter, Blähungen, Müdigkeit, Erbrechen, Obstipation, wenig dunkelgelber Urin, Schweregefühl, Appetitlosigkeit, bitterer Mundgeschmack, gerötete Augen, Miktionsstörungen, gelber und spärlicher Urin, klebriger, gelber Zungenbelag, schlüpfriger und saitenförmiger Puls.

Therapieprinzip: Ardor der oo. Leber und Galle herauslösen, Calor humidus im unteren Calorium ausleiten.

Rezeptur und Modifikationen: Hier wird das Herba-Artemisiae-Capillaris-Dekokt (Yinchenhao Tang) und Radix-Gentiana-Dekokt, das den o. Leber entlastet (Longdan Xiegan Tang), empfohlen. Bei hohem Fieber gibt man Longdancao und Banlangen hinzu. Bei Schmerzen im Hypochondrium gibt man Chaihu, Chuanlianzi, Xiangfu und Baishao hinzu. Bei Erbrechen und vermindertem Appetit gibt man Zhuru, Banxia sowie Shenqu hinzu. Bei Depletion des o. Milz fügt man Baizhu, Fuling und Yujin bei.

Akupunktur: Le 14, B 18, B 19, B 20, G 24, G 34, MP 9, MP 6, M 44. Erläuterung: Le 14, B 18, G 34 regulieren das Qi in den oo. Leber und Galle, B 19, G 24 als Einfluss- bzw. Sammlungspunkte des o. Galle eliminieren in Kombination mit Le 3 Calor humidus, MP 9, MP 6 und B 20 stärken den o. Milz und lösen Humor auf. Alle Foramina sind dispulsiv zu stimulieren.

Schröpfung: LG 9, B 18, B 19, B 20.

Ohrakupunktur: Leber, Gallenblase, Milz, Shenmen.

Tuina: Beim auf dem Bauch liegenden Patienten führt der Behandler zunächst eine Kompression und Rudikulation an B 18, B 19, B 20 und B 22 durch, dann erfolgt eine sanfte Tympanisation. Am Patienten in Seitenlage: Der Behandler führt eine schräge Traktion des Lendengürtels durch. Der Behandler stemmt einen Ellbogen vorn gegen die Schulter des Patienten, den anderen gegen die Hüfte der betroffenen Seite und drückt so die Schulter zurück und die Hüfte nach vorne. Der Patient liegt auf dem Rücken, der Behandler führt zunächst eine leichte und rasche Frikation am Foramen KG 12 und Le 14 durch, dann erfolgt eine Striktion an den Rippenbögen.

Selbst-Tuina mit dem Gecko-Ball: Rollen am Rücken, Klopfen durch Hin- und Herschwingen des Oberkörpers, Schieben nach oben und unten oder Schieben nach links und rechts an B 18 und B 19. Die Methode des Tretens mit dem Fußrücken.

Diätetik: Brei aus Azukibohnen: 140g Azukibohnen und 40g Rundkornreis mit Wasser kochen.

Qigong: Hier werden die Durchführung des Qigong zur Regulation der oo. Leber und Milz sowie die „6-Laute Atemmethode, insbesondere das Sprechen der Worte xu und hu“ (s.S. 199 und 200) empfohlen.

Energiestauungen in den oo. Leber und Galle (entspricht meistens einer chronischen Cholezystitis)

Völlegefühl in der Brust, Schmerzen im rechten Hypochondrium, Ausstrahlung in Rücken und Schulter, Übelkeit, Appetitlosigkeit, Aufstoßen, Reizbarkeit, bitterer Mundgeschmack, eine rote Zunge mit gelbem Zungenbelag und ein saitenförmiger Puls.

Therapieprinzip: Die oo. Leber und Galle regulieren und Stauungen lösen.

Rezeptur und Modifikationen: Hier wird das Große-Radix-Bupleurum-Dekokt (Da Chaihu Tang) empfohlen. Bei starkem Erbrechen gibt man Huang lian und Wuzhuyu hinzu. Bei ausgeprägten Schmerzen im Hypochondrium gibt man Muxiang, Yujin und Yinchenhao hinzu. Bei Bauchschmerzen fügt man Yanhusou, Wuyao und Xiangfu hinzu.

Akupunktur: B 20, B 21, Le 13, Le B 18, G 34, MP 9, M 36, KS 6, 3 E 5. Erläuterung: G 34, Le 13, B 18 bewegen das Qi und Xue in den oo. Leber und Galle, Le 14 und Le 3 sind Sammlungsspunkte und Originalis-Punkte des o. Leber, wirken auf den o. Leber harmonisierend, das Qi regulierend und Schmerzen stillend. KS 6, 3 E 5 stillen Schmerzen in den Flanken. Alle Foramina sind suppletiv zu stimulieren.

Moxibustion oder Energiespender: B 20, B 21, B 18, B 19.

Schröpfung: B 20, B 21, B 18, B 19.

Ohrakupunktur: Leber, Gallenblase, Shenmen.

Tuina: Beim auf dem Bauch liegenden Patienten führt der Behandler zunächst eine Kompression und Rudikulation an B 18, B 19, B 20 und B 22 durch, dann erfolgt so lange eine Perfrikation, bis eine Erwärmung der Haut eingetreten ist. Anschließend erfolgt eine Prehension am Schultergürtel. Am Patienten in Seitenlage: Der Behandler führt eine schräge Traktion des Lendengürtels durch. Der Patient liegt auf dem Rücken, der Behandler führt zunächst eine leichte und rasche Frikation an den Foramina KG 12 und Le 14 durch, dann findet anschließend eine Striktion an den Rippenbögen statt.

Selbst-Tuina mit dem Gecko-Ball: Rollen am Rücken, Klopfen durch Hin- und Herschwingen des Oberkörpers, Schieben nach oben und unten oder Schieben nach links und rechts an B 18, B 19, B 20, B 21. Drücken an KS 6 und 3 E 5.

Diätetik: Schweinefleischsuppe mit Lauch, Ingwer, Mandarinenschale.

Qigong: Hier wird die Durchführung der 8-Brokat-Übungen und das Qigong zur Regulation des o. Leber sowie die „6-Laute-Atemmethode, insbesondere das Sprechen des Wortes ‚xu'„ (s.S. 199) empfohlen.

Kapitel V: Urologische Erkrankungen

Ödeme, Nephritis

Krankheitsmechanismus

1. Bedingt durch das Eindringen von Algor venti Heteropathien in den o. Lunge, so dass das Lungen-Qi die Flüssigkeiten nicht mehr fein verteilen kann. Diese sammeln sich unter der Haut an, was zu Ödemen führt.

2. Diätfehler wie z.B. zu fette Speisen beeinträchtigen die Transformations- und Transportfunktion des o. Milz, was zu Flüssigkeitansammlungen unter der Haut führt.

3. Bedingt durch Überarbeitung oder übermäßige sexuelle Aktivität kommt es zu einer Depletion des o. Niere und beeinträchtigt die Wassertransformationsfunktion, was wiederum zu Ödemen führen kann.

Therapie nach Symptomatik, Abgrenzungen

Yang-Ödeme – Wasser-Humidus dringt in die Extima

Ödeme des ganzen Körpers, Schweregefühl, Druckgefühl im Thorax, Miktionsstörungen, weißer und schlüpfriger Zungenbelag sowie ein tiefer und langsamer Puls.

Therapieprinzip: Wasser und Humor ausleiten, Yang erwärmen, das Qi umwandeln.

Rezeptur und Modifikationen: Hier wird das Pulver der Fünf-„Ling“-Bestandteile (Wuling San) empfohlen. Bei gleichzeitig auftretenden Ödemen und Qi-Blockaden aufgrund eines zu starken Wasserstaus nimmt man das Rezept zusammen mit dem Pulver der Fünf-Schalen-Bestandteile (Wupi San). Bei starken Ödemen gibt man Sangbaipi, Chenpi und Dafupi hinzu. Bei Durchfall lässt man Baizhu sowie Guizhi aus dem Rezept und gibt Yinchenhao und Jinyinhua hinzu.

Akupunktur: B 13, Di 4, B 22, MP 9, MP 6, M 36, M 28, KG 6, KG 9. Erläuterung: B 13, Di 4 fördern das Schwitzen und machen die Extima frei, KG 9, M 28, MP 9, MP 6 wirken Ödeme auflösend, M 36, LG 6 stärken das Yang und bewegen das Qi. Alle Foramina sind dispulsiv zu stimulieren.

Moxibustion oder Energiespender: B 13, B 22, B 23, KG 6.

Schröpfung: B 13, B 22, B 23.

Ohrakupunktur: Niere, Milz, Lunge, Shenmen.

Diätetik: Suppe aus Wachskürbis.

Qigong: Hier werden die Durchführung des Taiji und das Qigong zur Regulation des o. Niere empfohlen.

Yin-Ödeme

Depletion des Yang des o. Niere

Ödeme des ganzen Körpers, Dellenbildung bei Druck, Herzklopfen, Miktionsstörungen, Gedunsenheit, Rückenschmerzen, Kältegefühl in den Extremitäten, Müdigkeit, eine gedunsene Zunge und weißer Zungenbelag, ein tiefer und langsamer Puls.

Therapieprinzip: Das Yang erwärmen, das Wasser ausleiten.

Rezeptur und Modifikationen: Hier wird das Wahrer-Krieger-Dekokt (Zhen Wu Tang) empfohlen. Bei Herzklopfen aufgrund von einer Depletion des Qi gibt man Renshen hinzu. Bei ausgeprägten Miktionsstörungen und Schweregefühl in den Extremitäten nimmt man das Rezept zusammen mit Wuling San ein. Bei spontanem Schwitzen gibt man Renshen, Huangqi und Wuweizi hinzu.

Akupunktur: B 23, N 7, KG 4, B 22, MP 9, MP 6, M 36, M 28, KG 6, KG 9. Erläuterung: B 23, N 7, KG 4 stärken den o. Niere-Yang, B 22, KG 9, M 28 MP 9, MP 6 wirken Ödeme auflösend, M 36, LG 6 stärken das Yang und bewegen das Qi. Alle Foramina sind suppletiv zu stimulieren.

Moxibustion oder Energiespender: B 22, B 23, KG 4, KG 6.

Schröpfung: B 22, B 23.

Ohrakupunktur: Niere, Milz, Shenmen.

Diätetik: Karpfensuppe mit schwarzen Sojabohnen.

Qigong: Hier wird die Durchführung des Taiji und das Qigong zur Regulation des o. Niere empfohlen.

Impotenz

Impotenz bedeutet die Unfähigkeit des Mannes, eine Erektion zu erreichen, was meistens von Durchblutungsstörungen des Penis herrührt. Nach westlicher Medizin können alle Erkrankungen, die zu Durchblutungsstörungen führen wie Diabetes, Hypertonie und Fettstoffwechselstörungen, auch Impotenz verursachen. Etwa ein Drittel der Impotenzfälle hat psychische Ursachen, wie z.B. Beziehungsprobleme, Stress oder die Angst zu versagen.

Krankheitsmechanismus

1. Nach langer Krankheit oder bei konstitutioneller Schwäche wie auch nach sexuellen Exzessen kann eine Schädigung der Yang-Funktionskreise Niere und Milz auftreten, so dass das Yang den Körper nicht mehr wärmt, was die Impotenz erklärt.

2. Calor humidus, bedingt durch zu viel Alkohol und übermässige fette Ernährung, verletzt die Funktionskreise Niere und Harnblase, was wiederum eine Störung der Funktionen der Sexualität nach sich zieht. Dies bewirkt Impotenz.

Therapie nach Symptomatik, Abgrenzungen

Depletion des Yang des o. Niere

Impotenz, Frösteln, Kälteempfindlichkeit, bleiches, blutleeres Gesicht, kalte Gliedmaßen, Ohrensausen, Schwäche in den Knien, Schwindel, Vergesslichkeit, Ejaculatia praecox, Schmerzen im Lendenbereich, blasse Zunge, tiefer und fadenförmiger Puls.

Therapieprinzip: Den o. Niere ergänzen, das Yang stärken.

Rezeptur und Modifikationen: Hier wird die Fünf-Samen-Pille, die die Fruchtbarkeit unterstützt (Wuzi Yanzong Wan) empfohlen. Um die Wirksamkeit des Rezeptes zu verstärken, gibt man Renshen bei.

Akupunktur: B 23, LG 4, MP 6, KG, 1, KG 2, KG 4. Erläuterung: B 23, LG 4 stützen das o.-Niere-Yang, KG 1, KG 2 fördern die Durchblutung des Penis, MP 6, KG 4 wirken Qi und Xue stärkend. Alle Foramina sind suppletiv zu stimulieren.

Moxibustion oder Energiespender: B 23, KG 4, KG 2.

Schröpfung: B 22, B 23.

Ohrakupunktur: Niere, äußere Geschlechtsorgane, Endokrinum, Shenmen.

Tuina: Beim auf dem Bauch liegenden Patienten führt der Behandler zunächst eine Ein-Finger-Zen-Pression, Pression und Kompression an B 23, LG 4 durch, dann erfolgt so lange eine Perfrikation bis eine Erwärmung der Haut eingetreten ist. Anschließend erfolgt eine Prehension auf den Schultergürtel. Der Patient liegt auf dem Rücken, der Behandler führt zunächst eine Frikation an den Foramina KG 4, KG 6 durch, so dass der Patient ein Wärmegefühl bis in die Tiefe der Bauchs empfindet. Dann wendet er eine Mulsion an KG 4, KG 3 an. Den Abschluss der Behandlung bildet eine Intermulsion der Beine.

Selbst-Tuina mit dem Gecko-Ball: Rollen am Rücken, Klopfen mit gleichzeitiger Hüftbewegung, Schieben nach oben und unten oder Schieben nach links und rechts an B 22, B 23. Rollen am Bauch, Rollen an der Fußsohle.

Diätetik: Walnusskerne.

Qigong: Hier wird die Durchführung des Qigong zur Vermehrung des sexuellen Potentials bei Männern und des Qigong für die Lenden sowie das Abdomen empfohlen.

Depletion der oo. Milz und Nieren

Abneigung gegen Kälte, Verlangen nach warmen Getränken, abgemagerter Körper, Müdigkeit, Kraftlosigkeit, Gliederschwere, Schmerzen und Schwäche im Rückenbereich, verminderter Appetit, Durchfall, eine zartblasse Zunge mit weißem Zungenbelag und ein dünner, leerer Puls.

Therapieprinzip: Den o. Niere ergänzen, die Mitte stützen, das Qi vermehren, das Yang emporheben.

Rezeptur und Modifikationen: Hier wird das Dekokt, das die Mitte ergänzt und das Qi vermehrt (Buzhong Yiqi Tang) empfohlen. Bei Schwindelgefühl gibt man Chuangxiong und Banxia hinzu. Bei Ohrensausen gibt man Shanzhuyu hinzu. Bei verminderter Sehschärfe gibt man Gouqizi hinzu. Bei Durchfall fügt man Huanglian und Paojiang (kurz gebratene Rhizoma Zingiberis Officinalis) zu.

Akupunktur: Punktwahl wie Depletion des Yang des o. Niere: B 23, LG 4, MP 6, KG 1, KG 2, KG, nur nimmt man B 20, B 22, M 36 hinzu, um die oo. Milz und Magen zu stärken. Alle Foramina sind suppletiv zu stimulieren.

Moxibustion oder Energiespender: B 20, B 21, B 23, KG 4, KG 2.

Schröpfung: B 20, B 21, B 22, B 23.

Ohrakupunktur: Niere, äußere Geschlechtsorgane, Endokrinum, Shenmen.

Tuina: Wie bei Depletion des Yang des o. Nieren

Selbst-Tuina mit dem Gecko-Ball: Rollen am Rücken, Klopfen mit gleichzeitiger Hüftbewegung, Schieben nach oben und unten oder Schieben nach links und rechts an B 20, B 21, B 23. Rollen am Bauch, Rollen an der Fußsohle. Klopfen mit hochgezogenen Knien.

Diätetik: Lammfleisch mit Knoblauch.

Qigong: Hier werden die Durchführung des Qigong zur Regulation des o. Milz und Qigong zur Vermehrung des sexuellen Potentials bei Männern empfohlen.

Calor humidus in den oo. Niere und Harnblase

Schwere und Schwäche der unteren Extremitäten. Unruhe, allgemeine Erschöpfung. Dunkler Urin, Nachtschweiß, trockener Mund, eine trockene Zunge, gelber Zungenbelag. Schlüpfriger, beschleunigter Puls.

Therapieprinzip: Das Yin stützen, Ardor ausleiten.

Rezeptur und Modifikationen: Hier wird die Anemarrhena, Phellodendron und Rehmannia-Pille (Zhi Bai Dihuang Wan) empfohlen.

Akupunktur: Punktwahl wie Depletion des Yang des o. Niere: B 23, LG 4, MP 6, KG 1, KG 2, KG 4 nur nimmt man Le 3, B 28, Di 11 hinzu, um Calor zu beseitigen. Alle Foramina sind dispulsiv zu stimulieren.

Schröpfung: B 22, B 23 , B 28.

Ohrakupunktur: Niere, äußere Geschlechtsorgane, Endokrinum, Shenmen.

Tuina: Wie bei Depletion des Yang des o. Niere
Selbst-Tuina mit dem Gecko-Ball: Rollen am Rücken, Klopfen mit gleichzeitiger Hüftbewegung, Schieben nach oben und unten oder Schieben nach links und rechts an B 20, B 21, B 23. Rollen am Bauch. Rollen an der Fußsohle. Treten mit dem Fußrücken.

Diätetik: Walnusskerne.

Qigong: Hier werden die Durchführung des Qigong zur Regulation des o. Niere und Qigong zur Vermehrung des sexuellen Potentials bei Männern empfohlen.

Retention von Urin

Krankheitsmechanismus

1. Anhäufung von Calor humidus in der Blase, was ihre Funktion der Ausscheidung von Urin stört.
2. Unzulänglichkeit des Qi des Funktionskreises Niere, was die Unfähigkeit der Blase, Urin auszuscheiden, zur Folge hat.

Therapie nach Symptomatik, Abgrenzungen Calor humidus des o. Blase

Urinausscheidung verringert oder Retention von Urin. Dunkler, spärlicher Urin mit heißem Gefühl. Blähungen im Unterbauch. Gelber, zugleich schlüpfriger Zungenbelag. Schlüpfriger und beschleunigter Puls.

Therapieprinzip: Calor kühlen, Ardor ausleiten, den Wasserfluss fördern, Miktionsstörungen aufheben.

Rezeptur und Modifikationen: Hier wird das Acht-Arzneien-Pulver zur Wiederherstellung der Geradläufigkeit (Bazheng San) empfohlen. Bei ausgeprägter Harnretention erhöht man die Dosierung von Mutong, Huashi, Bianxu und gibt Huangbai sowie Rougui hinzu. Bei einer steinigen schmerzhaften Miktionsstörung gibt man Jinqiancao, Haijinsha, Shiwei und Niuxi hinzu. Bei einer trüben und schmerzhaften Miktionsstörung fügt man Bixie und Changpu hinzu.

Akupunktur: B 28, KG 3, MP 6, MP 9. Erläuterung: B 28 und KG 3 sind Einflusspunkte und Sammlungsspunkte des o. Blase und stellen die Funktion des o. Blase wieder her. MP 9, MP 6 beseitigen Calor humidus. Alle Foramina sind dispulsiv zu stimulieren.

Schröpfung: B 23, B 28.
Ohrakupunktur: Niere, Blase, Nervus sympathicus,

Harnleiter, Endokrinum, Shenmen.

Tuina: Beim auf dem Bauch liegenden Patienten führt der Behandler zunächst eine Kompression und Rudikulation an B 23, B 28 durch, dann erfolgt eine sanfte Tympanisation an B 23 und B 28. Der Patient liegt auf dem Rücken, der Behandler führt zunächst eine leichte und rasche Frikation am Foramen KG 3 durch, dann wendet er Kompression an KG 6, MP 6 und MP 9 an. Abschließend erfolgt eine Striktion des Bauchs.

Selbst-Tuina mit dem Gecko-Ball: Rollen am Rücken, Klopfen durch Hin- und Herschwingen des Oberkörpers, Schieben nach oben und unten oder Schieben nach links und rechts an B 28, B 23. Rollen am Bauch. Klopfen mit nach innen gehobenen Beinen.

Diätetik: Suppe aus Wachskürbis.

Qigong: Hier werden die Durchführung des Taiji und das Qigong zur Regulation des o. Niere empfohlen.

Depletion Qi des o. Niere

Miktion erschwert, tröpfelnde Urinausscheidung. Schwäche, allgemeine Erschöpfung, Frösteln und Schwäche in der Lendenregion, blasse Zunge, schwächlicher Puls.

Therapieprinzip: Das o.-Niere-Yang durchwärmen und das Qi ergänzen, die Miktion fördern.

Rezeptur und Modifikationen: Hier wird die Pille des o. Niere-Qi, um dem Leben zu helfen (Jisheng Shenqi Wan), empfohlen. Bei Impotenz gibt man Bajitian, Suoyang und Gouqizi hinzu. Bei Ödemen in den unteren Extremitäten nimmt man zusätzlich Wupi Yin (5-Schalen-Dekokt) ein.

Akupunktur: Punktwahl wie Calor humidus des o. Blase: B 28, KG 3, MP 6 und MP 9, nur nimmt man B 23 und KG 4 hinzu, um das Niere-Qi zu stärken. Alle Foramina sind suppletiv zu stimulieren.

Moxibustion oder Energiespender: B 23, B 28, KG 4.

Schröpfung: B 23, B 28.

Ohrakupunktur: Niere, Blase, Nervus sympathicus, Harnleiter, Endokrinum, Shenmen.

Tuina: Beim auf dem Bauch liegenden Patienten führt der Behandler zunächst eine Kompression und Rudikulation an B 23 und B 28 durch, dann erfolgt solange eine Perfrikation bis eine Erwärmung der Haut eingetreten ist. Anschließend erfolgt eine Prehension auf den Schultergürtel. Der Patient liegt auf dem Rücken, der Behandler führt zunächst eine leichte und rasche Frikation am Foramen KG 3 durch, dann wendet er Kompression an KG 4, MP 6, MP 9 und M 36 an. Anschließend erfolgt eine Striktion des Bauchs.

Selbst-Tuina mit dem Gecko-Ball: Rollen am Rücken, Klopfen mit gleichzeitiger Hüftbewegung, Schieben nach oben und unten oder Schieben nach links und rechts an B 28, B 23. Rollen am Bauch. Klopfen mit nach innen gehobenen Beinen.

Diätetik: 100g Fenchel mit 100g Frühlingszwiebeln auspressen und jeweils 3 Suppenlöffel des Saftes mit heißem Wasser einnehmen.

Qigong: Hier werden die Durchführung des Taiji und das Qigong zur Regulation des o. Niere empfohlen.

Syndrom der schmerzhaften Miktion

In der chinesischen Medizin wird das Syndrom der schmerzhaften Miktion als „Linzhen“ bezeichnet und wird schon in dem Werk „Unbefangene Fragen im Innern Klassiker des Gelben Fürsten“ in Kapitel 71 erwähnt. In der westlichen Medizin gehört sie zu häufig auftretenden Erkrankungen der Harnwege, wie z.B. akute Prostatitis, Harnwegsinfekt, Harninkontinenz sowie Dysurie.

Krankheitsmechanismus

1. Bedingt durch Fehldiät wie zu fette Speisen oder übermäßiger Alkohol kommt es zur Anhäufung von Calor humidus in der Blase, welcher die Funktion der Umwandlung der Säfte verletzt, was ihre Funktion der Ausscheidung von Urin stört.

2. Emotionale Probleme wie Ärger, Jähzorn, Besorgtheit, Groll, Frustration führen zu einer Stagnation des o.-Leber-Qi, was über lange Zeit Ardor des o. Blase verursachen kann, welcher die Körpersäfte verbraucht, was zu einer Fehlfunktion der Harnwege führt.

3. Hohes Alter, chronische Krankheit oder übermäßige sexuelle Betätigung kann zu einer Depletion des o. Niere führen. Wenn der geschwächte o. Niere die Flüssigkeit

nicht umwandeln kann, so kann es zur Bildung von Calor humidus kommen, was wiederum Dysurie verursacht.

Therapie nach Symptomatik, Abgrenzungen
Calor-Dysurie

Spärlicher und schwieriger Harnfluss, Brennen und Schmerz bei der Miktion, dunkler Harn mit starkem Geruch, Obstipation, Durst, bitterer Mundgeschmack, ein trockener Mund und Rachen, rote Zunge, gelber Zungenbelag und ein beschleunigter, schneller und schlüpfriger Puls.

Therapieprinzip: Calor kühlen, Ardor ausleiten, den Wasserfluss fördern, Miktionsstörungen aufheben

Rezeptur und Modifikationen: Hier wird das Acht-Arzneien-Pulver zur Wiederherstellung der Geradläufigkeit (Bazheng San) empfohlen. Bei ausgeprägter Harnretention erhöht man die Dosierung von Mutong, Huashi sowie Bianxu und gibt Huangbai sowie Rougui hinzu. Bei einer steinigen schmerzhaften Miktionsstörung gibt man Jinqiancao, Haijinsha, Shiwei und Niuxi hinzu. Bei einer trüben schmerzhaften Miktionsstörung fügt man Bixie und Changpu hinzu.

Akupunktur: B 22, B 63, KG 3, Di 11, MP 6, MP 9. Erläuterung: Di 11, MP 9, MP 6 eliminieren Calor humidus aus dem unteren Erwärmer. B 22 und KG 3 sind Einflusspunkte und Sammlungsspunkte des o. Blase und stellen die Funktion des o. Blase wieder her. B 63, der Spaltpunkt, hat eine schmerzstillende Wirkung im unteren Erwärmer. Alle Foramina sind dispulsiv zu stimulieren.

Schröpfung: B 23, B 22, B 28.

Ohrakupunktur: Niere, Blase, Nervus sympathicus, Harnleiter, Shenmen.

Tuina: Beim auf dem Bauch liegenden Patienten führt der Behandler zunächst eine Kompression und Rudikulation an B 23, B 22, B 28 durch, dann erfolgt eine sanfte Tympanisation an B 22, B 23, B 28. Der Patient liegt auf dem Rücken, der Behandler führt zunächst eine leichte und rasche Frikation am Foramen KG 3 durch, dann wendet er eine Kompression an KG 6, B 63, KG 3, Di 11, MP 6 und MP 9 an. Anschließend erfolgt eine Striktion des Bauchs.

Selbst-Tuina mit dem Gecko-Ball: Rollen am Rücken, Klopfen durch Hin- und Herschwingen des Oberkörpers, Schieben nach oben und unten oder Schieben nach links und rechts an B 28, B 23, B 22. Rollen am Bauch. Klopfen mit nach innen gehobenen Beinen.

Diätetik: Brei aus Azukibohnen.

Qigong: Hier werden die Durchführung des Taiji und das Qigong zur Regulation des o. Niere empfohlen.

Stein-Dysurie

Steine im Harn, spärlicher Urin, schmerzhafte und schwierige Miktion, Schmerzen im Hypogastrium und im Sakralbereich, rote Zunge, gelber Zungenbelag und ein beschleunigter Puls.

Therapieprinzip: Calor kühlen, Ardor ausleiten, den Wasser-Weg öffnen, die Steine ausstoßen.

Rezeptur und Modifikationen: Hier wird das Pulver mit Herba Pyrrosiae (Shi weisan) empfohlen. Bei Schmerzen im Harn gibt man Xiaoji, Shengdihuang und Oujie hinzu. Bei Fieber gibt man Pugongying, Huangbai und Dahuang hinzu. Bei Blut im Harn gibt man Shengdihuang und Oujie hinzu.

Akupunktur: Punktwahl wie bei der Calor-Dysurie: B 22, B 63, KG 3, Di 11, MP 6, MP 9, nur nimmt man B 39 und M 28 hinzu, um die Transformation des Wassers im unteren Erwärmer zu fördern. Alle Foramina sind dispulsiv zu stimulieren.

Schröpfung: B 22, B 23, B 28, B 39.

Ohrakupunktur: Niere, Blase, Nervus sympathicus, Harnleiter, Shenmen.

Tuina: Manipulationen wie bei der Calor-Dysurie.

Selbst-Tuina mit dem Gecko-Ball: Wie bei der Calor-Dysurie.

Diätetik: Brei aus Azukibohnen.

Qigong: Hier werden die Durchführung des Taiji und das Qigong zur Regulation des o. Niere empfohlen.

Qi-Dysurie

Erschwerte und schmerzhafte Miktion, Schmerz und Distension im Hypogastrium, Reizbarkeit, schmieriger Zungenbelag und ein saitenförmiger und tiefer Puls.

Therapieprinzip: Das Qi dynamisieren, Stagnation beseitigen, die Wasser-Wege öffnen.

Rezeptur und Modifikationen: Hier wird das Pulver mit Aquilariae Lignum (Chenxiang San) empfohlen. Bei Xue-Stasen gibt man Honghua und Niuxi hinzu. Bei starker Blähung gibt man Xiangfu, Wuyao und Xiaohuixiang hinzu. Bei Qi-Dysurie mit Depletionsbefund wird das Dekokt, das die Mitte ergänzt und das Qi vermehrt (Buzhong Yiqi Tang), empfohlen.

Akupunktur: Punktwahl wie bei der Calor-Dysurie: B 22, B 63, KG 3, Di 11, MP 6, MP 9, nur nimmt man MP 4, Le 3, KG 6 und M 36 hinzu, um die Qi-Stagnation zu beseitigen. Bei der Qi-Dysurie mit Repletionsbefund sind alle Foramina dispulsiv zu stimulieren. Bei der Qi-Dysurie mit Depletionsbefund sind alle Foramina suppletiv zu stimulieren.

Schröpfung: B 18, B 20, B 21, B 22, B 23, B 28, B 39.

Ohrakupunktur: Niere, Blase, Nervus sympathicus, Harnleiter, Shenmen.

Tuina: Manipulationen wie bei der Calor-Dysurie.

Selbst-Tuina mit dem Gecko-Ball: Wie bei der Calor-Dysurie.

Diätetik: Karpfensuppe.

Qigong: Hier werden die Durchführung des Taiji und das Qigong zur Regulation des o. Niere empfohlen.

Xue-Dysurie

Häufige, dringliche, brennende und schmerzhafte Miktion, blutiger Urin, Unruhe, eine rote Zunge mit dünnem Belag, ein beschleunigter und oberflächlicher Puls.

Therapieprinzip: Das Xue kühlen und halten, Miktionsstörungen beseitigen, die Wasser-Wege öffnen.

Rezeptur und Modifikationen: Hier wird das Herba Cephalanoplos-Dekokt (Xiaoji Yinzi) empfohlen. Bei starker Blutbeimengung gibt man Qiancao hinzu. Bei Blut-Stase gibt man Honghua und Taoren hinzu. Bei Xue-Dysurie mit Depletionsbefund wird die Anemarrhena, Phellodendron und Rehmannia-Pille (Zhi Bai Dihuang Wan) empfohlen.

Akupunktur: Punktwahl wie bei der Calor-Dysurie: B 22, B 63, KG 3, Di 11, MP 6, MP 9, nur nimmt man MP 7, B 17 und B 28 hinzu, um das Xue zu kühlen und das Bluten zu beenden. Bei der Qi-Dysurie mit Repletionsbefund sind alle Foramina dispulsiv zu stimulieren. Bei der Xue-Dysurie mit Depletionsbefund sind alle Foramina suppletiv zu stimulieren.

Schröpfung: B 18, B 20, B 21, B 22, B 23, B 28, B 39.

Ohrakupunktur: Niere, Blase, Nervus sympathicus, Harnleiter, Shenmen.

Tuina: Manipulationen wie bei der Calor-Dysurie.

Selbst-Tuina mit dem Gecko-Ball: Wie bei der Calor-Dysurie.

Diätetik: Karpfensuppe.

Qigong: Hier werden die Durchführung des Taiji und das Qigong zur Regulation des o. Niere empfohlen.

Trübe Dysurie

Häufige Miktion mit trübem, konzentriertem, milchigem oder öligem Urin, klebriger Zungenbelag, voller und schlüpfriger Puls.

Therapieprinzip: Humor ausleiten, den o. Niere erwärmen, Miktionsstörungen beseitigen, die Wasser-Wege öffnen, das Trübe vom Klaren trennen.

Rezeptur und Modifikationen: Hier wird das Rhizoma Dioscoreae Hypoglaucae (Bixie Fenqing Yin) empfohlen. Bei chronischer Prostatitis gibt man Tusizi, Nuzhenzi und Fuling hinzu. Bei trüber Dysurie mit Depletionsbefund wird die Rehmannia-Pille mit sechs Sapores (Liuwei Dihuang Wan) empfohlen.

Akupunktur: Punktwahl wie bei der Calor-Dysurie: B 22, B 63, KG 3, Di 11, MP 6, MP 9, nur nimmt man KG 9 und M 28 hinzu, um die Trennung des Klaren vom Trüben zu fördern. Alle Foramina sind dispulsiv zu stimulieren.

Bei der trüben Dysurie mit Repletionsbefund sind alle Foramina dispulsiv zu stimulieren. Bei der Qi-Dysurie mit Depletionsbefund sind alle Foramina suppletiv zu stimulieren.

Schröpfung: B 18, B 20, B 21, B 22, B 23, B 28, B 39.

Ohrakupunktur: Niere, Blase, Nervus sympathicus, Harnleiter, Shenmen.

Tuina: Manipulationen wie bei der Calor-Dysurie.

Selbst-Tuina mit dem Gecko-Ball: Wie bei der Calor-Dysurie.

Diätetik: Suppe aus Rinderknochenmark und Nudeln.

Qigong: Hier werden die Durchführung des Taiji und das Qigong zur Regulation des o. Niere empfohlen.

Kapitel VI: Erkrankungen des Endokrinums

Diabetes mellitus

Diabetes mellitus bedeutet Zuckerkrankheit. Der Zuckerstoffwechsel und auch der Fett- sowie Eiweißstoffwechsel sind gestört. Man unterscheidet Diabetes mellitus Typ 1 (insulinabhängig) und Typ 2 (nicht insulinabhängig). In der westlichen Medizin geht man davon aus, dass der insulinabhängige Diabetes eine Autoimmunerkrankung ist, die zur Zerstörung der insulinproduzierenden Zellen führt. Deshalb muss mit Insulin behandelt werden. Die meisten Diabetesfälle gehören zum Typ 2, der nicht insulinabhängig ist. Zum Typ 2 kommt es auch durch eine nachlassende Wirksamkeit von Insulin. Aus Sicht der chinesischen Medizin könnte Diabetes mellitus dem Symptom Xiao Ke (übermäßiger Durst) entsprechen.

Krankheitsmechanismus

1. Bedingt durch Fehldiät wie zu fette Speisen oder übermäßiger Alkohol kommt es zu einer Dysfunktion der oo. Milz und Magen in Bezug auf Transport und Umwandlung. Die Dysfunktion der oo. Milz und Magen führt zur Ansammlung von Calor, welcher die Funktion, die die Säfte-Zirkulation reguliert, verletzt. Daraus resultiert übermäßiger Durst und Heißhunger.

2. Emotionale Probleme wie Ärger, Jähzorn, Besorgtheit, Groll und Frustration führen zu einer Stagnation des o.-Leber-Qi und über lange Zeit kann dies Ardor der oo. Leber und Lunge verursachen, welcher die Körpersäfte verbraucht, was zu Heißhunger und übermäßigem Durst führt.

3. Eine konstitutionelle Schwäche kann nach Überanstrengung oder nach übermäßiger sexueller Betätigung zur Depletion des o.-Niere-Yin führen. Es kommt zu Ariditas und Calor, die die oo. Milz und Magen affizieren. Hieraus folgt schließlich eine Schädigung der Säfte, was zu Heißhunger und übermäßigem Durst führt.

Therapie nach Symptomatik, Abgrenzungen Ariditas und Calor in den oo. Lunge und Magen

Übermäßiger Durst, Heißhunger, übermäßige Harnproduk-tion, Reizbarkeit, trockener Mund, rote trockene Zunge, gelber trockener Zungenbelag und ein großer und beschleunigter Puls.

Therapieprinzip: Ardor der oo. Lunge und Magen kühlen, Yin stützen.

Rezeptur und Modifikationen: Hier wird die Abkochung des Jademädchens (Yunu Jian) empfohlen. Bei starkem Durst gibt man Wuweizi hinzu. Bei einer dunkel-violetten Zunge ohne Belag gibt man Shashen und Shihu hinzu. Bei Ardor im o. Magen gibt man Nuzhenzi und Hanliancao hinzu.

Akupunktur: LG 14, B 13, Di 4, Lu 10, LG 9, KG 23. Erläuterung: LG 14, Di 4 eliminieren Calor und Ariditas, B13, Lu 9, Lu 10 vermehren Säfte im o. Lunge, KG 23 beseitigt Durst. Alle Foramina sind dispulsiv zu stimulieren.

Schröpfung: LG 14, B 13.

Ohrakupunktur: Lunge, Magen, Shenmen.

Selbst-Tuina mit dem Gecko-Ball: Rollen am Rücken, Klopfen mit gleichzeitiger Hüftbewegung, Schieben nach oben und unten oder Schieben nach links und rechts an B 18, B 19. Klopfen mit hochgezogenen Knien.

Diätetik: 1. Der Fünf-Säfte-Trank: aus Birnen, Wasserkastanien, Lotuswurzeln Schilfrohrwurzeln und Schlangenbartwurzeln jeweils den Saft auspressen, 2. Haferflocken, 3. Gekochter Reis mit Moschuskürbis.

Qigong: Hier werden die Durchführung der 8-Brokat-Übungen und das Qigong zur Regulation des o. Lunge empfohlen.

Depletion des Yin des o. Niere

Übermäßige Harnproduktion, Schmerzen und Schwäche im Rückenbereich, heiße Handinnenflächen und Fußsohlen, eine rote Zunge mit wenig Belag und ein dünner, beschleunigter Puls.

Therapieprinzip: Das Yin stützen, die oo. Leber und Niere ergänzen.

Rezeptur und Modifikationen: Hier wird die Rehmannia-Pille mit sechs Sapores (Liuwei Dihuang Wan) empfohlen. Bei Ohrensausen gibt man Gouqizi und Nuzhenzi hinzu. Bei spontanen Schweißen und Schweiß während des Schlafs gibt man Huangqi und Dangshen hinzu.

Akupunktur: B 23, LG 4, KG 4, KG 6, M 36, MP 6. Erläuterung: B 23, LG 4, KG 4, KG 6 wirken auf den o. Niere stärkend, M 36, MP 6 stützen die oo. Milz und Magen. Alle Foramina sind suppletiv zu stimulieren.

Schröpfung: LG 4, B 23.

Ohrakupunktur: Niere, Milz, Magen, Shenmen.

Selbst-Tuina mit dem Gecko-Ball: Rollen am Rücken, Klopfen mit gleichzeitiger Hüftbewegung, Schieben nach oben und unten oder Schieben nach links und rechts an B 18, B 19. Klopfen mit hochgezogenen Knien. Rollen an der Fußsohle. Klopfen mit nach innen gehobenen Beinen.

Diätetik: Suppe aus Schweinenieren und Moschuskürbis.

Qigong: Hier werden die Durchführung der 8-Brokat-Übungen und das Qigong zur Regulation des o. Niere empfohlen.

Übergewicht

Heute wissen wir, dass bei fast 90 Prozent der Übergewichtigen mehrere Risikofaktoren vorliegen wie z.B. Fettstoffwechselstörungen, Hypertonie, Diabetes mellitus. Übergewicht ist in den meisten Fällen auf falsche Ernährung und Bewegungsmangel zurückzuführen.

Krankheitsmechanismus

1. Calor ist im Funktionskreis Milz und Magen angehäuft. Calor verbrennt die Ernährung und veranlasst das Qi des Funktionskreises Magen aufzusteigen, was den Appetit vermehrt.

2. Zeigt sich häufig nach langer Krankheit oder auf Grund einer schwächlichen Konstitution. Die Schwäche des Qi des Funktionskreises Niere verursacht eine Stauung des Wassers im Körper.

Therapie nach Symptomatik, Abgrenzungen

Calor der oo. Milz und Magen

Gleichmäßig verteiltes Übergewicht, guter Appetit, übermäßiges Essen, Blähungen, Verstopfung, häufiges Schwitzen, rotes Gesicht, rote Zunge, gelber Zungenbelag, schlüpfriger und kräftiger Puls.

Therapieprinzip: Calor kühlen, die oo. Milz und

Magen regulieren.

Rezeptur und Modifikationen: Hier wird der Meishan Kräutertee empfohlen. Das Rezept ist auch in fertig zubereiteter Form erhältlich. Zusammensetzung: Grüntee, Shanzha (Fructus Crataegus), Juemingzi (Cassiae Semen), Juhua (Flos Chrysanthemi), Gancao (Radix Glycrrhizae Uralensis).

Akupunktur: Di 4, Di 11, KG 12, B 20, B 21, B 25, M 36, MP 6. Erläuterung: Di 4, Di 11 wirken Calor kühlend, KG 12, B 20, B 21, M 6 regulieren die oo. Milz und Magen, MP 6, B 25, B 28 wirken Calor ausleitend. Alle Foramina sind dispulsiv zu stimulieren.

Schröpfung: B 13, B 17, B 18, B 19, B 20, B 21, B 22, B 23, B 25.

Ohrakupunktur: Endokrinum, Mund, Magen, Milz, Lunge, Shenmen.

Tuina: Der Patient liegt auf dem Rücken, der Behandler führt zunächst eine rasche Frikation an KG 12, KG 9, KG 6 durch, dann wendet er an M 28 Mulsion an. Anschließend erfolgt eine Prehension am Bauch. Beim auf dem Bauch liegenden Patienten führt der Behandler zunächst eine Kompression und Rudikulation an B 12, B 13, B 18, B 19, B 20, B 21, B 22, B 23, B 25, B 28 durch. Anschließend erfolgt eine sanfte Tympanisation am Rücken.

Selbst-Tuina mit dem Gecko-Ball: Klopfen durch Hin- und Herschwingen des Oberkörpers, Rollen nach oben und unten an B 12, B 13, B 18, B 19, B 20, B 21, B 22, B 23, B 25, B 28. Klopfen mit hochgezogenen Knien. Klopfen mit nach innen gehobenen Beinen. Rollen an der Fußsohle.

Diätetik: 1. Suppe aus Wachskürbis. 2. Haferflocken.

Qigong: Hier wird die Durchführung des Qigong zur Gewichtsabnahme empfohlen.

Depletion des o. Niere

Übergewicht vorwiegend im Gesäß- und Oberschenkelbereich. Allgemeines Kältegefühl, Kraftlosigkeit, Kurzatmigkeit schon bei geringer Belastung. Oligurie, Ödeme an den Extremitäten. Fahles, bleiches, blutleeres Gesicht. Blasse, gedunsene Zunge, dünner, weißer Zungenbelag. Tiefer, zarter Puls.

Therapieprinzip: Den o. Niere stützen, Humor ausleiten.

Rezeptur und Modifikationen: Hier wird die Schlankheitspille (Jien Mei Ling Qiao Wan) empfohlen. Das Rezept ist auch in fertig zubereiteter Form erhältlich. Zusammensetzung: Heshouwu (Radix Polygoni Multiflori) 23,9% und Sanqi (Radix Notoginseng) 1,7%, Gegen (Radix Puerariae) 23,9%, Tusizi (Semen Cuscuta) 0,7%, Gouqizi (Fructus Lycium) 0,7%, Songhuafen (Pollen Pini) 1,6%, Danshen (Salvia Miltiorrhiza Radix) 11,5%, Dahuang (Rhizoma Rheum) 6,2%, Zexie (Rhizoma Alisma) 10,5% und Yinchen (Herba Artemisiae Capillaris) 8,0%.

Akupunktur: Punktwahl wie bei Calor der oo. Milz und Magen: Di 4, Di 11, KG 12, B 20, B 21, B 25, M 36 und MP 6, nur nimmt man B 23 und N 3 hinzu, um den o. Niere zu stärken. Alle Foramina sind suppletiv zu stimulieren.

Moxibustion oder Energiespender: B 23, KG 6, N 1.

Schröpfung: B 13, B 17, B 18, B 19, B 20, B 21, B 22, B 23, B 25.

Ohrakupunktur: Endokrinum, Mund, Niere, Lunge, Shenmen.

Tuina: Manipulationen wie bei Calor der oo. Milz und Magen, zusätzlich macht man eine Pression an B 23, MP 6 und N 3, um den o. Niere zu stärken.

Selbst-Tuina mit dem Gecko-Ball: Wie bei Calor der oo. Milz und Magen.

Diätetik: 1. Suppe aus Azukibohnen und Karpfen. 2. Haferflocken.

Qigong: Hier wird die Durchführung des Qigong zur Gewichtsabnahme empfohlen.

Kapitel VII: Gynäkologische Erkrankungen

Dysmenorrhoe (Schmerzhafte Regel)

Dysmenorrhoe ist eine häufig auftretende Menstruationsbeschwerde. Die westliche Medizin erklärt diese Beschwerden durch Hormonveränderungen während des Menstruationszyklus, die schmerzhafte Krämpfe im Bereich des unteren Abdomens oder der Kreuzbeinregion auslösen können.

Krankheitsmechanismus

1. Endogene, emotionale Agenzien führen zu Stauungen und Blockaden des Qi und zu Stasen des Xue in der Gebärmutter.
2. Durch einen Befall von Kälte während der Menstruation oder im Gefolge einer Unzulänglichkeit des Yang des Funktionskreises Niere wird die Funktion der Gebärmutter geschwächt.

Therapie nach Symptomatik, Abgrenzungen

Repletion im Unterleib

Schmerzen während des Regeltermins, Unterleibsschmerzen, die durch Druck verschlimmert werden, Beklemmungsgefühl in der Brust. Regelblutung ist spärlich, rotbraun und schwarz. Nervosität, Obstipation, dunkler Urin, karminrote Zunge, saitenförmiger Puls.

Therapieprinzip: Das o.-Leber-Qi regulieren und Stauungen lösen, den o. Milz stärken, das Xue harmonisieren.

Rezeptur und Modifikationen: Hier wird das Pulver der heiteren Ungebundenheit (Xiaoyao San) empfohlen. Bei fixierten Schmerzen gibt man Mudanpi, Yujin und Sanleng hinzu. Wenn Qi-Stagnation zu Ardor führt und dieses beginnt, dem Yin zu schaden, die Dosierung von Chuanxiong und Xiangfu reduzieren und Danggui, Gouqizi und Meiguihua hinzugeben. Wenn die Qi-Stagnation zur Depression führt, gibt man Hehuanpi hinzu.

Akupunktur: B 32, KG 3, MP 8, Le 3. Erläuterung: B 32, MP 8 regulieren das Xue im Uterus und beseitigen Schmerzen in der Kreuzbeinregion, KG 3 stillt Schmerzen im unteren Abdomen, Le 3 dynamisiert das Qi und Xue des unteren Abdomens. Alle Foramina sind dispulsiv zu stimulieren.

Schröpfung: B 23, LG 4, B 32, B 33.

Ohrakupunktur: Niere, Endokrinum, Gebärmutter, Shenmen.

Tuina: Der Patient liegt auf dem Rücken, der Behandler wendet zunächst eine Pression und Ein-Finger-Zen-Pression am Foramen KG 3 an, dann eine Mulsion des Unterbauchs. Anschließend wendet er eine leichte und rasche Frikation auf dem Nabel und eine Striktion auf beiden Flanken an. Beim auf dem Bauch liegenden Patienten führt der Behandler eine Rudikulation der Blasen-Leitbahn und eine Ein-Finger-Zen-Pression an B 31, B 32 und B 33 durch. Anschließend erfolgt eine sanfte Tympanisation an B 31, B 32, B 33.

Selbst-Tuina mit dem Gecko-Ball: Rollen am Rücken. Klopfen mit gleichzeitiger Hüftbewegung. Schieben nach oben und unten oder Schieben nach links und rechts an B 18, B 32. Rollen am Bauch. Treten mit den Fußsohlen. Klopfen mit nach innen gehobenen Beinen.

Diätetik: Suppe aus Rettich.

Qigong: Hier werden die Durchführung des Qigong zur Wiederherstellung der Gesundheit und das Qigong zur Regulation des o. Leber empfohlen.

Depletion mit Algor und Humor

Schmerzen nach der Regel. Diese Schmerzen werden durch Druck und Wärmeanwendung gebessert. Herzklopfen, Schwindel, Müdigkeit, eine blassrote Zunge, ein kleiner, schwächlicher Puls.

Therapieprinzip: Algor zerstreuen, Leitbahnen durchwärmen, das Yang stärken und Yin regulieren.

Rezeptur und Modifikationen: Hier wird die Folium Artemisiae Argyi und Rhizoma Cyperus Pille zur Wärmung des Schoßes (Ai Fu Nuangong Wan) empfohlen. Bei ausgeprägten Algor-Symptomen gibt man Fuzi hinzu. Bei Algor humidus fügt man Fuling und Cangzhu hinzu.

Akupunktur: B 23, B 20, KG 3, KG 4, B 32, MP 8, M

36, LG 4, MP 6. Erläuterung: B 20, B 23, M 36 kräftigen die Funktionskreise Niere, Milz und Magen. B 32, MP 8 regulieren das Xue im Uterus und beseitigen Schmerzen in der Kreuzbeinregion, KG 3 stillt Schmerzen im unteren Abdomen, MP 6 unterstützt die Vertreibung von Algor humidus. Alle Foramina sind suppletiv zu stimulieren.

Moxibustion oder Energiespender: B 23, B 32, KG 4, KG 3.

Schröpfung: B 23, B 28, B 32, B 33.

Ohrakupunktur: Niere, Endokrinum, Gebärmutter, Shenmen.

Tuina: Beim auf dem Bauch liegenden Patienten führt der Behandler eine Rudikulation der Blasen-Leitbahn durch, dann erfolgt so lange eine Perfrikation bis eine Erwärmung der Haut eingetreten ist. Anschließend erfolgt eine Prehension am Schultergürtel. Der Patient liegt auf dem Rücken, der Behandler führt zunächst eine Frikation an KG 3, KG 4, KG 6 durch, so dass der Patient ein Wärmegefühl bis in die Tiefe der Bauchs empfindet. Dann führt er eine Mulsion des Unterbauchs durch. Zum Schluss findet eine Striktion des Bauchs statt.

Selbst-Tuina mit dem Gecko-Ball: Rollen am Rücken, Klopfen mit gleichzeitiger Hüftbewegung. Schieben nach oben und unten oder Schieben nach links und rechts an B 18, B 32. Rollen am Bauch. Klopfen mit hochgezogenen Knien. Klopfen mit nach innen gehobenen Beinen.

Diätetik: Suppe aus Ziegenfleisch, Ingwer und Pfeffer.

Qigong: Hier werden die Durchführung des Qigong zur Wiederherstellung der Gesundheit und das „Innere Pflege-Qigong“ sowie Qigong zur Stärkung empfohlen.

Menstruationsstörungen

Unter „Menstruationsstörungen“ versteht man unregelmäßige, verlängerte oder verkürzte Zyklen.

Krankheitsmechanismus

1. Calor humidus verletzt die Gebärmutter durch übermäßige Hitze. Dies zieht eine verfrühte Regelblutung nach sich.

2. Bedingt durch eine Defizienz des Qi und des Xue verspätete Regel, schließlich Ausbleiben der Regel.

3. Es bilden sich Blockaden, die durch endogene, emotionale Agenzien bedingt sein können.

Therapie nach Symptomatik, Abgrenzungen

Calor Xue

Regel verfrüht eintretend. Reichliche Ausscheidungen, die dunkel und klebrig sind. Druckgefühl an den Rippenbögen, Reizbarkeit. Rote Zunge, dünner und gelber Zungenbelag. Schneller und schlüpfriger Puls.

Therapieprinzip: Calor und Xue kühlen, die Regel regulieren.

Rezeptur und Modifikationen: Hier wird das Dekokt, das die Menses kühlt (Qing Jing Tang), empfohlen. Bei Schlafstörungen gibt man Suanzaoren hinzu.

Akupunktur: MP 6, Di 11, KG 6, Le 3. Erläuterung: MP 6, Di 11 wirken Calor kühlend, Xue regulierend, Le 3 dynamisiert das Xue im unteren Abdomen. KG 6 stärkt das Qi im unteren Abdomen. Alle Foramina sind dispulsiv zu stimulieren.

Schröpfung: B 23, LG 4, B 32, B 33.

Ohrakupunktur: Niere, Endokrinum, Gebärmutter, Shenmen.

Tuina: Der Patient liegt auf dem Rücken, der Behandler wendet zunächst eine Pression und Ein-Finger-Zen-Pression an KG 6 an, dann wird eine leichte und rasche Frikation auf dem Nabel und eine Striktion auf beide Flanken durchgeführt. Beim auf dem Bauch liegenden Patienten führt der Behandler eine Rudikulation der Blasen-Leitbahn und eine Ein-Finger-Zen-Pression an B 31, B 32, B 33 durch. Anschließend erfolgt eine sanfte Tympanisation an B 31, B 32, B 33.

Selbst-Tuina mit dem Gecko-Ball: Rollen am Rücken, Schieben nach oben und unten oder Schieben nach links und rechts an B 18, B 32. Rollen am Bauch. Klopfen mit gleichzeitiger Hüftbewegung. Klopfen mit nach innen gehobenen Knien. Klopfen mit hochgezogenen Knien. Treten mit den Fußsohlen.

Diätetik: Wassermelonenkerne.

Qigong: Hier wird die Durchführung des Taiji empfohlen.

Depletion des Qi

Regel verspätet eintretend, reichliche Ausscheidungen, die dünn und klar sind. Palpitationen, Kurzatmigkeit, große Müdigkeit, blasse Zunge. Dünner und schlüpfriger Zungenbelag, schwächlicher Puls.

Therapieprinzip: Das Qi vermehren, die Mitte stützen, das Xue erhalten und dynamisieren, die Regel regulieren.

Rezeptur und Modifikationen: Hier wird das Dekokt, das die Mitte ergänzt und das Qi vermehrt (Buzhong Yiqi Tang) und die Acht Schätze mit der Herba-Leonurus-Pille (Bazhen Yimu Wan) empfohlen. Bei Schwindelgefühl gibt man Chuangxiong und Banxia hinzu. Bei Ohrensausen gibt man Shanzhuyu hinzu. Bei verminderter Sehschärfe gibt man Gouqizi hinzu.

Akupunktur: B 20, B 22, M 36, MP 6, KG 6, KG 4, KG 3. Erläuterung: MP 6, KG 3 regulieren und dynamisieren das Xue des unteren Abdomens. KG 6 stärkt das Qi im unteren Abdomen. B 20, B 21 und M 36 wirken stärkend auf die oo. Milz und Magen. Alle Foramina sind suppletiv zu stimulieren.

Moxibustion oder Energiespender: B 20, B 21, B 23, KG 6, KG 4.

Schröpfung: B 20, B 21, B 23.

Ohrakupunktur: Niere, Milz, Magen, Endokrinum, Shenmen.

Tuina: Wie bei Calor Xue.

Selbst-Tuina mit dem Gecko-Ball: Rollen am Rücken. Schieben nach oben und unten oder Schieben nach links und rechts an B 20, B 21, B 23. Rollen am Bauch, Rollen an der Fußsohle. Klopfen mit hochgezogenen Knien. Klopfen mit gleichzeitiger Hüftbewegung. Klopfen mit nach innen gehobenen Knien.

Diätetik: Lammfleisch mit Knoblauch.

Qigong: Hier werden die Durchführung des Qigong zur Regulation des o. Milz und Taiji empfohlen.

Stauung des Xue

Regel verspätet eintretend. Karminrote Ausscheidungen, die fest und klumpig sind. Blähungen und Schmerzen im Unterbauch. Tief karminrote Zunge. Weißer und dünner Zungenbelag. Rauer Puls.

Therapieprinzip: Das Qi regulieren, Stauungen lösen und das Xue bewegen.

Rezeptur und Modifikationen: Hier wird das Vier-Bestandteile-Dekokt mit Semen Persicae und Flos Carthami (Taohong Siwu Tang) empfohlen. Bei fixierten Schmerzen gibt man Mudanpi, Yujin und Sanleng hinzu. Bei ausgeprägten Xue-Stasen ersetzt man Baishao durch Chishao. Bei Depletion Xue gibt man Aiye und Xiangfu bei.

Akupunktur: KG 6, B 18, MP 10, MP 6, KG 3. Erläuterung: KG 6 dynamisiert das Qi, MP 10 und B 18 bewegen das Xue und beseitigen Xue-Stasen. MP 6, KG 3 regulieren und dynamisieren das Xue im unteren Abdomen. Alle Foramina sind dispulsiv zu stimulieren.

Moxibustion oder Energiespender: B 18, B 28, KG 3, KG 6.

Schröpfung: B 18, B 23, B 28.

Ohrakupunktur: Leber, Milz, Endokrinum, Shenmen.

Selbst-Tuina mit dem Gecko-Ball: Rollen am Rücken, Klopfen mit gleichzeitiger Hüftbewegung, Schieben nach oben und unten oder Schieben nach links und rechts an B 28, B 23. Rollen am Bauch. Klopfen mit nach innen gehobenen Beinen.

Diätetik: Apfelsaft oder Tee.

Qigong: Hier werdn die Durchführung des Taiji und Qigong zur Regulation des o. Leber empfohlen.

Klimakterische Beschwerden

Obwohl die klimakterischen Beschwerden keine Krankheit sind, treten bei vielen Frauen häufig Störungen wie Hitzewallungen, Reizbarkeit und Migräne auf. Nach westlicher Medizin sind klimakterische Beschwerden eine Folge des Ungleichgewichts der Drüsenfunktionen.

Krankheitsmechanismus

Die Menopause tritt dann ein, wenn sich Qi und Xue deutlich verringern. Die fünf Organfunktionskreise müssen sich an diese neue Situation anpassen – ein vorübergehendes Ungleichgewicht des Yin und Yang ist die Folge.

Therapie nach Symptomatik, Abgrenzungen

Depletion Yin des o. Niere

Schwindelgefühl, Ohrensausen, Unruhe, Nachtschweiß, Reizbarkeit, unregelmäßiger Zyklus, wechselnd starke Blutungen, Schwere und Schwäche der unteren Extremitäten. Dunkler Urin, ein trockener Mund, eine trockene und rote Zunge, dünner, beschleunigter Puls.

Therapieprinzip: Das Yin stützen, Ardor ausleiten.

Rezeptur und Modifikationen: Hier wird die Anemarrhena- Phellodendron- und Rehmannia-Pille (Zhi Bai Dihuang Wan) empfohlen.

Akupunktur: MP 6, N 3, N 6, B 15, B 18, H 7, B 23. Erläuterung: MP 6 reguliert das Yin, B 23, N 3, N 6 kräftigen den o. Niere, B 15, B 18, H 7 beruhigen den Geist. Alle Foramina sind suppletiv zu stimulieren.

Schröpfung: B 15, B 18, B 23.

Ohrakupunktur: Niere, Herz, Leber, Endokrinum, Shenmen.

Tuina: Am sitzenden Patienten erfolgt zunächst eine Prehension entlang der über die Seiten des Halses und des Nackens verlaufenden Blasen-Leitbahnen beidseitig ab und auf, anschließend folgt eine Kompression auf die Foramina G 20, B10 und G 21. Dann folgt 4 bis 5-mal eine Rudikulation, die jeweils an B 20 beginnt und die Blasen-Leitbahnen hinabzieht. Der Patient liegt auf dem Rücken, der Behandler wendet zunächst eine leichte und rasche Frikation auf den Nabel an. Anschließend führt er an beiden Flanken Striktion durch. Beim auf dem Bauch liegenden Patienten führt der Behandler eine Rudikulation an B 15, B 18 und B 23 durch. Anschließend erfolgt eine sanfte Tympanisation an B 15, B 18 und B 23.

Selbst-Tuina mit dem Gecko-Ball: Rollen am Rücken, Klopfen mit gleichzeitiger Hüftbewegung, Schieben nach oben und unten oder Schieben nach links und rechts an B 15, B 18, B 23. Rollen am Bauch. Rollen an der Fußsohle. Treten mit dem Fußrücken.

Diätetik: 1. Sojamilch. 2. Walnusskerne.

Qigong: Hier werden die Durchführung des Taiji und das Qigong zur Regulation des o. Niere empfohlen.

Depletion des Yang des o. Niere

Verlängerter Zyklus, blassrote Blutung, Kälteempfindlichkeit, bleiches, blutleeres Gesicht, kalte Gliedmaßen, Durchfall, Schwäche in den Knien, Schmerzen im Lendenbereich, blasse Zunge, tiefer und fadenförmiger Puls.

Therapieprinzip: Die oo. Niere und Milz ergänzen, das Yang stärken, die Mitte erwärmen.

Rezeptur und Modifikationen: Hier wird die nach rechts gehende Pille (Yougui Wan) empfohlen. Um die Wirksamkeit des Rezeptes zu verstärken, gibt man Renshen hinzu.

Akupunktur: B 23, LG 4, MP 6, KG 4. Erläuterung: B 23, LG 4 stützen das o.-Niere-Yang, MP 6, KG 4 wirken auf Qi und Xue stärkend. Alle Foramina sind suppletiv zu stimulieren.

Moxibustion oder Energiespender: B 23, LG 4, KG 4.

Schröpfung: B 22, B 23.

Ohrakupunktur: Niere, Milz, Endokrinum, Shenmen.

Tuina: Beim auf dem Bauch liegenden Patienten führt der Behandler zunächst eine Ein-Finger-Zen-Pression an B 23, LG 4 durch, dann erfolgt eine Perfrikation so lange, bis eine Erwärmung der Haut eingetreten ist. Anschließend wird eine Prehension am Schultergürtel durchgeführt. Der Patient liegt auf dem Rücken, der Behandler führt zunächst eine Frikation an KG 4, KG 6 durch, so dass der Patient ein Wärmegefühl bis in die Tiefe des Bauchs empfindet. Zum Abschluss wendet er Mulsion an KG 4 und KG 3 an.

Selbst-Tuina mit dem Gecko-Ball: Rollen am Rücken, Klopfen mit gleichzeitiger Hüftbewegung, Schieben nach oben und unten oder Schieben nach links und rechts an B 22, B 23. Rollen am Bauch, Rollen an der Fußsohle. Klopfen mit hochgezogenen Knien.

Diätetik: 1. Tofu (Sojaquark). 2. Walnusskerne.

Qigong: Hier wird die Durchführung des Taiji empfohlen.

Energiestauungen im o. Leber

Unregelmäßiger Zyklus, klumpige Blutungen, Schmerzen in den Flanken, Durchfall, Müdigkeit, verminderter Appetit, eine hellrote Zunge, weißer Zungenbelag, ein tiefer und saitenförmiger Puls.

Therapieprinzip: Den o. Leber regulieren und Stauungen lösen, den o. Milz stärken, das Xue suppletieren.

Rezeptur und Modifikationen: Hier wird das Pulver der heiteren Ungebundenheit (Xiaoyao San) empfohlen. Wenn die Qi-Stagnation zu Depressionen führt, gibt man Hehuanpi hinzu. Bei vergrößerter Leber und Milz gibt man Haipiaoxiao, Biejia und Muli hinzu. Bei ausgeprägter Depletion des Xue erhöht man die Dosierung von Danggui und gibt Shudihuang und Heshouwu hinzu.

Akupunktur: Le 13, B 18, Le 3. Erläuterung: G 34, Le 13, B 18 harmonisieren das Qi und Xue im o. Leber, Le 3 löst Blockaden im o. Leber auf. Alle Foramina sind dispulsiv zu stimulieren.

Moxibustion oder Energiespender: B 20, B 21, B 18, B 19.

Schröpfung: B 20, B 21, B 18, B 19.

Ohrakupunktur: Leber, Milz, Shenmen.

Selbst-Tuina mit dem Gecko-Ball: Rollen am Rücken, Klopfen mit gleichzeitiger Hüftbewegung, Schieben nach oben und unten oder Schieben nach links und rechts an B 18, B 19, B 20, B 21 .Drücken an KS 6, 3E 5.

Diätetik: Schweinefleischsuppe mit Lauch, Ingwer und Mandarinenschale.

Qigong: Hier werden die Durchführung des Qigong zur Regulation des o. Leber und Taiji empfohlen.

Amenorrhoe

Normalerweise setzt bei Mädchen die erste Menstruationsblutung im Alter von 12 bis 14 Jahren ein. Unter „Amenorrhoe" versteht man eine nicht wegen einer Schwangerschaft oder Stillens ausbleibende Regel oder auch, wenn die Menstruationsblutung bis zum Alter von 17 bis 18 Jahren noch nicht eingesetzt hat.

Krankheitsmechanismus

1. Die ausbleibende Regel infolge von Bluterschöpfung entsteht meistens durch eine konstitutionelle Schwäche des o. Niere oder durch Depletion der oo. Milz und Magen auf Grund einer langen Erkrankung sowie Überanstrengung.

2. Emotionale Probleme wie Depression, Ärger, Besorgtheit, Frustration während der Menstruation führen zu einer Stagnation des Qi und Xue, das wiederum verursacht Blutungsstillstand.

Therapie nach Symptomatik, Abgrenzungen

Qi-und Xue-Stagnation

Ausbleibende oder stockende Regel, Druckgefühl und Schmerzen im Thorax, Beklemmungsgefühl in die Brust, ein weißer, schmieriger Zungenbelag und ein tiefer, saitenförmiger Puls.

Therapieprinzip: Xue bewegen, das Qi dynamisieren, die Menstruation fördern.

Rezeptur und Modifikationen: Hier wird das Dekokt, das Stasen aus dem Haus des Xue vertreibt (Xuefu Zhuyu Tang), empfohlen. Bei gleichzeitig auftretender Qi-Stagnation gibt man Xiangfu, Wuyao, Qingpi und Muxiang hinzu.

Akupunktur: KG 4, Di 4, MP 10, M 36, Le 3. Erläuterung: M 36, Le 3, Di 4 dynamisieren das Qi und Xue. KG 4, MP 10 fördert den Menstruationsfluss. Alle Foramina sind dispulsiv zu stimulieren.

Schröpfung: B 23, B 32.

Ohrakupunktur: Niere, Leber, Endokrinum, Gebärmutter, Shenmen.

Tuina: Der Patient liegt auf dem Rücken, der Behandler wendet zunächst eine leichte und rasche Frikation auf dem Nabel und KG 3 an. Anschließend wendet er an beiden Flanken Striktion an. Beim auf dem

Bauch liegenden Patienten führt der Behandler eine Rudikulation an B 18 und B 23 durch. Anschließend erfolgt eine sanfte Tympanisation an B 18 und B 23.

Selbst-Tuina mit dem Gecko-Ball: Rollen am Rücken. Klopfen mit gleichzeitiger Hüftbewegung. Schieben nach oben und unten oder Schieben nach links und rechts an B 23, B 32. Rollen am Bauch. Rollen an der Fußsohle. Treten mit dem Fußrücken.

Diätetik: Suppe aus Judasohr, Rotwein und Tintenfisch.

Qigong: Hier werden die Durchführung des Taiji und das Qigong zur Regulation der oo. Niere und Leber empfohlen.

Depletion des Yin der oo. Leber und Niere

Ausbleibende oder stockende Regel, Schwindelgefühl, Ohrensausen, Schwere und Schwäche der unteren Extremitäten, Schlafstörungen, eine trockene und rote Zunge, dünner, saitenförmiger Puls.

Therapieprinzip: Das Yin stützen, die oo. Leber und Niere ergänzen, die Menstruation fördern.

Rezeptur und Modifikationen: Hier wird die nach links gehende Pille (Zuogui Wan) und das Dekokt der vier Bestandteile (Siwu Tang) empfohlen. Bei Calor ersetzt man Shudihuang durch Shengdihuang. Bei ausgeprägten Xue-Stase-Symptomen ersetzt man Baishao durch Chishao. Bei Depletion des Xue im Uterus gibt man Aiye und Xiangfu hinzu.

Akupunktur: B 18, B 23, KG 3, MP 6. Erläuterung: MP 6 reguliert das Yin, B 18, B 23 kräftigt die oo. Leber und Niere, KG 3 ist das Foramen, an dem sich das Lenker- und Konzeptionsgefäß und die drei Yin-Leitbahnen des Fußes treffen. Alle Foramina sind suppletiv zu stimulieren.

Schröpfung: B 18, B 23.

Ohrakupunktur: Niere, Leber, Endokrinum, Gebärmutter, Shenmen.

Tuina: Wie bei Qi-und Xue-Stagnation.

Selbst-Tuina mit dem Gecko-Ball: Wie bei Qi-und Xue-Stagnation.

Diätetik: Walnusskerne.

Qigong: Hier werden die Durchführung des Taiji und das Qigong zur Regulation der oo. Niere und Leber empfohlen.

Prämenstruelles Syndrom

Unter dem Prämenstruellen Syndrom (PMS) versteht man die Beschwerden, die an den Tagen vor der Monatsblutung auftreten.

Krankheitsmechanismus

Stress oder Ärger führen zu einer Stagnation des o.-Leber-Qi, die eine der Hauptursachen der Beschwerden ist. Bei Frauen entsteht eine Stagnation des o.-Leber-Qi häufig auch aus einer Depletion Xue des o. Leber. Sie kann auch infolge eines Diätfehlers entstehen, z.B. kommt es durch übermäßigen Verzehr von Fett und Süßigkeiten zur Bildung von Pituita. Dies verengt die Blutgefäße und verursacht eine Stagnation von Qi und Xue. Eine zusätzliche Depletion der oo. Herz und Milz oder des o. Niere kann durch körperliche Überanstrengung entstehen und eine Stagnation des o.-Leber-Qi nach sich ziehen.

Therapie nach Symptomatik, Abgrenzungen

Depletion der oo. Herz und Milz

Palpitationen, Schwäche, geringe Belastbarkeit, Anorexie, Schlafstörungen, Kurzatmigkeit, hellrote Zunge, dünner und weißer Zungenbelag, tiefer, kleiner Puls.

Therapieprinzip: Das Qi vermehren, das Xue ergänzen, die oo. Herz und Milz kräftigen.

Rezeptur und Modifikationen: Hier wird das Dekokt, das den o. Milz wiederherstellt (Guipi Tang) empfohlen. Bei Schwindelgefühl gibt man Chuangxiong und Banxia hinzu. Bei Durchfall fügt man Huanglian und Paojiang (kurz gebratene Rhizoma Zingiberis Officinalis) zu.

Akupunktur: KS 6, H 7, M 36, KG 6, KG 4, B 15, B 20, MP 6. Erläuterung: M 36 und MP 6 kräftigen die oo. Milz und Magen, KG 6, KG 4 stärken das Qi, B 15, B 21 stärken die oo. Herz und Milz, H 7 beruhigt den Geist, KS 6 macht die Brust frei. Alle Foramina sind suppletiv zu stimulieren.

Moxibustion oder Energiespender: B 15, B 20, KG 4, KG 6.

Schröpfung: B 20, B 21, B 23.

Ohrakupunktur: Herz, Milz, Shenmen.

Tuina: Beim auf dem Bauch liegenden Patienten führt der Behandler zunächst eine Ein-Finger-Zen-Pression an B 20, B 21, B 15 durch, dann erfolgt so lange eine Perfrikation bis eine Erwärmung der Haut eingetreten ist. Anschließend erfolgt eine Prehension am Schultergürtel. Der Patient liegt auf dem Rücken, der Behandler führt zunächst eine Frikation an KG 4, KG 6 durch, so dass der Patient ein Wärmegefühl bis in die Tiefe des Bauchs empfindet. Zum Abschluss wendet er Mulsion an KG 4 und KG 3 an.

Selbst-Tuina mit dem Gecko-Ball: Rollen am Rücken, Schieben nach oben und unten oder Schieben nach links und rechts an B 20, B 21, B 15. Klopfen mit gleichzeitiger Hüftbewegung. Klopfen mit hochgezogenen Knien. Klopfen mit nach innen gehobenen Beinen.

Diätetik: Suppe aus Hühnerfleisch, Zwiebeln und Ingwer.

Qigong: Hier werden die Durchführung des Taiji und das Qigong zur Regulation der oo. Milz und Herz empfohlen.

Energiestauungen im o. Leber

Prämenstruelle Distension von Bauch und Mammae, Reizbarkeit, Kopfschmerzen, Drehschwindel, Schmerzen in den Flanken, eine hellrote Zunge, weißer Zungenbelag, ein saitenförmiger Puls.

Therapieprinzip: Den o. Leber besänftigen, das Qi regulieren und Stauungen lösen.

Rezeptur und Modifikationen: Hier wird das Pulver der heiteren Ungebundenheit (Xiaoyao San) empfohlen. Bei sehr ausgeprägter Distension der Mammae gibt man Qingpi und Yujin hinzu. Wenn die Qi-Stagnation zu Ardor führt und dieser beginnt, dem Yin zu schaden, wird die Dosierung von Chuanxiong und Xiangfu reduziert und man gibt Danggui, Gouqizi und Meiguihua hinzu. Wenn die Qi-Stagnation zu Depressionen führt, gibt man Hehuanpi hinzu. Bei ausgeprägter Reizbarkeit und Unruhe gibt man Zhenzhumu hinzu. Bei Kopfschmerzen fügt man Tianman, Gouteng und Fangfeng hinzu.

Akupunktur: Le 13, B 18, G 34, MP 6, KS 6, 3 E 5. Erläuterung: G 34, Le 13, B 18 harmonisieren das Qi und Xue im o. Leber, KS 6, 3 E 5 stillen Schmerzen in den Flanken. MP 6 und Le 3 besänftigen den o. Leber und beruhigen den Geist. Alle Foramina sind dispulsiv zu stimulieren.

Moxibustion oder Energiespender: B 18, B 19, Le 13.

Schröpfung: B 22, B 18, B 19.

Ohrakupunktur: Leber, Milz, Shenmen.

Tuina: Beim auf dem Bauch liegenden Patienten führt der Behandler zunächst eine Ein-Finger-Zen-Pression und Rudikulation an B 18, B 19 und B 22 durch, dann erfolgt so lange eine Perfrikation bis eine Erwärmung der Haut eingetreten ist. Anschließend erfolgt eine Prehension am Schultergürtel. Der Patient liegt auf dem Rücken, der Behandler führt zunächst eine Frikation am Foramen Le 13 durch, so dass der Patient ein Wärmegefühl bis in die Tiefe des Bauchs empfindet. Anschließend wendet er eine leichte und rasche Striktion auf beiden Flanken an.

Selbst-Tuina mit dem Gecko-Ball: Rollen am Rücken, Klopfen durch Hin- und Herschwingen des Oberkörpers, Schieben nach oben und unten oder Schieben nach links und rechts an B 18, B 19, B 22. Drücken an KS 6, 3 E 5.

Diätetik: Schweinefleischsuppe mit Lauch, Ingwer und Mandarinenschale.

Qigong: Hier werden die Durchführung des Taiji und das Qigong zur Regulation des o. Leber empfohlen.

Depletion des Yang des o. Niere

Leichte Distension von Abdomen und Mammae, Kälteempfindlichkeit, bleiches, blutleeres Gesicht, kalte Gliedmaßen, Durchfall, Schwäche in den Knien, Schmerzen im Lendenbereich, blasse Zunge, tiefer und fadenförmiger Puls.

Therapieprinzip: Die oo. Niere und Milz ergänzen, das Yang stärken, die Mitte erwärmen.

Rezeptur und Modifikationen: Hier wird die nach rechts gehende Pille (Yougui Wan) empfohlen. Um die Wirksamkeit des Rezeptes zu verstärken, fügt man Renshen bei.

Akupunktur: B 23, LG 4, MP 6, KG 4. Erläuterung: B 23, LG 4 stützen das o. Niere-Yang, MP 6, KG 4 wirken Qi und Xue stärkend. Alle Foramina sind suppletiv zu stimulieren.

Moxibustion oder Energiespender: B 23, LG 4, KG 4.

Schröpfung: B 22, B 23.

Ohrakupunktur: Niere, Milz, Endokrinum, Shenmen.

Tuina: Beim auf dem Bauch liegenden Patienten führt der Behandler zunächst eine Ein-Finger-Zen-Pression an B 23, LG 4 durch, dann erfolgt so lange eine Perfrikation bis eine Erwärmung der Haut eingetreten ist. Anschließend erfolgt eine Prehension am Schultergürtel. Der Patient liegt auf dem Rücken, der Behandler führt zunächst eine Frikation an KG 4, KG 6 durch, so dass der Patient ein Wärmegefühl bis in die Tiefe des Bauchs empfindet. Zum Abschluss wendet der Behandler eine Mulsion an KG 4, KG 3 an.

Selbst-Tuina mit dem Gecko-Ball: Rollen am Rücken, Klopfen mit gleichzeitiger Hüftbewegung, Schieben nach oben und unten oder Schieben nach links und rechts an B 22, B 23. Rollen am Bauch, Rollen an der Fußsohle. Klopfen mit hochgezogenen Knien.

Diätetik: Walnusskerne.

Qigong: Hier werden die Durchführung des Taiji und das Qigong zur Regulation der oo. Milz und Niere empfohlen.

Fluor Vaginalis

Unter Fluor Vaginalis versteht man einen dauernden, schleimigen Vaginalausfluss außerhalb der Menstruationszeit.

Krankheitsmechanismus

Bei Fluor Vaginalis kann zwischen weißem und gelbem Ausfluss unterschieden werden. Weißer Ausfluss ist dünnflüssig und weißlich und bedingt durch eine Dysfunktion der Leitbahn des Stürmenden, des Konzeptionsgefäßes und der Leitbahn der Gürtel und infolge einer Depletion von Qi und Xue. Gelber Ausfluss ist rosarot oder tiefgelb und bedingt durch das Eindringen von Calor humidus.

Therapie nach Symptomatik, Abgrenzungen Depletion des Yang des o.-Milz-Yang

Profuser, in der Regel kontinuierlicher vaginaler Ausfluss mit einer weißen oder gelben Farbe, Durchfall, Müdigkeit, blasse oder gelbliche Gesichtsfarbe. Gedunsenheit, Appetitverlust, blassrote Zunge, dünner, klebriger Zungenbelag. Verlangsamter, erschöpfter Puls.

Therapieprinzip: Den o. Milz stützen, Yang stärken, Humor umwandeln, vaginalen Ausfluss beenden.

Rezeptur und Modifikationen: Hier wird das Dekokt, das den Ausfluss beendet (Wandai Tang), empfohlen. Bei Rückenschmerzen gibt man Sangjisheng, Duzhong und Gouji hinzu. Bei sehr dünnem Ausfluss gibt man Lujiaoshuang und Bajitian hinzu. Bei Bauchschmerzen gibt man Yanhusou und Xiangfu hinzu. Um die Wirkung des Rezeptes zu verstärken, fügt man Duanlonggu und Duanmuli hinzu.

Akupunktur: G 26, B 30, KG 6, MP 6, M 36. Erläuterung: G 26 stärkt die Leitbahn der Gürtel. KG 6, B 30 dynamisieren die Qi-Zirkulation des Konzeptionsgefäßes und der Blasen-Leitbahnen. MP 6 eliminiert Humor. KG 6, MP 6, M 36 wirken auf die oo. Milz und Magen kräftigend. Alle Foramina sind suppletiv zu stimulieren.

Moxibustion oder Energiespender: B 20, B 23, B 30, KG 6.

Schröpfung: B 20, B 21, B 23, B 30.

Ohrakupunktur: Gebärmutter, Blase, Milz, Niere, Shenmen.

Tuina: Beim auf dem Bauch liegenden Patienten führt der Behandler zunächst eine Rudikulation an B 20, B 21, B 23, B 30 durch, dann erfolgt so lange eine Perfrikation bis eine Erwärmung der Haut eingetreten ist. Anschließend erfolgt eine Prehension auf G 26. Der Patient liegt auf dem Rücken, der Behandler führt zunächst eine Frikation am Foramen KG 6 durch, so dass der Patient ein Wärmegefühl bis in die Tiefe des Bauchs empfindet. Zum Abschluss wendet er Mulsion an KG 4 und KG 6 an.

Selbst-Tuina mit dem Gecko-Ball: Rollen am Rücken, Schieben nach oben und unten oder Schieben nach links und rechts an B 20, B 21, B 23, B 30. Rollen am Bauch. Klopfen mit gleichzeitiger Hüftbewegung. Klopfen mit hochgezogenen Knien. Klopfen mit nach innen gehobenen Beinen.

Diätetik: 30 g getrocknete Litschi mit Wasser abkochen und einnehmen.

Qigong: Hier werden die Durchführung des Taiji und das Qigong zur Regulation der oo. Milz und Niere empfohlen.

Calor humidus fließt nach unten

Reichlich rosaroter oder tiefgelber Ausfluss mit starkem unangenehmem Geruch. Schwindelgefühl, dunkler Urin, Bauchschmerzen, rote Zunge, gelber Zungenbelag, schlüpfriger und beschleunigter Puls.

Therapieprinzip: Humor herauslösen, Calor im unteren Calorium kühlen.

Rezeptur und Modifikationen: Hier wird das Herba-Artemisiae-Capillaris-Dekokt (Yinchenhao Tang) und Radix-Gentiana-Dekokt (Longdan Xiegan Tang), das den o. Leber entlastet, empfohlen. Bei Schmerzen im Hypochondrium gibt man Chaihu, Chuanlianzi, Xiangfu und Baishao hinzu. Bei Erbrechen und vermindertem Appetit gibt man Zhuru, Banxia und Shenqu hinzu. Bei Müdigkeit fügt man Baizhu, Fuling sowie Yujin hinzu.

Akupunktur: G 26, MP 6, MP 9, Le 3. Erläuterung: G 26 harmonisiert die Leitbahn der Gürtel. B 30 und MP 6 eliminieren Humor. Le 3, MP 9 wirken Calor kühlend. Alle Foramina sind dispulsiv zu stimulieren.

Schröpfung: B 18, B 20, B 23, B 30.

Ohrakupunktur: Gebärmutter, Blase, Milz, Leber, Niere, Shenmen.

Tuina: Der Patient liegt auf dem Rücken, der Behandler wendet zunächst eine leichte und rasche Frikation auf dem Nabel an. Anschließend wendet er an beiden Flanken Striktion an. Beim auf dem Bauch liegenden Patienten führt der Behandler eine Rudikulation an B 18, B 20 und B 23 durch. Anschließend erfolgt eine sanfte Tympanisation an B 18, B 20 und B 23.

Selbst-Tuina mit dem Gecko-Ball: Rollen am Rücken, Schieben nach oben und unten oder Schieben nach links und rechts an B 18, B 20, B 23, B 30. Klopfen mit gleichzeitiger Hüftbewegung. Klopfen mit hochgezogenen Knien. Rollen am Bauch. Klopfen mit nach innen gehobenen Beinen.

Diätetik: Brei aus Azukibohnen.

Qigong: Hier werden die Durchführung des Taiji und die „Methode des Reibens des Abdomens und Training des Qi mit dem Wort chui“ (s.S. 200) sowie das Qigong zur Regulation der oo. Milz und Niere empfohlen.

Depletion des Yang des o. Niere

Dünner, weißer und reichlicher Ausfluss, vermehrte Ausscheidung von hellem Urin. Lendenschmerz mit dem Gefühl, man säße im Wasser. Blassrote Zunge, weißer, dünner Zungenbelag, verlangsamter, tiefer Puls.

Therapieprinzip: Den o. Niere ergänzen, das Yang stärken, die Mitte erwärmen.

Rezeptur und Modifikationen: Hier wird die nach rechts gehende Pille (Yougui Wan) empfohlen. Um die Wirksamkeit des Rezeptes zu verstärken, gibt man Renshen zu.

Akupunktur: G 26, B 30, B 23, LG 4, MP 6, KG 4, KG 6. Erläuterung: G 26 stärkt die Leitbahn der Gürtel. B 30, KG 6 dynamisieren die Qi-Zirkulation des Konzeptionsgefäßes und der Blasen-Leitbahnen. B 23, LG 4 stützen das o.-Niere-Yang, MP 6, KG 4 wirken Qi und Xue stärkend. Alle Foramina sind suppletiv zu stimulieren.

Moxibustion oder Energiespender: B 23, LG 4, KG 4, KG 6.

Schröpfung: B 22, B 23 B 30.

Ohrakupunktur: Gebärmutter, Blase, Niere, Endokrinum, Shenmen.

Tuina: Beim auf dem Bauch liegenden Patienten führt der Behandler zunächst eine Ein-Finger-Zen-Pression an B 23, LG 4 durch, dann erfolgt so lange eine Perfrikation bis eine Erwärmung der Haut eingetreten ist. Anschließend erfolgt eine Prehension auf G 26. Der Patient liegt auf dem Rücken, der Behandler führt zunächst eine Frikation an KG 4, KG 6 durch, so dass der Patient ein Wärmegefühl bis in die Tiefe des Bauchs empfindet. Zum Abschluss wendet er Mulsion an KG 4 und KG 6 an.

Selbst-Tuina mit dem Gecko-Ball: Rollen am Rücken, Klopfen mit gleichzeitiger Hüftbewegung, Schieben nach oben und unten oder Schieben nach links und rechts an B 23, B 30. Rollen am Bauch, Rollen an der Fußsohle. Klopfen mit hochgezogenen Knien. Klopfen mit nach innen gehobenen Beinen.

Diätetik: Walnusskerne.

Qigong: Hier werden die Durchführung des Taiji und die „Methode, um die Energie der Sonne zu erhalten" empfohlen.

Depletion des Yin des o. Niere

Gelber oder roter Ausfluss in geringen Mengen, Nervosität, Unruhe, Schwindel. Ohrensausen, Palpitationen, Schlaflosigkeit, Rückenschmerzen, rote Zunge, fehlender Zungenbelag. Zarter, beschleunigter Puls.

Therapieprinzip: Das Yin stützen, Calor ausleiten.

Rezeptur und Modifikationen: Hier wird die Anemarrhena-Phellodendron- und Rehmannia-Pille (Zhi Bai Dihuang Wan) empfohlen.

Akupunktur: Punktwahl wie Depletion des Yang des o. Niere: G 26, B 30, B 23, MP 6, KG 4, KG 6, nur nimmt man Le 3, B 28 und Di 11 hinzu, um Calor zu beseitigen. Alle Foramina sind dispulsiv zu stimulieren.

Schröpfung: B 22, B 23, B 28.

Ohrakupunktur: Gebärmutter, Blase, Niere, Endokrinum, Shenmen.

Tuina: Der Patient liegt auf dem Rücken, der Behandler wendet zunächst eine leichte und rasche Frikation auf KG 4 und KG 6 an. Anschließend wendet er an beiden Flanken Striktion an. Beim auf dem Bauch liegenden Patienten führt der Behandler eine Rudikulation an B 18, B 20, B 23 und B 30 durch. Anschließend erfolgt eine sanfte Tympanisation an B 18, B 20 und B 23.

Selbst-Tuina mit dem Gecko-Ball: Rollen am Rücken, Klopfen mit gleichzeitiger Hüftbewegung, Schieben nach oben und unten oder Schieben nach links und rechts an B 20, B 21, B 23. Rollen am Bauch. Rollen an der Fußsohle. Klopfen mit nach innen gehobenen Beinen.

Diätetik: Walnusskerne.

Qigong: Hier werden die Durchführung des Taiji und die „Methode, um die Energie des Mondes zu erhalten" empfohlen.

Menorrhagie, Metrorrhagie

Unter Menorrhagie versteht man eine übermäßig starke Menstruationsblutung. Unter Metrorrhagie versteht man die Blutungen außerhalb der normalen Menstruationszeit.

Krankheitsmechanismus

1. Überanstrengung oder emotionale Probleme können die entfaltende Funktion des o. Leber beeinträchtigen und zur Ansammlung von Ardor im o. Leber führen. Dieses macht das Blut „rücksichtslos" und verursacht Blutaustritt aus den Blutgefäßen.

2. Depletion Calor kann auf gleiche Weise wie Ardor das Blut „rücksichtslos" machen. Menorrhagie, Metrorrhagie infolge einer Depletion von Calor entstehen meistens durch eine konstitutionelle Schwäche der oo. Niere und Milz und durch eine lange Erkrankung sowie Überanstrengung. Der o. Milz kann in der Folge das Blut nicht mehr kontrollieren, so dass es aus den Gefäßen austritt.

Therapie nach Symptomatik, Abgrenzungen

Calor des Xue

Starke Menstruationsblutung, klebriges Blut, gelbbräunliches Vaginalsekret vor Einsetzen der Blutung, Reizbarkeit, Brennen im Unterleib, trockener Mund, gelber Zungenbelag, beschleunigter Puls.

Therapieprinzip: Das Xue kühlen und halten, Blutungen stoppen, Calor beseitigen.

Rezeptur und Modifikationen: Hier wird das Dekokt, das Calor eliminiert und die Menorrhagie stoppt (Qing Re Zhi Beng Tang), empfohlen. Bei Rückenschmerzen gibt man Sangjisheng, Duzhong und Gouji hinzu. Bei Bauchschmerzen gibt man Yanhusou und Xiangfu hinzu.

Akupunktur: KG 4, MP 6, Di 11, MP 10, MP 8, N 5, Le 3. Erläuterung: KG 4 stärkt das Qi und stillt Blutungen, N 5, MP 8 beenden die Gebärmutterblutungen, Le 3, MP 10, Di 11 wirken auf Calor des Blutes kühlend, MP 6 harmonisiert die oo. Leber und Niere. Alle Foramina sind dispulsiv zu stimulieren.

Schröpfung: B 18, B 20, B 23.

Ohrakupunktur: Gebärmutter, Niere, Leber, Shenmen.

Diätetik: 100 g Japanaprikosen in Wasser abkochen und nach und nach einnehmen.

Qigong: Hier wird die Durchführung des Taiji empfohlen.

Der o. Milz kontrolliert das Blut nicht

Überflutende Blutung nach Menstruationsende, Müdigkeit, Schwindel, verminderter Appetit, blasse Gesichtsfarbe, ungeformter Stuhl, blasse Zunge und ein dünner, saitenförmiger Puls.

Therapieprinzip: Das Qi vermehren, das Xue ergänzen, den o. Milz kräftigen, Blutungen stillen.

Rezeptur und Modifikationen: Hier wird das Dekokt, das die Wurzel stabilisiert und übermäßige Uterusblutungen stoppt (Gu Ben Zhi Beng Tang), empfohlen. Bei Rückenschmerzen gibt man Sangjisheng, Duzhong und Gouji hinzu. Bei Bauchschmerzen gibt man Yanhusou und Xiangfu hinzu.

Akupunktur: KG 6, MP 6, M 36, B 20, B 21, LG 20. Erläuterung: KG 4 stärkt das Qi und stillt die Blutungen, KG 12, M 36, MP 6, B 20, B 21 wirken auf den o. Milz stärkend. LG 20 stillt Blutungen aufgrund von absinkendem Qi. Alle Foramina sind suppletiv zu stimulieren.

Moxibustion oder Energiespender: B 20, B 21, KG 12, KG 6.

Schröpfung: B 20, B 21, B 23.

Ohrakupunktur: Gebärmutter, Milz, Shenmen.

Diätetik: Einen Granatapfel (möglichst sauer) auspressen und den Saft einnehmen.

Qigong: Hier werden die Durchführung des Taiji und das Qigong zur Regulation des o. Milz empfohlen.

Depletion des Yang des o. Niere

Spärliche und lang andauernde Blutung, Kältegefühle, kalte Extremitäten, vermehrte Ausscheidung von hellem Urin. Lendenschmerz, blasser Teint, blassrote Zunge, weißer, dünner Zungenbelag, verlangsamter, tiefer Puls.

Therapieprinzip: Den o. Niere ergänzen, das Yang stärken, die Mitte erwärmen, Blutungen stillen.

Rezeptur und Modifikationen: Hier wird die nach rechts gehende Pille (Yougui Wan) empfohlen. Um die Wirksamkeit des Rezeptes zu verstärken, gibt man Renshen hinzu.

Akupunktur: B 23, LG 4, MP 6, KG 6, KG 4. Erläuterung: KG 6 stärkt die Qi-Zirkulation des Konzeptionsgefäßes und stillt Blutungen. B 23, LG 4 stützen das o.-Niere-Yang, MP 6 und KG 4 wirken auf das Qi und Xue stärkend. Alle Foramina sind suppletiv zu stimulieren.

Moxibustion oder Energiespender: B 23, LG 4, KG 4, KG 6.

Schröpfung: B 22, B 23, B 30.

Ohrakupunktur: Gebärmutter, Niere, Endokrinum, Shenmen.

Diätetik: Suppe aus Schweinenieren und Walnusskernen.

Qigong: Hier werden die Durchführung des Taiji und die „Methode, um die Energie der Sonne zu erhalten" sowie das Qigong zur Regulation des o. Niere empfohlen.

Depletion Yin des o. Niere

Verlängerte und hellrote Blutung, zu langer Zyklus, Sickerblutung, Schwindelgefühl, Ohrensausen, Schwere und Schwäche der unteren Extremitäten, Schlafstörungen, eine trockene, rote Zunge, dünner, schwacher Puls.

Therapieprinzip: Das Yin stützen, den o. Niere ergänzen, Blutungen stillen.

Rezeptur und Modifikationen: Hier wird die nach links gehende Pille (Zuogui Wan) empfohlen. Bei Ardor ersetzt man Shudihuang durch Shengdihuang. Bei Depletion des Xue im Uterus gibt man Aiye und Xiangfu hinzu.

Akupunktur: KG 6, B 23, N 3, MP 6. Erläuterung: KG 6 stärkt das Qi und stillt Blutungen, MP 6 reguliert das Yin, B 23, N 3 kräftigen den o. Niere. Alle Foramina sind suppletiv zu stimulieren.

Schröpfung: B 20, B 23.

Ohrakupunktur: Niere, Endokrinum, Gebärmutter, Shenmen.

Diätetik: Suppe aus Schweinenieren und Walnusskernen.

Qigong: Hier werden die Durchführung des Taiji und die „Methode, um die Energie des Mondes zu erhalten" sowie das Qigong zur Regulation des o. Niere empfohlen.

Sterilität bei der Frau

Unter Sterilität der Frau versteht man die Unfruchtbarkeit der Frau.

Krankheitsmechanismus

1. Nach langer Krankheit oder bei konstitutioneller Schwäche wie auch nach Überarbeitung kann es zu einer Schädigung des Qi des o. Niere kommen, so dass das Qi den Körper nicht mehr ernährt, was die Unfruchtbarkeit erklärt.

2. Stress oder Ärger führen zu einer Stagnation des o.-Leber-Qi und zu einer Disharmonie des Qi und Xue in der Leitbahn des Stürmenden und des Konzeptionsgefäßes, was auch eine der Hauptursachen für die Unfruchtbarkeit ist.

3. Bedingt durch Eindringen von Algor-Heteropathien in die Gebärmutter, so dass das Qi und Xue sich nicht mehr bewegen, was wiederum die Unfruchtbarkeit nach sich zieht.

Therapie nach Symptomatik, Abgrenzungen

Depletion des Yin des o. Niere

Spärliches Blut, Schmerzen und Schwäche im Rückenbereich, heiße Handinnenflächen und Fußsohlen, eine rote Zunge mit wenig Belag und ein dünner, beschleunigter Puls.

Therapieprinzip: Das Yin stützen, den o. Niere ergänzen.

Rezeptur und Modifikationen: Hier wird die Rehmannia-Pille mit sechs Sapores (Liuwei Dihuang Wan) empfohlen. Bei Ohrensausen gibt man Gouqizi und Nuzhenzi hinzu. Bei spontanen Schweißen und Schweißen während des Schlafs gibt man Huangqi und Dangshen hinzu.

Akupunktur: N 9, N 3, B 23, LG 4, KG 1, KG 4, KG 6, MP 6. Erläuterung: B 23, LG 4, KG 4, KG 6 stärken das Qi des o. Niere, KG 1, N 9, N 3, MP 6 stützen das o.-Niere-Yin. Alle Foramina sind suppletiv zu stimulieren.

Schröpfung: LG 4, B 23.

Ohrakupunktur: Niere, Endokrinum, Gebärmutter, Shenmen.

Tuina: Der Patient liegt auf dem Rücken, der Behandler wendet zunächst eine leichte und rasche Frikation auf KG 4, KG 6 an. Anschließend wendet er an beiden Flanken Striktion an. Beim auf dem Bauch liegenden Patienten führt der Behandler eine Rudikulation an B 23 und B 30 durch. Anschließend erfolgt eine sanfte Tympanisation an B 30, B 23.

Selbst-Tuina mit dem Gecko-Ball: Rollen am Rücken, Klopfen mit gleichzeitiger Hüftbewegung, Schieben nach oben und unten oder Schieben nach links und rechts an B 23, B 30. Klopfen mit hochgezogenen Knien. Rollen an der Fußsohle. Klopfen mit nach innen gehobenen Beinen.

Diätetik: Suppe aus Garnelen.

Qigong: Hier werden die Durchführung des Taiji und das Qigong zur Regulation des o. Niere empfohlen.

Stauungen der Pituita humidus

Verlängerter Zyklus, spärliches Blut, Beklemmungsgefühl in der Brust, Bauchschmerz, zähflüssiger Fluor vaginalis. Der Zungenbelag ist klebrig. Beschleunigter und saitenförmiger Puls.

Therapieprinzip: Den o. Leber regulieren, Pituita humidus umwandeln, das Qi harmonisieren

Rezeptur und Modifikationen: Hier wird das Pulver zur Freimachung des o. Leber (Chaihu Shugan San) empfohlen. Bei ausgeprägten Ardor-Symptomen gibt man Zhizi und Mudanpi hinzu. Bei starken Schmerzen gibt man Yanhusou hinzu. Bei Interkostalschmerzen gibt man Gualoupi und Yujin hinzu. Bei Verstopfung fügt man Dahuang bei.

Akupunktur: Le 13, Le 14, B 18, B 20, B 23, KG 6, M 40. Erläuterung: Le 13, Le 14, und B 18 sind eine Kombination, um den o. Leber zu harmonisieren, B 20, B 23, MP 6, M 40 beseitigen Pituita humidus, KG 6 stärkt das Qi. Alle Foramina sind dispulsiv zu stimulieren.

Moxibustion oder Energiespender: B 18, B 20, B 23, KG 6.

Schröpfung: B 18, B 20, B 23.

Ohrakupunktur: Niere, Leber, Milz, Endokrinum, Gebärmutter, Shenmen.

Tuina: Der Patient liegt auf dem Rücken, der Behandler wendet zunächst eine leichte und rasche Frikation an KG 12, Le 13 und Le 14 an. Anschließend findet eine Kombination von Kompression und Mulsion an KG 4 und KG 6 statt. Zum Schluss wendet er an beiden Flanken Striktion an. Beim auf dem Bauch liegenden Patienten führt der Behandler eine Kompression und Rudikulation an B 18, B 20, B 21 und B 23 durch. Anschließend erfolgt eine Prehension am Schultergürtel.

Selbst-Tuina mit dem Gecko-Ball: Rollen am Rücken, Klopfen durch Hin- und Herschwingen des Oberkörpers, Schieben nach oben und unten oder Schieben nach links und rechts an B 18, B 20 und B 23. Rollen an der Fußsohle. Klopfen mit nach innen gehobenen Beinen. Die Methode des Tretens mit dem Fußrücken.

Diätetik: Mandarinenschale als Tee trinken.

Qigong: Hier werden die Durchführung des Taiji und das Qigong zur Regulation des o. Leber empfohlen.

Depletion des Xue

Verzögerter Zyklus, hellrotes Blut, Abmagerung, gelbliches Gesicht, verminderter Appetit, Unterbauchschmerzen, eine blasse Zunge mit weißem Belag und ein tiefer, zarter und kraftloser Puls.

Therapieprinzip: Die Leitbahn des Stürmenden und das Konzeptionsgefäß regulieren, das Qi harmonisieren, Qi und Xue vermehren und ergänzen.

Rezeptur und Modifikationen: Hier wird das Dekokt der Acht Schätze (Bazhen Tang) empfohlen.

Akupunktur: KG 4, KG 6, M 36, MP 6, B 18, B 20, B 21, B 23. Erläuterung: M 36, MP 6, B 18, B 20, B 21, B 23 sind eine Kombination, um die oo. Milz und Magen sowie den o. Leber zu harmonisieren, KG 4, KG 6 stärken das Qi. Alle Foramina sind suppletiv zu stimulieren.

Moxibustion oder Energiespender: KG 4, KG 6, B 18, B 20, B 21, B 23.

Schröpfung: B 18, B 20, B 21, B 23.

Ohrakupunktur: Niere, Leber, Milz, Endokrinum, Gebärmutter, Shenmen.

Tuina: Der Patient liegt auf dem Rücken, der Behandler wendet zunächst eine Kombination von Kompression und Mulsion an KG 4 und KG 6 an. Anschließend wendet er an beiden Flanken Striktion an. Beim auf dem Bauch liegenden Patienten führt der Behandler eine Kompression und Rudikulation an B 18, B 20, B 21, B 23 durch. Anschließend erfolgt eine Prehension am Schultergürtel.

Selbst-Tuina mit dem Gecko-Ball: Rollen am Rücken, Klopfen durch Hin- und Herschwingen des Oberkörpers, Schieben nach oben und unten oder Schieben nach links und rechts an B 18, B 20, B 23. Rollen an der Fußsohle. Klopfen mit nach innen gehobenen Beinen. Klopfen mit hochgezogenen Knien.

Diätetik: Ziegenfleischsuppe mit Frühlingszwiebeln, Ingwer und Salz kochen.

Qigong: Hier werden die Durchführung des Taiji und

das Qigong zur Regulation der oo. Leber und Milz empfohlen.

Depletion und Algor im Uterus

Verlängerter Zyklus, klumpiges Blut, Schmerzen im Unterbauch. Diese Schmerzen werden durch Druck und Wärmeanwendung gebessert. Häufige Miktion, Schwindel, Müdigkeit, eine blassrote Zunge, kleiner, schwächlicher Puls.

Therapieprinzip: Algor zerstreuen, Leitbahnen durchwärmen, das o.-Niere-Yang stärken.

Rezeptur und Modifikationen: Hier wird die Folium Artemisiae Argyi und Rhizoma Cyperus Pille zur Wärmung des Schoßes (Ai Fu Nuan Gong Wan) empfohlen. Bei ausgeprägten Algor-Symptomen gibt man Fuzi hinzu. Bei Algor humidus gibt man Fuling und Cangzhu bei.

Akupunktur: B 23, B 20, KG 4, M 36, LG 4, MP 6. Erläuterung: LG 4, KG 4 stärken das Yang-Qi und wärmen den Uterus, B 20, B 23, M 36 kräftigen die Funktionskreise Niere, Milz und Magen, MP 6 unterstützt die Vertreibung von Algor. Alle Foramina sind suppletiv zu stimulieren.

Moxibustion oder Energiespender: B 20, B 23, LG 4, KG 4, KG 6.

Schröpfung: B 20, B 23.

Ohrakupunktur: Niere, Endokrinum, Gebärmutter, Shenmen.

Tuina: Beim auf dem Bauch liegenden Patienten führt der Behandler eine Rudikulation an B 20, B 21, B 22, B 23 durch, dann erfolgt so lange eine Perfrikation bis eine Erwärmung der Haut eingetreten ist. Anschließend erfolgt eine Prehension am Schultergürtel. Der Patient liegt auf dem Rücken, der Behandler führt zunächst eine Frikation an KG 4, KG 6 durch, so dass der Patient ein Wärmegefühl bis in die Tiefe des Bauchs empfindet, dann wendet er Mulsion am Unterbauch an. Zum Schluss findet eine Striktion des Bauchs statt.

Selbst-Tuina mit dem Gecko-Ball: Rollen am Rücken, Klopfen mit gleichzeitiger Hüftbewegung. Schieben nach oben und unten oder Schieben nach links und rechts an B 18, B 32. Rollen am Bauch. Klopfen mit hochgezogenen Knien. Klopfen mit nach innen gehobenen Beinen.

Diätetik: Suppe aus Ziegenfleisch, Frühlingszwiebeln, Ingwer und Pfeffer.

Qigong: Hier werden die Durchführung des Taiji und das Qigong zur Wiederherstellung der Gesundheit empfohlen.

Kapitel VIII: Psychische Erkrankungen

Schlaflosigkeit

Das Sprichwort: „Essen und Trinken hält Leib und Seele zusammen“ lässt vermuten, dass essen und trinken die wichtigsten Energiequellen im Leben sind. Aber die wichtigste Energiequelle im Leben sind eigentlich nicht das Essen und das Trinken, sondern der Schlaf. Durch den Schlaf regeneriert sich nicht nur der physische Leib, sondern es wird auch Energie aus dem Kosmos für unseren Geist aufgenommen. Nach dem Schlaf sind wir erfrischt. Das ist das Ergebnis des Energie-Tankens. Man kann lange Zeit verbringen, ohne zu essen oder zu trinken, aber nicht ohne zu schlafen. Das beweist, wie wichtig der Schlaf ist.

Krankheitsmechanismus

1. Zuerst ist bei allen Schlafstörungen der Herz-Funktionskreis beeinträchtigt durch Aufflackern von Ardor im Herz-Funktionskreis infolge einer Depletion des Niere-Funktionskreises, die aus Ängstlichkeit resultiert.
2. Häufig auch bedingt durch Depletion des Yin führt dies zum Vorherrschen des Yang im Leber-Funktionskreis, also zu Emotionen wie extreme Begeisterung, Zornesausbrüche oder deren Unterdrückung.
3. Depletion des Qi in den oo. Herz und Milz infolge extremer Strapazen oder langer schwerer Krankheit.
4. In der Folge einer anhaltenden Krankheit wird das Yin des o. Niere geschwächt, was innere Hitze verursacht und die Körperflüssigkeit verbraucht. Das Ergebnis sind Schlafstörungen, nächtliches Schwitzen, Hitzeempfindungen an den Handtellern und Fußsohlen.
5. Dysfunktion des Magens infolge von Verdauungsstörungen.

Therapie nach Symptomatik, Abgrenzungen

Disharmonie in den oo. Herz und Niere

Einschlafschwierigkeiten, Schlaflosigkeit in Verbindung mit Herzklopfen, häufiges Aufwachen während der Nacht, Vergesslichkeit, Tinnitus, Schmerzen in der Lendengegend, rote Zunge, schneller und schwacher Puls.

Therapieprinzip: Die oo. Herz und Niere harmonisieren, das Yin stützen, Calor kühlen, sedieren.

Rezeptur und Modifikationen: Hier wird die Pille des himmlischen Königs zur Ergänzung des o. Herz (Tianwang Buxin Dan) empfohlen. Sind Mund und Rachen sehr trocken, gibt man Shihu hinzu. Bei starkem Herzklopfen und ausgeprägter Schlaflosigkeit gibt man Longyanrou und Yejiaoteng hinzu.

Akupunktur: H 7, B 15, B 23, KG 4, MP 6. Erläuterung: H 7 harmonisiert den o. Herz und beruhigt den Geist, KG 4, MP 6 stärken den o. Niere, B 15, B 23 harmonisieren die oo. Herz und Niere. Alle Foramina sind dispulsiv zu stimulieren.

Schröpfung: B 14, B 15, B 16, B 22, B 23.

Ohrakupunktur: Nervus sympathicus, Endokrinum, Herz, Niere, Shenmen.

Tuina: Am sitzenden Patienten erfolgt zunächst eine Pression von der Haargrenze beginnend bis zur Stirnmitte und zwar 3 bis 5-mal. Dann stringiert der Behandler von B 2 über die Stirn bis Taiyang. Zum Schluss führt er eine Prehension entlang der über die Seiten des Halses und des Nackens verlaufenden Blasen-Leitbahnen beidseitig ab und auf durch, anschließend eine Kompression auf die Foramina G 20, B15. Beim auf dem Bauch liegenden Patienten führt der Behandler zunächst eine Rudikulation an B 14, B 15, B 16, B 18, B 20 und B 23 durch. Am Patienten in Rückenlage erfolgt eine Kompression und Frikation der Foramina KG 4, KG 6 und eine allgemeine Mulsion des Abdomens.

Selbst-Tuina mit dem Gecko-Ball: Rollen am Rücken, Klopfen durch Hin- und Herschwingen des Oberkörpers, Schieben nach oben und unten oder Schieben nach links und rechts an B 15, B 23. Klopfen mit hochgezogenen Knien. Klopfen mit nach innen gehobenen Beinen. Rollen an der Fußsohle.

Diätetik: Kolbenhirsebrei.

Qigong: Hier werden die Durchführung des Taiji und das „Innere-Pflege-Qigong“ empfohlen.

Ardor im o. Leber

Traumgestörter Schlaf, Kopfschmerzen, Reizbarkeit, Völlegefühl in der Brust, dunkler Harn, trockener Stuhl, Schwindelgefühl, rote Zunge, gelber Belag, schneller und saitenförmiger Puls.

Therapieprinzip: Ardor des o. Leber herauslösen, sedieren.

Rezeptur und Modifikationen: Hier wird das Herba-Artemisiae-Capillaris-Dekokt (Yinchenhao Tang) und Radix-Gentiana-Dekokt, das den o. Leber entlastet (Longdan Xiegan Tang), empfohlen. Bei Schmerzen im Hypochondrium gibt man Chaihu, Chuanlianzi, Xiangfu und Baishao hinzu. Bei Erbrechen und vermindertem Appetit gibt man Zhuru, Banxia und Shenqu hinzu. Bei Depletion des o. Milz gibt man Baizhu, Fuling und Yujin bei.

Akupunktur: B 18, G 22, Le 2, H 7, MP 6. Erläuterung: Le 2, B 18, G 22 beseitigen Ardor im o. Leber, H 7 beruhigt den Geist, MP 6 harmonisiert die oo. Leber und Niere. Alle Foramina sind dispulsiv zu stimulieren.

Schröpfung: B 18, B 19, B 20.

Ohrakupunktur: Nervus sympathicus, Endokrinum, Leber, Niere, Shenmen.

Tuina: Wie bei der Disharmonie in den oo. Herz und Niere.

Selbst-Tuina mit dem Gecko-Ball: Rollen am Rücken, Klopfen durch Hin- und Herschwingen des Oberkörpers, Schieben nach oben und unten oder Schieben nach links und rechts an B 18, B 19. Die Methode des Tretens mit dem Fußrücken.

Diätetik: 250g Longanenfruchtfleisch, 300g Jujuben und 300g Honig mit Wasser abkochen und einnehmen.

Qigong: Hier werden die Durchführung der 8-Brokat-Übungen und das Qigong zur Regulation des o. Leber sowie die „6-Laute-Atemmethode, insbesondere das Sprechen des Wortes xu" (s.S. 199) empfohlen.

Depletion des Qi in den oo. Herz und Milz

Allgemeine Schwäche, Mattigkeit, Herzklopfen, Schwindelgefühl, leichtes Erwachen und nicht wieder einschlafen können. Anorexie, Konzentrationsschwäche, blasse Zunge, kleiner und kraftloser Puls.

Therapieprinzip: Das Xue ergänzen, die oo. Herz und Milz stärken, sedieren.

Rezeptur und Modifikationen: Hier wird das Dekokt, das den o. Milz wiederherstellt (Guipi Tang), empfohlen.

Akupunktur: Punktwahl wie bei der Disharmonie in den oo. Herz und Niere: H 7, B 15, B 23, KG 4, MP 6, nur nimmt man M 36, LG 20 hinzu, um das Qi zu ergänzen. Alle Foramina sind suppletiv zu stimulieren.

Moxibustion oder Energiespender: B 15, B 20, KG 4.

Schröpfung: B 14, B 15, B 17, B 20.

Ohrakupunktur: Nervus sympathicus, Endokrinum, Herz, Milz, Shenmen.

Selbst-Tuina mit dem Gecko-Ball: Wie bei der Disharmonie in den oo. Herz und Niere.

Diätetik: Longanenfruchtfleisch und Kolbenhirsebrei

Qigong: Hier werden die Durchführung der 8-Brokat-Übungen und die „Methode, das gelbe Qi zu nehmen" (s.S. 221) sowie die „Methode, das rote Qi zu nehmen" (s.S. 219) empfohlen.

Depletion des Yin im o. Leber

Schlaflosigkeit, Albträume, Unruhe, Tinnitus, Schwindelgefühl, Nachtschweiß, Palpitationen mit Ängstlichkeit, Müdigkeit, trockener Mund und Rachen, eine rote Zunge, ein saitenförmiger, beschleunigter Puls, Sehstörungen und Muskelschmerzen.

Therapieprinzip: Das Yin ergänzen, sedieren, Calor kühlen, Unruhe beheben.

Rezeptur und Modifikationen: Hier wird das Semen Ziziphus Spinosa Dekokt (Suanzaoren Tang) empfohlen.

Akupunktur: Punktwahl wie bei der Disharmonie in den oo. Herz und Niere: H 7, B 15, B 23, KG 4, MP 6, nur nimmt man Le 8 hinzu, um das Yin zu ergänzen. Alle Foramina sind suppletiv zu stimulieren.

Schröpfung: B 18, B 19, B 20.

Ohrakupunktur: Nervus sympathicus, Endokrinum, Leber, Niere, Shenmen.

Tuina: Wie bei der Disharmonie in den oo. Herz und Niere.

Selbst-Tuina mit dem Gecko-Ball: Rollen am Rücken, Klopfen durch Hin- und Herschwingen des Oberkörpers, Schieben nach oben und unten oder Schieben nach links und rechts an B 18, B 19. Klopfen mit nach innen gehobenen Beinen. Rollen an der Fußsohle. Die Methode des Tretens mit dem Fußrücken.

Diätetik: Suppe aus Schweinehirn oder Kolbenhirsebrei

Qigong: Hier werden die Durchführung der 8-Brokat-Übungen und die „Methode, um die Energie des Mondes zu erhalten" empfohlen.

Dysfunktion des Magens

Schlaflosigkeit, dabei Druck in der Leibesmitte, Stagnation der Verdauung, Aufstoßen mit übel riechendem Atem, Spannungsgefühl im Unterleib. Geblähter Bauch, klebriger Zungenbelag, kraftvoller Puls.

Therapieprinzip: Verdauungsblockaden zerstreuen, den o. Magen harmonisieren, sedieren.

Rezeptur und Modifikationen: Hier wird die Pille, die die Harmonie schützt (Baohe Wan), empfohlen. Bei starker Nahrungsanhäufung gibt man Jineijin und Maiya hinzu. Bei einer stärkeren Blähung gibt man Zhishi und Houpo hinzu. Bei Verstopfung fügt man Dahuang und Binglang bei.

Akupunktur: B 21, B 20, KG 12, KG 13, KG 10, M 21, M 25, M 36, H 7, MP 6. Erläuterung: H 7 beruhigt den Geist, KG 12, KG 13, KG 10 sind eine Kombination, um das aufsteigende Magen-Qi hinabzuführen und mindern dadurch das Aufstoßen und die Übelkeit. M 36 und M 25 fördern die Darmbewegungen und beseitigen die Nahrungsstagnation und das Völlegefühl. Alle Foramina sind dispulsiv zu stimulieren.

Moxibustion oder Energiespender: B 21, B 20, KG 10, KG 12, KG 13.

Schröpfung: B 20, B 21, B 22.

Ohrakupunktur: Nervus sympathicus, Endokrinum Magen, Milz, Shenmen.

Tuina: Der Patient liegt auf dem Rücken, der Behandler wendet zunächst eine leichte und rasche Frikation in der Magengrube an. Dann findet eine Kombination von Frikation und Mulsion an KG 12, KG 10 M 25, KG 6 statt. Anschließend wendet er an beiden Flanken Striktion an. Beim auf dem Bauch liegenden Patienten führt der Behandler eine Rudikulation an B 15, B 20, B 21, B 23 durch, dann erfolgt so lange eine Perfrikation, bis eine Erwärmung der Haut eingetreten ist. Anschließend erfolgt eine Prehension am Schultergürtel.

Selbst-Tuina mit dem Gecko-Ball: Rollen am Rücken, Klopfen durch Hin- und Herschwingen des Oberkörpers, Schieben nach oben und unten oder Schieben nach links und rechts an B 15, B 20, B 21, B 22. Klopfen mit hochgezogenen Knien.

Diätetik: Frischen Rettichsaft trinken.

Qigong: Hier werden die Durchführung des Qigong für das Abdomen und die „Methode der Divergenzpression des Abdomens" (s.S. 225) empfohlen.

Depressionen

Depressionen kennt fast jeder Mensch. Sie können eine normale Reaktion der Psyche auf eine psychische Verletzung sein. Sie können aber auch durch körperliche Störungen auftreten.

Krankheitsmechanismus

1. Entweder durch geistige Überlastung oder psychische Verletzungen wie z.B. eine Reaktion auf den Verlust von nahestehenden Menschen kommt es zu einem Einstau des Qi im o. Leber Wenn das Qi im Leber Funktionskreis nicht abfließen kann, leidet darunter die harmonische Entfaltung seiner Funktion, was zu depressiven Verstimmungen führt.

2. Entweder durch unregelmäßige Nahrungsaufnahme oder Diätfehler (kalte, zu süße oder zu fette Kost) kann es zu einer Einschränkung des Transportes und der Umwandlungsfunktion kommen und die Bildung von Pituita verursachen. Das führt zu einer Anhäufung von Ardor, der das Bewusstsein stört und zu Depressionen führt.

Therapie nach Symptomatik, Abgrenzungen

Ardor attackiert den o. Leber

Schwere Depression, Reizbarkeit, ausgeprägtes Druckgefühl im Thorax, bitterer Mundgeschmack,

Kopfschmerzen, Ohrensausen, ein weißer, schmieriger Zungenbelag und tiefer, saitenförmiger Puls.

Therapieprinzip: Den Geist harmonisieren, Ardor ausleiten, den o. Leber besänftigen.

Rezeptur und Modifikationen: Hier wird das Dekokt, das Stasen aus dem Haus des Xue vertreibt (Xuefu Zhuyu Tang), empfohlen. Bei gleichzeitig auftretender Qi-Stagnation gibt man Xiangfu, Wuyao, Qingpi und Muxiang hinzu.

Akupunktur: Le 2, Le 3, H 7, B 18, B 19, LG 23. Erläuterung: LG 23 zerstreut Ardor der Leitbahnen der „Emporziehenden“ und des „Lenkergefäßes“, H 7 beruhigt den Geist, B 18, B 19, Le 2 und Le 3 eliminieren Ardor im o. Leber. Alle Foramina sind dispulsiv zu stimulieren.

Schröpfung: B 15, B 16, B 18, B 19.

Ohrakupunktur: Nervus sympathicus, Endokrinum, Leber, Shenmen.

Tuina: Am sitzenden Patienten erfolgt zunächst eine Pression von der Haargrenze beginnend bis zur Stirnmitte 3 bis 5-mal. Dann stringiert der Behandler von B 2 über die Stirn bis Taiyang. Zum Schluss führt er eine Prehension entlang der über die Seiten des Halses und des Nackens verlaufenden Blasen-Leitbahnen beidseitig ab und auf durch, anschließend eine Kompression auf die Foramina G 2, G 20, LG 23. Beim auf dem Bauch liegenden Patienten führt der Behandler zunächst eine Rudikulation an B 14, B 15, B 16, B 18, B 19 und B 22 durch. Am Patienten in Rückenlage erfolgt eine Kompression und Frikation der Foramina Le 13, KG 6 und eine allgemeine Mulsion des Abdomens. Anschließend wendet er an beiden Flanken eine Striktion an.

Selbst-Tuina mit dem Gecko-Ball: Rollen am Rücken, Schieben nach oben und unten oder Schieben nach links und rechts an B 15, B 18, B 19. Klopfen durch Hin- und Herschwingen des Oberkörpers. Drücken an LG 23, G 20 und H 7. Die Methode des Tretens mit dem Fußrücken.

Diätetik: 250g Longanenfruchtfleisch, 300g Jujuben und 300g Honig mit Wasser abkochen und einnehmen.

Qigong: Hier werden die Durchführung des Qigong zur Regulation des o. Leber und das Taiji empfohlen.

Pituita blockiert den Qi-Fluss

Schwere Depression, dünner und klarer Schleim, Beklemmungsgefühl in der Brust, Appetitverlust, Müdigkeit, Durchfall, weißer und klebriger Zungenbelag, schlüpfriger Puls.

Therapieprinzip: Geist harmonisieren, Pituita umwandeln.

Rezeptur und Modifikationen: Hier wird das Dekokt aus zwei Abgestandenen (Erchen Tang) empfohlen. Bei Husten mit reichlichem Sputum gibt man Mahuang und Xingren hinzu. Bei Schlafstörungen fügt man Shichangpu bei.

Akupunktur: H 7, B 20, M 40, KG 12, KG 17. Erläuterung: H 7 beruhigt den Geist, KG 12, KG 17 sind eine Kombination, um Pituita zu beseitigen, B 20, MP 6 stärken den o. Milz, M 40 unterstützt die Transformation von Pituita. Alle Foramina sind dispulsiv zu stimulieren.

Moxibustion oder Energiespender: B 20, B 21, B 22, KG 12.

Schröpfung: B 20, B 21, B 22.

Ohrakupunktur: Nervus sympathicus, Endokrinum, Milz, Shenmen.

Tuina: Manipulationen wie bei „Ardor attackiert den o. Leber“, nur nimmt man Pression an KG 17 und KG 12 hinzu, um Pituita zu transformieren.

Selbst-Tuina mit dem Gecko-Ball: Rollen am Rücken, Schieben nach oben und unten oder Schieben nach links und rechts an B 20, B 21. Klopfen durch Hin- und Herschwingen des Oberkörpers. Drücken an LG 23, G 20 und H 7. Klopfen mit hochgezogenen Knien.

Diätetik: 250g Longanenfruchtfleisch, 300g Jujuben und 300g Honig mit Wasser abkochen und einnehmen.

Qigong: Hier werden die Durchführung des Taiji und das Qigong zur Regulation des o. Milz sowie die „6-Laute-Atemmethode“ insbesondere das Sprechen des Wortes hu“ empfohlen (s.S. 200).

Depletion des Xue

Schwere Depression, Palpationen, Schlafstörungen, Schwere und Schwäche der unteren Extremitäten, eine trockene und rote Zunge, weißlicher Zungenbelag, dünner und schwacher Puls.

Therapieprinzip: Das Xue ergänzen, den Geist harmonisieren.

Rezeptur und Modifikationen: Hier wird das Dekokt der vier Bestandteile (Siwu Tang) empfohlen. Bei Calor ersetzt man Shudihuang durch Shengdihuang. Bei ausgeprägten Xue-Stase-Symptomen ersetzt man Baishao durch Chishao. Bei Depletion Xue im Uterus gibt man Aiye und Xiangfu hinzu.

Akupunktur: Punktwahl wie bei „Pituita blockiert den Qi-Fluss": H 7, B 20, M 40, KG 12 und KG 17, nur nimmt man B 20, M 36, MP 6 und MP 10 hinzu, um das Xue zu ergänzen. Alle Foramina sind suppletiv zu stimulieren.

Moxibustion oder Energiespender: B 20, B 21, B 22, KG 12.

Schröpfung: B 20, B 21, B 22.

Ohrakupunktur: Nervus sympathicus, Endokrinum, Milz, Shenmen.

Tuina: Manipulationen wie bei „Ardor attackiert den o. Leber", nur nimmt man Pression an KG 12, KG 4 und M 36 hinzu, um das Xue zu ergänzen.

Selbst-Tuina mit dem Gecko-Ball: Wie bei „Pituita blockiert den Qi-Fluss".

Diätetik: 250g Longanenfruchtfleisch, 300g Jujuben und 300g Honig mit Wasser abkochen und einnehmen.

Qigong: Hier werden die Durchführung des Taiji und das Qigong zur Regulation der oo. Milz und Leber empfohlen.

Kapitel IX: Neurologische Erkrankungen

Kopfschmerzen

Kopfschmerzen gehören zu den häufig auftretenden Befindlichkeitsstörungen. Sie sind Begleitsymptom vieler Krankheiten. Da der Kopf als Vereinigung aller Yang-Leitbahnen definiert ist, wird bei verschiedensten Funktionsstörungen gewöhnlich auch der Kopfbereich in Mitleidenschaft gezogen.

Krankheitsmechanismus

1. Der Kopf ist besonders anfällig für das Eindringen äußerer Agenzien. Algor venti hat den Kopf affiziert und blockiert schließlich seine normale Funktion. Das Wort „Ventus" weist auf den plötzlichen Beginn und die kurze Dauer der Erkrankung hin.
2. Entweder hat Calor venti den Kopf affiziert und dadurch seine normale Funktion blockiert oder verursacht durch Algor venti, was sich später zu Calor entwickelt.
3. Das Yin des Leber-Funktionskreises ist das Widerlager und die Gegensteuerung für das Yang des Leber-Funktionskreises. Wenn das Yin des Leber-Funktionskreises zu schwach ist, schlägt das Yang des Leber-Funktionskreises wurzellos und ungebändigt nach oben. Das ist die Ursache für Kopfschmerzen, Schlaflosigkeit und Reizbarkeit.
4. Bei bestehender Depletion des Yin des Niere-Funktionskreises kommt es zu einer verminderten Speicherung des Blutes des Leber-Funktionskreises, was wiederum endogenen Ventus verursacht, so dass Kopfschmerzen und Taubheit der Gliedmassen auftreten.

Therapie nach Symptomatik, Abgrenzungen

Algor venti

Kopfschmerzen verbunden mit Nackensteife, die stärker werden, wenn man mit Wind und Kälte in Berührung kommt. Frösteln, Nasenverstopfung oder Nasenfluss. Dünner, weißer Zungenbelag, oberflächlicher gespannter Puls.

Therapieprinzip: Algor venti vertreiben, Schmerzen stillen.

Rezeptur und Modifikationen: Hier wird das Radix-Ligusticum-Pulver, das man mit Tee einnimmt (Chuanxiong Chatiao San), empfohlen. Bei ausgeprägten Symptomen gibt man Mahuang Tang hinzu.

Akupunktur: LG 20, LG 23, Di 4, G 20, B 12, Taiyang. Erläuterung: Taiyang lindert einseitigen Kopfschmerz, LG 20 lindert Scheitelkopfschmerz, LG 23 lindert Stirnkopfschmerzen, Di 4, B 12, G 20 zerstreuen Ventus und befreien Extima. Alle Foramina sind dispulsiv zu stimulieren.

Moxibustion oder Energiespender: G 20, B 12, B 13.

Schröpfung: B 12, B 13, Dü 11.

Ohrakupunktur: Stirn, Okziput, Endokrinum, Shenmen.

Tuina: Am sitzenden Patienten erfolgt zunächst eine Prehension entlang der über die Seiten des Halses und des Nackens verlaufenden Blasen-Leitbahnen beidseitig ab und auf, anschließend eine Kompression auf die Foramina G 20, B 10 und G 21. Dann folgt 4 bis 5-mal eine Rudikulation, die jeweils an dem Foramen B 20 beginnt und die Blasen-Leitbahnen hinabzieht. Am Patienten in Rückenlage: Die Position der Brücke einnehmen, die Gecko-Bälle liegen auseinander, parallel an beiden Seiten des Schultergürtels, dann wird zunächst eine pollikare Aquipression auf B 2 ausgeführt, sodann zum Foramen M 8 an der Haargrenze emporziehend und hinunter zu der Schläfe, und dann von diesen Orten zurück zu B 2, solches 3 bis 4-mal. Damit zu verbinden ist eine Kompression auf das Foramen LG 20. Anschließend wird die ganze Stirn mulsiert, wobei sich die Bewegungen auf B 2 und die Schläfe konzentrieren. Den Abschluss bildet eine Perprehension, die vom Schädeldach in Richtung auf das Foramen G 20 voranschreitet, wobei man zwischendurch auch zu einer Verrodispulsion übergehen kann. Von der Schläfe setzt man die Verrodispulsion auf beiden Gallen-Leitbahnen bis G 20 fort, 4 bis 5-mal. Schließlich führt man eine Perfrikation und Tympanisation entlang der Blasen-Leitbahn durch.

Selbst-Tuina mit dem Gecko-Ball: Rollen am Rücken, Schieben nach oben und unten oder Schieben nach links und rechts an B 12, B 13. Klopfen durch Hin- und Herschwingen des Oberkörpers. Drücken an Taiyang, G 20, B 2 (der Kopf liegt auf den Gecko-Bällen), LG 20, LG 23 und Di 4.

Diätetik: 9 Stücke frischen Ingwer, 1 Frühlingszwiebel und 3g braunen Zucker in Wasser kochen und heiß nach und nach einnehmen.

Qigong: Hier werden die Durchführung des Qigong für den Kopf und das Gesicht und das Qigong für Nase und Zähne empfohlen.

Calor venti

Dumpfer Kopfschmerz, Fieber, Husten, Durst, Halsschmerzen, gelber Urin, gelbe Zunge, gelber Zungenbelag. Oberflächlicher, beschleunigter Puls.

Therapieprinzip: Calor kühlen, die Extima öffnen, Schmerzen stillen.

Rezeptur und Modifikationen: Hier wird das Folia-Morus-und Flos-Chrysanthemi-Dekokt (Sang Ju Yin) empfohlen. Bei starkem Durst gibt man Tianhuafen hinzu. Bei zähem, gelbem Sputum gibt man Gualoupi und Zhebeimu hinzu. Bei wundem Rachen gibt man Mabo und Niubangzi bei.

Akupunktur: Punktwahl wie bei Algor venti: LG 20, LG 23, Di 4, G 20, B 12, nur nimmt man LG 4 und Di 11 hinzu, um Calor zu kühlen. Alle Foramina sind dispulsiv zu stimulieren.

Schröpfung: LG 4, B 12, B 13.

Ohrakupunktur: Stirn, Okziput, Endokrinum, Shenmen.

Tuina: Manipulationen wie bei Algor venti, nur nimmt man Pression an LG 4, Di 11 hinzu, um Calor zu kühlen.

Selbst-Tuina mit dem Gecko-Ball: Wie bei Algor venti.

Diätetik: Chrysanthemenblüten als Tee trinken.

Qigong: Hier werden die Durchführung des Qigong für den Kopf und das Gesicht und die „Methode des Reibens der Brust und Training des Qi mit dem Wort si“ (s.S. 200) empfohlen.

Depletion des Yin führt zu emporschlagendem Ardor des o. Leber

Schwindel, Kopfschmerzen, Ohrensausen, Schlaflosigkeit, Reizbarkeit, Jähzorn, gerötetes Gesicht und Augen. Schmerzen in den Flanken, bitterer Geschmack, trockener Mund, Verstopfung. Rote Zunge, gelber Zungenbelag, schneller und saitenförmiger Puls.

Therapieprinzip: Den o. Leber besänftigen, Ardor bändigen, Kopfschmerzen stillen.

Rezeptur und Modifikationen: Hier wird das Gastrodia-Rhizoma- und Uncaria-Ramulus-Dekokt (Tianma Gouteng Yin) empfohlen. Bei Obstipation gibt man Dahuang hinzu. Bei ausgeprägtem Drehschwindel fügt man Zhenzhumu bei.

Akupunktur: Punktwahl wie bei Algor venti: LG 20, LG 23, Di 4, G 20, B 12, nur nimmt man Le 2, Le 3 hinzu, um Ardor des o. Leber zu eliminieren. Alle Foramina sind dispulsiv zu stimulieren.

Schröpfung: LG 4, B 12, B 18, B 19.

Ohrakupunktur: Stirn, Okziput, Endokrinum, Shenmen.

Tuina: Am sitzenden Patienten erfolgt zunächst eine Prehension entlang der über die Seiten des Halses und des Nackens verlaufenden Blasen-Leitbahnen beidseitig ab und auf, anschließend eine Kompression auf die Foramina G 20, B 10, G 21. Dann folgt 4 bis 5-mal eine Ein-Finger-Zen-Pression, die jeweils an dem Foramen G 20 beginnt und die Blasen-Leitbahnen hinabzieht. Am sitzenden Patienten wird zunächst eine Ein-Finger-Zen-Pression auf B 2 ausgeführt, sodann zu M 8 an die Haargrenze emporziehend und hinunter zu den Taiyang auf der Schläfe und dann von diesen Orten zurück zu B 2, solches 3 bis 4-mal. Damit zu verbinden ist eine Kompression auf LG 20, LG 23. Anschließend wird die ganze Stirn mulsiert. Sodann folgt eine Striktion, die von B 2 nach oben in Richtung auf Taiyang einsetzt. Beim auf dem Bauch liegenden Patienten führt der Behandler zunächst eine Rudikulation an B 12, B 13, B 18, B 19, B 20, B 21, B 23 durch, dann mit gestreckten, nur leicht gekrümmten Fingern eine sanfte Tympanisation an allen oberen Foramina. Am Patienten in Rückenlage erfolgt eine Kompression und Frikation der Foramina KG 4 und KG 6 und allgemeine Mulsion des Abdomens.

Selbst-Tuina mit dem Gecko-Ball: Wie bei Algor venti, nur nimmt man das Treten mit dem Fußrücken hinzu, um Ardor des o. Leber zu eliminieren.

Diätetik: Wassermelonensaft.

Qigong: Hier wird die Durchführung des Qigong für den Kopf und das Gesicht und das Qigong zur Regulation des o. Leber empfohlen.

Depletion des Xue des o. Leber

Kopfschmerzen, Drehschwindel, Abmagerung, gelbliches Gesicht, verminderter Appetit, Taubheit der Gliedmaßen, Trockenheit der Augen, Schlaflosigkeit, Menstruationsstörungen. Blasse Zunge, tiefer und kleiner Puls.

Therapieprinzip: Das Xue vermehren und ergänzen, den o. Leber harmonisieren, Schmerzen stillen.

Rezeptur und Modifikationen: Hier wird das Dekokt der Acht Schätze (Bazhen Tang) empfohlen.

Akupunktur: Punktwahl wie bei Algor venti: LG 20, LG 23, Di 4, G 20, B 12, nur nimmt man M 36, MP 6 und KG 4 hinzu, um Xue zu ergänzen. Alle Foramina sind dispulsiv zu stimulieren.

Moxibustion oder Energiespender: G 20, B 18, B 20, B 21, KG 4.

Schröpfung: B 18, B 20, B 21.

Ohrakupunktur: Stirn, Okziput, Endokrinum, Leber, Milz, Shenmen.

Tuina: Manipulationen wie bei Algor venti, nur nimmt man Pression an B 20, B 21, M 36, MP 6 und KG 4 hinzu, um das Xue zu ergänzen.

Selbst-Tuina mit dem Gecko-Ball: Wie bei Algor venti.

Diätetik: 40g Judasohr mit etwas Kandiszucker in Wasser weichkochen und einnehmen.

Qigong: Hier wird die Durchführung des Qigong für den Kopf und das Gesicht und das Qigong zur Regulation der oo. Leber und Milz empfohlen.

Depletion des o. Niere

Kopfschmerz, der von einem Leeregefühl und sowohl von Rückenschmerzen als auch von kraftlosen, schwachen

Beinen begleitet wird. Schlaflosigkeit, Ohrensausen, Müdigkeit, Spermatorrhoe, Leukorrhoe. Rote Zunge, fehlender Zungenbelag. Zarter, verschwindender Puls.

Therapieprinzip: Den o. Niere ergänzen, Kopfschmerzen stillen.

Rezeptur und Modifikationen: Hier wird das Dekokt, das die angeborene Konstitution ergänzt (Da Buyuan Jian), empfohlen.

Akupunktur: Punktwahl wie bei Algor venti: LG 20, LG 23, Di 4, G 20, B 12, nur nimmt man M 36, MP 6, KG 4, G 25 und B 23 hinzu, um den o. Niere zu ergänzen. Alle Foramina sind suppletiv zu stimulieren.

Moxibustion oder Energiespender: B 20, B 21, B 23, KG 4, G 25.

Schröpfung: B 20, B 21, B 23.

Ohrakupunktur: Stirn, Okziput, Endokrinum, Niere, Shenmen.

Tuina: Manipulationen wie bei Algor venti, nur nimmt man Pression an B 20, B 21, B 23, M 36, MP 6, G 25 und KG 4 hinzu, um den o. Niere zu ergänzen.

Selbst-Tuina mit dem Gecko-Ball: Wie bei Algor venti.

Diätetik: 30g Judasohr und 15g Walnusskerne mit etwas Kandiszucker in Wasser weichkochen und einnehmen.

Qigong: Hier werden die Durchführung des Qigong für den Kopf und das Gesicht und das Qigong zur Regulation der oo. Niere und Milz empfohlen.

Schwindelgefühl

Beim Schwindelgefühl handelt sich um das subjektive Gefühl, dass sich die Umwelt um den Kopf dreht. Sie umfasst auch die Empfindungen wie „Dumpfsein“ oder „Verschwommensein“.

Krankheitsmechanismus

1. Das Yin des o. Leber ist das Widerlager und die Gegensteuerung für das Yang des o. Leber – wenn das Yin des Leber-Funktionskreises zu schwach ist, schlägt das Yang des o. Leber wurzellos und ungebändigt nach oben. Das ist eine der wichtigsten Ursachen für den Drehschwindel. Durch Zornesausbrüche kann das Yang des Leber-Funktionskreises nach oben schlagen und auch Drehschwindel auslösen.

2. Stress, Überarbeitung können den Funktionskreis Milz beeinträchtigen. Dies führt zu einer eingeschränkten Qi- und Xue-Produktion. Bei bestehender Depletion des Qi und Xue kommt es zu einer verminderten Speicherung des Blutes des o. Leber, was wiederum endogenen Ventus verursacht, so dass Drehschwindel auftritt.

3. Diätfehler wie z.B. übermäßiger Konsum von fetten Speisen, Alkohol, und Süßigkeiten lässt eine Depletion des o. Milz entstehen, was zu einer Anhäufung von Humor und zu Bildung von Pituita (Schleim) führt. Wenn Pituita sich in der Mitte festgesetzt hat und das Qi am Absteigen hindert, kommt es zu Drehschwindel.

Therapie nach Symptomatik, Abgrenzungen
Ardor vigens im o. Leber

Drehschwindel, Nackensteife, Tinnitus, Nervosität, Reizbarkeit, gerötete Augen und geröteter Teint. Bitterer Mundgeschmack, Obstipation, gelber Urin, rote Zunge, gelber Zungenbelag, saitenförmiger Puls.

Therapieprinzip: Den o. Leber besänftigen, Ardor bändigen, Drehschwindel stillen.

Rezeptur und Modifikationen: Hier wird das Gastrodia-Rhizoma- und Uncaria-Ramulus-Dekokt (Tianma Gouteng Yin) empfohlen. Bei Obstipation gibt man Dahuang hinzu. Bei ausgeprägtem Drehschwindel gibt man Zhenzhumu hinzu.

Akupunktur: Di 4, Di 11, G 20, Le 3, MP 6, B 18. Erläuterung: B 18, Le 3 besänftigen, das Leber-Qi, G 20 und Di 11 zerstreuen Ardor venti, Di 4 macht die Leitbahnen des Gesichts frei und lindert Drehschwindel, MP 6 harmonisiert den o Leber. Alle Foramina sind dispulsiv zu stimulieren.

Schröpfung: B 18, B 20, B 21, B 23.

Ohrakupunktur: Stirn, Innenohr, Okziput, Endokrinum, Leber, Shenmen.

Tuina: Manipulationen wie bei Kopfschmerzen (Depletion des Yin führt zu emporschlagendem Ardor des o. Leber).

Selbst-Tuina mit dem Gecko-Ball: Rollen am Rücken, Schieben nach oben und unten oder Schieben nach links und rechts an B 12, B 13. Klopfen durch Hin- und Herschwingen des Oberkörpers. Drücken an LG 20, LG 23, G 20, B 2, Di 4, Taiyang. Treten mit dem Fußrücken.

Diätetik: Wassermelonensaft.

Qigong: Hier werden die Durchführung des Qigong für den Kopf und das Gesicht und das Qigong zur Regulation des o. Leber empfohlen.

Pituita blockiert die Mitte

Benommenheit, Schwindelanfälle, Schweregefühl im Kopf, Völlegefühl, Appetitverlust, Übelkeit, Aufstoßen, dünner, weißer und schmieriger Zungenbelag und ein saitenförmiger, schlüpfriger Puls.

Therapieprinzip: Humor trocknen, Pituita umwandeln, Drehschwindel stillen.

Rezeptur und Modifikationen: Hier wird das Dekokt aus Rhizoma-Pinelliae-Ternatae, Rhizoma-Atractylodis-Macro sowie Gastrodia-Rhizoma (Banxia Baizhu Tianma Tang) empfohlen. Bei ausgeprägtem Drehschwindel gibt man Zhenzhumu hinzu. Um die Pituita im Kopf lösende Wirkung zu stärken, gibt man Shichangpu hinzu. Bei ausgeprägtem Völlegefühl im Epigastrium gibt man Sharen und Baidoukou hinzu.

Akupunktur: KG 17, KG 12, KS 6, M 40, Di 4, B 20, B 21, LG 20. Erläuterung: B 20, B 21, KG 17, KG 12, KS 6 und M 40 wirken auf die oo. Milz und Magen stärkend und Pituita auflösend, Di 4 und LG 20 machen die Leitbahnen des Gesichts und Kopfes frei und stillen Drehschwindel, MP 6 harmonisiert die oo. Milz und Niere in Hinblick auf das Auflösen von Pituita. Alle Foramina sind dispulsiv zu stimulieren.

Schröpfung: B 18, B 20, B 21, B 23.

Ohrakupunktur: Stirn, Innenohr, Okziput, Endokrinum, Milz, Shenmen.

Tuina: Manipulationen wie bei Kopfschmerzen (Depletion des Yin führt zu emporschlagendem Ardor des o. Leber).

Selbst-Tuina mit dem Gecko-Ball: Rollen am Rücken, Schieben nach oben und unten oder Schieben nach links und rechts an B 20, B 21. Klopfen durch Hin- und Herschwingen des Oberkörpers. Drücken an LG 20, LG 23, G 20, B 2, KS 6 und Taiyang. Klopfen mit hochgezogenen Knien.

Diätetik: 15g Mandeln und 50g Reis in Wasser abkochen und einnehmen.

Qigong: Hier werden die Durchführung des Qigong für den Kopf und das Gesicht und das Qigong zur Regulation des o. Milz empfohlen.

Depletion des Qi und Xue

Benommenheit, Schwindelanfälle, Herzklopfen, Schlaflosigkeit, schlechtes Gedächtnis, Schwindelgefühl, Müdigkeit, traumgestörter Schlaf, eine blasse Zunge, ein kleiner und kraftloser Puls.

Therapieprinzip: Das Qi und Xue ergänzen, Drehschwindel stillen.

Rezeptur und Modifikationen: Hier wird das Dekokt, das den o. Milz wiederherstellt (Guipi Tang) empfohlen. Bei Taubheit der oberen Extremitäten gibt man Qianghuo und Chuanxiong hinzu. Bei einer Dysmenorrhoe fügt man Yujin und Xiangfu bei.

Akupunktur: Punktwahl wie bei „Pituita blockiert die Mitte“: KG 17, KG 12, KS 6, M 36, M 40, Di 4, B 20, B 21 und LG 20, nur nimmt man M 36, KG 6 hinzu, um das Qi und Xue zu ergänzen. Alle Foramina sind suppletiv zu stimulieren.

Moxibustion oder Energiespender: B 20, B 21, KG 4.

Schröpfung: B 20, B 21, B 22, B 23.

Ohrakupunktur: Stirn, Innenohr, Okziput, Endokrinum, Milz, Shenmen.

Tuina: Manipulationen wie bei Kopfschmerzen (Algor venti).

Selbst-Tuina mit dem Gecko-Ball: Rollen am Rücken, Schieben nach oben und unten oder Schieben nach links und rechts an B 20, B 21, B 23. Klopfen durch Hin- und Herschwingen des Oberkörpers. Drücken an LG

20, LG 23, G 20, B 2, KS 6 und Taiyang. Klopfen mit hochgezogenen Knien. Klopfen mit nach innen gehobenen Beinen.

Diätetik: 300g Schweinefleisch, 20g Jujuben und 30g Silbermorchel in Wasser kochen und essen.

Qigong: Hier werden die Durchführung der 8-Brokat-Übungen und das Qigong zur Regulation des o. Milz empfohlen.

Atrophie-Syndrom

Das Atrophie-Syndrom ist eine Störung, die durch eine Schwäche der Muskeln und Sehnen gekennzeichnet ist. In der chinesischen Medizin wird die Atrophie (Wei) schon im Werk „Unbefangene Fragen im Innern Klassiker des Gelben Fürsten" in Kapitel 44 erwähnt.

Krankheitsmechanismus

1. Zuerst ist bei dem Atrophie-Syndrom der o. Lunge beeinträchtigt und zwar durch Aufflackern des Ardor im o. Lunge infolge einer Depletion von Yin, die aus einer fieberhaften Erkrankung resultiert. Die fieberhafte Erkrankung kann im Besonderen die Körperflüssigkeit austrocknen und zu einer Mangelernährung von Muskeln und Sehnen führen.

2. Auch Aestus (die drückende Hitze des Sommers) dringt in den o. Lunge ein, dadurch häuft sich Calor humidus im o. Lunge an und blockiert die Durchgängigkeit des Qi, was die normale Funktion stört und das Atrophie-Syndrom verursacht.

3. Entweder durch Diätfehler (zu scharfe, zu süße oder zu fette Kost) oder durch geistige und körperliche Überlastung gerät der o. Milz in Bedrängnis. Seine Transport- und Umwandlungsfunktion kann sich also nicht ausreichend entfalten. Das Qi im o. Milz wird dadurch blockiert und es kommt zum Atrophie-Syndrom.

4. Der o. Niere nährt den gesamten Knochen, der o. Leber nährt die Muskeln und Sehnen. Daher kann eine Depletion der oo. Leber und Niere, z. B. verursacht durch eine lang andauernde Krankheit, Überarbeitung oder sexuelle Exzesse wiederum zum Atrophie-Syndrom führen.

Therapie nach Symptomatik, Abgrenzungen
Depletion der oo. Milz und Magen

Muskelschwäche, Schwächegefühl in den Extremitäten, Appetitverlust, lockerer Stuhl mit unverdauter Nahrung, Blähungen, große Müdigkeit, allgemeine Abmagerung, bleiches, blutleeres Gesicht, Aftervorfall, blasse Zunge, tiefer und kleiner Puls.

Therapieprinzip: Die oo. Milz und Magen kräftigen, die Muskeln und Sehnen stärken.

Rezeptur und Modifikationen: Hier wird das Pulver mit Ginseng und Atractylodis Macro (Shen Ling Baizhu San) empfohlen. Bei einer Schwäche mit Atemnotgefühl gibt man Chenpi und Banxia hinzu. Bei Diabetes mellitus fügt man Huangqi, Wuweizi und Jineijin bei.

Akupunktur: M 36, B 20, B 21, KG 6, KG 12. Arm: Di 4, Di 11, Di 15, 3E 5. Bein: M 31, G 30, G 39. Erläuterung: Alle Foramina wirken auf die oo. Milz und Magen stärkend, auf Qi und Xue dynamisierend sowie auf Muskeln und Sehnen kräftigend. Alle Foramina sind suppletiv zu stimulieren.

Moxibustion oder Energiespender: B 20, B 21, B 22, KG 6.

Schröpfung: B 20, B 21, B 22.

Ohrakupunktur: Milz, Magen, Shenmen.

Klopfnadel: Entlang der Leitbahnen oder direkt am Atrophiegebiet.

Tuina: Am sitzenden Patienten stellt sich der Behandler neben diesen und hält den Ellbogen des affizierten Arms fest und rudikuliert oder prehendiert mit der anderen Hand. Der Patient liegt auf dem Rücken, der Behandler führt zunächst eine Mulsion am Foramen KG 4 durch, dann wendet er Frikation an, die, von KG 15 ausgehend-langsam in Richtung auf KG 6 voranschreitet – und von dort mehrmals zum Ausgangspunkt zurückkehrt. Beim auf dem Bauch liegenden Patienten führt der Behandler zunächst eine Rudikulation an B 13, B 20, B 21, B 22 und B 23 durch. Anschließend erfolgt so lange eine Perfrikation, bis eine Erwärmung der Haut eingetreten ist. Bei der Muskelatrophie in den unteren Extremitäten eine Rudikulation und Prehension entlang der Blasen-, Magen- und Gallenleitbahnen des Beines durchführen.

Selbst-Tuina mit dem Gecko-Ball: Rollen am Rücken, Klopfen durch Hin- und Herschwingen des

Oberkörpers, Schieben nach oben und unten oder Schieben nach links und rechts an B 20, B 21, B 22 und B 23. Klopfen mit hochgezogenen Knien. Rollen an der Außenseite des Ellenbogens. Rollen am Unterarm. Rollen an den Waden.

Diätetik: 500g Hühnerfleisch mit etwas Ingwer und Frühlingszwiebel in Wasser kochen. Das Fleisch essen und die Suppe trinken.

Qigong: Hier werden die Durchführung der 8-Brokat-Übungen und das Qigong zur Regulation des o. Milz sowie das Qigong für das Abdomen empfohlen

Eindringen von Calor humidus

Muskelschwäche, beständiges, niedriges Fieber, Schwächegefühl in den Extremitäten, Schwere oder Schwellung der Beine, Atrophie der Extremitäten, Rückenschmerzen, ein schweres Gefühl im Körper, Gliederschmerzen, klebriger und gelber Zungenbelag sowie ein schneller und schlüpfriger Puls.

Therapieprinzip: Calor kühlen, Humor umwandeln, die Muskeln und Sehnen stärken.

Rezeptur und Modifikationen: Hier wird die Zwei-Wunder-Pille (Ermiao San) empfohlen. Beim Atrophie-Syndrom gibt man Niuxi, Mugua und Wujiapi hinzu.

Akupunktur: Punktwahl wie bei der Depletion der oo. Milz und Magen, M 36, B 20, B 21, KG 6, KG 12. Arm: Di 4, Di 11, Di 15, 3E 5. Bein: M 31, G 30, G 39, nur nimmt man LG 14, MP 6 und B 23 hinzu, um Calor zu beseitigen. Alle Foramina sind dispulsiv zu stimulieren.

Schröpfung: B 20, B 21, B 22, B 23.

Ohrakupunktur: Milz, Magen, Shenmen.

Klopfnadel: Entlang der Leitbahnen oder direkt am Atrophiegebiet.

Tuina: Manipulationen wie bei Depletion der oo. Milz und Magen.

Selbst-Tuina mit dem Gecko-Ball: Manipulationen wie bei Depletion der oo. Milz und Magen.

Diätetik: Suppe aus Gurkenschalen.

Qigong: Hier werden die Durchführung der 8-Brokat-Übungen und das Qigong zur Regulation des o. Milz sowie das Qigong für das Abdomen empfohlen.

Depletion der oo. Leber und Niere

Schwäche und Atrophie der Beinmuskulatur, Schwäche des Rückens und der Knie, Degeneration der Sehnen und Knochen, Schwindelgefühl, Tinnitus, unscharfes Sehen, trockene Augen, klebrige, rote Zunge und ein dünner und zarter Puls.

Therapieprinzip: Das Yin stützen, Ardor zerstreuen, Sehnen und Knochen stärken.

Rezeptur und Modifikationen: Hier wird die Pille des auf der Lauer liegenden Tigers (Huqianwan) empfohlen. Beim ausgeprägten Atrophie-Syndrom gibt man Niuxi, Mugua und Wujiapi hinzu.

Akupunktur: Punktwahl wie bei Depletion der oo. Milz und Magen, M 36, B 20, B 21, KG 6 und KG 12. Arm: Di 4, Di 11, Di 15, 3E 5. Bein: M 31, G 30, G 39, nur nimmt man B 18, B 23 und MP 6 hinzu, um die oo. Leber und Niere zu stärken. Alle Foramina sind suppletiv zu stimulieren.

Schröpfung: B 18, B 22, B 23.

Ohrakupunktur: Leber, Niere, Shenmen.

Klopfnadel: Entlang der Leitbahnen oder direkt am Atrophiegebiet.

Tuina: Manipulationen wie bei Depletion der oo. Milz und Magen.

Selbst-Tuina mit dem Gecko-Ball: Manipulationen wie bei Depletion der oo. Milz und Magen, nur nimmt man Rollen an der Fußsohle und Klopfen mit nach innen gehobenen Beinen hinzu, um die oo. Leber und Niere zu stärken.

Diätetik: Suppe aus Rinderknochenmark und Nudeln.

Qigong: Hier werden die Durchführung der 8-Brokat-Übungen und das Qigong zur Regulation der oo. Leber und Niere empfohlen.

Ariditas des o. Lunge

Muskelschwäche, Schwächegefühl in den Extremitäten, Kopfschmerzen, Fieber, trockener Husten ohne Auswurf, ein Völlegefühl im Thorax, Keuchen, Brustschmerzen, Reizbarkeit, Durst, eine trockene Zunge ohne Belag und ein leerer, großer und beschleunigter Puls.

Therapieprinzip: Den o. Lunge befeuchten, Ariditas kühlen.

Rezeptur und Modifikationen: Hier wird das Dekokt, das Ariditas kühlt und dem o. Lunge zu Hilfe kommt (Qingzao Jiufei Tang), empfohlen. Bei blutigem Sputum gibt man Shengdihuang hinzu. Bei Obstipation gibt man Taoren und Huomaren hinzu. Bei ausgeprägtem Calor fügt man Sangbaipi, Lugen und Qingdai bei.

Akupunktur: Punktwahl wie bei Depletion der oo. Milz und Magen, M 36, B 20, B 21, KG 6, KG 12. Arm: Di 4, Di 11, Di 15, 3E 5. Bein: M 31, G 30, G 39, nur nimmt man L 5, N 3 hinzu, um den o. Lunge zu befeuchten. Alle Foramina sind dispulsiv zu stimulieren.

Schröpfung: B 13, B 23.

Ohrakupunktur: Lunge, Niere, Shenmen.

Klopfnadel: Entlang der Leitbahnen oder direkt am Atrophiegebiet.

Tuina: Manipulationen wie bei Depletion der oo. Milz und Magen.

Selbst-Tuina mit dem Gecko-Ball: Manipulationen wie bei Depletion der oo. Milz und Magen.

Diätetik: Suppe aus Gurkenschalen.

Qigong: Hier werden die Durchführung der 8-Brokat-Übungen und das Qigong zur Regulation des o. Lunge empfohlen.

BI Zhen – Schmerzhaftes Obstruktions-Syndrom

Unter dem chinesischen Begriff „BI Zhen" versteht man Schmerzen von Muskeln und Gelenken, zurückgehend auf eine Behinderung der Qi- und Xue-Zirkulation, die wiederum durch das Eindringen von Ventus, Algor und Humidus bedingt ist.

Krankheitsmechanismus

Bedingt durch Überarbeitung und übermäßige sexuelle Aktivität kommt es zur Depletion des Qi und zur Beeinträchtigung seiner abwehrenden Funktionen, dadurch kann Algor, Ventus und Humidus in die Muskeln und Sehnen eindringen. Diese sammeln sich unter den Leitbahnen an, so dass das Qi und Xue nicht mehr zirkuliert, was zum schmerzhaften Obstruktions-Syndrom führt. Dies tritt meistens auf, wenn man an feuchten Orten wohnt oder im Wasser watet.

Therapie nach Symptomatik, Abgrenzungen

Ventus-BI

Wandernde Schmerzen, dumpfe Schmerzen von Muskeln und Sehnen, Bewegungseinschränkungen, Rückenschmerzen, Steifheit, eine blasse Zunge mit einem weißen Zungenbelag und ein oberflächlicher Puls.

Therapieprinzip: Ventus, Humor ausleiten, Schmerzen stillen, die Muskeln und Sehnen stärken.

Rezeptur und Modifikationen: Hier wird das Radix-Angelicae-Pubescentis- und Loranthus-Ramulus-Dekokt (Duhuo Jisheng Tang) empfohlen. Bei ausgeprägten Schmerzen gibt man Baihuashe, Dilong und Honghua hinzu. Bei ausgeprägtem Humor gibt man Cangzhu hinzu. Bei ausgeprägtem Algor fügt man Fuzi und Ganjiang bei.

Akupunktur: Schulter: L 1, 3E 14, Dü 9, Di 15. Nacken: Dü 11, Dü 14, G 21, G 20, B 12. Ellenbogen: Di 11, 3E 10. Handgelenk: 3E 4, Di 5, Dü 5, 3E 5. Finger: Baxie, Di 3, Dü 3. Hüfte: G 29, G 30. Knie: M 35, G 34, B 40, Le 8, N 10. Fußgelenk: M 41, MP 5, B 60, N 3. Zehen: Bafeng, Le 3, B 65, MP 4. Lendenregion: LG 3. Erläuterung: Alle Foramina sind Nah-Punkte und machen die Blockaden der Leitbahnen frei, entspannen Muskeln und Sehnen und dynamisieren Qi und Xue. Alle Foramina sind dispulsiv zu stimulieren.

Moxibustion oder Energiespender: Lokale Punkte.

Schröpfung: B 12, B 13, B 15, B 17, B 18, B 20, B 22, B 23.

Ohrakupunktur: Endokrinum, Milz, Magen, Shenmen.

Tuina: Am sitzenden Patienten stellt sich der Behandler neben diesen und hält den Ellbogen des affizierten Arms fest und rudikuliert an den Foramina L 1, 3E 14, Dü 9, Di 15, Di 11, 3E 10 mit der anderen Hand. Der Patient liegt auf dem Rücken, der Behandler führt eine Mulsion am Foramen KG 6 durch. Beim auf dem Bauch liegenden Patienten führt der Behandler zunächst eine Rudikulation an B 12, B 13, B 15, B 20, B 21, B 22 und B 23 durch, dann erfolgt so lange eine Perfrikation bis eine Erwärmung der Haut eingetreten ist. Anschließend erfolgt eine Rudikulation und Prehension entlang der Blasen-, Magen- und Gallen-Leitbahnen des Beins.

Selbst-Tuina mit dem Gecko-Ball: Rollen am Rücken, Klopfen durch Hin- und Herschwingen des Oberkörpers, Schieben nach oben und unten oder Schieben nach links und rechts an B 20, B 21, B 22 und B 23. Klopfen mit hochgezogenen Knien. Rollen an der Außenseite der Ellenbogen. Rollen am Unterarm. Rollen an den Waden.

Diätetik: Diätetik: 9 Stücke frischen Ingwer, 1 Frühlingszwiebel und 3g braunen Zucker in Wasser kochen und heiß nach und nach einnehmen.

Qigong: Hier werden die Durchführung der 8-Brokat-Übungen und das entsprechende Qigong für den Nacken, Qigong für Schultern und Arme, Qigong für die Lendenregion sowie Qigong für die unteren Extremitäten empfohlen.

Algor-BI

Schmerzen von Muskeln und Sehnen, Bewegungseinschränkungen, Steifheit, Kraftlosigkeit, Abneigung gegen Kälte und Verlangen nach Wärme. Die Gelenkschmerzen werden durch Wärme erleichtert und durch Kälte verschlimmert, kalte Hände und Füße, dünner und weißer Zungenbelag, tiefer, langsamer Puls.

Therapieprinzip: Blockaden lösen, Schmerzen stillen, Algor humidus zerstreuen, Muskeln und Sehnen stärken.

Rezeptur und Modifikationen: Hier wird das Radix-Aconiti-Carmichaeli-Praeparata-Dekokt (Wutou Tang) empfohlen. Bei ausgeprägten Schmerzen gibt man Baihuashe, Dilong und Honghua hinzu. Bei ausgeprägtem Algor gibt man Fuzi und Ganjiang bei.

Akupunktur: Punktwahl wie bei Ventus-BI. Alle Foramina sind dispulsiv zu stimulieren.

Moxibustion oder Energiespender: Wie bei Ventus-BI.

Schröpfung: Wie bei Ventus-BI.

Ohrakupunktur: Wie bei Ventus-BI.

Tuina: Manipulationen wie bei Ventus-BI.

Selbst-Tuina mit dem Gecko-Ball: Manipulationen wie bei Ventus-BI.

Diätetik: Wie bei Ventus-BI

Qigong: Wie bei Ventus-BI.

Calor-BI

Fieber, starke Schweißabsonderung, Unruhe, Durst, wandernde Schmerzen, dumpfe Schmerzen, Bewegungseinschränkungen, die Gelenkschmerzen werden durch Kälte erleichtert und durch Wärme verschlimmert, Gelenke sind rot und geschwollen, trockener Mund, Durst, Abneigung gegen Hitze, ein kräftiger, beschleunigter Puls.

Therapieprinzip: Blockaden lösen, Calor kühlen, Ventus humidus ausleiten, Schmerzen stillen.

Rezeptur und Modifikationen: Hier wird das „Weißer-Tiger-Dekokt“ mit Ramulus Cinnamomi Cassiae (Baihu Jiaguizhi Tang) empfohlen. Bei ausgeprägten Schmerzen gibt man Baihuashe, Dilong und Honghua hinzu. Bei ausgeprägtem Humor gibt man Cangzhu hinzu.

Akupunktur: Punktwahl wie bei Ventus-BI, nur nimmt man LG 14, Di 11, hinzu, um Calor zu beseitigen. Alle Foramina sind dispulsiv zu stimulieren.

Schröpfung: Wie bei Ventus-BI.

Ohrakupunktur: Wie bei Ventus-BI.

Tuina: Manipulationen wie bei Ventus-BI.

Selbst-Tuina mit dem Gecko-Ball: Manipulationen wie bei Ventus-BI.

Diätetik: Suppe aus Mungbohnen.

Qigong: Wie bei Ventus-BI.

Humor-BI

Dumpfe Schmerzen von Muskeln und Gelenken mit Schwere- und Taubheitsgefühl der Extremitäten. Die Schmerzen werden durch trockenes Wetter erleichtert und durch feuchtes Wetter verschlimmert, Bewegungseinschränkungen, ein weißer Zungenbelag sowie ein schlüpfriger und langsamer Puls.

Therapieprinzip: Blockaden lösen, die Leitbahnen und Netzbahnen beleben, Humor ausleiten, Pituita umwandeln, Schmerzen stillen.

Rezeptur und Modifikationen: Hier wird die Kleine Pille zur Belebung der Netzbahnen (Xiao Huoluo Dan) empfohlen. Bei ausgeprägten Schmerzen gibt man Baihuashe, Dilong und Honghua hinzu. Bei ausgeprägtem Humor gibt man Cangzhu hinzu.

Akupunktur: Punktwahl wie bei Ventus-BI, nur nimmt man B 20, B 23 und MP 6 hinzu, um Humor zu beseitigen. Alle Foramina sind dispulsiv zu stimulieren.

Moxibustion oder Energiespender: Wie bei Ventus-BI.

Schröpfung: Wie bei Ventus-BI.

Ohrakupunktur: Wie bei Ventus-BI.

Tuina: Manipulationen wie bei Ventus-BI.

Selbst-Tuina mit dem Gecko-Ball: Manipulationen wie bei Ventus-BI.

Diätetik: 250g Hühnerfleisch, 250ml Weißwein mit etwas Ingwer und Frühlingszwiebel in Wasser kochen und die Suppe trinken, das Fleisch essen.

Qigong: Wie bei Ventus-BI.

Apoplexie (Zhong Fen)

Unter dem in der chinesischen Medizin gebrauchten Begriff „Zhong Fen" versteht man einen plötzlichen Wirbelwind aus heiterem Himmel, der viele Behinderungen hinterlässt, wie z.B. schwere Lähmungen. Mögliche westliche Diagnosen sind „Apoplexie" oder einfach „Schlaganfall". Gemäß der westlichen Medizin entsteht dieser grundsätzlich dann, wenn die Blutversorgung des Gehirns gestört ist. Dann kommt es entweder zu einer Blutung im Gehirn oder zu einem Hirninfarkt.

Krankheitsmechanismus

1. Zuerst sind beim „Schlaganfall" die Funktionskreise Leber, Niere, Herz von vorwiegend älteren Menschen betroffen. Entweder durch physische Überarbeitung ohne ausreichend zu ruhen oder durch seelische Überbelastungen wie Stress oder aufgestauten Ärger kommt es zu einer Depletion Yin des o. Niere. Das Yin des o. Niere ist das Widerlager und die Gegensteuerung für das Yang des o. Leber. Wenn das Yin des o. Niere und Leber zu schwach ist, schlägt das Yang des o. Leber wurzellos und ungebändigt nach oben. Das lässt oft Depletion von Ventus entstehen, die akute Blutnotzustände im Gehirn hervorrufen kann.

2. Entweder durch unregelmäßige Nahrungsaufnahme oder übermäßigen Alkoholgenuss oder durch Diätfehler (zu scharfe Speisen oder zu fette Kost) kann es zu einer Einschränkung des Transportes des o. Milz und dessen Umwandlungsfunktion kommen sowie zur Bildung von Pituita. Das führt zu einer Anhäufung von Ardor des o. Herz. Das lässt wiederum bei älteren Menschen Ventus entstehen, der zu einer Gefäßverengung führen kann.

Therapie nach Symptomatik, Abgrenzungen Leitbahnen affizierend

Ventus griff die Leitbahnen an. Die Augen und der Mund sind plötzlich schief, es ist schwierig, die Zunge zu bewegen, Hemiplegie, die Hände und Füße sind taub und gefühllos. Muskelspasmen, schmerzende Gelenke, ein weißer oder gelber Zungenbelag und ein oberflächlicher oder saitenförmiger und dünner Puls.

Therapieprinzip: Leitbahnen durchgängig machen, Calor kühlen, Ventus eliminieren, das Qi und Xue dynamisieren.

Rezeptur und Modifikationen: Hier wird das Größere

Gentiana-Macrophylla-Radix-Dekokt (Da Qinjiao Tang) empfohlen. Bei Obstipation gibt man Dahuang hinzu. Bei Drehschwindel gibt man Zhenzhumu hinzu.

Akupunktur: Allgemeine Foramina: LG 20, LG 26, B 7. Erläuterung: Alle Foramina eliminieren Ventus aus dem oberen Teil des Körpers. Spezielle Foramina bei: Armlähmung: Di 15, Di 11, 3E 5, Di 4, Dü 3. Beinlähmung: G 30, G 34, M 40, B 57, M 34. Gesichtslähmung: G 14, Dü 18, 3E 17, M 4, M 6. Erläuterung: Alle Foramina werden hauptsächlich in Bezug zu den betroffenen Leitbahnen ausgewählt und wirken auf das Qi und Xue wiederbelebend sowie die Zirkulation in den Leitbahnen und Nebengefäßen fördernd. Alle Foramina sind dispulsiv zu stimulieren.

Schröpfung: B 12, B 13, B 15, B 18, B 20, B 21, B 23.

Ohrakupunktur: Niere, Leber, Milz, Shenmen.

Tuina: Am sitzenden Patienten erfolgt zunächst eine Pression von der Haargrenze beginnend bis LG 20 und zurück zur Stirnmitte 3 bis 5-mal. Dann stringiert der Behandler von B 2 über die Stirn bis Taiyang. Zum Schluss führt er eine Prehension durch entlang der über die Seiten des Halses und des Nackens verlaufenden Blasen-Leitbahnen beidseitig ab und auf, anschließend folgt eine Kompression auf die Foramina LG 16, G 20.

Am sitzenden Patienten stellt sich der Behandler neben diesen und hält den Ellbogen des affizierten Arms fest und rudikuliert an den Foramina Di 15, Di 11, 3E 5, 3E 14, Dü 9, 3E 10 mit der anderen Hand.

Der Patient liegt auf dem Rücken, der Behandler führt eine Mulsion an KG 4 und KG 6 durch. Anschließend erfolgt eine Rudikulation und Prehension entlang der Magen- und Gallen-Leitbahnen des Beins.

Beim auf dem Bauch liegenden Patienten führt der Behandler zunächst eine Rudikulation an B 12, B 13, B 15, B 20, B 21, B 22, B 23, B 40 und B 57 durch, dann erfolgt so lange eine Perfrikation, bis eine Erwärmung der Haut eingetreten ist. Anschließend führt der Behandler mit gestreckten, nur leicht gekrümmten Fingern eine sanfte Tympanisation an allen oberen Foramina durch.

Selbst-Tuina mit dem Gecko-Ball: Rollen am Rücken, Schieben nach oben und unten oder Schieben nach links und rechts an B 12, B 13, B 18, B 19, B 20, B 21 und B 23. Rollen an der Außenseite des Ellenbogens. Rollen am Unterarm. Rollen an den Waden. Rollen mit der Hand am Bein. Klopfen mit hochgezogenen Knien. Treten mit dem Fußrücken.

Diätetik: Brei aus Yamsknollen mit 3 Eigelb.

Qigong: Hier werden die Durchführung des Qigong zur Stärkung und das Qigong des „himmlischen Kreislaufs“ empfohlen.

Depletion des Yin der oo. Niere und Leber führt zu emporschlagendem Ardor venti

Häufiger Schwindel, Kopfschmerzen, Ohrensausen. Plötzliche stierende Augen, Hemiplegie, eine rote Zunge und gelber Zungenbelag, ein kraftvoller und saitenförmiger Puls.

Therapieprinzip: Den o. Leber niederdrücken, Ventus beruhigen.

Rezeptur und Modifikationen: Hier wird das Dekokt, das den o. Leber hinabdrückt und Ventus besänftigt (Zhengan Xifeng Tang), empfohlen. Bei Sprachbehinderungen gibt man Yujin, Shichangpu und Yuanzhi hinzu. Bei Beinlähmung gibt man Sangjisheng hinzu. Bei Armlähmung gibt man Guizhi und Sangzhi hinzu. Bei ausgeprägten Parästhesien gibt man Chenpi, Banxia und Fuling hinzu. Bei Obstipation fügt man Yuliren, Huomaren und Roucongrong bei.

Akupunktur: Punktwahl wie bei „Ventus griff die Leitbahnen an“, nur nimmt man Le 2, Le 3, N 3 und MP 6 hinzu, um Ardor zu eliminieren. Alle Foramina sind dispulsiv zu stimulieren.

Schröpfung: B 12, B 13, B 15, B 18, B 20, B 21, B 23.

Ohrakupunktur: Niere, Leber, Shenmen.

Tuina: Manipulationen wie bei „Ventus griff die Leitbahnen an“.

Selbst-Tuina mit dem Gecko-Ball: Manipulationen wie oben.

Diätetik: Austernsuppe.

Qigong: Hier werden die Durchführung des Qigong zur Stärkung und die „6-Laute-Atemmethode“empfohlen.

Depletion des Qi und Stasen des Xue

Hemiplegie, Lähmung der Extremitäten, verschwommene Sprache, unkontrollierter Speichelfluss, häufige Miktion oder Urininkontinenz, ein weißer Zungenbelag und ein dünner und schwacher Puls.

Therapieprinzip: Das Qi vermehren, das Xue bewegen, die Netzbahnen durchgängig machen.

Rezeptur und Modifikationen: Hier wird das Dekokt, das das Yang ergänzt und die fünf Wandlungsphasen wiederherstellt (Buyang Huanwu Tang), empfohlen. Bei Sprachbehinderung gibt man Yujin, Shichangpu und Yuanzhi hinzu. Bei Beinlähmung gibt man Sangjisheng hinzu. Bei Armlähmung gibt man Guizhi und Sangzhi hinzu.

Akupunktur: Punktwahl wie bei „Ventus griff die Leitbahnen an", nur nimmt man M 36, KG 4, KG 6, B 20, B 21 und MP 6 hinzu, um das Qi und Xue zu stärken. Alle Foramina sind suppletiv zu stimulieren.

Schröpfung: B 12, B 13, B 15, B 18, B 20, B 21, B 23.

Ohrakupunktur: Milz, Magen, Shenmen.

Tuina: Manipulationen wie bei „Ventus griff die Leitbahnen an".

Selbst-Tuina mit dem Gecko-Ball: Manipulationen wie oben.

Diätetik: Austernsuppe.

Qigong: Hier werden die Durchführung des Qigong zur Stärkung und die „6-Laute-Atemmethode" empfohlen.

1. Angespannter Typ

Yang Typ

Plötzlicher Kollaps, Koma, geballte Fäuste, verbissener Kiefer, Rötung des Gesichtes, raues Atmen, Obstipation, Spasmen der Extremitäten, eine tiefrote, trockene Zunge sowie ein saitenförmiger, beschleunigter Puls.

Therapieprinzip: Calor kühlen, Ventus eliminieren, die Sinnesöffnungen freimachen, das Bewusstsein wiederherstellen.

Rezeptur und Modifikationen: Hier wird das Cornub-Antelopis- und Uncaria-Ramulus-Dekokt (Lingjiao Gouteng Tang) empfohlen. Bei Obstipation gibt man Dahuang hinzu. Bei Drehschwindel fügt man Zhenzhumu bei.

Akupunktur: LG 20, LG 26, KS 9, H 9, Di 1, 3E 1, Le 2. Erläuterung: LG 26, LG 20 wirken auf das Lenkergefäß und die Sinnesöffnungen freimachend. KS 9, H 9, Di 1, 3E 1 wirken Calor kühlend, Le 2 eliminiert Ventus. Alle Foramina sind dispulsiv zu stimulieren.

Yin Typ

Plötzlicher Kollaps, Koma, ein Kältegefühl in Brust und Abdomen, Bewusstseinsverlust, eine blasse Zunge mit schmierigem Zungenbelag und ein tiefer, schlüpfriger Puls.

Therapieprinzip: Die Sinnesöffnungen freimachen, das Bewusstsein wiederherstellen.

Rezeptur und Modifikationen: Hier wird die Storacis-Pille (Suhexiang Wan) empfohlen.

Akupunktur: Punktwahl wie beim Yang Typ, nur nimmt man M 36, KG 4 und KG 6 hinzu, um das Qi und Xue zu stärken. Alle Foramina sind suppletiv zu stimulieren.

2. Schlaffer Typ

Plötzlicher Kollaps, Bewusstseinsverlust, Koma, geschlossene Augen, offener Mund, entspannte Hände, extrem kalte Extremitäten, hechelnder Atem, profuser Schweiß, Stuhl- und Harninkontinenz, blasse, gedunsene Zunge und ein tiefer, versteckter Puls.

Therapieprinzip: Das Qi stärken, das Yang zurückkehren lassen, dem drohenden Zusammenbruch aller Funktionen vorbeugen.

Rezeptur und Modifikationen: Hier wird das Radix-Ginseng- und Radix-Aconiti-Praeparata-Dekokt (Shen Fu Tang) empfohlen.

Moxibustion oder Energiespender: KG 8.

Akupunktur: KG 4, KG 6, M 36. Erläuterung: KG 4, KG 6 lassen das Yang zurückkehren, M 36 stärkt das Qi. Alle Foramina sind dispulsiv zu stimulieren.

Im Akutstadium muss auf jeden Fall die chinesische

Medizin mit moderner medizinischer Behandlung in einer Intensivstation des Krankenhauses kombiniert werden.

Multiple Sklerose

Multiple Sklerose (MS) ist eine häufige neurologische Erkrankung. Bei MS bilden sich im Zentralnervensystem viele (multiple) kleine Herde, in denen die Nervenhüllen zerstört und durch Narbengewebe (Sklerose) ersetzt werden. In der chinesischen Medizin ist MS ein Atrophie-Syndrom.

Krankheitsmechanismus

Wie beim Atrophie-Syndrom.

Therapie nach Symptomatik, Abgrenzungen
Depletion der oo. Leber und Niere

Muskelschwäche, zunehmendes Schwächegefühl in den Extremitäten, Schwindelgefühl, unscharfes Sehen, drängender Harnfluss, Müdigkeit, allgemeine Abmagerung, bleiches, blutleeres Gesicht, Aftervorfall, blasse Zunge, tiefer und kleiner Puls.

Therapieprinzip: Die oo. Leber und Niere kräftigen, die Muskeln und Sehnen stärken.

Rezeptur und Modifikationen: Hier wird die Rehmannia-Pille mit sechs Sapores (Liuwei Dihuang Wan) empfohlen. Bei Ohrensausen gibt man Gouqizi und Nuzhenzi hinzu. Bei spontanen Schweißen und Schweiß während des Schlafs gibt man Huangqi und Dangshen hinzu.

Akupunktur: N 3, KG 4, B 18, MP 6, Dü, B 62, Di 4, M 36. Erläuterung: N 3, KG 4, B 18, MP 6 wirken auf die oo. Leber und Niere stärkend, M 36, Di 4 dynamisieren das Qi und Xue, kräftigen Muskeln und Sehnen. Dü 3, B 62 kräftigen das Lenkergefäß und die Wirbelsäule. Alle Foramina sind suppletiv zu stimulieren.

Moxibustion oder Energiespender: B 18, B 22, B 23, KG 6.

Schröpfung: B 18, B 20, B 22, B 23.

Ohrakupunktur: Leber, Niere, Shenmen.

Klopfnadel: Entlang der Leitbahnen oder direkt am Atrophiegebiet.

Tuina: Am sitzenden Patienten erfolgt zunächst eine Prehension entlang der über die Seiten des Halses und des Nackens verlaufenden Blasen-Leitbahnen beidseitig ab und auf, anschließend eine Kompression auf die Foramina G 20, G 21. Dann folgt 4 bis 5-mal eine Ein-Finger-Zen-Pression, die jeweils an dem Foramen G 20 beginnt und die Blasen-Leitbahnen hinabzieht.

Am sitzenden Patienten wird zunächst eine Ein-Finger-Zen-Pression auf B 2 ausgeführt, sodann zu M 8 an die Haargrenze emporziehend und hinunter zu Taiyang auf der Schläfe und dann von diesen Orten zurück zu B 2, solches 3 bis 4-mal. Damit zu verbinden ist eine Kompression auf LG 20 und LG 23. Anschließend wird die ganze Stirn mulsiert. Sodann folgt eine Striktion, die von B 2 nach oben in Richtung auf Taiyang einsetzt.

Am sitzenden Patienten stellt sich der Behandler neben diesen und hält den Ellbogen des affizierten Arms fest. Dann rudikuliert oder prehensiert er an den Foramina L 1, Di 15, Di 11, 3E 5 mit der anderen Hand.

Der Patient liegt auf dem Rücken, der Behandler führt zunächst eine Mulsion an KG 4 durch, dann wendet er eine Frikation an, die von KG 15 ausgehend, langsam in Richtung auf KG 6 voranschreitet, und von dort mehrmals zum Ausgangspunkt zurückkehrt.

Beim auf dem Bauch liegenden Patienten führt der Behandler zunächst eine Rudikulation an Dingchuan B 13, B 20, B 21, B 22, B 23, B 40, B 57 durch. Anschließend erfolgt so lange eine Perfrikation, bis eine Erwärmung der Haut eingetreten ist.

Selbst-Tuina mit dem Gecko-Ball: Rollen am Rücken, Klopfen durch Hin- und Herschwingen des Oberkörpers, Schieben nach oben und unten oder Schieben nach links und rechts an B 18, B 20, B 21, B 22 und B 23. Klopfen mit hochgezogenen Knien. Rollen an der Außenseite des Ellenbogens. Rollen am Unterarm. Rollen an den Waden.

Diätetik: Suppe aus Schweinenieren und Walnusskernen.

Qigong: Hier werden die Durchführung der 8-Brokat-Übungen und das Qigong zur Regulation der oo. Leber und Niere empfohlen.

Depletion des o. Milz mit Pituita humidus

Taubheits- und Schweregefühl der Beine, geschwollene und schmerzhafte Füße, Schwindelgefühl, Müdigkeit, Atrophie der Extremitäten, klebriger, gelber Zungenbelag und ein schneller und schlüpfriger Puls.

Therapieprinzip: Die oo. Milz und Magen kräftigen, Pituita humidus umwandeln, die Muskeln und Sehnen stärken.

Rezeptur und Modifikationen: Hier wird die Vier-Wunder-Pille (Simiao San) empfohlen. Bei Ohrensausen gibt man Gouqizi und Nuzhenzi hinzu. Bei ausgeprägtem Taubheitsgefühl gibt man Sharen und Weilingxian hinzu.

Akupunktur: Punktwahl wie bei Depletion der oo. Leber und Niere, N 3, KG 4, B 18, MP 6, Dü, B 62, Di 4 und M 36, nur nimmt man M 36 und MP 6 hinzu, um die oo. Milz und Magen zu stärken. Alle Foramina sind suppletiv zu stimulieren.

Moxibustion oder Energiespender: B 20, B 21, B 22, KG 6.

Schröpfung: B 18, B 20, B 21, B 22, B 23.

Ohrakupunktur: Milz, Magen, Shenmen.

Klopfnadel: Entlang der Leitbahnen oder direkt am Atrophiegebiet wie bei Depletion der oo. Leber und Niere.

Selbst-Tuina mit dem Gecko-Ball: Wie bei Depletion der oo. Leber und Niere.

Diätetik: 500g Hühnerfleisch mit etwas Ingwer und Frühlingszwiebel in Wasser kochen. Das Fleisch essen und die Suppe trinken.

Qigong: Hier werden die Durchführung der 8-Brokat-Übungen und das Qigong zur Regulation des o. Milz empfohlen.

Parkinsonsche Krankheit

Die Parkinson-Krankheit ist durch die Schüttellähmung gekennzeichnet. Nach westlicher Medizin handelt es sich um eine chronisch-degenerative Veränderung bestimmter Hirnzentren und tritt meist im fortgeschrittenen Lebensalter auf.

Krankheitsmechanismus

1. Stress, Überarbeitung können das Yin der oo. Leber und Niere beeinträchtigen. Dies führt zu einer verminderten Speicherung des Blutes des o. Leber, was wiederum endogenen Ventus verursacht und zu Tremor führt.

2. Diätfehler wie z.B. übermäßiger Konsum von fetten Speisen, Alkohol, Süßigkeiten lassen eine Depletion des o. Milz entstehen, was zu einer Anhäufung von Humor und zur Bildung von Pituita (Schleim) führt. Wenn Pituita sich in den Leitbahnen festsetzt, dann werden das Qi und Xue daran gehindert, die Leitbahnen zu nähren, wodurch auch Tremor entsteht.

Therapie nach Symptomatik, Abgrenzungen

Depletion Yin der oo. Leber und Niere

Lange andauernder Tremor einer Extremität mit großer Amplitude, Kopftremor, Krämpfe der Extremitäten, schwieriges Gehen, Muskelschwäche, Schwindelgefühl, unscharfes Sehen, drängender Harnfluss, Müdigkeit, Gedächtnisstörungen, Schlafstörungen, Nachtschweiß, allgemeine Abmagerung, bleiches, blutleeres Gesicht, Aftervorfall, blasse Zunge, tiefer und kleiner Puls.

Therapieprinzip: Die oo. Leber und Niere kräftigen, das Yin nähren, Ventus auslöschen.

Rezeptur und Modifikationen: Hier wird die Rehmannia-Pille mit Sechs Sapores (Liuwei Dihuang Wan) empfohlen. Bei Ohrensausen gibt man Gouqizi und Nuzhenzi hinzu. Bei spontanen Schweißen und Schweißen während des Schlafs gibt man Huangqi und Dangshen hinzu.

Akupunktur: H 7, Le 3, N 3, KG 4, B 18, MP 6, Di 4, M 36. Erläuterung: N 3, KG 4, B 18, MP 6 wirken auf die oo. Leber und Niere stärkend, M 36, Di 4 dynamisieren das Qi und Xue, kräftigen Muskeln und Sehnen. H 7, Le 3 wirken Ventus zerstreuend und Tremor behebend. Alle Foramina sind suppletiv zu stimulieren.

Moxibustion oder Energiespender: B 12, B 18, B 22, B 23, KG 6.

Schröpfung: B 12, B 18, B 20, B 22, B 23.

Ohrakupunktur: Leber, Niere, Shenmen.

Tuina: Am sitzenden Patienten erfolgt zunächst eine Prehension entlang der über die Seiten des Halses und des Nackens verlaufenden Blasen-Leitbahnen beidseitig ab und auf, anschließend eine Kompression auf die Foramina G 20, G 21. Dann folgt 4 bis 5-mal eine Rudikulation, die jeweils an dem Foramen G 20 beginnt und die Blasen-Leitbahnen hinabzieht.

Am sitzenden Patienten wird zunächst eine Ein-Finger-Zen-Pression auf LG 23 ausgeführt, sodann hinunter zu Taiyang auf der Schläfe und dann von diesen Orten zurück zu LG 23, solches 3 bis 4-mal. Damit zu verbinden ist eine Kompression auf LG 20, M 8 und B 2. Anschließend wird die ganze Stirn mulsiert. Sodann folgt eine Striktion, die von B 2 nach oben in Richtung auf Taiyang einsetzt.

Am sitzenden Patienten stellt sich der Behandler neben diesen und hält den Ellbogen des affizierten Arms fest und rudikuliert oder prehensiert an den Foramina L 1, Di 15, Di 11, 3E 5 mit der anderen Hand.

Der Patient liegt auf dem Rücken, der Behandler führt eine Mulsion an KG 4, KG 6 durch. Beim auf dem Bauch liegenden Patienten führt der Behandler zunächst eine Rudikulation an B 13, B 20, B 21, B 22, B 23, B 40 und B 57 durch. Anschließend erfolgt so lange eine Perfrikation, bis eine Erwärmung der Haut eingetreten ist.

Diätetik: Suppe aus Schweinenieren und Walnusskernen.

Qigong: Hier wird die Durchführung des Qigong für den Kopf und das Gesicht empfohlen.

Depletion des Xue

Lange bestehender, ausgeprägter Tremor einer Extremität, Krämpfe der Extremitäten, Schwierigkeiten bei der Bewegung, Schwindelgefühl, unscharfes Sehen, Schwitzen, gelbliches Gesicht, verminderter Appetit, Abneigung gegen Sprechen, Steifheit der Okzipitalgegend, eine blasse Zunge mit weißem Belag und ein tiefer, zarter und kraftloser Puls.

Therapieprinzip: Die Verbindungs-Leitbahnen beleben, Ventus zerstreuen, Qi und Xue vermehren und ergänzen.

Rezeptur und Modifikationen: Hier wird das Dekokt der Acht Schätze (Bazhen Tang) empfohlen.

Akupunktur: Punktwahl wie bei Depletion des Yin der oo. Leber und Niere: H 7, Le 3, N 3, KG 4, B 18, MP 6, Di 4, M 36, nur nimmt man KG 4, KG 6, B 17, B 20 und B 21 hinzu, um das Qi und Xue zu ergänzen. Alle Foramina sind suppletiv zu stimulieren.

Moxibustion oder Energiespender: KG 4, KG 6, B 18, B 20, B 21, B 23.

Schröpfung: B 18, B 20, B 21, B 23.

Ohrakupunktur: Endokrinum, Milz, Magen, Shenmen.

Schröpfung: B 17, B 20, B 21.

Tuina: Manipulationen wie bei Depletion des Yin der oo. Leber und Niere.

Selbst-Tuina mit dem Gecko-Ball: Manipulationen wie bei Depletion des Yin der oo. Leber und Niere.

Diätetik: Ziegenfleischsuppe mit Frühlingszwiebeln, Ingwer und Salz kochen.

Qigong: Hier werden die Durchführung des Taiji und das Qigong zur Regulation des o. Milz empfohlen.

Kapitel X: Erkrankungen der Sinnesorgane

Tinnitus

Unter „Tinnitus“ versteht man störende Töne oder geräuschartige endogene Schallempfindungen.

Krankheitsmechanismus

1. Entweder durch Überarbeitung, zunehmendes Alter oder übermäßige sexuelle Aktivität wird der o. Niere geschwächt. In der Folge kann er das Ohr nicht nähren, und es kommt zu Ohrensausen.

2. Bedingt durch Fehldiät wie zu fette oder unregelmäßige Nahrungsaufnahme kommt es zu einer Dysfunktion der oo. Milz und Magen in Bezug auf den Transport und die Umwandlung. Eine Dysfunktion der oo. Milz und Magen führt zur Ansammlung von Pituita, was das Aufsteigen des klaren Qi zu den Ohren behindert.

3. Bedingt durch Überanstrengung oder emotionale Probleme wie Zorn, Frustration oder Hass kann die entfaltende Funktion den o. Leber beeinträchtigen und Ardor des o. Leber verursachen. Wenn Ardor emporsteigt, kann dies zu plötzlichem Ohrensausen führen.

Therapie nach Symptomatik, Abgrenzungen

Ardor in den oo. Leber und Galle

Ohrensausen mit plötzlichem Beginn und lautem Geräusch, Kopfschmerzen, Reizbarkeit, Völlegefühl in der Brust, bitterer Mundgeschmack, Durst, trockener Stuhl, Schwindelgefühl, rote Zunge, gelber Belag, schneller und saitenförmiger Puls.

Therapieprinzip: Ardor der oo. Leber und Galle herauslösen, Gehörstörungen beheben.

Rezeptur und Modifikationen: Hier wird das Radix-Gentiana-Dekokt, das den o. Leber entlastet (Longdan Xiegan Tang), empfohlen. Um die Rezepturwirkung in Richtung der Ohren zu lenken, gibt man Cishi und Chaihu hinzu. Bei Obstipation fügt man Dahuang bei.

Akupunktur: 3E 17, 3E 21, G 2, Dü 19, 3E 3, G 20, G 43, B 18, Le 2. Erläuterung: 3E 17, 3E 21, G 2, Dü 19 sind den Ohren benachbarte Foramina und wirken alle auf das Ohrensausen beruhigend. Le 2, B 18, G 20 beseitigen Ardor im o. Leber, 3E 3 und G 43 beeinflussen die Ohren und eliminieren Ardor in den oo. Leber und Galle. Alle Foramina sind dispulsiv zu stimulieren.

Schröpfung: B 18, B 19, B 20, B 23.

Ohrakupunktur: Endokrinum, Innenohr, Okziput, Leber, Niere, Shenmen.

Tuina: Am sitzenden Patienten erfolgt zunächst eine Prehension entlang der über die Seiten des Halses und des Nackens verlaufenden Blasen-Leitbahnen beidseitig ab und auf, anschließend eine Prehension auf die Foramina G 20, G 21. Dann folgt 4 bis 5-mal eine Rudikulation, die jeweils an den Foramina B 18, 19 und B 20 beginnt und die Blasen-Leitbahnen hinabzieht.

Am sitzenden Patienten wird zunächst eine Ein-Finger-Zen-Pression auf G 2 ausgeführt, sodann über Dü 19 emporziehend zu 3E 21 und dann von diesen Orten zurück zu G 2, solches 3 bis 4-mal. Damit zu verbinden ist eine Kompression auf 3E 17 und 3E 3. Anschließend wird das ganze Ohr mulsiert. Dann folgt eine Striktion, die von G 2 nach hinten in Richtung auf G 20 einsetzt. Den Abschluss bildet eine Perprehension, die vom Schädeldach in Richtung auf das Foramen G 20 voranschreitet, wobei man zwischendurch auch zu einer Verrodispulsion übergehen kann Von der Schläfe setzt man die Verrodispulsion auf beiden Gallen-Leitbahnen bis G 20 fort, 4 bis 5-mal. Schließlich führt man eine Perfrikation und Tympanisation entlang der Blasen-Leitbahn durch.

Selbst-Tuina mit dem Gecko-Ball: Rollen am Rücken, Schieben nach oben und unten oder Schieben nach links und rechts an B 12, B 13. Klopfen durch Hin- und Herschwingen des Oberkörpers. Drücken an 3E 17, 3E 21, G 2, G 8, Dü 19 (der Kopf liegt auf den Gecko-Bällen).

Diätetik: Suppe aus Chrysanthemenblüten und (Rundkorn-) Reis.

Qigong: Hier werden die Durchführung der 8-Brokat-Übungen und das Qigong zur Regulation des o. Leber sowie das Qigong für die Ohren empfohlen.

Emporschlagender Ardor und Pituita

Ohrensausen, Schwindel, Übelkeit, Reizbarkeit, Beklemmungsgefühl auf der Brust, Expektoration von Sputum, Durst, Benommenheit, bitterer Mundgeschmack, gelber, schmieriger Zungenbelag und ein schlüpfriger, beschleunigter Puls.

Therapieprinzip: Das Qi regulieren, Pituita umwandeln, die oo. Magen und Galle harmonisieren.

Rezeptur und Modifikationen: Hier wird das Dekokt, das den o. Galle erwärmt (Wen dan tang) empfohlen. Bei Schlaflosigkeit gibt man Hupo, Suanzaoren und Muli hinzu. Bei sehr viel Schleim gibt man Dannanxing und Fuheishi hinzu. Um die Rezepturwirkung in Richtung der Ohren zu lenken, fügt man Cishi und Chaihu bei.

Akupunktur: Punktwahl wie bei Ardor in den oo. Leber und Galle: 3 E 17, 3 E 21, G 2, Dü 19, 3 E 3, G 20, G 43, B 18 und Le 2, nur nimmt man M 40, MP 6 und KG 17 hinzu, um Pituita zu eliminieren. Alle Foramina sind dispulsiv zu stimulieren.

Schröpfung: B 18, B 19, B 20, B 23.

Ohrakupunktur: Endokrinum, Innenohr, Okziput, Milz, Niere, Shenmen.

Tuina: Manipulationen wie bei Ardor in den oo. Leber und Galle, nur nimmt man Kompression an M 40 und KG 17 hinzu, um Pituita zu beseitigen.

Selbst-Tuina mit dem Gecko-Ball: Wie bei Ardor in den oo. Leber und Galle.

Diätetik: 120g Sellerie, 250g (Rundkorn-) Reis mit Wasser kochen und einnehmen.

Qigong: Hier werden die Durchführung der 8-Brokat-Übungen und das Qigong zur Regulation des o. Milz sowie das Qigong für die Ohren empfohlen.

Depletion des o. Niere

Ohrensausen mit langsamem Beginn und leisem Geräusch, kalte Extremitäten, Impotenz, Schwindel, Benommenheit, Schmerzen und Schwäche im Rückenbereich und in den Beinen, Ödeme in den unteren Extremitäten, eine weiße Zunge, ein tiefer und dünner Puls.

Therapieprinzip: Das Yang stützen, den o. Niere ergänzen.

Rezeptur und Modifikationen: Hier wird die nach rechts gehende Pille (Yougui Wan) empfohlen. Um die Rezepturwirkung in Richtung der Ohren zu lenken, gibt man Cishi und Chaihu hinzu. Um die Wirksamkeit des Rezeptes zu verstärken, fügt man Renshen hinzu.

Akupunktur: Punktwahl wie bei Ardor in den oo. Leber und Galle: 3E 17, 3E 21, G 2, Dü 19, 3E 3 und G 20, nur nimmt man M 36, KG 6, B 23 und MP 6 hinzu, um den o. Niere zu stärken. Alle Foramina sind suppletiv zu stimulieren.

Moxibustion oder Energiespender: G 2, Dü 19, KG 4.

Schröpfung: B 18, B 19, B 20, B 23.

Ohrakupunktur: Endokrinum, Innenohr, Okziput, Milz, Niere, Shenmen.

Tuina: Manipulationen wie bei Ardor in den oo. Leber und Galle, nur nimmt man Kompression an M 36, KG 6 und B 23 hinzu, um den o. Niere zu stärken.

Selbst-Tuina mit dem Gecko-Ball: Wie bei Ardor in den oo. Leber und Galle.

Diätetik: Suppe aus Qualle und Pferdefüßen.

Qigong: Hier werden die Durchführung der 8-Brokat-Übungen und das Qigong zur Regulation des o. Niere sowie Qigong für die Ohren empfohlen.

Otitis media

Unter „Otitis media“ versteht man eine akute Mittelohrentzündung, es ist die Schleimhaut der Paukenhöhle entzündet.

Krankheitsmechanismus

Entweder durch Calor humidus, der sich in den oo. Leber und Galle gesammelt hat oder durch Calor venti affiziert, was sich später zu Ardor entwickelt. Wenn Ardor emporsteigt und die Qi-Leitbahnen in den Ohren blockiert, dann kann es zu einer Mittelohrentzündung kommen.

Therapie nach Symptomatik, Abgrenzungen

Akute Otitis media Calor venti

Akute Erkältung mit verstopften Ohren, Hörminderung, Ohrenschmerzen, Druckgefühl im Innenohr, Halsschmerzen, trockener und geschwollener Rachen, Fieber mit Schweiß, Nasenverstopfung, Durst, dünner und gelblicher Zungenbelag. Oberflächlicher und schneller Puls.

Therapieprinzip: Calor kühlen, die Extima durchgängig machen, das Gehör harmonisieren.

Rezeptur und Modifikationen: Hier wird das Flos-Lonicerae und Fructus-Forsythiae-Pulver (Yinqiao San) empfohlen. Bei Algor venti mit Symptomen wie: Frösteln, Kopfschmerzen, Nasenfluss, weißem Zungenbelag und oberflächlichem Puls wird das Pulver mit Flos Magnoliae (Xinyi San) empfohlen.

Akupunktur: Di 11, Di 4, 3 E 17, 3E 21, G 2, Dü 19, 3E 3, G 43. Erläuterung: Di 11 und Di 4 sind eine Kombination, um Calor venti zu eliminieren, 3E 17, 3E 21, G 2 und Dü 19 sind den Ohren benachbarte Foramina und wirken auf das Gehör harmonisierend, 3E 3 und G 43 beeinflussen die Ohren und eliminieren Ardor in den oo. Leber und Galle. Alle Foramina sind dispulsiv zu stimulieren.

Schröpfung: LG 14, B 12, B 18, B 19.

Ohrakupunktur: Endokrinum, Innenohr, Okziput, Lunge, Leber, Galle, Shenmen.

Diätetik: Suppe aus Mungbohnen und Chrysanthemenblüten.

Qigong: Hier werden die Durchführung des Qigong zur Regulation des o. Lunge, das Qigong für den Kopf, das Gesicht und für die Ohren empfohlen.

Chronische Otitis media
Stauungen von Humor

Stauungen von Wasser und Humor: Druckgefühl im Innenohr mit Flüssigkeits- und Feuchtigkeitsretention, Ohrensausen, Kopfschmerzen, Miktionsstörungen, Durchfall, Schwindel, weißer, schlüpfriger Zungenbelag und ein oberflächlicher Puls.

Therapieprinzip: Wasser und Humor ausleiten, Qi dynamisieren.

Rezeptur und Modifikationen: Hier wird das Pulver der Vier Bestandteile (Siling San) empfohlen. Bei Calor-humidus-Durchfall lässt man Baizhu und Guizhi aus dem Rezept und gibt Yinchenhao und Jinyinhua hinzu.

Akupunktur: 3E 17, 3E 21, G 2, Dü 19, KG 6, B 23, MP 6. Erläuterung: KG 6, B 23, MP 6 stärken die oo. Niere und Milz und lösen Humor auf, 3E 17, 3E 21, G 2, Dü 19 sind den Ohren benachbarte Foramina und wirken auf das Gehör harmonisierend. Alle Foramina sind dispulsiv zu stimulieren.

Moxibustion oder Energiespender: KG 6, B 23, B 20.

Schröpfung: B 20, B 21, B 23.

Ohrakupunktur: Endokrinum, Innenohr, Okziput, Niere, Shenmen.

Diätetik: Maisbart mit Wasser abkochen und als Tee trinken.

Qigong: Hier werden die Durchführung des Qigong zur Regulation des o. Niere, das Qigong für den Kopf, das Gesicht und für die Ohren empfohlen.

Rhinitis (Schnupfen)

Die Rhinitis gemäß der westlichen Medizin ist die häufigste Begleiterscheinung einer Erkältung und korreliert mit dem Symptom der chinesischen Medizin „Bi Yuan", was wörtlich wie „Nasenfluss" übersetzt wird.

Krankheitsmechanismus

Als Krankheitsursachen kommen vor allem Ventus-Algor- und Ventus-Calor-Heteropathien in Betracht, die den o. Lunge affizieren, und seine kühlende und verteilende Funktion behindern sowie die Abwehrkräfte der Extima schwächen. Dadurch steigt Calor humidus empor und sammelt sich in der Nase, was zu einer eitrigen, gelben Sekretion in der Nase führt.

Therapie nach Symptomatik, Abgrenzungen
Algor venti affiziert den o. Lunge

Verstopfte Nase, Frösteln, Niesen, starkes Nasenrinnen mit weißem, wässrigem Sekret, Abgeschlagenheit, Husten, dünnflüssiger Auswurf, ein feuchter, weißer Zungenbelag und ein oberflächlicher, gespannter Puls.

Therapieprinzip: Die Extima lösen, Humor umwandeln, die Nase durchgängig machen.

Rezeptur und Modifikationen: Hier wird das „Kleiner Blaugrüner Drachen"-Dekokt (Xiao Qinglong Tang) empfohlen. Bei sehr juckender und rinnender Nase gibt man Xinyi, Cangerzi und Baizhi hinzu.

Akupunktur: Di 4, Di 20, B 13, Lu 7, LG 23, Yin Tang, G 20. Erläuterung: B 13, Lu 7 stellen die kühlende und verteilende Funktion des o. Lunge wieder her und vertreiben Algor venti aus dem o. Lunge, Di 20 und Yin Tang sind der Nase nahe gelegene lokale Foramina und machen die Nase frei. LG 23, G 20 und Di 4 vertreiben Algor venti aus dem Kopf und beenden das Nasenrinnen. Alle Foramina sind dispulsiv zu stimulieren.

Moxibustion oder Energiespender: G 20, LG 23, Di 20, B 13.

Schröpfung: B 12, B 13.

Ohrakupunktur: Endokrinum, innere Nase, Stirn, Lunge, Adrenalin, Shenmen.

Tuina: Am sitzenden Patienten erfolgt zunächst eine Prehension entlang der über die Seiten des Halses und des Nackens verlaufenden Blasen-Leitbahnen beidseitig ab und auf, anschließend eine Kompression auf die Foramina G 20, B 12, B 13. Damit zu verbinden ist eine Rudikulation auf B 12 und B 13. Am sitzenden Patienten wird zunächst eine Ein-Finger-Zen-Pression auf Di 20 ausgeführt, sodann zu Yin Tang an die Haargrenze emporziehend und hinunter zu LG 23 und dann von diesen Orten zurück zu Di 20, solches 3 bis 4-mal. Damit zu verbinden ist eine Kompression auf Di 4 und Lu 7. Anschließend wird das ganze Gesicht mulsiert. Sodann folgt eine Striktion, die von Di 20 nach oben in Richtung auf Taiyang einsetzt.

Selbst-Tuina mit dem Gecko-Ball: Rollen am Rücken, Schieben nach oben und unten oder Schieben nach links und rechts an B 12, B 13. Klopfen durch Hin- und Herschwingen des Oberkörpers. Drücken an Di 20, Yin Tang (der Kopf liegt auf den Gecko-Bällen), LG 23 und Di 4.

Diätetik: 6g Aprikosenkerne (die Schale abziehen) als Tee trinken.

Qigong: Hier werden die Durchführung des Qigong für den Kopf und das Gesicht und die Methode des Qigong für die Nase empfohlen.

Calor venti affiziert den o. Lunge

Niesen, fließende Nase mit dickem, gelbem Sekret, Kopfschmerz, Fieber, Husten, Durst, Halsschmerzen, gelber Urin, gelbe Zunge, dünner und gelber Zungenbelag. Oberflächlicher, beschleunigter Puls.

Therapieprinzip: Calor kühlen, die Extima öffnen, die Nase durchgängig machen.

Rezeptur und Modifikationen: Hier wird das Folia-Morus- und Flos-Chrysanthemi-Dekokt (Sang Jü Yin) empfohlen. Bei ausgeprägtem Niesen gibt man Cangerzi, Xinyi und Baizhi hinzu. Bei starkem Durst gibt man Tianhuafen hinzu. Bei zähem, gelbem Sputum gibt man Gualoupi und Zhebeimu hinzu. Bei wundem Rachen fügt man Mabo und Niubangzi hinzu.

Akupunktur: Punktwahl wie bei „Algor venti affiziert den o. Lunge“: Di 4, Di 20, B 13, Lu 7, LG 23, Yin Tang und G 20, nur nimmt man LG 4, Di 11 hinzu, um Calor zu kühlen. Alle Foramina sind dispulsiv zu stimulieren.

Schröpfung: B 12, B 13.

Ohrakupunktur: Endokrinum, innere Nase, Stirn, Lunge, Adrenalin, Shenmen.

Tuina: Manipulationen wie bei Algor venti nur nimmt man Pression an LG 4, Di 11 hinzu, um Calor zu kühlen.

Selbst-Tuina mit dem Gecko-Ball: Wie bei Algor venti.

Diätetik: 6g Chrysanthemenblüten, 6g Aprikosenkerne (die Schale abziehen) als Tee trinken.

Qigong: Hier werden die Durchführung des Qigong für den Kopf und das Gesicht und das Qigong für die Nase empfohlen.

Depletion Yin der oo. Lunge und Niere

Nasentrockenheit mit Obstruktionsgefühl, Husten mit wenig Auswurf, trockener Rachen, heiße Handflächen und Fußsohlen, eine rote Zunge mit wenig Zungenbelag, ein dünner, beschleunigter Puls.

Therapieprinzip: Yin erhalten, den o. Lunge befeuchten, die Nase durchgängig machen.

Rezeptur und Modifikationen: Hier wird das Lilium-Bulbus-Dekokt zur Erhaltung der Wandlungsphase Metall

(Baihegujin Tang) empfohlen. Bei Aushusten von profusem Blut lässt man Jiegeng aus dem Rezept und gibt Baimaogen und Xianhecao hinzu. Bei Fieber und dunkelgelbem Sputum gibt man Zhimu und Yuxingcao hinzu.

Akupunktur: Punktwahl wie bei „Algor venti affiziert den o. Lunge“: Di 4, Di 20, B 13, Lu 7, LG 23, Yin Tang, G 20, nur nimmt man MP 6, N 3 hinzu, um das Yin zu stärken. Alle Foramina sind suppletiv zu stimulieren.

Schröpfung: B 23, B 13.

Ohrakupunktur: Endokrinum, innere Nase, Stirn, Lunge, Adrenalin, Shenmen.

Tuina: Manipulationen wie bei Algor venti, nur nimmt man Pression an MP 6, N 3 hinzu, um das Yin zu stärken.

Selbst-Tuina mit dem Gecko-Ball: Wie bei Algor venti.

Diätetik: Chrysanthemenblüten als Tee trinken.

Qigong: Hier werden die Durchführung des Taiji und das Qigong für den Kopf und das Gesicht sowie Qigong für die Nase empfohlen.

Depletion der oo. Lunge und Milz

Nasenobstruktion, Schleimhautschwellung, verstopfte Nase, Erkältungsanfälligkeit, Husten mit weißem, wässrigem Auswurf, Dyspnoe, Asthenie, ein weißer Zungenbelag, Appetitlosigkeit und ein schwacher Puls.

Therapieprinzip: Die oo. Lunge und Milz stärken, die Sinnesöffnungen freimachen.

Rezeptur und Modifikationen: Hier wird das Pulver mit Fructus Xanthii Sibirici (Cangerzi San) empfohlen. Bei starkem Niesen gibt man Fangfeng hinzu. Bei sehr starkem und eitrigem Nasenfluss gibt man Baizhi und Jinyinhua hinzu. Bei Kopfschmerzen fügt man Juhua und Gegen bei.

Akupunktur: Punktwahl wie bei „Algor venti affiziert den o. Lunge“: Di 4, Di 20, B 13, Lu 7, LG 23, Yin Tang, G 20, nur nimmt man KG 6, M 36, MP 6 und B 20 hinzu, um die oo. Lunge und Milz zu stärken. Alle Foramina sind suppletiv zu stimulieren.

Moxibustion oder Energiespender: B 13, B 20, KG 6.

Schröpfung: B 20, B 21, B 13.

Ohrakupunktur: Endokrinum, innere Nase, Stirn, Lunge, Milz, Adrenalin, Shenmen.

Tuina: Manipulationen wie bei Algor venti, nur nimmt man Pression an KG 6, B 20 und M 36 hinzu, um die oo. Lunge und Milz zu stärken.

Selbst-Tuina mit dem Gecko-Ball: Wie bei Algor venti.

Diätetik: Chrysanthemenblüten als Tee trinken.

Qigong: Hier werden die Durchführung des Taiji und das Qigong für den Kopf und das Gesicht sowie Qigong für die Nase empfohlen.

Sinusitis

Unter Sinusitis versteht man eine Entzündung von einer oder mehreren der Nase zugänglichen acht Nebenhöhlen. Die Sinusitis entspricht gemäß der chinesischen Medizin auch der Kategorie von „Biyuan“.

Krankheitsmechanismus

Nach der chinesischen Medizin sind die Krankheitsursachen der Sinusitis wie bei der Rhinitis vor allem Ventus-Algor und Ventus-Calor-Heteropathien, die den o. Lunge affizieren und seine reinigende und verteilende Funktion in den Nasenhöhlen stören, so dass es zu einer Stagnation von Flüssigkeiten in der Nase und den Nebenhöhlen kommt.

Therapie nach Symptomatik, Abgrenzungen

Calor venti affiziert den o. Lunge

Verstopfte Nase, gelbes, klebriges Nasensekret, Fieber, Hitzegefühl, Durst, Kopfschmerzen, Windaversion, rote Zunge, klebriger, gelber Zungenbelag und ein oberflächlicher, beschleunigter Puls.

Therapieprinzip: Die Extima lösen, Ventus eliminieren, Calor kühlen, die Nase durchgängig machen.

Rezeptur und Modifikationen: Hier wird das Pulver mit Fructus Xanthii Sibirici (Cangerzi San) und das Flos - Lonicerae- sowie das Fructus-Forsythiae-Pulver (Yinqiao San) empfohlen. Bei starkem Niesen gibt man Fangfeng hinzu. Bei sehr starkem und eitrigem Nasenfluss gibt man

Baizhi und Jinyinhua hinzu. Bei starken Kopfschmerzen gibt man Juhua und Gegen hinzu. Bei Ariditas mit großem Durst gibt man Tianhuafen hinzu. Bei starken Halsschmerzen gibt man Mabo und Xuanshen hinzu.

Akupunktur: Di 4, Di 20, B 13, Lu 7, LG 23, Yin Tang, G 20, LG 14, Di 11, Di 4. Erläuterung: B 13, Lu 7 stellen die kühlende und verteilende Funktion des o. Lunge wieder her, Di 20 und Yin Tang sind der Nase nahe gelegene lokale Foramina und machen die Nase durchgängig, LG 14 trifft alle Yang-Leitbahnen und beseitigt Calor, LG 23, G 20, Di 11 und Di 4 sind eine Kombination, um Calor venti zu eliminieren. Alle Foramina sind dispulsiv zu stimulieren.

Schröpfung: B 12, B 13.

Ohrakupunktur: Endokrinum, innere Nase, Stirn, Lunge, Adrenalin, Shenmen.

Tuina: Am sitzenden Patienten erfolgt zunächst eine Prehension entlang der über die Seiten des Halses und des Nackens verlaufenden Blasen-Leitbahnen beidseitig ab und auf, anschließend eine Kompression auf die Foramina G 20, LG 14 und B 13. Damit zu verbinden ist eine Rudikulation auf LG 14, B 13. Am sitzenden Patienten wird zunächst eine Ein-Finger-Zen-Pression auf Di 20 ausgeführt, sodann zu Yin Tang an die Haargrenze emporziehend und hinunter zu LG 23 und dann von diesen Orten zurück zu Di 20, solches 3 bis 4-mal. Damit zu verbinden ist eine Kompression auf Di 4 und Lu 7. Anschließend wird das ganze Gesicht mulsiert. Sodann folgt eine Striktion, die von Di 20 nach oben in Richtung auf Taiyang einsetzt.

Selbst-Tuina mit dem Gecko-Ball: Rollen am Rücken, Schieben nach oben und unten oder Schieben nach links und rechts an B 12, B 13. Klopfen durch Hin- und Herschwingen des Oberkörpers. Drücken an Di 20, Yin Tang (der Kopf liegt auf den Gecko-Bällen), LG 23, Di 4.

Diätetik: Chrysanthemenblüten als Tee trinken.

Qigong: Hier werden die Durchführung des Qigong für den Kopf, das Gesicht und die Methode des Qigong für die Nase empfohlen.

Calor humidus des o. Milz

Klebriges, gelbes Nasensekret, verminderter Geruchssinn, Fieber, Kopfschmerzen, geschwollener Rachen, Atemnot, Durst, ein schweres Gefühl im Körper, Gliederschmerzen, Beklemmungsgefühl auf der Brust, klebriger, gelber Zungenbelag und ein schlüpfriger Puls.

Therapieprinzip: Calor kühlen, Humor umwandeln, die oo. Lunge und Milz harmonisieren, die Sinnesöffnungen freimachen.

Rezeptur und Modifikationen: Hier wird die Süße-Tau-Pille zur Eliminierung von Toxin (Ganlu Xiaodu Dan) empfohlen. Bei sehr starkem und eitrigem Nasenfluss gibt man Baizhi und Jinyinhua hinzu. Bei Kopfschmerzen fügt man Juhua und Gegen bei.

Akupunktur: Punktwahl wie bei „Calor venti affiziert den o. Lunge“: Di 4, Di 20, B 13, Lu 7, LG 23, Yin Tang, G 20, LG 14, Di 11 und Di 4, nur nimmt man KG 6, M 36, MP 6 und B 20 hinzu, um den o. Milz zu stärken und um Humor zu eliminieren. Alle Foramina sind dispulsiv zu stimulieren.

Schröpfung: B 20, B 21, B 13.

Ohrakupunktur: Endokrinum, innere Nase, Stirn, Lunge, Milz, Adrenalin, Shenmen.

Tuina: Manipulationen wie bei Calor venti, nur nimmt man Pression an KG 6, M 36, MP 6 und B 20 hinzu, um den o. Milz zu stärken und um Humor zu eliminieren.

Selbst-Tuina mit dem Gecko-Ball: Wie bei Calor venti.

Diätetik: Chrysanthemenblüten als Tee trinken.

Qigong: Hier werden die Durchführung des Taiji und das Qigong für den Kopf und das Gesicht sowie Qigong für die Nase empfohlen.

Ardor der oo. Leber und Galle

Gelbe, eitrige Sekretion aus der Nase, rotes Gesicht, Kopfschmerzen, Schwindelgefühl, bitterer Mundgeschmack, Reizbarkeit, trockener Stuhl, klebriger, gelber Zungenbelag und ein saitenförmiger Puls.

Therapieprinzip: Ardor der oo. Leber und Galle beseitigen, die Sinnesöffnungen freimachen.

Rezeptur und Modifikationen: Hier wird das Radix-Gentiana-Dekokt, das den o. Leber entlastet (Longdan Xiegan Tang), empfohlen. Um die Rezepturwirkung in Richtung der Ohren zu lenken, gibt man Cishi und Chaihu hinzu. Bei Obstipation fügt man Dahuang bei.

Akupunktur: Punktwahl wie bei „Calor venti affiziert den o. Lunge": Di 4, Di 20, B 13, Lu 7, LG 23, Yin Tang, G 20, LG 14, Di 11 und Di 4, nur nimmt man Le 3, G 43 hinzu, um Ardor der oo. Leber und Galle zu eliminieren. Alle Foramina sind dispulsiv zu stimulieren.

Schröpfung: B 18, B 19, B 13.

Ohrakupunktur: Endokrinum, innere Nase, Stirn, Leber, Galle, Adrenalin, Shenmen.

Tuina: Manipulationen wie bei Calor venti, nur nimmt man Pression an Le 3, G 43 hinzu, um Ardor der oo. Leber und Galle zu eliminieren.

Selbst-Tuina mit dem Gecko-Ball: Wie bei Calor venti.

Diätetik: Chrysanthemenblüten als Tee trinken.

Qigong: Hier werden die Durchführung des Taiji und das Qigong für den Kopf, das Gesicht sowie Qigong für die Nase empfohlen.

Konjunktivitis

Unter Konjunktivitis versteht man eine Bindehautentzündung. Sie ist die häufigste Augenerkrankung und kann sowohl akut als auch chronisch auftreten. Gemäß der westlichen Medizin gibt es eine infektiöse, eine nichtinfektiöse und eine allergische Bindehautentzündung.

Krankheitsmechanismus

Entweder durch aufwärts gerichteten Ardor des o. Leber oder durch Calor venti des o. Lunge affiziert, was sich später zu Ardor entwickelt. Wenn Ardor emporsteigt und die Qi-Leitbahnen in den Augen blockiert, dann kann es zur Bindehautentzündung kommen.

Therapie nach Symptomatik, Abgrenzungen

Calor venti des o. Lunge

Fremdkörpergefühl im Auge, Juckreiz, Fieber, Kopfschmerzen, trockene Kehle, gerötetes Gesicht, Windaversion, gelber und trockener Zungenbelag, beschleunigter Puls.

Therapieprinzip: Ventus zerstreuen, Calor kühlen, Sicht klären.

Rezeptur und Modifikationen: Hier wird das Pulver, das das Weiße zerstreut (Xie Bai San), empfohlen. Bei Kopfschmerzen gibt man Baizhi hinzu. Bei ausgeprägten Calor-Symptomen gibt man Zhizi und Mudanpi hinzu.

Akupunktur: Di 4, G 20, B 2, M 2, B 12, B 13. Erläuterung: B 12, B 13 fördert die kühlende und absteigende Funktion des o. Lunge, G 20 und Di 4 eliminieren Calor venti im Kopf, B 2, M 2 beseitigen Calor in der Augenregion. Alle Foramina sind dispulsiv zu stimulieren.

Schröpfung: B 12, B 13, B 18, B 19.

Ohrakupunktur: Lunge, Auge, Shenmen.

Diätetik: Suppe aus Balsambirne und Silbermorchel.

Qigong: Hier wird die Durchführung des Qigong zur Regulation des o. Lunge empfohlen.

Ardor in den oo. Leber und Galle

Petechiale, subkonjunktivale Einblutungen, Kopfschmerzen, Reizbarkeit, Völlegefühl in der Brust, bitterer Mundgeschmack, Durst, trockener Stuhl, Schwindelgefühl, rote Zunge, gelber Belag, schneller und saitenförmiger Puls.

Therapieprinzip: Ardor der oo. Leber und Galle herauslösen, die Sicht klären.

Rezeptur und Modifikationen: Hier wird das Radix-Gentiana-Dekokt, das den o. Leber entlastet (Longdan Xiegan Tang), empfohlen. Bei Obstipation gibt man Dahuang hinzu.

Akupunktur: B 2, M 2, G 20, B 18, Le 2. Erläuterung: B 2, M 2 beseitigen Ardor in der Augenregion. Le 2, B 18, G 20 beseitigen Ardor in den oo. Leber und Galle. Alle Foramina sind dispulsiv zu stimulieren.

Schröpfung: B 18, B 19, B 20.

Ohrakupunktur: Leber, Galle, Auge, Shenmen.

Diätetik: Suppe aus Spinat und Chrysanthemenblüten.

Qigong: Hier wird die Durchführung des Qigong zur Regulation des o. Leber empfohlen.

Glaukom

Der Begriff Glaukom kommt eigentlich aus dem Griechischen und weist auf einen erhöhten Augeninnendruck hin. Nach westlicher Medizin beträgt der normale Flüssigkeitsdruck im Inneren des Augapfels 12 bis 22 mm Hg. Erhöht sich der Wert auf über 22 mm Hg, so spricht man vom Glaukom.

Krankheitsmechanismus

1. Emotionale Probleme wie Zorn, Hass können die entfaltende Funktion des o. Leber beeinträchtigen und Ardor im o. Leber verursachen. Wenn Ardor emporsteigt, kann es zu erhöhtem Augeninnendruck kommen.

2. Bedingt durch Calor venti, der den o. Leber affiziert, was sich später zu Ardor entwickelt. Wenn Ardor emporsteigt und die Qi-Leitbahnen in den Augen blockiert, kann es zu erhöhtem Augeninnendruck kommen.

Therapie nach Symptomatik, Abgrenzungen

Ardor im o. Leber

Heftige, sich ausbreitende Schmerzen im Auge, Kopfschmerzen, Übelkeit, „steinharte" Augäpfel, Reizbarkeit, Völlegefühl in der Brust, bitterer Mundgeschmack, Durst, trockener Stuhl, Schwindelgefühl, rote Zunge, gelber Belag, schneller und saitenförmiger Puls.

Therapieprinzip: Ardor des o. Leber beseitigen, erhöhten Augeninnendruck beheben.

Rezeptur und Modifikationen: Hier wird das Radix-Gentiana-Dekokt, das den o. Leber entlastet (Longdan Xiegan Tang), empfohlen. Bei Obstipation gibt man Dahuang bei.

Akupunktur: B 2, M 1, M 2, G 1, Taiyang, B 18, Le 2. Erläuterung: B 2, M 1, M 2, G 1 und Taiyang sind den Augen benachbarte Foramina und beheben alle den erhöhten Augeninnendruck. Le 2, B 18 und G 20 beseitigen Ardor im o. Leber. Alle Foramina sind dispulsiv zu stimulieren.

Schröpfung: B 18, B 19, B 20.

Ohrakupunktur: Augen, Endokrinum, Leber, Shenmen.

Tuina: Am sitzenden Patienten erfolgt zunächst eine Prehension entlang der über die Seiten des Halses und des Nackens verlaufenden Blasen-Leitbahnen beidseitig ab und auf, anschließend eine Prehension auf die Foramina G 20. Dann folgt 4 bis 5-mal eine Rudikulation, die jeweils an den Foramina B 18, 19, B 20 beginnt und die Blasen-Leitbahnen hinabzieht.

Am sitzenden Patienten wird zunächst eine Ein-Finger-Zen-Pression auf M 2 ausgeführt, sodann zu B 2 emporziehend sowie zu Taiyang und dann von diesen Orten zurück zu M 2, solches 3 bis 4-mal. Damit zu verbinden ist eine Kompression auf B 1, M 1, und G 1. Den Abschluss bildet eine Perprehension, die vom Schädeldach in Richtung auf das Foramen G 20 voranschreitet, wobei man zwischendurch auch zu einer Verrodispulsion übergehen kann. Von der Schläfe setzt man die Verrodispulsion auf beiden Gallen-Leitbahnen bis G 20 fort, 4 bis 5-mal.

Selbst-Tuina mit dem Gecko-Ball: Rollen am Rücken, Schieben nach oben und unten oder Schieben nach links und rechts an B 12, B 13. Klopfen durch Hin- und Herschwingen des Oberkörpers. Drücken an B 2, M 1, M 2, G 1 und Taiyang (der Kopf liegt auf den Gecko-Bällen).

Diätetik: 30g frischen Sellerie kurz kochen, dann den Saft auspressen, täglich zweimal davon einnehmen.

Qigong: Hier werden die Durchführung der 8-Brokat-Übungen und das Qigong zur Regulation des o. Leber sowie das Qigong für die Augen empfohlen.

Depletion Yin führt zum Emporschlagen des Yang des o. Leber

Schmerzen in den Augen, harte Augäpfel, rotes Gesicht, Kopfschmerzen, Schwindelgefühl, bitterer Mundgeschmack, Reizbarkeit, ein trockener Mund und Rachen, trockener Stuhl, rote und trockene Zunge und ein dünner, zarter oder saitenförmiger Puls.

Therapieprinzip: Das Yin nähren, den o. Leber harmonisieren, den erhöhten Augeninnendruck beheben.

Rezeptur und Modifikationen: Hier wird der Trank des Durchdringens (Yiguan Jian) empfohlen. Bei Kopfschmerzen und verschwommener Sicht gibt man Baishao und Xuanshen hinzu. Bei Obstipation gibt man

Gualouren hinzu. Bei Hitzegefühl gibt man Digupi hinzu. Bei einem sehr trockenen Mund mit bitterem Geschmack fügt man Huanglian bei.

Akupunktur: Punktwahl wie bei Ardor im o. Leber: B 2, M 1, M 2, G 1, Taiyang, B 18, Le 2, nur nimmt man B 23, MP 6 und N 3 hinzu, um das Yin zu stärken. Alle Foramina sind suppletiv zu stimulieren.

Schröpfung: B 18, B 19, B 13.

Ohrakupunktur: Augen, Endokrinum, Leber, Shenmen.

Tuina: Manipulationen wie bei Ardor im o. Leber, nur nimmt man Pression an B 23, MP 6, N 3 hinzu, um das Yin zu stärken.

Selbst-Tuina mit dem Gecko-Ball: Ardor im o. Leber.

Diätetik: 30g frischen Sellerie kurz kochen, dann den Saft auspressen, täglich zweimal davon einnehmen.

Qigong: Hier werden die Durchführung des Taiji und das Qigong für den Kopf und das Gesicht sowie das Qigong für die Augen empfohlen.

Stauungen des Qi in den oo. Leber und Milz

Schmerzen in den Augen, harte Augäpfel, Kopfschmerzen, Schwindelgefühl, Blähungen und Aufstoßen von fauligem Geruch, Beklemmungsgefühl auf der Brust. Der Zungenbelag ist klebrig. Schlüpfriger Puls.

Therapieprinzip: Die oo. Leber und Milz regulieren, das Qi harmonisieren, erhöhten Augeninnendruck beheben.

Rezeptur und Modifikationen: Hier wird das Pulver zur Freimachung des o. Leber (Chaihu Shugan San) empfohlen. Bei Interkostalschmerzen gibt man Gualoupi und Yujin hinzu. Bei Verstopfung fügt man Dahuang bei.

Akupunktur: Punktwahl wie bei Ardor im o. Leber: B 2, M 1, M 2, G 1, Taiyang, B 18, Le 2, nur nimmt man Le 14 und G 34 hinzu, um das Qi des o. Leber zu dynamisieren. Alle Foramina sind dispulsiv zu stimulieren.

Schröpfung: B 18, B 19, B 20.

Ohrakupunktur: Augen, Endokrinum, Leber, Shenmen.

Tuina: Manipulationen wie bei Ardor im o. Leber, nur nimmt man Pression an Le 14, G 34 hinzu, um das Qi des o. Leber zu dynamisieren.

Selbst-Tuina mit dem Gecko-Ball: Ardor im o. Leber.

Diätetik: 30g frischen Sellerie kurz kochen, dann den Saft auspressen, täglich zweimal davon einnehmen.

Qigong: Hier werden die Durchführung des Taiji und das Qigong für den Kopf und das Gesicht sowie das Qigong für die Augen empfohlen.

Gerstenkorn

Unter einem Gestenkorn versteht man nach westlicher Medizin eine bakterielle Infektion der Schweißdrüsen am Lidrand. Verstopfen diese Schweißdrüsen, kommt es zum Abszess, es bildet sich eine rote schmerzhafte Schwellung.

Krankheitsmechanismus

1. Durch Fehldiät wie zu scharfe oder unregelmäßige Nahrungsaufnahme kommt es zu Calor humidus der oo. Milz und Magen. Dies führt zur Ansammlung von Pituita, was das Aufsteigen des klaren Qi zu den Augen behindert und eine Verstopfung der Schweißdrüsen verursacht.

2. Durch Calor venti affiziert, was sich später zu Ardor entwickelt. Wenn Ardor emporsteigt und die Schweißdrüsen in den Augen blockiert, dann kann es zu einem Abszess kommen.

Therapie nach Symptomatik, Abgrenzungen

Calor humidus in den oo. Milz und Magen

Juckreiz der Augen und allmähliche Gewebeverhärtung, rote Augen, Schwellung und ansteigende Augenschmerzen. Abdominale Schwellung, ein bitterer Mundgeschmack, dunkelgelber Urin, gelber Zungenbelag und ein beschleunigter und schlüpfriger Puls.

Therapieprinzip: Calor kühlen, Humor ausleiten, Schweißdrüsen in den Augen durchgängig machen.

Rezeptur und Modifikationen: Hier wird die Pille, die die Repletion in der Mitte zerstreut (Zhongman Fenxiao Wan), empfohlen. Bei Obstipation gibt man Dahuang hinzu.

Akupunktur: B 2, M 1, M 2, G 1, Taiyang, MP 6, Di 11, M 36. Erläuterung: B 2, M 1, M 2, G 1 und Taiyang sind den Augen benachbarte Foramina und machen die verstopften Schweißdrüsen frei. M 36, MP 6, Di 11 beseitigen Calor humidus in den oo. Milz und Magen. Alle Foramina sind dispulsiv zu stimulieren.

Schröpfung: B 20, B 21, B 23.

Ohrakupunktur: Augen, Endokrinum, Milz, Magen, Shenmen.

Diätetik: Chrysanthemenblüten als Tee trinken.

Qigong: Hier wird die Durchführung des Qigong zur Regulation des o. Milz empfohlen.

Calor venti

Fremdkörpergefühl in den Augen, lichtscheu, Augenschmerzen, Juckreiz der Augen, Kopfschmerzen, trockener und geschwollener Rachen, Fieber mit Schweiß, Nasenverstopfung, Durst, dünner und gelblicher Zungenbelag. Oberflächlicher und schneller Puls.

Therapieprinzip: Calor kühlen, Ventus zerstreuen, Schweißdrüsen in den Augen durchgängig machen.

Rezeptur und Modifikationen: Hier wird das Flos-Lonicerae- und Fructus-Forsythiae-Pulver (Yinqiao San) empfohlen.

Akupunktur: Punktwahl wie bei Ardor im o. Leber: B 2, M 1, M 2, G 1, Taiyang, B 18, Le 2, nur nimmt man Di 4, G 20, Di 11, LG 14 hinzu, um Calor venti zu beseitigen. Alle Foramina sind dispulsiv zu stimulieren.

Mikroaderlass: Taiyang wird mit der Dreikantnadel gestochen, um eine kleine Menge von Blut austreten zu lassen. Dadurch verschwindet das toxische Calor.

Schröpfung: B 12, B 13, B 18.

Ohrakupunktur: Augen, Endokrinum, Lunge, Leber, Shenmen.

Diätetik: Suppe aus Mungbohnen und Chrysanthemenblüten.

Qigong: Hier wird die Durchführung des Qigong zur Regulation des o. Lunge empfohlen.

Strabismus (Schielen)

Unter Strabismus versteht man eine Störung der Sensomotorik des Sehorgans mit der Unfähigkeit, Blicklinien beider Augen auf den gleichen Punkt zu richten.

Krankheitsmechanismus

Entweder durch Depletion des Qi des o. Milz oder durch Depletion des o. Leber, was sich später zur Depletion von Ventus entwickelt. Wenn Ventus emporsteigt und die Qi-Leitbahnen in den Augen blockiert, dann kann es zum Schielen kommen.

Therapie nach Symptomatik, Abgrenzungen

Depletion Qi im o. Milz

Schielen, Übelkeit, Abneigung gegen Kälte, Verlangen nach warmen Getränken, abgemagerter Körper, Müdigkeit, Kraftlosigkeit, Gliederschwere, verminderter Appetit, eine zartblasse Zunge mit weißem Zungenbelag und ein dünner, zarter Puls.

Therapieprinzip: Den o. Milz ergänzen, das Qi vermehren, Augensehnen und Muskeln regulieren.

Rezeptur und Modifikationen: Hier wird das Dekokt, das die Mitte ergänzt und das Qi vermehrt (Buzhong Yiqi Tang), empfohlen. Bei Schwindelgefühl gibt man Chuangxiong und Banxia hinzu. Bei verminderter Sehschärfe gibt man Gouqizi hinzu. Bei Durchfall fügt man Huanglian und Paojiang (kurz gebratene Rhizoma Zingiberis Officinalis) bei.

Akupunktur: B 2, M 1, M 2, G 1, Taiyang, Di 4, G 20, B 20, M 36. Erläuterung: B 2, M 1, M 2, G 1 und Taiyang sind den Augen benachbarte Foramina und wirken auf die Augensehnen und Muskeln regulierend, Di 4 und G 20 eliminieren Ventus, B 20, M 36 stärken den o. Milz und Magen. Alle Foramina sind suppletiv zu stimulieren.

Moxibustion oder Energiespender: B 20, B 21, KG 4, KG 6.

Schröpfung: B 20, B 21, B 22.

Ohrakupunktur: Augen, Milz, Shenmen.

Tuina: Am sitzenden Patienten erfolgt zunächst eine Prehension entlang der über die Seiten des Halses und des Nackens verlaufenden Blasen-Leitbahnen beidseitig ab und auf, anschließend eine Prehension auf die Foramina G 20. Dann folgt 4 bis 5-mal eine Rudikulation, die jeweils an dem Foramen B 18 beginnt und die Blasen-Leitbahnen hinabzieht.

Am sitzenden Patienten wird zunächst eine Ein-Finger-Zen-Pression auf M 2 ausgeführt, sodann zu B 2 emporziehend und weiter zu Taiyang und dann von diesen Orten zurück zu M 2, solches 3 bis 4-mal. Damit zu verbinden ist eine Kompression auf den B 1, M 1 und G 1. Den Abschluss bildet eine Perprehension, die vom Schädeldach in Richtung auf das Foramen G 20 voranschreitet, wobei man zwischendurch auch zu einer Verrodispulsion übergehen kann. Von der Schläfe setzt man die Verrodispulsion auf beiden Gallen-Leitbahnen bis G 20 fort, 4 bis 5-mal.

Selbst-Tuina mit dem Gecko-Ball: Rollen am Rücken, Schieben nach oben und unten oder Schieben nach links und rechts an B 20, B 21. Klopfen durch Hin- und Herschwingen des Oberkörpers. Drücken an B 2, M 1, M 2, G 1, Taiyang (der Kopf liegt auf den Gecko-Bällen).

Diätetik: Lammfleisch mit Knoblauch.

Qigong: Hier werden die Durchführung der 8-Brokat-Übungen und das Qigong für den Kopf und das Gesicht und das Qigong zur Regulation des o. Milz sowie Qigong für die Augen empfohlen.

Depletion venti

Schielen, Kopfschmerzen, Übelkeit, ein weißer Zungenbelag und ein oberflächlicher Puls.

Therapieprinzip: Die Leitbahnen wärmen, die Netzbahnen beleben, Ventus austreiben, Augensehnen und Muskeln regulieren.

Rezeptur und Modifikationen: Hier wird das Kleinere Dekokt zur Verlängerung des Lebens (Xiao Xuming Tang) empfohlen.

Akupunktur: Punktwahl wie bei Depletion Qi des o. Milz, B 2, M 1, M 2, G 1, Taiyang, Di 4, G 20, B 20, M 3, nur nimmt man noch zusätzlich Di 4, G 20 und Le 2 hinzu, um die Depletion Venti zu beseitigen. Alle Foramina sind suppletiv zu stimulieren.

Moxibustion oder Energiespender: B 18, B 20, B 21, KG 4, KG 6.

Schröpfung: B 12, B 13, B 18.

Ohrakupunktur: Augen, Endokrinum, Lunge, Leber, Shenmen.

Tuina: Manipulationen wie bei Depletion des Qi des o. Milz, nur nimmt man Pression an Di 4, G 20 und Le 2 hinzu, um die Depletion Venti zu beseitigen.

Selbst-Tuina mit dem Gecko-Ball: Depletion Qi des o. Milz.

Diätetik: Lammfleisch mit Knoblauch.

Qigong: Hier werden die Durchführung der 8-Brokat-Übungen und das Qigong für den Kopf, das Gesicht und Qigong zur Regulation des o. Leber sowie Qigong für die Augen empfohlen.

Myopie (Kurzsichtigkeit)

Bei dem kurzsichtigen Menschen ist die Linse zu stark gekrümmt, deshalb können Gegenstände, die weiter entfernt sind, nicht mehr scharf auf die Netzhaut projiziert werden.

Krankheitsmechanismus

Entweder angeboren oder durch falsche Körperhaltung beim Lesen oder durch Depletion Qi des o. Milz. Es kommt zu einer Dysfunktion der oo. Milz und Magen in Bezug auf Transport und Umwandlung. In der Folge werden die Augen nicht genügend durch Qi und Xue genährt und es kommt zur Kurzsichtigkeit.

Therapie nach Symptomatik, Abgrenzungen

Depletion Qi des o. Milz

Kurzsichtigkeit, Schwindel, Abneigung gegen Kälte, Verlangen nach warmen Getränken, abgemagerter Körper, Müdigkeit, Kraftlosigkeit, Gliederschwere, verminderter Appetit, eine zartblasse Zunge mit weißem Zungenbelag und ein dünner, zarter Puls.

Therapieprinzip: Den o. Milz ergänzen, das Qi vermehren, Augensehnen und Muskeln regulieren.

Rezeptur und Modifikationen: Hier wird das Dekokt, das die Mitte ergänzt und das Qi vermehrt (Buzhong Yiqi Tang), empfohlen. Bei Schwindelgefühl gibt man

Chuangxiong und Banxia hinzu. Bei verminderter Sehschärfe gibt man Gouqizi hinzu. Bei Durchfall fügt man Huanglian und Paojiang (kurz gebratene Rhizoma Zingiberis Officinalis) bei.

Akupunktur: B 2, M 1, M 2, G 1, Taiyang, B 20, M 36. Erläuterung: B 2, M 1, M 2, G 1, Taiyang sind den Augen benachbarte Foramina und wirken auf die Augensehnen und Muskeln regulierend, B 20, M 36 stärken die oo. Milz und Magen. Alle Foramina sind suppletiv zu stimulieren.

Moxibustion oder Energiespender: B 20, B 21, KG 4, KG 6 .

Schröpfung: B 20, B 21, B 22.

Ohrakupunktur: Augen, Milz, Shenmen.

Tuina: Am sitzenden Patienten erfolgt zunächst eine Prehension entlang der über die Seiten des Halses und des Nackens verlaufenden Blasen-Leitbahnen beidseitig ab und auf, anschließend eine Prehension auf G 20. Dann folgt 4 bis 5-mal eine Rudikulation, die jeweils an dem Foramen B 18 beginnt und die Blasen-Leitbahnen hinabzieht.

Am sitzenden Patienten wird zunächst eine Ein-Finger-Zen-Pression auf M 2 ausgeführt, sodann zu B 2 emporziehend, weiter zu Taiyang und dann von diesen Orten zurück zu M 2, solches 3 bis 4-mal. Damit zu verbinden ist eine Kompression auf B 1, M 1, G 1. Den Abschluss bildet eine Perprehension, die vom Schädeldach in Richtung auf G 20 voranschreitet, wobei man zwischendurch auch zu einer Verrodispulsion übergehen kann.Von der Schläfe setzt man die Verrodispulsion auf beiden Gallen-Leitbahnen bis G 20 fort, 4 bis 5-mal.

Selbst-Tuina mit dem Gecko-Ball: Rollen am Rücken, Schieben nach oben und unten oder Schieben nach links und rechts an B 20, B 21. Klopfen durch Hin- und Herschwingen des Oberkörpers. Drücken an B 2, M 1, M 2, G 1 und Taiyang (der Kopf liegt auf den Gecko-Bällen).

Diätetik: Lammfleisch mit Knoblauch.

Qigong: Hier werden die Durchführung der 8-Brokat-Übungen und das Qigong für den Kopf und das Gesicht, das Qigong zur Regulation des o. Milz sowie das Qigong für die Augen empfohlen.

Stomatitis

Unter Stomatitis versteht man Geschwüre im Mund.

Krankheitsmechanismus

1. Überanstrengung oder emotionale Probleme wie Zorn, Frustration, Hass können die Emotionen regulierende Funktion des o. Herz beeinträchtigen und Ardor des o. Herz verursachen. Wenn Ardor emporsteigt, kann es zu Entzündungen im Mund kommen.

2. Überanstrengung kann zu Depletion des Yin des o. Niere führen. Es kommt zu Ador und schließlich folgt eine Schädigung der Säfte, was zu Entzündungen im Mund führt.

Therapie nach Symptomatik, Abgrenzungen

Depletion Yin des o. Niere

Einzelne verstreute Geschwüre im Mund, umgeben von leichter Rötung, leichte Schmerzen, Unruhe, Reizbarkeit, Schwäche der unteren Extremitäten, dunkler Urin, ein trockener Mund, eine trockene, rote Zunge, ein dünner und beschleunigter Puls.

Therapieprinzip: Das Yin stützen, den o. Niere stärken, Ardor ausleiten.

Rezeptur und Modifikationen: Hier wird die Anemarrhena, Phellodendron und Rehmannia-Pille (Zhi Bai Dihuang Wan) empfohlen.

Akupunktur: M 4, M 6, KG 23, Di, 4, M 44, MP 6, N 3, B 23. Erläuterung: M 4, M 6, KG 23 sind dem Mund benachbarte Foramina und eliminieren Ardor im Mund, Di 4 und M 44 als Fern-Foramina wirken Ardor im Mund eliminierend, MP 6 reguliert das Yin; B 23, N 3, N 6 kräftigen den o. Niere. Alle Foramina sind suppletiv zu stimulieren.

Schröpfung: B 15, B 23.

Ohrakupunktur: Mund, Niere, Herz, Endokrinum, Shenmen.

Diätetik: Walnusskerne.

Qigong: Hier wird die Durchführung des Taiji und das Qigong zur Regulation des o. Niere empfohlen.

Calor o. Herz

Geschwüre im Mund, umgeben von tiefroter

Schwellung, brennende Schmerzen, Nahrungsaufnahme erschwert, gerötetes Gesicht, trockene Lippen, Zahnschmerzen, Nasenbluten, dunkler Urin, rote Augen, Verstopfung, rote Zunge oder rote Zungenseiten mit einem trockenen, gelben Zungenbelag und ein beschleunigter Puls.

Therapieprinzip: Calor kühlen, den o. Herz harmonisieren.

Rezeptur und Modifikationen: Hier wird das Pulver, das das Diaphragma kühlt (Lianggesan), empfohlen. Bei starken Entzündungen im Mund gibt man Huanglian hinzu. Bei starkem Durst gibt man Tianhuafen hinzu. Bei Schmerzen im Thorax fügt man Chaihu und Chanlianzi bei.

Akupunktur: Punktwahl wie bei Depletion des Yin des o. Niere: M 4, M 6, KG 23, Di, 4, M 44, MP 6, N 3, B 23, nur wird H 9 mit der Dreikantnadel gestochen, um einen Mikroaderlass durchzuführen und um Calor des o. Herz zu beseitigen. Alle Foramina sind dispulsiv zu stimulieren.

Schröpfung: LG 14, B 15, B 23.

Ohrakupunktur: Augen, Endokrinum, Herz, Shenmen.

Diätetik: Suppe aus Mungbohnen und Chrysanthemenblüten.

Qigong: Hier wird die Durchführung des Qigong zur Regulation des o. Herz empfohlen.

Zahnschmerzen

Krankheitsmechanismus

1. Entweder affiziert Calor venti den o. Magen entlang der Magen-Leitbahn nach oben aufflammend oder Calor affiziert die oo. Magen und Lunge und blockiert schließlich ihre kühlende und verteilende Funktion. Dadurch sammelt sich Ardor in den oo. Magen und Lunge und veranlasst den Ardor des o. Magen aufzusteigen, was dann Zahnschmerzen verursacht.

2. Entweder bedingt durch Überanstrengung oder im Gefolge einer anhaltenden Krankheit wird das Yin des o. Niere geschwächt und die Körperflüssigkeit verbraucht. Dadurch kann das Yang des o. Magen ungebändigt nach oben schlagen, was sich später zu Ardor entwickelt, woraus Zahnschmerzen resultieren.

Therapie nach Symptomatik, Abgrenzungen

Calor venti

Plötzliche Zahnschmerzen, Schwellung des Zahnfleisches, trockener und geschwollener Rachen, Durst, Bevorzugung kalter Getränke, Verstopfung, dünner und gelblicher Zungenbelag. Oberflächlicher und schneller Puls.

Therapieprinzip: Calor kühlen, Ventus zerstreuen, Zahnschmerzen stillen.

Rezeptur und Modifikationen: Hier wird das Pulver, das den o. Magen kühlt (Qingwei San) und Flos-Lonicerae- sowie Fructus-Forsythiae-Pulver (Yinqiao San) empfohlen. Bei Verstopfung gibt man Dahuang hinzu. Bei Halsschmerzen Mabo und Xuanshen hinzufügen. Bei starkem Durst lässt man Danggui aus dem Rezept und fügt Xuanshen und Tianhuafen hinzu.

Akupunktur: Di 11, G 20, M 4, M 6, Di 4, M 44. Erläuterung: G 20 und Di 11 sind eine Kombination, um Calor venti zu elimiieren, M 4, M 6, sind den Zähne benachbarte Foramen und wirken auf Zahnschmerzen stillend, Di 4 und M 44 als Fern-Foramina bewirken die Eliminierung von Ardor in den Zähnen. Alle Foramina sind dispulsiv zu stimulieren.

Ohrakupunktur: Oberkiefer, Unterkiefer, Magen, Shenmen.

Diätetik: Wassermelone.

Qigong: Hier werden die Durchführung des Qigong zur Regulation des o.Milz und Qigong für Zähne empfohlen.

Depletion Yin des o. Niere

Intermittierende, dumpfe Zahnschmerzen, lockere

Zähne, nächtliches Schwitzen, Unruhe, Reizbarkeit, Schwäche der unteren Extremitäten, dunkler Urin, trockener Mund, trockene, rote Zunge, dünner, beschleunigter Puls.

Therapieprinzip: Das Yin stützen, den o. Niere stärken, Zahnschmerzen stillen.

Rezeptur und Modifikationen: Hier wird die Abkochung des Jademädchens (Yunu Jian) empfohlen. Bei starkem Durst gibt man Wuweizi hinzu. Bei einer dunkelvioletten Zunge ohne Belag gibt man Shashen und Shihu hinzu. Bei Ardor im o. Magen fügt man Nuzhenzi und Hanliancao bei.

Akupunktur: Punktwahl wie bei Calor venti: Di 11, G 20, M 4, M 6, Di 4, M 44, nur nimmt man noch zusätzlich N 3 und MP 6 hinzu, um das o. Niere-Yin zu stärken. Alle Foramina sind suppletiv zu stimulieren.

Ohrakupunktur: Oberkiefer, Unterkiefer, Niere, Shenmen.

Diätetik: Suppe aus Tofu (Sojaquark) und Gurke.

Qigong: Hier werden die Durchführung des Qigong zur Regulation des o. Niere und das Qigong für die Zähne empfohlen.

Kapitel XI: Hauterkrankungen

Herpes Zoster

Unter Herpes Zoster versteht man eine akute Infektionskrankheit, die durch Schmerzen und bläschenförmigen Ausschlag im Segmentbereich gekennzeichnet ist.

Krankheitsmechanismus

1. Bedingt durch emotionale Probleme wie Zorn, Hass kann die entfaltende Funktion den o. Leber beeinträchtigen und Ardor des o. Leber verursachen.

2. Entweder hat sich Calor humidus in den oo. Leber und Galle gesammelt oder durch Calor-venti-Heteropathien affiziert, was sich später zu Ardor entwickelt.

Therapie nach Symptomatik, Abgrenzungen

Calor humidus in den oo. Leber und Galle

Hellrote und größere Bläschen mit gelblicher Flüssigkeit, brennende und stechende Schmerzen, Kopfschmerzen, Appetitverlust, Reizbarkeit, Völlegefühl in der Brust, bitterer Mundgeschmack, Mattigkeit, Fieber, Durst, trockener Stuhl, Schwindelgefühl, rote Zunge, gelber Belag, schneller, saitenförmiger und schlüpfriger Puls.

Therapieprinzip: Calor humidus der oo. Leber und Galle herauslösen, Schmerzen stillen.

Rezeptur und Modifikationen: Hier wird das Radix-Gentiana-Dekokt, das den o. Leber entlastet (Longdan Xiegan Tang), empfohlen. Bei Obstipation fügt man Dahuang bei.

Akupunktur: Di 4, 3E 5, G 43, M 36, M 44, MP 6, MP 10, B 18, B 19, Le 2. Erläuterung: G 43, B 18, B 19 beseitigen Calor in den oo. Leber und Galle, M 36, M 44, MP 6, MP 10 eliminieren Humidus in den oo. Milz und Magen, Di 4, 3 E 5, Le 2 wirken auf das Gesicht und die Region Hypochondriaca, regulieren das Qi und hemmen die Schmerzen. Alle Foramina sind dispulsiv zu stimulieren.

Schröpfung: B 18, B 19, B 20, B 23.

Ohrakupunktur: Endokrinum, Leber, Galle, Milz, Niere, Shenmen.

Diätetik: Suppe aus Chrysanthemenblüten und (Rundkorn-) Reis.

Qigong: Hier werden die Durchführung der 8-Brokat-Übungen und das Qigong zur Regulation der oo. Leber und Milz empfohlen.

Stagnation von Qi und Xue

Beinahe abgeheilte Bläschen mit scharfen und stechenden Schmerzen, die Schmerzen werden durch Bewegung verschlimmert, Schlafstörungen, Unruhe, Blähungen und Aufstoßen von fauligem Geruch, Beklemmungsgefühl auf der Brust, gelber und klebriger Zungenbelag, rauer Puls.

Therapieprinzip: Qi und Xue bewegen, Schmerzen stillen.

Rezeptur und Modifikationen: Hier wird das Pulver zur Freimachung des o. Leber (Chaihu Shugan San) empfohlen. Bei Interkostalschmerzen gibt man Gualoupi und Yujin hinzu. Bei Verstopfung fügt man Dahuang bei.

Akupunktur: Punktwahl wie bei Calor humidus in den oo. Leber und Galle: Di 4, 3E 5, G 43, M 36, M 44, MP 6, MP 10, B 18, B 19, Le 2, nur nimmt man KG 6 und B 17 hinzu, um Qi und Xue zu dynamisieren. Alle Foramina sind dispulsiv zu stimulieren.

Schröpfung: B 17, B 18, B 19, B 20.

Ohrakupunktur: Endokrinum, Leber, Galle, Milz, Niere, Shenmen.

Diätetik: 30g frischen Sellerie kurz kochen, dann den Saft auspressen, täglich zweimal davon einnehmen.

Qigong: Hier wird die Durchführung der 8-Brokat-Übungen empfohlen.

Ekzem

Das Ekzem ist die häufigste juckende, schubweise auftretende Erkrankung der Oberhaut.

Krankheitsmechanismus

1. Entweder durch unregelmäßige Nahrungsaufnahme, Diätfehler (kalte, zu süße oder zu fette Kost) oder durch konstitutionelle Schwäche und lang andauernde Krankheiten, indem sie die oo. Milz und Magen schädigen. Ihre Transport- und Umwandlungsfunktion kann sich also nicht mehr ausreichend entfalten und verursacht die entzündeten Hautläsionen.

2. Entweder durch gesammelten Calor humidus oder durch Calor-venti-Heteropathien affiziert, was sich später zu Ardor entwickelt und Bläschen auf der Haut erzeugt.

Therapie nach Symptomatik, Abgrenzungen Calor-humidus-Toxine

Hautrötung, Papeln, Bläschen, Hauterosionen, gelbe Krusten und Exsudat, oft sind der Fingerzwischenraum und die Hand betroffen. Starker Juckreiz, Appetitverlust, Reizbarkeit, Völlegefühl in der Brust, bitterer Mundgeschmack, Mattigkeit, Fieber, Durst, trockener Stuhl, Schwindelgefühl, rote Zunge, gelber Belag, schneller, saitenförmiger und schlüpfriger Puls.

Therapieprinzip: Calor humidus herauslösen, Toxine auslösen.

Rezeptur und Modifikationen: Hier wird das Radix-Gentiana-Dekokt, das den o. Leber entlastet (Longdan Xiegan Tang), empfohlen. Bei Obstipation gibt man Dahuang hinzu.

Akupunktur: Di 11, LG 14, MP 6, B 20, MP 9. Erläuterung: Di 11, LG 14 beseitigen Calor und lindern Juckreiz, MP 6, B 20, MP 9 eliminieren Humidus in den oo. Milz und Magen. Alle Foramina sind dispulsiv zu stimulieren.

Schröpfung: LG 14, B 20, B 23.

Ohrakupunktur: Endokrinum, Milz, Niere, Shenmen.

Diätetik: Suppe aus Chrysanthemenblüten und (Rundkorn-) Reis.

Qigong: Hier werden die Durchführung der 8-Brokat-Übungen und das Qigong zur Regulation des o. Milz empfohlen.

Calor humidus des o. Milz

Hautrötung, Papeln, Bläschen, Hauterosionen, gelbe Krusten und Exsudat, häufig sind die Beine betroffen, Juckreiz, Müdigkeit, Schweregefühl der Beine, Appetitverlust, klebriger, gelber Zungenbelag und ein schneller und schlüpfriger Puls.

Therapieprinzip: Die oo. Milz und Magen kräftigen, Calor kühlen, Humor umwandeln.

Rezeptur und Modifikationen: Hier wird die Vier-Wunder-Pille (Simiao San) empfohlen.

Akupunktur: Punktwahl wie bei Calor-humidus-Toxinen, Di 11, LG 14, MP 6, B 20, MP 9, nur nimmt man M 36 und MP 6 hinzu, um die oo. Milz und Magen zu stärken. Alle Foramina sind suppletiv zu stimulieren.

Schröpfung: B 20, B 21, B 22, B 23.

Ohrakupunktur: Endokrinum, Milz, Magen, Shenmen.

Diätetik: 500g Hühnerfleisch mit etwas Ingwer und Frühlingszwiebeln in Wasser kochen. Das Fleisch essen und die Suppe trinken.

Qigong: Hier werden die Durchführung der 8-Brokat-Übungen und das Qigong zur Regulation des o. Milz empfohlen.

Calor venti des Xue

Juckende, rötliche Veränderungen der Haut, Bläschen, häufig ist der Oberkörper betroffen, Schlaflosigkeit, Reizbarkeit, Durst, trockener Mund, roter und trockener Zungenbelag und ein schneller und dünner Puls.

Therapieprinzip: Das Xue erhalten, Ventus austreiben, Calor kühlen.

Rezeptur und Modifikationen: Hier wird das Pulver, das Ventus eliminiert (Xiaofeng San), empfohlen.

Akupunktur: Punktwahl wie bei Calor humidus Toxinen, Di 11, LG 14, MP 6, B 20, MP 9, nur nimmt man G 20 und Di 4 hinzu, um Ventus zu zerstreuen. Alle Foramina sind dispulsiv zu stimulieren.

Schröpfung: B 12, B 13, B 18.

Ohrakupunktur: Endokrinum, Lunge, Shenmen.

Diätetik: 500g Hühnerfleisch mit etwas Ingwer und Frühlingszwiebeln in Wasser kochen. Das Fleisch essen und die Suppe trinken.

Qigong: Hier werden die Durchführung der 8-Brokat-Übungen und das Qigong zur Regulation des o. Lunge empfohlen.

Urtikaria (Nesselsucht)

Urtikaria ist der Nesselausschlag. Gemäß der westlichen Medizin kann die Urtikaria auf ein allergisches oder physikalisches Geschehen zurückzuführen sein.

Krankheitsmechanismus

1. Bedingt durch Fehldiät wie zu viele Meeresfrüchte oder zu viele scharfe Speisen und Alkohol kommt es zu einer Dysfunktion der oo. Milz und Magen in Bezug auf den Transport und die Umwandlung. Die Dysfunktion der oo. Milz und Magen führt zur Ansammlung von Calor, was die Haut angreift.

2. Als andere Krankheitsursachen kommen vor allem Calor-venti-Heteropathien in Betracht, die die Extima affizieren, und die Abwehrkräfte der Extima schwächen. Dadurch sammelt sich Calor humidus unter der Haut und führt zu juckenden Quaddeln.

Therapie nach Symptomatik, Abgrenzungen

Calor venti

Plötzlicher Beginn mit juckenden Quaddeln verschiedener Größe. Hitzeaversion, Halsschmerzen, Schweißlosigkeit, verstopfte Nase, ein dünner, weißer Zungenbelag und ein oberflächlicher Puls.

Therapieprinzip: Heteropathien der Extima lösen, Calor venti austreiben, Juckreiz stillen.

Rezeptur und Modifikationen: Hier wird das giftlösende Pulver aus Herba Schizonepetae und Radix Ledebouriiellae (Jing Fang Baidu San) empfohlen. Bei Obstipation gibt man Dahuang bei.

Akupunktur: Di 11, LG 14, MP 10, MP 6, B 12, B 13, G 20, Di 4. Erläuterung: Di 11, LG 14 beseitigen Calor, MP 10 und MP 6 lindern Juckreiz, G 20, Di 4, B 12, B 13 zerstreuen Ventus. Alle Foramina sind dispulsiv zu stimulieren.

Ohrakupunktur: Endokrinum, Adrenalin, Lunge, Shenmen.

Mikroaderlass mit Dreikantnadel: B 40.

Diätetik: Suppe aus Chrysanthemenblüten und (Rundkorn-) Reis.

Qigong: Hier werden die Durchführung des Taiji und das Qigong zur Regulation des o. Lunge empfohlen.

Depletion Extima und geschwächte Abwehrkraft

Juckende Quaddeln, blasse und kleine Läsionen, Beginn ist begleitet von Frösteln und spontanem Schwitzen, Abneigung gegen Durchzug, Erkältungsanfälligkeit, eine glänzende, blasse Gesichtsfarbe, eine blasse Zunge mit weißem und dünnem Zungenbelag sowie ein oberflächlicher und weicher Puls.

Therapieprinzip: Das Qi ergänzen, die Extima festigen, Schweiß halten.

Rezeptur und Modifikationen: Hier wird das Jade-Ventus-Schutz-Pulver (Yupingfeng San) empfohlen. Bei starker Abneigung gegen Wind mit Schwitzen gibt man Guizhi hinzu. Wenn starkes Schwitzen nicht nachlässt, gibt man Muli, Fuxiaomai und Wuweizi hinzu. Bei allergischer Rhinitis gibt man Xinyihua, Cangerzi und Baizhi hinzu.

Akupunktur: Punktwahl wie bei Calor venti, Di 11, LG 14, MP 10, MP 6, B 12, B 13, G 20, Di 4, nur nimmt man M 36 hinzu, um die Abwehrkraft zu stärken. Alle Foramina sind dispulsiv zu stimulieren.

Ohrakupunktur: Endokrinum, Adrenalin, Lunge, Shenmen.

Diätetik: Suppe aus Chrysanthemenblüten und (Rundkorn-) Reis.

Qigong: Hier werden die Durchführung der 8-Brokat-Übungen und das Qigong zur Regulation des o. Lunge empfohlen.

Disharmonie der oo. Milz und Magen

Juckende Quaddeln mit roten Blasen und wolkenähnlichem Erythem, kleine Läsionen. Der Beginn ist begleitet von Bauchschmerzen, Frösteln, Übelkeit, Völlegefühl, verstopfter Nase, Obstipation, Appetitverlust, einem gelbschmierigen Zungenbelag und einem schlüpfrigen Puls.

Therapieprinzip: Ventus vertreiben, die Extima durchgängig machen, die oo. Milz und Magen harmonisieren.

Rezeptur und Modifikationen: Hier wird das Radix-Ledebouriiellae-Pulver, das durchgängig macht (Fangfeng Tongsheng San), empfohlen. In Fällen mit starkem Frösteln nimmt man Mahuang aus dem Rezept.

Akupunktur: Punktwahl wie bei Calor venti, Di 11, LG 14, MP 10, MP 6, B 12, B 13, G 20, Di 4, nur nimmt man M 25, B 20, B 21 hinzu, um Bauchschmerzen zu lindern. Alle Foramina sind dispulsiv zu stimulieren.

Ohrakupunktur: Endokrinum, Adrenalin, Lunge, Shenmen.

Diätetik: Suppe aus Chrysanthemenblüten und (Rundkorn-) Reis.

Qigong: Hier werden die Durchführung des Qigong für das Abdomen und das Qigong zur Regulation des o. Milz empfohlen.

Depletion des Qi und Xue

Juckende Quaddeln, blasse Läsionen, Beginn oft nach Abgeschlagenheit, gelbliches Gesicht, verminderter Appetit, Unterbauchschmerzen, eine blasse Zunge mit weißem Belag und ein tiefer, zarter und kraftloser Puls.

Therapieprinzip: Des Qi und Xue vermehren und ergänzen, die Extima durchgängig machen.

Rezeptur und Modifikationen: Hier wird das Dekokt der Acht Schätze (Bazhen Tang) empfohlen.

Akupunktur: Punktwahl wie bei Calor venti, Di 11, LG 14, MP 10, MP 6, B 12, B 13, G 20, Di 4, nur nimmt man B 17 und KG 6, hinzu, um das Qi und Xue zu stärken. Alle Foramina sind suppletiv zu stimulieren.

Ohrakupunktur: Endokrinum, Adrenalin, Milz, Magen, Shenmen.

Diätetik: Suppe aus Chrysanthemenblüten und (Rundkorn-) Reis.

Qigong: Hier werden die Durchführung des Taiji und das Qigong zur Regulation des o. Milz empfohlen.

Neurodermitis

Neurodermitis ist ein chronisches juckendes Ekzem und bricht meist in der frühen Kindheit aus.

Krankheitsmechanismus

Entweder durch Fehldiät wie zu fette zu viel scharfe Speisen oder durch emotionale Probleme kommt es zur Dysfunktion der oo. Leber und Milz sowie zu Stasen des Qi und Xue. Sie führen zur Ansammlung von Calor humidus in der Haut. Durch lang bestehenden Calor humidus in der Haut wird diese nicht ernährt und es entsteht der Zustand von Ventus Ariditas, was die trockene, raue Haut verursacht.

Therapie nach Symptomatik, Abgrenzungen

Calor humidus in den oo. Leber und Galle

Feuchte rotödematöse Läsionen mit Bläschen und Pustelbildung, gelbes Exsudat mit gelben Krusten, Erosionen der Haut, Appetitverlust, Reizbarkeit, Völlegefühl in der Brust, bitterer Mundgeschmack, Durst, trockener Stuhl, Schwindelgefühl, rote Zunge, gelber Belag, beschleunigter und schlüpfriger Puls.

Therapieprinzip: Calor humidus herauslösen.

Rezeptur und Modifikationen: Hier wird das Radix-Gentiana-Dekokt, das den o. Leber entlastet (Longdan Xiegan Tang), empfohlen. Bei Obstipation gibt man Dahuang hinzu.

Akupunktur: G 43, LG 14, Di 11, MP 10, MP 9, MP 6, Le 2. Erläuterung: G 43, LG 14, Di 11 vertreiben Calor humidus von Extima, MP 10, MP beseitigen den Juckreiz, Le 2 eliminiert Ardor des o. Leber, MP 6 als Yin-Kreuzungspunkt nährt Yin. Alle Foramina sind dispulsiv zu stimulieren.

Schröpfung: B 18, B 19, B 20, B 23.

Ohrakupunktur: Endokrinum, Lunge, Shenmen.

Diätetik: Suppe aus Chrysanthemenblüten und (Rundkorn-) Reis.

Qigong: Hier wird die Durchführung der 8-Brokat-Übungen und das Qigong zur Regulation des o. Lunge empfohlen.

Depletion des o. Milz mit Humor

Die Haut ist trocken mit Bläschen, Läsionen sind ödematös und von blass-roter Farbe, gelbliches Gesicht, verminderter Appetit, Müdigkeit, ein schweres Gefühl in den Gliedmaßen, dünner Stuhl, ein weißer, schlüpfriger oder schmieriger Zungenbelag, ein dünner oder schlüpfriger Puls.

Therapieprinzip: Den o. Milz stärken, Calor kühlen, Qi regulieren, Humor trocknen.

Rezeptur und Modifikationen: Hier wird das Dekokt, das Humor eliminiert, aus einer Kombination des Beruhige-den-o.-Magen-Pulvers und des Fünf-Bestandteile-Pulvers mit Sclerotium Poriae Cocos (Chushi Weiling Tang) empfohlen.

Akupunktur: Punktwahl wie bei Calor humidus, G 43, LG 14, Di 11, MP 10, MP 9, MP 6, Le 2, nur nimmt man B 20, B 21, M 36 und KG 4 hinzu, um den o. Milz zu stärken. Alle Foramina sind suppletiv zu stimulieren.

Ohrakupunktur: Endokrinum, Adrenalin, Milz, Magen, Shenmen.

Diätetik: Suppe aus Chrysanthemenblüten und (Rundkorn-) Reis.

Qigong: Hier werden die Durchführung des Taiji und das Qigong zur Regulation des o. Milz empfohlen.

Calor venti des Xue

Trockene, nicht scharf begrenzte Läsionen, aufgekratzte Haut mit blutigem Schorf, starke Schuppenbildung auf der Haut, kein Exsudat, starker Juckreiz, Reizbarkeit, Schlaflosigkeit, Durst, roter und trockener Zungenbelag, ein dünner oder saitenförmiger Puls.

Therapieprinzip: Das Xue nähren und dynamisieren, Ariditas befeuchten, Ventus austreiben

Rezeptur und Modifikationen: Hier wird das Dekokt der Vier Arzneien, das Ventus eliminiert (Siwu Xiaofeng San), empfohlen.

Akupunktur: Punktwahl wie bei Calor humidus, G 43, LG 14, Di 11, MP 10, MP 9, MP 6, Le 2, nur nimmt man G 20 und Di 4 hinzu, um Ventus zu zerstreuen. Alle Foramina sind dispulsiv zu stimulieren.

Ohrakupunktur: Endokrinum, Leber, Shenmen.

Diätetik: Suppe aus Chrysanthemenblüten und (Rundkorn-) Reis.

Qigong: Hier werden die Durchführung des Taiji und das Qigong zur Regulation des o. Leber empfohlen.

Akne

Akne ist eine Hauterkrankung, die auf Entzündungen der winzigen Poren beruht.

Krankheitsmechanismus

1. Bedingt durch Calor venti befällt Ariditas-Heteropathie die Haut, breitet sich im Bereich des o. Lunge aus und hemmt das Qi der Lunge, dadurch wird die kühlende und absteigende Funktion des o. Lunge behindert und Calor steigt zum Gesicht.

2. Der übermäßige Konsum von fetten oder scharfen Speisen sowie von Alkohol lässt Calor humidus in den oo. Milz und Magen entstehen, was zu einer öligen Haut führt.

3. Emotionale Disharmonie wie Ärger, Jähzorn, Besorgtheit und Groll führen zu einer Stagnation des o.-Leber-Qi, was über lange Zeit Ardor des o. Leber verursachen kann, welcher die Haut angreift und zu Akne führt.

Therapie nach Symptomatik, Abgrenzungen

Calor humidus in den oo. Milz und Magen

Ölige Gesichthaut, ausgeprägte Pustelbildung und Papeln mit ödematösen Schwellungen, trockener Stuhl oder Obstipation, Mundgeruch, Völlegefühl im Bauch, Durst, rote Zunge, dicker, gelber Belag, schlüpfriger Puls.

Therapieprinzip: Calor humidus herauslösen, die oo. Milz und Magen harmonisieren.

Empirische Rezeptur: Huangqin (Radix Scutellariae) 9g, Huanglian (Rhizoma Coptidis) 6g, Yinchenhao (Herba Artemisiae Capillaris) 12g, Shigao (Gypsum fibrosum) 30g, Ye Juhua (Flos Chrysanthemi Indici) 12g, Pugongying (Herba Taraxaci Mongolici cum Radice) 15g, Baihuashe Cao (Hb. Oldenlandiae) 15g, Gancao (Radix Glycyrrhizae Uralensis) 6g.

Akupunktur: Di 4, Di 11, M 44. Erläuterung: Di 4 vertreibt Calor vom Gesicht, MP 6 beseitigt Humor, M 44 eliminiert Calor im o. Magen. Alle Foramina sind dispulsiv zu stimulieren.

Schröpfung: B 20, B 21, B 22, LG 14.

Ohrakupunktur: Endokrinum, Magen, Milz, Shenmen.

Diätetik: Wassermelone.

Qigong: Hier werden die Durchführung der 8-Brokat-Übungen und das Qigong zur Regulation des o. Magen empfohlen.

Ardor Toxine

Hautrötung, rote Papeln und Pusteln, trockener Mund und Stuhl, eine rote Zunge mit gelbem Belag, ein beschleunigter Puls.

Therapieprinzip: Calor und Xue kühlen, desinfizieren, Schwellungen zerstreuen.

Rezeptur und Modifikationen: Hier wird das Dekokt des desinfizierenden Tranks der Fünf Sapores (Wuwei Xiaodu Yin) empfohlen. Bei Fieber gibt man Huanglian und Lianqiao hinzu. Bei dunkelroten wunden Stellen fügt man Mudanpi und Chishao hinzu.

Akupunktur: Punktwahl wie bei Calor humidus in den oo. Milz und Magen, Di 4, Di 11 und M 44 - nur nimmt man G 20 und LG 14 hinzu, um Ardor zu zerstreuen. Alle Foramina sind dispulsiv zu stimulieren.

Schröpfung: B 20, B 21, B 22, LG 14.

Ohrakupunktur: Endokrinum, Lunge, Shenmen.

Diätetik: Wassermelone.

Qigong: Hier werden die Durchführung des Taiji und das Qigong zur Regulation des o. Lunge empfohlen.

Rosacea

Unter Rosacea versteht man eine Hautrötung an Nase und Wangen. Im weiteren Verlauf permanent erweiterte Blutgefäße und entzündliche Papeln und Pusteln.

Krankheitsmechanismus

Bedingt durch Fehldiät wie zu scharfe Speisen oder zu viel Alkohol wird Calor in den oo. Lunge und Magen erzeugt. Calor in den oo. Lunge und Magen dringt ins Xue ein und führt zu Blut-Stasen in Nase und Wangen und es bilden sich Papeln und Pusteln.

Therapie nach Symptomatik, Abgrenzungen

Calor im Xue mit Blut-Stasen

Rote Nase, permanent erweiterte Blutgefäße, viele rote Papeln und Pusteln, Hitzeempfindlichkeit, Haarausfall, trockener Mund, Durst, trockener Stuhl, rote Zunge, gelber Zungenbelag, schlüpfriger und beschleunigter Puls.

Therapieprinzip: Das Xue bewegen, Xue-Stasen auflösen, die Sinnesöffnungen freimachen.

Rezeptur und Modifikationen: Hier wird das Dekokt, das die Sinnesöffnungen durchgängig macht und das Xue dynamisiert (Tongqiao Huoxue Tang), empfohlen. Bei Obstipation gibt man Dahuang hinzu.

Akupunktur: LG 25, Di 20, Di 11, Di 4. Erläuterung: LG 14, Di 11 wirken auf Calor kühlend, Di 20, LG 25 sind der Nase benachbarte Foramina und befreien die Nase. Alle Foramina sind dispulsiv zu stimulieren.

Mikroaderlass mit Dreikantnadel: LG 25, Lu 11.

Schröpfung: LG 14, B 18.

Ohrakupunktur: Endokrinum, äußere Nase, Shenmen.

Selbst-Tuina mit dem Gecko-Ball: Rollen am Rücken, Schieben nach oben und unten oder Schieben nach links und rechts an B 12, B 13. Klopfen durch Hin- und Herschwingen des Oberkörpers. Drücken an Di 20, Yin Tang (der Kopf liegt auf den Gecko-Bällen), Di 4.

Diätetik: Chrysanthemenblüten als Tee trinken.

Qigong: Hier werden die Durchführung des Qigong für den Kopf und das Gesicht und die Methode Qigong für die Nase empfohlen.

Calor in den oo. Lunge und Magen

Die Haut der Nase hat einen öligen Schimmer und Rötung, selten Pustelbildung, Durst nach kalten Getränken, trockener Mund, trockener Stuhl oder Verstopfung, eine rote Zunge mit gelbem Belag, ein beschleunigter Puls.

Therapieprinzip: Calor kühlen, die oo. Lunge und Magen regulieren.

Empirische Rezeptur: Sangbaipi (Morus Cortex) 9g, Pipaye (Fo. Eriobotryae) 12g, Huang Qin (Radix Scutellariae) 3g, Huanglian (Rhizoma Coptidis) 4,5g, Baimaogen (Rz. Imperatae) 20g, Shigao (Gypsum Fibrosum) 30g, Zhimu (Rhizoma Anemarrhena) 9g, Gancao (Radix Glycyrrhizae Uralensis) 6g, Juhua (Flos Chrysanthemi) 4g, Honghua (Flos Carthami) 3g, Chishao (Radix Paeonia Rubra) 12g.

Akupunktur: Punktwahl wie bei Calor im Xue: LG 25, Di 20, Di 11, Di 4, nur nimmt man Lu 11, M 36 hinzu, um Calor in den oo. Lunge und Magen zu beseitigen. Alle Foramina sind dispulsiv zu stimulieren.

Mikroaderlass mit Dreikantnadel: LG 25, Lu 11.

Schröpfung: B 20, B 21, B 13.

Ohrakupunktur: Endokrinum, äußere Nase, Lunge, Magen, Shenmen.

Selbst-Tuina mit dem Gecko-Ball: Wie bei Calor im Xue.

Diätetik: Chrysanthemenblüten als Tee trinken.

Qigong: Hier werden die Durchführung des Qigong für den Kopf und das Gesicht und die Methode des Qigong für die Nase empfohlen.

Tinea Pedis und Manus

Unter Tinea pedis und manus versteht man einen Pilz an Händen und Füßen.

Krankheitsmechanismus

Entweder durch Fehldiät wie zu scharfe Speisen, zu viel Alkohol, unregelmäßige Nahrungsaufnahme oder emotionale Probleme wie Zorn kommt es zu einer Dysfunktion der oo. Milz und Magen in Bezug auf Transport und Umwandlung. Eine Dysfunktion der oo. Milz und Magen führt zur Ansammlung von Calor humidus unter der Haut, verbindet sich mit äußerem toxischen Calor humidus und behindert das Qi und Xue. In der Folge können sie das Qi und Xue der Haut nicht nähren und es kommt zu Hautproblemen.

Therapie nach Symptomatik, Abgrenzungen

Eindringen von Calor humidus

Hautverdickung, Schuppung und Verhornung. Schwächegefühl in den Extremitäten, Schwere oder Schwellungen der Beine, ein schweres Gefühl im Körper, klebriger, gelber Zungenbelag und ein schneller und schlüpfriger Puls.

Therapieprinzip: Calor kühlen, Humor umwandeln.

Rezeptur und Modifikationen: Hier wird die Zwei-Wunder-Pille (Ermiao San) empfohlen.

Akupunktur: Di 11, Di 4, KS 8, N 2, Le 2, M 36, MP 9. Erläuterung: KS 8, Di 4, Di 11 wirken Calor humidus kühlend im oberen 3-Erwärmer, N 2 und Le 2 wirken Calor humidus kühlend im unteren 3-Erwärmer, M 36, MP 9 regulieren die oo. Milz und Magen, transformieren Humor. Alle Foramina sind dispulsiv zu stimulieren.

Schröpfung: B 20, B 21, B 22, B 23.

Ohrakupunktur: Endokrinum, Finger, Zehen, Shenmen.

Selbst-Tuina mit dem Gecko-Ball: Treten mit dem Fußrücken, Rollen an der Fußsohle, Rollen am Unterarm und an der Hand.

Diätetik: Suppe aus Gurkenschalen.

Qigong: Hier werden die Durchführung der 8-Brokat-Übungen empfohlen.

Toxischer Calor

Hautverdickung, Erosionen, Bläschen, Schuppung und Verhornung, Schwellungen, trockener Mund und Stuhl, rote Zunge und ein gelber Zungebelag, ein kräftiger und beschleunigter Puls.

Therapieprinzip: Toxischen Calor ausleiten, entgiften, Schwellungen zerstreuen.

Rezeptur und Modifikationen: Hier wird das entgiftende Dekokt aus Rhizoma Coptidis (Huanglian Jiedu Tang) eingesetzt.

Akupunktur: Punktwahl wie beim Eindringen von Calor humidus: Di 11, Di 4, KS 8, N 2, MP 6, Le 2, M 36, MP 9, nur nimmt man MP 6, LG 14 hinzu, um toxischen Calor zu beseitigen. Alle Foramina sind dispulsiv zu stimulieren.

Schröpfung: B 20, B 21, B 22, LG 14.

Ohrakupunktur: Endokrinum, Finger, Zehen, Shenmen.

Selbst-Tuina mit dem Gecko-Ball: Treten mit dem Fußrücken, Rollen an der Fußsohle, Rollen am Unterarm und an der Hand.

Diätetik: Wassermelone.

Qigong: Hier wird die Durchführung der 8-Brokat-Übungen empfohlen.

Alopecia Areata

Unter Alopecia Areata versteht man den kreisrunden Haarausfall.

Krankheitsmechanismus

1. Bei bestehender Depletion des Yin des Niere-Funktionskreises kommt es zu einer verminderten Speicherung des Blutes des Leber-Funktionskreises, was wiederum Durchblutungsstörungen in der Kopfhaut verursacht, so dass Haarausfall auftritt.

2. Entweder durch übermäßige sexuelle Aktivität, Überarbeitung, Sorgen, Stress oder durch zunehmendes Alter wird das Qi und Xue geschwächt. In der Folge können sie das Kopfhaar nicht nähren und es kommt zu Haarausfall.

Therapie nach Symptomatik, Abgrenzungen

Depletion Qi und Xue

Haarausfall, Schwäche, geringe Belastbarkeit, Anorexie, Schlafstörungen, Kurzatmigkeit, hellrote Zunge, dünner, weißer Zungenbelag, tiefer und kleiner Puls.

Therapieprinzip: Das Qi vermehren, das Xue ergänzen, die oo. Herz und Milz kräftigen.

Rezeptur und Modifikationen: Hier wird das Dekokt, das den o. Milz wiederherstellt (Guipi Tang) empfohlen. Bei Schwindelgefühl gibt man Chuangxiong und Banxia hinzu. Bei Durchfall gibt man Huanglian und Paojiang (kurz gebratene Rhizoma Zingiberis Officinalis) hinzu.

Akupunktur: LG 20, LG 23, M 8, G 20, Di 4, M 36, KG 6, KG 4, B 15, B 20. Erläuterung: M 36 und B 20 wirken auf die oo. Milz und Magen kräftigend sowie Qi und Xue ergänzend, Di 4, KG 6, KG 4 dynamisieren das Qi und Xue, LG 20, LG 23, M 8, G 20 sind den Ohren benachbarte Foramina und wirken auf das Qi und Xue im Kopfbereich stärkend. Alle Foramina sind suppletiv zu stimulieren.

Klopfnadel: Direkt am Haarausfallgebiet.

Moxibustion oder Energiespender: B 15, B 20, KG 4, KG 6.

Schröpfung: B 20, B 21, B 23.

Ohrakupunktur: Herz, Milz, Shenmen.

Selbst-Tuina mit dem Gecko-Ball: Rollen am Rücken, Schieben nach oben und unten oder Schieben nach links und rechts an B 12, B 13. Klopfen durch Hin- und Herschwingen des Oberkörpers. Drücken an Taiyang, G 20, LG 23, M 8 (der Kopf liegt auf den Gecko-Bällen), LG 20, Di 4. Klopfen mit hochgezogenen Knien.

Diätetik: Suppe aus Hühnerfleisch, Zwiebeln und Ingwer.

Qigong: Hier werden die Durchführung des Taiji und das Qigong zur Regulation der oo. Milz und Herz empfohlen.

Depletion des Yin der oo. Niere und Leber

Haarausfall, Schmerzen und Schwäche im Rückenbereich, heiße Handinnenflächen und Fußsohlen, eine rote Zunge mit wenig Belag und ein dünner, beschleunigter Puls.

Therapieprinzip: Das Yin stützen, die oo. Leber und Niere ergänzen.

Rezeptur und Modifikationen: Hier wird die Rehmannia-Pille mit sechs Sapores (Liuwei Dihuang Wan) empfohlen. Bei Ohrensausen gibt man Gouqizi und Nuzhenzi hinzu. Bei spontanen Schweißen und Schweißen während des Schlafs gibt man Huangqi und Dangshen hinzu.

Akupunktur: Punktwahl wie bei Depletion des Qi und Xue: LG 20, LG 23, M 8, G 20, Di 4, M 36, KG 6, KG 4, B 15, B 20, nur nimmt man MP 6, N 3 hinzu, um das Yin zu ergänzen. Alle Foramina sind suppletiv zu stimulieren.

Klopfnadel: Direkt am Haarausfallgebiet.

Schröpfung: B 15, B 17, B 20, B 21.

Ohrakupunktur: Endokrinum, Leber, Niere, Shenmen.

Selbst-Tuina mit dem Gecko-Ball: Rollen am Rücken, Schieben nach oben und unten oder Schieben nach links und rechts an B 12, B 13. Klopfen durch Hin- und Herschwingen des Oberkörpers. Drücken an Taiyang, G 20, LG 23, M 8 (der Kopf liegt auf den Gecko-Bällen), LG 20, Di 4. Klopfen mit hochgezogenen Knien. Rollen an der Fußsohle. Klopfen mit nach innen gehobenen Beinen.

Diätetik: Suppe aus Garnelen.

Qigong: Hier werden die Durchführung des Taiji und das Qigong zur Regulation der oo. Niere und Leber empfohlen.

Furunkel

Unter dem Begriff Furunkel versteht man die eitrige Entzündung eines Haarbalgs oder seiner Talgdrüse. Dieser tritt meistens im Gesicht, Nacken oder an der Innenseite der Oberschenkel auf.

Krankheitsmechanismus

Entweder durch Fehldiät wie zu scharfe Speisen, zu viel Alkohol, unregelmäßige Nahrungsaufnahme oder durch emotionale Probleme wie Zorn kommt es zur Ansammlung von Calor humidus unter der Haut, der sich mit äußerem toxischen Calor humidus verbindet und die eitrige Entzündung verursacht.

Therapie nach Symptomatik, Abgrenzungen Calor-Toxine

Furunkel erscheinen zuerst wie ein Hirsekorn mit harter Basis. Schmerzen oder Kitzelgefühl, Pustel mit gelblicher Farbe, Fieber, trockener Mund und Stuhl, eine rote Zunge mit gelbem Belag, ein beschleunigter Puls.

Therapieprinzip: Calor und Xue kühlen, desinfizieren, Schwellungen zerstreuen.

Rezeptur und Modifikationen: Hier wird das Dekokt des desinfizierenden Tranks der Fünf Sapores (Wuwei Xiaodu Yin) und das entgiftende Dekokt aus Rhizoma Coptidis (Huanglian Jiedu Tang) empfohlen. Bei Fieber gibt man Huanglian und Lianqiao hinzu. Bei dunkelroten wunden Stellen fügt man Mudanpi und Chishao bei.

Akupunktur: Di 11, Di 4, LG 14, B 40. Erläuterung: Di 11, LG 14 wirken auf Calor kühlend, Di 4 beseitigt äußeren Calor, B 40 reinigt das Xue von toxischem Calor. Alle Foramina sind dispulsiv zu stimulieren.

Schröpfung: B 12, B 13, B 22, LG 14.

Ohrakupunktur: Endokrinum, Lunge, Shenmen.

Diätetik: Wassermelone.

Qigong: Hier werden die Durchführung des Taiji und das Qigong zur Regulation des o. Lunge empfohlen.

Calor humidus mit Ventus

Furunkel erscheinen am Nacken, am Gesäß, Völlegefühl, verstopfte Nase, Obstipation, Appetitverlust, ein gelbschmieriger Zungenbelag und ein schlüpfriger Puls.

Therapieprinzip: Ventus vertreiben, Calor kühlen, Humor austreiben.

Rezeptur und Modifikationen: Hier wird das Radix-Ledebouriiellae-Pulver, das durchgängig macht (Fangfeng Tongsheng San), empfohlen. In Fällen mit Frösteln nimmt man Mahuang aus dem Rezept.

Akupunktur: Punktwahl wie bei Calor-Toxinen, Di 11, Di 4, LG 14, B 40, nur nimmt man M G 20, MP 6 hinzu, um Ventus zu zerstreuen und Humor zu eliminieren. Alle Foramina sind dispulsiv zu stimulieren.

Schröpfung: B 12, B 13, B 22, LG 14.

Ohrakupunktur: Endokrinum, Lunge, Shenmen.

Diätetik: Wassermelone.

Qigong: Hier werden die Durchführung des Taiji und das Qigong zur Regulation des o. Lunge empfohlen.

Erysipel

Das Erysipel ist die Entzündung der Haut und des Unterhautzellgewebes, die dazu neigt sich auf dem Lymphweg auszubreiten.

Krankheitsmechanismus

1. Entweder durch Calor humidus des Xue oder Befall des o. Dickdarm durch Calor-venti-Heteropathien, was sich später zu toxischem Calor entwickelt.

2. Bedingt durch Verletzungen der Haut kommt es zu toxischem Calor was zur Ansammlung von Ardor unter der Haut führt.

Therapie nach Symptomatik, Abgrenzungen Calor-venti-Toxine

Plötzlich auftretende, tiefrote Flecken, die diffus über die Haut verteilt sind, mit deutlicher Begrenzung und brennenden Schmerzen, Frösteln, Rötung und Schwellung des Gesichts, so dass die Augen nicht geöffnet werden können, Dysfunktion des Rachens, Durst, eine rote und trockene Zunge mit gelbem Zungenbelag, ein kräftiger und beschleunigter Puls.

Therapieprinzip: Calor kühlen, entgiften, Ventus-Heteropathie zerstreuen.

Rezeptur und Modifikationen: Hier wird der universell nützliche Entgiftungstrank (Puji Xiaodu Yin) empfohlen. Bei harter, unnachgiebiger, lokaler Schwellung gibt man Mudanpi, Chishao, Xiangbeimu, Xiakucao und Sigualuo hinzu. Bei Verstopfung fügt man Dahuang bei.

Akupunktur: LG 14, Di 11, Di 4, G 20, B 12, MP 6. Erläuterung: LG 14, Di 11 wirken Calor kühlend, Di 4 beseitigt äußeren Calor, G 20, B 12, MP 6 sind eine Kombination, um toxischen Calor venti zu eliminieren. Alle Foramina sind dispulsiv zu stimulieren.

Mikroaderlass: Die betroffene Region wird mit der Dreikantnadel gestochen, um eine kleine Menge von Blut austreten zu lassen, damit der toxische Calor beseitigt wird.

Schröpfung: B 12, B 13, B 22, LG 14.

Ohrakupunktur: Endokrinum, Lunge, Shenmen.

Diätetik: Wassermelone.

Qigong: Hier werden die Durchführung des Taiji und das Qigong zur Regulation des o. Lunge empfohlen.

Toxischer Ardor im o. Leber

Tiefrote Flecken, die diffus über die Haut verteilt sind mit deutlicher Begrenzung und brennenden Schmerzen, Kopfschmerzen, Schwindelgefühl, bitterer Mundgeschmack, Reizbarkeit, trockener Stuhl, klebriger, gelber Zungenbelag und ein saitenförmiger Puls.

Therapieprinzip: Ardor des o. Leber herauslösen, entgiften, Schmerzen stillen.

Rezeptur und Modifikationen: Hier wird das Radix-Gentiana-Dekokt, das den o. Leber entlastet (Longdan Xiegan Tang), empfohlen. Um die Rezepturwirkung in Richtung der Ohren zu lenken, gibt man Cishi und Chaihu hinzu. Bei Obstipation fügt man Dahuang bei.

Akupunktur: Punktwahl wie bei Calor-venti-Toxinen: Di 11, Di 4, G 20, B 12, LG 14, MP 6, nur nimmt man Le 3 und G 43 hinzu, um Ardor der oo. Leber und Galle zu eliminieren. Alle Foramina sind dispulsiv zu stimulieren.

Mikroaderlass: Wie bei Calor venti Toxinen.

Schröpfung: LG 14, B 18, B 19, B 22.

Ohrakupunktur: Endokrinum, Leber, Shenmen.

Diätetik: Chrysanthemenblüten als Tee trinken und Wassermelone essen.

Qigong: Hier werden die Durchführung des Taiji und das Qigong zur Regulation des o. Leber empfohlen.

Calor humidus des Xue

Tiefrote Flecken, die diffus über die Haut verteilt sind mit deutlicher Begrenzung und brennenden Schmerzen. Hohes Fieber, Durst, Kopfschmerzen, trockener Brechreiz, Benommenheit, starke Unruhe, Nasenbluten und Ausschläge, eine dunkle und trockene Zunge, eine dunkle und verbrannte Lippe, ein oberflächlicher, großer und beschleunigter Puls.

Therapieprinzip: Calor und Xue kühlen, entgiften, Humor austreiben, Schmerzen stillen.

Rezeptur und Modifikationen: Hier wird der Entgiftungstrank, der Epidemien beseitigt (Qingwen Baidu Yin), empfohlen. Bei sehr hohem Fieber gibt man Daqingye und Banlangen hinzu. Bei geschwollenem Gesicht gibt man Zihuadiding und Shengdahuang hinzu. Bei geschwollenen Ohrspeicheldrüsen gibt man Qingdai und Jinyinhua hinzu. Bei wunden Gelenken gibt man Huangbai und Mutong hinzu. Bei Obstipation fügt man Dahuang bei.

Akupunktur: Punktwahl wie bei Calor venti: Di 11, Di 4, G 20, B 12, LG 14, MP 6, nur nimmt man B 40 und KS 3 hinzu, um Calor humidus des Xue zu beseitigen. Alle Foramina sind dispulsiv zu stimulieren.

Mikroaderlass: Wie bei Calor-venti-Toxinen.

Schröpfung: LG 14, B 17, B 18, B 19, B 22.

Ohrakupunktur: Endokrinum, Leber, Shenmen.

Diätetik: Chrysanthemenblüten als Tee trinken und Wassermelone essen.

Qigong: Hier werden die Durchführung des Taiji und das Qigong zur Regulation des o. Leber empfohlen.

Mastitis

Unter Mastitis versteht man die Brustentzündung, die meistens im Wochenbett entsteht, sie kann aber auch unabhängig von der Geburt eines Kindes auftreten.

Krankheitsmechanismus

1.Überanstrengung oder emotionale Probleme wie Zorn, Frustration und Depression können die entfaltende Funktion des o. Leber beeinträchtigen und die Retention von Muttermilch in den Brüsten verursachen.

2. Fehlernährung wie zu fette oder zu scharfe Speisen führt zu Calor in den oo. Milz und Magen. Wenn toxisches Calor den o. Lunge noch zusätzlich affiziert, dann kommt es zu einer Brustentzündung.

Therapie nach Symptomatik, Abgrenzungen

Erstes Stadium

Die Brust ist schmerzhaft geschwollen, gerötet und überwärmt. Fieber, Frösteln, eine rote Zunge mit gelbem Belag, ein beschleunigter Puls.

Therapieprinzip: Calor kühlen, desinfizieren, Gifte nach außen fördern, Eiter abfließen lassen.

Rezeptur und Modifikationen: Hier wird das Pulver, das den Eiter nach außen gelangen lässt, (Tounong San) und der desinfizierende Trank der Fünf Sapores (Wuwei Xiaodu Yin) empfohlen. Bei harter, unnachgiebiger, lokaler Schwellung gibt man Mudanpi, Chishao, Xiangbeimu, Xiakucao und Sigualuo hinzu. Bei Verstopfung fügt man Dahuang bei.

Akupunktur: M 18, G 21, KG 17, G 41, 3 E 5, Di 4, Le 14, M 34. Erläuterung: G 41 und M 34 beseitigen die Schwellung der Brust, Di 4, G 20 wirken auf Calor kühlend, KG 17, KS 6 erleichtern das Druckgefühl in der Brust, Le 14, G 21, M 18 stillen die Schmerzen. Alle Foramina sind dispulsiv zu stimulieren.

Ohrakupunktur: Brust, Adrenalin, Subkortex, Lunge, Shenmen.

Diätetik: Wassermelone.

Qigong: Hier werden die Durchführung des Taiji und das Qigong für die Brust empfohlen.

Zweites Stadium

Die Brustschwellung und Schmerzhaftigkeit ist besser geworden. Geschwüre, in denen sich bereits Eiter gebildet hat, die jedoch noch nicht aufgebrochen sind – was daran liegt, dass eine allgemeine Depletion die Reifung des Geschwürs verzögert oder verhindert - Schwindelgefühl, Müdigkeit, Atrophie der Extremitäten, klebriger, gelber Zungenbelag und ein schneller und schlüpfriger Puls.

Therapieprinzip: Calor und Xue kühlen, Qi und Xue ergänzen, Humor austreiben.

Rezeptur und Modifikationen: Hier wird die Vier-Wunder-Pille (Simiao San) und das Dekokt der Acht Schätze (Bazhen Tang) empfohlen. Bei Obstipation gibt man Dahuang bei.

Akupunktur: Punktwahl wie beim ersten Stadium M 18, G 21, KG 17, G 41, 3 E 5, Di 4, Le 14, M 34, nur nimmt man KG 12 und KG 6, M 36, B 20, 21 hinzu, um das Qi und Xue zu stärken. Alle Foramina sind suppletiv zu stimulieren.

Ohrakupunktur: Wie beim ersten Stadium.

Diätetik: Chrysanthemenblüten als Tee trinken und Wassermelone essen.

Qigong: Hier werden die Durchführung des Taiji und das Qigong für die Brust sowie Qigong zur Regulation des o. Milz empfohlen.

Kapitel XII: Erkrankung des Kindes

Die Kinderheilkunde unterscheidet sich insoweit von der Allgemeinmedizin, als dass die kindliche Konstitution eine größere Reaktionsbereitschaft auf störende und heilende Reize zeigt. Aus diesem Grund unterscheiden sich nicht nur die in der Kinderheilkunde angewandten Therapien teilweise von jenen der Allgemeinmedizin, sondern es gibt einige Tuina Manipulationsverfahren in der Kinderheilkunde, die nur in der Pädiatrie Verwendung finden. Das gleiche gilt auch für die Foramina. Nach der chinesischen Medizin wird bei Säuglingen und Kleinkindern nur eine spezielle Tuina angewandt, erst ab dem 10. bzw. 12. Lebensjahr gibt es in aller Regel keine Einschränkung mehr bei der Therapie.

Bettnässen

Die meisten Kinder brauchen mit vier Jahren in der Nacht keine Windel mehr. Vom Bettnässen spricht man, wenn Kinder jenseits des 5. Lebensjahres, ohne eine physische Ursache, im Schlaf unfreiwillig Harn lassen.

Krankheitsmechanismus

Die konstitutionelle Depletion des o. Niere ist eine der wichtigsten Ursachen von kindlichem Bettnässen. Eine Depletion des o.-Niere-Qi kann die Urinausscheidung nicht kontrollieren, die durch Algor verstärkt worden ist, was Bettnässen verursacht. In Betracht kommt auch eine Depletion der oo. Milz und Lunge, im Zusammenhang mit einem Versagen der Blase. Bei zappeligen Kindern kann dieses auch auf Ardor des o. Leber zurückzuführen sein, wenn sich dieses nach unten zur Blase ergießt.

Therapie nach Symptomatik, Abgrenzungen

Depletion Algor des unteren Caloriums

Bettnässen, Frösteln, Kälteempfindlichkeit, bleiches, blutleeres Gesicht, kalte Gliedmaßen, Schwäche in den Knien, Miktionsstörungen wie häufige Miktion, Urininkontinenz, Harnträufeln, blasse Zunge, ein tiefer, zarter und langsamer Puls.

Therapieprinzip: Den o. Niere regulieren und ergänzen, das Struktivpotential befestigen, Pollutionen halten.

Rezeptur und Modifikationen: Hier wird das Ovorum mantidis Pulver (Sangpiaoxiao San) empfohlen. Bei starkem Kältegefühl gibt man Bajitian und Rougui hinzu. Bei Schlaflosigkeit gibt man Wuweizi und Suanzaoren hinzu.

Akupunktur: B 23, B 28, MP 6, KG, 3, KG 4. Erläuterung: B 28 ist der Einflusspunkt des o. Blase, KG 3 ist der Sammlungspunkt des o. Blase. Sie wirken auf den o. Blase stärkend, B 23 stützt das Yang des o. Niere, KG 4 vermindert den Harnfluss. Alle Foramina sind suppletiv zu stimulieren.

Moxibustion oder Energiespender: B 23, B 28, KG 4, KG 3.

Schröpfung: B 23, B 28.

Ohrakupunktur: Niere, Blase, Shenmen.

Tuina: Frikation KG 4 – 15 Minuten lang, Kompression LG 20, B 23, MP 6, 20-mal, Pression Pitu (Milz-Erde-Foramen) 400-mal, Pression Shenshui (Niere-Wasser-Foramen) suppletiv 100-mal, Pression Feijin (Lunge-Metall-Foramen) suppletiv 400-mal, Pression Sanguan (Drei-Tor-Pässe) 300-mal, Perfrikation B 28 – 2 Minuten lang.

Diätetik: 10 Stück getrocknete Litschis täglich.

Depletion Qi in den oo. Niere und Lunge

Bettnässen, Kurzatmigkeit, leichtes Schwitzen, verminderter Appetit, Durchfall, eine zartblasse Zunge mit weißem Zungenbelag und ein dünner, leerer Puls.

Therapieprinzip: Die oo. Niere und Lunge ergänzen, die Mitte stützen, das Qi vermehren.

Rezeptur und Modifikationen: Hier wird das Dekokt, das die Mitte ergänzt und das Qi vermehrt (Buzhong Yiqi Tang), empfohlen. Bei Schwindelgefühl gibt man Chuangxiong und Banxia hinzu. Bei Ohrensausen gibt man Shanzhuyu hinzu. Bei verminderter Sehschärfe gibt man Gouqizi hinzu. Bei Durchfall fügt man Huanglian und Paojiang (kurz gebratene Rhizoma Zingiberis Officinalis) bei.

Akupunktur: Punktwahl wie bei Depletion Algor des unteren Caloriums: B 23, B 28, MP 6, KG, 3, KG 4, nur nimmt man B 13, M 36 hinzu, um das Qi in den oo. Niere und Lunge zu stärken. Alle Foramina sind suppletiv zu stimulieren.

Moxibustion oder Energiespender: B 13, B 28, B 23, KG 4, KG 3.

Schröpfung: B 13, B 23, B 28.

Ohrakupunktur: Niere, Lunge, Blase, Shenmen.

Tuina: Wie bei Depletion Algor des unteren Caloriums.

Diätetik: Suppe aus Schafdarm.

Calor humidus im o. Leber

Bettnässen, Reizbarkeit, nächtliches Zähneknirschen, unruhiger Schlaf, Albträume, bitterer Mundgeschmack, gerötete Augen, Miktionsstörungen, gelber und spärlicher Urin, klebriger, gelber Zungenbelag, schlüpfriger und saitenförmiger Puls.

Therapieprinzip: Humor des o. Leber herauslösen, Calor im unteren Calorium kühlen.

Rezeptur und Modifikationen: Hier wird das Herba-Artemisiae-Capillaris-Dekokt (Yinchenhao Tang) und Radix-Gentiana-Dekokt, das den o. Leber entlastet (Longdan Xiegan Tang) empfohlen. Bei hohem Fieber gibt man Longdancao und Banlangen hinzu. Bei Erbrechen und vermindertem Appetit gibt man Zhuru, Banxia und Shenqu hinzu.

Akupunktur: Punktwahl wie bei Depletion Algor des unteren Caloriums: B 23, B 28, MP 6, KG, 3, KG 4, nur nimmt man Le 3 und MP 9 hinzu, um Calor humidus des o. Leber zu beseitigen. Alle Foramina sind suppletiv zu stimulieren.

Schröpfung: B 13, B 18, B 23, B 28.

Ohrakupunktur: Niere, Leber, Blase, Shenmen.

Tuina: Frikation KG 4, 10 Minuten, Kompression LG 20, B 23, MP 6, 30-mal, Pression Pitu (Milz-Erde-Foramen) 400-mal, Pression Shenshui (Niere-Wasser-Foramen) dispulsiv 400-mal, Pression Feijin (Lunge-Metall-Foramen) dispulsiv 400-mal, Pression Sanguan (Drei-Tor-Pässe) 400-mal, Mulsion Wailaogong (Äußeres des Handtellers) 3 Minuten.

Diätetik: Brei aus Azukibohnen: 140g Azukibohnen, 40g Rundkornreis mit Wasser kochen.

Mumps

Gemäß westlicher Medizin ist Mumps eine im Kindesalter häufig auftretende, ansteckende Infektionskrankheit. Wenn ein Kind Mumps hat, sollte immer westliche Medizin hinzugezogen werden, damit die Komplikationen frühzeitig erkannt werden.

Krankheitsmechanismus

Entweder durch die Anhäufung von toxischem Calor im 3-Erwärmer infolge eines Befalls von äußeren Agenzien oder einem aufwärts gerichteten Angriff von Ardor der oo. Magen und Dickdarm.

Therapie nach Symptomatik, Abgrenzungen

Toxischer Calor

Schmerzhafte Rötung und Schwellung der Ohrspeicheldrüsen auf einer oder beiden Seiten, Fieber, Frösteln, Rötung und Schwellung des Gesichts, Verstopfung, Durst, eine rote und trockene Zunge mit gelbem Zungenbelag, ein kräftiger und beschleunigter Puls.

Therapieprinzip: Calor kühlen, entgiften.

Rezeptur und Modifikationen: Hier wird der universell nützliche Entgiftungstrank (Puji Xiaodu Yin) empfohlen. Bei harter, unnachgiebiger, lokaler Schwellung gibt man Mudanpi, Chishao, Xiangbeimu, Xiakucao und Sigualuo hinzu. Bei Verstopfung fügt man Dahuang bei.

Akupunktur: 3 E 5, 3 E 17, Di 11, Di 4, M 6. Erläuterung: Di 11, Di 4 beseitigen Calor aus dem o. Dickdarm, 3 E 17, M 6 sind Nahpunkte, um die Blockade der betroffenen Leitbahnen zu öffnen und die Schwellung und Schmerzen der Parotisregion zu erleichtern. Alle Foramina sind dispulsiv zu stimulieren.

Mikroaderlass: Di 1 wird mit der Dreikantnadel gestochen, um eine kleine Menge von Blut austreten zu lassen. Das kühlt den o. Dickdarm von Calor und erleichtert die Schmerzen.

Schröpfung: B 12, B 13, B 22, LG 14.

Ohrakupunktur: Endokrinum, Lunge, Shenmen.

Tuina: Pression Di 4, LG 14, Di 11, G 20, 3E 17, je 20 mal, Rectopression Tianheshui (Himmlisches Wasser) 300-mal, Rectopression Liufu (die Sechs Funktionskreise) 300-mal, Pression 3E 17, 15-mal, Pression N 1 und Feijin (Lunge-Metall-Foramen), dispulsiv 400-mal.

Diätetik: Wassermelone.

Innere Retention von Calor-Pituita

Schmerzhafte Rötung und Schwellung der Ohrspeicheldrüsen, hohes Fieber, Reizbarkeit, Benommenheit, Bewusstseinstrübung, Atemnot, Schluckbeschwerden, eine dunkelrote Zunge und ein beschleunigter Puls.

Therapieprinzip: Die Bauenergie kühlen, Calor ausleiten, entgiften, Pituita umwandeln, das Yin suppletieren.

Rezeptur und Modifikationen: Hier wird das Dekokt zur Kühlung der Bauenergie (Qingyin Tang) und die Pille des Befriedeten Palasts mit Bovis Conclavis (Angong Niuhuang Wan) empfohlen. Bei hohem Fieber gibt man Longdancao und Banlangen hinzu.

Akupunktur: Punktwahl wie bei toxischem Calor: 3 E 5, 3 E 17, Di 11, Di 4, M 6, nur nimmt man LG 26, H 5 hinzu, um Benommenheit zu beseitigen. Alle Foramina sind dispulsiv zu stimulieren.

Schröpfung: B 14, B 15, B 18.

Ohrakupunktur: Endokrinum, Herz, Shenmen.

Tuina: Wie bei toxischem Calor.

Diätetik: Wassermelone.

Bauchschmerzen beim Kind

Krankheitsmechanismus

1. Depletion-Schmerzen infolge Depletion der oo. Milz und Magen sowie Algor in den oo. Magen und Milz infolge eines Befalls durch äußere Kälte oder innere Kälte wie z.B. bei kalter Nahrung.

2. Repletion-Schmerzen infolge einer Retention von Nahrung, durch zu viel Nahrungsaufnahme oder hastiges Essen.

Therapie nach Symptomatik, Abgrenzungen

Depletion-Schmerzen

Bauchschmerzen, die durch Druck und Wärme gebessert werden, Müdigkeit, Appetitlosigkeit, Lustlosigkeit, Schlafstörung, Kurzatmigkeit, lockerer Stuhl, matte Gesichtsfarbe, eine blasse geschwollene Zunge mit weißem schmierigem Zungenbelag und ein dünner, schwacher Puls.

Therapieprinzip: Die oo. Milz und Magen stärken, Spannung lösen, Schmerzen stillen.

Rezeptur und Modifikationen: Hier wird Radix Astragalus zur Erbauung der Mitte (Huangqi Jianzhong Tang) empfohlen. Bei ausgeprägten Algor-Symptomen ersetzt man Guizhi durch Rougui. Bei ausgeprägter Depletion Qi gibt man Huangqi hinzu. Bei Durchfall gibt man Baizhu hinzu. Bei Qi-Stagnation fügt man Muxiang und Jineijin bei.

Akupunktur: MP 6, M 36, B 20, B 21, KG 12, KS 6. Erläuterung: MP 6, M 36 wirken auf die oo. Milz und Magen beruhigend und Bauchschmerzen stillend, KG 6, KG 12, B 20, B 21 stärken die oo. Milz und Magen. KS 6 ergänzt das Qi im Abdomen. Alle Foramina sind suppletiv zu stimulieren.

Moxibustion oder Energiespender: B 20, B 22, B 25, KG 6.

Schröpfung: B 17, B 20, B 21, B 22.

Ohrakupunktur: Magen, Milz, Shenmen, Bauch.

Tuina: Frikation KG 12, 10 Minuten, Mulsion KG 4, 3 Minuten, Kompression B 20, 21, je 1 Minute, Pression Di 4, M 36, je 10-mal, Pression Pitu (Milz-Erde-Foramen) suppletiv 400-mal, Pression Wailaogong (Äußeres des Handtellers) 30-mal, Pression Sanguan (Drei-Tor-Pässe) 300-mal.

Diätetik: Suppe aus Yamsknolle und Ziegenfleisch. 500g Ziegenfleisch mit 500g Yamsknolle langsam gar kochen.

Repletion-Schmerzen

Bauchschmerzen, die durch Druck verstärkt und nach Stuhlentleerung verbessert werden, Unruhe, Aufstoßen mit übelriechendem Atem, Anorexie, gerötete Wangen, vermehrtes Schwitzen am Kopf. Dicker, klebriger Zungenbelag, tiefer, schwächlicher Puls.

Therapieprinzip: Verdauungsblockaden zerstreuen, den o. Magen harmonisieren.

Rezeptur und Modifikationen: Hier wird die Pille, die die Harmonie schützt (Baohe Wan) empfohlen. Bei starker Nahrungsanhäufung gibt man Jineijin und Maiya hinzu. Bei einer stärkeren Blähung gibt man Zhishi und Houpo hinzu. Bei Verstopfung fügt man Dahuang und Binglang bei.

Akupunktur: Punktwahl wie bei Depletion-Schmerzen: MP 6, M 25, M 36, B 20, B 21, KG 12, KS 6, nur nimmt man M 25 hinzu, um die Nahrungsstagnation zu beseitigen. Alle Foramina sind dispulsiv zu stimulieren.

Schröpfung: B 17, B 20, B 21, B 22.

Ohrakupunktur: Magen, Milz, Shenmen, Bauch.

Tuina: Wie bei Depletion-Schmerzen.

Bronchitis bei Kindern

Bei der Bronchitis liegt eine Schädigung der Schleimhaut der Luftweg vor. Sie kann akut oder chronisch auftreten.

Krankheitsmechanismus

Da die Abwehrkräfte beim Kind schwach sind, treten Algor venti, Calor venti oder Ariditas-Heteropathien leicht über Nase und Mund ein und breiten sich im Bereich des o. Lunge aus, dadurch wird die kühlende und absteigende Funktion des o. Lunge behindert, was wiederum zu Husten, Auswurf und Fieber führt.

Therapie nach Symptomatik, Abgrenzungen

Algor venti

Husten mit dünnem, klarem Schleim, Kopfschmerzen, Fieber, Frösteln ohne Schweiß, Nasenverstopfung oder Nasenfluss, schmerzende Gelenke, dünner und weißer Zungenbelag. Oberflächlicher und angespannter Puls.

Therapieprinzip: Algor venti zerstreuen, die Extima lösen, den o. Lunge besänftigen, Husten stillen.

Rezeptur und Modifikationen: Hier wird das Drei-Befreiungen-Dekokt (Sanao Tang) empfohlen. Bei Schweißlosigkeit gibt man Qianghuo hinzu. Bei Kopfschmerzen gibt man Baizhi hinzu.

Akupunktur: B 12, B 13, Lu 7, Di 4. Erläuterung: B 12, B 13 fördern die kühlende und absteigende Funktion des o. Lunge und beenden somit Husten. Lu 7 und Di 4 sind eine Kombination, um Ventus zu beseitigen und die Extima zu befreien. Alle Foramina sind dispulsiv zu stimulieren.

Moxibustion oder Energiespender: B 12, B 13.

Schröpfung: B 12, B 13.

Ohrakupunktur: Lunge, Shenmen.

Tuina: Pression Feijin (Lunge-Metall-Foramen),dispulsiv 300-mal, Rectopression Tianheshui (Himmlisches Wasser) 300-mal, Rectopression Liufu (die Sechs Funktionskreise) 300-mal, Pression B 13, M 40, G 20 je 10 mal, Divergenzpression KG 17 10mal.

Diätetik: 2 Chinakohlwurzeln und 30g Kandiszucker in Wasser kochen und einnehmen.

Calor-venti-Husten:

Husten mit klebrigem Auswurf, Halsschmerzen, Durst, trockene Nasenöffnung, Kopfschmerzen, Fieber mit Schweiß, dünner und gelblicher Zungenbelag, oberflächlicher und schneller Puls.

Therapieprinzip: Calor venti zerstreuen, Extima freimachen, Husten stillen.

Rezeptur und Modifikationen: Hier wird die Folia Morus und das Flos-Chrysanthemi-Dekokt (Sang Ju Yin) empfohlen. Bei Calor venti, der die Augen beeinträchtigt, gibt man Juemingzi und Xiakucao hinzu. Bei starkem Durst gibt man Tianhuafen hinzu. Bei Keuchen gibt man Shigao und Zhimu bei.

Akupunktur: Punktwahl wie bei Algor venti: B 12, B 13, Lu 7, Di 4, nur nimmt man LG 14, Di 11 hinzu, um Calor zu kühlen. Alle Foramina sind dispulsiv zu stimulieren.

Schröpfung: B 12, B 13.

Ohrakupunktur: Lunge, Shenmen.

Tuina: Pression Feijin (Lunge-Metall-Foramen), dispulsiv 400-mal, Rectopression Tianheshui (Himmlisches Wasser) 600-mal, Rectopression Liufu (die Sechs Funktionskreise) 600-mal, Pression Xinhuo (Herz-Feuer-Foramen), dispulsiv 300-mal, Pression Pitu (Milz-Erde-Foramen), dispulsiv 300-mal, Pression B 13, M 40, G 20 je 10-mal, Divergenzpression KG 17 10 mal.

Diätetik: Frische rohe Birnen essen.

Ariditas des o. Lunge

Trockener Husten, klebriges Sputum, Trockenheit in der Nase und im Hals, Fieber, Völlegefühl im Thorax, Brustschmerzen, Durst, eine trockene Zunge ohne Belag und ein leerer, großer und beschleunigter Puls.

Therapieprinzip: Calor, Ariditas kühlen, den o. Lunge befeuchten, Husten stillen.

Rezeptur und Modifikationen: Hier wird das Dekokt, das Ariditas kühlt und dem o. Lunge zu Hilfe kommt (Qingzao Jiufei Tang), empfohlen. Bei blutigem Sputum gibt man Shengdihuang hinzu. Bei Obstipation gibt man Taoren und Huomaren hinzu. Bei ausgeprägtem Calor gibt man Sangbaipi, Lugen und Qingdai bei.

Akupunktur: Punktwahl wie bei Calor venti: B 12, B 13, Lu 7, Di 4, LG 14, Di 11, nur nimmt man L 5, N 3 hinzu, um den o. Lunge zu befeuchten. Alle Foramina sind dispulsiv zu stimulieren.

Schröpfung: B 13, B 23.

Ohrakupunktur: Lunge, Niere, Shenmen.

Tuina: Manipulationen wie bei Calor venti.

Diätetik: Suppe aus Gurkenschalen.

Diarrhöe bei Kindern

Krankheitsmechanismus

1. Durch Algor-humidus-Schädigungen gerät der o. Milz in Bedrängnis. Seine Transport- und Umwandlungsfunktion kann sich also nicht ausreichend entfalten. Das Qi im o. Milz wird dadurch gestaut und es kommt zu Durchfall.

2. Bedingt durch unregelmäßige Nahrungsaufnahme und Diätfehler kann es zu einer Einschränkung der Umwandlungsfunktion des o. Milz und somit zur Diarrhöe kommen.

3. Diarrhöe infolge einer Depletion des o. Milz. Es fehlt dem o. Milz jene Wärme, die er für seine Transport- und Umwandlungsfunktion braucht.

Therapie nach Symptomatik, Abgrenzungen

Calor humidus im o. Dickdarm

Bauchschmerzen, Durst, blutige eitrige Stühle mit Schleimablagerungen. Anfangs dünnere, später kompaktere Stühle. Rote Zunge, gelber Belag, schlüpfriger und beschleunigter Puls.

Therapieprinzip: Die Extima durchgängig machen, Calor kühlen, Humor trocknen, Durchfall beenden.

Rezeptur und Modifikationen: Hier wird das Dekokt aus Radix Pueraria, Radix Scutellariae, Rhizoma Coptidis (Gegen Huanglian Huangqin Tang) empfohlen. Bei ausgeprägten Symptomen von Humor gibt man Cangzhu, Chenpi und Cheqianzi hinzu. Bei ausgeprägten Calor–Symptomen gibt man Jinyinhua und Mutong hinzu. Bei blutigem oder eitrigem Stuhl gibt man Baitouweng und Qinpi hinzu. Bei Nahrungsstagnation gibt man Shenqu und Maiya hinzu. Bei Bauchschmerzen fügt man Muxiang und Baishao bei.

Akupunktur: M 36, M 25, MP 6, MP 9, B 20, B 22, B 25. Erläuterung: M 36 stärkt den o. Magen, B 25 und M 25 regulieren das Qi im o. Dickdarm und beenden den Durchfall, B 20, B 22, MP 6, MP 9 eliminieren Humor aus dem unteren Erwärmer. Alle Foramina sind dispulsiv zu stimulieren.

Schröpfung: B 20, B 22, B 25.

Ohrakupunktur: Dickdarm, Milz, Shenmen.

Tuina: Frikation KG 6, 5 Minuten, Mulsion M 25, 5

Minuten, Pression B 32, B 33 je 2 Minuten, Pression Pitu (Milz-Erde-Foramen) dispulsiv 400-mal, Pression Dachang und Xiaochang (Dickdarm und Dünndarm Foramen) dispulsiv je 200-mal, Rectopression Tianheshui (Himmlisches Wasser) 300-mal, Rectopression Liufu (die Sechs Funktionskreise) 300-mal.

Diätetik: Apfelsaft oder Tee.

Nahrungsstagnation

Durchfall, Blähungen, Bauchschmerzen, die durch Diarrhöe gelindert werden, faulig riechende Stühle, Aufstoßen, stinkender Geruch, schlechter Mundgeruch, rote Zunge, dicker Belag, schlüpfriger Puls.

Therapieprinzip: Verdauungsblockaden zerstreuen, den o. Magen harmonisieren, Durchfall halten.

Rezeptur und Modifikationen: Hier wird die Pille, die die Harmonie schützt (Baohe Wan), empfohlen. Bei starker Nahrungsanhäufung gibt man Jineijin und Maiya hinzu. Bei einer stärkeren Blähung gibt man Zhishi und Houpo hinzu.

Akupunktur: B 21, B 20, B 25, KG 12, M 25, M 36. Erläuterung: M 36 stärkt den o. Magen, KG 12, B 25 regulieren das Qi im o. Dickdarm und beenden das Völlegefühl, M 25 beseitigt Nahrungsstagnation und beendet Durchfall, B 20, B 21, stärken die oo. Milz und Magen.

Schröpfung: B 20, B 21, B 22.

Ohrakupunktur: Magen, Milz, Shenmen, Endokrinum.

Tuina: Frikation KG 6, 5 Minuten, Mulsion M 25, 5 Minuten, Pression B 32, B 33, B je 2 Minuten, Pression Pitu (Milz-Erde-Foramen) dispulsiv 400-mal, Pression Dachang und Xiaochang (Dickdarm und Dünndarm Foramen) dispulsiv je 200-mal, Pression Banmen 5 Minuten.

Diätetik: Frischen Rettichsaft trinken.

Depletion des o. Milz

Hartnäckiger Durchfall, Kraftlosigkeit, Erschöpfbarkeit, verminderter Appetit, gelbliche Gesichtsfarbe, eine blasse Zunge mit weißem Zungenbelag und ein dünner, tiefer Puls.

Therapieprinzip: Den o. Milz kräftigen, Durchfall stoppen.

Rezeptur und Modifikationen: Hier wird das Sieben-Sapor-Pulver mit Rhizoma Atractylodis Macro (Qiwei Baizhu San) empfohlen. Bei einer Schwäche mit Atemnotgefühl gibt man Chenpi und Banxia hinzu.

Akupunktur: Punktwahl wie bei Nahrungsstagnation: B 21, B 20, KG 12, M 25, M 36, nur nimmt man KG 6 und MP 6 hinzu, um den o. Milz zu stärken. Alle Foramina sind suppletiv zu stimulieren.

Moxibustion oder Energiespender: B 20, B 21, B 25, KG 6.

Schröpfung: B 20, B 22, B 25.

Ohrakupunktur: Dickdarm, Milz, Magen, Shenmen.

Tuina: Frikation KG 6, 5 Minuten, Mulsion M 25, 5 Minuten, Pression B 32, B 33 je 2 Minuten, Pression Pitu (Milz-Erde-Foramen) dispulsiv 400-mal, Pression Dachang und Xiaochang (Dickdarm und Dünndarm Foramen) dispulsiv je 200-mal, Pression Banmen 5 Minuten, Pression Sanguan (Drei-Tor-Pässe) 300-mal, Kompression M 36, B 20, B 21 je 10-mal.

Diätetik: Suppe aus Yamsknolle und Ziegenfleisch. 500g Ziegenfleisch mit 500g Yamsknolle langsam gar kochen.

Kapitel XIII: Frakturen der oberen Extremitäten

Fraktur des Schlüsselbeins

Frakturen des Schlüsselbeins werden durch direkte oder indirekte Gewalteinwirkungen auf die Schulter verursacht. Die Bruchstelle liegt gewöhnlich im mittleren Teil des Schlüsselbeins. Ein Grünholzbruch liegt meistens bei Kindern vor, während Erwachsene häufig von Quer-, Schräg- und Splitterbrüchen betroffen sind. Ausgeprägte überlappende Verschiebungen der Frakturenden sind nicht ungewöhnlich.

Diagnose

1) Schmerzhafte Schwellung oberhalb des Schlüsselbeins, die so stark sein kann, dass eine Bewegung des betroffenen Teils unerträglich ist.

2) Die verletzte Schulter hängt herunter und der Kopf des Patienten ist zu der betroffenen Schulter geneigt. Es liegt eine Schwellung und Druckempfindlichkeit vor sowie starke Bewegungsunfähigkeit und Knochencrepitus. Wird Druck auf die verletzte Stelle ausgeübt, brechen die Kinder sofort in Tränen aus wegen des nicht zu ertragenen Schmerzes.

3) Es gibt Frakturen mit Verschiebung. Das proximale Ende ist nach hinten-oben verlagert während das distale Ende nach vorne-unten verschoben ist. Darüber hinaus können die beiden Frakturenden überlappen.

Repositionsverfahren: Eduktion, Heben und Pressen, Kompression.

Manipulationen im Einzelnen

Bei Kindern kann die Grünholzfraktur behandelt werden, indem eine dreieckige Bandage für 3 bis 4 Wochen getragen wird.

a) Der Patient sitzt auf einem Stuhl und legt beide Hände seitlich an seine Hüfte. Die Daumen zeigen nach vorne, die restlichen 4 Finger nach hinten. Das Kreuz wird hohl gehalten, die Brust nach vorne gedrückt und beide Schultern kräftig außen rotiert und nach dorsal gezogen mit erhobenem Kopf. Der Assistent steht hinter dem Patienten und stellt den rechten Fuß auf einem Stuhl. Das Knie stemmt er zwischen die Schulterblätter, mit den beiden Händen umgreift er die Schultern und zieht diese langsam rückwärts (Abb. 8.1).

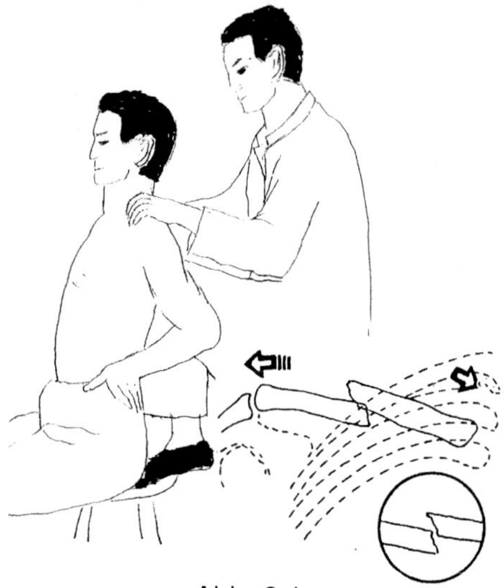

Abb. 8.1

b) Der Behandler steht vor dem Patienten und hält die Frakturenden mit dem Daumen, Zeige- und Mittelfinger jeder Hand, dann hebt und zieht er das distale Ende nach hinten und oben und drückt gleichzeitig das proximale Ende nach vorne und unten, um die Reposition zu erreichen (Abb. 8.2).

Fixation

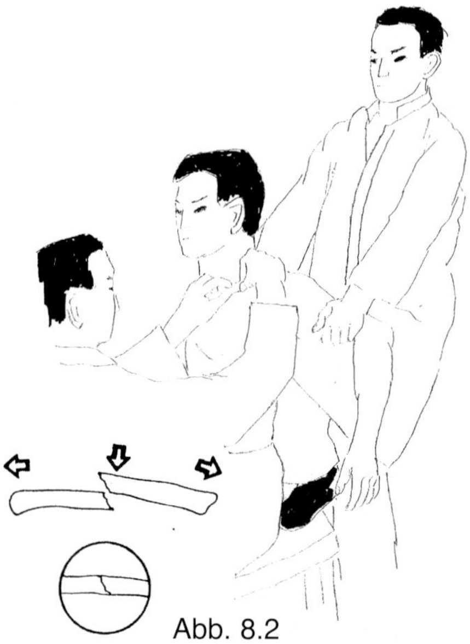

Abb. 8.2

Der Behandler legt das Stufenpolster auf die Fossa supraclavicularis eng an die Frakturstelle an. Das Polster aus Löschpapier soll etwa 12 bis 16 Schichten haben, 5 cm breit und 15 cm lang sein. Dann wird das Ende des Polsters in ein 1 cm breites und 0,5 cm dickes Querpolster gerollt. Der dünne Abschnitt des Stufenpolsters liegt auf dem Schlüsselbein. Anschließend wird noch ein flaches

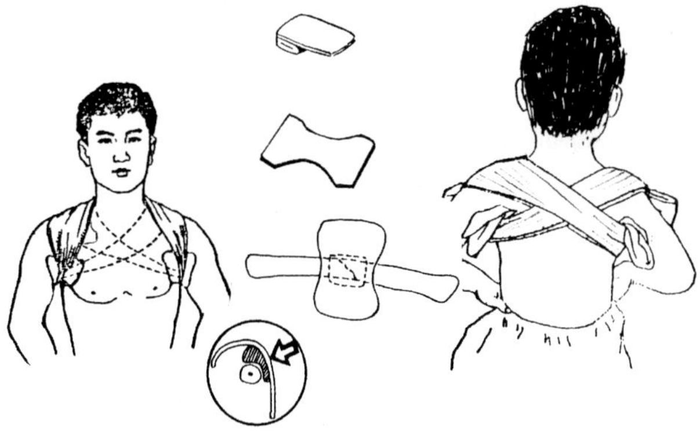

Abb. 8.3

Polster darüber gedeckt und das Ganze mit einem Pflaster fixiert. Nun wird ein Baumwollpolster unter jede Achsel gelegt Eine „8"-förmige Bandage sollte hinter den Schultern angebracht werden. Dann wickelt man eine breite Armbinde um den hinteren Teil der verletzten Schulter unter der Achsel hindurch zur Vorderseite der Schulter.

Die Schlinge wird weiter um den Nacken herum hinunter durch die Achsel der unverletzten Schulter gezogen, sie verläuft vor der normalen Schulter und wird wieder um den Nacken herum hinunter zur unverletzten Schulter gewickelt, so dass letztlich 6 bis 8 Bindentouren gemacht werden, um die „8"-förmige Bandage anzulegen (Abb. 8.3).

Funktionstraining

Nach der Retention wird der Patient angehalten, die Hände zusammenzuschließen und das Ellenbogengelenk zu beugen und zu strecken. Er sollte die beiden Hände an den Hüften aufstützen, die Brust hervorwölben und die Schultern nach hinten ziehen. Das Vorziehen der Schulter und Abduzieren des Armes muss der Patient unbedingt vermeiden. Nachdem die Bandage entfernt wurde, sollte der Patient zu jeglicher Form aktiver Übungen der Schultern ermutigt werden, um eine möglichst frühe funktionelle Wiederherstellung der Schultern zu erreichen.

Tuina: Tuina wird nur im 3. Stadium angewendet. Die Verfahren sind wie bei der Behandlung der Schulterschmerzen.

Rezeptur und Akupunktur: s.S. 180.

Subkapitale Humerusfraktur (Fraktur im chirurgischen Hals des Oberarms)

Die Vielfältigkeit der Fraktur im chirurgischen Hals des Oberarms kann in Gruppen:

1. nach der Haltung während der Verletzung und
2. nach dem Grad der Verletzung eingeteilt werden. In der klinischen Praxis gibt es eingekeilte Abduktions-Adduktions-Frakturen und solche, die mit einer Verschiebung (Dislokation) des Humeruskopfes einhergehen.

Diagnose

Die verletzte Schulter ist abgesunken und geschwollen, Schmerzempfindlichkeit im oberen Bereich des Humerus, Schmerzbedingte Bewegungseinschränkung.

Um die richtige Behandlung zu finden, muss man den Entstehungsmechanismus und die Formen der Fraktur kennen. Bei der Abduktionsfraktur muss man bei der Reposition möglichst eine Adduktionstellung des Oberarms anstreben, bei der Adduktionsfraktur ist es genau umgekehrt.

Behandlung

1. Grünholz und eingekeilte Fraktur

Da es keine wesentliche Verschiebung des Bruches gibt und auch keine Winkeldeformität, kommt eine Korrektur durch Manipulation selten in Betracht. Für die Fixation können wir verbindende Schulter-Humerus-Bretter anwenden und den Unterarm in eine Schlinge vor die Brust legen.

2. Abduktionsfraktur

Die Bruchstelle bei einer Abduktionsfraktur stellt sich selbst als Achsenknickungdeformität anterior und medial mit proximalem Ende adduziert und distalem Ende abduziert dar.

Repositionsverfahren: Eduktion, Adduktion, Heben und Pressen, Kompression

Manipulationen im Einzelnen

a) Ein Assistent übt entweder mit beiden Händen einen Zug nach oben aus oder indem er ein Stück Tuch unter der Achsel hindurch zieht, während ein anderer Assistent den verletzten Unterarm in Position hält und einen Gegenzug ausübt (Abb. 8.4).

b) Der Behandler steht an der gebrochenen Seite und

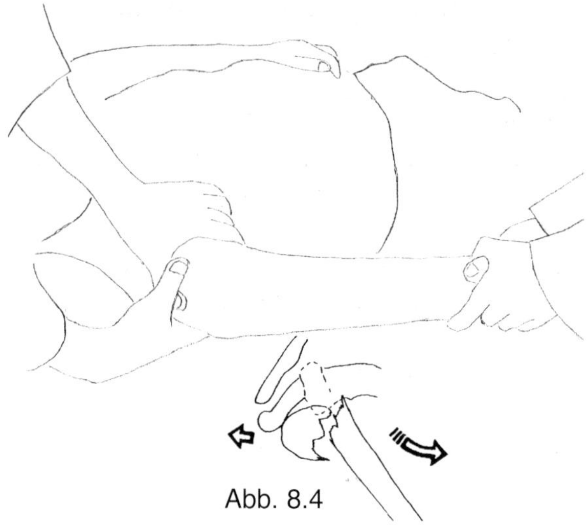

Abb. 8.4

umgreift mit beiden Händen die Bruchstelle, mit den beiden Daumen drückt er proximal-lateral auf das zentrale Bruchstück, mit den anderen Fingern umgreift er von medial her das periphere Bruchstück. Während des Zuges drükken und pressen die Daumen des Behandlers das proximale Ende nach innen, wobei die anderen Finger ziehen und das distale Ende nach außen anheben. Im selben Moment bewegt der andere Assistent den verletzten Ellenbogen zum Körper des Patienten hin (Abb. 8.5). Auf diese Art kann die Reposition befriedigend durchgeführt werden.

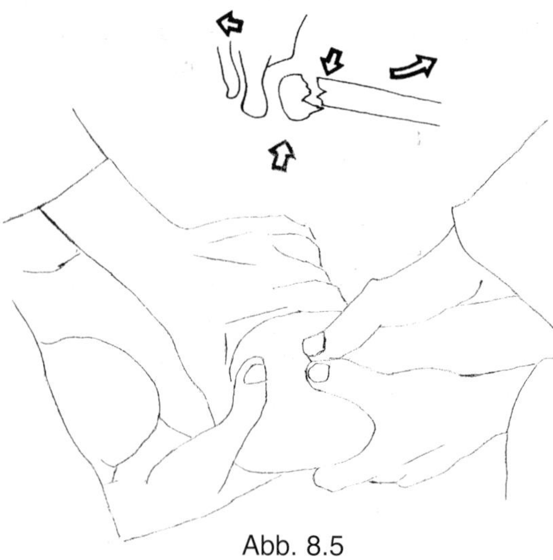

Abb. 8.5

Fixation

Nach der Reposition hält der Assistent den verletzten Arm; der Behandler wickelt den Arm mit einem Wolltuch ein und legt bogenförmige Bretter über dieses Tuch auf die Außenseite. Zwischen das Tuch und die Bretter wird am proximalen Ende ein Polster gelegt. Dann wird nochmals ein längeres Brett anterior angebracht und ein Brett posterior. Die Bretter nach peripher reichen bis zum Ellenbogen, dürfen aber die Beugung des Ellenbogens bis zum rechten Winkel nicht behindern. Nach proximal überragen sie die Schulter. Ein kürzeres Brett wird anschließend an der Innenseite angebracht. Es reicht nach unten bis knapp zum Epicondylus medialis humeri, nach oben bis in die Achselhöhle. Das obere Ende des Brettes muss mit Watte abgepolstert werden. und ein weiteres Polster liegt am distalen Ende (Abb. 8.6).

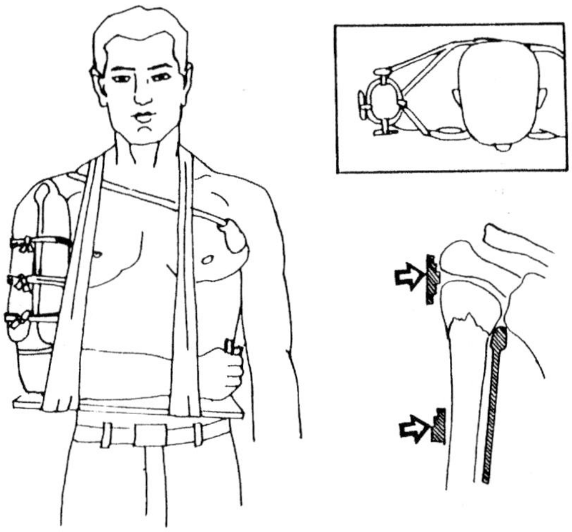

Abb. 8.6

3. Adduktionsfraktur

Die Bruchstelle bei dem Adduktionstyp hat eine Achsenknickungdeformität an der Außenseite, wobei das distale Ende adduziert ist und das proximale Ende abduziert ist und die Oberflächen der beiden gebrochenen Enden vertikal sind.

Repositonsverfahren: Eduktion, Abduktion, Heben und Pressen, Kompression

Manipulationen im Einzelnen

a) Patient und Assistent nehmen die gleiche Position ein wie bei der Abduktionsfraktur, der Assistent unten übt einen Zug aus in Richtung der distale adduktiven Verschiebung. Der Behandler drückt und presst die Frakturstelle mit beiden Daumen von lateral nach medial; mit den anderen Finger abduziert er das periphere Bruchstück. Der Assistent abduziert den Ellenbogen Unterzug (Abb. 8.7), so dass eine perfekte Reposition erreicht wird.

b) Wenn die Achsenknickung zu groß oder ein größerer

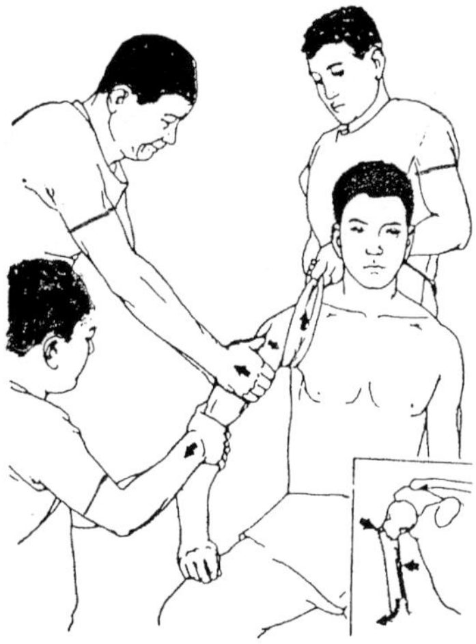

Abb. 8.7

Grad von Verschiebung vorliegt, kann der unterhalb stehende Assistent den verletzten Arm nach dem Zug für eine kurze Zeit abduzieren. Wenn der verletzte Arm über den Kopf gehoben wird, drückt der Behandler von hinten auf das periphere Bruchstück mit beiden Daumen, die anderen Finger umgreifen von vorne die Schulter, um die normale Position wieder herzustellen (Abb. 8.8).

c) Fraktur des Collum chirurgicum humeri mit Luxation des Caput humeri: Es ist ratsam, zuerst die

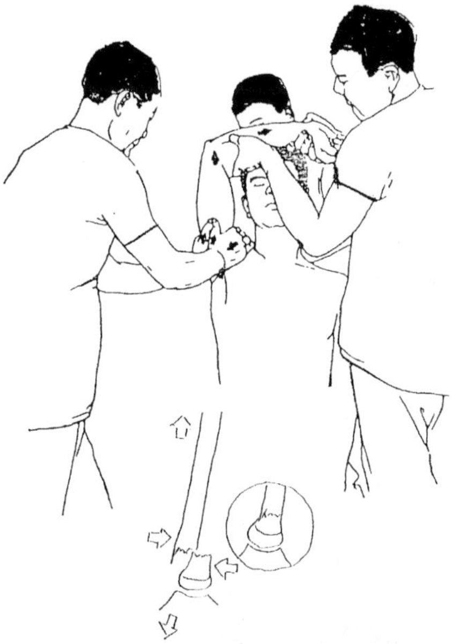

Abb. 8.8

Luxation des Caput humeri einzurichten, dann wird die Fraktur unter Beachtung des richtigen geringen Zuges während der Reposition behandelt. Der Behandler muss den Humeruskopf festhalten, um die Rotationsfehlstellung zu korrigieren, bis der Caput humeri wieder in der Cavitas glenoidalis liegt.

Fixation

Nach der Reposition können die verbindenden Schulter-Humerus-Bretter angelegt werden, wenn das gebrochene Ende als stabil angesehen wird. Am proximalen Ende wird ein Polster angelegt. Ein kürzeres Brett wird anschließend an der Innenseite angebracht und ein Polster ca. 10 cm unterhalb der Bruchstelle angelegt. Sonst wird eine Abduktionsschiene zur Ruhigstellung genommen (Abb. 8.9).

Wenn der Heilungsvorgang schon weiter fortgeschritten ist, wechseln wir zu den verbindenden Schulter-Humerus-Brettern zur Ruhigstellung des gebrochenen Endes.

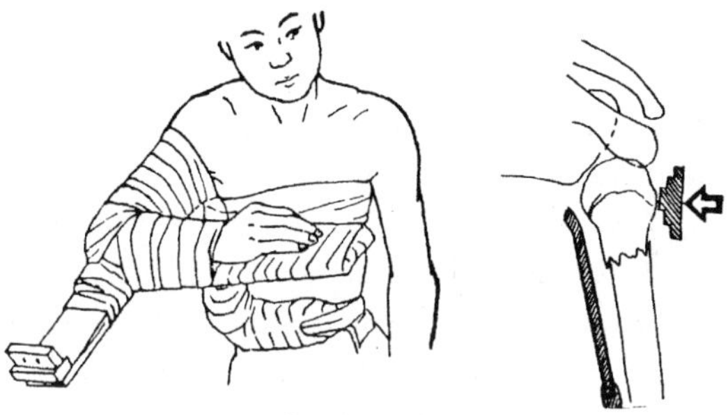

Abb. 8.9

Funktionstraining

Es ist falsch, den Patienten dazu zu bringen, mit seinem Unterarm in den ersten 10 Tagen viel zu üben. Aber sobald sicher ist, dass der Bruch wiederhergestellt ist, kann der Patient üben, indem er oft hintereinander eine Faust macht. Die Bewegung der Schulter und des Ellenbogengelenks sollte gefördert werden, nachdem die Schwellung und der Schmerz zurückgegangen sind. Im Falle der Abduktionsfraktur sollte der Patient die Abduktion vermeiden, im Falle der Adduktionsfraktur die Adduktion vermeiden. Wenn die klinische Heilung festgestellt wurde, sollte der Patient die kreisende Bewegung seines Schultergelenks üben.

Tuina: Tuina wird nur im 3. Stadium angewendet, und Verfahren sind wie bei der Behandlung der Schulterschmerzen.

Rezeptur und Akupunktur: s.S. 180.

Humerusschaftfraktur (Fraktur des Corpus humeri)

Der Bruch des Humerusschaftes ist der Bruch eines röhrenartigen Knochens, welcher seitlich 2 cm unterhalb des Collum chirugicum und 2 cm oberhalb der Condylen entsteht. Die Brüche können durch Kräfte entstehen, die direkt oder indirekt auf den Humerusschaft einwirken, oder durch eine Hebelkraft. Der Bruch entsteht oft im mittleren Teil, weniger im unteren Teil und selten im oberen Teil. Wenn der Bruch sich im mittleren Drittel befindet, liegt oft noch zusätzlich ein Schaden des Nervus radialis vor. Wenn die Bruchlinie oberhalb des Ansatzes des Deltamuskels verläuft, wird das zentrale Bruchstück durch den Zug des M. pectoralis major, des M. latissimus dorsi und des M. teres major nach vorne und innen, das periphere Bruchstück durch den Zug des M. deltoideus nach oben und außen verschoben. Wenn die Bruchlinie unterhalb des Ansatzes des Deltamuskels verläuft, wird das zentrale Bruchstück durch Zug des M. deltoideus und des M. coracobrachialis nach vorne und außen, das periphere Bruchstück durch Zug der M. triceps und biceps nach oben verschoben (Abb. 8.10). Diesen Bruch sieht man gewöhnlich bei Erwachsenen, die jünger als 30 Jahre sind.

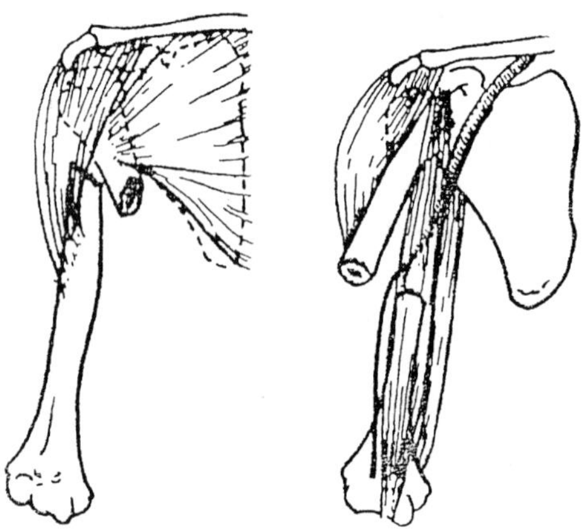

Abb. 8.10

Diagnose

Schmerz und Funktionsverlust des Armes. Schwellung des Armes im Bruchbereich, Blasen der Haut und Beugedeformität können gesehen werden. Der Arm kann auch kürzer als der gesunde Arm sein, wenn die Verschiebung der Bruchenden groß ist. Bei Schädigung des N. radialis besteht Unfähigkeit zur Streckung der Hand und der Finger, der Daumen kann nicht abduzieren. Gefühllosigkeit des Handrückens radialis.

Behandlung

Repositionsverfahren: Eduktion, Kompression, Heben und Pressen, Überstrecken, Zusammenschließen der Hände, Agitation

Manipulationen im Einzelnen

Ein Assistent zieht den verletzten Arm nach oben, entweder mit beiden Händen oder indem er ein Tuch unter der Achsel hindurch zieht. Dabei hält der Behandler den Unterarm in neutraler Stellung und zieht nach unten Starker Zug sollte für die gebrochenen Enden vermieden werden außer bei großer überlappender Verschiebung. Der Behandler kann den Bruch nicht genau einrichten bevor die überlappende Verschiebung nicht korrigiert wurde.

1. Frakturen in dem oberen Drittel des Humerusschaftes

Die Fraktur tritt oberhalb der Insertio m. deltoideus auf. Das proximale Bruchende hat eine Verschiebung nach medial-vorne durch die Kontraktion des M. pectoralis major, während das distale Bruchende eine Verschiebung nach oben-lateral hat, durch die Streckung des m. deltoideus.

a) Der Behandler sollte die laterale Seite des distalen Endes des Bruches mit beiden Daumen drücken und mit den anderen Fingern die mediale Seite des proximalen Bruchendes halten.

b) Jetzt, unter Aufrechterhaltung des Zuges, hebt und zieht der Behandler die proximalen Enden nach außen, so dass eine etwas seitliche Achsenknickung mit dem distalen Bruchende entsteht. Die Einrichtung kann erreicht werden, nachdem das distale Bruchende nach innen gedrückt wurde (Abb. 8.11).

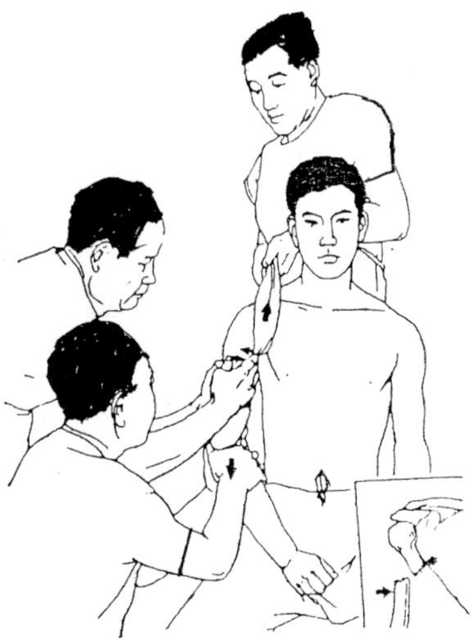

Abb. 8.11

2. Frakturen im mittleren Drittel des Humerusschaftes

Die Fraktur entsteht unterhalb der Insertio m. deltoideus. Das proximale Bruchende hat durch die Streckung des M. deltoideus und des M. coracobrachialis eine Verschiebung nach vorne-lateral während das distale Bruchende nach oberhalb verschoben sein wird durch die Streckung des M. triceps brachii und des M. biceps brachii.

a) Der Behandler soll die laterale Seite des proximalen Bruchendes mit beiden Daumen drücken, halten und medial des distalen Bruchendes mit den anderen Fingern umkreisen.

b) Dann, unter Beibehaltung des Zuges, drückt und presst der Behandler das proximale Bruchende mit seinen Daumen nach innen. Die anderen Finger werden gebraucht, um das distale Ende zu heben und um zu versuchen, dass die beiden Bruchenden richtig aufeinander treffen.

c) Dann vermindert der Behandler den Zug etwas. Der Behandler umschließt die gebrochene Stelle mit den Unterseiten seiner beiden Handflächen mit festem Druck, während der Assistent versucht, den unteren Teil der Fraktur etwas zu agitieren.

d) Die Einrichtung ist erreicht, wenn das Crepitatio immer weniger wird, bis es nicht mehr gehört oder gefühlt werden kann. Es zeigt an, dass die Reposition stabil ist (Abb. 8.12).

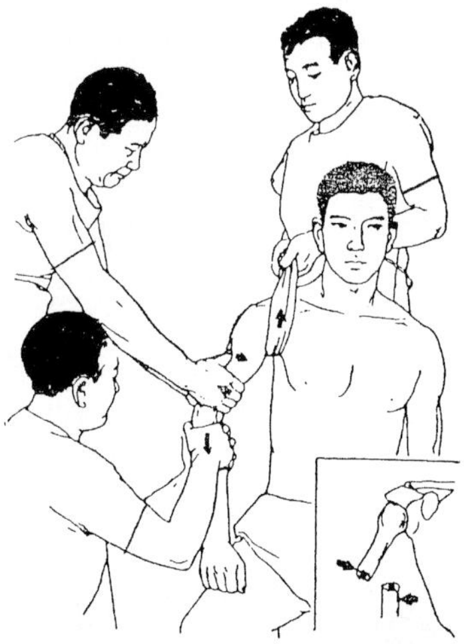

Abb. 8.12

3. Frakturen im unteren Drittel des Humerusschaftes

Die Richtungen eines Bruches mit Verschiebung variieren je nach Stellung des Unterarmes und des Ellenbogens. In den meisten Fällen ist das distale Bruchende verschoben in Form einer Einwärtsdrehung, weil der Patient seinen Unterarm in den meisten Fällen vor der Brust hält und sich das proximale Bruchende daher in einer absteigenden oder spiralartigen Form zeigt.

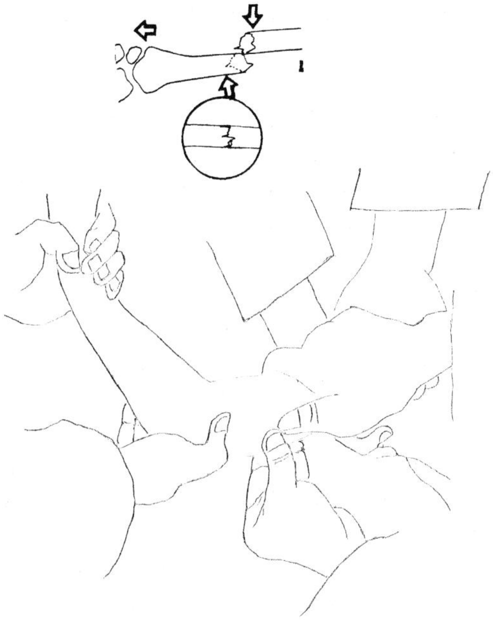

Abb. 8.13

a) Ein Assistent hält den verletzten Arm in mittlerer Position. Der Behandler beginnt jetzt mit seinen beiden Händen durch Drücken und Pressen die beiden abgesunkenen Enden zusammenzubringen (Abb. 8.13).

b) Und die Dreh-Fehlstellung dabei auch zu korrigieren (Abb. 8.14).

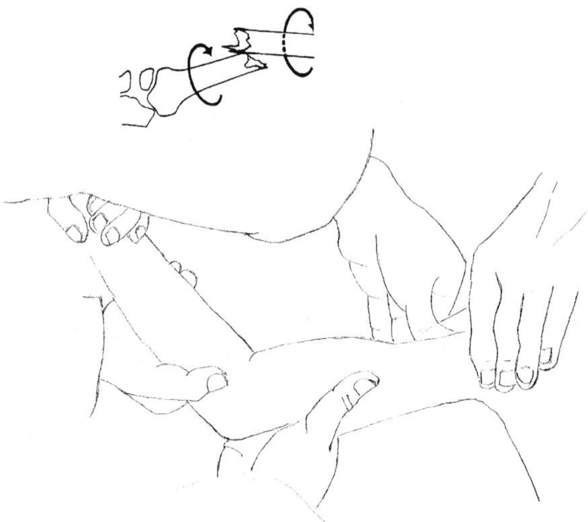

Abb. 8.14

Fixation

Wenn der Bruch stabil bleibt nach der Einrichtung, wird der Oberarm mit einem Baumwolltuch umwickelt. Dann nimmt man 4 oder 5 Bretter und legt sie in gleichen Abständen über das Baumwolltuch und befestigt das alles, indem man Stoffbinden darumwickelt. Im Falle, dass die Verschiebung zur Seite bzw. nach lateral und eine Verschiebung nach medial oder aber eine laterale Achsenknickung nicht korrigiert wurden, kann lokal ein Papierpolster angebracht werden, um durch zusätzlichen Druck eine graduelle Korrektur zu bekommen.

Im Falle einer geringen Verschiebung und einer medialen oder lateralen Achsenknickung kann eine Zwei-Punkte-Direktdruck-Methode angewandt werden. Ein Papierpolster wird jeweils erst an das distale Bruchende und dann an das proximale Bruchende gelegt, um dort Druck auszuüben. Diese Polster müssen in Richtung der jeweiligen Verschiebung der Bruchenden liegen (Abb. 8.15a).

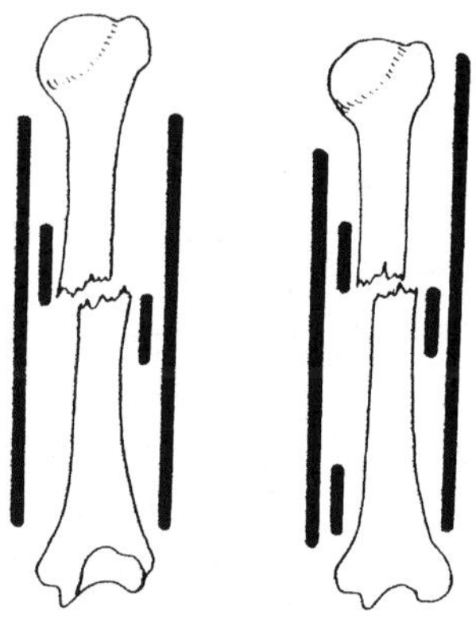

Abb. 8.15a u. b

In der Behandlung dieses Bruches mit großer Verschiebung und Achsenknickung muss neben dem Direkt-Druck am oberen und unteren Bruchende noch ein drittes Polster benutzt werden. Es wird am distalen Bruchende weit weg von der Bruchstelle angebracht, um direkten Druck zu geben. Es soll eine der Fraktur und Achsenknickung entgegen liegende Position haben. Die Einrichtung kann langsam erreicht werden durch Druck und das Zusammenwirken von drei verschiedenen Punkten (Abb. 8.15b).

Generell gesagt, werden die verbindenden Schulter-Humerus-Bretter für Frakturen im oberen Drittel des Humerusschaftes genutzt (Abb. 8.16a). Wenn ein Bruch im unteren Drittel des Humerusschaftes behandelt wird, zieht man die Fixation des Ellenbogengelenks vor (Abb. 8.16b).

Nach der Fixation soll der Patient den Ellenbogen bis

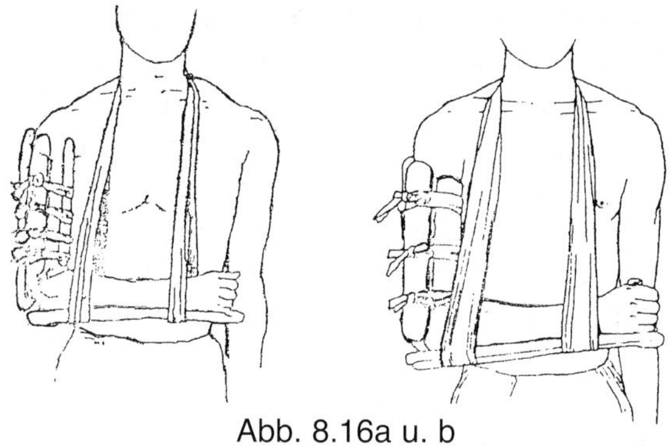
Abb. 8.16a u. b

zu 90 Grad anbeugen. Dann soll sein Unterarm in Neutralstellung vor der Brust gehalten werden. Im Falle einer Verletzung des N. radialis sollte früh operativ behandelt werden, falls nicht in den ersten 4 bis 6 Wochen eine Besserung eingetreten ist.

Funktionstraining

Nach Reposition und Fixation sollte der Patient Krankengymnastik machen, indem er seine Hand öfter hintereinander zur Faust macht. Dieses fördert die Blutzirkulation und festigt die Fixation. Um die Stabilität des Bruchbereiches zu erhalten, sollte der Patient auch dann eine Faust machen, wenn er mit dem Schultergelenk und Ellenbogengelenk Übungen macht. Der Patient mit einer Humerusschaftfraktur, bei der die Bruchenden noch auseinander stehen, sollte den betroffenen Arm zwischen der Schulter und dem Ellenbogen mit speziellen Gummibändern umwickeln, die in die vertikale Richtung einen Druck ausüben. Mit der Handfläche des unverletzten Armes umfasst er den Unterarm des verletzten Armes und bewegt diesen mit vorsichtigem Druck nach oben (Abb. 8.17).

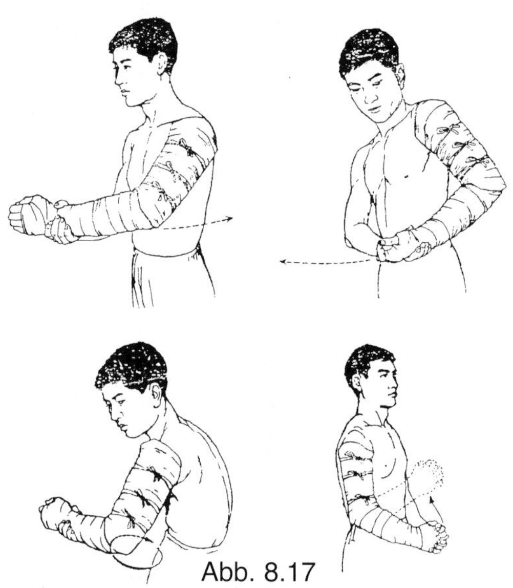
Abb. 8.17

Nach 3 bis 4 Wochen sollte der Patient fühlen, wie die Kraft und die Beweglichkeit in seinen Arm zurückkehren, was ein Zeichen für eine beginnende Heilung ist. Die Fixation sollte noch weitere 1 bis 2 Wochen am Arm bleiben, um dann durch klinische Untersuchung zu sichern, dass der Bruch tatsächlich geheilt ist. Nach Entfernung der Fixation soll der Patient selbst Übungen mit seinem Ellenbogen- und Schultergelenk machen, um wieder das volle Ausmaß der Beweglichkeit zu bekommen.

Tuina: Sie wird nur im 3. Stadium angewendet und Verfahren sind wie bei der Behandlung der Schulterschmerzen.

Rezeptur und Akupunktur: s.S. 180.

Suprakondyläre Oberarmfraktur

Die Einteilung erfolgt in drei Gruppen, je nach Ursache und Kraft welche den Bruch verursacht hat: Extensionsbruch, Flexionsbruch und Trümmerbruch. Mehr als 90 Prozent der Brüche sind Brüche der Extensions-Art.

Diagnose

Ellenbogenschwellung, schmerzhafte Druckempfindlichkeit und Crepitatio der Knochen. Bei dem Extensionsbruch in der hinteren Ellenbogenregion ist das distale Ende nach hinten gewölbt; das proximale Ende kann man in der vorderen Ellenbogenregion ertasten. Der Flexionsbruch ist gekennzeichnet durch Flachheit im Bereich der hinteren Ellenbogenregion und Fülle im Bereich der vorderen Ellenbogenregion. Bei einer Verschiebung der Ulnar im distalen Bereich kann die Ellenbogenspitze nach medial abweichen. Erhebliche Zeichen können auftreten, wenn zusätzlich ein neurovasculärer Schaden vorliegt.

Die meisten frischen supracondylären Humerusfrakturen können durch manuelle Reposition und Fixation mit Brettern geheilt werden. Bei Brüchen mit ernsten Schäden an Nerven und Gefäßen oder bei offenen Brüchen, alten Brüchen, muss jede unnötige manuelle Reposition vermieden werden und eine frühe operative Reposition vorgezogen werden.

Behandlung

Repositionsverfahren: Eduktion, Zusammenschließen der Hände, Beugen und Strecken, Heben und Pressen.

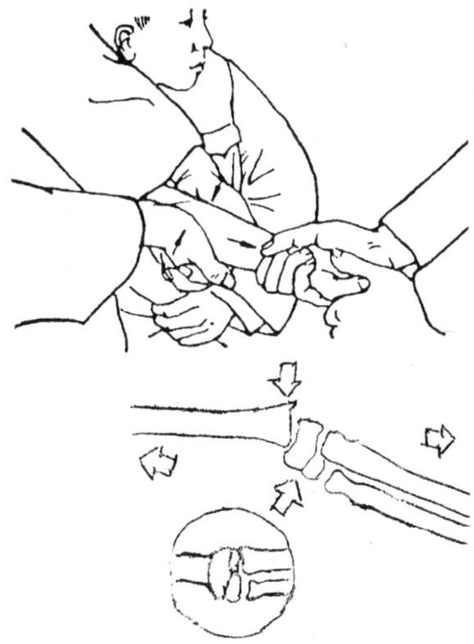

Abb. 8.18

Manipulationen im Einzelnen

Am Patienten in Rückenlage: Ein Assistent hält den Oberarm des verletzten Armes und der andere Assistent hält den Unterarm. Dann ziehen die beiden Assistenten langsam im Gegenzug mit dem Unterarm in neutraler Position und den Ellenbogen etwas gebeugt, um die Parallelverschiebung das Knochen zu korrigieren. Anschließend sollte der Behandler die seitliche Verschiebung korrigieren, indem er mit seinen beiden Händen die Bruchstelle fest zusammendrückt. Zum Schluss korrigiert er die anteriore und posteriore Verschiebung (Abb. 8.18).

a) Beim Extensionbruch verläuft die Bruchlinie oft schräg von der Vorderseite des Knochens nach hinten-oben mit Verschiebung nach anterior am proximalen Ende und posterior-superiorer Verschiebung am distalen Ende (Abb. 8.19).

Der Behandler drückt und presst das distale Ende nach vorne mit seinen Daumen, während seine anderen Finger das proximale Ende nach hinten ziehen und der Assistent

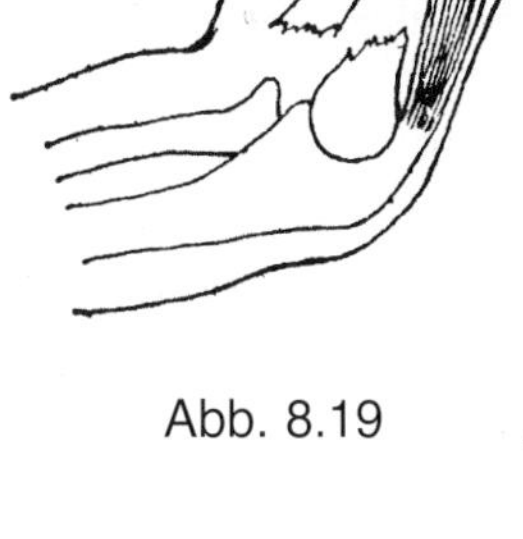

Abb. 8.19

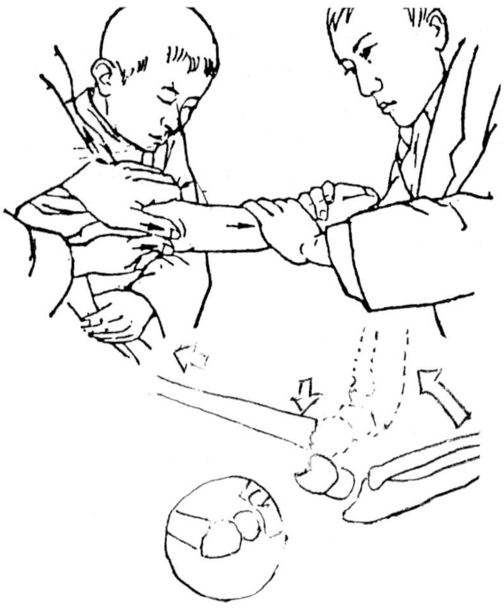

Abb. 8.20

das Ellenbogengelenk langsam bis 70 Grad beugt, um die Einrichtung zu beenden (Abb. 8.20).

b) Der Flexionsbruch ist gewöhnlich schräg verlaufend vom unteren Teil des Knochens nach oben zum oberen Teil mit einer Verschiebung nach vorne-oben am distalen Ende, und einer Verschiebung nach hinten am proximalen Ende (Abb. 8.21).

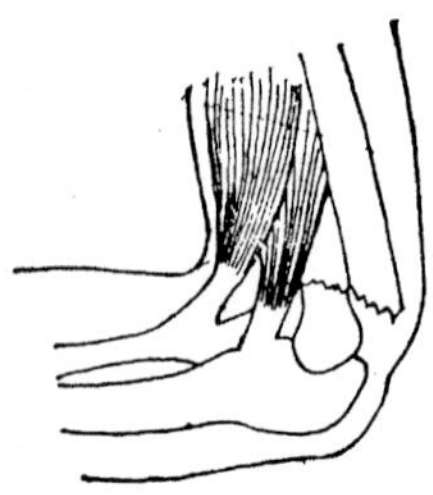

Abb. 8.21

Solch ein Bruch geht oft einher mit einer Ulna-Verschiebung oder einer Rotationsverschiebung am distalen Ende. Der Behandler muss das distale Ende nach hinten drücken mit seinen Daumen, während seine anderen Finger das proximale Ende nach vorne heben. Während der Behandler die Einrichtung praktiziert, streckt der unterhalb stehende Assistent langsam das Ellenbogengelenk, um die Einrichtung zu vervollständigen (Abb. 8.22).

Fixation

Die Fixation mit einem kleinen Brett wird bei einem stabilen Bruch angewendet. Die folgenden Schritte werden unternommen:

1. Papierbretter

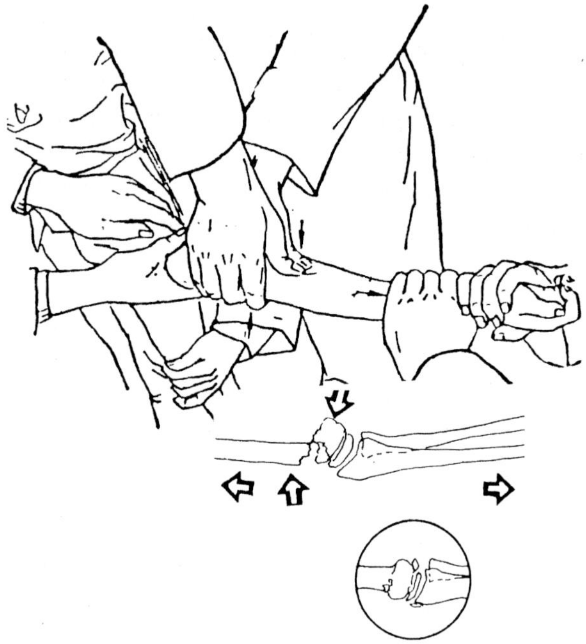

Abb. 8.22

a) Zuerst wird der Ellenbogen mit einem Baumwollkissen umwickelt, dann werden vier Stücke Bretter so zurechtgeschnitten, dass sie Dreiecksform haben, und in der Weise um den Ellenbogen gelegt, dass sie sich wie Dachziegel übereinander befinden, mit ihren Spitzen also überlappen.

b) Dann werden diese Pappstücke mit vier Bändern befestigt. Ein Band soll schräg an der Außen- und Innenseite des Ellenbogens verlaufen, um die Ober- und Unterenden der Pappe zu fixieren, damit man eine effektive Fixation in diesem lokalen Bereich bekommt. Zugleich soll damit das Ellenbogengelenk in einem rechten Winkel gehalten werden. Eine „8"-förmige Bandage wird dann am Ellenbogen getragen und der Unterarm wird mit Hilfe einer Schiene vor der Brust gehalten (Abb. 8.23).

c) Beim Flexionsbruch kann man lange Bretter verwenden, um den Ellenbogen in Streckstellung zu fixieren

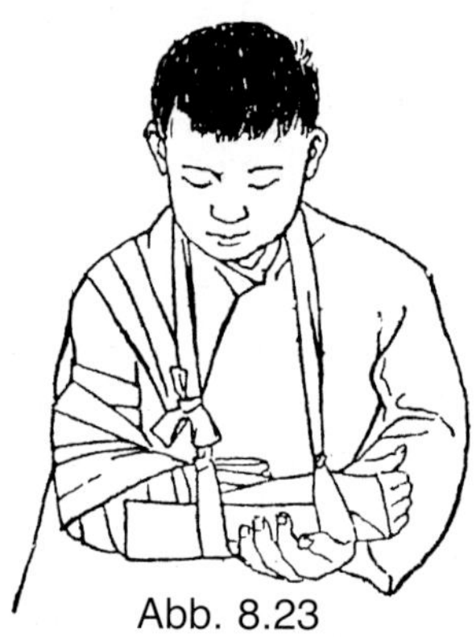

Abb. 8.23

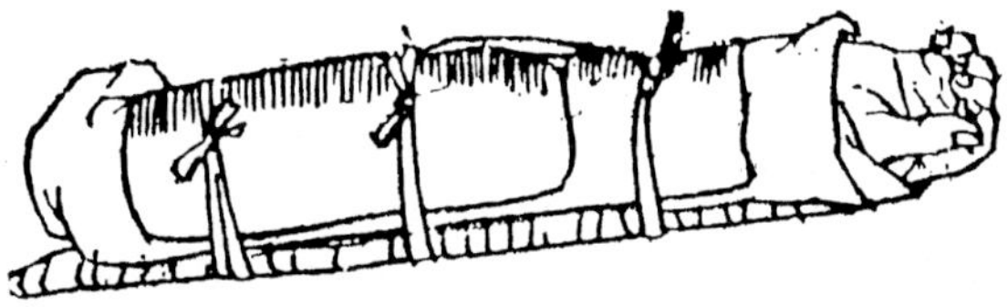

Abb. 8.24

(Abb. 8.24).

2. Holzbretter

Man kann auch vier Holzbretter benutzen, welche nach vorne und hinten gekrümmt sind, zusammen mit inneren und äußeren geraden Brettchen, die am Ellenbogen angebracht sind, zur Fixation. Das vordere Brett reicht vom Tuberculum majus bis 3 cm unterhalb des Ellbogengelenks. Das untere Ende ist nach vorne konkav. Das hintere Brett reicht von der Achselhöhle bis unter den Proc. coronoides. Sein distales Ende ist nach vorne konkav, die Bretter haben an den peripheren Enden jeweils einen Metallknopf, um bei der Fixation den peripheren Stoffbandrutsch festzumachen. Das innere Brett reicht von der Achselhöhle bis 3 cm unter den Epicondylus medialis. Das äußere Brett reicht vom Acromeon bis unter den Epicondylus lateralis. Am unteren Ende des inneren und äußeren Brettes ist je ein Riemen befestigt. Die Bretter sind alle innen mit Filz gepolstert und außen mit einem Strumpf umhüllt (Abb. 8.25).

3. Papierpolster

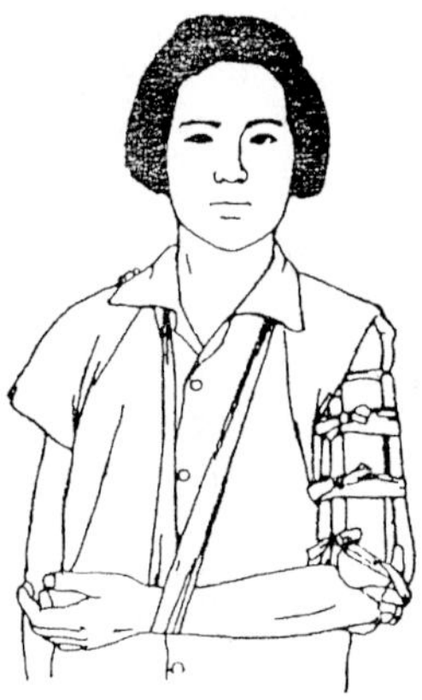

Abb. 8.25

Im Falle, dass die Verschiebung nicht ganz korrigiert wurde, kann eine Zwei-Punkte-Direktdruck-Methode angewandt werden. Die Polster müssen dann in Richtung der jeweiligen Verschiebung der Bruchenden liegen.

a) Ein Pyramidenpolster liegt am lateralen Epicondylus, um das proximale Bruchstück nach innen zu drücken. Ein Stufenpolster liegt an der Innenseite im Bereich des Epicondylus medialis, um das periphere Bruchstück lateral zu drücken (Abb. 8.26a).

b) Ein Stufenpolster liegt hinter dem Olecranon, um das periphere Bruchstück nach vorne zu schieben. Ein quadratisches Polster liegt oberhalb der Ellenbeuge, um einen Druck auf das proximale Bruchstück auszuüben (Abb. 8.26b).

Nach der Fixation für 2 bis 3 Tage muss man darauf achten, dass die Blutzirkulation und die

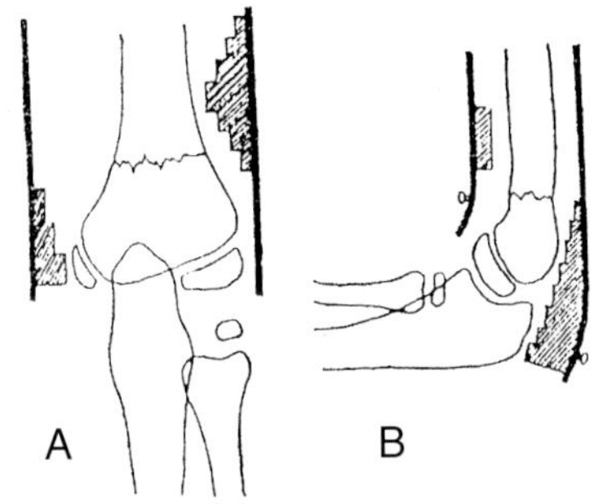

Abb. 8.26a u. b

Gelenkbeweglichkeit noch in Ordnung sind. Wenn etwas Unnormales geschieht, muss gleich eine Korrektur erfolgen. Ischämische Nekrosen im Unterarm durch hohen Druck der Bandage auf das Gewebe müssen vermieden werden.

Funktionstraining

Nach der Reposition und Fixation sollte der Patient ermutigt werden zu üben, indem er seine Hand öfter hintereinander zur Faust zu macht. Übungen, die den Ellenbogen betreffen, sollten vermieden werden. Zu einem späteren Zeitpunkt, nach der Entfernung der Fixation, sollte das Training stufenweise in den schmerzfreien Bereichen gesteigert werden bis die Funktion beinah vollständig wieder hergestellt ist.

Tuina: Tuina wird nur im 3. Stadium angewendet und Verfahren sind wie bei der Epicondylitis radialis humeri anzuwenden.

Rezeptur und Akupunktur: s.S. 180.

Distale Oberarmfraktur

Diese Frakturen kommen oft vor als laterale Condylarfraktur des Humerus und als mediale Fraktur des Epicondylus humeri. Die erste Art entsteht, wenn das Kapitulum des Humerus gegen das Kapitulum radii während eines Sturzes stößt. Der abgesplitterte Knochen ist häufig die Humerus-Epiphyse des Kapitulum, manchmal zusammen mit dem äußeren Gelenkkopf des Humerus und einer Metaphyse der Epiphyse, sogar mit der lateralen Seite der Trochlea. Der Knochen ist oft seitlich verschoben und verdreht. Das Letztere wird durch plötzlichen Zug und Druck der Beugemuskeln des Unterarmes verursacht. Schwere Brüche mit Verschiebung können Auswirkungen auf die Knochenplatten haben, welche in die Lücke des Humero-Ulnar-Gelenks gedrückt werden können oder mit einer lateralen Luxation des Ellenbogengelenks einhergehen können. Das erste kann eine komplizierte Schädigung des N. radialis nach sich ziehen, das zweite eine Schädigung des N. ulnaris. Diese Art von Verletzung sieht man oft bei Kindern und Heranwachsenden.

Diagnose

Der verletzte Ellenbogen ist geschwollen und dabei besonders schmerzempfindlich an der medialen oder lateralen Seite. Bei einer Fraktur des äußeren Condylus mit Verschiebung, können frei bewegliche Knochenstücke am seitlichen Ellenbogen ertastet werden. Crepitatio ist positiv. Bei einer Fraktur des medialen Epicondylus können medial Hämatomverfärbungen beobachtet werden. Die Beziehung zwischen den drei Punkten des Ellenbogens ist unnormal, sich bewegende Knochenstücke können auch oft ertastet werden. Wenn die Knochenstücke in einen Gelenkspalt rutschen, kann die Streckfähigkeit des Ellenbogengelenks stark behindert sein.

Behandlung

1. Haarriss-Bruch ohne Verschiebung

Wird die „8" -förmige Bandage in einem Winkel von 90 Grad angelegt, ist dies für 2 bis 3 Wochen ausreichend. Für unruhige Kinder muss man, um einen langsam, verwinkelten Bruch mit Verschiebung zu verhindern, mehr Vorsicht walten lassen.

2. Bruch des lateralen Condylus humeri mit seitlicher Verschiebung oder Rotation

Repositionsverfahren: Eduktion, Kompression, Beugens und Streckens, Quassation,

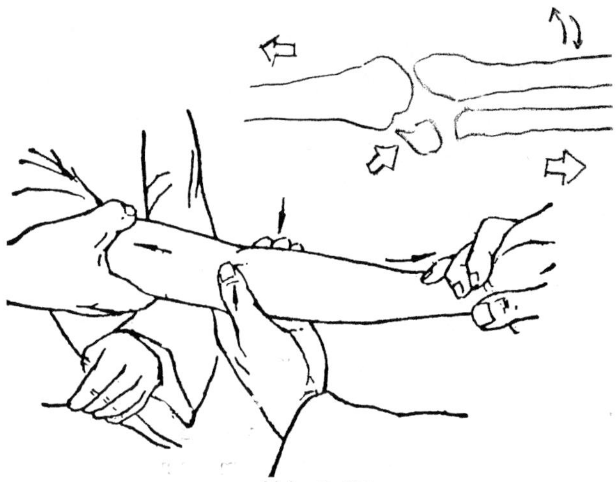

Abb. 8.27

Manipulationen im Einzelnen

a) Einwärtsdrehung (Dislozierte Fraktur des Condylus radialis) Der Patient sitzt oder liegt auf dem Rücken. Ein Assistent hält den unteren Teil des Oberarmes, der Behandler hält den unteren Teil des Unterarmes mit einer Hand und drückt den lateralen Teil des Ellenbogens mit dem Daumen der anderen Hand, während die anderen Finger gegen den medialen Bereich des Ellenbogens drücken. Ist das Bruchstück nur zur Seite verschoben, werden die Daumen genutzt, um das Bruchstück nach innen zu drücken, während der Behandler am verletzten Ellenbogen die Inversion durchführt, um die Reposition zu erreichen.

Das Ellenbogengelenk wird ununterbrochen in einem Winkel von 135 Grad gehalten und dann wird langsam mit einer Beuge- und Streckbewegung weitergemacht, bis die genaue Reposition erreicht ist (Abb. 8.27).

b) Wenn das Bruchstück mit Rotation weggebrochen ist, sollte man sich von der genauen Position des Bruchstücks anhand einer seitlichen Röntgenaufnahme überzeugen, um dann festzustellen, ob es nach anterior oder posterior abweicht. Der Behandler legt nun den

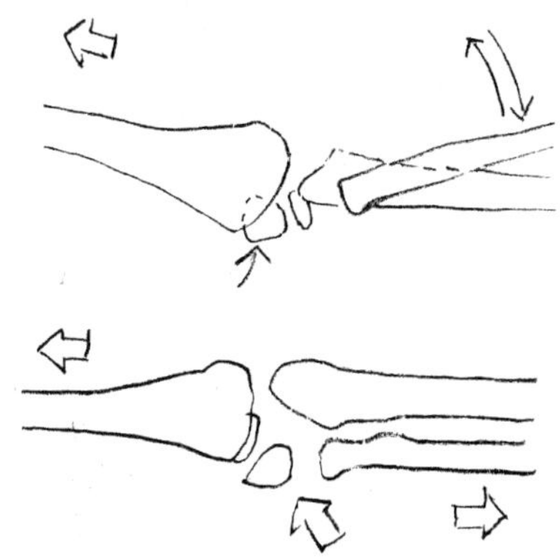

Abb. 8.28a u. b

Unterarm in Pronations- oder Supinationsstellung, schüttelt oder beugt dann den Ellenbogen und streckt ihn, bis die Abweichung nach anterior posterior korrigiert ist (Abb. 8.28a).

Danach drückt die Daumenspitze des Behandlers die obere Grenze des Bruchstückes von außen nach innen, um die Reposition zu korrigieren. Auf diese Weise wird es zu einer einfachen, seitlichen Fraktur mit Verschiebung. Der nächste Schritt ist, das Bruchstück nach innen zu drücken, um die Reposition zu erreichen (Abb. 8.28b).

Fixation

Hier wird ein kleines Polster an den äußeren Condylus humeri angelegt (Abb. 8.29) und anschließend werden

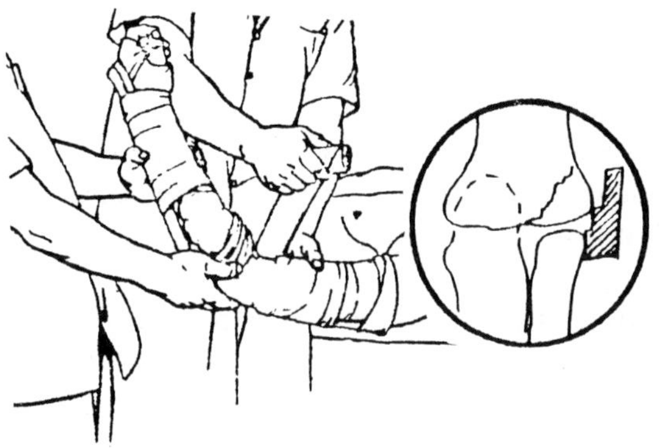

Abb. 8.29

kleine Bretter um den um 90 Grad gebeugten Ellenbogen gelegt, um die Ruhigstellung zu erreichen. Anschließend wird der Unterarm mit einem Tuch oder einer Schiene vor der Brust gehalten.

3. Bruch des Epicondylus medialis humeri mit Verschiebung

Repositionsverfahren: Eduktion, Kompression, Quassation.

Manipulationen im Einzelnen

a) Der Assistent hält den Oberarm des Patienten, der Behandler hält den Unterarm mit einer Hand, um den Ellenbogen um 90 Grad zu beugen und auch das Handgelenk des Patienten zu beugen. Dann schiebt und drückt er mit Daumen und Zeigefinger der anderen Hand das Fragment in Richtung posterior und superior. Wenn das Crepitatio der Knochen gefühlt wird, ist es ein Zeichen dafür, dass die Reposition des Bruchstückes erreicht ist (Abb. 8.30).

b) Wenn das Bruchstück in der Rinne zwischen

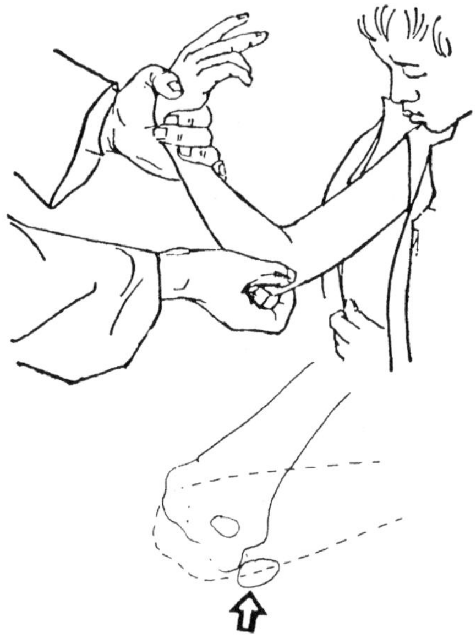

Abb. 8.30

Humerus- und Ulnargelenk liegt, und bei einer lateralen Luxation des Ellenbogengelenks soll der Behandler den verletzten Ellenbogen auswärts drehen, um den verletzten Ellenbogen zu ektropionieren. Dann soll der Behandler mit dem verletzten Handgelenk eine Dorsalflexion ausführen oder eine Quassation durchführen, so dass passiver Zug des Flexormuskels das Bruchstück aus dem Gelenkspalt wieder herausholt (Abb. 8.31). Danach soll der Behandler den verletzten Ellenbogen beugen und auf das vorgewölbte Bruchstück eine Kompression ausüben, um es wieder dorthin zu bringen, wo es hingehört.

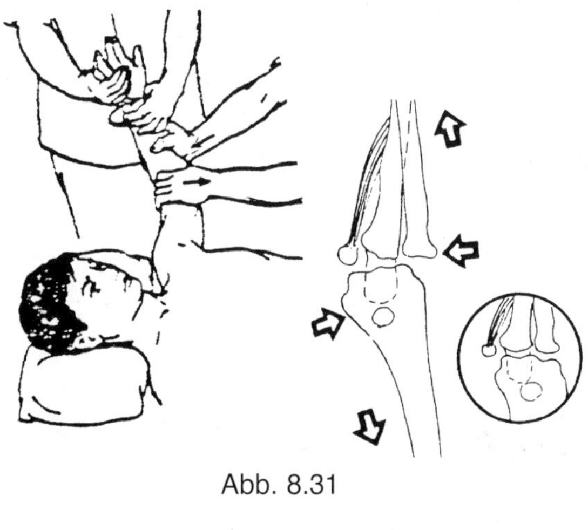

Abb. 8.31

Fixation

Ein kleines Polster wird an den Epicondylus medialis humeri aufgelegt. Dann wird mit Brettern der Ellenbogen

Teil 8

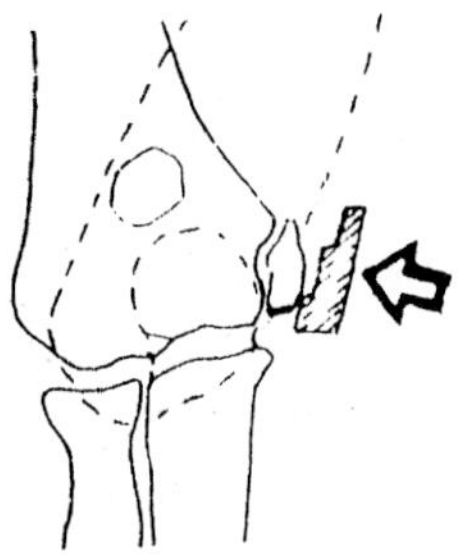

Abb. 8.32

in 90 Grad Beugestellung fixiert (Abb. 8.32).

Wenn die beiden Arten von Brüchen, welche oben erwähnt wurden, durch manuelle Rückführung nicht eingerichtet werden können, kann man die Nadelstech-Methode oder o-perative Methode so früh wie möglich versuchen.

Funktionstraining

Bei den zuvor erwähnten zwei Brucharten sollte im Frühstadium Vorsicht bei dem Übungen herrschen. Der Patient darf nur seine Finger frei bewegen. Die Bewegungen des Faustmachens und des Handgelenks müssen wegen der Gefahr der Wiederverschiebung eingeschränkt werden. Nach 10 bis 15 Tagen kann die weitere Übungsbehandlung im Sinne der Krankengymnastik für Schulter und Ellenbogen weiterhelfen. Besonders nach der Entfernung der Schiene soll der Patient ermutigt werden, seine Arme aktiv zu gebrauchen, indem er beugt und streckt sowie den Unterarm im Sinne der Supination und Pronation bewegt.

Tuina: Tuina wird nur im 3. Stadium angewendet und Verfahren sind wie bei der Epicondylitis radialis humeri anzuwenden.

Rezeptur und Akupunktur: s.S. 180.

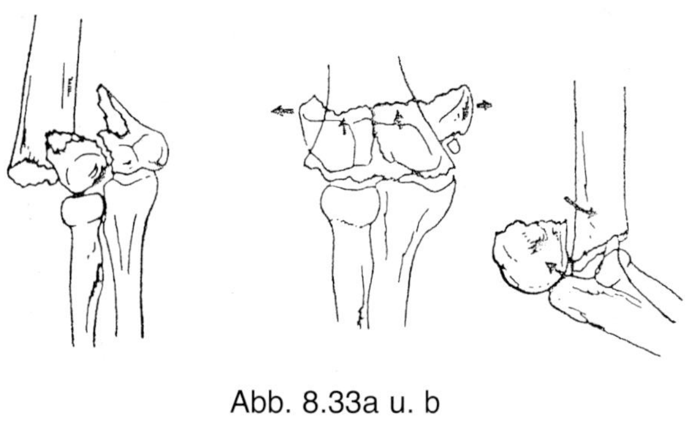

Abb. 8.33a u. b

Kondylenfraktur

Die Kondylenfraktur ist relativ selten. Sie tritt meist bei Erwachsenen auf. Sie entsteht entweder durch Sturz nach vorne auf die Handfläche mit gestrecktem Ellbogengelenk (Überstreckungsbruch, Abb. 8.33a) oder mit gebeugtem Ellbogengelenk (Beugungsbruch, Abb. 8.33b). Sowohl Überstreckungs- als auch Beugungsbruch können T-, Y- und Trümmerform zeigen.

Diagnose

Schmerzen, Schwellung. Das Ellbogengelenk steht in halber Streckstellung. Pronation des Unterarmes. Typische Form des Ellbogens wie bei einer Ellbogenverrenkung. Der Crepitationstest ist positiv. Röntgenaufnahmen in 2 Ebenen. Überprüfung der Durchblutung und der Nervenfunktion.

Behandlung

Repositionsverfahren: Eduktion, Schieben und Drücken, Beugen und Strecken, Zusammenschließen der Knochen.

Manipulationen im Einzelnen

a) Patient in Rückenlage. Der eine Assistent hält den Oberarm, der andere den Unterarm fest. Unter einem Beugungswinkel im Ellbogengelenk von 120 Grad bis 140

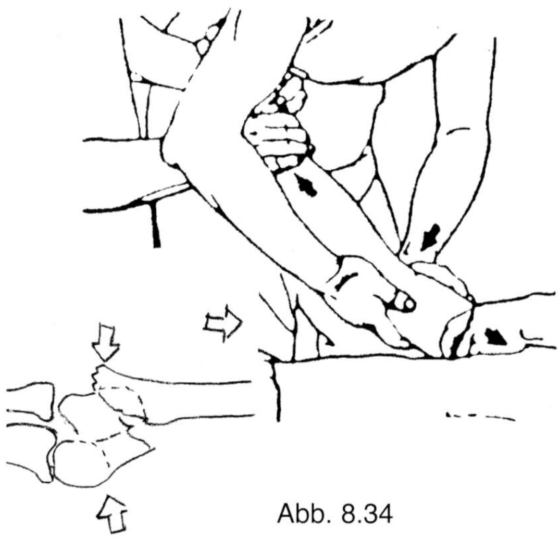

Abb. 8.34

Grad wird Eduktion ausgeübt, um die Verkürzung zu beseitigen. Gleichzeitig umfasst der Behandler die Kondylen von beiden Seiten mit beiden Handflächen und drückt sie zusammen. Auf diese Weise kann man eine Diastase der Kondylen während der Extension vermeiden (Abb. 8.34).

c) Wenn sich das distale Bruchstück nach ulnar verschoben hat, bewegt sich die den lateralen Condylus um-

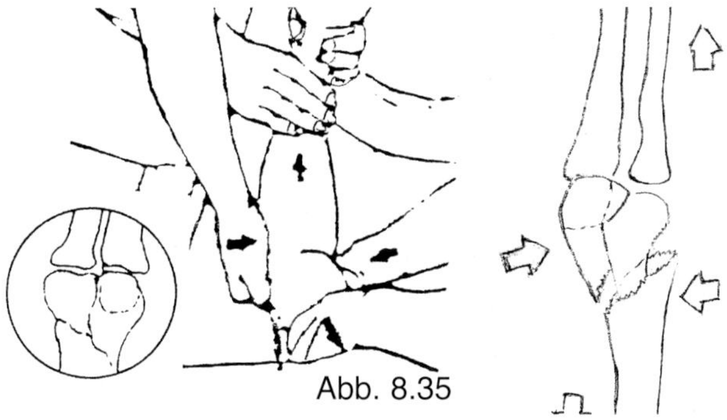

Abb. 8.35

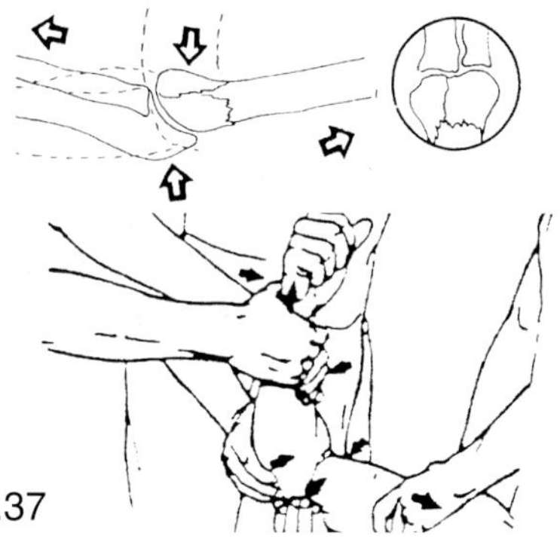

Abb. 8.37

fassende Handtellerwurzel bis oberhalb des Condylus und umgreift dann in Höhe des Daumenballens den Condylus. Die den medialen Condylus umgreifende Hand drückt unter Gegendruck langsam die beiden Condylen lateralwärts (Abb. 8.35).

d) Überstreckungstyp: Die Verschiebung des proximalen Bruchendes nach vorne, zwei große, nach seitwärts

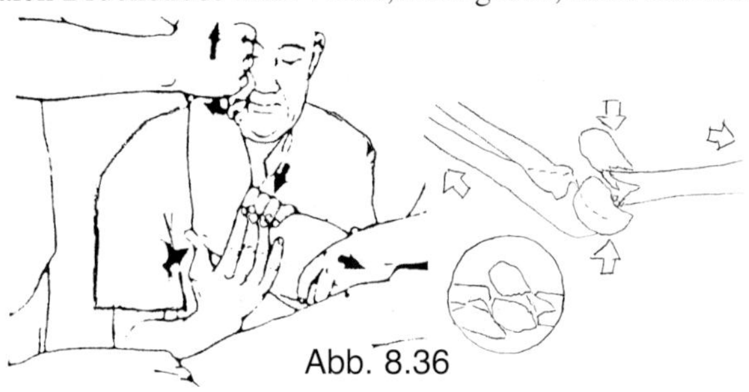

Abb. 8.36

verschobene Fragmente am distalen Humerus. Hierbei muss der Behandler mit den vier Fingern der beiden Hände das proximale Ende nach hinten verschieben und vorne den Oberarm nahe der Ellenbeugen umgreifen. Die beiden Daumen schiebt er zum Olekranon und drückt mit ihnen das körperferne Bruchstück nach vorne, während seine restlichen Finger das proximale Ende nach hinten schieben. Der den Unterarm haltende Assistent beugt das Ellbogengenlenk bis 90 Grad (Abb. 8.36).

e) Beugetyp: Die Verschiebung des proximalen Bruchendes nach rückwärts und zwei Fragmente am distalen Ende des Oberarmknochens, die nach vorne verschoben sind. Hierbei schiebt der Behandler die beiden Daumen nach oben und die vier Finger der beiden Hände verschieben sich nach unten. Der Behandler muss das distale Ende mit seinen Daumen nach hinten drücken, während seine anderen Finger das proximale Ende nach vorne heben. Während der Behandler die Einrichtung praktiziert, streckt der unterhalb stehende Assistent langsam das Ellenbogengelenk (Abb. 8.37).

f) Die beiden Condylen werden jedoch des Öfteren infolge der Kollateralbänder nach innen und außen verdreht sein, wodurch die Gelenkfläche der Trochlea verworfen ist. In diesem Fall hält der Behandler mit einer Hand die Condylen fest und drückt mit der anderen Hand die Bruchstücke supracondylär zusammen. Die Anwendung des Zusammenschließens der Knochen muss harmonisch

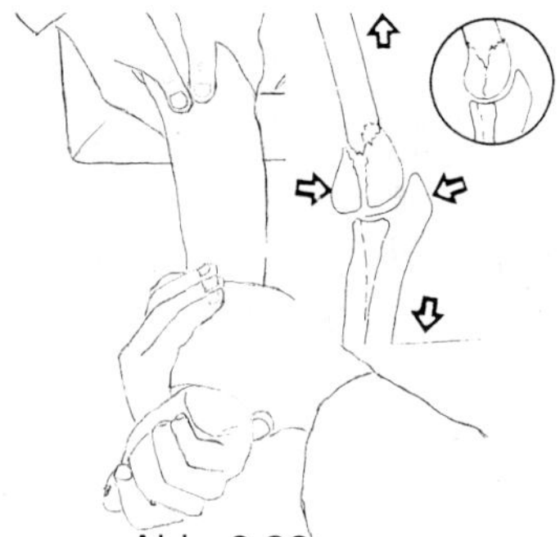

Abb. 8.38

und gleichzeitig erfolgen. Das Ziel ist, die reponierte Stellung der Condylen zu bewahren und gleichzeitig die verworfene Trochlea zu korrigieren (Abb. 8.38).

Fixation

a) Unter Eduktion hält der Behandler die Bruchstelle fest, und der Ellbogen wird um 90 Grad gebeugt. Die Polster und Schienen werden an die passende Stelle gelegt (Abb. 8.39).

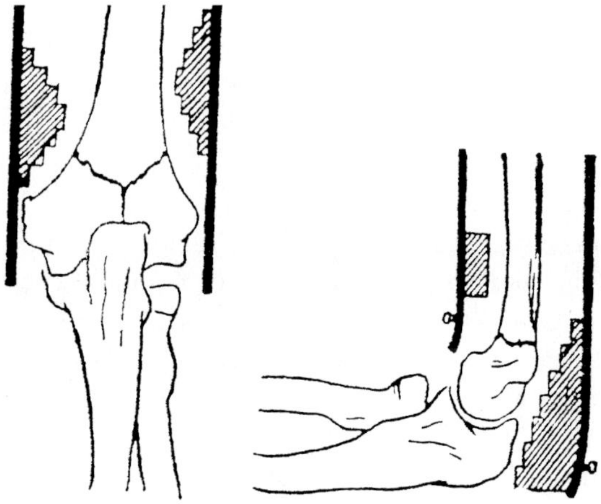

Abb. 8.39

Dann werden die Stoffbinden zugeknüpft. Die Binde für die vordere und hintere Schiene wird schräg geführt und an den Aluminiumnagel eingehakt, schließlich geknüpft, um ein Verrutschen zu vermeiden.

b) Wenn die primäre Verschiebung sehr groß war, kann man zusätzlich nach der Reposition und Schienenfixation noch eine Drahtextension am Olekranon anlegen. Danach wird der Arm auf ein mobiles Extensionsgerät gelegt und mit 1,5 bis 2 kg Zug belastet. Der verletzte Arm ist dabei 70 Grad bis 80 Grad abduziert; der Unterarm ist in Mittelstellung (Abb. 8.40).

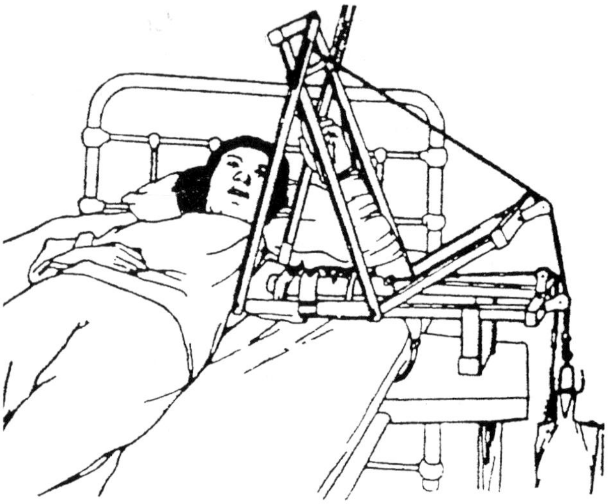

Abb. 8.40

c) Wenn noch immer eine Diastase der Condylen am körperfernen Bruchstück festzustellen ist, muss man die beiden Condylen rechtzeitig mit Daumen, Zeige- und Mittelfinger zusammendrücken. Auf jeden Fall muss man versuchen, die Restdislokation innerhalb einer Woche voll zu korrigieren.

Funktionstraining

Der Patient kann sofort nach der Reposition und Fixation mit dem Faustschlusstraining beginnen. Im Anfangsstadium wird der Patient im Ellbogengelenk nur 10 Grad bis 20 Grad aktive selbständige Streck- und Beugebewegungen machen. Gewöhnlich kann der Umfang der Beweglichkeit nach zwei bis drei Wochen etwa 40 Grad bis 50 Grad betragen. Nach Entfernung der Schienen kann der Patient selbständige Bewegungen machen.

Tuina: Sie wird nur im 4. Stadium angewendet. Nach Entfernung der Schienen wird eine leichte Tuina durchgeführt. Dabei darf man nicht gewaltsam vorgehen. Falsche passive Bewegungen können die Knochenbruchheilung beeinträchtigen. Die premoprehensiven Verfahren sind wie bei der Epicondylitis radialis humeri.

Rezeptur und Akupunktur: s.S. 180.

Ulnare und Radiale Frakturen

Ulnare und radiale Frakturen treten häufig bei älteren Kindern und Erwachsenen auf und sind meist im mittleren und unteren Drittel der Ulnar und des Radius gelegen. Vier Arten der Deformation können zwischen den frakturierten Enden auftreten: überlappende, rotierende, gewinkelte und seitliche Dislokation. Die direkte Gewalteinwirkung beim kindlichen Trauma verursacht die Grünholz-Fraktur. Sie ist im unteren Drittel gelegen, die Frakturlinie liegt beinahe auf der gleichen Höhe und gegen die palmare Seite gewinkelt. Genauso wie bei Erwachsenen tritt die Fraktur gewöhnlich in der Mitte des unteren Teils des Knochens auf, d. h. die radiale Frakturlinie liegt im mittleren oberen Teil, und die ulnare Frakturlinie liegt im mittleren unteren Teil. Die Traumata durch direkte Gewalteinwirkung sind immer entweder quer verlaufende oder kommunizierende Frakturen und Frakturlinien auf gleicher Höhe. Traumata durch noch stärkere Krafteinwirkung verursachen in der Regel offene Frakturen, bei denen das frakturierte Ende die Haut penetriert.

Diagnose

Der Patient klagt über heftige Schmerzen im Unterarm und über Bewegungseinschränkung. Die physikalische Untersuchung zeigt Achsenknickung, Deformierung, Schwellung, Schmerzempfindlichkeit, falsche Gelenkbeweglichkeit und Crepitatio. Die offene Fraktur zeigt eine ziemlich kleine Hautwunde, wobei die frakturierten Enden manchmal in die Wunde zurückgezogen sein können. Die Röntgenaufnahme sollte das obere und untere Radio-Ulnar-Gelenk zeigen, um eine mögliche Gelenktrennung oder Dislokation des unteren oder oberen Radio-Ulnar-Gelenkes nicht zu übersehen.

Behandlung

Alle geschlossenen Frakturen – unabhängig von Lokalisation und Typ – können durch manuelle Reposition und Fixation durch Bretter behandelt werden. In Fällen von ausgeprägter Schwellung wird die Fraktur nach Rückgang der größten Schwellung reponiert und fixiert. Die offene Fraktur mit kleinen und wenig verunreinigten

Wunden kann nach Wundreinigung und Naht in der gleichen Weise behandelt werden wie bei der geschlossenen Fraktur.

Repositionsverfahren: Eduktion, Kompression, Heben und Pressen, Divergenzpression am Knochen, Überstrecken, Agitation.

Manipulationen im Einzelnen

a) Der Patient liegt auf dem Rücken oder sitzt mit abduziertem Oberarm, den Ellbogen um 90 Grad gebeugt. Der Unterarm ist in neutraler Position. Der Patient, dessen Fraktur im oberen Drittel der Ulna und des Radius liegt, nimmt eine Supinationsstellung ein, während der Patient, dessen Fraktur im unteren Drittel von Ulna und Radius liegt, eine Pronationsstellung einnimmt.

b) Ein Assistent hält den oberen Teil des Ellbogens, während der andere Assistent den Vorsprung des großen und kleinen Daumenballens (Thenar major und minor) hält. Damit wird ein Zug entlang der Längsachse des Unterarms für 3 bis 5 Minuten ausgeführt, um die Knochenenden zu trennen und die sich überlappenden Frakturenden in die richtige Position zu bringen (Abb. 8.41).

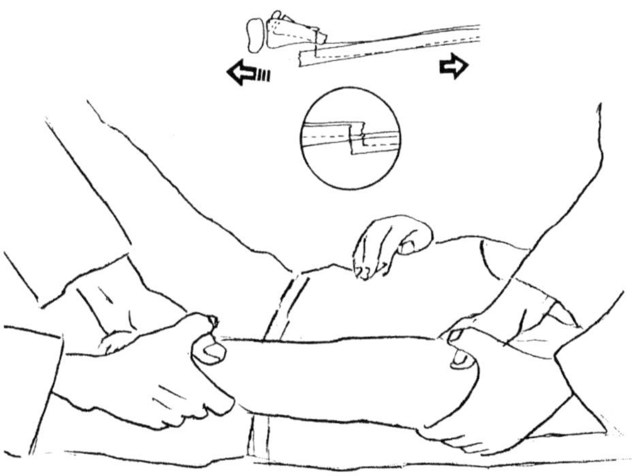

Abb. 8.41

c) Der Behandler legt seine Hände auf die Palmarseite des frakturierten Knochenstumpfes – mit seinem Daumen gegenüber dem 2., 3. und 4. Finger und legt sie so in den Raum zwischen dem dorsalen und palmaren Teil der frakturierten Stümpfe, um zur Fraktur-Trennung beizutragen (Abb. 8.42). Dies dient dazu, die seitliche Dislokation der frakturierten Enden von Ulna und Radius zu korrigieren. Wenn dieses Korrektur-Manöver nicht gelingt, kann die überstreckende Manipulation angewendet werden.

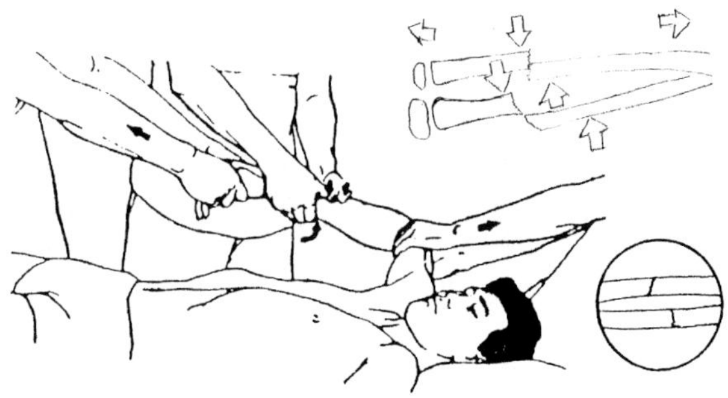

Abb. 8.42

d) Während der Trennung von Ulna und Radius drückt und presst der Behandler die hervorspringenden Knochenstümpfe mit beiden Daumen, während das andere Frakturende langsam mit dem Rest der Finger angehoben wird, um die Achsenknickung zu erweitern in Richtung auf die ursprüngliche Achsenknickung (Abb. 8.43).

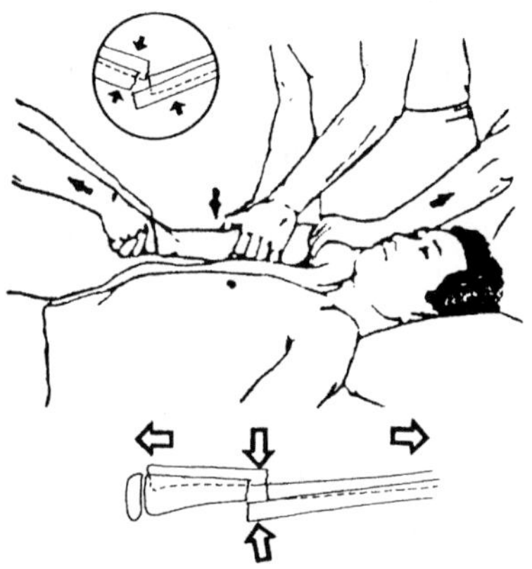

Abb. 8.43

e) Wenn der Behandler spürt, dass das hervorragende Bruchende das tiefer liegende Teil berührt, sollte er eine schnelle Drehung in entgegengesetzter Richtung machen, aber gleichzeitig das hervorragende Bruchende mit den Daumen nach unten drücken, während die restlichen Finger das tiefer liegende Teil anheben, um die Dislokation zu beheben (Abb. 44).

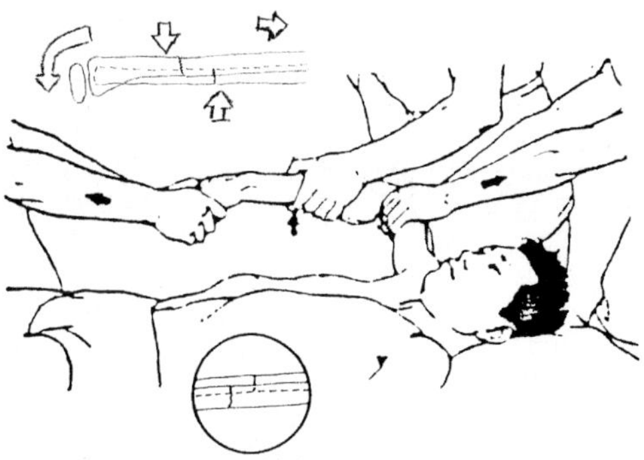

Abb. 8.44

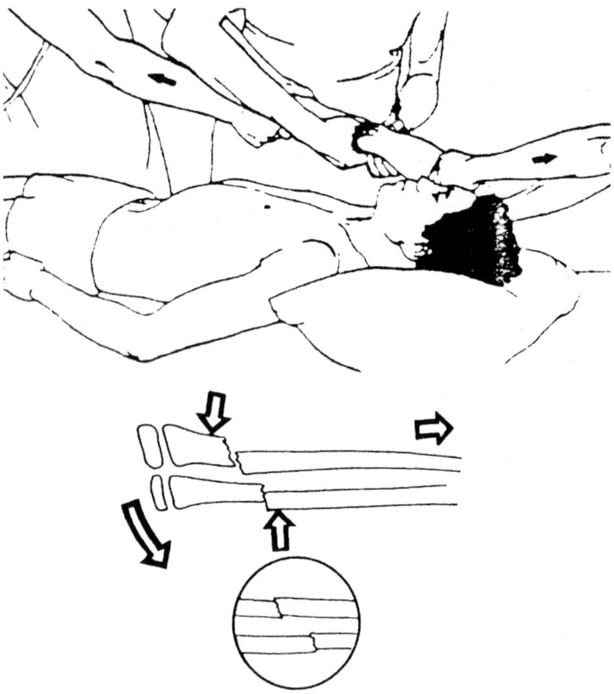

Abb. 8.45

f) Sollte die Seitenverschiebung weiter bestehen, hält der Behandler mit der einen Hand das eine Bruchende nach der Methode der Divergenzpression während er mit der anderen Hand das andere Bruchende hebt und presst (Abb. 8.45).

g) Zum Schluss umgreift er die Bruchenden mit beiden Daumen und Zeigefingern und fordert den Assistenten auf, den unteren Teil des Bruchendes leicht zu agitieren, um die Bruchenden fest aneinander zu bringen und die Stabilität zu erhöhen.

Fixation

Danach sollte während des Eduktions-Manövers die Bruchstelle abgepolstert sein. Wenn die Bruchlinien auf gleicher Höhe liegen, werden zwei Knochen trennende Polster auf beide Seiten in die Mitte der Frakturlinien gelegt, sonst dazwischen (Abb. 8.46).

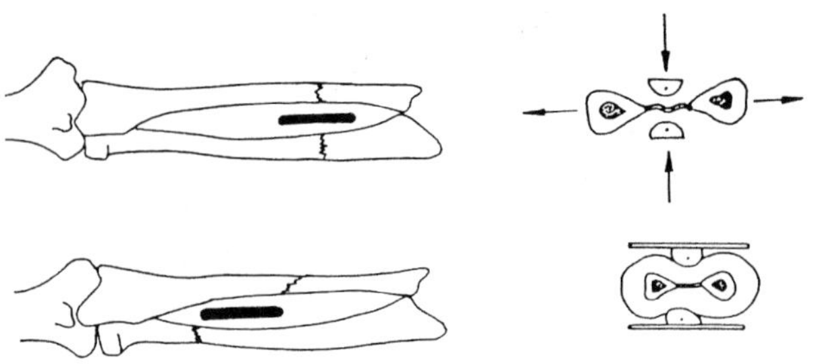

Abb. 8.46

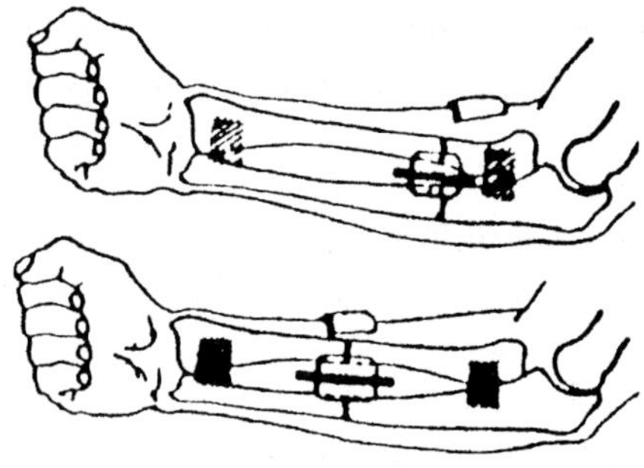

Abb. 8.47

Bei Frakturen des oberen und mittleren Drittels von Ulna und Radius wird ein Polster auf das palmare Bruchende gelegt. Zwei weitere Polster werden auf die dorsale Seite platziert und zwar das obere Polster parallel zum Radiuskopf und das untere Polster 2 mm über dem Handgelenk (Abb. 8.47).

Die beiden Polster werden mit Pflaster fixiert und dann mit Mullbinden umwickelt. Die palmar-dorsale Schiene sollte zuerst angelegt werden, dann die radial-ulnare Schiene. Der obere Rand der dorsalen Schiene reicht bis zum Olecranon, der untere Rand reicht bis 1 cm distal der Querfalte des Handgelenkes. Der obere Rand der palmaren Schiene schließt in der Ellenbeuge ab und der untere Rand an der Querfalte des Handgelenkes. Der obere Teil der radialen Schiene reicht bis zum Radiuskopf, während der untere Rand bis zum Proc. styl. des Radius reicht. Der obere Rand der ulnaren Schiene reicht bis zum Olecranon und der untere Rand reicht bis zum Hals des 5. Metacarpalknochens (Abb. 8.48).

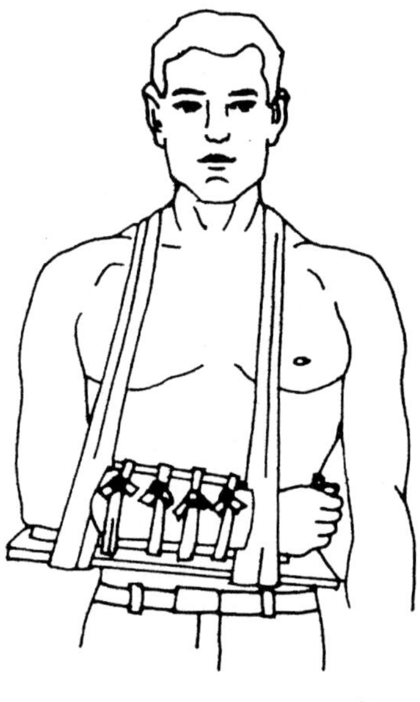

Abb. 8.48

Zur Befestigung sollte man zunächst 2 Bandagen um den mittleren Teil schlingen, dann um die Enden, weder zu fest noch zu locker. Die Straffheit der Bandage wird mit 1 cm Auf- und Abwärtsbewegung der Bandage angegeben. Zum Schluss werden Röntgenaufnahmen vom Unterarm mit Einschluss des Ellbogens und des Handgelenks gemacht. Dann wird der Ellbogen 90 Grad gebeugt und der Unterarm in Mittelstellung auf einer Schiene mit Stütze vor der Brust ruhig gestellt.

Funktionstraining

Der Patient mit augenfällig geschwollenem und schmerzhaftem Gliedmaß kann im Frühstadium lediglich die Faust ballen. Man kann ihn dazu auffordern, seine Finger mit aller Kraft zu strecken und zu beugen. Wenn die Schwellung sich zurückgebildet hat, soll der Patient das Ellenbogengelenk bewegen. Lediglich Drehbewegungen des Unterarmes sind für einen halben Monat verboten (Abb. 8.49).

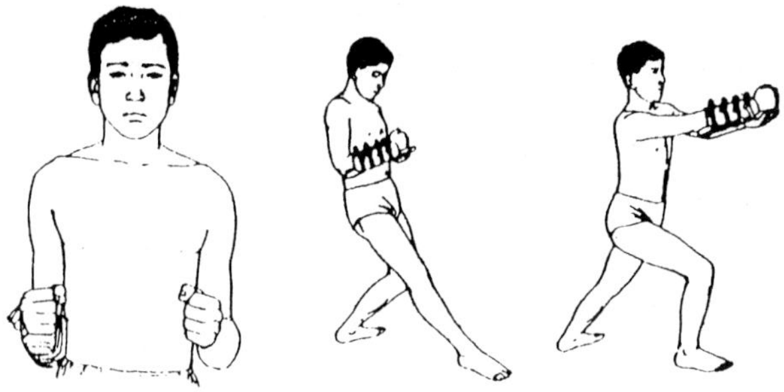

Abb. 8.49

Wenn der Schmerz sich gut zurückgebildet hat, sollten regelmäßige Übungen durchgeführt werden, um die Muskelkraft zu stärken. Wenn der Verband entfernt ist, sollten (u. a.) Rotationsübungen des Unterarmes durchgeführt werden (Abb. 8.50).

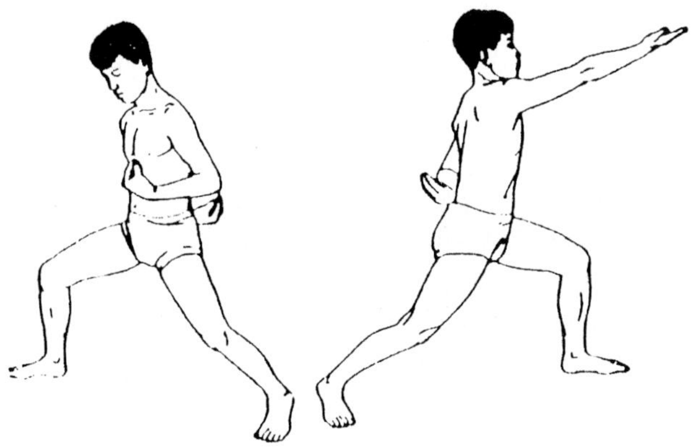

Abb. 8.50

Tuina: Tuina wird nur im 3. Stadium angewendet und Verfahren sind wie bei der Behandlung des verletzten Handgelenks.

Rezeptur und Akupunktur: s.S. 180.

Isolierte Radiusschaftfraktur

Sie ist relativ selten und kommt meist bei Kindern und Jugendlichen vor. Sie wird durch direkte Gewalt (Schlag oder Quetschung) oder durch indirekte Gewalt (Sturz auf die Hände) verursacht.

Diagnose

Schwellung, Schmerz, Druckempfindlichkeit, Röntgenbild in 2 Ebenen und inklusive der benachbarten Gelenke, um keine Luxationsfrakturen zu übersehen.

Behandlung

Repositionsverfahren: Eduktion, Divergenzpression, Heben und Pressen, Überstrecken, Rotation.

Manipulationen im Einzelnen

a) Der Patient liegt auf dem Rücken. Ein Assistent hält den Daumen und die vier Finger fest, der zweite hält den Oberarm, und beide üben einen Zug aus. Wenn die Bruchlinie am oberen Teil des Insertionspunktes des M. pronator teres liegt, zieht der an der Tuberositas radii angesetzte M. biceps brachii und der am oberen Drittel des Radii angesetzte M. supinator das proximale Ende in Richtung Supination. Von der anderen Seite zieht der an der Mitte der Facies lateralis radii angesetzte M. pronator teres und der am distalen Viertel der Palmarfläche des Radius angesetzte M. pronator quadratus das distale Ende in Richtung Pronation und bewirkt somit eine Ulnar-Verschiebung (Abb. 8.51a).

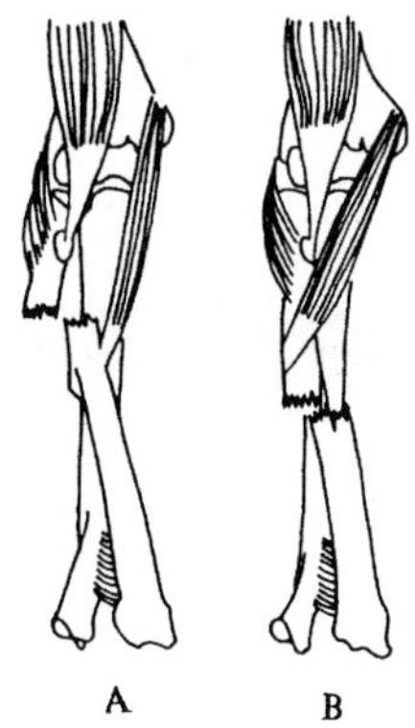

Abb. 8.51a u. b

Befindet sich die Bruchlinie in der Mitte und im unteren Drittel unterhalb des Insertionspunktes des M. pronator teres und das proximale Bruchende in der Mitte, dann gleicht sich die Zugkraft des M. biceps brachii und supinator mit der Pronationskraft des M. pronator teres aus (Abb. 8.51b).

Das distale Bruchende wird durch die Zugkraft des M. pronator quadratus in Richtung Pronation verschoben. Deshalb muss die Eduktion bei der Fraktur im oberen Drittel in der Supinationsposition durchgeführt werden. Bei der Fraktur in der Mitte muss die Eduktion in der neutralen Position erfolgen. Bei der Fraktur im unteren Drittel muss die Eduktion in der Pronationsposition erfolgen (Abb. 8.52). Nur dadurch kann die Muskelzugkraft ausgeglichen werden.

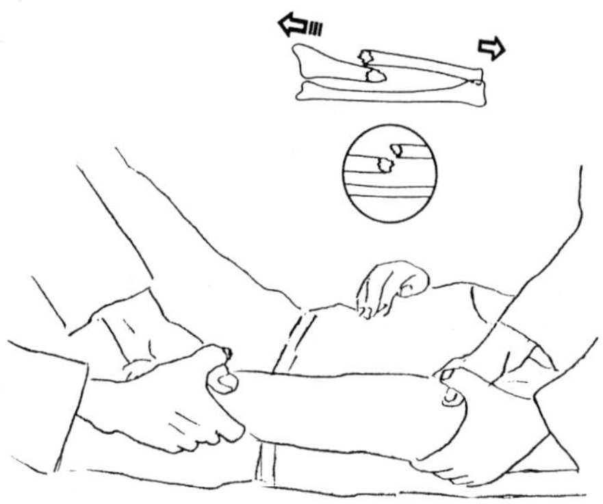

Abb. 8.52

b) Unter Zug drückt der Behandler mit Daumen und Zeigefinger von palmar und dorsal her zwischen den Knochen diese auseinander. Damit beseitigt er am distalen Bruchende die ulnare Verschiebung (Abb. 8.53).

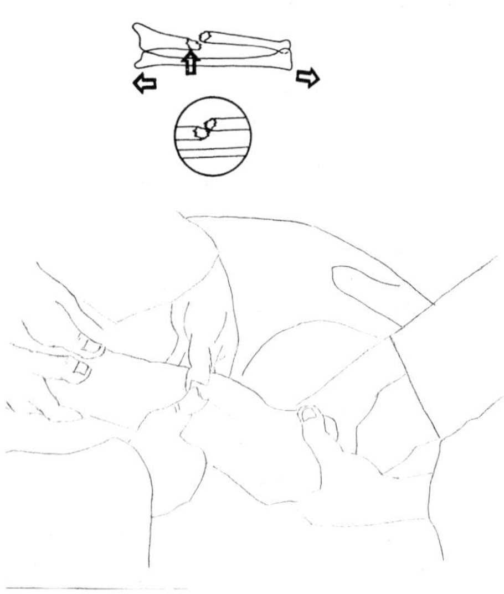

Abb. 8.53

c) Der Behandler hält mit der einen Hand das distale Ende des Bruchs. Mit der anderen Hand hält er das proximale Bruchende. Dann dreht er gleichzeitig beide Enden zur Mitte hin zusammen, um die verdrehte Verschiebung zu korrigieren (Abb. 8.54).

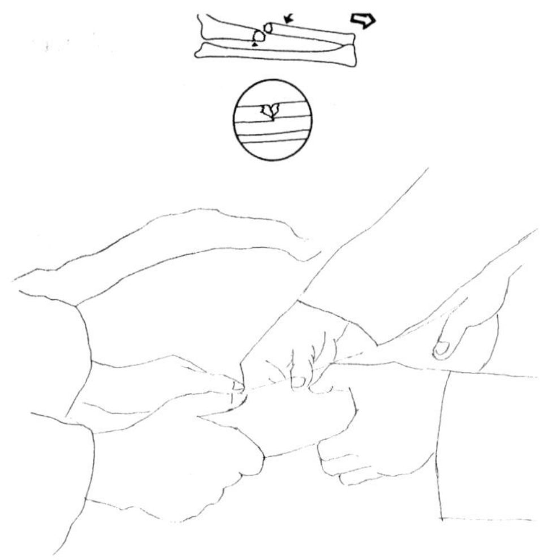

Abb. 8.54

d) Der Behandler legt die beiden Daumen auf das nach dorsal gewölbte Bruchende, die anderen vier Finger liegen auf dem nach unten gewölbte Bruchende. Dann führt er die Methode des Überstreckens durch, um die dorsale Verschiebung zu korrigieren (Abb. 8.55).

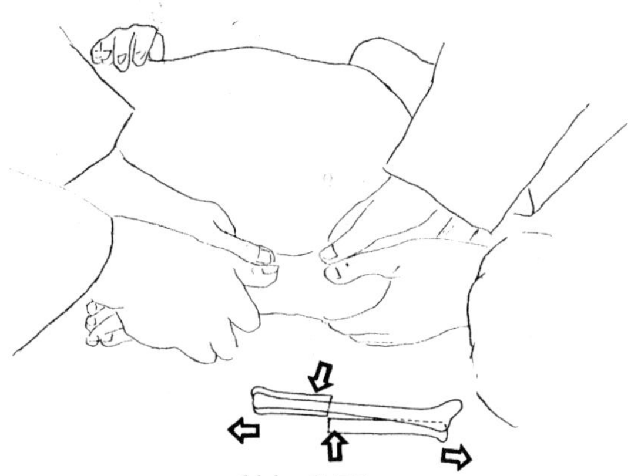

Abb. 8.55

Fixation

Nach der Reposition wird palmar und dorsal je ein Knochentrennpolster gelegt. Dann werden vier Schienen zurechtgelegt und fixiert. Der Unterarm befindet sich in Mittelstellung vor der Brust.

Funktionstraining und Tuina: Siehe ulnare und radiale Fraktur. Die Übungen können eine Woche früher als bei der doppelten ulnaren und radialen Fraktur begonnen werden und müssen die Radialabduktion möglichst vermeiden, das Handgelenk darf nur ulnar abduzieren.

Rezeptur und Akupunktur: s.S. 180.

Isolierte Ulnaschaftfraktur

Die Ulnaschaftfraktur ist sehr selten. Sie entspricht 1,2 Prozent aller Körperfrakturen und erfolgt meist im unteren Drittel des Schafts, oft durch direkte Gewalt (Schlag oder Quetschung).

Diagnose

Lokale Schwellung und Schmerzen, Druckschmerz im Frakturbereich. Röntgenbild in 2 Ebenen und einschließlich der benachbarten Gelenke.

Behandlung

Repositionsverfahren: Eduktion, Divergenzpression, Kompression.

Manipulationen im Einzelnen

a) Der Patient befindet sich in Rückenlage. Ein Assistent hält den Daumen und die vier Finger fest, der andere den Oberarm, und beide üben einen Zug aus, um die Verkürzung der Bruchenden zu beseitigen.

b) Der Behandler drückt mit Daumen und Zeigefinger von palmar und dorsal her zwischen den Knochen diese auseinander, um bei dem distalen Bruchende die radiale Verschiebung zu korrigieren (Abb. 8.56).

c) Der Behandler legt den Daumen auf das distale Bruchende. Dann wird durch eine Druckkraft das nach dorsal verschobene distale Bruchende wieder zurück in die normale Position gebracht.

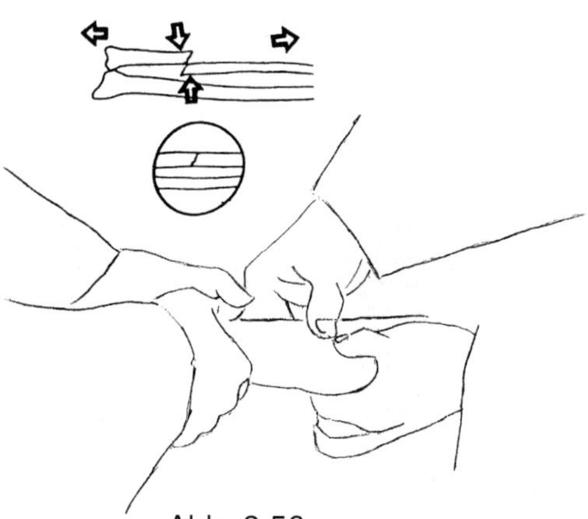

Abb. 8.56

Funktionstraining und Tuina: Siehe ulnare und radiale Fraktur.

Rezeptur und Akupunktur: s.S. 180.

Ulnaschaftfraktur mit Radiusköpfchenluxation

Sie kann durch Sturz auf gebeugten Unterarm oder direkt durch Schlag gegen den proximalen Unterarm von ulnar her verursacht werden. Oder auch als Kombination einer Ellenschaftfraktur mit einer Radiusköpfchenluxation. Die Luxation bedingt eine Zerreißung des Lig. annulare radii oder des Lig. quadratum, durch welches das erstere an die Ulna fixiert wird. Je nach Kraftrichtung der Gewalt und Dislokationsrichtung kann man klinisch drei Typen unterscheiden: Überstreckungs-, Beugungs- und Adduktionstyp.

Diagnose

Schwellung und Schmerzen des Ellbogengelenks. Da der Bruch der Ulna im Vordergrund steht, wird die Luxation im proximalen Radioulnargelenk häufig übersehen. Röntgenbild in 2 Ebenen, auch das untere Ende des Oberarmknochens.

Behandlung

Repositionsverfahren: Eduktion, Divergenzpression, Kompression.

Manipulationen im Einzelnen

1. Überstreckungstypen (Abb. 8.57)

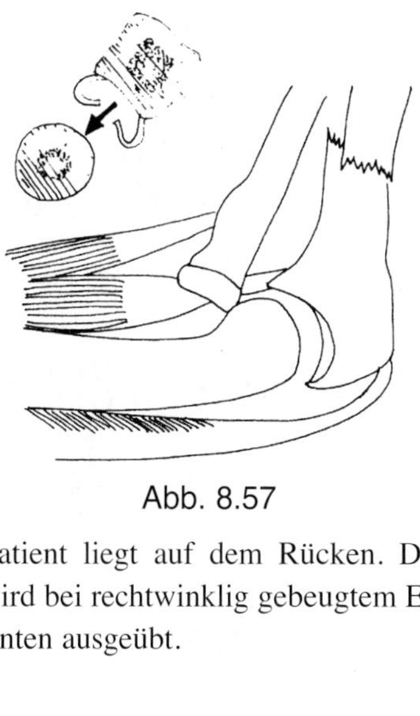

Abb. 8.57

a) Der Patient liegt auf dem Rücken. Der Zug und Gegenzug wird bei rechtwinklig gebeugtem Ellbogen von zwei Assistenten ausgeübt.

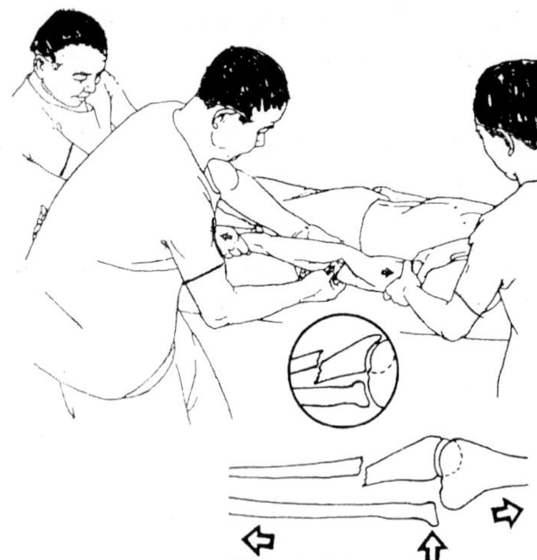

Abb. 8.58

b) Der Behandler legt seinen rechten Daumen an die Außenseite des Radiusköpfchens, sein linker Daumen liegt an der palmaren Seite. Nun drückt er mit beiden Daumen von außen nach innen (Abb. 8.58).

c) Unter Zug steht der Behandler mit dem Gesicht zu dem unteren Assistenten. Mit einer Hand trennt er die Knochen von palmar und dorsal her im distalen Bruchende (Divergenzpression); mit der anderen Hand trennt er die Knochen im proximalen Bruchende, vergrößert dann den dorsal offenen Winkel, dann wird der Bruch nach dorsal geknickt und damit gerade gestellt, um die Achsenknickung und Seitenverschiebung zu korrigieren. Unter Zug wird das Schultergelenk um 90 Grad außenrotiert und abduziert. Dann hält der Behandler das proximale Bruchende fest in den Händen und zieht es ulnawärts. Gleichzeitig lässt er den unteren Assistenten die Handwurzel des Patienten kräftig nach radial ziehen, damit das distale Bruchende der Ulna ulnawärts reponiert wird (Abb. 8.59).

2. Beugungstypen (Abb. 8.60)

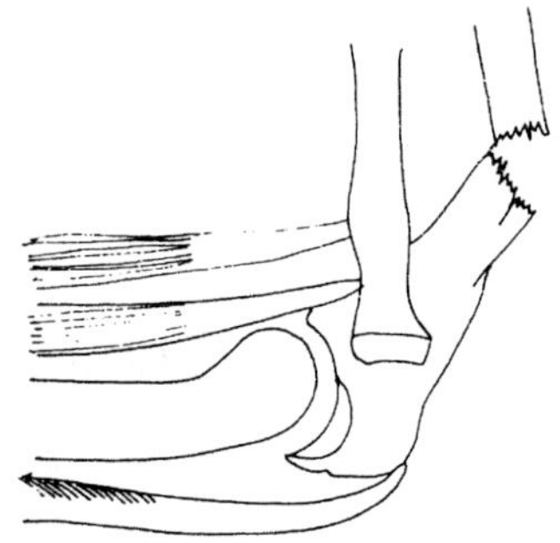

Abb. 8.60

Der Zug und Gegenzug wird bei gestrecktem Ellbogen von zwei Assistenten ausgeübt. Repositionsablauf wird wie beim Überstreckungstyp durchgeführt. Der Behandler steht mit dem Gesicht zum Assistenten, der den Arm proximal zieht, und macht Handgriffe der Divergenzpression wie beim Überstreckungstyp. Dies dient nur der Korrektur der Achsenknickung mit palmar offenem Winkel. Siehe Überstreckungstyp. Nur werden die Handgriffe in umgekehrter Richtung wie beim Überstreckungstyp durchgeführt (Abb. 8.61).

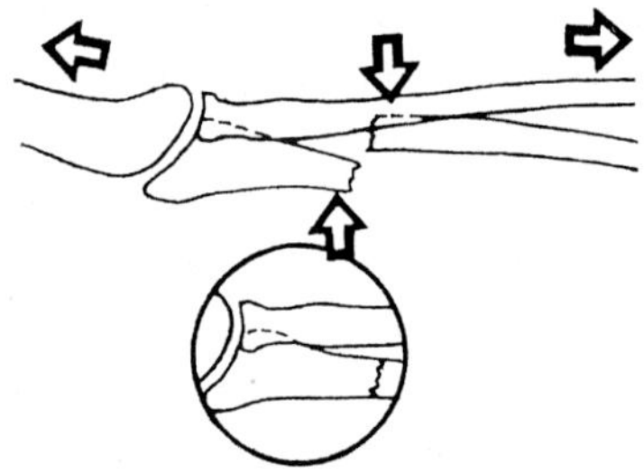

Abb. 8.61

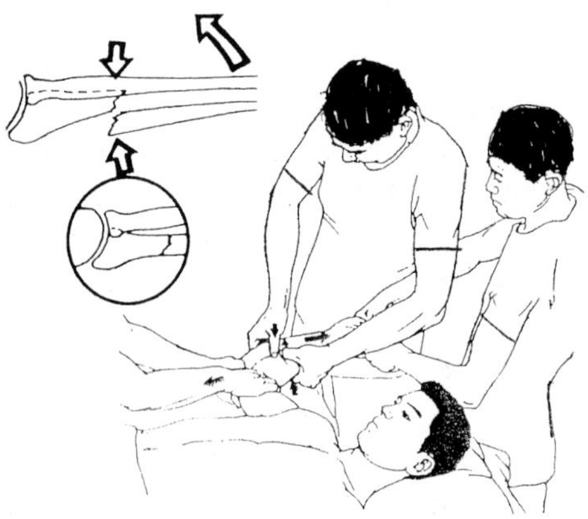

Abb. 8.59

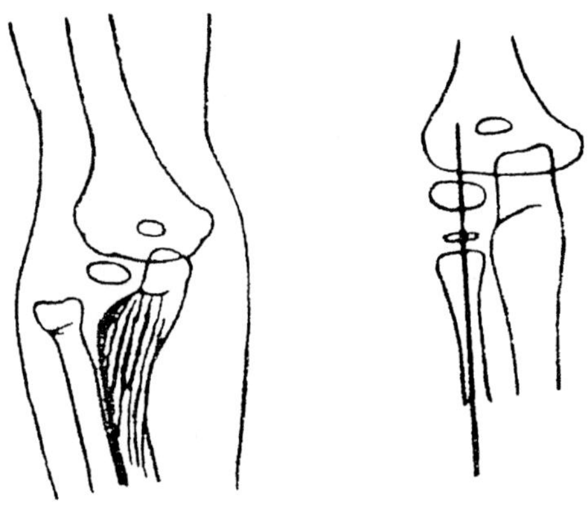

Abb. 8.62

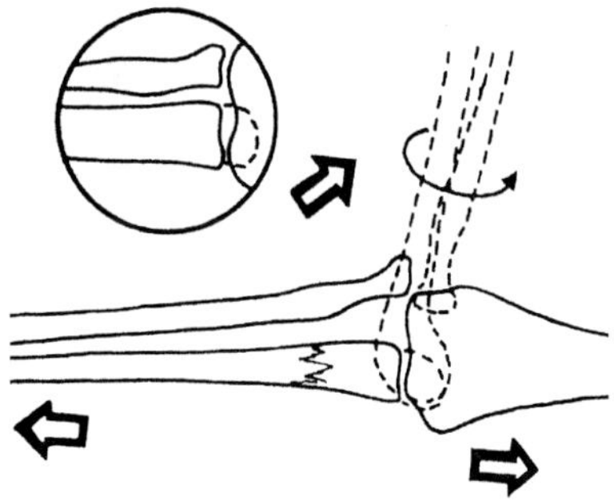

Abb. 8.63

3. Adduktionstypen (Abb. 8.62)

Repositionsablauf wird wie beim Überstreckungstyp durchgeführt, nur wird unter Zug das Ellbogengelenk um 120 Grad gebeugt und supiniert. Der Behandler drückt von radial auf das Radiusköpfchen zur Korrektur der Luxation. Damit ist auch die Achsenknickung mit ulnar offenem Winkel korrigiert (Abb. 8.63).

Fixation

Unter Zug wird zuerst palmar und dann dorsal je ein Knochentrennpolster in Höhe der Bruchstelle und zwar zur Hälfte oberhalb und zur Hälfte unterhalb der Bruchstelle angelegt. Das dorsale Polster soll beim Beugungstyp etwas dicker sein als das palmare, um so eine Achsenknickung nach palmar zu vermeiden. Das palmare Polster soll beim Überstreckungstyp dicker sein als das dorsale, um eine Achsenknickung mit nach dorsal offenem Winkel zu vermeiden. Das Knochen zusammenschließende Polster legt man dann palmar-lateral (beim Überstreckungstyp) oder dorsal-lateral (beim Beugungstyp) vom Radiusköpfchen an, es umschließt das Radiusköpfchen (Abb. 8.64). Zum Schluss wird am proximalen und distalen Ende des Ulnaschafts je ein Flachpolster gelegt. Dann werden die vier Holzschienen angelegt und mit einer Stoffbinde fixiert.

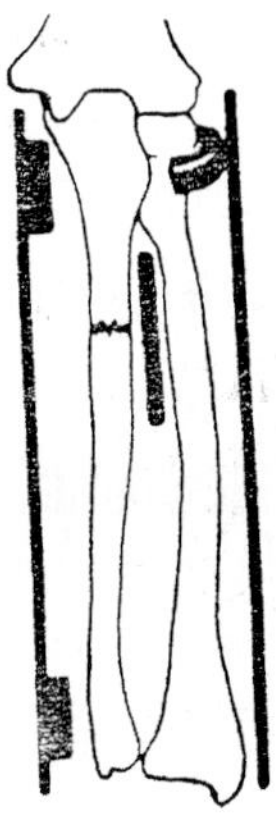

Abb. 8.64

Funktionstraining und Tuina: Siehe ulnare und radiale Fraktur.

Rezeptur und Akupunktur: s.S. 180.

Radiusfraktur mit Luxation im distalen Radioulnargelenk

Eine seltene Fraktur ist die Galleazzifraktur (Bruch der Speiche im mittleren bis distalen Drittel und Luxation im distalen Radioulnargelenk). Diese kann durch direkte (häufiger) oder indirekte Gewalt entstehen.

Diagnose

Meist sind alle klassischen Frakturzeichen vorhanden.

Behandlung

Repositionsverfahren: Eduktion, Heben und Pressen, Schieben und Drücken, Divergenzpression, Überstrecken.

Manipulationen im Einzelnen

Für Grünholzfraktur plus Epiphysenlösung am distalen Radiusende gilt dieselbe Behandlung wie für die distale Radiusfraktur.

Für Frakturen im distalen Drittel des Radiusschafts, plus Ulnafraktur und Luxationen im distalen Radioulnargelenk gilt dieselbe Behandlung wie für die ulnare und radiale Fraktur.

Beugungstypen (palmar-ulnare Verschiebung des distalen Bruchendes)

a) Der Patient liegt auf dem Rücken. Ein Assistent hält den Daumen und die vier Finger des Patienten, der zweite hält den Oberarm mit 90 Grad Beugung im Ellbogengelenk. Der Unterarm steht in der Mittelstellung. Auf diese Weise (Eduktion) wird die Verkürzung gelöst.

b) Der Behandler führt die Divergenzpression am distalen Bruchende mit Daumen und Zeige-, Mittel- und Ringfinger seiner beiden Hände durch, um die ulnare Verschiebung des distalen Bruchendes zu korrigieren.

c) Unter Divergenzpression wird mit drei Fingern eine von palmar nach dorsal gerichtete Hebung des distalen

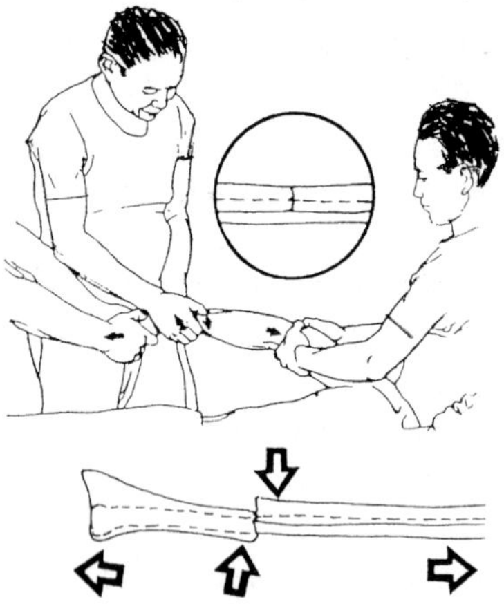

Abb. 8.65

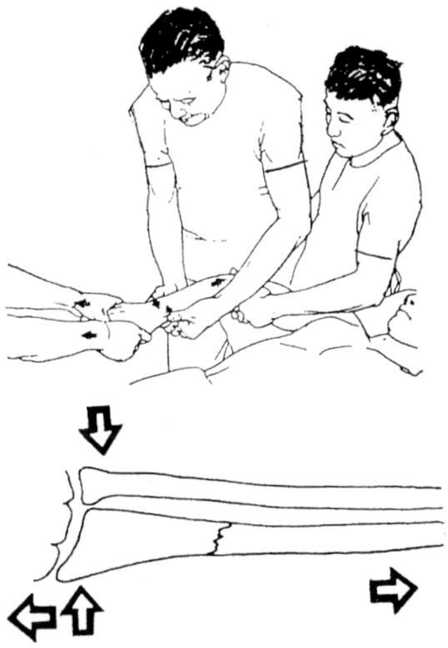

Abb. 8.66

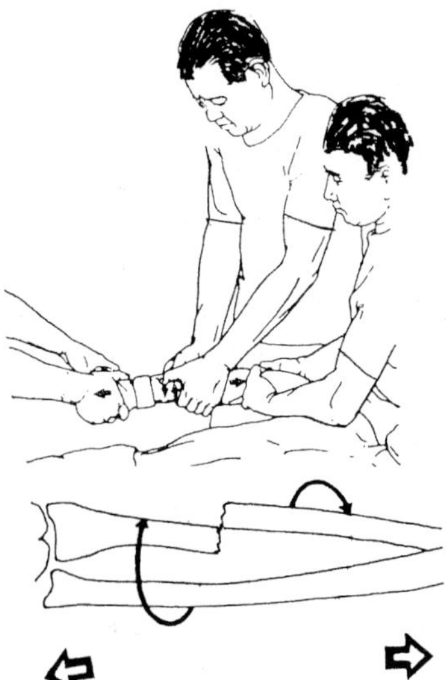

Abb. 8.67

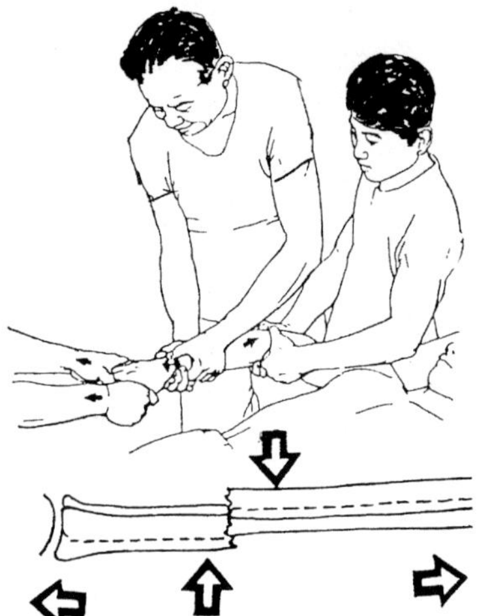

Abb. 8.68

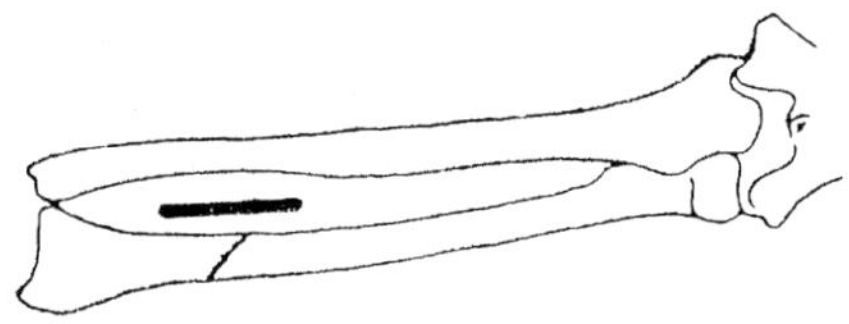

Abb. 8.69

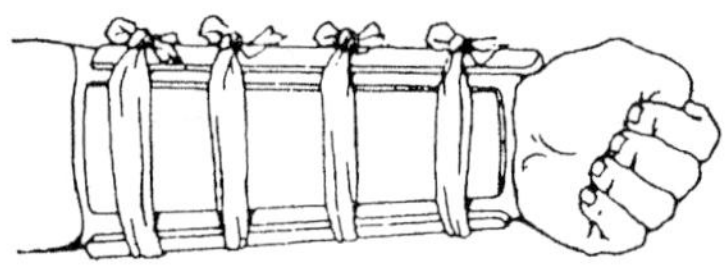

Abb. 8.70

Bruchendes durchgeführt. Gleichzeitig muss der andere Daumen von dorsal her das proximale Bruchende nach palmar pressen, um die palmare Verschiebung des distalen Bruchendes zu korrigieren (Abb. 8.65).

d) Der Behandler presst mit seinen beiden Daumen und Daumenballen von beiden Seiten fest auf das distale Radioulnargelenk, um die distale Radiusluxation einzurichten (Abb. 8.66).

Überstreckungstypen (dorsal-ulnare Verschiebung des distalen Bruchendes)

a) Siehe Beugungstypen a).

b) Der Behandler hält mit der einen Hand das distale Ende des Bruchs. Mit der anderer Hand hält er das proximale Bruchende. Dann dreht er gleichzeitig beide Enden zur Mitte hin zusammen, um die Pronationsverschiebung zu korrigieren (Abb. 8.67).

c) Unter Divergenzpression. Der Behandler drückt mit dem Daumen das distale Bruchende nach palmar, gleichzeitig schiebt er mit Zeige-, Mittel- und Ringfinger der anderen Hand das proximale Bruchende dorsalwärts, um das distale Bruchende mit ulnar-dorsaler Verschiebung zu korrigieren (Abb. 8.68).

d) Siehe Beugungstypen d).

Fixation

a) Unter Zug werden die Knochentrennpolster und je nach der Verschiebungsrichtung des distalen Bruchendes die Flachpolster aufgelegt. Das Knochentrennpolster liegt zu zwei Dritteln auf dem distalen Bruchende und ein Drittel auf dem proximalen Bruchende (Abb. 8.69).

b) Zuerst werden die palmaren und dorsalen Schienen angelegt. Die dorsale Schiene reicht nach distal bis zum Griffelfortsatz des Radius und erlaubt dem Handgelenk nur eine etwa 25 Grad Dorsalflektion, nach proximal reicht die Schiene bis in Höhe des Radiusköpfchens; die palmare Schiene reicht nach distal bis zur Handgelenksbeugefalte, nach proximal reicht es bis etwa 2 cm unter der Ellenbeuge. Das Ellbogengelenk soll eine 90 Grad Beugungsfreiheit haben.

c) Dann wird die radiale Schiene angelegt, welche proximal bis in die Höhe des Radiusköpfchens und distal bis zur Handwurzel reicht, womit eine 10 Grad radiale Abduktion in der Handwurzel möglich ist. Die ulnare Schiene reicht nach proximal bis zum Olekranon und nach distal bis zum Griffelfortsatz der Ulna. Eine 30 Grad ulnare Abduktion im Handgelenk ist dadurch möglich. Zum Schluss werden die drei Stoffbinden angelegt und verknüpft (Abb. 8.70).

Funktionstraining

Beim Funktionstraining muss die Radialabduktion möglichst vermieden werden. Der Ablauf des Funktionstrainings ist wie bei der ulnaren und radialen Fraktur. Die Übungen können eine Woche früher als bei der ulnaren und radialen Fraktur begonnen werden.

Tuina: Siehe ulnare und radiale Fraktur.

Rezeptur und Akupunktur: s.S. 180.

Distale Radiusfraktur vom Extensionstyp

Die am häufigsten am distalen Ende des Radius auftretende Knochenverletzung ist die distale Radiusfraktur. Sie resultiert aus dem Versuch, einen Sturz aufzuhalten, indem man den Arm und die Hand ausstreckt. Diese Fraktur tritt häufig bei älteren Menschen auf. Das distale Ende der Fraktur ist verschoben entlang des dorsalen Teils des Radius. Der Knochenstumpf steht in einem Winkel zur palmaren Seite und wird häufig von einer Abriss-Fraktur des ulnaren Griffelfortsatzes oder einer Ablösung des unteren radio-ulnaren Gelenks begleitet. Sollte das distale Ende von einem Splitterbruch betroffen sein, besteht die Möglichkeit, dass die Bruchstelle in die Gelenkoberfläche eindringt. Bei jungen Leuten tritt diese Fraktur in Form eines Bruchs mit Ellenbogentrennung auf.

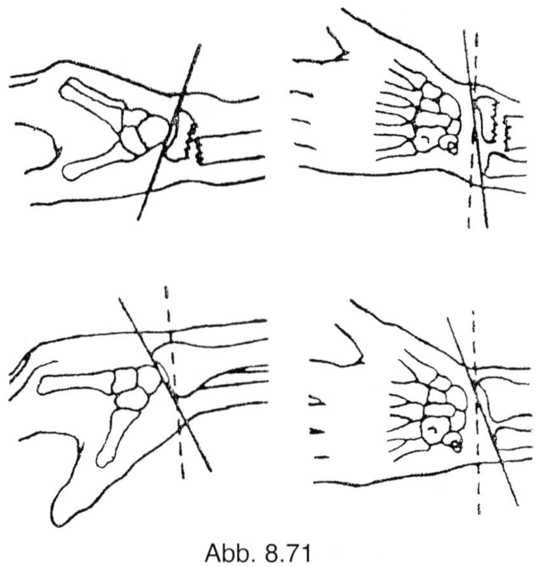

Abb. 8.71

Diagnose

Das verletzte Handgelenk ist geschwollen, schmerzt und weist typische Gabel-Deformitäten auf (Abb. 8.71). Das distale Ende des Radius ist deutlich empfindsam und ein fühlbares Krachen, bekannt als knöcherner Crepitus, kann wahrgenommen werden. Die Bewegung des Handgelenks und die Drehbewegungen des Unterarms sind eingeschränkt.

Behandlung

Repositionsverfahren: Eduktion, Überstrecken, Kompression, Heben und Pressen.

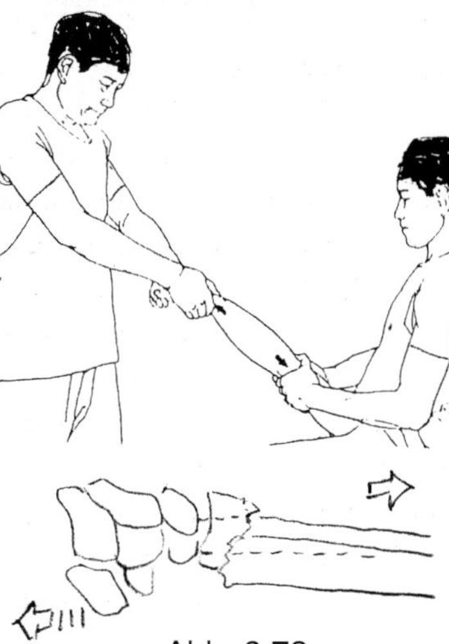

Abb. 8.72

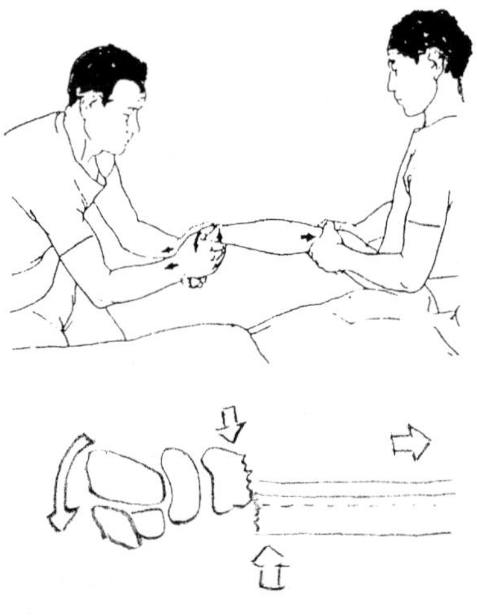

Abb. 8.73

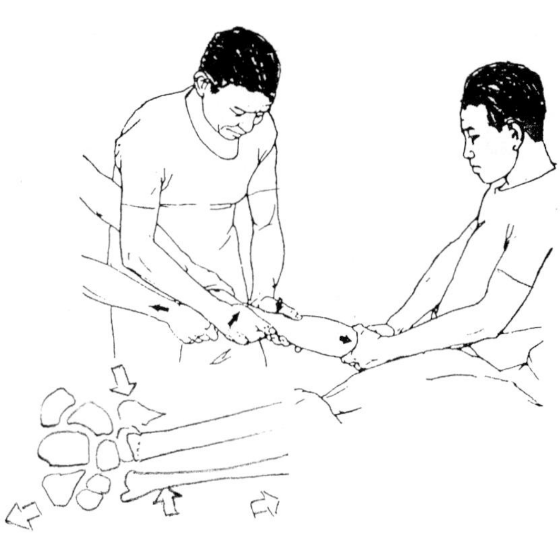

Abb. 8.74

Manipulationen im Einzelnen

Eine frische Fraktur mit Verschiebung kann durch die folgende Behandlung eingerenkt werden: a) Der Patient wird in eine sitzende Position gebracht. Ein Assistent hält den oberen Teil des Ellenbogens während, der Behandler das distale Ende des Handgelenks mit beiden Händen hält und den dorsalen Teil des distalen Endes mit beiden Daumen presst. Mit den anderen Fingern umfasst der Behandler die Ballen des Daumens und des kleinen Fingers. Nun führen der Behandler und der Assistent langsam eine Gegenextension durch für 4 bis 5 Minuten (Abb. 8.72).

b) Anschließend soll der Assistent den Ellenbogen festhalten, so dass der Behandler langsam den Grad der Achsenknickung gemäß der ursprünglichen Achsenknickung weiten kann. Je stärker die Dislokation verläuft, umso größer wird die Achsenknickung. Fühlt der Behandler, dass die dorsalen kortikalen Knochen an beiden Enden der Fraktur in Berührung miteinander kommen, sollte er das Handgelenk mit einem plötzlichen Überstrecken in Richtung der dorsalen Seite des Radius bewegen. Auf diese Weise ist es dem Behandler möglich, das proximale Ende mit dem dorsalen Teil des Radius zu verbinden. Wenn die Daumen das distale Ende der Fraktur pressen, um es zu der ulnaren und palmaren Seite hinzuführen, werden sich die beiden Frakturenden treffen und die Reposition erreichen, da sie in einer Bogenlinie verlaufen (Abb. 8.73).

c) Der Behandler hält die Hand des Patienten, um gemeinsam mit dem Assistenten die verletzte Extremität in der Waagerechten zu halten. Gleichzeitig sollte das verletzte Handgelenk in einer mittleren Dorsalflexion und Ulnarstellung gehalten werden und der Behandler korrigiert die restliche Seitenverschiebung der dorsal-radialen Seite der distalen Bruchenden mit seinem Daumen und Zeigefinger (Abb. 8.74).

d) Im Falle einer Fraktur des ulnaren Griffelfortsatzes oder eines Auseinanderweichens des unteren radioulnaren Gelenks sind gewöhnlich keine anderen Repositions-methoden erforderlich, da eine spontane Reposition auch hier mit der oben beschriebenen Methode erreicht werden kann. Nur bei der Fixation muss man das Knochen zusammenschließende Polster nehmen.

Fixation

a) Das dorsale Polster wird dorsal und ulnar auf das distale Ulnafragment aufgelegt. Es darf nicht auf den Proc. styloideus ulnae drücken. Das palmare Polster wird palmar auf das zentrale Fragment gelegt (Abb. 8.75).

b) Nachdem mit einem Baumwolltuch umwickelt

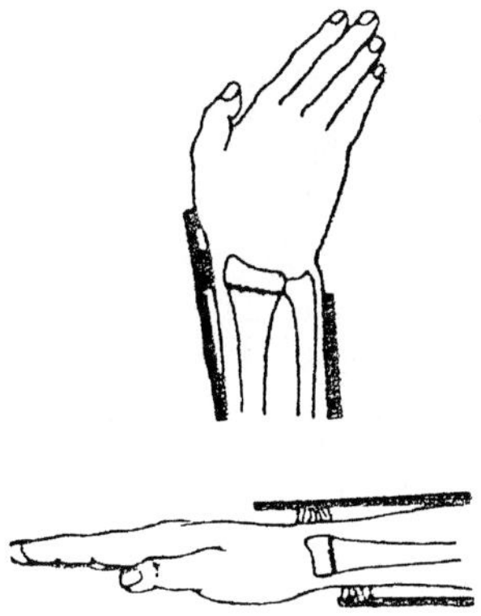

Abb. 8.76

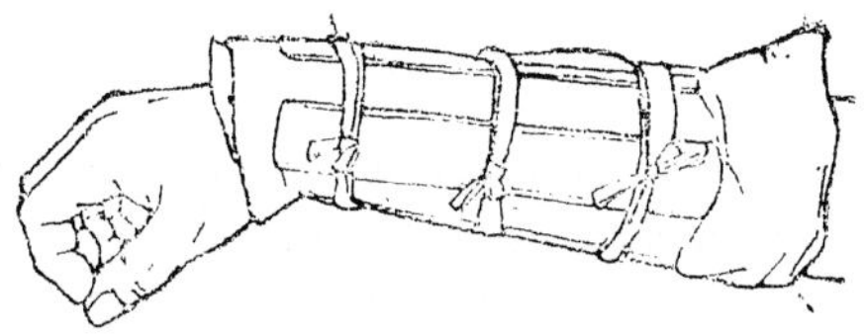

Abb. 8.77

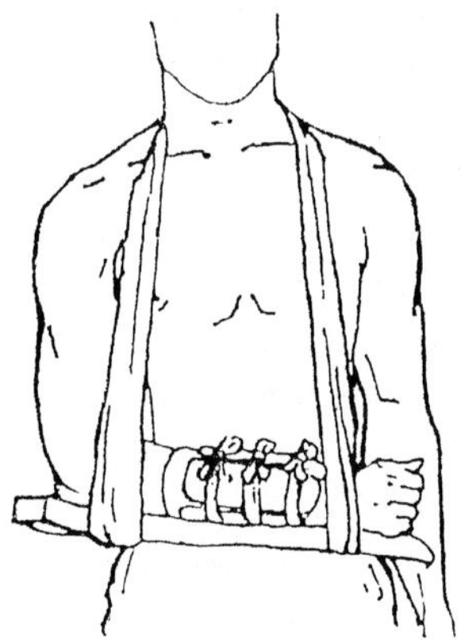

Abb. 8.78

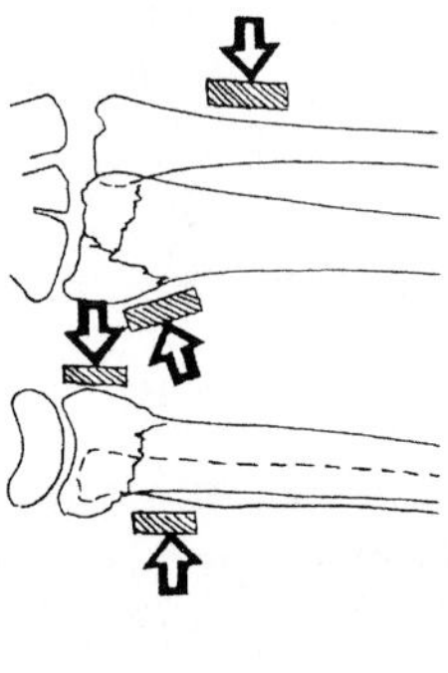

Abb. 8.75

wurde, werden zunächst die palmaren und dorsalen Schienen angelegt, anschließend die radialen und ulnaren Schienen. Die höhere Kante der Schiene sollte auf einem Niveau mit dem mittleren Teil des Unterarms sein und das distale Ende der radial-dorsalen Schiene sollte höher als das radiokarpale Gelenk liegen, um die Radialabduktion und Dorsalflexion des Handgelenks zu verhindern. Das distale Ende der palmaren Schiene sollte so weit wie die Querfalte des Handgelenks reichen und das distale Ende der ulnaren Schiene wird am ulnaren Gelenkköpfchen in Richtung der palmaren Seite (Abb. 8.76) befestigt.

Zum Schluss werden die Schienen mit drei Bändern fixiert (Abb. 8.77). Der verletzte Arm wird vor der Brust mit einer zusätzlichen Schiene festgehalten. Das Handgelenk sollte in einer mittleren palmaren Flexion mit ulnarer Neigung gehalten werden (Abb. 8.78).

Funktionstraining

Im Frühstadium wird der Patient ermutigt, die Dehnung und Beugung eines jeden Fingergelenks auf der asymmetrischen Seite der gebeugten Ulna zu üben. Wenn die Schwellung und der Schmerz nachlässt, wird der Patient angehalten, das Fausten und die freie Bewegung aller Gelenke der Schulter und des Ellenbogens zu üben. Nachdem die Bandage abgenommen wurde, wird dem Patienten geraten, das freie Bewegen des Handgelenks und die Drehung des Unterarms zu üben.

Tuina: Tuina wird nur im 4. Stadium angewendet und Verfahren sind wie bei der Behandlung des verletzten Handgelenks.

Rezeptur und Akupunktur: s.S. 180.

Distale Radiusfraktur vom Flexionstyp

Sie ist eine Sonderform des Radiusfraktur an typischer Stelle und entsteht bei Sturz auf die gebeugte Hand. Die Frakturlinie zieht von dorsal nach palmar proximal.

Diagnose: Schwellung, Schmerz und Druckempfindlichkeit, Röntgenbild in 2 Ebenen.

Behandlung

Repositionsverfahren: Eduktion, Beugen und Strecken, Schieben und Drücken

Manipulationen im Einzelnen

a) Ein Assistent hält die Hand des Patienten, der andere den Oberarm fest, das Ellbogengelenk ist 90 Grad gebeugt, der Unterarm in Mittelstellung, und beide üben einen Zug und Gegenzug aus. Der an den Patientenhänden ziehende Assistent beugt das Handgelenk nach palmar, lässt die Beugensehnen entspannen (Abb. 8.79).

c) Der Behandler drückt von palmar her das Knochenstück des distalen Bruchendes nach dorsal, zugleich muss mit den Fingern die Bruchstelle festgehalten werden. Der an den Patientenhänden ziehende Assistent streckt langsam das Handgelenk nach dorsal, lässt die Beugesehnen ausspannen (Abb. 8.80).

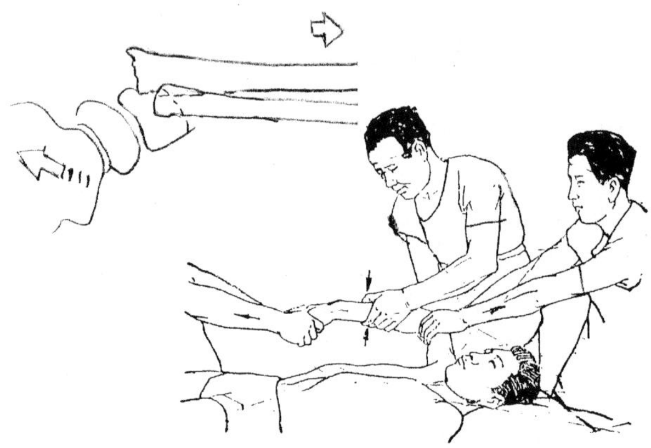

Abb. 8.79

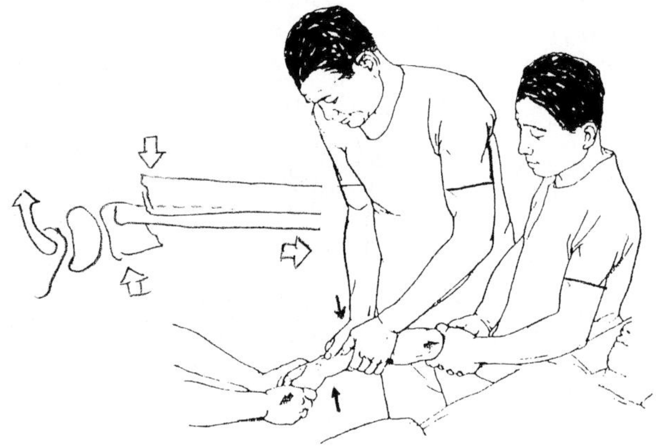

Abb. 8.80

Fixation

a) Am distalen Radiusende wird palmar und dorsal je ein Flachpolster gelegt (Abb. 8.81).

b) Dann kommt dorsal und palmar je ein Schiene. Die palmare Schiene reicht 2 bis 3 cm über das Handgelenk nach distal, um eine Palmarflexion zu verhindern. Die dorsale Schiene reicht bis in die Höhe des Proc. styloideus radii. Das Handgelenk kann so 20 bis 30 Grad nach dorsal gebeugt werden. Die ulnare Schiene reicht 2 bis 3 cm über das Handgelenk hinaus nach distal, um eine ulnare Abduktion zu verhindern. Zum Schluss werden die drei Stoffbinden angelegt und verknüpft.

Funktionstraining

Hier gilt dasselbe wie für die Extentionstyp. Die Vermeidung der Palmarflexion und Ulnarabduktion während des Funktionstrainings ist wichtig für die Prophylaxe des Dislokationsrezidivs.

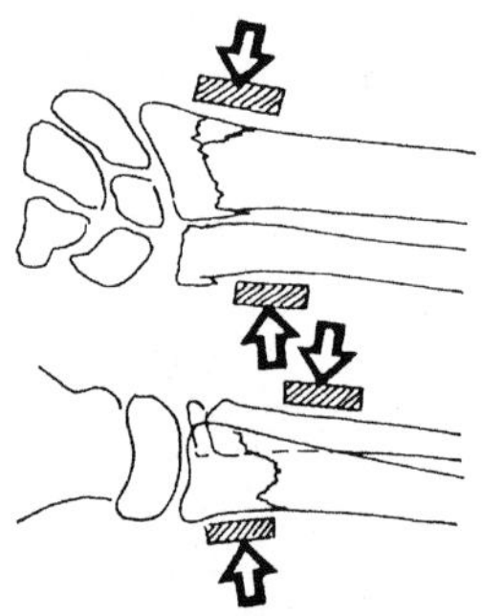

Abb. 8.81

Tuina: Tuina-Verfahren ist wie bei der Behandlung des verletzten Handgelenks.

Rezeptur und Akupunktur: s.S. 180.

Kahnbeinfraktur

Dieser Bruch ist eine Art innerer Gelenkbruch, der durch einen Sturz verursacht wurde. Die Bruchlinie liegt gewöhnlich im mittleren Teil des kahnförmigen Knochens. Obwohl es keine merkliche Verschiebung gibt, sind die beiden gebrochenen Teile durch einen Zwischenraum getrennt. Dieser Bruch kann zu einer Störung der Frakturheilung führen, da die Gefäßversorgung nur über ein kleines Kortikalisareal von dorsal her erfolgt. Kahnbeinbrüche neigen in hohem Maße zur Pseudoarthrosenbildung. Diese Bruchform kommt meistens bei jungen Leuten und Personen mittleren Alters vor.

Diagnose

1. In den meisten Fällen wird das verletzte Handgelenk an der Radialabweichung der Rückenstreckung (in der Position der Rückenstreckung) festgestellt.

2. Eine physische Untersuchung ergibt eine auffallende Schwellung und Empfindlichkeit in der frisch verletzten Schnupftabak-dosen-Region (d. h. die Vertiefung über dem Daumen-rücken am Handgelenk). Die starke Empfindlichkeit tritt besonders bei einer passiven Bewegung des Handgelenks in Richtung Radialseite auf oder bei Beklopfen des zwei-ten und dritten Mittelhandköpfchens.

3. Die eingeschränkten Bewegungen des Handgelenks sind vor allem bei extremen Handrückenstreckungen deutlich.

4. In Fällen mit deutlichen klinischen Anzeichen sollte nach zwei Wochen die Röntgenuntersuchung wiederholt werden, wenn die erste Röntgenuntersuchung die Bruchlinie nicht aufgewiesen hat. Dieses Vorgehen dient der Vermeidung von Fehldiagnosen.

Behandlung

Repositionsverfahren: Eduktion, Kompression, Beugen und Strecken, Rotation.

Manipulationen im Einzelnen

Bei frischen und alten Brüchen mit Verschiebung können die folgenden Methoden angewandt werden. Der Behandler übt einen Zug auf den Daumen des Patienten aus, so dass sich das Handgelenk zur inneren Elle hin bewegt (Abb. 8.82). Gleichzeitig drückt er mit dem Daumen auf die Stelle der anatomischen Schnupftabakdose, um das verletzte Handgelenk mehrmals langsam zu beugen und zu strecken – mehrmals seitliche und rotierende Bewegungen. Dadurch wird der Bruch eingerichtet (Abb. 8.83).

Fixation

a) Der Behandler nimmt einen Wattebausch und befestigt ihn an der anatomischen Schnupftabakdose. Der Wattebausch muss weich und absorbierend sein, aber sein Volumen darf die Umrisse der anatomischen Schnupftabakdosen-Grube nicht überragen. Es ist besser, wenn der Bausch ein bisschen höher ist als der Rand der Vertiefung der Schnupftabakdose.

b) Über den Bausch wird ein runder Pappkarton mit einem Durchmesser, der etwas kleiner ist als der Rand der Vertiefung, gelegt, dann wird der Karton mit Heftpflaster befestigt. Das Handgelenk wird mit Watte umwickelt, dann ein Karton über das Handgelenk gestülpt, der oben bis zur Mitte des Unterarms reicht und unten bis zum Hals des Metacarpalknochens.

c) Der Karton sollte breit genug sein, damit er das Handgelenk umschließt. Der Karton sollte so angelegt werden, dass die Mittellinie des Kartons gegenüber der Radialseite des Handgelenks liegt. Dann umwickelt der Behandler die Rückenseite der Hand am Handgelenk mit drei Schnüren. Anschließend wird ein „8"-förmiger Verband angelegt, um das Handgelenk bei einer Beugung der Handfläche von ca. 30 Grad ruhig zu stellen.

d) Wenn der Winkel zwischen den Bruchlinien kleiner als 30 Grad ist, wird das Handgelenk in einer Lage ruhig gestellt, die leicht in Richtung Elle abweicht bei einem Winkel von weniger als 10 Grad. Beträgt der Winkel der Bruchlinie 30 Grad bis 50 Grad, dann wird das

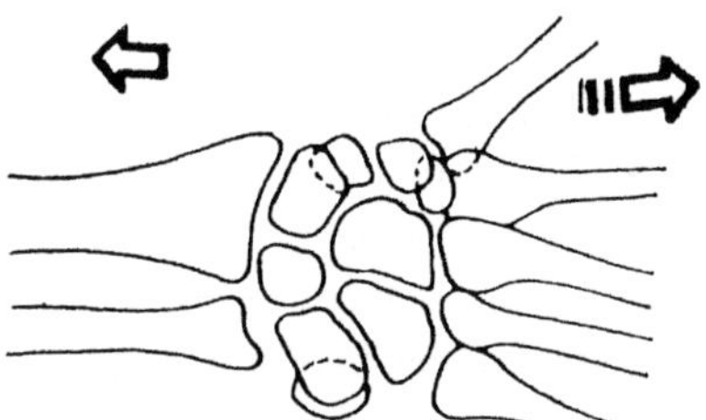

Abb. 8.82

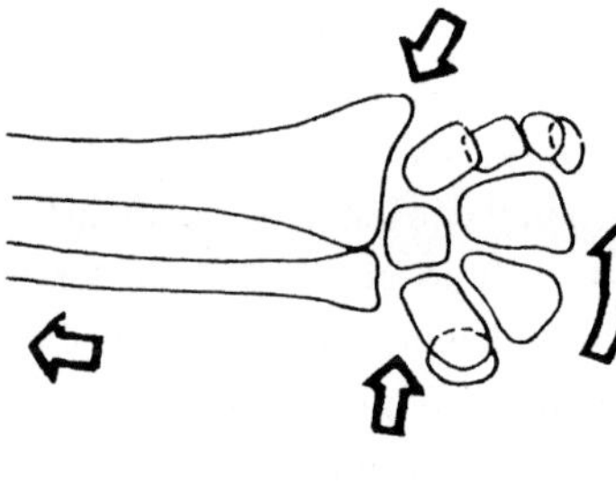

Abb. 8.83

Teil 8

Handgelenk in einer Stellung von 10 Grad bis 15 Grad Abweichung von der Elle fixiert. Ist der Winkel größer als 50 Grad, wird das Handgelenk in einer Lage fixiert, die von der Elle die größte Entfernung hat. Die Fixierung sollte alle zwei Wochen kontrolliert und geändert werden.

Funktionstraining

Im Frühstadium muss der Patient nur die Beugung und Streckung der Finger üben, sowie Bewegungen der Schulter und des Ellbogens. Wenn die Schwellung und der Schmerz nachgelassen haben, kann der Patient Übungen, wie z. B. das Fausten, machen. Während der Ruhigstellung sollten keine Übungen mit dem Handgelenk gemacht werden. Erst nach der Heilung des Bruches kann der Patient anfangen, Übungen zu machen, die die Funktionen des Handgelenks wiederherstellen.

Tuina: Tuina-Verfahren ist wie bei der Behandlung des verletzten Handgelenks.

Rezeptur und Akupunktur: s.S. 180.

Mittelhand- und Fingerfraktur

Der Bruch des Mittelhand-Fingergliedes kommt gewöhnlich bei Handverletzungen vor, die durch Sturz auf die Hand verursacht wurden, wobei Stauchungen vorwiegend basisnahe Frakturen, Biege- und Drehmechanismen bevorzugt Schaftfrakturen verursachen. Subkapitale Querbrüche sind die Folgen einer direkten Gewalteinwirkung, häufig bei Personen, die manuelle Tätigkeiten ausführen. Eine unsachgemäße Behandlung kann zu Fehlprognosen und funktionellen Störungen führen.

Diagnose

Der Patient fühlt einen deutlichen Schmerz in einigen Teilen der Hand oder eines bestimmten Fingers. Man sieht eine deutliche Schwellung in einigen Regionen der Hand oder eines bestimmten Fingers. Die Haut ist gewöhnlich abgeschürft, wenn die distalen Fingerabschnitte verletzt wurden. Eine Keimschicht der Haut unter der Nagelplatte kann auftreten und der Fingernagel abfallen. Ein schwerer Metacarpalbruch führt gewöhnlich zu Missbildungen wie lokale Knochenerhebungen, Verkürzungen und Knochenimpression sowie zu spürbarem Knochenreiben und zu eingeschränkter Funktionsfähigkeit unterschiedlichen Grades.

Repositionsverfahren: Eduktion, Abduktion, Beugen

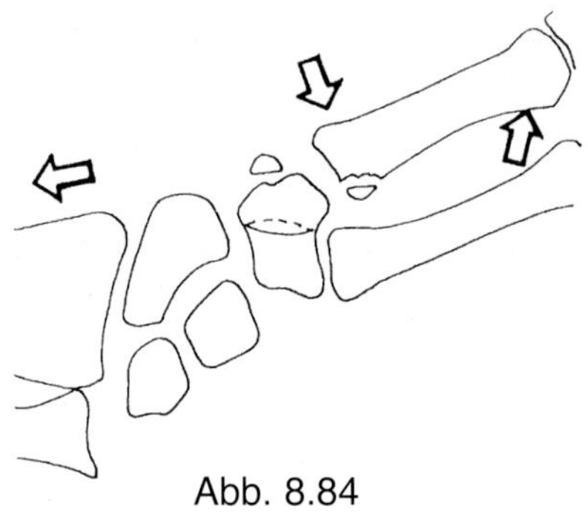

Abb. 8.84

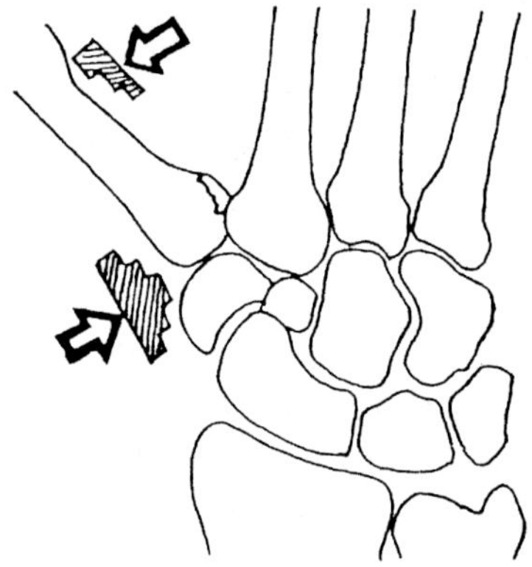

Abb. 8.85

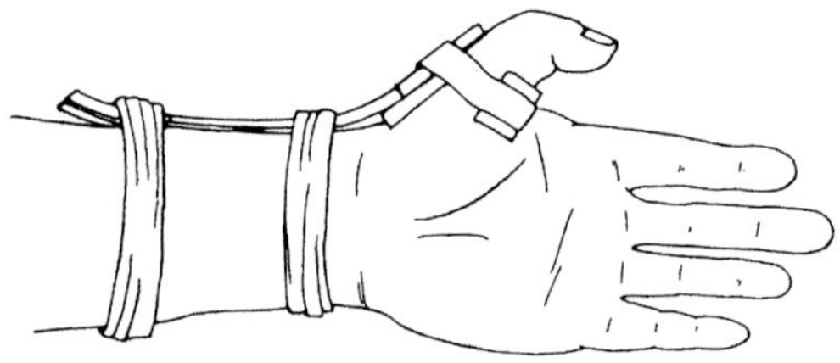

Abb. 8.86

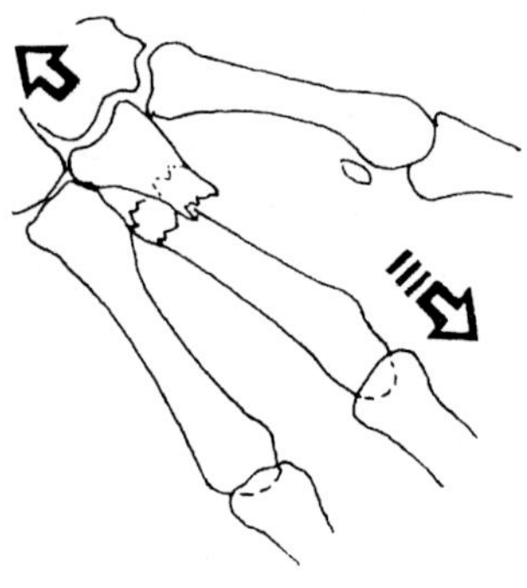

Abb. 8.87

und Strecken, Heben und Pressen, Divergenzpression am Knochen.

Bruch der Basis des ersten Mittelhandknochens

Es ist ziemlich einfach, den frischen Bruch einzurichten, wenn der Behandler die Prinzipien der Reposition beherrscht. Das Ende des extrakapsulären querverlaufenden Bruches ist gewöhnlich distal zum Rücken des Radius hin verschoben, auch mit Achsenknickung. Die Bruchlinie der intrakapsulären Fraktur verläuft vom unteren lateralen Mittelteil nach oben durch die Mittelhand-Handwurzel-Gelenkoberfläche. Dabei behält das mittlere dreieckige Knochenfragment seine ursprüngliche Lage bei, das distale Ende ist in posterolateraler Richtung verschoben. Dies hat eine Luxation des ersten Handwurzelgelenks zur Folge.

Manipulation im Einzelnen

Während der Reposition hält der Behandler das Handgelenk in einer Hand und drückt mit seinem Daumen auf den hervorstehenden Teil an der Basis des ersten Mittelhandknochens. Mit seiner anderen Hand übt er einen Zug auf das distale Ende des Daumens aus und zieht den Gelenkkopf des ersten Mittelhandknochens in posterolaterale Richtung (Abb. 8.84).

Dieses Vorgehen bewirkt, dass der Schaft des ersten Mittelhandknochens abgezogen wird und in dorsaler Richtung gestreckt wird, auf diese Weise wird die Fraktur mit Verschiebung und die Gelenkverlagerung korrigiert.

Fixation

Nach der Reposition wird ein kleines, flaches Druckpolster auf der posterolateralen Seite an der Basis des ersten Mittelhandknochens angebracht und ein kleiner Wattebausch darüber gelegt (Abb. 8.85). Eine bogenförmige Schiene wird auf der Radialseite am unteren Teil des Unterarms und auf der posterolateralen Seite des ersten Mittelhandknochens befestigt, so dass die Kurve der Schiene auf die Handwurzelgelenke drückt und das kleine Druckpolster fixiert. Ein weiteres kleines Polster wird über die anteromediale Seite des Metakarpalkopfes gelegt und mit einem Heftpflaster umwickelt, so dass der Kopf des Mittelhandknochens straff gezogen und über der Schiene befestigt wird. Der Daumen wird in einer mittleren Wegstreckung adaptiert (Abb. 8.86).

Brüche des zweiten bis fünften Mittelhandknochens

Manipulation im Einzelnen

Einfache und mehrfache Brüche des Schafts des Mittelhandknochens mit Verschiebung sollten nacheinander eingerichtet werden.

a) Ein Assistent hält den Unterarm des verletzten Armes fest. Der Behandler übt mit einer Hand einen Zug auf den verletzten Finger aus und hebt und drückt das gebrochene Ende mit andere Hand, um die deformierte Achsenknickung oder Verkreuzung zu korrigieren (Abb. 8.87).

b) Bei beibehaltenem Zug wird eine Knochen trennende Manipulation ausgeübt, um den Bruch zu drücken und seine seitliche Verschiebung zu korrigieren (Abb. 8.88).

Fixation

a) Nach der Reposition sollte man die Hand sachgemäß ruhig stellen, je nach Stabilität. Im Falle eines stabilen Bruchs wird ein Knochen trennendes Polster parallel zum proximale Ende angebracht, so dass es auf der Rückseite des Mittelhandbereichs liegt und außen mit einem Wattebausch abgedeckt wird (Abb. 8.89). Schließlich werden zwei Kartonscheiben genommen und auf der Handfläche und auf dem Handrücken befestigt, um den

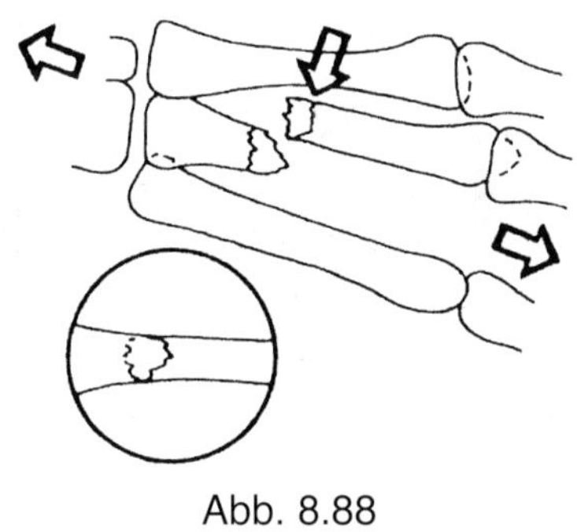

Abb. 8.88

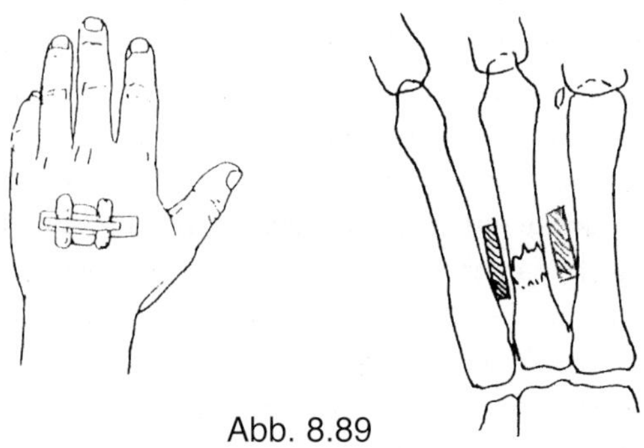

Abb. 8.89

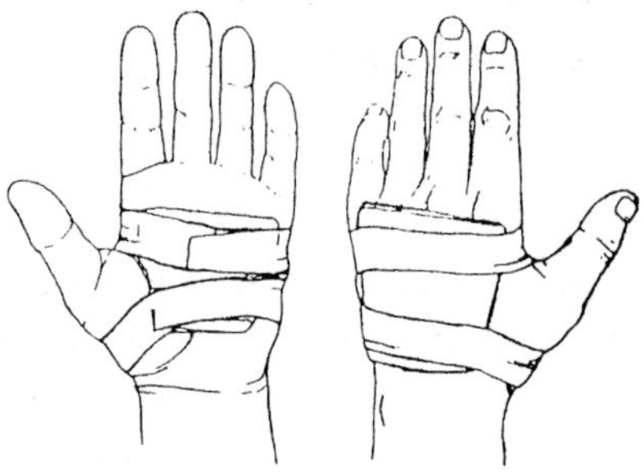

Abb. 8.90

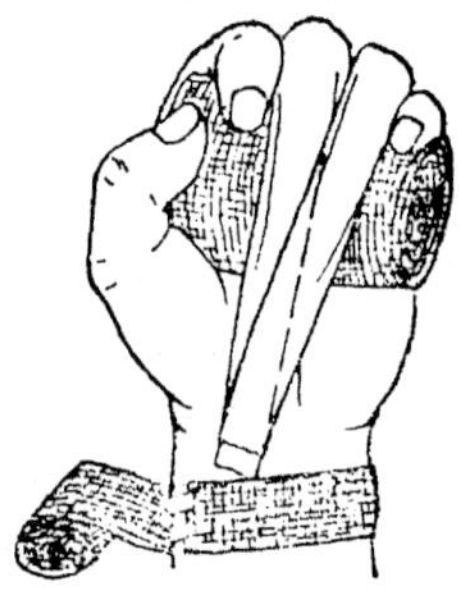

Abb. 8.91

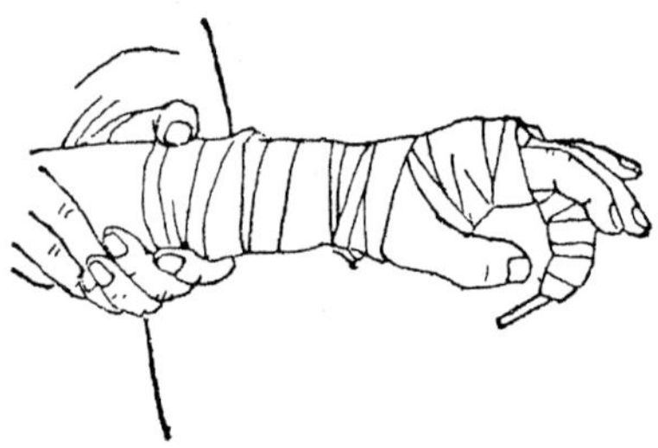

Abb. 8.92

Bruch bzw. den verletzten Finger in seiner funktionalen Lage ruhig zu stellen (Abb. 8.90). Oder aber der Patient hält eine Mullbindenrolle in seiner Hand, die wiederum umwickelt wird (Abb. 8.91).

b) Liegt ein unstabiler Bruch vor, nimmt man eine gewölbte Aluminiumplatte oder ein Bambusbrett, das wie ein Haken geformt ist und mit seinem Bogen den verletzten Finger in einer funktionalen Lage hält, wobei das Ende des Hakens zum Höcker des Kahnbeins zeigt. Heftpflaster wird auf beiden Seiten des verletzten Fingers befestigt, so dass die Haut gespannt ist. Indem man das Heftpflaster anbringt, kann man den verletzten Finger, die hakenförmige Schiene und die Haut zu einer Einheit fixieren (Abb. 8.92).

Mittelhandhalsbruch

Was den Mittelhandhalsbruch betrifft, so sackt der Kopf des Mittelhandknochens oft auf die Handfläche ab.

Manipulationen im Einzelnen

Während der Einrichtung bewirkt der Zug, dass das Mittelhand-Phalangealgelenk des verletzten Fingers sich im rechten Winkel beugt und gleichzeitig hebt sich der Mittelhandkopf zur dorsalen Seite hin. Die Reposition kann gelingen, wenn der Behandler das körperzugewandte Ende mit seinem Daumen von der Handrückenseite auf die Handflächenseite drücken kann.

Fixation

Nach der Reposition kann man eine rechtwinkelige Aluminium- oder Bambusschiene für die Fixierung verwenden. Man kann auch ein zylinderförmiges Kissen unter dem Mittelhandkopf anpassen, um den verletzten Finger in einem Halteverband oder in einer funktionalen Lage ruhig zu stellen (Abb. 8.93).

Brüche der Grund- oder Mittelfingerglieder

Manipulationen im Einzelnen

Es ist ziemlich einfach, die Brüche mit Verschiebung einzurichten. Der Behandler übt einen Zug auf das Endfingerglied aus, indem er es mit der einen Hand fasst und mit dem Daumen und Zeigefinger der anderen Hand knetet, um die Verschiebung zu korrigieren.

Fixation

a) Bei einem Querbruch legt man zuerst palmar an die primäre Achsenknickungsstelle ein dünnes Filzpolster und fixiert dieses durch schmale Klebestreifen. Palmar und dorsal kommt je eine kleine Schiene, dessen Länge dem Fingerglied entspricht. Es darf nicht über das Gelenk reichen. Danach wird mit Klebestreifen (Abb. 8.94) und Mullbinde fixiert.

b) Bei einem Schrägbruch mit leichter Parallelverschiebung oder Achsenknickung kann man

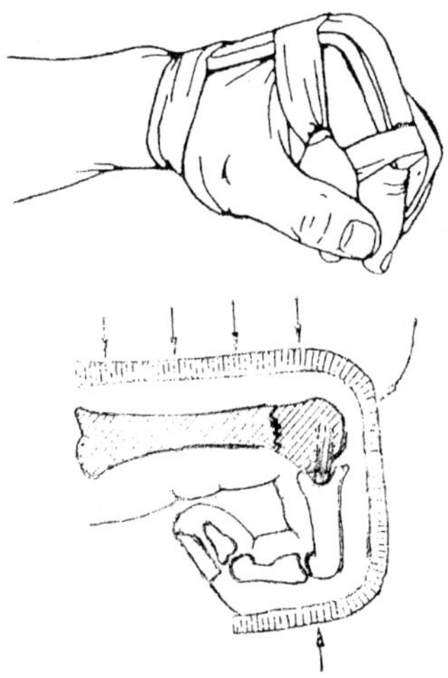

Abb. 8.93

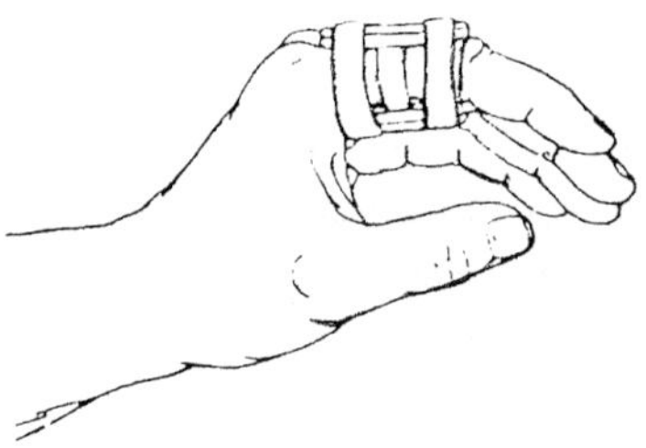

Abb. 8.94

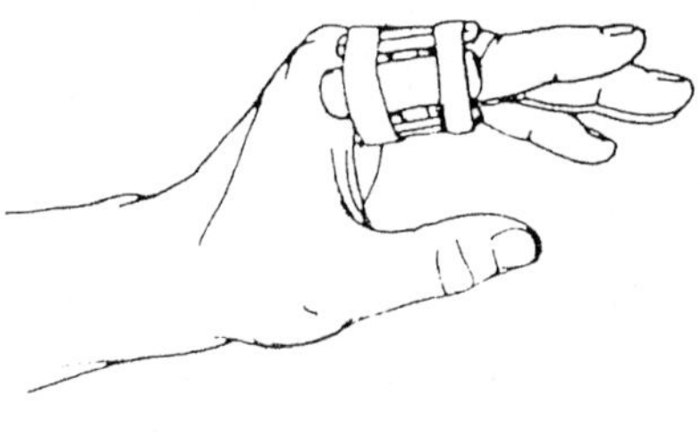

Abb. 8.95

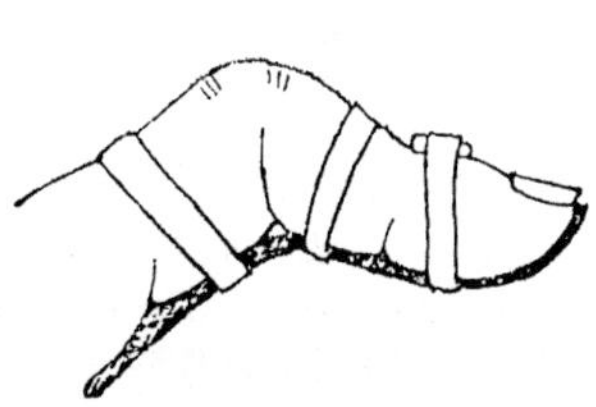

Abb. 8.96

radial oder ulnar noch zusätzlich ein kleines Filzpolster anlegen. Die Schienen kommen seitlich an die Finger (Abb. 8.95).

Dorsaler Abriss an der Basis des Englieds

Fixation

Der verletzte Finger sieht wie ein Hammer aus. Ein Plastikbrett wird an der Handflächenseite des verletzten Fingers angebracht, so dass das dem Körper zugewandte Ende des Bretts die Falte des Zwischengliedgelenks (am körpernahen Fingerglied) erreicht; das dem Körper abgewandte Ende des Bretts überragt das Mittelglied und der verletzte Finger ruht in einer Lage der Überstreckung. Man kann ein kleines, flaches Kissen an der Rückenseite des Bruches anbringen und über dieses Kissen noch eine kleine Pappe legen. Diese wird dann mit Heftpflaster umwickelt, damit der verletzte Finger mit der Schiene eine feste Einheit bildet (Abb. 8.96).

Funktionstraining

Nach der Reposition sollten mit allen Fingern, ausgenommen dem fixierten, konstante Übungen durchgeführt werden. Im Frühstadium sollte das Schulter-, Ellenbogen- und Handgelenk sich frei bewegen, um den Blutfluss zu fördern. Aktive Bewegung der Finger nach Entfernung der Fixation ist sehr wichtig, um die Funktion so weit wie möglich wiederherzustellen.

Tuina: Tuina-Verfahren ist wie bei der Behandlung von Fingerverletzungen anzuwenden.

Rezeptur und Akupunktur: s.S. 180.

Kapitel XIV: Fraktur der unteren Extremität

Schenkelhalsfrakturen

Schenkelhalsfrakturen entstehen meistens durch Stürze auf das Hüftgelenk. Sie sind eine häufig auftretende Verletzung vorwiegend bei Frauen zwischen dem 60. und 70. Lebensjahr. Die Ursache liegt in der Altersosteo-porose. Bei Kindern, Jugendlichen und Erwachsenen sind auf Grund der noch dichten Knochenstruktur Frakturen nur bei starken Gewalteinwirkungen zu erwarten, meist im Rahmen einer Mehrfachverletzung. Nach Lokalisation der Fraktur werden verschiedene Formen unterschieden: Fraktur des unteren, mittleren und oberen Schenkelhalses. Die ersten beiden Typen sind intrakapsulär, der dritte Typ extrakapsulär. Diese Frakturen können weiterhin in Abduktions- oder Adduktionsbrüche unterteilt werden, je nach Art der Gewalteinwirkung. Beim Abduktionstyp sitzt der Schenkelkopf dem Hals in Valgusposition auf, durch die Einstauchung des Halses in die Kopfspongiosa ist die Fraktur stabil, da die Bruchebene nahezu senkrecht zur Beinachse steht, wirken auf die Bruchflächen fast ausschließlich Druckkräfte. Somit ist die Prognose positiv. Wesentlich ungünstiger ist die Konstellation beim Adduktionstyp. Die pelvitrochantäre Muskulatur zieht das Bein und damit den Schenkelhals in Außenrotation nach kranial, der Schenkelkopf kommt dadurch in eine mechanisch ungünstige Varusstellung, die Bruchflächen haben kaum noch Kontakt. Hier liegt eine sehr geringe Heilungschance vor und ein höheres Auftreten von Nekrosen.

Diagnose

Die ersten Verdachtsmomente, die auf eine Fraktur des Oberschenkelhalses schließen lassen, bestehen darin, dass bei älteren Personen nach einem Sturz Hüftschmerzen auftreten und sie nicht in der Lage sind, zu stehen und zu laufen. Es liegt ein Spontan- und Stauchungsschmerz vor. Es besteht ein klopfender Schmerz in der großen Tuberositas und in der Fußsohle. Das Bein kann aktiv nicht mehr gehoben werden, es steht in Außenrotationsstellung und ist verkürzt (nicht bei eingekeilten Abduktionsbrüchen).

Behandlung

Eingekeilte Abduktionsfraktur

Bei diesem Bruchtyp ist eine Reposition und Extension im Allgemeinen nicht erforderlich. Es kann eine lange Schiene benutzt werden (die obere Grenze reicht bis zum Kostalbereich und die untere Grenze bis zur Fußsohle), die an der Seite des verletzten Beines angebracht und fixiert wird. Dann kann man mit einem Holzbrett und Polster fixieren, um das verletzte Bein in Abduktion und den Fuß in Mittelstellung zu bringen.

Adduktionsfraktur mit Verschiebung

Repositionsverfahren: Eduktion, Rotation, Heben und Pressen.

Manipulationen im Einzelnen

Bei einem Patienten mit frischem Adduktionsbruch sollte die Reposition durchgeführt werden. Der Patient liegt auf dem Rücken.

a) Ein Assistent, der hinter dem Oberkörper des Patienten steht, hält seine Arme an den Achselhöhlen fest. Ein weiterer Assistent hält das gesunde Bein und ein seitlich vom Patienten stehender Assistent hält dessen Becken fest. Die beiden ersten Assistenten üben einen sanften Zug aus, um den Patienten in gestreckter Position zu halten.

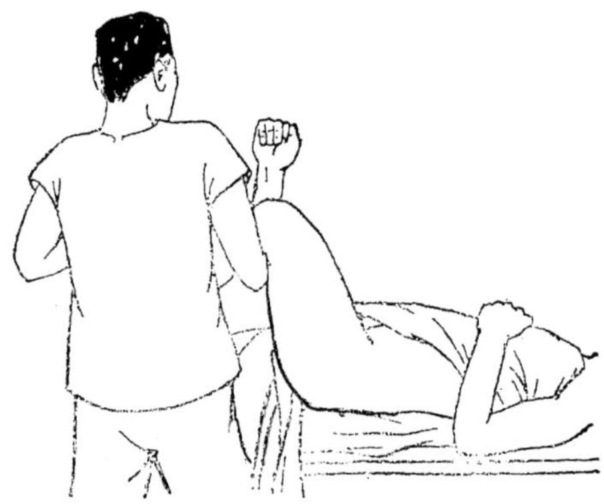

Abb. 8.97

b) Der Behandler steht an der betroffenen Seite, die Kniekehle in einem seiner Ellenbogen haltend und mit der anderen Hand das Fußgelenk haltend. Die Hüfte und das Kniegelenk bilden einen Winkel von 90 Grad. Der Behandler zieht mit großer Kraft nach oben (Abb. 8.97).

c) Wenn man davon ausgehen kann, dass sich das ge-

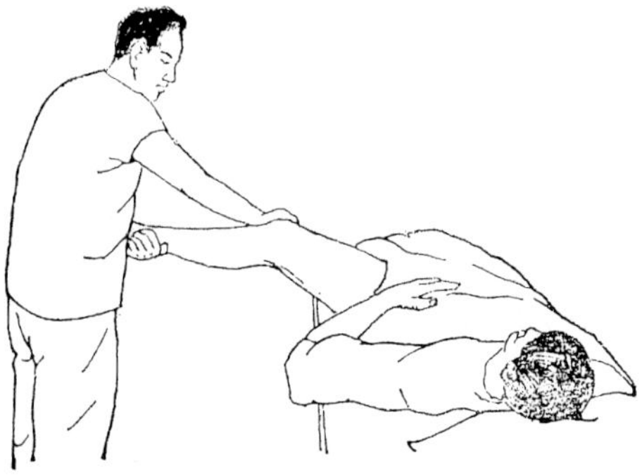

Abb. 8.98

brochene Ende durch Eduktion gelöst hat, sollte das verletzte Bein langsam unter Zug gedreht werden, so dass eine Abduktionsposition von 30 Grad erreicht wird (Abb. 8.98).

d) Sollten die anterior und posterior aufgenommenen Röntgenaufnahmen eine gute Gegenüberstellung zeigen, die seitlichen Aufnahmen aber verdeutlichen, dass das distale Frakturende nach hinten versetzt ist und nach vorne einen Winkel bildet, müssen der am Kopfende und der unten stehende Assistent eine Gegeneduktion am verletzten Bein in einer 30 Grad Abduktionsposition durchführen.

e) Der Behandler nimmt den hinteren Teil der großen Tuberositas in eine Hand und drückt den vorderen Teil des Schenkelhalses mit der anderen Hand, während der unten stehende Assistent das verletzte Bein vorsichtig nach außen dreht.

f) In diesem Augenblick zieht der Behandler das Bein

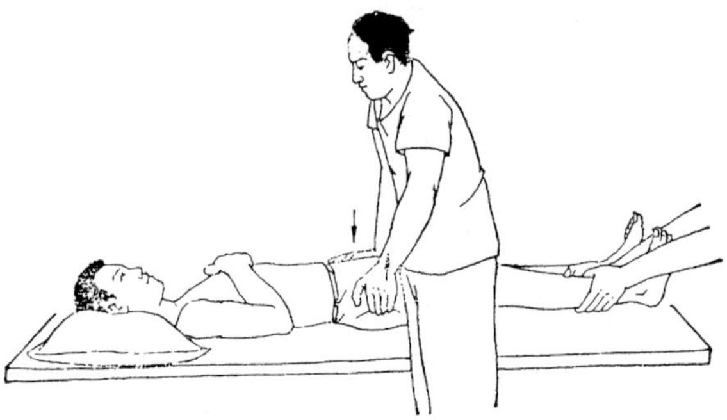

Abb. 8.99

mit einer Hand hoch und schiebt mit der anderen, während der Assistent das verletzte Bein inwärts dreht. Auf diese Weise kann die Verschiebung und Winkelbildung korrigiert werden (Abb. 8.99).

g) Anschließend klopft der Behandler mit dem Handballen einige Male in Längsrichtung gegen den Schenkelhals, um das Bruchende zu festigen.

Fixation

a) Das verletzte Bein wird in einer 30 Grad Abduktionsstellung mit dem Fuß in neutraler Position mit einem 3-Lamellen-Nagel fixiert.

b) Ist eine Sofortreposition nicht möglich, wird eine supracondyläre Steinmann-Nagelextension gelegt. Auf einer Beinlagerungsschiene wird die Extremität mit 1/10 des Körpergewichtes extendiert, die Streckdauer beträgt bis zur Heilung ca. 12 Wochen.

Funktionstraining

Nach erfolgter Reposition und Retention sollte der Patient ermutigt werden, das betroffene Bein so weit wie möglich zu bewegen, ausgenommen das Umdrehen im Bett, die Seitenlage und der Schneidersitz. Diese Bewegungen müssen vermieden werden. Tiefes Atmen, besonders die tiefe Bauchatmung, sollte gefördert werden. Vorsichtiges Bewegen des Fußgelenks sowie der Zehen des verletzten Beines ist ratsam. Weiterhin kann das Zusammenziehen des Quadrizeps des Oberschenkels Schritt für Schritt durchgeführt werden.

Sobald die Fraktur geheilt ist und die Schiene entfernt wurde, kann der Patient langsam die Hüfte und Kniegelenke bewegen, hauptsächlich die Beugung und Streckung dieser Gelenke im Liegen üben. Vorsicht ist geboten bei übermäßiger Adduktion und Rotation. Wenn Röntgenaufnahmen bestätigen, dass die Fraktur vollständig geheilt ist, kann der Patient Gehen üben und wieder Gewichte tragen. Allerdings ist das extreme Heben von Gewichten innerhalb der nächsten 2 bis 3 Jahre nicht erlaubt. Eine regelmäßige Röntgenkontrolle ist ratsam, um festzustellen, ob sich eine Kopfnekrose gebildet hat oder nicht.

Tuina: Sie wird nur im 4. Stadium angewandt und das Verfahren ist wie bei der Behandlung des M. piriformis-Syndroms durchzuführen.

Rezeptur und Akupunktur: s.S. 180.

Pertrochantäre Oberschenkel-Fraktur

Sie entstehen meist durch ein Außenrotationstrauma des Beines oder direkte Gewalt, Sturz auf die Hüfte. Im Vergleich mit Schenkelhalsbruch-Patienten ist das Durchschnittsalter bei Patienten mit pertrochantären Frakturen um 5 bis 10 Jahre höher. Die biomechanischen Bedingungen sind ebenfalls unterschiedlich. Wegen der breiten spongiösen Kontaktfläche und der guten Blutversorgung sind Fraktur-Heilungsstörungen selten.

Diagnose

Wie bei Schenkelhalsfrakturen, nur ist die Stellung des Beines in Außenrotation und Verkürzung wesentlich stärker ausgeprägt als bei einem Schenkelhalsbruch.

Behandlung

1. Stabile Fraktur

Die eingekeilte Fraktur braucht nur einen Schuh mit Holzbrett und Polster, um das verletzte Bein in Abduktion und den Fuß in Mittelstellung (Abb. 8.100) zu halten. Bei einer wenig verschobenen Fraktur kann man die Reposition und die Hautextension anwenden.

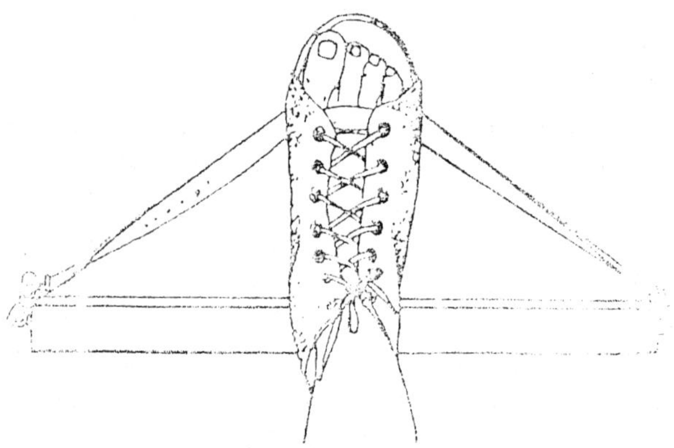

Abb. 8.100

Repositionsverfahren: Eduktion, Abduktion und Adduktion, Schieben und Drücken.

Manipulationen im Einzelnen

a) Der Assistent fixiert mit beiden Händen das Becken, der Behandler umfasst das verletzte Bein fest und übt einen Zug in Mittelstellung aus.

b) Bei einer Fraktur mit Außenrotation wird das distale Bruchende in Richtung Abduktion und Innenrotation geschoben.

c) Bei einer Fraktur mit Varusform wird das distale Bruchende nach innen geschoben.

Fixation

a) Nach der Reposition kommt die verletzte Extremität auf eine Thomas-Schiene. Hautextension bei gestrecktem Knie. Das Gewicht der Extension beträgt 2 bis 4 kg.

b) Nach 6 bis 7 Wochen wird die verletzte Extremität mit vier Schienen am Oberschenkel fixiert, danach kommt noch die Abduktionsschiene. Dann kann der Patient mit zwei Stöcken ohne Belastung gehen.

c) Nach 8 bis 9 Wochen kann der Patient versuchen, mit einem Stock und mit Belastung zu gehen.

2. Instabile Fraktur

Mehrfach- bis Trümmerbrüche und stärkere Verschiebung.

Repositionsverfahren und Manipulationen im Einzelnen: siehe Schenkelhalsfraktur.

Fixation

Nach der Reposition kann man die Drahtextension (durch die Epicondylen oder Tuberositas tibiae) anwenden. Das Extensionsgewicht liegt zwischen 4 und 6 kg.

Funktionstraining und Tuina: s.Schenkelhalsbrüche.

Rezeptur und Akupunktur: s.S. 180.

Oberschenkelschaftfraktur

Frakturen des Femurschaftes beziehen sich auf eine Art der röhrenförmigen Fraktur, die 2 bis 5 mm unter der Tuberositas und 2 bis 5 mm über dem Femoralcondylus liegt. Die Kraft, die die Fraktur bewirkt, ist direkt oder indirekt große Gewalteinwirkung (Sturz aus großer Höhe, Stoß durch einen Verkehrsunfall, Arbeitsunfall mit Maschinen, Schlag mit schweren Gegenständen) notwendig. Je nach Art der einwirkenden Kraft entstehen Quer-, Schräg-, Biegungs-, Dreh-, Stück- und Trümmerbrüche. Abhängig von der Höhe der Frakturen wird immer eine Verschiebung, Achsenknickung und Verdrehung entsprechend den dominierenden Muskelansätzen vorliegen. Die meisten Fälle ereignen sich im mittleren Drittel des Schaftes, dann im oberen Drittel und die wenigsten ereignen sich im unteren Drittel. Diese Frakturen sieht man oft bei Kindern, Jugendlichen und bei Menschen im mittleren Alter.

Diagnose

Der Patient leidet unter solch intensiven Schmerzen, dass er gewisse Schocksymptome aufweist wie Blässe, kalten Schweiß und einen fadenförmigen schnellen Puls. Lokale Schwellung und Achsenknickung kann am verletzten Gliedmaß gesehen werden. Falsche Gelenkbewegung und Knochenreiben kann gefühlt werden. Frakturen mit sich überlappenden Knochenverschiebungen sind durch Verkürzung und Fehlfunktion der verletzten Extremität charakterisiert.

Die Bestätigung einer Fraktur wird durch eine Röntgenaufnahme erhalten. Im Falle einer Fraktur im oberen Drittel des Femurschaftes sollte das Röntgenbild die Hüfte miteinbeziehen, um keine Dislokationen des Hüftgelenkes zu übersehen.

Frakturen des Femurschaftes bei Erwachsenen können mit einem Schock einhergehen, bedingt durch große traumatische Wunden und massive lokale Blutungen. Die chinesische Medizin sollte zusammen mit der westlichen Medizin angewandt werden, um das Leben zu retten. Wenn sich der Allgemeinzustand des Patienten gebessert hat, sollten klare Maßnahmen ergriffen werden, um die Fraktur zu versorgen.

Oberschenkelschaftfraktur bei Kindern

Frakturen bei Kindern unter 5 Jahren

Es ist nicht erforderlich, Grünholzfrakturen und stabile Frakturen ohne Dislokation einzurichten. Sie können versorgt werden, indem man die verletzte Extremität mit Baumwoll-Binden bandagiert, um 5 bis 6 kleine Schienen zu befestigen. Dann sollte eine lange Schiene an der Außenseite angebracht werden. Der obere Rand der Schiene sollte den kostalen Bogen und der untere Rand sollte die Fußsohle erreichen, dann sollte sie bandagiert werden. Manuelle Reposition, lokale Fixation und Zug auf die Haut werden bei instabilen Frakturen mit Dislokation angewandt.

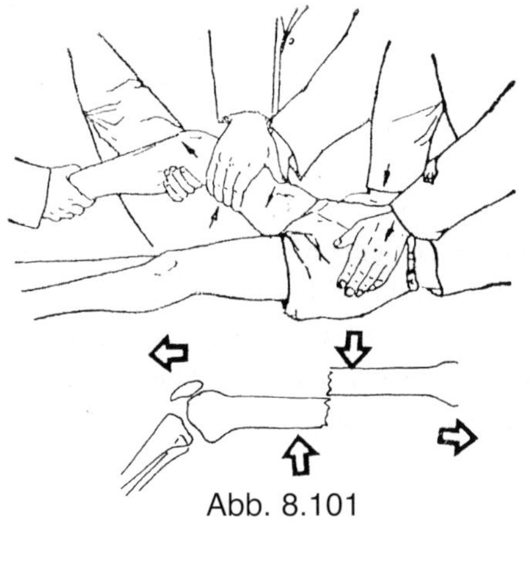

Abb. 8.101

Repositionsverfahren: Eduktion, Schieben und Drücken.

Manipulationen im Einzelnen

a) Das Kind liegt auf dem Rücken. Ein Assistent hält das Becken und ein anderer den Knöchel, um einen Gegenzug auszuüben.

b) Der Behandler schiebt und drückt mit beiden Händen, um so die Dislokation zu korrigieren (Abb. 8.101).

Fixation

Wenn das frakturierte Ende stabilisiert ist, versucht der Behandler, es fest zu fixieren, dann umwickelt er den Schenkel mit Mull und platziert 5 bis 6 kleine Schienen zur Fixierung. Zwei Arten der Haut-Extension werden angewandt.

a) Eine lange elastische Schiene wird mit Mull umwickelt und eine Stoffhülle, deren Durchmesser etwas größer ist als der Schenkel, wird um die Radix des Schenkels und den oberen Teil der Schiene gebunden. Das Bein des Patienten wird in die Hülle gelegt, dann wird sie nach oben gezogen bis sie die Radix des Schenkels erreicht. Dann wird die Schiene am lateralen Teil der verletzten Extremität befestigt. Der Behandler drückt die Schiene soweit wie möglich nach oben. Zusätzlich erfolgt die Haut-Extension, indem man die Haut am distalen Ende der Schiene durch ein festes Gummiband fixiert.

b) Haut-Extension der unteren Extremität kann auch durch einen Extensionsapparat erfolgen. Der obere Rand eines Adhäsivverbandes darf nicht weiter gehen als bis zur Höhe der Fraktur. Ein Extensionsgewicht wird benutzt, um die Gesäßbacken ca. 10 cm über dem Bett zu halten. Die Fixation wird nach 3 Wochen entfernt.

Frakturen bei Jugendlichen und Kindern zwischen 6 und 15 Jahren

Repositionsverfahren bei Frakturen mit Dislokation sind die gleichen, die bei Kindern unter 5 Jahren angewandt werden, außer bezüglich des ausreichenden Extensionsgewichtes, das gewöhnlich 3 bis 5 kg beträgt, wenn horizontale Haut-Extension auf Brownscher Schiene erfolgt. Bei Frakturen im oberen Drittel muss am verletzten

Bein ausgiebig das Hüftbeugen, Abduzieren und Außenrotieren geübt werden. Dies fordert das Zusammenrücken der Bruchstücke. Bei Frakturen im unteren Drittel muss das Knie gebeugt werden, um die Wadenmuskulatur zu entspannen und dadurch die Kippung des distalen Bruchende nach dorsal auszuglei-chen. Nach drei bis vier Wochen kann man den Dauerzug entfernen, die Schienen-Fixation bleibt noch für zwei bis drei Wochen.

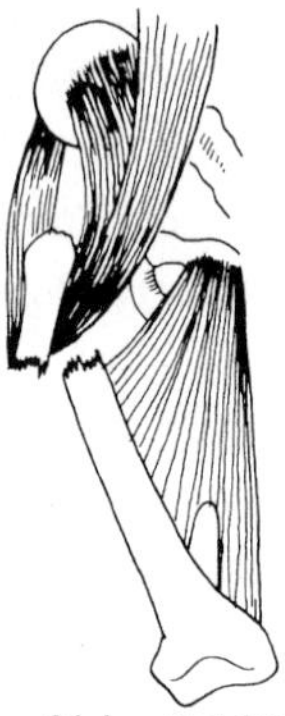

Abb. 8.102

Frakturen bei Erwachsenen

Frakturen im oberen Oberschenkeldrittel

Repositionsverfahren: Eduktion, Schieben und Drücken, Traktion.

Manipulationen im Einzelnen

Das proximale Bruchende ist infolge des Muskelzugs (M. iliopsoas, Mm. glutei) abduziert, geknickt und nach außen rotiert (Abb. 8.102). Um das proximale Bruchende zu reponieren, muss man das verletzte Bein zuerst hochheben, abduzieren und etwas nach außen rotieren.

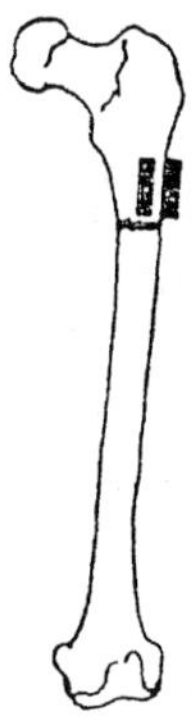

Abb. 8.103

a) Der obere Assistent umfasst fest die Hüfte und der unten stehende hält die Fossa poplitea der verletzten Extremität in einem Ellbogen, um das Knie um 90 Grad zu beugen, während das Hüftgelenk mäßig gebeugt ist und das distale Ende sich in leicht nach außen rotierter Position befindet. Dann wird vorsichtig ein größerer Zug ausgeübt.

b. Der Behandler legt den einen Unterarm außen und vorne an das proximale Bruchende, den anderen legt er innen und hinten an das distale Bruchende. Beide Hände kreuzen sich, und es entsteht so zwischen den Armen eine zangenartige Scherkraft, um die Seitenverschiebung zu beseitigen.

c. Wenn die Lage zufrieden stellend ist, wird der Zug etwas gelockert, damit sich die Bruchenden ineinander verkeilen können.

Fixation

a) Die Polster werden vorne und lateral auf das Bruchende des proximalen Bruchendes gelegt (Abb. 8.103). Nach Platzierung der Polster werden diese durch Klebestreifen fixiert.

b) Dann werden die Schienen angelegt. Hierbei soll die laterale Schiene proximal über die Trochanterspitze re-

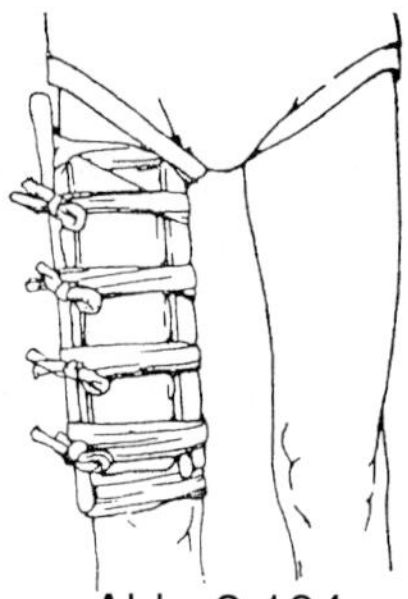

Abb. 8.104

ichen und distal den unteren Rand des Condylus lateralis femoris erreichen. Die innere Schiene zeigt mit der Gabelung nach oben. Der M. adductor soll in der Gabelung liegen. Nach unten soll die Schiene bis zum Adduktorenansatz am Condylus medialis reichen. Die vordere Schiene reicht nach oben bis zum Sulcus inguinalis und nach unten bis zum oberen Patellarrand. Die hintere Schiene reicht nach oben bis zum Tuber ossis ischii, nach unten bis zur Kniekehle; die Beugung des Kniegelenks darf jedoch nicht behindert sein. Die Schienen werden mit vier Stoffbinden fixiert (Abb. 8.104). Dann mit Tibiadraht extendieren. Die Stärke des Zugs soll sich nach Patientengewicht und Muskelstärke richten. Allgemein sollen 4 bis 6 kg nicht überschritten werden.

c) Nach Entfernung der Extension wird außen noch eine Abduktionsschiene angebracht.

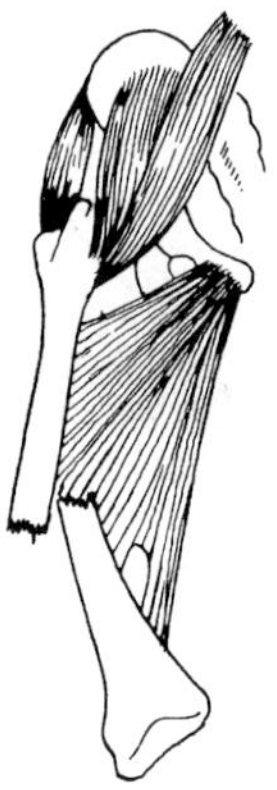

Abb. 8.105

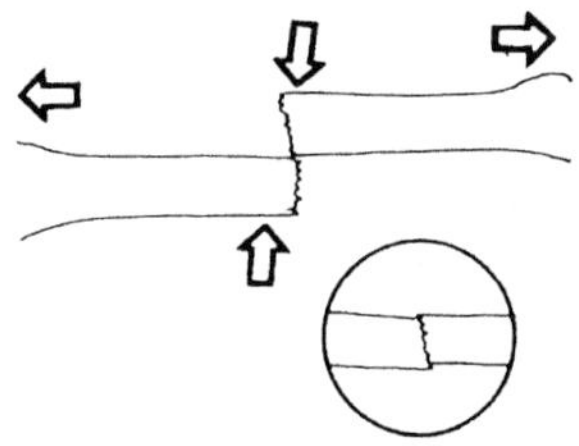

Abb. 8.106

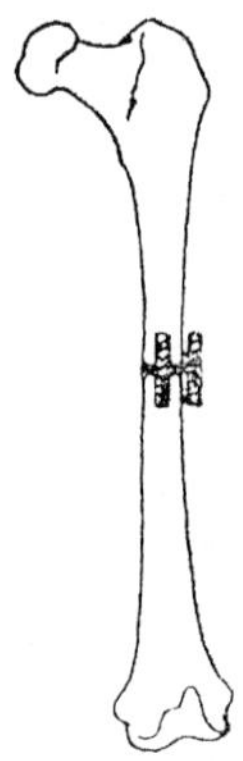

Abb. 8.107

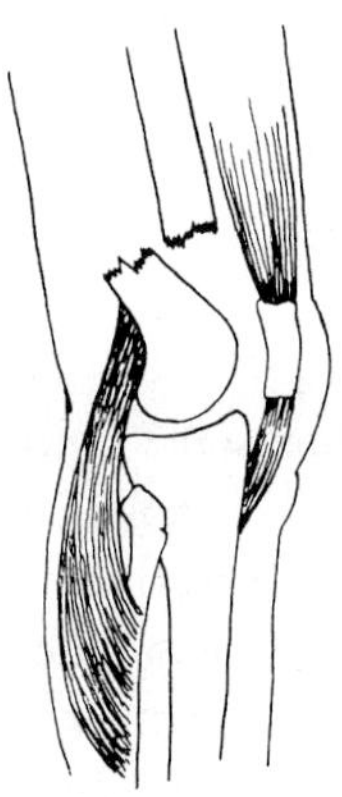

Abb. 8.108

Fraktur im mittleren Oberschenkeldrittel

Repositionsverfahren: Eduktion, Schieben und Drücken, Traktion.

Manipulationen im Einzelnen

Sie können neben einer Überlappungsverschiebung je nach Gewaltrichtung auch noch andere Verschiebungen aufweisen. Wenn zwischen den zwei Bruchenden noch Berührungsstellen bestehen und diese nicht parallel verschoben sind, dann kann das distale Bruchende infolge Kontraktion der Adduktoren nach außen kippen, es kommt zur Achsenknickung mit nach innen offenem Winkel (Abb. 8.105).

Neben der Parallelverschiebung kann hier noch infolge des Adduktorenzugs eine Achsenknickung vorkommen.

a) Man soll in Adduktionsstellung eduzieren. Der Zug soll allmählich gesteigert werden, um Verletzungen von Nerven und Gefäßen zu vermeiden. Wenn man ein Crepitieren hört, soll der Zug nicht noch verstärkt werden.

b) Der Behandler drückt mit beiden Unterarmen von außen und innen auf die Bruchenden (Abb. 8.106), bis das Crepitieren nicht mehr zu hören ist und die Bruchenden stabil sind.

Fixation

a) Die Polster sollten lateral und vorne über den Bruchspalt gelegt werden (Abb. 8.107).

b) Siehe Fraktur im oberen Drittel.

c) Mit Tibiadraht-Extension soll das verletzte Bein in Mittelstellung mit leichter Hüftbeugung liegen und das Knie in Streck- oder ganz leichter Beugestellung liegen.

d) Siehe Fraktur im oberen Drittel.

Frakturen im unteren Oberschenkeldrittel

Repositionsverfahren: Eduktion, Beugen und Strecken, Heben und Pressen.

Manipulationen im Einzelnen: Das distale Bruchende kann infolge der Kontraktion der Wadenmuskulatur nach hinten kippen, dabei können Gefäße und Nerven komprimiert oder verletzt werden (Abb. 8.108).

a) Die Eduktion soll bei gebeugtem Knie und entspannter Kniebeuge durchgeführt werden.

b) Die hintere Kippung des distalen Bruchendes kann der Behandler durch Heben und Pressen mit seinen beiden Händen von oben und unten ausgleichen (Abb. 8.109).

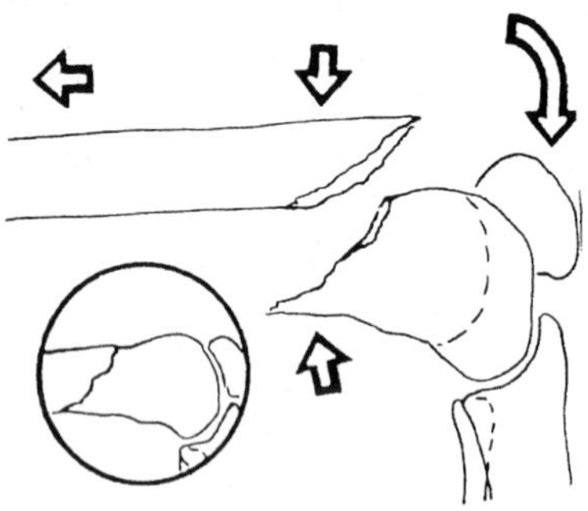
Abb. 8.109

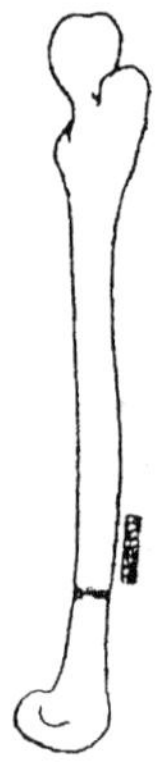
Abb. 8.110

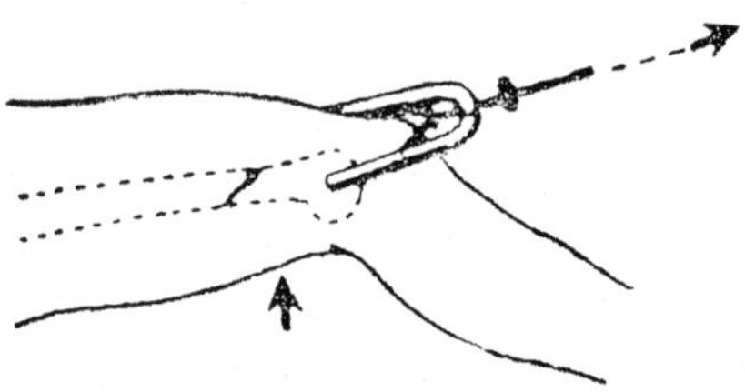
Abb. 8.111

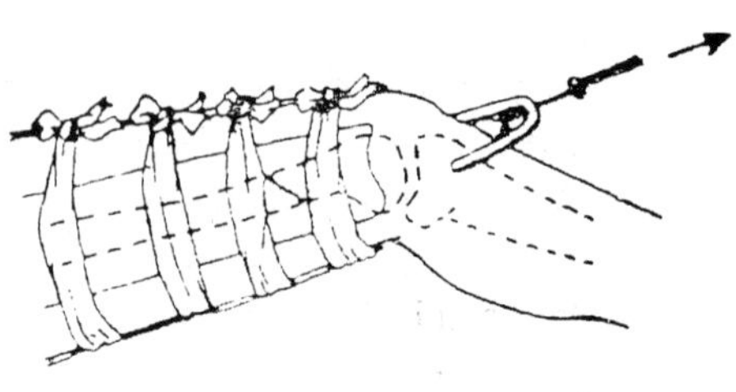
Abb. 8.112

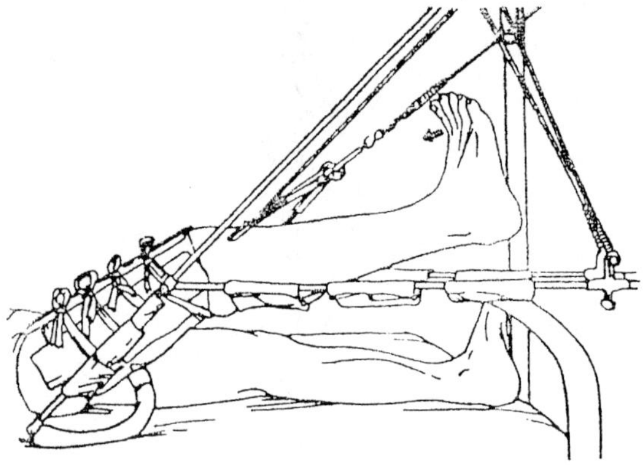
Abb. 8.113

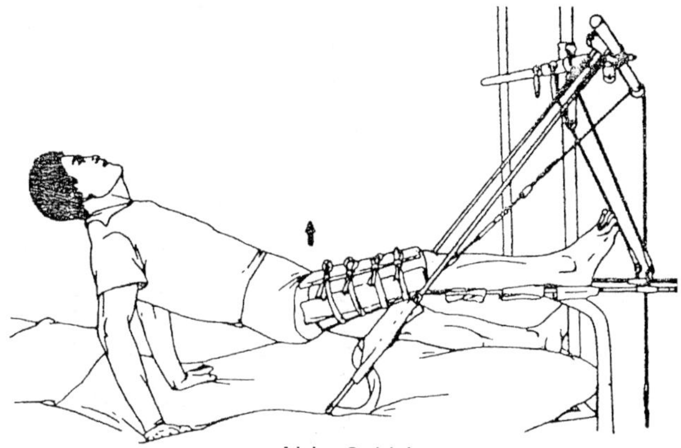
Abb. 8.114

Fixation

a) Die Polster werden vorne auf das Bruchende des proximalen Bruchendes gelegt (Abb. 8.110).

b) Siehe Fraktur in oberen Drittel

c) Wenn eine Bruchlinie quer oder schräg von hinten oben nach vorne unten verläuft, soll man die Condylendrahtextension anwenden; das Kniegelenk ist in Streckstellung (Abb. 8.111). Diese kann den Zug der Wadenmuskulatur ausgleichen und somit die Kippung des distalen Bruchendes nach hinten verhindern. Wenn die Bruchline schräg von vorne oben nach hinten unten verläuft, kann man die Drahtextension an der Tuberositas tibiae anlegen; das Kniegelenk ist gebeugt (Abb. 8.112).

Funktionstraining

Nach der Reposition sollte in jeder Form versucht werden, die Kinder und Jugendlichen zu ermutigen, die Extremitäten aktiv zu bewegen – unter den notwendigen Vorsichtsmaßnahmen wie ausreichende Fixation und Extension, durch die die verletzte Extremität versorgt wurde. Ist der Patient ein Erwachsener, sollten am Anfang nur die Zehe und das Sprunggelenk bewegt werden (Abb. 8.113).

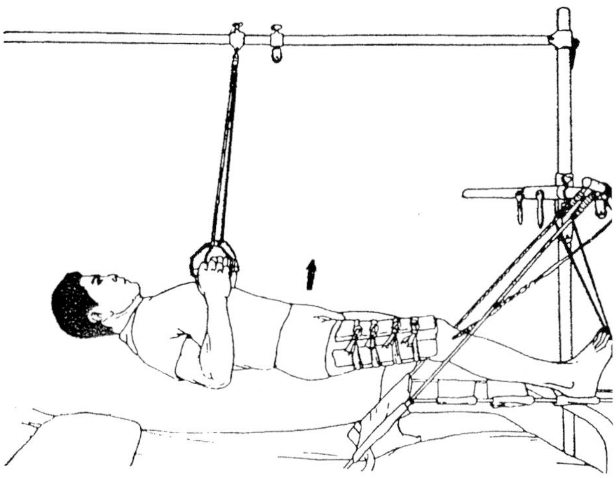

Abb. 8.115

Nach einer Woche sollte der Patient eine halbsitzende Position einnehmen, mit nach oben gerichteten Gliedmaßen, um dem Rumpf Gelegenheit zu geben, sich im Bett nach oben und unten zu bewegen (Abb. 8.114).

Nach drei Wochen kann das gesunde Bein benutzt werden, um den Rumpf zu unterstützen, indem man mit einer Hand den Extensionsapparat anfasst, um so den oberen Teil des Rumpfes in halbstehender Position zu halten (Abb. 8.115).

Nach vier Wochen kann der Patient im Bett stehen (Abb. 8.116). Große Vorsicht ist geboten, wenn der Patient die verletzte Extremität in horizontale Richtung anhebt. Nachdem die Extension entfernt wurde, sollte der Patient das Hüftgelenk und das Kniegelenk beugen und strecken unter dem lokalen Schutz kleiner Schienen. Der Patient soll ermutigt werden, an Krücken zu laufen, nachdem eine ausreichende Funktionsfähigkeit erreicht wurde.

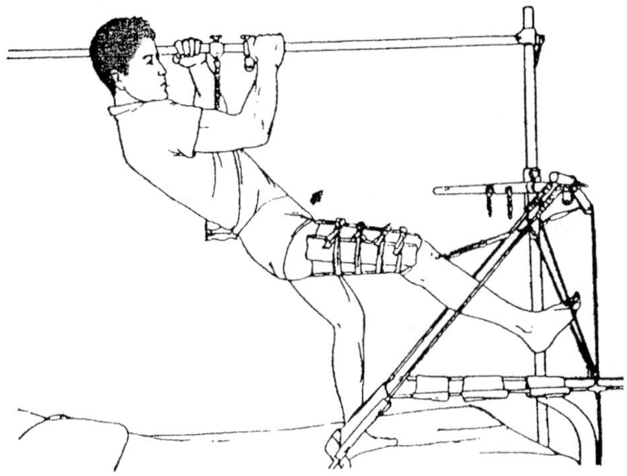

Abb. 8.116

Tuina: Sie wird nur im 3. Stadium angewendet, die Verfahren sind wie bei der Behandlung der Verletzung des Kniegelenks.

Rezeptur und Akupunktur: s.S. 180.

Patellarfraktur

Der Bruch der Kniescheibe wird gewöhnlich durch plötzlichen Fall bedingt, wobei Brüche des mittleren und unteren Drittels am meisten sind. Der aus direkter Gewalteinwirkung resultierende Bruch ist oft diagonal mit voneinander getrennten Knochenstücken auf Grund der Zugkraft der Muskelzusammenziehung (Abb. 8.117). Der Bruch durch direkte Krafteinwirkung ist gewöhnlich ein zersplitterter Bruch ohne bestimmte Ortsveränderung wegen der Zwangslage der Sehnenplatte. Diese Art des Bruchs kommt oft bei jungen und Personen mittleren Alters vor.

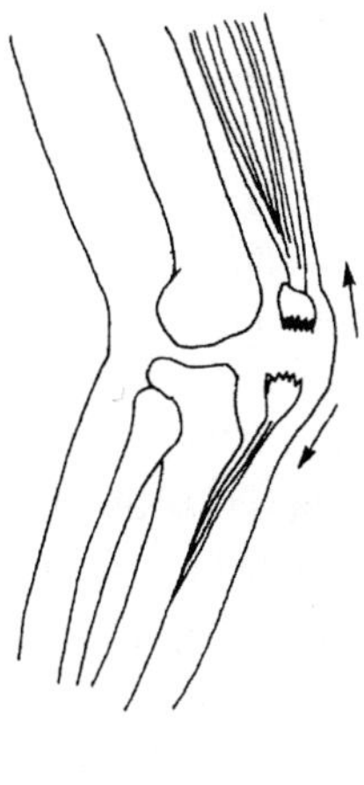

Abb. 8.117

Diagnostik

Das verletzte Knie hat eine offensichtliche Schwellung, subkutane Blutung und Weichheit. Ein Bruch mit Verschiebung ist gewöhnlich mit einem Erscheinungsbild einer fühlbaren Querrinne und einem Knochenknirschen im vorderen Teil des Knies verbunden. Es ergibt sich auch ein Verlust der Funktion, das Knie schnell und selbsttätig zu strecken.

Behandlung

Fissurbruch (Spaltbruch)

Eine Reposition ist nicht nötig. Eine lange, gepolsterte Schiene (das obere Ende reicht bis zum mittleren oberen Segment des Oberschenkels und das untere Ende reicht bis zum

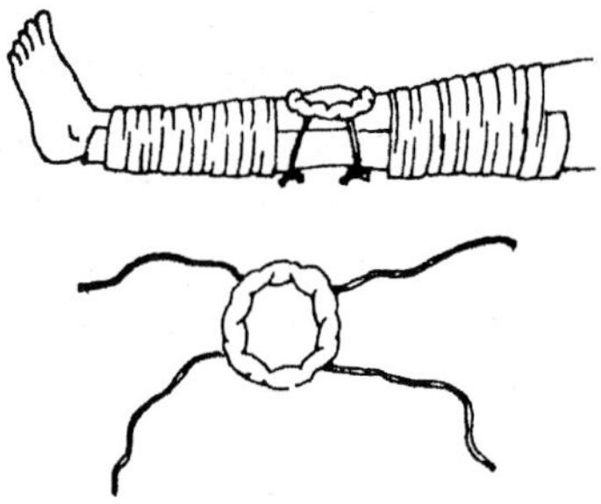

Abb. 8.118

Knöchel) wird an der Rückseite des Knies befestigt. Die Kniescheibe wird durch ein kreisförmiges Halteband fixiert (Abb. 8.118).

Frischer Bruch mit Verschiebung

Repositionsverfahren: Zusammenschließen der Hände, Schieben und Drücken, Abtasten.

Manipulationen im Einzelnen

a) Eine lange Schiene wird mit dem oberen Ende am mittleren unteren Abschnitt des Oberschenkels und am unteren Ende am Knöchel hinter dem Knie befestigt. Ein Baumwollpölsterchen wird unter das Knie gelegt, um es in leicht gebogener Stellung zu halten.

b) Der Behandler hält das untere Ende des Bruches mit einer Hand fest und greift die zwei Seiten des oberen Endes des Bruches mit der anderen Hand, dann drückt und presst er langsam gegen den Mittelteil, um die Bruchstücke zusammentreffen zu lassen (Abb. 8.119).

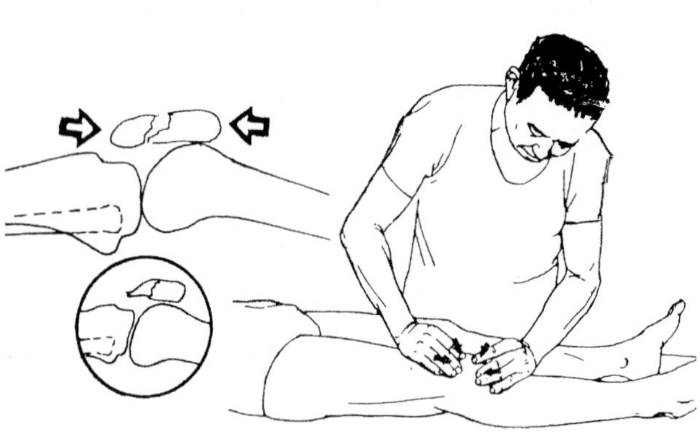

Abb. 8.119

c) Sobald die zwei Bruchenden zusammentreffen, arbeiten die Hände des Behandlers zusammen und reiben die zwei Bruchstücke nach links und rechts. Wenn das Knochenknirschen verschwindet, hält der Behandler die ganze Kniescheibe mit einer Hand fest und tastet die Vorderseite mit Daumen und Zeigefinger der anderen

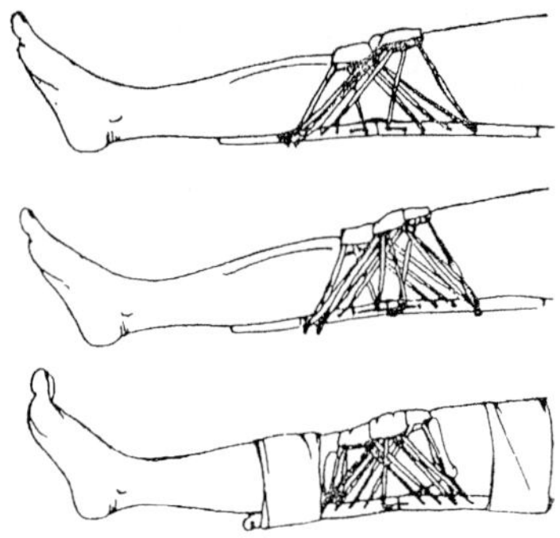

Abb. 8.120

Hand auf und nieder. Fühlt der Behandler, dass die Bruchstelle glatt ist, bedeutet dieses, dass die Reposition erfolgt ist.

Fixation

Fixation mit Stoffbeuteln, die mehrere elastische Bänder haben: Unter Gegeneinanderpressen wird ein bewegliches Brett an der Beugeseite des Kniegelenks angebracht. Die Achse des beweglichen Bretts kommt genau in Höhe des Gelenksspalts. Nach der erfolgreichen Einrenkung wird ein Baumwollpölsterchen vor das Knie gelegt. Die halbmondförmigen Knochenhaltepolster werden jeweils am Ober- und Unterrand der Patella angebracht. Zusätzlich werden zwei breite Klebebänder genau auf die zwei Knochenhaltepolster und auf die entsprechenden Gegenseiten gezogen, um eine Parallelstellung der zwei Bruchstücke zu erreichen. Dann wird das bewegliche Brett hinten am Knie mit Mullbinden befestigt. Bei dieser Fixationsmethode müssen die Patienten zwei bis drei Wochen unter stationärer Beobachtung stehen. Das verletzte Bein wird hoch gelagert. Die Straffheit der elastischen Bänder muss täglich kontrolliert werden (Abb. 8.120). Im Falle eines Bruches mit weitem Abstand sollte ein Druckverband mit einer Nadel, die bis zur Haut durchdringt, verwendet werden.

Funktionstraining

Nach der Reposition und Retention sollten regelmäßige

Übungen des Knöchels und der Zehengelenke erfolgen, aber die Zusammenziehung des M. quadriceps femoris sollte vermieden werden.

Nachdem die Fixierung entfernt wurde, sollte der Patient ermutigt werden, die Zusammenziehung des M. quadriceps femoris zu praktizieren, um die Kniegelenke wieder zu stärken, mit allmählicher Steigerung des Ausmaßes der Aktivität. Niederhocken sollte vermieden werden. In der Übungsphase sollte der Patient aktiven Bewegungen den Vorzug geben und passive Bewegung als Zusatzmittel durchführen.

Tuina: Sie wird nur im 3 Stadium angewandt. Die Verfahren sind wie bei der Behandlung von Meniskusschäden.

Rezeptur und Akupunktur: s.S. 180.

Tibia- und Fibulaschaftfraktur

Bei den Frakturen von Tibia und Fibula ist die Fraktur des Tibiaschaftes die häufigste. Am zweithäufigsten ist die gleichzeitige Fraktur von Tibia und Fibulaschaft, während die alleinige Fraktur des Fibulaschaftes die seltenste ist. Die erwähnten Frakturen treten häufig bei Kindern, Jugendlichen und Personen im mittleren Alter auf. Grünholzfrakturen werden öfter bei Kindern gesehen.

Verschiedene Frakturen treten bei Erwachsenen bedingt durch verschiedene Formen der Gewalteinwirkung auf. Direkte Gewalt durch Schlag mit einem schweren Gegenstand, Fußtritt, Anstoßen oder Überrollen durch Räder verursachen meist Quer-, Kurz- und Trümmerbrüche. Bei gleichzeitigen Tibia- und Fibula-frakturen befinden sich die Frakturlinien meist auf glei-cher Ebene und sind häufig verbunden mit sichtbaren Haut- und Weichteilverletzungen. Frakturen des oberen Drittels können verbunden sein mit Nerven- und Blutgefäßverlet-zungen. Indirekte Gewalt durch Sturz aus großer Höhe oder Ausrutschen. Die Frakturlinie der Fibula liegt höher als die der Tibia. Es sind meist Schräg- oder Schrauben-brüche. Das Weichteilgewebe ist geringer verletzt.

Die Frakturen des unteren Drittels zeigen in der Regel das Bild einer offenen Fraktur, bedingt durch Knochenstümpfe, die die Haut penetrieren. Parallelverschiebungen, Achsenknickungen oder Rotation können sowohl bei direkter als auch bei indirekter Gewalt entstehen.

Diagnose

Sichtbare lokalisierte Schwellung, Druckschmerzhaftigkeit. Bei kompletter Fraktur kann man falsche Gelenksbewegungen und Knochen-Crepitation tasten. Frakturen mit Verschiebungen zeigen gewöhnlich das Bild einer Verkürzung, Achsenknickungen oder Außenrotation des Fußes sind zu sehen. Bei offenen Frakturen kann der Knochenstumpf die Haut durchstoßen, manchmal liegt er auch unter der Haut. Kombinierte Symptome können auftreten, wenn die Fraktur verbunden ist mit Verletzungen von Nerven und Blutgefäßen. Bei der Röntgenaufnahme muss man darauf achten, dass der proximale Abschnitt des Unterschenkels unbedingt auf dem Bild ist, da man sonst leicht eine Fraktur der Fibula in oberen Drittel übersehen kann.

Behandlung

Repositionsverfahren: Eduktion, Kompression, Heben und Pressen, Divergenzpression, Rotation und Agitation.

Manipulationen im Einzelnen

a) Der Patient liegt auf dem Bett, das Knie wird dabei um 150 Grad gebeugt. Ein Assistent umfasst den oberen Teil des Knies mit dem Arm, und der andere Assistent hält den Vorfuß und die Ferse, während das Bein in horizontaler Lage bleibt zur Gegen-Eduktion, um die Verkürzung und die Achsenknickung zu korrigieren.

b) Ein Assistent hält mit beiden Händen das proximale Bruchende fest. Der Behandler legt seine beiden Daumen vorne an das distale Bruchende; mit den restlichen vier Fingern umgreift er den Unterschenkel von hinten. Dann wendet er die Methode des Hebens und Pressens an, um die anteriore oder posteriore Seitenverschiebung zu beseitigen (Abb. 8.121). Wenn noch immer Seitenverschiebungen nach lateral oder medial festzustellen sind, kann

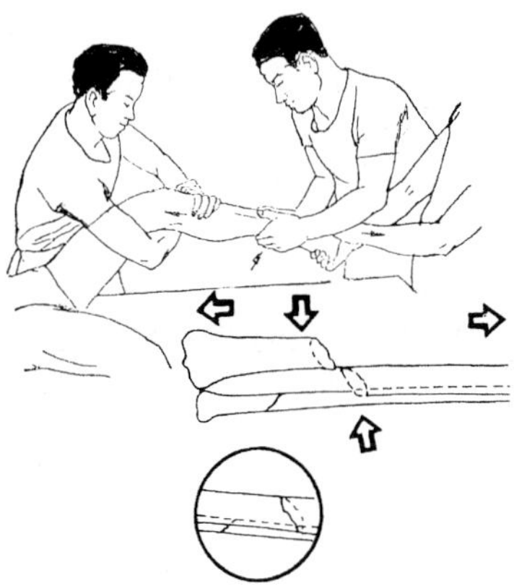

Abb. 8.121

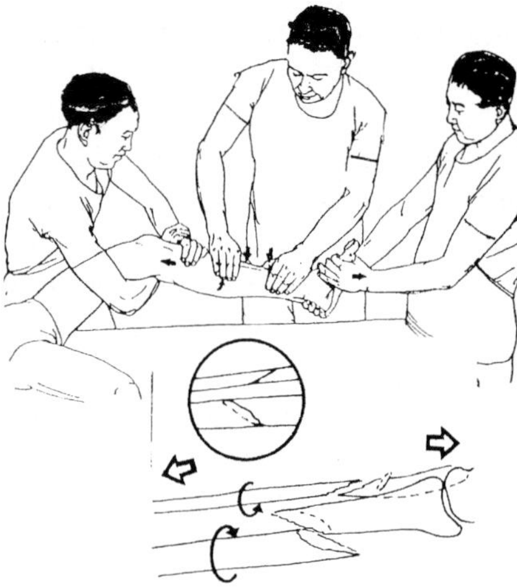

Abb. 8.122

der Assistent gleichzeitig das proximale Bruchende nach lateral und medial drücken und schieben.

c) Bei Frakturformen wie Schrauben- oder langer Schrägbruch kann am distalen Bruchende leicht eine Restdislokation nach lateral bestehen bleiben. In diesem Fall kann man die Methode der Divergenzpression und Rotation anwenden. Der Behandler hält die beiden Bruchenden mit beiden Händen, dann presst er nun mit dem rechten Daumen fest auf den Knochenspalt und drängt mit der linken Hand das distale Bruchende medialwärts, um wenig nach innen zu rotieren, damit die Stellung ganz erreicht wird (Abb. 8.122). Zum Schluss wird die Methode der Agitation angewendet, damit die Bruchenden sich ganz eng berühren.

d) Der Behandler reibt mit seinem Daumen und Zeigefinger die Fraktur entlang der Knochenleiste der Tibia. Fühlt man unter den Fingern glatte Konturen, ist das ein Zeichen dafür, dass sich die Fraktur vermindert hat (man braucht nicht nach anatomischen Ausbuchtungen suchen).

Fixation und Funktionstraining: s.S. 182.

Rezeptur und Akupunktur: s.S. 180.

Tuina: Sie wird nur im 3. Stadium angewendet und das Verfahren ist wie bei der Behandlung der Verletzungen des Sprunggelenks und Kniegelenks.

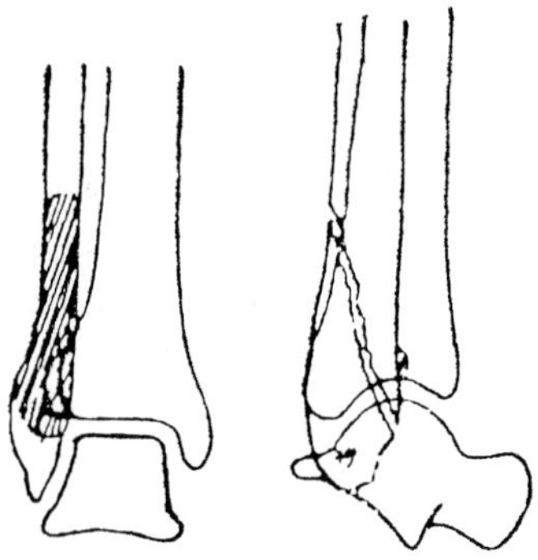

Abb. 8.123

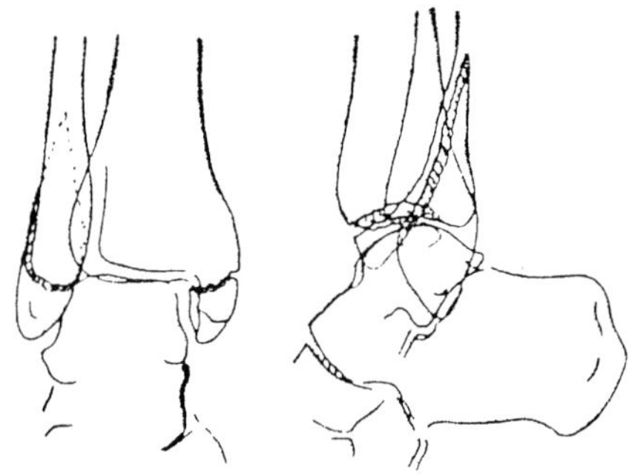

Abb. 8.124

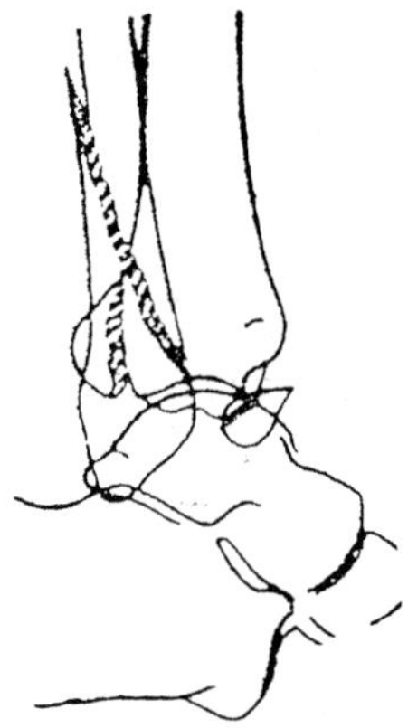

Abb. 8.125

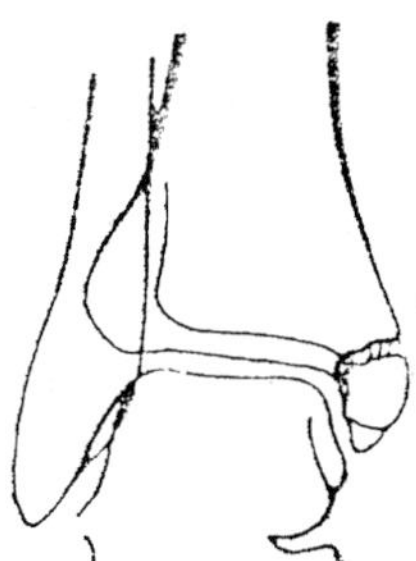

Abb. 8.126

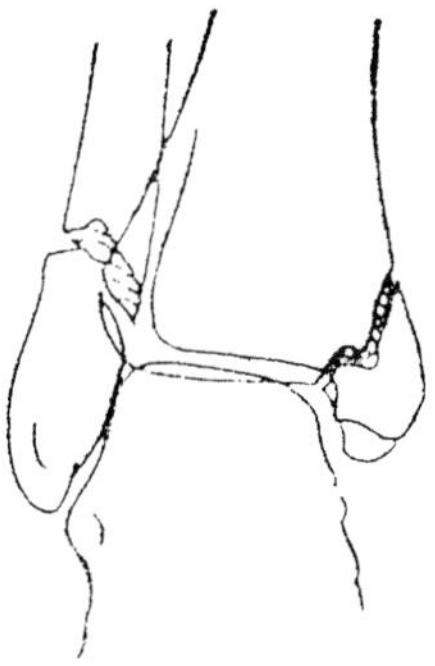

Abb. 8.127

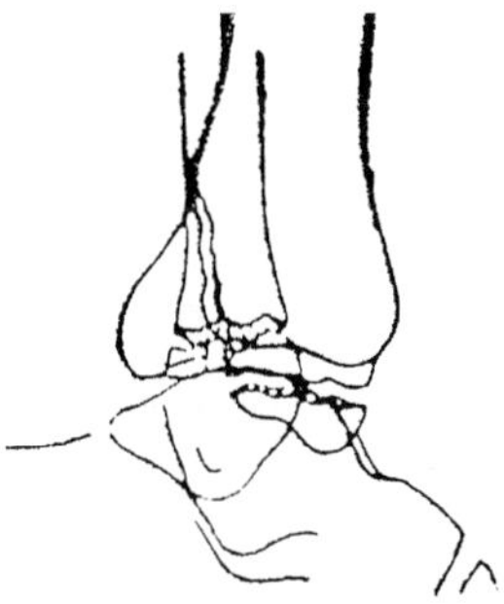

Abb. 8.128

Isolierte Tibiaschaftfraktur

Die isolierte Tibiaschaftfraktur macht etwa 52 Prozent aller Tibia- und Fibulaschaftfrakturen aus. Sie entsteht meist durch direkte Gewalteinwirkung und ist die häufigste Bruchform am kindlichen Unterschenkel. Meist liegen Schrägbrüche, häufig auch Querbrüche vor.

Diagnose und Behandlung: siehe Tibia- und Fibulaschaftfraktur.

Isolierte Fibulaschaftfraktur

Sie entsteht ausschließlich durch direkte Gewalteinwirkung. Immer sollte jedoch ein Sprunggelenkverrenkungsbruch ausgeschlossen werden.

Diagnose

Lokale Schwellung, Druckschmerzhaftigkeit und Crepitation, Röntgenbild in 2 Ebenen mit Sprunggelenk.

Behandlung

Gewöhnlich braucht man keine Repositionsgriffe anzuwenden. Sie können versorgt werden, indem man die verletzte Extremität mit Baumwollbinden für 2 bis 4 Wochen bandagiert.

Sprunggelenkfraktur

Die Fraktur des Knöchels tritt, klinisch gesehen, sehr häufig auf. Betroffen sind vorwiegend jüngere und Personen mittleren Alters, manchmal auch ältere Menschen. Die meisten Fälle werden durch indirekte Gewalteinwirkung verursacht.

Diese Fraktur wird in verschiedene Typen unterteilt: die innere und äußere monomalleoläre Fraktur, die bi- und trimalleoläre Fraktur. Im Hinblick auf die mechanischen Verletzungsfaktoren können sie weiterhin klassifiziert werden.

1. Eversionsbruch entsteht durch kräftige Außenrotation des Fußes bei fixiertem Unterschenkel. Die ventro-laterale Fläche des Taluskörpers drückt auf die ventro-mediale Fläche des Außenknöchels, so dass sich der Außenknöchel nach außen und hinten verschieben muss. Das Fragment des äußeren Knöchels ist nach außen hinten verschoben und nach außen gedreht. Wenn die Syndesmosis tibiofibularis zuerst reißt, liegt die Bruchlinie des Außenknöchels proximal von der Syndesmose. Das ist der Bruch eines Knöchels (Abb. 8.123).

Wenn die Gewalt andauert, dann wird der innere Knöchel abreißen. Das ist der Bruch beider Knöchel (Abb. 8.124).

Wenn die Gewalt weiter verstärkt wird, dann kann der Talus gleichzeitig während seiner Lateral- und Außenrotationsverschiebung ein Stück von der hinteren Tibiagelenksfläche zum Abbrechen bringen. Es entsteht ein Bruch aller drei Knöchel (Abb. 8.125).

2. Pronationsbruch entsteht durch überstarke Pronation des Fußes beim Sturz aus der Höhe, wenn der Fußinnenrand den Boden berührt, oder wenn der Unterschenkel von lateral her direkter stoßender Gewalt ausgesetzt wurde. Die Bruchlinie zeigt oft einen Quer- oder Schrägbruch, sie verläuft in Höhe der Tibiagelenksfläche. Die Bruchfläche ist keilförmig, das Fragment nur wenig verschoben (Abb. 8.126).

Wenn die Gewalt weiter einwirkt, drängt der Taluskörper die Innenfläche des Außenknöchels nach außen und oben. Es entsteht distal der Syndesmose an der Fibula ein Quer- bzw. Schrägbruch. Bruch beider Knöchel (Abb. 8.127).

Gelegentlich kann die hintere Gelenksfläche der Tibia brechen, dann hat man den Bruch aller drei Knöchel (Abb.

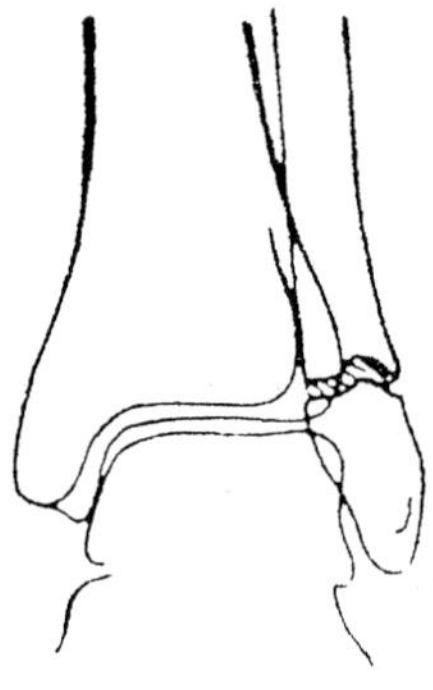

Abb. 8.129

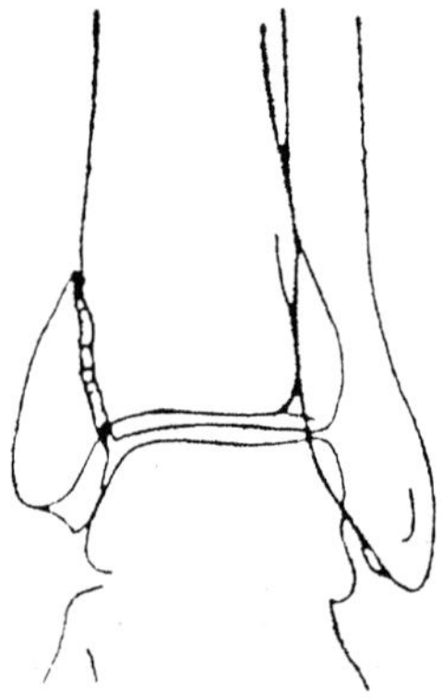

Abb. 8.130

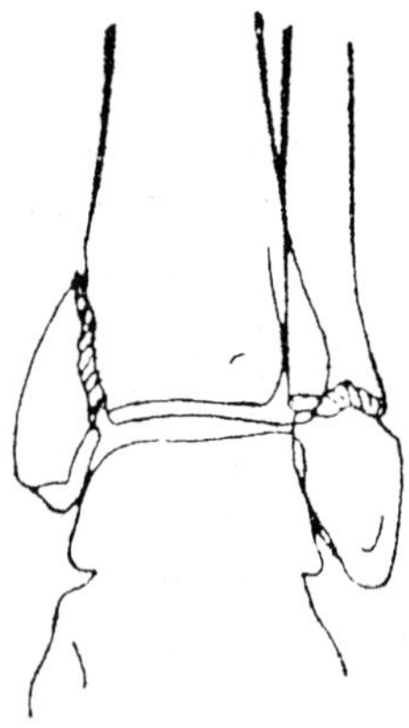

Abb. 8.131

8.128).

3. Supinationsbruch entsteht durch starke Supination des Fußes, z. B. wenn der Patient mit dem Innenrand des Fußes beim Gehen auf einem holprigen Weg auf eine Bodenwölbung tritt, wodurch der Fuß plötzlich in kräftige Supinationsstellung gedrückt wird. Eine Spitze des Außenknöchels kann mit abreißen (Abb. 8.129).

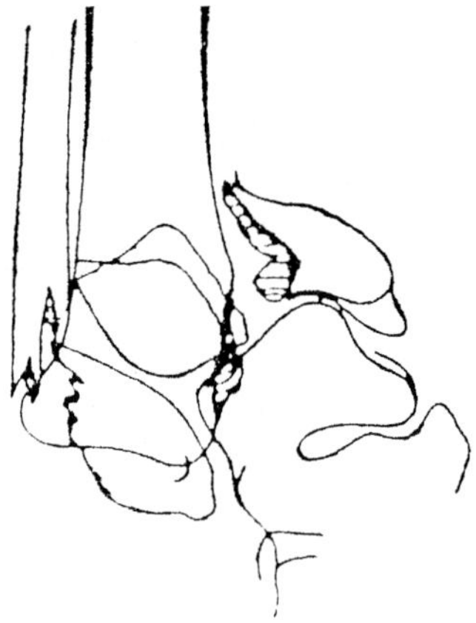

Abb. 8.132

Manchmal kann durch einen heftigen Stoß des Talus und Fußes nach medial eine Fraktur des Innenknöchels entstehen (Abb. 8.130).

Wenn die Gewalt etwas stärker ist, können der innere und äußere Knöchel gleichzeitig brechen (Abb. 8.131).

Wenn die Gewalt noch stärker ist, kann der hintere Anteil der unteren Tibiagelenksfläche brechen. Das ist ein Bruch aller drei Knöchel (Abb. 8.132).

Weiterhin tritt die seitliche Kompression, vertikale Kompression, Plantarflexion und dorsale Extension auf. Klinisch gesehen, findet man die ersten drei Typen häufiger.

Diagnose

Schmerzhafte Schwellung des Fußgelenks und Verlust der funktionellen Bewegungsmöglichkeit nach der Verletzung. Aus der Anamnese kann auf Art des Traumas rückgeschlossen werden (Supination, Pronation). Röntgenaufnahmen können genau die lokale Bruchsituation prüfen.

Behandlung

1. Mono- oder bimalleoläre Fraktur ohne Verschiebung

Während der Untersuchung sollte darauf geachtet werden, ob ein offensichtlicher Verlust der Seitenstabilität des Fußgelenks vorliegt. Liegt lediglich eine mono- oder bimalleoläre Fraktur vor (die Fraktur ist vollständig erhalten), kann diese mit einer „8"förmigen Bandage oder mit Schienen fixiert werden, um das Fußgelenk zu festigen.

2. Frische geschlossene mono- oder bimalleoläre

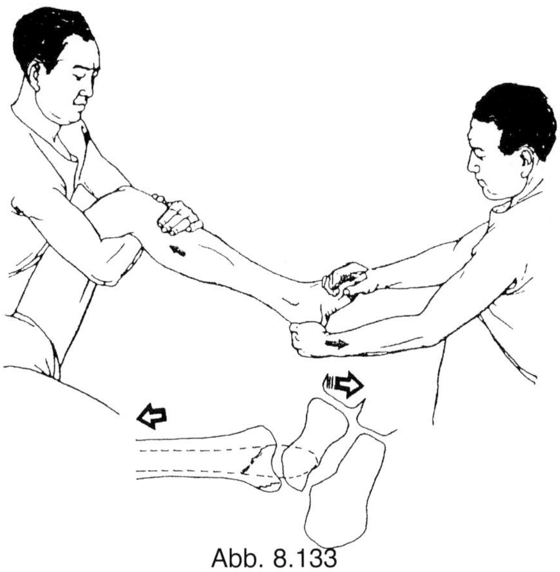

Abb. 8.133

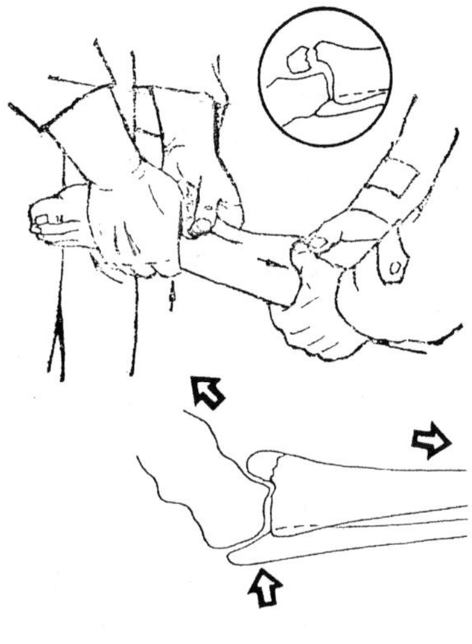

Abb. 8.134

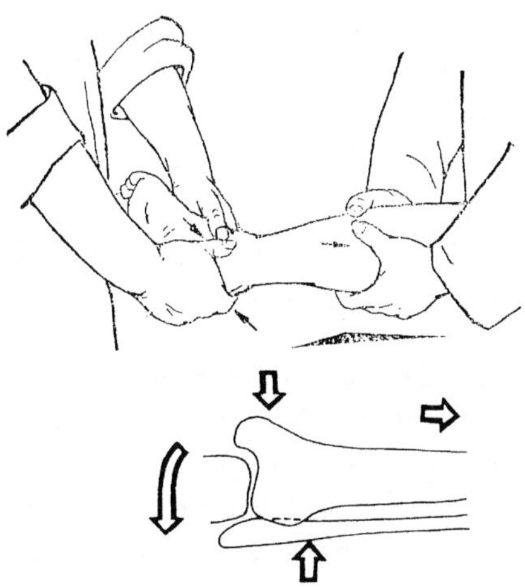

Abb. 8.135

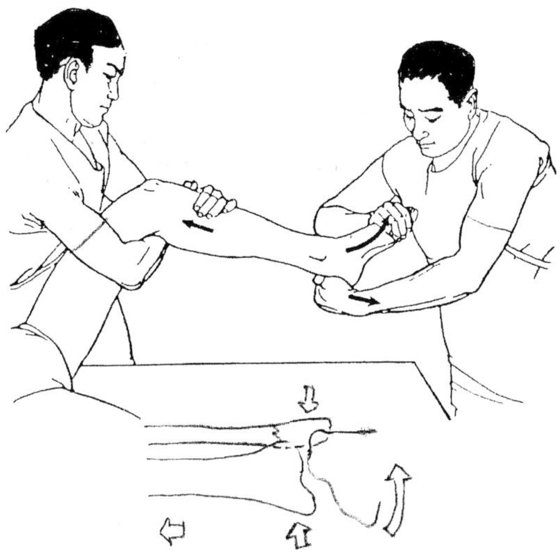

Abb. 8.136

Fissurfraktur mit Verschiebung.

Repositionsverfahren: Eduktion, Kompression, Zusammenschließen der Hände, Beugen und Strecken.

Manipulationen im Einzelnen

a) Der Patient liegt auf dem Rücken. Ein Assistent hält mit seinem Ellbogen die Kniekehle des verletzten Beines und umfasst mit der anderen Hand den Bereich oberhalb des Knies, damit der Patient das Knie um 90 bis 100 Grad beugt. Ein weiterer Assistent hält die Zehen und die Ferse (Abb. 8.133).

b) Die beiden Assistenten ziehen das Bein nun langsam in Richtung der Verschiebung, d. h. bei der Supinationsfraktur wird zuerst in Supinationsrichtung, bei der Pronationsfraktur in Pronationsrichtung gezogen und im Fall, dass weder eine Supinations- oder Pronationsfraktur vorliegt, in eine neutrale Richtung.

c) Vor der Korrektur der Pronations- bzw. Supinationsdeformierung muss zuerst die Eversions- (Abb. 8.134) bzw. Inversionsdeformierung (Abb. 8.135) korrigiert werden. Im Allgemeinen besteht bei jeder Pronationsfraktur eine Eversion, bei jeder Supinationsfraktur eine Inversion und bei jeder Eversionsfraktur eine Pronation. Die Zugrichtung wird bei der Pronationsfraktur allmählich von Pronation auf Supination geändert; die Zugrichtung bei der Supinationsfraktur wird langsam auf Pronation gedreht (Abb. 8.136). Gleichzeitig aber ändert der Behandler die Zugrichtung.

d) Der Behandler, der an der verletzten Seite steht, ma-

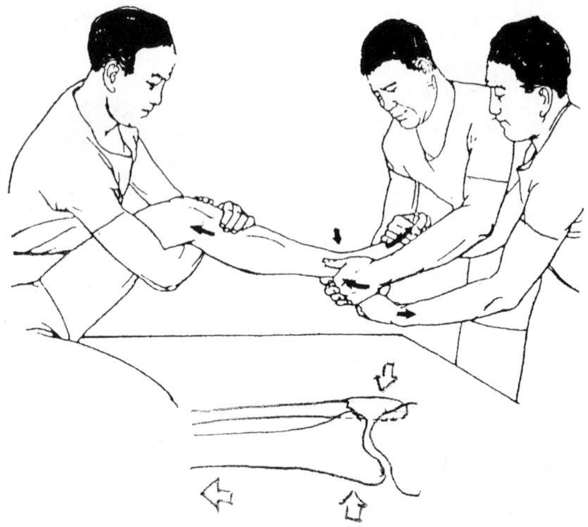

Abb. 8.137

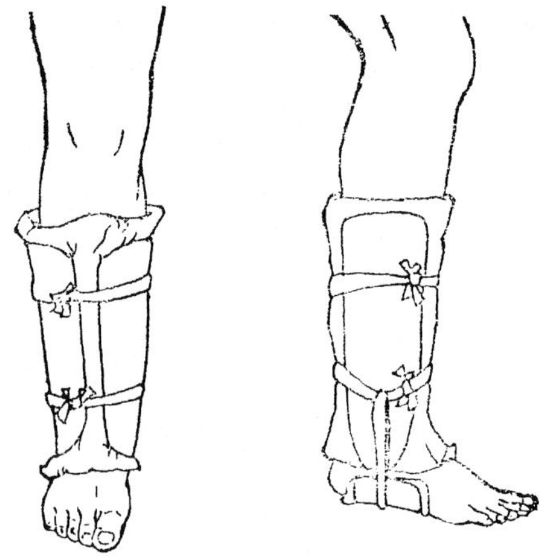

Abb. 8.140

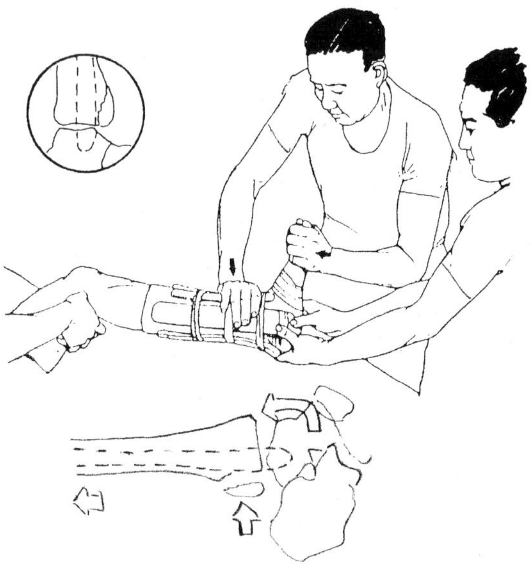

Abb. 8.138

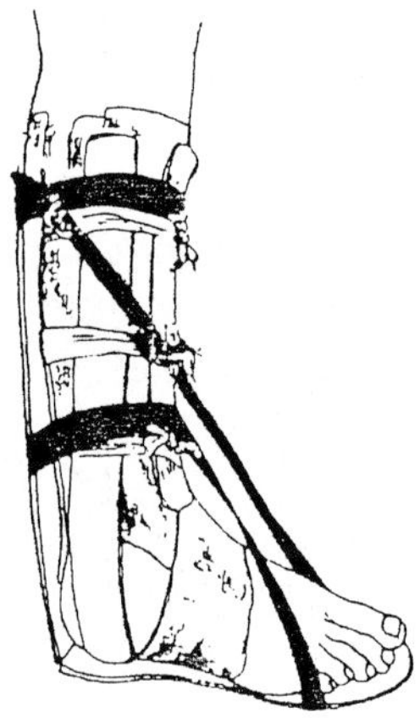

Abb. 8.141

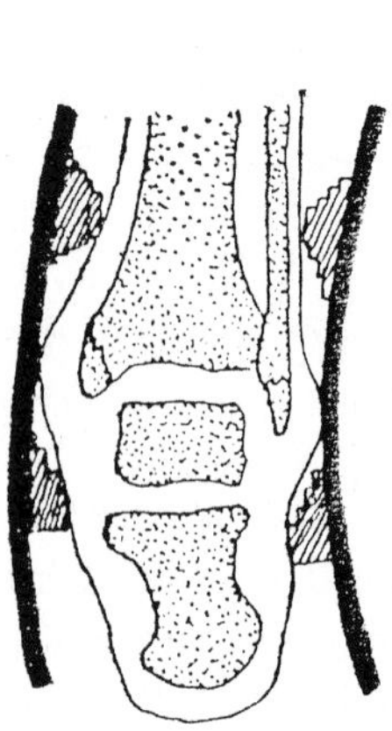

Abb. 8.139

nipuliert durch Drücken und Schieben in Richtung der Verschiebung, so wie sie auf der Röntgenaufnahme zu erkennen ist, um die seitliche Verschiebung der Fraktur zu korrigieren.

e) Für den Fall, dass es zur Lösung der Syndesmosis tibio-fibularis kommt, schmiegen sich die beiden Hände des Behandlers an den Innen- und Außenknöchel. Er fordert die Assistenten auf, den Fuß nach innen oder außen zu drehen und gleichzeitig die Eduktionsrichtung zu ändern. Der Behandler presst wiederholt auf beide Knöchel, bis die Distraktion verschwindet und die Verrenkung des Talus nach lateral und medial ganz eingerichtet ist (Abb. 8.137).

f) Wenn sich die Frakturlinie in dem äußeren Knöchel oberhalb des Fußgelenkniveaus befindet, sollte der Behandler die Fraktur des äußeren Knöchels zuerst einrichten. Sonst wird die Einrichtung der Syndesmosenlösung nicht einfach durchzuführen sein.

g) Wenn ein Talus nach hinten luxiert, drückt der

Behandler, nachdem er die Frakturen beider Knöchel eingerichtet hat, diese zusammen. Während der Fixation mit den Holzbrettern, hält der Behandler den vorderen Teil des Fußes mit seiner Hand, zieht ihn nach vorne und aufwärts, dann beugt die den Fuß haltende Hand das Sprunggelenk um 90 Grad nach dorsal (Abb. 8.138). Auf diese Weise wird die Dislokation des Talus reponiert.

Fixation

a) Nachdem die Fraktur eingerichtet wurde, werden unter Extension zwei pyramidenförmige Polster über die beiden Knöchel und zwei stufenförmige Polster unter die Knöchel gelegt (Abb. 8.139). Die Polster werden mit Baumwollbinden abgedeckt.

b) Bei Frakturen, die weder eine Supinations- noch Pronationsverschiebung aufweisen, werden die Fußknöchel in einer neutralen Position zwischen zwei dachziegelförmigen Kartons ruhig gestellt (Abb. 8.140).

c) Liegt eine Supinations- und Pronationsfraktur vor, muss die Fixation in entgegengesetzter Richtung der Gewalteinwirkung, die die Fraktur verursacht hat, angebracht werden, d. h. bei Supinationsfraktur soll das stufenförmige Polster distal des Innenknöchels angemessen verstärkt werden, so dass sich die Ferse und der Talus nach lateral verschieben können und der Fuß leicht proniert wird. Umgekehrt soll bei einer Pronationsfraktur das Polster distal des Außenknöchels verstärkt werden, so dass der Fuß leicht supiniert ist.

d) Formende Schienen können auch verwandt werden, aber ihre Form muss der Inversion bzw. Eversion entsprechen, so dass sie die Knöchel umschließen und sie müssen in der richtigen Position angebracht werden. Zusammen verwendet werden posterolaterale, anteromediale, anterolaterale Schienen, die mit Schnüren befestigt werden. Zum Schluss wird die im Sprunggelenk bewegliche Holzbrettfixation angelegt (Abb. 8.141).

Trimalleoläre Fraktur mit Verschiebung

Repositionsverfahren: wie oben.

Manipulationen im Einzelnen

Wenn das Frakturstück des hinteren Knöchelfragments nicht ein Drittel der distalen Tibiagelenksfläche überschreitet, sollte die Reposition erst dann erfolgen, wenn die bimalleoläre Fraktur eingerichtet und fixiert wurde.

a) Ein Assistent wird angewiesen, die Schienen auf der gegenüberliegenden Seite des Fußknöchels zusammenzupressen.

b) Der Behandler umgreift mit einer Hand das distale Ende der Tibia und drückt es nach hinten, mit der anderen Hand umfasst er den Fuß und zieht ihn nach vorne. Langsam dorsal flektierend lässt er den nach hinten verrenkten Talus wieder in seine normale Lage zurückkehren. Während der Dorsalflexion im Sprunggelenk kann man die gespannte dorsale Gelenkkapsel ausnützen, um das hintere Knöchelfragment nach oben bis ins Niveau der dorsalen Tibialgelenksfläche zu ziehen (Abb. 8.142).

Ist das Frakturstück des hinteren Fußknöchels größer als ein Drittel der distalen Tibiagelenksfläche, hat eine Reposition wenig Aussichten auf Erfolg. Hier kann man dem verletzten Bein zuerst einen langen Strumpf anziehen (Abb. 8.143). Diese können für eine Zugkraft durch eine

Teil 8

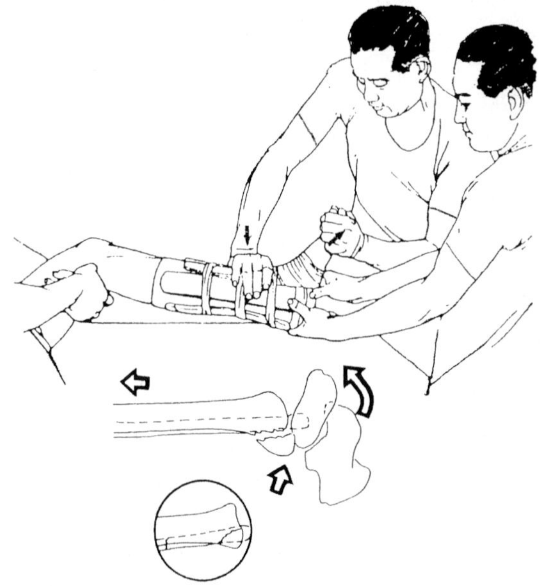

Abb. 8.142

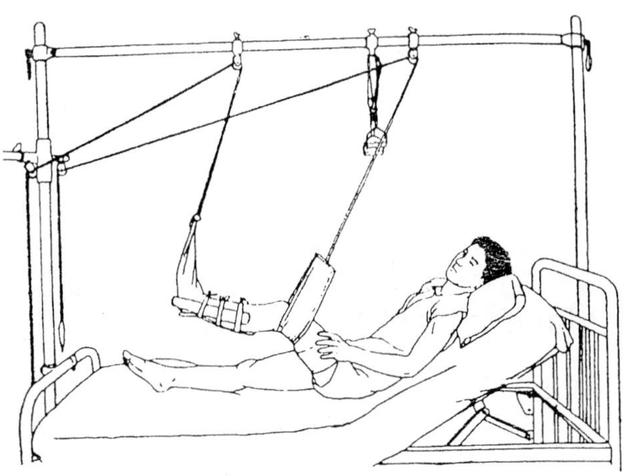

Abb. 8.143

Aufhängevorrichtung benutzt werden, so dass der hintere Knöchel durch das Gewicht des Beines und des Fußes wieder eingerichtet wird. Der Strumpf muss lang genug sein, um die Spitze des Schenkels zu erreichen und wird auf der Haut mit breitem Heftpflaster befestigt. Das untere Ende des Strumpfes muss 20 cm über die Fußspitze hinausgehen und wird mit einem Streckverband zur Suspension hochgebunden. Die Kniekehle wird in einem Stoffband gehalten und das Knie wird um 135 Grad gebeugt.

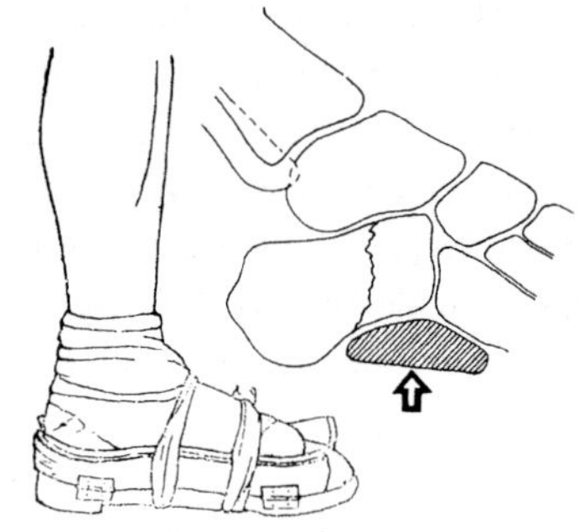

Abb. 8.144

Funktionstraining

a) Im Frühstadium wird der Unterschenkel hochgehoben, wobei das Knie um 60 Grad gebeugt ist. Dieses Training dient der Beweglichkeit der Zehen und bis zu einem gewissen Grad einer Dorsalflextion des Fußgelenks.

b) Im Falle einer bimalleolären Fraktur dient dieses Training der Vergrößerung des Freiraums des Streckens und Beugens des Fußgelenks zwei Wochen nach der Verletzung.

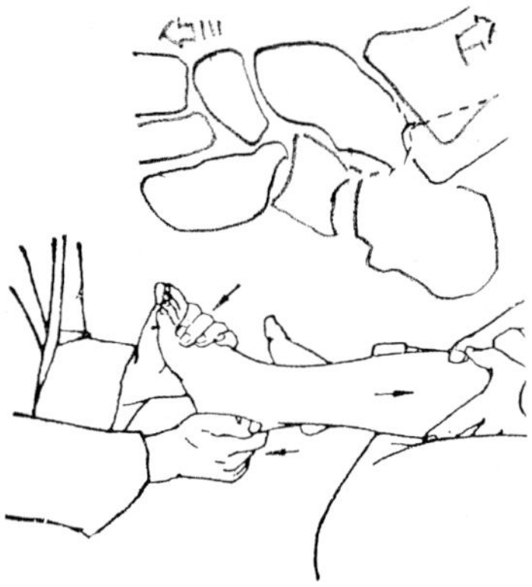

Abb. 8.145

c) Bei der passiven Bewegung hält der Behandler mit einer Hand die Schienen im Knöchelbereich fest und führt nur Dorsal- und Plantarflextion durch. Er darf keine Rotations-, Supinations- und Pronationsbewegungen machen.

d) Zwei Wochen später darf der Patient mit zwei Stützkrücken gehen und den Fuß leicht belasten.

e) Vier Wochen später wird die Fixation entfernt und schrittweises Erweitern der Gehfähigkeit ist erforderlich.

f) Patienten, die eine trimalleoläre Fraktur haben und eine Extensionsbehandlung erhielten, sollten verstärkt streckende und beugende Übungen des Kniegelenks durchführen. Wenn die Extensionsbehandlung abgeschlossen ist, muss die Schienenfixation noch für zwei Wochen andauern. Der Patient sollte immer weiter das Gehen an Krücken üben.

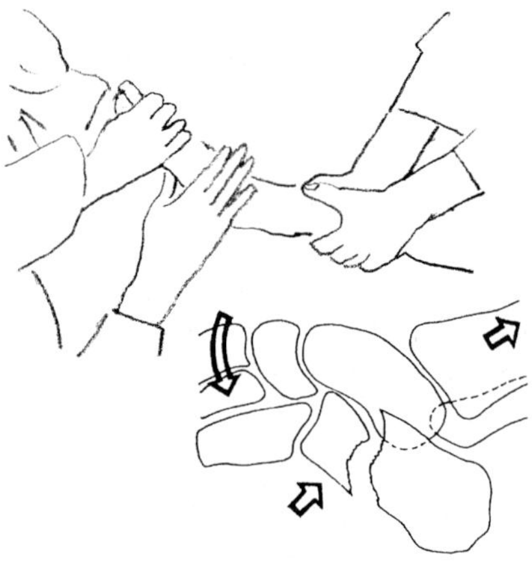

Abb. 8.146

Tuina: Sie wird nur im 3. Stadium angewendet und die Verfahren sind wie bei der Behandlung der Verletzungen des Sprunggelenks.

Rezeptur und Akupunktur: s.S. 180.

Kalaneusfraktur

Frakturen des Fersenbeins kommen häufig bei Erwachsenen vor. Meist durch direkte Gewalteinwirkung als Stauchungsbruch, durch Sturz aus größerer Höhe oder durch Auffahrunfälle, indem der härtere Talus des

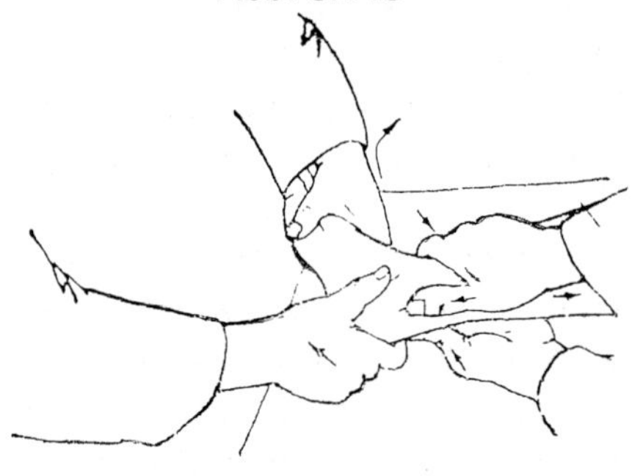

Abb. 8.147

Fersenbeins zusammengedrückt wird. Daraus resultieren unterschiedliche Kompressionsformen mit Verwerfungen. Wenn die Frakturlinie über der Sprungbein-Oberfläche verläuft, handelt es sich um eine intra-artikuläre Linie, die häufig Ursache einer sekundären traumatischen Arthritis ist. Indirekte Gewalt führt zur knöchernen Abrissfraktur des Achillessehnenansatzes. Die Fraktur des Mittelfußknochens wird fast immer durch äußere Gewalt verursacht. Sie zeigt sich in einer diagonalen oder leicht gekippten oder gesplitterten Fraktur eines oder mehrerer Mittelfußknochen, bei denen die Fraktur des Ansatzes des fünften Mittelfußknochens verstärkt auftritt. Die Fraktur eines Zehengliedes des großen Zehs wird auch hauptsächlich durch äußere Gewalt verursacht.

Diagnose

Schwellung und Bluterguss im Fersenbereich, lokaler Druckschmerz, verletzter Fuß kann kein Gewicht tragen. Erweitert sich der diagonale Durchmesser bricht das Fußgewölbe zusammen. Der Grad der Deformität kann durch Messung des Tuber-Gelenkwinkels ermittelt werden.

Behandlung

1. Fissur-Fraktur

Im Falle einer Fissur-Fraktur der Ferse oder des Mittelfußknochens ist eine Reposition nicht erforderlich. Es genügen spezielle stützende Schuhe. Ein Polster sollte dabei unter die Fußwölbung gelegt werden (Abb. 8.144).

2. Fraktur des Fersenbeins mit Verschiebung

Repositionsverfahren: Eduktion, Schieben und Drücken, Zusammenschließen der Hände.

Manipulationen im Einzelnen

a) Der Patient liegt auf dem Rücken. Ein Assistent hält die Kniekehle des verletzten Beins in seinem Ellenbogen und das obere Ende des Unterschenkels in der anderen Hand. Der Patient beugt das Knie auf 90 Grad. Ein zweiter Assistent hält den hinteren Teil des Fußes und beide Seiten der Ferse. Dann führen beide Assistenten sowohl oben als auch unten Gegeneduktion durch (Abb. 8.145).

b) Die Assistenten halten den Fuß jetzt so weit wie möglich in Plantarflexion, während der Behandler mit den

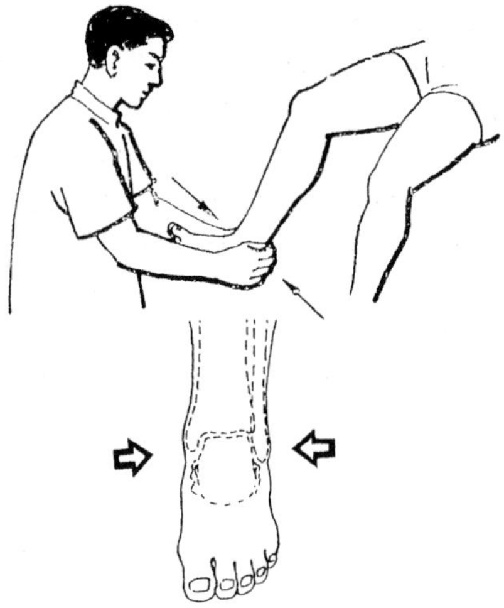

Abb. 8.148

Daumen beider Hände das distale Bruchende von plantar nach dorsal drückt, um das Fußgewölbe zu normalisieren (Abb. 8.146).

c) Der Behandler steht an der verletzten Seite und schiebt und drückt das Fersenbein zum distalen Ende entlang der beiden Seiten der Achilles-Ferse, um die rückwärtige Verschiebung der Fraktur zu korrigieren und um den normalen Tuber-Gelenkwinkel wieder herzustellen (Abb. 8.147).

d) Anschließend umschließt er die beiden Seiten des Fersenbeins mit dem Daumen und seinen übrigen Fingern und vereint so die Splitter der Fraktur (Abb. 8.148).

Fixation

Nachdem die Reposition zufrieden stellend durchgeführt worden ist, genügt ein Spezialschuh zur Fixierung. Die Wölbung des Fußes sollte gut gepolstert sein und der Fuß in Plantar-Flexion gehalten werden (Abb. 8.144).

Funktionstrainings

Nachdem die Reposition erfolgt ist, sollte der verletzte Fuß etwas hoch gelagert werden. Beugende und streckende Bewegungen des Fußgelenks sowie der nicht betroffenen Zehen fördern das schnellere Abschwellen. Nachdem die Schiene entfernt worden ist, sollte die aktive Bewegung der Gelenke des Fußes gesteigert werden. Belastung nach 12 bis 16 Wochen.

Tuina: Sie wird nur im 3. Stadium angewendet und die Verfahren sind wie bei der Behandlung der Verletzungen des Fersensporns.

Rezeptur und Akupunktur: s.S. 180.

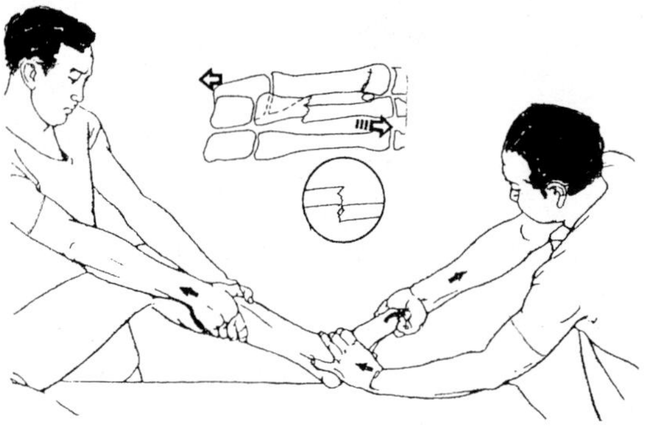

Abb. 8.149

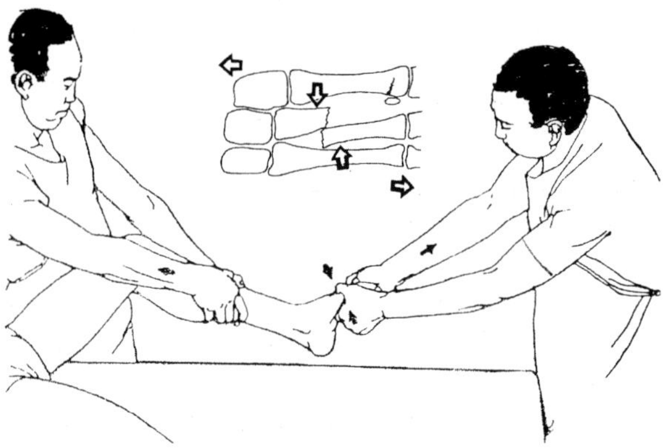

Abb. 8.150

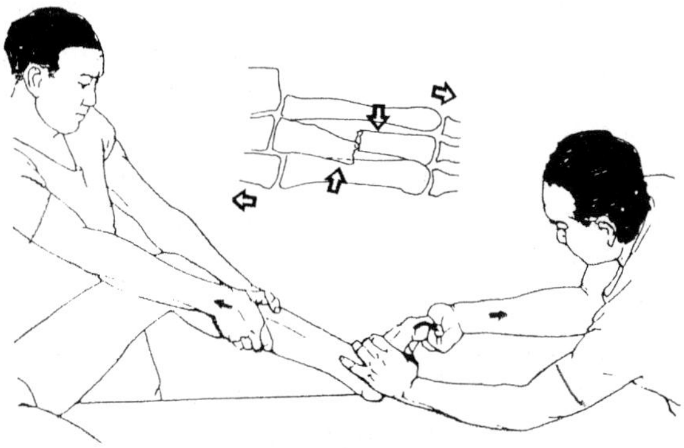

Abb. 8.151

Mittelfußfraktur

Die Fraktur des Mittelfußknochens wird fast immer durch äußere Gewalt verursacht (Quetschung, Einklemmung). Sie zeigt sich in einer Schräg- oder Querfraktur oder gesplitterten Fraktur. Typisch sind die Diaphyse, multiple subkapitale Frakturen und basisnahe Frakturen. Bei Supinationsverletzungen kann die Tuberositas des 5. Mittelfußknochens abreißen.

Diagnose

Schmerzhafte Schwellung, starker Stauch- und Belastungsschmerz.

Behandlung

Repositionsverfahren: Eduktion, Divergenzpression, Schieben und Drücken.

Manipulationen im Einzelnen:

a) Ein Assistent hält den unteren Teil des Beines fest. Der Behandler umfasst mit der Beugeseite seiner vier Finger die plantare Fläche aller Zehen des Patienten und hakt sich mit seinen Fingern an den distalen Zehengelenken fest und drückt zugleich mit dem Daumen von der Fußsohle her gegen den Frakturbereich (Abb. 8.149).

b) Bei lateralen Verschiebungen sollten die Knochen voneinander getrennt werden. Der eine Daumen des Behandlers liegt zwischen dem Mittelfußknochen am Fußrücken, die übrigen vier Finger liegen in entsprechenden Zwischenknochenräumen plantar und üben einen Gegendruck aus (Abb. 8.150).

c) Wenn es eine Achsenknickung gibt, sollte die Methode des Schiebens und Drückens zur Korrektur angewandt werden. Der Behandler dreht den Fuß plantarwärts, so dass die Längsachse des Mittelfußes einen dorsal offenen Winkel aufweist. Gleichzeitig muss mit dem Daumen der anderen Hand das Bruchende von plantar her nach dorsal gedrückt werden (Abb. 8.151).

d) Wenn eine Mittelfußknochenfraktur mit Verrenkung im Tarsometatarsalgelenk vorliegt, soll man zuerst die Verrenkung einrichten.

Fixation

Nach der Reposition werden Knochen trennende Polster zwischen die Knochen zu beiden Seiten der Fraktur auf der rückwärtigen Seite angebracht, ein flaches Polster wird dann auf die Rückseite der Fraktur gelegt (Abb. 8.152). Im Anschluss daran wird die Fraktur mit Baumwollpolstern und Karton umwickelt und mit einem Spezialschuh fixiert (Abb. 8.153).

Funktionstraining

Nach der Reposition wird das verletzte Bein hoch gelagert. Der Patient soll Plantarflexion und Dorsalflextion im Sprunggelenk, Beinheben sowie Kniebeuge- und Streckübungen durchführen. Nach zwei

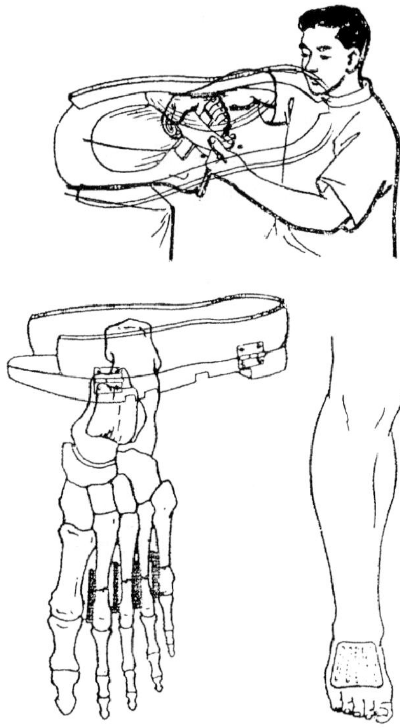

Abb. 8.152

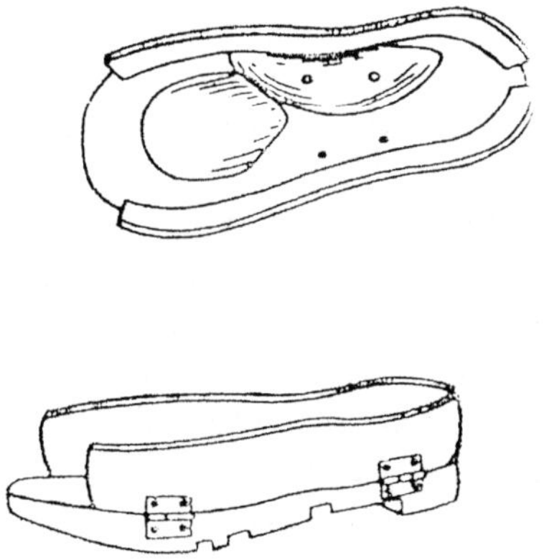

Abb. 8.153

Wochen je nach Frakturform kann er mit einem Stock gehen. Nach vier Wochen kann er ohne Stütze gehen. Die äußere Fixation wird nach vier bis fünf Wochen entfernt. Bei Mittelfußknochenbrüchen mit Verrenkungen muss die Belastung und die Abnahme der äußeren Fixation etwa ein bis zwei Wochen später erfolgen.

Tuina: Sie wird nur im 3. Stadium angewendet und die Verfahren sind wie bei der Behandlung der Verletzungen des Sprunggelenks.

Rezeptur und Akupunktur: s.S. 180.

Fraktur der Zehen

Diagnose

Starke Schwellung, Bluterguss, seitliche Achsenknickungsdeformität.

Behandlung

a) Unverschobene Brüche der Großzehe und alle anderen Zehenfrakturen werden für 2 Wochen in einer Bandage ruhig gestellt.

b) Fraktur eines proximalen Zehenglieds des großen Zehs.

Repositionsverfahren: Eduktion, Kompression, Beugen und Strecken.

Manipulationen im Einzelnen

Die Fraktur manifestiert sich im mittleren Drittel oder distalen Drittel. Als ein Resultat der Zugkraft der M. extensor hallucis longus findet man häufig offensichtliche dorsale Verschiebungen und Achsenknickung der Fußsohle.

a) Während ein Assistent das Fußgelenk festhält, umwickelt der Behandler das Endglied des großen Zehs mit einer Bandage, um eine Eduktion mit der einen Hand durchzuführen.

b) Mit dem Daumen und Zeigefinger der anderen Hand kompressiert er die verletzte Stelle, um die Verschiebung der Fraktur zu beseitigen.

c) Gleichzeitig wird der verletzte Zeh so gebeugt, dass die Achsenknickung korrigiert werden kann.

Fixation

Nach der Reposition wird der Zeh mit Baumwollpolstern bedeckt und eine spezielle bogenförmige Schiene wird unter dem Fuß angebracht. Der Zeh wird in gebeugter Position auf der Schiene fixiert. Ist noch ein Freiraum zwischen den Enden der Fraktur vorhanden, sollte man eine kleine flache Kompresse am Bruchende anbringen und mit einem Pflaster befestigen, indem man die beiden Endstücke des Pflasters auf beiden Seiten der betroffenen Stelle des verletzten Zehs fixiert, um so den Freiraum durch die Kompressionskraft zu beseitigen.

Funktionstraining und Tuina: Wie bei der Behandlung der Mittelfußfraktur.

Rezeptur und Akupunktur: s.S. 180.

Kapitel XVI: Frakturen der Wirbelsäule und des Beckens

Kompressionsfrakturen im Bereich der Brust und Lendenwirbelsäule

Bei dieser Art von Fraktur handelt es sich um direkte oder indirekte Gewalteinwirkung, der Patient fällt aus der Höhe herunter, beugt seinen Körper. Gesäß oder Füße berühren den Boden. Die Kraft wirkt auf die Wirbelsäule in einer starken Beugung nach vorne ein und verursacht dabei Druck zwischen den Wirbelkörpern. Die Fraktur ereignet sich häufig zwischen dem 10. Brustwirbel und 2. Lendenwirbel, besonders der 12. Brustwirbel und 1. Lendenwirbel sind betroffen. Es können ein, zwei oder drei Wirbelkörper verletzt sein. Richtung der Gewalteinwirkung und Winkelstellung der Wirbelsäule beeinflussen die pathologischen Veränderungen der betroffenen Wirbelkörper. Bildet sich ein vorderer und ein hinterer Winkel, kann eine Luxationsfraktur entstehen, bilden sich seitliche Winkel, resultiert eine seitliche Kompression. Bei kombinierten Luxationsfrakturen oder bei seitlich-vorderen Kompressionen können die hinteren Ligamenta rupturieren, die Dornfortsätze und der hintere Bogen brechen (Abb. 8.154). Dieses führt wahrscheinlich zu schweren Rückenmarks- und Nervenwurzelschäden. Diese Frakturen treten recht häufig bei jungen Menschen auf und bei Personen mittleren Alters.

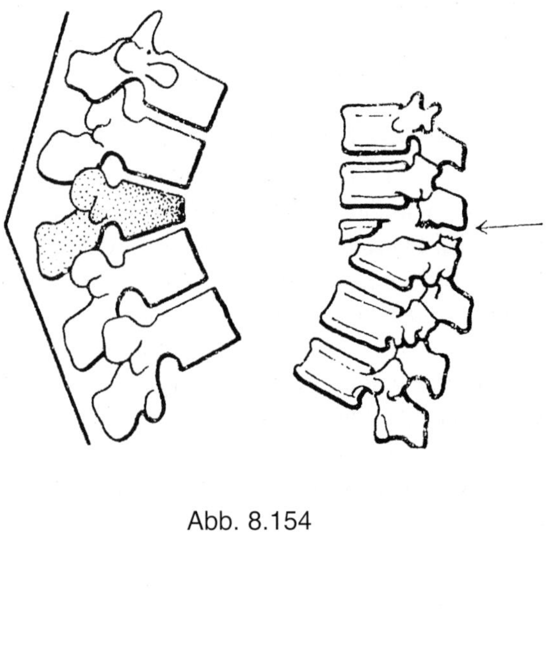

Abb. 8.154

Diagnose

Bei typischem Unfallhergang und Klagen des Patienten über Rückenschmerzen soll man zunächst an eine Stauchungsfraktur denken. Druck-, Klopf-, Rüttel- oder Stauchungsschmerz, muskulärer Hartspann mit Fixierung der Wirbelsäule (Seitstellung, Seitverbiegung). Der Patient kann auf Grund eines äußerst schmerzhaften Lumbagos nicht sitzen. Symptome wie ein aufgeblähter Bauch, abdominale Schmerzen, Übelkeit, Erbrechen, Schwierigkeiten beim Urinieren und Stuhlgang, allgemeines Krankheitsgefühl sind auf Grund des retroperitonealen Hämatoms vorhanden. Frakturen, die mit einer Beschädigung der Spinalnerven einhergehen, sind durch verschiedene Schweregrade von Funktionsverlusten gekennzeichnet. Dazu gehören z.B. Parästhesien, Beeinträchtigungen der Beweglichkeit und des Schließmuskels unterhalb des betroffenen Segmentes. Röntgenbilder immer in 2 Ebenen.

Behandlung

Repositionsverfahren: Eduktion, Pression, Kompression, Rudikulation.

Manipulationen im Einzelnen

Diese synthetisierte Methode ist nicht geeignet für instabile Frakturen, proliferative Spondylosen, bei Osteoporose und schwachen, alten Menschen.

Reposition durch Eduktion und Kompression

a) Der Patient liegt auf dem Bauch. Ein Assistent zieht den Patienten unter den Achseln, ein weiterer Patient hält die Fußgelenke und führt eine Eduktion aus.

b) Zuerst wendet der Behandler eine Rudikulation an, um den lumbo-dorsalen Muskel zu entspannen, dann presst er die hintere Vorwölbung der Fraktur mit überkreuzten Händen.

d) Wenn der Assistent eine schrittweise Zugerweiterung bis zu einem gewissen Grad macht, hebt der unten stehende Assistent in diesem Moment die Beine langsam an und der Behandler presst die hintere Vorwölbung mit großer Kraft herunter. Dann ist die Reposition erreicht.

Repositionsmethode des „Auf-dem-Rücken-Tragens"

a) Der Behandler stellt sich Rücken gegen Rücken zum Patienten hin. Die Arme des Behandlers fassen die Arme des Patienten von hinten an. Die Hände des Behandlers schließen sich vorne fest ineinander zusammen. Mit Hilfe

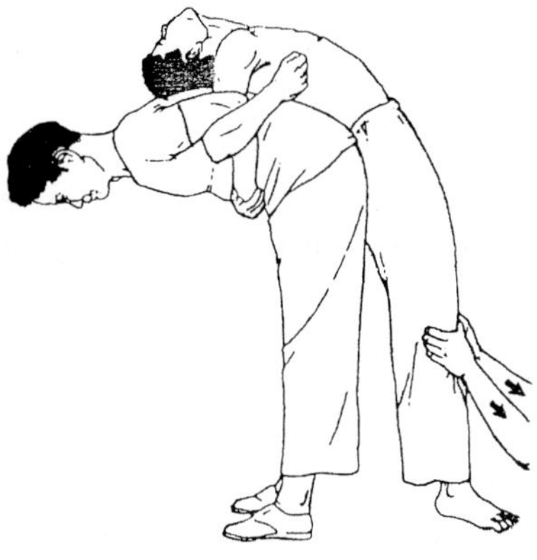

Abb. 8.155

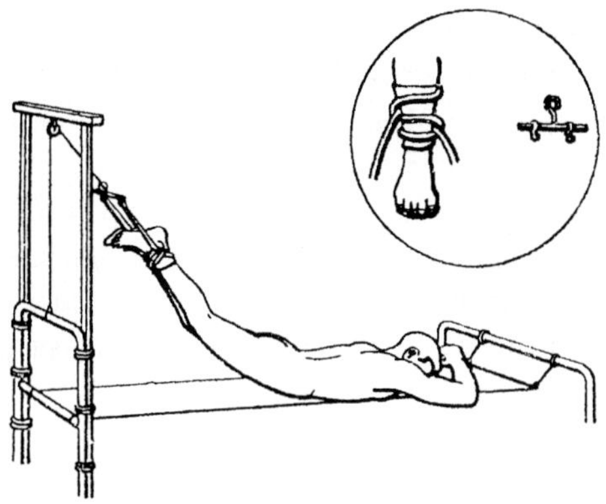

Abb. 8.156

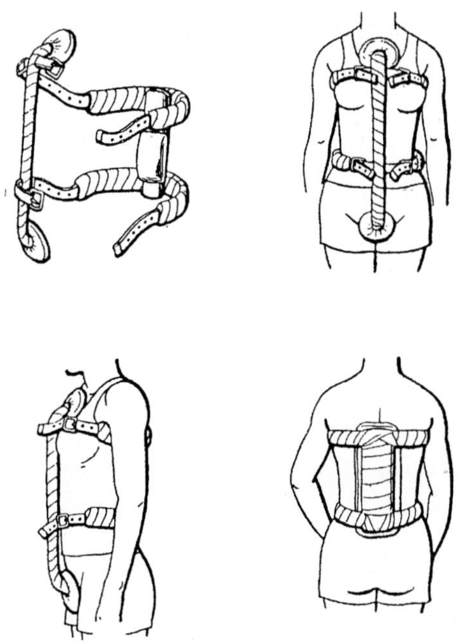

Abb. 8.157

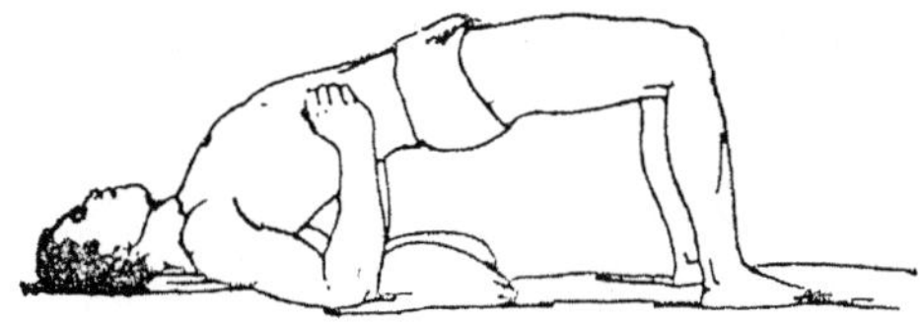

Abb. 8.158

eines Assistenten setzt der Behandler den Patienten langsam auf seinem Rücken auf.

b) Der Behandler beugt sich langsam, die Wirbelsäule des Patienten wird gezogen, auf dem Rücken des kyphosierenden Behandlers kommt die Wirbelsäule des Patienten in Überstreckung.

d) Solange es der Patient aushalten kann, darf sich der Behandler bis 90 Grad beugen. Zugleich bewegt er sein eigenes Becken. In der Regel ist die Reposition der Fraktur nach zwei bis drei Minuten vollzogen. Dann ist die Reposition erreicht (Abb. 8.155).

Reposition durch stützenden Zug von zwei Knöcheln

a) Der Patient liegt auf dem Bauch, die Knöchel werden mit Baumwollpolstern abgedeckt, dann mit einem breiten Stück Tuch verbunden und durch Band und Rolle aufgehängt, um die Lendenregion in einer überstreckten Position zu halten. Die Kompressionsfraktur kann durch das Eigengewicht des Patienten auseinander gezogen werden (Abb. 8.156). Zur gleichen Zeit presst der Behandler die hintere konvexe Vorwölbung mit beiden Händen, um die Einrichtung zu erreichen.

b) Im Anschluss wird entweder eine Rückenschiene oder ein Stützkorsett angelegt, um die Brust- und Lendenwirbelsäule in einer überstreckten Positionen zu fixieren (Abb. 8.157).

Funktionstraining

Im Anfangsstadium liegt der Patient auf einem harten Holzbett wobei ein weiches Kissen die betroffene Seite stützt. Wenn die Schmerzen nachgelassen haben, darf der Patient regelmäßig die lumbo-dorsalen Muskeln trainieren. Der erste Schritt ist die Methode der 5-Punkte-Stütze. Der Patient beugt seinen Ellbogen und streckt seine Schulter, dann beugt er seine Knie und streckt seine Hüfte, um sich mit seinen 2 Ellbogen, Füßen und dem Kopf zu stützen Seine Gesäßbacken und die Lumbalregion sind angehoben und befinden sich mit der Wirbelsäule in einer extrem gestreckten Position (Abb. 8.158).

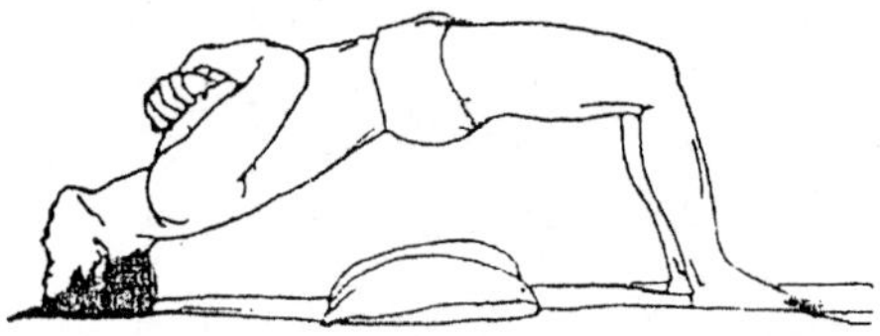

Abb. 8.159

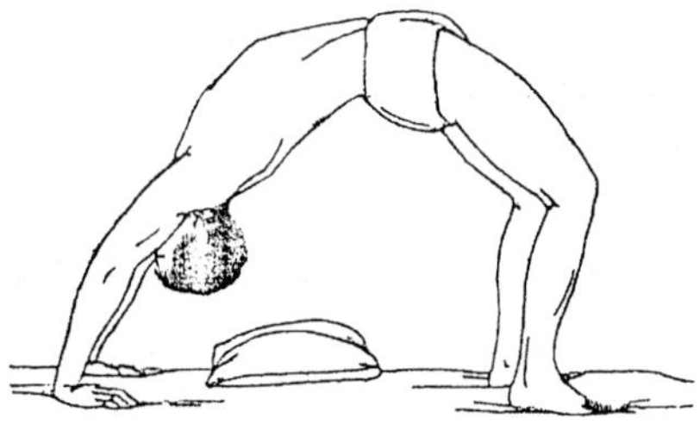

Abb. 8.160

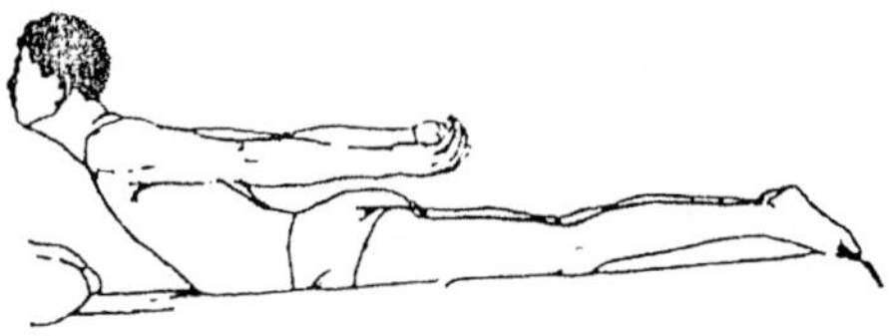

Abb. 8.161

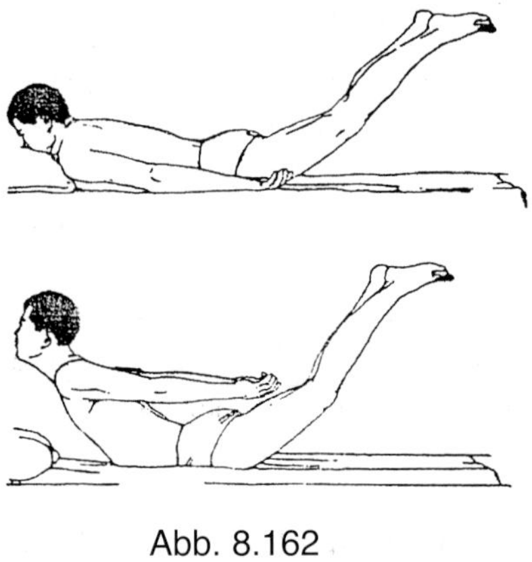

Abb. 8.162

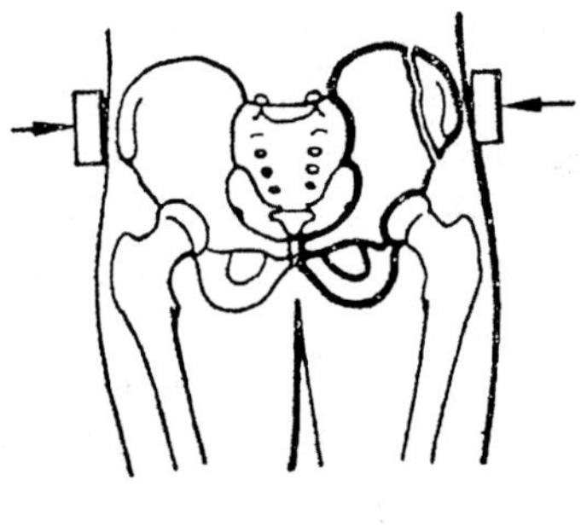

Abb. 8.163

Der zweite Schritt ist die Methode der 3-Punkte-Stütze. Der Patient beugt seine Ellbogen mit vor der Brust gekreuzten Unterarmen. Die Füße und der Kopf stützen den gesamten Rumpf, um sich vom Bett abzuheben (Abb. 8.159).

Der dritte Schritt ist die Methode der Bogen-Brücke-Stütze. Der Patient hebt seinen wie eine bogenförmige Brücke gewölbten Rumpf mit Hilfe der Ellbogen und Füße vom Bett ab (Abb. 8.160).

Der vierte Schritt ist die Methode der fliegenden Schwalbe, die das Wasser berührt. Nachdem der Patient die oben beschriebenen Übungen 3 – 4 Wochen durchgeführt hat, sind die lumbo-dorsalen Muskeln gestärkt und der Schmerz hat nachgelassen. Nun können folgende Übungen gemacht werden: Der Patient liegt auf dem Bauch. Zuerst hebt er seinen Kopf an, wobei die Schultern nach hinten gestreckt werden und die Brust ebenfalls angehoben ist (Abb. 8.161).

Dann streckt der Patient seine Kniegelenke, indem die Unterschenkel vom Bett angehoben werden. Diese Übung sieht aus wie eine das Wasser berührende Schwalbe (Abb. 8.162). Die Übungen werden wiederholt, um die lumbodorsalen Muskeln zu stärken und eine zufriedenstellende Reposition zu erreichen. Das Resultat ist die perfekte und vollständige Funktionsfähigkeit.

Tuina: Sie wird nur im 3. Stadium angewendet und die Verfahren sind wie bei der Behandlung der Rückenschmerzen.

Rezeptur und Akupunktur: s.S. 180

Beckenfraktur

Die Beckenfraktur tritt als Resultat einer starken Gewalteinwirkung auf und ist seltener in der klinischen Praxis zu finden als eine Fraktur der vier Extremitäten. Die Beckenfraktur ist gewöhnlich mit Verletzungen der Becken-Organe und Blutgefäße verbunden, was zu schweren Komplikationen führen kann, sogar lebensbedrohend ist. Die Beckenfraktur kann in drei Gruppen unterteilt werden und zwar: Fraktur des Beckenrandes, Fraktur des Beckenrings ohne Verschiebung und Fraktur des Beckenrings mit Verschiebung. Beckenringbrüche sind in der Regel schwere Verletzungen (Überfahren, Verschüttung, Einklemmung). An den verformbarsten Stellen und den Fugen entstehen sie bei Gewalteinwirkung von vorn, seitlich oder hinten. Die beiden ersten Typen zeigen nur leichte Symptome ohne besonders komplizierte Verletzungen, während beim letzten Fall schwerwiegende komplizierte Verletzungen auftreten können, die besonderer Aufmerksamkeit bedürfen.

Diagnose

Bimanueller Beckenkompressionsschmerz (Abb. 8.163), lokaler Druckschmerz an Symphyse und Iliosakralfuge (Abb. 8.164). Der Patient kann nicht sitzen, sich nicht im Bett umdrehen oder stehen. Im Falle einer Fraktur des Steißbeins empfindet der Patient Schmerzen, wenn er sitzt oder die Position wechselt. Eine Fraktur mit Verletzungen der Beckenorgane und Blutgefäße kann ein akutes Abdomen und Schock hervorrufen. Röntgenaufnahmen können hilfreich sein, um die Lokalisation und den Typ der Fraktur zu bestimmen.

1. Schockbehandlung

Beckenfrakturen mit starkem Blutverlust können einen Schockzustand auslösen, der mit Blutdruckabfall, schnellem Puls, vermindertem Hämoglobingehalt usw. einhergeht, so dass eine Bluttransfusion und Infusionsgaben erforderlich sind und schnell gegeben werden müssen, um den Patienten zu retten. Wurde ein großes Blutgefäß verletzt, ist eine sofortige operative Untersuchung unter Antischockbehandlung angezeigt. Eine Fraktur, die mit Verletzungen der Eingeweide verbunden ist, erfordert operative Behandlung.

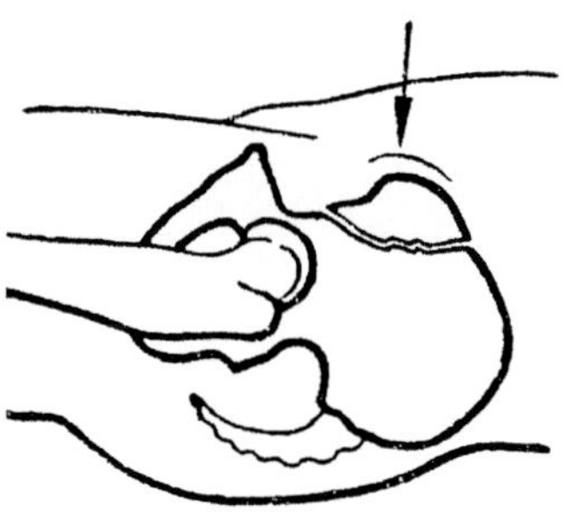

Abb. 8.164

2. Frakturbehandlung

Repositionsverfahren: Eduktion, Heben und Pressen, Kompression.

Manipulationen im Einzelnen

1. Fraktur des Beckenrandes

Hierzu werden gerechnet: Bereiche der Darmbeinschaufel, des freien Kreuzbeinanteiles, des Steißbeins, isolierte Brüche des Sitz- oder Schambeinastes. Abrissfrakturen sind häufige Sportverletzungen: Spina iliaca ant. sup. (M. sartorius), Spina iliaca ant. inf. (M. rectus femoris), Abriss am Tuber ossis ischii (Unterschenkelbeuger-Mm. biceps, semitendinosus, semimembranosus).

a) Während der Reposition wird der Patient angewiesen, die Hüfte und das Knie der verletzten Seite zu beugen. Gleichzeitig knetet der Behandler das Fragment mit seinem Daumen, Zeige- und Mittelfinger, um die Reposition zu erreichen. Anschließend wird mit einer mehrfach geteilten abdominalen Bandage fixiert.

b) Der Patient mit einem Steißbeinbruch nimmt eine Seitenlage ein und der Behandler steckt seinen Zeigefinger, über den er einen Handschuh gestülpt hat, in den After, um das untere Ende des Steißbeins mit Verschiebung nach vorne zu halten. Gleichzeitig presst er das untere Ende des Kreuzbeins mit seinem Daumen von außen. Die Reposition kann erreicht werden, indem glei-chzeitig mit Daumen und Zeigefinger gezogen und gepresst wird.

2. Fraktur des Beckenringes ohne Verschiebung

Ist der Beckenring zwar gebrochen, aber dennoch in sich intakt und stabil, ist eine Reposition gewöhnlich nicht erforderlich. Es genügt eine mehrfach geteilte abdominale Bandage oder elastische Bandage zur Fixation.

3. Fraktur des Beckenringes mit Verschiebung

3.1. Doppelseitige vordere Ringbrüche (Schmetterlingsfraktur) oder einseitige Brüche des Sitz- und Schambeinastes verbunden mit der Symphysenruptur mit Diastase sind gewöhnlich nach oben und hinten verschoben – je nach der Zugkraft der Muskeln.

a) Während der Durchführung der Reposition sollte der Patient auf dem Rücken liegen mit gebeugter Hüfte, um den geraden Muskel des Abdomens zu entspannen.

b) Der Assistent hält beide Achselhöhlen des Patienten, um Zug nach oben auszuüben, während der Behandler die Schamfuge mit beiden Händen überdeckt, um das Fragment nach vorne und unten zu ziehen.

c) Dann legt er sowohl rechts als auch links je eine Hand auf das Darmbein und presst die Hände zueinander. Ein Assistent fixiert mit einer mehrfach geteilten Bandage oder unterstützt das Becken mit einer Beckenstütze, um es über dem Eduktionstisch im Bett aufzuhängen.

3.2. Bei der Fraktur des Darmbeins verbunden mit einer Ruptur der Sakroiliakalfuge oder bei Frakturen der Scham- und Sitzbeinäste verbunden mit einer Ruptur der Sakroiliakalfuge sollte der Patient auf dem Rücken liegen, da dieser Frakturtyp gewöhnlich nach außen und oben verschoben ist mit dem verletzten Unterschenkel und von einer Rotationsverschiebung begleitet ist.

a) In diesem Fall muss der oben stehende Assistent die Achselhöhlen des Patienten halten und eine Eduktion nach oben durchführen, während der unten stehende Assistent das Fußgelenk des betroffenen Beines hält und eine Eduktion nach unten ausführt und die Kraft lenkt.

b) Der Behandler steht an der Seite des verletzten Beines und zieht den flügelförmigen Teil der normalen Seite des Darmbeins mit einer Hand, gleichzeitig schiebt und presst er das verschobene Fragment nach vorne und unten mit der andere Hand. Wenn sich die Schambeinfuge flach anfühlt und kein Knochenzwischenraum zurückbleibt, ist die Reposition erreicht.

c) Anschließend wird eine mehrfach geteilte Bandage zur Fixation verwandt. Da die Fraktur noch instabil ist, kann sie in Kombination mit der Skelettextension angewandt werden.

Funktionstraining

Der Patient mit Beckenfraktur ohne Verschiebung wird ermutigt, Kontraktions-Übungen durchzuführen, um die Funktion der Muskeln der unteren Extremitäten und Beugung und Streckung der Fußgelenke in der ersten Woche wieder herzustellen. In der zweiten Woche beginnt der Patient die freie Bewegung der Hüfte und Kniegelenke zu praktizieren. Nach 3 bis 4 Wochen wird der Patient angeleitet, das Gehen mit Hilfe von Krücken zu üben. Bei Frakturen mit Verschiebung sind aktive Übungen angezeigt, um die normalen Funktionen der Muskeln und Gelenke unter Dauertraktion wiederherzustellen. Sobald die Fraktur heilt, sollte der Patient stufenweise das Gehen an Doppel-Krücken üben und sowohl konstante als auch aktive funktionelle Übungen ausführen sowie schrittweise die Beweglichkeit in angebrachter Reihenfolge erweitern.

Tuina: Sie wird nur im 3. Stadium angewendet und das Verfahren ist wie bei der Behandlung des Verstauchens der Muskulatur im Lendenbereich und dem M.-piriformis-Syndrom.

Rezeptur und Akupunktur: s.S. 180.

Kapitel XVII: Gelenkluxation

Luxation des Radiuskopfs im Kindesalter

Krankheitsmechanismus

Wenn der entsprechende Arm, während man das Kind an der Hand geführt hat, heftig gezerrt wurde oder beim An- oder Ausziehen von Kleidungsstücken auf diesen Arm ein heftiger Zug ausgeübt wurde, kann eine solche Art von Luxation eintreten (Abb. 8.165). Dies liegt daran, dass die Ligamente des Gelenks noch nicht die in einem späteren Entwicklungsstadium vorhandene Festigkeit erreicht haben.

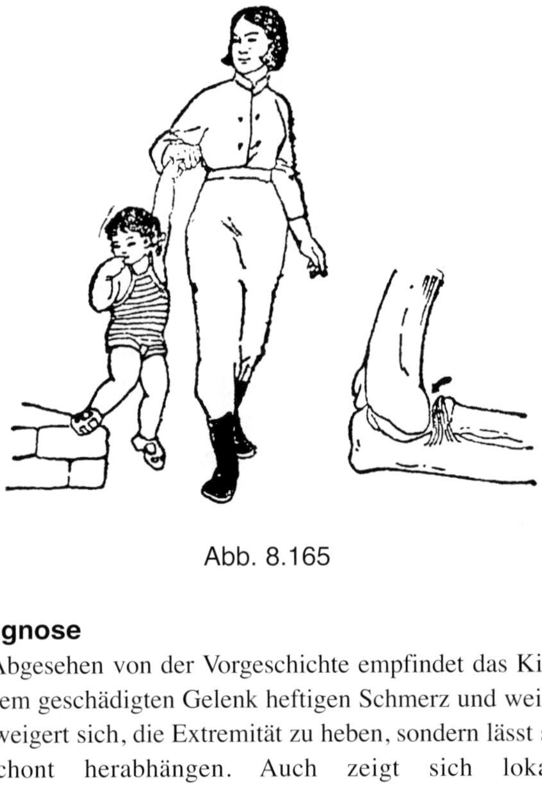

Abb. 8.165

Diagnose

Abgesehen von der Vorgeschichte empfindet das Kind in dem geschädigten Gelenk heftigen Schmerz und weint. Es weigert sich, die Extremität zu heben, sondern lässt sie geschont herabhängen. Auch zeigt sich lokale Druckempfindlichkeit im Gelenk, hingegen keine auffallende Schwellung.

Reposition

Der Behandler ergreift mit der einen Hand den befallenen Arm am Ellbogen und übt mit dem Daumen Druck auf den Radiuskopf aus; mit der anderen Hand fasst er das Handgelenk des gleichen Arms und führt so eine behutsame Eduktion und Agitation aus, bis das Gelenk richtig

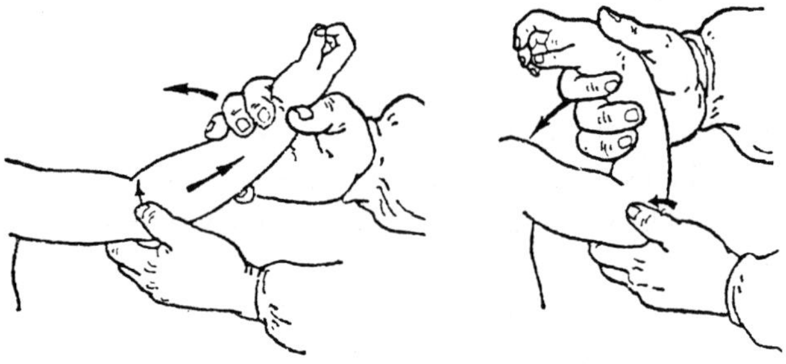

Abb. 8.166

einrastet – was durch die Wiedergewinnung der normalen Beweglichkeit und Exkursion des Gliedes bestätigt wird (Abb. 8.166). Es bedarf keiner Nachbehandlung oder Fixierung.

Hüftgelenksluxation

Hüftgelenksluxation tritt häufig bei jüngeren Menschen und Personen mittleren Alters auf, meistens sind Männer betroffen. Die Hüftgelenksluxation ist selten. Sie macht etwa 5 Prozent aller Luxationen aus und entsteht infolge direkter, starker Gewalteinwirkung; am häufigsten durch indirekte, fortgeleitete Knieanpralltraumen. Weitere Ursachen sind die Kombination von Stoß-Rotation und Hebelwirkungen, z.B. durch Stürze aus großer Höhe. Man kann drei verschiedene Formen unterscheiden.

1. Vordere Luxation (selten, ca. 10 Prozent): Der Kopf liegt vor der Tuberositaslinie des Darm-Sitzbeines (Abb. 8.167).

2. Hintere Luxation: Der Hüftgelenkskopf liegt hinter der Tuberositaslinie des Darm-Sitzbeines (Abb. 8.168).

3. Zentrale Hüftluxation (Azetabulumfraktur): Hüftkopf ist medial verlagert.

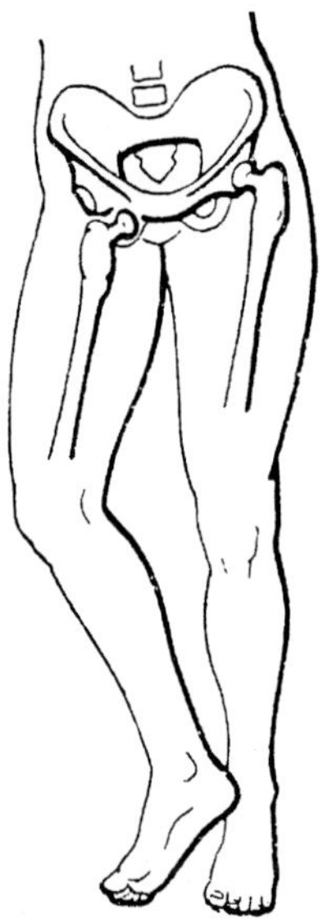

Abb. 8.167

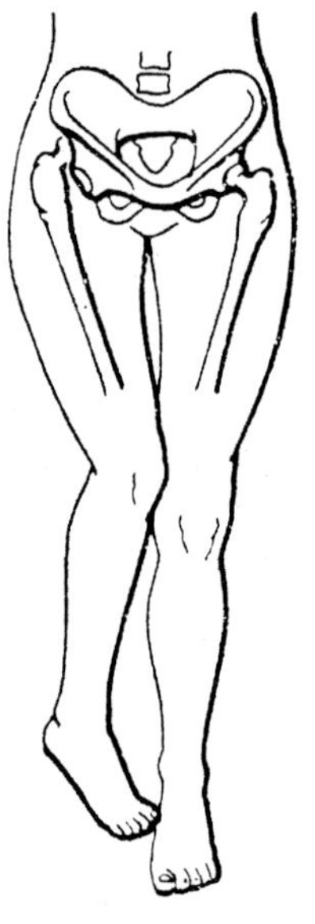

Abb. 8.168

Diagnose

Typische, schmerzhaft fixierte Beinstellung. Gehunfähigkeit, federnde Gelenkfixation in typischer Stellung je nach Luxationsart. Bei der vorderen Luxation Unterscheidung in 1.) Luxatio pubica: Das Bein ist in leichter Abduktion und Außenrotationsstellung. Es liegt eine leichte Beugung im Hüftgelenk und Beinverkürzung vor.

2.) Luxatio obturatoria: stärkere Abduktion, Außenrotation und Hüftbeugung. Die hintere Luxation wird in Luxatio iliaca und Luxatio ischiadica unterteilt. Bei der Luxatio iliaca ist das Bein verkürzt, geringfügig im Hüft- und Kniegelenk gebeugt, adduziert und innenrotiert, so dass das Kniegelenk der verletzten Seite oberhalb des Kniegelenks der gesunden Seite am Oberschenkel angelegt fixiert steht. Bei der Luxatio ischiadica liegt eine stärkere Beugung und Innenrotation vor. Es weist eine Adduktion auf, das Kniegelenk liegt dem gesunden Oberschenkel auf, es besteht nur eine relative Beinverkürzung. Bei der zentralen Hüftluxation ist die Seite der großen Tuberositas vertieft und weich. Das betroffene Bein kann ein bisschen verkürzt sein.

Behandlung

Repositionsverfahren: Eduktion, Rotation, Beugen und Strecken, Schieben und Drücken, Kompression.

Manipulationen im Einzelnen

1. Frische vordere Luxation

Der Patient liegt auf dem Rücken. Ein Assistent fi-xiert die Hüfte, ein weiterer Assistent hält die Kniekehle des betroffenen Beines mit der Innenseite des Ellenbogens eines Armes fest, mit der anderen Hand hält er das Bein etwas oberhalb des Fußgelenks fest. Nun führt er langsam die Abduktion und Flexion der Hüfte durch und zieht mit gleich bleibender Kraft nach oben und nach unten (Abb. 8.169).

Der Behandler steht dem Patienten zugewandt und zieht und presst mit seinen Handflächen das obere Ende

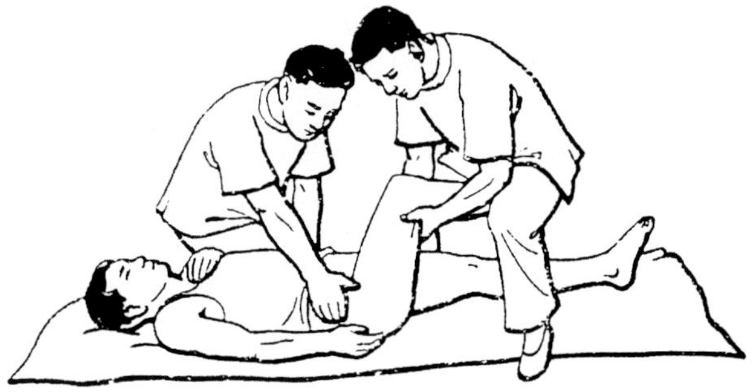

Abb. 8.169

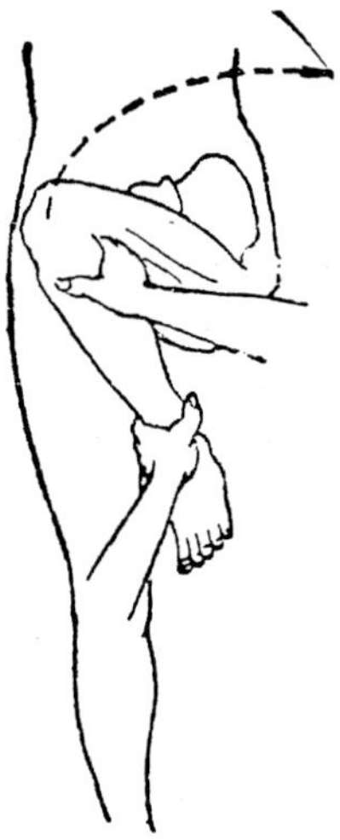

Abb. 8.171

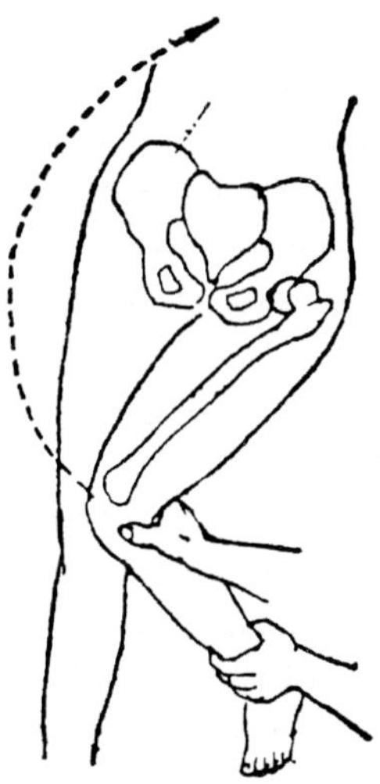

Abb. 8.170

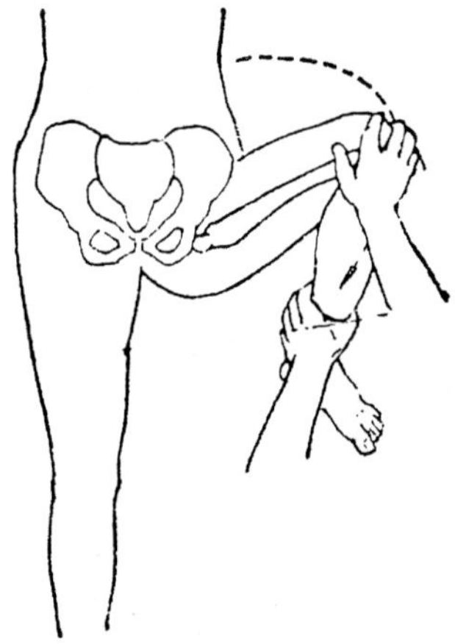

Abb. 8.172

des Oberschenkelknochens von innen nach außen.

Wenn man die Reposition hören oder fühlen kann, sollten die Assistenten mit der Traktion aufhören.

Das verletzte Bein wird in einer mittleren Abduktion und inneren Rotation gehalten und mit einer langen Schiene an der Seite fixiert. Das gleiche Manöver kann mit Hilfe eines Flaschenzugs durchgeführt werden.

2. Frische hintere Luxation

Der Patient liegt auf dem Rücken. Ein Assistent hält die Hüfte mit beiden Händen fest. Der Behandler, der an der betroffenen Seite steht, hält die Kniekehle des verletzten Beines in seinem Ellbogen und den unteren Teil des Fußgelenks in der anderen Hand.

Nun zieht er kontinuierlich das verletzte Bein nach innen und führt es in die Adduktionsposition (Abb. 8.170).

Der Behandler vergrößert dabei nach und nach die Beugung der Hüfte, indem er den Oberschenkel an den Bauchraum zieht (Abb. 8.171).

Der Behandler führt den Oberschenkel in die Abduktionsposition (Abb. 8.172).

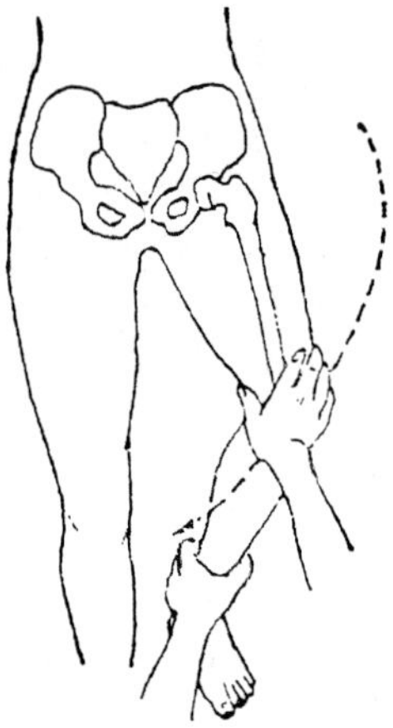

Abb. 8.173

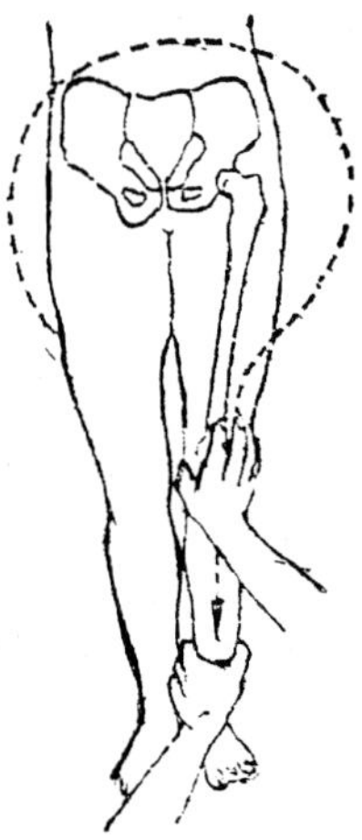

Abb. 8.174

Dann führt er das verletzt Bein von der Abduktionsposition wieder in die gerade Streckposition (Abb. 8.173).

Die Reposition ist erreicht (Abb. 8.174).

3. Zentrale Luxation

Ein Assistent hält das Fußgelenk während ein weiterer Assistent den Arm unter der Achsel fasst. Die Hüfte sollte in einem 30 Grad Winkel abduziert und der Fuß in einer neutralen Position sein.

Die beiden Assistenten führen nun eine Gegeneduktion durch. Der Behandler, der an der Seite des betroffenen Beines steht, legt das eine Ende eines breiten Stoffstreifens um den Ansatz des Oberschenkels des Patienten und zieht mit dem anderen Ende des Streifens das obere Ende des Oberschenkels nach außen. Gleichzeitig schiebt er mit der anderen Hand die Knieseite nach innen.

Wenn der Behandler durch Tasten fühlt, dass die größere Tuberositaslinie symmetrisch zu der auf der gesunden Seite ist, gilt dies als Zeichen für die erreichte Reposition.

Fixtion

Nach der Reposition muss die verletzte Extremität mit 30 Grad Abduktion im femoralen Condylenbereich extensiert werden. Oder es wird die Fersenbeinextension als langsame Repositionsmethode verwandt. Das Extensionsgewicht beträgt 6 bis 12 kg. Nach der Reposition sollte ein Extensionsgewicht von 4 bis 6 kg für 8 bis 12 Wochen verbleiben.

Funktionstraining

Nach der Reposition sollte das Zusammenziehen des Quadrizeps des Oberschenkels und die Bewegung des Sprunggelenks unter der Retention und Extension geübt werden. Einen Monat nach der Verletzung kann die Schiene und Dauerextension entfernt werden, und das Strecken und Beugen der Hüfte und der Kniegelenke sollte im Bett geübt werden. 3 bis 6 Monate später kann man erste Gehübungen ausführen. Im Falle einer Luxation (vordere, hintere oder zentrale), die durch eine Fraktur des Azetabulum kompliziert wird, sollte die Phase der Fixation und Dauerextension verlängert werden. Es besteht die Gefahr der Bildung einer ischämischen Kopfnekrose und traumatischen Arthritis im Spätstadium auf Grund mangelnder Blutzuführung, bedingt durch die Verletzung. Im Allgemeinen sollte der Patient auch noch zwei bis drei Jahre nach der Reposition der Luxation das Tragen von schweren Gegenständen vermeiden sowie zu langes Stehen und Gehen, so dass die oben genannten Spätfolgen vermieden werden können.

Tuina: Sie wird im 2. Stadium angewandt und die Verfahren sind wie bei der Behandlung des M.-piriformis-Syndrom.

Rezeptur und Akupunktur: s.S. 180.

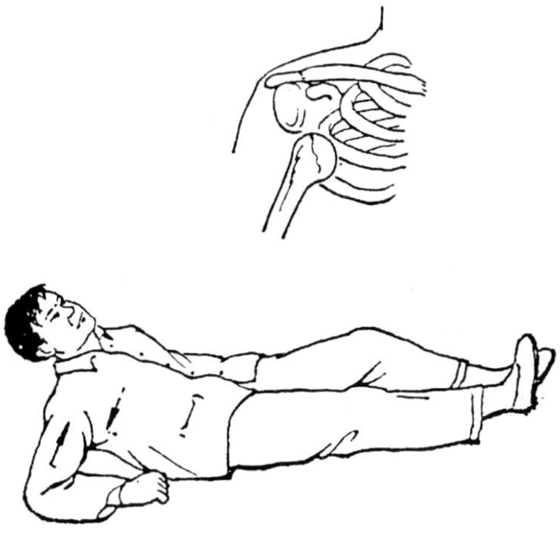

Abb. 8.175

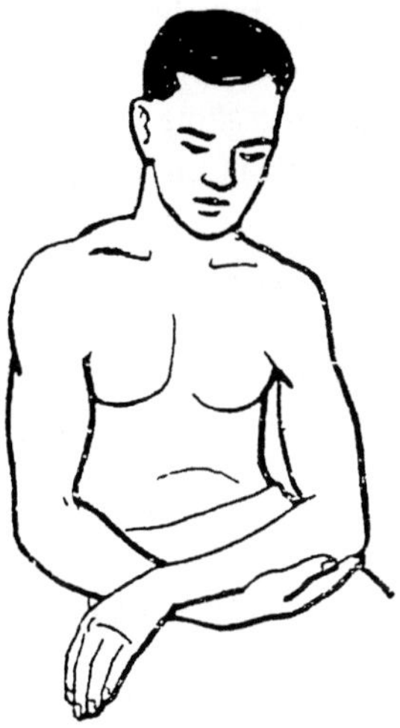

Abb. 8.176

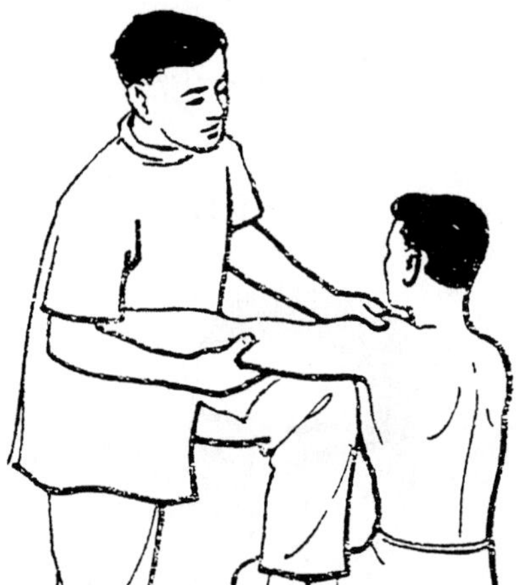

Abb. 8.177

Luxation des Schultergelenks

Unter allen Luxationen ist die Luxation des Schultergelenks die häufigste nach der Luxation des Ellbogens. Die Luxation des Schultergelenks geschieht am häufigsten bei jungen und Menschen mittleren Alters. Am häufigsten luxiert der Humeruskopf nach vorne oder nach unten und zwar bei gewaltsamer Außenrotation des erhobenen Armes (Abb. 8.175). In Außenrotation verhakt sich der vordere Pfannenrand in diesem Defekt und hebelt den Kopf leicht aus der Pfanne. Manchmal wird bei einer gewaltsamen vorderen Luxation der Limbus und der vordere Kapselansatz abgerissen. Der Humeruskopf wird mit großer Kraft gegen den vorderen Pfannenrand gepresst, wobei häufig beide geschädigt werden. In seltenen Fälle kann auch eine Schädigung der N. axillaris und Subaxillary-Blutgefäße auftreten.

Diagnose

Es bestehen heftige Schmerzen in der Schulter nach der Verletzung, die Bewegungsfähigkeit ist beeinträchtigt oder aufgehoben, der Patient stützt die erkrankte Seite mit dem gesunden Arm. Die verletzte Schulter hat eine Äquadratä-Deformation mit Schwellung und erscheint abgeflacht. Der runde Kopf des Humerus kann in der Armgrube oder unter dem Processus coracoideus ertastet werden. Der Oberarm ist elastisch in einer Abduktion von 40 Grad stehend (Abb. 8.176). Wenn der Patient versucht, die Hand des luxierten Armes bis zur gesunden Schulter der Gegenseite zu heben, kann er dieses nur mit abgewinkeltem Ellenbogen erreichen, d. h. der Ellenbogen berührt nicht die Brust. Röntgenbild immer in 2 Ebenen.

Reposition

1. Die Knie-Methode

Der Patient sitzt auf einem Schemel. Der Behandler stellt einen Fuß so auf diesen Schemel, dass sein Knie von der Achselhöhle her die luxierte Schulter unterstützt. Sodann fasst er mit beiden Händen den Oberarm des Patienten und eduziert ihn (Abb. 8.177).

2. Die Stuhllehnen-Methode

Der Patient sitzt auf einem Stuhl, hebt den Arm auf die Lehne mit Baumwollpolster in seiner Armgrube.

Der Behandler bindet jetzt ein weites Tuch um den Unterarm der verletzten Schulter. Während der Behandler die verletzte Schulter mit einer Hand und das Handgelenk des verletzten Armes mit der anderen Hand hält, abduziert und dreht er äußerlich den verletzten Arm und beugt das

Ellenbogengelenk bis 90 Grad, supiniert den Unterarm dann so, dass die Handinnenfläche nach oben zeigt. Den verletzten Arm mit seinen Händen haltend, drückt der Behandler gefühlvoll mit einem seiner Füße das Ende des Tuches nieder.

Wenn das Gelenk wieder eingerenkt ist, kann der Zug gelockert werden und der verletzte Arm muss sofort in Abduktion gebracht, intern gedreht und dann vor der Brust fixiert werden. Bei einer begleitenden Fraktur der großen Tuberositas des Humerus wird das Einrenken gleichzeitig mit der Korrektur der Fehlstellung gemacht.

Fixation und Funktionstraining

Nach der Reposition, die sich darin zeigt, dass der Patient wieder zu einer normalen Adduktion und Innenflexion des Arms fähig ist, wird der Arm fixiert. Nach dieser Relokation sollte ein Stützverband zur Schonung des Gelenks angelegt werden. Diese Hilfsmittel sollten 2 bis 3 Wochen benutzt werden. Während dieser Zeit sollte der Patient regelmäßige Übungen zur Flexion der Finger und Handgelenksmuskulatur durchführen. Allgemein ist Bettruhe nicht nötig. Zwei Wochen nach der Verletzung kann das Ausmaß der Bewegung erweitert werden. Nach der dritten Woche kann die Fixation beendet werden. Im Falle einer Fraktur kann die Fixation entsprechend lange andauern. Nach Beendigung der Fixation sollte durch Funktionstraining wieder das volle Ausmaß an Beweglichkeit erreicht werden.

Tuina: Sie wird nur im 3. Stadium angewendet und Verfahren sind wie bei der Behandlung der Schulterschmerzen.

Rezeptur und Akupunktur: s.S. 180.

Luxationen des Kiefergelenks

Konstitutionelle Schwäche, Funktionsschwäche (Beherrschung der Muskeln und Sehnen). Die häufigsten Patienten sind ältere Frauen. Die Luxation geschieht, wenn die Person mit weit offenem Munde lacht, gähnt, den Mund weit öffnet, um harte Nahrung zu beißen oder bei heftigem Erbrechen usw. Bei einseitiger Luxation ist der Kiefer halb geöffnet, der Unterkiefer zur Seite (die nicht betroffen ist) abgewichen. Bei beidseitiger Luxation ist der Kiefer symmetrisch weit geöffnet.

Diagnose

a) Bei beidseitiger Luxation hängt der Unterkiefer herab und er scheint nach vorn gerutscht, der Mund kann nicht geschlossen werden, der Patient kann weder sprechen noch kauen; es besteht reflektorisch fortgesetzter Speichelfluss. Natürlich ist auch keine Okklusion der Zähne möglich. Bei Austastung ist am betroffenen Gelenk die Gelenkpfanne vor dem Gehörgang leer, dagegen ist der

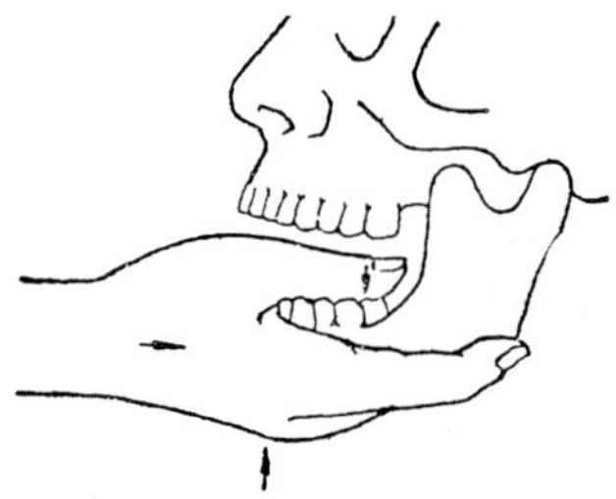

Abb. 8.178

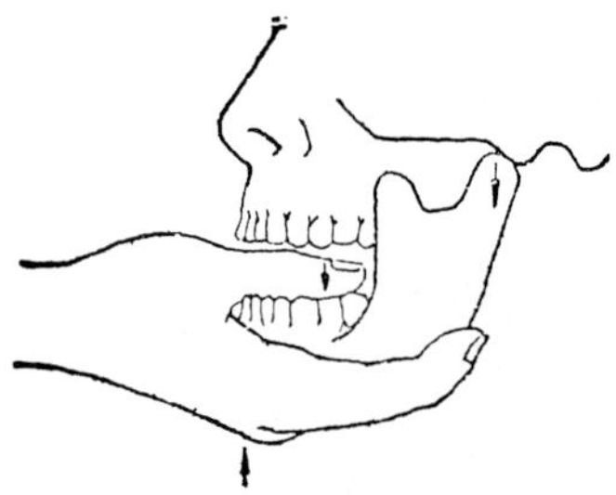

Abb. 8.179

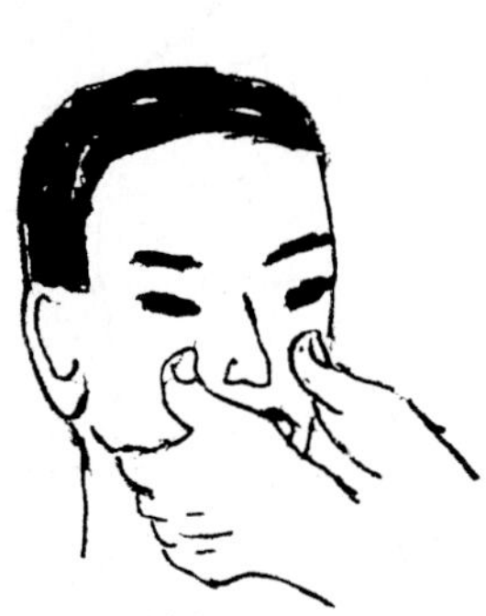

Abb. 8.180

Condylus nach vorn verlagert als Vorwölbung kaudal vom Jochbogen zu tasten.

b) Bei einseitiger Luxation erscheint der Kiefer seitlich verschoben, auf der luxierten Seite niedriger. Der Patient kann u. U. noch undeutlich sprechen.

Repositionen

1. Inner-orale Methode

Reposition bei beidseitiger Luxation: Der sitzende Patient stützt seinen Hinterkopf gegen eine Wand an, der Behandler steht vor ihm, greift mit beiden Daumen, die durch entsprechend dicke Umwicklung gegen Verletzung geschützt sind, den Unterkiefer mit beiden Händen fassend, die Daumen dabei auf die Zahnreihen legend. Dann den Unterkiefer zuerst nach vorn und unten ziehen und damit den Gelenkkopf aus seiner muskulär fixierten Zwangslage vor dem Gelenkhöcker lösen; danach Unterkiefer nach unten und hinten schieben und damit den Gelenkkopf wieder zur Pfanne führen (Abb. 8.178, 8.179). Im Augenblick der Reposition muss der Behandler unverzüglich die Daumen aus dem Mund ziehen, um zu vermeiden, dass der Patient durch reflektorischen Biss diese verletzt. Entsprechend modifiziert wird bei einseitiger Luxation verfahren.

2. Extra-orale Methode

Diese Methode kann angewendet werden in Fällen mit angespanntem Mm. masseter. Der Behandler legt seine zwei Daumen auf den Foramina M 7 des Patient und pressiert dort kurz, um dann kräftig den Condylusprocess nach unten hinten zu drücken (Abb. 8.180). Jetzt kann der Patient eventuell folgendes in den beiden Unterkiefergelenken empfinden: Schmerz oder Taubheit, Starrheit und Entspannung seiner Mm. masseter. Dann, während der Behandler die Ecke des Unterkiefers mit Zeige- und Mittelfinger beider Hände hochhält sowie den Unterkiefer mit Ring- und Kleinfingern, wird die Ecke des Unterkiefers angehoben im Zusammenwirken aller Finger, so dass die Wiederherstellung erreicht ist.

Fixation

Nach der Reposition wird der Unterkiefer zunächst mit einer elastischen Binde fixert; auch ist dem Patienten nahe zu legen, die Kaugelenke 1 bis 2 Wochen lang behutsam zu bewegen, um den verletzten Ligamenten und Gelenken Zeit für die Regeneration zu geben.

Rezeptur und Akupunktur: s.S. 180.

Luxation des Ellbogengelenks

Durch Stürze oder abnorme Verdrehungen kommt es zur Verrenkung (humero-ulnar). Die Richtungen der Luxation werden in anterior und posterior unterteilt. Klinisch gesehen ist die nach posterior öfter zu beobachten (Abb. 8.181), sie werden manchmal mit einer Fraktur des Processus coronoidens begleitet. Die Ellbogenluxation geschieht am häufigsten bei jungen und Menschen mitt-

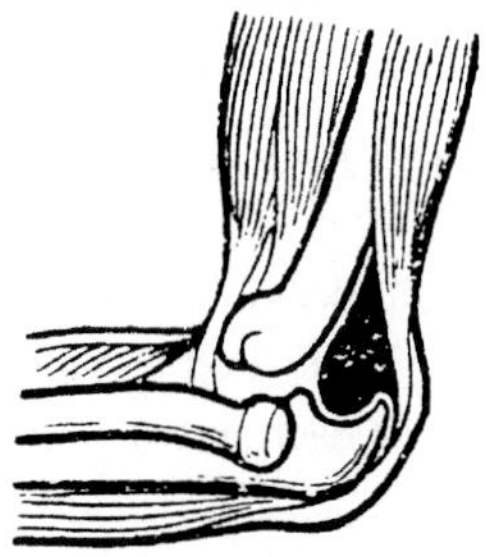

Abb. 8.181

leren Alters.

Diagnose

Schwellung und Schmerz im Ellenbogengelenk. Das Ellbogengelenk ist elastisch fixiert bei 135 Grad Beugung. Im anterior-kubitalen Bereich ist Völle. Der anteroposteriore Durchmesser ist verlängert. Der Unterarm ist kürzer. Der postercubital processus des Olecranon ist erhöht. Über dem processus lässt sich Hohlheit und Vertiefung fühlen. Die Dreiecksverbindung am Olecranonbereich ist unnormal. Im Falle einer Luxation nach anterior ist das Ellenbogengelenk überstreckt. Die proximalen Enden von Radius und Ulna können vor dem Kubital-Bereich ertastet werden und das distale Ende des Humerus kann, wie auch das Fragment des Olekranon, im post-kubitalen Bereich ertastet werden. Der betroffene Unterarm ist länger als der gesunde Unterarm. Röntgenbild in den 2 Ebenen.

Repositionen

1. Posterior-Luxation des Ellenbogengelenks

1.1 Die Repositionen durch Eduktion, Streckung und Beugung des Ellenbogens.

Der Patient nimmt eine sitzende Position ein. Ein Assistent hält den Oberarm des Patienten mit beiden

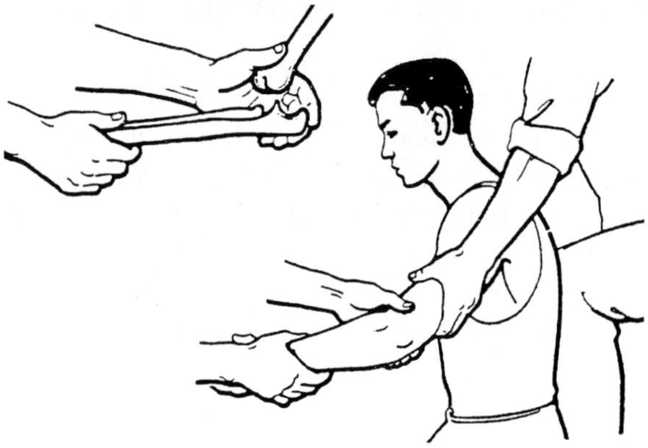

Abb. 8.182

Händen fest, dann hält der Behandler das Handgelenk des verletzten Armes, dreht den Unterarm nach hinten (Supination) und zieht nach unten, während der Assistent gleichzeitig nach oben zieht.

Während der Behandler den Zug mit seiner Hand am Handgelenk des Patienten aufrechterhält und mit dem Daumen seiner anderen Hand gegen das distale Ende des Humerus legt, drückt er ihn nach hinten und zieht ihn nach vorne oben, während seine anderen Finger das Olecranon halten (Abb. 8.182). Die beiden Hände arbeiten zusammen, um das Ellenbogengelenk langsam zu beugen.

c) Wenn man hört, wie der Humeruskopf in die Pfanne springt, ist das Ziel erreicht.

1.2 Die Repositionen mit dem Kniedruck

Der Patient sitzt. Der Behandler steht auf der Seite des verletzten Arms und hält den Oberarm des verletzten Armes mit einer Hand und das Handgelenk mit der anderen während er einen seiner Füße auf den Stuhl des Patient stellt und sein Knie gegen den anterioren Teil des verletzten Ellenbogens drückt (Abb. 8.183).

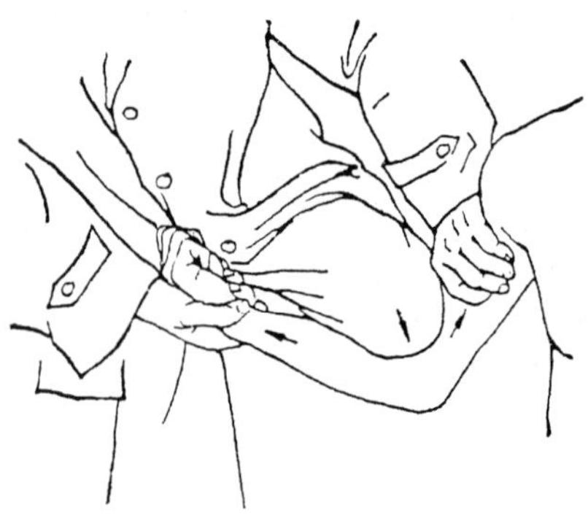

Abb. 8.183

Während seine zwei Hände den Ober- und Unterarm hochziehen, beugt er langsam den Ellenbogen so, dass die Reposition erreicht wird.

2. Luxation des Ellenbogens nach anterior

a) Der Patient sitzt. Ein Assistent fixiert den Oberarm der verletzten Seite und der andere Assistent hält das Handgelenk. Beide ziehen den Ober- bzw. Unterarm zu sich (Ellenbogengelenk wird auseinander gezogen).

b) Der Behandler drückt und presst das untere (distale) Ende des Humerus mit seinen beiden Daumen nach vorne und zieht mit seinen anderen Fingern das obere Ende der Ulnar und des Radius vom vorderen Teil des Ellenbogens zum hinteren Teil des Ellenbogens, um die Reposition zu erreichen.

Fixation

Nach der Reposition sollten alle Gelenke, außer dem verletzten Ellenbogen, welcher fixiert sein muss, frei in Bewegung sein, besonders so, dass das Faustmachen nicht behindert wird. Nach zwei Wochen, wenn Schwellung und Schmerz nachgelassen haben, kann das Funktionstraining mit dem Handgelenk begonnen werden. Nachdem die Fixation abgelöst wurde, sollten aktive Übungen mit dem Ellenbogengelenk gemacht werden. Eine kräftige passive Manipulation wie etwa Ziehen, Dehnen oder Drehen ist nicht erlaubt.

Tuina und Energiespender

Die Verfahren sind wie bei der Epicondylitis radialis humeri anzuwenden.

Rezeptur und Akupunktur: s.S. 180.

Kapitel XVIII: Erkrankungen der oberen Extremität

Diese Verletzungen treten sehr häufig auf. Sie gehören in der chinesischen Medizin zur Orthopädie. Sie können auftreten, wenn durch ein Trauma Luxationen bewirkt werden. Oder aber durch Überdehnen der Sehnen oder Muskeln eines Gelenks aufgrund einer falschen Bewegung. Weitere Ursachen sind Überlastung, rezidivierende Mikrotraumen und frühzeitige degenerative Veränderungen. Der chinesische Orthopäde behandelt sie vorwiegend mit Akupunktur und Tuina. Bei der Behandlung ist außer auf die lokalen Schmerzbefunde auch auf die Lage der Foramina und der Leitbahnen zu achten. Beide Methoden in der verletzten Gelenk- und Weichteil-Behandlung sind aufgrund ihrer hohen Wirksamkeit in China seit Jahrtausenden weit verbreitet.

Schulterschmerz

Diese Störung entspricht nach Auffassung der westlichen Medizin Periarthritis humero-scapularis, Supraspinatussyndrom, Biceps-longus-Syndrom.

Krankheitsmechanismus

Das Humeruskapulargelenk ist das beweglichste, allerdings auch instabilste Gelenk des Körpers. Eine Muskel-Sehnen-Manschette übernimmt die Bewegungsführung, während die weite und dünne Gelenkkapsel nur durch schwache Bänder verstärkt wird. Weil diese Stelle stark belastet ist, tritt die degenerative Veränderung oft frühzeitig auf. Die beschriebenen degenerativen Schäden können lange Zeit unbemerkt bleiben. Zahlreiche endogene und exogene Faktoren wie z.B. Depletion des Orbis, Stasen des Qi und Xue, Algor ventus oder Algor humor Affektionen, Traumata oder nach einem Trauma Folge einer Ruhigstellung sind jedoch in der Lage, akut exudative oder chronisch proliferative Entzündungen im angrenzenden Gewebe auszulösen. Sie spielen sich ab an der Sehne des M. supraspinatus, an der Bursa subacrominalis, an der Vagina synovialis der langen Bizepssehne, im Bereich der Fascien und dem dazwischen liegenden lockeren Bindegewebe der Rotatorenman-schette sowie der Gelenkkapsel. In den Gleitschichten des periartikulären Gewebes kommt es zu Verklebungen und Schrumpfungen unter dem Bild einer schmerzhaften Schultersteife.

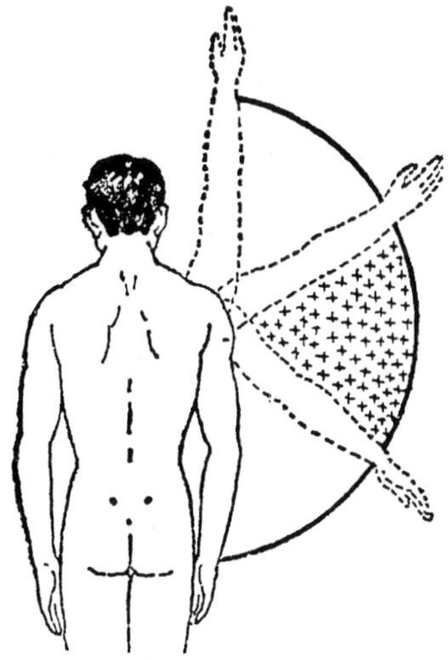

Abb. 8.184

Diagnose

Zu Beginn empfindet der Patient im Bereich der affizierten Schulter einen diffusen Schmerz, Kälteempfindlichkeit. In einem fortgeschrittenen Stadium kann dieser Schmerz auch in den Hals und in den Arm ausstrahlen und weiter zunehmen. Im Endstadium kommt es zu Adhäsionen innerhalb des Schultergelenks, so dass dieses völlig versteift wird, wobei dann die Schmerzempfindungen nachlassen.

a) Supraspinatussyndrom: Hierbei treten Schmerzen vor allem an der Außenseite der Schulter auf und dort, wo die Sehne am Humerus anfängt, zeigt sich eine erhöhte Druckempfindlichkeit. Auch nimmt die Schmerzempfindlichkeit bei Seithebung des Armes von 60 bis 120 Grad zu. Wird dieser Winkel überschritten, so zeigen sich nach einiger Dauer der Bewegung keine weiteren Folgen (Abb. 8.184).

b) Periarthritis humero-scapularis: Hier treten Schmerzen diffus in der ganzen Umgebung des Schultergelenks auf, die nachts und in der Ruhe zunehmen, desgleichen besteht eine aktive und passive Bewegungseinschränkung.

c) Biceps-longus-Syndrom: Dabei werden Druckempfindlichkeit sowie allgemeiner Schmerz an der vorderen Schulterpartie wahrgenommen. Bizepsanspannungsschmerz bei Abduktion, Streckung und Innenrotation.

Behandlung

Akupunktur und Energiespender

Foramina: Di 15, Dü 9, Dü 15, G 21, IT Dü, Lu 1, auch Schmerzempfindlichkeitspunkt.

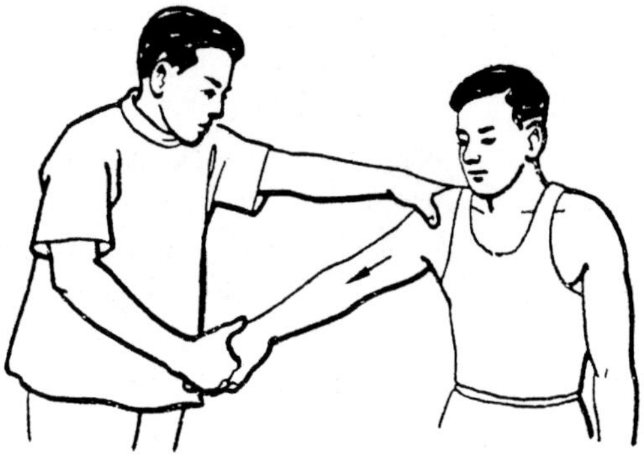

Abb. 8.185

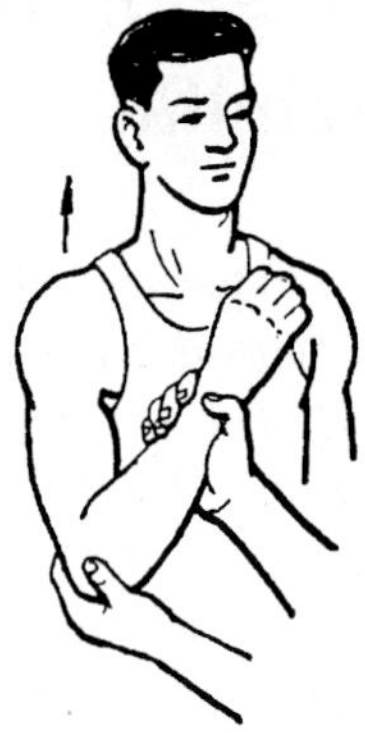

Abb. 8.189

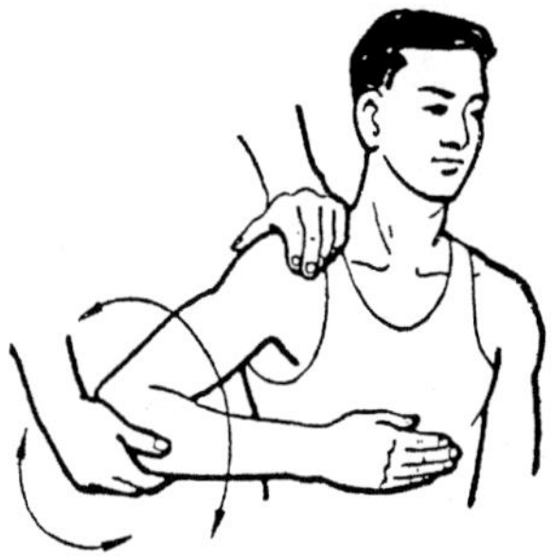

Abb. 8.186

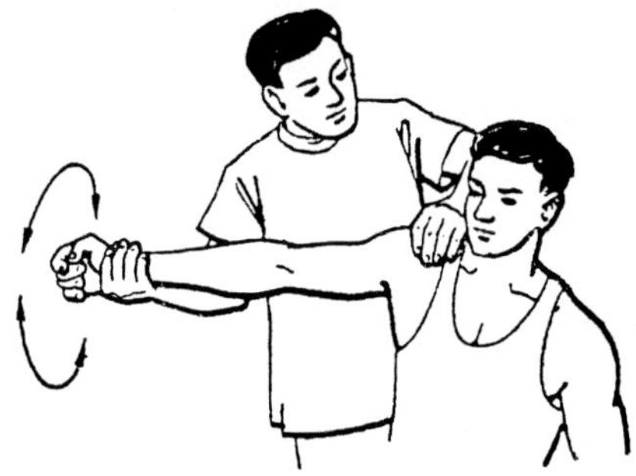

Abb. 8.190

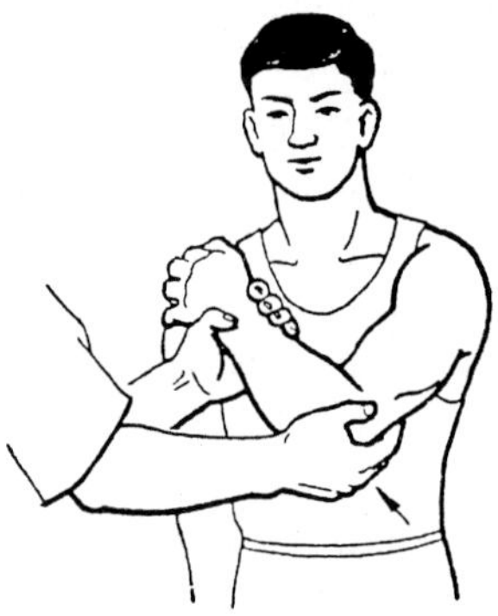

Abb. 8.187

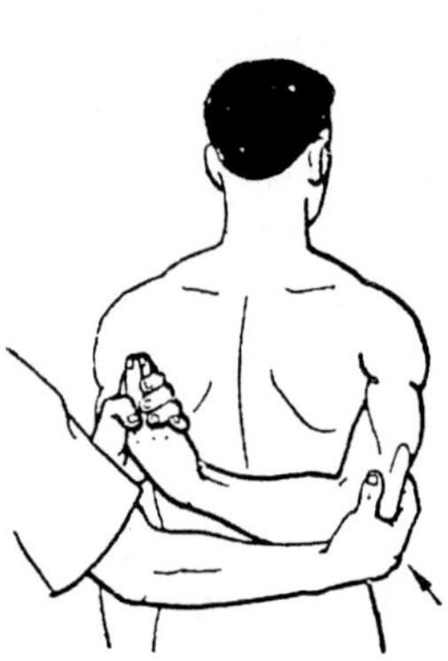

Abb. 8.188

Tuina: In den Anfangsstadien der Erkrankung, die von intensiven Schmerzen begleitet werden, sind lokal behutsame Manipulationen angezeigt, durch welche der Fluss des Qi in den Leitbahnen, eine Animatio Xue und mithin eine Schmerzlinderung bewerkstelligt werden. In einem fortgeschrittenen Stadium der Erkrankung sind sehr intensive Manipulationen erforderlich wie Perkussion, Eduktion und Agitation, um vorhandene Verhärtungen und Adhäsionen zu lösen und die Beweglichkeit des Gelenks wiederherzustellen.

Am sitzenden Patienten: Der Behandler wendet, seitlich vom Patienten stehend, am Vorderrand der Schulter oder am inneren oberen Rand der Schulter zunächst eine Pression an und bestreicht damit das Gebiet mehrmals. Diese Tuina-Maßnahmen sind vor allem auf Di 15 gerichtet. Gleichzeitig versucht er mit der zweiten Hand den Arm passiv zu abduzieren (Abb. 8.185).

Am sitzenden Patienten: Der Behandler hält den Ellbogen des affizierten Arms fest und rudikuliert mit der anderen Hand die Außen- und Rückseite des Schultergelenks hinab. In Verbindung damit führt er eine Kompression und Prehension der Foramina Di 15, Dü 9 aus und versucht dabei gleichzeitig den Arm passiv zu abduzieren (Abb. 8.186) und zu adduzieren (Abb. 8.187).

Am sitzenden Patienten stellt sich der Behandler hinter diesen, rudikuliert und pressiert dessen Halsmuskulatur und das Gebiet des Schulterblatts; zwischendurch übt er Prehension und Kompression auf die Foramina G 21, Dü 11 aus und bemüht sich im gleichen Augenblick um eine passive Retroflexion (Abb. 8.188) und Elevation (Abb. 8.189) des Arms. Sodann wendet er am gesamten Schultergelenk Agitation, Perfrikation und Quassation (Abb. 8.190) an. Die Manipulation und Foramina hängen von verschiedenen Symptomen ab.

1. Bei Supraspinatussyndrom und Bursitis subacromialis kann man die soeben aufgezählten Manipulationen durchführen. Anschließend sollte eine besonders intensive Kombination von Kompression und Pression an den Foramina Di 15, G 21 und an allen druckempfindlichen Punkten angewendet werden. Dieses Verfahren wird mehrmals wiederholt.

2. Bei Periarthritis humero-scapularis, und Biceps-longus-Syndrom kann man die soeben aufgezählten Manipulationen durchführen. Anschließend sollte eine besonders intensive Kombination von Kompression und Pression an den Foramina Di 15, Lu 1, Dü 9 und an allen druckempfindlichen Punkten angewendet werden. Dieses Verfahren wird mehrmals wiederholt.

Behandlungsfolge: Der Patient bekommt jeden 2. Tag eine Behandlung. Eine Behandlungsreihe besteht aus 12 bis 15 Behandlungen.

Selbst-Tuina mit dem Gecko-Ball: Rollen am Schultergürtel. Rollen am Schultergelenk. Rollen an der Oberarm-Außenseite.

Epicondylitis Radialis Humeri

Krankheitsmechanismus

Als Ursache der Epicondylitis radialis humeri gelten Abnutzungserscheinungen an den Sehnen und ihren Insertionsstellen. Kleinflächige Ansätze kräftiger Muskeln sind über eine Faserknorpelzone am Knochen verankert. Durch unterschiedliche übermäßige Beanspruchung z. B. Tennisspielen oder Algor venti und Humor-venti-Heteropathien kommt es zu einer Blockierung der Leitbahnen in der Ellenbogengegend. Diese führen dort zu Elastizitätsveränderungen und Stasen des Qi und Xue.

Diagnose

Die Patienten klagen meist im Anschluss an wiederholte Überanstrengungen über Schmerzen an den Ursprungsstellen der Sehnen an den Epicondylen des Humerus. Neben einer umschriebenen Druckschmerzhaftigkeit des Epicondylus und der dort ansetzenden Muskulatur werden Schmerzen bei Belastung und passiver Dehnung der betroffenen Sehnen angegeben. In chronischen Fällen können knöcherne Reaktionen auftreten, die bei der Epicondylitis ulnaris unter Umständen zu einer Irritation des Ellennerven führen können.

Behandlung

Akupunktur und Energiespender: Alle druckempfindlichen Punkte, ferner Di 11, Di 10, Di 9, Di 8, Di 6, Di 4.

Tuina: Der Patient sitzt und zeigt den Unterarm der

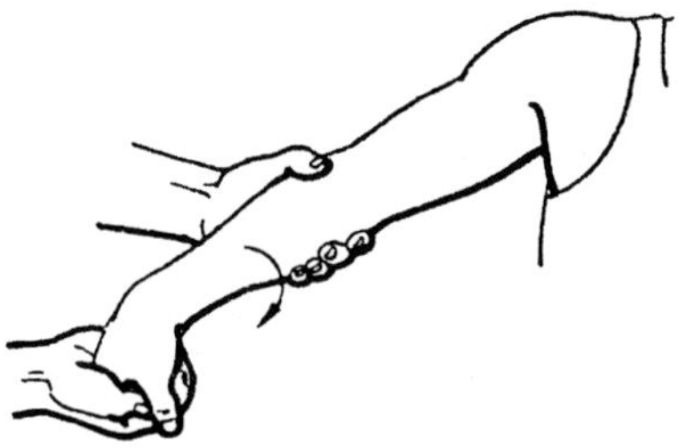

Abb. 8.191

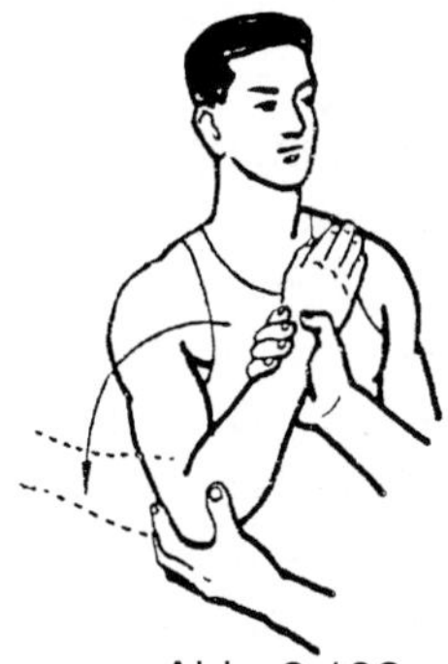

Abb. 8.192

erkrankten Extremität, ihre Außenseite nach oben. Der Behandler beginnt mit einer Kombination von Pression und Kompression entlang an den Foramina Di 11, Di 10, Di 8, Di 9, Di 6, Di 4 (Abb. 8.191). Dieses Verfahren besonders intensiv, wenn eine schmerzempfindliche Stelle und Foramen Di 11 auf sich aufmerksam machen, gegebenenfalls auch mit einer Rudikulation, dies etwa 8 bis 10 Minuten lang. Anschließend findet eine Perfrikation an dem Epicondylus statt, bis eine Rötung und Erwärmung der Haut eingetreten ist. Zum Schluss wendet der Behandler am Ellenbogen eine Agitation (Abb. 8.192) und Interfrikation an.

Behandlungsfolge: Der Patient bekommt jeden 2. Tag eine Behandlung. Eine Behandlungsreihe besteht aus 5 bis 8 Behandlungen.

Selbst-Tuina mit dem Gecko-Ball: Rollen an der Ellenbogen-Außenseite.

Verletzungen des Handgelenks

Krankheitsmechanismus

Die Verletzungen des Handgelenks resultieren aus einem plötzlichen Schlag, dem das Handgelenk ausgesetzt ist oder durch Drehung, Beugung, Dehnung und seitliche Biegung über das normale Maß hinaus, ebenso durch extremes Tragen oder, wenn das Gelenk zu stark beansprucht wird und häufig ermüdet. Dies verursacht eine Verletzung der Sehnen und Bänder um das Handgelenk.

Diagnose

Bei Verletzungen des Handgelenks halten sich in der Regel die Schmerzen in Grenzen. Sie treten zumeist nur auf, wenn das Gelenk sehr stark in eine bestimmte Richtung flektiert wird. Ähnliches gilt für Schwellungen. Das fast immer vorhandene Zeichen ist hingegen die Kraftlosigkeit bzw. das Schwächegefühl im Gelenk.

Diagnostische Abgrenzungen

Die anatomische Struktur des Gelenks ist sehr umfassend und es gibt zahlreiche traumatische Verletzungen. Deshalb muss in der klinischen Praxis sehr genau unterschieden werden zwischen der Handverstauchung und Radiusfraktur, Skaphoidfraktur, Lunatumluxation und perilunärer Luxationsfraktur. Wenn eine der oben erwähnten Frakturen oder Luxationen vorliegt, sollte eine orthopädische Reposition durchgeführt werden.

Behandlung

Akupunktur und Energiespender: Foramina Di 4, KS 6, KS 7, H 7, Dü 5.

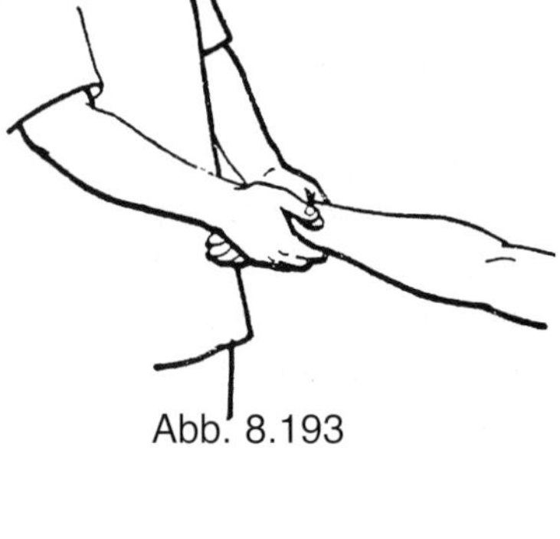

Abb. 8.193

Tuina: Mulsion des Handgelenks (Abb. 8.193), Agitation des Handgelenks, Prehension von Di 4, KS 6, KS 7, Dü 5.

Tuina-Maßnahmen können erst dann angewandt werden, wenn die Schwellung zurückgegangen ist.

Behandlungsfolge: Der Patient bekommt jeden 2. Tag eine Behandlung. Eine Behandlungsreihe besteht aus 5 bis 8 Behandlungen.

Selbst-Tuina mit dem Gecko-Ball: Rollen am Unterarm und an der Hand.

Verletzungen des Fingergelenks

Krankheitsmechanismus

Häufig Sportverletzung. Einfache Distorsionen verursachen Bandrupturen, besonders an den proximalen Interphalangealgelenken. Nach der Verstauchung kommt es zu einer Stase des Qi und Xue sowie Blockierung der Leitbahnen, oft hartnäckige Beschwerden.

Diagnose

Die Umgebung des verletzten Gelenks ist geschwollen, es bestehen starke lokale Schmerzen, die Bewegungsfähigkeit kann sehr eingeschränkt sein. Ist das Ligament am betroffenen Fingergelenk völlig gerissen, so kann der Finger in untypischer Weise zur Seite gebogen sein. Ist überdies auch die Gelenkkapsel eingerissen, so ist diese seitliche Abweichung noch deutlicher.

Behandlung

Akupunktur und Energiespender: Foramina Di 4, KS 6.

Tuina: Zunächst muss durch Eduktion das verletzte Gelenk gestreckt werden. Anschließend wird lokal depsiert. Die Tuina ist nur für Bandläsion oder Teilruptur geeignet. Wenn der Verdacht auf eine vollständige Ruptur besteht, ist Tuina kontraindiziert!

Behandlungsfolge: Der Patient bekommt jeden 2.Tag eine Behandlung. Eine Behandlungsreihe besteht aus 8 bis 10 Behandlungen.

Selbst-Tuina mit dem Gecko-Ball: Rollen an der Hand.

Stenosierende Tendovaginitis

Krankheitsmechanismus

Tendovaginitis ist eine Stase des Qi und Xue und Blockierung der Leitbahnen oder eine trockene, fibrinöse Entzündung mit Verdickung und Schrumpfung der Sehnenscheiden. Sie befällt vor allem die Sehnen an der Streckseite von Unterarm und Handgelenk; in der Regel als Folge einer Überbeanspruchung, also mechanisch entstanden und unterhalten. Sie kann auch im Zusammenhang mit allgemeinen Dystrophien und Ernährungsstörungen auftreten, also als Repletion des Xue. Sie kann auch Algor humor affizieren.

Diagnose

Es treten Schmerzen am Rücken des Handgelenks und seitlich an der Speiche auf, sowie in der Umgebung des Daumens; diese Stelle ist dann auch druckempfindlich. Die Schmerzen können distal bis in die Finger und proximal bis in den Unterarm ausstrahlen. Die Adduktion und Abduktion des Daumens erscheint eingeschränkt; auch verliert der Daumen an Kraft. Bei Bewegungen des Daumens hat der Patient am Processus radii das Gefühl einer Reibung oder sogar eines reibenden Geräuschs.

Behandlung

Akupunktur und Energiespender: Foramina Di 4, Di 5, Di 6, Lu 7.

Tuina: Der Patient sitzt und stützt den Unterarm der erkrankten Extremität so auf einem Kissen ab, dass ihre Außenseite nach oben zeigt. Der Behandler wendet auf dem erkrankten Situs eine Kombination von Kompression und Mulsion, u. U. auch Pression oder Rudikulation an. Während dieser Manipulationen lässt er den Patienten das Handgelenk in Richtung auf die Ulnarseite flektieren. Anschließend wird eine Agitation des Handgelenks durchgeführt. Zum Schluss wendet der Behandler eine Perfrikation der behandelten Teile, u. U. auch Applikation heißer Kompressen an.

Behandlungsfolge: Der Patient bekommt jeden 2. Tag eine Behandlung. Eine Behandlungsreihe besteht aus 8 bis 10 Behandlungen.

Selbst-Tuina mit dem Gecko-Ball: Rollen an der Hand.

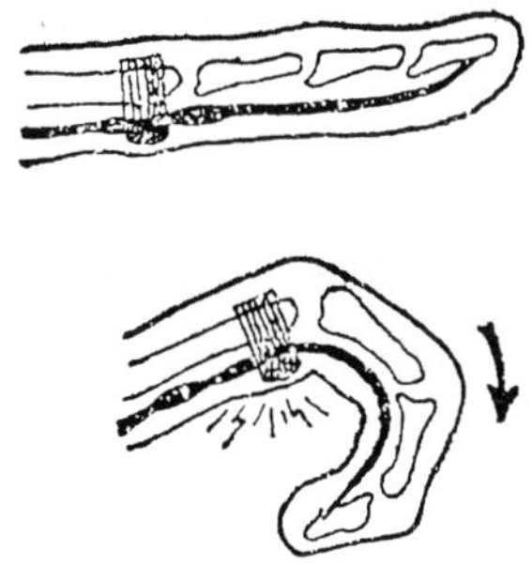

Abb. 8.194

Tendinitis am Finger (Schnellender Finger)

Krankheitsmechanismus

Hierbei handelt es sich um stenosierende Veränderungen der Sehnenscheiden der Fingerbeuger oder des Daumenbeugers, meist in Höhe der Grundgelenke (Abb. 8.194). Bedingt durch chronische Reize und manuelle Überbeanspruchung ist der Finger so weit geschädigt, dass sich seine Energie nicht im erforderlichen Maße bewegen kann. Es kommt zu Stockungen in den entsprechenden Leitbahnen. Es entsteht durch die Verdickung der Sehne und damit relative Verengung der Sehnenscheide an einzelnen Stellen. Dies äußert sich darin, dass die Sehnen selbst spindelförmig aufgetrieben sind.

Diagnose

Wenn der Patient die Finger krümmt, bleibt der affizierte Finger in einer bestimmten unvollkommenen Flexion hängen. Wird die Flexion mit Gewalt weitergeführt, kann es zu einem knackenden Geräusch kommen, das im Gelenk entsteht oder dort empfunden wird. Ein ähnliches Phänomen tritt auf, wenn die Finger anschließend wieder gestreckt werden. Dieser Zustand ist besonders nach dem Erwachen aus dem Schlaf oder nach einer Arbeit auffällig.

Behandlung

Akupunktur und Energiespender: Foramina Dü 3, KS 6.

Tuina: In der Umgebung des befallenen Situs wird die Depsation angewandt. Anschließend erfolgt eine Eduktion. Diese geschieht indem der Behandler den entsprechenden Finger mit Daumen und Zeigefinger fasst und kräftig auszieht. Zum Schluss folgt eine lockere Agitation des behandelten Fingers.

Behandlungsfolge: Der Patient bekommt jeden 2 Tag eine Behandlung. Eine Behandlungsreihe besteht aus 8 bis 10 Behandlungen.

Selbst-Tuina mit dem Gecko-Ball: Rollen an der Hand.

Ganglien

Krankheitsmechanismus

Ganglien (Überbeine) bilden als Herde mukoider Bindegewebsdegeneration Zysten (Abb. 8.195). Bei strittiger Pathogenese besteht eine auffällige Beziehung zu Sehnenscheiden und Gelenken. Die Außenwand einer Bursa besteht aus dem Fibrillargewebe, die Innenwand aus weiß glänzender, glatter Schleimhaut. Die Bursa ist mit gelatinöser Synovialflüssigkeit gefüllt. In 70 Prozent beim weiblichen Geschlecht vorkommend sind meist junge Erwachsene betroffen. Typische Lokalisationen sind das Handgelenk, meist die Streck-, seltener die Beugeseite. Betroffen sind auch die Kniegelenksgegend und der Fußrücken.

Diagnose

Zumeist tritt die Schwellung der Ganglien allmählich auf, wobei sich die Hautoberfläche an der Stelle spannt und glänzend hell verfärbt. Unter dem Druckgebiet findet man eine elastische, weiche Schwellung. Auf der Unterlage ist diese nicht verschiebbar.

Behandlung

Akupunktur und Energiespender: Foramina örtlich im Bereich des Ganglien.

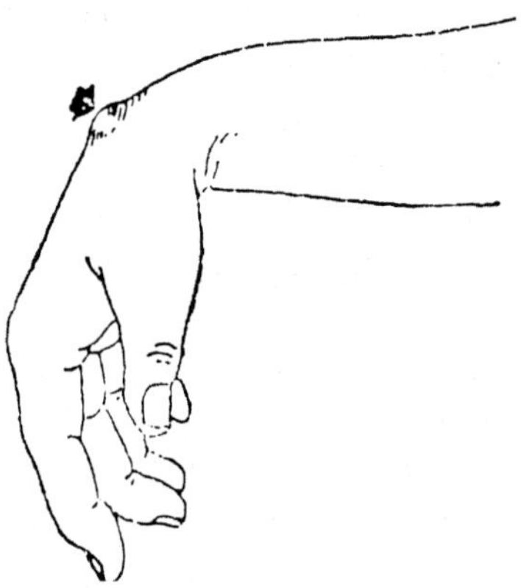

Abb. 8.195

Tuina: Zunächst wird der Bereich des Ganglion kompressiv-mulsiv behandelt, bis eine leichte Hyperämie festzustellen ist. Anschließend wird der gleiche Bereich kompressiv perprimiert, um das mukoidere am Ganglion zu zerteilen. Schließlich wird auf die Stelle ein Kompressionsverband angelegt.

Selbst-Tuina mit dem Gecko-Ball: Rollen am Handrücken.

Kapitel XIX: Erkrankungen der unteren Extremität

Das Musculus-piriformis-Syndrom

Heutzutage ist Ischias der häufigste Grund für einen Arztbesuch. Die Ursachen von Ischias sind vielfältig und kompliziert. Nach unserer klinischen Erfahrung ist in 50 Prozent aller Fälle ein verkrampfter M. piriformis die Ursache des Ischias.

Krankheitsmechanismus

Der M. piriformis entspringt in der kleinen Beckenhöhle an der vorderen Fläche des Kreuzbeins. Er setzt an der Spitze des großen Rollhügels am Oberschenkel an und wird durch Nervenäste aus dem Hüftgelenkgebiet versorgt. Der Muskel zieht den Oberschenkel rückwärts und rollt ihn nach außen. Gemeinsam mit der oberen Gesäßschlagader und der oberen Gesäßvene verläuft der obere Gesäßnerv entlang dem Oberrand des M. piriformis. Der untere Gesäßnerv, der Ischiasnerv und der Hüftlochnerv verlaufen zusammen mit der unteren Gesäßschlagader und der unteren Gesäßvene unterhalb des M. piriformis.

Häufig sind aber auch Abweichungen zu beobachten. Hier gibt es zwei typische Formen. Zum einen kann der Ischiasnerv durch den M. piriformis hindurch verlaufen. Zum anderen teilt sich der Ischiasnerv gelegentlich noch innerhalb der Beckenhöhle in seine Endäste, den Nervus tibialis (Schienbeinnerv) und den Nervus fibularis (Wadenbeinnerv), wobei dann der Nervus fibularis den M. piriformis durchdringt und der Nervus tibialis unterhalb des M. piriformis verläuft (Abb. 8.196).

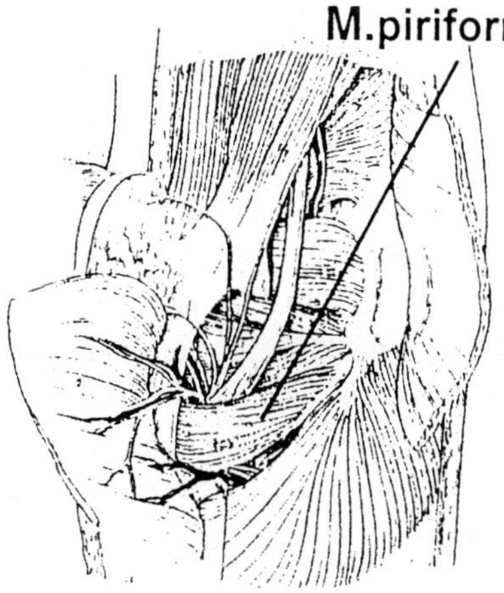

Abb. 8.196

Wenn die Hüfte überanstrengt wird, z. B. durch einseitige Überbelastung, langes und verkrampftes Sitzen vor dem Computer oder im Auto, oder wenn die Gesäßregion mit Kälte in Berührung kommt, zieht sich der M. piriformis zusammen und wird dadurch verkürzt. Normalerweise ist der Ischiasnerv nicht betroffen. Aber bei den zuvor erwähnten Abweichungen wird der Ischiasnerv und der Wadenbeinnerv durch die Kontraktion des M. piriformis gequetscht. Dieses ist dann eine Ursache für eine Ischialgie.

Eine weitere Ursache sind mechanische Verletzungen. Im Stehen wirkt der M. piriformis als Außenrotator und Abduktor. Wenn nun die unteren Extremitäten bei der Abduktion und Außenrotation plötzlich überanstrengt werden, z. B. beim Schneeschaufeln, beim Tennisaufschlag oder wenn man aus der Hockstellung schnell, abrupt aufsteht, dann zieht sich der M. piriformis extrem stark zusammen. Oder der M. piriformis wird überstreckt, wenn es bei den unteren Extremitäten während zu schweren Tragens zur Innenrotation kommen. Dabei wird dem M. piriformis geschadet. Gleichzeitig tritt ein Schutz-Spasmus auf und drückt verstärkt auf das darunter liegende Gewebe und auf die um den M. piriformis liegenden Nerven und Gefäße, besonders auf den Ischiasnerv.

Diagnose

Typisch für das Piriformis-Syndrom ist ein Schweregefühl und dumpfer Schmerz in der Mitte des Gesäßes. Der Schmerz kann entlang den Ischiasnerven in das Bein ausstrahlen, verbunden mit Bewegungseinschränkungen, z. B. Schmerzen beim Treppensteigen und Schwierigkeiten, die Hüfte nach außen zu drehen. Das Gesäß fühlt sich kalt an. Der Schmerz wird sowohl an regnerischen Tagen als auch nach Belastung stärker. Des weiteren verschlimmert sich der Schmerz, wenn der Patient hustet oder während der Stuhlentleerung infolge des intraabdominellen Drucks.

Das M.-piriformis-Syndrom hat bei der Untersuchung drei diagnostische Identifizierungsmerkmale:

1. Die Palpation auf dem M. piriformis ist schmerzhaft und der Muskel ist verhärtet.

2. Führt man bei dem Patienten den Lasegue-Test durch, so hat der Kranke bei einer Anwinkelung des Beines bis 60 Grad starke Schmerzen; diese lassen über die 60 Grad Grenze hinaus nach bzw. werden dann gemildert.

3. Der M.-piriformis-Spannungstest: der Patient liegt

ausgestreckt auf dem Rücken. Der Behandler dreht den Fuß des betroffenen Beines nach innen, um bei dem Hüftgelenk die Innenrotation zu bewirken. Gleichzeitig versucht der Patient gegen diesen Druck den Fuß nach außen zu bewegen. Treten während dieser Anstrengung Schmerzen auf, deutet dieses ursächlich auf eine Schädigung des M. piriformis hin.

Behandlung

Akupunktur und Energiespender: Foramina: die verschiedenen druckempfindlichen Punkte in der Gesäßgegend, ferner G 30, G 29, G 31, B 36, B 40, B 54, B 58.

Tuina: 1. Am Patienten in Bauchlage: Zunächst führt man eine Rudikulation oder Frikation mit dem Handteller an der Gesäßmuskulatur durch, um diese zu entspannen, anschließend führt man eine kräftige, aber langsame Kompression mit dem Daumen oder der Spitze des Ellbogens auf dem M. piriformis durch und auch auf F 30, F 29, sowie auch auf den druckempfindlichen Punkten, die mehrmals zu wiederholen ist und sich über 4 bis 8 Minuten erstrecken kann.

2. Passive Bewegungen der Hüften

a) Beim Patienten in Bauchlage. An diesem sind eine Retroflexion des Oberschenkels und kreisende Bewegung der unteren Extremität vorzunehmen.

b) Beim Patienten in Seitlage. An diesem sind eine Flexion von Knie und Hüfte und Retroflexion des Beines vorzunehmen (Abb. 8.197).

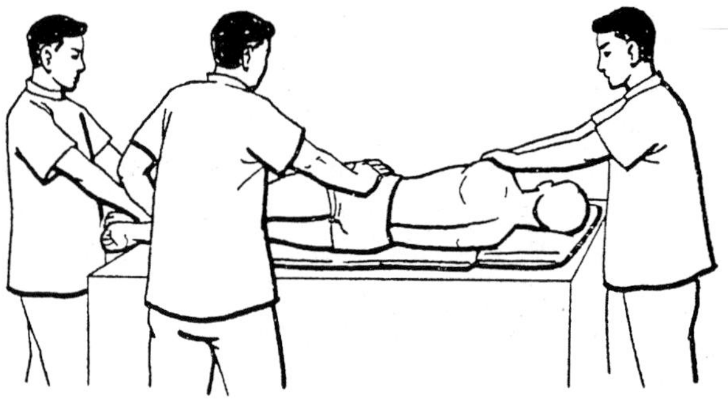

Abb. 8.197

c) Beim Patienten in Rückenlage. An diesem sind eine Agitation des Hüftgelenks und eine lange schräge Traktion vorzunehmen.

3. Wenn bei einem Patienten starke Schmerzausstrahlungen in die unteren Extremitäten bestehen, kann man die soeben aufgezählten Manipulationen durch begleitende Rudikulation, Kompression, Perfrikation der Foramina G 31, B 36, B 40, B 58 unterstützen.

Behandlungsfolge: Der Patient bekommt jeden zweiten Tag eine Behandlung; Eine Behandlungsreihe besteht aus 10 Behandlungen. Der Abstand zwischen zwei Behandlungsreihen sollte 3 bis 5 Tage betragen.

Training

Auf dem Rücken liegend, Schultern und Lendenwirbelsäule flach am Boden, das Bein der schmerzenden Körperseite beugen, Knie auf Hüfthöhe heben und über das gestreckte Bein kreuzen, Fuß beim Knie aufsetzen. Vorsichtig das Knie Richtung Boden ziehen. Diese Übung mindert den Druck des Piriformismuskels auf den Ischiasnerv.

Selbst-Tuina mit dem Gecko-Ball: Rollen an G 29, G 30, Schieben nach oben und unten oder Schieben nach links und rechts an G 29, G 30. Klopfen mit gleichzeitiger Hüftbewegung.

Meniskusschäden

Der Meniskusschaden geschieht vorwiegend bei jugendlichen Menschen, beim Kind ab etwa 12. Altersjahr aber auch im Alter.

Krankheitsmechanismus

Zwischen die Gelenkkörper sind der laterale, ringförmige und der mediale halbmondförmige, mit dem Seitenband verwachsene Meniskus eingeschaltet. Der mediale Meniskus ist weniger verschiebbar gelagert, da er mit dem medialen Seitenband verwachsen ist. Aus diesem Grunde ist er häufiger verletzt als der laterale. Die Meniskuszerreißung kann Folge einer indirekten Gewalteinwirkung (Verdrehung des Oberschenkels gegen fixierten Unterschenkel oder umgekehrt, insbesondere dann, wenn unter der Verdrehung das Knie aus der Beuge in die Streckstellung überführt wird) oder Folge einer direkten Einwirkung (Trauma mit Fraktur der angrenzenden Gelenkflächen oder traumatische Kniegelenkluxation) sein. Nach der Form der Meniskuszerreißung werden Korbhenkelriss (Gelenkblockierung häufig), partielle Längsrisse, Querrisse und traumatische Lösungen der Meniskusbasis von der Gelenkkapsel (Zerreißung von Blutgefäßen und daraus folgend Hämarthrose) beschrieben. Die durch zerrissenen Meniskus entstandene Inkongruenz und damit verbundene Spitzenbelastung der Gelenkflächen, aber auch inadäquate Belastung der

Gelenkflächen nach Meniskektomie können zur Gonarthrose führen.

Diagnose

a) Unfallanamnese! Gelenkblockade, wiederholte Einklemmungen, Gelenkerguss, Hämarthrose. Bewegungshemmung, insbesondere Streckhemmung mit blitzartig einschießendem Schmerz im Bereich. Oftmals wird rezidivierendes Schnappen im Gelenk geschildert. Direkter Druckschmerz am Gelenkspalt im Bereich der Meniskuszerreißung.

b) Empfindet der Patient bei Beugung des Kniegelenks und passiver Außenrotation des Unterschenkels Schmerz am medialen Kniegelenkspalt, so spricht dies für einen Innenmeniskusschaden. Schmerz bei Innenrotation am äußeren Kniegelenkspalt spricht für Außenmeniskusschädigung. Wandert ein Druckschmerz am Gelenkspalt von ventral nach dorsal, wenn das Knie aus der Streckung passiv in zunehmende Beugung gebracht wird, so kann dies ebenfalls ein Hinweis auf eine Meniskusschädigung sein.

c) Führt passive Adduktion des Unterschenkels zu Schmerz am medialen Kniegelenkspalt, so spricht dies für eine Innenmeniskusschädigung; führt passive Abduktion zu Schmerz am äußeren Kniegelenkspalt, so spricht dies für eine Außenmeniskusschädigung. Nimmt der Verletzte den Türkensitz ein und gibt er einen Schmerz im medialen Kniegelenkanteil an, wenn der Untersucher einen bodenwärts gerichteten Druck auf das Knie ausübt, so spricht dies für eine Schädigung des Hinterhornes des Innenmeniskus.

d) Bei längerem Bestehen einer Meniskusschädigung kommt es schmerzbedingt zur Schonung des Beines und daraus folgend zur Quadrizepsatrophie, auch oft chronische Synovitis und Gonarthrose.

e) Röntgen bei frischen Verletzungen negativ, bei chronischen Schäden indirekte Zeichen (Raubersche Konsole).

Behandlung

Akupunktur und Energiespender: Foramina: Alle druckempfindlichen Punkte, ferner Reiherkopf, M 35, M 36, MP 6, MP 9, MP 10, B 40, B 57, B 58, Le 7, Le 8, G 33, G 34.

Tuina

1. Akutes Stadium: Im Falle einer frischen Meniskusverletzung, mit Gelenkblockierung (eingeklemmter Meniskus) sollte die Behandlung sehr sanft sein. Am Patienten in Rückenlage: Der Behandler ergreift mit einer Hand das Knie des Patienten, mit der anderen dessen Ferse, beugt das Knie und führt gleichzeitig eine vorsichtige Rotation, Abduktion, Adduktion, Beugung und Streckung durch. Anschließend Ruhigstellung für 3 Wochen.

2. Chronische Stadien

a) Am Patienten in Bauchlage, der Behandler sitzt neben ihm: Zunächst führt man eine Rudikulation an der betroffenen Kniekehle durch. Anschließend führt man eine Pression oder Kompression an den Foramina B 40, B 57, B 58, Le 7, Le 8, MP 6, MP 9, MP 10 durch. Dies etwa 3 bis 5 Minuten lang.

b) Am Patienten in Rückenlage: Man wendet zunächst beidseitig am betreffenden Knie an den empfindlichen Punkten und am Reiherkopf, M 35, Pression an, dies etwa 8 bis 10 Minuten lang. Anschließend wird eine Rudikulation auf den Quadrizeps ausgeübt. Zum Schluss führt man eine Interfrikation an den beiden Knieseiten durch, bis eine Rötung und Erwärmung der Haut eingetreten ist.

c) Agitation des Kniegelenks: Der Behandler ergreift am liegenden Patienten mit der einen Hand das betroffene Knie, mit der anderen dessen Ferse, beugt das Knie und führt gleichzeitig eine ruhige, gleichmäßige, drehende und pendelnde Bewegung des Unterschenkels aus (Abb. 8.198).

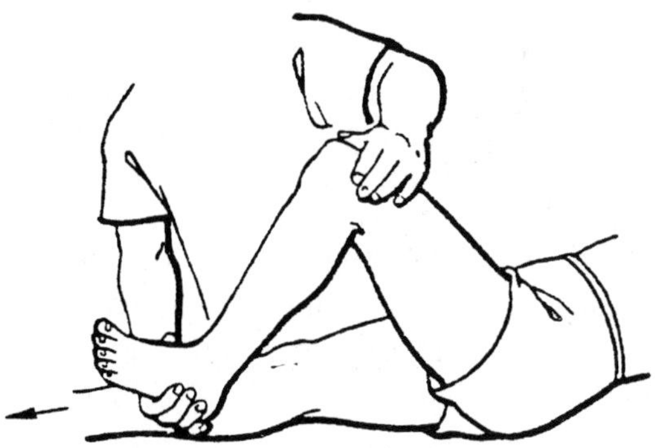

Abb. 8.198

Behandlungsfolge: Der Patient bekommt jeden 2. Tag eine Behandlung. Eine Behandlungsreihe besteht aus 12 bis 15 Behandlungen.

Selbst-Tuina mit dem Gecko-Ball: Rollen an der Kniescheibe. Rollen an der Knie-Innenseite. Rollen an den Waden.

Verletzung der Knieseitenbänder

Krankheitsmechanismus

An den von dem Epicondylus femoris medialis und lateralis zur Medialseite des Tibiakopfes und zum Fibulaköpfchen ziehenden Lig. collaterale mediale und laterale kann es zur Zerrung, Teilzerrung oder vollständigen Zerreißung kommen, wenn das Knie einer entsprechenden Gewalt ausgesetzt wird, z.B. wenn das Kniegelenk leicht gebeugt ist und die Ferse fest auf dem Boden steht, sind die Lig. collaterale mediale und laterale entspannt und das Knie ist instabil.

Bei dieser Stellung kann das mediale collaterale Ligament verletzt werden, wenn das Knie einer entsprechenden Gewalt in Richtung X-Beinstellung ausgesetzt wird. Umgekehrt kommt es zu einer Verletzung des lateral collateralen Ligaments. Klinisch gesehen kommt der 1. Fall (medial collateral) häufiger vor. Nach Knieseitenbänderverletzungen kommt es zu einer Stase von Qi und Xue und im lokalen Bereich zu Stockungen des Energieflusses. Dieses wird in der TCM Shangjin genannt. Sie können zur Gelenkkontraktur und Wackelknie mit Atrophie der Oberschenkelmuskulatur und Arthroseentwicklung führen.

Diagnose

Traumatische Anamnese. Spontanschmerz, evtl. Anschwellung im Verletzungsbereich. Der lokale Druckschmerz liegt meist im Ansatzbereich der Kollateralbänder. Dehnung des betroffenen Beins führt zur Schmerzverstärkung (bei Innenbandschädigung Schmerz am äußeren Kniegelenkanteil bei Adduktion des Unterschenkels). Neben den Schmerzen gibt der Patient oft Unsicherheit im Kniegelenk an. Bei der Festigkeitsprüfung der Seitenbänder (Abduktion und Adduktion des Unterschenkels bei gestrecktem Kniegelenk) ist bei einer Zerrung eine Lockerung der Bandführung nicht erkennbar, bei einer Teilzerreißung ist geringes Federn feststellbar, bei einer vollständigen Zerreißung kann das Kniegelenk aufgeklappt werden.

Behandlung

Akupunktur und Energiespender: Foramina: Alle druckempfindlichen Punkte, ferner MP 10, MP 9, MP 6, M 36, Le 7, Le 8, N 10.

Tuina

Die Tuina ist nur für Bandläsion oder Teilzerreißung mit geringer Aufklappbarkeit geeignet. Wenn der Verdacht auf eine vollständige Zerreißung oder Tibiakopffrakturen besteht, ist Tuina kontraindiziert!

a) Der Patient liegt auf dem Rücken und hält das betroffene Bein ausgestreckt und nach außen gedreht, der Behandler setzt sich seitlich von ihm und premiert die Foramina MP 10, MP 9, MP 6, M 36, Le 7, Le 8, N 10.

b) Mulsion der inneren Seite der Knie 3 bis 5 Minuten lang (Abb. 8.199), und letztlich führt man eine Perfrikation des Knies an den inneren Seiten durch, bis eine Erwärmung der Haut eingetreten ist.

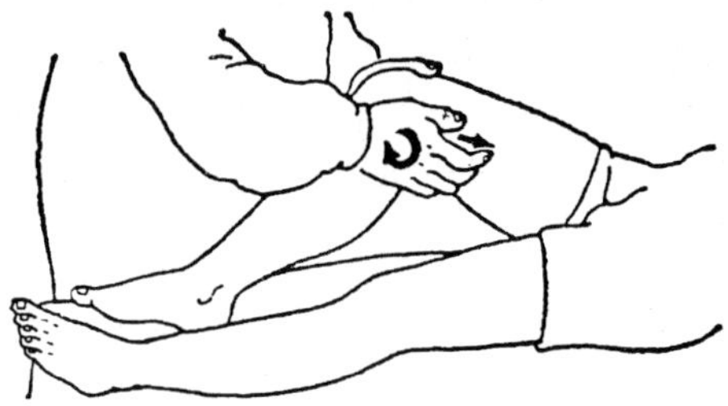

Abb. 8.199

c) In den Anfangsstadien der Verletzung, die von intensiven Schmerzen und offensichtlicher Schwellung begleitet werden, sind lokal behutsame Manipulationen angezeigt, durch welche der Fluss des Qi in den Leitbahnen, eine Animatio Xue und mithin eine Schmerzstillung bewerkstelligt werden. In einem fortgeschrittenen Stadium der Verletzung sind sehr intensive Manipulationen erforderlich wie Pression, Kompression und Agitation (Beugung und Drehung des Kniegelenks), um vorhandene Verhärtungen und Adhäsionen zu lösen und die Beweglichkeit des Gelenks wiederherzustellen und auch um Verwachsungen bzw. Verklebungen im Gelenk vorzubeugen.

d) Klinisch gesehen gibt es selten eine Verletzung des lateral collateralen Lig. dessen klinische Manipulationen ähnlich wie bei der Verletzung des medial collateralen Lig. sind. Die gebräuchlichen Behandlungsmethoden sind auch gleich.

Behandlungsfolge: Der Patient bekommt jeden 2. Tag eine Behandlung. Eine Behandlungsreihe besteht aus 10 bis 15 Behandlungen.

Selbst-Tuina mit dem Gecko-Ball: Rollen an der Kniescheibe. Rollen an der Knie-Innenseite. Rollen an den Waden.

Verletzung der Achillessehne

Verletzung der Achillessehne betrifft meist große, schwere Männer.

Krankheitsmechanismus

a) Bei übermäßiger Beanspruchung. Vorwiegend bei schnellen und einseitigen Kraftleistungen wird die Dehnbarkeit des Sehnengewebes erschöpft, wobei äußere Faktoren wie ungeeignetes Schuhwerk, harter Boden usw. auch eine große Rolle spielen.

b) Degenerative Veränderungen im Sehnengleitgewebe; die Ursache liegt in Stasen des Qi und Xue (Mangeldurchblutung des Gewebes).

Diagnose

a) Anamnetisch: peitschenschlagartiger, rasch abflauender, stichartiger Schmerz. Auch die Ansatzpunkte der Sehnen am Knochen können druckschmerzhaft sein.

b) Schwellung und gelegentliche Überwärmung im Sehnenverlauf. Später tritt häufig eine spindelförmige Auftreibung in der Sehnenmitte auf.

c) Einschränkung der Gebrauchsfähigkeit.

d) Bei einer vollständigen Achillessehnenruptur Ausfall der belasteten Polantarflexion (Zehenstand), Delle und Durchhängen des Fußes beim Knien.

Behandlung

Die Akupunktur und Tuina sind nur für Achillessehnenläsion oder Teilruptur geeignet. Kontraindikation bei Verdacht auf vollständige Ruptur!

Akupunktur und Energiespender: Alle druckempfindlichen Punkte, ferner N 3, N 4, N 7, N 9, B 40, B 57, B 58, B 60 und B 61.

Tuina

a) Am Patienten in Bauchlage: Der Behandler schiebt unter das Fußgelenk des betroffenen Beines ein Kissen. Er wendet zunächst mit langsamem, sanftem und tiefem Druck Verfahren der Rudikulation und Mulsion an, die von B 57 ausgehend in Richtung auf die Fersen voranschreiten und von dort mehrmals zum Ausgangspunkt zurückkehren; dies etwa 3 bis 5 Minuten lang. Anschließend wird eine Kombination von Pression und Prehension auf die beiden Seiten der Achillessehne ausgeübt. Sodann führt man eine Pression und Kompression an den Foramina N 3, N 4, N 7, N 9, B 40, B 57, B 58, B 60 und V 61 durch – dies etwa 5 bis 8 Minuten lang. Zum Schluss findet eine Perfrikation der Achillessehne und Flanken statt, bis eine Rötung und Erwärmung der Haut eingetreten ist.

b) Am Patienten in Rückenlage: Der Behandler ergreift mit der einen Hand den Fuß von der Fersenseite her, mit der anderen die Zehenpartie und führt eine langsame, sanfte, gleichmäßig drehende Pendelbewegung aus. Zum Schluss führt man eine Interfrikation an den Waden durch, bis eine Erwärmung der Haut eingetreten ist (Abb. 8.200).

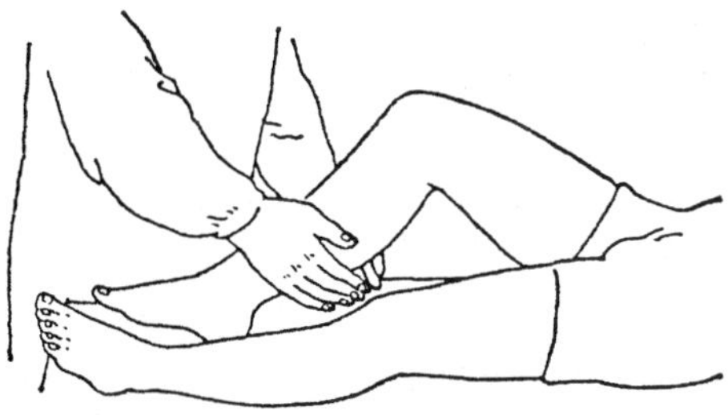

Abb. 8.200

Behandlungsfolge: Der Patient bekommt jeden 2. Tag eine Behandlung. Eine Behandlungsreihe besteht aus 10 bis 15 Behandlungen.

Selbst-Tuina mit dem Gecko-Ball: Rollen an den Waden. Rollen an der Achilles-Sehne.

Verletzungen des Sprunggelenks

Krankheitsmechanismus

Verletzungen des Sprunggelenks entstehen in der Regel beim Ausrutschen und Hinstürzen durch einen kombinierten Mechanismus von Stauchung, Biegung, Drehung und Zug, z.B. wenn jemand einen unsicheren Schritt auf unebenem Boden macht, verlagert sich sein Gewicht auf den gebeugten Mittelfuß, entsprechend dem Ungleichgewicht seines Körpers. In diesem Moment ist das Gelenk in einem unstabilen Zustand. Wenn es nun plötzlichem Druck ausgesetzt ist, dreht es sich übermäßig nach innen oder außen. Dieses verursacht Zerreißen des lateralen oder medialen Ligamentums. Klinisch gesehen sind die Fälle, wo es zu Verletzungen des lateralen Lig. kommt, häufig.

Diagnose

Am Vorder- und Unterrand des Malleolus laterale treten diese Schmerzen auf, auffällig ist auch die Druckempfindlichkeit an dieser Stelle. Es können gleichzeitig auch Schmerzen am inneren Malleolus auftreten, die jedoch geringer sind, als die am äußeren. Schwellung an der Außenseite des Gelenks. Im Allgemeinen kann der Patient weder das Gelenk belasten noch laufen. Wird der Fuß auch nur geringfügig nach innen oder außen flektiert, ruft dies heftige Schmerzen hervor.

Behandlung

Akupunktur und Energiespender Foramina: M 36, G 34, G 39, B 57, G 40, B 60, M 41.

Tuina

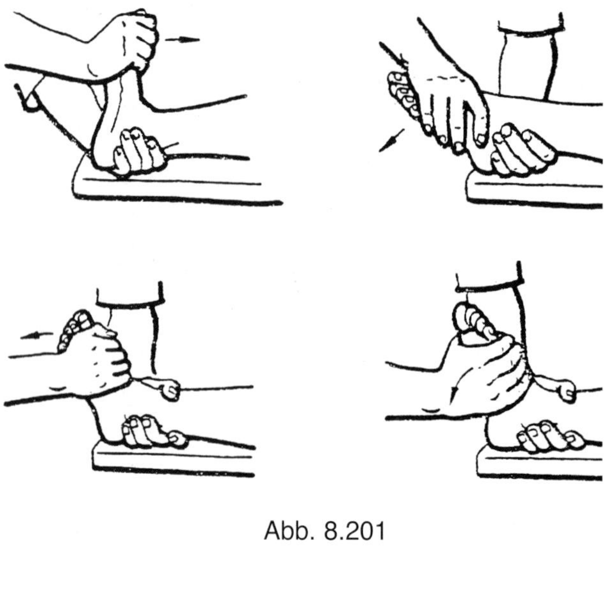

Abb. 8.201

a) Der Patient sitzt oder liegt auf dem Rücken. Der Behandler beginnt mit einer Kombination von Kompression und Mulsion um und an den affizierten Stellen in der Gegend des Knöchelgelenks; außerdem wendet er Kompression und Mulsion vom Knie herab bis zum Knöchelgelenk wiederholt an.

b) Kompression wird auf die Foramina M 36, G 34, G 39 ausgeübt und eine Prehension am Foramen B 57.

c) Die Kombination von Pression und Mulsion am affizierten Situs des Malleolus laterale wird mit äußerster Behutsamkeit angewendet.

d) Sobald durch die vorangehenden Maßnahmen die lokalen Schmerzen etwas abgeklungen sind, kann eine Agitation des Knöchelgelenks versucht werden (Abb. 8.201). Die Tuina ist wirksam bei reinen Verletzungen des Lig. oder bei teilweisen Abrissen von Sehnen. Um einen komplizierten Bruch oder eine Fehlstellung zu behandeln, ist die Tuina kontraindiziert.

e) Im akuten Stadium der Verletzung, innerhalb von 24 bis 48 Stunden, sollte die Manipulation sanft und behutsam sein. Die Foramina sollten besonders weit von der Verletzungsstelle entfernt ausgewählt werden, um Blutungen des verletzten Gefäßes zu vermeiden.

f) Im späteren Stadium ist eine kräftigere Manipulation erforderlich. Im Falle des Auftretens von Verklebungen und Fehlfunktionen im Sprunggelenk sollte die Verklebung durch eine stärkere Manipulation gelöst werden, um die Wiederherstellung des Gelenks zu fördern.

Behandlungsfolge: Der Patient bekommt jeden Tag eine Behandlung. Eine Behandlungsreihe besteht aus 10 bis 15 Behandlungen.

Selbst-Tuina mit dem Gecko-Ball: Rollen an der Knöchel-Außenseite.

Fersensporn

Krankheitsmechanismus

Es handelt sich um eine spitze, dornartige Ausziehung am Processus medialis des Kalkaneus. Diese Ausziehung ist zehenwärts gerichtet und entsteht durch Zug der dort entspringenden Fußmuskeln (M. flexor digitorum brevis und M. abductor hallucis) sowie der Plantaraponeurose meist durch das Abflachen des Längsgewölbes. Äußere Faktoren, wie das Tragen von zu engen unbequemen Schuhen, die einen ständigen Druck auf die Ferse und die Fußsohlensehnenplatte ausüben, spielen auch eine große

Rolle. Die Beschwerden sind aber nicht proportional zu der Größe dieses Sporns, sondern bedingt durch Überlastung oder Algor-Heteropathien und führen zu einer lokalen Stase des Qi und Xue. Aber auch nach Überanstrengung oder langer Krankheit wird das Nieren-Qi geschmälert. Dem Orbis fehlt es an Dynamik, der Muskelbereich wird nicht ausreichend durchwärmt.

Diagnose

Umschriebene Druckempfindlichkeit über dem Ansatz der Aponeurose. Die Schmerzen sind besonders stark morgens nach dem Aufstehen, im Laufe des Tages lassen sie etwas nach, abends sind die Schmerzen jedoch fast unerträglich. Die Beschwerden entstehen oft spontan, oft nach chronischer Überlastung, es treten selten Druckschmerz über dem Sporn und Belastungsschmerz der Ferse beim Aufsetzen auf.

Behandlung

Akupunktur und Energiespender: Alle druckempfindlichen Punkte, ferner N 1, N 2, N 3, MP 4, MP 6, M 36.

Tuina

Am Patienten in Bauchlage: Der Behandler schiebt unter das Fußgelenk des betroffenen Beines ein Kissen. Er wendet zunächst mit langsamem und tiefem Druck Verfahren der Pression und Kompression an, die von der Ferse entlang der Plantaraponeurose abwärts voranschreiten und sich über 5 bis 8 Minuten erstrecken können. Anschließend führt man eine Pression an den Foramina N 1, N 2, N 3, MP 4, MP 6, M 36 und besonders an den druckempfindlichen Punkten durch, dies etwa 8 bis 10 Minuten lang. Zum Schluss findet eine Perfrikation der Plantaraponeurose statt, bis eine Rötung und Erwärmung der Haut eingetreten ist.

Behandlungsfolge: Der Patient bekommt jeden 2. Tag eine Behandlung. Eine Behandlungsreihe besteht aus 10 bis 15 Behandlungen.

Selbst-Tuina mit dem Gecko-Ball: Rollen an der Fußsohle.

Kapitel XX: Erkrankung im Bereich des Rumpfes

Verlegen (steifer Nacken)

Krankheitsmechanismus

Diese Krankheit wird, ganz allgemein gesprochen, durch eine längere Überlastung der Nackenmuskeln verursacht und durch eine ungünstige Höhe des Kopfkissens oder eine schlechte Schlafstellung. Weitere Ursachen sind Muskelkrämpfe oder fibröse Muskeldegenerationen bedingt durch Algor- und Ventus-Affektion, synoviale Einklemmung der Halswirbelbogengelenke auf Grund von Muskelverstauchungen nach plötzlicher, abrupter Kopfbewegung. Die chinesische Medizin nennt dieses „Laozhen“ (Verlegen).

Diagnose

Der Patient empfindet, dass seine Nackenmuskulatur in der Weise schmerzhaft verspannt ist, dass er den Kopf nicht zu der einen Seite beugen oder senken kann. Auch die Drehung des Kopfes erscheint auffällig behindert. In schweren Fällen strahlen die Schmerzen bis in den Schultergürtel und den Rücken aus.

Behandlung

Akupunktur und Energiespender: Foramina G 20, B 12, LG 14, G 21, Dü 11.

Tuina

a) Zunächst werden vom Nacken zur Schulter hin und zurück Rudikulation oder Kompression angewandt, wobei solche Einwirkung auf der befallenen Seite stärker, intensiver ausgeführt wird. Gleichzeitig damit erfolgt eine behutsame Agitation nach vorn und hinten, rechts und links, sowie eine sanfte passive Drehung des Kopfes (Abb. 8.202).

b) Anschließend sollten nacheinander wiederholt die Foramina G 20, B 12, LG 14, G 21, Dü 11 komprimiert

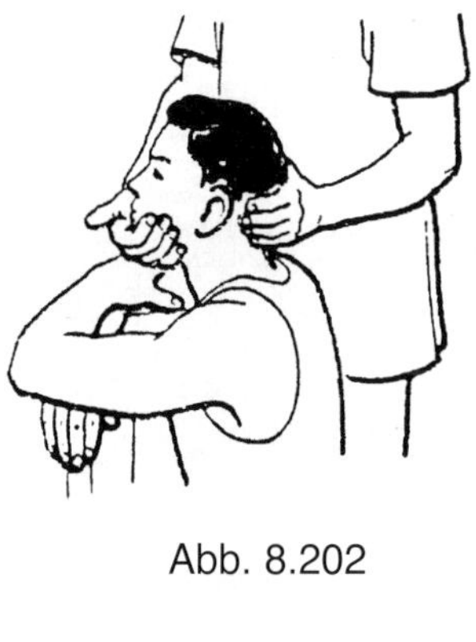

Abb. 8.202

Teil 8

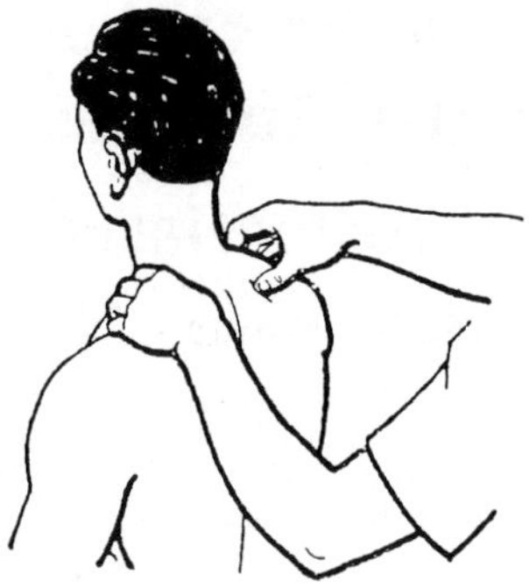

Abb. 8.203

und prehensiert werden (Abb. 8.203). In Fällen extremer Schmerzempfindlichkeit und vielen Verspannungen des Nackens kann es notwendig sein, vor der beschriebenen Behandlung eine Kombination von Daumenkompression und Mulsion auf dem Foramen Dü 11 durchzuführen, dies 2 bis 3 Minuten lang. Dabei sollte der Patient versuchen, den Kopf langsam zu wenden. Erst wenn solches gelingt, sollen die vorgehend empfohlenen Manipulationen angewandt werden. Zum Abschluss der Behandlung ist eine Perfrikation im Nacken- und Schulterbereich zu empfehlen, u. U. auch die Anwendung warmer Kompres-sen, um den Behandlungserfolg zu konsolidieren.

Behandlungsfolge: Der Patient bekommt jeden Tag eine Behandlung.

Selbst-Tuina mit dem Gecko-Ball: Rollen am Schultergürtel. Rollen am Rücken. Schieben nach links und rechts an LG 14, B 12.

Das Skalenussyndrom

Krankheitsmechanismus

Bedingt durch verschiedene Faktoren können die durch die Skalenuslücke austretenden großen Gefäß- und

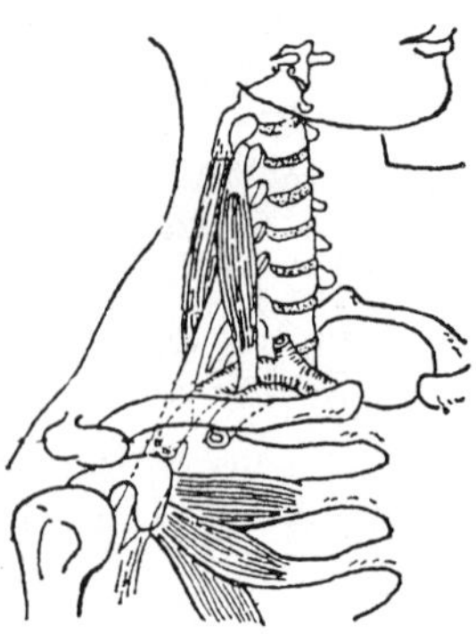

Abb. 8.204

Nervenstämme (Arteria und Vena brachialis, Plexus brachialis) eingeengt werden (Abb. 8.204). Dies äußert sich in Schmerzen, in neurologischen Symptomen und in Zirkulationsstörungen in Arm und Hand. Verursachende Faktoren sind:

a) Entweder durch Algor venti (Zugwind) oder schließlich durch eine plötzliche, übermäßige Kopfdrehung zur Seite kann es zu Stasen des Qi und Xue und zur Blockierung der Leitbahn in der Skalenusmuskulatur kommen. Hieraus folgt schließlich eine Sperre des M. skalenus.

b) Bedingt durch anatomische Varianten der Skalenusmuskulatur und auch durch eine überzählige Halsrippe.

Diagnose

Es entstehen dann Parästhesien (evtl. Muskelschwächen) und Nervenschmerzen im Arm; häufig klagt der Patient über ein Gefühl der Ermüdung und Schwere. In fortgeschrittenen Fällen finden sich Sensibilitätsstörungen (besonders an Ring- und Kleinfinger und am Vorderarm), sowie motorische Ausfälle (besonders an den kleinen Handmuskeln) und Zirkulationsstörungen (Ödeme, Zyanose). Die Palpation auf dem M. skalenus ist schmerzhaft und der Muskel verhärtet. Die Foramina Dü 16 und Dü 17 sind druckempfindlich.

Die Diagnose kann als gesichert betrachtet werden, wenn der Radialispuls verschwindet, sobald der Patient das Kinn anhebt, sich zur kranken Seite dreht und gleichzeitig tief Atem holt. Kräftiges Ziehen am Arm nach unten kann die Symptome manchmal auslösen und den Radialispuls unterdrücken. Druck auf die Skalenuslücke ebenfalls.

Behandlung

Akupunktur und Energiespender: Alle druckempfindlichen Punkte, ferner Foramina Dü 3, Dü 7, Dü 9, Dü 11, Dü 15, Di 4, Di 11. Die allerwichtigsten sind: Di 18, Dü 16 und Dü 17.

Tuina

a) Der Patient sitzt und beugt den Kopf nach vorn, so dass der ganze Nackenbereich gut zugänglich ist (besonders schwächliche Patienten können in Bauchlage behandelt werden, wobei ihr Thorax durch ein Kissen angehoben ist).

Der Behandler beginnt zunächst mit einer Pression und Kompression entlang der befallenen Seite am M. skalenus;

dieses Verfahren besonders intensiv dann, wenn ein schmerzempfindlicher Punkt auf sich aufmerksam macht. Dies kann mehrmals auf und ab wiederholt werden. Gleichzeitig erfolgt damit eine behutsame Agitation nach vorn und hinten, rechts und links, sowie eine sanfte, passive Drehung des Kopfes. Anschließend wird vom Nacken zur Schulter hin und zurück Rudikulation angewandt, wobei eine solche Einwirkung auf der befallenen Seite stärker, intensiver ausgeführt wird.

b) Dann führt man eine Pression und Prehension an den Foramina Dü 3, Dü 7, Dü 9, Dü 11, Dü 15, Dü 16, Dü 17, Di 4, Di 11, Di 17 und Di 18 durch – dies etwa 5 bis 8 Minuten lang. Zum Schluss findet eine Perfrikation des M. skalenus statt, bis eine Rötung und Erwärmung der Haut eingetreten ist. Sodann wendet der Behandler am gesamten Arm Interfrikation und Quassation an.

Behandlungsfolge: Der Patient bekommt jeden 2. Tag eine Behandlung. Eine Behandlungsreihe besteht aus 8 bis 12 Behandlungen.

Selbst-Tuina mit dem Gecko-Ball: Rollen am Schultergürtel. Rollen am Rücken. Schieben nach links und rechts an LG 14, B 12.

Zervikalsyndrom

Krankheitsmechanismus

Zu dem Zervikalsyndrom zählen arthrogene Störungen im mittleren und unteren Halswirbelsäulenbereich, aber auch Bandscheibenschäden in diesem Bereich. Nachdem in solchen Fällen auch die Nervenwurzeln komprimiert werden können, kann es zu neurogenen Veränderungen kommen, die sich auf die obere Extremität auswirken. Sie treten häufig bei Personen jenseits des 40. Lebensjahrs auf, vereinzelt auch schon früher. Die Störung setzt langsam ein und steht in Zusammenhang mit Veränderungen der Weichteile, also der Muskulatur. Dies kann durch folgendes bedingt sein: Eine Algor-venti- oder Algor-humor-Heteropathie hat den Hals- und Nackenbereich affiziert und blockiert schließlich die Yang-Leitbahnen, die durch Hals- und Nackenbereich verlaufen. Auf diese Weise kann sich die Energie im Bereich des Hals und Nackens nicht frei entfalten. In ihrer Folge entsteht eine Muskelverspannung und -verhärtung. Eine weitere Ursache ist einseitige Belastung oder ein wiederholtes Bagatelltrauma).

Diagnose

Verspannung der Nackenmuskulatur, diffuse Schmerzen im Nacken, Taubheitsgefühl in Schulter und Arm, elektrische Schläge in diesen Gegenden; Kraftlosigkeit der Armmuskulatur. Diese Zeichen treten häufiger auf, nachdem der Patient einem Kältereiz ausgesetzt war. Empfindungsstörungen können die Ulnarseite des Unterarms und sogar die ganze Hand affizieren. Auch kommt es zu einem Schwund der taktilen Empfindlichkeit in einem oder mehreren Fingern, zu Muskelatrophie im Thenar, an der Handkante oder an der Unterarmmuskulatur.

Bandscheibenvorfall im Halsbereich wird zumeist zwischen 5. und 6. oder 6. und 7. Halswirbel beobachtet. Führt dieser Bandscheibenvorfall zu einer Nervenkompression, so können damit partielle spastische Lähmungen auftreten, aber auch Störungen in der Beherrschung der Sphinctermuskulatur von Harnröhre und Anus. Palpation der Dornfortsätze und der Nackenmuskulatur, besonders Trapezius und Sterno-Kleidomastioneus: Druckdolenz, Fibrose, Muskeltonus, Atrophie. Foramina: 3E 16, Dü 15, G 20, LG 14 und druckempfindliche.

Behandlung

Akupunktur und Energiespender: Es kommen sehr viele Foramina in Betracht; die allerwichtigsten sind: Dü 15, Dü 14, Dü 11, Di 10, M 25, M 27, G 20.

Tuina

Der Patient sitzt und beugt den Kopf nach vorn, so dass der ganze Nackenbereich gut zugänglich ist. (Besonders schwächliche Patienten können in Bauchlage behandelt werden, wobei ihr Thorax durch ein Kissen angehoben ist). Der Behandler beginnt zunächst mit einer Kombination von Kompression und Pression entlang des Lenkergefäßes, beginnend beim Foramen LG 16 bis hinab zum Foramen LG 14, dies besonders dann, wenn letzteres als schmerzempfindlicher Punkt auf sich aufmerksam macht (Abb. 8.205).

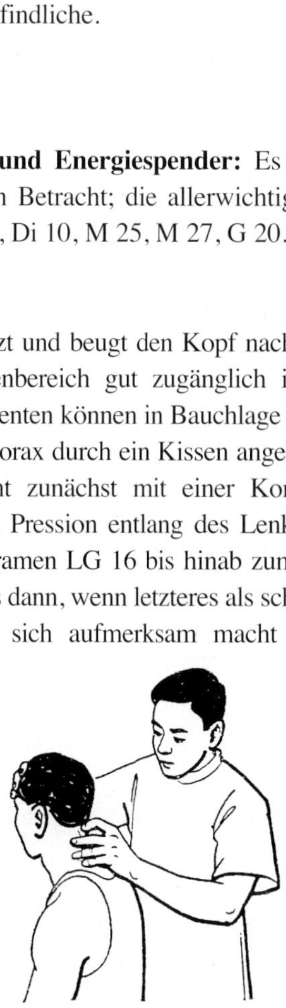

Abb. 8.205

Anschließend wird entlang der beidseitigen Stränge der Blasen-Leitbahn gleichfalls eine Kombination von Kompression und Mulsion in den Gebieten Cardo caeli und Norma magna durchgeführt. Anatomisch bezieht sich diese Manipulation auf den M. splenius cervicis, M. splenius capitis, M. spinalis thoracis und M. spinalis cervicis. An diesen Stellen ist auch eine Rudikulation sinnvoll. Anschließend werden im Gebiet der Dünndarm-Leitbahn die Foramina Dü 15, Dü 11 rudikuliert oder komprimiert und mulsiert. Bei einer Rudikulation von Dü 11 treten häufig reflektorische Ausstrahlungen in die obere Extremität auf. Eine Rudikulation kann auch entlang der Cardinalis intestini tenuis am Unterarm erfolgen und sich auf das Foramen Dü 7 erstrecken, sowie auf den Di 10 auf der Dickdarm-Leitbahn.

Behandlungsfolge: Der Patient bekommt jeden Tag eine Behandlung. Eine Behandlungsreihe besteht aus 12 bis 18 Behandlungen.

Selbst-Tuina mit dem Gecko-Ball: Rollen am Schultergürtel. Rollen am Rücken. Schieben nach links und rechts an LG 14, B 12.

Verstauchen der Muskulatur im Lendenbereich

Krankheitsmechanismus

Der akute Lumbago ist zurückzuführen auf eine plötzliche Überdehnung von Muskeln, Bändern, Sehnen und anderen Weichteilen in der Lendenregion. Er wird gewöhnlich durch Überbeugung, entweder nach vorne oder nach hinten, verursacht (durch Beugung über das normale Bewegungsmaß hinaus), durch zu schweres Tragen in schlechter Haltung oder durch direkten Stoß auf diese Region im Zusammenhang mit einem Unfall.

Diagnose

Verstauchen an der Muskulatur der Lenden tritt grundsätzlich plötzlich auf; dennoch können die begleitenden Zeichen erst nach einigen Stunden oder gar erst nach 1 bis 2 Tagen zur vollen Entfaltung kommen. Zu diesen Zeichen gehören lokale Schmerzen, die mit entsprechenden Funktionseinschränkungen einhergehen, gesteigerte Druckempfindlichkeit an bestimmten Stellen, schließlich spastische Spannungen von Muskulatur. Die Schmerzen solcher Störungen können bis in die untere Extremität ausstrahlen. Bei Verletzung durch direkten Stoß verhält es

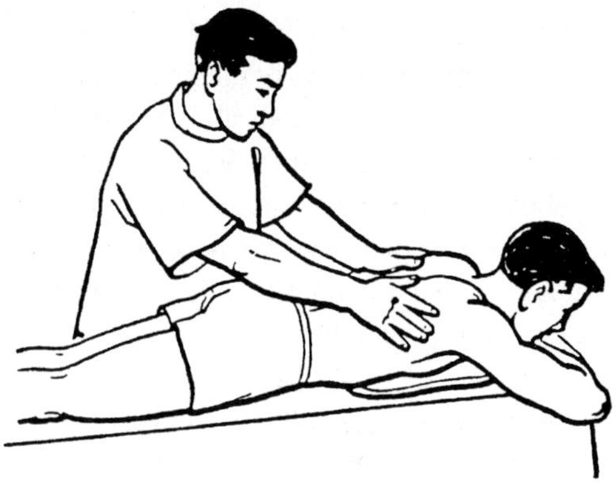

Abb. 8.206

sich ebenso; nur können in diesem Fall auch noch Schwellungen und Hämatome hinzutreten.

Behandlung

Akupunktur und Energiespender: Foramina: Alle druckempfindlichen Punkte, ferner B 23, B 25, G 29.

Tuina

Am Patienten in Bauchlage: Man beginnt mit einer Pression und Rudikulation der schmerzempfindlichen Stellen und ihrer Umgebung, gegebenenfalls auch mit einer Kompression (Abb. 8.206). Zeigen diese Stellen Rötung und hochakute Schmerzen, kann man mit einer vorsichtigen Mulsion beginnen. Zusätzlich wird man die Foramina B 23, B 25, G 29 komprimieren, des gleichen auffällige Druckpunkte. Anschließend wird eine Perfrikation der behandelten Stellen durchgeführt.

Behandlungsfolge: Der Patient bekommt jeden Tag eine Behandlung. Eine Behandlungsreihe besteht aus 2 bis 4 Behandlungen.

Selbst-Tuina mit dem Gecko-Ball: Rollen am Rücken. Schieben nach links und rechts an B 23. Klopfen durch Hin- und Herschwingen des Oberkörpers.

Allgemeine Hinweise: Lumbagopatienten ist die Benutzung einer entsprechenden festen Schlafstatt zu empfehlen und Umsicht beim Heben schwerer Lasten.

Abnutzungserscheinungen im Bereich der Lendenmuskulatur

Krankheitsmechanismus

Hier ist an langsam einsetzende, chronische Schäden an der Muskulatur und den Bändern der Lenden gedacht, die eine reflektorische Muskeltonussteigerung und narbenähnliche oder kolloidchemische Veränderungen bewirken. Diese Erscheinungen führen gleichfalls zu allmählich einsetzenden Lendenschmerzen, Lumbago. Dies kann bedingt sein:

a) durch ein einmaliges, nicht ausgeheiltes Trauma (Schlag, Verrenkung) oder wiederholte mechanische Schädigung.

b) durch aktive Überbeanspruchung, einseitige, gleichförmige Körperhaltungen, stark belastende Arbeitsbedingungen und -plätze, die kaum Bewegungs- und Freiraum zulassen.

c) durch einseitige Schonhaltungen, um den Schmerzen zu entkommen; dabei verspannen sich die Rückenmuskeln, was zu weiteren Schmerzen führen kann.

d) durch Algor ventus oder Algor humor wie feuchte, kalte Witterung, feuchte, kalte Orte.

Diagnose

Es gibt eine lange Vorgeschichte, wenn der Patient in den Lenden und der Sakralgegend einseitig oder beidseitig einen diffusen, dumpfen Schmerz empfindet, der bald zu-, bald abnimmt. Gleichzeitig besteht je nach Bereichsbefall und Ausdehnung der Störung eine erhöhte Druckempfindlichkeit an verschiedenen Stellen des Areals. Der dumpfe Schmerz wird nach Anstrengungen stärker, in der Ruhe nimmt er ab; auch gibt es wetterabhängige Schwankungen. Die Bewegungsfähigkeit der Lende ist im Allgemeinen nicht auffällig beeinträchtigt, sieht man von einem ziehenden Gefühl in der Muskulatur ab. Im akuten Anfall können die Schmerzen allerdings zunehmen, so dass es zu spastischer Verspannung der Muskulatur kommt und auch zu einer Verkrümmung des Rückgrats. Diese Empfindungen können in die untere Extremität ausstrahlen, aber das Laseguesche Phänomen ist negativ.

Behandlung

Akupunktur und Energiespender: Foramina: Alle druckempfindlichen Punkte, ferner B 23, B 25, B 28, B 40, B 57.

Tuina

Für die Tuina-Behandlung ist auf die gleichen Verfahren zu verweisen, wie im vorangehenden Abschnitt Verrenkungen der Lendenmuskulatur angegeben – mit dem Unterschied, dass infolge der Chronizität eine nachhaltigere und intensivere Tuina erforderlich sein kann.

Prophylaxe

1. u. U. Veränderung der Arbeitshaltung.
2. Modifikation der Kleidung (Gürtel!), angemessen hartes Bett.
3. Übungen zur Kräftigung der Lendenmuskulatur.

Behandlungsfolge: Der Patient bekommt jeden 2. Tag eine Behandlung. Eine Behandlungsreihe besteht aus 8 bis 10 Behandlungen.

Selbst-Tuina mit dem Gecko-Ball: Rollen am Rücken. Schieben nach links und rechts an B 23. Klopfen durch Hin- und Herschwingen des Oberkörpers.

Bandscheibenprolaps

Krankheitsmechanismus

Hauptursache ist die lumbale Wurzelkompression. Voraussetzungen für die Verlagerung von Bandscheibengewebe in den Wirbelkanal oder in das Intervertebralloch sind degenerative Bandscheibenveränderungen und Einrisse und Spaltbildung im hinteren Teil des Faserringes. Dies kann bedingt sein durch Wirbelsäulenüberbelastung. Durch eine plötzliche, falsche Bewegung, die Druck auf den Gallertkern ausübt, können sich die schwachen Stellen des Faserringes in den Wirbelkanal ausweiten.

Diagnose

Stellungs- und bewegungsabhängige Schmerzen in der Lendengegend und Ausstrahlung in die untere Extremität, Zunahme der Schmerzen bei intraduraler Druckerhöhung (Husten-, Nies- und Pressschmerz), Beeinträchtigungen in der Beweglichkeit der Lende ergeben sich in vielfacher Hinsicht, vor allem bei der Streckung. Subjektive Empfindlichkeit von Taubheit insbesondere auf der äußeren Rückseite des Unterschenkel, am Fußrücken, an der Ferse und im Mittelfußbereich motorische und sensible Störungen, Laseguesche Phänomen positiv, seitliche Verkrümmung der Wirbelsäule, Lendenmuskulatur stark verspannt.

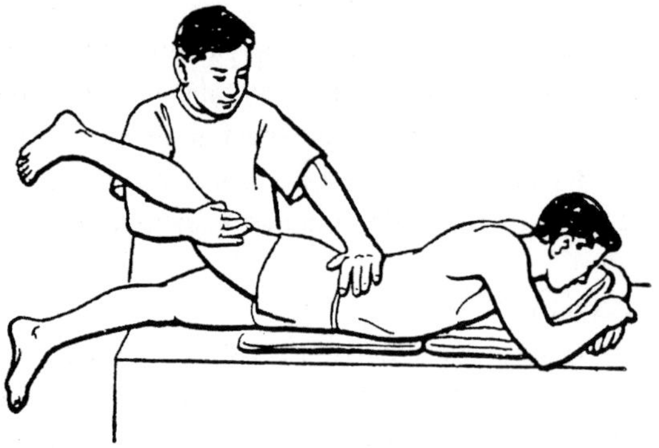

Abb. 8.207

Behandlung

Akupunktur und Energiespender: Foramina: G 30, G 29, B 36, B 40, G 34, G 39, B 23.

Tuina

Tuina-Behandlung muss auf eine Lösung der Muskulatur und eine Erweiterung des Gelenkspalts zwischen den Wirbeln abzielen, ferner Adhäsionen von Nerven korrigieren und die Bedingungen für den druckfreien Verlauf des Rückenmarks schaffen:

a) Am Patienten in Bauchlage: Zunächst führt man eine Rudikulation oder Kompression mit dem Handteller an der Lendenmuskulatur durch, um diese zu entspannen; anschließend fährt man mit einer kräftigen Kompression mit dem Daumen auf den druckempfindlichen Punkten sowie auch auf G 29, G 30 fort, die mehrmals zu wiederholen ist und sich über 5 bis 8 Minuten erstrecken kann. Daran anschließend ist eine traktive Retroflexion in Betracht zu ziehen (Abb. 8.207).

b) Am Patienten in Seitenlage: An diesem ist eine Schrägtraktion beidseitig vorzunehmen, wobei mit der befallenen Seite begonnen wird und mit der nicht erkrankten Seite geschlossen (Abb. 8.208).

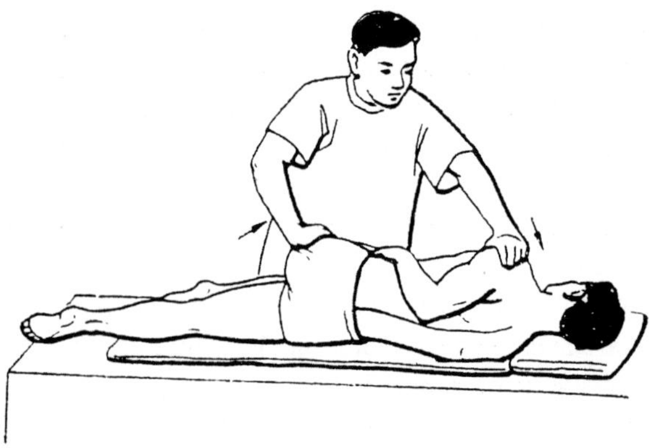

Abb. 8.208

c) Am Patienten in Rückenlage: Man führt passive Flexionen des Kniegelenks und des Hüftgelenks durch und eleviert dann die unteren Extremitäten mehrmals passiv.

d) Wenn bei einem Patienten starke Schmerzausstrahlungen in die unteren Extremitäten bestehen, aber auch bei schweren Parästhesien kann man die soeben aufgezählten Manipulationen durch begleitende Rudikulation, Kompression, Prehension der Foramina B 40, G 34 unterstützen.

e) Besteht eine deutliche Lateralverbiegung als Folge des chronischen Bestehens der Störung, kann es sinnvoll sein, vor Anwendung der Tuina eine Extension vorzunehmen (Abb. 8.209).

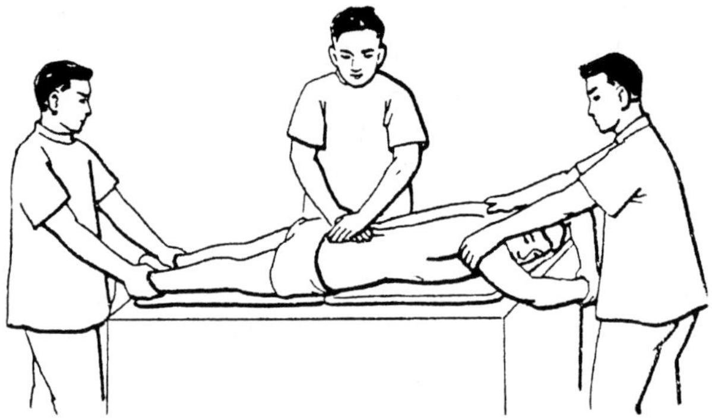

Abb. 8.209

Behandlungsfolge: Der Patient bekommt jeden 2. Tag eine Behandlung. Eine Behandlungsreihe besteht aus 12 bis 15 Behandlungen.

Selbst-Tuina mit dem Gecko-Ball: Rollen am Rücken. Schieben nach links und rechts an B 23. Klopfen durch Hin- und Herschwingen des Oberkörpers.

Semi (Halbe, Teil)- Dislokation des Sakroiliacal-Gelenkes

Krankheitsmechanismus

Sie wird in der Regel verursacht durch das Tragen von schweren Gegenständen oder deren falscher Position, was dazu führt, dass das Sakrum und Ileum in eine falsche Position gedreht werden und die Gelenkflächen sich in einer falschen Position verzahnen. Im schlimmsten Falle kann sich dabei Synovia durch Sogwirkung im Gelenkspalt einklemmen. Die Semi-Dislokation kann aber auch verursacht werden durch eine unwillkürliche Dehnung, Beugung oder Drehung, wenn die Muskeln und Bänder des Sakroiliacal- Gelenkes gerade nicht angespannt sind oder durch lokale Algor humor affiziert sind. Es gibt 2 Arten der Semi-Dislokation des Sakroilical-Gelenkes: die anteriore und die posteriore, klassifiziert auf der Basis der Stellungsanomalie des Os sacrum und des Os ileum.

Diagnose

Patienten mit einer Semi-Dislokation des Sakroiliacal-Gelenkes haben starke Schmerzen in der betroffenen Gesäßhälfte und Schwierigkeiten, zu stehen, zu laufen und die Hüfte zu beugen. Im Liegen werden die Schmerzen noch stärker, im Sitzen kann die betroffene Seite das Körpergewicht nicht tragen. Die schlimmsten Fälle zeigen oft ausstrahlende Schmerzen in die Leiste und in die Ferse. Besteht eine ausgeprägte Druckempfindlichkeit des Sakroiliacal-Gelenkes der betroffenen Seite, und der posteriore, subteriore Iliacal-Anteil steht unterhalb der Höhe der normalen Seite, handelt es sich um eine posteriore Semi-Dislokatioin des Sakroiliacal-Gelenkes; umgekehrt ist es eine anteriore Semi-Dislokation.

Knie-Hüfte-Beuge-Test und Zug auf die untere Extremität sind positiv. In schlimmen oder lange bestehenden Fällen kann man oft eine lumbosacrale Krümmung sehen.

Behandlung

Je früher mit der Behandlung begonnen wird, umso besser sind die Resultate. Nach der Behandlung ist eine Bettruhe von 2 bis 3 Stunden erforderlich, um eine Stabilisierung des Gelenkes zu erreichen und die Muskeln und Bänder zu entspannen.

Akupunktur und Energiespender: Alle druckempfindlichen Punkte, ferner B 31 - B 34, B 25, G 30.

Tuina

a) Am Patienten in Bauchlage: Der Behandler steht auf der betroffenen Seite. Zunächst führt er eine Rudikulation oder Pression am Sakroiliacal-Gelenk und an dem umgebenden Gewebe der betroffenen Seite durch, um dies zu entspannen, etwa 5 bis 8 Minuten lang. Anschließend fährt er mit einer Kompression auf die druckempfindlichen Punkte sowie auf B 31 - B 34, B 25, G 30 fort, während mit der anderen Hand das Knie der betroffenen Seite gehalten wird, um die Hüfte in Hyperextensionsstellung zu bringen, die mehrmals zu wiederholen ist.

b) Der Patient liegt auf dem Rücken: Der Behandler steht an der betroffenen Seite. Er hält die rechte Großzehe des Patienten in seiner rechten Hand und die Ferse in der linken Hand. Der Patient soll nun sein Knie und seine Hüfte beugen und dann mit Kraft das Bein strecken, während der Behandler eine Eduktion durchführt, dies sollte 3-mal wiederholt werden.

c) Handelt es sich um eine anteriore Semi-Dislokation des Sakroiliacal-Gelenkes, soll der Patient auf der gesunden Seite liegen und dabei die untere Extremität der gesunden Seite ausstrecken und die der betroffenen Seite beugen. Man führt eine schräge Traktion durch. Der Behandler stützt einen seiner Ellbogen gegen den anterioren Teil der Schulter und den anderen gegen die Hüfte der betroffenen Seite. Dann drückt er mit den beiden Ellbogen die Schulter zurück und die Hüfte nach vorne. Am Patienten in Rückenlage: Der Behandler führt passive Flexionen des Kniegelenks und des Hüftgelenks durch. Er hält den posterioren Teil des Unterschenkels der betroffenen Seite mit einer Hand und mit der anderen drückt er auf die Hüfte der gleichen Seite. Dann beugt er das Knie und die Hüfte maximal, streckt dann schnell das Bein der betroffenen Seite und führt schließlich eine Eduktion durch.

d) Handelt es sich um eine posteriore Semi-Dislokation des Sakroiliacal-Gelenkes soll der Patient sich auf die gesunde Seite legen, dabei die untere Extremität gestreckt lassen und die betroffene Seite um 90 Grad beugen. Der Behandler steht hinter dem Patienten und hält das Sakroiliacal-Gelenk mit der aufgerichteten Handfläche und den Fußknöchel der betroffenen Seite mit der anderen Hand, um das Gelenk maximal zu dehnen. Danach drücken und ziehen die beiden Hände in entgegengesetzte Richtung.

e) Zum Schluss führt man eine Perfrikation des Sakroiliacal-Gelenks und ihrer Umgebung durch, bis eine Erwärmung der Haut eingetreten ist.

Selbst-Tuina mit dem Gecko-Ball: Rollen am Rücken. Schieben nach links und rechts an B 31 - B 34, B 25. Klopfen mit gleichzeitiger Hüftbewegung.

Schmerzen in der Flankengegend

Krankheitsmechanismus

Entstehen bei sportlichen Veranstaltungen wie Sprung, Kletterübungen, Heben Überanstrengungen oder hat man überhaupt beim Heben seine Kraft falsch eingesetzt, so kann es zu plötzlichen Blockaden des Qi und Xue innerhalb des Thorax kommen, die nicht von selbst verschwinden, sondern zu anhaltenden Schmerzen in Thorax und Rücken und auch zu Druck und Spannungsgefühl führen.

Diagnose

Druck und Spannunggefühl im Thorax, wandernde, schwer zu lokalisierende Schmerzen, die sich mehr oder weniger auf die ganze Brust erstrecken können. Auch tiefere Atmung oder Husten sind von Schmerzen begleitet. Es kommt auch beschleunigte oder Hechelatmung oder Atembeklemmung vor, sowie ziehende Schmerzen im Rücken.

Behandlung

Akupunktur und Energiespender Foramina: H 14, H 13, Rs 17, V 18, H 2, F 40, T 5, M 36, H 8, L 6, Rg 3.

Tuina

a) Der Patient liegt auf dem Rücken oder auf der Seite, der Behandler wendet je nach Befund am Thorax und an den Flanken Pression oder Frikation an.

b) Der Patient sitzt oder liegt auf der Seite; der Behandler presst, komprimiert oder mulsiert die Inductoria dorsalia und den Cardinalis vesicalis.

c) Schließlich wird am sitzenden Patienten an den behandelten Stellen noch eine Perfrikation angewandt, deren Wirkung durch heiße Kompressen weiter zu steigern ist.

Behandlungsfolge: Der Patient bekommt jeden Tag eine Behandlung. Eine Behandlungsreihe besteht aus 5 bis 8 Behandlungen. Der Abstand zwischen zwei Behandlungsreihen sollte 3 bis 5 Tage betragen.

Funktionsstörung der posterioren Gelenke der Lendenwirbelsäule.

Funktionsstörung der posterioren Gelenke der Lendenwirbelsäule

Krankheitsmechanismus

Sie wird in der Regel ausgelöst durch eine Dislokation der kleinen Gelenke der Lendenwirbelsäule oder Einklemmung der Synovia, verursacht durch äußere Krafteinwirkung oder ungünstige Bewegung der Lendenregion.

Diagnose

Die meisten Patienten haben in der Anamnese akute Verstauchungen oder unbemerkte Traumata in der Lendenregion. Sie empfinden normalerweise einen plötzlichen lumbalen Schmerz bei Beugung oder Drehung des Oberkörpers, der dann von Schwierigkeiten, sich zu bewegen, begleitet wird und sich noch verschlimmert bei Husten und Niesen. Normalerweise gibt es keine Schmerzausstrahlung in die unteren Extremitäten. Es ist nicht so selten, dass Husten und Niesen diese Krankheit auch selber auslösen können. Normalerweise findet man einen lokalisierten Schmerzpunkt im Projektionsgebiet der posterioren Wirbel und eine Bewegungseinschränkung im Lendenbereich, insbesondere eine Begrenzung der aktiven und passiven Rückwärtsbeugung der Lumbalwirbel. Zusätzlich findet man in der Regel Muskelanspannungen und Spasmen im Lendenbereich der betroffenen Seite sowie einen Klopfschmerz. Aber ein ausstrahlender Schmerz und Schwäche sowie Bewegungseinschränkung der untere Extremität treten nicht auf. Röntgen zeigt keine Verschiebung der Knochen oder des Intervertebralraumes.

Behandlung

Akupunktur und Energiespender: Foramina: Alle druckempfindlichen Punkte, ferner B 23, B 25, B 40 und B 57.

Tuina

a) Am Patienten in Bauchlage: Der Behandler steht an der betroffenen Seite. Er beginnt mit einer Rudikulation oder Pression der schmerzempfindlichen Stellen und ihrer Umgebung, um diese zu entspannen. Anschließend führt er eine Kompression auf den Foramina B 23, B 25, B 40 und B 57 durch; dies etwa 5 bis 8 Minuten lang.

b) Am Patienten in Rückenlage oder Seitenlage: Der Behandler führt eine schräge Traktion des Lendengürtels durch. Die betroffene Seite sollte zuerst behandelt werden. Dann wird der Patient aufgefordert, sein Bein schnell zu strecken. Während des Ausstreckens hält der Behandler den Fußknöchel des Patienten und zieht diesen dreimal. Durch diese Manipulation fühlt der Patient, dass seine Lumbalgegend relaxiert wird und der Schmerz verschwindet.

Selbst-Tuina mit dem Gecko-Ball: Rollen am Rücken. Schieben nach links und rechts an B 23, B 25. Klopfen mit gleichzeitiger Hüftbewegung.

Degenerative Veränderungen der Wirbelsäule

Krankheitsmechanismus

Die degenerativen Veränderungen der Wirbelsäule sind eine Alterung der Bandscheibe, sowie eine Bandscheibenverschmälerung. Das von 2 Wirbelkörpern und den dazwischen liegenden Strukturen gebildete Bewegungssegment wird instabil.

Diese Instabilität im Bewegungssegment führt auch zu einer Fehlstellung und Fehlbelastung der Wirbelbogengelenke. Dies kann bedingt sein:

a) Durch Depletion o.-Niere-Yang. Der daraus resultierende Alterungsprozess der Bandscheibe zieht einen Wasserverlust des Gallertkerns nach sich.

b) Ursachen für den mechanisch bedingten Verschleiß können Verhebetraumata oder längeres Verharren in gebückter oder stehender und sitzender Stellung sein.

c) Durch Algor-humor-Heteropathien wie feuchte, kalte Witterung; feuchte, kalte Orte. Das hat eine Verspannung der Rückenmuskulatur zur Folge.

Diagnose

Das Einsetzen dieser chronischen Störung erfolgt grundsätzlich schleichend und langsam und führt zu Schmerzen und Bewegungseinschränkungen im Lumbalbereich, besonders in der Beugung. Die Schmerzen sind bald milde, bald intensiv, letzteres wird auch nach besonderen Anstrengungen oder langem Sitzen beobachtet; hingegen bringt Ruhe Besserung. Allerdings ist der Patient morgens beim Aufstehen steif. Die Schmerzen sind in der Regel lokalisiert, strahlen aber auch oft in die unteren Extremitäten aus. Oft wird eine Steilstellung der Lendenwirbelsäule beobachtet. Es zeigt sich auch lokale Druckempfindlichkeit und Verspannungen der Lendenmuskulatur.

Behandlung

Akupunktur und Energiespender: Foramina: LG 4, LG 3, B 24, B 25, B 26, B 40, B 57, ferner die Parallelpunkte entlang der Wirbelsäule.

Tuina

a) Der Patient ist in Bauchlage, der Behandler steht seitlich von ihm und rudikuliert zunächst den gesamten befallenen Bereich in der Lumbalgegend einschließlich der unmittelbar an die Lendenwirbel anstoßenden Felder. Gleichzeitig führt er eine digitale Kompression auf die Foramina LG 4, LG 3, B 24, B 25 und B 26 durch. Möglich ist auch eine thenare Kompression direkt auf die Wirbel und auf die Foramina collateralia. Anschließend ist abermals die Lendengegend bis hinab in den Sakralbereich zu rudikulieren. Diese Rudikulation sollte sich im Übrigen so weit auf die untere Extremität fortsetzen, wie die Schmerzen ausstrahlen, erforderlichenfalls bis in die Wade. Gleichzeitig kann mit dieser Rudikulation eine passive Retroflexion der unteren Extremität durchgeführt werden.

b) Der Patient in Seitenlage, der Behandler steht vor ihm und führt eine schräge Traktion der Lendengegend durch, und zwar in jeder Richtung einmal.

c) Der Patient in Rückenlage, der Behandler steht seitlich und führt auf der Vorderseite der unteren Extremität, so weit dies durch ihre Schmerzempfindlichkeit gerechtfertigt ist, eine Rudikulation aus, die auf die Außenseite übergeht und erforderlichenfalls bis zum Unterschenkel reicht. Dies kann mehrmals ab und auf wiederholt werden. An diese sollte sich eine Prehension der Foramina B 40, B 57 und eine Kompression des Foramens M 36 anschließen.

d) Am sitzenden Patienten, der den Oberkörper leicht nach vorn neigt und seine Ellbogen auf die Oberschenkel abstützt: Der seitlich stehende Behandler führt eine Perfrikation der Lendenwirbelsäule durch, eventuell unterstützt durch heiße Kompressen.

Ergänzend ist der Patient auf die Notwendigkeit, die affizierten Körperteile warm zu halten, auf ausreichende Härte der Schlafstelle zu achten und die Gesundung durch geeignete Gymnastik zu unterstützen, hinzuweisen.

Behandlungsfolge: Der Patient bekommt jeden 2. Tag eine Behandlung. Eine Behandlungsreihe besteht aus 15 bis 20 Behandlungen.

Selbst-Tuina mit dem Gecko-Ball: Rollen am Rücken. Schieben nach links und rechts an B 23, B 25, B 26, B 31. Klopfen mit gleichzeitiger Hüftbewegung.

Teil 9: Kurzdarstellung der traditionellen chinesischen Kultur

Kapitel I: Die kulturellen Hintergründe der chinesischen Medizin

In diesem Kapitel sollen die philosophischen und religiösen Hintergründe betrachtet werden, vor denen sich die chinesische Medizin entwickelte. Es wird dabei gezeigt, dass die Philosophie wie auch die Religion keine Fakultäten waren, die von wenigen auserwählten Adepten ersonnen wurden, um sie dann dem Volk überzustülpen. Ganz im Gegenteil wurden die aus den Alltagserfahrungen gesammelten Weisheiten vieler Generationen zusammengetragen, ständig an den Erfahrungen einer sich wandelnden Welt überprüft und die allgemein gültigen Regeln festgehalten. So entstand eine Geisteshaltung, in der sich der Bauer ebenso zu Hause fühlte, wie der hohe Beamte. Wie stark die chinesische Medizin in dieser Geisteshaltung verwurzelt ist, zeigen unter anderem die Bezeichnungen vieler Punkte. Weiterhin wurden die Erfahrungen aus der Natur und die daraus resultierenden Gesetzmäßigkeiten im Analogieverfahren auf den Menschen übertragen und zwar mit Erfolg. **Chinesische Philosophie und Religionsgeschichte gehören nicht zum Ausbildungskanon chinesischer Medizin.** Das ist in deren Heimatland auch nicht nötig, weil auch im modernen China die traditionelle Kultur noch überall gelebt wird. Im westlichen Ausland sieht man die chinesische Medizin funktionell – quasi losgelöst aus allen historischen und kulturhistorischen Wurzeln. Aus diesen Grunde möchte ich kurz die traditionelle chinesische Kultur darstellen

Die Besonderheit der chinesischen Medizin

Beim Studium der chinesischen Medizin muss man sich vor zwei Einstellungen hüten – Dogmatismus ist eine davon. Dieser besteht darin, alles unreflektiert auf die heutigen Verhältnisse zu übertragen. Hier wie überall gilt es, die Spreu vom Weizen zu trennen, das Falsche und das Überkommene auszumerzen und nur das Gute zu behalten.

Denn obwohl die chinesische Medizin 2000 Jahre lang einen großen Einfluss auf die ganze ostasiatische Welt hatte, die nahezu ein Drittel der Menschheit ausmacht, dürfen wir sie nicht als absolut und einzig gültig ansehen, sondern nur als das, was sie ist: als die in der gegebenen Zeit und unter den gegebenen Umständen beste Medizin. Die andere falsche Einstellung zum Studium der chinesischen Medizin ist ein weiteres Mal die Unreflektiertheit, aber in dem Sinne, nur die Blätter zu betrachten und die Wurzeln außer Acht zu lassen. Die Medizin und ihre Therapien sind nicht ohne die philosophischen Wurzeln zu verstehen. Man muss sich mit dem kulturellen Kontext vertraut machen in dem sich die chinesische Medizin entwickelte und wirkte, denn sie funktioniert nicht als schlichte Handlungsanweisung im Sinne von „man nehme ..." und bleibt ohne ihren multidimensionalen Charakter weitgehend wirkungslos.

„Harmonie" ist eine grundlegende Struktureigenschaft der chinesischen Kultur. Die gesamte Erkenntnis und Entwicklung im chinesischen Kulturkreis vollzog sich im Einklang mit den philosophischen und religiösen Lehren und Überzeugungen. Der chinesische Alltag war geprägt durch Regeln von Taoismus, Buddhismus und Konfuzianismus, wie schon von deren Vorgängern. Die chinesische Religion hat nicht nur eine zentrale Rolle in der chinesischen Philosophie gespielt, sondern sie hielt die Götter für menschliche Wesen in menschlicher Gestalt als eine Art weltliche, greifbare Dimension (Abb. 9.1). Das Konzept der Religion steht nicht für sich, sondern ist Teil einer umfassenden Konstellation von ethischer Lehre. Der Rat der Götter diente dazu, die Probleme unseres täglichen Lebens zu meistern, und darüber hinaus verwalteten die Götter auch bestimmte Bereiche des Lebens, wie z.B. der buddhistische

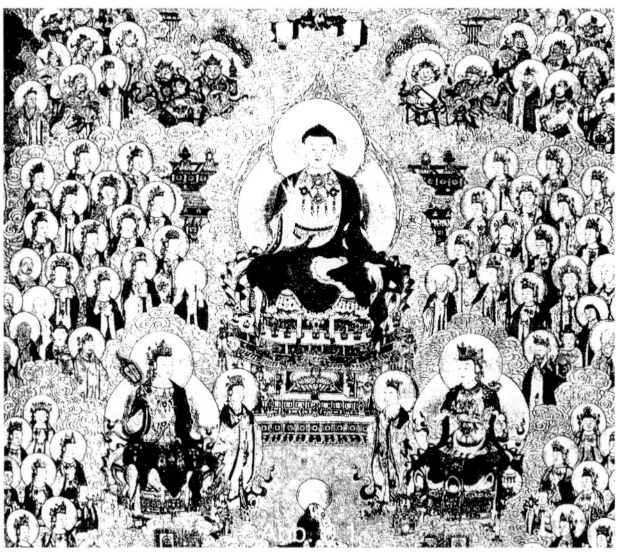

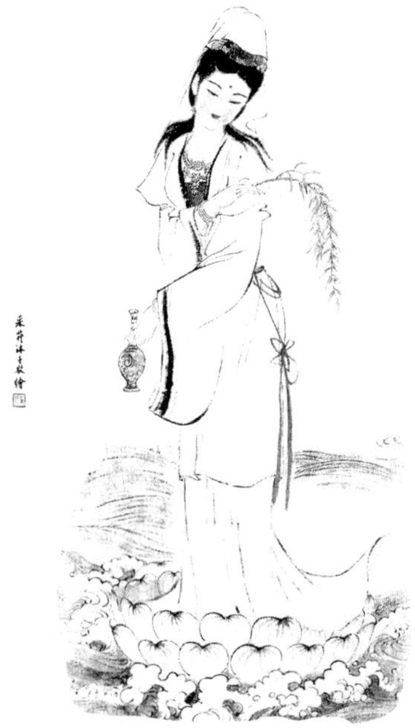

Abb. 9.2

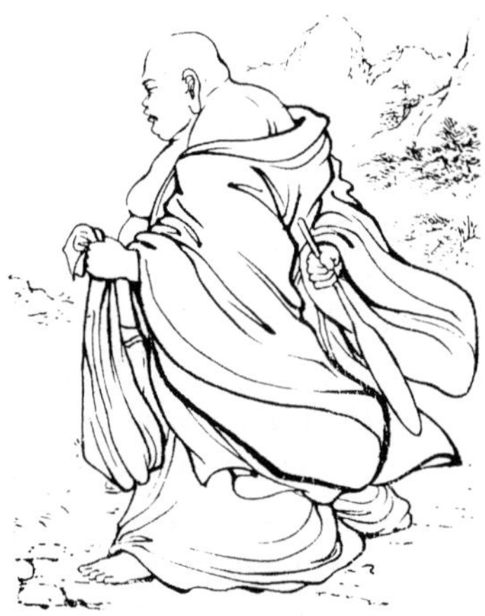

Abb. 9.3

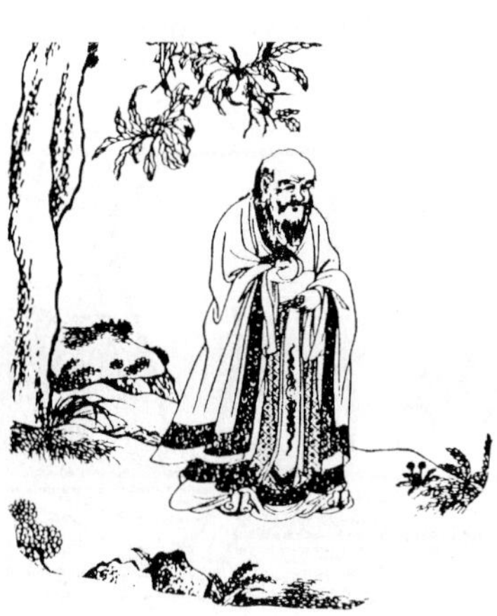

Abb. 9.4

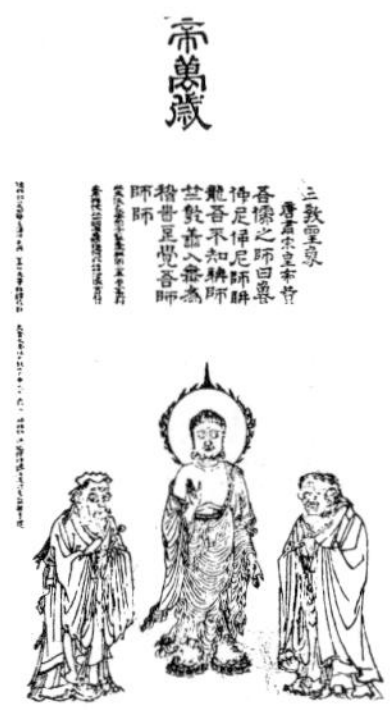

Abb. 9.5

Bodhisattwa Guanyin, die Göttin der Barmherzigkeit (Abb. 9.2). Sie half den Menschen in der Not. Der Maitreya galt als der Buddha der Zukunft (Abb. 9.3), der taoistische Gott Shou Sing war zuständig für die Gesundheit (Abb. 9.4). Die Götterwelt wurde von verschiedenen Religionen gemeinsam gebildet und überall sehr verehrt. In diesem Synkretismus konnten die taoistischen Götter in Harmonie neben den Buddhas existieren und sich gegenseitig ergänzen. Und in dieser Atmosphäre gedieh die chinesische Medizin nicht als etwas Neues, das das Althergebrachte in Zweifel zog oder gar revolutionieren wollte. Die Mediziner bauten auf ihren Alltagserfahrungen auf, die in das philosophisch-religiöse Weltbild eingebettet waren. Vor diesem Hintergrund versuchten sie zu erkennen, was der Gesundheit förderlich ist, was Schaden bringt, was Schaden vermeidet, und entwickelten darauf Heil- und Diagnosetechniken.

Das Licht des chinesischen Altertums konzentrierte sich auf die beiden Mittelpunkte Lao Zi und Konfuzius.[1] Beide verkörpern eine spezifisch chinesische Weisheit. Der Konfuzianismus ist in erster Linie eine humanistische Lehre der moralischen und staatspolitischen Gestaltung. Der Taoismus ist primär eine naturverbundene Religion des Heilens. Nach und nach drang der Buddhismus in eine Kultur, die im Wesentlichen von diesen beiden Lehren geprägt war. Was für Chinesen allerdings kein Grund war, sich von ihren kulturellen Wurzeln abzuwenden. Dem Altbewährten verhaftet zeigten sie sich aufgeschlossen für Neues und adaptierten den Buddhismus in ihr System der Weltbeschreibung und Erklärung. So konnte der Buddhismus in China erst Fuß fassen, nachdem er der chinesischen Denk- und Sichtweise angepasst wurde und selbst zu einer Religion chinesischer Prägung geworden war. Der Buddhismus übernahm auf der einen Seite viele Werte vom Taoismus und Konfuzianismus, auf der anderen Seite behielt er aber seine Grundidee, die Erlösung vom Karma. Trotz verschiedener Ansichten konnten die drei Religionen zusammenleben. Dies spricht vor allem von einem Geist der Toleranz und Harmonie, der überhaupt ein wesentliches Kennzeichen chi-

[1] Das Buch vom Sinn und Leben, Deutsche Ausgabe von Wilhelm, S.14

nesischer Kultur ist (Abb. 9.5). Eingebettet in diesen kulturellen Nährboden gediehen in China Forschung und Erkenntnis. Wissenschaftliches Streben vollzog sich stets in dieser Nährlösung, die einerseits niemals die Natur, in die der Mensch eingebettet ist, aus dem Auge verlor und andererseits den Menschen nie losgelöst aus seinem Spannungsfeld mit der Natur wie auch mit der Gesellschaft betrachtete.

Erst in der Moderne begann die chinesische Medizin sich ihrer Wurzeln zu entledigen. Trost- und schutzlos stand der Mensch auf einmal in einer sinnentleerten Welt. Die Natur wird von ihm als Objekt betrachtet, das es zu unterwerfen und auszubeuten gilt, der Mensch ist die nach Descartes'scher Lesart komplexe Maschine. Gefühle sind nur noch interessant, soweit sie als Forschungsobjekt gerastert in Kalkulationstabellen eingetragen werden können. In diesem Strudel versinkt auch die chinesische Medizin. Doch auch die Verfechter der reinen Wissenschaftlichkeit können der chinesischen Medizin nicht vollständig den religionsphilosophischen Nährboden entziehen, ohne ihr damit gleichzeitig die Existenzgrundlage zu berauben. Der Siegeszug der chinesischen Medizin ist unlösbar verbunden mit dem Weltbild der Philosophen und der damit einhergehenden Geisteshaltung der Menschen in ihrer Alltagswelt. Deshalb soll der Leser in diesem Teil einen Gesamteindruck über die chinesische Kultur bekommen.

Da der Mensch Mittelpunkt des Interesses der chinesischen Medizin ist, vermittelt uns gerade diese Wissenschaft einen tiefen Einblick in die Kultur, in der sie sich entwickelte. Sie wurde nicht in einem Elfenbeinturm erdacht und praktiziert. Und der Mensch wurde auch niemals als Forschungsobjekt betrachtet, sondern immer als das in seinem sozialen Umfeld lebende und fühlende Wesen, dem es zu helfen galt. Betrachtet man also die chinesische Medizin, erhält man einen tiefen Einblick in die chinesische Kulturgeschichte. Alle Erkenntnisse, die wir in der Vergangenheit und Gegenwart gewonnen haben, lassen sich in die folgenden Fragen einteilen:

Wie gehen Menschen mit den materiellen Dingen um, wie verhält sich die Materie? Diese Erkenntnis betrifft vor allem die Naturwissenschaften und die Technik.

Wie gehen Menschen mit Menschen um und wie gehen Menschen mit sich selbst um? Diese Erkenntnis betrifft vor allem die Philosophie.

Die chinesische Medizin beschäftigt sich vor allem mit der letzten Frage und hat sich besonders mit den natürlichen, also mit den physischen, biologischen und psychologischen Bedingungen der menschlichen Existenz beschäftigt. Aber nicht, weil die Wissenschaft und Technik damals noch nicht entwickelt war, sondern im Gegenteil, denn zweitausend Jahre lang waren die wissenschaftlichen und technologischen Entwicklungen in China dem zeitgenössischen Europa weit voraus.

Die wissenschaftliche Tradition Chinas

Die chinesische Medizin hat sich schon seit dem 3. Jh. n. Chr. entwickelt. Während des kulturellen Aufschwungs damals, nämlich nach Qin und Han, bewiesen die Chinesen ihre Intelligenz nicht nur in Philosophie, Literatur, Kunst, Militärwesen, Politik und Ökonomie, sondern auch in Naturwissenschaft und Technik. Ich möchte hier nur einige Beispiele nennen:

Mathematik nahm in der Blütezeit der chinesischen Naturwissenschaft und Technik einen wichtigen Platz ein. Wie z.B. schon früh in der westlichen und östlichen Han-Dynastie (206 v. Chr. bis 220 n. Chr.) berechneten die chinesischen Mathematiker das Verhältnis für den Umfang oder die Fläche eines Kreises oder des Volumens einer Kugel mit 3,1622, was erst seit heutzutage gewöhnlich mit 3,1415 angegeben wird.[1] Gleichzeit waren sie auch imstande, Systeme linearer Gleichungen zu lösen. Im alten und mittelalterlichen China wurde die Methode der Berechnung der Wurzeln einer Gleichung durch aufeinander folgende Additionen und Multiplikationen schon entwickelt. Erwähnenswert sind die Dezimalrechnung und die Stäbchen- und Kugel-Arithmetik, die erstmals im Mohistischen Kanon 330 v. Chr. gefunden wurden und zuletzt in der Geschichte der Sui-Dynastie im 6. Jahrhundert. Beide haben zur Entwicklung des praktischen Rechnens beigetragen.

Einige Gebiete der Physik waren im alten China besonders entwickelt, nämlich Mechanik, Magnetik, Optik und Akustik. Zuerst hatten die Chinesen umfassende Kenntnisse über die Mechanik. Es gibt eine Geschichte über die Schwimmkraft von Cao Chong, Prinz vom Staat Wei zur Zeit der „Drei Reiche" (220 - 280 n. Chr.), worin ein Elefant nicht mit einem

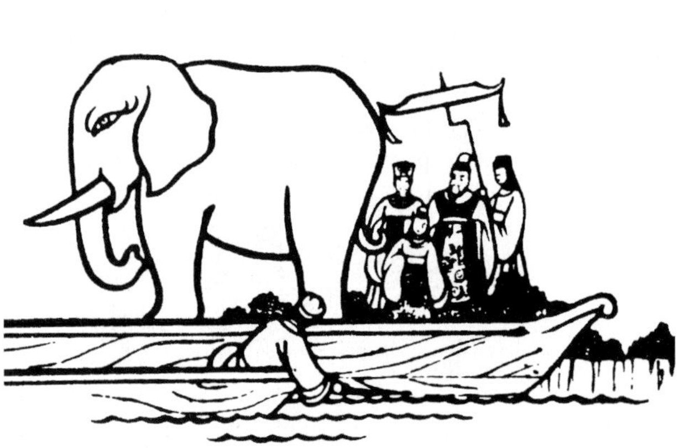

Abb. 9.6

[1] Vgl. He Shaogeng, Das Wissen der alten Chinesen, Deutsche Ausgabe von Zhao, K.: S. 91

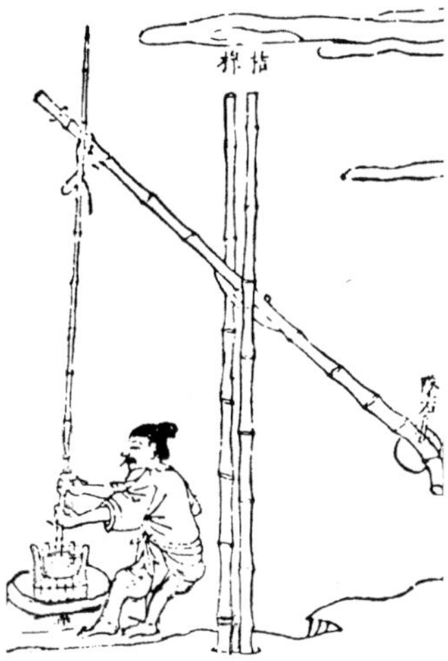

Abb. 9.7

Wiegegerät, sondern durch Ermittlung der Wasserverdrängung gewogen wird. Der Elefant wurde auf ein Boot geführt und der Wasserstand auf dem Boot markiert, dann wurde der Elefant ausgeladen und das Boot mit Steinen beladen, bis es zu der markierten Höhe sank. Die Steine wurden vorher einzeln gewogen, und ihr Gesamtgewicht betrug genau das Gewicht des Elefanten (Abb. 9.6).[1] Die Kenntnisse über das Hebelgesetz haben schon im alten China praktische Anwendung gefunden. Im Mohistischen Kanon 330 v. Chr. findet man auch den Bericht, dass die Chinesen die Vorstellung von Kraft und Drehmoment für den Gebrauch von Geräten wie Schnellwaage, Flaschenzug, Rad und Achse sowie Ziehbrunnen anwenden (Abb.9.7). Wie in aller Welt bekannt, wurde der magnetische Kompass in China vor mehr als 2000 Jahren erfunden und spielte beim Vermessen, in der Seefahrt und im Militärwesen eine wichtige Rolle. Während der Shang-Dynastie (ca. 1600 - 1100 v. Chr.) konnte das chinesische Volk schon ziemlich hoch entwickelte zweirädrige Wagen anfertigen. Die Erfindung der Papier- und Druckpresse hat für die Entwicklung der menschlichen Zivilisation große Beiträge geleistet und hat ursprünglich in China ihren Anfang genommen. Das älteste überlieferte gedruckte Schriftstück ist die Diamant-Sutra mit dem Datum 15.04.868 aus der Tang-Dynastie. Das im Jahre 1978 im Kreis Fufeng der Provinz Shaanxi gefundene Hanf-Papier aus der Han-Dynastie (206 v. Chr. bis 24 n. Chr.) beweist, dass das Papier in China vor 2000 Jahren erfunden wurde. Die frühesten Berichte über Schießpulver in Europa erschienen erst im 14. Jahrhundert, aber Salpeter und Schwefel, unerlässliche Bestandteile des Schießpulvers, sind auch wichtige Arzneien im Shen Nong Ben Cao Jing (Der Wurzel- und Kräuterklassiker des göttlichen Bauern), der in China um 32 v. Chr. verfasst wurde.

Aus dem 13. Jahrhundert v. Chr. stammt die Bestimmung der Jahreslänge zu 365 Tagen. Uhren aus dem 8. Jahrhundert vergleichbar mit im Abendland erst seit dem 14. Jahrhundert nachweisbaren Räderuhren mit Gewichtsantrieb zeigen einen hohen Stand der Technik und eine praxisorientierte Erfindungsgabe, die ohne entsprechende theoretische Grundlage zu nutzbaren Geräten führte. Schon in vorchristlicher Zeit war die Eisenhütten- und Gusstechnik so weit fortgeschritten, dass gusseiserne Gebäude errichtet werden konnten.

Die obigen Beispiele stellen anschaulich dar, dass die wissenschaftliche Tradition in China schon sehr alt ist. Die kulturellen Hintergründe der chinesischen Medizin haben nicht nur ein reiches Angebot an religiösen und philosophischen Erkenntnissen, sondern auch ein reiches Angebot an eingeführten wissenschaftlichen Theorien und Methoden. Ein Grund für die frühe Entwicklung der chinesischen Medizin war die Suche nach dem Lebenselexier, die die Alchimie auf den Plan lockte. Unsere moderne Chemie hatte ihren Ursprung in der griechischen und arabischen Alchimie, und letztere wurde von der chinesischen befruchtet. Die Geschichte der chinesischen Medizin entwickelte sich andererseits, wie weite Bereiche der chinesischen Technik, völlig untheoretisch. Mediziner machten ihre praktische Erfahrung während des Jahrtausende währenden Kampfes gegen die Krankheit. Sie gaben ihre Erkenntnisse weiter. Die standen dann wieder auf dem Prüfstand der Praxis und wurden weiter und weiter korrigiert und verfeinert. Und so entwickelte sich eine Medizin auf dem Nährboden der Volkskultur, die in der Lage war, viele Bereiche von Krankheit nicht nur zu heilen, sondern auch frühzeitig zu erkennen. Und all das, ohne sich um einen wissenschaftstheoretischen Unterbau zu kümmern. Was stets zählte, war der Erfolg, nicht das Axiom. So entwickelte sich die chinesische Medizin seit der Zeit der Taoisten (300 v. Chr. bis 700 n. Chr.). Und man bedenke, dass es die erste Beschreibung der Pocken Ko Hung (281 - 340 n. Chr.) über 500 Jahre vor den arabischen Berichten gab. Quecksilberamalgam für Zahnfüllungen, in Europa im 19. Jh. aufgekommen, war schon ab dem 7. Jh. in China gebräuchlich. Das mag zeigen, wie effektiv die damalige Vorgehensweise war.

[1]Vgl. Dai Nianzu, Das Wissen der alten Chinesen, Deutsche Ausgabe von Zhao, K.: S. 121

Die kulturellen Hintergründe für die Unterschiede zwischen chinesischer und westlicher Medizin

Obwohl zweitausend Jahre alt, die Wissenschaft und Technik in China auf allerhöchstem Niveau war, basiert die chinesische Medizin nicht auf einer Blütezeit der Wissenschaftsentwicklung, sondern auf der Blütezeit der Philosophie. Zu dieser Zeit lebten im Osten Konfuzius (ca. 551 - 479 v. Chr.), Buddha (560 - 480 v. Chr), Lao Zi (600 v. Chr.) und im Westen Sokrates (469 - 399 v. Chr.), Platon (427 - 347 v. Chr.) sowie Aristoteles (384 - 322 v. Chr.) Sie repräsentierten die Philosophie, die damals schon den höchsten Punkt in unserer menschlichen Geschichte erreicht hatte. Und keine anderen Philosophien haben die chinesische Kultur derart nachhaltig beeinflusst wie jene von Konfuzius, Lao Zi und Buddha.

Die chinesische Medizin gründet sich auf der schon im ersten vorchristlichen Jahrtausend entwickelten Philosophie. Danach hat sie sich kaum weiterentwickelt und basiert noch immer auf denselben Theorien, die schon zu ihren Anfängen Gültigkeit hatten. Im Gegensatz zu der chinesischen Medizin basiert die westliche Medizin auf der Blütezeit der industriellen Entwicklung. Sie repräsentiert innerhalb der westlichen Naturwissenschaften eine Disziplin, die seit dem 19. Jahrhundert entscheidende Impulse gegeben hat und sich bis heute immer weiter entwickelt. Obwohl Galilei, Descartes sowie Kant als die Stammväter der modernen Philosophie und Naturwissenschaften galten, wurden ihre Gedanken schon durch ihre berühmten Vorläufer in der antiken Philosophie, nämlich Sokrates, Platon und Aristoteles vorprogrammiert. Besonders Aristoteles arbeitete methodischer und systematischer als die anderen Philosophen der Antike, und seine Beiträge zum abendländischen Denken können nicht hoch genug eingeschätzt werden. Dies liegt vor allem daran, dass der Grundgedanke, der die Naturwissenschaften beherrscht, lautet: Der Mensch erobert die Natur. Diese Gedanken wurzeln eigentlich in aristotelischer Philosophie. Er war der Meinung: „Wenn die Natur dem Bedarf des Menschen nicht entgegen wirken soll, muss der Mensch etwas gegen die Natur unternehmen. Die technische Mechanik ist ein Mittel, um die Natur zu überlisten.“ Dieser Grundgedanke beherrscht nach wie vor immer die Naturwissenschaft. In der Tat hat kein anderer Philosoph einen derart großen Einfluss auf westliche Kultur wie Aristoteles.

Während nun das aristotelische Denken von Anfang an und mit Logik, Metaphysik, Physik, Mechanik, Mathematik die westliche Naturwissenschaft beeinflusste, ging es dem konfuzianischen Denken um das Verhältnis zwischen Mensch und Mensch, dem taoistischen Denken um das Verhältnis zwischen Mensch und Natur, das die chinesische Kultur beeinflusste. Einer der Grundgedanken bei Lao Zi ist es, sich mit den Regeln der Natur vertraut zu machen. Die Regeln der Natur werden kurz Tao genannt. Einer der wichtigsten Unterschiede zwischen der westlichen und der chinesischen Philosophie besteht darin, dass bei Aristoteles die technische Mechanik die Natur überlistet, bei Lao Zi richtet sich der Mensch nicht gegen die Natur, sondern lebt mit dieser in Einklang und Harmonie. Betrachtet man die Natur als Führer, als Freund, so wird das Leben mühelos, ruhig und gelassen. Eine zentrale Rolle spielt im Taoismus dabei der Begriff „Wu wei“ wörtlich „nicht handeln“. Nach Lao Zi verschwenden die Menschen die meiste Zeit damit, Dinge zu tun, die unnötig sind. Man kann ebenso einfache Freuden wie Frühlingswind, Sommermond, Wintersonne genießen, ohne die als unverzichtbar geltenden materiellen Dinge zu haben. Das Tao wird hier als unendlicher Wechselstrom gesehen, und alles ist diesem unaufhörlichen Wechsel unterworfen: von seiner Wurzel immer wieder zu seiner Wurzel zurückzukehren. D.h. es gibt also keine Entwicklung weg von der Natur. Das Prinzip aller Dinge ist deshalb die Stille. So steht im Daodejing, Kapitel 16: „Die Dinge in all ihrer Menge, ein jedes kehrt zurück zu seiner Wurzel. Rückkehr zur Wurzel heißt Stille. Stille heißt Wendung zum Schicksal. Wendung zum Schicksal heißt Ewigkeit. Erkenntnis der Ewigkeit heißt Klarheit“. Was Konfuzius betrifft, so scheint seine Lehre auch nicht viel anders als die von Lao Zi zu sein. Er will keine lineare Entwicklung. Er orientierte sich an einer Rückkehr in die bekannte Vergangenheit, nämlich an der humanen Herrschaft der Zhou-Dynastie. Rückkehr zum Ursprung und zur Natur ist die möglicherweise wichtigste der praktischen Lehren, der sowohl taoistischen als auch konfuzianischen Philosophie und von immenser Bedeutung für die Entwicklung des chinesischen Geschichte.

Ein weiterer Unterschied zwischen der westlichen und der chinesischen Philosophie besteht darin, dass die taoistische Philosophie auf der polaren Betrachtungsweise von Licht und Dunkelheit aufgebaut ist. Die zentrale Lehre der taoistischen Philosophie lautet: „Das Unglück ist es, worauf das Glück beruht; das Glück ist es, worauf das Unglück lauert“, (Daodejing, Kapitel 58). Die absolute Glückseligkeit kann der Mensch nur erlangen, wenn es ihm gelänge, die Unterschiede zwischen dem eigenen Ich und der Natur durch die vollkommene Vereinigung mit dem Tao aufzuheben. Lao Zi meinte, dass ein besserer Komfort des Lebens nicht unbedingt gut für die Menschen ist, sondern im Gegenteil eine

Bedrohung für die natürliche Welt ist. So steht im Daodejing, Kapitel 19: „Zeigt Einfachheit, haltet fest die Lauterkeit! Mindert Selbstsucht, verringert die Begierden! Gebt Acht auf die Gelehrsamkeit! So werdet ihr frei von Sorgen."

Im Gegensatz zu Lao Zi betonte Aristoteles, dass jede Handlung freiwillig sei und dass der Wille nur handelt, um etwas Gutes zu wählen, wenn es gilt, Schlechtes zu vermeiden. Deswegen tendiert man in der westlichen Kultur im Großen und Ganzen dahin, dass das Gute ohne das Schlechte bestehen kann, Licht ohne Dunkelheit und Vergnügen ohne Schmerz. Ohne Zweifel strebt die kausalanalytische Überlegung des Aristoteles zu der Hinwendung nur zum Guten. Dieses wirkte sich von Anfang an positiv auf die westlich-technischen Epochen aus. Die chinesische Kultur ist auf dem taoistischen induktiv-synthetischen Denken aufgebaut, es fällt ihr schwer anzuerkennen, dass die Grundlagen der westlichen Kultur auf dem aristotelischen kausal-analytischen Denken beruhen.

Welche Bedeutung hat die chinesische Kultur heute?

Aufgrund der Skepsis des Taoismus und des Konfuzianismus gegenüber kausal-analytischem Denken wurde die Entwicklung der chinesischen Technisierung und Industrialisierung stark gehemmt. Diese Tatsache haben die Chinesen sehr spät erkannt. Erst zu Anfang des letzten Jahrhunderts begannen die Chinesen wahrzunehmen, dass neben China noch andere Kulturen existierten, die ihrer eigenen Kultur nicht unterlegen waren. Das ist der Grund, warum die Chinesen vor der industriellen Revolution in mehreren Perioden ihrer Geschichte die reichste und höchstentwickelte Zivilisation in der Welt waren und sich seit dem 17. Jahrhundert nicht weiterentwickeln konnten.

Aber die Frage ist, warum die chinesische Religion heute überlebt, insbesondere in diesem wissenschaftsbesessenen Jahrhundert und ungeachtet des technologischen Fortschritts. Die chinesische Religion hat zunehmend Einfluss auf die westliche Welt, während westliche Philosophien an Boden verlieren. Vielleicht, weil in den östlichen Philosophien mehr der Mensch im Mittelpunkt steht und weniger das Absolute. Der Mensch mit seinem gesamten Beziehungsgeflecht innerhalb seiner Umwelt und seinen Mitmenschen und innerhalb seiner Sorgen, Nöte und Freuden.

Schuld mag die Tatsache sein, dass einerseits die moderne Technologie und Industrie seit dem 17. Jahrhundert von Europa aus die Welt mit ihren raumgreifenden Entwicklungen überzogen hatte. Denn gerade diese Industrialisierung hat zu massiven Problemen in der Welt, sogar zu einer Umweltkrise, geführt. Heute sind wir Zeugen eines epochalen Umbruchs von einer hochindustrialisierten Moderne. In den letzten Jahren wurden die Vorstellungen einer exakten wissenschaftlichen Beschreibbarkeit durch neue in der Meteorologie entwickelte „Chaos-Theorien" über das Verhalten komplexer dynamischer Systeme generell in Frage gestellt. Eine Kernaussage der Chaos-Theorie besagt, dass trotz der exakten Kenntnis über das Verhalten einzelner isolierter Parameter des Systems eine exakte Vorhersage für die Entwicklung im Gesamtsystem prinzipiell nicht möglich sei. Et vice versa: Trotz eindeutiger Erkenntnisse über bestimmte Gesamtsysteme lassen sich keinerlei Vorhersagen über einzelne Komponenten des Systems machen. So weiß man beispielsweise, dass die Wahrscheinlichkeit, eine Sechs zu würfeln, ein Sechstel beträgt. Dennoch lässt sich nicht berechnen, welche Zahl bei einem bestimmten Wurf fällt. Die unendliche Vielfalt der möglichen Entwicklungen eines komplexen Systems lassen sich nur als Gesamtheit, als deterministisches Chaos beschreiben (z.B. mathematisch in Form von Attraktoren, Fraktale). So ist es nicht verwunderlich, dass Anwendungen der Chaos-Theorie besonders in der Wissenschaft versucht werden, in denen sich bisher „exakte" Ergebnisse durch die klassische Wissenschaftmethode erzielen ließen. Durch diese Erkenntnis werden sich auch in den westlichen Wissenschaften stärker „ganzheitliche" Sichtweisen entwickeln.

Die chinesische Philosophie sowie die chinesische Medizin interessiert den Westen heute im Wesentlichen deshalb, weil sie zu der modernen Naturwissenschaft und Medizin komplementär ist. Diese durch ihre ganzheitlich orientierte Denkweise, die auch eine genaue Naturbeobachtung einschließt, die die polare Sicht von Yin und Yang einführt, liefert dem Westen eine andere Auffassung vom Leben selbst, wie auch vom Menschen. Dieses Denken will die Natur im Gleichgewicht halten. So wird z.B. auch über die Ganzheit des Menschen in seiner inneren und der ihn einbettenden äußeren Natur sorgfältig nachgedacht, nämlich nicht wider die Natur zu handeln, sondern den Menschen in die Natur zu integrieren.[1] Dieses soll eine harmonische Einheit von Mensch und Kosmos fördern. Angestrebt wird die Verknüpfung der kausal-analytischen westlichen Naturwissenschaft mit der induktiv-synthetischen chinesischen Wissenschaft, um eine Einheit zu bilden, die die grundlegenden Aspekte beider Kulturen in sich trägt. Diese auf alten, grundlegenden Naturgesetzen aufbauende und für die moderne Welt auch verbindliche Kultur ist gerade heute das, was die Menschen brauchen.

1 Vgl. Küng / Ching, Christentum und Chinesische Religion, S.295

Kapitel II: „Yijing", das Buch der Wandlungen

Kurzdarstellung

„Yijing", das Buch der Wandlungen, ist gereifte Weisheit von Jahrtausenden. Bis auf den heutigen Tag beschäftigt es viele Gelehrte in der ganzen Welt. Es enthält die in 3000 Jahren gesammelten Spruchweisheiten Chinas auf dem Gebiet der Natur- und Lebenskunde.

Das Yijing basiert auf Kombinationen von Yin und Yang und ihren Deutungen. Dabei wird Yang durch einen durchgezogenen Strich repäsentiert und Yin durch einen unterbrochenen Strich. Es gibt acht Kombinationen von drei Strichen, begonnen mit Yin-Yin-Yin bis hin zu Yang-Yang-Yang. Diese Kombinationen heißen Trigramme. Jedes Trigramm ist ein besonderes Symbol. Es steht für Himmel (Yang-Yang-Yang), Wind (Yang-Yang-Yin), Wasser, Berg, Erde, Donner, Feuer oder Teich. Zwei Trigramme können zusammengefasst werden zu einem Hexagramm, wovon es insgesamt 64 gibt (Abb. 9.8). Mit diesen 64 Hexagrammen erfassen die Chinesen alle Erscheinungen des Universums. Dieses Modell vom Universum und dem Leben spiegelt die Auffassung wider, dass alle Bereiche der Existenz aus einer Kombination von Yin und Yang bestehen. Die beiden Hexagramme Chien und Kun repräsentieren das reine Yang bzw. das reine Yin. Alle anderen sind Kombinationen der beiden Grundkräfte Yin und Yang. Die 64 Hexagramme beinhalten jede mögliche Kombination beider Linienarten. Allgemein definiert bedeutet Yin-Yang die Urpolarität, in der die Pole untrennbar miteinander verbunden sind. Diese Urpolarität äußert sich in vielen Begriffspaaren, in denen der eine Begriff ohne den anderen nicht denkbar ist. So lässt sich „schnell" nicht ohne „langsam" denken, „hell" nicht ohne „dunkel" und „stark" nicht ohne „schwach".

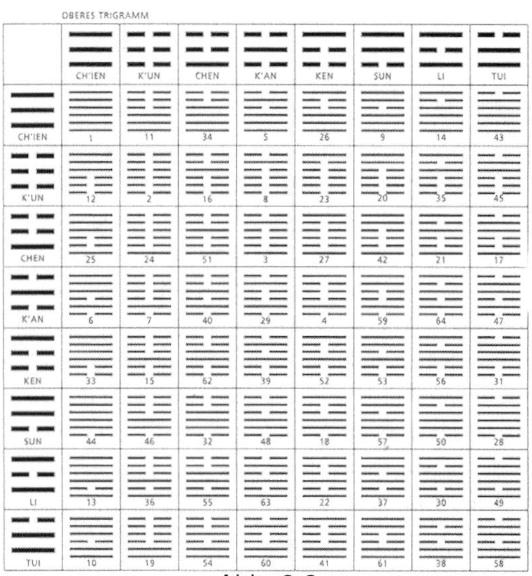

Abb. 9.8

In der chinesischen Literatur werden vier Heilige als Verfasser des Buchs der Wandlungen angegeben: Fuhi, König Wen, der Herzog von Zhou und Konfuzius.

Zuerst wurde das Buch der Wandlungen dem legendären Fuhi, einem Stammesvater, zugeschrieben. Die im Laufe der Zeit modifizierten Überlieferungen berichten, dass Fuhi eines Tages ein Drachenpferd dem Gelben Fluss entsteigen sah. Er las die acht Trigramme auf dem Rücken des Tieres und bestimmte das Wesen der Verwandlungen. Die Zeichnungen, die aus übereinandergelegten Strichen bestanden, gaben ihm Einblick in die Phänomene des Yin und des Yang. Was einmal das Dunkel (Yin) und einmal das Licht (Yang) hervortreten lässt, das ist das Tao.

Die jetzige Sammlung der 64 Zeichen stammt vom König Wen, dem Vorfahren der Zhou-Dynastie, der sie mit kurzen Beurteilungen versah, als er von dem Tyrannen Zhousin im Gefängnis gehalten wurde. Der Text zu den einzelnen Strichen stammt von seinem Sohn, dem Herzog von Zhou. Dieses Buch führte den Titel: „Zhouyi", die Wandlungen von Zhou. Dies war der Stand des Buchs, als Konfuzius es entdeckte. Er beschäftigte sich in seinem hohen Alter intensiv damit. Es ist höchst wahrscheinlich, dass der Kommentar zur Entscheidung (Tuan Dschuan) von ihm stammt.

Die im Yijing verwandten Symbole dienten ursprünglich dem Wahrsagen. Der eigentliche Text des Buches besteht aus einer Reihe von Orakelsprüchen, die dargestellte Situationen beschreiben und für passendes Handeln Rat geben. Fast alles, was in der über 3000 Jahre alten chinesischen Geschichte an großen und wichtigen Gedanken gesagt wurde, ist durch dieses Buch angeregt worden und findet rückwirkend Erklärungen für die oft dunklen Aussagen des Buches. So ist es denn auch kein Wunder, dass beide Zweige der chinesischen Philosophie, der Konfuzianismus und der Taoismus, sowie die theoretische Grundlage der chinesischen Medizin („Innerer Klassiker des Gelben Fürsten" - Huang Di Nei Jing) ihre gemeinsamen Wurzeln hier haben.

Das Beispiel der Hexagramme Kurzdeutung

Das erste Hexagramm Qian (das schöpferische Prinzip)

Oben ist der Himmel, das Schöpferische; unten ist auch Himmel: Himmel und noch einmal Himmel, das Zeichen ist ganz einheitlich stark in seiner Natur und versinnbildlicht die

Kreativitätskräfte. Der edle Mensch ist unablässig bemüht seinen eigenen Charakter zu stärken (Abb. 9.8).

Das zweite Hexagramm Kun (das empfangende Prinzip)

Oben ist Erde empfangend, unten auch Erde empfangend: Das doppelte Erdezeichen steht für eine tiefe Ruhe. Die Eigenschaft des Zeichens ist die Hingebung und signalisiert die Empfänglichkeit der Kräfte der Erde, die sich, wenn zum Einsatz gebracht, erfolgreich auswirken kann (Abb. 9.8).

Das dritte Hexagramm Tun (die Schwierigkeit)

Oben ist Wasser, ein Abgrund, unten ist Donner, das Erregende. Das versinnbildlicht aus Wolken hervorbrechende Blitze. Daraus ergibt sich die Bedeutung der Anfangsschwiergkeit. Schwierigkeit gefolgt von erhabenem Gelingen. Der edle Mensch bemüht sich darum, die gegenwärtige Position zu festigen (Abb. 9.8).

Das vierte Hexagramm Meng (die Unreife)

Oben ist der Berg, das Stillehalten, unten ist Wasser, der Abgrund. Das Stillehalten vor einem gefährlichen Abgrund ist ein Symbol der ratlosen Torheit der Jugend (Abb. 9.8).

Das fünfte Hexagramm Sü (das Abwarten)

Oben ist Wasser, ein Abgrund, unten ist der Himmel, das Schöpferische. Das versinnbildlicht Wolken, die zum Himmel aufsteigen. und rät uns, dass uns Untätigkeit dazu befähigen kann, den richtigen Augenblichk abzuwarten, einer im Augenblick drohenden Gefahr aus dem Wege zu gehen (Abb. 9.8).

Das sechste Hexagramm Sung (der Streit)

Oben ist der Himmel und bewegt sich nach oben, unten ist das Wasser und bewegt sich nach unten. Die Bewegungsrichtungen der beiden Trigramme gehen aus-einander, das versinnbildlicht den Gedanken des Streites (Abb. 9.8).

Das siebte Hexagramm Sung (die Armee)

Oben ist Erde, unten ist Wasser. Dadurch ist das Grundwasser versinnbildlicht, das sich innerhalb der Erde sammelt. Das deutet auf das Wesen des Heeres, das im Innersten etwas Gefährliches ist (Abb. 9.8).

Die acht Hexagramm Bi (Das Zusammenhalten)

oben ist Wasser, unten ist Erde. Das Wasser über der Erde fließt zusammen. Dies ist ein Symbol, das auf das Zusammenhalten deutet (Abb. 9.8).

Das neunte Hexagramm Xiaoxü (der kleine Ernährer)

Oben ist sanfter Wind, unten ist Himmel. Der Wind, der durch den Himmel weht, hemmt die Wolken, so dass sie sich verdichten. Das versinnbildlicht eine Konstellation, dass vorübergehend durch Schwaches ein Starkes im Zaum gehalten wird (Abb. 9.8).

Das zehnte Hexagramm Lü (das Auftreten)

Oben ist der Himmel, der Vater, unten ist der See, die jüngste Tochter. Das versinnbildlicht den Unterschied von hoch und niedrig, wie man den Stil, das richtige Auftreten in der Gesellschaft berücksichtigt (Abb. 9.8).

Das elfte Hexagramm Tai (der Friede)

Oben ist Erde empfangend, unten ist der Himmel, das Schöpferische. Das versinnbildlicht den Himmel auf Erden. Der Himmel hat sich unter die Erde gestellt. So vereinigen sich ihre Kräfte in ausgewogenem Zusammenwirken. Die Hohen neigen sich zu den Niedrigen herab, und die Niedrigen sind die Hohen. Dadurch entsteht Friede (Abb. 9.8).

Die Verbindung zwischen dem Yijing und der chinesischen Medizin

Die grundlegenden Theorien der chinesischen Medizin beschreibt das erste medizinische Werk in der ganzen Welt, „Huang Di Nei Jing" (Innerer Klassiker des Gelben Fürsten), das zwischen 500 und 300 v. Chr. zusammengestellt wurde.

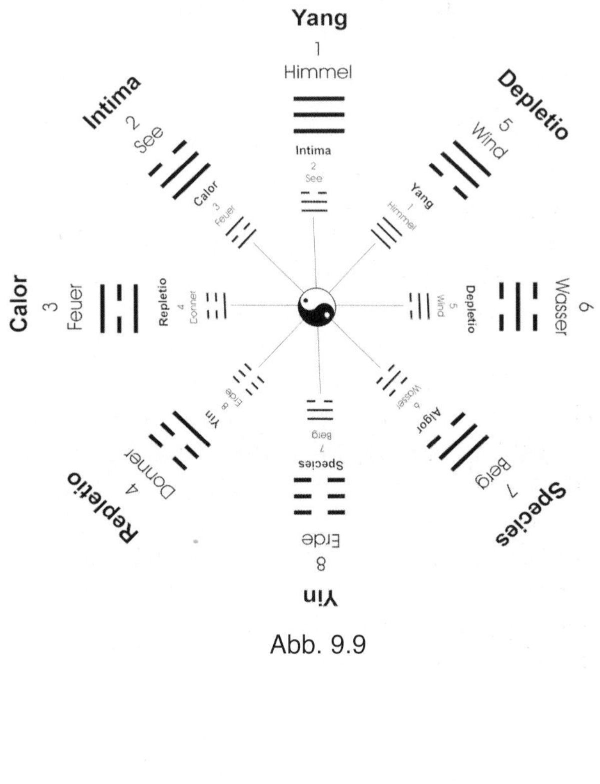

Abb. 9.9

Aber seine Grundgedanken basieren eigentlich auf dem „Yijing“, dem für die gesamte chinesische Kultur grundlegenden Buch der Wandlungen. Denn einer der Grundgedanken, der sowohl die chinesische Medizin, als auch das Yijing beherrscht, lautet, dass der Mensch und die Natur eng miteinander verbunden sind. Weiterhin stellen beide Anschauungen die rhythmisch auftretenden Gegensätze in der Natur heraus, wie z.B. Tag und Nacht, Sonne und Mond, warm und kalt. Diese Gegensätze werden in dem Yijing mit Yin und Yang bezeichnet.

Die acht Leitkriterien in der chinesischen Medizin entsprechen genau den acht Trigrammen, nämlich: Yin = Erde, Yang = Himmel, Feuer = Calor, Algor = Wasser, See = Intima, Extima = Berg, Wind = Depletion, Donner = Repletion (Abb. 9.9). Sie werden als Normkonventionen bezeichnet und sind das Eingangstor zur praktischen Anwendung der chinesischen Medizin. Für die Diagnose muss der chinesische Mediziner von den vordergründigen Symptomen zu den übergeordneten und allgemeinen Faktoren vordringen, die acht Leitkriterien von Yin und Yang, bis zur Depletion und Repletion klären. Dabei bewegt er sich nicht nur in der dreidimensionalen Welt, sondern auch in der vierdimensionalen Welt und beschäftigt sich mit den eigentlichen, grundlegenden Eigenschaften einer Krankheit. Die ganze Therapie der chinesischen Medizin orientiert sich alleine an diesen Eigenschaften. In der Regel setzt man hier zur Therapie die Eigenschaften ein, die dem Gegenteil der krankheitsauslösenden Eigenschaften entsprechen. So wird beispielsweise bei Kälte (Algor) eine Wärmetherapie angewandt, bei Hitze (Calor) eine Kältetherapie. Bei Fülle (Repletion) wendet man eine Therapie an, die Energie ausleitet, bei Leere (Depletion) eine, die Energie ergänzt. Deshalb ist es sehr wichtig, durch eine chinesische Diagnose, d.h. durch Sehen, Befragen, Anhören und Tasten festzustellen, welche Eigenschaft eine Krankheit hat. Dies kann auch über das Hexagramm als eine Kombination der beiden Trigramme erklärt werden. Zeigt sich beispielsweise das Hexagramm Nummer 64 „Vor der Vollendung“: Dem oberen Trigramm entspricht das Feuer und dem unteren entspricht das Wasser (Abb. 9.10). Seiner Eigenschaft nach geht das Feuer aufwärts und das Wasser abwärts. Das heißt, die Wirkungen dieser Elemente gehen auseinander und bleiben ohne Beziehung. In der chinesischen Medizin steht dies für eine Disharmonie des Herz- und des Nieren-Funktionskreises. Denn gemäß der Fünf-Wandlungsphasen-Theorie wird der Herzfunktionskreis dem Feuer zugeschrieben und der Nierenfunktionskreis dem Wasser.

Wenn die physiologischen Funktionen normal sind, steigt die Flüssigkeit der Nieren hoch zum Herzen, um das Yin (die vitale Essenz) des Herzens zu nähren. Diese Situation zeigt das Hexagramm Nummer 63 „Nach der Vollendung“. Dem oberen Trigramm entspricht das Wasser und dem unteren entspricht das Feuer. Wenn das Wasser im Kessel über dem Feuer hängt, so stehen beide Elemente in Beziehung, und es wird dadurch Kraft erzeugt (Abb. 9.11). Das Herz und die Nieren haben, wie es in die chinesische Medizin genannt wird, eine Beziehung der gegenseitigen Abhängigkeit und Einschränkung, die durch gegenseitige Unterstützung und Hemmung gekennzeichnet ist. Wenn die Nierenflüssigkeit nicht ausreicht und nicht in der Lage ist, nach oben zu steigen, um das Yin (die vitale Essenz) des Herzens zu nähren wie im Hexagramm Nummer 64 „Vor der Vollendung“, dann wird das Yang des Herzens zu stark, was sich in Symptomen wie geistiger Unruhe, Schlaflosigkeit, traumreichem Schlaf zeigt. Dieses wird als „Zusammenbruch der normalen physiologischen Koordination zwischen Herz und Nieren“ bezeichnet. Krankheit bedeutet in der chinesischen Medizin, dass Yin und Yang sich in einem gestörten Verhältnis zueinander befinden. Die Therapie in der chinesischen Medizin orientiert sich jedoch nicht nur an der Eigenschaft der Krankheit, sondern auch an Zeit und Raum. So berücksichtigt der chinesische Mediziner beispielsweise bei einer Rezeptur gegen Kopfschmerzen nicht nur die Individualität des Patienten, sondern auch die jeweiligen Raum- und Zeitgegebenheiten. Diagnose und Therapie sind hier von daher nicht starr wie in der modernen Medizin, bei der nach einmal gestellter

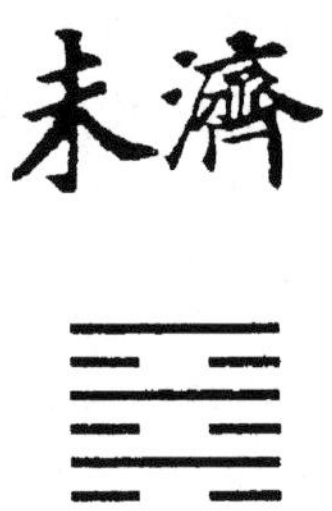

Hexagramm 64
Wei ji:
Vor der Vollendung

Oben Li, das Haftende, die Flamme

unten Kan, das Abgründige, das Wasser

Abb. 9.10

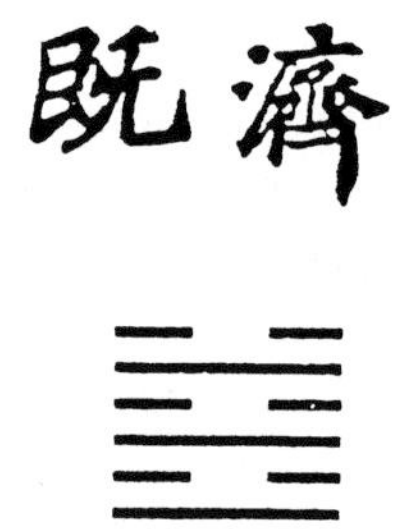

Hexagramm 63
Ji ji: Nach der Vollendung

Oben Kan, das Abgründige, das Wasser

unten Li, das Haftende, die Flamme

Abb. 9.11

Diagnose die Therapie immer die gleiche Richtung verfolgt. Heutzutage wissen wir, dass die Zeit eine räumliche Begrenzung hat: Wenn sich etwas nicht in diesem Raum befindet, dann wird es auch nicht von dieser Zeit eingeschränkt. Diese Erkenntnisse bekommen wir vor allem von der Astronomie. Deshalb nehmen wir ein Beispiel aus der Astronomie, um das Thema: „Die Zeit hat eine räumliche Grenze" zu erklären. Wir wissen alle, dass unser Jahr einfach die Zeit ist, die die Erde für einen Umlauf um die Sonne braucht. Wir leben so und so viele Jahre, weil unsere biologischen Uhren auf so und so viele Erdumläufe um die Sonne eingestellt sind. Zweifellos müsste das Leben auf einem anderen Planeten auf dessen Umläufe zeitlich abgestimmt sein. Wenn ein anderer Planet für eine Umkreisung der Sonne so viel Zeit braucht wie die Erde für 100 Umläufe, dann würde ein Jahr des anderen Planeten 100 Jahre bei uns entsprechen. Wäre sein Umlauf 1000-mal größer als der unsrige, so wür-

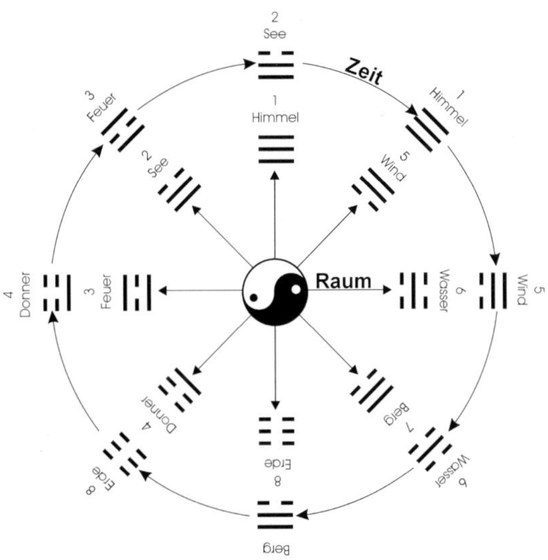

Abb. 9.12

den 1000 Erdjahre einem Jahr auf dem anderen Planeten entsprechen (Abb. 9.12). Und so ist Zeit und Dauer relativ.

Die Erkenntnisse von Zeit und Raum der chinesischen Medizin kommen nicht von der Astronomie, sondern vom Yijing. Im Sinne des Yijing ist der Raum nicht unveränderlich und die Zeit keine selbständige Einheit. Beide hängen eng zusammen. Die Gesetzmäßigkeit, mit der sich die Erde um die Sonne dreht, repräsentiert die Bewegung des äußeren Acht-Trigramme-Kreises um den inneren. Nimmt man den Umfang eines Kreises als Maß für die Zeit und die Kreisfläche als Maß für den Raum, so ist klar, dass Raum und Zeit untrennbar miteinander verknüpft sind. Die beiden Acht-Trigramm-Kreise repräsentieren die verschiedenen Räume mit ihren verschiedenen Zeiten. Sie sind untrennbar verknüpft und bilden eine vierdimensionale Welt, welche in der Relativitätstheorie „Raum-Zeit" genannt wird. Deshalb muss sich die Behandlung in der chinesischen Medizin an die Jahreszeit und an die Umgebung des Patienten anpassen. Denn in der chinesischen Medizin kann man nie vom Raum sprechen, ohne die Zeit einzubeziehen, und auch umgekehrt. Diese Einbeziehung von Zeit und Raum stellt die chinesische Medizin nicht in eine dreidimensionale Welt oder auf einen anderen Planeten, sondern in eine vierdimensionale Welt. So hatte die chinesische Medizin schon vor 3000 Jahren ein außerordentliches wissenschaftliches Niveau erreicht, indem sie die dreidimensionale Welt des täglichen Lebens überschritten und

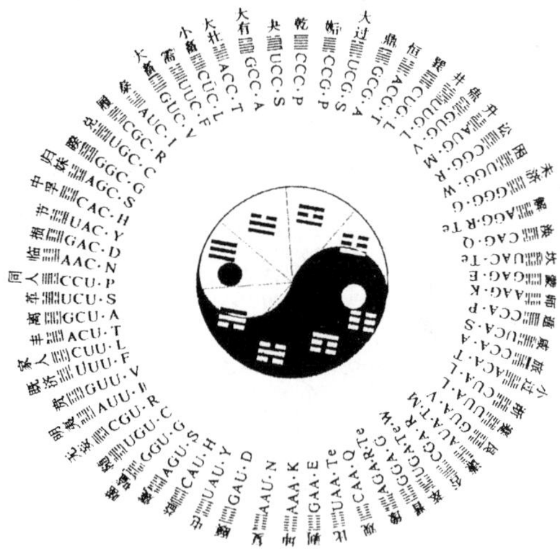
Abb. 9.13

die höhere vierdimensionale Realität entdeckt hat.

Da das Yijing die Grundbedingungen des Lebens erforscht hatte, verfügt die chinesische Medizin über ein Wissen, dem sich die westliche Naturwissenschaft teilweise erst jetzt in der Moderne annähert. Erklärt das alte chinesische Wissen zum Beispiel Makro- und Mikrokosmos über 64 Hexagramme, so sieht die moderne Evolutionstheorie den Ursprung menschlichen Lebens in 64 Gruppen des genetischen Codes (Abb. 9.13). Die Aussagen des Yijing über die Konstitution des Hexagrammsystems kann direkt auf die formale Struktur des genetischen Codes übertragen werden. Östliches und westliches Denken kommen also auf völlig verschiedenen Wegen zu ähnlichen Erkenntnissen. Diese Übereinstimmung zwischen dem Yijing-Code und dem menschlichen Code bedeutet, dass die theoretische Grundlage des Yijing ebenfalls zu einer exakten Modellvorstellung des biologischen Grundcodes des Menschen geführt hat. Wie wir wissen, ist das Yijing die Grundlage der chinesischen Medizin. Und das kann nur möglich sein, wenn die chinesische Medizin die natürliche Entstehung der menschlichen Code-Struktur von ihrer wirklich maßgeblichen Grundbedingung her verstanden hat.

Kapitel III: Buddhismus

Der historische Buddha

Der Buddhismus ist, wie sein Name besagt, eine Lehre, deren Begründer mit dem Ehrentitel „Buddha" bezeichnet wird. Das Wort „Buddha" bedeutet „der Erwachte" und besagt damit, dass jemand, dem dieser Name zuteil wird, aus der Nacht des Irrtums zum Licht der Erkenntnis erwacht ist.

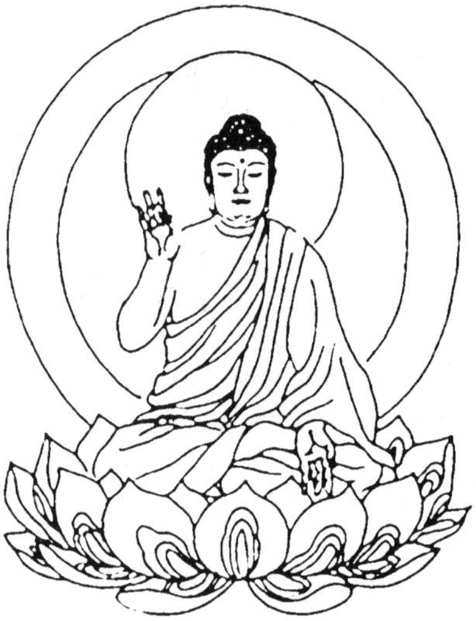

Abb. 9.14

Der historische Buddha lebte von 560 bis 480 v. Chr. Er hieß eigentlich Siddhartha Gautama (Abb. 9.14). Sein Vater war das Oberhaupt einer adeligen Familie. Er heiratete und hatte einen Sohn. Im Alter von 29 Jahren verließ er Heimat und Familie, um als wandernder Asket nach der endgültigen Erlösung vom Leiden zu suchen. Sechs Jahre lang praktizierte er verschiedene Lehren, wie strengste Askese, extremes Fasten und Atemübungen.

Dann gab er alles auf, und verlor deshalb auch seine Schüler. Diese Zeit war für ihn aber nicht vergebens, sondern eigentlich eine Voraussetzung für seine Erleuchtung. Das ist der Grund, warum die buddhistische Schule Absonderung von der Welt und Besitzlosigkeit fordert.

Nun, ungefähr 35 Jahre alt, erfuhr Siddhartha nach langer Zeit der Meditation die Erleuchtung. Eines Tages, unter einem Feigenbaum sitzend, in tiefster Versenkung, schaute er die Wahrheit. In ihrem Kern gibt sie Antworten auf Fragen nach dem Sinn unseres Lebens, warum Leben Leiden ist, wie es entsteht, wie es überwunden werden kann und welches der Weg ist, dies zu erreichen.

Woher kommt die Wahrheit des Siddhartha Gautama? Zu einer richtigen Wahrheit gelangt man erst nach einer vielfachen Wiederholung der Übergänge von der Praxis zur Erkenntnis und von der Erkenntnis zur Praxis. Siddharthas Ideen kamen nicht vom Himmel, sondern aus sich selbst. Der Grund liegt in der Meditation. Durch die Meditation entwickelten sich seine geistigen Kräfte. In der Tat erinnerte er sich in diesem Moment plötzlich nur an das, was er früher in seinem Vorleben schon kultiviert hatte. 45 Jahre lang wanderte der Buddha lehrend mit seinen Schülern durch Bihar und Uttar Pradesh, um Menschen zu erlösen. Im Alter von 80 Jahren starb er im nepalesischen Kushinagara (heute Kasia).

Das Leben ist leidvoll und vergänglich

Der buddhistische Erlösungsweg besteht aus den so genannten „Vier Heiligen Wahrheiten". Die erste heilige Wahrheit lautet: Die Welt ist voller Leiden. Geburt ist Leiden. Alter ist Leiden. Krankheit ist Leiden. Von Lieben getrennt sein, ist Leiden. Nicht erlangen, was man begehrt, ist Leiden. Das Leben ist leidvoll, nicht nur, weil Schmerzen der verschiedensten Art es von seinem ersten bis letzten Augenblick begleiten, sondern vor allem weil es vergänglich ist. Der Begriff der Vergänglichkeit im Buddhismus ist schwer zu verstehen. Vergänglichkeit ist unaussprechbar und unermesslich. Aus diesem Grunde gebe ich ein Beispiel.

Wenn man folgendes Gedicht versteht, versteht man auch, was der Buddhismus mit Vergänglichkeit meint:

Alle wissen, das Himmelreich ist schön. Nur auf das Geld will man nicht verzichten. Die Hände können nicht genug erraffen. Bis es endlich reicht, ist man schon gestorben.

Alle wissen, das Himmelreich ist schön. Nur auf den Ruf und die Macht will man nicht verzichten. Wo sind die berühmten Leute? Sie werden genauso auf dem Friedhof begraben.

Alle wissen, das Himmelreich ist schön. Nur auf Familie und Kinder will man nicht verzichten. Eltern kümmern sich um ihre Kinder über alles; die Kinder danken es den Eltern nur ganz selten.

Dieses Gedicht ist das zentrale Thema des sehr berühmten chinesischen Romans „Der Traum des roten Hauses". Dieser Roman erzählt von einem hübschen, jungen Prinzen, der in der reichsten Familie Chinas lebte. Sein Großvater war ein bedeutender General, sein Vater ist Minister und seine Schwester ist die Königin. Er verfügt über alles, was das Herz begehrt: Schönheit, Ansehen, Reichtum und Macht (Abb. 9.15). Man denkt, er solle eigentlich glücklich sein. Ist er aber nicht. Darum sagt der Buddhismus: „Das Leben ist voll von Leiden." In allen Gesellschaftsschichten gibt es Probleme.

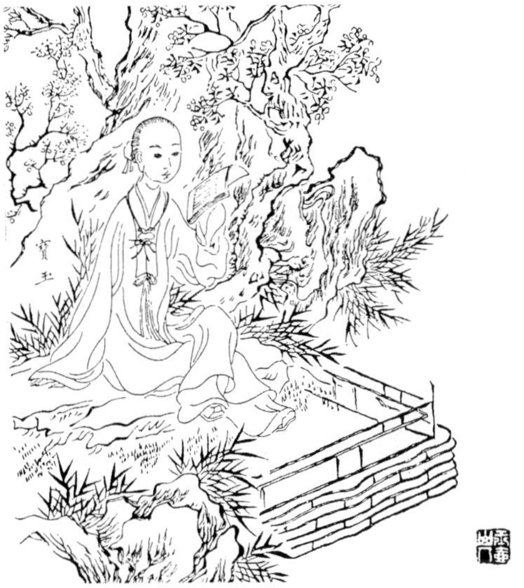

Abb. 9.15

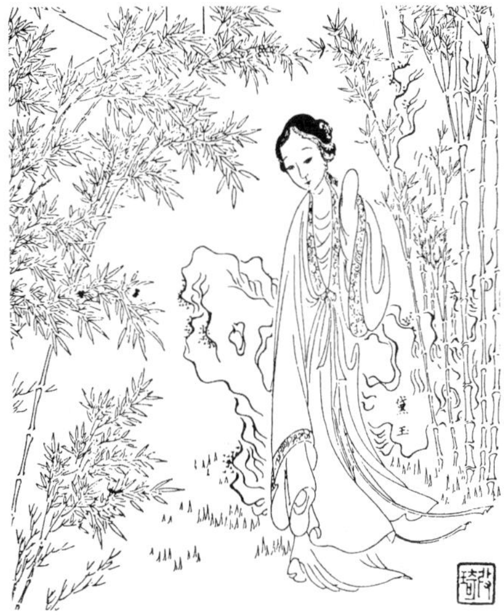

Abb. 9.17

Und auf verschiedenen gesellschaftlichen Niveaus gibt es unterschiedliche Probleme. In den höheren Klassen gibt es Probleme der höheren Klasse, unter denen die Betroffenen auch leiden müssen.

Als der Prinz ein Kind war, erschien ihm im Traum einmal eine Göttin, die ihm mit einem Gedicht das Schicksal seiner Familie aufzeigte, um ihm klarzumachen, dass alles vergänglich ist. Aber der Prinz konnte das Gedicht zu diesem Zeitpunkt noch nicht verstehen, sondern erst, als die Prophezeiungen eintraten (Abb. 9.16). Der Prinz hatte eine Liebesbeziehung zu seiner schönen Cousine, der er geschworen hat, dass er sie heiraten werde. Aber seine Familie war gegen diese Verbindung, denn die Cousine litt wegen des frühen Todes ihrer Eltern ständig unter großer Traurigkeit. Sie weinte oft den ganzen Tag, das gefiel der

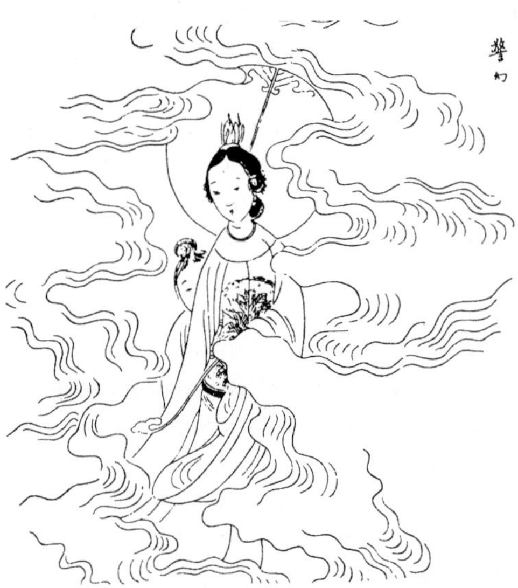

Abb. 9.16

Familie des Prinzen nicht (Abb. 9.17). Außerdem wünschten seine Eltern die Vermählung ihres Sohnes mit einem Mädchen, das auch aus einer ähnlich angesehenen, traditionellen Familie stammt.

Da der Prinz unbedingt seine Cousine heiraten wollte, glich die Hochzeitsfeier einer Tragödie: In China war es zu der Zeit Sitte, dass die Braut während der gesamten Hochzeitszeremonie verschleiert blieb. Als der Prinz den Schleier von der Braut abnahm, war es nicht seine Cousine, sondern ein anderes Mädchen. Der Prinz war tief erschüttert. Durch diesen extremen Schrecken fiel er in Ohnmacht. Durch die Verschleierung war es seinen Eltern möglich, ihn anstatt mit der Cousine mit einem Mädchen ihrer Wahl zu verheiraten. Als der Prinz den Betrug bemerkte, war es schon zu spät. Schlimm ist: Seine Cousine starb an gebrochenem Herzen, weil sie glaubte, dass er sie verlassen hatte. Bald darauf kam ein großes Unglück über die ganze Familie. Seine Schwester, die Königin, starb. Sein Vater wurde durch den Einfluss politischer Gegner inhaftiert. Das gesamte Vermögen der Familie wurde konfisziert.

Zum Schluss begann der junge Prinz sich dem Buddhismus zu widmen. Das Schicksal seiner Familie wendete sich wieder zum Guten und der junge Prinz bekam eine hohe Position. Trotzdem verließ er seine Familie und lebte als Einsiedler, weil er erkannt hatte, dass alles Glück vergänglich und trügerisch und die Erfahrung des Leidens unausweichlich ist. Er hat auch erkannt, dass alles vorherbestimmt ist, wie z.B. das Schicksal seiner Cousine. Diese Bindung hat ihren Ursprung schon in seinem Vorleben. In seinem früheren Leben war seine Cousine eine besondere Rose, die von ihm täglich liebevoll mit frischem Wasser versorgt wurde. Damals hatten sie sich geschworen, dass sie ihm, falls sie sich in einem nächsten Leben als Menschen begegnen würden, mit so viel Tränen, wie sie nur vergießen könnte, danken würde. Aus diesem Grunde wurde die ganze Liebesbeziehung zwischen dem Prinzen und seiner Cousine von den Tränen des Mädchens begleitet.

Karma

Der Ausgangspunkt von Buddhas Lehre ist die Erkenntnis, dass alles Leiden ist, und alle Erscheinungen in unserer Welt vergänglich sind. Warum besteht unsere Welt aus so viel Leiden? Die zweite heilige Wahrheit antwortet: Da die Menschen alle gierig sind, hatten sie schon im früheren Leben Schlechtes getan, deshalb müssen sie im gegenwärtigen Leben Krankheit und Drangsal erleiden. Das Leiden bedeutet, die Schulden vom Vorleben zurückzuzahlen. So sind die erste und zweite Wahrheit ursächlich miteinander verbunden. Beide zusammen bilden eine der wichtigsten Theorien des Buddhismus, die auf der Idee von der Wiedergeburt basiert: nämlich das Karma (Ursache und Wirkung).

In der Theorie der Wiedergeburt hat Buddha die Gedankenwelt des Hinduismus übernommen. Diese Theorie besagt, dass die Seele nicht sterblich ist. Denn nach dieser Theorie ist der Mensch eine bestimmte energetische Konstellation. In der Regel werden vier Energiekörper unterschieden: 1. Der Ätherleib, 2. der Astralkörper, 3. der Mentalkörper und 4. der spirituelle Körper. Wenn ein Mensch tot ist, bleibt der Energiekörper verschont und nur der fleischliche Körper wird abgeschüttelt. Der Ätherleib, der dem physischen Körper am nächsten steht, wird bei jeder Wiederverkörperung des Menschen neu gebildet und löst sich innerhalb von drei bis fünf Tagen nach seinem physischen Tod wieder auf. Astral-, Mental- und spiritueller Körper existieren nach dem Tod weiter und verbinden sich bei jeder weiteren Inkarnation mit dem neu gebildeten physischen Körper. Wenn man nach dem Tode gewisse Zwischenstufen erreicht, wird man entweder in das Paradies kommen, oder in die Hölle gehen, oder in ein irdisches Leben wiedergeboren (Abb. 9.18). Wir müssen alle unseren physischen Körper dieser Erde einmal überlassen. Die Auflösung der Seele, des Bewusstseins, die gibt es nicht. Der tote Mensch kann entsprechend seinen guten oder bösen Taten auf der Erde als Mensch, Tier oder Pflanze wiedergeboren werden. Das heißt, je nachdem wie man in seinem Leben handelt, wird man wiedergeboren. Wer Gutes tat, wird als guter Mensch geboren, wer Böses tat, wird in seinem neuen Leben dafür bestraft.

Menschen, die im Westen leben und trotzdem an diese unpersönliche universale Macht (Karma) glauben möchten,

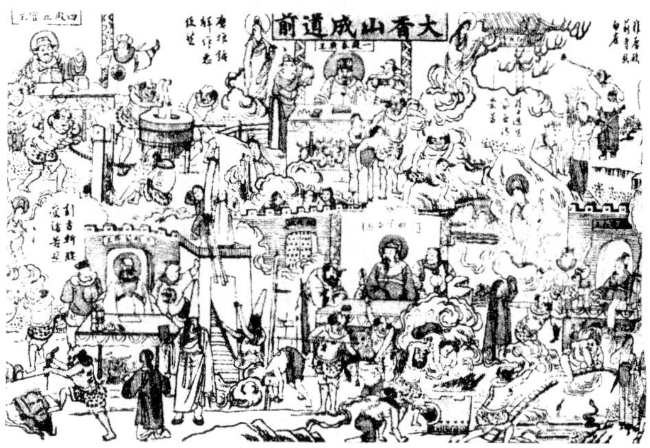

Abb. 9.18

müssen auf weitere wichtige Fragen eine Erklärung haben:

1. Laut Karma ist das frühere Leben die Ursache für das gegenwärtige Leben, vergleichbar mit einem Senfkorn, das im Vorleben ausgesät wurde und im gegenwärtigen Leben Früchte trägt. Die Ursache wiederum für das Vorleben liegt in einem noch davor liegenden früheren Leben. So geht es immer weiter. Eine solche Weltanschauung, die durchgehend auf dem Prinzip der Kausalität von Taten beruht, legt natürlich den Gedanken nahe, dass es auch einmal eine Urkausalität gegeben haben muss, die alles in Gang gesetzt hat. Die Frage ist nun: Wo ist dieser Anfang? Die Antwort des Buddhismus ist interessant, nämlich: Da dieser Kausalnexus wie ein Kreislauf ist, ist der Anfang immer das Heute, d. h. auch im Sinne des Buddhismus ist unser Schicksal zwar vorherbestimmt, aber es liegt immer in unserer eigenen Hand, es ist nie zu spät, ein gutes Senfkorn zu säen, um das Schicksal zu ändern. 2. Ist Buddha ein Gott? Schuf Gott das Karma? Ist das Karma Gott unterstellt? Die Antwort des Buddhismus lautet: Ein Buddha ist kein Schöpfergott, sondern ein Mensch, der genau so wie jeder andere dem Altern und der Krankheit unterworfen ist, und dessen Dasein durch den Tod ein Ende findet. Ein Buddha unterscheidet sich aber von anderen Menschen dadurch, dass er alle Verblendung und Leidenschaft überwunden hat und infolge dessen durch seine geistige und menschliche Vollkommenheit Wunderkräfte an sich entfalten kann. Sein Erlösungsweg ist kein Gottesgeschenk, sondern ein Selbsterlösungsweg. Buddha sagt: „Ich habe diese Lehre gefunden, die tief ist, schwer zu schauen, keiner Reflexion zugänglich, nur für Weise zu erfassen.“ Der Buddhismus betrachtet das Böse als Unwissenheit. Deswegen ist die Weisheit ein wichtiger Weg zur Erlösung. Aber diese Weisheit ist nicht durch Gott gegeben, sondern muss vom einzelnen Menschen durch das eigene Bemühen erreicht werden. Der Buddhist glaubt zwar, dass die Gottheit sich um unsere Menschheit kümmert, aber

letztlich müssen wir uns doch selbst bemühen, durch die Kultivierung zur Vollendung zu gelangen. Hierzu gibt es ein Beispiel in der chinesischen Geschichte:

Lu war ein Einzelkind. Seine Eltern liebten ihn über alles und hüteten ihn wie ihren eigenen Augapfel. Aber statt dankbar zu sein, behandelte er seine Eltern sehr schlecht. Ein Mal, nur weil seine Mutter die Nudeln zu weich gekocht hatte, warf er die Nudeln seiner Mutter ins Gesicht. Seine Eltern waren sehr traurig. Eines Tages bekam Lu einen schlimmen Durchfall. Kein Arzt konnte ihm helfen und er hatte das Gefühl, als hätte seine Seele seinen Körper verlassen. Kurze Zeit später trat ein Mann zu ihm, der ihn zu einem Amt führte (Abb. 9.19). Dort trafen sie auf einen Beamten, der Unterlagen prüfte. Dieser machte ein nachdenkliches, besorgtes Gesicht und sprach zu Lu: „Weil du deine Eltern sehr oft schlecht behandelt hast, wirst du nach himmlischem Recht dazu verurteilt, in der Hölle große Qualen zu erleiden. Da deine vorherbestimmte Lebenszeit aber noch nicht abgelaufen ist, darfst du noch einige Jahre leben. Wenn diese Zeit abgelaufen ist, kommst du in die Hölle.“ Als Lu das hörte, fürchtete er sich sehr und flehte auf Knien um Erbarmen. Der Beamte schüttelte den Kopf und sagte: „Deine Schuld ist sehr groß. Selbst Siddhartha kann dir nicht helfen, wie könnte ich dir da helfen?“ Lu hörte nicht auf, bitterlich zu weinen, und fragte, wer ihm helfen könne. Der Beamte dachte nach und sagte: „Hast du von folgender Geschichte gehört? Einmal fragte Buddha seine Jünger: Wer kann das Glöckchen um des Tigers Hals losbinden? Ein junger Mönch antwortete: Nur der, der dem Tiger das Glöckchen umband, kann es auch wieder lösen. Du hast deine Eltern schlecht behandelt; darum

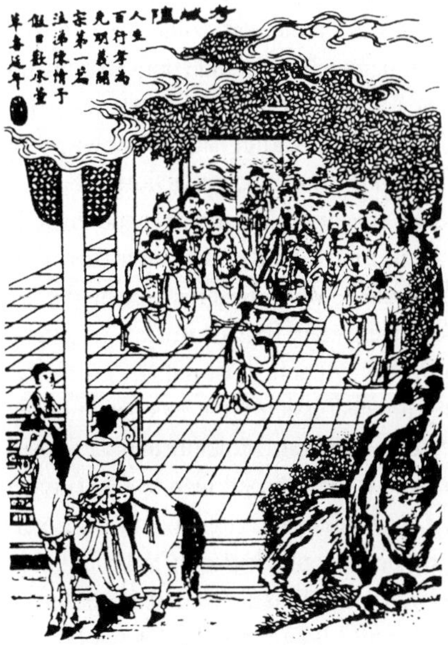

Abb. 9.19

musst du selbst zu deinen Eltern gehen und bereuen.“ Der junge Mann konnte nicht glauben, dass er sich durch einmaliges Bereuen bei seinen Eltern für die vielen schlechten Dinge, die er ihnen angetan hatte, entschuldigen könne. Der Beamte lachte und sagte: „Es gibt noch eine Geschichte, hast du von dieser auch nicht gehört? Als der größte Schlachtermeister sein Messer zum Töten der Schweine wegwarf, wurde er sofort zum Buddha.“ Mit diesen Worten schickte der Beamte den jungen Mann zurück zum irdischen Leben. Dort wurde er sofort wieder gesund und behandelte seine Eltern liebevoll und zuvorkommend. Als seine Mutter krank war, pflegte er sie einen ganzen Monat Tag und Nacht. Er lebte über 80 Jahre und man weiß nicht, ob er nach seinem Tod doch noch in die Hölle gehen musste oder nicht. Sein hohes Alter lässt vermuten, dass er letztlich doch noch begnadigt wurde.

Das Karma bedeutet, dass Gutes mit Gutem, Böses mit Bösem vergolten wird. Es verwandelt die Strafen und Belohnungen in ein unpersönliches kosmisches Gesetz, und funktioniert wie ein allwissender Gott, es zeichnet jede Handlung auf und richtet über sie, niemand kann es vermeiden. Wenn Gutes und Böses die unausweichlichen Folgen nicht innerhalb eines gegenwärtigen Lebens zeigen, dann könnten sie sich im Laufe der Lebensgeschichte in einem kosmischen Schuldbuch ansammeln und so zukünftige Leben bestimmen. Man erwartet nicht nur den Lohn guter Taten und die Strafe für die bösen in einem nächsten irdischen Leben, sondern man kann dort versuchen, durch eigenes Bemühen gute Werke zu sammeln und das Schuldkonto auszugleichen. Aber noch so viele gute Werke führen nicht in die ewige Seligkeit, sondern nur zu einem besseren Leben oder einer besseren Wiedergeburt. Und wenn es eine Erlösung gibt, dann die, aus diesem endlosen Zirkel herauszukommen in eine Welt, wo es kein Sterben gibt und die Schuld aufhört. Wie kann man zu dieser Welt kommen? Die Antwort steht in der dritten heiligen Wahrheit. Diese lautet: Die Welt ist nichtig, wird radikal verneint und überwunden. Gemäß der Lehre des Buddhismus ist das menschliche Auge beschränkt und daher wird unser Geist auch von falschen Ideen konstruiert. Die buddhistische Kultivierung zielt im Wesentlichen darauf ab, diesen Vorgang umzukehren. Die Weltüberwindung führt zur Erlösung, in das Nirwana: Zustand des absoluten Friedens und der Freiheit, das vollkommene Glück, die Befreiung des Geistes und das Ende jeglicher Abhängigkeit von Begierde und Gier. Die vierte heilige Wahrheit offenbart praktische Anweisungen wie man die dritte heilige Wahrheit, den Nirwana-Zustand, erreichen kann. Sie besteht aus drei Worten: „Jie (Gebote), Ding (Meditation) und Hui

(Weisheit)." Mit Geboten ist nicht nur gemeint, dass man alle üblen Gedanken und Taten wie Töten, Lügen, Stehlen, Tücke vermeiden soll, sondern sich weithin nach den Grundforderungen des Buddhismus wie Güte, Barmherzigkeit und Nachsicht kultivieren soll, damit das Herz rein bleibt und meditieren kann. Wie Buddha immer wieder lehrte: Von Geboten durchdrungen ist die Meditation fruchtbar; von Meditation durchdrungen, ist die Weisheit fruchtbar. Von Weisheit durchdrungen, wird die Seele ganz von aller Verderbnis erlöst.

Das letzte Ziel der buddhistischen Kultivierung besteht darin, dass der Mensch sich von der Selbstbefangenheit in Gier und Verblendung zur Selbstlosigkeit wenden soll, weg von der Egozentrik des Ichs. Das böse Karma ist gerade ein Produkt der Anhaftung des Egos, also dieses Hängen am eigenen Ich.[1] Der ganze Prozess der buddhistischen Kultivierung ist eigentlich ein Prozess, die eigensinnige Anhaftung zu beseitigen, dass sogar das eigene Ich, an das man sich so klammert, im Grunde ebenso wie alle Dinge in der Welt, auch vergänglich ist. Dabei ist die Selbstlosigkeit ein zentrales Konzept des Buddhismus und gilt als Schlüssel zur Erleuchtung. Deshalb ist die Theorie des Buddhismus also im Wesentlichen durch Selbstlosigkeit gekennzeichnet. Nach dem Buddhismus kann Siddharta ohne zu sterben seinen physischen Körper in eine Substanz hoher Energie umwandeln und ihn in eine andere Dimension mitnehmen. Er ging ins Nirwana, um den Menschen zu zeigen, dass man so weit wie möglich auf das eigene Ich verzichten soll, sogar auf den eigenen Körper. Aus diesem Grund wurde der Urbuddhismus auch als geistiger Kultivierungsweg bezeichnet, und hat keine Spuren direkt in der chinesischen Medizin hinterlassen. Gemäß des Urbuddhismus soll die Krankheit unter den normalen Menschen existieren: Weil wir im Vorleben Schlechtes getan haben, müssen wir in diesem Leben Krankheiten erleiden. Deshalb spricht der Urbuddhismus nicht von der Heilung. Das Krankheitsgeschehen im Urbuddhismus bedeutet, das Karma und die Schulden des Vorlebens zu begleichen.

Buddhismus und chinesische Medizin

Aber im Laufe der Entwicklung ist der Buddhismus doch zu Heilungszwecken benutzt worden, obwohl er nur einmal in einem unverbindlichen Kanon zusammengefasst wurde. Eine konservative Minderheit hielt an der Lehre des historischen Buddha, am Theravada (kleines Fahrzeug) fest, das sich nur für die der Welt entsagenden Mönche anbot, während die große Gemeinde eine veränderte Version, das Mahayana (großes Fahrzeug) annahm. Diese Mahayana-Schulen liefen von Anfang an auf eine Neuformulierung der buddhistischen Lehre hinaus, und hatten keine Entsprechung in der Lehre des historischen Buddhas. Sie wollten die Laiengemeinde unterstützen und den Buddha Dharma weiterentwickeln und trotzdem die buddhistischen Konstanten Buddha, Dharma und die traditionelle Mönchsgemeinde erhalten. Sie entwickelten das Eigentümliche der buddhistischen Philosophie, während sie gleichzeitig die praktischen Methoden der Krankenheilung und des Buddha Dharma verbreiteten, und vielen die Überfahrt zum Heil ermöglichten. Vielleicht haben sich dadurch Mahayana-Schulen sehr schnell verbreitet: Schon im 1. Jahrhundert nach Christus über die Seidenstraße nach China und von dort ab dem 6. Jahrhundert nach Japan. Erst im 7. Jahrhundert kamen sie nach Tibet, und haben in erster Linie für die Entwicklung der tibetischen Medizin Beiträge geleistet. Der berühmte Weise „bTsong-kha-pa (1357 - 1419 n. Chr.) hat sein Wissen aus der altindischen „Drei-Säfte-Lehre" der tibetischen Medizin entwickelt. In kaum einem anderen Medizinsystem spielt die Religion eine so wichtige Rolle wie im tibetischen. Die Tibeter verehren Buddha als ihren höchsten Heiler, der alle Krankheiten besiegen kann.

Die chinesische Medizin redet zwar nicht vom Karma, doch in Wirklichkeit hat das chinesische ätiologische Denken die Krankheit mit Karma in Verbindung gebracht, denn das Wort „Xie" (Heteropathie) ist ein sehr abstrakter Begriff und steht sowohl für die physiologischen Störungen als auch für alle negativen Einflüsse. Wenn die Chinesen alle Schwierigkeiten, denen man im Leben begegnet, als die Folge des Karmas betrachten, sollte die Krankheit natürlich keine Ausnahme machen. Gemäß dem Buddhismus hat unser menschlicher Körper in mehreren Dimensionen Existenzformen. Das Karma ist eine schwarze Substanz unseres Körpers aus einer anderen Dimension. Wie wäre die Existenzform unserer Körper in anderen Dimensionen? Natürlich kann man sich das nicht mit dem Begriff unserer dreidimensionalen Welt vorstellen, denn der Körper muss den Forderungen der Existenzform in jener Dimension entsprechen. Was wir sehen, ist nur der größte Bestandteil in unserer dreidimensionalen Welt, aus denen unser physischer Körper besteht, nämlich: Molekül und Zelle, sie bilden nur drei Zustände unserer Körper: Den festen, flüssigen und gasförmigen. Der Buddhismus redet von einem mikroskopischen Körper, der eigentlich nur in einer anderen Dimension bleibt. Das Karma befindet sich nur in diesem mikroskopischen Körper und bildet ein Feld. Dieses Feld befindet sich rund um unseren Körper und ist eine Art schwarze Substanz.

[1] Vgl. Küng, Spurensuche – die Weltreligionen auf dem Weg, S. 160

Wenn man etwas Schlechtes getan hat, bekommt man diese schwarze Substanz.

Nach dem physischen Tod wird die schwarze Substanz in den mikroskopischen Raum des energetischen Körpers eingeprägt. Bei der Wiedergeburt drängt das Karma wieder nach außen. Hat das Karma eine bestimmte Stufe erreicht, wird der Mensch krank. Aber wenn eine Krankheit auftritt, muss es einen äußeren Faktor geben, um die Krankheit auszulösen. Die äußeren Faktoren sind nach der chinesischen Ätiologie die sechs klimaverändernden Einflüsse sowie die sieben Emotionen. Aber warum wird bei denselben Vorbedingungen (gleiche Zeit, gleicher Ort bei gleichen ätiologischen Einflüssen) ein Mensch krank, ein anderer nicht? Der Grund dafür liegt darin, dass die inneren Ursachen verschieden sind. Bei einer bestimmten Temperatur wird ein Ei zu einem Küken, aber keine Wärme kann einen Stein in ein Küken verwandeln, denn die Grundlage der Veränderung ist bei beiden verschieden, d.h. die äußeren Ursachen sind die Bedingungen der Veränderung, und die inneren Ursachen sind deren Grundlage, wobei die äußeren Ursachen nur durch die inneren Ursachen wirken. Was sind nun die inneren Krankheitsursachen? Das Karma. Man bekommt das Karma nicht nur durch das Vorleben, sondern auch vom gegenwärtigen Leben, nicht nur von üblen Taten, wie Töten, Stehlen usw., sondern auch von schlechten Gedanken, wie Neid, Habgier, Hass usw. Das allerwichtigste in der buddhistischen Kultivierung ist die Beseitigung des Karmas. Das Karma zu beseitigen, bedeutet, dass man die schlechte Gesinnung, die Einfälle, Schlechtes zu machen und alle üblen Taten vermeidet. Man sollte großen Wert auf die Verbesserung der geistigen Haltung legen und sich entsprechend der drei leitenden Prinzipien „Jie“ (Gebot), „Ding“ (Meditation) und „Hui“ (Weisheit) kultivieren.

Obwohl der Lehrer des Urbuddhismus direkt keine Spuren in der chinesischen Medizin hinterlassen hat, so hat er doch zu der medizinischen Versorgung des chinesischen Volkes beigetragen. Die neue wissenschaftliche Disziplin der Neuroimmunologie hat dies bewiesen: Physisches und geistiges Wohlbefinden lassen sich nicht voneinander trennen. Körperliche und seelische Hygiene haben miteinander zu tun. Eine gute geistige Haltung macht auch den Körper gesund. Wenn man seine geistige Haltung verbessert, kann die schwarze Substanz, die auch Bestandteil des Körpers ist, verändert werden. Die schwarze Substanz wird vom Körper abgeschüttelt, der Körper wird gereinigt. Medizinisch gesehen, bedeutet dies eine Beschleunigung der Stoffwechselprozesse im physischen Körper. Psychologisch gesehen, führt dies zur Suche nach einem reinen Herzen und zur Verbesserung der geistigen Haltung. In diesem Zusammenhang bedeutet es, dass man eine bessere geistige Haltung erwirbt, wenn es gelingt, ichbezogene Äußerungen wie Habgier, Neid, Beleidigt sein usw. zu mäßigen und letztlich ganz auszuschalten. Dann kann man bei der Meditation besser zur Ruhe kommen, weil die Meditation ein reines Herz erfordert.

Ein Buddhist redet nicht von gesundheitsfördernden Übungen, doch in Wirklichkeit macht er bereits gesundheitsfördernde Übungen. Denn wenn er sich zur Meditation hinsetzt, sammelt sich die Energie aus dem Kosmos und er nimmt sie in sich auf. Das zeigt die gleichen Ergebnisse, wie man sie bei gesundheitsfördernden Übungen der chinesischen Medizin wie z.B. Qigong erzielt.

Mit jeder neuen Generation ist die Gewissheit, die auf dem Karmakonzept beruht, immer schwieriger aufrechtzuerhalten. In der modernen Zeit wurde der Buddhismus ohnehin von Wissenschaft und Technik ergriffen, und mit dem Fortschritt der modernen Medizin fehlt es mehr und mehr an Ausdruckskraft. In der Tat gilt der Buddhismus in China wegen seiner Opposition gegen die Wissenschaft schon lange als fortschrittsfeindlich und wird als Aberglaube angesehen. Und doch ist die Zeit des Buddhismus nicht vorbei. Die Wissenschaft kann Mythen nicht nur zerstören. Mittels medizinischer Technik kann man beweisen, dass die Seele vielleicht doch unsterblich ist. Es handelt sich bei diesem erstaunlichen Phänomen um die Aussagen reanimierter, d.h. wieder belebter Personen. Während des klinisch festgestellten Todes können die Betroffenen weiterhin denken, empfinden und sehen, was mit ihnen geschieht. Hier ein Beispiel aus dem nachprüfbaren Beweismaterial von Frau Dr. Kübler-Ross, die seit 25 Jahren als die bedeutendste Persönlichkeit auf dem Gebiet der Sterbeforschung gilt: Nach einem Autounfall wurde bei einem seit langem blinden Fahrgast der klinische Tod festgestellt. Auf der Intensivstation gelang die Wiederbelebung. Danach konnte er erstaunlicherweise die Nummer des Fluchtautos benennen, sowie das Aussehen und die Handlungsweise der ihn umgebenden Personen während seines Herzstillstandes. Alle Angaben erwiesen sich bei Nachprüfung als exakt genaue Beobachtung und Wiedergabe der Situation. Es ist nur

schwer zu verstehen, dass die genauen Beobachtungen des Blinden im außerkörperlichen Zustand denen mit gesundem Augenlicht gleichen.

In der chinesischen Geschichte über die Wiedergeburt gibt es auch viele Beispiele. Eine berühmte Geschichte lautet: Ein Dichter verreist einmal mit seinem Freund, einem buddhistischen Mönch. Die Reise soll von Mittelchina nach Südchina führen. Der Dichter möchte mit dem Schiff fahren, während der Mönch lieber zu Fuß die weite Strecke zurücklegen will.

Letztlich setzt der Dichter seine Meinung durch, da die Fahrt mit dem Schiff über den Jangtse-Fluss viel bequemer und schneller ist. Als sie zu einem Ort kommen, sehen sie am Ufer eine hochschwangere Frau, die dort wäscht. Der Mönch sagt zu dem Dichter: „Sieh diese Frau, sie ist schon im zehnten Monat schwanger und hat ihr Kind noch immer nicht geboren. Weißt Du warum? Dieses ungeborene Kind wartet auf meine Seele, die zu ihm kommen soll. Jetzt weißt Du, warum ich diesen Weg vermeiden wollte." Der Mönch hat schon gewusst, dass sich sein Schicksal hier erfüllen soll. Der Dichter ist sehr traurig, aber der Mönch tröstet ihn, indem er ihm sagt, dass sie sich in 15 Jahren in Hangzhou, am Westsee, wiedersehen werden. Nach 15 Jahren kommt der Dichter wirklich nach Hangzhou. Eines Tages geht er gegen Abend entlang des schönen Westsees spazieren. Plötzlich hört er ein Lied. Im gleichen Moment sieht er am anderen Ufer ein Kind auf einem Wasserbüffel, das ein Lied singt. Er staunt, warum ihm dieses Kind so bekannt vorkommt. Als er das andere Ufer erreicht, ist das Kind schon in der Dämmerung verschwunden. Da fallen dem Dichter die Worte des Mönchs ein und er weiß, dass er seinem alten Freund begegnet ist.

Die Theorie der Wiedergeburt wurde von Chinesen übernommen und weiter verbreitet. Ob sich diese Vorstellung auf eine tatsächlich objektive Tatsache bezieht, darüber können wir noch lange streiten. Aber Tatsache ist, dass der Buddhismus im Laufe der Jahrhunderte ohne erzwungene Gefolgschaft weiter verbreitet wurde bis Anfang des 6. Jahrhunderts n. Chr. hatte er schon den Großteil Ostasiens erfasst. Er ist eines der dauerhaftesten Glaubenssysteme der Welt. Seine Mythen und Moralkodizes sind tief in der chinesischen Kultur verankert. Egal wie sich die chinesische Gesellschaft auch ändert, der Buddhismus beeinflusst nach wie vor ihre Weltanschauung und ihre Werte. Die Anziehungskraft des Buddhismus liegt darin, dass er eine Gewissheit bietet. Seine Gewissheit entsteht aus dem festen Glauben und dreht sich um grundlegende Dinge um den Glauben an ein Leben nach dem Tod, an eine Gottheit, die eine kosmische Gerechtigkeit (Karma) sicherstellt.

Buddhismus und Psychologie heute

Der Buddhismus konnte in China nicht nur erfolgreich Fuß fassen, weil er sich der chinesischen Umgebung angepasst hatte, sondern auch, weil er auf Fragen Antworten geben konnte, die die Wissenschaft nicht beantworten konnte. Schließlich spaltet die Wissenschaft unsere Welt in zwei getrennte Kategorien, das Tastbare und das Nicht-zu-Ertastende. Eine grundlegende Funktion der Religion ist es, unbekannte, unantastbare Phänomene zu erklären. Diese Erklärungen basieren auf autoritären Weitergabemechanismen, die im Prinzip nicht hinterfragbar sind, da die Offenbarungen von einer übermenschlichen Gottheit stammen sollen. Die Funktion der einen übermenschlichen Gottheit beruht nur darauf, dass sie auf Fragen nach dem Unbekannten unhinterfragbare Antworten gibt. Sie ist in sich autoritär bei dem Thema wie Leben und Tod, Glück und Unglück. Ein solches Thema fasziniert fast jeden Menschen und ist für die meisten Menschen doch eine Ungewissheit. Sie kann den Menschen Frieden verleihen, indem sie ihnen von einer Ungewissheit und Verwirrung zu einer Gewissheit verhilft.

Aus Sicht der Yin-und-Yang-Lehre besteht dialektisch ein Wechselspiel zwischen Yin-und-Yang-Gegensätzen, wie Ich und Andere, Wettbewerb und Kooperation, Selbstbezogenheit und Selbstlosigkeit. Die beiden Seiten von Yin und Yang sind nie absolut, sondern immer relativ miteinander verbunden, und keines von beiden kann für sich alleine existieren. Die Selbstlosigkeit und der Verzicht sind der Pfad, der die Menschen auf dem buddhistischen Kultivierungsweg nach oben brachte. Die Selbstbezogenheit und Anhäufung materieller Werte sind die Aktivitäten, die Menschen im weltlichen Bereich nach oben brachten. Die Benutzung anderer zur Förderung technologischer Fähigkeiten ohne Rücksicht auf deren Wohl zu nehmen, ist ein Ausdruck der Selbstbezogenheit. Aus der enormen Zunahme menschlicher Selbstbezogenheit und Macht durch Wissenschaft und Technologie resultiert nicht nur eine Verdinglichung der Welt wie Zerlegung, Aufspaltung, Zerstörung und Zivilisationskrankheiten, angefangen bei falscher Ernährung und Stress bis hin zu Umweltgiften, sondern es sind auch viele ethische Probleme entstanden. Der Buddhismus ist daher die beste Therapie für die Lösung der Probleme, wenn die von den Menschen errichteten Moralsysteme, Gesetze und Grenzen weit überschritten wurden. Denn wir Menschen brauchen manchmal eine übernatürliche innere Macht, die unseren Geist so lenken kann, dass eine Verzichtsmoral entsteht, die uns wiederum zu einer freiwilligen Selbstlosigkeit führt. Die buddhistische Vorstellung vom unpersönlichen karmischen Gesetz passt genau zu dieser Notwendigkeit. Es beherrscht die Menschen über die Schuldgefühle, die sie um ihre Selbstbezogenheit aufgebaut haben, und gründet ihre grundlegenden Bestrafungen und Belohnungen auf eine Art Kontinuität, die sich durch ein Leben nach dem Tode verwirklicht. Dadurch ist dieses Karmakonzept eine der mächtigsten Kontrollinstanzen für das menschliche Verhalten geworden. Angesichts des Versprechens, dass Gutes mit

Gutem, Böses mit Bösem vergolten wird, neigen die buddhistischen Anhänger zu besonderer Vorsicht, die buddhistischen Regeln einzuhalten, um sich selbst zu schützen oder sogar eine bessere Zukunft zu gewinnen. Obwohl die Religionskritiker der Meinung sind, dass das Karmakonzept Aberglauben ist, glauben noch immer viele Menschen an die Theorie des Karmas. Der Angelpunkt für die Anziehungskraft des Buddhismus ist, dass er eine Erklärung für die Schwierigkeiten und Unwägbarkeiten des Lebens bietet, sowie eine Hoffnung auf ein Jenseits gibt, um zu trösten. Seine durch Entsagung und Verzicht orientierte Weltanschauung kann die Not eines Menschen und die persönliche Verzweiflung mildern und auf ein Jenseits vertrösten. Insofern ist der Buddhismus kein Aberglauben. Einer der berühmtesten Theologen der Welt, Hans Küng, sagt dazu: „Aberglaube ist, wenn ich einem Irdisch-relativen absolute, göttliche Kraft oder Macht zuschreibe, wenn ich also eine menschliche Person vergöttere, ... Das alles ist Aberglaube. Aber nicht Aberglaube ist, wenn ich mich für mein Leben einer göttlichen, absoluten Macht, Autorität, Ordnung verpflichtet fühle ." [1]

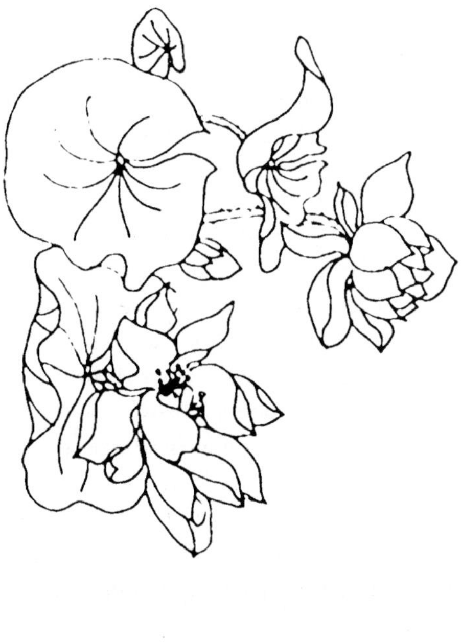

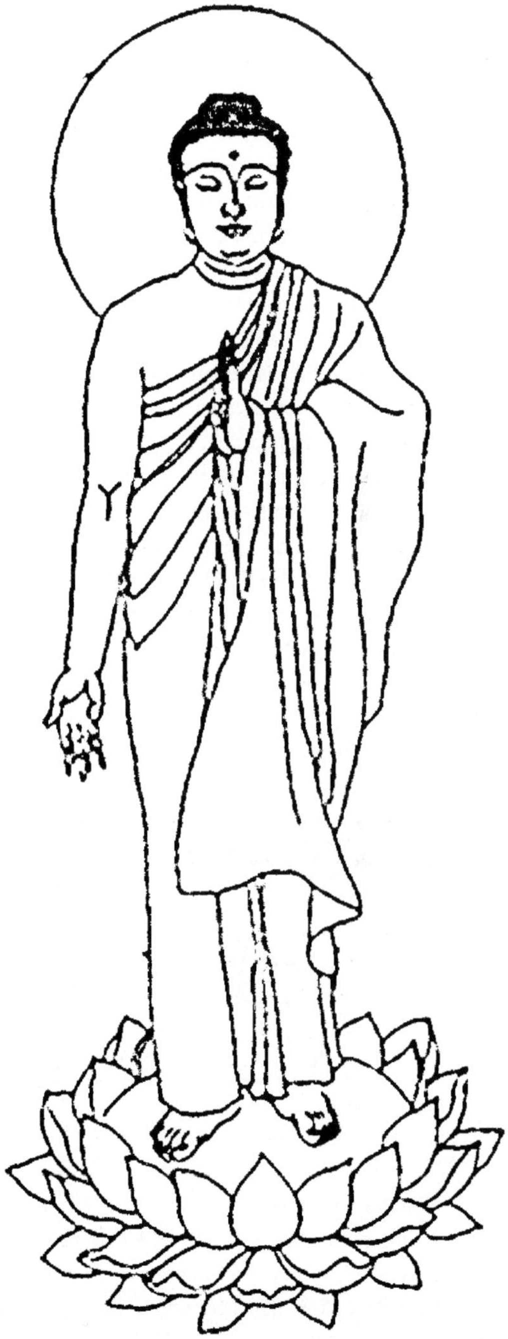

[1] Küng, Spurensuche – die Weltreligionen auf dem Weg, S.

Kapitel IV: Konfuzianismus

Konfuzius

Das Wort Konfuzianismus steht eigentlich für eine Philosophie, die von einem Mann namens Kongzi (lateinisch: Konfuzius) entwickelt wurde. Diese nach ihm benannte Denkschule bot eine ethische und moralische Antwort auf die Frage: Wie finden sich Menschen im Leben zurecht? Die Grundaufgabe für Konfuzius war die Lösung des Problems: Was ist zu tun, damit das Zusammenleben der Menschen so gestaltet wird, dass es den Regeln der menschlichen Gefühle entspricht und dadurch zur Harmonie der Gesamtheit führt.

Konfuzius (ca. 551 – 479 v. Chr.) stammte aus einer verarmten adeligen Familie. Jahrelang reiste er durch die damaligen Feudalstaaten. Aber er suchte vergeblich nach einem Herrscher, der seinen Rat brauchen konnte. Im Alter widmete er sich der Unterweisung seiner Schüler und führte gelegentlich Gespräche mit Herrschern. Die klassischen Konfuzius-Texte wurden den „Xishu“ (vier Büchern), nämlich: „Daxue“ (große Lehre), „Zhongyong“ (Mitte und Maß), „Mengzi“ (Menzius), „Lunyu“ (Gespräche) und „Wujing“ (fünf häufig gelesene Schriften) bestehend aus „Yijing“ (Buch der Wandlungen), „Shujing“ (Buch der Urkunden), „Shijing“ (Buch der Lieder), „Lijing“ (Buch der Riten), „Chunqiu“ (Frühlings- und Herbstannalen) zugeschrieben. Sie bilden

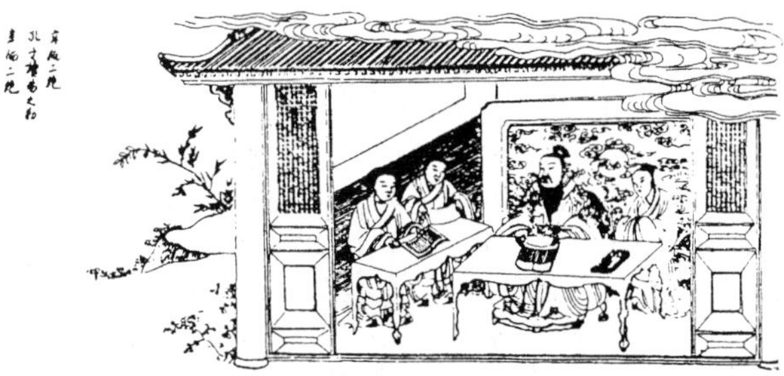

Abb. 9.20

eines der Fundamente des Konfuzianismus (Abb. 9.20).

Dem Konfuzianismus geht es nicht, wie dem Taoismus, um religiöse Lehren wie Leben und Tod, Götter und Dämonen. Es geht um den Menschen, der nicht zu einem Heiligen werden soll, aber eine umfassende Kenntnis der Literatur besitzen sollte und sich nach den Regeln der Moral richten, also ein edler Mensch sein sollte. Damit ist kein Edelmann gemeint, sondern ein sittlich Edler. Konfuzius glaubte zwar: „Tod und Leben haben ihre Bestimmung, Reichtum und Ansehen kommen vom Himmel“ (Gespräche 12, 5.), aber er sagte wiederum: „Wenn man noch nicht den Menschen dienen kann, wie sollte man den Geistern dienen können! Wenn man noch nicht das Leben kennt, wie sollte man den Tod kennen?“ Das Anliegen der Lehre ist konkret und betrifft nur das alltägliche Leben und die aus praktischer Erfahrung bezogenen Weisheiten. Für die Zukunft strebt der Konfuzianismus nicht nach Wachstum und nach Entwicklung. Das wäre für ihn eine Reise ins Unbekannte. Er wollte die Geschichte als einen Spiegel für die Zukunft überliefern. Er orientierte sich an einer Rückkehr in die bekannte Vergangenheit, nämlich an der humanen Herrschaft der Zhou-Dynastie (Abb. 9.21).

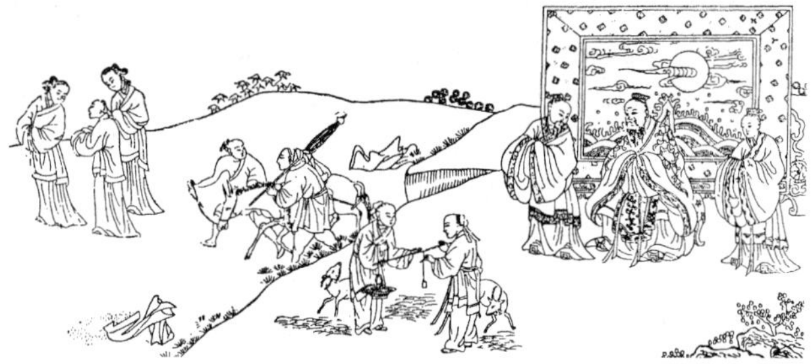

Abb. 9.21

Menschlichkeit und Tugend

Die zentrale Lehre des Konfuzius betrifft „Ren“, was oft als Menschlichkeit und Güte übersetzt wird. Ren ist ein im Konfuzianismus häufig gebrauchter Begriff und wird oft mit „Yi“ (Gerechtigkeit) zusammen verwandt. „Renyi“ heißt: Humanität, fair sein gegenüber anderen Menschen. Ren definiert sich mehr über die innere Orientierung und Yi mehr über die äußere Verhaltensform. Viele Leute interpretieren Ren falsch. Sie meinen, Ren bedeute Entgegenkommen, um sich bei anderen beliebt zu machen. Dabei sollen die Nachteile in Kauf genommen werden und man sollte Kompromissbereitschaft für alles zeigen. Bedeutet Konfuzianismus wirklich, die Einzelinteressen den Interessen anderer zu opfern ebenso wie das Erwerben von Reichtümern als nicht legitim anzusehen? Nein, denn der Konfuzianismus kennt die Interessen des einzelnen. Der Konfuzianismus ist eine praktische Philosophie.

Als Konfuzius merkte, dass Egoismus nur schadet, warnte er: „Wer bei seinen Handlungen immer auf den eigenen Vorteil aus ist, zieht sich viel Groll zu“, (Gespräche 4,12). Weiterhin: „Ein Mensch ohne Menschlichkeit, was hilft das materielle Ding? Ein Mensch ohne Menschlichkeit, was allein hilft die Freude“, (Gespräche 3,3). Wer sich nur um sich selbst kümmert und sich nicht um andere sorgt, wird auch nicht glücklich. Solche Menschen haben meistens ein bitteres Waisenschicksal. Deshalb sprach Konfuzius: „Der Edle ist bewandert in der Gerechtigkeit, der Gemeine ist bewandert im Gewinn“, (Gespräche 4,16).

Aber Ren bedeutet nicht wie im Buddhismus Liebe und Selbstlosigkeit, die endlos gibt, bedingungslos liebt und nichts dafür erwartet. Das chinesische Schriftzeichen Ren setzt sich aus den Zeichen für „Mensch“ und „zwei“ zusammen. Ren ist also auf Gegenseitigkeit angelegt und wird normalerweise aufrechterhalten, indem man eine Gegenleistung erwartet. Ein Beispiel: Kinder sollen ihre Pietät den Eltern zeigen, indem sie diese respektieren. Im Gegenzug dazu ziehen die Eltern ihre Kinder liebevoll auf. Neben greifbarer Gegenseitigkeit verstärkt der Konfuzianismus Ren durch Aufmerksamkeit auf weltliche Wünsche und Befürchtungen, indem Belohnungen versprochen und Strafen angedroht werden. Konfuzius sprach: „Reichtum und Ehre sind es, was die Menschen wünschen; aber wenn sie einem zu unrecht zuteil werden, so kann man sie nicht festhalten“, (Gespräche 4,5). Dieser unrechte Weg bezieht sich laut Konfuzius auch auf Unmenschlichkeit. Das heißt: Menschlichkeit beeinflusst sogar Reichtum und Armut. Viele Leute verstehen das nicht. Sie denken: Die Menschlichkeit gehört zum geistigen Horizont. Reichtum gehört doch zu den materiellen Dingen. Welche Beziehungen bestehen dazwischen? In der Tat sind der Geist und die Materie in der chinesischen Kultur verbunden. Ren hat mit „De“ zu tut. De ist eine Materie, die durch Anhäufung von Ren produziert wird. Darum sagen die Chinesen: „Ren sammeln, um De zu bekommen“. Denn alle Dinge durchlaufen einen Prozess, in dem sich Quantität zu Qualität entwickelt. Wenn Ren eine bestimmte Quantität erreicht hat, kann ein Sprung auftreten und das geistige Ren verwandelt sich in das materielle De. Konfuzius sprach: „Nur innerer Wert bleibt nicht verlassen; er findet immer Freunde“, (Gespräche 4,26). Dieser innere Wert bezieht sich laut Konfuzius auf De und wird auch oft als Tugend übersetzt. De ist genau wie Karma eine formlose Substanz unseres Körpers. Es bildet in einer anderen Dimension ein Feld. Aber im Gegensatz zum Karma, das eine schwarze Substanz ist, ist De eine weiße Substanz. Nach Konfuzius ist De noch wichtiger als Feuer und Wasser für die Menschheit. Denn: „Ins Feuer und Wasser habe ich schon Menschen treten sehen, die daran starben. Noch nie habe ich einen gesehen, der in De trat und daran starb“, (Gespräch 15. 34).

Die Chinesen sagen: „Man kommt nackt auf diese Welt und geht nackt aus dieser Welt, egal wie viel Reichtum man besitzt, den man nicht mitnehmen kann. Aber De kann man mitnehmen, denn es bleibt immer in unserer Seele.“ In der Vorstellung der Chinesen heißt es, wenn man De hat, kann man mit De bekommen, was man sich wünscht; klappt es in diesem Leben nicht, dann bekommt man es im nächsten Leben. Aber wenn man kein De hat, verliert man, was man schon besitzt. Konfuzius sprach: „Wenn einer durch sein Wissen etwas erreicht hat, aber es nicht durch sein De bewahren kann, so wird er es, obwohl er es erlangt hat, verlieren“, (Gespräche 15,32). Alles hat man gegen das De ausgetauscht. Deshalb hieß es im alten China zum Beispiel: „Lieber Sittlichkeit ohne Wissen, als Wissen ohne Sittlichkeit.“ Die Struktur der konfuzianischen Moral ist einfach: Die Menschen befolgen konfuzianisch vorgegebene Pflichten und streben danach, ihre Menschlichkeit zu entfalten; auf diesem Weg wird De angesammelt, das sich in einem immer besser werdenden zukünftigen Leben bezahlt macht. De ist eigentlich auch dem Christentum nicht fremd. Heißt es doch in der Bibel: „Ihr sollt euch nicht Schätze sammeln auf Erden, wo sie die Motten und der Rost fressen und wo die Diebe danach graben und stehlen. Sammelt euch aber Schätze im Himmel, wo sie weder Motten noch Rost fressen und wo die Diebe nicht danach graben noch stehlen. Denn wo euer Schatz ist, da ist auch euer Herz“, (Matthäus 6, 19). Was Jesus mit „Schatz im Himmel“ meint, ist genau das De.

Konfuzius bedauert sehr, dass die meisten Menschen keinen Wert auf Tugend legen: „Ich habe noch keinen gesehen, der das De ebenso liebt, wie er die Frauenschönheit liebt“, (Gespräche 9,17). Man bekommt De dann, wenn man Verlust erträgt und gute Taten ausübt. Viele Leute meinen, dass tugendhafte Menschen oft Verluste erleiden. Tugendhafte Menschen erleiden wirklich oft Verlust, denn der Konfuzianismus meint, genau wie der Taoismus: „Wer nicht verliert, der gewinnt auch nicht, Gewinn bedeutet gleichzeitig auch Verlust.“ Der tugendhafte Mensch bekommt aber das, was andere nicht bekommen können, nämlich De, die eine äußerst wertvolle Substanz in unserem Körper ist. In der Tat: Wenn man De hat, hat man alles. Wer kein De hat, hat nichts, und das betrifft sogar Leben und Tod.

Hierzu gibt eine Geschichte aus dem Buch „Notizbuch der minutiösen Beobachtung“ vom Chefredakteur der großen Enzyklopädie, Ji Xiao Lan: Ein konfuzianischer Beamter, Herr Shi, ein ritterlicher und aufrichtiger Mensch, der immer sehr großzügig war und die Gerechtigkeit liebte, kam einmal vom Besuch einer Spielbank zurück. Auf dem Weg traf er auf ein Ehepaar mit einem kleinen Kind, die alle drei heftig weinten. Bekannte des Ehepaares erzählten Herrn Shi, dass dieses Ehepaar Schulden bei einer reichen Familie hätte und der Ehemann nun seine Frau an diese Familie verkaufen müsste. Herr Shi fragte: „Wieviel Geld schulden Sie der Familie noch?“ Der Mann antwortete: „30 Gramm Gold.“ Daraufhin gab Herr Shi ohne zu zögern das Geld, das er beim Spiel gewonnen hatte, nämlich 70 Gramm Gold, den jungen

Leuten und sagte: „30 Gramm Gold sind für die Schulden, 40 Gramm sollt ihr zum Leben behalten." Einen Monat später brach eine große Feuerkatastrophe in dem Ort aus. Die meisten Bewohner kamen ums Leben, nur Herr Shi und seine Familie überlebten. Man erzählte sich später, dass dieses ein Zeichen für De war; 70 Gramm Gold hatten die ganze Familie gerettet.

Manche Leute schikanieren mit Gewalt andere Menschen oder bekommen durch unfaire Methoden etwas, das ihnen eigentlich nicht gehört. Sie denken, dass sie dabei profitiert hätten. In Wirklichkeit haben sie diesen kleinen Vorteil gegen ihr De eingetauscht, nur wissen sie das nicht. Je mehr schlechte Taten, umso weniger De, wenn man keine De-Substanz besitzt, dann muss man mit dem Leben bezahlen.

Hierzu gibt auch eine Geschichte aus dem Buch „Notizbuch der minutiösen Beobachtung" von Ji Xiao Lan: Außerhalb von Suzhou, in einem kleinen Ort, lebte ein reicher Bauer, der sehr böse zu seinen Mitarbeitern und Bewohnern war. Er war voller Habgier, aggressiv und intolerant. Er entdeckte jeden kleinen Fehler bei anderen Menschen und versuchte bei jeder Gelegenheit die Leute zu schikanieren. Er war eigentlich durch das Ausbeuten seiner Angestellten reich geworden, aber er verhielt sich, als sei er der aufrichtigste Mann und redete immer von sozialer Gerechtigkeit. Die Leute der Gegend fürchteten sich vor ihm wie vor einem Tiger. Niemand wollte etwas mit ihm zu tun haben. An einem heißen Sommertag, gegen Abend, ging dieser Mann mit seinem Bruder an einem Fluss entlang. Plötzlich kam ein Gewitter auf. Die Männer sahen auf der anderen Seite des Flusses, wie eine junge Frau vor dem Gewitter Schutz in einem alten, leer stehenden Haus suchte. Da die Frau des Bauern seit längerem nicht zu Hause war, hielt er es nicht mehr aus. Er sagte zu seinem Bruder: „Hilf mir! Ich muss jetzt eine Frau haben. Das ist eine gute Gelegenheit, lass uns diese Frau überfallen." Sie schlichen sich im Dunkeln an das Haus heran. Sein Bruder überwältigte die Frau und hielt ihr den Mund zu während der Bauer ihr die Kleidung vom Körper riß. Plötzlich erhellte ein Blitz das Haus und der Mann erkannte, dass er seine eigene Frau überfallen hatte, die er von einer längeren Reise noch nicht zurückerwartet hatte. Aus Zorn darüber wollte er seine Frau in dem Fluss ertränken. Seine Frau aber sagte zu ihm: „Du wolltest eine Frau überfallen und hast Deine eigene Frau überfallen – Gott hat Dich gestraft. Und jetzt möchtest Du mich auch noch töten?" Daraufhin wollte er ihr die Kleidung zurückgeben, aber der Wind hatte ihre Sachen in den Fluss geweht. So musste der Mann seine nackte Frau zurück in das Dorf begleiten. Die anderen Bewohner sahen dieses und lachten ihn aus, denn weil er sich selbst immer für makellos gehalten hatte und zu anderen Menschen sehr streng war, verlor er sein Gesicht total. Darüber schämte sich der Mann so sehr, dass er an einer Lebererkrankung starb. Kurze Zeit darauf erschien er seiner Frau im Traum und sagte: „Weil ich so viele schlechte Taten in meinem Leben begangen habe, sollte ich eigentlich in die Hölle kommen. Aber da ich zu meinen Eltern nicht schlecht war, habe ich noch ein bisschen De. Aus diesem Grund hat Gott meine Strafe gemildert! Ich werde heute im Körper einer Schlange wiedergeboren. Du wirst bald einen anderen Mann heiraten. Sei immer dankbar gegenüber deinen Eltern und Schwiegereltern. Wer seiner Kinderpflicht nachkommt, bekommt am meisten De, und wer De hat, der wird von Gott belohnt." Einige Tage darauf, während ihrer Hochzeit, sah die Frau, wie eine Schlange auf die Veranda des Hauses kroch. Da erinnerte sie sich an den Traum.

Konfuzianismus und chinesische Medizin

Welche Rolle spielt der Konfuzianismus in der chinesischen Medizin? In der Tat hat De in der chinesischen Medizin mit „Zhen" zu tun. Der Gegensatz zu De ist das Karma. Das Karma ist, genau wie „Xie" in der chinesischen Medizin, eine schwarze Substanz. Im Gegensatz zu Xie ist Zhen genau wie De eine weiße Substanz; es steht sowohl für die normale physiologische Funktion als auch für die Abwehrkräfte. Wir haben eben diese beiden formlosen Substanzen in unserem Körper. Der Mensch bleibt nur dann gesund, wenn sein Zhen (=Abwehrkräfte) die Krankheiten verursachenden Faktoren abwehren kann. Im Innern Klassiker des Gelben Fürsten heißt es: „Wenn man zu viel Xie hat, dann wird man krank. Wenn man zu wenig Zhen hat, dann wird man schwach." In der chinesischen Medizin gibt es zwar nicht den Begriff des De, doch das Wort „Zhen" drückt eigentlich aus, was mit De gemeint ist. Zwischen Zhen, der weißen Energie, und Xie, der schwarzen Energie, existiert ein Umwandlungs-prozess. Eines der wichtigsten Behandlungsprinzipien in der chinesischen Medizin besagt: „Zhen-Energie unterstützen, Xie-Energie vertreiben." Manche Leute meinen, dass man das Zhen nur durch Heilkräuter bekommt. Das stimmt aber nicht. In bestimmten Heilkräutern ist zwar eine gewisse Energie gespeichert, aber sie stellt nicht die Zhen-Energie dar. Wie wir wissen, bedeutet Zhen eigentlich De. De ist eine weiße Substanz, die mit der geistigen Haltung „Ren" verbunden ist und das Überwinden aller schlechten Taten wie Lügen, Stehlen, Gewalttätigkeit sowie menschliche Begierden wie Habgier und Neid umfasst.

Gleichzeitig gehört die Förderung von Tugenden wie Menschlichkeit, Ritterlichkeit, Loyalität, Nachsicht, Mitleid,

Güte und viele andere dazu. Sobald Ren im Innern gewachsen ist, kann es nach außen zu anderen ausgesandt werden. Ren ist nicht nur ein von Sympathie getragener Herzensaustausch, sondern wirkt auch im eigenen Körper. Je mehr Ren wir nach außen projizieren, desto mehr De kann im Körper wachsen. Wenn z.B. jemand von einem anderen zu Unrecht beleidigt wird, er aber trotzdem mit Freundlichkeit und Liebe reagiert, bekommt er ein Stück De-Substanz durch den anderen, wobei in dessen Körper dieses Stück durch Karma ersetzt wird. Wenn man immer gute Taten vollbringt und seine geistige Haltung ständig verbessert, dann kann der Körper große Veränderungen erfahren. Welche Veränderungen sind damit gemeint? Das Karma der schwarzen Energie, das man durch Selbstbezogenheit und Habgier bekommt, kann man loswerden, dafür bekommt man das De der weißen Energie, das eine äußerst wertvolle Substanz in unserem Körper darstellt. Deshalb waren im alten China die berühmten Ärzte auch gleichzeitig Konfuzianer, die alle großen Wert auf die Sittlichkeit legten.

In der chinesischen Medizin wird eine organische Erkrankung mit seelischer Disharmonie in Verbindung gebracht. Zorn verletzt die Leber, übermäßige Freude verletzt das Herz, Kummer und Schwermut verletzen die Lunge, Nachdenklichkeit verletzt die Milz, Angst und Schrecken verletzen die Nieren. Seelische Disharmonien wurden im alten China als Frage der geistigen Haltung behandelt. Diese Besonderheit der chinesischen Medizin führt auch zum Konfuzianismus zurück. Im Buch von Zhongyong heißt es: „Brechen keine Emotionen der Lust, des Zorns, der Trauer, der Freude auf, kann man dies den Zustand der Mitte und des Maßes nennen. Brechen sie auf, verhalten sich aber im rechten Gestalten, dann kann man von einem Zustand der Harmonie sprechen." Die Mitte und das Maß sind die große Urwurzel, aus der alle kosmischen Handlungen wachsen, und die Harmonie ist der kosmische Pfad, dem alle folgen sollten. Psychische Probleme wurden im alten China als seelische Disharmonie behandelt. Seelische Probleme im Westen bedeuten, dass der Einzelne seine Integrität verliert. Im alten China dagegen verwies ein seelisches Problem auf die gesellschaftliche Sittlichkeit, die in zwischenmenschlichen Verpflichtungen nicht aufrechterhalten wurde. Diese Form der Sittlichkeit tendiert dazu, sich der äußeren Welt anzupassen und jede Art von Konflikt zu vermeiden. In den zwischenmenschlichen Beziehungen ist die Bewahrung der Harmonie das höchste Ziel. Der Konfuzianismus hat die Aufgabe, harmonische Beziehungen zwischen den Menschen zu gewährleisten. Wie Konfuzius sagte: „Ein Edler, der eine umfassende Kenntnis der Literatur besitzt und sich nach den Regeln der Moral richtet, mag wohl erreichen, Sorgen zu vermeiden." Insofern ist die Erkenntnis des Konfuzianismus so etwas wie die Psychotherapie heute, die dem Menschen hilft, die psychischen Krisen zu überwinden, den Frieden mit sich selbst zu finden und sich von seelischen Problemen frei zu machen.

Die soziale Verhaltensform Li

Menschen freuen sich, wenn sie sich mit anderen verbunden fühlen. Konfuzius sagte: „Freunde haben, die aus fernen Gegenden kommen: Ist das nicht fröhlich?" Es stellt sich nun die Frage, warum dann so viele Menschen Probleme mit Menschen haben? Die Gründe dafür liegen darin, dass wir die Regeln der Gefühle nicht kennen. Alle Dinge in dieser Welt haben ihre Regeln. Im Grunde gilt es nur, diese allgemeingültigen Regeln oder Gesetzmäßigkeiten zu erlernen und danach zu handeln. Wenn die Menschen Erfolge in irgendeinem Bereich erzielen wollen, dann müssen sie ihre Ideen in Übereinstimmung mit den Regeln der Dinge bringen. Handelt es sich dabei um eine Regel, mit der man nicht vertraut ist, dann muss man diese lernen. Man spricht dementsprechend vom Regellernen, so z.B. bezeichnet man die Regeln der materiellen Dinge als Physik. Man muss die Regeln der Physik achten. Ebenso müssen sich auch die Regeln den menschlichen Emotionen anpassen. Wenn man die Regeln in der Physik nicht achtet, hat das zur Folge, dass ein Ding nicht funktioniert. Wenn wir die Regeln der Emotionen nicht achten, kann das schlimme Folgen haben. Durch einen kleinen Fehler kann man Ärger bekommen, ein großer Fehler kann sogar Krieg verursachen. Die Regeln der Gefühle brauchen eine Weltanschauung, um sich zu rechtfertigen. Diese Weltanschauung muss Erklärungen liefern, warum die Regeln so sind und nicht anders und warum die Menschen die Regeln halten sollen. Dem Konfuzianismus liegt eine Rechtfertigung für die Regeln der Gefühle zugrunde.

Da es das menschliche Bedürfnis gibt, dass die Regeln der

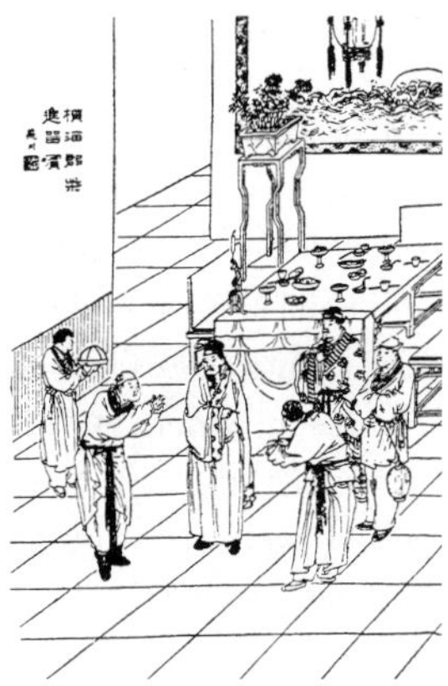

Abb. 9.22

Gefühle eine gesellschaftlich anerkannte Form haben müssen, hatte Konfuzius eine akzeptierte Struktur, nach der die Menschen einander behandeln sollten, entwickelt. Diese wird als Li bezeichnet (Abb. 9.22). Konfuzius sprach: „Ehrerbietung ohne Li wird Kriecherei, Vorsicht ohne Li wird Ängstlichkeit, Tapferkeit ohne Li wird Durcheinander, Aufrichtigkeit ohne Li wird Grobheit" (Gespräche 8,2). Li bezieht sich auf emotionale Regeln oder sozial angemessene Verhaltensnormen. Der größte Verdienst Einsteins ist die Entdeckung der Relativitätstheorie in der Physik. So ist der große Verdienst des Konfuzius die Entdeckung des Absoluten im Relativen. Seine Grundidee kommt im so genannten „goldenen Mittelweg" zum Ausdruck: „Zu viel ist gerade so (falsch) wie zu wenig." Der Unterschied zwischen den beiden Relativitätstheorien besteht nur darin, dass Einstein die Regeln der materiellen Dinge vertritt, deren Gesetz allein die materiellen Dinge ins Auge fasste. Konfuzius hingegen vertritt die Regeln des menschlichen Gefühls und dessen Gesetz ist das Bindemittel, um die Menschen zusammenzuhalten. Im Kern ist dies die Suche nach dem zwischenmenschlichen Verhalten, damit die Menschen wissen, was sie tun sollen, und wohin sie gehen. Das bedeutet: Die sieben Emotionen, Freude, Zorn, Ärger, Kummer, Schwermut, Trauer und Angst, müssen sich nach Li, den Gefühlsregeln, äußern. Wenn sich die Menschen diesen von dem Konfuzianismus verordneten Regeln des Li unterwerfen, dann werden sie beim gesellschaftlichen Umgang die Anforderungen an sich selbst stellen. „Der Edle stellt Anforderungen an sich selbst, der Gemeine stellt Anforderungen an die andern Menschen", (Gespräch 15,20). Dann erst wird die Beziehung zwischen den Menschen harmonisch, d.h., um harmonische Beziehungen zwischen den Menschen zu gewährleisten, braucht ein Mensch Li. Ein Schüler von Konfuzius fragte nach dem Wesen des Ren (=Menschlichkeit). Konfuzius sprach: „Sich selbst überwinden und sich den Regeln des Li zuwenden: Dadurch bewirkt man Ren. Einen Tag sich selbst überwinden und sich den Regeln des Li zuwenden: So würde die ganze Welt sich zur Menschlichkeit kehren", (Gespräch 12,1). Konfuzius identifiziert das Ich mit menschlichen Begierden und fordert, die sozialen Gefühlsregeln zu bewahren und menschliche Begierden auszulöschen, d.h. man selbst muss die emotionalen Regeln des Li vollenden. Die wichtigste Regel des Li lautet: „Was du nicht willst, dass man dir tu, das füg' auch keinem andern zu.", (Gespräche 15,23). Wer sich selbst überwindet und sich von Li leiten lässt, erlangt das Ren. Diese Regeln des Li sind meistens in den Gesprächen der Texte festgehalten.

Konfuzianische Hierarchie

Die moralischen Verpflichtungen, die sich aus Li ergeben, gehen immer in eine vertikale Richtung der Hierarchie (Abb. 9.23). Der Begriff der „persönlichen Gleichberechtigung" existiert im Konfuzianismus nicht. Konfuzius sprach: „Der Herrscher sei Herrscher, der Untertan sei Untertan; der Vater sei Vater, der Sohn sei Sohn." Der Fürst Qi sprach: „Gut gesagt! Denn wahrlich, wenn der Herrscher nicht Herrscher ist und der Untertan nicht Untertan; der Vater nicht Vater und der Sohn nicht Sohn: obwohl ich mein Essen habe, kann ich dieses dann genießen?", (Gespräche 12,12). Nach dem Konfuzianismus gehört Hierarchie zum menschlichen Wesen. In der Natur treten physikalische Hierarchien auf. Nach dem Taoismus besitzt der menschliche Körper wie der Kosmos eine hierarchische Komponente. Der menschliche

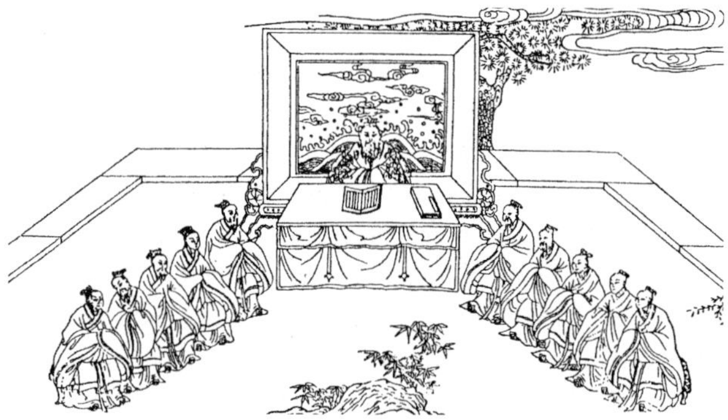

Abb. 9.23

Körper enthält Organe, Zellen, Moleküle; ein Organ ist natürlich mächtiger als eine Zelle. Jeder Bestandteil des Körpers ist auf verschiedene Funktionen ausgerichtet. Andere soziale Lebewesen leben ebenfalls in Hierarchien, die oft Dominanz und Unterordnung in den verschiedenen Bereichen aufweisen. Da in der Natur bei allen Lebewesen Hierarchien genetisch fixiert sind, sind daher Hierarchien auch etwas Natürliches. Die Menschen haben die natürliche Neigung, Hierarchie zu benutzen. Das Bedürfnis, uns einer Autorität hinzugeben, ist eigentlich in unserer Natur verankert. So entsteht in dem Konfuzianismus eine hierarchische Beziehung. Fünf Beziehungen sind grundlegend: Die zwischen Herrscher und Untertan, Eltern und Kindern, Ehemann und Ehefrau, älteren und jüngeren Geschwistern, Freund und Freund. Das Konzept der fünf Beziehungen ist im Wesentlichen die Bewahrung des harmonischen Verhältnisses zwischen den Menschen. So wie bei Yin und Yang jeder der beiden Aspekte die Bedingung für die Existenz des anderen darstellt und keiner von beiden für sich alleine existieren kann, können auch Herrschaft und Hingabe jeweils nicht für sich allein existieren. In den fünf

Beziehungen gibt es Herrschaft, aber auch Hingabe und zwar immer in einer vertikalen Richtung der Hierarchie. Bei diesen Hierarchien geht es eigentlich um Aufgabenverteilung und es besteht zwangsläufig für jeden Menschen die Chance, die Rolle der Herrschaft oder der Hingabe zu übernehmen. Die Menschen müssen in der jeweiligen Position ihre Pflicht erfüllen mit Loyalität und Toleranz. Zur Hingabe veranlasst werden Menschen eher durch Loyalität und Respekt. Zur Herrschaft veranlasst werden Menschen eher durch Toleranz und Fürsorge. Ein Schüler von Konfuzius sagte: „Unseres Meisters Lehre ist Loyalität gegenüber Herrschaft und Toleranz gegenüber dem Untertan: Darin ist alles befasst“, (Gespräche 4,15). Ein Arbeitnehmer schuldet seinem Arbeitgeber Loyalität, ein Kind seinen Eltern Kindespflicht. Aber der Arbeitgeber muss auch für seine Arbeitnehmer und die Eltern müssen auch für das Kind sorgen. Das Ziel dieser Hierarchie ist es, eine Ordnung zu schaffen, die Menschen darauf programmiert, der Autorität zu gehorchen, und schränkt die Verhaltensformen, die von einer Gesellschaft unerwünscht sind, ein.

Die Hierarchie nach dem Alter in der Familie, nämlich dass die Eltern von ihren Kindern respektiert werden müssen, gibt der Lebenserfahrung und Weisheit eine Chance, die sie im Wettstreit mit Sturm und Drang oft verpassen würde. So wie der Mensch im Alter seinen Kindern seinen Lebensschatz mit auf den Weg geben kann, musste er als Jugendlicher auf die besonnenen Ratschläge seiner Altvorderen hören. Weisheit und Besonnenheit müssen sich nicht ihren Lebensraum erobern. Damit wird die Jugend davor geschützt, nur aus eigenen Fehlern zu lernen. Neue Ideen müssen erst auf den Prüfstand der Lebenserfahrung der Alten, bevor sie womöglich in der unkritischen Umsetzung Unheil anrichten können. Durch diese natürliche Hierarchieleiter in der Familie gelangt jeder von der untersten Stufe des Lernenden zu der obersten des Meisters – unabhängig von seinem gesellschaftlichen oder beruflichen Stand.

Nach dem Konfuzianismus ist Gehorsam eine Tugend. Gehorsam selbst kann schon als Selbstlosigkeit bezeichnet werden, was letztlich bedeutet, dass eigene Interessen nicht den Vorrang haben sollten, sondern sich selbst herabzusetzen und tun, was andere Leute wollen. Im Buddhismus gilt die Selbstlosigkeit als Zugang zu der Vervollkommnung. Eine Zentralaussage des Buddhismus lautet, dass wir durch die Hingabe an Buddha und seine Lehren die Selbstbezogenheit so weit aufgeben können, dass wir zum Nirvana kommen. Die konfuzianische Hingabe ist nicht auf eine Gottheit gerichtet, sondern auf Menschen. Aber interessanterweise besitzt die Hingabe an eine Gottheit oder an Menschen eine ähnliche Kraft. Nach Ansicht der Psychologie ist die Hingabe deshalb so mächtig, weil sie den Schwerpunkt der Konzentration auf ein Gebiet verlagert, das frei ist von unserer inneren eigensinnigen Anhaftung, die bei alltäglichen Handlungen auftritt. Wenn man sich beispielsweise einer Ideologie, einer Religion, einer Person oder einem Beruf hingibt, dann wird das ganze Handeln davon bestimmt. Es wird zum Mittelpunkt des Lebens, was viele andere Interessen überflüssig macht, da alles andere sekundär wird. Viele Menschen fühlen, je mehr sie sich einem anderen hingeben, umso weniger Selbstbezogenheit. Deshalb wird die konfuzianische Hingabe an einen lebendigen tugendhaften Menschen oft als der leichteste Weg dargestellt, selbstlos zu werden.

Nach Konfuzius ist die höchste moralische Pflicht die Elternliebe, denn die kindliche Ehrfurcht gegenüber den Eltern ist eine in der menschlichen Natur begründete Verpflichtung. Wenn man seine Kindespflicht nicht erfüllen kann, wie kann man noch andere Verpflichtungen erfüllen. Deshalb sprach Konfuzius: „Elternliebe und Gehorsam: das sind die Wurzeln des Menschentums“, (Gespräche 1,2). Das konfuzianische Ethos basiert vorwiegend auf der Familie. Konfuzius betrachtet die ganze menschliche Beziehung als ein System von der Familie ausgehend, das harmonisch gestaltet werden sollte. Drei von fünf Beziehungen sind Familienbeziehungen, die anderen Beziehungen können von Familienbeziehungen abgeleitet werden. Das soziale Zusammenleben der Menschen greift auf ein einfaches Grundverhältnis der Familie zurück, da die familiären Beziehungen etwas Natürliches sind und schon durch das Blut gefestigt sind.

Die Haltung, die man zu staatlichen Autoritäten einnimmt, ist oft eine Extension der Reaktionen auf familiäre Autorität. Die erste Erziehung eines Menschen durch Autoritäten findet in der Familie statt, in der er aufwächst. Deshalb ist die Familie der Grundbaustein des Staates. Im Konfuzianismus sind Familie und Staat in einer Gesellschaft generell hierarchisch geordnet: Wir definieren uns alle durch unsere sozialen Beziehungen zu anderen. Jeder hat in seinem Leben einen bestimmten Platz und die gesellschaftliche Ordnung ist dadurch garantiert, dass jeder den Anforderungen seiner sozialen Aufgabe nachkommt. Die autoritäre Hierarchie hat sich daher durch das konfuzianische Ethos gerechtfertigt.

Konfuzianismus heute

Viele Menschen sind der Meinung, alle Religionen seien gut für die Welt, da sie uns lehren, was gut und böse ist, warum wir Böses vermeiden müssen und Gutes machen sollen. So wie dem Buddhismus und dem Taoismus Spezialwissen über die innere Kontemplation zugeschrieben wird, gilt der Konfuzianismus als zuständig für äußere soziale Verhaltensnormen und moralische Fragen. Aus der moralischen Verantwortung entsteht nach dem Konfuzianismus die gesetzliche Ordnung, wie z.B. Moral, Humanität, Pietät und Integrität wurden schon in der Han-Zeit als feste moralische Gesetze angelegt. Moral, das Konzept der Richtigkeit oder Falschheit menschlicher Handlungen, wurde aus dem Konfuzianismus definiert. Er ist so für die Chinesen zu dem Ethos und einer Regelanweisung aus dem Geist humanistischer Weisheit geworden.

Heute sind wir Zeugen eines epochalen Umbruchs innerhalb einer wissenschaftlichen Moderne. Im Zeichen von zwei Mächten: Demokratie und Wissenschaft. Die westliche demokratische Bewegung ist ein Versuch, die Hierarchien und die Autorität, sowohl in der Familie als auch im politischen Bereich, die durch einzelne Menschen ausgeübt wird, einzuschränken. Sie erlaubt den Widerspruch, um das Eigeninteresse zu verfolgen. Menschen sollen alle Freiheit haben. Wir sollen uns gehen lassen und alles, was uns ausmacht, einfach benutzen, um über uns, wie wir jetzt sind, hinauszugehen. Der Konfuzianismus dagegen ist ein Versuch, den Menschen und das Individuum sowohl in der Familie als auch im politischen Bereich durch ein Kollektiv einzuschränken. Der Konfuzianismus fordert uns zur Unterdrückung unseres Selbst auf, mit dem Ziel, dass wir in den korrekten Bahnen der gesellschaftlichen Hierarchie bleiben und nichts chaotisch abläuft. Man muss erzogen, zu einem zivilisierten Menschen gemacht werden. Wenn das nicht geschieht, ist der Mensch später nicht in der Lage, sich in der Gesellschaft zurechtfinden. Deshalb müssen wir auf dem konfuzianischen Weg mit unserer Natur kämpfen, um über unser jetziges Stadium hinauszugehen. Demokratie und Hierarchien haben beide zivilisierende Funktionen, nämlich die soziale Ordnung der Gesellschaft aufrechtzuerhalten. Sie kommen zum selben Ziel, nämlich der Schaffung zwischenmenschlicher Harmonie und Ordnung, aber die Wege sind einander diametral entgegengesetzt. Es sind die Hierarchien, die unseren Willen lenken und die die bösen Taten verhindern und die Demokratie, die unser Leben in Freiheit und Harmonie bringt.

Die Wissenschaft ist auf die Spur der Geheimnisse der materiellen Dinge gekommen. Und hat damit gleichsam die Büchse der Pandora geöffnet, denn so manche Entdeckung und Erfindung hat auch reichlich neue Gefahren mit sich gebracht, weil sich viele Menschen nur für die Regeln der materiellen Dinge interessieren und zusehends weniger die Regeln des Gefühls kennen und beachten. Die alte Sittlichkeit wird immer weiter ruiniert. Die Normen der Moral der Menschheit gehen stetig weiter bergab. Deshalb gibt es mehr soziale Probleme, weil die Menschen immer mehr mit materiellen Dingen umgehen und sich weniger mit anderen Menschen auseinandersetzen. Die Menschen lieben ihre eigene Spezies nicht. Eltern kümmern sich nicht um ihre Kinder, Kinder kümmern sich nicht um die Eltern. Die Kriminalität nimmt zu. Allein nur durch die Justiz kann die soziale Ordnung nicht aufrecht erhalten werden, denn die Macht des Staates beruht auf Bestrafung, aber die Anwendung des Drohens über Angst ist widersprüchlich mit dem Gedanken der Demokratie. Das Strafrecht in unserem demokratischen Land wird immer mehr gemildert und reicht schon lange nicht mehr, um Verbrecher abzuschrecken. Aber das größte Problem liegt doch darin, dass viele Verbrecher gar nicht meinen, Schlechtes getan zu haben, weil die Normen der menschlichen Moral verstellt worden sind. Manche wissen sogar nicht, was gute Taten oder schlechte Taten sind. So könnte die Wissenschaft letztlich sogar zu einer Bedrohung für die Menschheit werden, wenn ihre Erkenntnisse rein zur Machterhaltung und –vergrößerung oder zu finanziellem Vorteil genutzt werden, ohne moralische Instanzen vorzuschalten.

Der Konfuzianismus hat Autoritätssysteme geschaffen, welche mit Hilfe des religiösen Glaubens den Menschen die Hinweise gaben, was richtig und was nicht richtig ist, und sagten wie Menschen leben sollten. Aus diesem Grund besaß der Konfuzianismus im Laufe der chinesischen Geschichte als einziger Lieferant der staatlich anerkannten Wahrheiten die Legitimation. Ob die Regeln in materiellen Dingen richtig sind, kann man in relativ kurzer Zeit nachprüfen. Aber um zu sehen, ob eine Regel der Emotionen richtig ist, braucht man sehr lange Zeit. Das sittliche Ideal, das der Konfuzianismus vertritt, hat sich bis heute in den ganzen ostasiatischen Ländern erhalten. Das beweist, was für einen Wert die Ethik des Konfuzianismus hat, denn sonst hätte er schon lange keine universelle Geltung mehr.

Konfuzianische Konfrontation

Der Konfuzianismus wird heute auch sehr kritisiert, wie z.B. „Kritik am konfuzianischen Lebensstil, an der Einordnung in vorgängige Laufbahnen und an der Beamtenmentalität. Kritik an den konfuzianischen Gelehrten, die, jetzt meist verbeamtet, ihr privates wie gesellschaftliches Leben allzu konformisch mit dem politischen System abzustimmen wissen."[1] Das konfuzianische Li wurde Jahrtausende in China als das absolute und totalitäre Prinzip interpretiert. Diese konfuzianischen sozialen Gefühlsregeln hatten feste menschliche Beziehungen, diese starr fixierte Ordnung zu halten, wird besonders kritisiert. Die Nachteile, die die konfuzianischen sozialen Gefühlsregeln Li mit sich bringen, haben in der chinesischen Kultur auch zahlreiche Beispiele.

Die bekannteste Geschichte dazu ist aus dem Buch „Notizbuch der minutiösen Beobachtung" von Ji Xiao Lan.

„Man sagt: Wenn Menschen zusammenleben und sich nicht lieben, wäre es besser sie würden nicht zusammenbleiben. Aber es gibt viele Ehepaare, die sich nicht gut verstehen, aber dennoch jeden Tag gemeinsam verbringen. Zu diesem Thema gibt es eine ganz seltsame Geschichte:

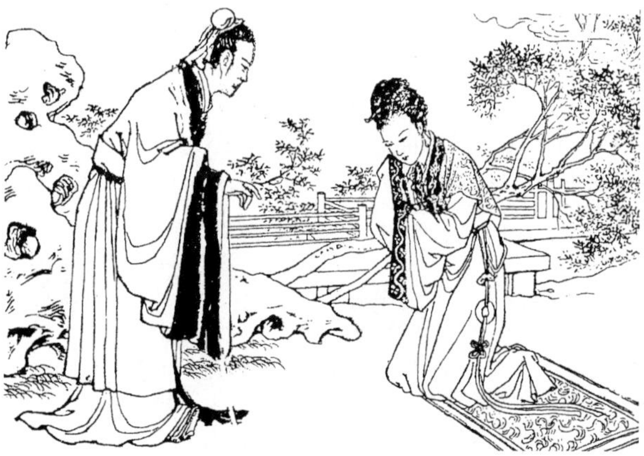

Abb. 9.24

– Herr Lü gehört einer konfuzianischen Schule an. Er verliebt sich in eine nette Frau, die er bald darauf heiratet. Nach der Hochzeit erkrankt seine Mutter schwer. Da er großen Respekt und Pietät für seine Mutter empfindet, pflegt er diese mit seiner Frau acht Monate lang aufopfernd bis zu ihrem Tod. In dieser Zeit haben die Eheleute keinerlei sexuellen Kontakt. Nach der Beerdigung darf das Ehepaar, gemäß der konfuzianischen Sitte, drei weitere Jahre keine sexuellen Kontakte unterhalten (Abb. 9.24). Wegen finanzieller Schwierigkeiten muss das Paar aus seiner Wohnung ausziehen und bei der Mutter der Ehefrau wohnen. Alle leben dort in nur einem Zimmer. Nach konfuzianischer Sitte schlafen die beiden Frauen gemeinsam in einem Bett

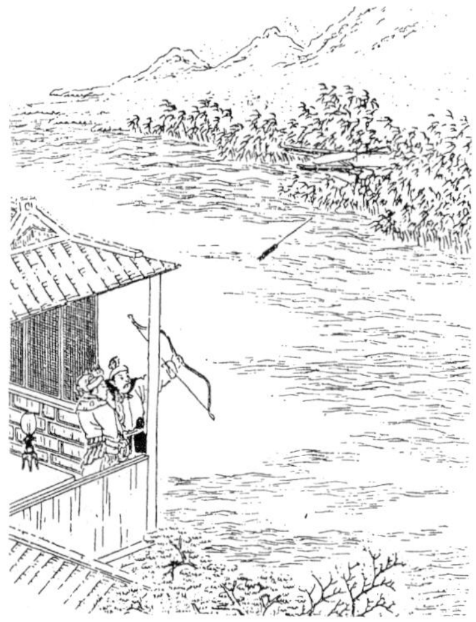

Abb. 9.25

während der Mann auf dem Flur schläft, denn es wäre – gemäß seiner Einstellung – nicht richtig, wenn die Schwiegermutter und Vater auf dem Flur schliefen. Die Eheleute haben aus diesem Grund wiederum zwei Jahre keine Gelegenheit miteinander zu schlafen.

Eines Tages muss Herr Lü in die Hauptstadt fahren, um sein Staatsexamen abzulegen. Seine Frau verreist indessen mit ihrem Vater in eine andere Provinz, um eine Arbeit zu finden und die finanzielle Situation der Familie zu verbessern.

Nach einiger Zeit erhält Herr Lü einen Trauerbrief, in dem sein Schwiegervater ihm mitteilt, dass die Ehefrau verstorben ist. Herr Lü ist sehr betrübt und will zu dem Schwiegervater fahren. Er findet diesen aber nicht und ist gezwungen, sich seinen Lebensunterhalt zu verdienen, indem er für Leute, die nicht schreiben und lesen können, Briefe formuliert und anderen Schriftverkehr erledigt.

Eines Tages kommt ein kräftiger Mann, der sich seine Arbeit ansieht und ihm den Vorschlag macht, für jemanden als Sekretär zu arbeiten. Der Jahreslohn soll 40 Goldstücke betragen. Herr Lü ist überglücklich und willigt ein, weil diese Entlohnung für damalige chinesische Verhältnisse sehr hoch ist. Herr Lü begleitet den Herrn und sie treten eine Schiffsfahrt an. Nachdem sie lange unterwegs gewesen sind, kommen sie auf eine Insel mit einem großen feudalen Schloss (Abb. 9.25). Herr Lü wird von dem Schlossherrn als Sekretär eingestellt. Nachdem er bei diesem gearbeitet hat, erkennt er anhand des Schriftverkehrs, dass es sich bei dem Schlossbesitzer um einen Piraten handelt. Er befürchtet, dass er später Schwierigkeiten bekommen könnte, und nennt daher nicht seinen wirklichen Namen. Der Anführer entwickelt langsam großes Vertrauen zu Herrn Lü. Jedes Mal, wenn er ein großes Fest gibt, lässt er Herrn Lü daran teilnehmen (Abb. 9.26).

[1] Küng/Ching, Christentum und Chinesische Religion, S. 215

Eines Tages sieht Herr Lü eine Dienerin des Seeräuberhauptmanns, die große Ähnlichkeit mit seiner Frau hat. Er

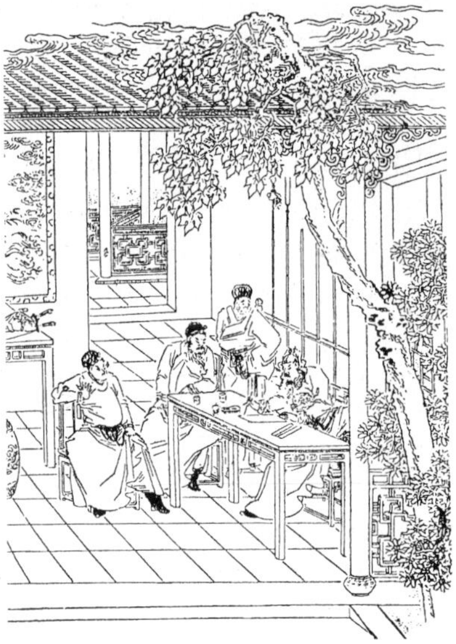

Abb. 9.26

glaubt sogar, dass es der Geist seiner verstorbenen Frau ist. Die Dienerin beobachtet auch ihn häufiger und hat auch das Gefühl, dass sie Herrn Lü schon kennt. Nach der konfuzianischen Lehre ist es aber einer Frau nicht gestattet, einen Mann anzusprechen und umgekehrt – deshalb haben sie keine Gelegenheit miteinander ins Gespräch zu kommen.

In Wirklichkeit sind der Schwiegervater und die Ehefrau auf der Seefahrt in die andere Provinz Seeräubern in die Hände gefallen. Weil die Ehefrau sehr schön ist, nimmt der Seeräuberhauptmann sie als Geliebte. Für den Vater ist dies eine große Schande. Er versucht, diesen Vorfall zu vertuschen, indem er den Tod der Tochter vortäuscht und einen einfachen, leeren Sarg bestatten lässt.

Die Ehefrau weiß nicht, dass Herr Lü seinen Namen geändert hat, und ist über die große Ähnlichkeit mit ihrem Mann erstaunt (Abb. 9.27). Herr Lü wiederum, der seine Frau für tot hält, ist ebenfalls über die große Ähnlichkeit verwundert. Da sie sich jede Woche mindestens ein Mal sehen, wird der Anblick zur Gewohnheit und selbstverständlich. Auf diese Weise vergehen sieben Jahre.

Eines Tages ruft der Räuberhauptmann Herrn Lü zu sich und sagt: „Ich bin gescheitert, aber du hast mit unserem Geschäft nichts zu tun und brauchst daher nicht mit uns fliehen. Hier hast du 5 Kilo Gold. Verstecke dich und wenn die Regierungstruppen abziehen, suchst du ein Schiff, das dich nach Hause bringt."

Herr Lü versteckt sich im Schilf und vernimmt bald darauf Kampflärm. Den Seeräubern gelingt es, auf ihren Schiffen zu fliehen. In der darauf folgenden Nacht sieht er im Licht der Fackeln mehrere Frauen, die die Seeräuber zurückgelassen haben und die von den Soldaten festgenommen wurden. Die Frauen sind nackt und werden von den Soldaten ausgepeitscht. Auch die Frau, die seiner eigenen Frau ähnlich sieht, ist darunter und zittert stark. Herr Lü empfindet großes Mitleid.

Am nächsten Tag ist die Insel fast leer. Herr Lü steht allein am Ufer, als plötzlich ein kleines Boot kommt. Ein Mann ruft vom Boot aus seinen falschen Namen und sagt: „Dem großen König geht es gut. Ich soll dich nach Hause bringen."

In seiner Heimat angekommen, führt er ein sorgenfreies Leben, da er das Gold vom Seeräuberhauptmann hat. Er denkt oft an seine Frau, da sie sich damals sehr geliebt haben, wenngleich sie trotz zehnjähriger Ehe insgesamt höchstens einen Monat zusammengelebt haben. Es schmerzt ihn, dass seine Frau seinerzeit nur in einem einfachen, schlichten Sarg beerdigt wurde und da er nun wohlhabend ist, möchte er ihre sterblichen Überreste in einem wertvollen Sarg beisetzen. Der Schwiegervater versucht dies mit allen Mitteln zu verhindern, was ihm aber nicht gelingt. Endlich gibt er die Wahrheit preis. Herr Lü ist erschüttert und fährt sofort zu dem Gefängnis, in dem er seine Frau vermutet. Dort muss er erfahren, dass die Frauen nach dem Angriff der Regierungstruppen an die Soldaten verteilt wurden. Ihre Spuren haben sich somit verloren.

Herr Lü denkt an die gemeinsam verbrachten sieben Jahre auf der Insel der Seeräuber. Dort waren sie zwar immer räumlich zusammen, aber dennoch wie 1000 Kilometer voneinander getrennt. Der Gedanke an die Misshandlungen, die seine Frau durch die Soldaten ertragen musste, macht ihm große Angst bezüglich ihres jetzigen Schicksals (Abb. 9.28). Er ist hin- und hergerissen zwischen seinen Gefühlen der Trauer, Reue und Sorge, die er nicht verwindet.

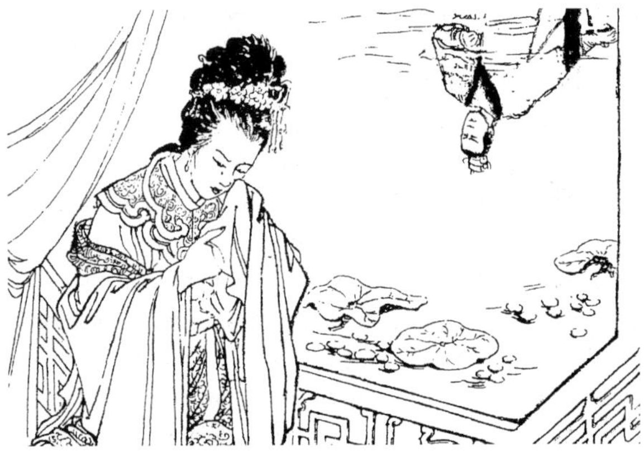

Abb. 9.27

Zum Schluss trennt er sich von allen weltlichen Gütern, wendet sich dem Buddhismus zu und lebt als Mönch.

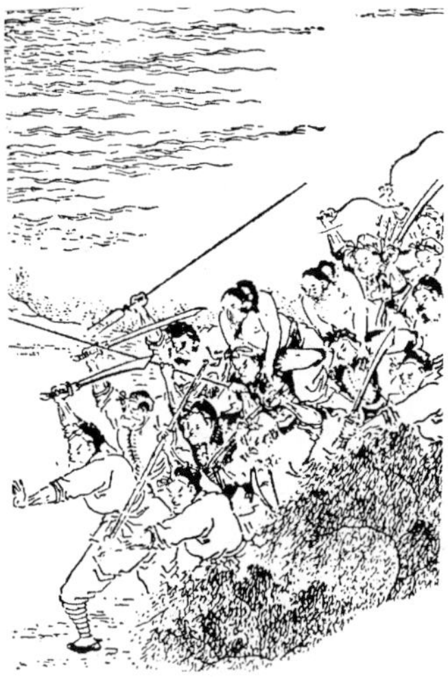

Abb. 9.28

Eine Tragödie wie die des Ehepaares Lü, das ein typisches Opfer des Konfuzianismus ist, fordert die Chinesen dazu auf, neue Wege zu finden. Erst seit Anfang des letzten Jahrhunderts erfuhren die Chinesen, dass neben China demokratische Systeme existieren. Das war eine Voraussetzung für das Entstehen einer chinesischen Kulturkritik. „In China aber", schrieb im Jahr 1934 der Schriftsteller Lu Xun, „geht die allgemeine Tendenz in Richtung Fügsamkeit und Ruhe. Nur das Kind, das mit gesenktem Blick zu allem nickt, gilt als brav. „Wie goldig", sagt man dann. Bei einem Kind, das lebhaft und gesund ist, einen eigenen Willen hat und den Kopf hoch trägt, kurz, bei allem, was mit Bewegung zu tun hat, schüttelt man bedenklich den Kopf über solche ausländische Manieren. Da man viele Jahre unter dem Eindringen des Auslands gelitten hat, sind einem die ausländischen Manieren zuwider. Mehr noch, man setzt sich mit Absicht in Gegensatz zu ihnen. Weil die Ausländer aktiv sind, sind wir passiv, weil sie die Wissenschaft pflegen, sind wir abergläubisch, weil sie kurze Kleider tragen, tragen wir lange Gewänder, weil sie auf die Hygiene achten, essen wir Fliegen, weil sie kräftig und gesund sind, sind wir kränklich ... Nur so lässt sich Chinas alte Kultur bewahren, nur das ist Vaterlandsliebe, nur so ist man frei von Versklavung." (Sämtliche Werke, Bd. 6, Peking 1958, S. 63, zit. Nach der deutschen Übersetzung von W. Kubin in Lu Xun, Die Methode, wilde Tiere abzurichten, Berlin 1979, S. 60f.).

Weil die Chinesen in einem autoritären Hierarchiesystem zutiefst durch ihre eigene Kultur geprägt sind, werden sie in schwierigen Zeiten die Lösung bei westlicher Kultur und demokratischen Systemen suchen. Nach der Yin und Yang Philosophie: Alle Dinge haben zwei Aspekte von Yin und Yang. Demokratie und Hierarchie, Freiheit und Disziplin sind aufeinander bezogen. Demokratie bezieht sich nur auf Hierarchie, Freiheit bezieht sich nur auf Disziplin. Es sind diese jeweils zwei widersprüchlichen Seiten eines einheitlichen Dings; sie widersprechen einander, bilden aber auch eine Einheit, und man soll nicht einseitig das eine betonen und das andere verachten. Innerhalb des Sozialsystems kann man ohne Hierarchie ebenso wenig auskommen wie ohne Demokratie, ohne Disziplin ebenso wenig wie ohne Freiheit. Eine derartige Einheit von Demokratie und Hierarchie, von Freiheit und Disziplin heißt Harmonie. In so einer Gesellschaft erfreuen sich die Menschen weitgehend der Demokratie und Freiheit, zugleich aber muss die Freiheit sich auch in den Grenzen der emotionalen Regeln oder sozial angemessener Verhaltensnormen bewegen. Wie Küng sagt: „Das chinesische Denken hat in dieser Zeit zunehmend an Einfluss auf den Westen gewonnen. Das kommt dem Westen auf der Suche nach einer neuen überlebensfähigen Kultur sehr entgegen. Im Bewusstsein einer grundlegenden Einheit von Mensch und Kosmos wird eine neue Harmonie angestrebt. Die Herausforderung der chinesischen Kultur ist gerade hier spürbar".[1]

[1]Küng / Ching, Christentum und Chinesische Religion, S. 294

Kapitel V: Taoismus

Die integrierte Kultivierung des Geistes und des Körpers

Keine chinesische Denkschule hat wie der Taoismus so viele Beiträge für die chinesische Medizin geleistet. Die Suche nach der Gesundheit, dem langen Leben, ja sogar nach der Unsterblichkeit des menschlichen Körpers ist für den Taoismus schon seit der Han-Dynastie charakteristisch.[1] Im Gegensatz zum Urbuddhismus legt der Taoismus großen Wert auf die Kultivierung des Körpers. Wichtiger als in allen anderen chinesischen Religionen wurden im Taoismus für die Praktizierenden die taoistischen Techniken zur Erhaltung der Gesundheit.[2] Um diese Ziele zu erreichen, trainierte man die „drei Schätze", in der chinesischen Medizin bekannt als: Jing, Qi und Shen. Jing bedeutet Struktivpotential des Körpers, Qi bedeutet Lebensenergie und Shen bedeutet geistige konstellierende Kraft. Diese drei Substanzen sind in der taoistischen Kultivierung gleich wichtig, deshalb werden sie im Allgemeinen die „drei Schätze" genannt, von denen jeder zweidimensional wirkt, sowohl im Körper als auch im Geist. Aus diesem Grund wurde der Taoismus auch als die integrierte Kultivierung von der geistigen Natur und dem physischen Körper bezeichnet.

Den geistigen Kultivierungsweg der taoistischen Schule findet man vor allem in den Texten des Lao Zi, zusammengefasst im „Daodejing", was wörtlich heißt: Klassiker vom Weg und seiner Macht. Lao Zi (6. Jh. v. Chr.) war mit diesem Text der Urheber des Taoismus (Abb. 9.29). Der

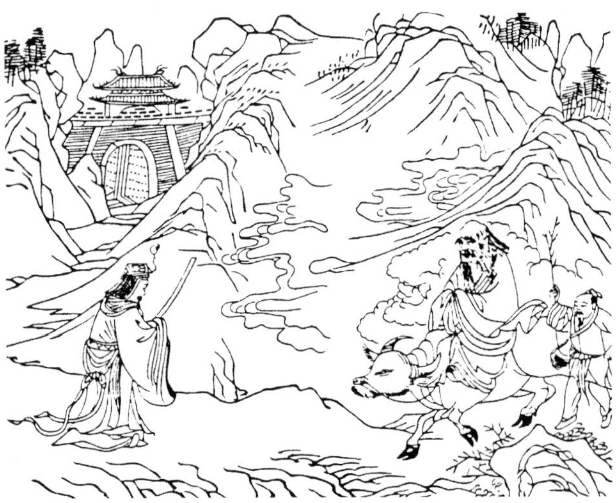

Abb. 9.29

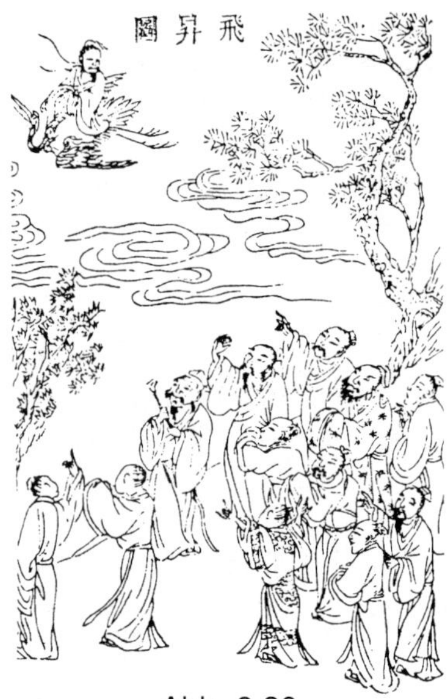

Abb. 9.30

Terminus „Tao" gab dieser Schule der Wegfindung ihren Namen: Taoismus.

Obwohl nach der taoistischen Philosophie der Tod immer zum Leben gehört, suchten die Eingeweihten des Taoismus trotzdem nach der Unsterblichkeit. Die Idee physischer Unsterblichkeit ist schließlich mit der Vorstellung von einem über ein normales Maß verlängerten Leben verknüpft. Die Taoisten meinen, dass der menschliche Körper eigentlich ein Mikrokosmos des Universums ist. Wer die Gesundheit bewahren und sein Leben verlängern will, muss diesen Mikrokosmos mit dem Makrokosmos zu einer Einheit verschmelzen und einen Zustand erreichen, in dem die Natur und das Ich eins sind, d.h. mit denselben Kräften im einzelnen Organismus wie im Universum. Die Taoisten glauben, dass das innere Universum des Menschen aus den gewaltigen Kräften des großen Kosmos Nutzen zöge, wenn diese beiden Welten miteinander in Verbindung gebracht werden könnten. So hofft man, dass das Individuum zu einem System werden könne, welches sich selbst genauso wie das Universum ewige Dauer verleiht und hofft darauf, dass der menschliche Körper ebenfalls so ewig wie das Universum existiere und so Unsterblichkeit erlangen könnte (Abb. 9.30).

Innere Alchimie

Um das Ziel der taoistischen Unsterblichkeit zu erreichen, muss man zunächst einmal lernen, das innere Universum des menschlichen Körpers mit dem äußeren Universum zu verbinden. Taoisten erkannten, dass das innere Universum einen fließenden Energiekreislauf hat. Da dieser durch die Wirbelsäule nach oben und auf der Vorderseite nach unten

[1] Kaltzenmarl, Lao-tzu und der Taoismus, S.107

[1] Küng/Ching, Christentum und Chinesische Religion, S. 188

verläuft, wurde er im Taoismus als „kleiner Himmelskreis“ bezeichnet. Dieser Energiekreislauf wird auch in der chinesischen Medizin als Lenkergefäß und Konzeptionsgefäß bezeichnet. Diese dienen im Großen und Ganzen dazu, die Gesundheit zu erhalten, indem sie in jedem Menschen den physischen Körper mit dem energetischen Körper verbinden und die Energie aus dem Kosmos aufnehmen. Um das Verständnis dieser Natur-Struktur zu erleichtern, haben die Taoisten sie in drei Klassen eingeteilt. Die erste Klasse wird als himmlische Energie bezeichnet. Diese Energie nährt die Seele und das Bewusstsein. Die zweite Klasse ist die Energie der menschlichen Ebene. Die dritte Klasse ist die Erdenergie. Sie umfasst die Energien der Pflanzen, des Wassers, der Tiere und aller Naturvorgänge auf der Erde. Die Taoisten bezeichneten die Herrscher über diese drei Energien als die „San Qing“ (die drei Reinen). Diese drei Energien im menschlichen Körper harmonisch zusammenzuhalten, ist nicht nur wünschenswert für die Gesundheit, sondern bildet auch den grundlegenden Ausgangspunkt für die Kultivierung der so genannten „inneren Alchimie“.

Alchimie bedeutet eigentlich die Veränderung der Essenzmaterie, die Transformation von einer Substanz in eine andere (Abb. 9.31). Es gibt zwei unterschiedliche Methoden, nämlich die innere Alchimie und die äußere Alchimie. Bei der äußeren Alchimie wurden Pillen aus Quecksilber, Blei oder ähnlichen Elementen verwendet, die als Elixiere der Unsterblichkeit galten. Die Taoisten kamen jedoch zu der Erkenntnis, dass äußere Alchimie mit Gefahren verbunden war und Vergiftungen verursachen konnte. Um den Geheimnissen der Lebensenergie auf die Spur zu kommen, entdeckten die Taoisten die innere Alchimie.

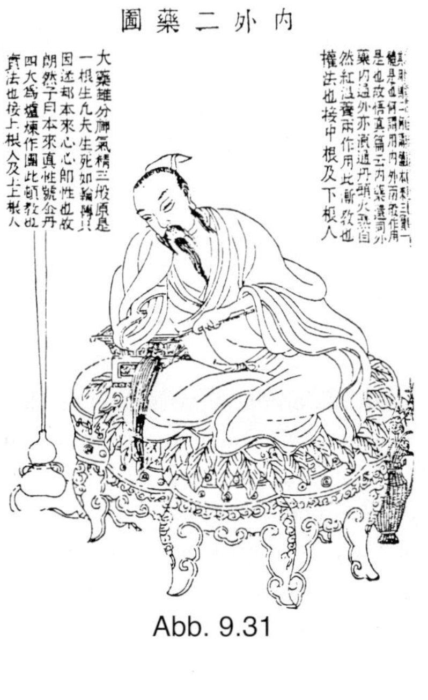

Abb. 9.31

Die innere Alchimie beschäftigt sich zunächst mit der Umwandlung von Energie. Man muss zunächst lernen, die Energie zu kontrollieren, und diese in erster Linie von einer negativen in eine positive Energie umwandeln. Nach Ansicht der Taoisten kann man sogar eine energetische Perle bilden. Hat sich diese Perle gebildet, kann sie manchmal als leuchtender Kristall bei der Meditation wahrgenommen werden. Die Bildung dieser Perle ist der wichtigste Schritt bei der Umwandlung von Energie im Körper. Für ihre Kultivierung wurden gewisse Methoden entwickelt. In den Jahren 126 – 145 n. Chr. verfasste das erste offizielle Oberhaupt des Taoismus, der Meister des Himmels, ein taoistisches Medizinbuch. In diesem Buch finden sich alle Erkenntnisse über taoistische Maßnahmen zur Vertreibung von Krankheiten und zur Verlängerung des Lebens, wie z.B. Qigong-Methoden, pharmazeutische Methoden und sexuelle Methoden.

Qigong ist ein Prozess, um die Energie zu verfeinern. Wir teilen taoistisches Qigong im Großen und Ganzen in zwei Kategorien ein: Qigong in Bewegung und Qigong in Ruhe. Bei Qigong in Bewegung handelt es sich um „Taiji“. Diese Bewegungsform ist eine Methode, die auf der Beobachtung der Natur beruht und daraus weiterentwickelt wurde. Die Legende erzählt von dem taoistischen Mönch „Changsanfeng“, einem Meister der Kampfkünste. Er soll das Taiji entwickelt haben, als er den Kampf eines Kranichs mit einer Schlange beobachtete und darin die taoistische Weisheit des Lao Zi entdeckte, nämlich, dass das Weiche das Harte besiegt.

„Der Mensch, wenn er in das Leben tritt, ist weich und schwach, und wenn er stirbt, so ist er hart und stark. Die Pflanzen, wenn sie ins Leben treten, sind weich und zart, und wenn sie sterben, sind sie dürr und starr. Darum sind die Harten und Starken Gesellen des Todes, die Weichen und Schwachen Gesellen des Lebens.“ („Daodejing“, Kapitel 76). Der Taoismus benutzte das Taiji als eine Methode, um den menschlichen Körper geschmeidig und weich zu halten, in dem das Elixier der Unsterblichkeit hergestellt werden konnte. Durch die Sanftheit der langsam ausgeführten Bewegungen werden Atem und Geist beeinflusst, damit Geist Yang, Körper Yin und Einatmung Yang, Ausatmung Yin des Menschen mit dem Kosmos harmonisch verbunden werden.

Beim Qigong in Ruhe handelt es sich um Methoden der Meditation. Der Mensch ist dem Taoismus zufolge eingebettet in ein universales System von Qi Strömen. Wenn man sich zur Meditation hinsetzt, sammelt sich die Energie aus dem Kosmos und man nimmt sie in sich auf. Je länger man im Lotussitz bleibt, desto mehr nimmt die Intensität zu, desto schneller entwickelt sich die Energie. Ihr Grundprinzip besteht darin, die Lebensenergie (Qi) zu harmonisieren und den unkorrekten Zustand des Körpers zu berichtigen, damit der kleine Kosmos des Körpers in seinen ursprünglichen Zustand zurückkehren kann. Somit verändert sich auch die Zusammensetzung der Moleküle in den Zellen und wird zur Substanz mit hoher Energie umgeformt. Wenn man dieses Stadium erreicht hat, ist man nicht mehr von den fünf Wandlungsphasen gefesselt, sondern hat einen Körper erworben, der aus der Substanz einer anderen Dimension besteht. Man wird nicht mehr von Zeit und Raum unserer dreidimensionalen Welt beeinflusst. Der Alterungsprozess wird dadurch hinausgezögert, und man wird immer jünger und gesünder. Dies führt zum Beginn eines neuen Lebens, so wie es bei einem neugeborenen Kind ist.

„Die pharmazeutischen Methoden beruhen auf der taoistischen Lehre, dass der menschliche Körper ursprünglich in der Lage war, neunzig Prozent der ihn erreichenden kosmischen Energie umzusetzen. Doch als der Mensch begann, sein Gehirn immer mehr zu verkomplizieren, senkte sich die Aufnahmekapazität seines Körpers langsam auf fünf bis zehn Prozent. Da Pflanzen nicht so kompliziert sind wie Menschen, können sie sich eine Aufnahmefähigkeit von achtzig Prozent für kosmische Energie bewahren, während Wasser und Nährstoffe die restliche Nahrung liefern. Weil die Menschen im Allgemeinen die Energie aus dem Kosmos nicht direkt aufnehmen können, sind sie in starkem Maße von Pflanzen als Trägern der kosmischen Energie abhängig, d.h. dass die Pflanzen die kosmische Energie vorverdauen, indem sie diese auf wirksame Weise absorbieren. Dann kann der Mensch auf sie zurückgreifen und somit auf indirekte Weise die Energien bekommen."[1]

Aus diesem Grund kennt die innere Alchimie nicht nur Qigong, sondern auch pharmazeutische und diätetische Methoden. Der Mensch isst die Pflanzen und absorbiert dadurch auch die bereits umgewandelte kosmische Energie. Solche Methoden haben alle nur ein Ziel: die Organe mit Nährstoffen zu versorgen, die die für sie jeweilig zutreffende „Energie" (Qi) enthalten.

Das Ziel der taoistischen sexuellen Methoden besteht darin, dass durch den Geschlechtsverkehr das männliche Yang das weibliche Yin bekommt, um das Yang zu ergänzen, und umgekehrt. Yin und Yang verschmelzen beim Sex miteinander. Sie fließen kreisförmig ineinander. Auf diese Weise geben sich die beiden Partner die Yin und Yang Energie gegenseitig und harmonisieren ihre Energie. Eine Voraussetzung für die sexuellen Methoden ist, dass Sex als eine meditative Erfahrung verwandt wird, ohne ihn zum Höhepunkt zu treiben. Wenn man beim Sex immer ruhig bleiben kann, ohne erregt zu werden, dann wird sexuelle Energie zu spiritueller Energie umgewandelt und durch das Zurückhalten des Samens wird das Gehirn versorgt. Aber wenn man sich bei sexuellen Methoden nicht beherrschen kann, bekommt man keine Energie, sondern im Gegenteil, es geht dabei Energie verloren. Deshalb müssen sich jene, die diese sexuelle Methode anwenden, auf einer sehr hohen Kultivierungsebene befinden. Denn nur wenn man eine hohe geistige Haltung hat, kann man sich gut selbst beherrschen und seine Emotionen kontrollieren. Als die sexuelle Methode in die innere Alchimie eingeführt worden war, wurde sie nicht von der chinesischen Medizin akzeptiert, weil sie nicht für jeden Menschen geeignet ist. Die taoistische innere Alchimie hat daher nur für die chinesische Pharmakologie und das medizinische Qigong große Beiträge geleistet.

Der Taoismus als Philosophie

Lao Zi hat für die Entwicklung der chinesischen Medizin mit seiner naturverbundenen Philosophie am meisten geleistet. Durch seine ganzheitlich orientierte Betrachtungsweise, die auch eine genaue Naturbeobachtung einschloss, hat der Taoismus in China zum Aufschwung der Medizin beigetragen. Einer der Grundgedanken bei Lao Zi ist es, sich mit den Regeln der Natur vertraut zu machen. Der Mensch, der seinen Platz zwischen Himmel und Erde hat, muss sich in die äußere Welt einfügen. Vor allem gilt es, das Gesetz der Entsprechung von Makrokosmos und Mikrokosmos zu betrachten. Der Lebenswandel des Menschen soll mit den Gesetzmäßigkeiten der Natur in Übereinstimmung sein. Diese natürliche Ordnung wird kurz „Tao" genannt. Da der zentrale Begriff des Tao nur durch das Einfühlen in die Natur zu erkennen ist, widmeten sich insbesondere die Taoisten eingehend dem Menschen und dem Studium der Naturgesetze. Sie fanden heraus, dass in der Natur Wechselerscheinungen auftraten, die in bestimmtem Rhythmus immer wiederkehrten. Diese Wechselwirkungen wurden als Yin- und Yang-Zustände bezeichnet. Im Bereich der philosophischen Literatur findet sich das Begriffspaar Yin und Yang zuerst bei Lao Zi (Daodejing):

„Alle Wesen tragen das ruhende Yin und umfassen das bewegende Yang. Der vermittelnde Lebensodem bewirkt die harmonische Vereinigung."

Aufgrund der Forderung, diese Regeln des Yin und Yang zu kennen, wenn man die Natur verstehen will, hat die Yin-und-Yang-Lehre auch die chinesische Medizin ihrer Zeit sehr stark geprägt. Zwischen 500 und 300 v. Chr. wurde der Begriff des Yin und Yang erstmals in dem ältesten medizinischen Werk verwendet, dem Buch „Innerer Klassiker des Gelben Fürsten" (Huang Di Nei Jing). Dort wird betont:

[1] Mantak/Maneewan Chia, Tao Yoga, S.21

„Wenn Yin und Yang ausgeglichen sind, finden Körper und Seele harmonisch zusammen." In diesem Sinne sagt die chinesische Medizin: Jeder Mensch hat Yin-Anteile und Yang-Anteile. Yin und Yang sind nie absolut, sondern immer relativ zu verstehen. Auf jeder Stufe befindet sich beides, sowohl Yin als auch Yang. Beides ist notwendig zur Erhaltung des Lebens, und der Mensch ist nur dann gesund, wenn beide Teilkräfte harmonisch zusammenspielen. Wenn diese beiden Teilkräfte Yin und Yang in einem gestörten Verhältnis zueinander stehen, also das Ungleichgewicht der Teilkräfte zu stark sein sollte, ist der Mensch krank. Der zentrale Ansatz der chinesischen Medizin ist also, Yin und Yang des menschlichen Körpers so zu erhalten, dass sie in einem harmonischen Verhältnis stehen.

Durch seine ganzheitlich orientierte Betrachtungsweise hat der Taoismus nicht nur zur Entwicklung der Medizin, sondern auch zur Entwicklung der Wissenschaft beigetragen. In dem Kapitel „Behandlungsstrategie der chinesischen Medizin und ihre kulturellen Hintergründe" wird der taoistische Einfluss auf die Kunst der Strategie untersucht und die Naturverbundenheit der Wissenschaft aufgezeigt.

Während nun das aristotelische Denken von Anfang an und mit der Zeit immer enger Physik, Mechanik, Mathematik und den Differenzierungsprozess dieser Einzelwissenschaften ins Auge fasste, ging es dem taoistischen Denken um das Verhältnis zwischen Mensch und Natur. Da der Taoismus die Natur als Führer, als Freund betrachtete, wurde er auch als eine naturverbundene Wissenschaft bezeichnet. Wissenschaft bedeutet eigentlich das Studium der Gesetzmäßigkeit der Welt. Die Motivation für die taoistische Wissenschaft ist jedoch nicht, die Welt aktiv umzugestalten, sondern in und mit dieser in Harmonie zu leben. Denn: „Der Mensch richtet sich nach der Erde. Die Erde richtet sich nach dem Himmel. Der Himmel richtet sich nach dem Tao. Das Tao richtet sich nach der Natur." (Daodejing 25, 18-21). Aber diese Gesetzmäßigkeit der Welt ist nicht im Sinne der westlichen Naturwissenschaft. Die westliche Naturwissenschaft basiert auf der aristotelischen (d.h. kausal-analytischen) Weltanschauung. Aristoteles sieht die Natur also ganz anders als Lao Zi. Er war der Meinung: Wenn die Natur den Bedürfnissen des Menschen nicht entgegenwirken soll, muss der Mensch etwas gegen die Natur machen. Die technische Mechanik ist ein Mittel, um die Natur zu überlisten. Lao Zi und Aristoteles sind so zu verstehen: Bei Aristoteles überlistet die technische Mechanik die Natur, bei Lao Zi richtet sich der Mensch nicht gegen die Natur, sondern lebt mit dieser. Man kann auch sagen: Der Taoist sollte sich so natürlich verhalten wie ein Fisch, der mit der Strömung schwimmt oder gleich einem geübten Holzschnitzer, der das Messer entlang der Struktur führt. Er macht dies durch die Kraft des Natürlichen.

Ein weiterer Unterschied zwischen den beiden besteht darin, dass Aristoteles einen Wissenschaftsbegriff vertritt, dessen Gesetze allein mittels vernünftiger und zuverlässiger kausal-analytischer Überlegungen zu ergründen sind. Dies beginnt im Geist und endet in der Theorie, ohne Erfahrungen gesammelt zu haben. Lao Zi hingegen ist skeptisch gegenüber Vernunft und Logik und an kausal-analytischen Überlegungen kaum interessiert. Die taoistische Erkenntnis ist induktiv-synthetisch, und beruht im Prinzip auf einer minutiösen empirischen Beobachtung.

Durch das Nichthandeln wirkt das Tao

Ein anderer Grundgedanke bei Lao Zi ist es, zur ursprünglichen Natur zurückzukehren. „Rückkehr ist die Bewegung des Tao. Schwachheit ist die Wirkung des Tao." (Daodejing 40). Die Betrachtung der Natur führte Lao Zi zur Entdeckung des Prinzips: „Das Weiche besiegt das Harte."Im Daodejing" heißt es: „Nichts in der Welt ist weicher und schwächer als Wasser und doch in der Art, wie es Hartem zusetzt, kommt ihm nichts gleich. Es kann durch nichts verändert werden. Dass Schwaches über Starkes siegt und Weiches über Hartes, weiß jeder auf Erden, doch wer vermag danach zu handeln" (Daodejing 76).

Durch Schwäche wirkt das Tao. Eine zentrale Rolle spielt dabei der Begriff des „Wuwei", des Nichttuns, Nichthandelns. Es geht nicht um passives Verhalten, also dass der Mensch überhaupt nichts tun soll, sondern bezeichnet Strategeme, mit denen Nichtstun sich in Tun verwandeln lässt. Insofern trägt Wuwei Bezeichnungen wie: „Ein Schritt zurück, um weiterzukommen", „Wer nehmen will, muss geben", „Wer handeln will, muss erst nicht handeln". So entwickelt sich die Kunst des Nichtstuns; lehrt, wie man erniedrigt, um zu erhöhen, wie man sich zurückzieht, um anzugreifen. Andererseits bedeutet Wuwei auch nicht künstlich, nicht übertrieben, das Maß überschreitend: Eine solche Einstellung bedeutet Gleichmut gegenüber Leben und Tod, Gewinn und Verlust, Reichtum und Armut. Der Mensch soll alle Dinge leicht nehmen und darf an den Dingen nicht festhalten. Der Schlüssel liegt darin, dass das Schicksal vorherbestimmt ist. Was uns gehört, kann nicht verloren gehen, was uns nicht gehört, können wir auch nicht erwerben. Es lebt nicht selber, sondern es lässt leben, es wird gelebt, es so sein zu lassen, wie es ist. Wuwei ist nichts anderes als dieses spontan sich Betätigende. Diese Spontaneität ist das

Geheimnis des Lebens höchster Art. Wuwei hängt mit dem religiösen Glauben zusammen. Nur weil nach taoistischer Lehre das Schicksal eines Menschen schon vor der Geburt vorherbestimmt ist, wird deshalb im Taoismus Wert darauf gelegt, es so sein zu lassen, wie es ist. Das ist möglicherweise die wichtigste praktische Lehre für das alltägliche Leben der taoistischen Philosophie und von immenser Bedeutung für die Entwicklung des Taoismus. Folgendes Beispiel soll zum besseren Verständnis dienen:

Manche Menschen glauben der Religion überhaupt nicht. Sie orientieren sich nur an der Zweckmäßigkeit des praktischen Lebens oder an wirtschaftlichen Gewinnen wie folgende Geschichte zeigt: Ein im Ruhestand lebender Geschäftsmann, Herr Ma, war mit seinem Leben gar nicht zufrieden. Eines Tages saß er in einem Restaurant und beklagte sich über die Religion. Er sagte zu den anderen Gästen: „Ich glaube nicht an eine Gottheit, himmlische Gerechtigkeit oder solchen Unsinn. Ich habe mein ganzes Leben nur fleißig gearbeitet und gute Werke vollbracht. Aber was habe ich bis jetzt an Gutem bekommen? Ich kenne aber Kriminelle, die viel besser leben als ich, obwohl sie viel Schlechtes getan haben. Wieso kann man sagen, dass Gutes mit Gutem vergolten wird und Böses mit Bösem?" Unter den Gästen saß auch ein taoistischer Mönch. Dieser ging zu dem Geschäftsmann und fragte ihn: „Nur aus diesem Grund glauben Sie nicht an die himmlische Gerechtigkeit? Kriminelle müssen zwar bestraft werden, aber zwischen ihnen gibt es auch große Unterschiede. Verbrechen, die mit Absicht oder ohne Absicht geschehen, müssen beim himmlischen Richter unterschiedlich beurteilt werden, ob man in der Vergangenheit oder in der Zukunft etwas Gutes macht, wird ebenfalls unterschiedlich bewertet. Unabsichtliche Taten können gemildert werden. Schlechte durch Nichtbelohnung ersetzt werden. Belohnung kann auch Straffreiheit bedeuten. Sie haben sich zwar sehr verdient gemacht, aber Sie handelten zu übereifrig und dachten nur an den eigenen Vorteil. Sie haben Erfolge immer nur für sich in Anspruch genommen, aber Misserfolge und Fehler Ihren Mitmenschen zugeschoben. Sie sind ein reicher Mann, aber Sie handeln mit jedem wegen jedes Pfennigs. Für sich selbst geben Sie viel Geld aus, bei anderen sparen Sie jeden Pfennig. Gott mag solche berechnenden Menschen nicht. Eigentlich sollten Sie Generaldirektor werden laut Ihres Schicksals, aber aus den vorhin genannten Gründen hat Gott Sie vom Generaldirektor zum Direktor degradiert. Sie allerdings dachten, als Sie vom normalen Angestellten zum Direktor aufstiegen, dass Sie dieses ihrer Zielstrebigkeit und Geschicklichkeit zu verdanken hätten. Aber Sie wussten nicht, dass Sie gerade wegen dieser Zielstrebigkeit und Geschicklichkeit nicht vom Angestellten zum Direktor aufgestiegen, sondern vom Generaldirektor zum Direktor zurückgestuft wurden." Als Herr Ma das hörte, lief sein Gesicht sofort rot an und er rief mit lauter Stimme: „Das stimmt alles nicht! Ich spende auch viel Geld für Tempel, wussten Sie das nicht?" Der Mönch lachte: „Auch das haben Sie genau kalkuliert. Sie spenden an die Öffentlichkeit, was allein auf dem Ziel beruht, auf der einen Seite ihr schlechtes Gewissen zu beruhigen und auf der anderen Seite Ihren guten Ruf zu sichern. Sie empfehlen allen Leuten die Aktien, die Sie schon in großer Menge haben, zu kaufen. Wenn der Kurs steigt, verkaufen Sie Ihre Aktien, und lassen alle kleinen Anleger bei fallendem Kurs sitzen. Dadurch haben viele Familien ihre ganzen Ersparnisse verloren. Sie sind dadurch zwar reich geworden, aber ob Sie damit auch glücklich sind? Sicher ist, dass Sie sich im Innern müde und unausgeglichen fühlen. Sie können nicht gut essen, nicht gut schlafen und bekommen allerlei Krankheiten. Was haben Sie davon? Die materiellen Dinge sind eigentlich nur dazu da, dass man sie nutzt, um das Leben zu gewinnen – und nicht umgekehrt, dass man das Leben benutzt, um die Dinge zu gewinnen. Sie haben ihr ganzes Leben benutzt, um Geld zu gewinnen. Sie besitzen zwar viel Geld, aber im Grunde sind Sie ein armer Mann. Jeder Pfennig, der aus ihrer Tasche geht, tut Ihnen weh. Sie waren zwar gerade auf der Toilette, aber bezahlten auch dort keinen Pfennig." Nach diesen Worten war der Mönch verschwunden und Herr Ma sprachlos.

Nach dem Taoismus soll man sich im Einklang mit seiner eigenen Natur entfalten. Lebhaft, wenn erforderlich, aber nicht übereifrig – ohne an seinen Vorteil zu denken und ohne Berechnung: Betrachtet man die innere Natur als Führer, so wird das Leben mühelos, ruhig und gelassen. So wie eine Pflanze, die Licht braucht, intuitiv zur Sonne hin wächst, so sollte es auch bei den Menschen sein! Frei von Habgier und frei von Anspannung vollbringt der Weise, was immer notwendig ist, und er hört genau in dem Augenblick auf, da die Notwendigkeit erreicht ist. So erzielt man die besten Ergebnisse. Durch seine ganzheitlich orientierte Betrachtungsweise, die auch eine genaue Naturbeobachtung einschloss, hat Lao Zi in China zur Entwicklung der chinesischen Medizin beigetragen. Möglicherweise gibt es in der chinesischen Medizin gerade aus diesem Grunde bis in die heutige Zeit die gleichen Theorien wie vor dreitausend Jahren. Denn wie wir schon oben in Kapitel 1 gesagt haben, befindet sich die chinesische Medizin nur auf der Pyramidenspitze. Indem die chinesische Medizin sich auf das Wuwei zurückzieht, nähert sie sich dem Tao an, dessen Wirkkraft gerade durch seine Aktionslosigkeit universell ist: „Wer das Lernen übt, vermehrt täglich. Wer den Sinn übt, vermindert täglich. Er vermindert und vermindert, bis er schließlich ankommt beim Nichttun. Beim Nichttun bleibt nichts ungemacht", (aus: Daodejing 48).

Der Taoismus als Religion

Der Taoismus ist noch mehr als eine Philosophie. Er wurde eigentlich zu einer Religion, indem er viele Elemente von chinesischem Schamanismus, Wahrsagung, Mythologie und Buddhismus aufgenommen hat. Die Taoisten glauben nicht nur an Unsterblichkeit, sondern sie glauben auch an übernatürliche Fähigkeiten und göttliche Wesen. Die taoistischen Götter waren sehr menschenähnlich, nur mit dem Unterschied, dass sie mehr übernatürliche Kräfte hatten (Abb. 9.32). Lao Zi ist nur einer unter vielen taoistischen Gottheiten. Unter konfuzianischem Einfluss gibt es in der taoistischen Religion eine göttliche Hierarchie, in der alle ihren Verantwortungsbereich und ihre Aufgaben haben. Mit seinem Hang zur Metaphysik hat sich der Taoismus mit dem Buddhismus sehr in Einklang gebracht. Er wurde vom Buddhismus umgestaltet, indem er die Wiedergeburt in die taoistische Schule übernahm. Somit ergänzen sich der Taoismus und der Buddhismus, da sie jeweils verschiedene menschliche Bedürfnisse ansprechen.

Hierzu gibt es ebenfalls eine Geschichte: Ein Geschäftsmann, Herr Zhen, war sehr erzürnt, als er erfuhr, dass seine Frau sich immer mit seinem Nachbarn traf, wenn er auf Geschäftsreise war. Er bekam Depressionen und wollte sich rächen, wusste aber nicht, was er machen sollte. Er wandte sich deshalb an seinen Freund, einen taoistischen Mönch, der übernatürliche Fähigkeiten besaß und ihm schon oft geholfen hatte. Der taoistische Mönch hörte sich die Geschichte an, schloss die Augen, dachte nach und sagte dann: „Gewalt ist keine gute Lösung. Du hast bei einem Kampf keine Chance ihn zu besiegen, weil er stärker ist als du. Wenn du ihn erschlägst, wird dies für deine Frau sehr peinlich sein. Sie ist immer noch die Mutter deiner Kinder.

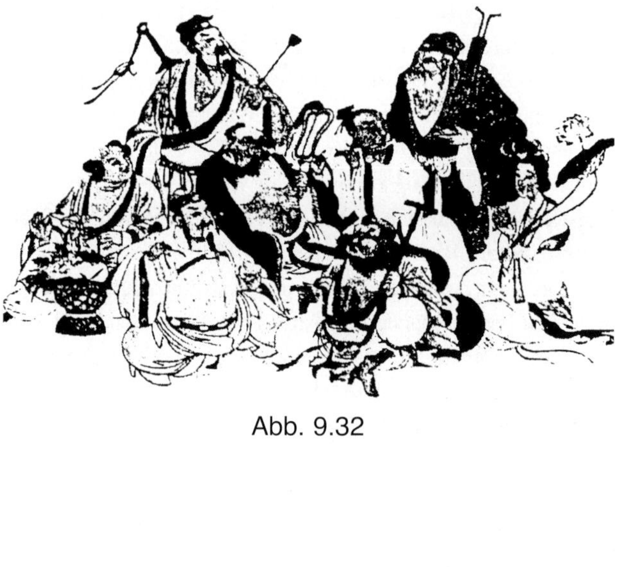

Abb. 9.32

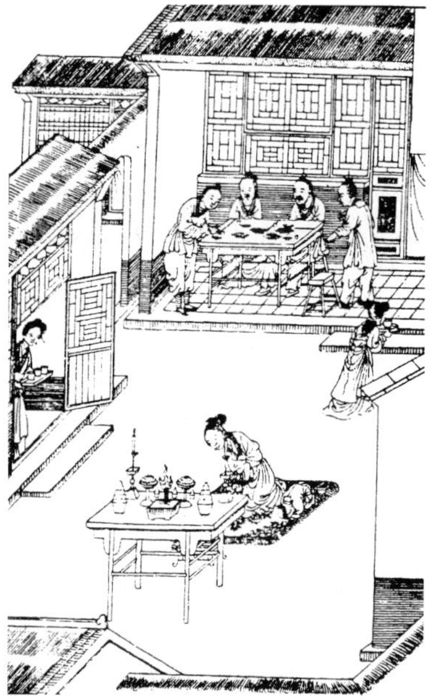

Abb. 9.33

Was hast du davon." Herr Zhen dachte, dass der Mönch Recht habe und bat ihn um seinen Rat. Der Mönch sagte: „Aber nur wenn du meinen Rat befolgst, dann kann ich dir helfen." Herr Zhen erwiderte: „Ich tue alles, was du sagst." Der Mönch befahl: „Nimm 60 Gramm Gold und gehe damit zu deinem Nachbarn, um dich zu bedanken." Herr Zhen war zwar entsetzt, machte aber am nächsten Tag was ihm der Mönch geraten hatte. Er nahm 80 Gramm Gold anstatt 60 Gramm Gold mit und sagte zu dem Nachbarn: „Als ich nicht zu Hause war, haben Sie sich um meine Familie gekümmert. Ich habe gute Geschäfte gemacht und möchte mich bei Ihnen bedanken." Sein Nachbar schämte sich sehr und beendete bald darauf das Verhältnis mit der Frau. Der Geschäftsmann freute sich und wurde sofort wieder gesund. Er fragte den Mönch nach dem Grund. Der Mönch antwortete: „Das liegt an deinem Karma. In deinem Vorleben warst du ein Buchhalter im Geschäft deines Nachbarn. Du warst bei ihm angestellt. Aber du hast damals Geld veruntreut und deinen Arbeitgeber betrogen. Deswegen ist deine Frau in diesem gegenwärtigen Leben auch dir gegenüber untreu und betrügt dich mit dem Nachbarn. Das ist der Schuldausgleich. Damit ist diese Schuld zum Teil bezahlt. Die verbleibenden 60 Gramm Gold, die du ihm noch schuldig warst, hast du ihm überbracht. Damit ist alles ausgeglichen." Herr Zhen sagte: „Ich habe ihm sogar 80 Gramm Gold gebracht." Der Mönch antwortete: „Du bekommst dein Geld wieder." Wenig später besuchte der Nachbar den Geschäftsmann anlässlich des Frühlingsfestes. Er brachte viele Geschenke mit, die genau den Wert von 20 Gramm Gold hatten (Abb. 9.33).

Wie nun hat der taoistische Mönch dieses Problem gelöst?

Welche konkreten Strategien hat er angewandt? Wir wollen dies einmal analysieren. Der Rat des taoistischen Mönchs ist eigentlich eine typische taoistische Strategie, nämlich:

1. Das Weiche besiegt das Harte und das Schwache besiegt das Starke. 2. Kennst du den Feind, dann kennst du dich selbst – hundert Schlachten ohne Schlappe. Das bedeutet, wenn man, womit immer man sich beschäftigt, die näheren Umstände der betreffenden Sache, ihre Ursache, ihren Zusammenhang mit ihrer Wirkung nicht begriffen hat, dann weiß man nicht, wie man an sie heranzugehen hat, und kann sie nicht erfolgreich bewältigen. Aber die Dinge in der Welt sind kompliziert, sie werden von allen möglichen Faktoren bestimmt. Unter buddhistischem Einfluss haben die Taoisten gelernt, die Probleme allseitig zu betrachten, nicht nur die Vorderseite unserer Welt zu sehen, sondern auch ihre Kehrseite, das Karma in einer anderen Dimension. Denn Karma bedeutet, dass die guten und schlechten Taten eines Lebens gerecht gegeneinander abzuwägen sind. Wer Schulden hat, muss sie zurückerstatten. Es ist wie ein Gesetz; niemand kann es vermeiden. So erwartet man den Lohn für gute Taten, die Strafe für die bösen in einer nächsten irdischen Existenz. Man muss sich selbst bemühen, das eigene Schuldenkonto auszugleichen. Wenn jemand zu Ihnen schlecht ist, kann die Ursache dafür darin liegen, dass Sie in Ihrem Vorleben andere schlecht behandelt haben. Es handelt sich bei der Regelung der Widersprüche auch um die Umwandlung des Yeli (schwarze Substanz). Deshalb betonen alle Religionen die Nachsicht. Auge um Auge, Zahn um Zahn jedoch bedeutet: Man hat das alte Karma noch nicht beglichen und baut wieder neues Karma auf. Nach taoistischer Philosophie bedeutet dies: Wer nicht verliert, der gewinnt auch nicht, Gewinn bedeutet gleichzeitig auch Verlust. Je mehr Verlust in dieser Welt, umso mehr Gewinn in einer anderen Welt. Deshalb haben sowohl der Taoismus als auch der Buddhismus und Konfuzianismus Vergebung und Nachsicht im Leben empfohlen. Inwieweit sollen die Kultivierenden Nachsicht üben?

Die Antwortet findet sich in einer taoistischen Geschichte: Herr Liou, ein taoistischer Schüler, wollte in die Stadt. Vor seiner Abfahrt fragte ihn sein Meister: „Was machst du, wenn die Leute dich beschimpfen?" Herr Liou antwortete: „Ich finde die Leute nett, weil ich es nicht gehört habe." Der Meister fragte weiter: „Was machst du, wenn die Leute dich schlagen?" Herr Liou antwortete: „Ich finde die Leute trotzdem nett, weil sie mich nicht verletzt haben." Der Meister fragte daraufhin: „Was machst du, wenn die Leute dich verletzen?" Er erwiderte: „Ich finde die Leute trotz allem nett, weil sie mich nicht getötet haben." Der Meister sagte: „Du hast das Tao richtig verstanden." Als Herr Liou mit seiner Kutsche unterwegs war, wurde er von einem Reisenden angehalten. Der behauptete, dass er ein Geschäftsmann sei und das gleiche Reiseziel Wuxi hätte. Als sie eine Weile unterwegs waren, sagte der Gast plötzlich: „Ich möchte doch nach Suzhou!" Herr Liou erschrak, denn Suzhou lag in einer ganz anderen Richtung. Aber trotzdem tat er ihm den Gefallen und fuhr zuerst in Richtung Suzhou. Wenig später fing der Gast an zu schimpfen: „Du Idiot, warum fährst du nicht schneller? Wegen dir werde ich meinen Termin verpassen!" Herr Liou merkte die Wut in sich aufsteigen, doch er bemühte sich, so schnell wie möglich zu sein. Als es dunkel wurde, sagte der Geschäftsmann ärgerlich: „Deinetwegen müssen wir jetzt in einem Hotel übernachten. Natürlich bezahle ich das nicht." Herr Liou blieb ganz gelassen: „Gut, ich bezahle alles." Am nächsten Morgen, als Herr Liou aufwachte, war der Geschäftsmann mitsamt der Kutsche verschwunden. Wenig später klingelte die Polizei an der Tür: „Wir bringen Ihren gestohlenen Wagen wieder. Ihr Reisebegleiter wollte sich damit aus dem Staub machen." Herr Liou aber erwiderte: „Bitte lassen Sie den Mann frei. Er ist unschuldig, ich habe ihm meinen Wagen ausgeliehen." Später sagte sein Meister zu Herrn Liou: „Du hast dich richtig verhalten, wirklich Nachsicht geübt und eine große Prüfung bestanden. Diese Begegnung war kein Zufall. Eigentlich sah dein Schicksal eine Auseinandersetzung vor, in deren Verlauf der Gast dich schlagen würde und du ihn bei deiner Verteidigung aus Versehen töten würdest. Natürlich wärst du ins Gefängnis gekommen. Nur weil du immer Nachsicht geübt hast, hat sich dein Schicksal geändert." Der Gast aber musste sein Schicksal noch erfüllen. Er fuhr weiter und kam bei einem Unfall um, denn sein Schicksal war schon zu Ende.

Wenn höchste Tugend als Verlust der Absichten definiert wird, dann muss man in der Lage sein, das Schwerste vom Schweren zu ertragen und vermeintlich Unerträgliches auszuhalten. Das taoistische Kultivierungssystem bedeutet, durch den Verzicht auf weltliche Dinge eine innere Wahrnehmung zu erreichen. Diese kann der Kultivierende nur erlangen, wenn es ihm gelingt, die absolute Glückseligkeit im Innern zu finden, und er die geistige Kraft nach innen wendet. Die taoistische Weltanschauung ist nicht so radikal wie der Buddhismus, der die Welt ganz negativ sieht. Aber es ist ebenso notwendig, eine bessere moralische Geisteshaltung zu haben, die zu einem gewissen Maß an Askese, einem Rückzug aus der Welt führt. Wer das Wissen des Tao sucht, muss die Sinne dämpfen und läutern. Denn: „Die fünf Farben machen die Augen des Menschen blind. Die fünf Noten machen seine Ohren taub. Die fünf Geschmäcker stumpfen seinen Gaumen ab. Reiten und Jagen machen seinen Geist wild." (aus: Daodejing 12).

So wie die buddhistische Schule hat auch die taoistische Schule viele Meditationsformen entwickelt, mit denen eine innere Reise zur Selbstwahrnehmung gelangen soll. So lautet auch die Botschaft der taoistischen Schule: Suche im Tao nach dem ewigen Menschen, und wenn du ihn gefunden hast, dann wende den Blick nach innen – du bist unsterblich.

Der Taoismus heute

Das muss zu denken geben: Warum haben wir im Laufe der Geschichte noch nie einen einzigen unsterblichen Menschen gesehen? Die Antwort des Taoismus lautet: Der Tod eines Taoisten ist nur ein scheinbares Sterben, was begraben wird, ist nicht sein wahrer Körper, sondern nur etwas, das so aussieht. In Wirklichkeit geht er in eine andere Dimension. Die neue Generation stellt diese taoistische Erklärung sehr in Frage. Viele taoistische Lehren gelten in der Naturwissenschaft als rein spekulativ und irrational. Ob diese taoistische Botschaft stimmt? Sie hat sicher nicht Unrecht. Und doch: Obwohl die unbestreitbaren Erfolge der inneren Alchimie zur Entwicklung der chinesischen Medizin beigetragen haben, wurde auf Grund der Skepsis von Seiten der Taoisten gegenüber Vernunft und dem kausal-analytischen Denken die Entwicklung der chinesischen Technisierung und Industrialisierung stark gehemmt. Diese Tatsache haben die Chinesen sehr spät erkannt. Die Kritik an der chinesischen Eigenkultur ist seit dem Beginn des letzten Jahrhunderts zu erleben und vermehrte sich im Verlauf des letzten Jahrhunderts immer weiter. Aber die Frage ist nur, warum der Taoismus mehr als 2600 Jahre überlebte, insbesondere in diesem wissenschafts-besessenen Jahrhundert und ungeachtet der wissenschaftlichen Evolution und des technologischen Fortschritts. Das Geheimnis mag sein, dass der Taoismus auf der anderen Seite durch seine ganzheitlich orientierte Betrachtungsweise, die auch eine genaue Naturbeobachtung einschließt, die polare Sicht von Yin und Yang einführte. Dieses Gegenspiel von Kräften ist dazu gedacht, die Natur im Gleichgewicht zu halten. Es handelt sich dabei aber keinesfalls um eine Lebensweise ohne Handlungsfähigkeit. Die Beiträge des Taoismus für die chinesische Medizin liegen nicht allein im Qigong, in pharmazeutischen Methoden, diätetischen Methoden usw., sondern auch im ganzheitlich-synthetischen Ansatz, nämlich dass der Mensch als ein im Kosmos existierendes Wesen im Einklang mit der Natur leben sollte. Das ist der Grund, warum die Chinesen vor der industriellen Revolution in mehreren Perioden ihrer Geschichte die höchstentwickelte Zivilisation der Welt waren.[1]

Dieses taoistische Denken liefert dem Westen eine andere Auffassung vom Leben selbst, wie auch vom Menschen. So wird auch über die Ganzheit des Menschen in seiner inneren und der ihn einbettenden äußeren Natur sorgfältig nachgedacht, nämlich nicht wider die Natur zu handeln, sondern den Menschen in die Natur zu integrieren. Dieses würde eine harmonische Einheit von Mensch und Kosmos fördern. Angestrebt wird die Verknüpfung der kausal-analytischen westlichen Naturwissenschaft mit der induktiv-synthetischen chinesischen Wissenschaft, um eine Einheit zu bilden, die die grundlegenden Aspekte beider Anschauungen in sich trägt. Wir wissen, dass einerseits die moderne Technologie und Industrie seit dem 17. Jahrhundert von Europa aus die Welt mit ihren raumgreifenden Entwicklungen überzogen hat. Andererseits hat gerade diese Industrialisierung zu massiven Problemen in der Welt, sogar zu Umweltkrisen, geführt. Als die Technologie die Macht der Menschen in großem Umfang erhöhte, ging die Harmonie, die dem Machtgleichgewicht zwischen Mensch und Natur entsprang, verloren. Heute brauchen wir, um zu überleben, ein neues Gleichgewicht, bei dem die Menschen kontrollieren, wie sie ihre Macht einsetzen. Diese auf alten, grundlegenden Normen aufbauende Lehre ist gerade das, was wir für die Harmonie in der menschlichen Welt brauchen.

[1] Vgl, Küng / Ching, Christentum und Chinesische Religion, S. 292

Kapitel VI: Die chinesische Wahrsagung

Was ist Wahrsagung?

Wahrsagung ist eine Aussage über das Schicksal. Ein berühmter chinesischer Dichter sagte: „Mit Geld kann man kein Schicksal kaufen, genau wie die Medizin nicht Armut heilen kann." Er traf somit die Feststellung, dass sowohl langes Leben als auch kurzes Leben, Reichtum oder Armut von einer unkontrollierbaren Schicksalsmacht abhängig ist.

Was aber bedeutet Schicksal? Nach der chinesischen Religion bedeutet Schicksal vorherbestimmte Bedingungen. Wenn ein Mensch zur Welt kommt, ist sein ganzes Leben bereits in einer anderen Dimension bestimmt. Diese vorherbestimmten Bedingungen werden das gesamte Leben beeinflussen. Eine Aussage über das Schicksal von zukünftigen, jedoch noch verborgenen Ereignissen heißt Wahrsagung. Darüber, wie hoch die Treffsicherheit solcher Wahrsagung ist, hat man allerdings bisher kaum Untersuchungen angestellt. Es scheint aber ein urmenschlicher Wunsch zu sein, die verborgenen Lebensumstände zu erkennen. Seit ältester Zeit gibt es in China Wahrsagerei (Abb. 9.34). Wenn man zum Anfang der chinesischen Geschichte zurückblickt, so stellt man fest, dass Wahrsagung, so wie man sie auch heute noch findet, das tägliche Leben durchdrungen hatte.

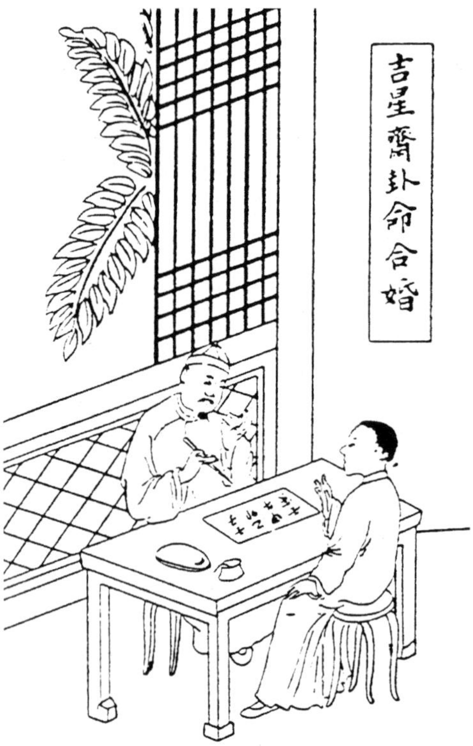

Abb. 9.34

Wahrsagung, aus der die Chinesen eine vollendete Wissenschaft kultiviert haben, hat mit allgemein zugänglichem Wissen wenig zu tun. Es handelt sich vielmehr um eine Information, die im Wesentlichen auf einer übersinnlichen Wahrnehmung beruht. Diese Wahrsagung ist nicht an quantitativ-kausal-analytischem Denken, sondern an qualitativ-induktiv-synthetischem Denken orientiert. Sie beruht unter anderem auf einer besonderen Beziehung zwischen bestimmten begnadeten Wahrsagern und Lebewesen einer anderen Dimension. Insofern ist Wahrsagung durch Religion gerechtfertigt. Speziell die chinesische Religion hatte daher zweifellos Wahrsagungscharakter. Die Verbindung ist unausweichlich.

Aufgrund der fehlenden Trennung von Religion und Medizin kam es im alten China häufig vor, dass der Wahrsager nicht nur kultische Aufgaben durchführte, sondern auch ärztliche Aufgaben übernahm. Die Chinesen wurzelten ihre Medizin nicht nur in religiösen Vorstellungen, sondern darüber hinaus auch in Wahrsagung.

Der berühmte Arzt Sun Simiao betonte immer wieder, dass ein Arzt mit vielen Wissengebieten vertraut sein müsse. So schreibt er in seinem seit Jahrhunderten geschätzten medizinischen Werk, dem „Qianjinfang" (Rezepte, die tausend Stück Gold wert sind), welche Vorbedingungen ein chinesischer Mediziner mitbringen muss:

„Wer immer Arzt sein will, muss sich zuerst vertraut machen mit dem „Inneren Klassiker des Gelben Fürsten", den zwölf Qi-Leitbahnen, den fünf Orbes ...

Sie müssen auch Yin und Yang verstehen und imstande sein, das Schicksal von der äußeren Form eines Menschen ablesen zu können. ... Sie müssen über ein profundes Wissen all dieser Dinge verfügen, um gute Ärzte werden zu können."

Diese Ratschläge sind heute noch genau so gültig wie vor 1300 Jahren, als Sun Simiao sie niederschrieb.

Im Folgenden werde ich einen Kurzeinblick in die hochkomplexe chinesische Wahrsagung geben, denn ein ganzheitlicher Überblick ist von Nöten, um die alte chinesische Medizin besser zu verstehen. Ich bin mir bewusst, dass sich diese Kurzdarstellung nur zu einem flüchtigen Eindruck eignet. Die Darlegung der Komplexität würde den Rahmen sprengen.

Der Wahrsager bediente sich seiner Zeit meistens dreier Hilfsmittel: 1. der Astrologie, 2. des Gesichterlesens und 3. des Buches der Wandlungen.

Kurzüberblick über die chinesische Astrologie

Es ist klar, dass sich selbst der folgende Kurzüberblick nur dem eröffnet, der eine gewisse Basis an Inspiration mitbringt. Gleichwohl ist es von Nöten, allen Lesern Teil 1, Kapitel I (Das philosophische Grundwissen; speziell: Die fünf Wandlungsphasen und Wandlungsphasensequenzen) an dieser Stelle nochmals anzuempfehlen.

In China ist seit ältester Zeit ein Mondkalender in Gebrauch. Auch heute noch richtet sich die chinesische Astrologie nach diesem Kalender. Der Mondkalender gründet auf dem System von Yin und Yang sowie den fünf Wandlungsphasen. Tragendes Gerüst des Mondkalenders sind für Geburtstag, Monat und Jahr jeweils zwei vertikal angeordnete Zahlensymbole (Binome). Sie bestehen aus den so genannten zehn Himmelsstämmen und den zwölf Erdenzweigen. Durch Kombination der 10 Himmelsstämme und der 12 Erdenzweige entstehen letztlich 60 zahlenemblematische Binome (Abb. 9.35). (Der Leser möge sich hier vorstellen, dass die uns bekannten Geburtsdaten mittels des angemerkten Verfahrens in das chinesische System transferiert werden.) Jedes Binom ist Wandlungsphasen zugeordnet, also jeder Zeitabschnitt ist im chinesischen Kalender individuell mit den fünf Wandlungsphasen verbunden. Deshalb werden die fünf Wandlungsphasen umfassend in der chinesischen Astrologie gebraucht. Wenn man in Europa über die chinesische Astrologie spricht, denkt man sofort an die bekannten Tiere, die den Mondphasen zugeordnet sind. Eigentlich stellen sie aber nur die einfachste Horoskopmethode dar. Der eigentliche Schlüssel zur Interpretation des Horoskops sind aber die fünf Wandlungsphasen. Die ersten Beschreibungen dieser fünf Wandlungsphasen sind uns aus der Zeit zwischen 500 und

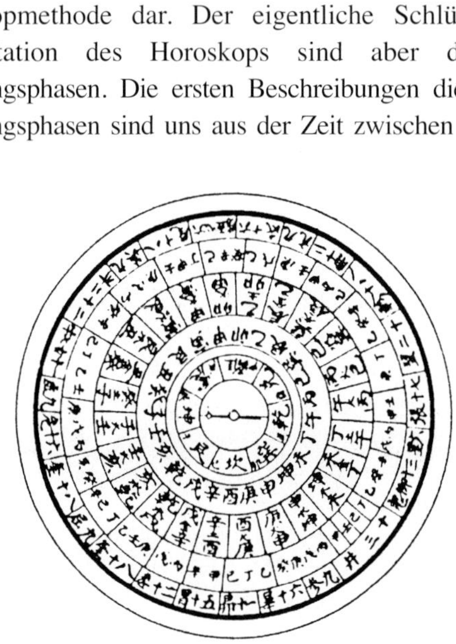

Abb. 9.35

殺　　刦　官

壬　丙　丁　癸

辰　午　巳　酉

官食印　傷刦　食比才　財

辛　壬　癸　甲　乙　丙

亥　子　丑　寅　卯　辰

Abb. 9.36

200 v. Chr., einer Zeit großer intellektueller Umwälzungen in China, bekannt. Zao Yen (ca. 350 – 270 v. Chr.) systematisierte die Lehre von den fünf Wandlungsphasen. Ursprünglich wurden diese nur auf bestimmte wissenschaftliche Phänomene angewandt. Als die Chinesen ihre Aufmerksamkeit auf die Verbindung zwischen dem äußeren Universum und dem Inneren des menschlichen Körpers richteten, machten sie folgende Entdeckung:

Jeder Mensch bildet sich unter dem Einfluss einer bestimmten Gruppe der fünf Wandlungsphasen und deren Wirkkraft. Gewinn und Verlust, Reichtum und Armut, Glück und Unglück, Leben und Tod des Individuums sind so bestimmt.

Jedes Horoskop wird also durch vier Binome dargestellt, bestehend aus Geburtsjahr, Geburtsmonat, Geburtstag und Geburtsstunde. Da sich jedes Binom parallel von den 10 Himmelsstämmen und den 12 Erdenzweigen aus entwickelt, wird es jedes Mal doppelt angeordnet. Hierdurch kommen die acht Zeichen der fünf Wandlungsphasen als Rechnungselemente zum Tragen. Diese acht Zeichen aufzufinden, ist die Basis des Horoskops. Deshalb wurde die chinesische Astrologie auch als Bazi Suanming (die Schicksalsberechnung nach den acht Zeichen) bezeichnet. Eine der Möglichkeiten der chinesischen Astrologie ist es, über die Anteile und Konstellation der fünf Wandlungsphasen Informationen über unsere Persönlichkeit zu geben (Abb. 9.36). Beispiel: Ein hauptsächlich aus der Wandlungsphase Feuer bestehendes Horoskop weist auf eine durchsetzungsfähige und zielstrebige Persönlichkeit hin. Dominiert die Wandlungsphase Erde im Horoskop, deutet das auf einen beständigen und durchhaltefähigen Charakter. Wenn die Wandlungsphase Holz im Horoskop vorherrscht, hat man es mit einer wenig flexiblen, aber gutmütigen Persönlichkeit zu tun. Und ein hauptsächlich aus der Wandlungsphase Wasser bestehendes Horoskop weist auf Anpassungsfähigkeit hin.

Nach der chinesischen Philosophie ist die Harmonie von den fünf Wandlungsphasen das höchste Gut, das das Schicksal einem Menschen zugestehen kann. Ob ein Horoskop hinsichtlich dessen günstig oder ungünstig ist, ist eine Frage der rechten Kombination dieser fünf Wirkkräfte. Ein Beispiel: Bei einem „Metall"-Menschen steht die Wandlungsphase Erde (Erde erzeugt Metall) in der chinesischen Astrologie für den Einfluss der Eltern. Ein „Zuviel" an Erde bedeutet, dass die Kinder zu sehr verwöhnt wurden, ein „Zuwenig" an Erde bedeutet eine zu geringe Unterstützung oder Zuwendung seitens der Eltern. Die Wandlungsphase Feuer (Feuer hemmt Metall) steht bei einem „Metall"-Menschen für die Chance auf eine politische Karriere. ÜberDie wiegt die Feuer-Wandlungsphase bedeutet dies ein Zuviel an politischen Gegnern. Wasser steht beim „Metall"-Menschen für die Nachkommen und das Lebenswerk (Metall erzeugt Wasser). Dominiert das Element Wasser wird das Element Metall geschwächt. Holz kennzeichnet beim „Metall"-Menschen das Beherrschen materieller Güter. Zu beachten bleibt aber, dass die obigen Aussagen für Mann und Frau nochmals unterschieden werden müssen. Beim Metall-Menschen weist die Wandlungsphase Holz bei einem Mann auf Partnerschaftsbeziehungen hin, bei einer Frau müsste die Wandlungsphase Feuer reflektiert werden.

Diese Horoskop-Darstellung zeigt uns, wie die chinesische Astrologie auf die natürliche Harmonie des Yin und Yang und der fünf Wandlungsphasen aufbaut. Ihre Aussagen sind zudem nicht starr und für das ganze Leben gültig. Sie verändern sich zusätzlich mit den Jahren, denn jedes Jahr hat eine eigene Fünf-Wandlungsphasen-Konstellation, wobei die Grundkonstellation immer die Ausgangslage bildet und erhalten bleibt. Ein Mensch, der als „Metall-Mensch" geboren wurde, bleibt immer ein „Metall-Mensch", es kommt entscheidend in den verschiedenen Lebensabschnitten auf das wechselnde Zusammenspiel mit den anderen Wandlungsphasen an. Dieses kann für den Menschen somit zu verschiedenen Zeiten günstig oder auch ungünstig sein. Konstelliert sich ein harmonisches Zusammenspiel der fünf Wirkkräfte, so bürgt dies für ein „Horoskop von höchster Qualität" nämlich Glück und Harmonie. Konstelliert sich ein unharmonisches Zusammenspiel der fünf Wirkkräfte, so bürgt dies für ein „Horoskop von schlechter Qualität" wie Unglück und Disharmonie. Das Krankheitsgeschehen in der chinesischen Medizin soll als eine Störung des Gesamtgleichgewichts der Energiekräfte verstanden werden. Das chinesische Horoskop ist auch in der Lage, über die einzelnen Organ-Funktionsbereiche Information zu geben. Denn nach der Theorie der Wandlungsphasen können alle Organfunktionsbereiche diesen fünf Qualitäten zugeordnet werden. So z.B. entspricht dem o. Leber das Holz, der o. Herz entspricht dem Feuer, die oo. Milz und Magen entsprechen der Erde, der o. Lunge entspricht dem Metall, der o. Niere entspricht dem Wasser. Wenn die fünf Wirkkräfte unharmonisch zusammenspielen, so bedeutet dies Krankheit. Wenn die fünf Wirkkräfte harmonisch zusammenspielen, so bedeutet dies Gesundheit. Aus diesem Grund wurde die chinesische Astrologie auch als diagnostisches Verfahren angewandt. Sie kann Auskunft darüber geben, wie die fünf Wirkkräfte in unserem Körper auf die einzelnen Organ-Funktionsbereiche Einfluss nehmen werden in Zukunft oder wie sie in der Vergangenheit bereits gewirkt haben, wann eine Zeit des Organ-Funktionsbereichs harmonisch ist und wann sie unharmonisch sein wird.

Chinesische Physiognomie (Xian Mian)

Der Wahrsagung aus der Beschaffenheit der Gesichtsform ist ein Gebiet für sich. Heutzutage ist die moderne Medizin sogar dazu in der Lage, zwischen echten und fingierten Gefühlen zu unterscheiden. Durch die Tiefe der verschiedenen Fältchen, die Anspannungen in Gesicht und Mundwinkeln lassen sich die Art der Emotion und ihre Aufrichtigkeit feststellen. Die Bedeutung unseres Gesichtes in der chinesischen Physiognomie ist noch höher angesiedelt, als die moderne (westliche) Medizin vermutet. Unser Gesicht spielt nicht nur für das emotionale Ausdrucksvermögen eine besonders wichtige Rolle. Nach Konfuzius gilt: „Was wirklich im Inneren ist, das manifestiert sich unweigerlich im Äußeren.“ Die Untersuchungen chinesischer Physiognomien haben ergeben, dass man mit Hilfe der Gesichtsform nicht nur die Emotionen und den Charakter anderer feststellen kann, sondern dass mit ihrer Hilfe auch das Schicksal eines Menschen vorhergesagt werden kann. Die Physiognomie wird auch in der chinesischen Medizin zur Diagnostik genutzt. Darauf wurde bereits im Teil 1, Kapitel 7 „Diagnose durch Augenschein“ ausführlich eingegangen. Darüber hinaus wird die Physiognomie auch angewandt, um Aussagen zu treffen über den Charakter und das Schicksal des Menschen, was im Verlauf näher beschrieben wird.

Aussehen und Schicksalhaftigkeit, so wie es das westliche Denken gerne kombiniert, wird in der chinesischen Kultur nicht gleichgesetzt. Im westlichen Kulturkreis wird man verleitet zu glauben, dass ein Mensch mit äußerer Schönheit auch ein gesegnetes Schicksal haben muss. Nach Auffassung der chinesischen Physiognomie kann ein Mensch hässlich, aber mit einem guten Schicksal gesegnet sein. Das Aussehen eines Menschen gibt Hilfestellung zu Aussagen über die Bereiche Gesundheit, Wohlstand, Karriere, Freundschaften, familiäre Beziehungen und Liebe. Die Lehre von der Deutung des Aussehens als Projektion der Seele und des Schicksals wird Siangmien genannt. Siangmien beinhaltet hauptsächlich Gesichterlesen und Handlesen.

In den Augen der Chinesen hängen Krankheit und Schicksal eng miteinander zusammen. Deshalb wird die chinesische Medizin mehr oder weniger auch durch Wahrsagung beeinflusst. Siangmien wird in der chinesischen Diagnostik eingesetzt. Im „Innerern Klassiker des Gelben Fürsten“ (Huang Di Nei Jing) findet man Hinweise darauf, dass das Gesichterlesen in Verbindung mit den fünf Wandlungsphasen eingesetzt wurde:

„Das Gesicht vom Typ Holz ist im Allgemeinen lang und hager. Es hat hübsche Augen und zarte Haut. Dieser Mensch verfügt über kleine Extremitäten (Abb. 9.37). Sein Temperament ist gemäßigt, seine Stärke liegt in der Harmonie. Die Gesichtsfarbe des Menschen vom Typ Feuer

人 形 木

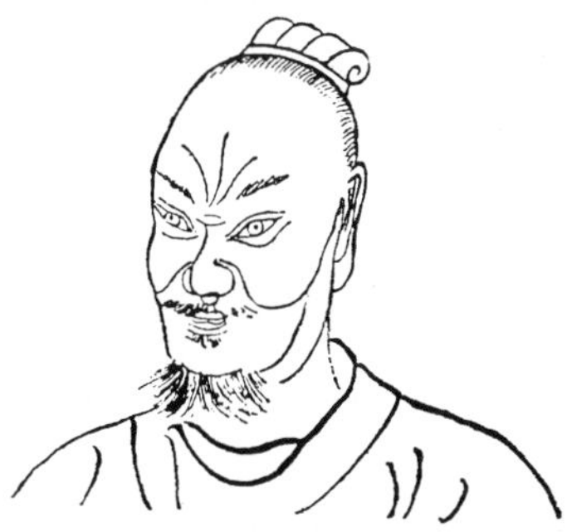

Abb. 9.37

ist im Allgemeinen rötlich. Das Gesicht sollte im unteren Teil länglich sein (Abb. 9.38). Er ist hitzig, sein Temperament ist

人 形 火

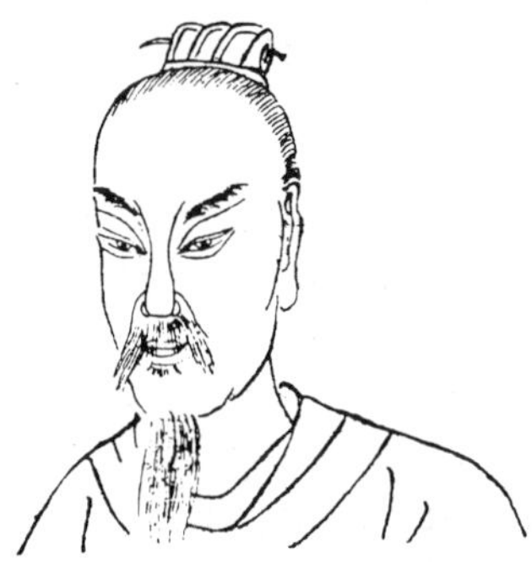

Abb. 9.38

lebhaft. Das Gesicht vom Typ Erde hat im Allgemeinen feste, kräftige und gediegene Züge (Abb. 9.39). Seine Fähigkeit

人 形 土

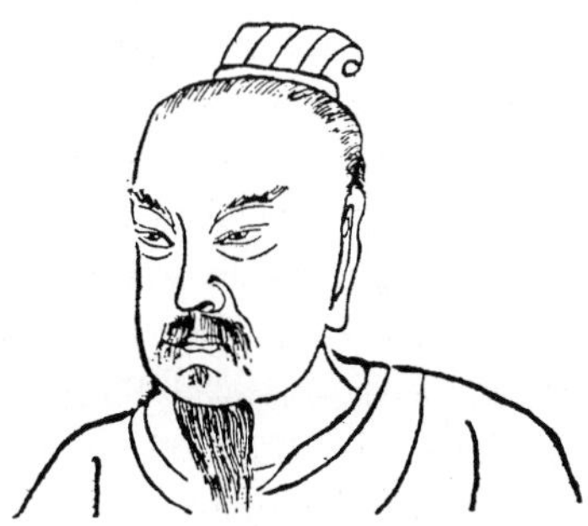

Abb. 9.39

liegt im Durchdringen von Sachverhalten, allerdings mit der Gefahr der „Überschwemmung und des Verfaulens“, also der

Überinterpretation, des Verkommens in Gedankenstrukturen und des Hinterfragens. Die Gesichtsfarbe vom Typ Metall ist hell. Er hat ein viereckiges Gesicht, harmonische Lippen und Zähne (Abb. 9.40). Sein Naturell ist von Frische gekennzeichnet. Seine Stärke liegt in der Gedankenklarheit. Das

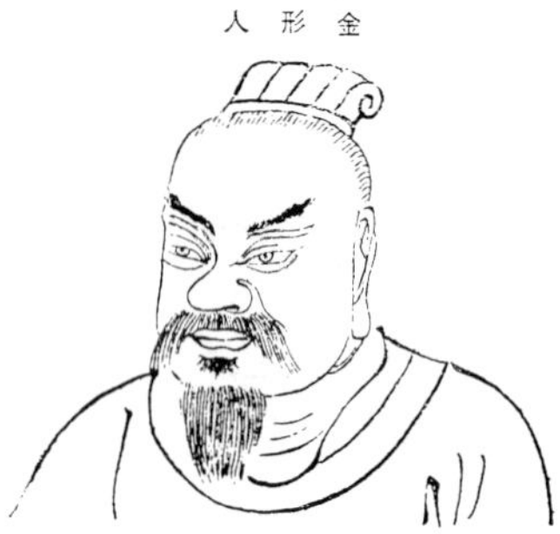

Abb. 9.40

Gesicht vom Typ Wasser ist durch rundliche Form charakterisiert und hat weiche und geschmeidige Haut sowie glänzende Haare (Abb. 9.41). Die Natur dieses Menschen ist eher ängstlich und neigt ein wenig zum Schreckhaften."

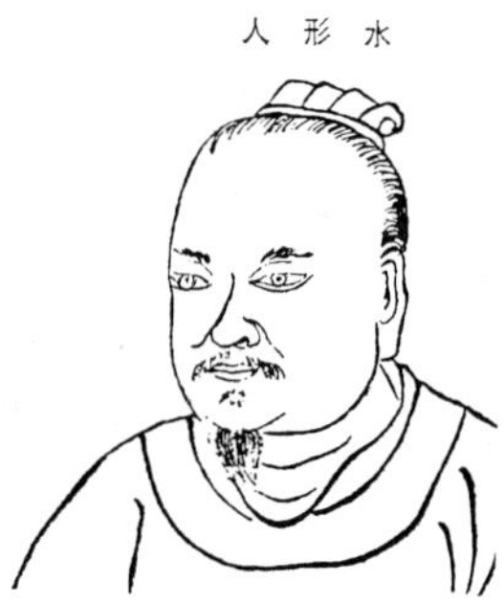

Abb. 9.41

Die chinesische Diagnose durch Augenschein beinhaltet die Beobachtung der konstellierenden Kraft (shen), die Betrachtung der Hautfarbe, der Zunge, des Gesichtes mit Mund, Nase, Augen und Ohren. Sie ermittelt nicht nur alle pathologischen Veränderungen, sondern auch die Grundzüge des Charakters und die Grundbedingungen des Schicksals. Dadurch kann der günstigste Zeitpunkt für eine Heilung festgestellt und die das Schicksal regierenden Einflüsse herausgefunden werden. Da das Gesicht als Spiegel der Seele in der Tat besser als irgendetwas sonst die innersten Gedanken eines Menschen verrät, kann man mit Hilfe des Gesichterlesens überall Menschen kennen lernen, ohne auch nur ein Wort mit ihnen zu wechseln. Beherrscht ein Arzt dieses diagnostische System, so verfügt er damit über ein effektives Hilfsmittel, das ihm über den Sichtbefund einen unmittelbaren Zugang zum Patienten eröffnet.

Ein in der chinesischen Medizin häufig genanntes Fallbeispiel aus der Zeit der Zhou-Dynastie wird auch heute noch als warnende und lehrreiche authentische Geschichte in Ärztekreisen weitergegeben:

Der Arzt Pianqu sah bei Visiten den Kaiser Qi in mehrmonatigem Abstand. Warnend wies er den Kaiser, der sich vermeintlich gesund fühlte, auf eine beginnende erntzunehmende Krankheit hin. Diese hatte er allein durch Sichtbefund aufgespürt. Der Kaiser lehnte die Warnung und somit Therapievorschläge kontinuierlich ab. Bei der letzten Visite wandte sich der Arzt von seinem Kaiser ab, was dessen Unverständnis hervorrief. Die Erklärung jedoch wurde ihm durch Pianqu noch zuteil. Die überlieferte Aussage des Arztes lautet wie folgt: „Als ich Sie das erste Mal sah, befand sich die Krankheit im Anfangsstadium im Hautbereich. Eine Therapie wäre sehr leicht möglich gewesen. Als ich Sie das zweite Mal sah, hatte die Krankheit bereits innere Organe erfasst. Auch zu diesem Zeitpunkt hätte ich Sie noch heilen können. Jetzt wende ich mich von Ihnen ab, da ich sehe, dass die Krankheit das Knochensystem befallen hat und eine Therapie durch mich nicht mehr möglich ist." Nach einigen Wochen verstarb Kaiser Qi.

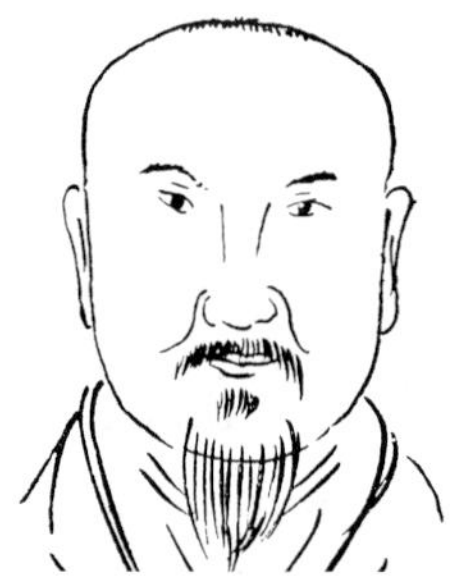

Abb. 9.44

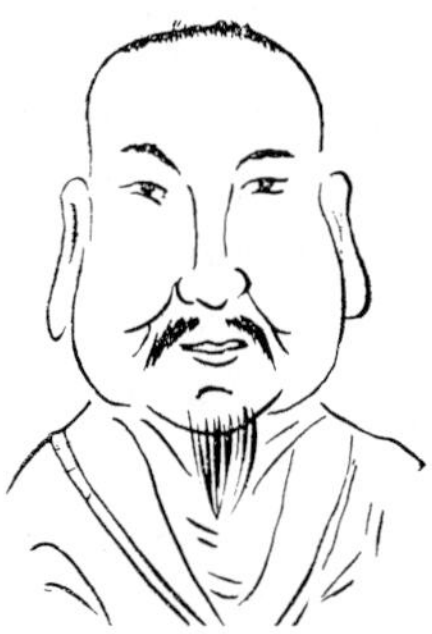

Abb. 9.45

Die Gesichtsformen

Das runde Gesicht

Dieser Gesichtsform fehlt es an einer ausgeprägten Knochenstruktur. Es weist auf Anpassungsfähigkeit und Trägheit hin. Menschen dieses Typs eignen sich für eine Karriere als Händler. Viele sind auch habgierig (Abb. 9.42).

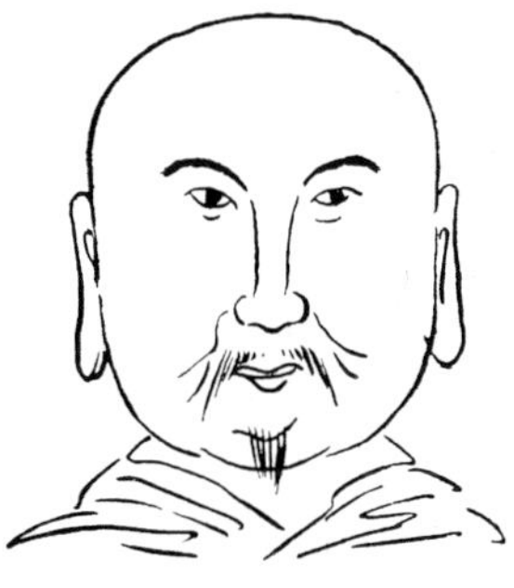

Abb. 9.42

Das lange Gesicht

Menschen mit einem langen Gesicht sind zufriedener, wenn sie führen, als wenn sie geführt werden. Sie neigen auch dazu, beharrend, ja sogar streitsüchtig zu sein (Abb. 9.43).

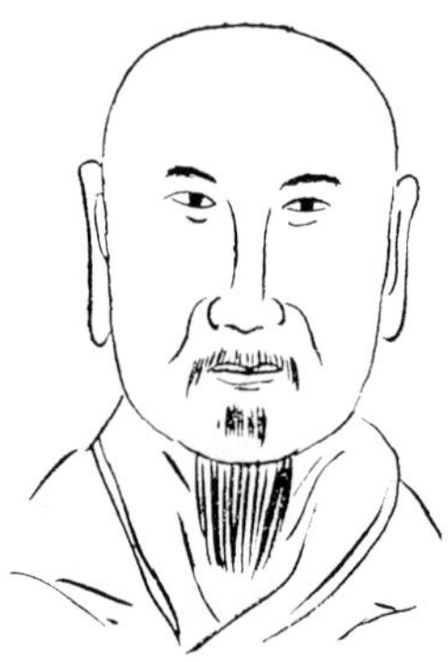

Abb. 9.43

Das quadratische Gesicht

Bei dem Quadratgesicht sind Stirn und Kieferpartie gleich breit. Dies weist auf Stabilität und Unbestechlichkeit hin (Abb. 9.44).

Das Berggesicht

Das Berggesicht hat eine enge Stirn und breite Kieferpartie. Viele Berggesichter sind in ärmlichen Verhältnissen zur Welt gekommen, doch die Erinnerung an diese schwere Zeit wirkt als Ansporn, um im Leben voranzukommen. Sie sind geborene Kämpfer (Abb. 9.45).

Unregelmäßiges Gesicht

Nur wenige Menschen haben ein unregelmäßiges Gesicht, doch viele von uns besitzen einige Züge davon. Ein unregelmäßiges Gesicht ist ein Anzeichen für emotionale Schwäche und Rachsucht (Abb. 9.46).

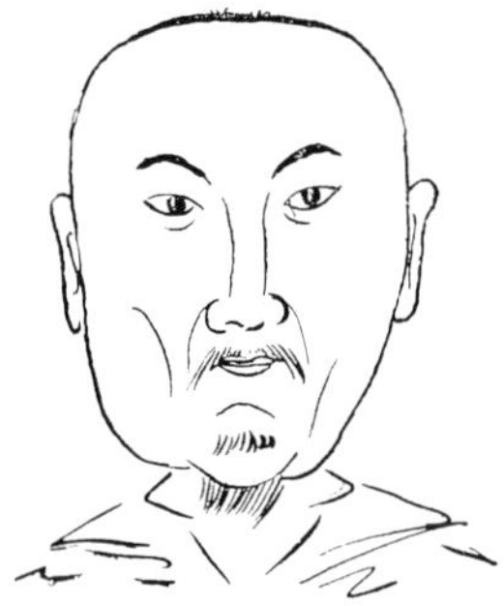

Abb. 9.46

Die Gesichterabschnitte

Der obere Gesichtsabschnitt

Der Stirnabschnitt zwischen Haaransatz und Augenbrauen verkörpert die Jahre zwischen fünfzehn und dreißig (Abb. 9.47a). Eine wohlgeformte Stirn ist gewölbt und zugleich breit. Eine solche Stirn ist ein Zeichen für Klugheit und Intelligenz mit der Neigung leicht erregbar, impulsiv und ehrgeizig zu sein. Ein Mensch mit hoch liegendem Haaransatz, der sich gleichmäßig von einer Gesichtsseite zur anderen erstreckt, schließt leicht Freundschaften. Wer einen tiefen Haaransatz, eine schmale Stirn und behaarte Eckpunkte hat, arbeitet härter als die meisten seiner Mitmenschen.

Die Karriereregion

In der Stirnmitte liegt die Karriereregion (Abb. 9.47). Eine gute Karriereregion hat eine glatte und gerundete Knochenstruktur. Sie kann als Hinweis gelten, dass man auf die Unterstützung von Vorgesetzten und Untergebenen ebenso wie auf die von Außenstehenden rechnen kann. Wer eine unvollkommene Karriereregion hat, ist darauf erpicht, aus jeder sich bietenden Gelegenheit das Beste zu machen. Falls sich Erfolge verbuchen lassen, dann aller Wahrscheinlichkeit nach nicht vor dem 30. Lebensjahr. Eine ungünstig geformte Stirn, das heißt eine unebene, schmale oder spitz zulaufende Stirn, deutet manchmal auf nachlässiges Denken hin und lässt auch auf eine schwere Kindheit schließen. Bei jenen gibt es Abmilderung, die sich einer guten, das heißt glatten, ebenen und weiten Lebensregion erfreuen.

Die Lebensregion

Die Lebensregion liegt zwischen den Augenbrauen (Abb. 9.47). Eine glatte und ebene Lebensregion bedeutet Wohlstand und je weiter die Lebensregion, desto toleranter, nachsichtiger und großzügiger ist der Mensch. Eine enge, abrupt zur Nase hin abfallende Lebensregion deutet auf einen steinigen Lebensweg mit viel Auf und Ab hin.[1] Eine Behaarung dieser Region weist auf kleinliche und nachtragende Menschen hin. Eine Falte oder eine Reihe von Falten, die zwischen den Augenbrauen senkrecht durchführen, zeigt folgende Schicksale an: harte Arbeit; geringe elterliche Unterstützung, frühes Verlassen des Elternhauses oder der Heimat.

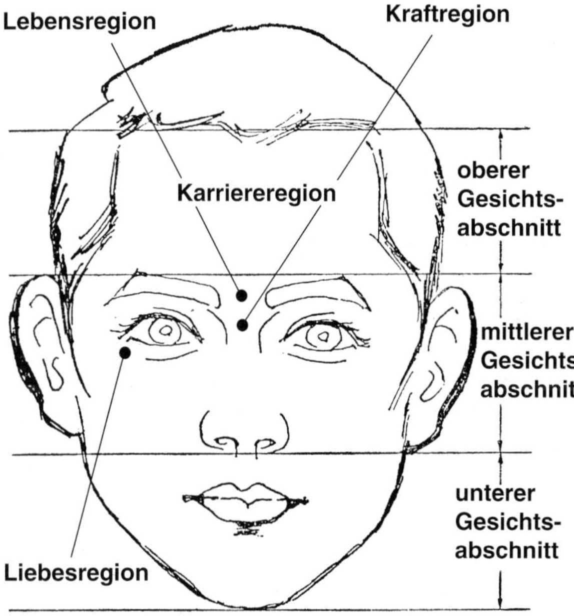

Abb. 9.47

Der mittlere Gesichtsabschnitt

Das wichtigste Zeichen, das auf einen gut verlaufenden mittleren Lebensabschnitt weist, ist der Abschnitt zwischen Augenbrauen und Nasenspitze. Dieser verkörpert die mittleren Lebensjahre zwischen dreißig und fünfzig (Abb. 9.47d). Am günstigsten stellt sich eine Figuration dar, bei der zusätzlich zu einer guten Nase und guten Augen der mittlere Gesichtsabschnitt von den Augenbrauen bis zur Nasenspitze länger ist als die Stirn. Solche Menschen sind imstande, Hindernisse zu überwinden. Ein mittlerer Gesichtsabschnitt, der kürzer ist als die Stirn, deutet auf Unentschlossenheit.

Die Kraftregion

Unmittelbar unter der Lebensregion (zwischen den Augenbrauen) liegt die Kraftregion (Abb. 9.47). Ist diese Region weit und flach, so zeugt sie von einer guten Gesundheit und von Reserven an Kraft und Ausdauer. Ist sie hingegen eng oder hat eine scharfe Einknickung zwischen der Lebensregion und der Kraftregion, so verrät sie Gesundheitsprobleme. Falten, die über diese Region verlaufen, können zudem ein Zeichen für ein erfreuliches Ereignis im Alter von etwa 41 Jahren sein. Diejenigen, deren Augenbrauen in der Mitte zusammenwachsen und deren Kraftregion behaart ist, sind in der Regel kleinlich und empfindlich. Viele sind schnell beleidigt.

Die Liebesregion

Der Bereich unter den Augen ist diejenige Region, die am meisten über Liebe verrät (Abb. 9.47). Diese wurde als Liebesregion bezeichnet. Ist sie rötlich oder hell, so ist alles in Ordnung und die Beziehung verläuft harmonisch. Eine eingefallene Liebesregion ist ein Zeichen für enttäuschte Liebe in der Ehe. Die Falte unter den Augen weist nicht nur auf eine verlorene Liebe, sondern auch auf Enttäuschungen in Freundschafts- und Familienbeziehungen hin. Auffällige Säcke unter den Augen werden zwar als Beeinträchtigung des Schicksals angesehen, ist aber diese Gegend indessen fleischig, so ist das ein Zeichen dafür, dass man aufgeweckte Kinder hat. Frauen, bei denen die Gegend unter den Augen bläulich gefärbt ist, sollten während der Schwangerschaft besonders auf ihre Gesundheit achten.

Die Wangenknochen

Tiefsitzende flache Wangenknochen verraten Nachgiebigkeit und die Neigung, Konflikten aus dem Weg zu gehen. Sehr flache Wangenknochen sind ein Zeichen für Unterwürfigkeit. Stark ausgeprägte, hohe und ansteigende Wangenknochen wiederum verraten Menschen, die zu Hause den Ton angeben. Sind die Wangenknochen die breiteste Partie des Gesichts, so handelt es sich um einen Menschen, der Dinge in Angriff nimmt, die seine ganze Aufmerksamkeit beanspruchen. Ideale Wangen und Wangenknochen sind leicht gerundet und stehen in einem ausgewogenen Verhältnis zueinander (Abb. 9.47g). Beispiel eines Mannes, der auf eine erfolgreiche Karriere in der Politik hofft: vorstehende Wangenknochen, eingefallene Wangen und ein kräftiger Unterkiefer.

[1] Vgl. Young, L.: Was Gesichter verraten, Deutsche Ausgabe von Seeger, C.: S. 61

Der untere Gesichtsabschnitt

Der Abschnitt zwischen Nasenspitze und Kinn verkörpert das Alter (Abb. 9.47). Ein gutes Kinn ist imstande, die mit einer ungünstigen anderen Region des Gesichts einhergehenden Schwächen aufzuwiegen. Ein gutes Kinn ist gleichmäßig gebogen, rund und Teil eines glatten, kräftigen Unterkiefers. Beide zusammen sind ein Zeichen für ein friedvolles und angenehmes Alter. Ein kantiges Kinn ist Ausdruck für Energie und weist zusätzlich auf Führungsqualitäten hin. Wer ein rundes oder kantiges Kinn hat, hat die besten Aussichten auf ein langes Leben. Auch Menschen mit einem breiten Unterkiefer dürfen, sofern sie ein gutes Kinn haben, auf ein hohes Alter hoffen.

Das Kinn

Menschen mit nach unten überstehendem Kinn sind meistens begabt und sehr empfindlich. Ein fliehendes Kinn ist ein Zeichen für unterdurchschnittlichen Ehrgeiz: Menschen mit einem solchen Kinn schöpfen ihre geistige Leistungsfähigkeit nie voll aus. Zwar mögen sie einen recht erträglichen mittleren Lebensabschnitt genießen, doch die Wahrscheinlichkeit auf eine Wende des Schicksals im Alter ist bei ihnen groß. Wer statt einer spitzen oder fliehenden eine runde oder eckige Kiefer- und Kinnpartie hat, darf vom 50. Jahr an bis zu seinem Tod eine zufrieden stellende Zeit erwarten (Abb. 9.47). Dazu muss der Abschnitt zwischen Nasenspitze und Kinn länger sein als die Stirn. Diejenigen mit einem längeren unteren Gesichtsabschnitt sind auch eher extrovertiert. Ist der Abstand zwischen Kinn und Halsansatz sehr kurz, so ist das ein Zeichen für einen reizbaren Menschen. Die untere Kinnfalte läuft unter dem Kinn her und verrät introvertierte Menschen. Menschen mit einer Kinnfalte reagieren zwar sensibel, aber Sie sind meistens sehr beherrscht.[1]

Die Augenbrauen

Die Augenbrauen verraten, wie gut ein Mensch seine Gedanken zu ordnen vermag und ob seine Gesundheit im Allgemeinen gut ist. Je dicker die Brauen, desto besser der Zustand der Gesundheit, und es handelt sich auch um einen Menschen mit starker Persönlichkeit. Sind die Augenbrauen zugleich eckig, so verraten sie einen kühnen, harten und unbeugsamen Menschen (Abb. 9.48a). Im Gegensatz dazu ist ein Mensch mit dünnen Augenbrauen reservierter. Einige sind auch schwerfällig und unkreativ (Abb. 9.48b). Die systematischsten Denker sind jene, deren Augenbrauen nicht nur

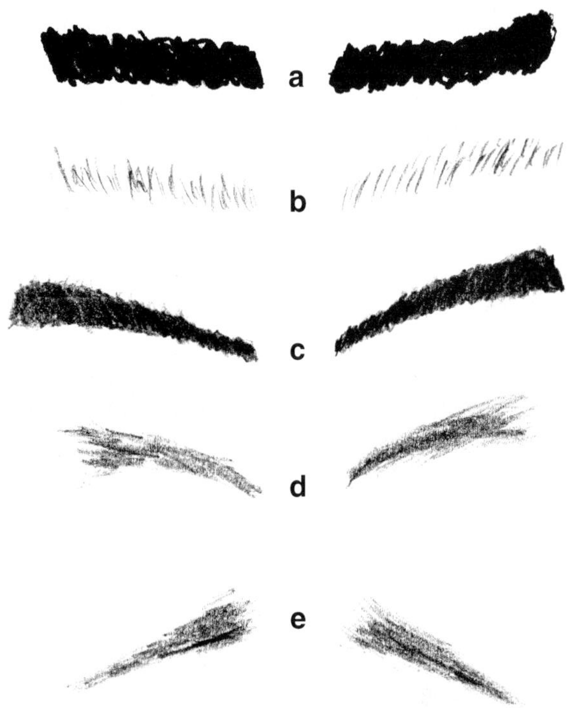

Abb. 9.48 a, b, c, d, e

symmetrisch angeordnet sind, sondern zugleich eine sichtbare Wurzel haben. Allerdings dürfen die Augenbrauen nicht isoliert gesehen werden, denn eine weitere Bedingung für klares Denken ist eine gute Stirn. Ungünstige Augenbrauen können durch eine gute Stirn gemildert werden. Das Gleiche gilt umgekehrt.

Die idealen Augenbrauen sind glänzend, ziemlich dick, im Farbton etwas heller als das Kopfhaar, gehen in der Länge etwas über die Augen hinaus und die breiteste Stelle misst einen halben Zeigefinger (Abb. 9.48c).

Die Augenbrauen, die am Anfang wohlproportioniert sind, jedoch zu den Enden hin ausfransen, heißen „aufwärts zeigende Besen“ (Abb. 9.48d), und jene, die am Anfang ausgefranst sind, jedoch zu den Enden hin besser proportioniert sind, nennt man „abwärts zeigende Besen“ (Abb. 9.48e).

Diejenigen mit „aufwärts zeigenden Besen“ geben ihr Bestes während der ersten Hälfte eines Vorhabens, während diejenigen mit „abwärts zeigenden Besen“ in der zweiten Hälfte eines Vorhabens mehr Energie aufbringen. Menschen mit sehr dunklen und dicken Besen-Brauen neigen zu Aggressivität und sogar Gewalttätigkeit. Vorausgesetzt, das übrige Gesicht legt eine starke Persönlichkeit nahe, dann könnte jemand mit „abwärts zeigenden Besen“ in einer militärischen Karriere Erfolg haben.

Wenn die Augenbrauen in alle Richtungen wachsen, nen-

[1] Vgl. Bach, H.-D.: Sprechende Gesichter, S.69

nt man dies chaotische Augenbrauen und sie verraten entweder konfuse Gedanken oder Konzentrationsprobleme (Abb. 9.49a). Dreieckige Augenbrauen sind Anhaltspunkte dafür, dass die Betreffenden einen ausgeprägten Willen haben (Abb. 9.49b). Die Augenbrauen sind sehr dünn, so wie ein

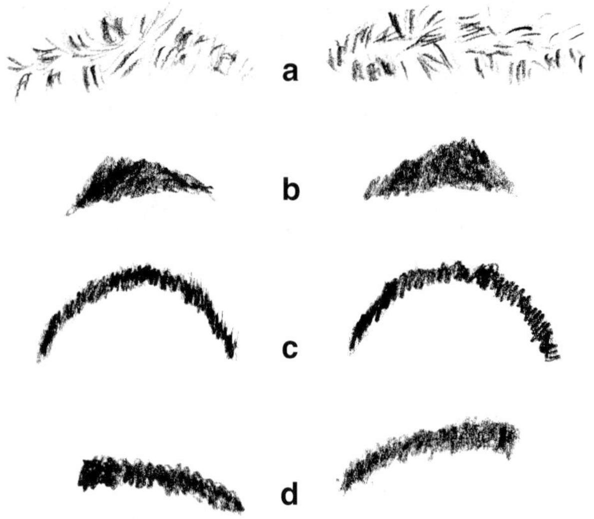

Abb. 9.49 a, b, c, d

Neumond (Abb. 9.49c). Frauen mit neumondförmigen Augenbrauen neigen zu Gefühlsausbrüchen und körperlicher Leidenschaft. Männer mit neumondförmigen Augenbrauen haben in der Regel ein übermäßiges sexuelles Interesse. Der ideale Abstand zwischen Augenbrauen und Augen beträgt zwei Zeigefinger. Ist dieser Abstand deutlich geringer, so ist dies ein Zeichen für Ungeduld und Ehrgeiz. Ist eine Augenbraue höher als die andere, weist das auf ein Elternhausproblem hin (Abb. 9.49d).

Die Augen

Um die Augen eines Menschen zu verstehen, ist es ebenso wichtig, ihren Ausdruck wie ihre Form zu betrachten.

Menschen mit rundlichen Augen sind offenherzig und fleißig. Sie können hart arbeiten. Die länglichen Rundaugen haben zu beiden Seiten der Iris größere Weißzonen. Sie zeigen an, dass ihr Besitzer innovativ ist und voller Ideen steckt. Menschen mit längeren und weniger schräg stehenden Augen sind charmant. Sie reagieren emotional auf alle Situationen und können auch eifersüchtig sein. Menschen mit eckigen Augen sind vorausschauend und zielstrebig. Sie sind zudem ausdauernd und könnten gute Polizisten abgeben. Menschen, deren Augen eine reine Dreiecksform haben, verabscheuen jeden, der sich ihnen widersetzt (Abb. 9.50a). Sie sind imstande, zur Erreichung ihrer Ziele andere auszunutzen. Im Allgemeinen sind Menschen mit Neumondaugen bestrebt, jeden, den sie für unterlegen halten, zu übervorteilen. Sie finden Gefallen an flüchtigen sexuellen Begegnungen (Abb. 9.50b).

Große Augen verraten, dass der Betreffende impulsiv und leidenschaftlich ist. Menschen mit kleinen Augen sind reserviert oder berechnend gegenüber ihrer Umwelt. Ist ein Auge höher als das andere, zeigt dies an, dass der Betreffende wechselvolle Geschicke durchleben muss. Einige Jahre verlaufen sehr günstig, andere hingegen miserabel. Das gleiche gilt für jene, bei denen eine Augenbraue höher als die andere sitzt.

Schräg nach oben stehende Augen spiegeln Stolz und Optimismus wider (Abb. 9.50c). Schräg nach unten stehende Augen sind ein Zeichen für Menschen, die sehr vorsichtig sind (Abb. 9.50d). Viele Pessimisten haben solche Augen.

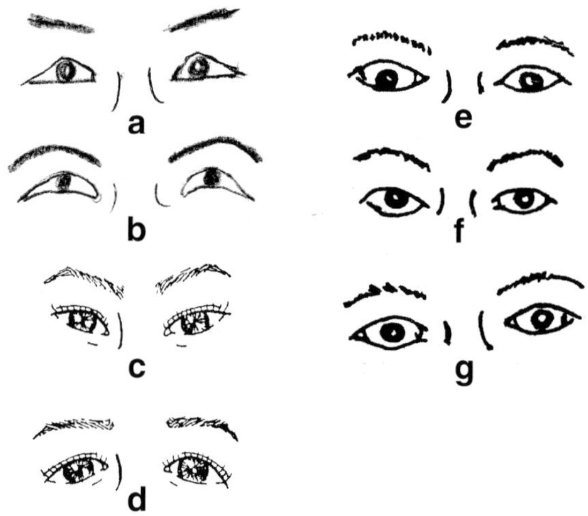

Abb. 9.50 a, b, c, d, e, f, g

Menschen mit tief sitzenden Augen sind verschlossen und zu sehr in sich gekehrt. Hervortretende Augen sind ein Zeichen für Überempfindlichkeit.

Hellbraune Augen mögen im eigenen Interesse handeln. Dunkelbraune Augen signalisieren Loyalität. Schwarze Augen sind mit Weitblick und Entschlusskraft verbunden. Menschen mit blassfarbenen Augen werden aller Wahrscheinlichkeit nach härter arbeiten.[1] Die meisten Augen haben zwei Weißzonen: Je eine links und rechts der Iris. Haben Augen drei Weißzonen, so befinden sich diese beiderseits der Iris sowie entweder über oder unter ihr. Befindet sich die dritte über der Iris (Abb. 9.50e), so handelt es sich um egozentrische und in erregtem Zustand zu Grobheiten neigende Menschen. Befindet sich die dritte Weißzone unter

[1] Vgl. Young, L.:: Was Gesichter Verraten, Deutsche Ausgabe von Seeger, C.: S. 130

der Iris (Abb. 9.50f), so sind die Betreffenden überempfindlich und neigen zu Befangenheit. Im Fall von vier Weißzonen liegt die Iris wie eine Insel inmitten eines weißen Meeres. Menschen mit solchen Augen sind intelligent, entschlossen und zielstrebig. Auffällig rote Augen zeigen an, dass es sich um einen leicht erregbaren Menschen handelt. Manchmal treten rote Augen vorübergehend auf, wenn man zu fett gegessen hat. Verlaufen rote Striche über der Iris, so sollte das als Signal dafür genommen werden, dass man zu hart arbeitet und dies zu Übermüdung führt. Menschen, deren Augen unterschiedlich hoch angesetzt sind, haben meistens ein wechselvolles Schicksal (Abb. 9.50g).

Die Nase

Die beste Nase in der Gesichterlesekunst hat eine breite Wurzel, eine mäßige Länge, ein hohes Nasenbein, eine runde

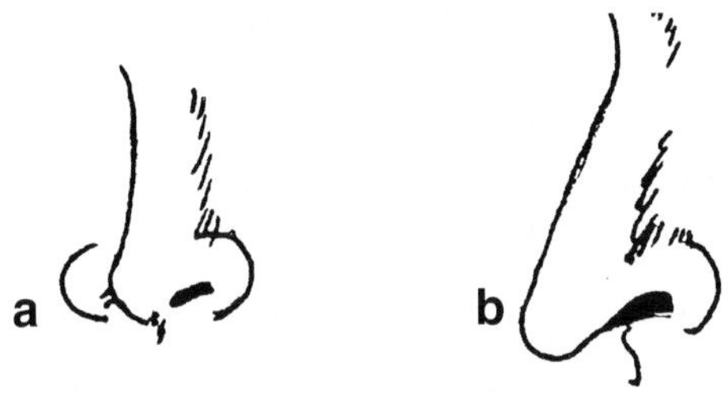

Abb. 9.51 a, b

Spitze und fleischige Nasenflügel (Abb. 9.51a). Je voller und fleischiger die Nasenflügel eines Menschen sind, einen umso günstigeren Verlauf nehmen seine Geschicke. Die runde Nasenspitze und fleischige Nasenflügel verraten auch den Schlemmer. Repletion und Calor humidus der oo. Milz und Magen sind die Folge jahrzehntelanger Überfüllung des Magens. Die Nasenlöcher sollten in der Frontalsicht nicht zu sehen sein. Zu schmale Nasenlöcher sind ein Hinweis auf Eheprobleme und Einsamkeit im Alter. Die spitze Nase ver-

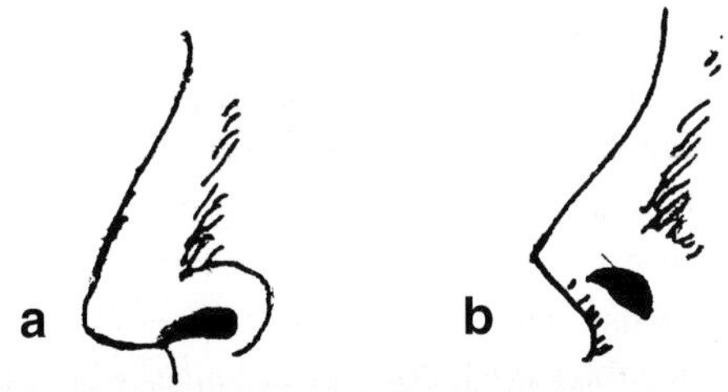

Abb. 9.52 a, b

rät einen unterkühlten Charakter (Abb. 9.51b). Eine extrem abwärts zeigende spitze Nase bedeutet, dass ihr Besitzer als Freund unzuverlässig ist. Eine krumme Nase ist ein Anzeichen für einen labilen und gefühlsbetonten Charakter. Lange Nasen sind ein Zeichen für Starrsinn und Eigendünkel (Abb. 9.52a). Die kurze Nase kann man auch als kindliche Nase bezeichnen (Abb. 9.52b). Sie weist auf Launenhaftigkeit, Unreife und Mangel an Ausdauer oder Konzentration hin.

Eine hohe Nase ist besser als eine flache Nase. Solange nicht ein anderes Gesichtsmerkmal besonders ungünstig ist, bedeutet eine hohe Nase Glück im Leben. Vor allem eine hohe und gerade Nase wird mit klarem Denken und

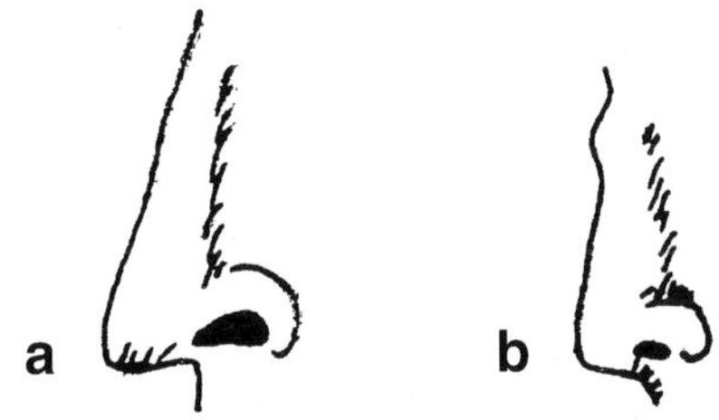

Abb. 9.53 a, b

Zuverlässigkeit in Verbindung gebracht (Abb. 9.53a).[1] Aber wer einen Höcker auf der Nase hat, muss sich im mittleren Alter auf finanzielle Sorgen gefasst machen (Abb. 9.53b). Flache Nasen sind auch ein Hinweis auf finanzielle Probleme, da jedoch die meisten flachnasigen Menschen eher bescheidenen Verhältnissen entstammen, dürften sie gelernt haben, mit ihrem Geld sparsam umzugehen. Natürlich muss auch berücksichtigt werden, dass sich die Nase von Rasse zu Rasse unterscheidet. Beispielsweise haben alle Asiaten flachere Nasen als Europäer. Deshalb muss bei der Anwendung des Gesichterlesens auf völkertypische Merkmale geachtet werden.

Der Mund

Der ideale Mund weckt Vertrauen, weshalb seine Besitzer leichter zu ihren Mitmenschen Zugang finden als diejenigen, deren Mund weniger günstig ist. Ein idealer Mund sollte groß

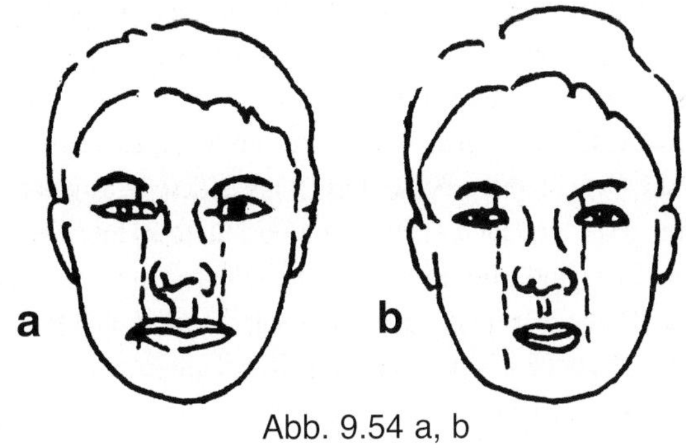

Abb. 9.54 a, b

[1] Vgl. Young, L..: Was Gesichter Verraten, Deutsche Ausgabe von Seeger, C.: S. 137

sein, dazu mit klaren, scharf umrissenen Konturen (Abb. 9.54a). Menschen mit großem Mund sind offen. Sie sind Notlagen besser gewachsen als solche mit kleinem Mund, denn Menschen mit kleinem Mund neigen weniger dazu, ihre Mitmenschen um Hilfe oder Rat zu bitten (Abb. 9.54b). Sie ziehen es häufig vor, ein Problem zu unterdrücken. Herabhängende Mundwinkel sind ein Zeichen für

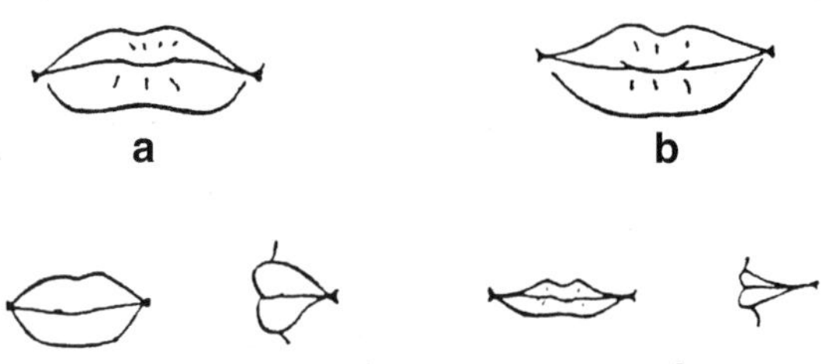

Abb. 9.55a,b,c,d

Überempfindlichkeit und Pessimismus (Abb. 9.55a). Ansteigende Mundwinkel hingegen sind ein Zeichen für Optimismus (Abb. 9.55b). Ein schiefer Mund deutet auf Unredlichkeit und Hinterlist.

Die Lippen sollten gerade sein und horizontal verlaufen. Je gerader diese horizontale Linie ist, desto eher kann man darauf vertrauen, dass es sich um Menschen handelt, die ihre Versprechen halten. Dicklippige Menschen sind eher sinnlich und gefühlsbetont als Menschen mit dünnen Lippen (Abb. 9.55c). Extrem dünne Lippen sind ein Zeichen für Hartherzigkeit und Gefühllosigkeit. Sie haben meist Algor der oo. Milz und Magen (Abb. 9.55d). Bei Menschen, die eine dickere Ober- als Unterlippe haben, deutet diese darauf hin, dass dieser Mensch vorzugsweise in geistig-seelischen Bereichen seine Erfüllung sucht. Ist die Unterlippe dicker als die Oberlippe, so sind diese Menschen mehr den materiellen Dingen zugeneigt. Bei Menschen, deren Berührungslinie zwischen Ober- und Unterlippe gewellt ist, handelt es sich um wortgewandte und schlagfertige Redner. Steilfalten unter oder über den Lippen entwickeln sich überwiegend bei Frauen nach den Wechseljahren und verraten, dass ihr Träger meistens kein leichtes Leben hatte.[1]

Gut arrangierte, gleichmäßig geformte Zähne zeigen an, dass die Betreffenden besser lernen als andere Mitmenschen. Diejenigen, bei denen sich obere und untere Zähne nach innen neigen, sind unstet und unberechenbar. Dünne und sehr weiße Zähne verraten einen unbeständigen Freund. Dicke elfenbeinfarbene Zähne sind in der Regel ein Zeichen für leicht reizbare Menschen.

Das Ohr

Die Ohren sind für die Zeit zwischen der Geburt und dem 14. Lebensjahr bestimmend. Haben der innere oder der äußere Ohrbogen an ihrem Rand einen scharfen Knick oder eine Krümmung, so hat ein unglückliches Ereignis aus der Kindheit seine Spuren hinterlassen. Wer mit großen, wohlgeformten Ohren (rund, weich, dick) und gut ausgebildetem inneren und äußeren Ohrbogen gesegnet ist, hat nicht nur eine glücklich Kindheit, sondern vermag die meisten Vorhaben, an die er sein Herz hängt, zum Erfolg zu führen. Menschen mit tief sitzenden Ohren erreichen ihre Ziele zumeist erst spät in ihrem Leben, während Menschen mit hoch sitzenden Ohren vor dem 30. Lebensjahr berühmt werden.

Im Großen und Ganzen sind dicke Ohren besser als dünne Ohren und große Ohren sind besser als kleine Ohren. Große und dicke Ohren bringen Glück (Abb. 9.56a), während kleine und dünne Ohren mit Gebrechlichkeit in Verbindung gebracht werden (Abb. 9.56b), allerdings müssen große Ohren

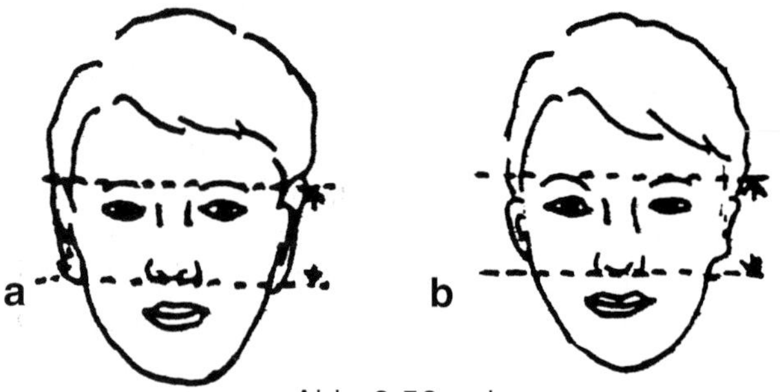

Abb. 9.56 a, b

im Verhältnis zum Gesicht stehen. Große Ohren in Verbindung mit einem kleinen Gesicht weisen auf einen oberflächlichen Charakter hin. Kleine Ohren sind ein Hinweis auf hart arbeitende Menschen, die sich ungern auf die Hilfe anderer verlassen.

Ein dickes Ohrläppchen ist ein Kennzeichen für Genießer, die gerne essen und viel Freude am Sex haben. Kleine Ohrläppchen sind ein Anzeichen für beeinträchtigte Freude an der Sexualität. Dieses Problem wird gemildert, wenn das innere Ohr rund und weit ist. Unmittelbar über dem Ohrläppchen senkt sich der innere Ohrbogen ab, je breiter dieser innere Ohrbogen ist, desto großzügiger ist der betreffende Mensch (Abb. 9.57a). Große und fleischige Ohrläppchen sind nicht nur ein Zeichen für Glück, sondern sie öffnen auch Verbindungen zu Menschen, die ihnen helfen können (Abb. 9.57b). Selbst denen, die aufgrund ihrer ungünstigen Nasenform unfähig sind, mit ihrem Geld hauszuhalten,

[1]Vgl. Bach, H.-D.: Sprechende Gesichter, S.81

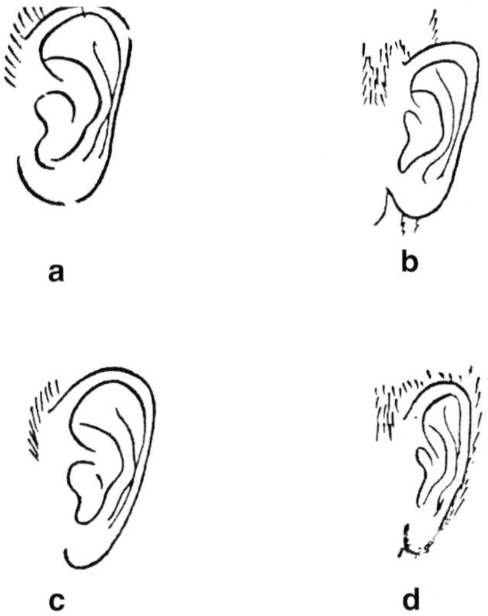

Abb. 9.57 a, b, c, d

können gute Ohrläppchen von Nutzen sein. Ein vorstehendes, zum Munde weisendes Ohrläppchen zeigt an, dass sich das Schicksal im Alter zum Besseren wenden wird.

Menschen, bei denen die inneren Ohrbögen über die äußeren hinausragen, sind besonders ausdauernd und bringen alle Vorhaben zum Abschluss.[1] Sind die Ohren oben auffallend breiter als unten, so wissen wir, dass es sich um einen Menschen mit überragenden Fähigkeiten auf einem bestimmten Gebiet handelt (Abb. 9.57c). Außerdem sollten die Ohren flach anliegen, was als Hinweis auf ein gutes Schicksal gilt (Abb. 9.57d). Abstehende Ohren zeigen an, dass ihr Besitzer auf Leistungsreserven zurückzugreifen hat, um im Leben voranzukommen.

Die Wahrsagung durch Handlesen

Das Handlesen sowie das Gesichterlesen wurden in China mit den fünf Wandlungsphasen in Beziehung gesetzt. So gibt es fünf Grundhandformen: Holz, Feuer, Erde, Metall, Wasser. Die meisten Hände sind Mischformen, doch meistens dominiert eine Form.

Die Handformen

Holz-Hände

Die Hand vom Typ Holz ist im Allgemeinen länger und schmaler, mit zart gebautem Handrumpf und langen glatten Fingern (Abb. 9.58a). Menschen mit Händen vom Typ Holz sind meistens liebevoll, anpassungsfähig und gefühlsbetont bei wenig ausgeprägter Rationalität. Deshalb sind sie auch unselbständig und labil. Sie streben mehr nach geistigen als materiellen Werten. Etliche sind Künstler und Geschäftstüchtigkeit ist nicht ihre Stärke.

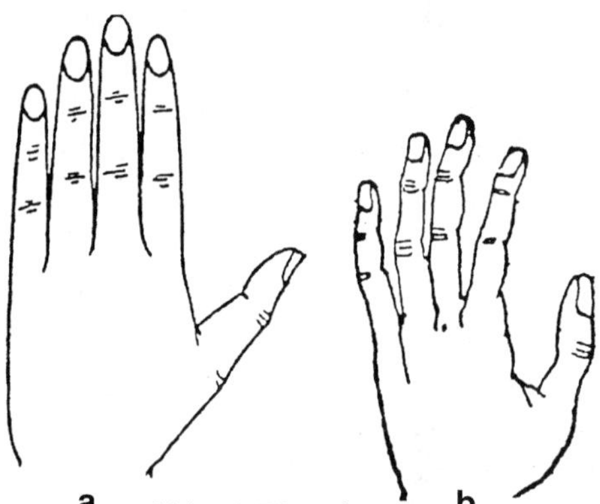

Abb. 9.58 a, b

Feuer-Hände

Die Hand vom Typ Feuer hat meistens im Knöchelbereich ihre breiteste Stelle (Abb. 9.58b). Feuer-Hände gehören einem ich-betonten Menschen, der aufbrausend und gerne in Bewegung und Unternehmungen ist. Er hat im Allgemeinen einen starken Willen und Fleiß. Er ist naturlieb, freiheitsliebend, abenteuerliebend und kämpferisch. Er beginnt viele Arbeiten gleichzeitig und will stets die Oberhand haben.

Erde-Hände

Die Hand vom Typ Erde hat im Allgemeinen feste, kräftige und eckige Züge. Die materielle Sicherstellung ist Menschen mit Erde-Händen sehr wichtig. Ihre Pluspunkte liegen in Bodenständigkeit, Genauigkeit, Gewissenhaftigkeit, Pflichtgefühl, Ausdauer und Umsicht. Ihre Minuspunkte

[1] Vgl. Young, L.: Was Gesichter Verraten, Deutsche Ausgabe von Seeger, C.: S. 173

liegen in Enge, Kleinlichkeit, Schwerfälligkeit und Mangel an Begeisterungsvermögen. Sie sind unauffällig, treu und traditionsgebunden (Abb. 9.59a).

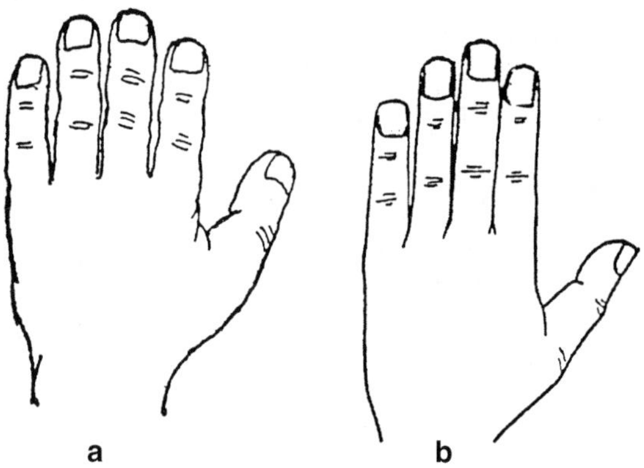

a b

Abb. 9.59 a, b

Metall-Hände

Die Hand vom Typ Metall ist groß, stark und hart (Abb. 9.59b). Menschen mit Metall-Händen gehören meistens zu den Beamten und Verwaltern und sind die tragende Schicht der Gesellschaft. Sie sind ethisch ausgerichtet und fügen sich in die gegebenen Richtlinien des Staates ein. Ihre Charaktereigenschaften sind Wahrheitsliebe, Gerechtigkeitsempfinden und Disziplin. Ihre Nachteile sind Bürokratismus und Dogmatismus, sie sind maßregelnd und unduldsam.

Wasser-Hände

Die Hand vom Typ Wasser ist weich und rundlich (Abb. 9. 60). Bei Menschen mit Händen vom Typ Wasser findet man Sinn für Schönes. Sie sind häufig intelligent, ästhetisch, sensibel und leicht zu beeindrucken. Ihr Vorteil liegt in Duldsamkeit, Nachgiebigkeit, leichter Zugänglichkeit und Diplomatie. Ihr Nachteil liegt in Haltlosigkeit, Genussfreudigkeit, Bequemlichkeit und Sinnlichkeit.

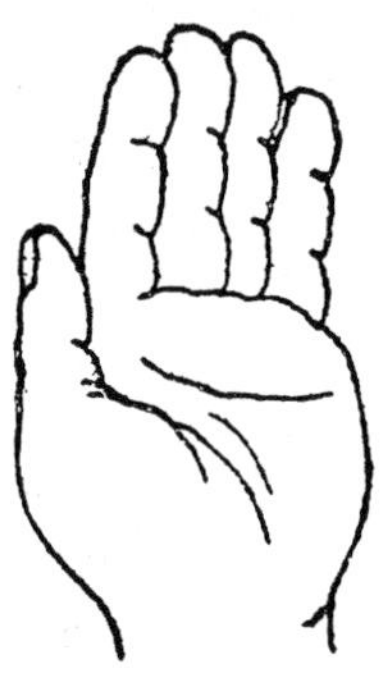

Abb. 9.60

Die linke und die rechte Hand

Die linke Hand verrät primär Ausprägungen durch die Gebundenheit an die Erbanlagen. Die rechte Hand hingegen beschreibt, was der Mensch aus dieser Grundkonstellation gestaltet bzw. gestalten wird.

Große Hände

Menschen mit großen Händen haben die Fähigkeit, Einzelheiten zu beachten, Exaktheit und Gründlichkeit walten zu lassen. Sie sind prädestiniert für feine Arbeiten. Da Menschen mit großen Händen sich häufig in Kleinlichkeiten ergehen, fehlt ihnen folglich der Gesamtüberblick.

Kleine Hände

Menschen mit kleinen Händen haben die Fähigkeit, auf Endziele mit Überblick zuzusteuern. Sie haben die Begabung zur Synthese. Da die Verfolgung großer Pläne raumgreifend ist, übersehen diese Menschen häufig Details. Es impliziert Ungenauigkeit im Denken und Handeln.

Schmale Hände

Eine längere und schmale Hand gehört zum geistig ausgerichteten Menschen. Je schmaler die Hände, umso ideeller und sensibler ist die Grundanlage.

Breite Hände

Breite Hände gehören zu materiell ausgerichteten Menschen. Je breiter die Hände, umso materieller ist die Grundanlage eingestellt.

Harte Hände

Harte Hände gehören zu Menschen mit vorwiegend männlichem Charakter, der Entschlossenheit, Zähigkeit, Kampfbereitschaft und Unnachgiebigkeit verkörpert.

Weiche Hände

Weiche Hände gehören zu Menschen mit vorwiegend weiblichen Charaktereigenschaften wie Duldsamkeit, Anpassungsfähigkeit, Beeinflussbarkeit, Genussfreudigkeit, Wandlungsfähigkeit, Diplomatie. Sie lieben Luxus und Bequemlichkeit und vermeiden jede Art von Anstrengung.

Warme und kühle Hände

Warme Hände gehören zum Menschen mit vorwiegend warmherzigem Charakter. Kühle Hände gehören zum Menschen mit vorwiegend ruhigem Charakter.

Der Hügel der Handfläche

Erhöhte Stellen der Innenhand werden Hügel genannt. Hügel sind Qi-Speichern vergleichbar, gefüllt mit Kräften. Sie tragen alle acht Trigramm-Namen (Himmel, Wind, Wasser, Berg, Erde, Donner, Feuer, Teich).

Erde-Hügel

Der Erde-Hügel liegt auf dem Daumenballen (Abb. 9. 61) und symbolisiert den gesamten Lebensantrieb, die Lebenskraft und die Körpersubstanz als Erbgut. Bei ausgeprägtem Erd-Hügel sind die körperliche Betonung, die Triebkräfte, die Lebensfreude und die Warmherzigkeit begünstigt.

Himmel-Hügel

Der Himmel-Hügel liegt auf der Muskelschwellung der Seite des kleinen Fingers (Abb. 9. 61) und symbolisiert die seelische Kapazität und das Gemüthafte. Sie ist die Quelle der Fantasien und Einbildungskraft. Ein ausgeprägter Himmel-Hügel begünstigt das künstlerische Schaffen, das erfühlende Wahrnehmen.

Wind-Hügel

Der Wind-Hügel stellt auf der Handwurzel die Verbindung zwischen Himmel-Hügel und Erde-Hügel her (Abb. 9. 61) und symbolisiert den Zugang zur transzendentalen Welt, dem vorgeburtlichen Wissen. Ein ausgeprägter Wind-Hügel begünstigt ein träumerisches Wesen, die Neigung zur Mystik, die Planlosigkeit und Täuschung.

Feuer-Hügel

Der Feuer-Hügel befindet sich oberhalb des Erde-Hügels (Abb. 9.61) und symbolisiert Willenskraft, Tatkraft, Mut, Kampfesfreude und Entschlusskraft. Menschen mit ausgeprägtem Feuer-Hügel zeichnen sich durch Loyalität, Anständigkeit und Redlichkeit aus. Ein überhöhter Feuer-Hügel deutet auf Freude am Zerstören, Brutalität und Aggressivität hin.

Donner-Hügel

Der Donner-Hügel liegt unterhalb des Zeigefingers (Abb. 9.61) und symbolisiert die Kraft für das Geltungsstreben, die Autorität und den Ehrgeiz. Menschen mit erhöhtem Donner-Hügel haben ein gut fundiertes Selbstgefühl und einen hohen Machttrieb. Solche Menschen sind großzügig und zuverlässig. Überhöhte Donner-Hügel machen geneigt zu Herrschsucht, Einbildung und Überschätzung der eigenen Bedeutung.

Wasser-Hügel

Der Wasser-Hügel liegt unterhalb des Mittelfingers (Abb. 9.61) und symbolisiert die Kraft für stoffliche Dinge, für Realität und Sachlichkeit. Der ausgeprägte Himmel-Hügel

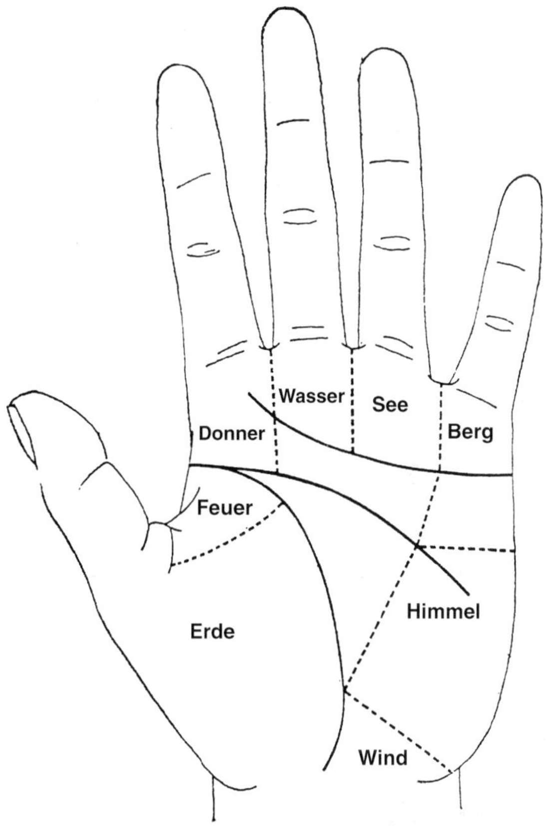

Abb. 9.61

begünstigt Ernst, Beständigkeit, Selbstbeherrschtheit, Sparsamkeit, Zähigkeit und Ausdauer. Ein überhöhter Wasser-Hügel bedeutet Misstrauen, Verschlossenheit, Geiz und Steifheit in der Gesellschaft.

See-Hügel

Der See-Hügel befindet sich unterhalb des Ringfingers (Abb. 9.61). Der See-Hügel symbolisiert die Fähigkeit des Idealismus und das künstlerische Empfinden. Menschen mit ausgeprägtem See-Hügel stehen für Ästhetik, Kunstsinn, Einfühlungsvermögen, Toleranz. Überhöht offenbart der See-Hügel Leichtsinn, Unzuverlässigkeit und Oberflächlichkeit in den Belangen.

Berg-Hügel

Der Berg-Hügel liegt unterhalb des kleinen Fingers (Abb. 9.61) und symbolisiert die Kraft für Kontakt und Vermittlerfähigkeiten, diplomatisches Geschick. Menschen mit erhöhtem Berg-Hügel zeugen von Lebensgewandtheit und Lebensklugheit. Solche Handeigner sind meistens redegewandt und haben eine gute Menschenkenntnis. Übermäßige Ausprägung des Berg-Hügels offenbart starken Erwerbssinn mit Neigung zum Übervorteilen.

Wenn die Hügel unterhalb der Fingerzwischenräume weggerückt vom zugewiesenen Platz liegen, so vermischensich die Aussagen der beteiligten Hügel.

Die Bedeutung der Handlinien

Das taoistische Denkprinzip bezieht sich auf die Ganzheit: auf das Große wie auf das Kleine, auf außen so auf innen. Die Handlinien offenbaren die Energieströme des ganzen Körpers und entstehen schon vorgeburtlich. Die Bedeutung der Linien variiert nach den Bereichen, in denen sie sich befinden und haben verschiedene Ausprägungen.

Die Erdlinie

Die Erdlinie beginnt auf der Hand zwischen Daumeneinschnitt und Zeigefingeransatz und umschließt den Handballen in einem halbkreisförmigen Bogen. Die Erdlinie steht für die Lebensenergie, die physische Kraft (Abb. 9.62a). Störungen auf der Erdlinie können Einwirkungen durch Krankheiten oder physische Erschöpfungen bedeuteten. Zeichen auf der Erdlinie, die auf Störungen hindeuten, sind in der Regel Schnittlinien, Inseln, Verdünnungen und Abbrechungen (Abb. 9.62b). Eher kurze, flache Querstriche offenbaren eine kürzere Krankheit. Senkrechte Schnittlinien haben eine längere Nachwirkung als waagrechte. Je tiefer die Schnittlinien entspringen, desto länger dauern die Krankheiten. Inseln deuten meist auf Erbkrankheiten hin. Verdünnt sie sich oder bricht die Erdlinie, zeigt sie gesundheitliche Anfälligkeit. Aber auch das hängt von verschiedenen Handtypen ab. Normalerweise besitzen die Feuer-Hände eine starke Erdlinie. Die Erde-Hände besitzen eine mittelstarke Erdlinie. Die Holz-Hände weisen meist einen leicht beschädigten Verlauf auf.

Liegt die Erdlinie nahe dem Daumeneinschnitt, werden die Lebensenergien nur für das triebhafte Begehren verwendet. Verschiebt sich sie zum Zeigefingerberg, so verbindet sich die physische Kraft mit Ehrgeiz (Abb. 9.62c). Bricht die Erdlinie vorzeitig ab, um seitlich verschoben in Richtung Daumen wieder zu erscheinen, zeigt das einschränkende Lebensumstände. Läuft sie dagegen zur Handmitte verschoben fort, so weist die Erdlinie auf eine Lebenskreisvergrößerung oder Befreiung von Schwierigkeiten hin. Bei doppelter Erdlinie verfügt der Mensch über eine erhöhte Vitalität (Abb. 9.62d). Ist die Haupterdlinie beschädigt, so bietet die Ersatzlinie auf jeden Fall Schutz, denn wenn die Erdlinie vorzeitig abbricht, übernimmt eine Nebenlinie deren Funktion.

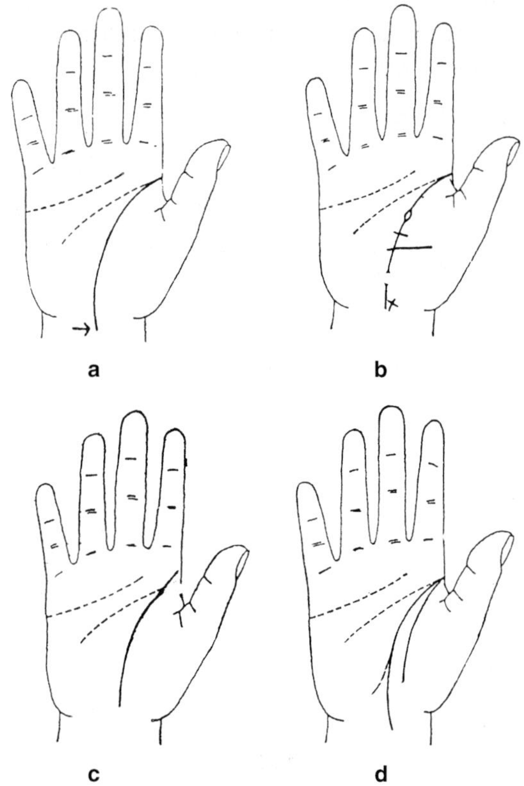

Abb. 9.62 a, b,c, d

Die Menschenlinie

Die Menschenlinie beginnt wie die Erdlinie zwischen Daumeneinschnitt und Zeigefingeransatz. Die Menschenlinie und die Erdlinie laufen bei den meisten Menschen anfangs ein Stück weit gemeinsam, was sachliche Entscheidungsfindung und Selbstbeherrschung andeutet (Abb. 9.63a). Der getrennte Beginn von Menschen- und Erdlinie zeigt Reizbarkeit, Entschlussfähigkeit, Freimütigkeit und das

Streben nach Unabhängigkeit (Abb. 9.63b). Aus dem Verlauf der Menschenlinie offenbart sich die Denkrichtung, die Konzentrationsfähigkeit usw. Läuft die Menschenlinie tief in den Himmel-Hügel, zeugt das für ein fantasiebetontes und

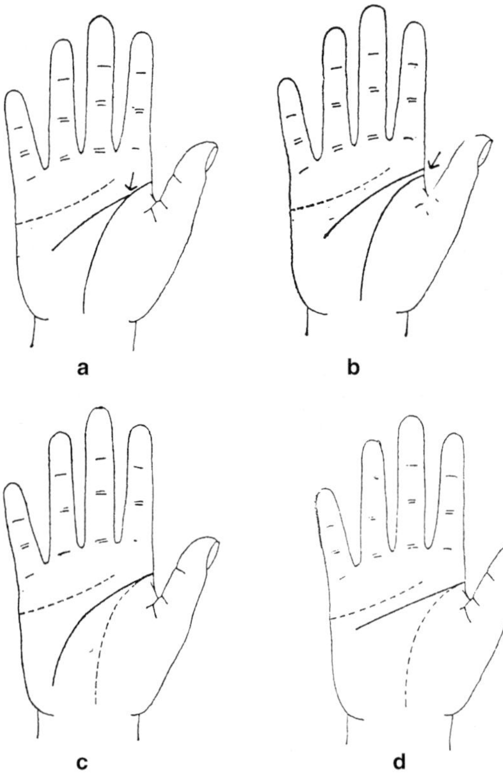

Abb. 9.63 a, b, c, d

kreatives Denken (Abb. 9.63c). Es besteht auch die Tendenz, dass die Vorstellungen an Klarheit verlieren. Liegt die Menschenlinie linear im Berge-Hügel, deutet das auf einen klaren, sachlichen Verstand (Abb. 9.63d). Bei scharfer, linearer Menschenlinie offenbart sich gute Intelligenz und Erinnerungsvermögen. Eine flache Menschenlinie steht für Konzentrationsstörungen. Eine Insel in der Menschenlinie zeigt Nervosität und Stressanfälligkeit an. Läuft die Menschenlinie zum Berge-Hügel, während ein Ast sich zum Himmel-Hügel neigt, so besagt das intellektuelle Beweglichkeit und Vielseitigkeit.

Die Himmelslinie

Wenn die Himmelslinie am Berge-Hügel beginnt und gerade in Richtung Donner-Hügel verläuft, so gibt das Auskunft über das seelische Erleben und, wie die Gemütsbewegungen verarbeitet werden. Eine glatte und unverästelte Himmelslinie weist auf ein unkompliziertes Gefühlsverarbeiten und Bescheidenheit hin. Eine lange, gerundete und tief gelegene Himmelslinie mit starker Kurvung weist auf einen warmherzigen, hilfsbereiten und großzügigen Menschen hin (Abb. 9.64a). Die extrem gebogene Himmelslinie zeugt von starkem sexuellem Verlangen (Abb. 9.64b). Eine hängende Himmelslinie deutet auf die

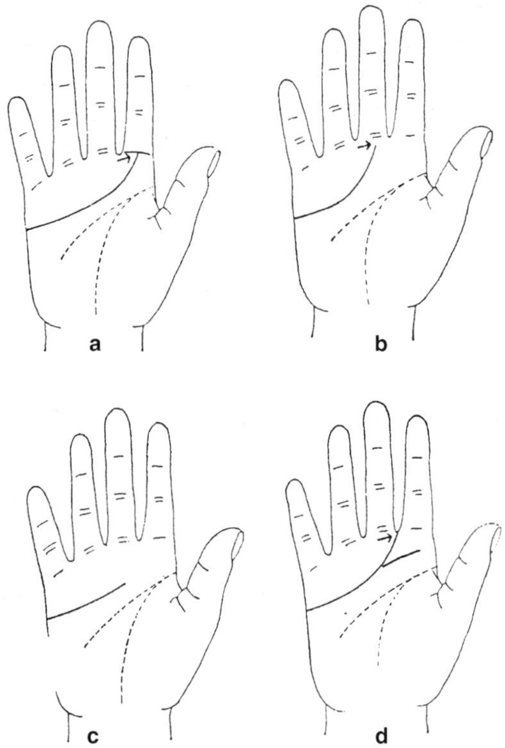

Abb. 9.64 a, b, c, d

Neigung zu schnellen Enttäuschungen. Eine gerade Himmelslinie offenbart einen Menschen, der seine Gefühle mit Verstand kontrolliert (Abb. 9.64c). Seine Emotionen sind passiv, kühl und zurückhaltend. Seine Einstellung zu Liebesangelegenheiten ist distanziert. Brüche und Querstriche offenbaren Enttäuschungen in Liebesangelegenheiten und seelische Belastungen. Überquert die Himmelslinie die ganze Hand, deutet das auf Ehrgeiz und Extravaganz. Verläuft ein Himmelslinienast zwischen Mittel- und Zeigefingeransatz und endet ein zweiter auf dem Donner-Hügel, so deutet dies auf gut verteilte Gefühlsenergie für die eigene Familie sowie auf Sozialverhalten für zu betreuende Mitmenschen (Abb. 9.64d).

Die Vermählungslinie

Die Vermählungslinie verläuft zwischen Himmelslinie und Kleinfingerbasis, parallel zur Himmelslinie. Diese kleine Linie gibt Auskunft über die Beziehung zum Partner. Je tiefer und klarer die Vermählungslinie gezeichnet ist, umso tiefer und dauerhafter verspricht die Beziehung zum Partner zu sein. Viele dünne Vermählungslinien offenbaren zahlreiche Partner. Aber sie haben nichts mit der Anzahl von

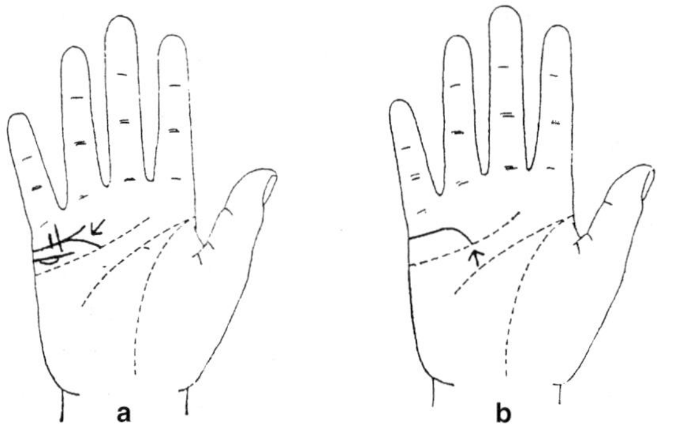

Abb. 9.65 a, b

Eheschließungen zu tun. Durchgestrichene oder gegabelte Vermählungslinien deuten auf Störungen in Partnerbeziehungen hin (Abb. 9.65a). Wenn sich die Vermählungslinie bis über die Himmelslinie neigt, so deutet das auf den Verlust eines Partners hin, der dem Linieneigner sehr zu schaffen macht (Abb. 9.65b).

Die Schicksalslinie

Die Schicksalslinie verläuft vertikal unter dem Mittelfinger und hat mit der Bewältigung der Realität und der

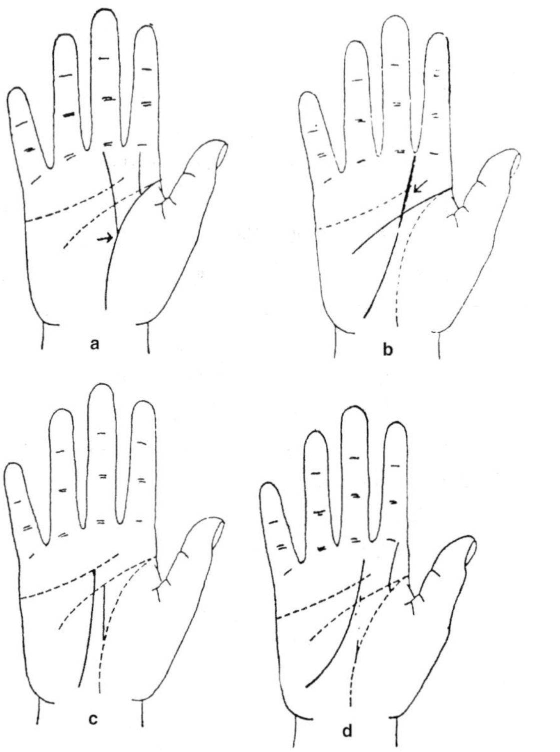

Abb. 9.66 a, b

Leistungsbezogenheit zu tun. Steigt aus der Schicksalslinie die Erdelinie auf, zeigt das Erfolge aus eigener Kraft an. Wendet sich die Schicksalslinie zum Zeigefinger hin, stehen eigene Ziele im Vordergrund. Ein Verlauf zum Ringfinger offenbart die Ausrichtung auf ideelle Ziele (Abb. 9.66a). Steigt sie aus dem Himmel-Hügel auf, so weichen die Anschauungen des Handeigners von denen des Elternhauses meist ab. In einer langen tiefen Schicksalslinie liegt der Drang, Verantwortung zu übernehmen und eine Sache konsequent durchzufechten. Je gerader und ausgeprägter die Schicksalslinie ist, desto zielstrebiger, aber auch kompromissloser ist der Mensch (Abb. 9.66b). Ist sie zu kurz, zerstückelt oder schwach ausgeprägt, werden die Zielstrebigkeit und das seelische Rückgrat beeinträchtigt. Diese Menschen wissen nicht, was sie wollen. Endet die Schicksalslinie an der Menschenlinie, wird der Erfolg durch berechnende Erwägungen behindert. Wird die Schicksalslinie an der Himmelslinie angehalten, erfährt der Erfolg eine Behinderung durch die Gemütskräfte (Abb. 9.66c). Eine doppelte Schicksalslinie ist Hinweis auf die Möglichkeit zweier Berufstätigkeiten (Abb. 9.66d).

Die Kultivierungslinie

Die Kultivierungslinie verläuft vertikal unter dem Ringfinger und hat mit Ästhetik, künstlerischem Geschmack und Musikalität zu tun. Entspringt die Kultivierungslinie in der Berglinie und setzt ihren Weg bis zum Ringerfingerberg fort, so zeigt sich schon in der Erbmasse ein Talent zu einer künstlerischen Tätigkeit oder die Tendenz, öffentlich bekannt

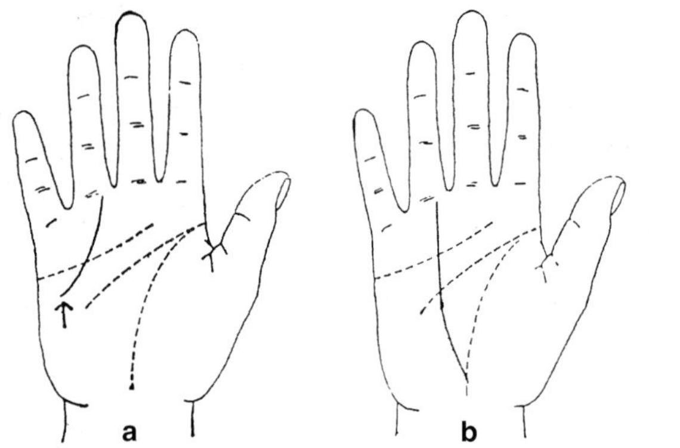

Abb. 9.67 a, b

zu werden (Abb. 9.67a). Beginnt die Linie an der Erdlinie, so kommen zur Begabung für Künste Vitalität und Dynamik hinzu (Abb. 9.67b).

Anhang

Danksagungen

Ich möchte zuerst all jenen meine tiefe Dankbarkeit ausdrücken, die mir beim Schreiben dieses Buches geholfen haben. Ein Buch dieses Umfangs bringt sehr viele Erkenntnisse und Gedanken zum Ausdruck, die über 2000 Jahre hinweg entwickelt wurden, und ist dementsprechend nicht leicht zu erarbeiten. Ohne so viel Unterstützung wäre dieses Buch nicht zustande gekommen. So danke ich zuerst von ganzem Herzen meinem Doktorvater, Herrn Prof. Dr. Becker sowie Herrn Prof. Dr. Grönemeyer, die meine Dissertation „Die theoretisch-praktischen und kulturellen Hintergründe für die Unterschiede zwischen chinesischer und westlicher Frakturenlehre" realisierten.

Nicht weniger zu Dank verpflichtet bin ich Herrn Prof. Dr. Porkert, Chefredakteur des Internationalen Normativen Wörterbuchs der chinesischen Medizin. Seine fundamentale Arbeit für die chinesische Medizin in westlicher Sprache hat den ganzen deutschen Sprachraum beeinflusst.

Ohne die Unterstützung meiner Frau Claudia Küppers wäre dieses Buch nicht möglich gewesen. Sie hat aus westlicher Sicht sprachliche Korrekturen ausgeführt.

Mein ganz besonderer Dank gilt Dr. Otto Buchinger, der mich vom Anfang bis zum Ende immer unterstützt hat. Jeder kennt ihn als einen weltberühmten westlichen Arzt, aber nur wenige wissen, welches Interesse und welche Beiträge er für die chinesische Medizin geleistet hat. Als ich einmal einem deutschen Professor mitteilte, dass ich ein Kompendium der chinesischen Medizin schreibe, war Dr. Buchinger auch anwesend. Der Professor lächelte über mein Vorhaben und sagte: „Sie sollen anstatt über chinesische Medizin lieber über chinesisches Essen schreiben." Dr. Buchinger öffnete seinen Mund, als ob er etwas sagen wollte, aber er sprach nicht. Seine Augen zeigten eine gewisse Trauer. Einige Tage später rief er mich in sein Sprechzimmer. Er zeigte mir ein altes Foto und sprach mit seiner ruhigen und tiefen Stimme: „Sieh mal, das ist mein Vater, er hat 6 Jahre in China gelebt. Ich interessiere mich sehr für deine Kultur." Er blätterte ein Akupunkturbuch auf und sagte nachdenklich: „Die chinesische Medizin ist neu für uns. Alles was neu ins Leben tritt, wird mit Schwierigkeiten konfrontiert. In Zeiten von Schwierigkeiten müssen wir das Licht der Zukunft vor Augen haben. Ich finde deinen Plan gut." Dann bat er mich, ihm das Manuskript zum Lesen zu geben. Ich überließ es ihm. Vier oder fünf Tage später gab er es mir wieder zurück und sagte mir, dass er meine Fortschritte gerne begleiten würde. Als ich mein Manuskript sah, war ich überrascht und empfand große Dankbarkeit. Dr. Buchinger hatte mein Manuskript von Anfang bis Ende mit rotem Stift korrigiert und nicht nur grammatische Fehler, sondern auch inhaltliche verbessert. Auf diese Weise wiederholte es sich immer weiter. Er las nicht nur Korrektur, sondern beschäftigte sich intensiv mit der chinesischen Medizin, suchte selbst nach Informationen und diskutierte mit mir. An einem Tag anderen Menschen zu helfen, ist nicht schwer. Schwerer ist es, wenn man viele Jahre immer hilfsbereit und immer für andere Menschen da ist. Aus Dankbarkeit habe ich Dr. Buchinger oft gefragt: „Wie kann ich dir auch eine Freude machen?" Er antwortete immer: „Allein dir bei dieser Arbeit zu helfen, macht mir schon große Freude". Er tat genau das, was er auch immer sagte: „Helfen anstatt kämpfen". Er war nicht nur ein unermüdlicher Lehrer, sondern auch ein vorbildlicher Lehrer. Von all meinen Lehrern bin ich ihm am dankbarsten, denn er hat mich am meisten ermutigt. Er zeigte mir nicht nur sein Wissen, sondern auch seine Selbstlosigkeit und Uneigennützigkeit. Er ist für mich ein Vorbild als ein edler Mensch mit klarem Charakter und hohen moralischen Qualitäten. Davon ausgehend kann man ein Mensch werden, der den anderen Menschen großen Nutzen bringt. Mit seiner warmherzigen Hilfsbereitschaft hoffte er im Kleinen, dass ich in Deutschland Fuß fasste, im Großen gesehen war seine Hoffnung, dass die chinesische Medizin nach Deutschland gebracht wird, und somit in Deutschland neue Heilkunst erschaffen wird. Sein Beitrag für die chinesische Medizin ist in meinen Augen großartig, obwohl sein Name auf diesem Gebiet unbekannt war.

Er kann das Buch heute leider nicht mehr erleben, denn er starb im Mai 2003. Aber für mich lebt er immer noch. Der bekannte chinesische Schriftsteller Si Ma Qian sagte einmal: „Es stirbt ein jeder, aber der Tod des einen ist gewichtiger als der Tai-Berg, der Tod des anderen hat weniger Gewicht als Schwanenflaum." Wenn sich Menschen immer an einen erinnern, obwohl man schon gestorben ist, so ist der Tod gewichtiger als ein Berg. Stirbt man und wird von anderen Menschen schnell vergessen, so hat der Tod weniger Gewicht als Schwanenflaum.

Dr. Buchinger ist zwar nicht mehr da, aber ich sehe ihn oft vor mir. Seine warmherzige Art gegenüber allen Menschen und seine offenherzige Einstellung zu jeder Wissenschaft spüre ich heute immer noch. Jedes Mal wenn ich in der Nacht müde werde und mich vor der Arbeit drücken möchte, sehe ich sein liebenswürdiges, hageres Gesicht klar und hell vor mir und er scheint mir mit seiner tiefen und äußerst ausdrucksvollen Stimme etwas mitteilen zu wollen. Dann kommt mein Willen wieder zum Vorschein und ich setze meine Arbeit fort.

Es gibt viele Menschen wie Dr. Buchinger, die mir bei diesem Buch geholfen haben. Nicht zu jedem kann ich eine Geschichte erzählen, aber allen, auch den in der Bibliographie genannten Autoren, gilt mein herzlicher Dank.

Ulrich Arndt
Dr. Maria Baukhage
Jürgen Begerau
Prof. Dr. Bazon Brock
Dr. Andreas Buchinger
Marie-Luise Buchinger
Dr. Miriam Cao
Prof. Chen Shao Wu
Dr. Dan Chen
Lou Chow
Astrid Depenbrock
Elisabeth Döge
Wolf-Dieter Duhme
Angelika Fischer
Monika Franzen
Dr. Dieter Göthel
Prof. Dr. Friedrun R. Hau
Helga Hegner
Uwe Hegner
Ruth Hinz-Bettauer
Dr. Christian Hinz
Prof. Shang Tian Yu
Silvia Jung
Prof. Dr. Hans-Jürgen Knoblich
Dr. Eva Kurschilgen
Kai Lammers
Dr. Hans Martin
Helga Martin
Jürgen Mische
Kolja Muchow
Prof. Dr. Maya Nadig
Dr. Ingrid Olbricht
Dr. Angelika Rauch
Prof. Helmut Rohde
Martin Rossmanith
Karl-Hermann Schmitt
Renate Lilge-Stodiek
Werner Streicher
Kurt Strohecker
Wei Sun
José Torres
Dr. Torsten Trey
Susana dos Santos Vieira-Torres
Ingrid Vorsatz
Prof. Dr. Jutta Wermke
Brunhilde Wieck
Dieter Wolf
William Wolff
Fred Wollner
Walter Zanker
Dr. Brigitte Zenz
Dr. Peter Zinkann

Bibliographie

1. Klassische chinesische Texte

„Bei Ji Zhou Hou Fang“ („Griffbereite Erste-Hilfe-Rezepturen“), von Ge Hong (4. Jahrhundert) zugeschrieben. Verlag für Wissenschaft und Technik, Shanghai 1959.

„Ben Cao Gang Mu“ („Systematische Drogenkunde“), von Li Shi Zhen 1593 verfasst, Verlag für klassische Texte, Beijing 1990.

„Daozang“ („Sammlungen zum Taoismus“), Shangwu Yinshuguan-Verlag, Shanghai 1923.

„Dao-De-Jing“ („Das Buch vom Naturgesetz“), Lao Zi, Verlag für klassische Texte, Beijing 1990.

„Huang Di Nein Jing Tai Su“ (Die Grosse Schlichtheit des Inneren Klassikers des Gelben Fürsten), Ende des 6. Jahrhunderts kompiliert von Yang Shangshan. Volkshygiene- Verlag, Beijing 1957.

„Huang Di Nei Jing Su Wen“ („Unbefangene Fragen im Inneren Klassiker des Gelben Fürsten“), ca. 8. Jahrhundert vor der Zeitwende. Volkshygiene-Verlag, Beijing 1963.

„Hong Lou Meng“ („Der Traum vom roten Haus“), “), von Cao Xue Qin, im17. Jahrhundert verfasst, Verlag für klassische Texte, Bejing 1990.

„Jiu Shan Mi Zhi“ („Esoterische Bedeutungen der Traumatologie“), Zhao Yan Hai, 18 Jahrhundert. Verlag für Wissenschaft und Technik, Shanghai, 1963.

“Lanshi Mizang“ („Geheimnisse des Orchideenzimmers“) von Li Dongyuan (1180 -1251 n. Chr.). Verlag für klassische Texte, Beijing 1984.

„Li Shang Xu Duan Miao Fang“ („Geheime Rezepturen zum Behandlung von Trauma und Frakturen“), von Lin Dao Ren im 9. Jahrhundert veröffentlicht. Volkshygieneverlag, Beijing 1986.

“Luke Zhengzhi Zhunsheng“ („Richtschnur von Diagnose und Therapie in den sechs Disziplinen“), ein Anfang des 17. Jahrhunderts von Wang Ken Lang geschaffenes enzyklopädisches Werk. Verlag für klassische Texte, Beijing 1985.

„Lun Yu“ („Gespräche“), Konfuzius, Verlag für klassische Texte, Beijing 1990.

„Jin Gui Yao Lue Fang“ („Wichtige Rezepturen aus dem Goldenen Schrein“), von Zhang Zhong Jing im 2. Jahrhundert verfasst, Verlag für klassische Texte, Beijing 1990.

„Jiu Shan Ke Bu Yao“ („Ergänzende wichtige Besonderheiten der Traumatologie“), Qian Xiu Chang, 17. Jahrhundert. Volkshygiene-Verlag, Beijing 1985.

„Mai Jing“ („Pulsklassiker“), von Wang Shu He 2. Jahrhundert verfasst, Verlag für klassische Texte, Beijing 1990.

„Qian Jin Yao Fang“ („Verordnungen, die tausend Goldstücke wert sind“), von Sun Si Miao im 2. Jahrhundert verfasst, Verlag für klassische Texte, Beijing 1990.

„Shang Han Lun“ („Abhandlung über Algor-Krankheiten“), von Zhang Zhong Jing, im 2. Jahrhundert verfasst, Verlag für klassische Texte, Beijing 1990.

„San Shi Liao Ji“ („Die 36 Strategeme), Verlag für klassische Texte, Beijing 1980.

„Shan Ke Miao Shu“ („Geschickte Technik in der Traumatologie“), Zou Hong Ju, 18. Jahrhundert. Volkshygiene-Verlag, Beijing 1985.

„Shiliao Bencao“ („Diätetische Drogenkunde“), von Meng Shen im 7. Jahrhundert verfasst, Verlag für klassische Texte, Beijing 1986.

„Shi Yi De Xiao Fang“ („Wirksame Rezepturen, mit denen die Ärzte seit Generationen geheilt haben“), im 14. Jahrhundert zusammengestellt. Verlag für klassische Texte, Beijing 1985.

„Sun Zi Bing Fa“ („Sun Zi über die Kriegskunst“), von Cao Xue Qin, (476 -770 v. Chr.), Verlag für klassische Texte, Beijing 1990.

„Taiping Sheng Hui Fang“ („Rezepturen aus der Friedensära“), im 9. Jahrhundert von Chao Yuan Fan veröffentlicht. Volkshygieneverlag, Beijing 1986.

“Waitai Biyao" („Esoterische Wichtigkeiten von der äußeren Terrasse“) von Wang Tao (752 n. Chr.). Verlag für klassische Texte. Beijing 1984.

“Yizong Jinjian“ („Der Goldene Spiegel der Medizin-Enzyklopädie“) im 18. Jahrhundert von Wuqian. Volkshygieneverlag, Beijing 1987.

„Yue Wie Cao Tang Bi Ji“ („Notizbuch der minutiösen Beobachtung“). Im 18. Jahrhundert verfasst von Ji Xiao Lan, Verlag für klassische Texte, Beijing 1978.

„Zhen Jiu Jia Yi Ji“ („Systematischer Klassiker der Akupunktur“), von Huang Fu Mi im 2. Jahrhundert verfasst, Verlag für klassische Texte, Beijing 1990.

„Zhu Bing Yuan Hou Lun“ („Über den Ursprung von Krankheiten“), im 6. Jahrhundert von Chao Yuan Fang veröffentlicht. Volkshygieneverlag, Beijing 1986.

„Zheng Ti Leiyao“ („Das Wesentliche über die Gesamtperson“), im 16. Jahrhundert von Xue Ji veröffentlicht. Volkshygieneverlag, Beijing 1986.

2. Moderne chinesische Literatur

Chen Bing „Buddhismus“ Volks-Verlag, Beijing 1993

Chen Zhi / Zhou Wensong.: Die Magnettherapie, Volkshygieneverlag, Beijing 1994.

Chengduer Akademie für chinesische Medizin: „Shi Yong Zhong Yi Xue“ (Praktische chinesische Medizin“) Volks-Verlag, Shanghai 1977.

Beijing Akademie für chinesische Medizin: „Zhong Guo Yi Xue Shi Jiang Yi“ („Lehrbuch zur Geschichte der chinesischen Medizin“), Verlag für Wissenschaft und Technik, Shanghai 1964.

Han Yumo: „Suanming Xue Yuanli Xulun“ („Einführung in die Prinzipien der chinesischen Lehre zur Schicksalsberechnung“), Wu Lu Verlag, Taipeh 1990.

Guo Liwen.: „Die Fünf Wandlungsphasen der Magnetakupunktur“, Verlag für klassische Texte, Beijing 1996.

Hong Pimou / Jiang Yuzhen: „Zhongguo Gudai Suan Ming Shu“ („Die Kunst der chinesischen Schicksalsberechnung des Altertums“. In: „Studien zu Traditionen der alten und neuen Welt“, Bd. 1. Shanghai 1992.

Hong Shao Guang: „Gesundheit begleitet Sie“, Hainan Verlag, Haikao 2002

Jiangsuer Akademie für neue Medizin: „Zhong Yao Da Ci Dian“ (“Enzyklopädisches Arzneibuch der chinesischen Medizin”), Volks-Verlag, Shanghai 1977.

„Laotses neue Übersetzung" von Ren Chi Yü, Shanghaier Klassikverlag, 1985.

Liu Guan Jun: „Mai Zhen“ („Pulsuntersuchungen“), Verlag für klassische Texte, Beijing 1979.

Beijing Akademie für chinesische Medizin: „Zhong Yi She Zhe“ („Chinesische Zungenuntersuchung“), Volks-Verlag, Henaner 1978.

Shang Tian Yu: „Summe der medizinischen Werke von Shang Tian Yu“, Verlag für Wissenschaft und Technik, Shanghai 1991.

“Shen Choun“ (Eine Inschrift auf einem Jadestab, der älteste Qigong-Text) aus der chin. Zeitschrift Wu Lin, 1982, Heft 7, S. 32, 33.

Tianjins Klinik für chinesische Medizin: „Zhong Yi Nei Ke“ („Chinesische innere Medizin“), Volks-Verlag, Tianjin 1974.

Wei Yi Zhung: „Die Geschichte der Frakturlehre“, Verlag für Wissenschaft und Technik, Tianjing 1993.

Wan Jing.: „Behandlung von Krankheiten durch praktisches Qigong" Verlag für chinesisch-medizinisch klassische Texte 1987.

Wei Yüan.: "Lao-tzu pen-i", Republik China-Verlag 1954.

Xu Shaolong: „Ba Zi Ru Men“ („Einführung in die Persönlichkeitsanalyse nach den 8 Zeichen“), Taipeh-Verlag, Taipeh 1987.

Yu Cupau.: „Illustriertes chinesisches Qigong", Verlag für den Volkssport 1993.

Yü Da Fa: „Lehrbuch der chinesischen Tuina“, Volkshygieneverlag, Beijing 1993.

Yü Fang: Illustrierte chinesische Fraktur-Repositionsmanöver, Volkshygieneverlag, Beijing 1989

„Zhongyixue Gailun“ (Allgemeine Darstellung der chinesischen Medizin), im Jahre 1958 kompiliert von der Nanjinger Akademie für chinesische Medizin, 2. Auflage, Volkshygieneverlag, Beijing 1959 und andere Ausgaben.

Zhai Ming Yi: „Zhong Yi Lin Chuang“ („Klinisches Handbuch der chinesischen Medizin“), Volks-Verlag, Peking 1960.

„Zhongguo Dabaike Quanshu“ („Enzyklopädie der chinesischen Wissenschaften“), Verlag für Wissenschaft und Technik, Shanghai 1987.

„Zhonguo Daojiao Qigong Yangsheng Daquan“ („Gesamt-Lexikon des taoistischen Lebenspflege mit Qigong“), Volks-Verlag, Chengdu.

„Zhongwen Dacidian“ („Enzyklopädie der chinesischen Sprache“), Verlag-Universität für chinesische Kultur, Taipeh 1982.

Zou Wenhui: „Ming Xue Cidian“ („Lexikon der chinesischen Schicksalslehre“), Verlag-Chuang Yi Tushu Youxian Gongsi, 1992.

3. Literatur in westlichen Sprachen

Bach, H.-D.: „Sprechende Gesichter“, Bio Ritter Verlag, Starnberger See 1996.

Bensky, D. / Barolet, R.: „Chinesische Arzneimittelrezepte und Behandlungsstrategien“, Verlag für Ganzheitliche Medizin, Kötzting 1996.

Bernd Gottwald.: „Extension“, rowohlt Taschenbuch Verlag, Hamburg 1990.

Blofeld. J.: „ I Ging“, Deutsche Ausgabe von Dehne, M. / Schuhmacher, S.: Scherz Verlag, München 1985.

Capra, F.: „Das Tao der Physik“, Deutsche Ausgabe von Lahmann, F. / Schuhmacher, E.. Scherz Verlag, Bern, München, Wien 1996.

„Das Wissen der alten Chinesen“, Deutsche Ausgabe von Kätha Zhao, Albatros Verlag 2001.

Engelhardt, U. / Hempen, C.H.: „Chinesische Diätetik“, Urban & Schwarzenberg Verlag, München, Wien, Baltimore 1997.

Fisch, C.: „Chinesische Nadel-Heilkunde in der

Medizin der Zukunft", Goldmann Verlag, München, 19 .

Focks, C. / Hillenbrand, N.: „Leitfaden Traditionelle Chinesische Medizin", Urban & Fischer, München, 2001.

Hempen, C.H.: „dtv-Atlas zur Akupunktur". DTV, München 1995.

Hempen, C.H. / Fischer, T.: „Leitfaden Chinesische Phytotherapie", Urban & Fischer, München, 2001.

Heisenberg, W.: „Physik und Philosophie", Ullstein Verlag, Berlin 1973.

Heping Yuan: „Traditionelle Chinesische Akupunktur". Ullstein Medical, Wiesbaden 1999.

Hammer, L.: „Psychologie & Chinesische Medizin", Joy Verlag, Sulzverg 2000.

Hürlimann, G. I.: „Handlesen", Oesch Verlag, Zürich 2002.

James, W.: „Die Vielfalt religiöser Erfahrung", Walter Verlag, Freiburg 1979.

Joseph Kohler: „Des Morgenlandes größte Weisheit Laotse", "Tao-Te-King", Berlin und Leipzig 1980.

Julius Grill: „Laotses Buch vom höchsten Wesen und vom höchsten Gut", Tübingen 1910.

Kaptchuk, Ted J.: „Das große Buch der chinesischen Medizin", Wilhelm Heyne Verlag, München 2001.

Kaltenmark, M.: „Lao-tzu und der Taoismus", Deutsche Ausgabe von Porkert, M., Suhrkamp Verlag 1965.

Kungfuzius: „Lun Yü", (Gespräche), übersetzt von Richard Wilhelm. Eugen Diederichs Verlag, Düsseldorf / Köln 1955.

Küng, H.: „Spurensuche, die Weltreligionen auf dem Weg", Piper Verlag, München 1999.

Küng, H. / Ching, J.: „Christentum und Chinesische Religion", Piper Verlag, München 1988.

Küppers, G.: „Chaos und Ordnung", Philipp Reclam jun Verlag, Stuttgart1996.

Laotse.: „Tao-Te-king" („Das Buch vom Naturgesetz"), übersetzt von Richard Wilhelm. Eugen Diederichs Verlag, Düsseldorf / Köln 1955.

Lihongzhi: „Zhuan Falun" Universe Publishing, New York 2000.

Lailan Young: „Was Gesichter verraten", Deutsche Ausgabe von Christian Seegerl, Ullstein, 1988.

Maciocia, G.: „Die Praxis der Chinesischen Medizin", Deutsche Ausgabe von Höll, A., Verlag für Ganzheitliche Medizin, Kötzting 1994.

Mantak / Maneewan Chia: „Tao Yoga", Deutsche Ausgabe von Hauck, E., Ansata Verlag, Interlaken 1990.

Melchizedek, D.: „Die Blume des Lebens" Deutsche Ausgabe von Silvia Autenrieth, Koha Verlag, München 2000.

Oliver, M.: „Die Geschichte der Philosophie", Bechtermünz Verlag, 1989.

Platsch, K.D.: „Psychosomatik in der Chinesischen Medizin", Urban & Fischer, München 2000.

Porkert, M.: „Die theoretischen Grundlagen der chinesischen Medizin", 2. Auflage, Hirzel Verlag, Stuttgart 1982.

Porkert, M.: „Klinische chinesische Pharmakologie", Verlag für Medizin Dr. Ewald Fischer, Heidelberg 1978.

Porkert, M.: „Klassische chinesische Rezeptur", Verlag von acta medicinae sinensis, Chinese Medicine Publications Ltd., 1984.

Porkert, M.: „Die chinesische Medizin", Econ-Verlag, Düsseldorf, 3. Auflage 1992.

Porkert, M. / Zhou, J.: „Premoprehension" (Lehrbuch der chinesischen manuellen Therapie), Phainon-Verlag 1996.

Reid, D.: „Klinische chinesische Heilkräuter", Knaur Verlag, München 1998.

Schade, J.P.: „Medizin und Gesundheit Lexikon", MedicaPress AG 2001.

Senger, H.: „Strategeme", Scherz Verlag, München 1988.

Tang, Y.: „Akupunktur in der Gynäkologie", Urban & Fischer Verlag, München 2000.

Toellner, R.: „Illustrierte Geschichte der Medizin", Deutsche Ausgabe von Andreas, Andreas Verlag 1992.

Weyl, H.: „Philosophie der Mathematik und Naturwissenschaft" ‚Oldenburg, München 1982.

Williams, T.: „Chinesische Medizin", Deutsche Ausgabe von Isphording, Mosaik Verlag, München 1998.

Zhang Bohua.: "Clinic of traditional chinese medicine". Publishing House of Shanghai college of Traditional Chinese Medicine, 1990.

Zhang Yu / Ken Rose: „Den Drachen reiten", Deutsche Ausgabe von Fischer-Schreiber, I. Barth Verlag 2001.

Zhang Enqin: "The chinese Medica", Publishing House of Shanghai College of Traditional Chinese Medicine, Shanghai 1990.

Zhou, J.: „Praktisches Qigong", ozv Pyrmont 1995.

Zhou, J.: „Die Gecko-Ball Akupressur-Gymnastik", ozv Pyrmont 2000.

Zhou, J.: „Die theoretisch-praktischen und kulturellen Hintergründe für die Unterschiede zwischen chinesischer und westlicher Frakturenlehre", ozv Pyrmont 1996.

Allgemeiner Index

A

B

C

E

F

G

H

I

L

M

N

O

P

S

T

Ü

U

V

W

X

Y

Z

Index der Pinyin-Arzneimittelnamen und ihre Lateinisch Entsprechungen

E

F

G

H

J

K

L

M

N

P

Q

Y

Z

Index der deutschen Rezeptnamen und ihre Pinyin Entsprechungen

A

B

C

D

E

F

G

Weitere Produkte zum Thema

Der Gecko-Ball®...

... besteht aus zwei 6 cm großen Naturkautschuk-Bällen. Durch die Verbindung der Bälle mit einer Kordel ist eine sehr flexible Anwendung möglich, d. h. die Bälle können an jeden beliebigen Punkt platziert werden. Innen hat jeder Ball zwei 500 GS Magneteinsätze. Direkt an der Oberfläche gemessen, sind es 250 GS. Durch Rollen wird das Magnetfeld aktiviert.
PATENT-Nr: ZL 99255060.2 / DBGM-Nr: 20002401.9
OZV, Bad Pyrmont,
30,00 €

Das Lehrbuch „Gecko-Ball® Akupressur-Gymnastik"

Eine gründliche Einführung in die Gecko-Ball Akupressur-Gymnastik und eine kurze Zusammenfassung über die chinesische Medizin.
Inhalt:
1) Verfahren der Gecko-Ball Akupressur-Gymnastik
2) Häufig verwendete Akupunkturpunkte
3) Grundlagen der chinesischen Medizin
4) Chinesische diagnostische Verfahren
5) Häufig auftretende Krankheiten
200 Seiten mit 112 IIlustrationen. 1. Auflage 2000.
OZV, Bad Pyrmont, ISBN 3-9804737-7-5
10,00 €

Der „Gecko-Ball® Lehrfilm"

Diese Videokassette ist ein Lehrfilm und zeigt Ihnen, wie man die Grundübungen macht und die richtigen Akupunkturpunkte findet und wie man das eigene Körpergewicht einsetzt, um die Punkte zu stimulieren.
Laufzeit: 25 Minuten, .
OZV, Bad Pyrmont. ISBN 3-9804737-6-7
15,00 €

Übungsposter „Gecko-Ball®"

Dieses mit Farbbildern illustrierte und Text versehene Poster erläutert die wichtigsten Akupressur-Gymnastik-Verfahren sowie die wichtigsten Akupunkturpunkte. Ein für Anfänger leicht verständlicher Überblick.
1 € .

Der chinesischen manuellen Therapie (Tuina) Lehrfilm

Dieses Video ist ein Lehrfilm.
Dr. Zhou führt persönlichen Tuina - Manipulationsverfahren vor und zeigt 63 hauptsächlichen manuellen Techniken. Dieser Teil ist zum Erlernen Tuina - Manipulationsverfahren gedacht.
Der 2. Teil zeigt Behandlungsmuster für die großen Indikationen:Kopfschmerzen, Zervikalsyndrom, Verliegen, Epicondylitis, Verletzungen des Handgelenks, Verletzungen des Sprunggelenks, Verletzungen der Knieseitenbänder, Rückenschmernen, Schulter-Arm-Syndrom usw.
Der 3. Teil zeigt die Selbst-Tuina mit Gecko-Ball.
1. Auflage 2000
Aufgenommen von OZV.
Laufzeit: 75 Minuten, VHS.
OZV, ISBN 3-9804737-8-3
14 €

Li Hongzhi

Das große Vervollkommnungsgesetz des Falun-Buddha-Gebotes

Eine gründliche Einführung in die Falun Gong Übungen. Dieses Buch erläutert ausführlich den Falun Gong Übungsablauf. Die anschauliche Darstellung der Übungstechnik ermöglicht dem Praktizierenden, Falun Gong richtig und präzise zu üben.
1. Auflage 1998
160 Seiten mit 61 farbigen Illustrationen
OZV, ISBN 3-9804737-4-0
9 €

Falun Gong Videofilm

Neue Version

Dieses Video ist ein Lehrfilm.
Meister Li Hongzhi führt persönlichen die Übungen vor.
Der 1. Teil zeigt in Zeitlupe alle Übungen mit Erklärungen in deutscher Sprache. Dieser Teil ist zum Erlernen gedacht. Man kann mit Hilfe der Vorführung die Übungen lernen und Fehler korrigieren.
Der 2. Teil mit deutschen Untertiteln zeigt alle Übungen in dem Rhythmus, in dem sie täglich absolviert werden sollen.
Aufgenommen von der Falun Gong Forschungsgesellschaft.
Laufzeit: 75 Minuten, VHS.
1. Auflage 1998
OZV, ISBN 3-9804737-1-6
14 €